Thieme

Bildgebende Diagnostik des Fußes und Sprunggelenks

Herausgegeben von
Ulrike Szeimies
Axel Stäbler
Markus Walther

Mit Beiträgen von
Rüdiger Degwert †
Hartmut Gaulrapp
Axel Stäbler
Ulrike Szeimies
Sigurd Kessler
Alexander Mehlhorn
Anke Röser
Andreas Toepfer
Markus Walther

2., vollständig überarbeitete und erweiterte Auflage

2370 Abbildungen

Georg Thieme Verlag
Stuttgart • New York

Bibliografische Information der Deutschen Nationalbibliothek
Die Deutsche Nationalbibliothek verzeichnet diese Publikation in der Deutschen Nationalbibliografie; detaillierte bibliografische Daten sind im Internet über http://dnb.d-nb.de abrufbar.

Ihre Meinung ist uns wichtig! Bitte schreiben Sie uns unter:
www.thieme.de/service/feedback.html

1. deutsche Auflage 2012
1. englische Auflage 2014
1. chinesische Auflage 2018

Wichtiger Hinweis: Wie jede Wissenschaft ist die Medizin ständigen Entwicklungen unterworfen. Forschung und klinische Erfahrung erweitern unsere Erkenntnisse, insbesondere was Behandlung und medikamentöse Therapie anbelangt. Soweit in diesem Werk eine Dosierung oder eine Applikation erwähnt wird, darf der Leser zwar darauf vertrauen, dass Autoren, Herausgeber und Verlag große Sorgfalt darauf verwandt haben, dass diese Angabe **dem Wissensstand bei Fertigstellung des Werkes** entspricht.
Für Angaben über Dosierungsanweisungen und Applikationsformen kann vom Verlag jedoch keine Gewähr übernommen werden. **Jeder Benutzer ist angehalten**, durch sorgfältige Prüfung der Beipackzettel der verwendeten Präparate und gegebenenfalls nach Konsultation eines Spezialisten festzustellen, ob die dort gegebene Empfehlung für Dosierungen oder die Beachtung von Kontraindikationen gegenüber der Angabe in diesem Buch abweicht. Eine solche Prüfung ist besonders wichtig bei selten verwendeten Präparaten oder solchen, die neu auf den Markt gebracht worden sind. **Jede Dosierung oder Applikation erfolgt auf eigene Gefahr des Benutzers.** Autoren und Verlag appellieren an jeden Benutzer, ihm etwa auffallende Ungenauigkeiten dem Verlag mitzuteilen.

Georg Thieme Verlag KG
Rüdigerstraße 14, 70469 Stuttgart, Germany
www.thieme.de

Printed in Germany

Redaktion: Dr. Doris Kliem, Urbach
Zeichnungen: Karin Baum, Zypern; Martin Hoffmann, Neu-Ulm;
Markus Voll, München; Karl Wesker, Berlin
Schünke M, Schulte E, Schumacher U et al. Prometheus LernAtals – Allgemeine Anatomie und Bewegungssystem. 4. Aufl. Stuttgart, 2014
Umschlaggestaltung: Thieme
Umschlaggrafik: Martina Berge; verwendetes Bildmaterial von Dr. med. Ulrike Szeimies
Satz: Druckhaus Götz GmbH, 71636 Ludwigsburg; gesetzt in 3B2, Version 9.1, Unicode
Druck: Aumüller Druck GmbH & Co.KG, Regensburg

DOI 10.1055/b-006-149434

ISBN 978-3-13-240800-5 1 2 3 4 5 6

Auch erhältlich als E-Book:
eISBN (PDF) 978-3-13-240801-2
eISBN (epub) 978-3-13-240802-9

Vorwort zur 2. Auflage

„Was für ein Wälzer über Füße, braucht's denn das?" Ja, das braucht's, finden wir. Dieses distale Körperteil hat längst den Weg aus dem Nischendasein herausgefunden, neue Fachabteilungen und immer mehr Fortbildungen zu diesem Themenkomplex belegen das. Was Sie in den Händen halten ist kein normales Lehrbuch, sondern eine Kombination aus Wissensvermittlung der Pathologien im Fuß- und Sprunggelenkbereich und einer ausgewählten radiologischen Sammlung von Fallbeispielen über das gesamte Spektrum einer großen Abteilung für Fuß- und Sprunggelenkschirurgie.

Die 2. Auflage wurde vollständig überarbeitet mit besonderen Schwerpunkten, wie z. B. die häufig vorkommende Kapselbandverletzung des oberen Sprunggelenks, Sehnenpathologien, aber auch Erkrankungen der Nerven, Tumoren und tumorähnlichen Läsionen und vieles mehr. Wobei hier die Praxisroutine im Vordergrund steht – aus der Praxis für die Praxis – mit einem gewissen Sinn für qualitativen Pragmatismus.

Der Schwerpunkt wurde auf die Darstellung der Entitäten überwiegend im MRT gelegt, wobei folgendes Grundgerüst vorherrscht:

- Darstellung der Anatomie
- Normalbefund
- Pathologie in aufsteigender Schwere der Ausprägung
- Differenzialdiagnosen

Ausführliche Bildunterschriften mit erklärenden Hinweisen und Tipps und Tricks zur Bildinterpretation veranschaulichen die einzelnen Fälle, wobei man diese Auflage auch als „Bilderbuch" benutzen kann – sich einfach durch die Fälle schmökern. Die Darstellung von mehreren ähnlichen Kasuistiken einzelner wichtiger Entitäten, die häufig in der täglichen Routine vorkommen, war trotz des Risikos der Redundanz beabsichtigt.

Unser Mitautor, Freund und geschätzter Kollege Dr. Rüdiger Degwert hätte die Fertigstellung des Buchs gerne noch erlebt, sein Wirken als Sportmediziner, der vielen Patientinnen und Patienten und Profisportlerinnen und Profisportlern wieder auf die Füße geholfen hat, bleibt unvergessen. Sein Andenken als Arzt und Mensch werden wir in Ehren halten.

Die Herausgeber danken allen Mitwirkenden für ihr Engagement, ihre Zeit und Energie. Gerade die Verbindung von Bildgebung und Klinik ist das zentrale Element dieser 2. Auflage. Wir würden uns freuen, wenn Ihnen dieses Buch beim Lesen Freude macht und Sie die eine oder andere Hilfestellung für die Herausforderungen im klinischen Alltag finden.

München, im Herbst 2020

Ulrike Szeimies
Axel Stäbler
Markus Walther

Merke

Wichtige Anmerkung zur MRT-Abbildung der Vorfüße im Buch

Üblicherweise werden die Vorfüße mit den Zehen nach unten in der MRT dargestellt, mit der Ansicht, dass der Arzt vor dem Patienten steht. Also sind rechts und links über Kreuz. Das Röntgenbild des Vorfußes zeigt mit den Zehen nach oben. Dabei steht der Patienten Fuß also parallel zum Arzt, das heißt nicht über Kreuz. Zur einheitlichen Darstellung wurde entschieden, die MRT-Aufnahmen mit den Zehen nach oben abzubilden. Zur Beibehaltung der korrekten Seite wurden dazu die Bilder entlang der vertikalen Achse gespiegelt. Bei einer Gegenüberstellung von Röntgen- und MRT-Bild wurde aus Gründen der besseren Vergleichbarkeit auf diesen Spiegelungsvorgang verzichtet. Bei einer zusätzlich axialen Darstellung wurde die korrekte Orientierung beibehalten.

Entstehung der Titelbilder

Ulrike Szeimies

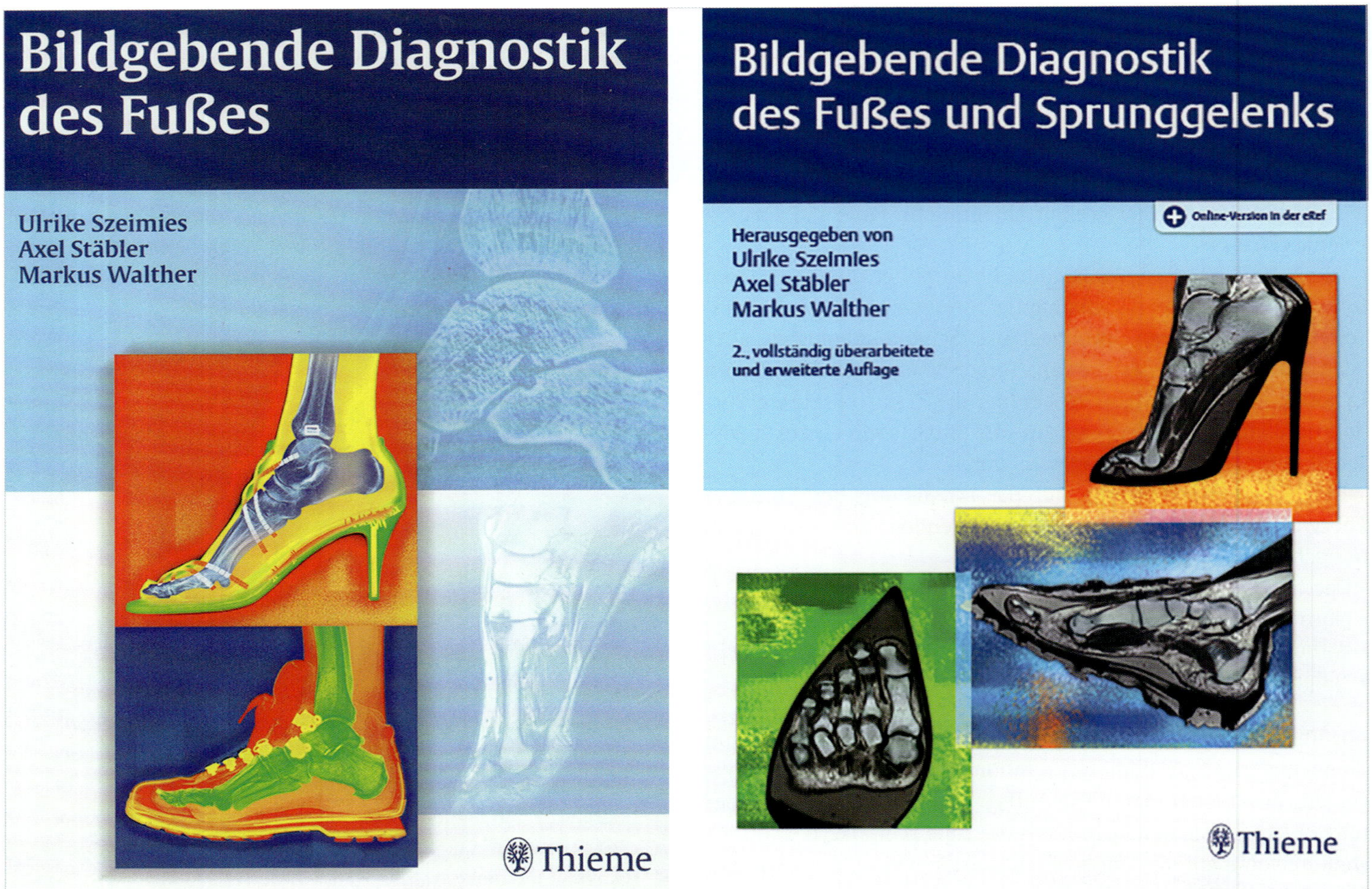

Titelbild der 1. Auflage und Titelbild der 2. Auflage.

Die Darstellung des Fußes in seinem alltäglichen Umfeld, in einem Schuh, erschien uns auch in der 2. Auflage als passendes Titelbild für die Fuß-und Sprunggelenkdiagnostik. In der 1. Auflage entschieden wir uns, auf dem Titelbild 4 Aufnahmen zu zeigen, davon 2 eingefärbte Röntgenaufnahmen, einmal in einem mit Strasssteinen besetzten Damenpumps und einmal in einem Wanderschuh. Als Fußmodels stellten sich dazu freundlicherweise unsere Autorinnen und Autoren zur Verfügung. Die blau-transparent dargestellten Patientenfälle zeigten eine Talusfraktur und eine rupturierte plantare Platte mit Luxation des 2. Metatarsophalangealgelenks.

In der 2. Auflage wollten wir den Fuß im Schuh kernspintomografisch darstellen. Die MRT-Bildgebung eines hochhackigen Damenschuhs erwies sich als eine Herausforderung: Mit dem Innenleben eines hohen Damenschuhs nicht vertraut, war die Überraschung groß, wie viel Metall ein solcher Schuh enthält. Deshalb musste zunächst die Metallverstärkung in Sohle und Absatz extrahiert werden. Dabei half unsere orthopädische Werkstatt, die auch eine Absatzprothese anfertigte.

Eine große Schwierigkeit war es, die unsichtbaren Hohlräume zwischen Fuß und Schuhmaterial im MRT darzustellen. Unser langjähriger MRT-Techniker hatte die Idee, diese Hohlräume mit Vaseline aufzufüllen. Die schmierige Angelegenheit stellt die Abbildung des Pumps voll Vaseline dar.

Die Lagerung und Untersuchung erfolgte in Rückenlage in einer Spule, bei der im Liegen auch ein erhöhter Anpressdruck möglich war, der das Tragen des Schuhes im Stehen simulieren sollte. Zumindest waren die Druckschmerzen im Fuß während der Untersuchung ähnlich wie beim Probelaufen und Stehen.

Weniger Druckstellen nach der Untersuchung hatte unser Autor in einem Prototyp eines Fußballschuhs. Eindrucksvoll im Bild zu sehen sind die signalfreien Stollen an der Sohle in Abb. 7.

Die Aufnahmen zeigen unseres Wissens erstmals die Fußanatomie in einem Schuh mit simulierter Gewichtsbelastung in einem 3-T-MRT. Auch wenn diese Aufnahmen keinen wissenschaftlichen Anspruch haben, kann man doch gut die bekannten Risiken des Tragens zu hoher Schuhe über längeren Zeitraum erkennen wie z. B. die fokale Beanspruchung der Sesambeine und der plantaren Platte sowie den zu engen Zehenraum bei spitz zulaufenden Schuhen. Vielleicht überzeugen diese Bilder ja den einen oder anderen Patienten bzw. die eine oder andere Patientin/Patienten, in Zukunft mehr auf seine bzw. ihre Füße zu achten.

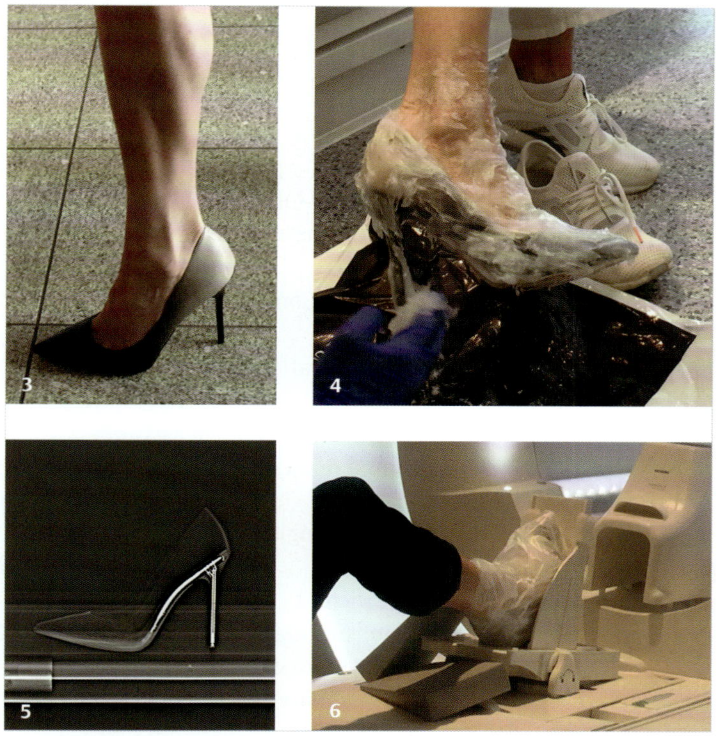

Ungeahnte Herausforderungen:
3 Bein in hochhackigem Damenschuh.
4 Pump voll Vaseline.
5 Metallisches Innenleben eines hochhackigen Damenschuhs.
6 Lagerung in der Spule.

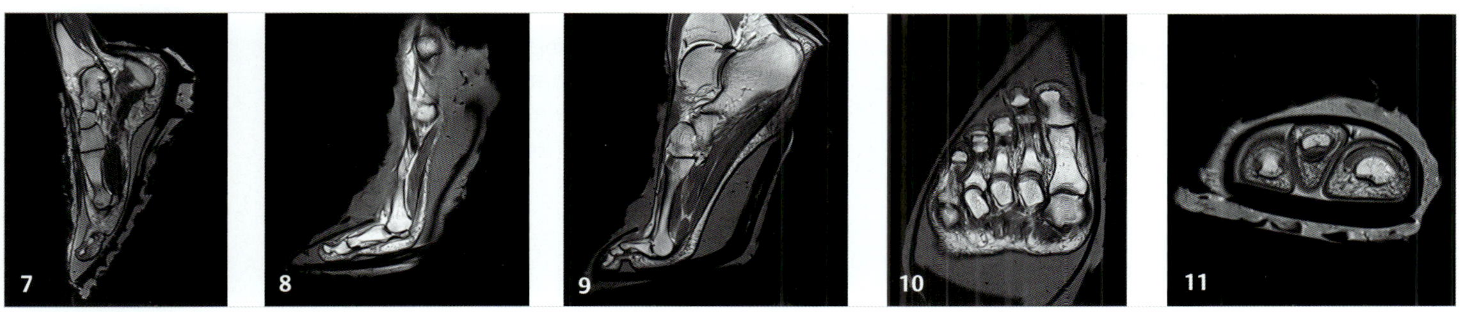

Beanspruchung des Fußes in einem hochhackigen Schuh:
7 Fuß im Fußballschuh mit ausreichend Platz für die Zehen.
8 Zu enger Zehenraum in einem spitz zulaufenden Schuh.
9 Beanspruchung der Sesambeine in einem hochhackigen Schuh.
10 und 11 Zu enger Zehenraum bei spitz zulaufenden Schuhen.

Abkürzungen

2-D/3-D	zwei-/dreidimensional
ACR	American College of Rheumatology
AIDS	Acquired Immune Deficiency Syndrome (erworbenes Immundefizienzsyndrom)
AO	Arbeitsgemeinschaft für Osteosynthese
AOFAS	American Orthopedic Foot and Ankle Society
a.-p.	anteroposterior
AWMF	Arbeitsgemeinschaft der Wissenschaftlichen Medizinischen Fachgesellschaften e. V.
BPOP	bizarre periostale osteochondromatöse Proliferation
CCP	Cyclic citrullinated Peptide (zyklisch zitrulliniertes Peptid)
CRMO	chronisch-rezidivierende multifokale Osteomyelitis
CRPS	Complex regional Pain Syndrome (komplexes regionales Schmerzsyndrom)
CT	Computertomografie
DEGUM	Deutsche Gesellschaft für Ultraschall
DESS	Dual Echo Steady State
dGMERIC	Delayed Gadolinium-enhanced MRI of Cartilage
DMAA	Distal metatarsal articular Angle
DMARD	Disease-modifying anti-rheumatic Drug (krankheitsmodifizierendes antirheumatisches Medikaments)
d.-p.	dorsoplantar
DRG	Deutsche Röntgengesellschaft
DVT	digitale Volumentomografie
fatsat	fettgesättigt
FLASH	Fast low Angle Shot
Gadolinium-DTPA	Gadopentetat-Dimeglumin
GRE	Gradienten-Echo
HE	Hounsfield-Einheiten
HLA	humanes Leukozytenantigen
HU	Hounsfield Units
ICI	Integral Classification of Injuries
ICRS	International Cartilage Research Society
i. v.	intravenös
MEDIC	Multi-Echo Data Image Combination
MESE	Multiecho-Spin-Echo
MRT	Magnetresonanztomografie
MTRA	medizinisch-technische Radiologieassistentin bzw. medizinisch-technischer Radiologieassistent
OTA	Orthopaedic Trauma Association
p.-a.	posteroanterior
PASA	Proximal articular Set Angle
p.-d.	plantodorsal
PDw	protonendichtegewichtet
PET	Positronenemissionstomografie
PNET	primitiver neuroektodermaler Tumor
PVNS	pigmentierte villonoduläre Synovitis
SAPHO-Syndrom	Syndrom aus Synovitis, Akne, Pustulosis, Hyperostosis und Osteitis
SNR	Signal-Noise-Ratio
SPAIR	Spectral attenuated Inversion Recovery
SPECT	Single-Photon-Emissionscomputertomografie
SPIR	Spectral Presaturation with Inversion Recovery
STIR	Short-Tau Inversion-Recovery
T	Tesla
T 1w/T 2w	T 1-/T 2-gewichtet
TEP	Totalendoprothese
TNF	Tumornekrosefaktor
VAT	View Angle Tilting
WHO	World Health Organisation

Inhaltsverzeichnis

Alle sonografischen Inhalte und Abbildungen von Hartmut Gaulrapp

Anschriften

Herausgeber

Dr. med. Ulrike **Szeimies**
Radiologie in München-Harlaching
Grünwalder Str. 72
81547 München

Prof. Dr. med. Axel **Stäbler**
Radiologie in München-Harlaching
Grünwalder Str. 72
81547 München

Prof. Dr. med. Markus **Walther**
Schön-Klinik München-Harlaching – FIFA Medical Centre
Zentrum für Fuß- und Sprunggelenkchirurgie
Harlachinger Str. 51
81547 München

Mitarbeiter

Dr. med. Rüdiger **Degwert †**

Dr. med. Hartmut **Gaulrapp**
Facharztpraxis für Orthopädie
und Kinder-Orthopädie
Leopoldstr. 25
80802 München

Prof. Dr. med. Sigurd **Kessler**
ORTHOEVO, Orthopädische Praxis
Martiusstraße 3
80802 München

Prof. Dr. med. Alexander **Mehlhorn**
Schön-Klinik München-Harlaching
Zentrum für Fuß- und Sprunggelenkchirurgie
Sektion für diabetische und neuropathische Fußerkrankungen
Harlachinger Str. 51
81547 München

Dr. med. Anke **Röser**
Schön-Klinik München-Harlaching –
FIFA Medical Centre
Zentrum für Fuß- und Sprunggelenkchirurgie
Harlachinger Str. 51
81547 München

PD Dr. med. Andreas **Toepfer**
Kantonsspital St. Gallen
Klinik für Orthopädische Chirurgie und
Traumatologie des Bewegungsapparates
Rorschacher Str. 95
9007 St. Gallen
Schweiz

Kapitel 1

Techniken der Bildgebung

1

1 Techniken der Bildgebung

1.1 Magnetresonanztomografie

Ulrike Szeimies

Wichtige Anmerkung zur MRT-Abbildung der Vorfüße im Buch: Üblicherweise werden die Vorfüße mit den Zehen nach unten in der MRT dargestellt, mit der Ansicht, dass der Arzt vor dem Patienten steht. Also sind Rechts und Links über Kreuz. Das Röntgenbild des Vorfußes d.-p. zeigt mit den Zehen nach oben. Dabei steht der Patientenfuß also parallel zum Arzt, d. h. nicht über Kreuz. Zur einheitlichen Darstellung wurde entschieden, die MRT-Aufnahmen mit den Zehen nach oben abzubilden. Zur Beibehaltung der korrekten Seite wurden dazu die Bilder entlang der vertikalen Achse gespiegelt. Bei einer Gegenüberstellung von Röntgen- und MRT-Bild wurde aus Gründen der besseren Vergleichbarkeit auf diesen Spiegelungsvorgang verzichtet. Bei einer zusätzlichen axialen Darstellung wurde die korrekte Orientierung beibehalten (s. z. B. ▸ Abb. 4.16).

1.1.1 Gerätesystem

Die Faustregel, dass eine hohe Feldstärke auch eine hohe Auflösung und damit eine hohe Bildqualität liefert, besitzt noch ihre Gültigkeit. Wählt man entsprechende Sequenzparameter, ist ein MRT-System (System zur Magnetresonanztomografie) mit einer Feldstärke von 3,0 T gegenüber Geräten mit niedrigerer Feldstärke (1,0 T und weniger) von Vorteil: Man erreicht eine Detailerkennbarkeit, die immer wieder aufs Neue fasziniert. Die Visualisierung von nervalen Strukturen sowie feinsten Faszikeln der Ligamente und insbesondere die Darstellung des hyalinen Gelenkknorpels vergrößern die Sicherheit in der Erkennbarkeit der Pathologie. Aber auch mit modernen 1,5-T-MRT-Systemen, entsprechender Mehrkanalspulentechnologie und ausgewählten Sequenzprotokollen kann eine gute diagnostische Qualität erzielt werden. Allerdings ist dies nur mit einem erhöhten zusätzlichen Zeitaufwand möglich.

Man unterscheidet Hochfeldsysteme (High Field, 1,5–3,0 T) von Niedrigfeldsystemen (Low Field, 0,2–1,0 T). Derzeit befinden sich Ultrahochfeldsysteme mit 7,0 T in Erprobung. Offene Systeme sind in aller Regel Niedrigfeldsysteme, die hauptsächlich bei Klaustrophobie und extremer Adipositas zum Einsatz kommen. Da der Patient mit den Füßen voran gelagert wird, tolerieren viele klaustrophobe Patienten die Untersuchung auch gut in einem Hochfeldsystem ohne entsprechende Sedierung (▸ Abb. 1.1).

Grundsätzlich muss man sich entscheiden zwischen einer hohen Bildqualität (höhere Auflösung bedeutet längere Messzeit) und einer geringeren Bildqualität (schlechtere Auflösung bedeutet kürzere Untersuchungszeit). Ein übertrieben anschaulicher Vergleich ist in ▸ Abb. 1.2 zu sehen.

Merke M!

Ein 3-T-MRT-System bietet durch den Vorteil der parallelen Bildgebung die Möglichkeit, in einer vertretbaren Messzeit eine höhere Auflösung mit dünneren Schichten bei weniger Bildrauschen zu erzielen.

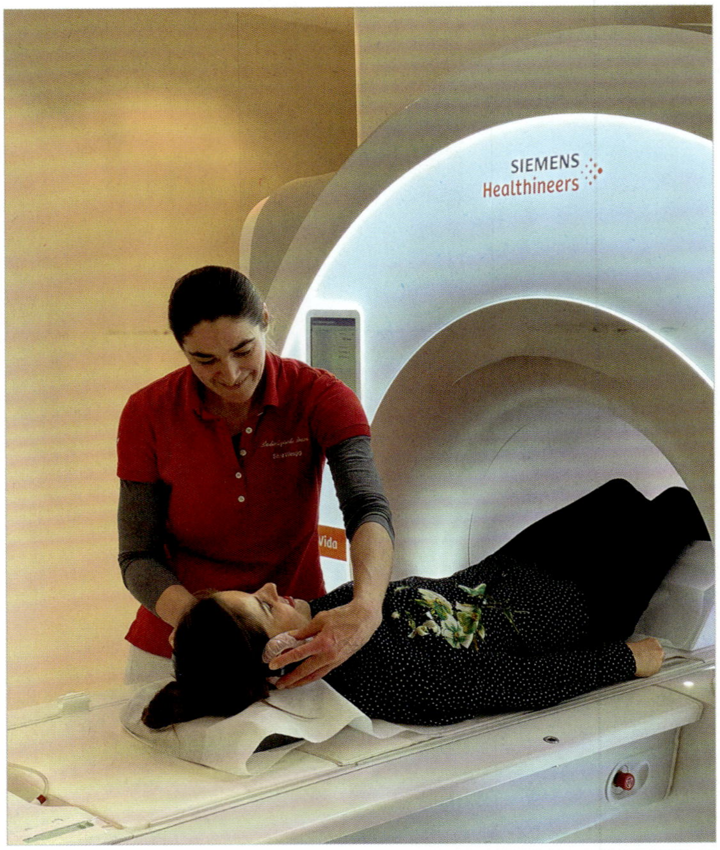

Abb. 1.1 MRT-Gerätesystem: Lagerung für die Untersuchung des Fußes. Lagerung auf dem Rücken auf der Liege des 3,0-T-MRT-Systems für eine Untersuchung des Vorfußes. Anlage der Kopfhörer für den Gehörschutz. Da die Patienten nicht vollständig in der MRT-Röhre liegen und sie sich jederzeit selbstständig befreien können, tolerieren auch klaustrophobe Patienten in aller Regel diese Untersuchungssituation gut.

Aufgrund der Akquisition von 3-D-Datensätzen (dreidimensionalen Datensätzen) mit Schichtdicken im Submillimeterbereich ist eine Volumenbildgebung möglich, mit sekundären Rekonstruktionen in jeglicher Angulierung. Die neuen 3-T-Systeme zeigen auch Verbesserungen in der Artefaktanfälligkeit und Sequenzstabilität, die bei den früheren Systemen noch problematisch waren. Ein erheblicher Nachteil im Vergleich zu Systemen mit niedriger Feldstärke ist jedoch die Kostensituation (Anschaffung, Wartung, Spulensysteme, Software usw.) Die Vergütung durch gesetzliche und private Krankenkassen ist für alle MRT-Systeme gleich. Deshalb bildet sich ein 3-T-System mit hochauflösender teurer Spulentechnologie und zeitaufwendigen hochauflösenden Sequenzen und somit einem geringeren Patientendurchsatz wirtschaftlich nicht ab.

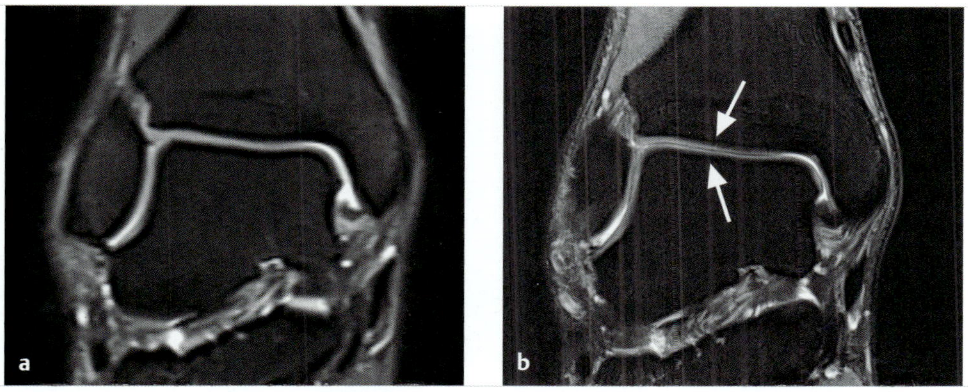

Abb. 1.2 MRT-Gerätesystem: Auswirkung unterschiedlicher Messzeiten auf die Bildqualität. Übertriebene Darstellung der unterschiedlichen Messzeit mit einem 3-T-System am Beispiel einer PDw (protonendichtegewichteten) fatsat (fettgesättigten) Sequenz mit Schichtdicke von 2 mm. Gezeigt ist der tibiale und talare Knorpel eines oberen Sprunggelenks (Pfeile) desselben Patienten mit einer schnellen Messung (Messzeit: 1 min) und einer hochauflösenden Sequenz mit einer Messzeit von 5 min und 50 s. Deutlich zu sehen die bessere Bildqualität in **b**: Die für hochauflösende Sequenzen erforderlichen Parameter (Schichtdicke, Bildmatrix) schlagen sich unmittelbar in der Untersuchungszeit nieder.
a Messzeit: 1,03 min.
b Messzeit: 5,52 min.

1.1.2 Spule, Lagerung, Magic Angle und Markierung

Spule

Neben der Feldstärke eines MRT-Geräts ist ein weiterer entscheidender Faktor für eine optimale Bildqualität die richtige Wahl der Spule. Eine MRT-Spule empfängt das vom Körper ausgegebene Signal, das während der Untersuchung vom Magneten in den Patienten gesendet wird. Für eine hohes Verhältnis von Signal zu Bildrauschen (SNR [Signal-Noise-Ratio]) und ein homogenes Feld des eigentlich ungünstig geformten Fußes sind spezielle Mehrkanalempfangsspulen wichtig. Je mehr Kanäle eine Spule besitzt, desto höher sind die Detailauflösung und die Ortsgenauigkeit. Eine optimale Variante ist die Mehrkanal-Phased-Array-Spule, mit der man die Vorteile der parallelen Bildgebung nutzen kann. Durch ein paralleles Aufzeichnen des Signals von zusammenschaltbaren Empfangskanälen kann man bei gleichbleibend hoher Ortsauflösung die Messzeit verkürzen (▸ Abb. 1.3).

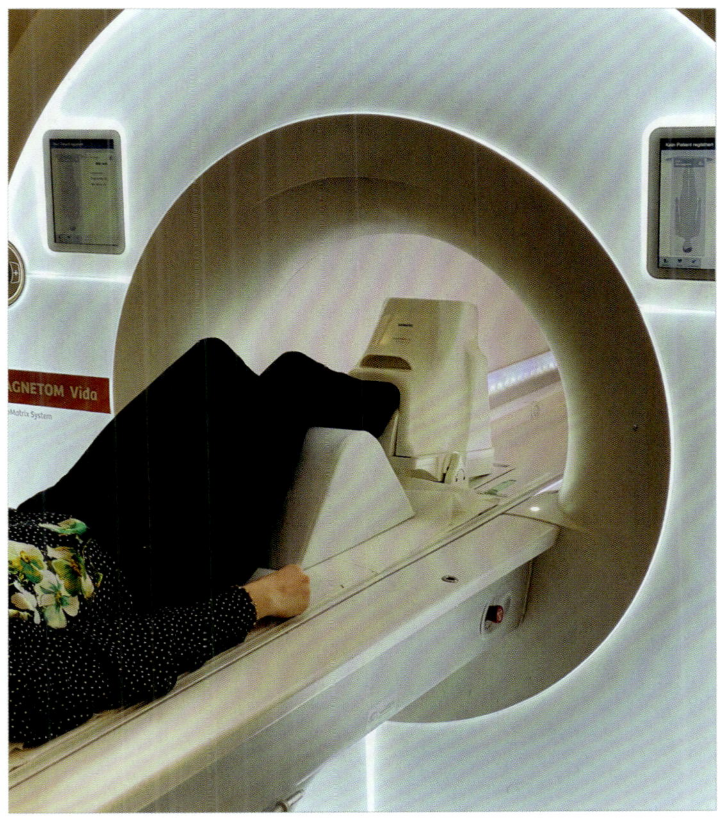

Abb. 1.3 MRT: Untersuchung in einer hochauflösenden 16-Kanal-Spule (Fa. Siemens). Patientenlagerung in Rückenlage, die sich für Vorfußpathologien und die Darstellung der Achilles- und Plantarsehne gut eignet.

Lagerung

Die Lagerung des Patienten erfolgt in Abhängigkeit von der Fragestellung und vom körperlichen Allgemeinzustand des Patienten (▸ Abb. 1.4).

Für die Beurteilung der Rückfußsehnen ist am besten eine Lagerung in Bauchlage und Plantarflexion (▸ Abb. 1.5) zur Vermeidung des sog. Magic-Angle-Artefakts (s. u.) geeignet. Die Bauchlage ist verglichen mit der Rückenlage etwas unbequemer und kann über eine Dauer von 20 min Schmerzpatienten oder hochbetagten Patienten mit Wirbelsäulenbeschwerden nicht immer zugemutet werden. Bei zunehmenden Schmerzen unter der Lagerung besteht die Gefahr von Bewegungsartefakten. Auch frisch operierte oder akut verunfallte Patienten ertragen schmerzbedingt die Lagerung auf dem Bauch kaum.

Die Rückenlagerung ist gut geeignet für Vorfußpathologien, da bei diesen das Magic-Angle-Artefakt kaum eine Rolle spielt. Eine Ausnahme stellt jedoch die Fragestellung nach einem Morton-Neurom dar, das sich aufgrund der Plantarflexion nach plantar durchdrückt (▸ Abb. 1.6).

> **Merke** M!
>
> Kleinere Morton-Neurome können sich in Rückenlage im Interdigitalraum „verstecken". Falls keine Bauchlage möglich ist, ist die Anwendung von hochaufgelösten Sequenzen in diesem Fall besonders indiziert.

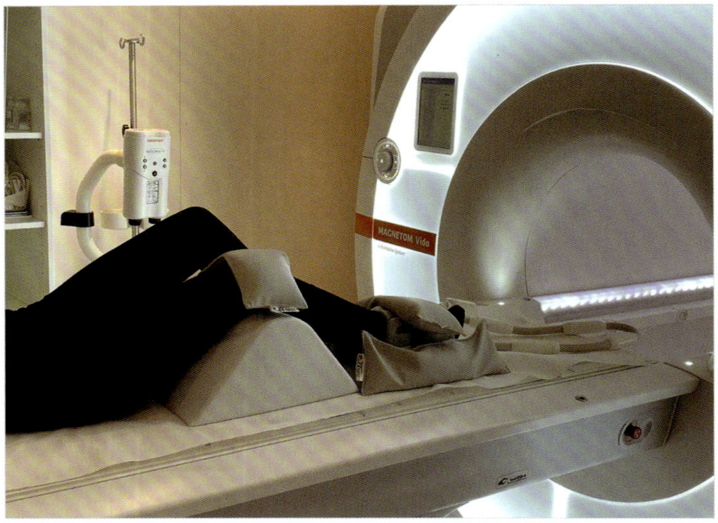

Abb. 1.4 MRT: Untersuchung eines Sprunggelenks in Rückenlage. Zur Vermeidung von Bewegungsartefakten Abpolsterung des Sprung- und des Kniegelenks mit Sandsäcken sowie seitliche Stabilisierung mit Sandsäcken.

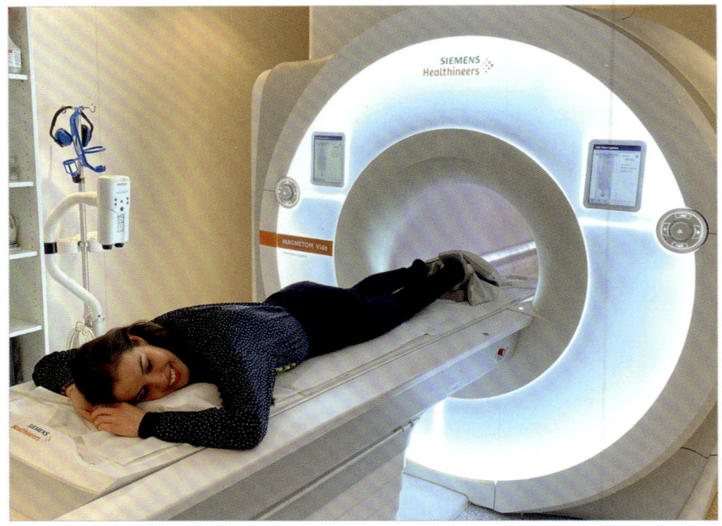

Abb. 1.5 MRT: Untersuchung eines Sprunggelenks in Bauchlage. Verwendung einer 18-Kanal-Phased-Array-Spule zur Vermeidung eines Magic-Angle-Effekts an den Sehnen.

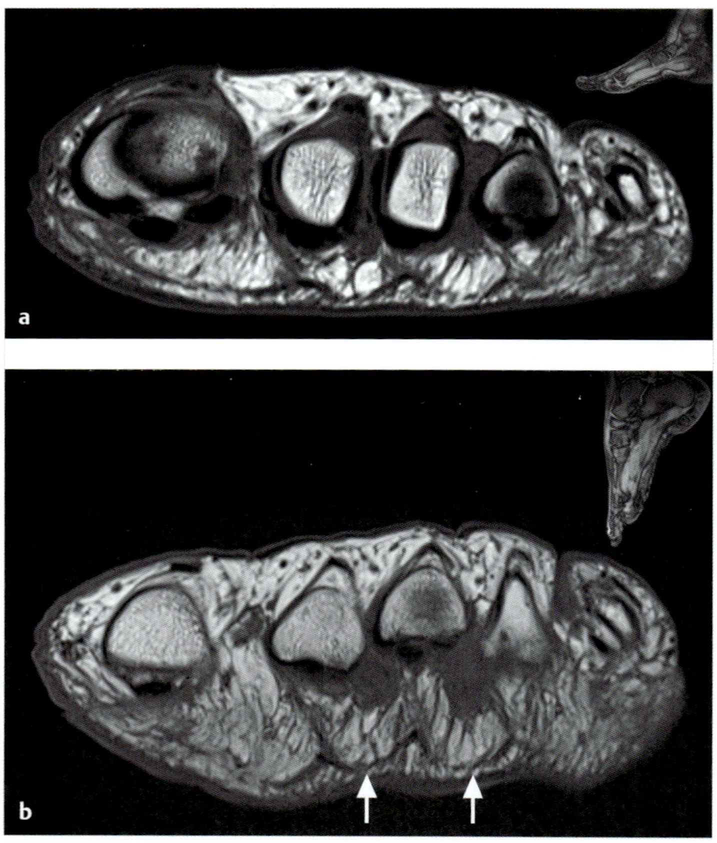

Abb. 1.6 MRT: Effekte unterschiedlicher Lagerung bei Morton-Neurom. Axiale T 1w (T 1-gewichtete) MRT-Sequenzen. Die Inserts zeigen jeweils die Planungssequenzen.

- **a** Untersuchung in Rückenlage. Darstellung von 2 Morton-Neuromen im Interdigitalraum II/III und III/IV zwischen den Metatarsophalangealgelenken. Insbesondere das Neurom im Interdigitalraum II/III ist in Rückenlage schwierig zu erkennen.
- **b** Untersuchung in Bauchlage und Plantarflexion. Nach plantar verschobene signalarme Morton-Neurome (Pfeile).

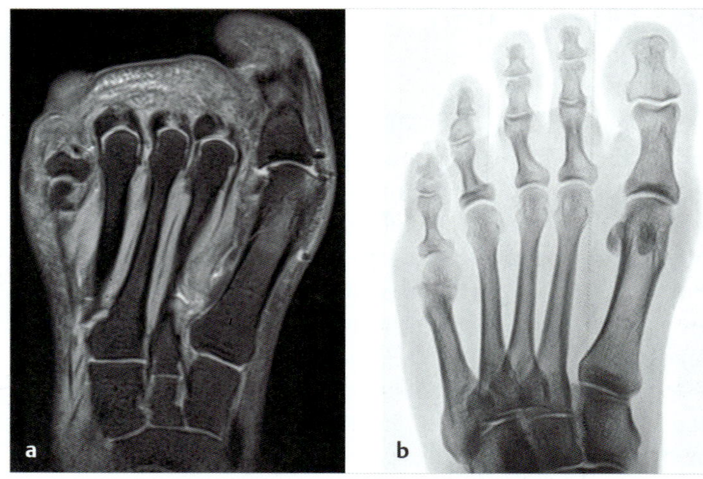

Abb. 1.7 MRT: Verdacht auf Hallux valgus durch Lagerung. Patientin mit Metatarsalgie.

- **a** Durch extremes Anlegen von Lagerungspolstern wird die Großzehe nach lateral verlagert. Dadurch entsteht im MRT-Bild der fälschliche Aspekt eines Hallux valgus.
- **b** Röntgenaufnahme des Vorfußes im Stehen d.-p. (dorsoplantar; Methode der Wahl) unmittelbar vor der MRT-Aufnahme. Die Patientin zeigt keinen pathologischen Hallux-valgus-Winkel.

Bei der Positionierung des Fußes in der Spule ist auf eine gute Polsterung zu achten, zum einen, um schmerzhafte Druckstellen zu vermeiden, zum anderen, um Bewegungsartefakte zu verhindern (s. ▶ Abb. 1.4). Jedoch sollten die Sandsäcke und Schaumgummikeile keinen zu starken Druck auf die Zehen ausüben. Dadurch können Fehlstellungen vorgetäuscht werden (▶ Abb. 1.7).

Praxistipp

Winkelmessungen sind grundsätzlich nur konventionell-radiologisch unter Belastung vorzunehmen.

Magic Angle

Die Kenntnis des sog. Magic-Angle-Artefakts in der Fußdiagnostik ist sehr wichtig. Mit ihm wird eine erhöhte Signalgebung der Sehne vorgetäuscht (▶ Abb. 1.8 und ▶ Abb. 1.9). Das birgt die Gefahr der Fehlinterpretation als z. B. Tendinose oder Ruptur. Dieses Artefakt entsteht in Geweben mit hohem Kollagenanteil (Sehnen, Bändern, peripheren Nerven) bei Anwendung von Sequenzen mit kurzen Echozeiten (T1w, PDw Sequenzen). In einer bestimmten Angulierung des äußeren Magnetfelds kommt es zu einer Dipol-Dipol-Interaktion zwischen den Kollagenstrukturen und den Wasser-Spins. Am ausgeprägtesten findet man dieses Artefakt im 54,7°-Winkel des B0-Magnetfelds zur Sehne. Es wird das Bild einer helleren Binnenstruktur mit abschnittsweisem Verschwinden der Sehne erzeugt (▶ Abb. 1.10**a** und ▶ Abb. 1.11).

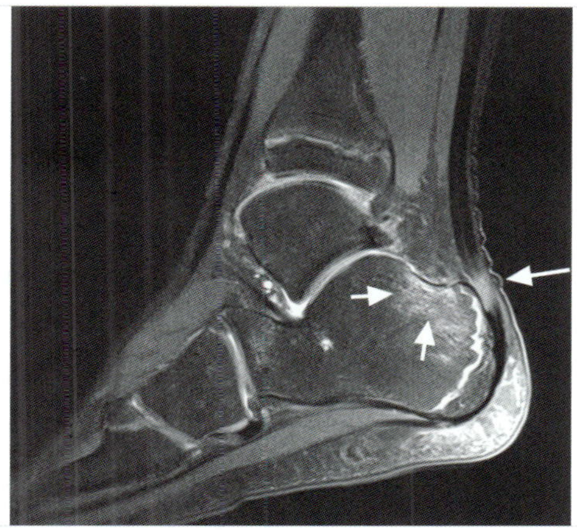

Abb. 1.8 MRT: Magic-Angle-Artefakt an der Achillessehne. Junger männlicher Patient mit Schmerzen nach Verletzung beim Fußballspielen. Sagittale PDw fatsat Sequenz. Spongiosaödem im Kalkaneus nach Kontusion (kurze Pfeile). Die Signalanhebung in der angrenzenden Achillessehne entspricht einem typischen Magic-Angle-Artefakt (langer Pfeil).

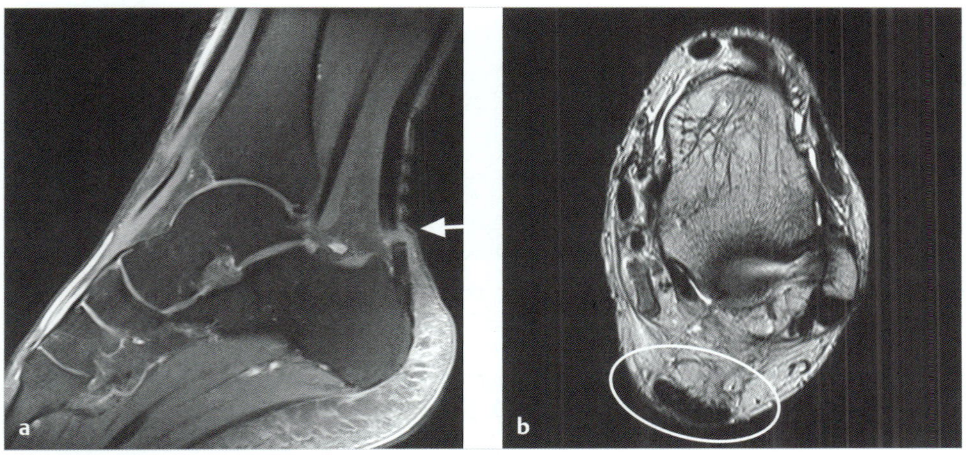

Abb. 1.9 MRT: Magic-Angle-Artefakt an der Achillessehne.

- **a** Sagittale PDw fatsat Sequenz. Typisches Magic-Angle-Artefakt (Pfeil) angrenzend an eine nicht aktivierte Haglund-Exostose.
- **b** Axiale T2w Sequenz desselben Patienten durch das signalreiche Areal oberhalb des Achillessehnenansatzes. Normale Sehnentextur ohne Nachweis einer Läsion im markierten Bereich.

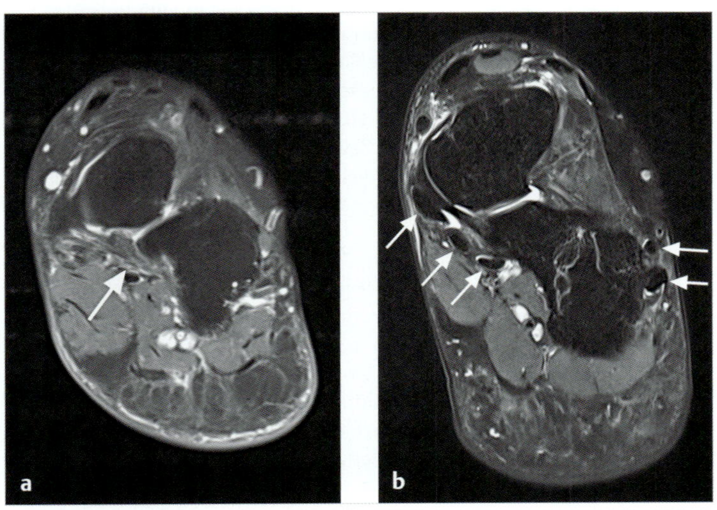

Abb. 1.10 MRT: Magic-Angle-Artefakt in Höhe des Chopart-Gelenks.

- **a** 49-jährige Patientin, Untersuchung in Rückenlage. Schräg axiale T1w fatsat Sequenz nach Kontrastmittelgabe (Sehnenkippung). Die Peronealsehnen in Höhe des Tuberculum peroneale sind aufgrund des Magic-Angle-Artefakts nicht nachvollziehbar, die Flexorensehnen (Tibialis-posterior- und Flexor-digitorum-longus-Sehne) stellen sich nicht dar, lediglich die Flexor-hallucis-longus-Sehne scheint noch durch (Pfeil).
- **b** 30-jähriger Mann, Untersuchung in Bauchlage in Plantarflexion. Schräg axiale PDw fatsat Sequenz (Sehnenkippung). Darstellung sämtlicher Peronealsehnen und der Flexorensehnen (Pfeile), da kein Magic-Angle-Artefakt.

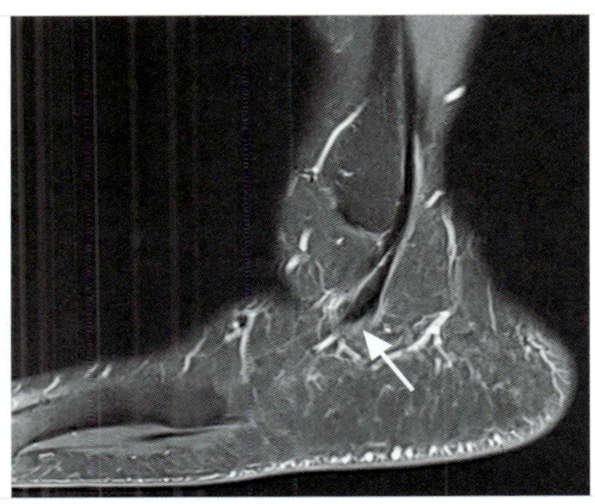

Abb. 1.11 MRT: Magic-Angle-Artefakt in Höhe des Chopart-Gelenks. 49-jährige Patientin, Untersuchung in Rückenlage. Sagittale T1w fatsat Sequenz nach Kontrastmittelgabe. Plötzlicher Abbruch der langen und kurzen Peronealsehne (Pfeil).

Praxistipp

Bei der Plantarflexion verlaufen die Sehnen überwiegend senkrecht zum Hauptmagnetfeld und das Magic-Angle-Artefakt kann vermieden werden. Bei PDw Sequenzen sollte zusätzlich eine Echozeit von mehr als 40 ms zur Vermeidung des Magic-Angle-Artefakts gewählt werden.

Besteht Unsicherheit, sollte eine ergänzende T2w (T2-gewichtete) Sequenz rechtwinklig auf die Sehnen angewendet werden. Bei Interpretation von Fremdaufnahmen kann man auch zur Unterscheidung der Lagerung in Bauch-oder Rückenlage und zur Identifikation des Magic-Angle-Artefakts die Planungsbilder (sog. Localizer, Scouts) analysieren oder man fragt den Patienten, wie er gelagert wurde (▶ Abb. 1.12).

Merke

Bei einer Sehnenpathologie sollte aufgrund der dann fehlenden Magic-Angle-Artefakte die Bauchlage angestrebt werden (▶ Abb. 1.10**b** und ▶ Abb. 1.13), in den übrigen Fällen ist die Entscheidung bezüglich Spule und Lagerung individuell zu treffen.

Markierung

Geben Patienten einen punktförmigen Schmerz an oder liegt eine umschriebene Raumforderung vor, kann die Markierung mit einer Fischölkapsel hilfreich sein (▶ Abb. 1.14). Die auf die Haut aufgeklebte Kapsel stellt sich aufgrund der enthaltenen Emulsion aus Wasser und Fett in allen Sequenzen signalreich dar.

Cave

Es ist darauf zu achten, dass die Markierungskapsel neben und nicht auf den Befund geklebt wird, um diesen nicht zu komprimieren (▶ Abb. 1.15).

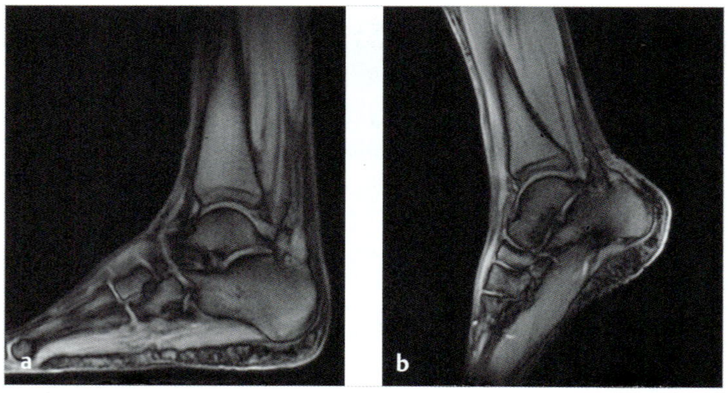

Abb. 1.12 MRT: Beurteilung und Identifikation von Magic-Angle-Artefakten mithilfe der Planungsbilder. Zur Unterscheidung, ob der Patient in Bauch- oder in Rückenlage gelagert wurde, und zur Identifikation des Magic-Angle-Artefakts helfen die Planungsbilder (Localizer, Scouts).

a Bauchlage mit Plantarflexion.

b Rückenlage.

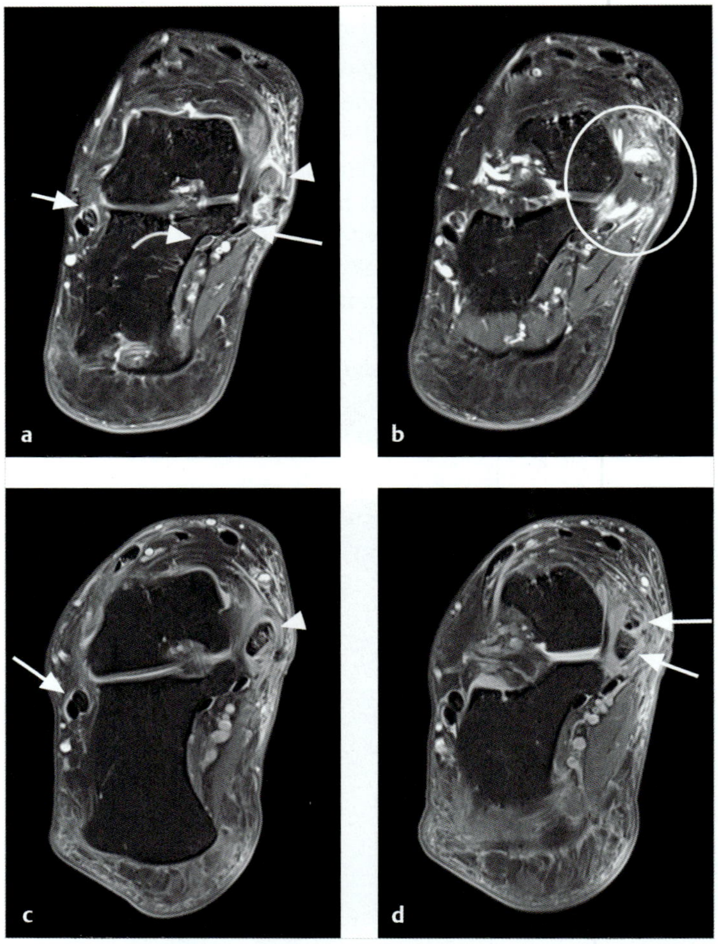

Abb. 1.13 MRT: Kein Magic-Angle-Artefakt in Bauchlage. Bei Zustand nach Refixierung der Tibialis-posterior-Sehne.

a Rückenlage ohne Plantarflexion. Schräg axiale T1w fatsat Sequenz nach Kontrastmittelgabe (Sehnenkippung). Die operierte Tibialis-posterior-Sehne ist deutlich aufgetrieben und schlecht abgrenzbar mit vermehrter Kontrastmittelanreicherung (Pfeilspitze). Zusätzlich Partialläsion (?) der kurzen Peronealsehne (kurzer Pfeil). *Anmerkung:* Obwohl das Magic-Angle-Artefakt ein lang bekanntes und bei entsprechender Lagerung nicht vermeidbares Phänomen ist, entstehen immer wieder Fehlinterpretationen mit erheblichen Konsequenzen. Die Kenntnis dieses Artefakts ist wichtig, unter Umständen muss der Patient neu positioniert werden. In diesem Fall erkennt man als typisches Zeichen des Magic-Angle-Artefakts das Nebeneinander der signalreichen Flexor-hallucis-longus-Sehne (gebogener Pfeil) neben der signalarmen Flexor-digitorum-longus-Sehne (langer Pfeil).

b Rückenlage ohne Plantarflexion. Schräg axiale T1w fatsat Sequenz nach Kontrastmittelgabe (Sehnenkippung), Schichtung weiter distal unmittelbar vor der Refixierung der Tibialis-posterior-Sehne. Diese lässt sich in einem Bereich von intensiver Aktivierung und Kontrastmittelaufnahme mit flächigem Weichgewebe (Kreis) nicht mehr nachvollziehen. Dieses Bild kann als fortgeschrittene Auffaserung mit fehlender Abgrenzbarkeit der Sehne im Sinne einer Reruptur fehlinterpretiert werden.

c Umlagerung in Bauchlage mit Plantarflexion. Schräg axiale T1w fatsat Sequenz nach Kontrastmittelgabe (Sehnenkippung). Wesentlich besser abgrenzbare Tibialis-posterior-Sehne mit im Randbereich erhaltenen Sehnenfasern, zentrale degenerative Sehnenvaskularisation (Pfeilspitze), keine Partialläsion der kurzen Peronealsehne (Pfeil).

d Umlagerung in Bauchlage mit Plantarflexion. Schräg axiale T1w fatsat Sequenz nach Kontrastmittelgabe (Sehnenkippung). In dem Bereich der fibrovaskulären Aktivierung deutlich nachvollziehbare Tibialis-posterior-Sehnenanteile ohne Nachweis einer Reruptur (Pfeile). *Anmerkung:* Neben der Plantarflexion verbessert auch die Verteilung des Kontrastmittels die Sehnenbeurteilbarkeit.

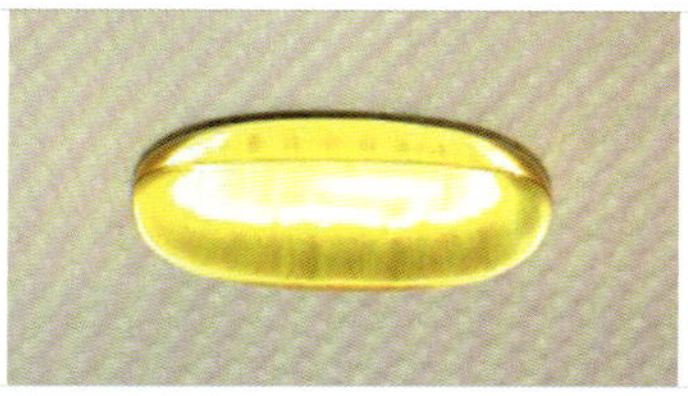

Abb. 1.14 MRT: Fischölkapsel zur Markierung von umschriebenen Raumforderungen oder Schmerzpunkten.

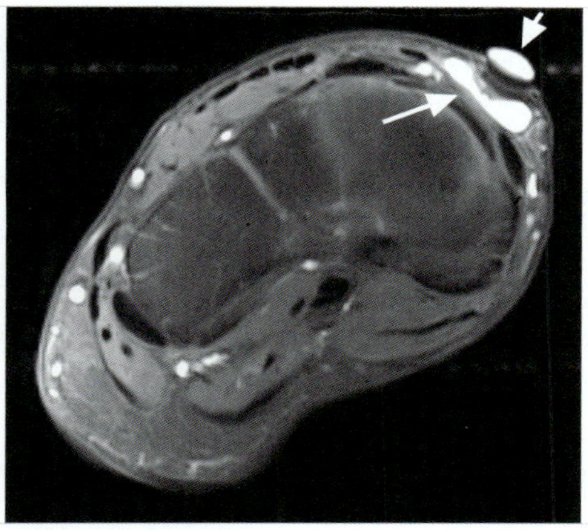

Abb. 1.15 MRT: Fischölkapsel zur Markierung eines Tumors. 48-jähriger Patient mit Schwellung am Fußrücken und Schuhkonflikt. Axiale T 1w fatsat MRT-Sequenz nach Kontrastmittelgabe. Intensiv homogen kontrastmittelaufnehmender Gefäßtumor (langer Pfeil, histologisch Hämangioperizytom). Die angrenzende Fischölkapsel (kurzer Pfeil) sollte optimalerweise neben den Befund geklebt werden, um bei der zusätzlichen Abpolsterung des Fußes in der Spule nicht den Tumor zu komprimieren.

1.1.3 Standardsequenzen

Es gibt für die Diagnostik am Fuß Standardsequenzen und zusätzliche Spezialsequenzen bei besonderen Fragestellungen (S. 34), z. B. zur Beurteilung der vorderen Syndesmose. Das Sequenzprotokoll setzt sich zusammen aus einer Kombination von Sequenzen mit Darstellung der Anatomie (T 1w, T 2w Sequenzen) und Suchsequenzen, die durch ihre Wassersensitivität die Pathologie leichter erkennen lassen:

Die native T 1w Sequenz (Repetitions- und Echozeit jeweils kurz, d. h. Repetitionszeit < 900 ms, Echozeit < 100 ms) mit entsprechender Wahl von Schichtdicke und Matrixgröße liefert die besten anatomischen Informationen insbesondere zum Knochen (subchondrale Erosionen, Osteonekrosen, signalarme Frakturlinien).

Fettunterdrückte, wassersensitive Sequenzen (z. B. PDw fatsat, STIR [Short-Tau Inversion-Recovery]) ermöglichen mit ihrer Wassersensitivität eine zuverlässige Erkennung der Pathologie. Die PDw fatsat Sequenz (Repetitionszeit > 1500 ms, Echozeit < 100 ms) ist mit ihrer spektralen Fettsättigung eine hervorragende Suchsequenz für Pathologien sowohl der Knochen als auch der Weichteile, d. h. von Muskeln, Bandapparat, Kapselstrukturen und Sehnen. Aufgrund ihrer sehr guten Detailauflösung ist sie in der Fußdiagnostik eine Standardsequenz und für die Beurteilung bei akuten Traumen unverzichtbar. Wählt man die PDw fatsat Sequenz mit einer dünnen Schichtung und hohen Bildmatrix, ist sie hervorragend geeignet für die Evaluierung von Knorpelläsionen.

Die STIR-Sequenz ist sehr wassersensitiv bei einer geringeren anatomischen Auflösung im Vergleich zur PDw fatsat Sequenz. Die Sequenz hat ihre Vorteile in der Stabilität und geringeren Artefaktanfälligkeit im Vergleich zu anderen fettunterdrückten Sequenzen. Sie wird überwiegend zusätzlich zum Erkennen von Spongiosaödemen eingesetzt, beispielsweise bei Spongiosafrakturen oder entzündlichen Ödemen (▶ Abb. 1.16).

Praxistipp

Standardsequenzen:
- T 1w koronar
- PDw fatsat sagittal und koronar
- T 2w streng axial (zum oberen Sprunggelenk, parallel gekippt zum Lig. fibulotalare anterius)
- T 1w fatsat axial und sagittal nach i. v. (intravenöser) Kontrastmittelgabe

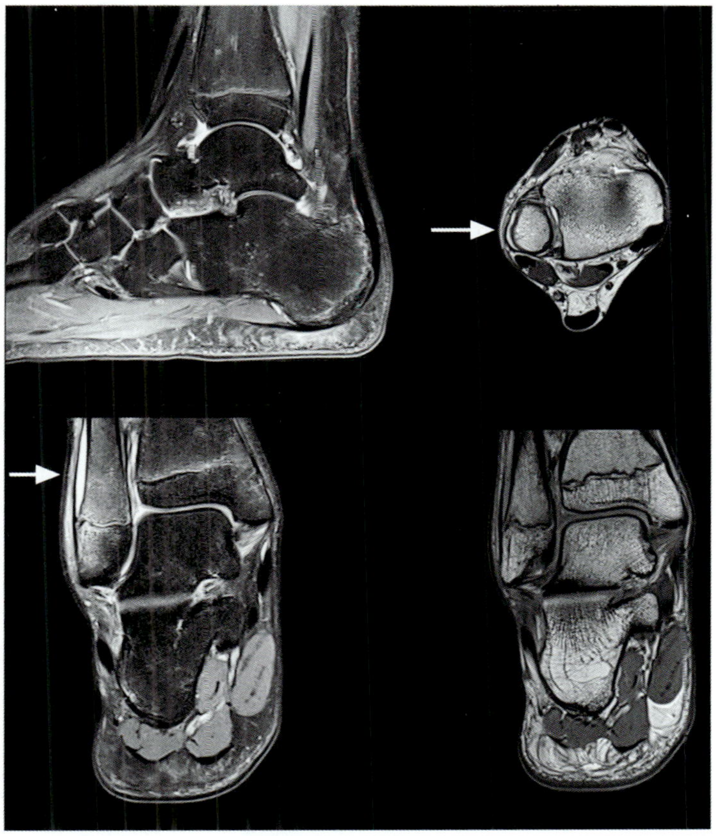

Abb. 1.16 MRT: Bildschirmansicht der Workstation bei Standardprotokoll für ein Trauma des oberen Sprunggelenks. 17-jähriger Junge nach Distorsionstrauma beim Fußballspielen und Verdacht auf Außenbandverletzung mit Schmerzen am Außenknöchel. Oben links: sagittale PDw fatsat Aufnahme, oben rechts: axiale T 2w Aufnahme, unten rechts: koronare T 1w Aufnahme, unten links: koronare PDw fatsat Aufnahme.
In diesem Fall intakter Außenbandapparat. Darstellung eines subperiostalen Hämatoms in Höhe der distalen Fibuladiaphyse und -metaphyse (Pfeile) mit leichter Spongiosakontusion um die lateralseitige distale Fibulaepiphyse.
Anmerkung: Die Auswertung der Sequenzen erfolgt am besten auf einer Workstation im Einzelbildmodus mit Scrollen durch den Datensatz. Optimal ist die Analyse an 2 Bildschirmen, auf denen mittels Referenzlinien die Pathologie in der jeweiligen Sequenz gleichzeitig dargestellt werden kann.

Weitere wichtige Sequenzparameter:

- *Matrix:* Für die hochauflösende Darstellung am Fuß empfiehlt sich grundsätzlich eine hochauflösende, quadratische Matrix ohne Interpolierung. Die häufig verwendete Standardmatrix von 256 × 256 liefert für viele Fragestellungen in der Fußchirurgie keine ausreichende Bildqualität. Empfehlenswert für eine bessere Bildqualität ist eine Bildmatrix von mindestens 384 × 384, optimal wäre eine Auflösung von 448 × 448 bzw. eine noch höhere von 512 × 512. Eine erhöhte Matrix mit hoher Detailauflösung lässt sich jedoch nur mit einer längeren Untersuchungszeit erkaufen.
- *Größe der Untersuchungsregion (Field of View):* Je kleiner die Untersuchungsregion gewählt wird, eine desto größere Signalausbeute und dadurch bessere Auflösung steht für die Bildgebung zur Verfügung. Eine große Untersuchungsregion mit Abdeckung des gesamten Fußes reduziert die Bildqualität. Bei hochauflösenden Mehrkanalspulen liegt die maximale Signalabdeckung bei 16 × 16 cm. Es empfiehlt sich, die Untersuchungsregion je nach Fragestellung möglichst eng einzugrenzen. Üblicherweise werden die Untersuchungsregionen nach Sprunggelenk mit Rückfuß und Mittelfuß mit Vorfuß eingeteilt. Bei speziellen Fragestellungen die Zehen betreffend kann die Untersuchungsregion noch enger eingegrenzt werden. Wichtig für die Planung der Untersuchung sind die begleitenden Informationen des Fußchirurgen mit genauer klinischer Angabe.
- *Schichtdicke:* Eine dünne Schichtführung von maximal 2,0–2,5 mm ist anzustreben. Insbesondere sehr kleine Untersuchungsobjekte (z. B. Sesambeine) erfordern eine hochauflösende Schichtdicke. Bei den üblichen MRT-Systemen bis 1,5 T verstärkt sich bei dünner Schichtdicke das Bildrauschen. Diese Problematik tritt bei höherer Feldstärke der MRT-Systeme (3,0 oder 7,0 T) eher weniger auf. Es gilt, den optimalen Kompromiss zwischen dünner Schichtdicke und Bildrauschen zu finden.

Um die Untersuchungsregion in dünnen Schichten in einer patientenverträglichen Zeit abzudecken, erhöht man den Zwischenschichtabstand (Gap). Die Gefahr, dass man dabei eine Pathologie zwischen den Schichten übersieht, wird durch die Anwendung von mehreren Ebenen minimiert.

Cave

Diese dünnen Schichten mit erweiterten Zwischenschichtabständen dürfen nicht für alle Patienten (Privatpatienten und gesetzlich versicherte Patienten) gleichermaßen verwendet werden. Denn der erhöhte Abstand zwischen den einzelnen Schichten entspricht nicht den Vorgaben für Untersuchungen bei gesetzlich versicherten Patienten.

Eine ähnliche Empfehlung für das Sprunggelenk spricht die Arbeitsgemeinschaft Bildgebende Verfahren des Bewegungsapparats der DRG (der Deutschen Röntgengesellschaft) aus (▶ Tab. 1.1). Eine Protokollempfehlung zum Vorfuß s. in ▶ Tab. 1.2.

1.1.4 Kontrastmittel

Das gadoliniumhaltige Kontrastmittel verkürzt in den angrenzenden Protonen die T 1-Relaxationszeiten. Diese Veränderung der Gewebeprotonen kann man in T 1w Sequenzen anhand der Steigerung der Signalintensität im Vergleich zu den nativen Sequenzen nachvollziehen. Noch besser lässt sich diese Signalsteigerung abbilden, indem man eine zusätzliche Fettunterdrückung anwendet, bei der das ebenso signalreiche Fettgewebe dunkel dargestellt wird.

Das MRT-Kontrastmittel enthält in einem Komplex gebundenes Gadolinium (z. B. Gadobutrol, Gadodiamid oder Gadopentetsäure bzw. Gadolinium-DTPA [Gadopentetat-Dimeglumin]). Freie Gadoliniumionen sind hoch toxisch und verhalten sich im Gewebe

Tab. 1.1 Protokollempfehlungen der Arbeitsgemeinschaft Bildgebende Verfahren des Bewegungsapparates der DRG für das Sprunggelenk (Quelle: [8]).

Sequenzen	Planung	Kommentare
axial PDw (fatsat)	in beiden Ebenen senkrecht auf die Tibia; oberhalb der Syndesmose beginnen bis Ende Kalkaneus	mit axial beginnen und koronar und sagittal auf den axialen Schichten planen
koronar T 1w	exakt koronar zum oberen Sprunggelenk planen, parallel zur Tibia	unten den Kalkaneus einschließlich Plantarfaszie im FOV
koronar PDw (fatsat)	–	–
sagittal PDw fatsat	senkrecht zu koronar, parallel zum Tibiaschaft	unten den Kalkaneus einschließlich Plantarfaszie im FOV
Innenband		
ggf. schräg axial PDw (fatsat)	axial schräg im Verlauf der Syndesmose planen	höchstens 9 Schichten
ggf. schräg koronar PDw fatsat	Verlauf etwa Innenkurve Rist bis zur Kalkaneusspitze	gut für die Beurteilung der Peroneal- und Fußbeugersehnen
ggf. i. v. Kontrastmittelgabe	–	bei chronischen Schmerzen, Verdacht auf entzündliche Veränderungen
axial T 1w fatsat	–	–
koronar oder sagittal T 1w fatsat	–	–

FOV = Field of View
i. v. = intravenös
PDw = protonendichtegewichtet
T 1w = T 1-gewichtet

Tab. 1.2 Protokollempfehlungen der Arbeitsgemeinschaft Bildgebende Verfahren des Bewegungsapparates der DRG für den Vorfuß (Quelle: [7]).

Sequenzen	Planung	Kommentare
sagittal PDw/T 2w fatsat	an der Längsachse des II. Os metatarsale ausrichten	–
koronar PDw/T 2w fatsat	senkrecht zur sagittalen Ebene entlang des II. oder III. Os metatarsale planen	Stressreaktion bzw. Fraktur Metatarsalia
koronar T 1w	–	Frakturausschluss Metatarsalia und Luxationen
axial PDw/T 2w fatsat	entlang des II. oder III. Os metatarsale planen	–
ggf. axial T 1w	–	bei Frage nach Morton-Neurom
ggf. Kontrastmittel	–	bei Tumor bzw. Entzündung
axial T 1w fatsat mit Kontrastmittel	–	–
koronar T 1w mit Kontrastmittel und Subtraktion	–	–
sagittal T 1w fatsat mit Kontrastmittel	–	3. Ebene sehr hilfreich bei der Orientierung

PDw = protonendichtegewichtet
T 1w/T 2w = T 1-/T 2-gewichtet

ähnlich wie Kalziumionen, können also zu Funktionsstörungen an Muskelgewebe und in der Gerinnung führen. Fest in einen chemischen Komplex gebundene Gadoliniumionen sind nach dem derzeitigen Wissensstand jedoch ungefährlich. In letzter Zeit trat die Diskussion über eine Ablagerung von Gadolinium im Gehirn nach multiplen Verabreichungen von Kontrastmittel auf, verbunden mit der Frage, ob diese Ablagerungen gesundheitsschädlich sind. Derzeit findet eine umfassende internationale Risikobewertung statt. Zum Zeitpunkt der Drucklegung gibt es keine Hinweise darauf, dass im Gehirn abgelagertes lineares Gadolinium tatsächlich zu Symptomen oder Nebenwirkungen führt. Trotzdem folgte das Bundesinstitut für Arzneimittel und Medizinprodukte aus Sicherheitsgründen einer Empfehlung der EMA (European Medicines Agency) im Gegensatz zur US-Arzneimittelbehörde Food and Drug Administration. Die EMA hat die i. v. Zulassung von Gadodiamid, Gadopentetsäure und Gadoversetamid (lineare MRT-Kontrastmittel), bei denen in Studien Ablagerungen im Zentralnervensystem nachgewiesen wurden, Anfang 2018 ruhen zu lassen. Die makrozyklischen Kontrastmittel Gadobutrol, Gadotersäure und Gadoteridol können weiterhin verwendet werden.

Die Planung der Untersuchung und Kontrastmittelgabe wird durch den Radiologen individuell entsprechend der Fragestellung und des Risikoprofils festgelegt.

M!

Merke

Allgemein gilt, dass für akute Verletzungen keine Kontrastmittelgabe nötig ist.

Auch für die genaue Untersuchung einer Arthrose mit Beurteilung der Knorpeldecke und Aktivierung sowie für die Darstellung von Stressfrakturen oder sonstigen Knochenmarködemen reicht die Anwendung von fettunterdrückten, wassersensitiven Sequenzen in mindestens 2 Ebenen.

Es empfiehlt sich jedoch die i. v. Kontrastmittelgabe bei chronischen Beschwerden, insbesondere bei Instabilitäten, Kapsel-Band-Insuffizienzen, Impingement-Syndromen und Tendinopathien. Das Korrelat dafür ist fibrovaskuläres Granulationsgewebe, das aufgrund seiner Hyperämie eine vermehrte Gadoliniumanreicherung zeigt. Wichtig ist die Verwendung von fettunterdrückten T 1w Sequenzen, um das signalreiche pathologische Gewebe besser von der Umgebung abzugrenzen. Es gibt Entitäten, bei denen durch die Gabe von i. v. Kontrastmittel die Pathologie erst sichtbar gemacht werden kann (► Abb. 1.17 und ► Abb. 1.18).

Häufig findet man auch bei unklarer diffuser Beschwerdesymptomatik insbesondere bei älteren Patienten in den fettunterdrückten, wassersensitiven Sequenzen mehrere signalintensive Bereiche unterschiedlicher Lokalisation (z. B. Gelenkergüsse, Flüssigkeitsansammlungen in Sehnenscheiden, ödematisierte Kapsel-Band-Komplexe). In dieser Situation ist es schwierig, trotz exakter klinischer Korrelation den eigentlichen pathologischen Befund zu erkennen, da die anatomischen Strukturen räumlich eng beieinander liegen. Erst nach der Kontrastmittelgabe „leuchtet" die eigentliche Pathologie „heraus" (► Abb. 1.19).

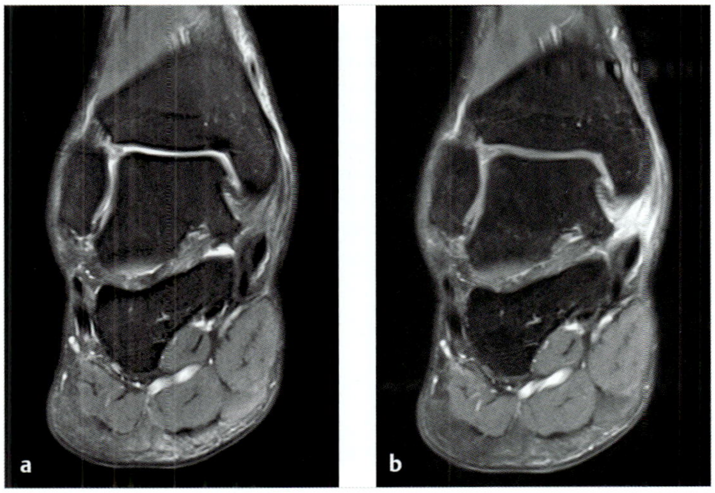

Abb. 1.17 MRT: Effekt der i. v. Kontrastmittelgabe. Patient mit persistierenden Schmerzen nach Distorsionstrauma am Innenknöchel.
a Koronare PDw fatsat MRT-Sequenz. Nachvollziehbare Bandstruktur, keine wesentliche Ödematisierung oder Flüssigkeitseinlagerung im Schmerzbereich erkennbar.
b Koronare T 1w fatsat MRT-Sequenz nach Kontrastmittelgabe. Im Verlauf der tiefen und oberflächlichen Innenbandanteile intensive fibrovaskuläre Aktivierung bei nicht ausgeheilter Innenbandverletzung.

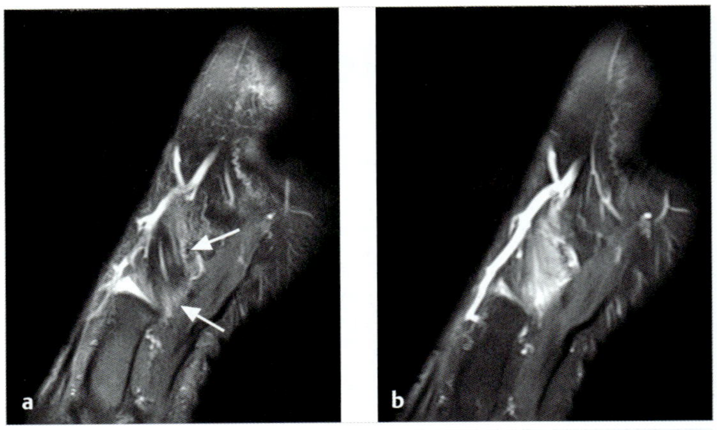

Abb. 1.18 MRT: Effekt der i. v. Kontrastmittelgabe. Patientin mit persistierenden Schmerzen am Mittelfuß.
- **a** Sagittale PDw fatsat MRT-Sequenz in Höhe der Tarsalia und mit angeschnittenem Metatarsale. Darstellung der Tibialis-anterior Sehne (Pfeile) im Ansatzbereich.
- **b** Sagittale T 1w fatsat MRT-Sequenz nach Kontrastmittelgabe. Intensive Kontrastmittelanreicherung bei florider Ansatztendinitis der Tibialis-anterior-Sehne.

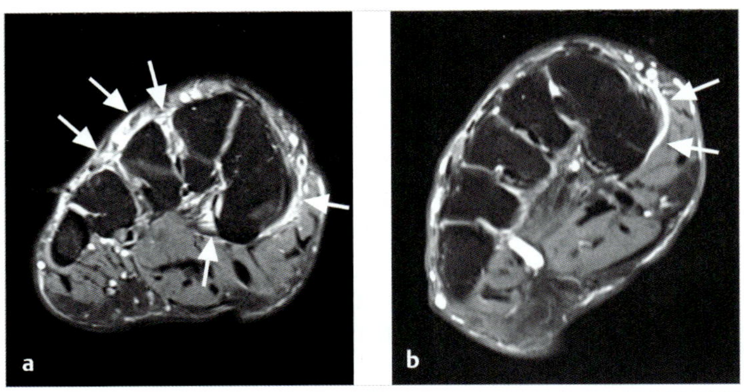

Abb. 1.19 MRT: Effekt der i. v. Kontrastmittelgabe. 65-jährige Patientin mit unklaren, eher medialen Mittelfußschmerzen.
- **a** Axiale PDw fatsat MRT-Sequenz durch den Mittelfuß. Signalintensive Areale am Fußrücken im Verlauf der Extensorensehnen und der Kapsel-Band-Strukturen sowie im Ansatzbereich der langen Peronealsehne und der Tibialis-anterior-Sehne (Pfeile).
- **b** Schräg axiale T 1w fatsat MRT-Sequenz (Sehnenkippung) nach Kontrastmittelgabe. Kontrastierung des Tibialis-anterior-Ansatzes (Pfeile). Die übrigen Flüssigkeitsansammlungen (Ödematisierung), die in der PDw fatsat Sequenz sichtbar waren, zeigen keine vermehrte Kontrastmittelanreicherung.

Eine erhöhte diagnostische Sicherheit bietet die Kontrastmittelgabe auch im umgekehrten Fall: Bei unklarer Symptomatik zeigen sich multilokuläre Signalintensitäten in der PDw fatsat Sequenz. Liegt nach Kontrastmittelgabe (T 1w fatsat Aufnahme nach Kontrastmittelgabe in 2 Ebenen) keine pathologische Kontrastmittelanreicherung vor, ist eine fibrovaskuläre Aktivierung unwahrscheinlich (z. B. Tendinitis, Kapsel-Band-Aktivierung usw.; ▶ Abb. 1.20). Eine Auflistung, in welchem Fall die Gabe von Kontrastmittel sinnvoll ist, findet sich in den einzelnen Kapiteln dieses Buches.

Eine fettunterdrückte, wassersensitive Sequenz kann die fettunterdrückte kontrastverstärkte T 1w Sequenz insbesondere bei

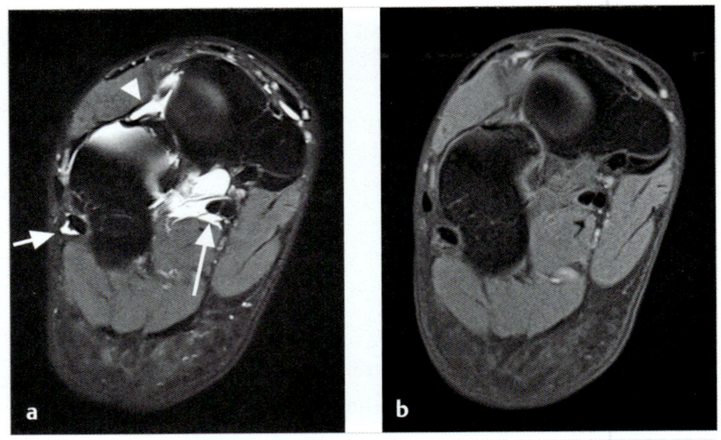

Abb. 1.20 MRT: Effekt der i. v. Kontrastmittelgabe. 30-jähriger Profisportler mit anatomisch nicht lokalisierbaren, unspezifischen Schmerzen im Rückfuß- bzw. Mittelfußbereich bei Zustand nach mehreren Injektionen.
- **a** Schräg axiale PDw fatsat MRT-Sequenz mit Schichtung durch das Chopart-Gelenk. Unklare Flüssigkeitsansammlungen um die Flexor-hallucis-longus- und die Flexor-digitorum-longus-Sehne (langer Pfeil) sowie um die lange Peronealsehne (kurzer Pfeil) und um die Gelenkkapsel (Pfeilspitze).
- **b** Schräg axiale T 1w fatsat MRT-Sequenz (Sehnenkippung) nach Kontrastmittelgabe. Keine pathologische Kontrastmittelanreicherung, kein Nachweis einer fibrovaskulären Aktivierung im Sinne einer Kapsel-Band- oder Sehnenläsion.

chronischen Beschwerden nicht ersetzen. Bei unklarer Klinik und ubiquitären Signalanhebungen in wassersensitiven Sequenzen führt die Kontrastmittelgabe zu einer verbesserten diagnostischen Sicherheit auch bei Ausschlussdiagnosen.

M!

Merke

Die Kontrastmittelgabe bietet eine sinnvolle und extrem hilfreiche Möglichkeit, insbesondere unklare und chronische Beschwerden zu diagnostizieren, vor allem, wenn schon native Voraufnahmen ohne eindeutigen Befund vorhanden sind.

Für die i. v. Applikation von gadoliniumhaltigem Kontrastmittel ist die Überprüfung der Nierenfunktion anhand der Kreatinin-Clearance nötig. Damit soll einer extrem seltenen Komplikation, der nephrogenen systemischen Fibrose, vorgebeugt werden. Diese trat bei Patienten mit terminaler Niereninsuffizienz nach Gabe von gadoliniumhaltigen Kontrastmitteln auf. Weltweit sind bislang insgesamt 315 solcher Fälle bekannt. Die nephrogene systemische Fibrose ist eine sklerosierende Erkrankung der Kutis, der Muskulatur und der inneren Organe bei Patienten mit terminaler Niereninsuffizienz. Das klinische Bild bietet u. a. eine brettharte Verdickung der Haut und der Muskulatur an Extremitäten und Rumpf, Beugekontrakturen, brennende Schmerzen und Juckreiz. Erhöhte Nierenretentionswerte (Kreatininkonzentration > 1,2 mg/dl und glomeruläre Filtrationsrate < 60 ml/min) stellen eine Kontraindikation für die Kontrastmittelgabe dar. Grundsätzlich sollte die Gabe von gadotersäurehaltigen Kontrastmitteln (Komplex aus Gadoliniumion und Tetraxetan) bevorzugt werden. Darunter wurde das Auftreten der nephrogenen systemischen Fibrose nicht beschrieben. Falls keine aktuellen Blutwerte vorliegen, kann der Kreatininwert auch unmittelbar vor der Untersuchung mit einem Test-Kit mit Blut aus der Fingerbeere bzw. dem Ohrläppchen bestimmt werden.

Eine weitere Kontraindikation ist das Vorliegen einer Schwangerschaft und auch bei stillenden Müttern darf kein Kontrastmittel gegeben werden. Bei einer bekannten allergischen Diathese muss der Radiologe individuell und je nach Fragestellung über die Kontrastmittelgabe oder eine etwaige antiallergische Prämedikation entscheiden. Grundsätzlich ist das MRT-Kontrastmittel bezüglich allergischer Reaktionen sehr gut verträglich; allergische Nebenwirkungen liegen im Promillebereich.

1.1.5 Spezialsequenzen

In der Diagnostik von Pathologien am Sprunggelenk und Fuß gibt es einige wenige Spezialsequenzen oder spezielle Kippungen entlang anatomischer Strukturen, die, je nach Fragestellung, vom Routineprotokoll abweichen.

Syndesmosesequenz

Die Fasern der vorderen Syndesmose verlaufen schräg von der distalen Tibia nach kaudal lateral zur Fibula (▶ Abb. 1.21a). Die Fragestellung nach einer Ruptur der vorderen Syndesmose sollte sicher beantwortet werden – lediglich eine Verdachtsdiagnose zu stellen, ist für den Fußchirurgen nicht sonderlich hilfreich. Dazu ist es nötig, die Fasern der vorderen Syndesmose in der vollen Kontinuität abzubilden. Die streng axiale Schichtführung des oberen Sprunggelenks deckt immer nur einen Teilabschnitt der vorderen Syndesmose ab. Es zeigen sich in der T2w Sequenz signalintensive Unterbrechungen von angeschnittenen Fasern mit teilweise eingelagerten Fettanteilen (▶ Abb. 1.22). Mithilfe der schrägen Angulierung in einer fettunterdrückten Sequenz (PDw fatsat schräg axial, Syndesmosenkippung) erreicht man die durchgehende Darstellung von der Tibia bis zur Fibula (▶ Abb. 1.23). Die sichere Festlegung einer Ruptur oder Intaktheit gelingt somit leichter (▶ Abb. 1.24 und ▶ Abb. 1.25).

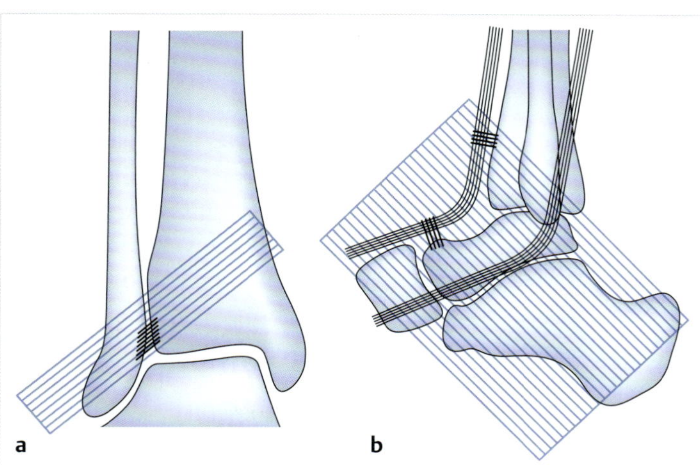

Abb. 1.21 MRT: Schichtführung bei Spezialsequenzen der Bildgebung des Fußes.
a Vordere Syndesmose: Schichtführung schräg sagittal.
b Sehnenpathologie: Schichtführung schräg axial.

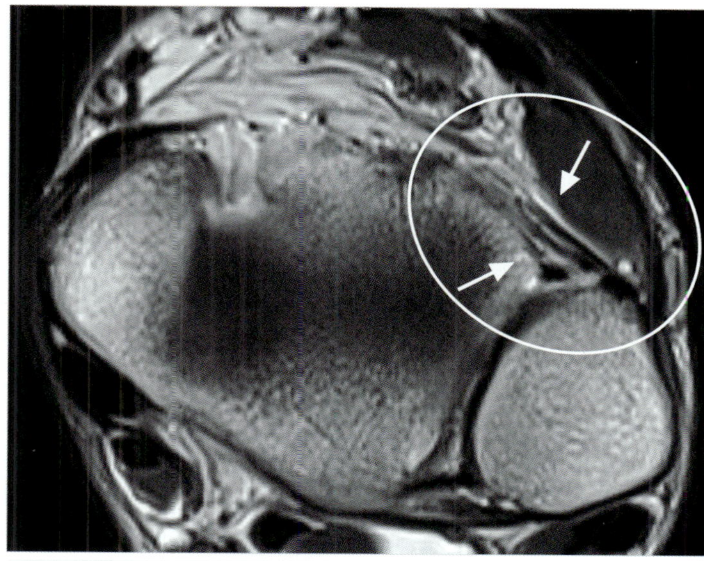

Abb. 1.22 MRT: Streng axiale Schichtführung zur Darstellung des oberen Sprunggelenks. Axiale T2w Aufnahme. Normale vordere Syndesmose (Kreis) mit signalintensiven Unterbrechungen. Aufgrund der schräg verlaufenden Fasern der vorderen Syndesmose zeigt eine streng axiale Schichtung, die sinnvoll für die Beurteilung des Außenbandapparats ist, immer wieder Signalunterbrechungen (Pfeile). Diese entsprechen Fetteinlagerungen.

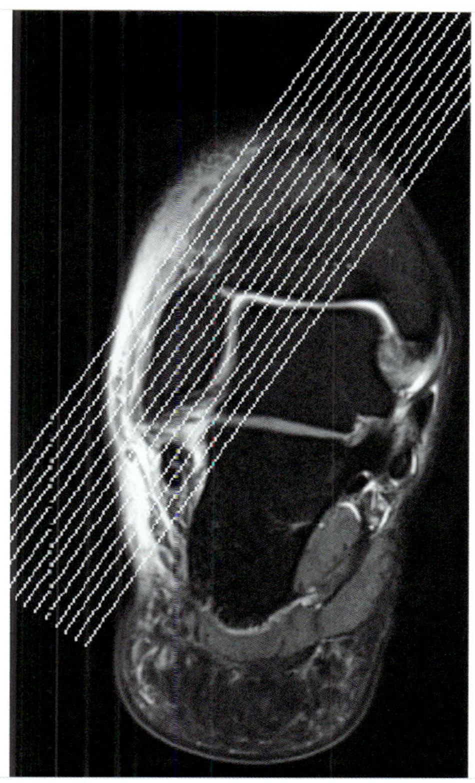

Abb. 1.23 MRT: Syndesmosenkippung zur Darstellung der vorderen Syndesmose. Planungsschichten (Scout) für die vordere Syndesmose auf einer koronaren Schicht. Die Planung der schräg axialen Schichtung sollte doppelt anguliert an einem koronaren und sagittalen Bild erfolgen.

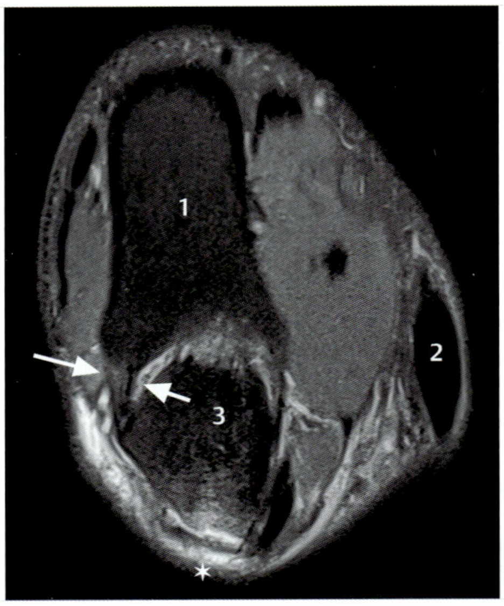

Abb. 1.24 MRT: Syndesmosenkippung zur Darstellung der vorderen Syndesmose. Schräg axiale PDw fatsat MRT-Sequenz (Syndesmosenkippung). Beispiel einer intakten vorderen Syndesmose mit Darstellung der unterschiedlichen Faseranteile von der oberflächlichen äußeren (langer Pfeil) bis zur tiefer gelegenen Schicht Richtung Membrana interossea (kurzer Pfeil) sowie von Fibula, Tibia und Achillessehne. Des Weiteren Darstellung eines knöchernen Ausrisses des Lig. fibulotalare anterius (Stern).
1 = Tibia
2 = Achillessehne
3 = Fibula

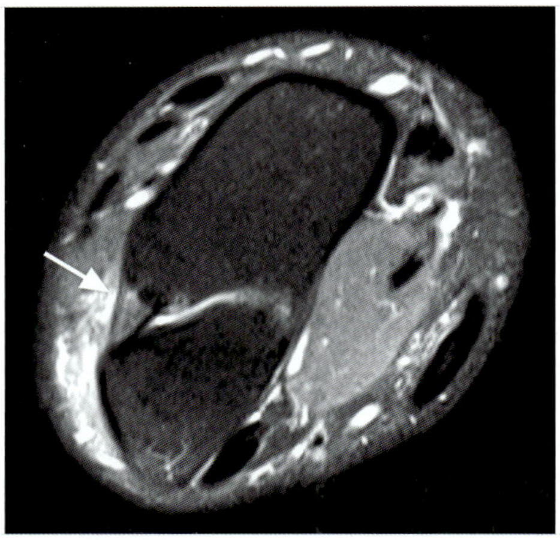

Abb. 1.25 MRT: Syndesmosenkippung zur Darstellung der vorderen Syndesmose. Schräg axiale PDw fatsat MRT-Sequenz (Syndesmosenkippung). Die Syndesmosenkippung ist insbesondere hilfreich, wenn ausgedehnte Einblutungen bei Rupturen des Lig. fibulotalare anterius bzw. des Lig. fibulocalcaneare bestehen und angrenzende Flüssigkeit bis an die vordere Syndesmose reicht. Dort gelingt die sichere Abgrenzung von intakten oberflächlichen Faseranteilen (Pfeil).

Sehnensequenz

Für die Sehnenpathologie am Rück- und Mittelfuß ist die Sequenz der Wahl die fettunterdrückte T1w Sequenz nach Kontrastmittelgabe in einer schräg axialen Angulierung. Die 2. Ebene der T1w Sequenz ist in aller Regel die sagittale Schichtführung.

Praxistipp

Sehnensequenzen:

- T1w fatsat Sequenz nach Kontrastmittelgabe schräg axial (Sehnenkippung)
- T1w fatsat Sequenz nach Kontrastmittelgabe sagittal

Die Sehnen am Rückfuß (Flexoren- und Extensorensehnen sowie Peronealsehnen) verlaufen im 45°-Winkel zum oberen Sprunggelenk. Die schräg axiale Schichtführung T1w fatsat nach Kontrastmittelgabe wird deshalb im 90°-Winkel zum Sehnenverlauf geplant, sodass die Sehnen und Sehnenscheiden optimal im Querschnitt getroffen werden (► Abb. 1.21b, ► Abb. 1.26 und ► Abb. 1.27). Eine vermehrte Kontrastmittelaufnahme der Sehnenscheiden, eine vermehrte Aufnahme innerhalb der Sehnen als Ausdruck der degenerativen Sehnenvaskularisation oder eine etwaige Teilruptur bzw. ein peroneales Splitting sind in dieser Schichtführung und Sequenztechnik gut zu diagnostizieren. Die Vermeidung eines Magic-Angle-Effekts (S. 19) erreicht man durch die Bauchlagerung des Patienten mit Plantarflexion des Sprunggelenks. Den Vorteil der Sehnenkippung in Kombination mit einer kontrastunterstützten fettunterdrückten T1w Sequenz schräg axial und sagittal sollen ► Abb. 1.28 und ► Abb. 1.29 verdeutlichen. Eine T2w Sequenz ist für die Beurteilung der Sehnen nicht ausreichend.

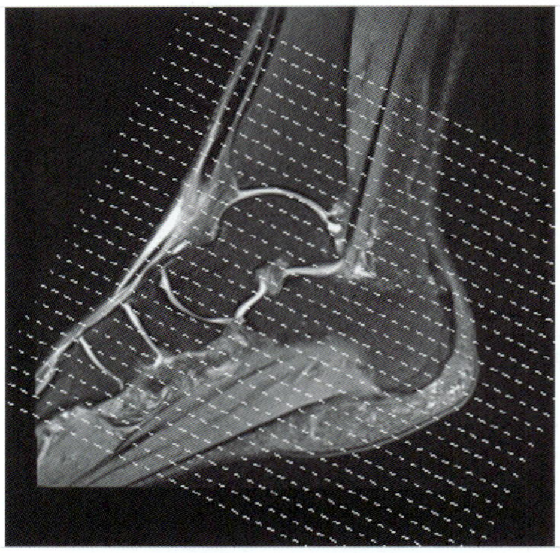

Abb. 1.26 MRT: Schichtführung bei der Sehnensequenz. Planungsschichten (Scout) der knöchelumgreifenden Sehnen für eine fettunterdrückte T1w Sequenz nach Kontrastmittelgabe mit schräg axialer Angulierung im 90°-Winkel zum Sehnenverlauf.

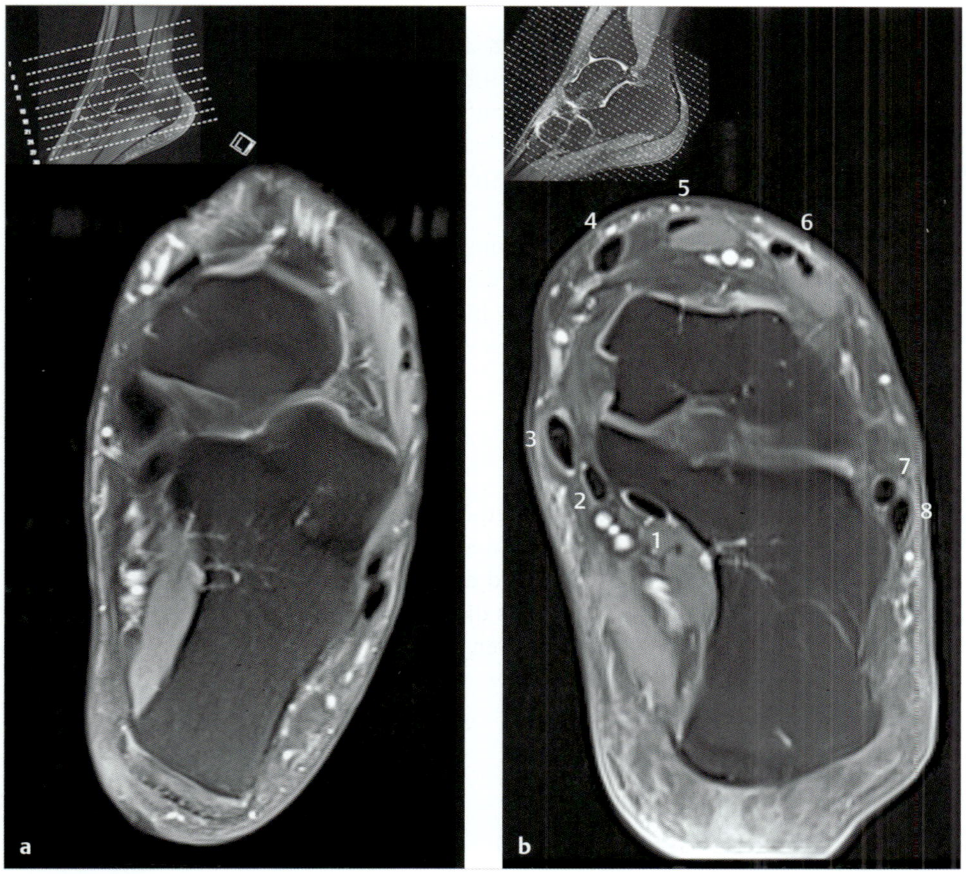

Abb. 1.27 MRT: Sehnenkippung bei der Darstellung der Sehnen des Fußes.
1 = Flexor-hallucis-longus-Sehne
2 = Flexor-digitorum-longus-Sehne
3 = Tibialis-posterior-Sehne
4 = Tibialis-anterior-Sehne
5 = Extensor-hallucis-longus-Sehne
6 = Extensor-digitorum-longus-Sehne
7 = kurze Peronealsehne
8 = lange Peronealsehne

- **a** Axiale T1w fatsat MRT-Sequenz nach Kontrastmittelgabe (nicht anguliert; s. Scout im Insert). Schräg angeschnittene Flexoren- und Extensorensehnen sowie Peronealsehnen mit erschwerter Beurteilbarkeit der Binnenstrukturen.
- **b** Schräg axiale T1w fatsat MRT-Sequenz nach Kontrastmittelgabe (Sehnenkippung, s. Scout im Insert). Regelrechte Darstellung der Rückfußsehnen mit guter Beurteilbarkeit der Binnenstrukturen der Sehnen.

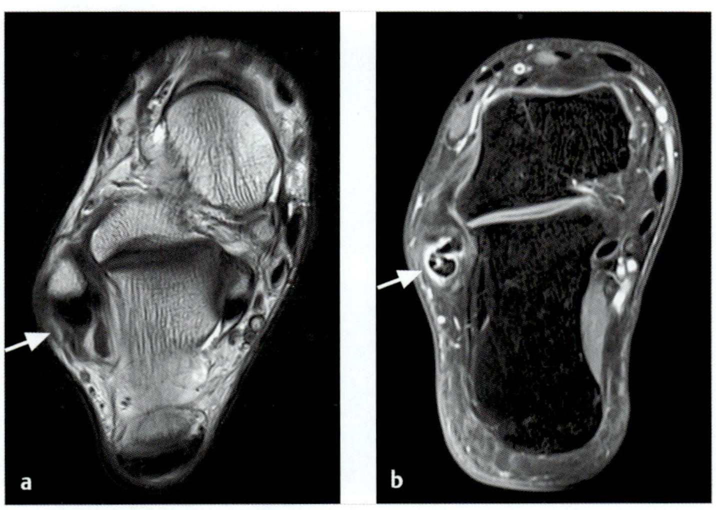

Abb. 1.28 MRT: Sehnenkippung bei der Darstellung der Sehnen des Fußes. Patientin mit chronischen lateralseitigen Sprunggelenkschmerzen.

- **a** Axiale T2w MRT-Sequenz (Sehnenkippung). Die lange und die kurze Peronealsehne sind nicht voneinander zu unterscheiden (Pfeil).
- **b** Schräg axiale T1w fatsat MRT-Sequenz nach Kontrastmittelgabe (Sehnenkippung). Subfibulare Peritendinitis der langen und kurzen Peronealsehne mit degenerativer Sehnenvaskularisation der langen Peronealsehne und mukoider, kontrastmittelaufnehmender intratendinöser Läsion (Pfeil).

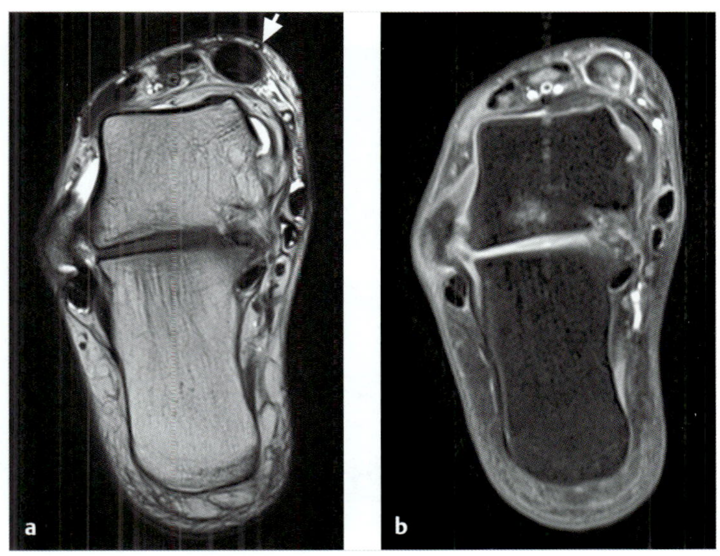

Abb. 1.29 MRT: Sehnenkippung bei der Darstellung der Sehnen des Fußes. 57-jährige Patientin mit chronischen Schmerzen und Schwellung am Fußrücken.

- **a** Schräg axiale T2w MRT-Sequenz (Sehnenkippung). In diesem Fall wurde die T2w Sequenz zur Sehnenachse anguliert. Die Tibialis-anterior-Sehne ist deutlich verdickt, die Binnenstruktur ist schlecht zu beurteilen (Pfeil). Schwierige Differenzierung auch der Peronealsehnen voneinander trotz der Sehnenkippung.
- **b** Schräg axiale T1w fatsat MRT-Sequenz nach Kontrastmittelgabe (Sehnenkippung). Peritendinitis und deutliche Tendinose der Tibialis-anterior-Sehne mit fortgeschrittener Binnendegeneration bei intratendinöser Kontrastmittelaufnahme. Zeichen der Sehnenerweichung insbesondere in den dorsomedialen Abschnitten.

Morton-Neurom-Sequenz

Eine häufige Fragestellung bei Vorfußpathologien ist die Verdachts- oder Ausschlussdiagnose des Morton-Neuroms. Deshalb gehört die T1w Sequenz axial und koronar zum Standardprogramm. Da der Nervenknoten einen großen Zellreichtum aufweist, stellt er sich in den nativen T1w Sequenzen signalarm gegenüber dem signalreichen Fettgewebe dar und lässt sich bereits in den Nativsequenzen mit seiner kolben- bzw. spindelförmigen Konfiguration im Interdigitalraum gut abgrenzen (▸ Abb. 1.30). Mitunter kann die Kontrastmittelgabe keinen diagnostischen Zugewinn liefern, da das Morton-Neurom einen unterschiedlichen Vaskularisationsgrad aufweisen kann. Dieser reicht von der intensiven Kontrastmittelanreicherung bis zu einer nahezu fehlenden Kontrastmittelaufnahme (vgl. auch ▸ Abb. 1.31d). Auch die PDw fatsat Sequenz ist keine zuverlässige Suchsequenz bei einem schlechteren Weichteilkontrast um das Morton-Neurom (vgl. auch ▸ Abb. 1.31c). Entscheidend sind folgende Eigenschaften eines Morton-Neuroms (S. 476):

- *Lokalisation:* interdigital zwischen den Metatarsaleköpfchen D II/III und D III/IV mit einem Verlust des interdigitalen Fettdreiecks (fehlendes V-Fettzeichen)

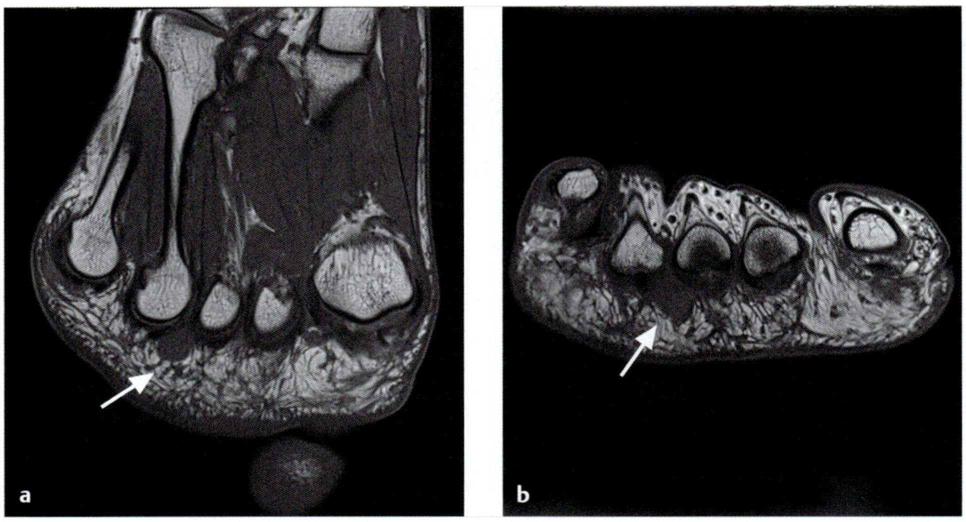

Abb. 1.30 MRT: Darstellung eines Morton-Neuroms. 36-jährige Patientin mit Metatarsalgie und Taubheit D III/IV, typischer Befund eines Morton-Neuroms D III/IV in der T1w Sequenz. Untersuchung in Bauchlage mit Plantarflexion.

a Koronare T1w Sequenz. Signalarme kolbenförmige Weichteilraumforderung (Pfeil) interdigital zwischen den Metatarsophalangealgelenken D III/IV.

b Axiale T1w Sequenz. Nach plantar reichendes Morton-Neurom (Pfeil) im Interdigitalraum III/IV mit glatter Abgrenzbarkeit gegenüber dem plantaren Fettgewebe.

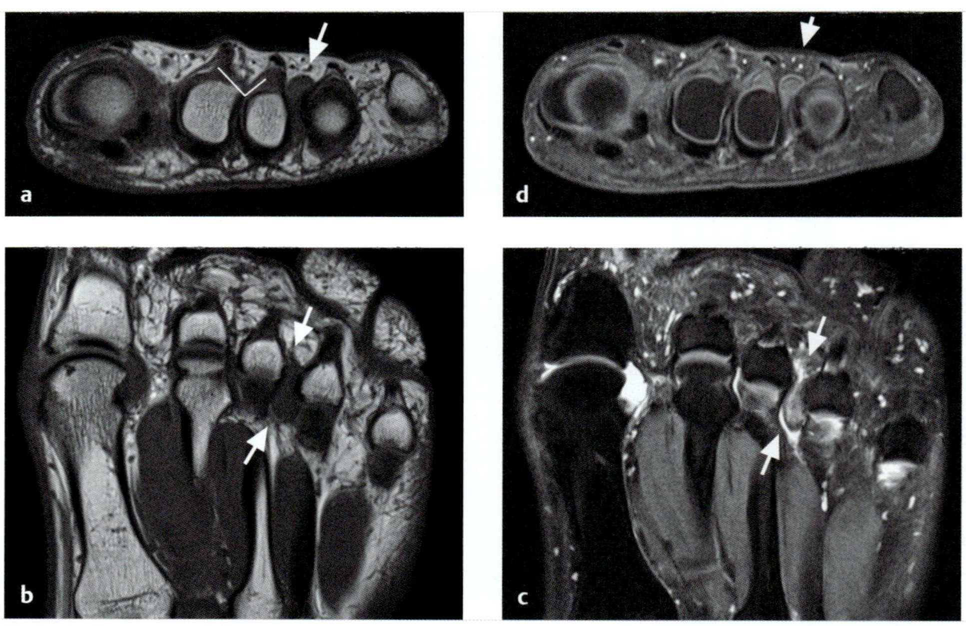

Abb. 1.31 MRT: Darstellung eines Morton-Neuroms. Patient mit positivem Klingelknopfzeichen (S. 77) und positivem Mulder-Klicktest (S. 77). Morton-Neurom in der T1w Sequenz im Vergleich zu den übrigen Standardsequenzen, Untersuchung in Rückenlage.

Anmerkung: Nicht immer wird das Morton-Neurom in Bauchlage untersucht. Deswegen ist es wichtig, auch Bildmuster bei Untersuchungen in Rückenlage zu erkennen.

a Axiale T1w MRT-Sequenz. Das Morton-Neurom D III/IV (Pfeil) reicht zwischen den Metatarsophalangealgelenken III/IV mehr in das dorsale Fettgewebe. Typisch ist das fehlende V-Fettzeichen im Vergleich zum Interdigitalraum II/III (V-förmige Markierung).

b Koronare T1w MRT-Sequenz. Das signalarme Morton-Neurom D III/IV (Pfeile) grenzt sich auch bei Untersuchung in Rückenlage gut von dem hellen Fettgewebe ab.

c Koronare PDw fatsat MRT-Sequenz. Morton-Neurom D III/IV (Pfeile). Schlechtere Abgrenzbarkeit im Vergleich zu den T1w Sequenzen aufgrund der inhomogenen, intermediär signalintensiven Signalgebung gegenüber angrenzenden Strukturen.

d Axiale T1w fatsat Sequenz nach Kontrastmittelgabe. Nur mäßige Kontrastmittelanreicherung (Pfeil). Kaum vaskularisierte Neurome können ohne T1w Sequenz nativ übersehen werden.

- *Konfiguration:* meist kolbenförmig in der axialen T 1w Sequenz und spindelförmig in der koronaren Sequenz in das plantare Weichgewebe reichend

Praxistipp

Das Morton-Neurom sollte in Bauchlage mit Plantarflexion untersucht werden, da sich in dieser Position die Raumforderung mehr nach plantar durchdrückt, wie bereits im Zusammenhang mit der Patientenlagerung (S. 17) beschrieben (s. auch ► Abb. 1.6).

Ist dies nicht möglich, z. B. bei hochbetagten, immobilen Patienten oder Zustand nach Rückenoperationen, sollten bei einem erhöhten Zeitaufwand hochaufgelöste Sequenzen mit erhöhter Bildmatrix angewendet werden. Darin zeigen sich die Morton-Neurome mehr zwischen den Metatarsaleköpfchen oder auch mehr dorsalseitig (► Abb. 1.31).

Praxistipp

Die T 1w Sequenz in 2 Ebenen (am besten koronar und axial) empfiehlt sich als eine der Standardsequenzen für eine unklare Vorfußproblematik und Metatarsalgie. Nicht nur Morton-Neurome grenzen sich vom Fettgewebe gut ab, auch Pathologien der plantaren Platte (S. 388) in Form eines halbmondförmigen signalarmen Ringes sowie signalarme Frakturlinien bei Stressfrakturen (S. 528) sind in dieser Sequenz gut erkennbar. Des Weiteren eignet sich die native T 1w Sequenz des Vorfußes koronar und axial hervorragend dazu, die Fußmuskulatur zu analysieren.

Unklare Vorfuß- bzw. Mittelfußbeschwerden können auch einer initialen Polyneuropathie (S. 507) zugrunde liegen. In diesem Zusammenhang sind Aussagen bezüglich eines Denervierungsödems oder einer lipomatösen Durchsetzung möglich.

Knorpelsequenzen

Für die Beurteilung von Knorpelläsionen gibt es eine Vielzahl von Sequenzen. Zugrunde liegt die Beurteilung von 2 Hauptbestandteilen des Knorpels, dem Kollagen- und dem Glykosaminoglykangehalt, deren Verminderung ursächlich für die Knorpeldegeneration ist. Gängige Knorpelsequenzen:

- *DESS-Sequenz (Dual-Echo-Steady-State-Sequenz):* Das ist eine häufig eingesetzte Sequenz, mit der die Differenzierung des Gelenkknorpels von der Gelenkflüssigkeit gelingt.
- *Water-Excitation-Sequenz:* Weitere Knorpelsequenzen mit gutem Knorpel-Wasser-Kontrast sind speziell wasserangeregte Sequenzen wie z. B. die wasserangeregte T 1w 3-D-FLASH-Sequenz (Fast-low-Angle-Shot-Sequenz; ► Abb. 1.32).
- *Kontrastunterstützte Sequenzen:* Auch dGEMRIC-Sequenzen (Delayed-Gadolinium-enhanced-MRI-of-Cartilage-Sequenzen) eignen sich für die hochauflösende Knorpeldarstellung mit Beurteilung des Glykosaminoglykangehalts. In dieser Technik kommt es zu einer Interaktion von negativ geladenen Kontrastmittel- und Glykosaminoglykanmolekülen. Diese Interaktion verhindert die Kontrastmitteldiffusion durch den Knorpel. Mit einem Verlust von Glykosaminoglykanen resultiert ein messbarer Anstieg der Konzentration von Gadoliniumionen (Gadolinium-DTPA) im Knorpelgewebe. Das Verfahren benötigt eine ca. 45-minütige Vorlaufzeit, in der das Kontrastmittel i. v. appliziert wird und der Patient das Sprunggelenk abwechselnd belasten und entlasten soll. Die Durchführung der eigentlichen Sequenz dauert derzeit ca. 9 min.
- *T 2-Mapping mit MESE-Sequenzen (Multiecho-Spin-Echo-Sequenzen):* Dabei handelt es sich um eine Serie von T 2w Sequenzen mit ansteigender Echozeit mit einer Schichtdicke im Submillimeterbereich. Damit können Aussagen bezüglich des freien Wassergehalts und der Kollagenfaservernetzung getroffen werden. Dabei sprechen hohe T 2-Werte für einen substanziellen Knorpelschaden.
- *T 2*-Mapping mit Multi-GRE-Sequenzen (Multi-Gradienten-Echo-Sequenzen):* Damit können 3-D-Volumendatensätze in einer kürzeren Messzeit als im T 2w Mapping akquiriert werden, aber mit ähnlicher Aussagekraft bezüglich des Wasser- und Kollagenfasergehalts des Knorpels. Vorteile des T 2w-Mapping-Verfahrens sind der fehlende zeitaufwendige Untersuchungsvorlauf einschließlich Kontrastmittelgabe und die kürzere Messzeit im Vergleich zur dGEMRIC-Technik.

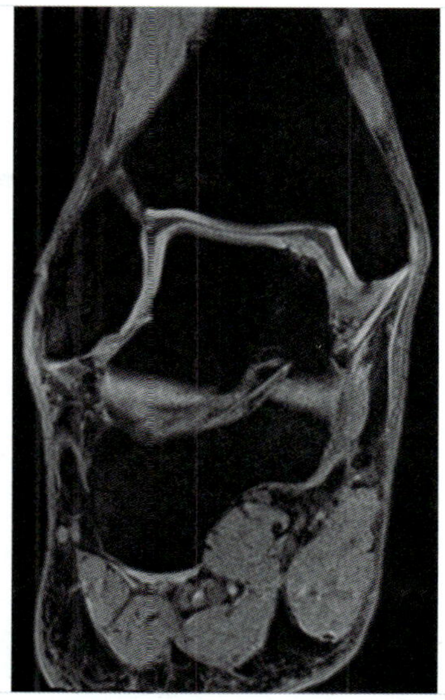

Abb. 1.32 MRT: Darstellung mit Knorpelsequenzen. 19-jähriger Patient mit Zustand nach Mikrofrakturierung vor 3 Jahren bei osteochondraler Läsion an der medialen Talusschulter, klinisch leichtes Instabilitätsgefühl. Wasserangeregte koronare T 1w 3-D-FLASH-MRT-Sequenz (Schichtdicke 1 mm). Durchgängig intakter Knorpelbelag mit leichten Signalabsenkungen und Fibrosierungen, geringe Abflachung der medialen Talusschulter. Bei wasserangeregten Knorpelsequenzen besteht ein guter Kontrast der Knorpeldecke zum Gelenkerguss.

Merke

Die Knorpelsequenzen sind aufgrund ihrer Schichtdicke im Submillimeterbereich bei einer relativ großen Volumenabdeckung des oberen Sprunggelenks im Rahmen einer Routineuntersuchung zeitintensiv.

Ein weiterer Nachteil von z. B. DESS- oder wasserangeregten Sequenzen ist die im Vergleich zur PDw fatsat Sequenz geringere Wassersensitivität (► Abb. 1.33). Das subchondrale Spongiosaödem und die zystischen Veränderungen unter einem Knorpelschaden sind ein wichtiges Kriterium zur Beurteilung der Aktivität. Deshalb kann auf diese Sequenz nicht verzichtet werden und die Knorpelsequenzen werden immer nur zusätzlich angewendet. Im Rahmen einer Routinediagnostik ist auch in einer hochaufgelösten PDw fatsat Sequenz (mit 2 mm Schichtdicke) mit hoher Bildmatrix koronar und sagittal die Knorpelstruktur des oberen Sprunggelenks gut erkennbar, und zwar in einer vertretbaren Untersuchungszeit (▶ Abb. 1.34 und ▶ Abb. 1.35). Möglicherweise entwickeln sich mit der Einführung der 7-T-Systeme zeit- und kostenneutralere Knorpelsequenztechniken für den Praxisalltag.

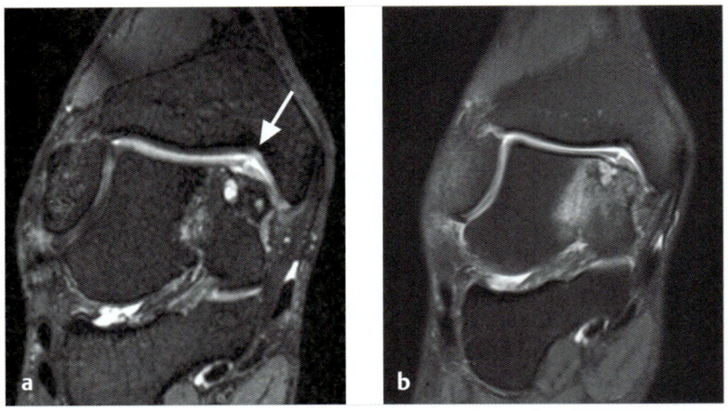

Abb. 1.33 MRT: Darstellung mit Knorpel- und PDw Sequenzen. Knorpelsequenz bei osteochondraler Läsion.

a Koronare 3-D-DESS-MRT-Sequenz (1 mm Schichtdicke). Absenkung der medialen Talusschulter mit subchondralen Zysten sowie delaminierende Knorpelfissur (Pfeil).

b Koronare PDw fatsat MRT-Sequenz (3 mm Schichtdicke). Ähnlich gute Darstellung der Knorpelablösung mit besserer Beurteilbarkeit des flächigen Spongiosaödems.

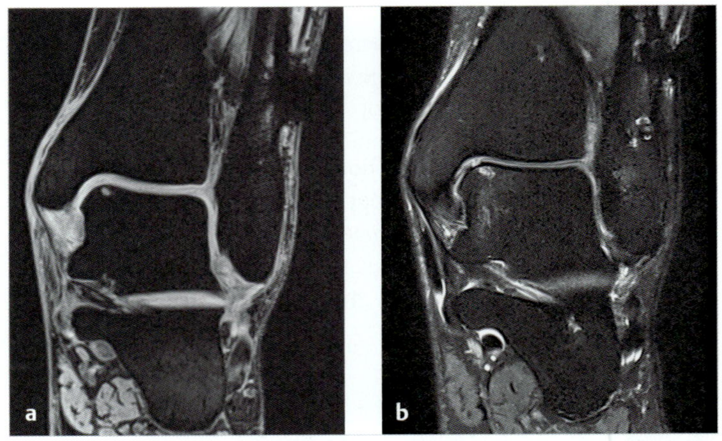

Abb. 1.34 MRT: Darstellung mit Knorpel- und hochauflösenden Sequenzen. 40-jährige Patientin mit Zustand nach Umknicktrauma. Kleine Knorpelfissur an der medialen Talusschulter.

a Hochauflösende, wasserangeregte T 1w 3-D-MRT-Knorpelsequenz (1 mm Schichtdicke).

b PDw fatsat MRT-Sequenz (2 mm Schichtdicke, Matrix 640 × 480), gleiche Schichtposition wie **a**. Die fokale Knorpelläsion ist in der PDw fatsat Sequenz besser zu sehen, die kleine subkortikale Zyste lässt sich in beiden Sequenzen erkennen. Ein Vorteil der hochauflösenden PDw fatsat Sequenz ist die gleichzeitig mögliche Beurteilung des angrenzenden Spongiosaödems im Talus.

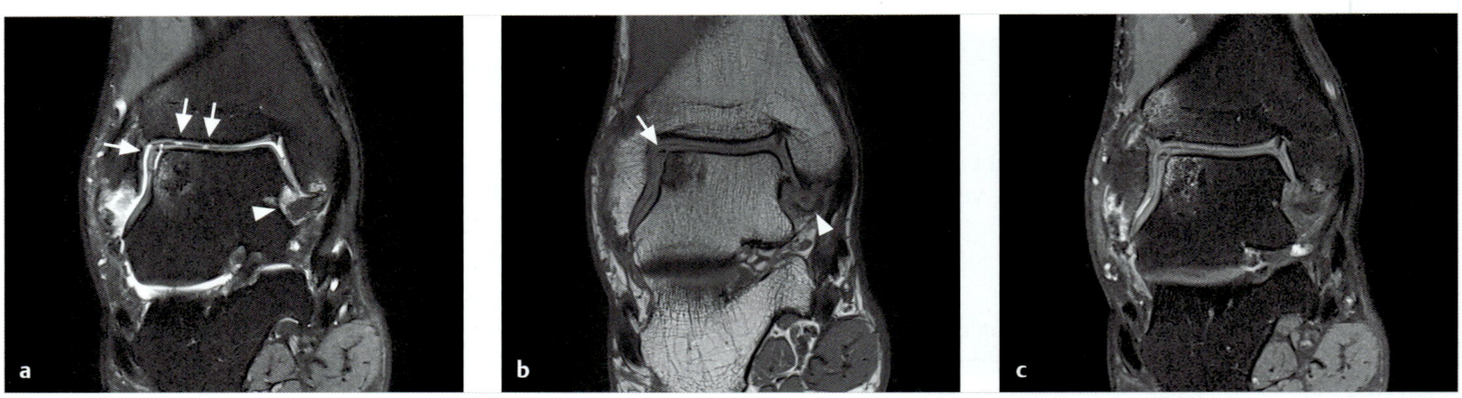

Abb. 1.35 MRT: Darstellung mit hochauflösenden Knorpelsequenzen. 46-jähriger Patient mit Zustand nach Sprunggelenktrauma vor 13 Jahren, seit 2 Monaten zunehmende Schmerzen. Routineuntersuchung mit Fragestellung „osteochondrale Läsion".

Anmerkung: Die Knorpeldefekte sind in der T 1w Sequenz (**b**) nicht dargestellt. Die Beurteilung einer Knorpeloberfläche sollte immer in einer PDw fatsat Sequenz oder mit speziellen Knorpelsequenzen erfolgen. Vorteil einer hochaufgelösten PDw fatsat Sequenz ist die gleichzeitige Beurteilung der Spongiosaödeme, Nachteil ist der erhöhte Zeitaufwand (pro Sequenz ca. 4–5 min). Einen Kompromiss stellt die Verwendung lediglich einer hochauflösenden Sequenz (**a**) zur Beurteilung der Knorpeldecke bei osteochondralen Läsionen dar. Die Regularien der von der gesetzlichen Krankenversicherung vorgegebenen Protokolle sind dabei zu beachten.

a Koronare hochauflösende PDw fatsat Sequenz (3 T, 18-Kanal-Spule, Schichtdicke 2 mm, erhöhte Bildmatrix). Darstellung einer Knorpeldelaminierung von der lateralen Talusschulter mit fokalen Knorpeldefekten auch an der horizontalen Gelenkfläche des oberen Sprunggelenks (Pfeile), angrenzend Spongiosaödem an der lateralen Talusrolle. Als Zeichen der stattgehabten Verletzungen Läsion der tiefen Innenbandfasern (Pfeilspitze).

b Koronare T 1w Sequenz, korrespondierendes Bild zu **a**. Flächige Signalabsenkung an der lateralen Talusschulter. Zusätzlich demarkiert sich eine kleine, signalarme intrakartilaginäre Verkalkung (Pfeil). Ossikel in der Pars tibiotalaris anterior des Deltabandkomplexes bei Zustand nach knöchernem Bandausriss (Pfeilspitze).

c Koronare T 1w fatsat Sequenz nach Kontrastmittelgabe. Kein Nachweis eines Nekroseareals an der lateralen Talusschulter, kein Dissekat.

Metallartefaktunterdrückende Sequenzen

Selbst bei MRT-kompatiblen Metallen war der operierte Fuß mit einliegendem Osteosynthesematerial lange Zeit einer MRT-Diagnostik nicht zugänglich. Die Metallartefakte verursachten eine erhebliche Bildverzerrung, sodass auch die angrenzenden Strukturen nicht beurteilbar waren. Mit der Einführung einer neuen Sequenztechnologie mit spezieller Metallartefaktunterdrückung vor einigen Jahren kann nun eine Vielzahl von Fragestellungen bei operierten Patienten beantwortet werden. Die Sequenzen stellen eine Kombination aus optimierten Protokollen für hohe Bandbreiten mit der VAT-Technik (View-Angle-Tilting-Technik) dar und reduzieren die Suszeptibilitätsartefakte der Metallimplantate. Somit gelingt nicht nur die Darstellung der Spongiosastruktur (Beurteilung von Knochenmarködemen, Pseudarthrosen, Lockerungen, Entzündungen usw.), sondern auch die Beurteilung von angrenzenden Gelenken, Kapsel-Band-Strukturen und übrigem Weichgewebe. Die Protokolle umfassen den T1w, T2w, Protonen- und STIR-Kontrast. Mittlerweile sind die Sequenzen auch auf 3-T-Systemen verfügbar, mit zunehmender Verbesserung der Auflösung (▶ Abb. 1.36, ▶ Abb. 1.37, ▶ Abb. 1.38 und ▶ Abb. 1.39).

Merke

M!

Auch winzige, im Röntgenbild nicht erkennbare Metallabriebpartikel können erhebliche Metallartefakte verursachen.

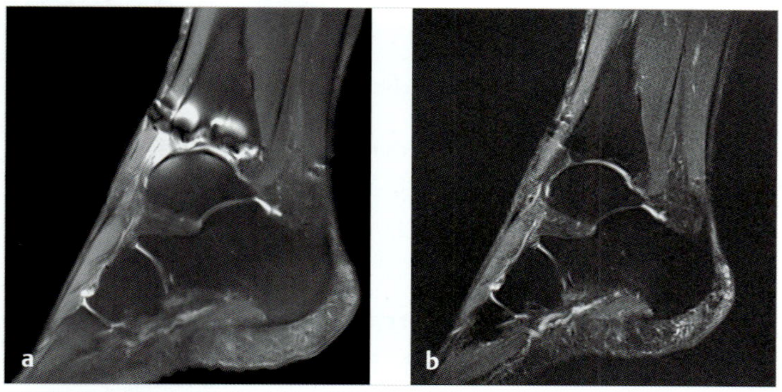

Abb. 1.36 MRT: Darstellung mit metallartefaktunterdrückenden Sequenzen. 61-jähriger Patient mit osteosynthetisch versorgter Fraktur des oberen Sprunggelenks vor 5 Jahren. Metallentfernung vor 3 Jahren, zunehmende Schmerzen im gesamten Sprunggelenk.

- **a** Sagittale PDw fatsat MRT-Sequenz ohne Metallartefaktunterdrückung (1,5-T-System). Schräg horizontal verlaufendes Metallartefakt (Metallabrieb) durch die distale Tibia mit Verzerrungen. Keine ausreichende Beurteilung des oberen Sprunggelenks möglich.
- **b** Sagittale STIR-WARP-Sequenz mit Metallartefaktunterdrückung (1,5-T-System). Einsehbarer Gelenkspalt des oberen Sprunggelenks mit Verschmälerung der anterioren Knorpeldecke ohne Nachweis von Spongiosaödemen oder einer sonstigen Pathologie. Kein Hinweis auf eine Aktivierung der anlaufenden Arthrose.

1.1.6 Artefakte

Verglichen mit der CT (Computertomografie) gibt es bei der MRT eine höhere Anfälligkeit gegenüber Bildstörungen. Das liegt an der Komplexität in der Gewinnung von Bildinformationen. Diese wird von vielen unterschiedlichen Parametern beeinflusst:

- *auf Geräteseite:* z. B. Sequenzparameter, Sequenztyp, Homogenität des Magnetfelds
- *auf Patientenseite:* z. B. Wassergehalt des Gewebes, Durchblutung, Relaxationszeiten

Die Kenntnis dieser Artefakte am Fuß und Sprunggelenk und Strategien zu deren Vermeidung sind wichtig, weil durch sie krankhafte Befunde vorgetäuscht oder maskiert werden können.

Bewegungsartefakte

Die häufigsten Artefakte treten bei willkürlichen oder unwillkürlichen Bewegungen des Patienten auf. Trotz einer optimalen Lagerung mit Keilkissen und Sandsäcken und der Aufforderung, möglichst bewegungslos auf dem MRT-Tisch zu liegen, kann es zu willkürlichen oder unwillkürlichen Bewegungen kommen. Eine starke Bewegung (Husten, Niesen) sowie Muskelzuckungen

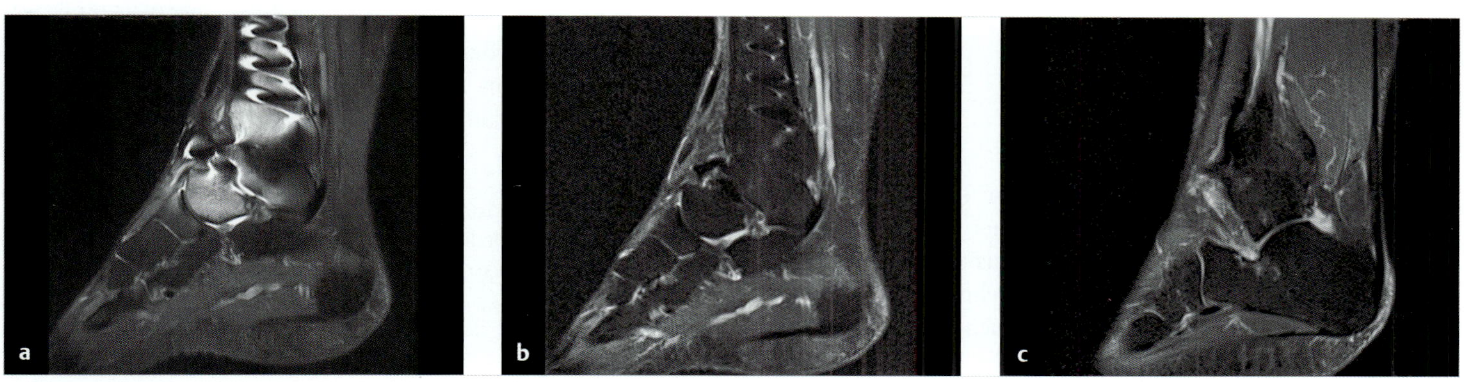

Abb. 1.37 MRT: Darstellung mit metallartefaktunterdrückenden Sequenzen. 47-jährige Patientin mit Zustand nach Fraktur des oberen Sprunggelenks vor 6 Jahren. Arthrodese des oberen Sprunggelenks, Pseudarthrose mit Rearthrodese vor einem Jahr, jetzt diffuse Schmerzen im Sprunggelenk medial und lateral.

- **a** Sagittale PDw fatsat MRT-Sequenz ohne Metallartefaktunterdrückung (1,5-T-System). Die Beurteilung der Spongiosa der distalen Tibia und des Talus ist aufgrund der Metallartefakte nicht möglich.
- **b** Sagittale STIR-WARP-Sequenz mit Metallartefaktunterdrückung (1,5-T-System). Gute Beurteilbarkeit der knöchernen Durchbauung der Arthrodese.
- **c** Sagittale STIR-WARP-Sequenz mit Metallartefaktunterdrückung (1,5-T-System). Subtalare Gelenkspaltverschmälerung mit angrenzender Ergussbildung und Kapselödematisierung als Hinweis auf eine beginnende Subtalararthrose.

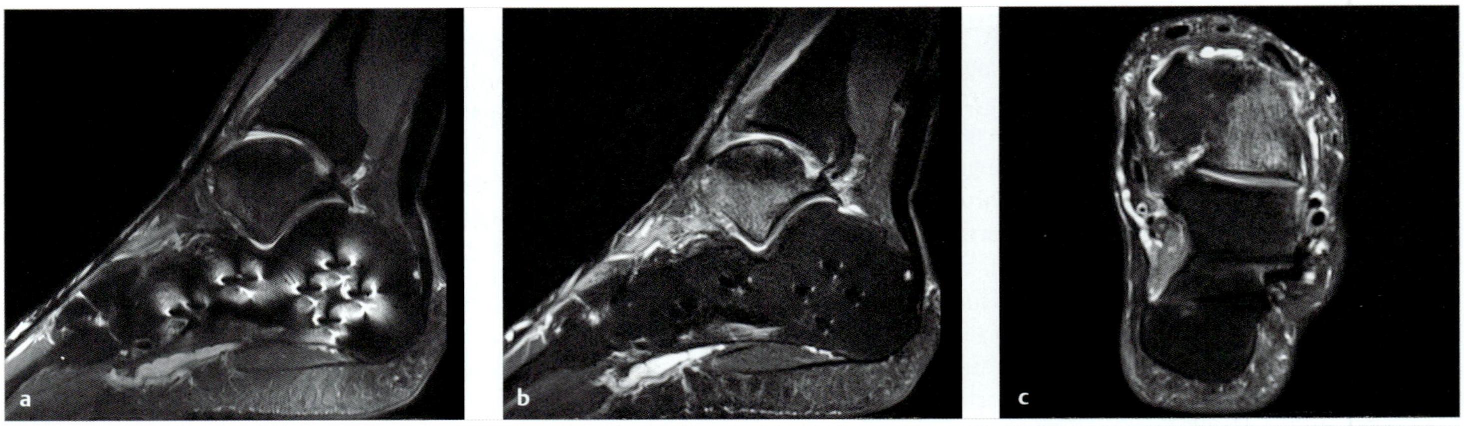

Abb. 1.38 MRT: Darstellung mit metallartefaktunterdrückenden Sequenzen. 70-jähriger Patient mit Pes planovalgus und Zustand nach Verlängerungsosteotomie des Kalkaneus vor 5 Jahren. Jetzt diffuser Sprunggelenkschmerz.

a Sagittale PDw fatsat MRT-Sequenz ohne Metallartefaktunterdrückung (1,5-T-System). Aufgrund der metallbedingten Verzerrungen im Kalkaneus und Kuboid ist eine Beurteilung des Rückfußes kaum möglich.

b Sagittale STIR-WARP-Sequenz mit Metallartefaktunterdrückung (1,5-T-System). Regelrechte knöcherne Durchbauung des Kalkaneus und des dargestellten Mittelfußes, flächiges Spongiosaödem im Talus.

c Schräg axiale STIR-WARP-Sequenz mit Metallartefaktunterdrückung (1,5-T-System). Gute Beurteilbarkeit der angrenzenden Weichteile und Kapsel-Band-Strukturen, Spongiosaödem im Talus möglicherweise im Rahmen einer Fehlbelastung.

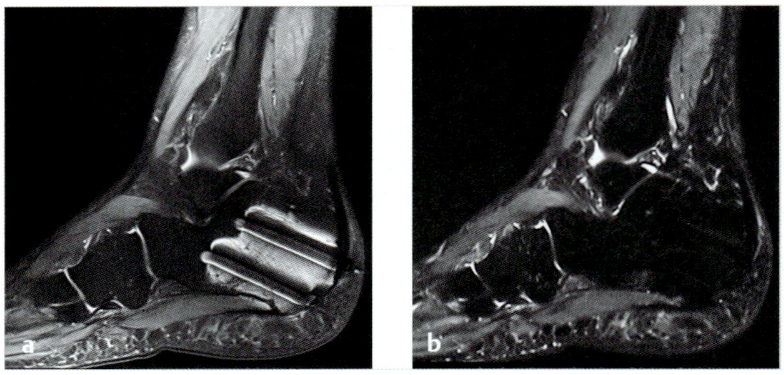

Abb. 1.39 MRT: Darstellung mit metallartefaktunterdrückenden Sequenzen. 55-jähriger Patient mit Zustand nach Kalkaneusverschiebeosteotomie. Unklarer Fersenschmerz, MRT zum Ausschluss einer knöchernen Stressreaktion.

a Sagittale PDw fatsat Sequenz (3-T-MRT, 16-Mehrkanal-Sprunggelenkspule). Ausgeprägte Metallartefakte im Kalkaneus.

b Sagittale STIR-Sequenz (3-T-MRT, 16-Mehrkanal-Sprunggelenkspule). Gute Beurteilbarkeit der Spongiosa im Kalkaneus und Ausschluss einer Stressfraktur.

führen zu einer mehr oder weniger unscharfen Bildqualität (sog. Blurring, Ghosting). Diese entspricht einer fehlerhaften Ortskodierung zwischen Anregungspuls und Auslesung. Das wird bereits von der MTRA (der medizinisch-technischen Radiologieassistentin) am Gerät bemerkt, die Untersuchung wird unterbrochen, der Patient wird neu gelagert und die Messung wird wiederholt. Schwierig wird es bei unwillkürlichen Muskelzuckungen oder bei Parkinson-Patienten. Ihnen ist ein bewegungsfreies Liegen nicht möglich. Trotzdem sollte selbstverständlich versucht werden, eine Diagnose zu stellen. Schnelle Sequenzen mit Abänderung des Protokolls können bei diesen Patienten hilfreich sein.

Artefakte durch inhomogene Fettsättigung

Fettunterdrückte, wassersensitive Sequenzen sind sowohl nativ (PDw fatsat, STIR) als auch nach Kontrastmittelgabe (T1w fatsat) die wichtigsten Standardsequenzen in der Fußdiagnostik. Entscheidend ist dabei eine homogene Absättigung des fetthaltigen Gewebes (Knochenmark, subkutanes Fettgewebe). Pathologien wie Flüssigkeitseinlagerungen und Entzündungen sowie die Kontrastmittelaufnahme grenzen sich signalreich gegenüber dem dunklen Fettsignal ab. Aufgrund der anatomischen Gegebenheiten des Fußes (optimal wäre ein Zylinder) und insbesondere bei sehr schlanken Patienten mit wenig subkutanem Fettgewebe kann es zu Signalinhomogenitäten im Randbereich kommen. Diese sind durch die inhomogene Resonanzfrequenz der Fettprotonen am Fußrand verursacht. Sie sollten bereits bei der Datenakquisition von der MTRA erkannt und durch entsprechende Umlagerung und Neupositionierung exakt im Isozentrum des Magnetfelds vermieden werden. Hilft das nicht, kann versucht werden, mit Wasserflaschen das Feld zu homogenisieren. In Ausnahmefällen müssen Änderungen an den Sequenzparametern vorgenommen werden.

> **Merke** M!
>
> Im Allgemeinen ist die STIR-Sequenz stabiler und weniger anfällig für Artefakte, hat jedoch nicht die hohe Ortsauflösung einer PDw fatsat Sequenz.

Die Kenntnis der Möglichkeit einer inhomogenen Fettsättigung ist wichtig, um echte Pathologien davon zu unterscheiden (▶ Abb. 1.40). Die Artefakte sind in der Regel sicher zu identifizieren, indem man das entsprechende T1w oder T2w Bild ohne Fettsättigung betrachtet, in dem die vermutete Pathologie kein Korrelat findet (▶ Abb. 1.41).

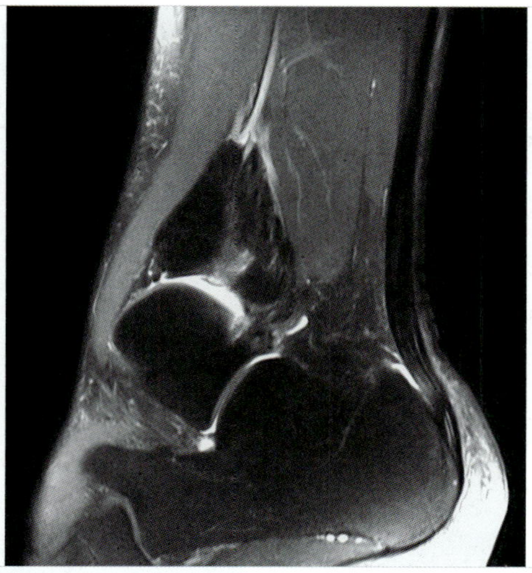

Abb. 1.40 MRT: Artefakt durch inhomogene Fettsättigung. Sagittale PDw fatsat MRT-Sequenz. Signalreiches Areal im Weichgewebe um die Ferse, das nicht als flächige Entzündung des Fersenfettgewebes fehlinterpretiert werden darf.

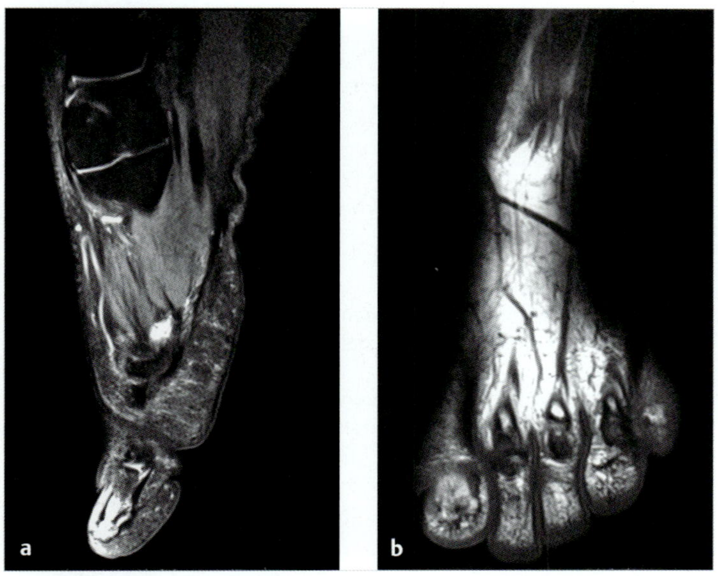

Abb. 1.41 MRT: Artefakt durch inhomogene Fettsättigung.
- **a** Sagittale PDw fatsat MRT-Sequenz. Insbesondere in den Weichteilen der Zehenkuppen kann die Fettsättigung inhomogen sein. Hier „falsche“ Ödembildung im Knochenmark der Endphalanx der Großzehe sowie in den angrenzenden Weichteilen.
- **b** Hilfreich ist die Korrelation mit der T 1w Sequenz. Im Falle einer echten Pathologie müsste sich dieses Areal signalarm darstellen.

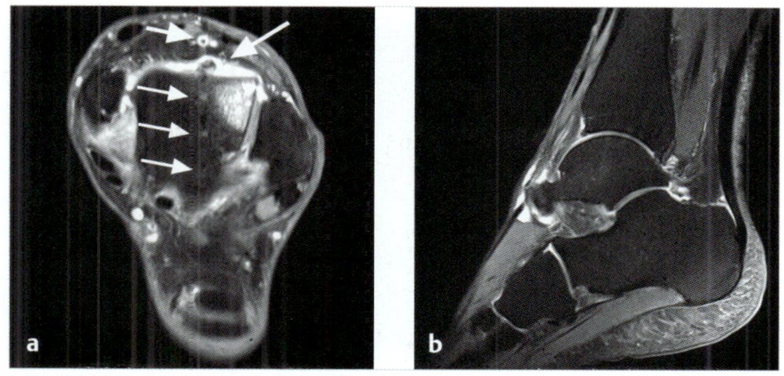

Abb. 1.42 MRT: Flussartefakt. Insbesondere 3,0-T-Systeme sind besonders anfällig für Flussartefakte hervorgerufen durch Arterien.
- **a** Axiale T 1w fatsat MRT-Sequenz nach Kontrastmittelgabe. Darstellung einer signalarmen Struktur im anterioren Sprunggelenk (langer dicker Pfeil) mit Verdacht auf freien Gelenkkörper. Unmittelbar anterior daran angrenzend Darstellung der A. tibialis anterior (kurzer dicker Pfeil) sowie von flauen hellen, rundlichen Signalanhebungen (dünne Pfeile) im Talus exakt in einer Vertikalen zum Gefäß. Dieser Befund entspricht einem Pulsationsartefakt.
- **b** Sagittale PDw fatsat MRT-Sequenz. Die Sequenz in einer anderen Orientierung, bei der die Gefäßpulsationen nicht durch das Bild laufen, zeigt in dieser Höhe kein Korrelat des vermuteten intraartikulären Gelenkkörpers im anterioren oberen Sprunggelenk.

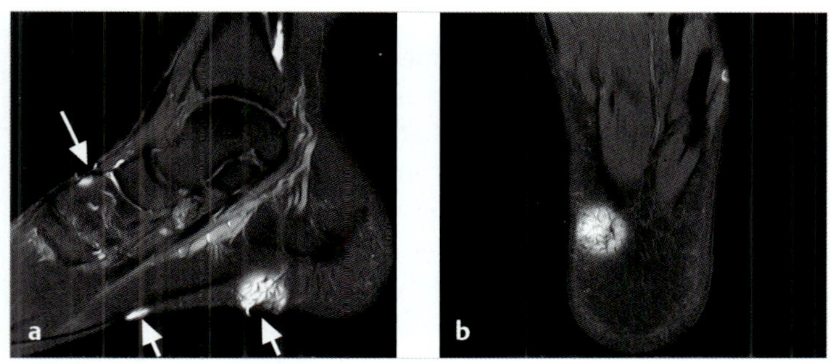

Abb. 1.43 MRT: Metallartefakt.
- **a** Sagittale PDw fatsat MRT-Sequenz. Darstellung von 3 kleinen Metallspänen an der Fußsohle und am Fußrücken (Pfeile) als typischer Befund von Metallartefakten.
- **b** Axial zum Mittelfuß ausgerichtete PDw fatsat MRT-Sequenz. Metallartefakt in der Fußsohle.

Flussartefakte

Insbesondere die Hochfeld-MRT (ab 3,0 T) ist anfällig für Flussartefakte. Die angeregten Spins, die sich in einem Blutgefäß befinden, werden aufgrund ihrer Bewegung zu einem jeweils unterschiedlichen Ortspunkt angeregt und dort ausgelesen. Aufgrund dieser örtlichen Unterschiede entsteht eine Fehlregistrierung, die in der Phasenkodierrichtung ein typisch lineares, pulsierendes Bildmuster zeigt. Am Sprunggelenk tritt das am häufigsten im oberen Sprunggelenk aufgrund der A. tibialis anterior auf (▶ Abb. 1.42). Die Anwendung eines Vorsättigungsimpulses (Anliegen einer Sättigungsschicht proximal des Untersuchungsvolumens) reduziert diese Artefakte. Gegebenenfalls wird die Sequenz mit Änderung der Phasenkodierrichtung wiederholt, sodass die Pulsationsartefakte in einer 90°-Ebene dazu entstehen (Änderung vertikal auf horizontal oder umgekehrt).

Metallartefakte (Suszeptibilitätsartefakte)

Auch kleinste Metallspäne und Metallabrieb (z. B. nach Materialentfernung) verursachen zusätzliche Magnetfelder im untersuchten Volumen und in der Folge eine erhebliche Feldverzerrung. Es kommt zu einer Verkürzung der T 2-Zeit, die sich insbesondere bei GRE-Sequenzen mit stark verkürzten T 2-Zeiten auswirkt. Metallartefakte sind besonders störend im Hochfeld-MRT und bei Sequenzen mit spektraler Fettsättigung. Diese Bildstörungen sind relativ typisch, mit ausgeprägt signalintensiven Arealen konzentrisch um die zentrale Signalauslöschung und erheblicher Verzerrung (▶ Abb. 1.43). Die Artefakte sind geringer bei Verwendung

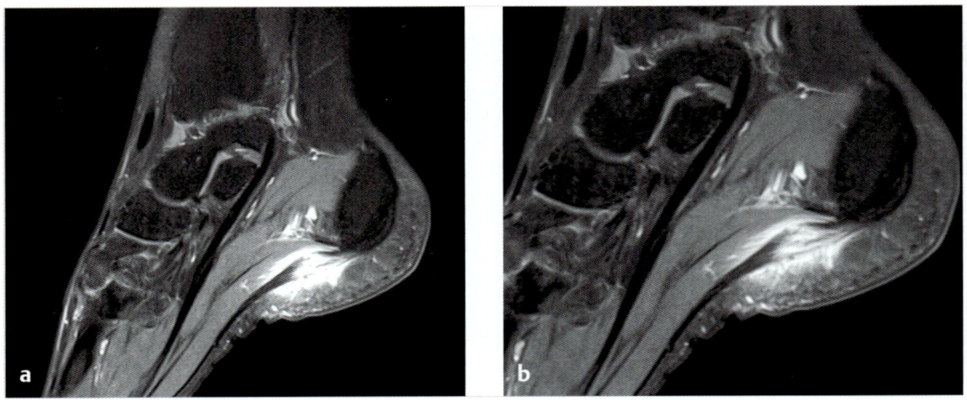

Abb. 1.44 MRT: Fensterung.
a Sagittale T1w fatsat MRT-Sequenz nach Kontrastmittelgabe. Fraglich vollständige ansatznahe Ruptur der Plantaraponeurose.
b Sagittale T1w fatsat MRT-Sequenz nach Kontrastmittelgabe; Wahl eines weiteren Fensters. Hier sind noch durchgängige Faseranteile erkennbar.

von Spin-Echo-Sequenzen mit kurzer Echozeit, bei Verwendung einer parallelen Bildgebung und bei Anwendung einer hohen Bildmatrix. Falls es sich um intrakorporale Metallbestandteile handelt, ist die optimale Lösung die Verwendung von metallartefaktreduzierenden Sequenzen.

Fensterung

Kein Artefakt, sondern eher einen Fallstrick in der Befundung stellt die Bildfensterung dar. Dies gilt hauptsächlich für die Zweitbefundung von Papierausdrucken. In den meisten Fällen werden diese Ausdrucke korrekt gefilmt. Denn ein standardisiertes Verfahren gewährleistet die optimierte Grauwertübertragung vom akquirierten Datensatz zum Papierdrucker im Rahmen von Qualitätskontrollen. In Einzelfällen kann es jedoch vorkommen, dass eine zu eng eingestellte Fensterung einen pathologischen Befund vortäuscht. So kann beispielsweise durch eine zu enge Wahl von Window und Level eine subtotale zu einer vollständigen Sehnenruptur und eine fokale Knorpelerweichung zu einem Knorpeldefekt werden (▶ Abb. 1.44 und ▶ Abb. 1.45). Im Zweifelsfall betrachtet man solche Läsionen auf einer beigefügten CD, falls vorhanden. In den meisten Fällen besitzen diese CDs eine integrierte Betrachtungs-Software.

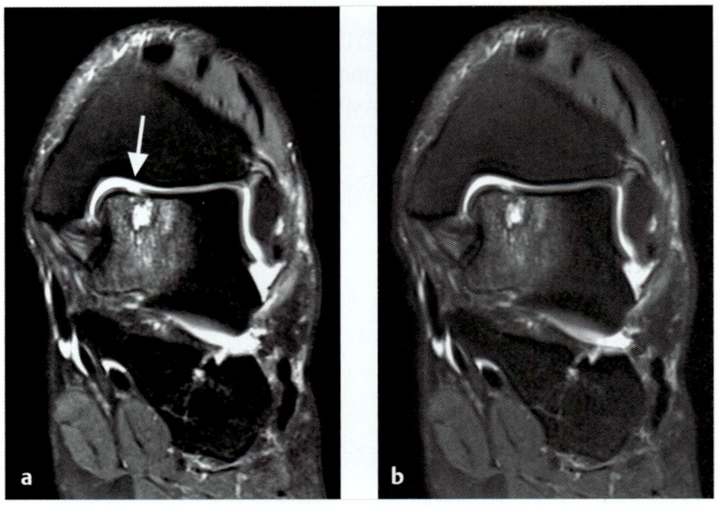

Abb. 1.45 MRT-Fensterung.
a Koronare PDw fatsat MRT-Sequenz einer osteochondralen Läsion. Darstellung eines Knorpelstanzdefekts an der medialen Talusschulter (Pfeil).
b Koronare PDw fatsat MRT-Sequenz; weitere Fenstereinstellung. Noch nachvollziehbarer signalintensiver Knorpelrest am Ulkusgrund.

1.1.7 Magnetresonanztomografie unter Belastung

Ein häufiges Problem bei Patienten mit Fußschmerzen ist das intermittierende Auftreten der Beschwerdesymptomatik unter Belastung. Oft wird dem Patienten bei Erstkontakt mit einem Fußorthopäden die Ruhigstellung empfohlen; eine daran anschließende MRT-Untersuchung erfolgt meistens im belastungsfreien Intervall. Somit wird der Patient meist ohne die aktuellen Beschwerden untersucht. In der Anamnese schildert der Patient auftretende Beschwerden während der körperlichen bzw. sportlichen Belastung oder danach. Eine Untersuchung im symptomfreien Intervall oder während eines Schonungsprozesses kann die Pathologie in einigen wenigen Fällen nicht erfassen: z. B. bei tief gelegenen Ganglien im Tarsaltunnel, die sich erst unter Belastung füllen, oder z. B. die Instabilität der Peronealsehnen.

Zur Durchführung einer Belastungs-MRT wird der Patient gebeten, die Belastungen auszuführen, die zur Beschwerdesymptomatik führen. Falls nötig, wird vorher eine belastende Laufeinheit durchgeführt oder die zum Schmerz führende Trainingssituation mehrfach ausgeübt. Der Patient wird erst untersucht, wenn die beklagte Beschwerdesymptomatik eintritt. Dann erfolgt eine Untersuchung mit i. v. Kontrastmittelgabe.

Die Belastungs-MRT ist ein noch nicht wissenschaftlich evaluiertes Verfahren, dessen Wertigkeit gegenüber einer „Standard-MRT" noch nicht endgültig einzuschätzen ist.

> **Merke**
>
> Die Belastungs-MRT sollte auch nur von erfahrenen Fußradiologen eingesetzt werden, damit Epiphänomene nicht fehlinterpretiert werden, z. B. physiologische Ergussbildung in den Gelenken oder Venenerweiterungen.

Bei im Vorfeld auswärts unauffälliger MRT-Bildgebung und neuer Indikation für ein MRT kann die Belastungs-MRT insbesondere bei Sportlern jedoch hilfreich sein.

1.1.8 Zusammenfassung

- Aufgrund des geringen Volumens des zu untersuchenden Objekts (des Fußes) ist eine hochauflösende Bildqualität anzustreben, mit den entsprechenden technisch-apparativen Voraussetzungen: Hochfeld-MRT-System, dedizierte Phased-Array-Mehrkanalspulen und hochauflösende Sequenzparameter.
- Bei vielen Fragestellungen ist die Kontrastmittelgabe indiziert, z. B. bei unklaren, chronischen Schmerzen, Sehnenpathologien, Vitalitätsbeurteilungen oder Instabilitäten.
- Die Indikation zur MRT und zur Kontrastmittelgabe wird vom Radiologen gestellt.
- Zur Bildinterpretation werden alle klinischen Informationen sowie Bildmaterial anderer Modalitäten (Röntgen, CT) und MRT-Voraufnahmen benötigt.
- Eine hohe Bildqualität erfordert einen erhöhten apparativen, zeitlichen und personellen Aufwand, der sich wirtschaftlich in dem gesetzlich versicherten Bereich nicht positiv darstellt.

1.2 Mehrzeilen-Spiral-Computertomografie

Ulrike Szeimies

1.2.1 Gerätesystem

Mittlerweile wurden die meisten CT-Geräte gegen ein Mehrzeilendetektorsystem ausgetauscht, mit dem in kürzerer Untersuchungszeit ein größeres zu untersuchendes Volumen abgedeckt werden kann. Eine breite Detektorfläche misst die vom Patienten absorbierte Röntgenstrahlung, während die Röntgenröhre bei einem vorgegebenen Tischvorschub um den Patienten rotiert. Immer breitere Detektorsysteme mit teilweise mehreren Röntgenröhren, die sich fächerförmig überlappen, ermöglichen Volumendarstellungen in hochauflösender Schichtung (0,5–0,75 mm) in wenigen Sekunden. Die modernen CT-Systeme besitzen eine automatisierte Dosisanpassung (Dosismodulation). In dieser wird der Röhrenstrom entsprechend durch die patientenbedingte Schwächung der Strahlung angepasst und reduziert. Für ein relativ kleines Hochkontrastobjekt wie die knöchernen Strukturen des Fußes wird damit eine weitere Dosisreduktion erzielt.

Merke

Grundsätzlich unterliegt die CT als Röntgenuntersuchung einer strengen Indikationsstellung, die individuell vom Radiologen vorgenommen werden muss.

Für die überlagerungsfreie Beurteilung von knöchernen Strukturen in einer Hochauflösung ist die CT die Methode der Wahl.

1.2.2 Lagerung

Folgende Aspekte sind bei der Lagerung zu berücksichtigen:

- bequeme Rückenlage
- Vermeidung von Bewegungsartefakten, Polsterung mit Sandsäcken (▸ Abb. 1.46)
- nur der zu untersuchende Fuß entweder liegend oder mit aufgestellter Fußsohle

1.2.3 Untersuchungsprotokoll

Für optimale multiplanare Rekonstruktionen sind isotrope Voxel mit annähernd gleicher Bildkantenlänge erforderlich. Beispielprotokoll:

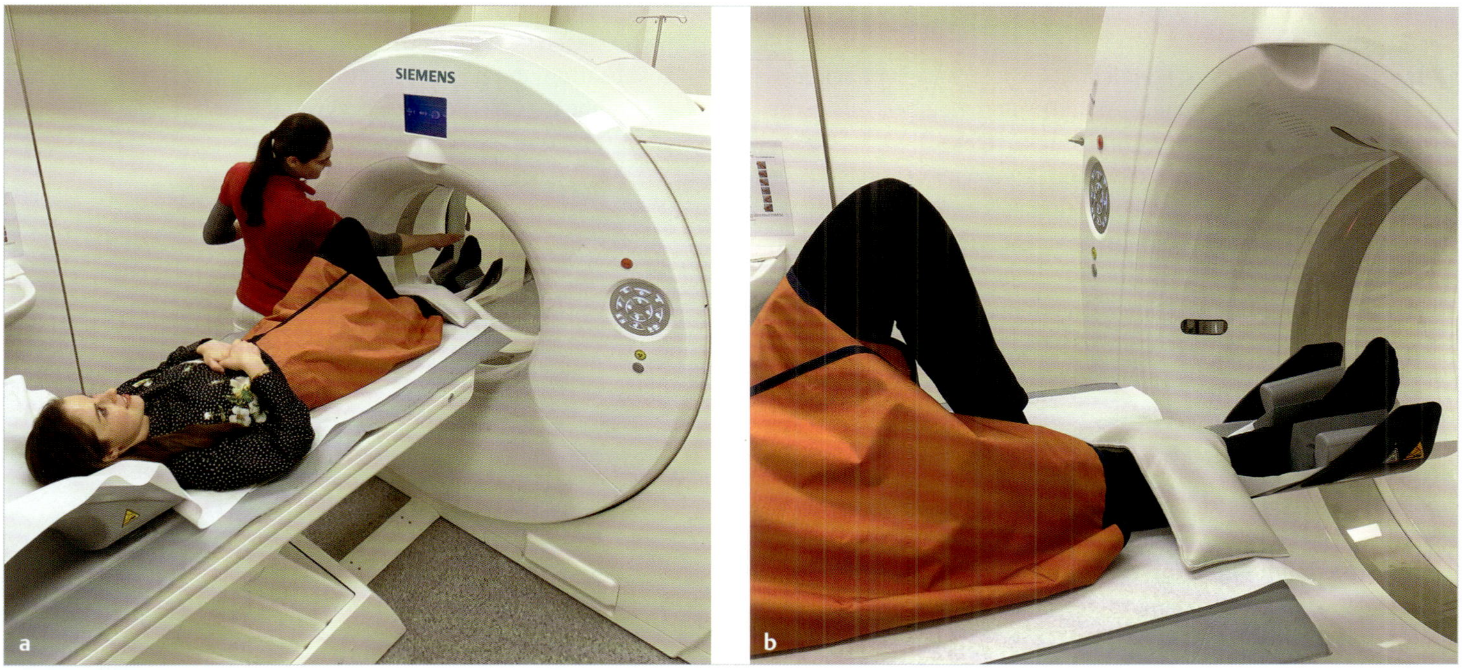

Abb. 1.46 CT: Patientenlagerung für die Darstellung des Fußes.
a Bequeme Rückenlage des Patienten auf der CT-Liege mit Positionierung des Fußes in der Mitte der Gantry.
b Abpolsterung des Fußes und Verwendung von Sandsäcken für die Minimierung von Bewegungsartefakten. Der nicht zu untersuchende Fuß wird außerhalb des Strahlenfelds angestellt.

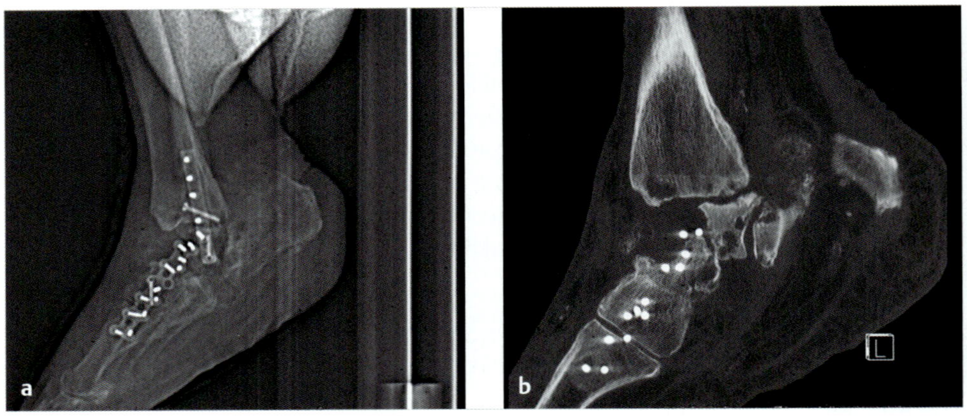

Abb. 1.47 CT: Indikation Neuroarthropathie.
a CT-Übersichtstopogramm einer Charcot-Arthropathie.
b CT, sagittale multiplanare Reformationen. Bei einer fortgeschrittenen Gefügestörung mit ausgedehnten Osteodestruktionen und osteosynthetisch fusionierten Knochenabschnitten ist die Beurteilung mittels Röntgenbild schwierig. Die CT liefert dagegen überlagerungsfreie Details.

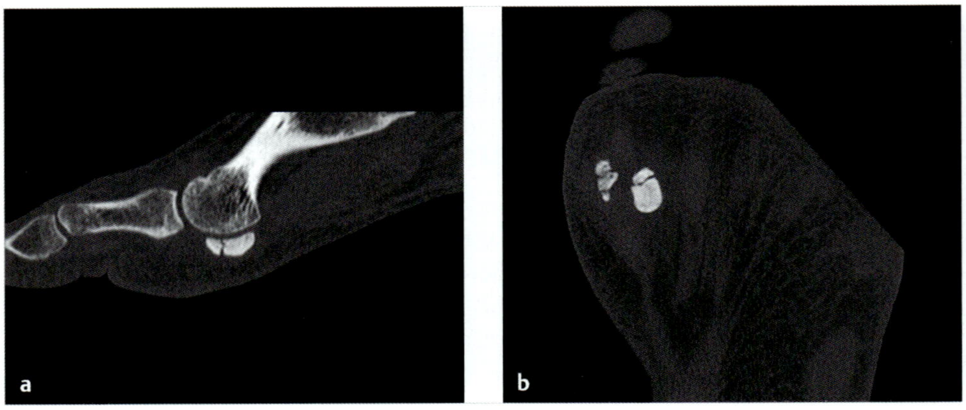

Abb. 1.48 CT: Indikation Sesambeindarstellung.
a CT, sagittale multiplanare Reformation. Beurteilung einer lang andauernden Sesamoiditis im CT. Die diffuse Sklerose weist auf eine Vitalitätsstörung mit (subakuter) Fraktur im distalen Drittel hin.
b CT, koronare multiplanare Reformation. Zusätzlich fragmentiertes tibiaseitiges Sesambein.

- Schichtdicke 0,6 mm (z. B. 40,0 × 0,6 mm, effektive Schichtdicke 0,75 mm)
- Rekonstruktionsabstand 0,6 mm
- Pitch 0,875
- Matrix 512 × 512
- Dosismodulation
- bei Kindern nach strenger Indikationsstellung besonders dosisreduziert
- Anwendung von unterschiedlichen Kernels (harter Knochenalgorithmus für die Spongiosastruktur und weicher Kernel für Metall mit Reduktion der Aufhärtungsartefakte)
- multiplanare 2-D-Rekonstruktionen (zweidimensionale Rekonstruktionen) in 3 Standardachsen (axial, koronar und sagittal; die spezielle Pathologie kann in einer individuellen Angulierung zusätzlich dargestellt werden)
- ggf. farbkodierte und (volumen-)segmentierte 3-D-Volume-Rendering- oder Oberflächenrekonstruktion

1.2.4 Indikationen

- *Erstdiagnostik:*
  - Frakturen (bei Sprunggelenkfrakturen zur Beurteilung der Achsenabweichung, genaue Fragmentdarstellung, Beurteilung der Stufenbildung), insbesondere Mittelfußfrakturen
  - schwere Distorsionstraumen mit unklarem Röntgenbild
  - Neuroarthropathie (► Abb. 1.47)
  - Arthrose (Beurteilung des Ausmaßes der Arthrose)
  - hochauflösende Darstellung von Sesambeinen (Fragmentation, Frakturen, bipartites Sesambein; ► Abb. 1.48)
  - Ergänzung zum MRT (unklarer Knochenbefund, weitere Differenzierung von Tumoren)
  - Koalition
  - ergänzend präoperative Planung (Winkelberechnung: Tibiatorsionswinkel)
- *postoperative Kontrolle:* Achse, Gelenkstufe, Osteosynthesematerial
- *Verlaufskontrolle:*
  - knöcherne Durchbauung von Frakturen, Osteotomien und Arthrodesen (► Abb. 1.49)
  - Lokalisation und Beurteilung des Osteosynthesematerials (Schraube im Gelenkspalt, Lockerung; ► Abb. 1.50)

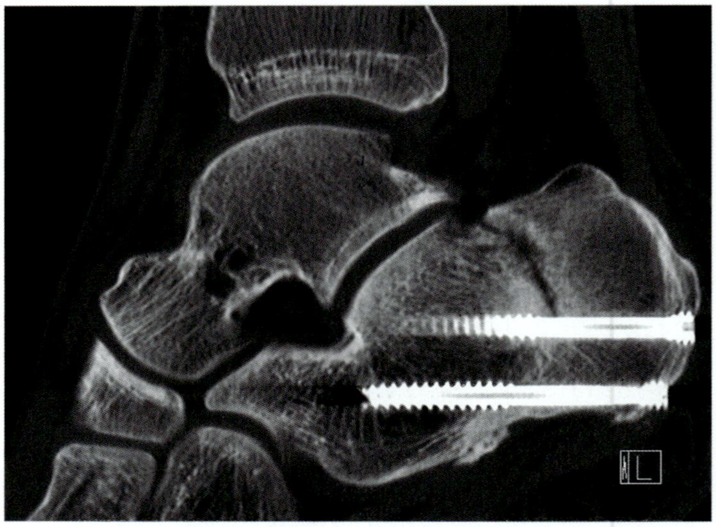

Abb. 1.49 CT: Indikation knöcherne Durchbauung. CT, sagittale multiplanare Reformationen durch den Rückfuß. Verzögerte Durchbauung einer valgisierenden Kalkaneusosteotomie.

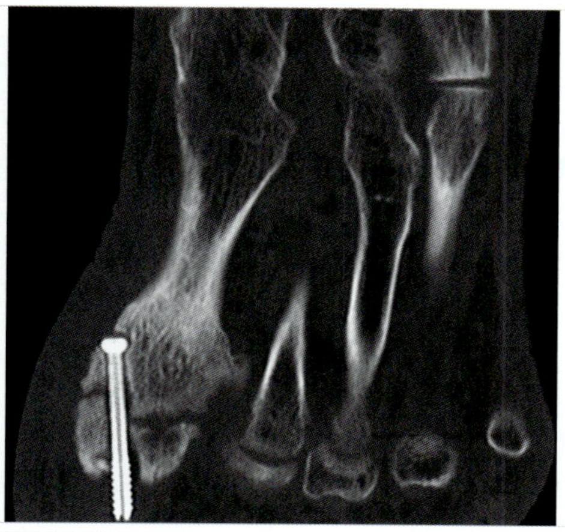

Abb. 1.50 CT: Indikation Beurteilung des Osteosynthesematerials. Fehlende Fusion einer Arthrodese des Metatarsophalangealgelenks I mit ausgelockerter Spongiosaschraube.

1.2.5 Besondere Techniken

- *Rohdatenrekonstruktion:* in unterschiedlichen Knochenalgorithmen zur Reduktion von Metallartefakten (► Abb. 1.51)
- *3-D-Darstellung* (► Abb. 1.52 und ► Abb. 1.53): Indikationen:
  - komplexe Frakturen
  - Kalkaneusfraktur, Beurteilung der Gelenkfläche subtalar
  - Lisfranc- und Chopart-Gelenklinie
  - Darstellung der Fragmente zueinander
  - Achsenabweichung
  - gekrümmte multiplanare Reformationen für die Lisfranc-Gelenklinie bei Luxationsfrakturen
- *Untersuchungen im Seitenvergleich:* obsolet, da zu hohe Strahlenexposition
- *CT-Untersuchungen bei Kindern:* strenge Indikationsstellung, aufgrund der Strahlenbelastung grundsätzlich durch das MRT ersetzen (z. B. bei Verletzungen der Epiphysenfugen, Knochenbrücken in der Epiphysenfuge, Koalition); CT erst einsetzen, wenn MRT nicht eindeutig

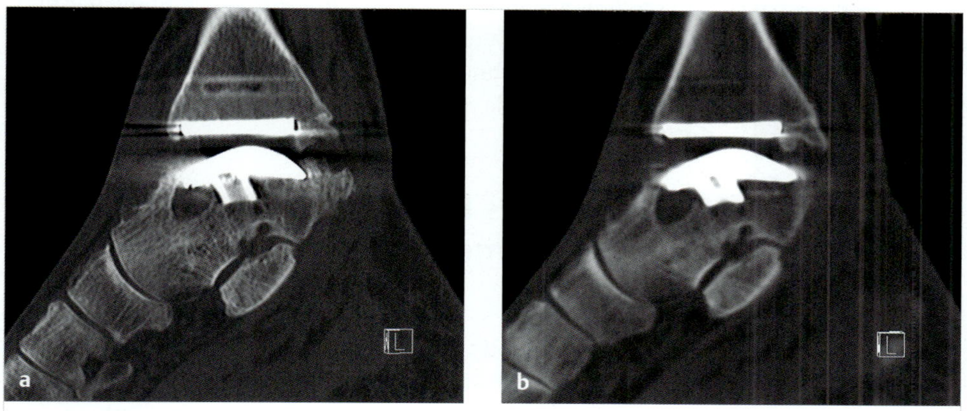

Abb. 1.51 CT: Unterschiedliche Knochenrekonstruktionsalgorithmen. 61-jähriger Patient mit TEP (Totalendoprothese) des oberen Sprunggelenks.

a Anwendung eines härteren Knochenalgorithmus für die Beurteilung von freien Gelenkkörpern, periartikulären Ossifikationen und Anschlussdegenerationen.

b Weicher Rekonstruktionsalgorithmus zur Reduktion von Metallartefakten und Beurteilung von eventuellen Lockerungen bzw. knöchernen Resorptionen um die Endoprothese. In diesem Fall findet sich eine zystische Resorption um die anteriore tibiale Prothesenkomponente ohne Nachweis einer Auslockerung.

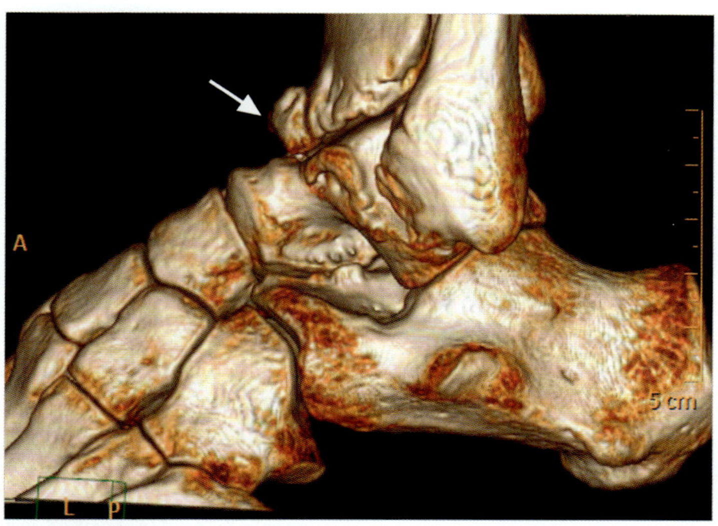

Abb. 1.52 CT: 3-D-Volume-Rendering-Rekonstruktion mit Oberflächendarstellung. Anteriorer Osteophyt mit anteriorem knöchernem Impingement (Pfeil).

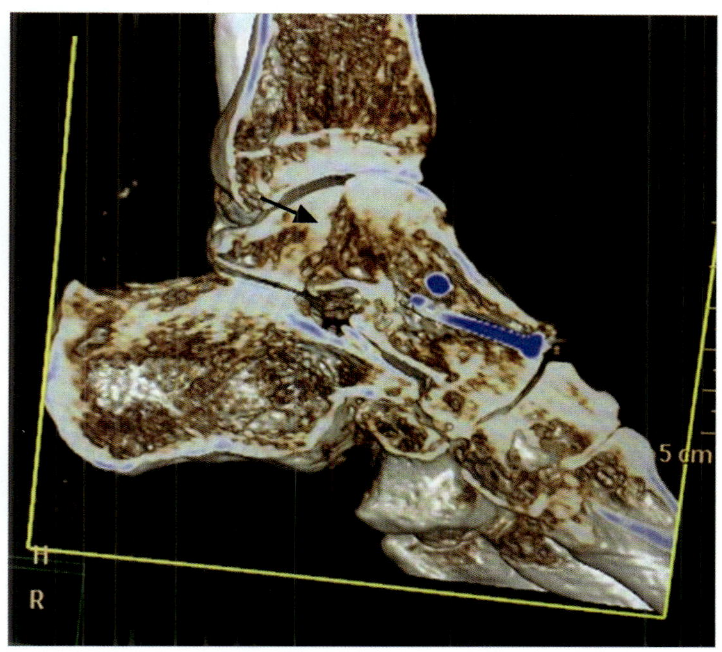

Abb. 1.53 CT: 3-D-Volume-Rendering-Rekonstruktion mit interaktiver Schnittfunktion. Manuell geführte Schnittlinien durch den Volumendatensatz in jeder möglichen Angulierung erlauben das virtuelle Aufschneiden von knöchernen Strukturen. In diesem Fall bei Zustand nach Arthrodese des Talonavikulargelenks mit Darstellung der (blau dargestellten) Arthrodeseschraube. Vertikal verlaufende Talusfraktur (Pfeil).

1.3 Röntgen

Markus Walther

1.3.1 Vorfuß

Aufnahme des Fußes in 3 Ebenen unter Belastung

Indikation

Standardbildgebung des Fußes (▸ Abb. 1.54). Nur nach Trauma oder postoperativ werden unbelastete Aufnahmen angefertigt. Auch unbelastete Aufnahmen sind besser zu beurteilen, wenn der Fuß aufgestellt wird. Am schwierigsten ist eine Aussage am hängenden Fuß zu treffen.

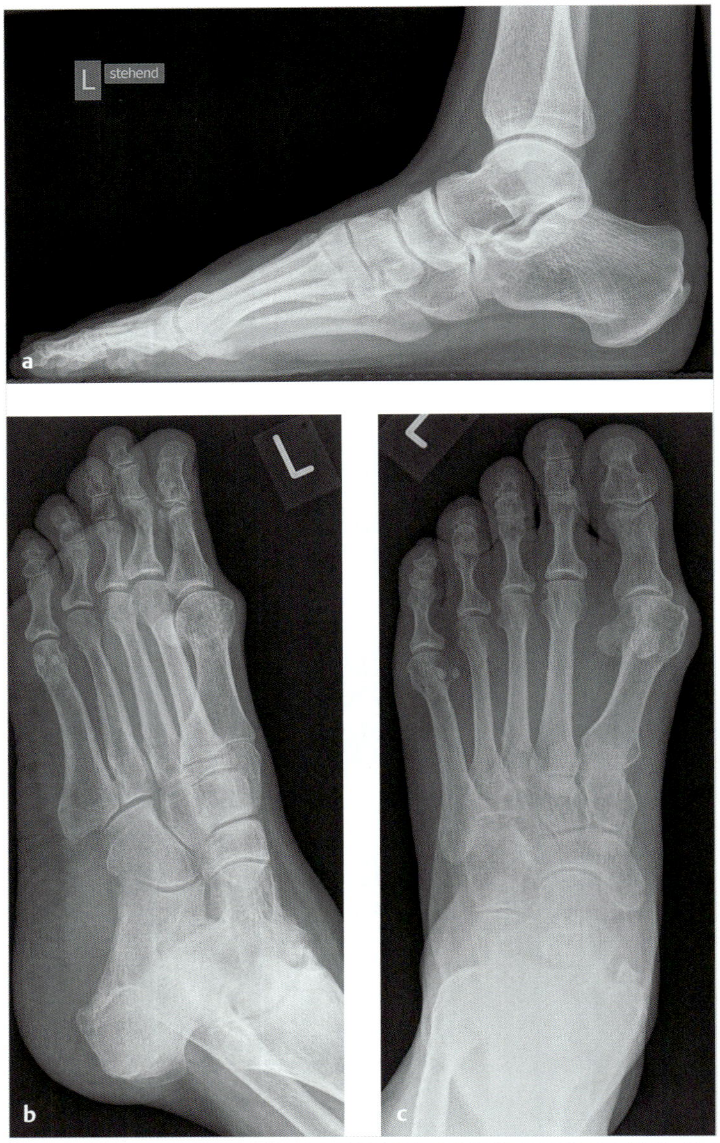

Abb. 1.54 Röntgen: Aufnahme des Fußes unter Belastung in 3 Ebenen. Standardaufnahme des Fußes zur Beurteilung von Fehlstellungen und degenerativen Erkrankungen. Die Aufnahme ist die Basis der meisten rekonstruktiven operativen Eingriffe am Fuß. Winkelbestimmungen werden sämtlich an der belasteten Aufnahme durchgeführt. Die vorliegende Aufnahme zeigt eine Hallux-valgus-Fehlstellung mit Arthrose des Sesambeingleitlagers.
a Seitliche Aufnahme.
b Schrägaufnahme.
c D.-p. Aufnahme.

Positionierung

- *D.-p. Projektion:*
  - Film flach auf dem Boden
  - Patient auf der Kassette stehend, unter gleichmäßiger Gewichtsbelastung beider Füße
  - Zentralstrahl auf Tarsometatarsalgelenk II zentriert
  - Röhre 15° vertikal (technisch lässt sich die Röhre beim stehenden Patienten nicht im 0°-Winkel über dem Fuß positionieren; eine Kippung der Röhre um 15° erlaubt darüber hinaus eine bessere Einsicht in die Tarsometatarsalgelenke)
- *seitliche Aufnahme:*
  - Film senkrecht zum Boden, medial dem Fuß anliegend
  - Patient auf dem Boden stehend
  - Zentralstrahl von lateral nach medial, zentriert auf das Kalkaneokuboidalgelenk
  - Röhre 0° horizontal

Die Bestimmung von Achsverhältnissen auf Röntgenbildern ist mit einer erheblichen Variabilität behaftet. Couglin und Mitarbeiter veröffentlichten 2002 eine Technik zur Bestimmung der Knochenachsen unter Definition der Referenzpunkte im Bereich der Diaphyse. Diese Technik wurde von der AOFAS (American Orthopedic Foot and Ankle Society) zum Standard im Bereich der Vorfußchirurgie erklärt.

Aufnahme des Fußes ohne Belastung, Stressaufnahme

Indikation

Aufnahmen des Fußes ohne Belastung werden u. a. bei Frakturverdacht, postoperativen Kontrollen und Stressaufnahmen durchgeführt (▸ Abb. 1.55).

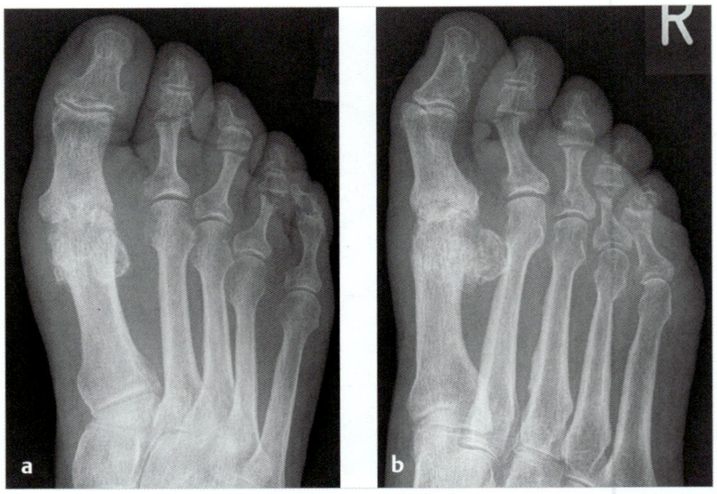

Abb. 1.55 Röntgen: Aufnahme des Vorfußes in 2 Ebenen ohne Belastung. Patient mit schwerer Arthritis im Großzehengrundgelenk, die eine Lastaufnahme unmöglich gemacht hat.
a D.-p. Aufnahme.
b Schrägaufnahme.

Positionierung

Der Patient liegt auf dem Röntgentisch (nur nach Trauma werden unbelastete Aufnahmen angefertigt):

- *d.-p. Projektion:*
  - Film horizontal auf dem Röntgentisch
  - Fußposition: Patient auf dem Rücken liegend, Fuß auf der Kassette stehend
  - Zentralstrahl auf Tarsometatarsalgelenk II zentriert
  - Röhre 15° vertikal (eine Kippung der Röhre um 15° erlaubt eine bessere Beurteilung der tarsometatarsalen Gelenkreihe)
  - ggf. Vorfußadduktionsstress manuell oder mit entsprechender mechanischer Vorrichtung (z. B. Telos-Gerät, Scheuba-Apparat)
- *seitliche Aufnahme:*
  - Film horizontal auf dem Röntgentisch
  - Fußposition: Patient in Seitenlage auf dem Röntgentisch liegend, zu untersuchender Fuß unten und seitlich auf der Röntgenkassette liegend
  - Zentralstrahl fokussiert auf das Kalkaneokuboidalgelenk
  - Röhre 0° vertikal
- *45°-Schrägaufnahme von lateral* (zur Beurteilung der tarsometatarsalen Gelenke II–V):
  - Film horizontal auf dem Röntgentisch
  - Fußposition: Fuß auf der Kassette stehend, um 45° nach medial gekippt
  - Zentralstrahl zentriert auf das Tarsometatarsalgelenk III
  - Röhre 0° vertikal
- *45°-Schrägaufnahme von medial* (zur Beurteilung des Tarsometatarsalgelenks I, z. B. nach Fusion, wird eine zusätzliche Aufnahme in 45°-Inversion angefertigt):
  - Film horizontal auf dem Röntgentisch
  - Fußposition: Fuß auf der Kassette stehend, um 45° nach lateral gekippt
  - Zentralstrahl zentriert auf das Tarsometatarsalgelenk I
  - Röhre 0° vertikal

M!

Merke

Die d.-p. Aufnahme kann unbelastet mit Vorfußadduktionsstress durchgeführt werden, um die Stabilität des Kalkaneokuboidalgelenks zu beurteilen. Eine Aufklappbarkeit von mehr als 10° gilt als pathologisch.

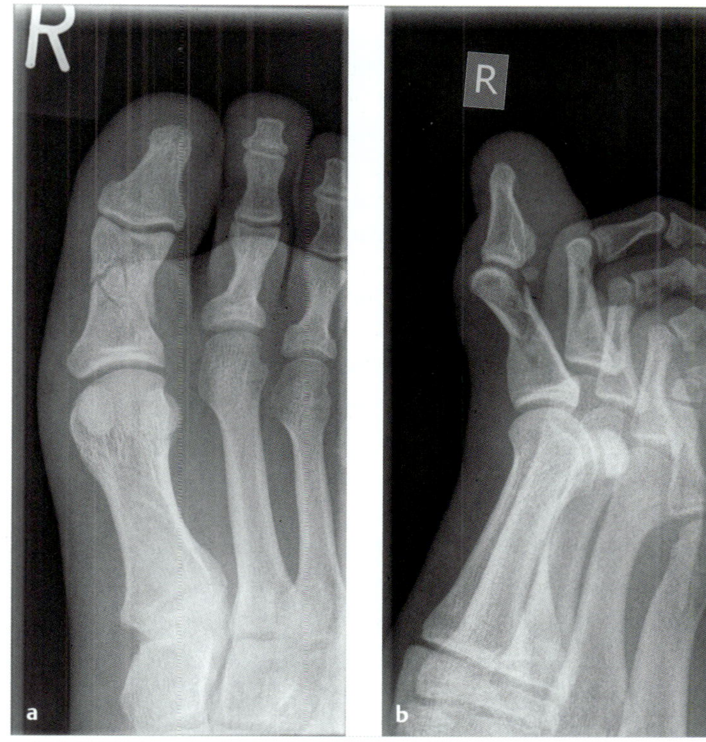

Abb. 1.56 Röntgen: Aufnahme der Großzehe rechts in 2 Ebenen. Grundgliedfraktur mit diaphysärer Trümmerzone. Sesamoid im Ansatzbereich der Flexor-hallucis-longus-Sehne. Indiziert ist die Röntgenaufnahme einer einzelnen Zehe in 2 Ebenen vor allem zum Ausschluss knöcherner Verletzungen nach Trauma.
a D.-p. Aufnahme.
b Schrägaufnahme.

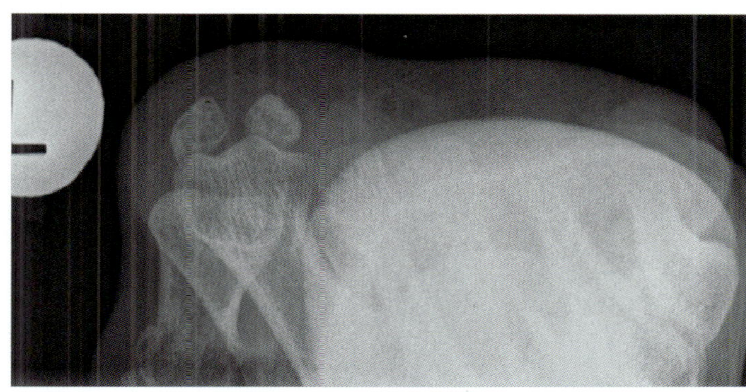

Abb. 1.57 Röntgen: Darstellung des Sesambeingleitlagers. Meist zusammen mit Röntgenaufnahmen des Fußes in 3 Ebenen angefertigt. Gut erkennbar sind in solchen Aufnahmen Arthrosen des Sesambeingleitlagers, Fragmentationen bei Sesambeinnekrosen, Dezentrierung der Sesambeine bei Hallux valgus oder Irritationen der Sesambeine durch Metalle nach Halluxchirurgie. Das vorliegende Bild zeigt einen Normalbefund.

Aufnahme der Zehen

Indikation

Eine Aufnahme der Zehen ist bei Verletzungen und sonstigen Pathologien der Zehen indiziert (▶ Abb. 1.56). Da ein Trauma selten auf eine Zehe einzugrenzen ist, handelt es sich um eine seltene Aufnahme. Eine Ausnahme sind Aufnahmen der Großzehe nach Turf-Toe-Verletzungen (s. auch Kap. 5.1.2).

Positionierung

- D.-p. Projektion
- schräge Projektion von lateral
- seitliche Projektion (nur in Ausnahmefällen, da sich Zehen stark überlagern)

Die Projektionen der Zehen werden analog den Aufnahmen des Fußes (S. 38) angefertigt. Allerdings wird der Zentralstrahl auf die II. Zehe bzw. auf die Zehe mit der vermuteten Pathologie fokussiert.

Aufnahme des Sesambeins

Indikation

Bei Pathologien der Sesambeine werden die Sesambeinprojektionen ergänzend zu den Aufnahmen des Fußes in 3 Ebenen angefertigt (▶ Abb. 1.57).

Positionierung

- *A.-p. (anteroposteriore) axiale Aufnahme der Sesambeine:*
  - Filmposition horizontal
  - Fußposition: Patient in Rückenlage, Ferse auf der Filmplatte liegend, Sprunggelenk in 105°-Spitzfußstellung, maximale Dorsalextension der Zehen mit einer Schlaufe
  - Zentralstrahl fokussiert auf das Großzehengrundgelenk
  - Röntgenröhre 0° vertikal
- *p.-a. (posteroanteriore) axiale Aufnahme der Sesambeine:*
  - Filmposition horizontal
  - Fußposition: Patient in Bauchlage, Knie durch Schaumstoffmatte unterstützt, Zehen in maximaler Dorsalextension
  - Zentralstrahl fokussiert auf das Großzehengrundgelenk
  - Röntgenröhre 0° vertikal

M!

Merke

Die Darstellung der Sesambeine im Gleitlager ist insbesondere hilfreich bei Arthrose im Sesambeingleitlager, unklaren Beschwerden nach Halluxkorrektur und Osteonekrose der Sesambeine (▶ Abb. 1.58). In Ergänzung zur Beurteilung der Sesambeine werden Aufnahmen der Großzehe in 3 Ebenen durchgeführt.

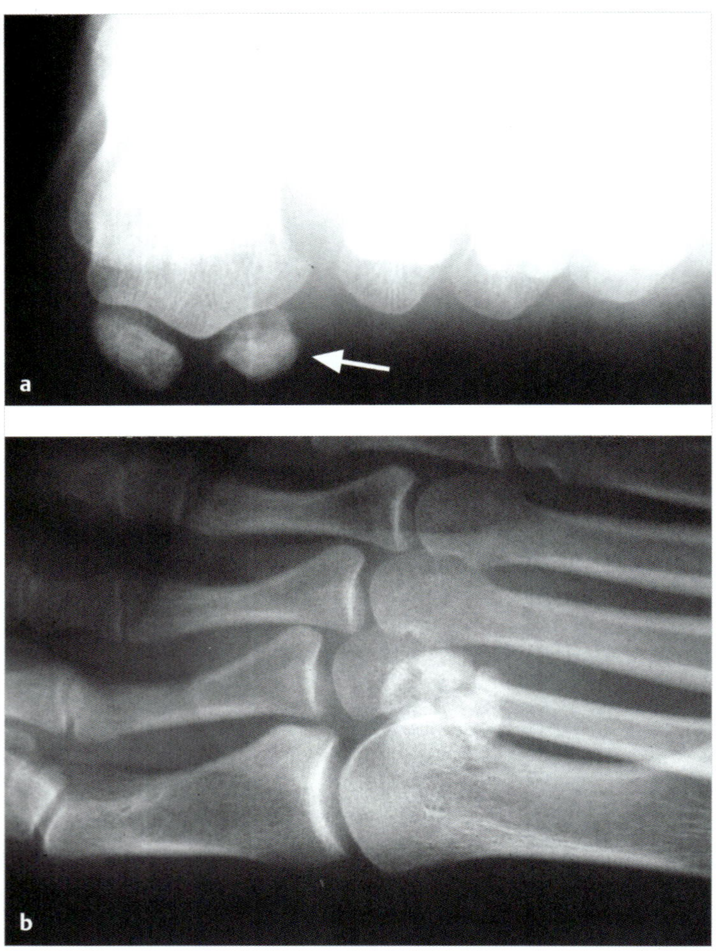

Abb. 1.58 Röntgen: Aufnahme der Sesambeine in 2 Ebenen. In den Bildern zeigt sich eine Osteonekrose des lateralen Sesambeins (Pfeil) im Fragmentationsstadium. Die Knochenstruktur wirkt verdichtet, die Fragmentation ist vor allem in der Schrägaufnahme erkennbar.
a Axiale Aufnahme.
b Schrägaufnahme.

1.3.2 Rückfuß

Aufnahme des Sprunggelenks in 2 Ebenen

Indikation

Dies ist die Standardprojektion bei Pathologien des oberen Sprunggelenks (▶ Abb. 1.59).

Positionierung

- *A.-p. Projektion belastet:*
  - Film vertikal, dorsal des Sprunggelenks
  - Fußposition: Patient mit der Ferse gegen die Kassette stehend, Fußachse parallel zum Zentralstrahl ausgerichtet
  - Zentralstrahl mittig auf das obere Sprunggelenk fokussiert
  - Röntgenröhre 0° horizontal
- *belastete Mortise-Aufnahme:*
  - Film vertikal dorsal des Sprunggelenks
  - Fußposition: Patient mit der Ferse gegen die Kassette stehend, Fuß so weit nach innen rotiert, dass die Gelenkachse des oberen Sprunggelenks parallel zur Filmkassette zu liegen kommt
  - Zentralstrahl mittig auf das obere Sprunggelenk fokussiert
  - Röntgenröhre 0° horizontal
- *Aufnahme des Sprunggelenks seitlich:*
  - Film vertikal, medial des Sprunggelenks
  - Fußposition: Patient mit der Medialseite gegen die Kassette stehend
  - Zentralstrahl mittig auf das obere Sprunggelenk fokussiert
  - Röntgenröhre 0° horizontal

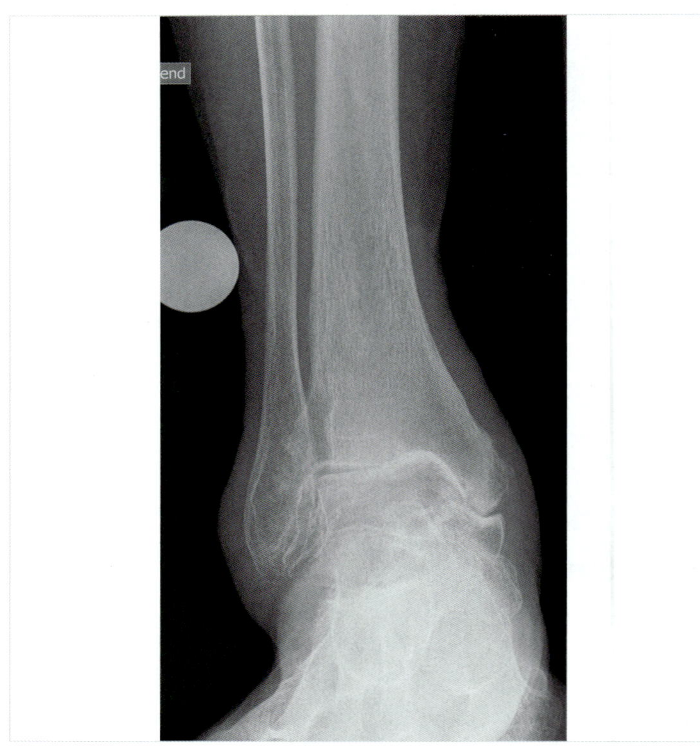

Abb. 1.59 Röntgen: Aufnahme des Sprunggelenks in a.-p. Projektion. Varusarthrose des oberen Sprunggelenks.

> **Merke**
>
> Schrägaufnahmen in 45°-Innen- und -Außenrotation liefern weitere Informationen zur Malleolengabel und zum Talus. Die Aufnahme in Innenrotation ermöglicht eine gute Beurteilung der distalen Fibula und der subfibularen Region. Die Aufnahme in Außenrotation stellt den dorsomedialen Talus gut dar.

Unbelastete Aufnahme des Sprunggelenks, Stressaufnahme

Indikation

Folgende Indikation ist für diese Aufnahmen gegeben (▸ Abb. 1.60 und ▸ Abb. 1.61):

- Diagnostik bei Frakturverdacht nach Trauma
- gehaltene Aufnahmen zur Beurteilung von (chronischen) Kapsel-Band-Instabilitäten am oberen Sprunggelenk

Positionierung

- *A.-p. Projektion unbelastet:*
  - Film horizontal auf dem Röntgentisch
  - Fußposition: Patient in Rückenlage auf dem Röntgentisch, Ferse auf der Röntgenkassette liegend (Achse des Fußes parallel zum Zentralstrahl)
  - Zentralstrahl mittig auf das obere Sprunggelenk fokussiert
  - Röntgenröhre 0° vertikal
  - ggf. Varus- oder Valgusstress manuell oder mit entsprechender mechanischer Vorrichtung (z. B. Telos-Gerät, Scheuba-Apparat)
- *unbelastete Mortise-Aufnahme:*
  - Film horizontal auf dem Röntgentisch
  - Fußposition: Patient in Rückenlage auf dem Röntgentisch, Ferse auf der Röntgenkassette liegend (Achse des oberen Sprunggelenks parallel zur Röntgenkassette)
  - Zentralstrahl mittig auf das obere Sprunggelenk fokussiert
  - Röntgenröhre 0° vertikal
  - ggf. Varus- oder Valgusstress manuell oder mit entsprechender mechanischer Vorrichtung (z. B. Telos-Gerät, Scheuba-Apparat)

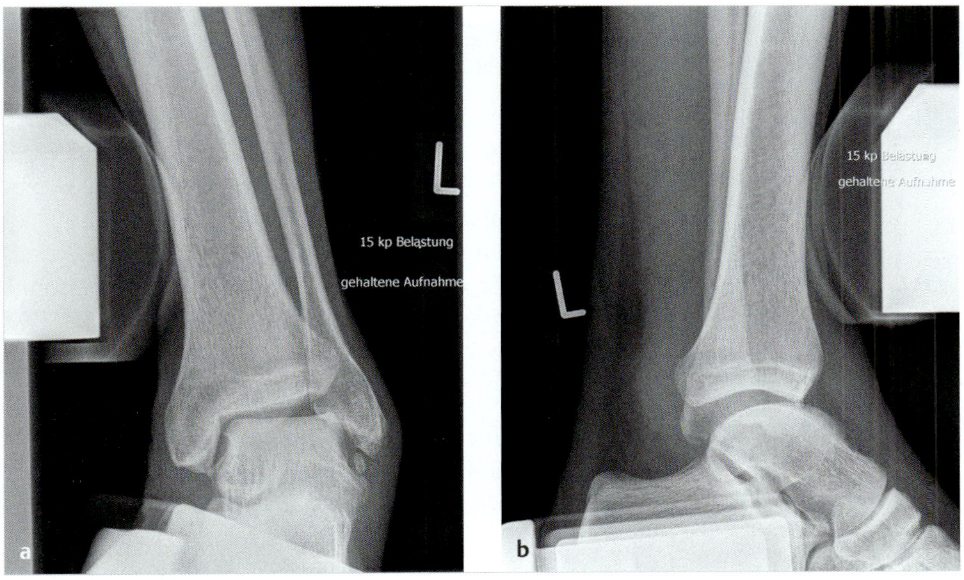

Abb. 1.60 Röntgen: Stressaufnahme des Sprunggelenks. Die Aufnahme ist nur beim schmerzfreien Patienten verwertbar. Eine vermehrte Aufklappbarkeit ist beweisend für eine Kapsel-Band-Laxizität oder Bandruptur; allerdings können die Aufnahmen falsch-negativ sein. Gehaltene Aufnahmen haben bei der Akutdiagnostik von Bandrupturen ihre Bedeutung verloren.
a A.-p. Aufnahme.
b Seitliche Aufnahme.

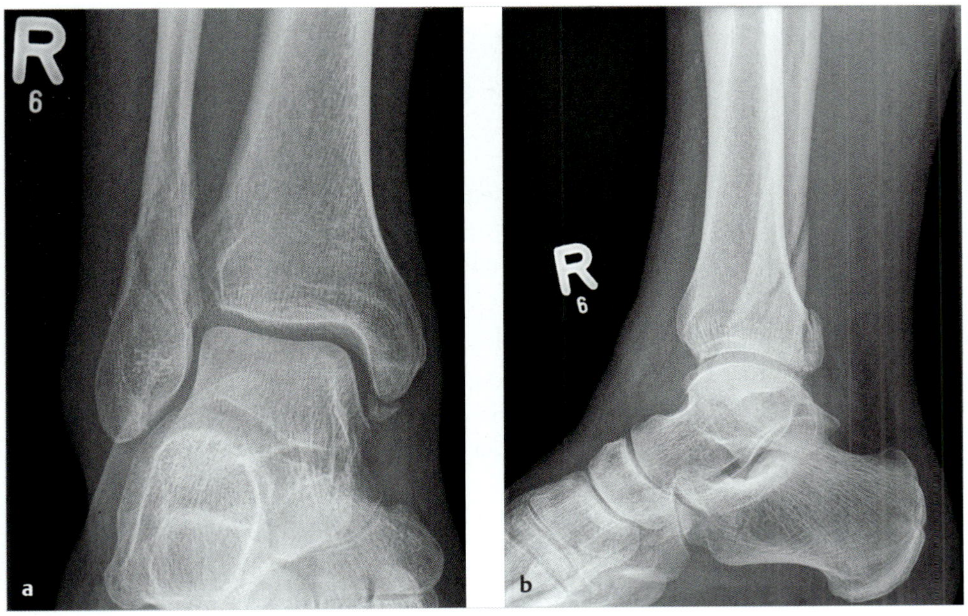

Abb. 1.61 Röntgen: Aufnahme des Sprunggelenks in 2 Ebenen, unbelastet. Standardaufnahme bei akuten Verletzungen, insbesondere bei Frakturverdacht. Hier Fibulafraktur, Absprengung der dorsalen Tibiakante sowie der Innenknöchelspitze.
a A.-p. Aufnahme.
b Seitliche Aufnahme.

- *Aufnahme des Sprunggelenks seitlich unbelastet:*
  - Film horizontal auf dem Röntgentisch
  - Fußposition: Patient in Seitenlage auf dem Röntgentisch, zu untersuchender Fuß unten und seitlich auf der Röntgenkassette liegend (Achse des Fußes parallel zum Zentralstrahl)
  - Zentralstrahl mittig auf das obere Sprunggelenk fokussiert
  - Röntgenröhre 0° vertikal
  - ggf. sog. Schubladentest mit Druck von ventral auf die distale Tibia und Gegenhalt am Tuber calcanei manuell oder mit entsprechender mechanischer Vorrichtung

Belastungsaufnahmen können sowohl manuell gehalten als auch mit verschiedenen Hilfsgeräten durchgeführt werden. Standard ist eine Druckapplikation von 15 kp. In der akuten Verletzung ist eine Stressaufnahme nur unter Analgesie aussagekräftig, z. B. unter Lokalanästhesie des Kapsel-Band-Apparats. Für den Behandlungsalgorithmus nach Außenbandverletzung spielt die gehaltene Aufnahme heute nur noch eine untergeordnete Rolle. Bei unklaren Befunden ist ein Vergleich mit der Gegenseite unter strenger Indikationsstellung möglich. Dieses zwangsläufig mit einer höheren Strahlendosis belastete Vorgehen sollte aber nicht zur Kompensation mangelnder röntgenmorphologischer und anatomischer Kenntnisse verwendet werden.

Merke

Als pathologisch gelten folgende Befunde:
- Talusvorschub > 2 mm im Seitenvergleich
- absoluter Talusvorschub > 4 mm
- laterale Aufklappbarkeit > 10° im Seitenvergleich
- Unterschied im Abstand zwischen der lateralen distalen Taluskante zur Fibulagelenkfläche > 3 mm

Seitliche Aufnahmen werden in maximaler Dorsalextension bzw. Plantarflexion beim anterioren bzw. posterioren Impingement durchgeführt, a.-p. Aufnahmen mit Eversion und Dorsalextension bei Verdacht auf Syndesmosenverletzung.

Broden-Aufnahme

Indikation

Die Broden-Aufnahme dient der Darstellung der dorsalen Facette des Subtalargelenks (▸ Abb. 1.62).

Positionierung

- *Mediale Schrägaufnahme:*
  - Filmposition horizontal am Röntgentisch
  - Fußposition: Patient in Rückenlage, Fuß in Innenrotation (45°), Sprunggelenk im 90°-Winkel abgewinkelt, gelagert auf einem Schaumstoffkeil
  - Zentralstrahl zwischen Fibulaspitze und Basis des Metatarsale V fokussiert
  - Röntgenröhre (Aufnahmen werden in 10°-, 20°-, 30°- und 40°-Winkel von der Vertikalen durchgeführt; dabei wird der Zentralstrahl in Richtung Kopf gekippt)
- *laterale Schrägaufnahme:*
  - Filmposition horizontal am Röntgentisch
  - Fußposition: Patient in Rückenlage, Fuß in Außenrotation (45°), Sprunggelenk im 90°-Winkel abgewinkelt, gelagert auf einem Schaumstoffkeil

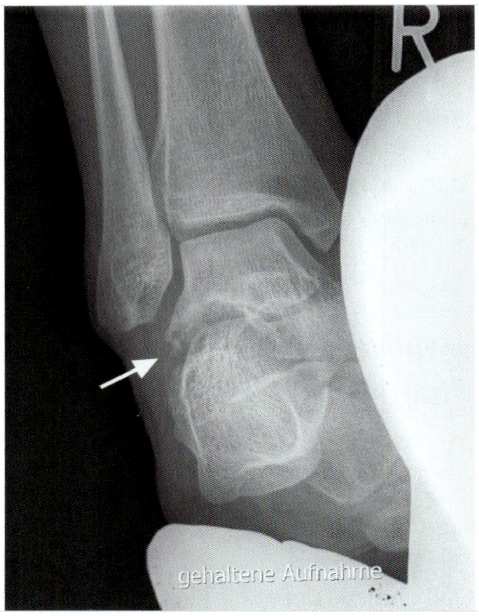

Abb. 1.62 Röntgen: Broden-Aufnahme gehalten. Die gehaltene Broden-Aufnahme ermöglicht eine Beurteilung der Aufklappbarkeit des Subtalargelenks. Auf den Bildern ist eine geringe Aufklappbarkeit mit abgerundeten Knochenfragmenten am Processus lateralis tali Monate nach einem Distorsionstrauma erkennbar. Neben der Aufklappbarkeit ist auch ein vermehrter mediolateraler Versatz als Hinweis auf eine Instabilität zu werten (Pfeil).

  - Zentralstrahl zwischen medialem Malleolus und der Tuberositas des Os naviculare fokussiert
  - Röntgenröhre (Aufnahmen werden in 15°- und 18°-Winkel von der Vertikalen durchgeführt; dabei wird der Zentralstrahl in Richtung Kopf gekippt)

Praxistipp

Die Broden-Aufnahme ist eine hilfreiche intraoperative Projektion bei der offenen Reposition und Osteosynthese von Kalkaneusfrakturen. Präoperativ wurde die Broden-Aufnahme durch das CT weitgehend verdrängt. Die mediale Schrägaufnahme kann mit Varusstress zur Beurteilung der Stabilität des Subtalargelenks durchgeführt werden.

Aufnahme des Fersenbeins in 2 Ebenen

Indikation

Aufnahmen des Fersenbeins in 2 Ebenen sind bei Fersenbeinfrakturen, nach knöchernen Korrekturen, bei Haglund-Exostose und bei Traktionssporn indiziert (▸ Abb. 1.63).

Positionierung

- *D.-p. kalkaneale axiale Projektion:*
  - Filmposition horizontal am Boden
  - Fußposition: Patient auf dem Film stehend, Röhre dorsal des Beines
  - Zentralstrahl zwischen der Insertion der Achillessehne und dem Sprunggelenk fokussiert
  - Röntgenröhre um 25° von der Vertikalen nach anterior gekippt

- *seitliche Projektion:*
  - Film senkrecht zum Boden, medial dem Fuß anliegend
  - Fußposition: Patient auf dem Boden stehend
  - Zentralstrahl von lateral nach medial, zentriert auf das Fersenbein
  - Röntgenröhre 90° zur Senkrechten

Merke

M!

Seitliche Aufnahmen in 30°-Innen- und -Außenrotation können Kalzifikationen in den Randbereichen des Kalkaneus darstellen. Alternativ können CT oder MRT bei klinischem Verdacht und unauffälligem Röntgenbild eingesetzt werden.

Alignement-Projektion des Rückfußes (Saltzman-View)

Indikation

Der Saltzman-View dient der Beurteilung der Rückfußachse (▸ Abb. 1.64 und ▸ Abb. 1.65).

Positionierung

- Filmposition 20° gekippt zur Vertikalen, im 90°-Winkel zum Zentralstrahl
- Fußposition: Patient auf einem Podest stehend, Röhre dorsal des Beines, Röntgenkassette ventral des Fußes
- Zentralstrahl auf das obere Sprunggelenk fokussiert

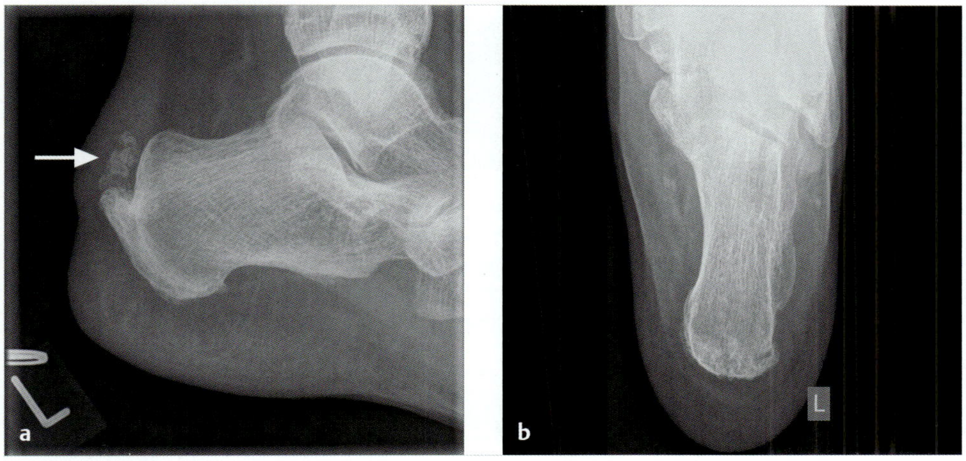

Abb. 1.63 Röntgen: Aufnahme des Fersenbeins in 2 Ebenen. Schwere Ansatztendinose der Achillessehne mit ausgedehnten, teils frakturierten Verkalkungen, großer Traktionssporn. Die Aufnahme **a** zeigt eine ausgedehnte Verkalkung im Ansatzbereich der Achillessehne mit knöchernen Anbauten am fibroossären Übergang (Pfeil). Das obere und das untere Sprunggelenk stellen sich unauffällig dar. Die axiale Aufnahme **b** ist hilfreich zur Identifikation von knöchernen Anbauten in den Randbereichen.

a Aufnahme des Kalkaneus seitlich.
b Aufnahme des Kalkaneus axial.

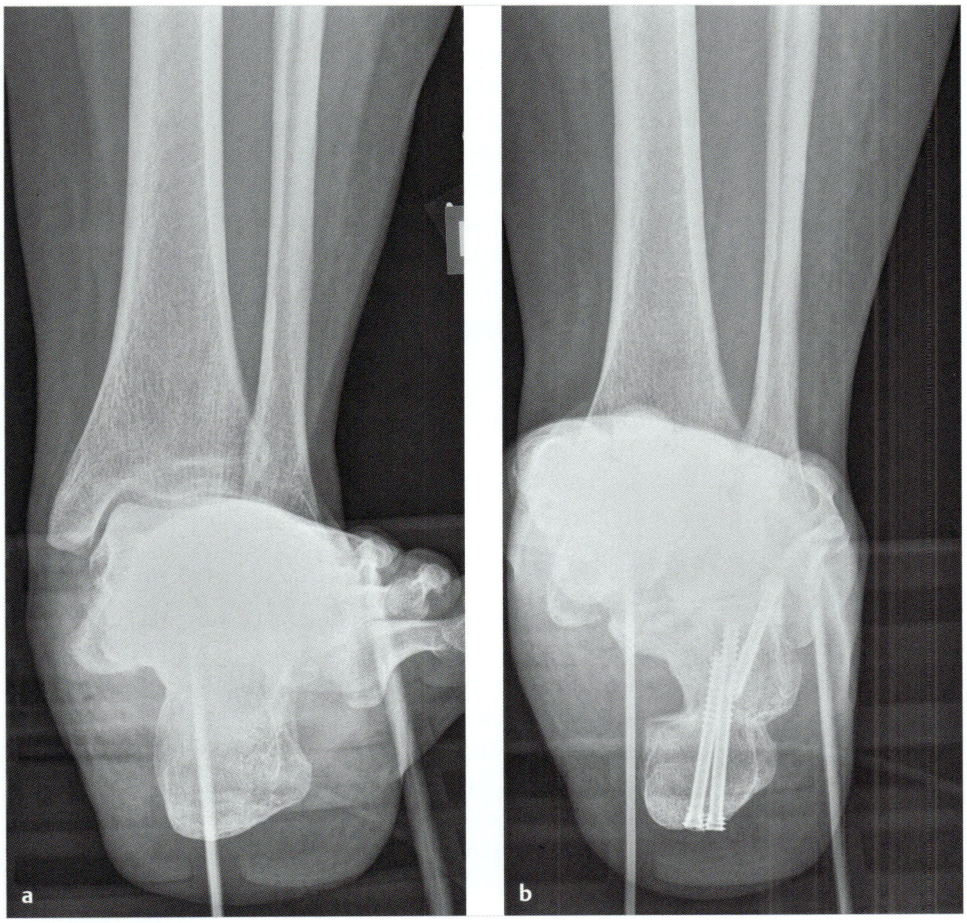

Abb. 1.64 Röntgen: Aufnahme der Rückfußachse in Saltzman-View. Der Saltzman-View ermöglicht eine Beurteilung der Fersenbeinstellung. Die Aufnahme ist bei der Behandlung von Rückfußfehlstellungen in den letzten Jahren zunehmend in den Fokus gerückt und wird zusammen mit Aufnahmen des Sprunggelenks in 2 Ebenen unter Belastung durchgeführt.

a Patient mit Rückfußvalgus und Vorfußabduktion.
b Nach operativer Korrektur mit Kalkaneusverschiebeosteotomie und Kalkaneusverlängerung.

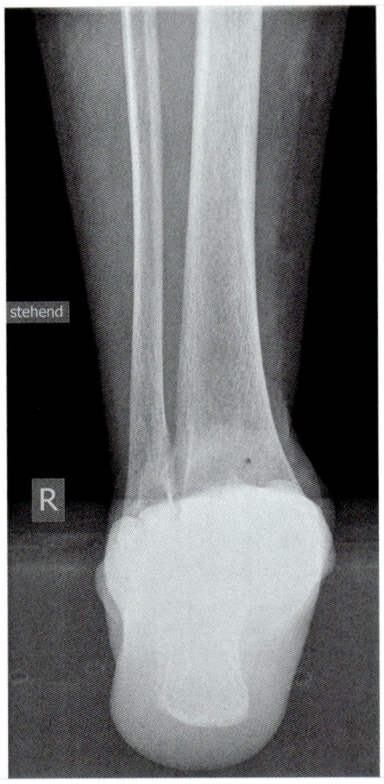

Abb. 1.65 Röntgen: Aufnahme der Rückfußachse in Saltzman-View: Normalbefund. Die unter Belastung durchgeführte Aufnahme dient zur Beurteilung der Kalkaneusachse im Vergleich zur Tibiaachse. Physiologisch ist ein leichter Valgus des Kalkaneus von ca. 5°. Im Bild neutrale Rückfußachse.

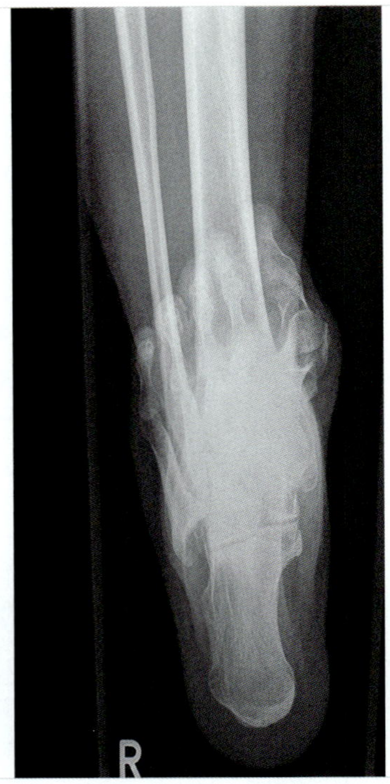

Abb. 1.66 Röntgen: Aufnahme der Rückfußachse in Long axial View: Normalbefund. Auch der Long axial View ermöglicht eine Beurteilung der Stellung des Fersenbeins. Im Gegensatz zur Saltzman-Aufnahme ist der Long axial View weniger anfällig für Fehlprojektionen und stellt damit eine gute Alternative zum Saltzman-View dar.

- Röntgenröhre um 20° aus der Horizontalen nach plantar verkippt

> **Merke**
>
> Rückfuß-Alignement-Aufnahmen sind eine wichtige Ergänzung zur Diagnostik von Kalkaneusfehlstellungen (Varus und Valgus) sowie bei der Planung von Rückfußkorrekturen.

Rückfußachsaufnahme (Long axial View)

Indikation

Der Long axial View dient der Beurteilung der Rückfußachse (► Abb. 1.66).

Positionierung

- Filmposition horizontal am Boden
- Fußposition: Patient auf der Röntgenkassette stehend
- Zentralstrahl auf das obere Sprunggelenk fokussiert
- Röntgenröhre um 45° aus der Horizontalen nach plantar verkippt

> **Merke**
>
> Der Long axial View ist eine wichtige Ergänzung zur Diagnostik von Kalkaneusfehlstellungen (Varus und Valgus) sowie bei der Planung von Rückfußkorrekturen. Saltzman-View oder Long axial View werden alternativ durchgeführt.

1.4 Digitale Volumentomografie

Markus Walther

Die DVT (digitale Volumentomografie) ist ein 3-D-Tomografieverfahren, das ursprünglich vor allem in der Hals-Nasen-Ohren-Heilkunde, der Mund-, Kiefer- und Gesichtschirurgie und der Zahnmedizin zum Einsatz kam. DVT wird in der angloamerikanischen Literatur auch als „Cone Beam CT" bezeichnet. Diese Technik eröffnet in der Bildgebung an Fuß und Sprunggelenk neue Möglichkeiten. Vor allem ist es nun erstmals möglich, belastete Schnittaufnahmen des Rückfußes anzufertigen.

1.4.1 Vor- und Nachteile

- *Vorteile der DVT:*
  - Verglichen mit der CT ist die Strahlenbelastung deutlich niedriger.
  - Es sind belastete 3-D-Aufnahmen des Rückfußes möglich.
  - Der Informationsgewinn ist ähnlich wie bei der CT (z. B. Überbauung von Arthrodesen; ► Abb. 1.67).
- *Nachteile der DVT:*
  - Es kommt zu einer höheren Strahlenbelastung als beim konventionellen Röntgen.
  - Die Identifikation der relevanten Schichten kann im Routinebetrieb mühsam sein.
  - Das Field of View ist bei einigen Geräten so klein, dass der Fuß aus 2 Teilbildern zusammengesetzt werden muss. Das bringt zusätzliche Fehlerquellen mit sich.
  - Die Anschaffungskosten liegen im Bereich eines CT-Geräts.

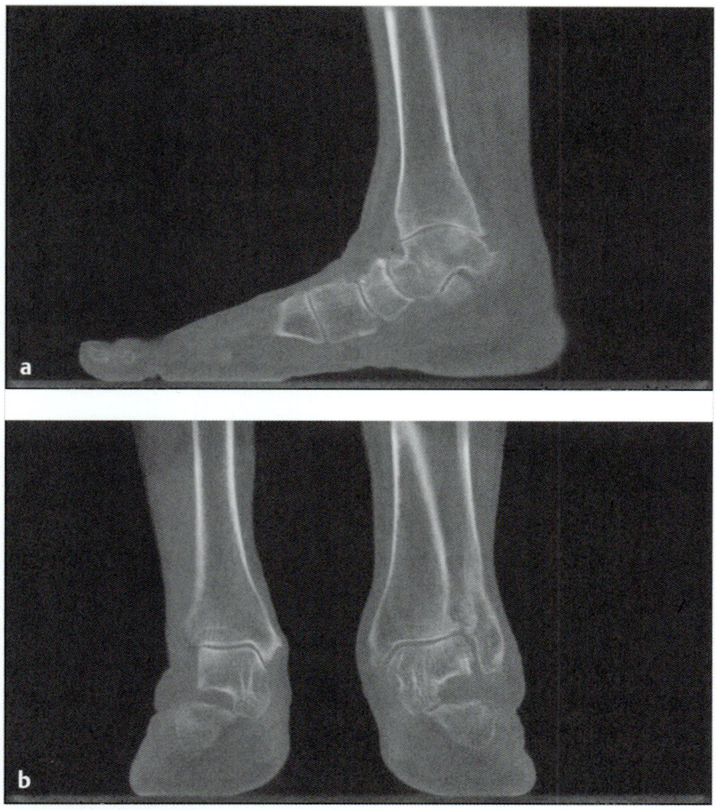

Abb. 1.67 DVT: Abbildung eines Sprunggelenks. Die DVT wurde zur Planung der Implantation einer Sprunggelenkendoprothese mit Arthrodese des Talonavikulargelenks durchgeführt. Das Erscheinungsbild der DVT-Bilder ist der CT im Knochenfenster sehr ähnlich. Die Aufnahmen zeigen eine Arthrose des oberen Sprunggelenks rechts in 2 Ebenen. In der koronaren Schichtung (**b**) ist auch das intakte Sprunggelenk der Gegenseite abgebildet. Die Bildgebung unter Belastung zeigt das Abkippen des Sprunggelenks in Richtung Valgus. Gleichzeitig sind Veränderungen im Bereich der Syndesmose erkennbar. Degenerative Veränderungen finden sich auch im Talonavikulargelenk.
a Sagittale Schichtung.
b Koronare Schichtung.

- Die Methode ist anfällig für Bewegungsartefakte bei stehenden Patienten.
- Es kann zu Bildartefakten kommen.

1.4.2 Technik

Bei der DVT handelt es sich um eine digitale Aufnahmetechnik, bei der ein 3-D-Strahlenbündel in Kombination mit einem flächigen Detektor verwendet wird. Das Strahlenbündel wird entweder konusförmig (Bildverstärker) oder pyramidenförmig (Flachpaneldetektoren) eingeblendet. Die Flachpaneldetektoren zeichnen sich gegenüber den Bildverstärkern durch geringere Verzerrung sowie größere Detailschärfe und Ortsauflösung aus. Auf einer Kreisbahn wird eine große Anzahl von Projektionsaufnahmen erzeugt, aus denen mittels Rückprojektion unmittelbar ein 3-D-Volumen der abgebildeten Region berechnet wird. Bei der DVT werden ein 3-D-Nutzstrahlenbündel sowie ein 2-D-Bildrezeptor verwendet.

DVT-Geräte generieren ihre Volumendatensätze mittels eines mathematischen Prozesses (Rückprojektion) aus mehreren Hundert einzelnen Röntgenprojektionsaufnahmen. Letztere sind wie jede technische Messung fehlerbehaftet. Die auf diesen Messungen sowie vereinfachten physikalischen Annahmen basierenden errechneten 3-D-Rekonstruktionen beinhalten diese Fehler als sog. Artefakte. Typisch sind dabei Auslöschungs- und Aufhärtungsartefakte, bedingt durch hochdichte Strukturen (z. B. metallische Restaurationen) in Strahlengangrichtung. Darüber hinaus kann es zu Aliasing-Artefakten kommen, sog. Moiré-Mustern, d. h. sich wiederholenden Mustern oder Streifen im Bild. Bedingt durch die relativ langen Umlaufzeiten von mehreren Sekunden treten zudem Verwackelungsartefakte auf, die aus technischen Gründen bei höherer Ortsauflösung zunehmen.

Für viele Fragestellungen fehlt bisher die wissenschaftliche Evidenz, inwieweit die Zusatzinformationen der DVT einen erhöhten diagnostischen Nutzen oder einen klinischen Vorteil für den Patienten erbringen.

Verglichen mit der CT ist die Strahlenbelastung bei der DVT aber deutlich niedriger, sodass die Bedeutung der DVT in der Diagnostik in den nächsten Jahren zunehmen wird.

Aktuell ist die DVT Gegenstand intensiver Forschungsarbeiten, um Vorteile und Grenzen des Verfahrens weiter herauszuarbeiten. Ein wesentlicher Vorteil ist die verglichen mit der CT geringere Strahlenbelastung. Allerdings entsteht dadurch auch ein anderes Potenzial von Artefakten und möglichen Fehlinterpretationen. Als belastetes 3-D-Schnittbildverfahren ist die DVT an Fuß und Sprunggelenk aber inzwischen bei komplexen Fragestellungen ein hilfreiches weiteres bildgebendes Verfahren. Bei welchen Indikationen die DVT langfristig die CT ablösen wird, bleibt allerdings abzuwarten.

1.5 Ultraschall

Hartmut Gaulrapp

Die Sonografie stellt auch an Sprunggelenk und Fuß den „verlängerten klinischen Finger" dar und sollte vom klinischen Untersucher selbst durchgeführt werden, um maximale Information zu gewinnen.

1.5.1 Untersuchung

Die Positionierung erfolgt in Rücken- oder Bauchlage, ggf. unterlagert mit einer Rolle. Die betroffene Struktur wird zumeist in 2 Ebenen, dem Longitudinal- und dem Transversalschnitt, mittels eines Linearschallkopfs von 7,5–15,0 MHz untersucht.

Praxistipp

Bei unregelmäßiger Oberfläche kann eine Vorlaufstrecke verwendet werden, die den ungünstigen Nahfokusbereich besser auflösen kann, aber mitunter störende Wiederholungsechos erzeugt.

Die Verwendung flüssigkeitsgefüllter Handschuhe ist wegen der darin eingeschlossenen Luftbläschen nicht zu empfehlen. Bildausschnitt und Fokus sind je nach betroffener Region (Größe, Tiefe) zu optimieren.

Neben den von der DEGUM (der Deutschen Gesellschaft für Ultraschall) empfohlenen wenigen Standardschnitten am oberen Sprunggelenk haben sich zusätzliche Schnittebenen für die einzelnen Gelenkabschnitte, Sehnen- und insbesondere Bandstrukturen bewährt (▶ Tab. 1.3).

Tab. 1.3 Standardschnitte an Sprunggelenk und Fuß.

Regionen und Zielstrukturen	Sagittal (LS)	Koronar (LS)	Transversal (TS)	Fragestellung
Sprunggelenk				
OSG	anterior	–	anterior	Erguss, Hämarthros, Arthritis, Tenosynovialitis, Impingement
distale Fibula	–	fibular	–	Fraktur, Fugenlösung
Lig. fibulotalare anterius	–	–	Lig. fibulotalare anterius	Bandläsion, Instabilität
Lig. tibiofibulare anterius (sog. vordere Syndesmose)	–	–	Lig. tibiofibulare anterius	Bandläsion, Instabilität
Lig. fibulocalcaneare	–	Lig. fibulocalcaneare	–	Instabilität
Kalkaneokuboidalgelenk	–	Kalkaneokuboidal-gelenk	–	Bandläsion, Instabilität
Peronealsehnen	–	retromalleolar	retromalleolar	Peronealsehnenläsion, -luxation, Tenosynovialitis
Achillessehne, OSG posterior	posterior	–	posterior	Tendopathie, Ruptur, Enthesitis, Erguss OSG
Fuß				
Zehengelenke	anterior und plantar	MTP I, MTP V	plantar	Arthritis, aktivierter Hallux rigidus
Metatarsale I	anterior	medial	–	Fraktur
Metatarsale V	anterior	lateral	–	Fraktur

Lig. = Ligamentum
LS = Längsschnitt
MTP = Metatarsophalangealgelenk
OSG = oberes Sprunggelenk
TS = Transversalschnitt

1.5.2 Vor- und Nachteile

- *Stärken der Sonografie:*
  - Darstellung von Flüssigkeit, Weichteilgewebe und Gelenken sowie knöchernen Oberflächen
  - Informationen zur Vaskularisierung durch Power-Doppler-Funktion (z. B. Angioneogenese bei Synovialitis)
  - einzigartige dynamisch-funktionelle Untersuchung der Beweglichkeit und Stabilität von Gelenkanteilen wie auch des Muskel-Sehnen-Apparats unter Kontrolle am Monitor
  - Punktionen, Injektionen und Biopsien sonografisch kontrolliert oder unterstützt sicherer und exakter durchführbar
  - zur Kontrolle des Heilverlaufs von Bändern, Sehnen und Knochenoberflächen sowie der im Heilverlauf eintretenden Restabilisierung des Gelenks
  - peri-, intra- und postoperative Einsetzbarkeit zum Aufsuchen von Implantaten, zur Abklärung eines Impingement durch Implantate
  - schnelle und kostengünstige Verfügbarkeit
- *Schwächen der Sonografie:*
  - fehlende Durchdringung knöcherner oder verkalkter Strukturen
  - schlechte Darstellbarkeit tiefer Strukturen
  - bei vergleichbarer axialer Auflösung weniger gute laterale Auflösung verglichen mit dem MRT

Die Sonografie verschafft dem erfahrenen Untersucher bei geringem Zeiteinsatz und unmittelbarer Verfügbarkeit eine Fülle an Zusatzinformationen, die eine schnelle und gezielte Behandlung ermöglichen und teure oder belastende weiterführende Untersuchungen unnötig machen, z. B.:

- Erkennung und Differenzierung von Gelenk- bzw. periartikulärer Schwellung, Erguss bzw. Hämarthros, Serom bzw. Hämatom, exsudativer bzw. proliferativer Synovialitis
- Punktierbarkeit: Kompression bzw. Dekompression von Raumforderungen
- Kasel-Band-Rupturen: total, partiell, Stabilitätstests, Messungen
- Fersenschmerz: Differenzierung der Pathologien an Achillessehne, Bursa, Traktionssporn, Exostosen, Haglund-Ferse
- Sehnenläsionen: Differenzierung total, partiell, Tendopathie, peritendinöse Veränderungen, Luxation, Adaptierbarkeit

Literatur

Magnetresonanztomografie

[1] Arnold I. Arthrose: Was gibt es Neues? Dtsch Arztebl 2016; 113 (44): A-1976 / B-1658 / C-1645

[2] Domayer SE, Trattnig S, Stelzeneder D et al. Delayed gadolinium-enhanced MRI of cartilage in the ankle at 3 T: feasibility and preliminary results after matrix-associated autologous chondrocyte implantation. J Magn Reson Imaging 2010; 31 (3): 732–739

[3] Granata V, Cascella M, Fusco R et al. Immediate adverse reactions to gadolinium-based MR contrast media: a retrospective analysis on 10 608 examinations. Biomed Res Int 2016; 2016: 3918292. doi:10.1155/2016/3918292

[4] Heiland S. MR-Artefakte erkennen und vermeiden. Radiologie up2date 2009; 9 (4): 303–318. doi:10.1055/s-0029-1215320

[5] Horn DB, Meyers S, Astor W. True pathologic abnormality versus artifact foot position and magic angle artifact in the peroneal tendons with 3 T imaging. J Am Podiatr Med Assoc 2015; 105 (5): 443–450. doi:10.7547/14–068

[6] Janka R. Protokollempfehlungen der AG Bildgebende Verfahren des Bewegungsapparates (AG BVB) der Deutschen Röntgengesellschaft (DRG) zu Messsequenzen für die Gelenk-MRT. Fortschr Röntgenstr 2018; 190 (02): 186–190. doi: 10.1055/s-0043-125412

[7] Janka R. Protokollempfehlungen der AG Bildgebende Verfahren des Bewegungsapparats [AG BVB] zu Messsequenzen für Finger, Fuß und Kiefergelenk. Im Internet: https://www.ag-bvb.drg.de/media/document/19715/protokoll-empfehlungen-finger-fuss-kiefergelenke-ag-bvb.pdf (Stand: 12.4.2020)

[8] Janka R. Protokollempfehlungen der AG Bildgebende Verfahren des Bewegungsapparates (AG BVB) der Deutschen Röntgengesellschaft (DRG) zu Messsequenzen für die Gelenk-MRT. RöFo 2018; 190(02): 186–190. doi: 10.1055/s-0043-125412

[9] Kästel T, Heiland S, Bäumer P et al. Magic angle effect: a relevant artifact in MR neurography at 3T? AJNR Am J Neuroradiol 2011; 32 (5): 821–827

[10] Looze CA, Capo J, Ryan MK et al. Evaluation and management of osteochondral lsions of the talus. Cartilage 2017; 8 (1): 19–30

[11] Rehnitz C, Kuni B, Wuennemann F et al. Delayed gadolinium-enhanced MRI of cartilage (dGEMRIC) and T2 mapping of talar osteochondral lesions: indicators of clinical outcomes. J Magn Reson Imaging 2017; 46 (6): 1601–1610. doi:10.1002/jmri.25731

[12] Schreiner MM, Mlynarik V, Zbýň Š et al. New technology in imaging cartilage of the ankle. Cartilage 2017; 8 (1): 31–41

[13] Singh DR, Chin MS, Peh WC. Artifacts in musculoskeletal MR imaging. Semin Musculoskelet Radiol 2014; 18 (1): 12–22

[14] Szeimies U, Stäbler A, Walther M. Bildgebende Diagnostik des Fußes. Stuttgart: Thieme; 2012

[15] Vira S, Ramme AJ, Chapman C et al. Juvenile particulate osteochondral allograft for treatment of osteochondral lesions of the talus: detection of altered repair tissue biochemical composition using 7 Tesla MRI and T2 mapping. J Foot Ankle Surg 2017; 56 (1): 26–29. doi:10.1053/j.jfas.2016.09.012

[16] Wang L, Regatte RR. Investigation of regional influence of magic-angle effect on T2 in human articular cartilage with osteoarthritis at 3T. Acad Radiol 2015; 22 (1): 87–92

[17] Weber MA, Wünnemann F, Jungmann PM et al. Modern cartilage imaging of the ankle. Fortschr Röntgenstr 2017; 189: 945–956

[18] Wei W, Lambach B, Jia G et al. Assessing the effect of football play on knee articular cartilage using delayed gadolinium-enhanced MRI of cartilage (dGEMRIC). Magn Reson Imaging 2017; 39: 149–156

Mehrzeilen-Spiral-Computertomografie

[1] Burgener FA, Herzog C, Meyers S et al. Differenzialdiagnosen in der Computertomografie. 2. Aufl. Stuttgart: Thieme; 2012

[2] Kirschke JS, Braun S, Baum T et al. Diagnostic value of CT arthrography for evaluation of osteochondral lesions at the ankle. Biomed Res Int 2016; 2016: 3594253.

[3] Riemer A. Computertomografie für MTRA/RT. Stuttgart: Thieme; 2017

[4] Schmitt R, Lanz U. Bildgebende Diagnostik der Hand. 3. Aufl. Stuttgart: Thieme; 2014

Röntgen

[1] Christman RA. Foot and ankle radiology. St. Louis: Churchill Livingstone; 2003

[2] Cobey JC. Posterior roentgenogram of the foot. Clin Orthop Relat Res 1976; 118: 202–207

[3] Coughlin MJ, Saltzman CL, Nunley JA 2nd. Angular measurements in the evaluation of hallux valgus deformities: a report of the ad hoc committee of the American Orthopaedic Foot & Ankle Society on angular measurements. Foot Ankle Int 2002; 23: 68–74

[4] LiMarzi GM, Fursevich DM, Cole JD et al. Imaging of ankle replacements. Semin Musculoskelet Radiol 2015; 19 (1): 67–76

[5] Reiling MI, Beimers L, Tuijthof GJM et al. Measuring hindfoot alignment radiographically: The long axial view is more reliable than the hindfoot alignment view. Skeletal Radiol 2010; 39: 1103–1108

[6] Saltzman CL, el-Khoury GY. The hindfoot alignment view. Foot Ankle Int 1995; 16: 572–576

Digitale Volumentomografie

[1] Burssens A, Peeters J, Buedts K et al. Measuring hindfoot alignment in weight bearing CT: a novel clinical relevant measurement method. Foot Ankle Surg 2016; 22 (4): 233–238

[2] Lintz F, Welck M, Bernasconi A et al. 3D biometrics for hindfoot alignment using weightbearing CT. Foot Ankle Int 2017; 38 (6): 684–689. doi:10.1177/1071100717690806

[3] Richter M, Seidl B, Zech S et al. PedCAT for 3D-imaging in standing position allows for more accurate bone position (angle) measurement than radiographs or CT. Foot Ankle Surg 2014; 20 (3): 201–207. doi:10.1016/j.fas.2014.04.004

[4] Richter M, Zech S, Hahn S et al. Combination of pedCAT® for 3D imaging in standing position with pedography shows no statistical correlation of bone position with force/pressure distribution. J Foot Ankle Surg 2016; 55 (2): 240–246. doi:10.1053/j.jfas.2015.10.004

Ultraschall

[1] Bianchi S, Luong DH. Stress fractures of the calcaneus diagnosed by sonography: report of 8 cases. J Ultrasound Med 2018; 37 (2): 521–529. doi:10.1002/jum.14276

[2] Canagasabey MD, Callaghan MJ, Carley S. The sonographic Ottawa Foot and Ankle Rules study (the SOFAR study). Emerg Med J 2011; 28 (10): 838–840. doi:10.1136/emj.2009.088286

[3] Delzell PB, Tritle BA, Bullen JA et al. Clinical utility of high-frequency musculoskeletal ultrasonography in foot and ankle pathology: how ultrasound imaging influences diagnosis and management. J Foot Ankle Surg 2017; 56 (4): 735–739

[4] Gaulrapp H, Szeimies U. Diagnostik der Gelenke und Weichteile: Sonographie oder MRT. München: Elsevier; 2008

[5] Gaulrapp H, Binder C. Grundkurs Sonografie der Bewegungsorgane. München: Elsevier; 2011

[6] Matsubara K, Matsushita T, Tashiro Y et al. Repeatability and agreement of ultrasonography with computed tomography for evaluating forefoot structure in the coronal plane. J Foot Ankle Res 2017; 10: 17

[7] Park JW, Lee SJ, Choo HJ et al. Ultrasonography of the ankle joint. Ultrasonography 2017; 36 (4): 321–335. doi:10.14366/usg.17008

Kapitel 2

Klinische Diagnostik

2 Klinische Diagnostik

Rüdiger Degwert, Markus Walther

Ein Patient mit Schmerzen am Fuß, sei es aufgrund akuter Verletzung oder chronischer Ursache, stellt immer eine gewisse Herausforderung dar. Diese ist einerseits in der komplexen Anatomie und Biomechanik des Fußes und andererseits in der Bedeutung des Fußes für den gesamten Stütz- und Bewegungsapparat begründet. Grundlegende Kenntnisse von Biomechanik und Anatomie sind die Voraussetzung für eine zielgerichtete Anamnese und klinische Untersuchung.

Häufig sind Fußbeschwerden Teil einer komplexen Gesamtproblematik. Beispielsweise betreffen 50 % aller beim Polytrauma übersehenen Verletzungen der unteren Extremität den Fuß. Immer wieder finden sich Verletzungen an unterschiedlichen Regionen des Fußes, sodass bei nicht gründlicher und systematischer Untersuchung ein Teil der Pathologie übersehen werden kann. Vorbeschwerden oder degenerative Veränderungen können die Suche nach einer neuen Pathologie erschweren. All die genannten Faktoren fordern ein möglichst systematisches und konsequent strukturiertes Vorgehen bei der klinischen Untersuchung. Es empfiehlt sich, einem Algorithmus bzw. einem „Untersuchungsprogramm" zu folgen.

Praxistipp

H. Frisch schlägt einen Untersuchungsgang nach dem 5/5-Schema vor, der sich im Alltag vielfach bewährt hat:

1. programmierte Anamnese
2. Untersuchungsblock (Inspektion, Bewegungsprüfung, Palpation mit aktiven und passiven Bewegungen sowie translatorische Gelenktests und Muskeltests)
3. neurologische und/oder angiologische Tests
4. technische Zusatzuntersuchungen
5. Diagnose

2.1 Untersuchungsalgorithmus

2.1.1 Klinische Untersuchung

- Anamnese
- Inspektion
- Palpation
- Bewegungstests
- translatorische bzw. Stabilitätstests
- Muskelfunktionstests
- spezielle Tests
- Belastungstests
- Untersuchung anderer Strukturen

2.1.2 Apparative Diagnostik

- Ultraschall
- Röntgen (ggf. auch Stressaufnahmen)
- MRT
- CT
- andere, z. B. Szintigrafie, DVT usw.
- Labor
- Analyse im Stehen, Gehen bzw. Laufen, 3-D-Bewegungsanalyse, Pedobarografie

Die diagnostische Arthroskopie hat angesichts der hohen Qualität der MR-Bildgebung ihre Bedeutung fast vollständig verloren.

2.1.3 Weiterführende, konsiliarische Untersuchung

- Neurologie, Angiologie, Phlebologie, Rheumatologie, Dermatologie, Psychosomatik u. a.
- ggf. naturheilkundliche Abklärung
- Untersuchung auf kraniomandibuläre Dysfunktion

Merke

Die eigene Untersuchung sollte stets vor Einsatz bildgebender Verfahren und vor dem Betrachten von Fremdbefunden, -diagnosen und -bildgebung erfolgen, um die eigene Urteilsfähigkeit und Differenzialdiagnostik nicht zu beeinträchtigen.

Die klinische Untersuchung anhand eines festen Algorithmus stellt bei Inspektion und manueller Untersuchung sicher, nichts zu übersehen. Bei augenscheinlich klaren Pathologien bzw. Befunden sollte man sich nicht von einer programmierten Untersuchung des gesamten Fußes abbringen lassen.

2.2 Anamnese

Bei der Anamnese lassen sich generell anamnestische Gesichtspunkte von aktuell spezifischen unterscheiden. Welche davon im Vordergrund stehen, entscheiden einerseits der Untersuchungszeitpunkt und zum anderen die Dramatik der Verletzung bzw. der Beschwerden.

2.2.1 Relevante Fragen

Die Eigenanamnese und gezielte Fragen zur Anamnese sollen Alter, Beruf, Geschlecht, Familien- und soziale Anamnese, berufliche und/oder sportliche Aktivitäten und Freizeitaktivitäten des Patienten abklären. Gegebenenfalls ist eine Fremdanamnese erforderlich. Vor allem folgende Fragen sind wichtig:

- Was? Wo? Wann? Seit wann? Wie? Womit zusammenhängend?
- Auslöser der Schmerzen?
- Risikofaktoren, ältere Verletzungen, Narben, systemische Grund- oder Begleiterkrankungen, Medikamenteneinnahme?
- Bei sportlichen Patienten vor allem: Aktivitätsniveau, Änderung von Belastung (Trainingsumfang, Wettkampf) und Rahmenbedingungen (Schuhe, Untergrund, Sportgerät)? Diese Fragen können Hinweise auf Sportschäden wie z. B. Stressfrakturen liefern.
- Traumamechanismus und Intensität? Die möglichst exakte Rekonstruktion des Traumas ist hilfreich, da sich dabei bereits erste Hinweise zu Verletzungs- und Beschwerdebildern ergeben können.

- Psyche (aggravierende oder diffuse Beschreibung, permanente Wiederholung, Feststellung des Patienten: „Alles tut weh." usw., allgemeine Stress- und Belastungssituationen)?
- Frühere Erkrankungen, Traumen, (auch schon bisher erfolgte) Therapien und/oder Operationen?

Bestimmte Unfallmechanismen sind bekannt dafür, dass sie spezifische Verletzungsmuster am Fuß bedingen. Dadurch können Verletzungen an Fußstrukturen unter Umständen eingegrenzt werden bzw. es ergeben sich Hinweise auf die Existenz von Verletzungen anderer Körperstrukturen. Zum Beispiel ist bei Sprüngen oder Stürzen aus größerer Höhe und Landung auf beiden Fersen mit einer möglichen begleitenden Kompressionsfraktur im Bereich der Lendenwirbelsäule zu rechnen. Zusätzlich zur Untersuchung der beiden Fersen sollte dann auch die gesamte Kraftachse untersucht werden.

2.2.2 Schmerzspezifische Anamnese

- Schmerzlokalisation
- Schmerzintensität
- Belastungsabhängigkeit der Beschwerden, Ruhe- bzw. Nachtschmerz
- Belastungsmöglichkeiten oder Einschränkungen bei der Belastung
- Beeinträchtigung in Alltag, Beruf, Sport
- Orthese, Einlagen, Gehstützen, andere Hilfsmittel
- bei chronischen Erkrankungen und Nachuntersuchungen nach akutem Beschwerdebeginn: Frage nach den aktuellen Beschwerden, nach der Entwicklungstendenz der Beschwerden
- evtl. Erstellen eines Schmerzfragebogens

2.3 Inspektion

Ziel der Inspektion ist es, äußerlich sichtbare Veränderungen gegenüber dem Normalbefund herauszustellen. Dazu bietet es sich an, den Fuß der Gegenseite als Referenz heranzuziehen. Es empfiehlt sich, den Patienten bei individuellen (auch dynamischen) Alltagsbewegungen, beim Gehen, im Stand sowie mit hängendem Fuß zu inspizieren sowie ggf. die zur Anwendung kommenden Hilfsmittel zu beurteilen. Für die Beurteilung der Bein- und Rückfußachsen und der Muskulatur muss der Patient die Hose ausziehen. Auch sollte die stehende Position – wenn möglich – mitbeurteilt werden. Auf Folgendes ist zu achten:

- Kontur, Relief, Schwellung, Hautkolorit (z. B. postthrombotisch)
- offene Wunden, Verletzungen
- Fremdkörper
- Wirbelsäulenachse, Beckenstellung und Beinachsen
- Rückfußstellung, Deformitäten, Längs-, Quergewölbe
- Asymmetrie, Atrophie der Muskulatur und Haut
- Hämatom, Schwellung, sichtbare Knochenpunkte (sog. Landmarks)
- Schwielen, Hornhaut, Narben, Nagelbett
- spezielle klinische Zeichen wie das sog. Too-many-Toes-Zeichen

2.4 Palpation

> **Merke** M!
>
> Die Palpation sollte einem strukturierten Algorithmus folgen; einige elementare Grundsätze der Palpation sind zu beachten:
> - Palpationsort
> - Palpationsintensität bzw. -qualität
> - Palpationsfläche
> - Vorgehen während der Palpation

Die Wahl des richtigen Palpationsorts ist für die Kontaktaufnahme von großer Bedeutung. Nicht der augenscheinlich (durch Anamnese und/oder Inspektion vermutete) von der Verletzung oder den Beschwerden betroffene Bereich ist als erstes zu palpieren. Es hat sich bewährt, zunächst weniger schmerzhafte bzw. sensible Strukturen zu palpieren. Auch ist zu bedenken, dass die Kontaktaufnahme von Seiten des Untersuchers von den Patienten individuell unterschiedlich empfunden wird. Ein fester Griff kann als angenehm, sicher oder bedrohlich wahrgenommen werden. Eine sanfte Berührung kann dagegen als Unsicherheit oder auch als respektvolles Vorgehen interpretiert werden.

Man beginnt die Palpation am besten mit vorsichtig steigendem Kontakt mit dem Gewebe des Patienten sowohl bezüglich der Palpationsfläche als auch der Palpationsintensität. Dabei sollte man bedenken, dass das taktile Empfinden bei einer Untersuchung abnimmt, wenn man sofort mit großem Druck arbeitet bzw. nachdem man den Druck erhöht. Erst nach einer „oberflächigen" Einschätzung sollte man Schicht für Schicht unter Zunahme der Palpationsintensität mit der Untersuchung fortschreiten. Anschließend folgt die weitere Differenzierung der Strukturen im Einzelnen bzw. der möglichst exakt zu ertastenden Hauptschmerzlokalisation(-en).

Ein weiterer Aspekt ist, dass mit bewegter Hand Strukturen und Formen besser erkannt werden können. Die tastende bewegte Hand ist der ruhenden Hand überlegen. Durch Bewegung werden wesentlich mehr Hautrezeptoren aktiviert. Dies verhindert deren Adaption, was einen detaillierteren Informationsgewinn ermöglicht. Auch die Tiefensensibilität kann bei diesem Vorgehen einen größeren Teil zur Form- und Oberflächenerkennung beisteuern. Gleiches gilt für das Temperaturempfinden.

▸ Tab. 2.1 fasst die am Fuß palpablen Strukturen zusammen.

> **Merke** M!
>
> Besondere Sorgfalt benötigt die Palpation der peripheren „Fußnerven".

Tab. 2.1 Am Fuß tastbare Strukturen (sog. Landmarken).

Medialer Fußrand	Lateraler Fußrand	Fußrücken	Fußsohle
• Malleolus medialis • Lig. deltoideum • Retinaculum mm. flexorum • Tendo m. tibialis posterior • A. tibialis posterior • N. tibialis • Sustentaculum tali • Articulatio talonavicularis (mediale Chopart-Gelenklinie) • Tuberositas ossis navicularis mit Ansatz der Tibialis-posterior-Sehne • Articulatio tarsalis zwischen Os naviculare und Os cuneiforme • Os cuneiforme mediale • Tuberculum mediale des Os cuneiforme (Ansatz der Tibialis-anterior-Sehne) • Tibialis-anterior-Sehne • Articulatio tarsometatarsea I (Lisfranc-Gelenklinie) • Os metatarsale I • Großzehengrundgelenk • Grundphalanx D I • Articulatio interphalangea I • Endphalanx D I	• Malleolus lateralis • Lig. fibulotalare anterius • Lig. fibulocalcaneare • Lig. fibulotalare posterius • Retinaculum mm. fibularium • vordere Syndesmose • Trochlea peronealis (calcanei) und Tendo mm. peroneus brevis et longus • Articulatio calcaneocuboidea (laterale Chopart-Gelenklinie) • Tuberculum peroneale • Sinus tarsi • Processus anterius calcanei • Lig. calcaneocuboideum • Tuberositas ossis metatarsalis V mit Ansatz der Peroneus-brevis-Sehne • Os metatarsale V • Metatarsophalangealgelenk V (Grundgelenk) • Grundphalanx D V • proximales Interphalangealgelenk D V • Mittelphalanx D V • distales Interphalangealgelenk D V • Endphalanx D V	• A. dorsalis pedis • oberes Sprunggelenk mit Tibiavorderkante • Caput tali mit Articulatio talonavicularis (Chopart-Gelenklinie) • Retinaculum mm. extensorum • Tendo mm. extensorum longus • N. peroneus superficialis • Tendo mm. extensoris hallucis longus • M. extensor digitorum brevis • Articulationes tarsales mit Os cuneiforme intermedium und laterale • Articulationes tarsometatarsales an D II–IV (Lisfranc-Gelenklinie) • Lisfranc-Ligament • Articulationes metatarsophalangeales D II–IV • Grundphalanx D II–IV • proximales Interphalangealgelenk D II–IV • Mittelphalanx D II–IV • Endphalanx D II–IV • N. peroneus superficialis • N. peroneus profundus • N. saphenus	• Tuber calcanei • Aponeurosis plantaris und Lig. plantare longum • M. flexor digitorum brevis • Chiasma flexorum • Mm. abductor und flexor digiti minimi • M. abductor hallucis • Metatarsaleköpfchen • Sesambeine des M. flexor hallucis brevis • N. plantaris

A. = Arteria
Lig. = Ligamentum
M./Mm. = Musculus/Musculi (Nom.)
m./mm. = Musculi/Musculorum (Gen.)
N. = Nervus

Ein Schmerzauslöser können Nervenengpasssyndrome sein. Beispielhaft sollen an dieser Stelle folgende Nerven mit ihren muskulären Durchtrittsstellen angeführt werden:

- *N. tibialis:* muskuläre Durchtrittsstelle M. soleus
- *N. peroneus profundus:* muskuläre Durchtrittsstelle M. extensor digitorum longus
- *N. peroneus communis:* muskuläre Durchtrittsstelle M. peroneus longus

Sowohl die Äste des N. peroneus superficialis als auch der N. suralis sind bei dünnem Unterhautfettgewebe oft tastbar bzw. treten bei leichter Vorspannung der Haut aus dem Gewebe hervor.

Als anatomische Normvarianten sollte bei der Palpation auch an akzessorische Fußwurzelknochen gedacht werden, die bei bis zu 30 % der Bevölkerung vorkommen. Sie haben primär keinen Krankheitswert. Vor allem auch bei der Beurteilung der möglicherweise folgenden radiologischen Diagnostik sollte daran gedacht werden, dass sie leicht mit Frakturen verwechselt werden können. Häufigste akzessorische Knochen (S. 673):

- Os trigonum
- Os tibiale externum (akzessorisches Os naviculare)
- Os peroneum
- Os vesalianum

In ► Abb. 2.1 sind einige wesentliche palpable Strukturen am medialen und lateralen Fuß dargestellt.

Praxistipp

Die meisten Palpationen sollten bevorzugt in entspannter Fußposition vorgenommen werden (hängender, unbelasteter Fuß oder liegender Patient).

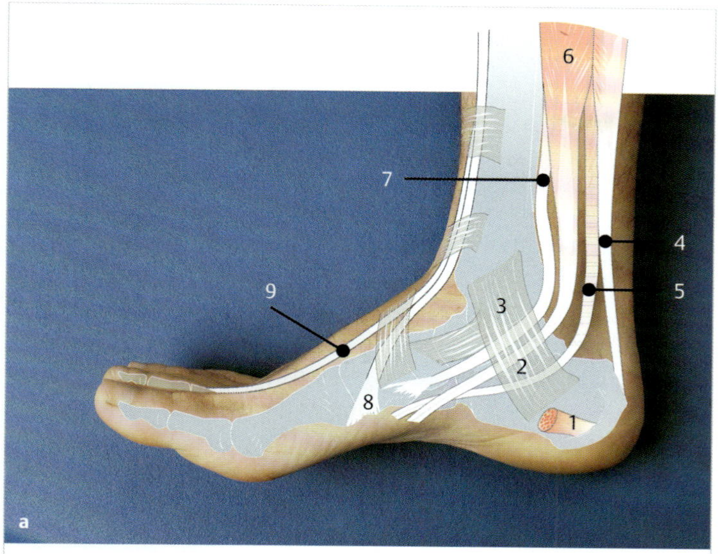

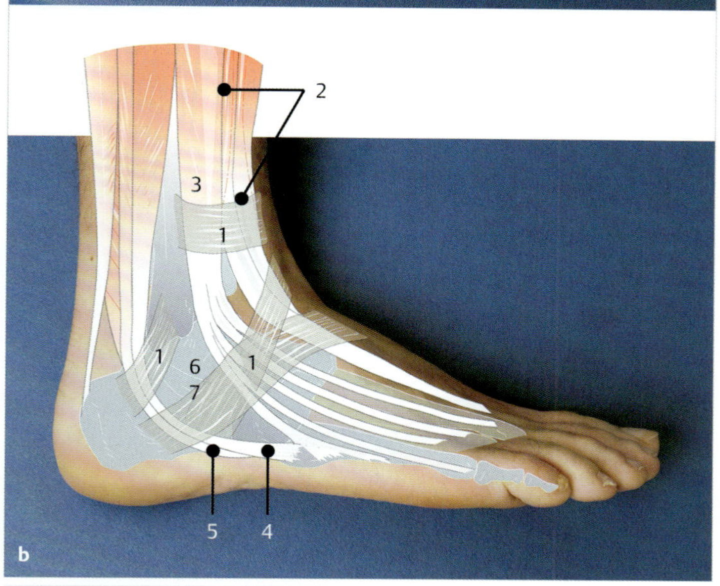

Abb. 2.1 Palpable Strukturen am medialen und lateralen Fuß. Beispiele. (Böhni U, Lauper M, Locher H. Manuelle Medizin 2. Stuttgart: Thieme; 2012)

a Fuß medial.
1 = M. abductor hallucis (abgeschnitten)
2 = Sustentaculum tali calcanei
3 = Retinaculum mm. flexorum
4 = Achillessehne (Tendo calcanei)
5 = M. flexor hallucis longus (unter dem Sustentaculum tali)
6 = M. flexor digitorum longus
5/6 = nach Überkreuzung (plantar des Navikulare!) nach plantar ziehend
7 = M. tibialis posterior
8 = Tendo m. tibialis anterioris
9 = Tendines mm. extensorum longorum (dargestellt ist die Sehne zu D II; nicht dargestellt: Tendo m. extensoris hallucis longi auf Strahl I)

b Fuß lateral.
1 = Retinacula mm. peroneorum et extensorum
2 = M. tibialis anterior (medial) und M. extensor hallucis longus
3 = M. extensor digitorum longus mit Sehne des M. peroneus tertius
4 = M. peroneus brevis mit Ansatz an der Tuberositas ossis metatarsalis V
5 = M. peroneus longus (Sehnenverlauf Richtung plantar)
6 = Talushals
7 = Sinus tarsi (nicht eingezeichnet ist der gegen plantar in der Tiefe gelegene M. extensor digitorum brevis, vom Kalkaneus unter die Sehnen der langen Zehenextensoren ziehend)

2.5 Bewegungstests

Bewegungstests können aktiv und passiv durchgeführt werden. Sie geben Auskunft über die Beweglichkeit jedes einzelnen Teilgelenks. Auch bei der Untersuchung der Beweglichkeit sollte man systematisch vorgehen, da die Gesamtbeweglichkeit mehrerer Gelenke Bewegungsdefizite eines Einzelgelenks gelegentlich kaschieren kann. Auch in diesem Zusammenhang gilt es, die Gegenseite als Referenzwert zu beurteilen. Bewegungstests sind je nach Test sowohl im Sitzen als auch im Liegen durchführbar.

Um Bewegungseinschränkungen nicht falsch zu interpretieren, sollte man sich darüber im Klaren sein, dass sie sowohl strukturelle als auch funktionelle Ursachen haben können:

- *strukturell:*
  - Frakturen bzw. Luxationen
  - Kontrakturen infolge chronischer Geschehen (z. B. rheumatoide Arthritis, Hammerzeh)
  - Kontrakturen aufgrund chronisch bestehender funktioneller (z. B. neurologischer) Defizite
  - angeborene Deformitäten
  - wachstumsbedingte Deformitäten
  - postoperativ durch Narbenbildung
  - posttraumatische Fehlstellungen
- *funktionell:*
  - schmerzbedingt
  - neurologisch
  - infolge von intraartikulärem Erguss oder Hämatom

Für gewöhnlich sollte zunächst die aktive Beweglichkeit überprüft werden, da man davon ausgehen darf, dass der Patient das subjektiv erträgliche Maß an Bewegung nicht überschreitet. Anschließend folgt der Untersucher mit der passiven Beweglichkeitsprüfung. Dabei muss aber berücksichtigt werden, dass aktive Beweglichkeit durch die anatomischen Voraussetzungen (ossär, kapsulär, ligamentär und muskulär) ebenso wie die passive Beweglichkeit (ossär, kapsulär, ligamentär) vorgegeben ist. Bei der passiven Beweglichkeit sind Bewegungen möglich, die aktiv nicht möglich sind, obwohl die „Anatomie" dies physiologisch zulässt.

In der manuellen Medizin besitzt die Untersuchung der Gelenke eine große Bedeutung. Beurteilt werden folgende Parameter:

- Gelenkspiel (Joint Play)
- Beweglichkeit
- Bewegungsausmaß aktiv und passiv
- Neutralzone
- elastische Zone
- plastische Zone
- Neutralstellung
- Ruhestellung und aktuelle Ruhestellung
- pathologische Bewegungsgrenze
- Endgefühl und Stopp
- verriegelte Fehlstellung und Verriegelung
- Konvergenz bzw. Divergenz
- Hypermobilität bzw. Instabilität
- Stabilisation
- Fixation

Bischof teilt die physiologische Bandbreite der Bewegung in Normomobilität, Hypermobilität und Hypomobilität ein. Die pathologischen Bewegungen sind Blockierung, Amobilität, Destruktion, Lockerung und Instabilität.

2.5.1 Bewegungsachsen am Fuß

Um folgende Achsen kann der Fuß bewegt werden (▶ Abb. 2.2):

- *X-Achse:* Plantarflexion und Dorsalextension
- *Y-Achse:* Supination (Rückfußvarus) und Pronation (Rückfußvalgus)
- *Z-Achse:* Adduktion und Abduktion
- *Summe:* Inversion und Eversion

> **Merke**
>
> Die Bezeichnung „Dorsalextension" beschreibt das Gleiche wie der am Fuß gängigere Begriff der „Dorsalflexion" bzw. „Dorsiflexion" im Angloamerikanischen.

Die Prüfung des Gelenkspiels erfolgt mit Punctum fixum am Talus (auch umgekehrt möglich): Die Bewegungsrichtung für die Inversion ist also eine Plantarflexion-Supination-Adduktion des Kalkaneus gegenüber dem Talus.

Bewegungsachsen am Fuß:

- Plantarflexion bzw. Dorsalextension (Sagittalebene)
- Adduktion bzw. Abduktion (Horizontalebene)
- Supination bzw. Pronation (Frontalebene, vornehmlich im Rückfuß)

Inversion und Eversion sind 3-D-Bewegungskombinationen um die Längsachse des Fußes (Inversion: Plantarflexion, Adduktion und Supination; Eversion: Dorsalextension, Abduktion und Pronation; s. auch ▶ Abb. 2.2a). Die Achse für die Inversion bzw. Eversion verläuft von anterior-medial-kranial nach posterior-lateral-kaudal. Die Begründung liefert die sog. strukturelle Anatomie: In den beiden Gelenkkammern des Subtalargelenks findet man unterschiedliche, zum Teil konvexe (dorsal) und zum Teil konkave Gelenkflächen (ventral) vor. Durch straffe ligamentäre Verbindungen und die verschieden schräg ausgebildeten Gelenkflächen kommt es zu einer gekoppelten (assoziierten) Bewegung um eine schräge Achse. Die Bewegungskomponenten können nicht isoliert auftreten.

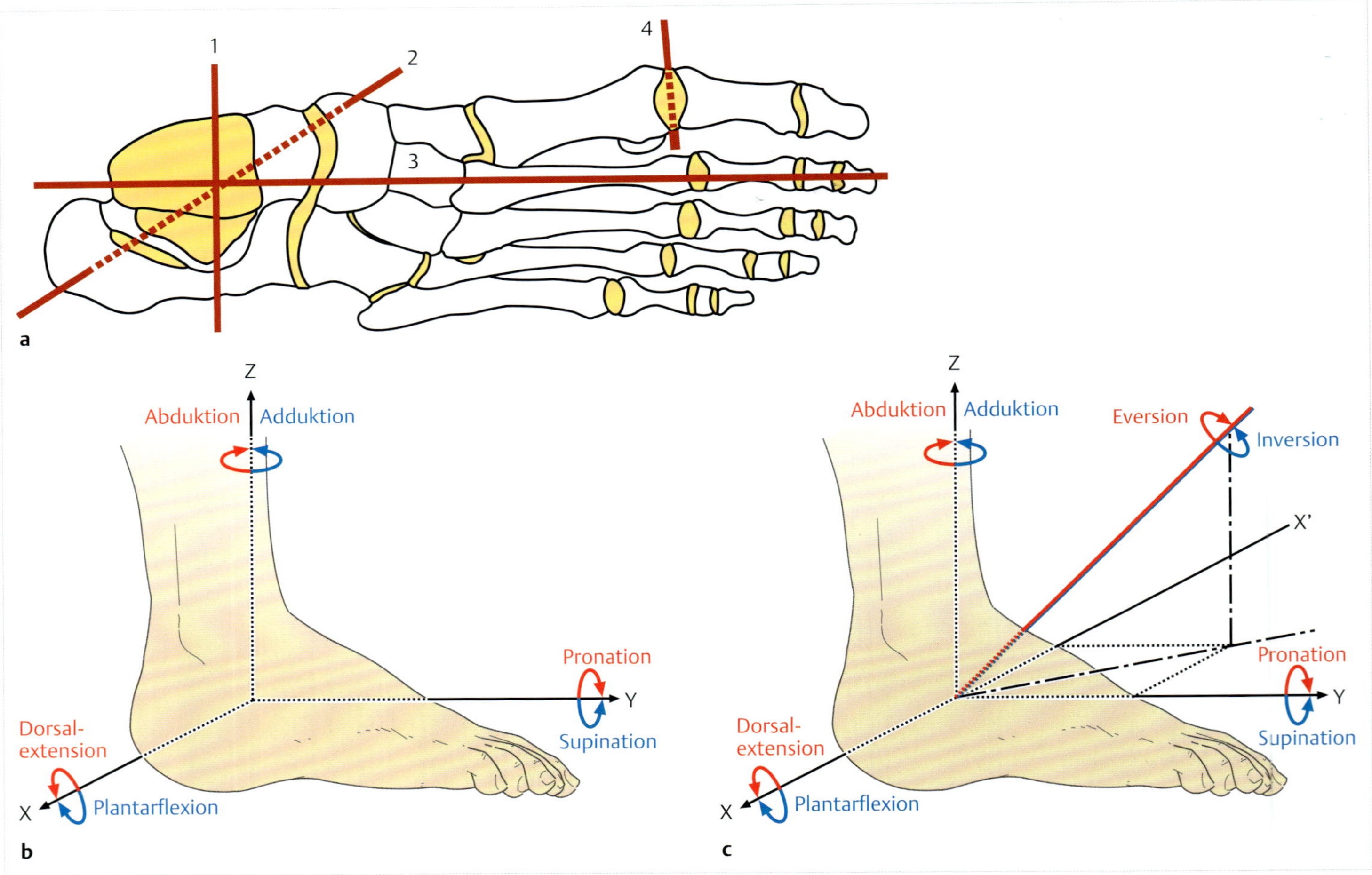

Abb. 2.2 Bewegungsachsen am Fuß. (Böhni U, Lauper M, Locher H. Manuelle Medizin 2. Stuttgart: Thieme; 2012)
a Vier funktionelle Etagen und ihre Bewegungsachsen.
1 = 1. Etage: Flexions- bzw. Extensionsachse im oberen Sprunggelenk
2 = 2. Etage: Eversions- bzw. Inversionsachse im unteren Sprunggelenk
3 = 3. Etage: Pro- bzw. Supination des Mittelfußes
4 = 4. Etage: Extension bzw. Flexion der Zehengrundgelenke
b Koordinatensystem am Fuß.
c Koordinatensystem mit Inversions- bzw. Eversionsachse am unteren Sprunggelenk.

2.5.2 Funktionelle Etagen am Fuß

- *Funktionelle Etage oberes Sprunggelenk* (Articulatio talocruralis):
  - (Plantar-)Extension: Abduktion und Pronation (Eversionskomponente im oberen Sprunggelenk)
  - (Dorsal-)Flexion: Adduktion und Supination (Inversionskomponente im oberen Sprunggelenk)
- *funktionelle Etage unteres Sprunggelenk* (Articulatio talotarsalis):
  - Eversion und Inversion um eine schräge Achse von anterior-medial-kranial nach posterior-lateral-kaudal
  - Eversion mit der Innenrotation des Unterschenkels gekoppelt
- *funktionelle Etage Mittelfußgelenke* (Articulationes tarsi transversale = Linea amputationis; Choparti: Articulationes talonavicularis et calcaneocuboidalis; Articulationes tarsometatarsales = Linea amputationis Lisfranci)
  - Pronation/Supination (Rotation in der Fußlängsachse)
  - Torsion (Rotation Vorfuß gegen Rückfuß)
  - Inversion/Eversion (isolierte Bewegung im Subtalargelenk; Inversion mit Außenrotation des Unterschenkels gekoppelt)
- *funktionelle Etage Vorfußgelenke:*
  - Dorsalextension
  - Plantarflexion

2.5.3 Neutral-Null-Methode

Die Neutral-0-Methode, nach der Normwerte für jedes Teilgelenk vorgegeben sind (▶ Abb. 2.3, ▶ Abb. 2.4, ▶ Abb. 2.5, ▶ Abb. 2.6, ▶ Abb. 2.7 und ▶ Abb. 2.8), hat sich am Fuß nur für das obere Sprunggelenk und das Großzehengrundgelenk etabliert. Am Mittel- und Rückfuß wird die Beweglichkeit als Bruchteil der normalen Beweglichkeit beschrieben (z. B. Subtalargelenk ⅓).

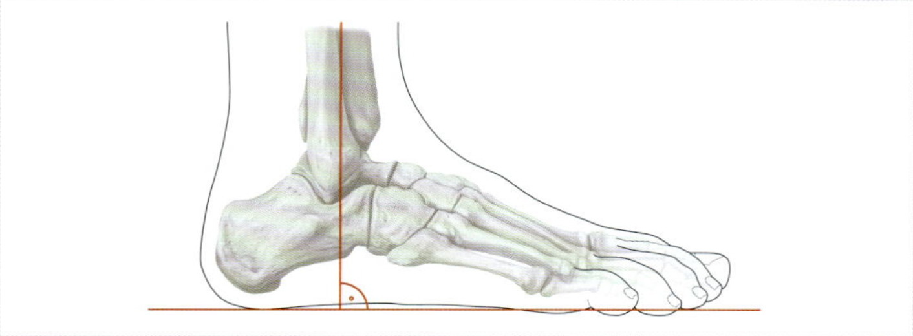

Abb. 2.3 Neutral-0-Methode: Funktionsstellung des Fußes. Rechter Fuß, Ansicht von lateral. In Neutral-0-Stellung ist das Fußskelett gegenüber dem Unterschenkelskelett um nahezu 90° abgewinkelt. Diese sog. plantigrade Fußstellung wird als „Funktionsstellung" bezeichnet und ist eine wichtige Voraussetzung für eine befriedigende Steh- und Gehfunktion. (Schünke M, Schulte E, Schumacher U et al. Prometheus LernAtlas – Allgemeine Anatomie und Bewegungssystem. 4. Aufl. Stuttgart: Thieme; 2014)

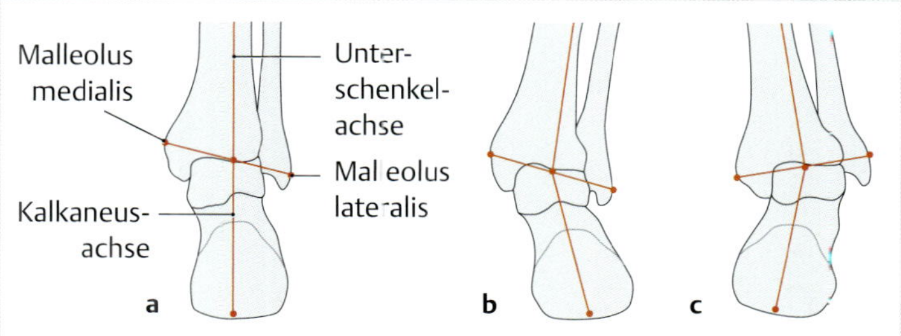

Abb. 2.4 Neutral-0-Methode: Achsen des Rückfußes. Distaler Unterschenkel und Rückfuß der rechten Seite, Ansicht von hinten. (Schünke M, Schulte E, Schumacher U et al. Prometheus LernAtlas – Allgemeine Anatomie und Bewegungssystem. 4. Aufl. Stuttgart: Thieme; 2014)

a Bei korrekten Achsenverhältnissen am Rückfuß liegen Unterschenkel- und Kalkaneusachse auf einer vertikalen Linie (Pes rectus). Die Verbindungslinie der beiden Knöchel wird durch die Kalkaneusachse halbiert.

b Knickfuß (Pes valgus): Der Fuß befindet sich in Pronationsstellung.

c Klumpfuß (Pes varus): Der Fuß befindet sich in Supinationsstellung.

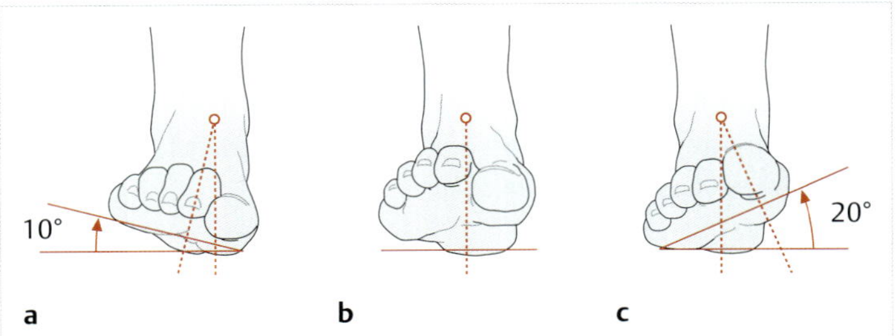

Abb. 2.5 Neutral-0-Methode: Bewegungsumfang im unteren Sprunggelenk. Rechter Fuß, Ansicht von vorn. Aus der Neutral-0-Stellung wird die Drehbewegung des Kalkaneus nach innen (Inversion) und außen (Eversion) gemessen. Dabei wird der Unterschenkel fixiert und das Fersenbein hin und her bewegt. Das Ausmaß der In- bzw. Eversion wird am Fersenbein mithilfe der Kalkaneusachse abgeschätzt. (Schünke M, Schulte E, Schumacher U et al. Prometheus LernAtlas – Allgemeine Anatomie und Bewegungssystem. 4. Aufl. Stuttgart: Thieme; 2014)
a Eversion 10°.
b Neutral-0-Stellung.
c Inversion 20°.

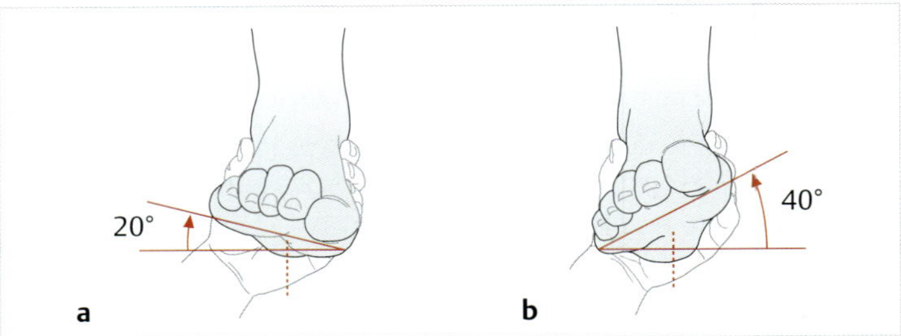

Abb. 2.6 Neutral-0-Methode: Bewegungsumfang im Chopart- und Lisfranc-Gelenk. Rechter Fuß, Ansicht von vorn. Die Bewegungsprüfung erfolgt bei fixiertem Rückfuß. Die Vorfußverwringung wird überprüft durch Drehen des Vorfußes gegenüber dem Rückfuß nach innen (Heben des inneren Fußrands) und außen (Heben des äußeren Fußrands). (Schünke M, Schulte E, Schumacher U et al. Prometheus LernAtlas – Allgemeine Anatomie und Bewegungssystem. 4. Aufl. Stuttgart: Thieme; 2014)
a Vorfußverwringung nach außen um 20° (Pronation).
b Vorfußverwringung nach innen um 40° (Supination).

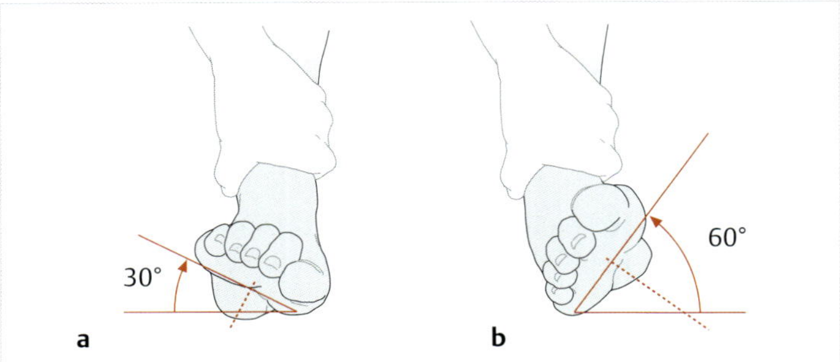

Abb. 2.7 Neutral-0-Methode: Gesamtbewegungsumfang im Vor- und Rückfuß. Rechter Fuß, Ansicht von vorn. Die Bewegungen in den Gelenken sind komplex und mechanisch nahezu immer miteinander gekoppelt. Deshalb kann das Bewegungsausmaß aller Bewegungen abgeschätzt werden, indem der Unterschenkel fixiert und der gesamte Fuß nach innen und außen angehoben wird. (Schünke M, Schulte E, Schumacher U et al. Prometheus LernAtlas – Allgemeine Anatomie und Bewegungssystem. 4. Aufl. Stuttgart: Thieme; 2014)
a Eversion und Vorfußverwringung nach außen um 30° (Pronation).
b Inversion und Vorfußverwringung nach innen um 60° (Supination).

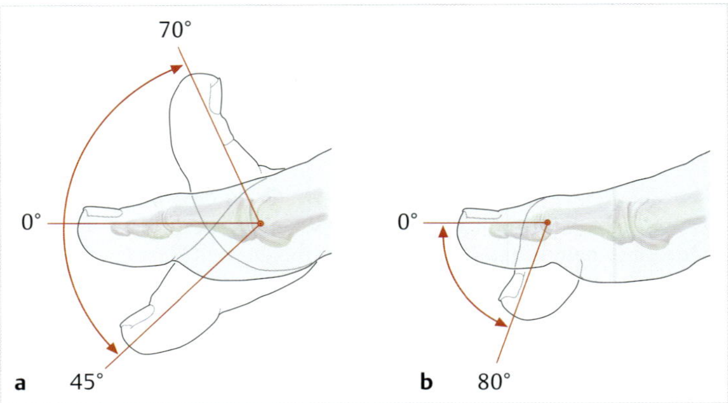

Abb. 2.8 Neutral-0-Methode: Bewegungsumfang in den Großzehengrundgelenken. Ansicht von lateral. Passiv können die Zehen, und dabei vor allem die Großzehe, über 90° gestreckt werden. Das stellt eine wichtige Voraussetzung für das Gehen dar, insbesondere in der Phase zwischen Fersenablösung und Zehenabstoß. (Schünke M, Schulte E, Schumacher U et al. Prometheus LernAtlas – Allgemeine Anatomie und Bewegungssystem. 4. Aufl. Stuttgart: Thieme; 2014)
a Flexion und Extension im Großzehengrundgelenk.
b Flexion im Interphalangealgelenk der Großzehe.

2.5.4 Translationstest

Translationstests sind Bewegungsprüfungen bzw. Stresstests zur Beurteilung der Stabilität eines Gelenks. Auch dabei ist es besonders am Fuß wichtig, sich über die einzelne Gelenkfunktion und die jeweiligen Bewegungsausmaße im Klaren zu sein. Ein systematisches Vorgehen verhindert, wichtige Befunde zu übersehen. An Fuß und Sprunggelenk häufige Translationstests:

- ventrodorsale Translation der Fibula gegen die Tibia (Beurteilung der Stabilität der Syndesmose)
- d.-p. Translation im Metatarsophalangealgelenk (Beurteilung der plantaren Platte der Gelenkkapsel)
- ventrodorsale Translation im oberen Sprunggelenk (Kapsel-Band-Apparat des oberen Sprunggelenks)

Merke

M!

Es ist besonders bei Untersuchung der Translation sinnvoll, ein Punctum fixum für den gesamten Untersuchungsablauf zu wählen.

Dabei sollte eine Hand (die proximale Hand) auf einer festen Unterlage „fixiert“ aufliegen. Die andere (distale) Hand führt alle weiteren Untersuchungsbewegungen in den unterschiedlichen Winkelstellungen durch. Um den benötigten „Bewegungsspielraum“ zu haben, sollte die distale Hand nicht aufliegen. Dafür kann der zu untersuchende Fuß ggf. über die Liegenkante hinaus positioniert werden. Es sollte durch diese Positionierung erreicht werden, dass eine sichere und (auch interindividuelle) reproduzierbare Untersuchungstechnik gewährleistet ist.

2.5.5 Muskelfunktionstest

Ziel der Muskelfunktionstests ist die Prüfung der Funktion des Muskels und der Kraft (Grad 0–5 nach Janda; s. ▶ Tab. 2.2). Defizite im muskulären Bereich können auf Beeinträchtigungen folgender Strukturen zurückgehen:

- Muskel
- Sehne (▶ Abb. 2.9)
- Sehnen-Knochen-Übergang
- neurologische Ansteuerung
- intra- und intermuskuläre Koordination

Tab. 2.2 Janda-Klassifikation der entwickelten Muskelkraft.

Kraftgrad	Kraft (%)	Kennzeichen (aktive Bewegung gegen Widerstand)
0/5	0	keine Aktivität
1/5	10	Muskelkontraktion ohne erkennbare Bewegung
2/5	25	Bewegung unter Ausschalten der Schwerkraft
3/5	50	Bewegen gegen die Schwerkraft
4/5	75	Bewegen gegen leichten äußeren Widerstand
5/5	100	Bewegen gegen starken äußeren Widerstand

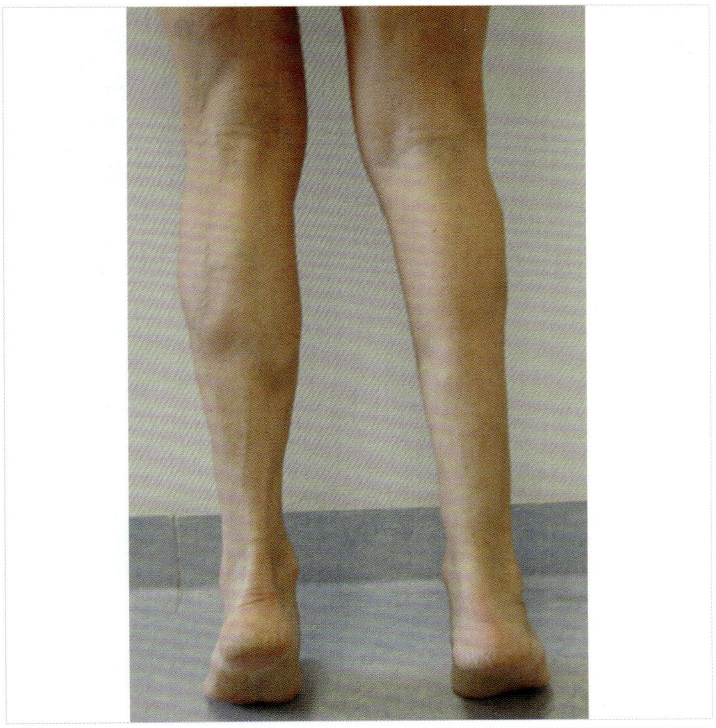

Abb. 2.9 Muskelatrophie. Atrophie der Wadenmuskulatur rechts bei einer in Elongation ausgeheilten Achillessehnenruptur.

Wichtigste muskuläre Strukturen an Fuß und Unterschenkel:

- *Fußmuskeln:*
  - Plantarflexoren: M. triceps surae, M. tibialis posterior, M. plantaris
  - Extensoren: M. tibialis anterior, M. extensor hallucis longus, M. extensor digitorum longus, M. extensor hallucis brevis, M. extensor digitorum brevis
  - Fußaußenrandheber: Mm. peronei longus und brevis sowie M. peroneus tertius
  - Fußinnenrandheber: M. tibialis posterior, M. tibialis anterior
- *Zehenmuskeln:*
  - Flexoren: Mm. lumbricales, M. flexor hallucis brevis, M. flexor digitorum brevis, M. flexor hallucis longus
  - Extensoren (Dorsalflexoren): M. extensor digitorum brevis, M. extensor hallucis brevis, M. extensor digitorum longus, M. extensor hallucis longus

Merke

Für eine regelhafte Funktion des Fußes ist das Zusammenspiel von M. tibialis posterior und der Peronealmuskulatur von besonderer Bedeutung.

Der M. tibialis posterior hat eine starke Inversions- bzw. Supinationsfunktion sowie eine Plantarflexionsfunktion. Der M. peroneus longus hat eine Eversions- bzw. Pronationsfunktion sowie eine Plantarflexionsfunktion. Beide Muskeln stabilisieren im Einbeinstand sowie beim Abstoßen und Landen synergistisch in der Sagittalebene die Sprunggelenke bezogen auf eine mögliche Eversions- bzw. Pronations- und Inversions- bzw. Supinationstendenz.

Die Bewegung der Zehen erfolgt über die intrinsische (im Fuß selbst liegende) und extrinsische (im Unterschenkel gelegene) Fußmuskulatur. Die Muskulatur liegt in Faszienlogen, die vor allem beim Kompartment-Syndrom zu beachten sind. Nach Mubarak und Hargens werden 5 Kompartimente unterschieden:

- *interosseales Kompartiment (Zwischenknochenloge):* mit Mm. interossei dorsalis und palmares
- *mediales Kompartiment (Großzehenloge):* mit M. abductor hallucis, M. flexor hallucis brevis, Ansatzsehne des M. flexor hallucis longus
- *laterales Kompartiment (Kleinzehenloge):* mit M. abductor digiti minimi, M. flexor digiti minimi, M. opponens digiti minimi
- *zentrales Kompartiment (Mittelloge):* mit 3 Etagen:
  - 1. Etage: M. adductor hallucis
  - 2. Etage: M. quadratus plantae, Mm. lumbricales, Ansatzsehne des M. flexor digitorum longus
  - 3. Etage: M. flexor digitorum brevis

Zusätzlich sollte das Augenmerk auf folgende Faktoren gerichtet sein:

- Tonus der Muskulatur
- Muskelverkürzung
- palpable Lücken (z. B. auch an der Unterschenkelmuskulatur)

Funktion und Innervation der Muskeln

- *Unterschenkelmuskulatur:*
  - vordere Muskeln des Unterschenkels (Extensorengruppe):
    - M. tibialis anterior (N. fibularis [peroneus] profundus; L4–L5)
    - M. extensor hallucis longus (N. fibularis [peroneus] profundus; L4–L5)
    - M. extensor digitorum longus (N. fibularis [peroneus] profundus; L4–L5)
  - seitliche Muskeln des Unterschenkels (Peroneusgruppe):
    - M. fibularis (peroneus) longus (N. fibularis [peroneus] superficialis; L5–S1)
    - M. fibularis (peroneus) brevis (N. fibularis [peroneus] superficialis; L5–S1)
    - M. fibularis (peroneus) tertius (N. fibularis [peroneus] profundus; L4–L5)
  - dorsale Muskeln des Unterschenkels (oberflächliche Flexoren): M. triceps surae, bestehend aus:
    - M. gastrocnemius und M. soleus (N. tibialis; S1–S2)
    - M. plantaris (N. tibialis; S1 und S2)
  - seitliche Muskeln des Unterschenkels (Flexorengruppe):
    - oberflächliche Flexoren: M. triceps surae (N. tibialis; S1–S2) und M. plantaris (N. tibialis; S1–S2)
    - tiefe Flexoren: M. tibialis posterior (N. tibialis; L4–S2), M. flexor hallucis longus (N. tibialis; S1–S2) und M. flexor digitorum longus (N. tibialis; S1–S2)
- *kurze Fußmuskeln:*
  - Muskeln des Fußrückens:
    - M. extensor hallucis brevis (N. fibularis [peroneus] superficialis; L5–S1)
    - M. extensor digitorum brevis (N. fibularis [peroneus] superficialis; L5–S1)
  - Muskeln der Großzehenloge der Fußsohle:
    - M. abductor hallucis brevis (N. plantaris medialis; S1–S2)
    - M. flexor hallucis brevis (N. plantaris medialis; S1–S2)
  - Muskeln der Kleinzehenloge der Fußsohle:
    - M. abductor digiti minimi (N. plantaris lateralis; S1–S2)
    - M. flexor digiti minimi brevis (N. plantaris lateralis; S1–S2)
    - M. opponens digiti minimi (N. plantaris medialis; S1–S2)
  - Muskeln der Mittelloge der Fußsohle:
    - M. flexor digitorum brevis (N. plantaris medialis; S1–S2)
    - M. adductor hallucis (N. plantaris lateralis; S1–S2)
    - M. quadratus plantae (N. plantaris lateralis; S1–S2)
    - Mm. lumbricales (Nn. plantaris medialis I und II und lateralis III und IV; S1–S2)
    - Mm. interossei plantares I–III (N. plantaris lateralis; S1–S2)
    - Mm. interossei dorsales I–IV (N. plantaris lateralis; S1–S2)

Muskelfunktionstests und Muskelpalpationen

Der Grad der entwickelten Muskelkraft wird allgemein in 0/5–5/5 nach Janda klassifiziert (▶ Tab. 2.2).

Berücksichtigt werden bei den Tests myofasziale Triggerpunkte und ausstrahlende Schmerzen (Referred Pain).

Muskeln des Unterschenkels

- M. gastrocnemius (▶ Abb. 2.10) und M. plantaris
- M. soleus (▶ Abb. 2.11)
- M. flexor digitorum longus (▶ Abb. 2.12)
- M. flexor hallucis longus (▶ Abb. 2.13)
- M. tibialis posterior (▶ Abb. 2.14)
- M. tibialis anterior (▶ Abb. 2.15)
- M. extensor digitorum longus (▶ Abb. 2.16)
- M. extensor hallucis longus (▶ Abb. 2.17)
- Mm. peronei longus, brevis und tertius (▶ Abb. 2.18)

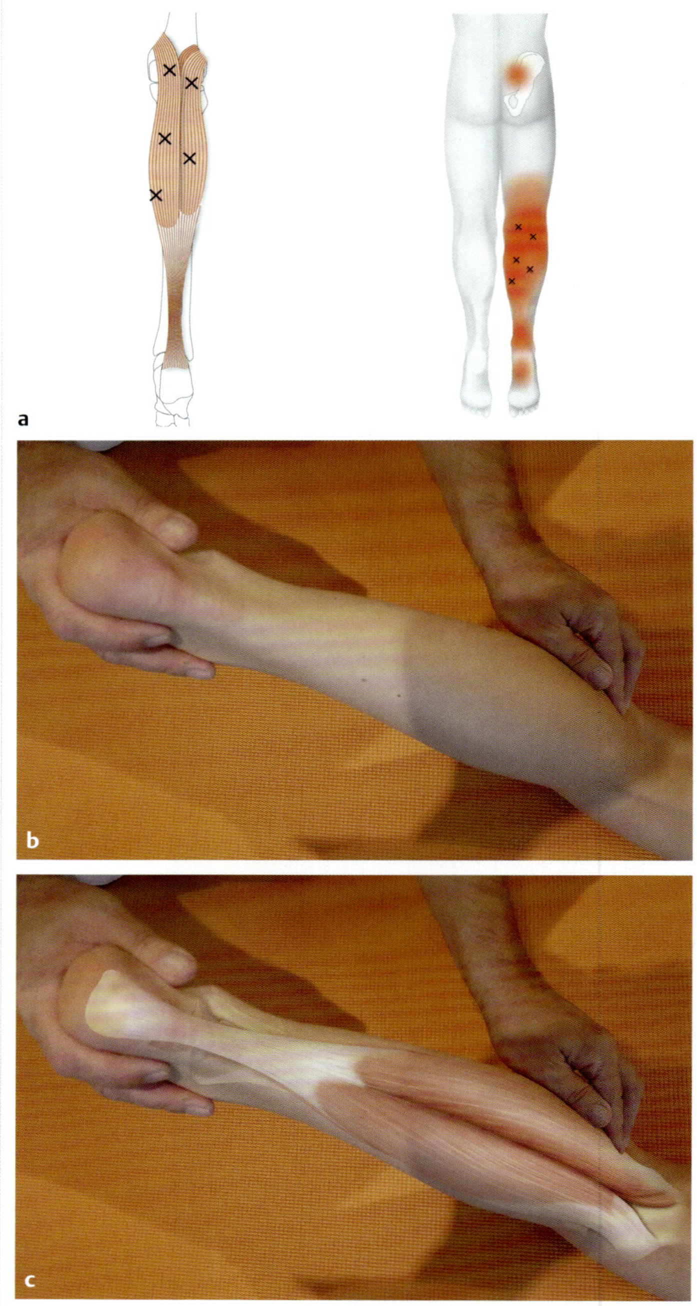

Abb. 2.10 Palpation des M. gastrocnemius.
a Triggerpunkte. (Gautschi R. Manuelle Triggerpunkt-Therapie. 3. Aufl. Stuttgart: Thieme; 2016)
b Palpation.
c Schematische Darstellung der palpierten Strukturen.

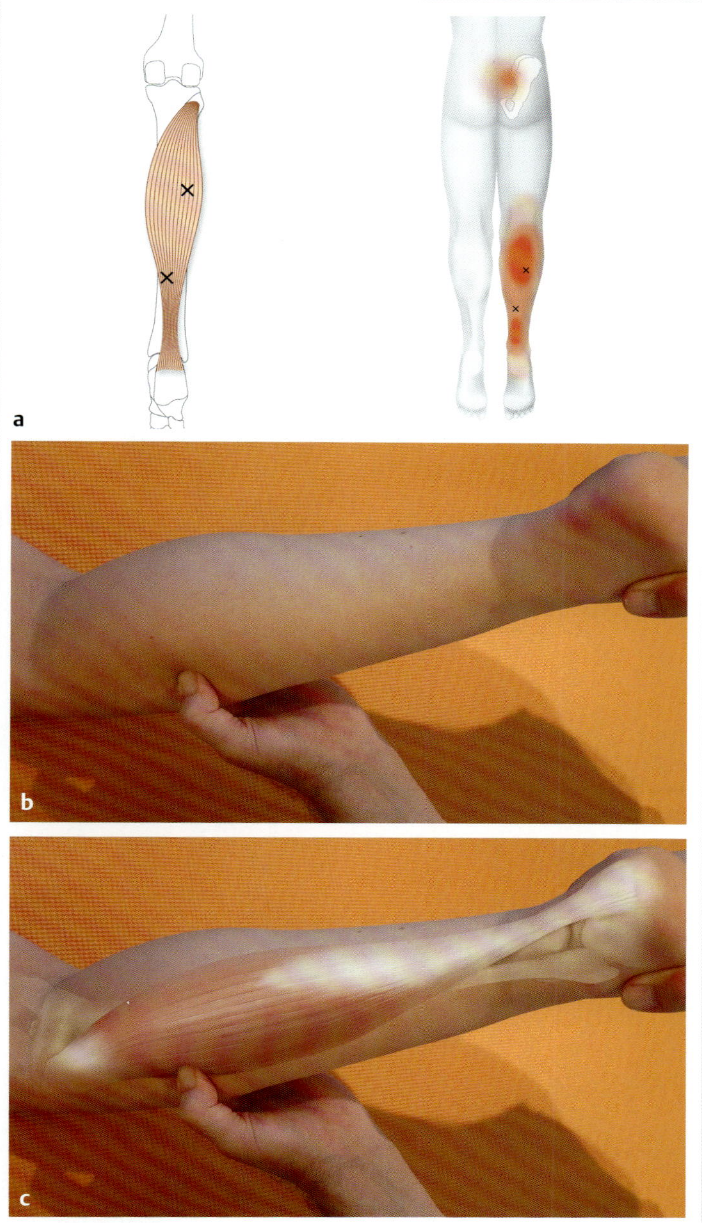

Abb. 2.11 Palpation des M. soleus.
a Triggerpunkte. (Gautschi R. Manuelle Triggerpunkt-Therapie. 3. Aufl. Stuttgart: Thieme; 2016)
b Palpation.
c Schematische Darstellung der palpierten Strukturen.

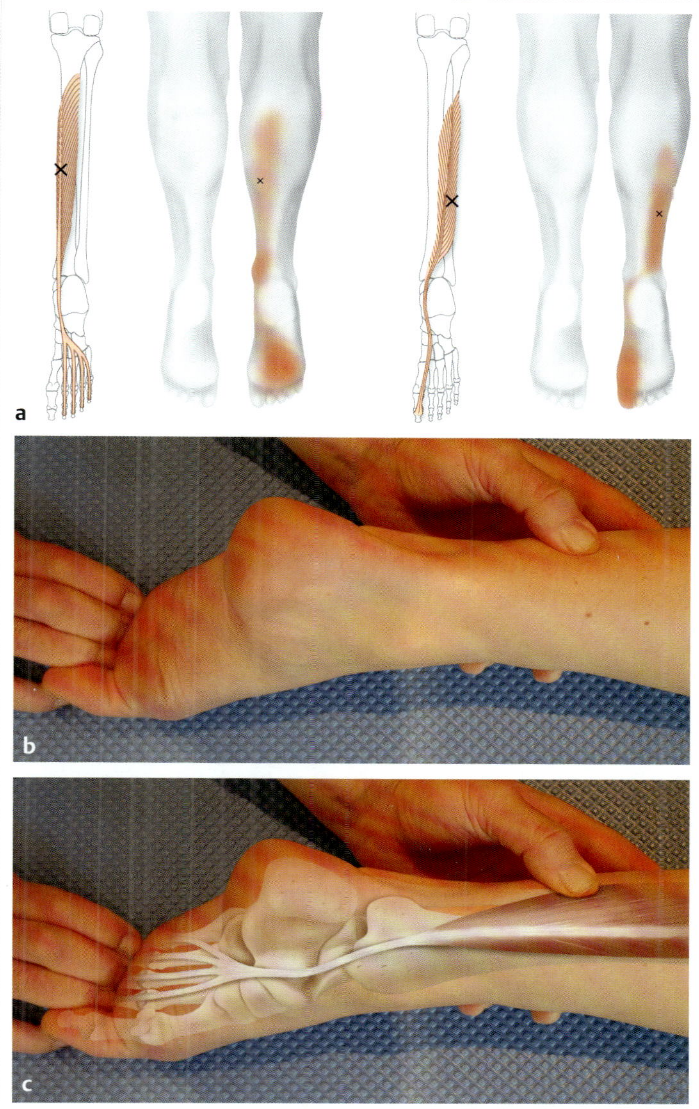

Abb. 2.12 Palpation des M. flexor digitorum longus.
a Triggerpunkte. (Gautschi R. Manuelle Triggerpunkt-Therapie. 3. Aufl. Stuttgart: Thieme; 2016)
b Palpation.
c Schematische Darstellung der palpierten Strukturen.

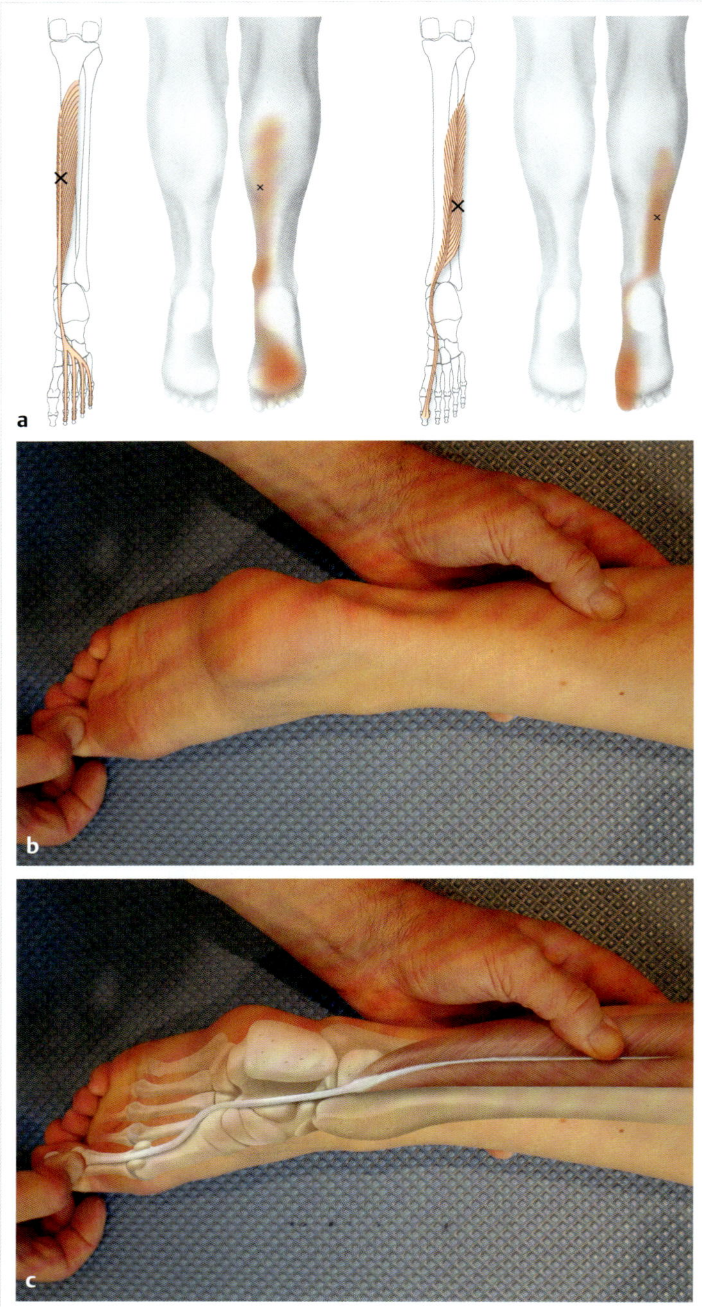

Abb. 2.13 Palpation des M. flexor hallucis longus.
a Triggerpunkte. (Gautschi R. Manuelle Triggerpunkt-Therapie. 3. Aufl. Stuttgart: Thieme; 2016)
b Palpation.
c Schematische Darstellung der palpierten Strukturen.

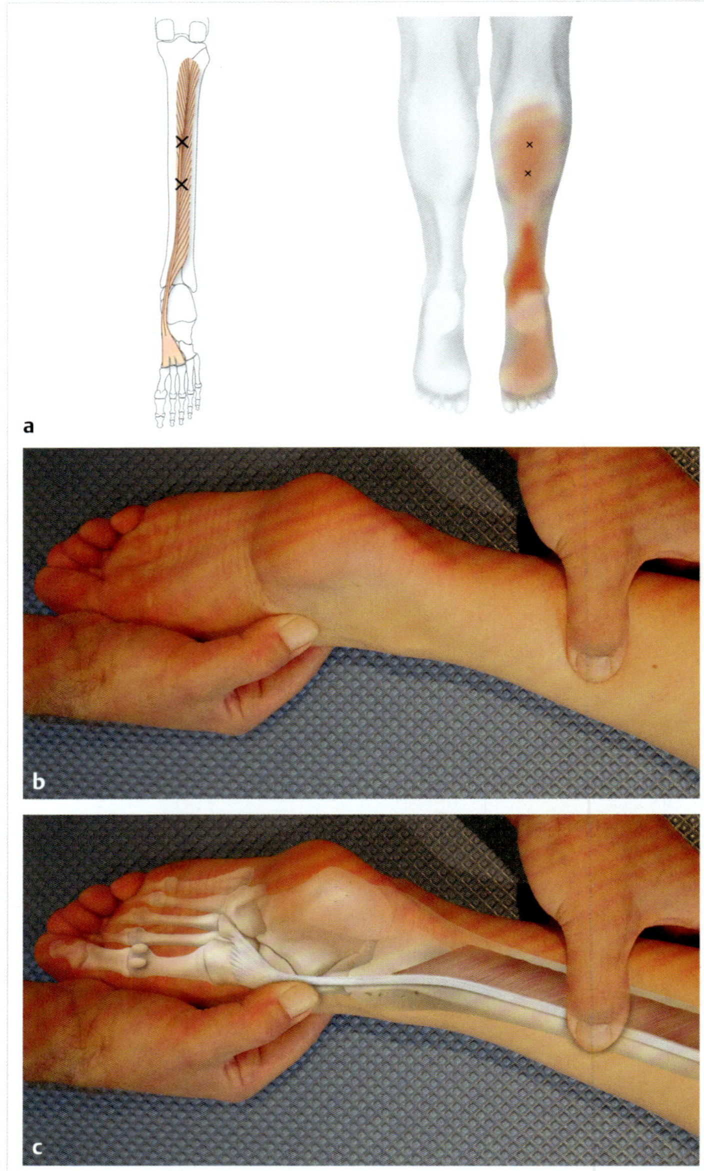

Abb. 2.14 Palpation des M. tibialis posterior.
a Triggerpunkte. (Gautschi R. Manuelle Triggerpunkt-Therapie. 3. Aufl. Stuttgart: Thieme; 2016)
b Palpation.
c Schematische Darstellung der palpierten Strukturen.

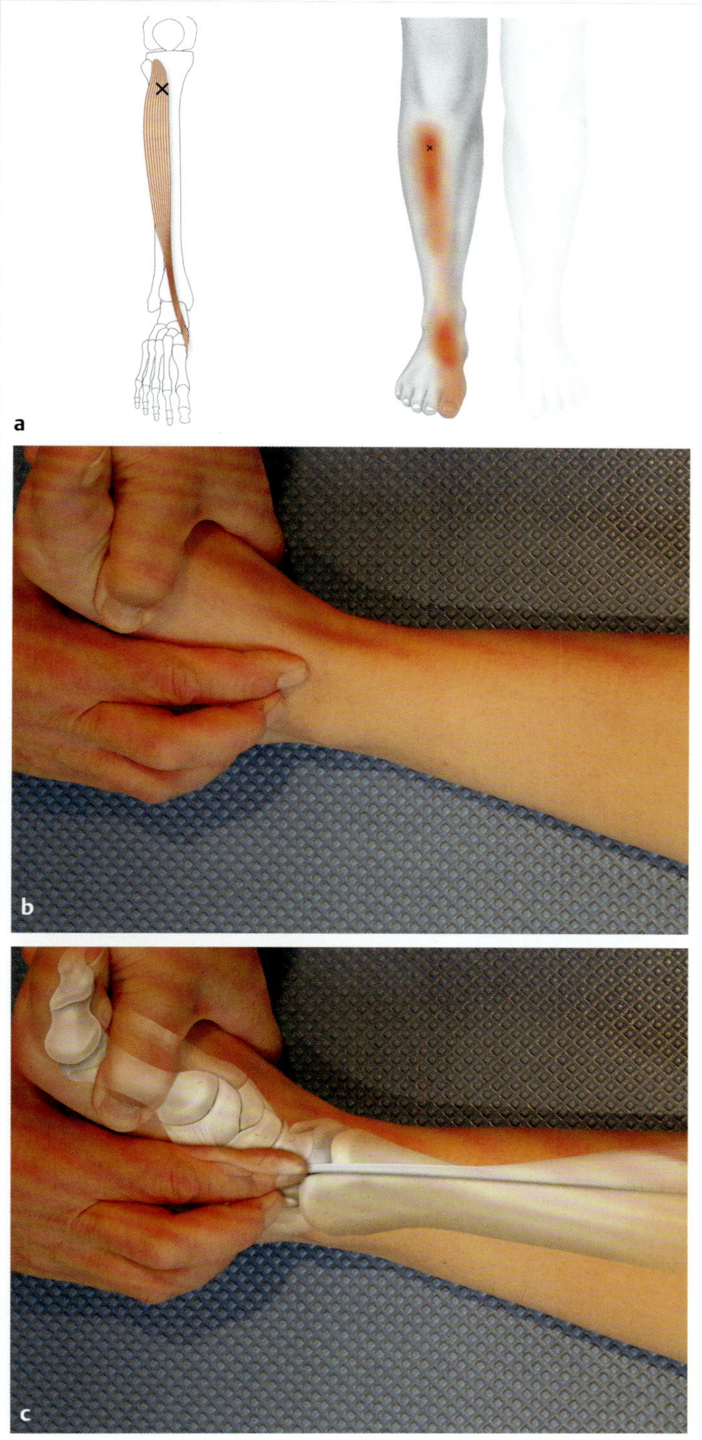

Abb. 2.15 Palpation des M. tibialis anterior.
a Triggerpunkte. (Gautschi R. Manuelle Triggerpunkt-Therapie. 3. Aufl. Stuttgart: Thieme; 2016)
b Palpation.
c Schematische Darstellung der palpierten Strukturen.

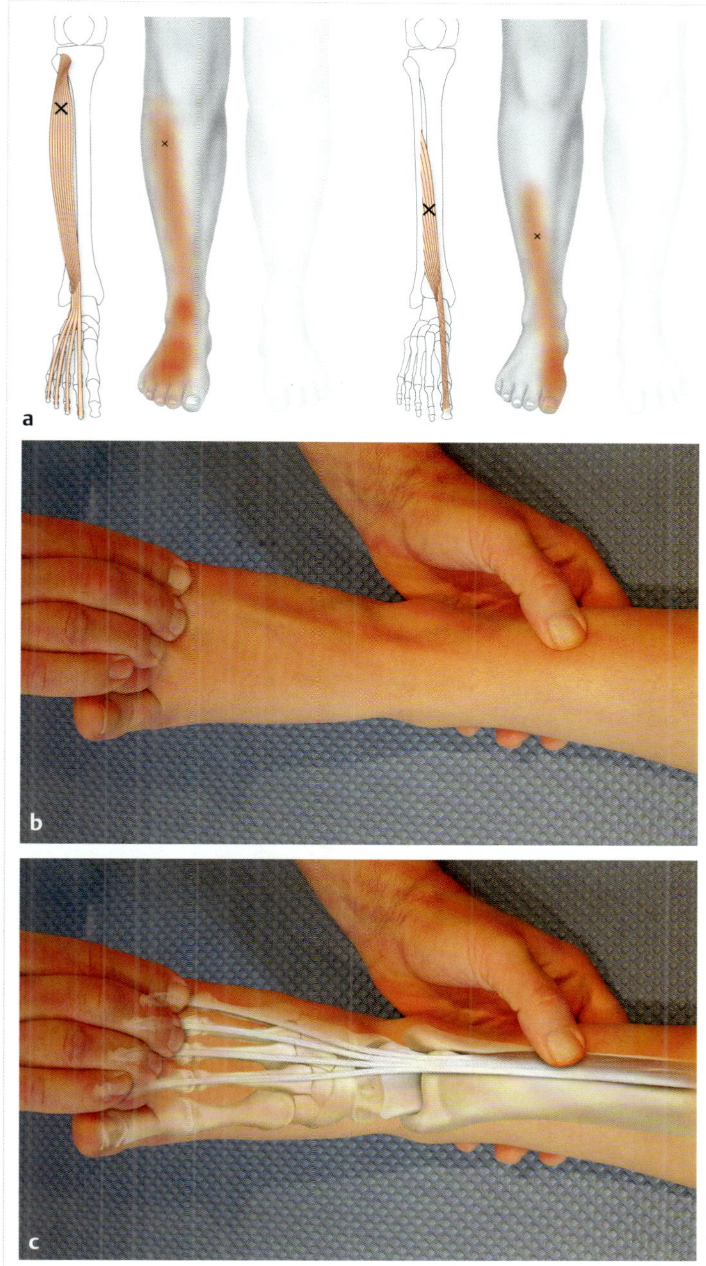

Abb. 2.16 Palpation des M. extensor digitorum longus.
a Triggerpunkte. (Gautschi R. Manuelle Triggerpunkt-Therapie. 3. Aufl. Stuttgart: Thieme; 2016)
b Palpation.
c Schematische Darstellung der palpierten Strukturen.

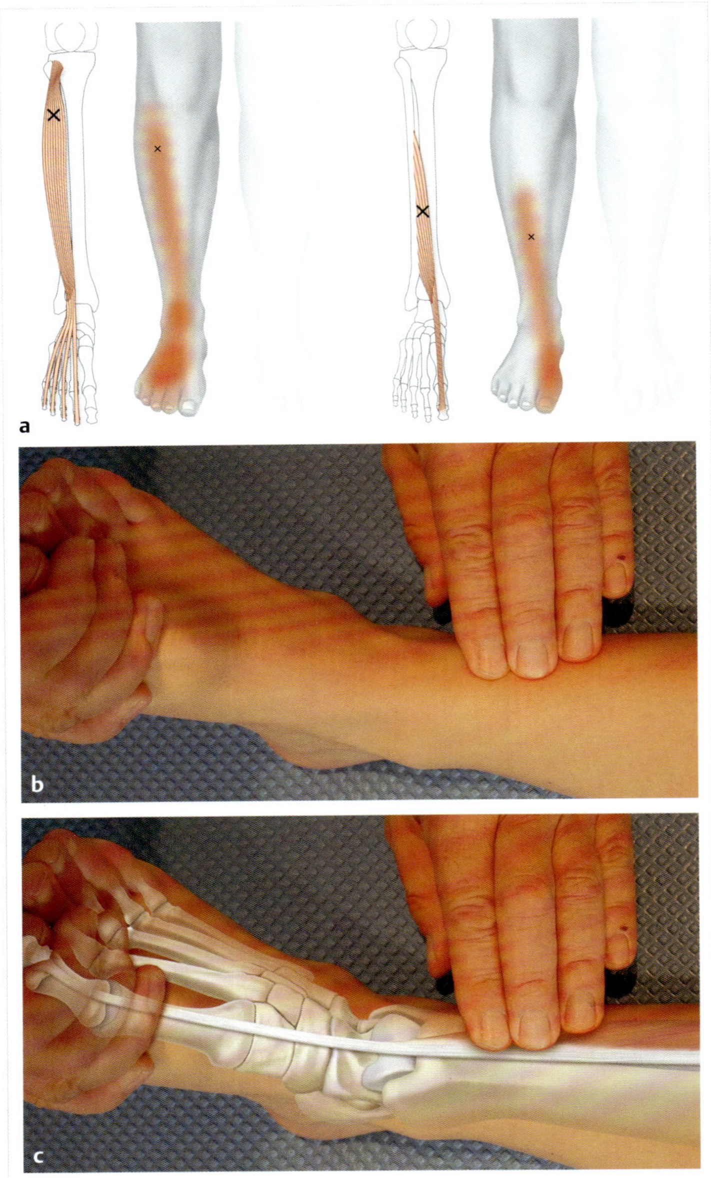

Abb. 2.17 Palpation des M. extensor hallucis longus.
a Triggerpunkte. (Gautschi R. Manuelle Triggerpunkt-Therapie. 3. Aufl. Stuttgart: Thieme; 2016)
b Palpation.
c Schematische Darstellung der palpierten Strukturen.

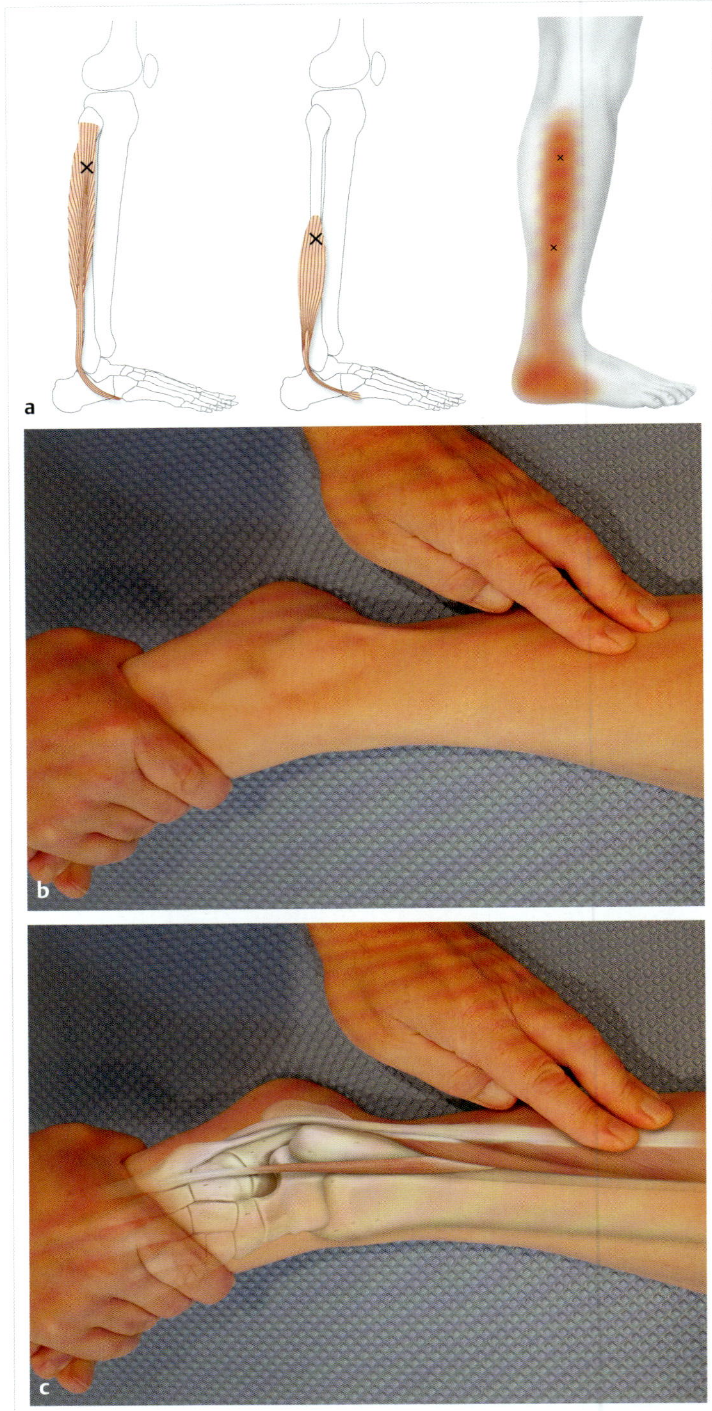

Abb. 2.18 Palpation der Mm. peroneus longus, brevis und tertius.
a Triggerpunkte. (Gautschi R. Manuelle Triggerpunkt-Therapie. 3. Aufl. Stuttgart: Thieme; 2016)
b Palpation.
c Schematische Darstellung der palpierten Strukturen.

Muskeln des Fußrückens

- M. extensor digitorum brevis (► Abb. 2.19)
- M. extensor hallucis brevis (s. ► Abb. 2.19)

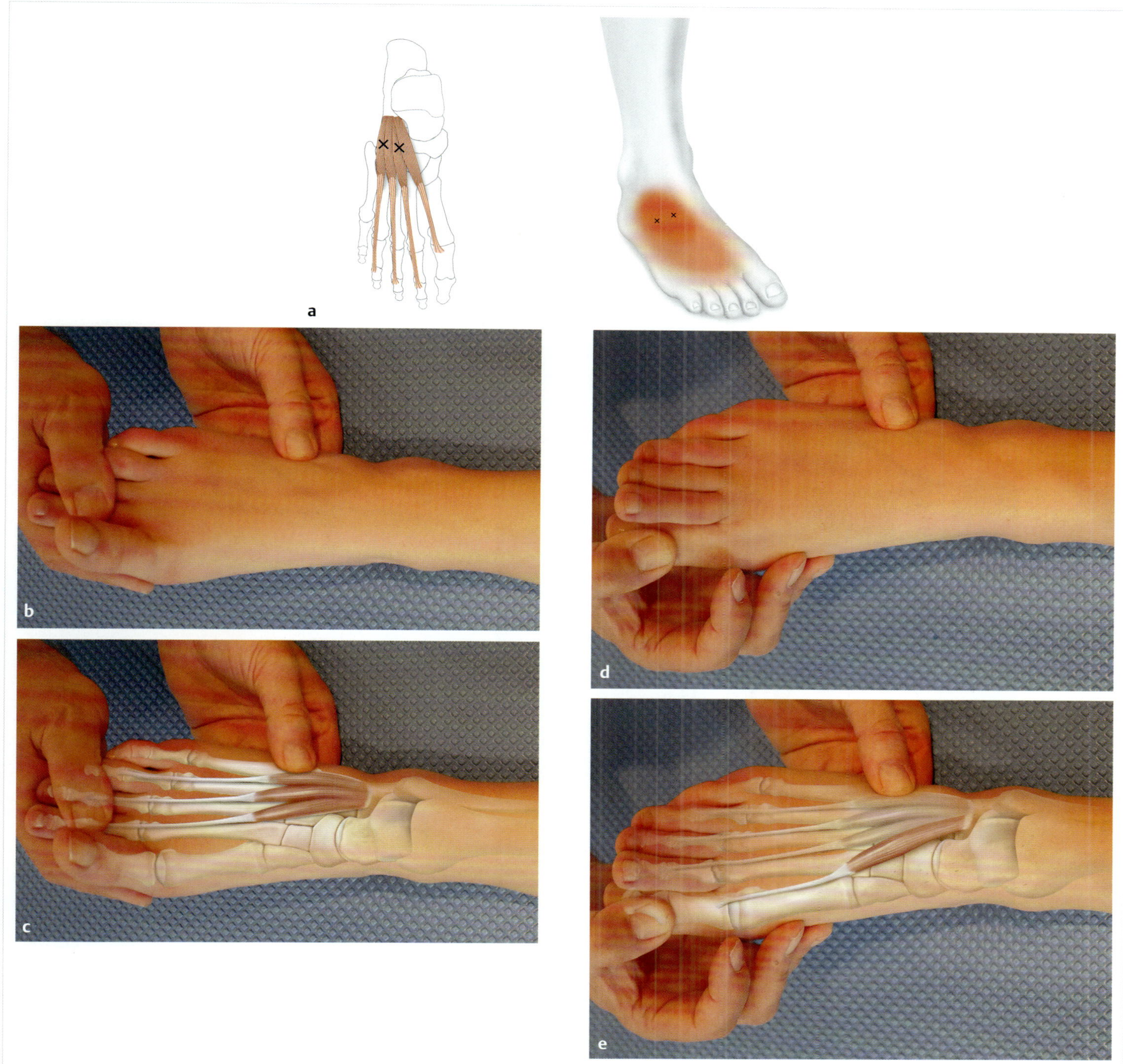

Abb. 2.19 Palpation des M. extensor digitorum brevis und des M. extensor hallucis brevis.
a Triggerpunkte. (Gautschi R. Manuelle Triggerpunkt-Therapie. 3. Aufl. Stuttgart: Thieme; 2016)
b Palpation des M. extensor digitorum brevis.
c Schematische Darstellung der palpierten Strukturen des M. extensor digitorum brevis.
d Palpation des M. extensor hallucis brevis.
e Schematische Darstellung der palpierten Strukturen des M. extensor hallucis brevis.

Muskeln der Planta pedis (oberflächliche Schicht)

- M. flexor digitorum brevis (► Abb. 2.20)
- M. abductor hallucis (► Abb. 2.21)
- M. abductor digiti minimi (► Abb. 2.22)

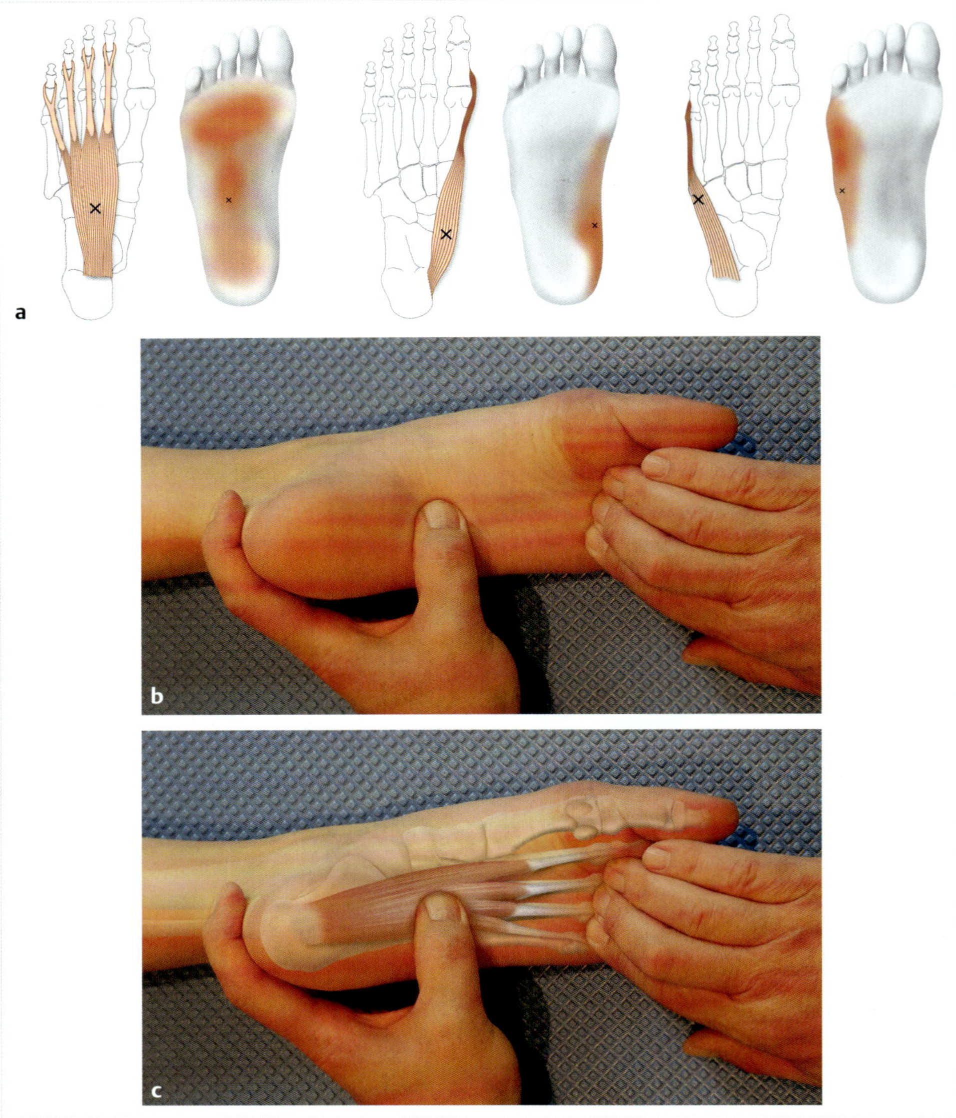

Abb. 2.20 Palpation des M. flexor digitorum brevis.

a Triggerpunkte. (Gautschi R. Manuelle Triggerpunkt-Therapie. 3. Aufl. Stuttgart: Thieme; 2016)

b Palpation.

c Schematische Darstellung der palpierten Strukturen.

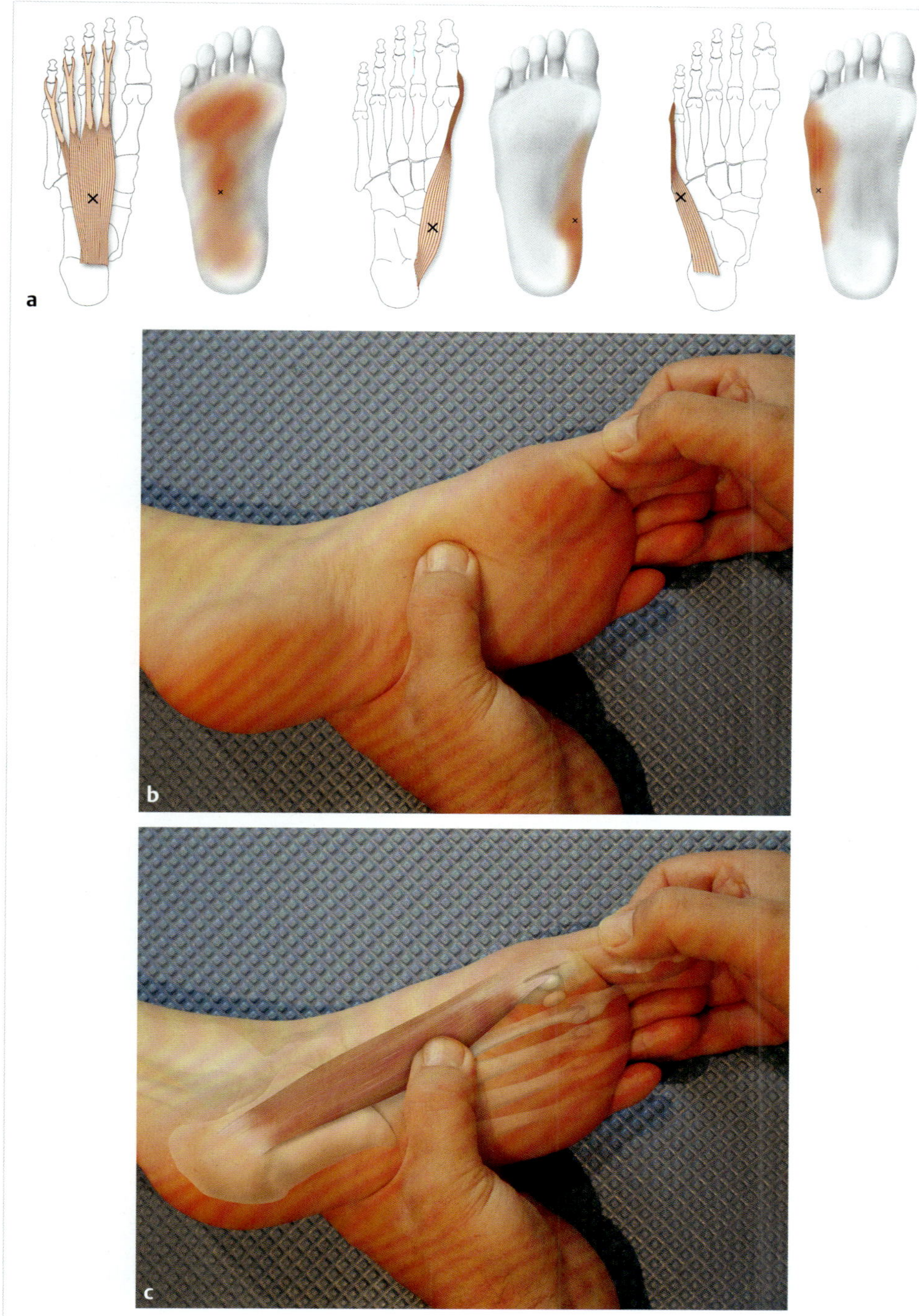

Abb. 2.21 Palpation des M. abductor hallucis.
a Triggerpunkte. (Gautschi R. Manuelle Triggerpunkt-Therapie. 3. Aufl. Stuttgart: Thieme; 2016)
b Palpation.
c Schematische Darstellung der palpierten Strukturen.

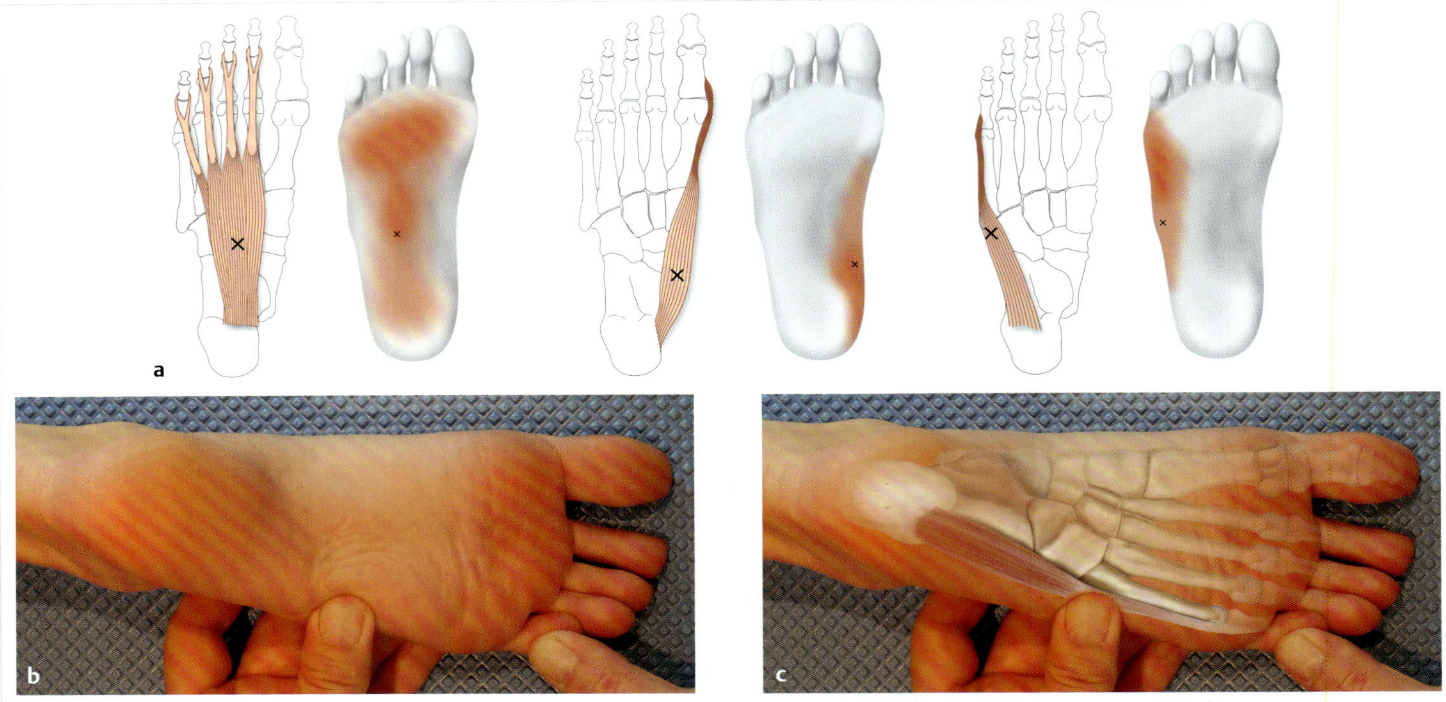

Abb. 2.22 Palpation des M. abductor digiti minimi.
a Triggerpunkte. (Gautschi R. Manuelle Triggerpunkt-Therapie. 3. Aufl. Stuttgart: Thieme; 2016)
b Palpation.
c Schematische Darstellung der palpierten Strukturen.

Muskeln der Planta pedis (tiefe Schicht)

- M. quadratus plantae (► Abb. 2.23)
- M. flexor hallucis brevis (► Abb. 2.24)
- M. adductor hallucis (► Abb. 2.25)
- Mm. lumbricales und interossei (► Abb. 2.26)
- M. flexor digiti minimi (► Abb. 2.27)

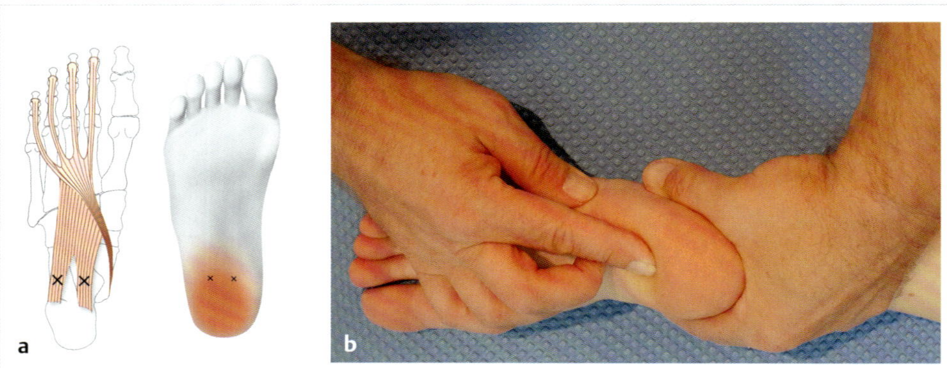

Abb. 2.23 Palpation des M. quadratus plantae.
a Triggerpunkte. (Gautschi R. Manuelle Triggerpunkt-Therapie. 3. Aufl. Stuttgart: Thieme; 2016)
b Palpation.

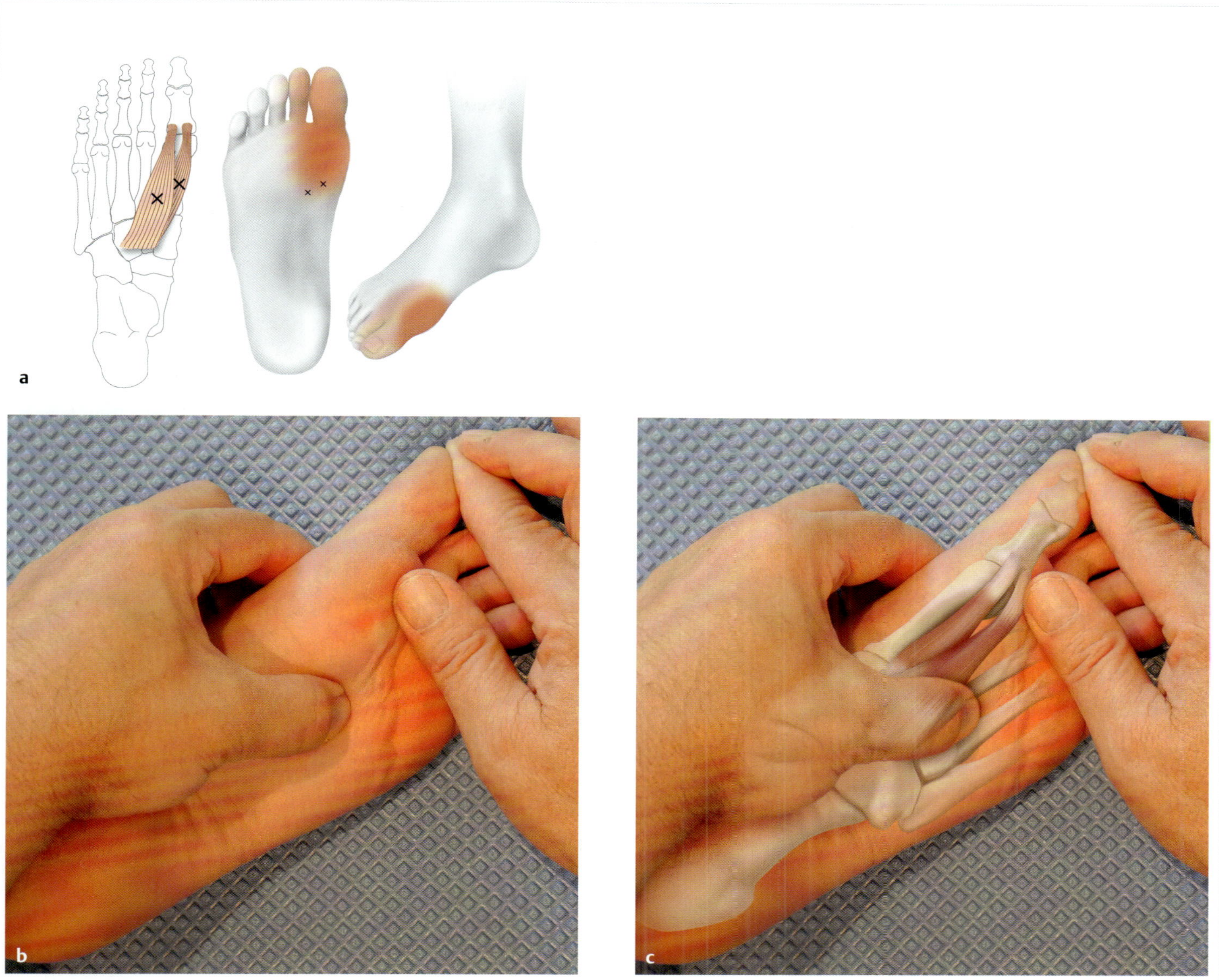

Abb. 2.24 Palpation des M. flexor hallucis brevis.
a Triggerpunkte. (Gautschi R. Manuelle Triggerpunkt-Therapie. 3. Aufl. Stuttgart: Thieme; 2016)
b Palpation.
c Schematische Darstellung der palpierten Strukturen.

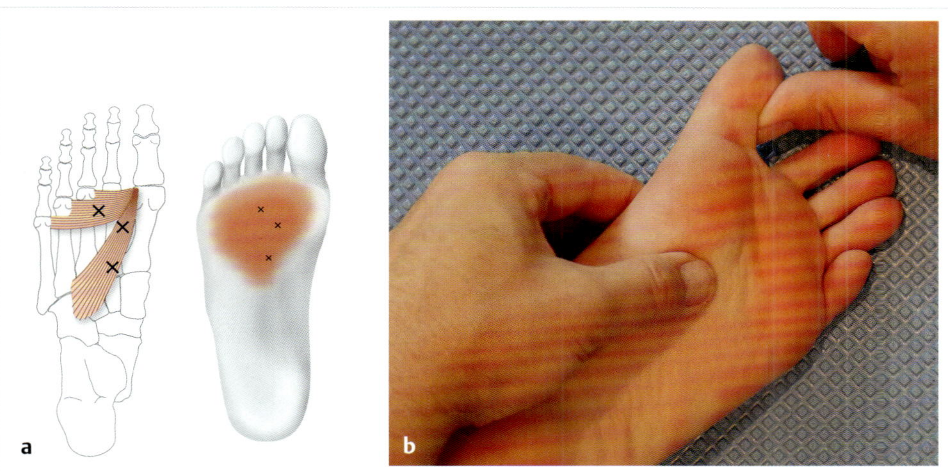

Abb. 2.25 Palpation des M. adductor hallucis.
a Triggerpunkte. (Gautschi R. Manuelle Triggerpunkt-Therapie. 3. Aufl. Stuttgart: Thieme; 2016)
b Palpation.

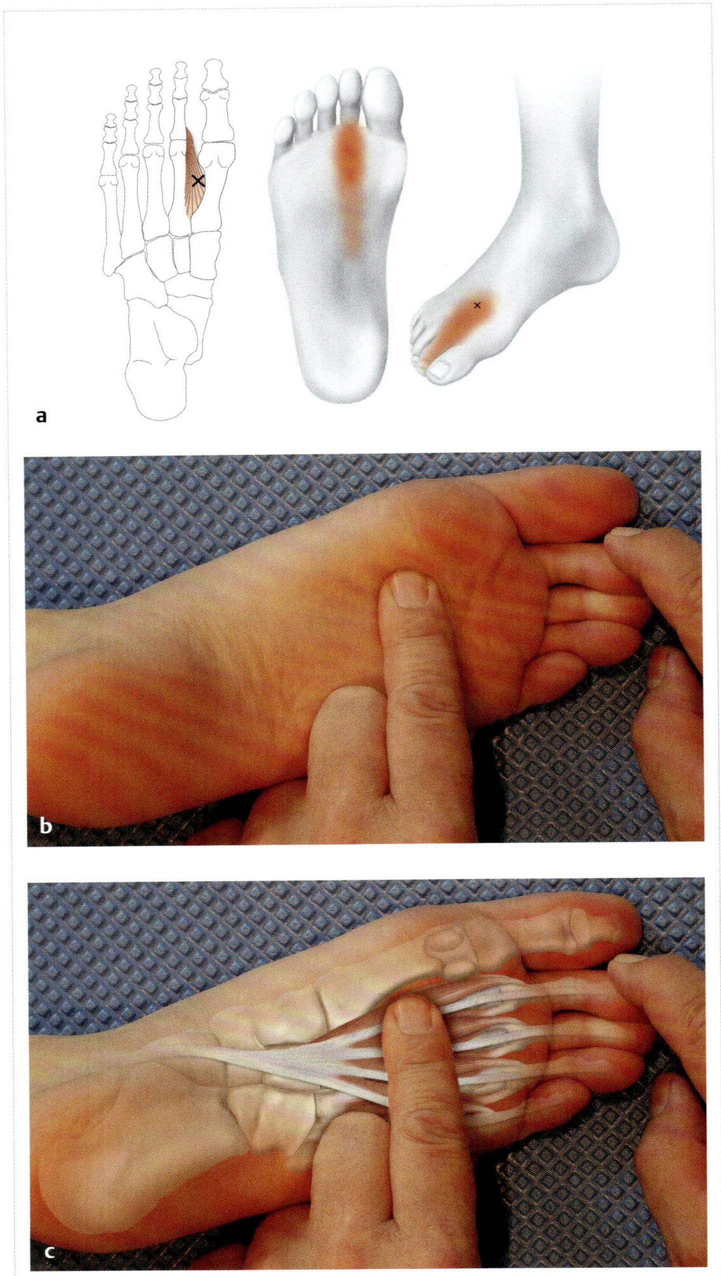

Abb. 2.26 Palpation der Mm. lumbricales und Mm. interossei in der Tiefe zwischen den Metatarsalia.
a Triggerpunkte. (Gautschi R. Manuelle Triggerpunkt-Therapie. 3. Aufl. Stuttgart: Thieme; 2016)
b Palpation.
c Schematische Darstellung der palpierten Strukturen.

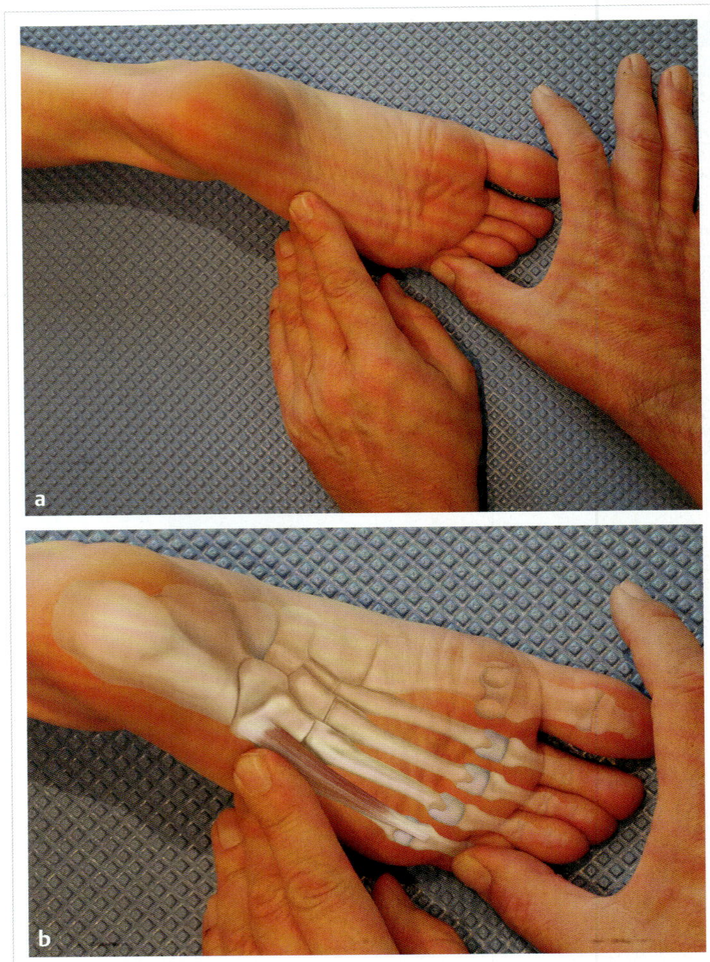

Abb. 2.27 Palpation des M. flexor digiti minimi.
a Palpation.
b Schematische Darstellung der palpierten Strukturen.

2.6 Bewegungsüberprüfung der artikulären Strukturen

Funktionelle Gelenkuntersuchungen:

- laterale Aufklappbarkeit (▸ Abb. 2.28)
- Translation zwischen Tibia und distaler Fibula (Syndesmosentest; ▸ Abb. 2.29)
- anguläre Beweglichkeit (Inversion bzw. Eversion; ▸ Abb. 2.30)
- Untersuchung der Mittelfußgelenke:
  - Chopard- bzw. Lisfranc-Reihe (▸ Abb. 2.31)
  - medialer Fußrand (Articulationes talonavicularis, cuneiformenavicularis, tarsometatarsalis I, II und III; ▸ Abb. 2.32a)
  - lateraler Fußrand (▸ Abb. 2.32b)
- Funktions- und Translationsprüfung an den Zehengelenken:
  - Bewegungsumfang der Großzehen:
    - Dorsalextension des Großzehengrundgelenks (▸ Abb. 2.33a)
    - Translation des Großzehengrundgelenks (▸ Abb. 2.33b)
    - Plantarflexion des Großzehengrundgelenks (▸ Abb. 2.33c)
    - Plantarflexion des distalen Großzehengelenks (▸ Abb. 2.33d)
  - Bewegungsumfang der Kleinzehen:
    - proximales Interphalangealgelenk (▸ Abb. 2.34a)
    - distales Interphalangealgelenk (▸ Abb. 2.34b)

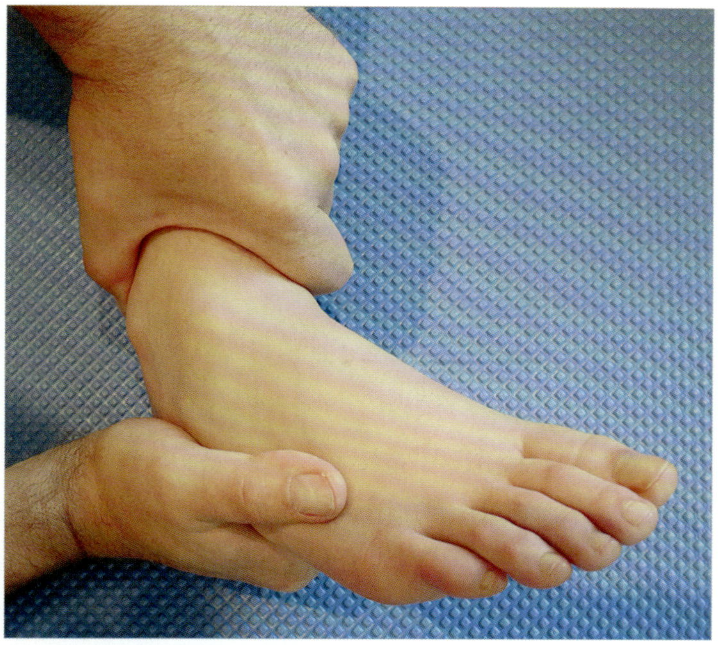

Abb. 2.28 Funktionelle Gelenkuntersuchung: Laterale Aufklappbarkeit.

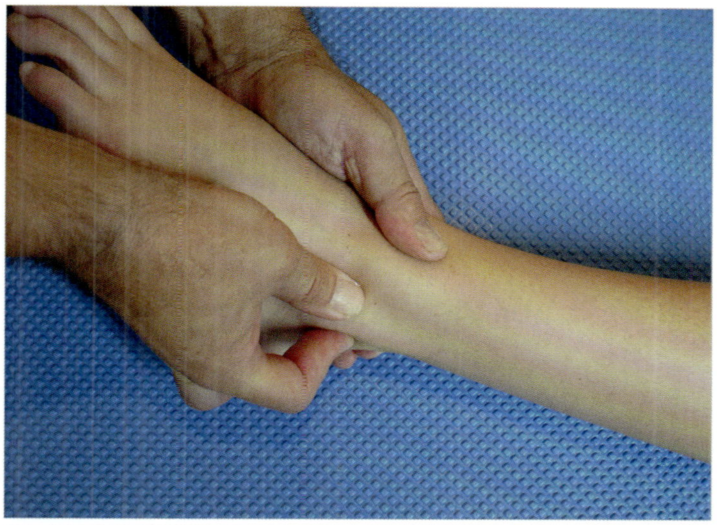

Abb. 2.29 Funktionelle Gelenkuntersuchung: Translation zwischen Tibia und distaler Fibula (Syndesmosentest).

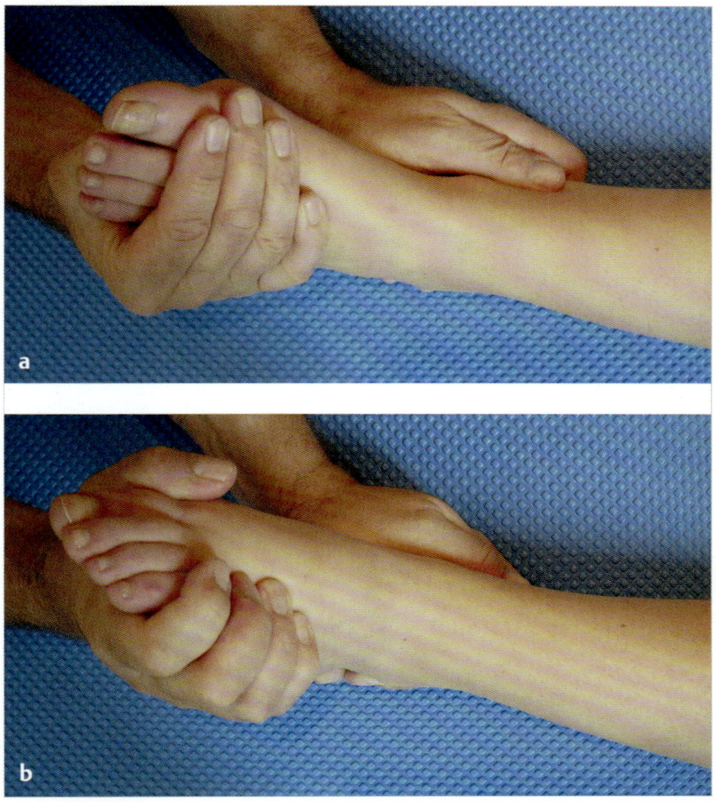

Abb. 2.30 Funktionelle Gelenkuntersuchung: Anguläre Beweglichkeit.
a Inversion.
b Eversion.

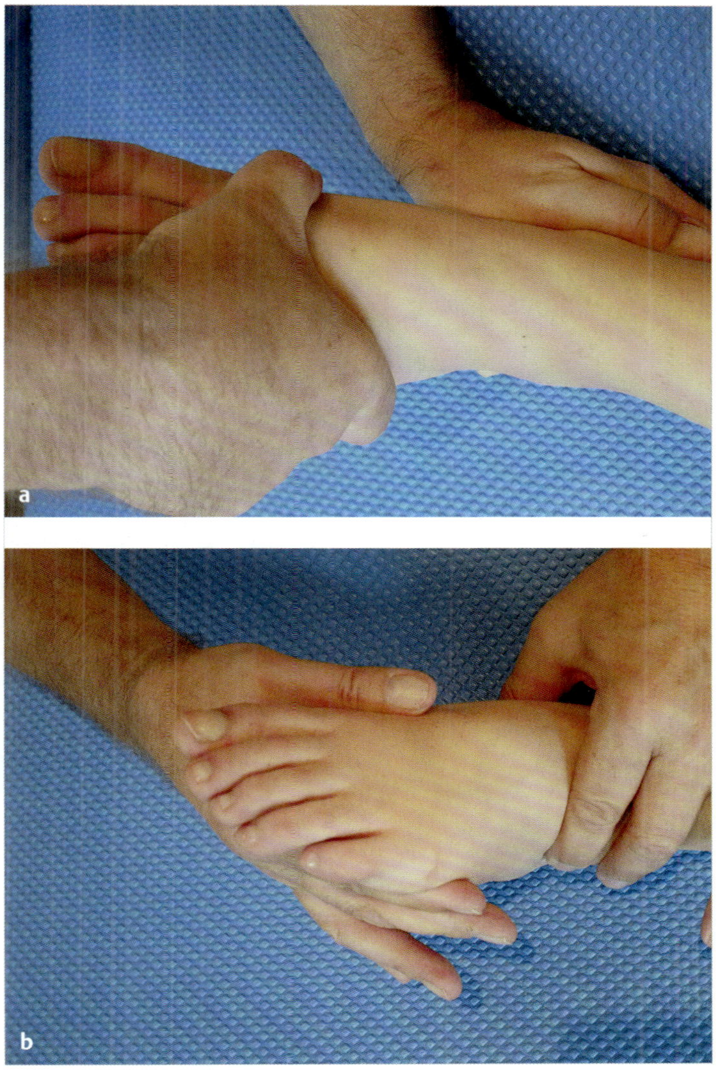

Abb. 2.31 Funktionelle Gelenkuntersuchung der Mittelfußgelenke.
a Chopart-Gelenkreihe.
b Lisfranc-Gelenkreihe.

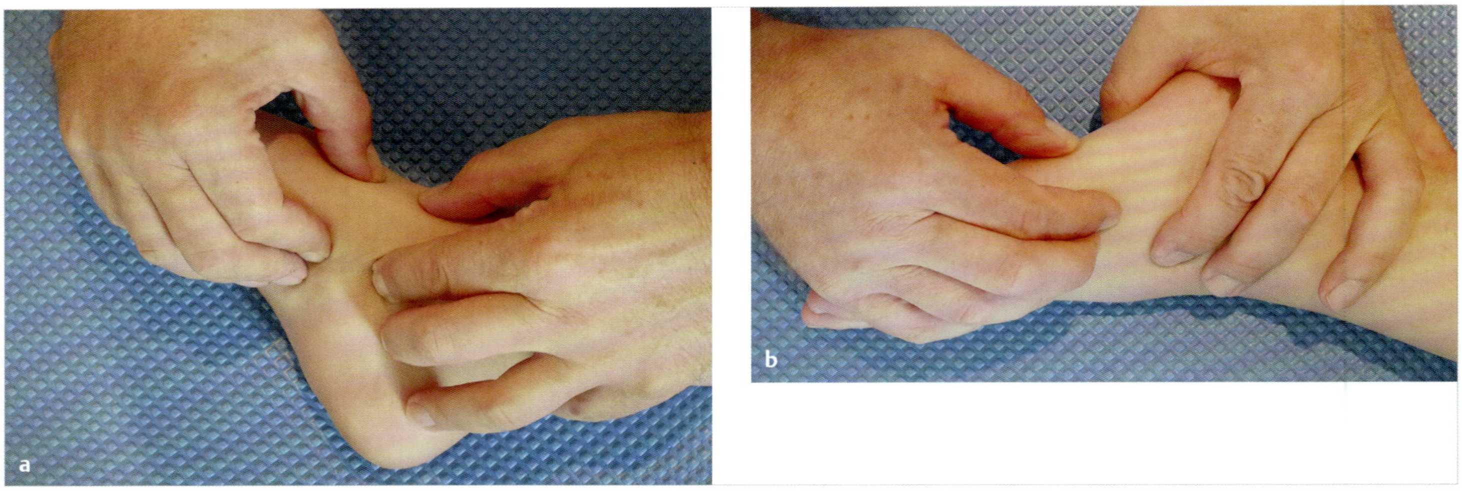

Abb. 2.32 Funktionelle Gelenkuntersuchung der Mittelfußgelenke des Fußrands.
a Mittelfußgelenke des medialen Fußrands (Articulationes talonavicularis, cuneiformenavicularis, tarsometatarsalis I [II und III]).
b Mittelfußgelenke des lateralen Fußrands.

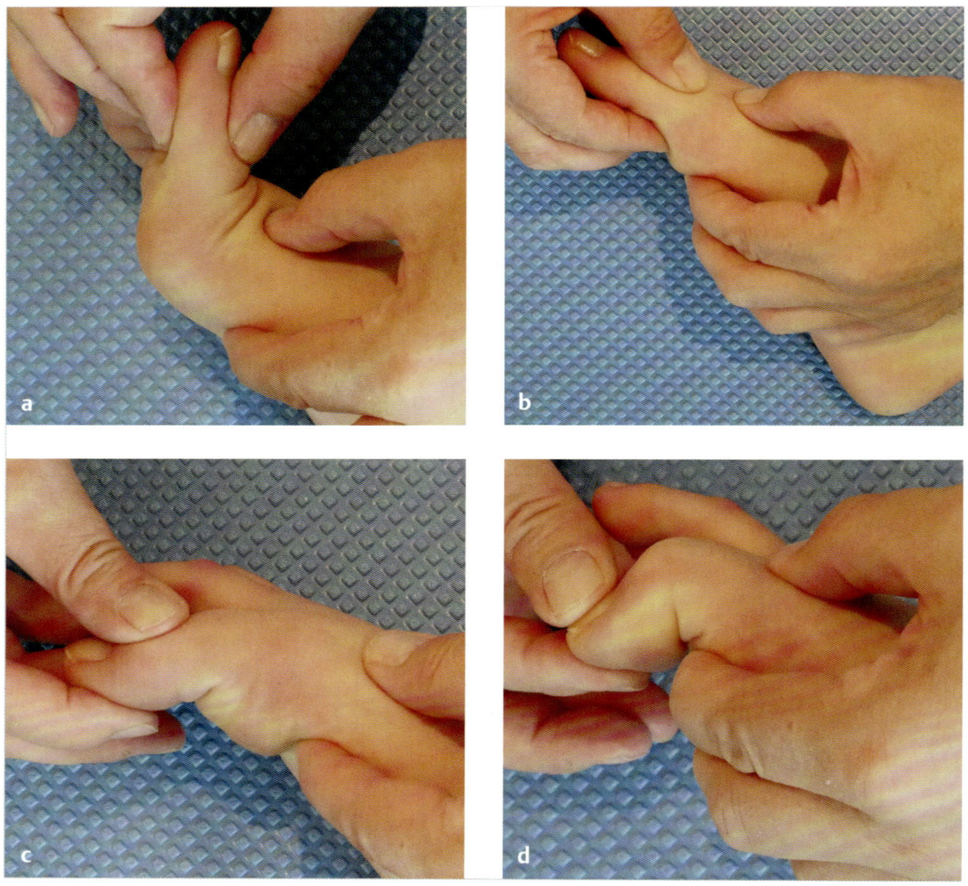

Abb. 2.33 Funktionelle Gelenkuntersuchung: Funktions- und Translationsprüfung an den Großzehengrundgelenken.
a Dorsalextension des Großzehengrundgelenks.
b Translation des Großzehengrundgelenks.
c Plantarflexion des Großzehengrundgelenks.
d Plantarflexion des distalen Großzehengelenks.

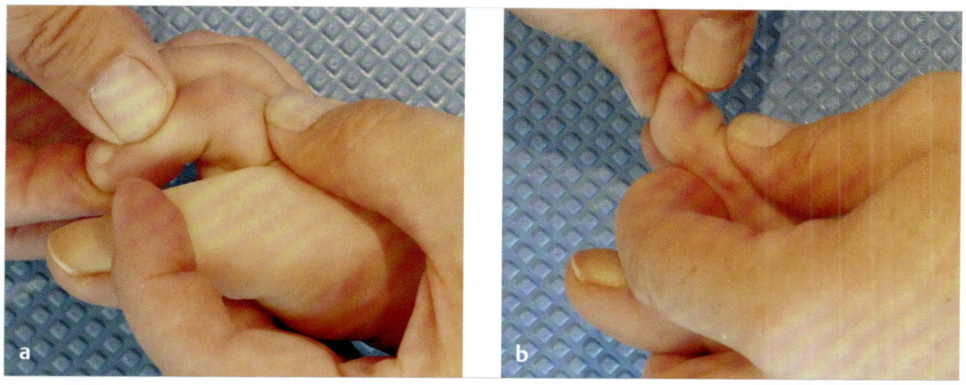

Abb. 2.34 Funktionelle Gelenkuntersuchung: Bewegungsumfang der Interphalangealgelenke der Kleinzehen.
a Plantarflexion des proximalen Interphalangealgelenks II.
b Dorsalextension des distalen Interphalangealgelenks II.

2.7 Untersuchung der Sensibilität

Die Sensibilität wird orientierend durch Berührung der Haut untersucht. Eine differenziertere Untersuchung erlaubt das Semmes-Weinstein-Monofilament (▶ Abb. 2.35). Mit diesem dünnen Filament können auch leichte Sensibilitätsstörungen festgestellt werden. Alternativen sind Berührungstests mit einem Wattebausch oder einer Feder.

> **Cave**
>
> Bei Berührungstests ist zu vermeiden, dass der Patient fehlende Sensibilität durch Beobachtung kompensiert.

Mithilfe einer Stimmgabel kann das Vibrationsempfinden getestet werden. Ausfälle des Vibrationsempfindens können Zeichen einer beginnenden Nervenschädigung sein.

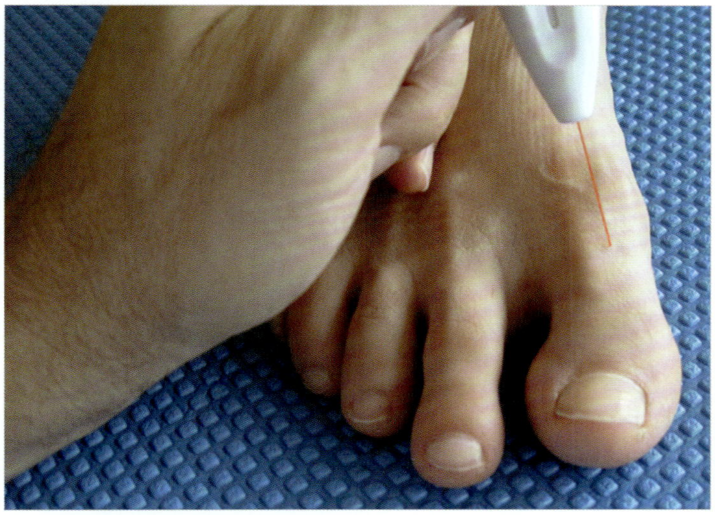

Abb. 2.35 Untersuchung mit dem Semmes-Weinstein-Monofilament.

2.8 Untersuchung der Durchblutung

Die A. dorsalis pedis lässt sich am besten lateral der Sehne des M. extensor hallucis longus am Fußrücken tasten. Die A. tibialis kann hinter dem Innenknöchel palpiert werden. Normalerweise lassen sich beide Arterien gut tasten. Die Durchblutung im kapillären Bereich, d. h. in den kleinen Gefäßen, wird mithilfe der Rekapillarisierungszeit gemessen. Dazu drückt man mit dem Finger kurz das Blut aus der Zehenkuppe und misst die Zeit, bis sich die Zehe wieder rosig gefärbt hat. Normal sind Werte < 2 s. Fehlen die kleinen Härchen auf den Zehen, so kann auch dies auf eine Durchblutungsstörung hinweisen.

Weitere technische Möglichkeiten, die Durchblutung zu messen, sind die Doppler-Sonografie und die Angiografie.

2.9 Spezielle Tests am Fuß

2.9.1 Rückfußinversion im Zehenstand

Im Stand steht die Ferse physiologisch leicht valgisch; im Zehenstand kommt es zu einer seitengleichen Varisierung. Verbleibt die Ferse im Valgus, so ist dies als pathologisch zu werten (▶ Abb. 2.36). Mögliche Ursachen u. a.:

- kontrakter Pes planovalgus
- Insuffizienz der Tibialis-posterior-Sehne
- Koalition
- posttraumatische Fehlstellung

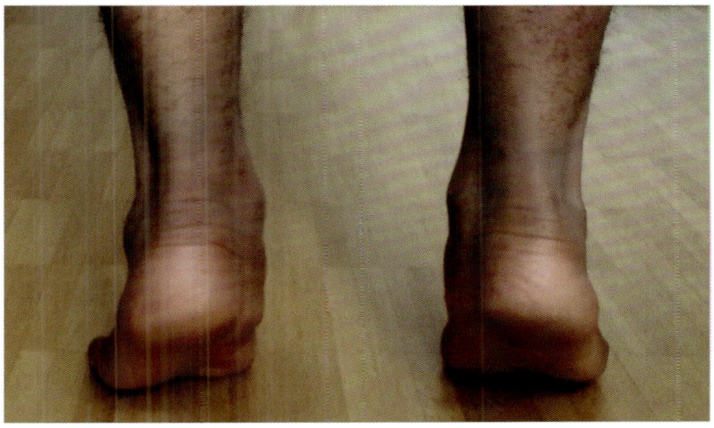

Abb. 2.36 So genannter persistierender Rückfußvalgus im Zehenstand. Im Zehenstand kommt es beim betroffenen Rückfuß nicht zu einer Varisierung des Kalkaneus. Der Kalkaneus verbleibt in Valgusfehlstellung.

2.9.2 Too-many-Toes-Zeichen

Bei der Inspektion des Fußes von dorsal im Stand sind medial die Großzehe und lateral 1–2 Kleinzehen sichtbar. Ist die Großzehe nicht sichtbar, dagegen mehrere Kleinzehen lateral, so ist dies ein Indikator für eine vermehrte Vorfußabduktion (▶ Abb. 2.37), z. B. bei Pes planovalgus oder Tibialis-posterior-Insuffizienz.

2.9.3 Thompson-Drucktest

In Bauchlage wird die Wadenmuskulatur komprimiert (▶ Abb. 2.38). Physiologisch ist eine leichte Plantarflexion im Sprunggelenk. Die einseitig ausbleibende Plantarflexion ist ein Hinweis auf eine Achillessehnenruptur oder -elongation.

2.9.4 Fersendrucktest

Die Fersen werden zwischen den Daumenballen des Untersuchers symmetrisch zusammengepresst (▶ Abb. 2.39). Schmerzen sind ein Hinweis auf eine Kalkaneusstressfraktur.

2.9.5 Single-Heel-Rise-Test

Das Unvermögen, einbeinig in den Zehenstand zu kommen (▶ Abb. 2.40), ist ein Hinweis auf eine Läsion der Tibialis-posterior-Sehne oder einen Funktionsverlust der Achillessehne. Bei der Plantarflexion des Fußes kommen ca. 40 % der Kraft vom M. tibialis posterior, 60 % von der Wadenmuskulatur. Ein korrektes Zusammenspiel beider Muskelgruppen ist notwendig, um einbeinig den Zehenstand zu erreichen. Teilweise versuchen Patienten, den

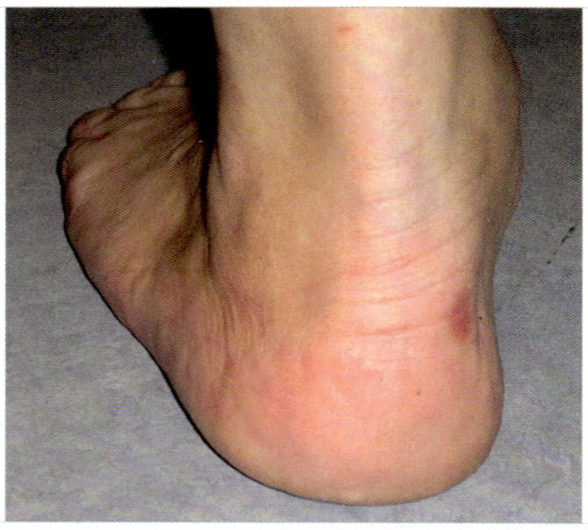

Abb. 2.37 Too-many-Toes-Zeichen. Bei einer Valgusfehlstellung des Rückfußes sind lateral mehrere Kleinzehen sichtbar. Normal wäre, medial die Großzehe und lateral die kleinste Zehe erkennen zu können.

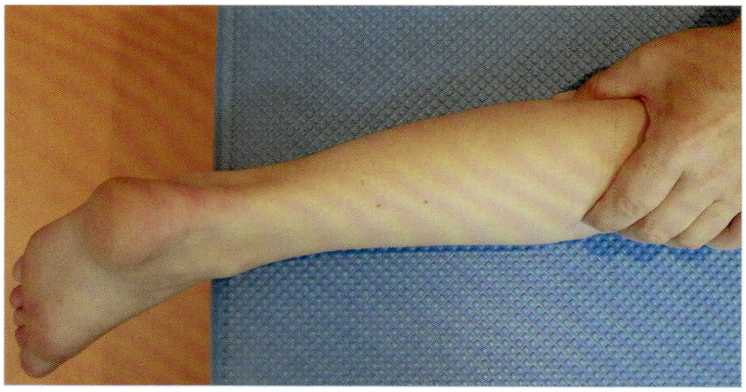

Abb. 2.38 Thompson-Drucktest.

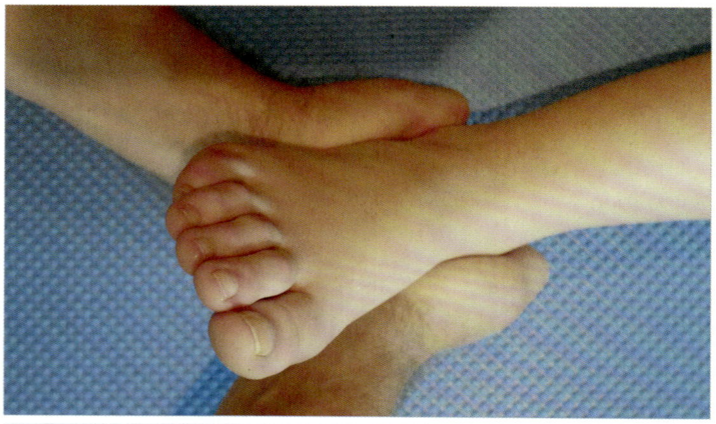

Abb. 2.39 Fersendrucktest.

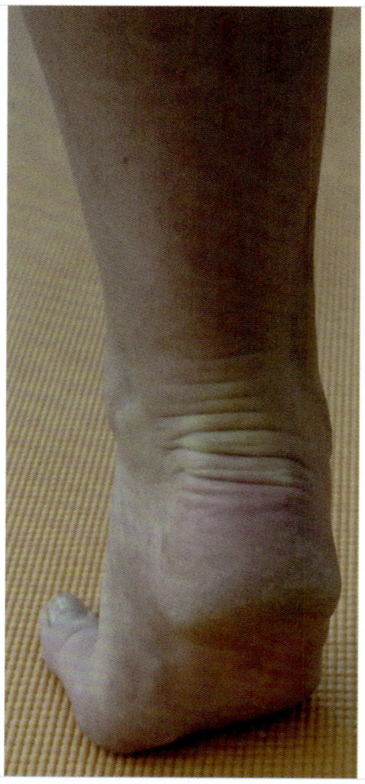

Abb. 2.40 Single-Heel-Rise-Test.

Funktionsverlust durch Hilfsbewegungen auszugleichen. Ist der Zehenstand erst einmal erreicht, ist teilweise die Restfunktion ausreichend, den Fuß zu stabilisieren.

2.9.6 Silfverskjöld-Test

Die Untersuchung der Redressierbarkeit der Spitzfußdeformität muss bei gestrecktem und gebeugtem Kniegelenk durchgeführt werden (▶ Abb. 2.41). Lässt sich die Fehlstellung in Kniebeugung ausgleichen, so ist die Ursache in einer Verkürzung des M. gastrocnemius zu sehen (positiver Silfverskjöld-Test). Eine Spitzfußstellung, die auch bei Kniebeugung bestehen bleibt, geht auf Beeinträchtigungen des Gelenks bzw. der Achillessehne oder des M. soleus zurück.

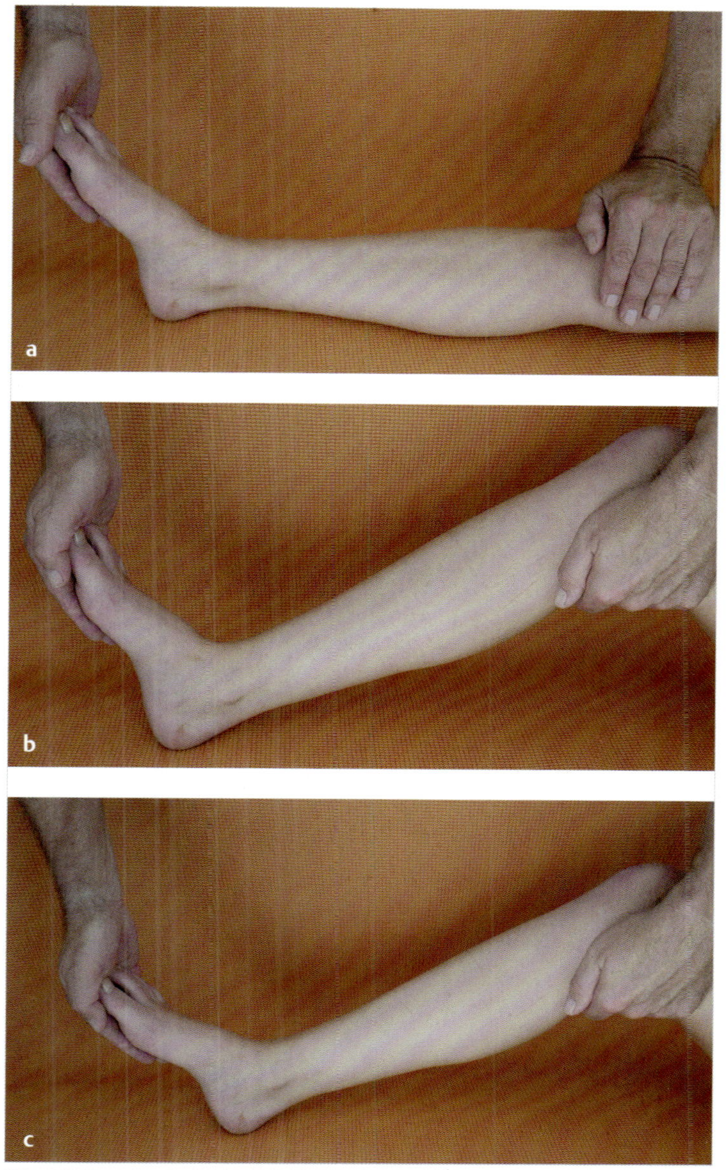

Abb. 2.41 Silfverskjöld-Test.
a Gestrecktes Kniegelenk.
b Gebeugtes Kniegelenk: Normalbefund.
c Gebeugtes Kniegelenk: pathologischer Befund.

2.9.7 Coleman-Blocktest

Bei diesem Test werden die Flexibilität bei Rückfußdeformitäten und die Vorfußpronation geprüft. Am stehenden Patienten werden Torsionsfehlstellungen an Rück- oder Vorfuß durch das Unterlegen von Blöcken verschiedener Höhe ausgeglichen (► Abb. 2.42). Dadurch können der Ort und die Flexibilität der Fehlstellung besser eingegrenzt werden. Typisches Beispiel ist der Coleman-Blocktest bei der Pes-cavus-Deformität.

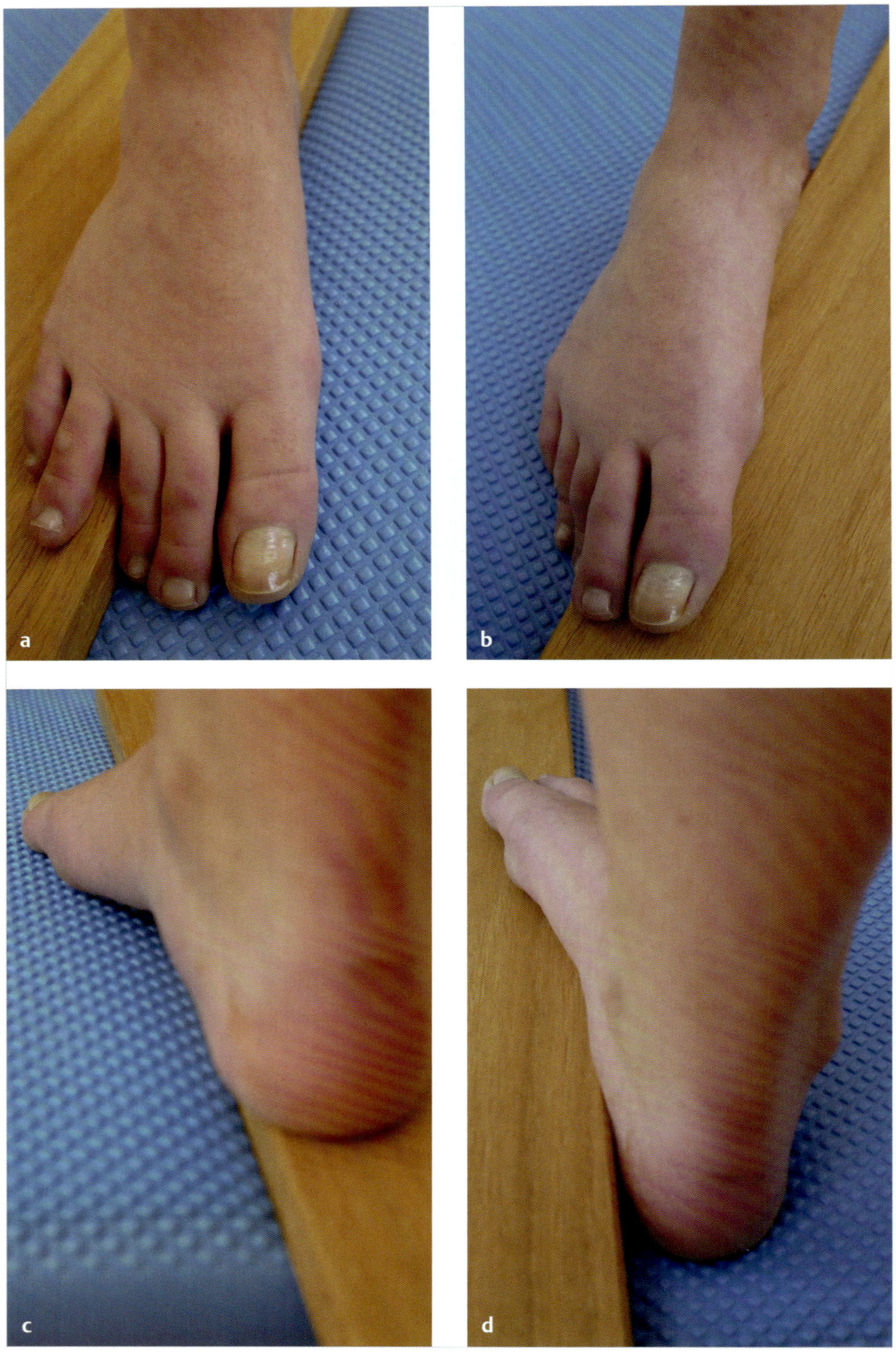

Abb. 2.42 Coleman-Blocktest.
a Rückfußvarus bzw. Vorfußvalgus von ventral.
b Rückfußvarus bzw. Vorfußvalgus von dorsal.
c Rückfußvalgus bzw. Vorfußvarus von ventral.
d Rückfußvalgus bzw. Vorfußvarus von dorsal.

2.9.8 Lateraler bzw. medialer Sprunggelenkstabilitätstest

Der Test dient der Überprüfung der Kapsel-Band-Stabilität im oberen und unteren Sprunggelenk im Seitenvergleich. Dabei wird in Rückenlage mit einer Hand die Ferse in Mittelstellung umfasst, mit der anderen der distale Unterschenkel. Bei Ausüben von Varus- oder Valgusstress wird die Aufklappbarkeit (im Seitenvergleich) geprüft (▶ Abb. 2.43).

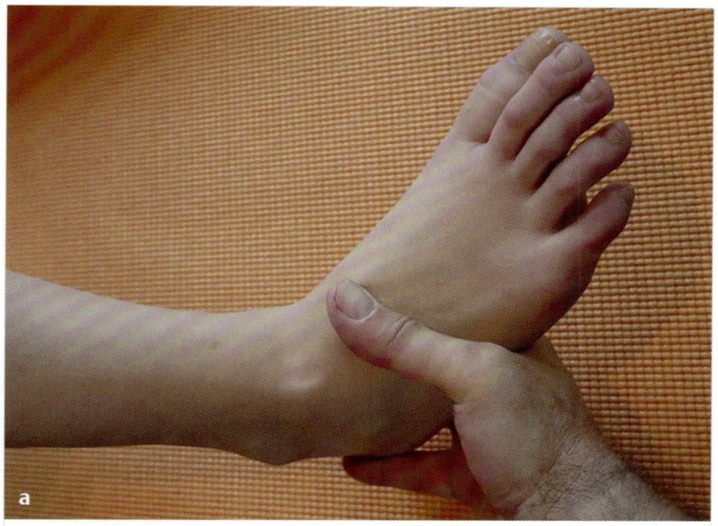

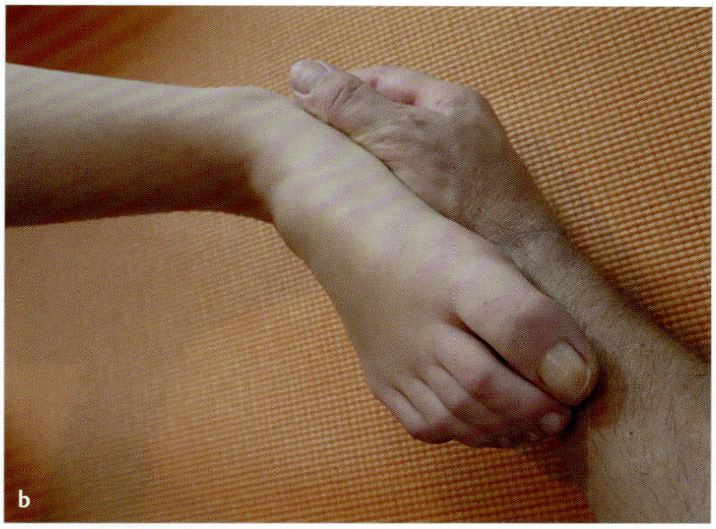

Abb. 2.43 Sprunggelenkstabilitätstest.

a Lateraler Sprunggelenkstabilitätstest. Die Aufklappbarkeit wird (im Seitenvergleich) durch Ausüben von Varusstress untersucht. Die Beurteilung des oberen Sprunggelenks erfolgt bei leicht plantar flektiertem Sprunggelenk, um die knöcherne Gelenkführung auszuschalten. Die Stabilität des unteren Sprunggelenks wird in 90°-Stellung des oberen Sprunggelenks beurteilt. Die 90°-Stellung führt zu einer Stabilisierung des Talus in der Malleolengabel. Die Beweglichkeit findet nun überwiegend im unteren Sprunggelenk statt.

b Medialer Sprunggelenkstabilitätstest. Die Aufklappbarkeit wird (im Seitenvergleich) durch Ausüben von Valgusstress untersucht.

2.9.9 Schubladentest

Der Schubladentest erfolgt durch Umgreifen des Sprunggelenks oberhalb der Malleolengabel. Mit der anderen Hand wird die Ferse umfasst und der Fuß nach ventral gezogen (▶ Abb. 2.44). Eine vermehrte Translation ist Hinweis auf eine Instabilität des Lig. fibulotalare anterius.

Merke

Schubladentests können auch an den Zehengrundgelenken und an den Tarsometatarsalgelenken durchgeführt werden, um die Kapsel-Band-Stabilität zu überprüfen.

Es ist besonders bei dieser Untersuchung sinnvoll, ein Punctum fixum für den gesamten Untersuchungsablaufs zu wählen. Dafür bietet sich die proximale Hand (um Tibia und Fibula) an, die auf einer festen Unterlage „fixiert" aufgelegt wird. Das Knie sollte in leichter Flexionsstellung sein, um den M. gastrocnemius zu entspannen. Die distale Hand führt alle weiteren Untersuchungsbewegungen in den unterschiedlichen Winkelstellungen durch. Um den benötigten „Bewegungsspielraum" zu haben, sollte der Rückfuß mit der distalen Hand über die Liegenkante hinaus positioniert werden. Damit ist eine sichere und reproduzierbare Untersuchungstechnik gewährleistet.

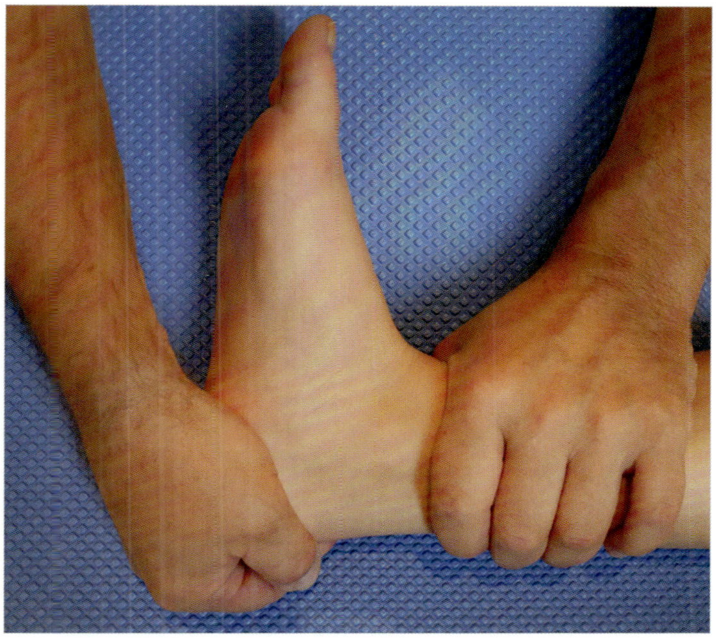

Abb. 2.44 Schubladentest.

2.9.10 Pronations- bzw. Abduktionstest

Mit einer Hand wird der Unterschenkel fixiert, die andere Hand proniert und abduziert den Fuß (▶ Abb. 2.45). Schmerzen im Bereich der Syndesmose bei Pronations- und Abduktionsbewegung im oberen Sprunggelenk sind Hinweis auf eine Syndesmosenverletzung.

2.9.11 Squeeze-Test

Schmerzen im Bereich der Syndesmose bei Kompression des Schienbeins gegen das Wadenbein handbreit oberhalb der Syndesmose (▶ Abb. 2.46) sind Hinweis auf eine Syndesmosenverletzung.

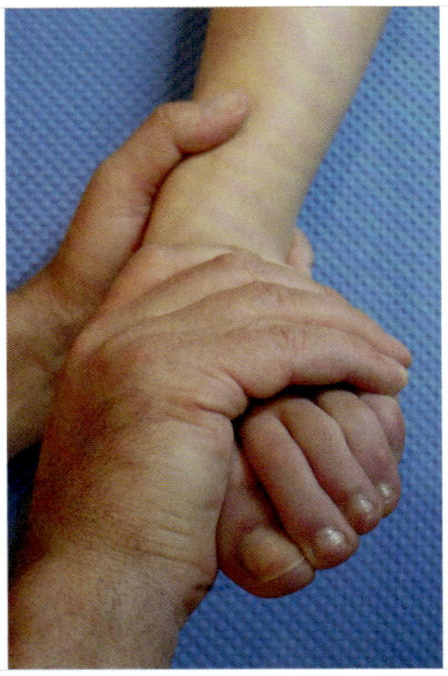

Abb. 2.45 Pronations- bzw. Abduktionstest.

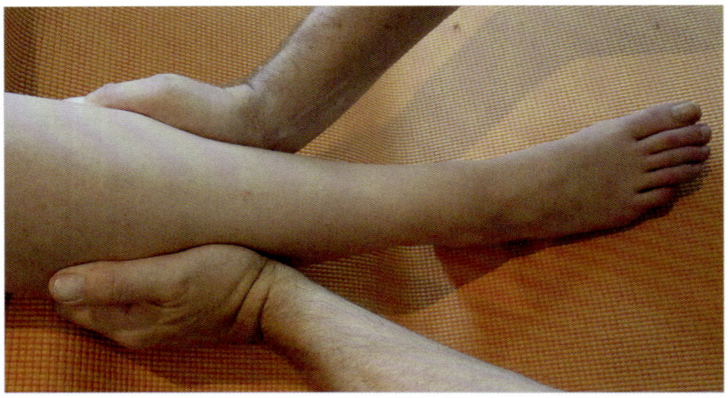

Abb. 2.46 Squeeze-Test.

2.9.12 Stabilitätstest des Tarsometatarsalgelenks I

Am hängenden Fuß besteht eine physiologische Translation des Tarsometatarsalgelenks I. Wird der Fußaußenrand angehoben (Anspannung der Mm. peronei longus und brevis), wird das Gelenk stabilisiert (▶ Abb. 2.47). Eine persistierende Instabilität ist pathologisch.

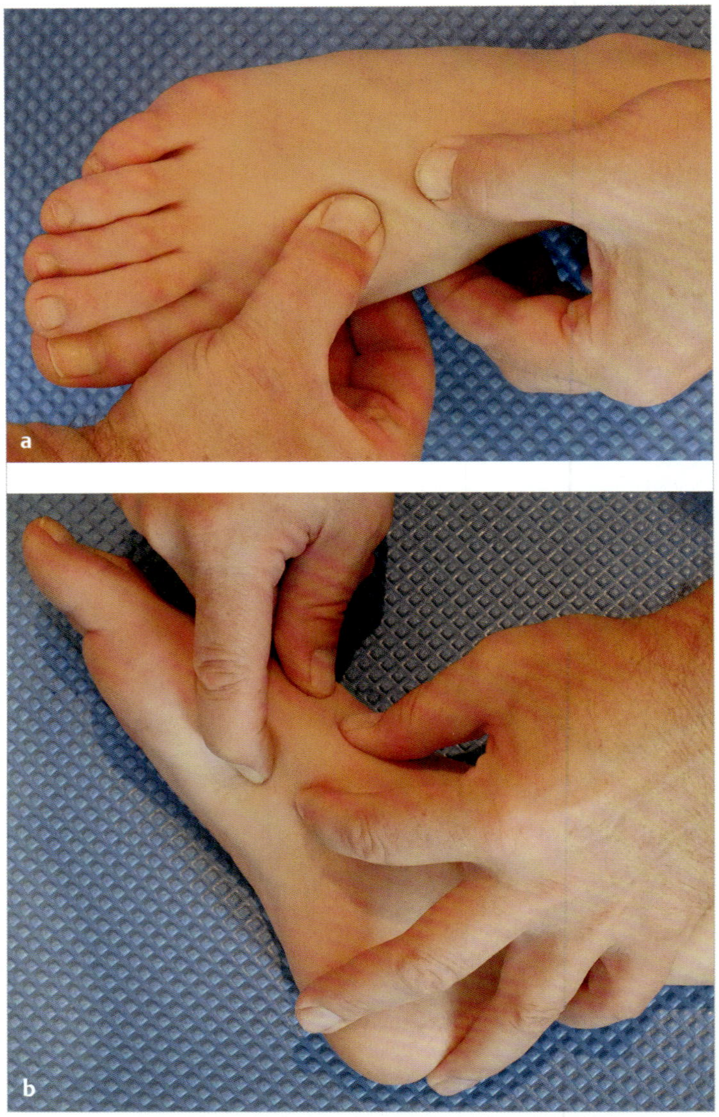

Abb. 2.47 Stabilitätstest des Tarsometatarsalgelenks I. Translation der fixierten Strukturen.
a Ansicht von oben.
b Ansicht von der Seite.

2.9.13 Nervenirritationstests

Mulder-Klicktest

Durch Kompression des Vorfußes wird Druck auf den Intermetatarsalraum ausgeübt (► Abb. 2.48). Dabei verengt sich der Raum zwischen benachbarten Mittelfußköpfchen. Ein „Klicken" mit lokalisierter Schmerzauslösung ist Hinweis auf ein Neurom des plantaren interdigitalen Nervs (Morton-Neurom), der durch die Kompression nach plantar verlagert wird.

Klingelknopfzeichen

Ein isolierter plantarer Druckschmerz zwischen den Mittelfußköpfchen (meist III und IV) wird als „Klingelknopfzeichen" bezeichnet (► Abb. 2.49). Teils ist eine Schmerzausstrahlung in die Zehen vorhanden. Das Klingelknopfzeichen ist ein Hinweis auf ein Morton-Neurom.

Hoffmann-Tinel-Zeichen am Innenknöchel

Der Patient liegt in Bauchlage mit um 90° gebeugtem Knie. Tritt beim Beklopfen des N. tibialis hinter dem Innenknöchel (► Abb. 2.50) ein elektrisierender Schmerz auf, ist dies ein Hinweis auf ein Tarsaltunnelsyndrom.

> **Merke**
>
> Ein Hoffmann-Tinel-Zeichen kann grundsätzlich im Verlauf jedes Nervs auftreten und ist Hinweis auf eine Kompression oder sonstige Schädigung.

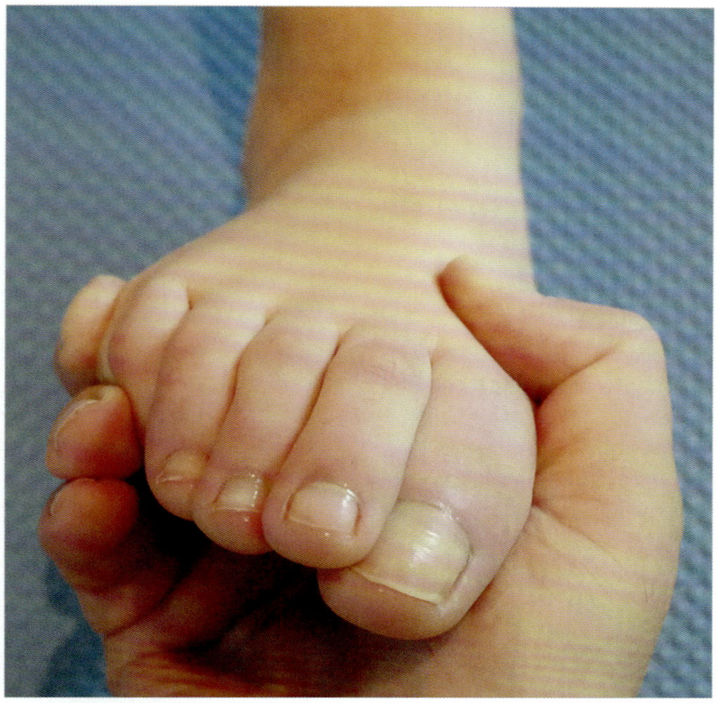

Abb. 2.48 Mulder-Klicktest.

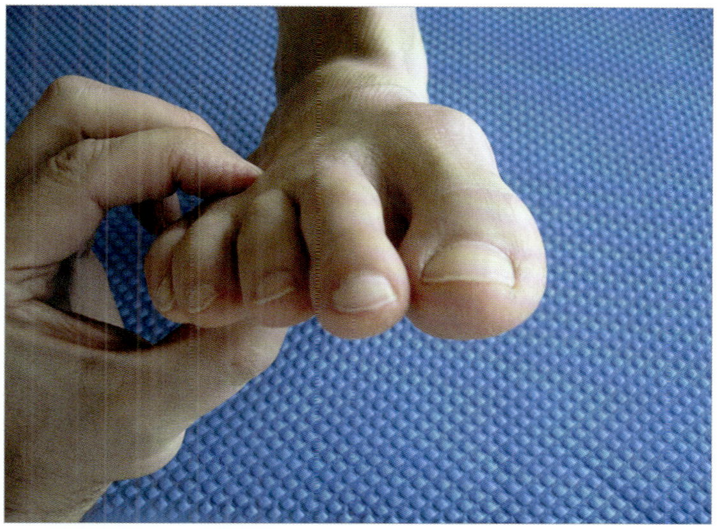

Abb. 2.49 Klingelknopftest.

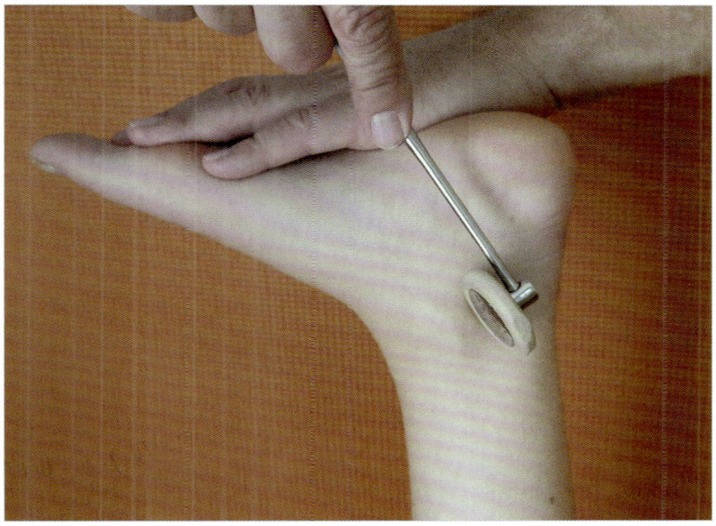

Abb. 2.50 Hoffmann-Tinel-Zeichen am Innenknöchel.

2.9.14 Gaenslen-Handgriff

Die Mittelfußköpfchen werden plantar aufgelegt und zwischen einem Finger und dem dorsal gelegenen Daumen einer Hand fixiert; die andere Hand übt einen seitlichen zangenartigen Druck über dem I. und V. Mittelfußköpfchen auf den Vorfuß aus (▸ Abb. 2.51). Eine Schmerzprovokation kommt bei einer Vielzahl von Vorfußpathologien vor. Ein positiver Gaenslen-Test kann das erste Symptom einer rheumatoiden Arthritis sein, insbesondere wenn die Symptome an beiden Füßen auslösbar sind.

2.9.15 Push-up-Test

Dieser Test umfasst die Reposition von flexiblen Krallenzehen in eine Neutralstellung bei Druck von plantar auf die Metatarsaleköpfchen (▸ Abb. 2.52). Er ermöglicht eine Differenzierung zwischen flexiblen und kontrakten Krallenzehenfehlstellungen.

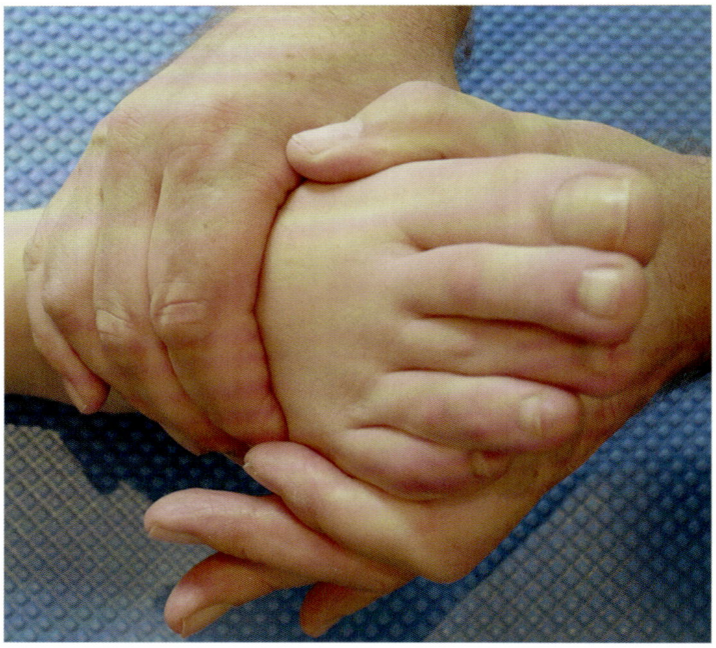

Abb. 2.51 Gaenslen-Handgriff.

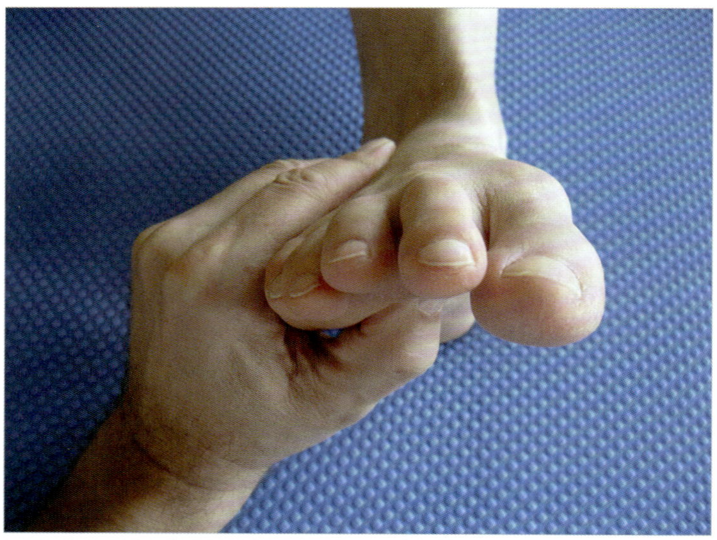

Abb. 2.52 Push-up-Test.

2.10 Belastungs- bzw. Provokationstest

Belastungstests werden bevorzugt dann eingesetzt, wenn sich bei der üblichen klinischen Untersuchung die Beschwerden nicht provozieren lassen. Dies betrifft vor allem gering ausgeprägte funktionelle Störungen, die nur bei maximaler Belastung zum Tragen kommen. Belastungstests können zu einer Verschlechterung der Symptome führen. Andererseits ist es eben auch genau das Ziel dieser Tests, Beschwerden und Veränderungen herauszuarbeiten, die durch die übrigen beschriebenen Untersuchungsverfahren nicht nachvollziehbar wurden. Beispiele typischer Belastungstests:

- Standtests mit Beurteilung des Alignement von Kniegelenk, Sprunggelenk, Fuß, Valgus bzw. Varus der Ferse, Abduktion bzw. Adduktion
- Einbeinstand
- Gehen
- Wippen
- Treppensteigen
- Laufen
- Springen
- sportartspezifische Belastungen

2.11 Weitere diagnostische Optionen

- Bildgebung
- Labor
- Mitbeurteilung durch andere Fachbereiche (Dermatologie, Neurologie, Angiologie, Rheumatologie, Endokrinologie, Osteologie)
- Funktions- und Ganganalyse
- kraniomandibuläre Diagnostik

2.12 Sonderfall: Schmerzsyndrom „ohne" Befundkorrelat in der Bildgebung

Immer wieder sieht man sich mit Patienten konfrontiert, die über ausgeprägte, anhaltende und glaubhafte Schmerzen klagen. Bei der bislang durchgeführten Diagnostik konnte jedoch kein pathologischer Befund erhoben werden. Die bisherige Therapie war frustran. Gerade bei diesen Patienten sollten die diagnostischen Verfahren ausgereizt werden, in Kombination mit einer nochmaligen detaillierten klinischen Untersuchung. Die Korrelation von klinischem Befund und Bildgebung, im Idealfall im Team aus Radiologe, Fußspezialist und Patient, hilft immer wieder, auch diskrete Befunde zu identifizieren. Als Stufenplan hat sich folgendes Vorgehen bewährt, wobei die Reihenfolge variieren kann:

1. hochauflösendes MRT mit i. v. Kontrastmittelgabe unter besonderer Berücksichtigung der Schmerzregion
2. Stressaufnahmen in mehreren Ebenen im Seitenvergleich (zeigen evtl. okkulte Instabilitäten)
3. Ganganalyse, Druckverteilung zum Ausschluss einer funktionellen Problematik

4. bei Beschwerden besonders bei oder nach Belastung Empfehlung eines Provokations-MRT (S. 78), um eine Kapsel-Band-Überlastung, Aktivierungsgewebe oder eine Reizsynovialitis besser darzustellen
5. diagnostische Infiltration mit Lokalanästhetikum hilfreich bei unklaren Nervenkompressionssyndromen und fokal komprimierendem Narbengewebe
6. Ausschlussdiagnostik von proximal gelegenen Schmerzauslösern (Referred Pain) in Unterschenkel, Oberschenkel oder Wirbelsäule
7. Szintigrafie als Ausschlussverfahren einer systemischen Pathologie
8. Einbeziehung eines Spezialisten für psychosomatische Medizin

2.13 Zusammenfassung

Eine ausführliche Anamnese führt zu einer gezielteren klinischen Untersuchung, eine ausführlichere Untersuchung zu einer gezielteren weiterführenden Diagnostik. Eine gründliche Gesamtdiagnostik erlaubt eine präzisere Diagnosefindung, eine präzise Diagnose ermöglicht eine gezieltere und effektivere Therapie.

Ein systematisches bzw. programmiertes Vorgehen hat sich bewährt und hilft, keine Befunde zu übersehen. Eine präzise, anatomisch korrekte topografische Beschreibung von potenziellen Pathologien ist hilfreich. Häufig stimmt das Punctum maximum des Schmerzgeschehens mit der Lokalisation der Pathologie überein. Auch die Beurteilung des klinischen Verlaufs wird durch eine gute Dokumentation von Anamnese und Befund erleichtert.

Literatur

[1] Beals TC. The 'peek-a-boo' heel sign in the evaluation of hindfoot varus. Foot 1996; 6: 205
[2] Bischof HP, Moll H. Lehrbuch der Manuellen Medizin. Balingen. Spitta; 2011
[3] Böhni U, Lauper M, Locher H. Manuelle Medizin 2. Stuttgart. Thieme; 2012
[4] Böhni U, Lauper M, Locher H. Manuelle Medizin 1. Stuttgart: Thieme; 2015
[5] Buckup K. Klinische Tests an Knochen, Gelenken und Muskeln. Stuttgart: Thieme; 2012
[6] Coughlin MJ, Mann RA, Saltzman CL. Surgery of the foot and ankle. Philadelphia: Elsevier; 2007
[7] Delcourt A, Huglo D, Prangere T et al. Comparison between Leukoscan (Sulesomab) and Gallium-67 for the diagnosis of osteomyelitis in the diabetic foot. Diabetes Metab 2005; 31: 125–133
[8] Frisch H. Programmierte Untersuchung des Bewegungsapparates. Berlin: Springer; 2009
[9] Gautschi R. Manuelle Triggerpunkt-Therapie. 3. Aufl. Stuttgart: Thieme; 2016
[10] Gondring WH, Trepman E, Shields B. Tarsal tunnel syndrome: assessment of treatment outcome with an anatomic pain intensity scale. Foot Ankle Surg 2009; 15: 133–138
[11] McNally EG. Ultrasound of the small joints of the hands and feet: current status. Skeletal Radiol 2008; 37: 99–113
[12] Manoli A, Weber TG. Fasciotomy of the foot; an anatomical study with special reference to release of the calcaneal compartment. Foot Ankle 1990; 10 (5): 267–275
[13] Mondelli M, Morana P, Padua L. An electrophysiological severity scale in tarsal tunnel syndrome. Acta Neurol Scand 2004; 109: 284–289
[14] Muscolino JE. Handbuch der Muskel-und Knochenpalpation. München: Elsevier; 2010
[15] Rammelt S, Biewener A, Grass R et al. Foot injuries in the polytraumatized patient. Unfallchirurg 2005; 108 (10): 858–865
[16] Rohen JW. Funktionelle Anatomie des Menschen. Stuttgart: Schattauer; 1984
[17] Rohen JW. Topographische Anatomie. Stuttgart: Schattauer; 1984
[18] Rubello D, Casara D, Maran A et al. Role of anti-granulocyte Fab' fragment antibody scintigraphy (LeukoScan) in evaluating bone infection: acquisition protocol, interpretation criteria and clinical results. Nucl Med Commun 2004; 25: 39–47
[19] Sarrafian SK. Anatomy of the foot and ankle. Philadelphia: Lippincott; 1993
[20] Schünke M, Schulte E, Schuhmacher U et al. Prometheus LernAtlas der Anatomie – Allgemeine Anatomie und Bewegungssystem. 4. Aufl. Stuttgart: Thieme; 2014
[21] Shands AR Jr., Wentz IJ. Congenital anomalies, accessory bones, and osteochondritis in the feet of 850 children. Surg Clin North Am 1953: 33; 1643–1666
[22] Zwipp H, Rammelt S. Tscherne Unfallchirurgie: Fuß. Heidelberg: Springer; 2014

Kapitel 3

Pathologien am Sprunggelenk und Rückfuß

3 Pathologien am Sprunggelenk und Rückfuß

3.1 Trauma

3.1.1 Verletzungen des Kapsel-Band-Apparats

Markus Walther, Ulrike Szeimies

Verletzungen der Außenbänder

Definition

Bei traumatischen Verletzungen der Außenbänder handelt es sich um die teilweise oder vollständige Ruptur eines oder mehrerer Außenbänder des Sprunggelenks, meist nach Supinationstrauma.

Das Distorsionstrauma des Sprunggelenks ist die häufigste Verletzung des oberen Sprunggelenks. Aufgrund des Unfallmechanismus und des klinischen Untersuchungsbefunds stellt es im Allgemeinen keine diagnostische Schwierigkeit für den Chirurgen dar. Die bildgebende Diagnostik bleibt meist auf das konventionelle Röntgen beschränkt (oberes Sprunggelenk in 2 Ebenen). Die Indikation zur MRT sollte jedoch großzügig gestellt werden, wenn es sich um einen komplexen Unfallmechanismus gehandelt hat, mit Einwirkung von Scher- bzw. Rotationskräften in mehreren Ebenen und Achsen. Ebenso ist die Indikation zur MRT großzügig zu stellen, wenn der Verdacht auf eine schwerwiegende Begleitverletzung besteht. Beispiele dafür sind die zusätzliche Ruptur der vorderen Syndesmose, nicht dislozierte Frakturen, eine Innenbandläsion oder im Röntgen auffällige Talusschultern.

Symptome

Typische Symptome sind eine Schwellung und Schmerzen am Außenknöchel, oft bis zum Fußrücken.

Prädisponierende Faktoren

- Frühere Distorsionen
- chronische Instabilität
- Kapsel-Band-Laxizität
- Insuffizienz der Peronealmuskulatur
- Rückfußvarus

Anatomie/Pathologie

Anatomie

Der Außenbandapparat des oberen Sprunggelenks besteht aus dem Lig. fibulotalare (oder talofibulare) anterius (häufig abgekürzt mit „LFTA"), dem Lig. fibulocalcaneare (oder calcaneofibulare; häufig abgekürzt mit „LFC") und dem Lig. fibulotalare (oder talofibulare) posterius (häufig abgekürzt mit „LFTP") (▸ Abb. 3.1). Es existieren viele Anlagevarianten; z. B. ist das Lig. fibulotalare anterius volumenschwach ausgebildet, wenn das Lig. fibulocalcaneare volumenvermehrt und kaliberkräftig angelegt ist.

Pathologie

Bei einer Distorsion rupturiert das Lig. fibulotalare anterius fast immer als erstes. Bei hoher Krafteinwirkung kann es zusätzlich zur Teil- oder kompletten Ruptur des Lig. fibulocalcaneare kommen. Das Lig. fibulotalare posterius ist nur selten betroffen, beispielsweise, wenn eine komplette Luxation des Sprunggelenks aufgetreten ist. Unterschieden werden Zerrungen, Teil- und vollständige Rupturen. Bei Kindern ist ein proximaler osteochondraler Bandausriss des Lig. fibulotalare anterius am häufigsten. Nicht alle Rupturen führen jedoch auch zu einer Sprunggelenkinstabilität.

Die Verletzung des Lig. fibulotalare anterius kann ein proximaler Ausriss aus der anterioren distalen Fibula sein. Die Ruptur kann im mittleren Drittel auftreten oder es kommt zum distalen Ausriss aus dem Talushals; die proximale und distale Verletzung kann knöchern erfolgen.

Wichtige Begleitverletzungen

Knöcherne Ausrisse

Die knöchernen Ausrisse des Außenbandapparats haben Bedeutung, da es häufig im Hämatom an dem ausgerissenen Knochen-Flake zur Bildung einer Verkalkung bzw. eines Ossikels kommt. Das Band selbst ist in diesen Fällen nicht rupturiert, sondern entspringt regelrecht aus der abgerissenen Knochenschale. Im weiteren Verlauf findet der Knochenausriss keinen Kontakt zur distalen Fibula und es resultiert eine chronische Instabilität mit erneuten Supinationsverletzungen. Das Lig. fibulotalare anterius und das Lig. fibulocalcaneare können gemeinsam von der distalen Fibula ausreißen, mit entsprechender Instabilität beider Bänder.

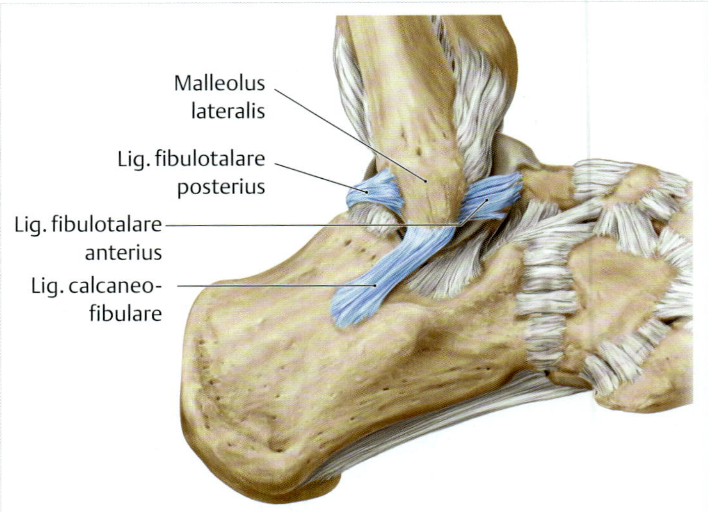

Abb. 3.1 Außenbandapparat des rechten Fußes. Ansicht von lateral. Aufgrund des horizontalen Verlaufs des Lig. fibulotalare anterius und des Lig. fibulotalare posterius gelingt die Beurteilung dieser Bandstrukturen am besten mit einer Angulierung parallel zum Sehnenverlauf bzw. oberen Sprunggelenk. Dafür eignet sich die axiale T2w Sequenz.
Aufgrund des schrägen Verlaufs des Lig. fibulocalcaneare zur Achse des oberen Sprunggelenks sind die Beurteilung und insbesondere die Graduierung einer 2-Band-Verletzung in der axialen T2w Sequenz schwieriger. Hilfreich kann eine zusätzlich durchgeführte schräg axiale Kippung sein, die parallel zum Verlauf des Lig. fibulocalcaneare erfolgt. Dafür eignet sich eine schräg axiale PDw fatsat Sequenz (Sehnenkippung), mit der gleichzeitig auch andere wichtige Strukturen mitbeurteilt werden können (Sehnen, Pfannen-Band-Komplex). (Schünke M, Schulte E, Schumacher U et al. Prometheus LernAtlas – Allgemeine Anatomie und Bewegungssystem. 4. Aufl. Stuttgart: Thieme; 2014)

In diesem Fall ist eine exakte Evaluation in den koronaren T1w Sequenzen für die Detektion einer knöchernen (signalarmen) dislozierten Struktur an der Außenknöchelspitze mit Korrelation eines Röntgenverfahrens nötig. Kernspintomografisch kann es schwierig sein, eine zarte signalarme Kortikalisschuppe in der ödematisierten und eingebluteten Knöchelregion abzugrenzen. Bei repetitiven Außenbandverletzungen kann die Unterscheidung einer frischen von einer älteren knöchernen Absprengung bei sehr kleinen Fragmenten schwierig sein. Im Allgemeinen sind Ossikel bzw. alte knöcherne Absprengungen abgerundet und ovalär konfiguriert. Sie können in der T1w Sequenz Knochenmark enthalten und zeigen fettäquivalente hyperintense Binnensignale. Sie können sich aber bei einer überwiegenden Sklerose oder Verkalkung auch hypointens darstellen. Auch in diesem Fall empfiehlt sich eine röntgenologische Korrelation.

Innenbandquetschung

Bei vollständiger Ruptur des Lig. fibulotalare anterius und des Lig. fibulocalcaneare kann es gleichzeitig zu einer Verletzung und Schädigung des tiefen Abschnitts des Innenbandkomplexes posteromedial (Pars tibiotalaris posterior des Deltabands) kommen. Der Innenknöchel zerquetscht regelrecht diesen tiefgelegenen Anteil des Innenbandapparats gegen den medialen Talusrand. Nach Außenbandverletzungen kann eine begleitende Innenbandläsion die Ursache für die nicht vollständige Ausheilung und für persistierende, dann mediale Beschwerden sein.

> **Cave**
>
> Die oft angewandte frühfunktionale Belastung bei einer Außenbandverletzung kann bei einer nicht diagnostizierten Quetschverletzung der Pars tibiotalaris posterior des Deltabands kontraproduktiv sein. Dort kann sich fibrovaskuläres Reizgewebe mit einem möglichen medialen Impingement ausbilden.

Bildgebung

Ultraschall

Das strukturierte Vorgehen bei Distorsionstrauma sieht folgendermaßen aus: Ein Longitudinalschnitt ventral über das obere Sprunggelenk zeigt einen Hämarthros als auf eine Kapsel-Band-Verletzung hinweisende Veränderung. Dabei ist die komplette fibulare Kette abzuklären: Laterale Schnitte über der distalen Fibula, dem Lig. fibulotalare anterius, dem Lig. fibulocalcaneare und dem Lig. calcaneocuboideum laterale geben Auskunft über eine Mitbeteiligung knöcherner Strukturen und die Bandkontinuität. Zudem lassen sie unter Sicht auf dem Monitor im Stresstest eine verlässliche, messbare Echtzeitaussage über die Gelenkstabilität zu. Hämatome können besser erkannt werden, wenn der Druck mit dem Schallkopf unter Sicht auf den Monitor reduziert wird (Dekompressionstest). Bei osteochondralen Ausrissen (an der Fibula) kann eine echogene Schuppe mit Schallschatten vorhanden sein, die oft erst beim Stresstest erkennbar wird, im Röntgenbild mitunter aber übersehen wird.

Röntgen

Die gehaltenen Aufnahmen haben ihre Bedeutung beim akuten Trauma verloren. Bei Frakturverdacht werden Röntgenbilder des Sprunggelenks in 2 Ebenen angefertigt. Als klinischen Hinweis auf eine gleichzeitige knöcherne Verletzung haben sich im angloamerikanischen Raum die Ottawa-Ankle Rules etabliert. Dabei wird anhand von verschiedenen Druckpunkten versucht, die Wahrscheinlichkeit für eine gleichzeitige knöcherne Verletzung abzuschätzen, mit dem Ziel, unnötige Röntgenbilder zu vermeiden. Bei Aufnahme von Röntgenbildern des Sprunggelenks in 2 Ebenen ist auf eine ausreichende Innenrotation von 15° bei der a.-p. Aufnahme zur überlagerungsfreien Darstellung der distalen Fibula und der Talusschultern zu achten.

Magnetresonanztomografie

Antworten im Befund

Beurteilung der Außenbandverletzung allgemein:

- partielle Bandruptur
- komplette Ruptur
- eingeschlagene Bandanteile
- Lage der Bandstümpfe zueinander
- direkte oder indirekte Zeichen von früheren Verletzungen (Second-Stage-Trauma)
- knöcherner Ausriss bzw. Avulsionsfraktur proximal oder distal

Spezielle Aspekte postoperativ:

- Kontakt der Bandstümpfe
- Irritation durch Fremdkörper (Nahtmaterial, Internal Brace o. Ä.)
- Hinweise auf Irritation von Nerven

> **Merke**
>
> Wichtig ist, die Verletzung des Lig. fibulocalcaneare genau einzuschätzen, da eine komplette Ruptur als 2-Band-Verletzung bei Leistungssportlern auch operativ versorgt werden kann.

In diesem Fall empfiehlt sich eine ergänzende PDw fatsat Sequenz schräg axial über das obere Sprunggelenk (gleiche Angulierung wie bei der Sehnenkippung; s. ► Abb. 1.26). So gelingt die Darstellung des gesamten Bandverlaufs entlang der Achse. Eine Graduierung in Prozent der Ruptur des Lig. fibulocalcaneare kann für den Fußchirurgen hilfreich sein.

Wichtige Beurteilung weiterer Strukturen bei der Distorsionsverletzung des Sprunggelenks:

- Innenbandapparat: Deltaband, Pars tibiotalaris posterior mit Ausschluss einer Quetschverletzung
- Gelenkknorpel im oberen Sprunggelenk: insbesondere Talusschultern mit Ausschluss einer osteochondralen Verletzung
- vordere Syndesmose
- Knochenkontusionszonen: Innenknöchel bzw. medialer Talusrand, Talushals und -kopf, subtalar und insbesondere subchondrale Spongiosa an der Talusrolle (Spongiosakontusion, Spongiosaödem)
- Volkmann-Dreieck
- Bänder im Sinus tarsi
- Retinakulum der Peronealsehnen, Lage der Peronealsehnen, anteriore Subluxation
- Facetten des unteren Sprunggelenks
- Alignement der Chopart-Gelenklinie

Diese Strukturen müssen im Befund einzeln beurteilt und erwähnt werden.

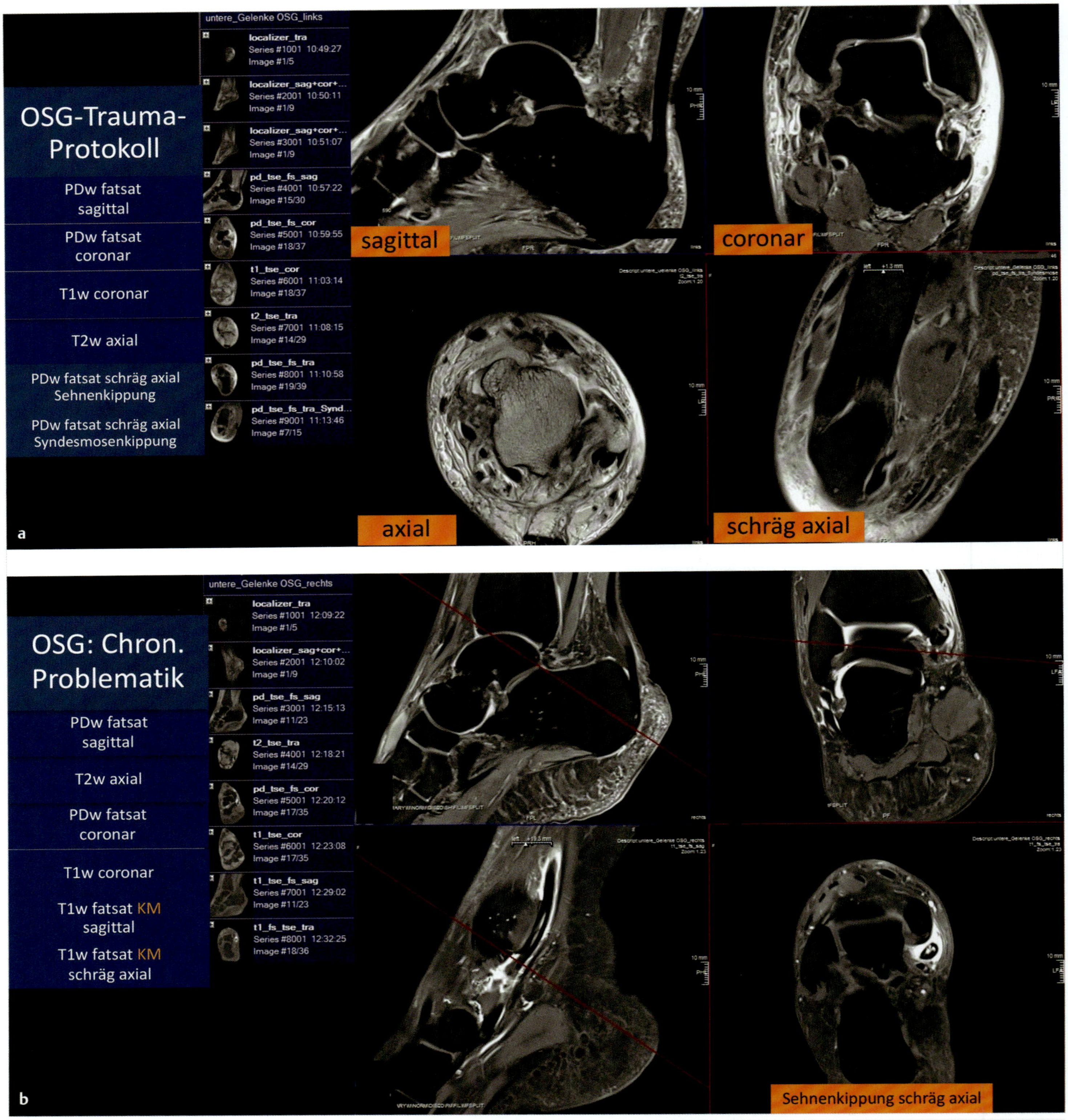

Abb. 3.2 Traumaprotokoll der MRT-Untersuchung (Quelle: Dr. Ulrike Szeimies). Abbildung der Workstation-Oberfläche eines Patientenbeispiels mit akutem Distorsionstrauma (üblicherweise werden die Bilder an 2 Bildschirmen betrachtet). Das Standardtraumaprotokoll umfasst 2 fettunterdrückte, wassersensitive Sequenzen in 2 Ebenen (PDw fatsat sagittal und koronar) sowie 2 anatomische Sequenzen in 2 Ebenen (T 1w koronar und T 2w axial). Optional je nach Fragestellung kann das Protokoll zur Beurteilung des Syndesmosenbandapparats (PDw fatsat schräg axial [Syndesmosenkippung]) oder zur besseren Beurteilung der knöchelumgreifenden Sehnen, des Lig. fibulocalcaneare und des Pfannenbandkomplexes ausgedehnt werden (PDw fatsat schräg axial [Sehnenkippung]).

a Traumastandardprotokoll für das obere Sprunggelenk (in diesem Fall: Ruptur des Lig. fibulotalare anterius und fibulocalcaneare, Innenbandquetschung, Knorpelläsion der medialen Talusschulter, intakte vordere Syndesmose).

b Protokoll für das obere Sprunggelenk bei chronischen Problematiken (in diesem Fall: Tendinose mit Peritendinitis der Tibialis-posterior-Sehne).

Untersuchungstechnik

- *Traumastandarduntersuchung:* Untersuchung (ggf. in Bauchlage) mit hochauflösender Mehrkanalspule; keine Kontrastmittelgabe nötig
- *Sequenztechnik* (► Abb. 3.2):
  - T 1w koronar parallel zur queren Achse des oberen Sprunggelenks, ausgerichtet am Talus und an den Malleolen
  - PDw fatsat sagittal und koronar
  - T 2w streng axial (oberes Sprunggelenk, parallel gekippt zum Lig. fibulotalare anterius)
  - ggf. PDw fatsat schräg axial (Syndesmosenkippung)
  - ggf. PDw fatsat schräg axial (Sehnenkippung)

Befunde

- Mittiger, fibula- oder talusseitiger Ausriss des Lig. fibulotalare anterius mit unterbrochener Kontinuität und gewelltem Verlauf des Bandstumpfs
- begleitende anterolaterale Kapselruptur mit Ödematisierung und Einblutung entlang der anterolateralen Weichteile
- Einblutung und Signalanhebungen mit oder ohne Kontinuitätsunterbrechung des Lig. fibulocalcaneare
- bei schwerer instabiler Außenbandverletzung Ruptur des Lig. fibulotalare posterius
- oft erhebliche Einblutung und ausgeprägtes Weichteilhämatom zirkulär um das Sprunggelenk, anterolateral betont bei Zerreißung subkutaner und tief liegender Venen
- Knochenkontusionsödeme am medialen Talusrand, am Innenknöchel, an den Talusschultern usw.

Sonderformen:

- *Bei Kindern:* Subperiostales Hämatom an der Fibula mit flächiger Einblutung unter dem Periost bei erhaltenem Periostschlauch. Die Periostabhebung ist üblicherweise nur metaphysär proximal der Epiphysenfuge und nicht an der Fibula distal (s. ► Abb. 3.24).
- *Repetitive Traumen:* Alte oder frische knöcherne Absprengung an der Außenknöchelspitze oder (fibrös angebundene) Ossikelbildung mit Insertion des Lig. fibulotalare anterius am Ossikel. In diesem Fall ist insbesondere eine hochauflösende Diagnostik in 3 Ebenen (T 1w, PDw fatsat) nötig. Damit lassen sich die genaue Insertion der Fasern am Ossikel, die knöcherne Absprengung bzw. die Außenknöchelspitze mit drohender bzw. eingetretener Instabilität differenzieren. An diesen Absprengungen kann auch das Lig. fibulocalcaneare entspringen; dies bedeutet ein hohes Risiko für (chronische) Instabilität (s. auch ► Abb. 3.19 und ► Abb. 3.20).

Empfehlung zur Bildgebung

Methoden der Wahl:

- *Röntgen:* zum Ausschluss einer Fraktur
- *Sonografie:* zur Diagnose von Hämarthros, Bandkontinuität und Instabilität
- *MRT:* für Begleitverletzungen wie osteochondrale Läsionen und weitere Kapsel-Band-Verletzungen

Bildbeispiele

- Sonografische Befunde bei Außenbandverletzungen (► Abb. 3.3, ► Abb. 3.4 und ► Abb. 3.5)

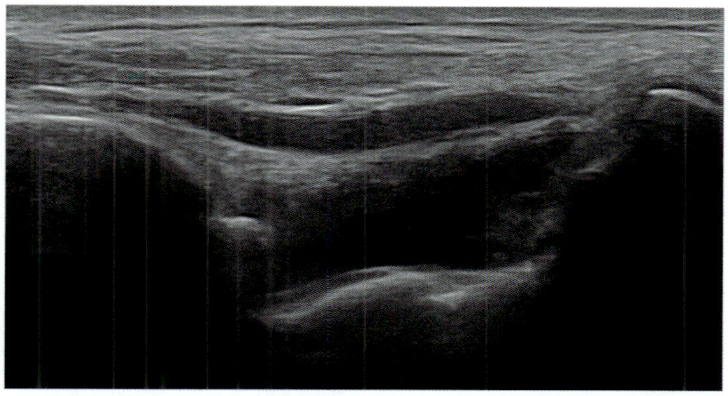

Abb. 3.3 Verletzung der Außenbänder. Ultraschall, anteriorer Längsschnitt über dem oberen Sprunggelenk. Weitgehend echofreies Hämarthros als Ausdruck der Kapsel-Band-Verletzung.

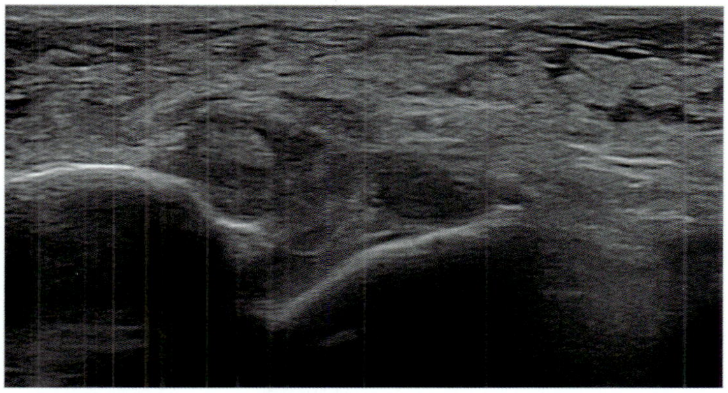

Abb. 3.4 Verletzung der Außenbänder. Ultraschall, Längsschnitt über der Fibula. Ausgedehntes, echoarmes extraartikuläres Hämatom als Ausdruck der Kapsel-Band-Verletzung.

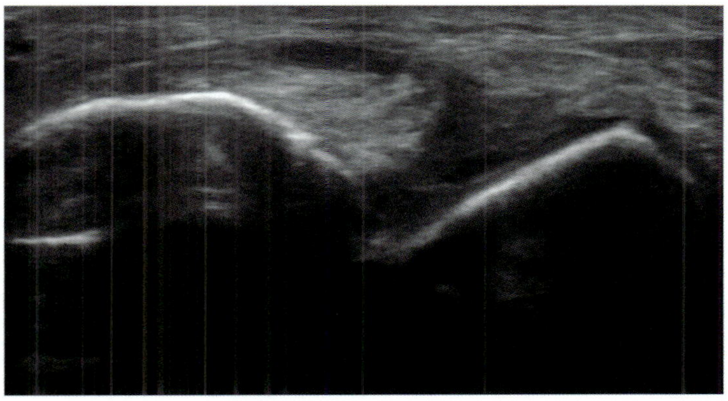

Abb. 3.5 Verletzung der Außenbänder. Ultraschall, Transversalschnitt über dem Lig. fibulotalare anterius. Das Band ist distal ausgerissen und hängt in die Tiefe zum Gelenkspalt hin durch. Das echogene Band wird durch das umgebende echoarme Hämatom deutlich demarkiert.

- *MRT:*
  - Außenbänder im Normalfall beim Gesunden (► Abb. 3.6)
  - frische und alte Außenbandverletzungen (► Abb. 3.7, ► Abb. 3.8, ► Abb. 3.9, ► Abb. 3.11, ► Abb. 3.10, ► Abb. 3.12, ► Abb. 3.13, ► Abb. 3.14, ► Abb. 3.15, ► Abb. 3.16, ► Abb. 3.17 und ► Abb. 3.18)
  - Sonderformen der Außenbandverletzungen (► Abb. 3.19, ► Abb. 3.20, ► Abb. 3.21, ► Abb. 3.22, ► Abb. 3.23 und ► Abb. 3.24)

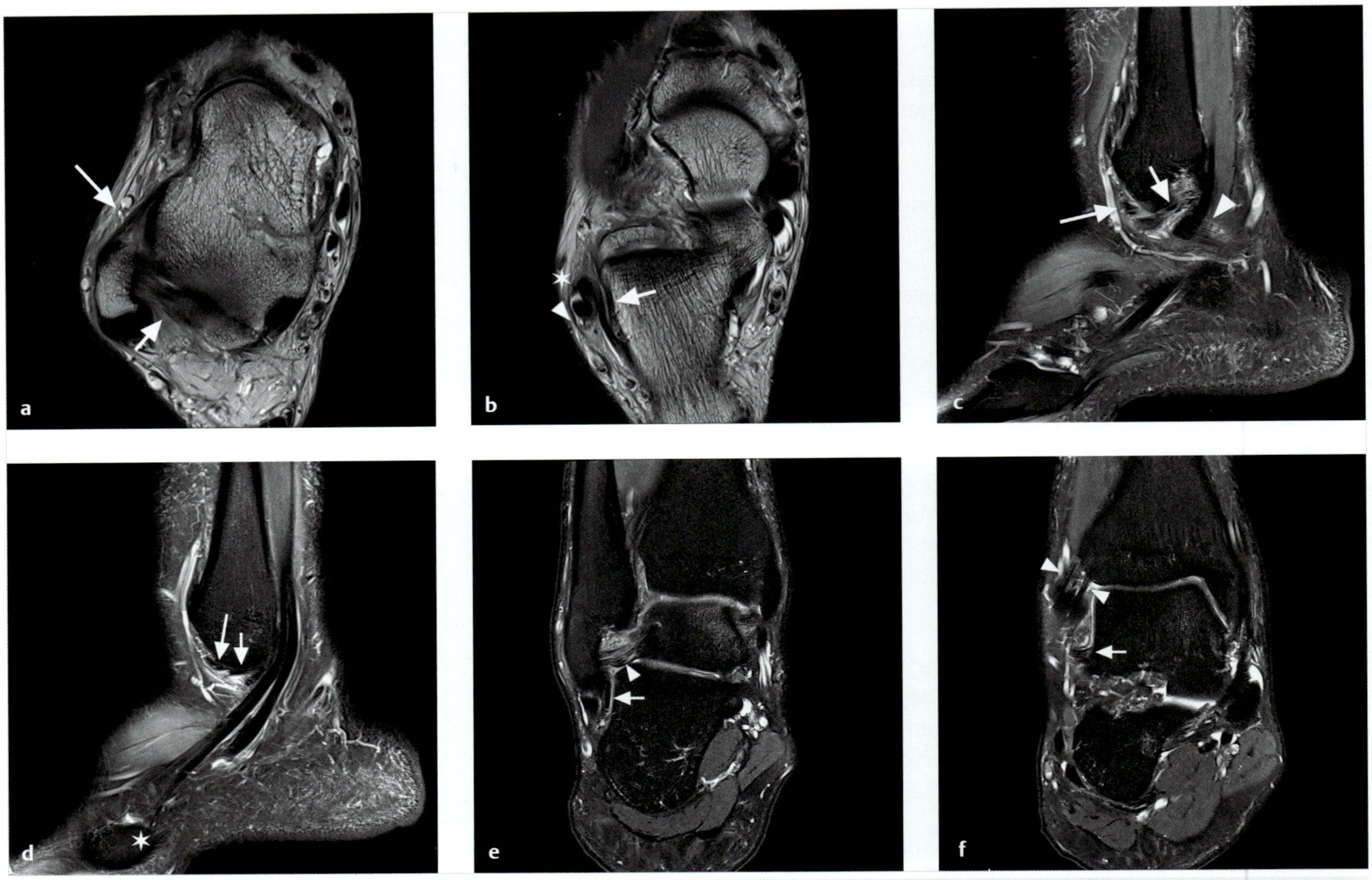

Abb. 3.6 Normalbefund der Außenbänder. Beschwerdefreier 25-jähriger Leistungssportler, unterschiedliche Standardsequenzen.
Anmerkung: In der sagittalen und koronaren Orientierung sind die schräg orthograd angeschnittenen Faseranteile mitunter dünnlumig und am besten mit einem „Durchscrollen" durch den Datensatz im gesamten Verlauf zu verfolgen.

a Axiale T 2w MRT-Sequenz. Darstellung des Lig. fibulotalare anterius im gesamten Verlauf (langer Pfeil). Posterior Abbildung von Anteilen des Lig. fibulotalare posterius (kurzer Pfeil), die in diesem Fall überwiegend an einem Os trigonum angebunden sind.

b Axiale T 2w MRT-Sequenz, Schichtung weiter kaudal. Abbildung des schräg parallel zum Kalkaneusrand verlaufenden Lig. fibulocalcaneare (Pfeil) bis zur kalkanearen Einstrahlung unter der kurzen, anterior gelegenen (Stern) und der langen, posterior gelegenen Peronealsehne (Pfeilspitze).

c Sagittale PDw fatsat MRT-Sequenz. In der sagittalen Schichtung durch den Außenknöchel Anschnitt des Lig. fibulotalare anterius (langer Pfeil) und des Lig. fibulocalcaneare (kurzer Pfeil). Mit dargestellt die kurze und die lange Peronealsehne mit rechtwinklig dazu verlaufenden zarten Fasern des Retinakulums (Pfeilspitze).

d Sagittale PDw fatsat MRT-Sequenz, eine Schicht weiter lateral als **c**. Ansatzregion des Lig. fibulotalare anterius (langer Pfeil) und des Lig. fibulocalcaneare (kurzer Pfeil) an der Außenknöchelspitze. Angrenzend die kurze Peronealsehne mit im Anschnitt dargestellter Ansatzregion der Basis von Metatarsale V (Stern) sowie weiter posterior die lange Peronealsehne.

e Koronare PDw fatsat MRT-Sequenz, Schichtung durch das posteriore obere Sprunggelenk. Darstellung des Lig. fibulotalare posterius (Pfeilspitze) und eines Abschnitts des Lig. fibulocalcaneare (Pfeil) am lateralen Kalkaneusrand.

f Koronare PDw fatsat MRT-Sequenz, Schichtung durch das anteriore obere Sprunggelenk. Darstellung des Ansatzes des Lig. fibulotalare anterius (Pfeil). Mit abgebildet die Abschnitte der vorderen Syndesmose (Pfeilspitzen).

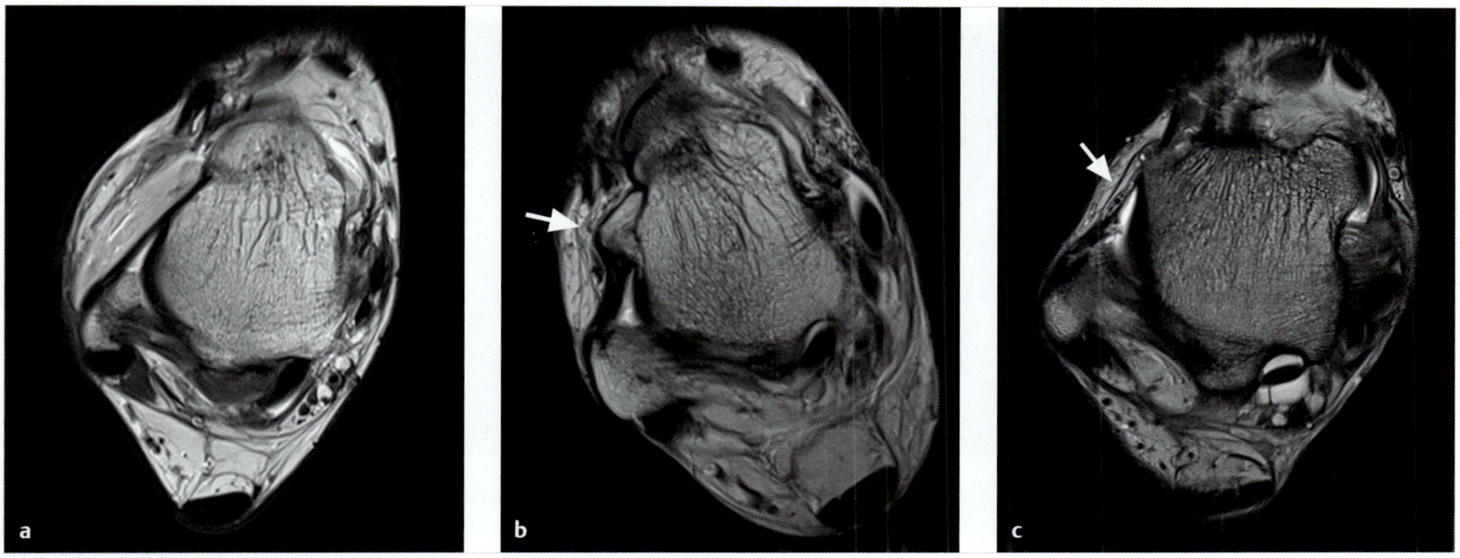

Abb. 3.7 Darstellung des Lig. fibulotalare anterius. Drei verschiedene Patienten bzw. Probanden.

a Zustand nach Distorsion des oberen Sprunggelenks. Axiale T2w MRT-Sequenz. Laterales Hämatom mit Weichteilschwellung, intakt durchgängiges Lig. fibulotalare anterius.

b Aktiver Fußballspieler. Axiale T2w MRT-Sequenz. Verdicktes, durchgängiges Lig. fibulotalare anterius bei Zustand nach mehreren Torsionstraumen, deutliche osteophytäre Ausziehung am talaren Ansatz (Pfeil).

c Beschwerdefreier Proband, Basketballspieler. Axiale T2w MRT-Sequenz, Schichtung durch das obere Sprunggelenk. Asymptomatische alte Teilruptur des Lig. fibulotalare anterius (Pfeil), klinisch keine Hinweise auf Instabilität. Die Untersuchung erfolgte unmittelbar nach einem Lauftraining, dadurch etwas vermehrte Flüssigkeit im oberen Sprunggelenk (um das distale Lig. fibulotalare anterius und in der Sehnenscheide der Flexor-hallucis-longus-Sehne) ohne pathologische Bedeutung.

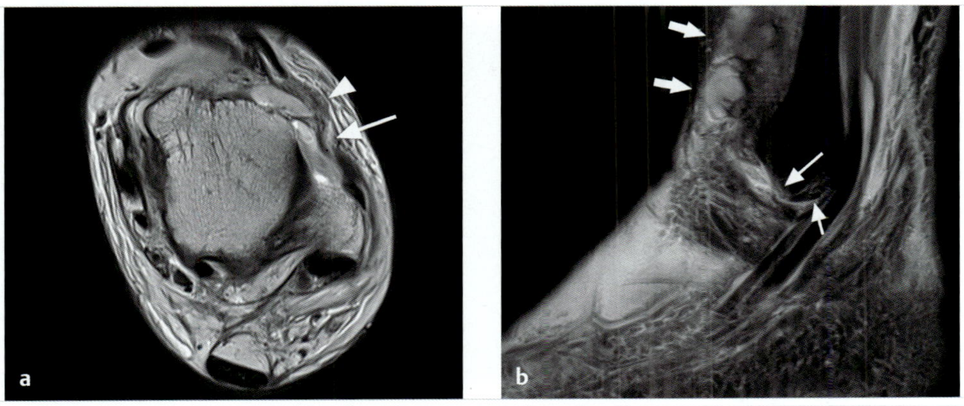

Abb. 3.8 Ruptur des Lig. fibulotalare anterius. 54-jährige Patientin mit Zustand nach Torsionstrauma vor 2 Tagen. Laterale Sprunggelenkschmerzen, Ruptur des Lig. fibulotalare anterius.

a Axiale T2w MRT-Sequenz. Vollständige Ruptur des Lig. fibulotalare anterius (Pfeil) sowie anterolaterale Kapselruptur (Pfeilspitze).

b Sagittale PDw fatsat MRT-Sequenz. „Nackte" Ansatzstelle anterolateral an der Fibula mit fehlender Darstellung des fibulaseitigen Lig. fibulotalare anterius (langer dünner Pfeil). Intakte Darstellung des Lig. fibulocalcaneare (kurzer dünner Pfeil). Zusätzlich deutliche Einblutung mit Koagelbildung (dicke Pfeile).

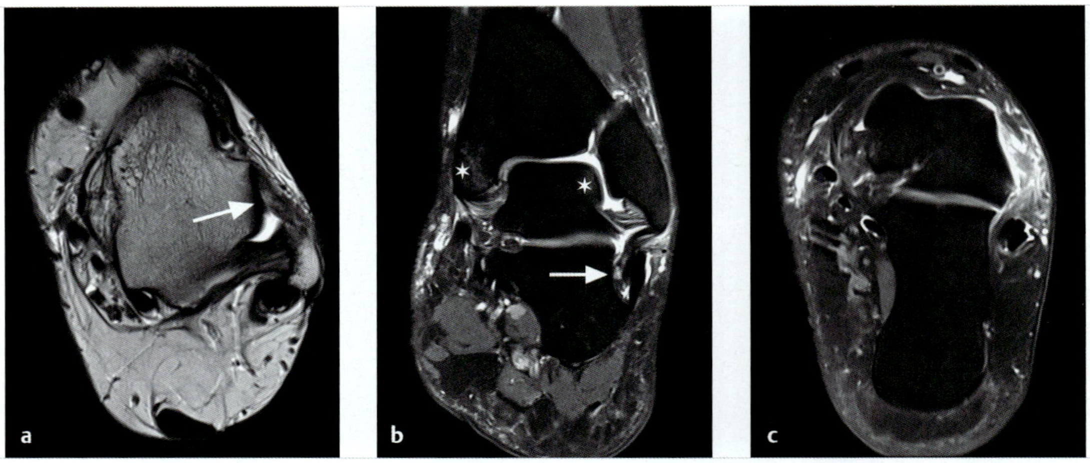

Abb. 3.9 Verletzung der Außenbänder. 52-jährige Patientin mit Zustand nach Sprunggelenkdistorsion vor 2 Wochen, 2-Band-Verletzung in der frühen Konsolidierungsphase.

a Axiale T2w MRT-Sequenz. In der frühen Ausheilungsphase verdickte Bandanteile mit fokaler Kontinuitätsunterbrechung (Pfeil) des Lig. fibulotalare anterius.

b Koronare PDw fatsat MRT-Sequenz. Umschriebene Ruptur des Lig. fibulocalcaneare (Pfeil), zusätzlich flaue Ödematisierung bei Spongiosakontusionen im Innenknöchel und am lateralen Talusrand (Sterne).

c Schräg axiale PDw fatsat MRT-Sequenz. Anterolaterale Ödematisierung der Weichteile und Gelenkkapsel sowie subfibular entlang des Lig. fibulotalare anterius und des Lig. fibulocalcaneare im Rahmen des Reparationsvorgangs 2 Wochen nach Trauma (als Abgrenzung zum anterolateralen Ankle-Impingement, bei dem diese Veränderungen nach 6–8 Wochen noch zu beobachten sind; s. ► Abb. 3.10).

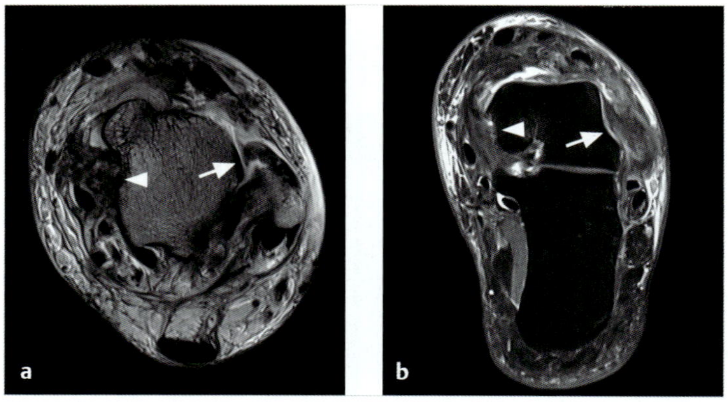

Abb. 3.10 Verletzung der Außenbänder. 70-jährige Patientin mit Zustand nach Distorsionstrauma im oberen Sprunggelenk (Treppensturz), 2-Band-Verletzung und Deltabandruptur.

a Axiale T2w MRT-Sequenz. Vollständige Ruptur des Lig. fibulotalare anterius mit eingeschlagenen Bandanteilen (Pfeil). Mitabgebildet Ruptur der tiefen Deltabandanteile (Pars tibiotalaris posterior; Pfeilspitze).

b Schräg axiale PDw fatsat MRT-Sequenz, Verlaufskontrolle nach 3 Monaten. Persistierende Beschwerden und Schwellneigung des Gelenks. Inhomogenes aufgetriebenes und ödematisiertes Narbengewebe (Pfeil) subfibular und anterolateral bei anterolateralem Ankle-Impingement. Unzureichende Konsolidierung der Deltabandruptur mit schlechter Abgrenzbarkeit der einzelnen Faszikel (Pfeilspitze).

Differenzialdiagnose

- Osteochondrale Verletzung des Talus bzw. talusseitiger knöcherner Ausriss der talonavikularen Gelenkkapsel streckseitig am Fußrücken
- Verletzung des kalkaneokuboidalen Gelenks
- Fraktur des Processus anterior calcanei
- Verletzung der Peronealsehnen
- Fraktur der Basis des Metatarsale V
- distale Fibulafraktur
- Fraktur des Processus lateralis tali
- Fraktur des Processus posterior tali bzw. Aktivierung eines Os trigonum mit Lockerung der fibrösen Brücke zum Talus

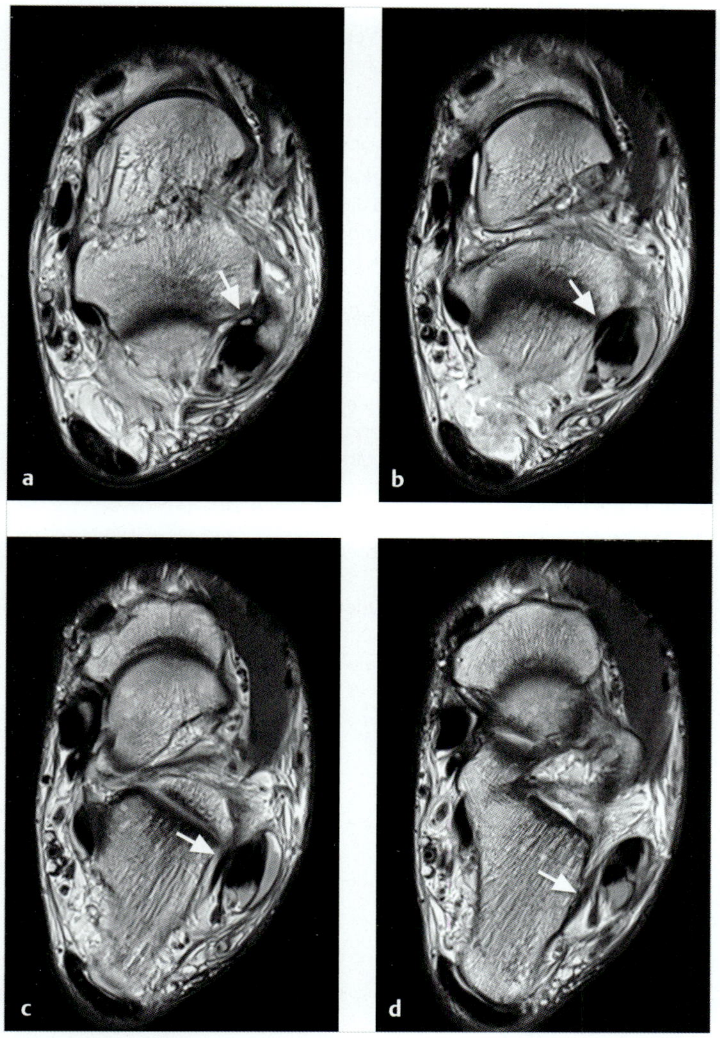

Abb. 3.11 Beurteilung des Lig. fibulocalcaneare in der axialen T2w Sequenz. Patient mit altem knöchernem, fibulaseitigem Ausriss des Lig. fibulocalcaneare (Pfeile).

Anmerkung: Die Auswertung in der axialen T2w MRT-Sequenz kann bei dünnlumigen Bändern und unübersichtlicher Anatomie bei unmittelbar angrenzendem peronealem Splitting schwierig sein. Bei Unklarheiten ist eine ergänzende Schichtung parallel zum Bandverlauf sinnvoll (s. ► Abb. 3.12).

- **a** Axiale T2w MRT-Sequenz. Darstellung des kleinen Ossikels an der Außenknöchelspitze.
- **b** Axiale T2w MRT-Sequenz, an **a** angrenzende Schicht.
- **c** Axiale T2w MRT-Sequenz, an **b** angrenzende Schicht.
- **d** Axiale T2w MRT-Sequenz, an **c** angrenzende Schicht.

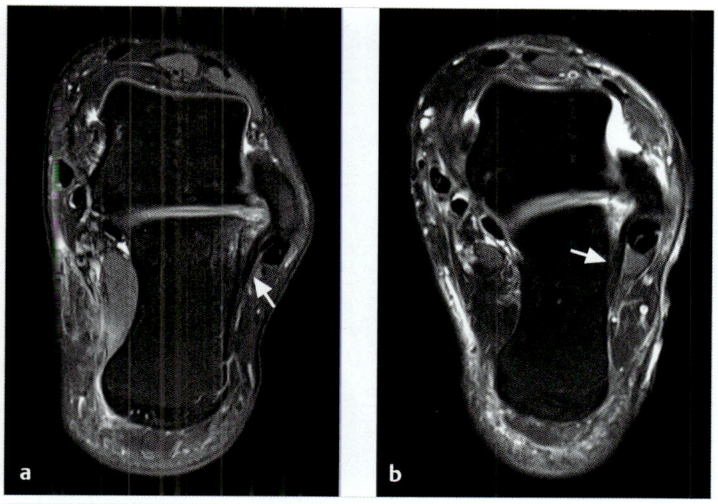

Abb. 3.12 Beurteilung des Lig. fibulocalcaneare in der schräg axialen PDw fatsat Sequenz. Zwei unterschiedliche Patienten mit Sprunggelenkdistorsionen und intaktem Lig. fibulocalcaneare.

- **a** Schräg axiale PDw fatsat MRT-Sequenz (Sehnenkippung). Von der Fibula bis zum Kalkaneus durchgängig nachvollziehbares intaktes Lig. fibulocalcaneare (Pfeil).
- **b** Schräg axiale PDw fatsat MRT-Sequenz (Sehnenkippung). Patient mit Ruptur des Lig. fibulotalare anterius, intakt durchgängiges Lig. fibulocalcaneare (Pfeil).

Therapie

Konservativ

Die Behandlung der frischen Außenbandverletzung als Primärtrauma ist konservativ:

- *physikalische Therapie:* Eis, Lymphdrainage und Kompression in der Akutphase
- *Sprunggelenkorthese*: rascher Belastungsaufbau in der Orthese, angepasst an die Beschwerden
- *Physiotherapie:* Training der Peronealmuskulatur und des M. tibialis anterior, Propriozeptionstraining

Die Evidenz für die konservative Therapie ist gemäß der aktuellen Leitlinie der AWMF (der Arbeitsgemeinschaft der Wissenschaftlichen Medizinischen Fachgesellschaften) hoch. Dies gilt allerdings nicht für Rerupturen nach Vorverletzungen oder bei vorbestehender chronischer Instabilität.

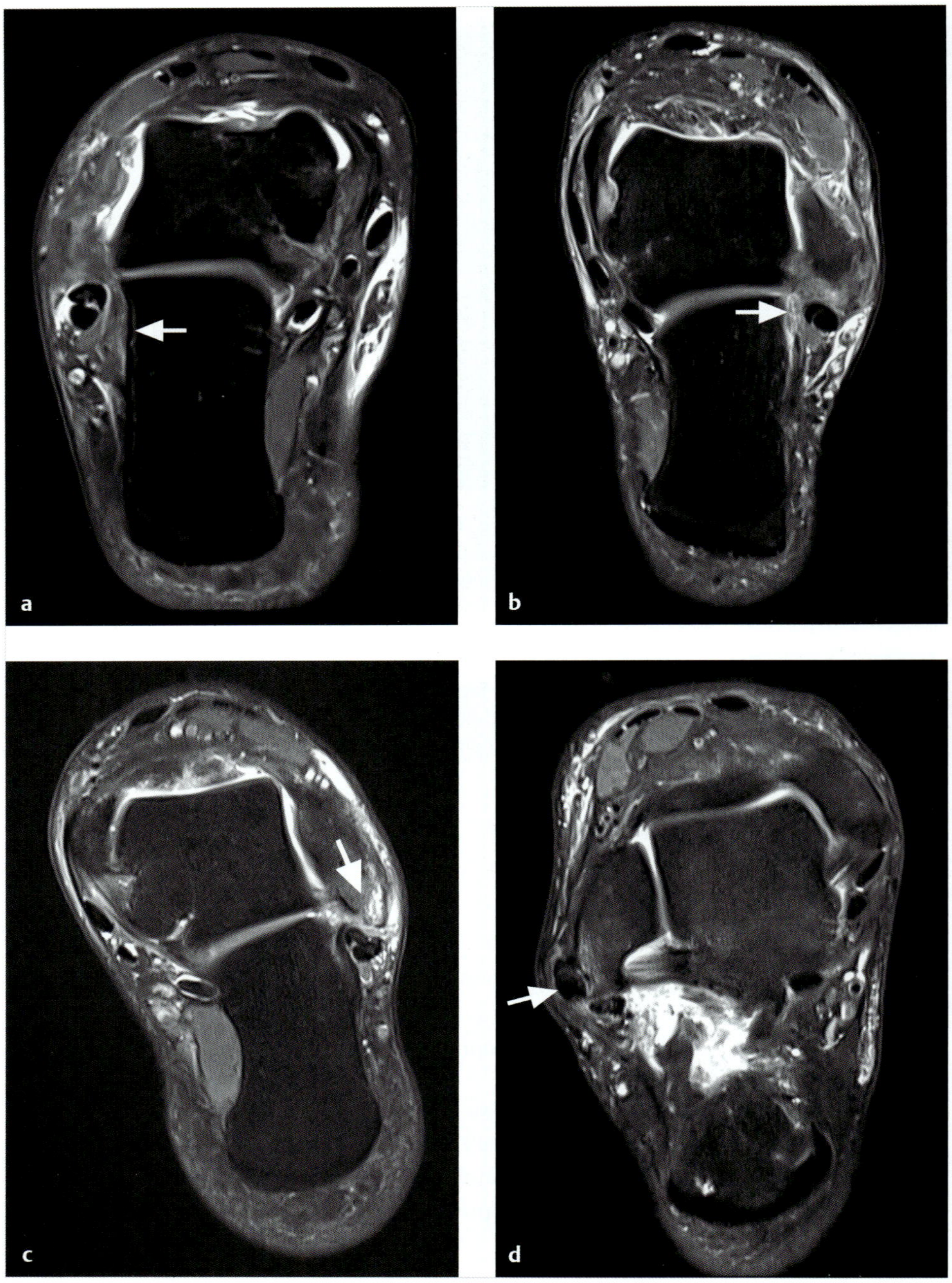

Abb. 3.13 Verletzung der Außenbänder. Unterschiedliche Fälle mit Ruptur des Lig. fibulocalcaneare.

- **a** Schräg axiale PDw fatsat MRT-Sequenz. Zwei-Band-Verletzung mit fehlender Abgrenzbarkeit des Lig. fibulocalcaneare (Pfeil).
- **b** Schräg axiale PDw fatsat MRT-Sequenz. Fibulaseitige vollständige Ruptur des Lig. fibulocalcaneare (Pfeil).
- **c** Schräg axiale PDw fatsat MRT-Sequenz. Knöcherner Ausriss des Lig. fibulocalcaneare (Pfeil).
- **d** Schräg axiale PDw fatsat MRT-Sequenz. 47-jähriger Patient mit Zustand nach Distorsionstrauma, zusätzlich zur Bandverletzung Luxation der langen Peronealsehne (Pfeil).

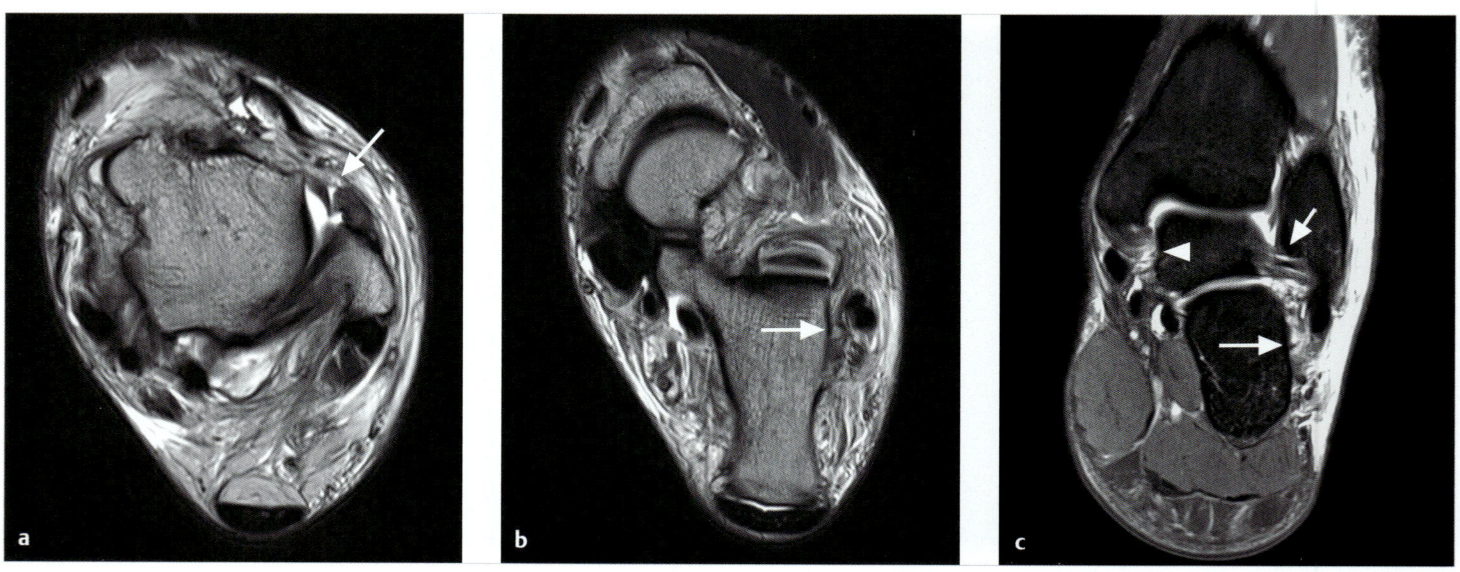

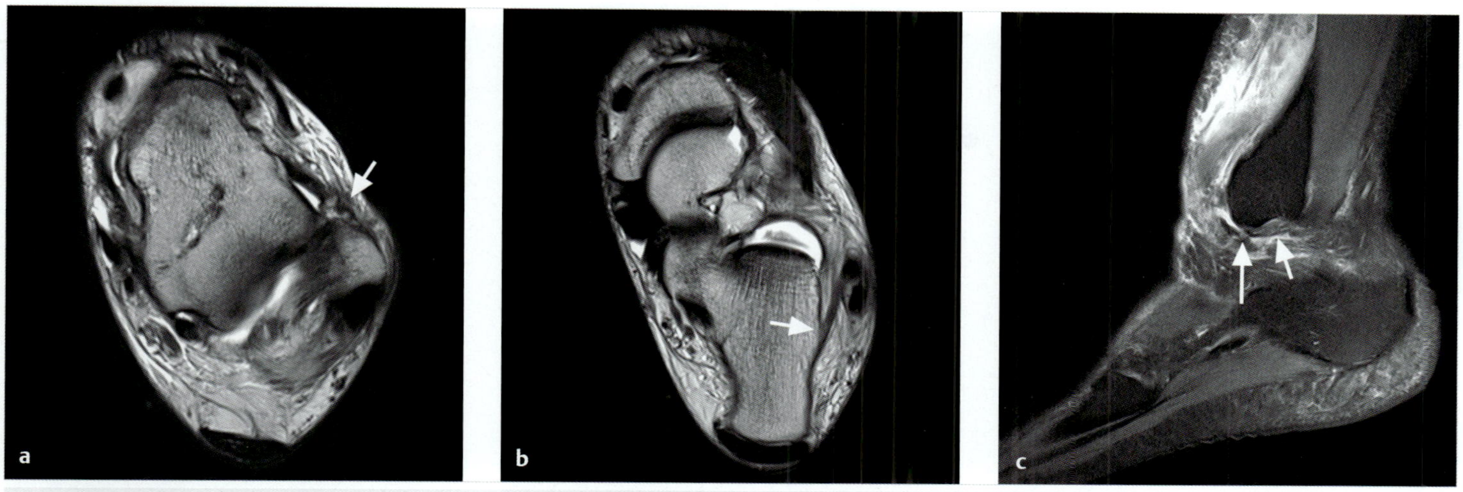

Abb. 3.15 Verletzung der Außenbänder. 24-jährige Patientin mit Supinationstrauma vor 2 Tagen, Schmerzen lateral im oberen Sprunggelenk. Ruptur des Lig. fibulotalare anterius, Teilruptur des Lig. fibulocalcaneare.
Anmerkung: Wichtig ist die genaue Beschreibung und evtl. Graduierung der Verletzung des Lig. fibulocalcaneare (Teilverletzung, vollständige Ruptur, eingeschlagene Faserabschnitte). Bei vorhandenen Restfasern kann die Ausheilung entlang einer vorgegebenen anatomischen Struktur leichter erfolgen und das Risiko einer Instabilität oder eines Impingement ist geringer.
a Axiale T 2w MRT-Sequenz. Fibulaseitig vollständige Ruptur des Lig. fibulotalare anterius (Pfeil), intakte Anheftung am Talus.
b Axiale T 2w MRT-Sequenz. Lig. fibulocalcaneare mit fokaler kalkaneusseitiger Partialverletzung (Pfeil), angrenzend die unauffällige lange und kurze Peronealsehne.
c Sagittale PDw fatsat MRT-Sequenz. Unterbrochene Kontinuität des Lig. fibulotalare anterius an der Außenknöchelspitze (langer Pfeil). Signalgesteigerte Teilverletzung des Lig. fibulocalcaneare (kurzer Pfeil) auch fibulaseitig ohne vollständige Diskontinuität oder Nachweis von eingeschlagenen Bandanteilen.

◄ **Abb. 3.14 Verletzung der Außenbänder.** 17-jähriger Patient mit Supinationstrauma am Vortag beim Basketballspielen, Belastung des Fußes nicht mehr möglich, 2-Band-Verletzung.
a Axiale T 2w MRT-Sequenz. Darstellung des fibulaseitigen Stumpfes des Lig. fibulotalare anterius bei vollständiger Ruptur (Pfeil).
b Axiale T 2w MRT-Sequenz. Langstreckige Diskontinuität mit kalkaneusseitigem Ausriss des Lig. fibulocalcaneare (Pfeil), fehlende Darstellung von durchgängigen, signalarmen Faseranteilen.
c Koronare PDw fatsat MRT-Sequenz. Darstellung des rupturierten Lig. fibulocalcaneare in der koronaren Orientierung, fehlende Darstellung von durchgängigen Faseranteilen (langer Pfeil). Durchgängiger Nachweis des Lig. fibulotalare posterius und des Lig. transversum (kurzer Pfeil). Des Weiteren mitabgebildet eine Quetschverletzung der Pars tibiotalaris posterior des Deltabandkomplexes am Innenknöchel (Pfeilspitze).

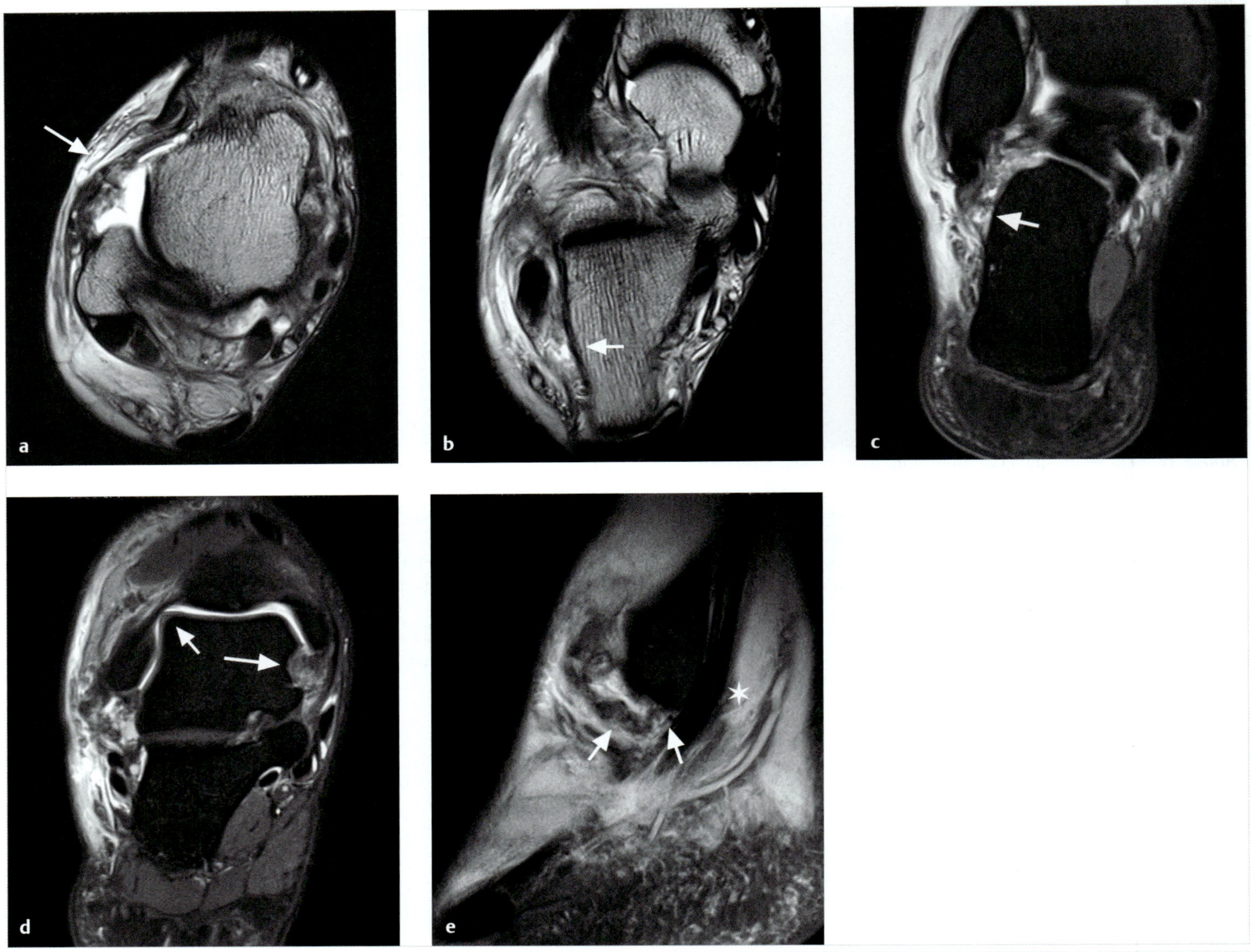

Abb. 3.16 Verletzung der Außenbänder. 21-jähriger Patient mit frischer Distorsion des oberen Sprunggelenks am Vortag. Sonografisch Lig. fibulotalare anterius rupturiert. MRT zur Beurteilung des Lig. fibulocalcaneare und der vorderen Syndesmose; 2-Band-Verletzung.

a Axiale T2w MRT-Sequenz in Höhe des Außenknöchels. Vollständige Ruptur des Lig. fibulotalare anterius mit anterolateraler Kapselruptur (Pfeil).

b Axiale T2w MRT-Sequenz etwas weiter distal als **a**. Vollständige Ruptur des Lig. fibulocalcaneare (Pfeil).

c Koronare PDw fatsat MRT-Sequenz. Ausgeprägtes Weichteilhämatom entlang des Außenknöchels, vollständige Ruptur mit elongiertem Bandstumpf des Lig. fibulocalcaneare ohne Kontinuität zum Kalkaneus (Pfeil).

d Koronare PDw fatsat MRT-Sequenz. Zusätzlich Quetschverletzung der tiefen Anteile des Deltabands (langer Pfeil). Intakte vordere Syndesmose; hier abgebildet das Bassett-Ligament (kurzer Pfeil).

e Sagittale PDw fatsat MRT-Sequenz. Darstellung der rupturierten Bänder Lig. fibulotalare anterius und Lig. fibulocalcaneare sagittal mit flächiger Einblutung (Pfeile). Regelrechte Lage der Peronealsehnen entlang der retromalleolären Rinne (Stern).

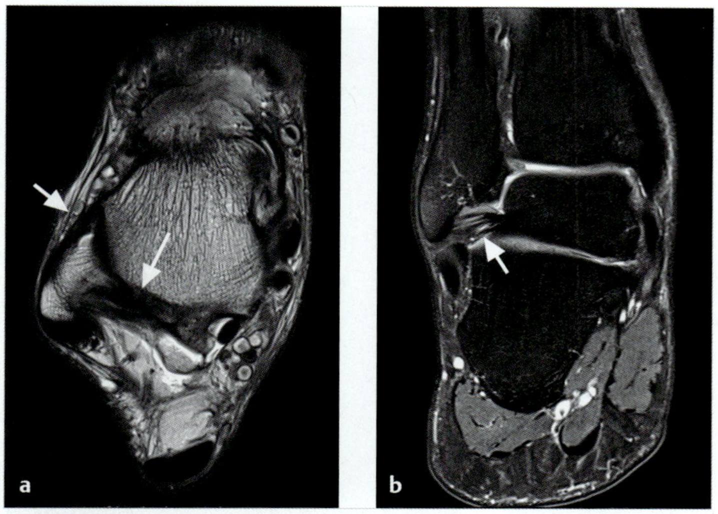

Abb. 3.17 **Beurteilung des Lig. fibulotalare posterius.** Profifußballspieler. Unauffälliges Lig. fibulotalare posterius.

a Axiale T 2w MRT-Sequenz. Intakte Darstellung des breiten, kräftigen Lig. fibulotalare posterius (langer Pfeil). In gleicher Schicht anterior narbig verändertes, intaktes Lig. fibulotalare anterius (kurzer Pfeil).

b Koronare PDw fatsat MRT-Sequenz. Koronare Darstellung der einzelnen Faserzügel des Lig. fibulotalare posterius (Pfeil).

Operativ

Nur in Ausnahmefällen bei 2-Band-Rupturen, wiederholten Verletzungen oder im Leistungssport.

Prognose/Komplikationen

- Chronische Instabilität in bis zu 10 % der Fälle (dann Indikation zur früh-sekundären Kapsel-Band-Rekonstruktion)
- Vernarbungen mit Meniskoid (Lig. fibulotalare anterius bei insuffizienter Ausheilung mit hypertropher Narbenbildung und konsekutivem Impingement)
- Osteochondrosis dissecans des Talus nach osteochondraler Begleitläsion

3

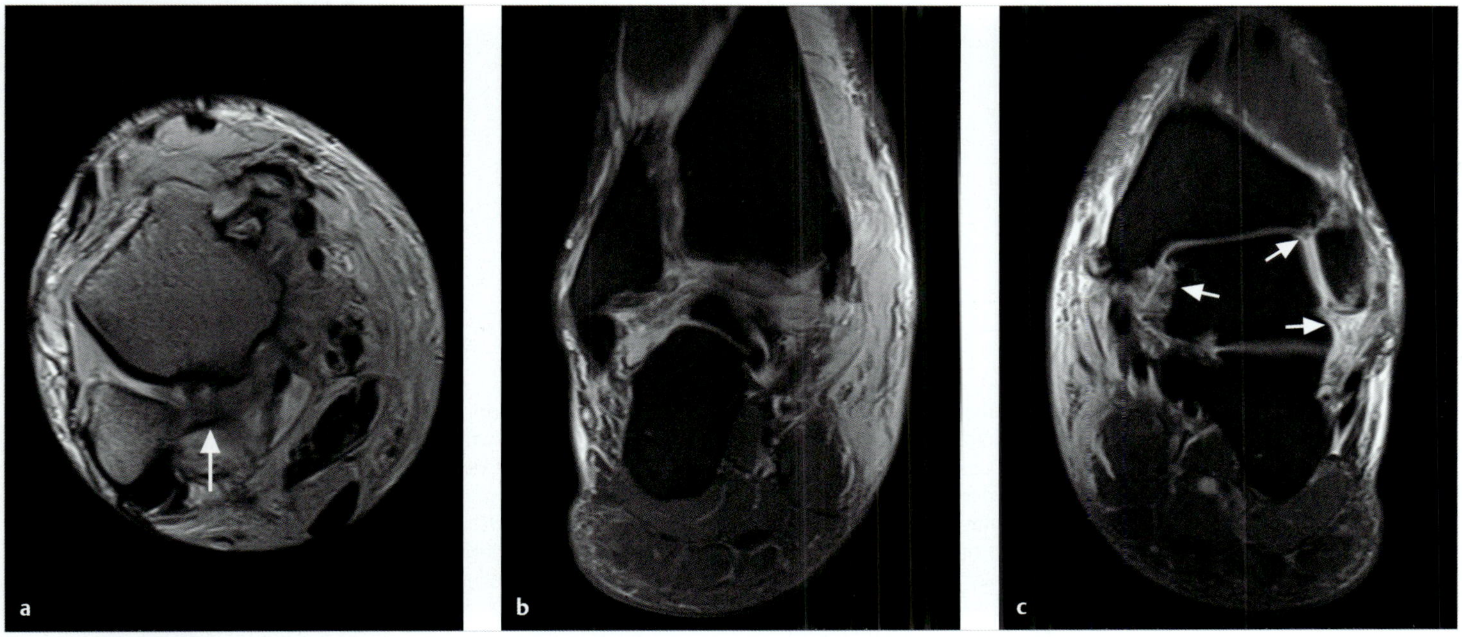

Abb. 3.18 **Läsion des Lig. fibulotalare posterius.** Hobbysportler.

Anmerkung: Isolierte Rupturen des Lig. fibulotalare posterius sind extrem selten und erfordern einen speziellen Unfallmechanismus (z. B. Hackentritt beim Fußballspielen). Man beobachtet sie im Rahmen schwerer Luxationsverletzungen. Bei einem prominenten Os trigonum können überwiegende Faseranteile des Lig. fibulotalare posterius daran inserieren. Bei posterioren Verletzungen oder instabilem, fibrös angebundenem Os trigonum kann deswegen eine seltene indirekte Instabilität (S. 183) auftreten.

a Axiale T 2w MRT-Sequenz. Schwere Sprunggelenkdistorsion mit Zerreißung des gesamten Bandapparats des oberen Sprunggelenks. Hier abgebildet die frische Ruptur des Lig. fibulotalare posterius (Pfeil).

b Koronare PDw fatsat MRT-Sequenz. Koronare Darstellung der Ruptur des Lig. fibulotalare posterius.

c Koronare PDw fatsat MRT-Sequenz. Zusätzlich vollständige Ruptur des übrigen Außenbandapparats, der Syndesmosenbänder und des Deltabandkomplexes (Pfeile).

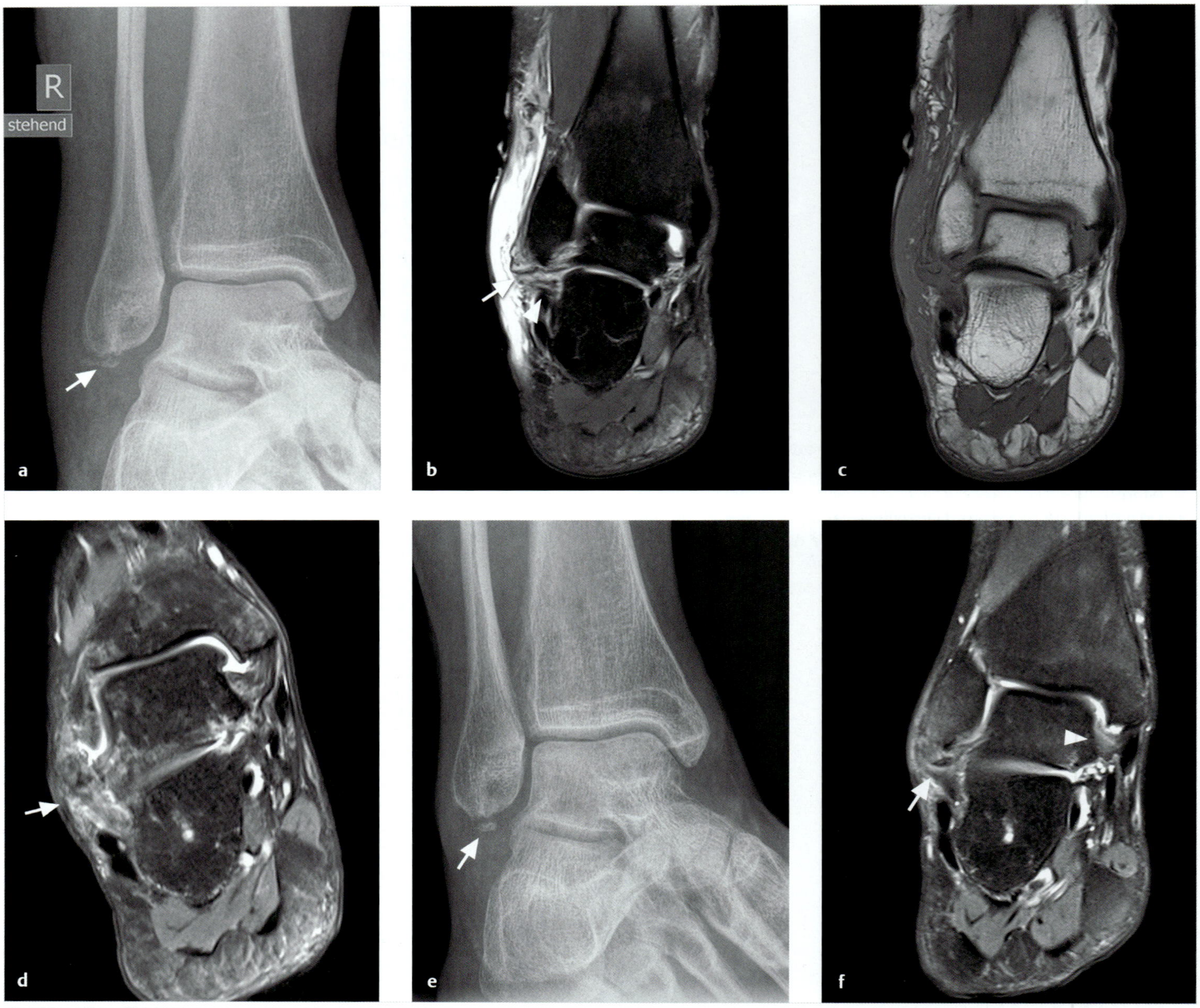

Abb. 3.19 Verletzung der Außenbänder: Sonderform knöcherner Bandausriss. 50-jährige Patientin mit frischem Supinationstrauma und Schmerzen lateral. Chronisch instabile 2-Band-Verletzung mit knöchernem Ausriss. Die Patientin wünschte primär eine konservative Therapie. *Anmerkung:* Der dislozierte knöcherne Ausriss des Lig. fibulotalare anterius mit oder ohne Ausriss des Lig. fibulocalcaneare aus der Außenknöchelspitze birgt ein erhöhtes Risiko der Instabilität bei konservativer Therapie, weil keine anatomische Leitstruktur zum Außenknöchel mehr besteht. Schalenartige kortikale Fragmente können im MRT aufgrund ihres fehlenden Fettmarksignals nicht erkannt werden. Die Röntgenkorrelation bei der MRT-Befundung ist nötig, um eine potenziell instabile Außenbandverletzung nicht zu übersehen.

a Röntgenaufnahme des oberen Sprunggelenks a.-p. Frischer knöcherner Bandausriss mit Darstellung einer kortikalen Lamelle unterhalb der Außenknöchelspitze (Pfeil).

b Koronare PDw fatsat MRT-Sequenz. Mit dem Röntgenbild korrelierendes signalarmes Kortikalisfragment (Pfeil) mit Ruptur des Lig. fibulocalcaneare (Pfeilspitze).

c Koronare T 1w MRT-Sequenz. Das Kortikalisfragment ist in der T 1w Sequenz ohne Kenntnis des Röntgenbilds kaum zu erkennen.

d Koronare PDw fatsat MRT-Sequenz 3 Monate nach Trauma. Persistierende Schmerzen und Impingement-Beschwerden. Ausbildung von ausgeprägtem, aktivem Narbengewebe (Pfeil) am anterolateralen Kapsel-Band-Apparat mit Zeichen der Inaktivitätsosteopenie und Reflexdystrophie.

e Röntgenaufnahme des oberen Sprunggelenks a.-p. 8 Monate nach Trauma. Entwicklung des Fragments zu einem abgerundeten Ossikel an der Außenknöchelspitze (Pfeil), klinisch persistierende Beschwerden mit Schwellneigung und Schmerzen am lateralen oberen Sprunggelenk insbesondere unter Belastung.

f Koronare PDw fatsat MRT-Sequenz 8 Monate nach Trauma. Rückläufiges, noch aktives Narbengewebe subfibular mit Darstellung des Ossikels (Pfeil). Als Zeichen der Instabilität signalgesteigerte Pars tibiotalaris posterior des Deltabands (Pfeilspitze).

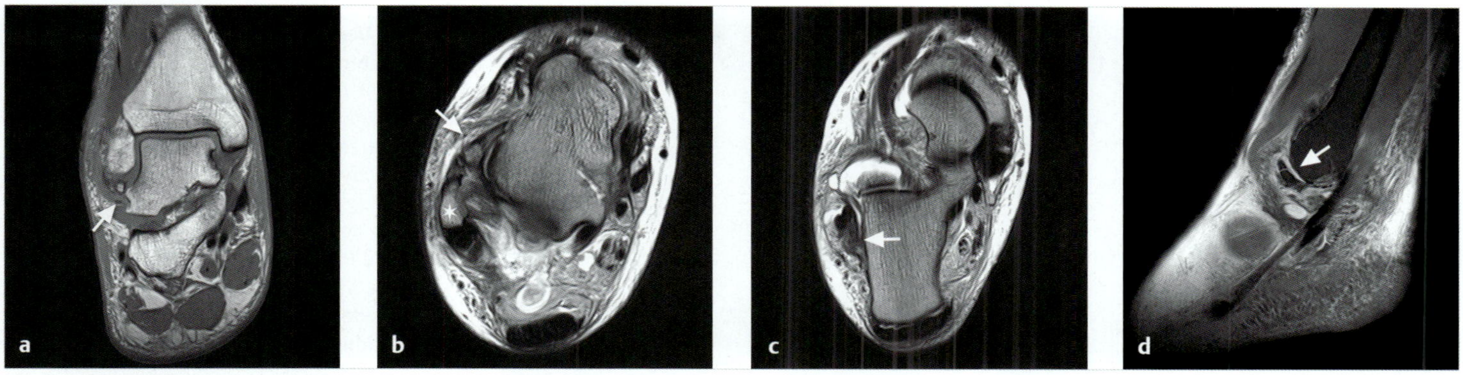

Abb. 3.20 Verletzung der Außenbänder: Sonderform knöcherner Bandausriss. 43-jähriger Patient, 2-Band-Verletzung bei Zustand nach mehreren Sprunggelenkdistorsionen. Erneute Verletzung eines alten knöchernen Außenbandausrisses.
Anmerkung: Auch bei erneuter Verletzung von alten knöchernen Bandausrissen können instabile Bandläsionen auftreten: Die Fasern von Lig. fibulotalare anterius und Lig. fibulocalcaneare inserieren an einem Ossikel. Die narbige Verbindung zwischen Ossikel und Außenknöchel kann infolge eines erneuten Traumas aufreißen und dislozieren, mit fehlender stabiler Verbindung des Bandapparats zum Außenknöchel.
a Koronare T1w MRT-Sequenz. Darstellung eines abgerundeten Ossikels an der Außenknöchelspitze (Pfeil).
b Axiale T2w MRT-Sequenz. Das Lig. fibulotalare anterius inseriert an dem dislozierten Ossikel (Pfeil) ohne stabile Verbindung zum Außenknöchel (Stern).
c Axiale T2w MRT-Sequenz. Darstellung des am Kalkaneus ausgerissenen Lig. fibulocalcaneare mit gewelltem Verlauf (Pfeil).
d Sagittale PDw fatsat MRT-Sequenz. Das alte Fragment mit dem inserierenden Lig. fibulotalare anterius besitzt keine Verbindung zum Außenknöchel (Pfeil).

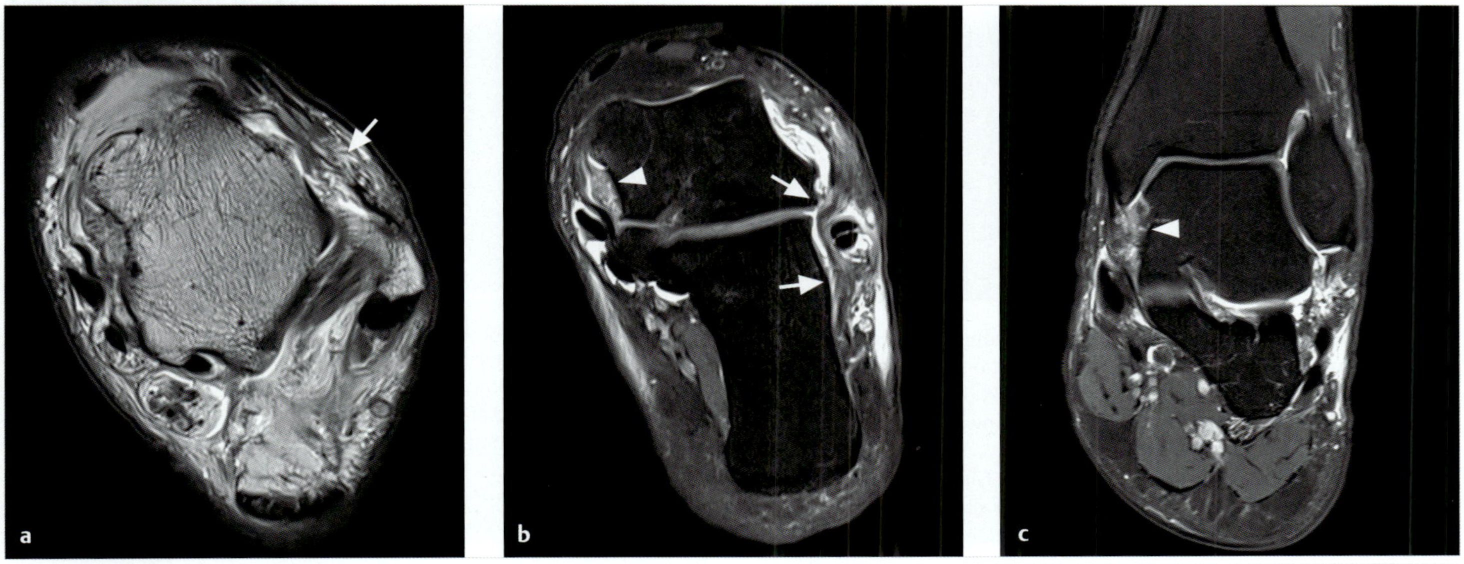

Abb. 3.21 Verletzung der Außenbänder: Sonderform Mitbeteiligung des Deltabands. 34-jähriger Patient mit Quetschverletzung der tiefen Anteile des Deltabandkomplexes bei akuter Sprunggelenkdistorsion.
Anmerkung: Durch die Supinationsstellung bei der Außenbandverletzung drückt sich der Innenknöchel in den medialen Talusrand mit einer Quetschung der tiefen angrenzenden Innenbandabschnitte. Das Ausmaß dieser Verletzung kann von einer leichten Quetschverletzung mit signalgesteigerten Faseranteilen bis zur vollständigen Ablederung reichen. Mitunter sind auch spongiöse Mikrofrakturen am Innenknöchel und am medialen Talusrand zu beobachten. Bei einer Außenbandverletzung sollte auf sämtliche Abschnitte des Deltabandkomplexes geachtet werden, um diese Begleitverletzung auszuschließen.
a Axiale T2w MRT-Sequenz. Vollständige Ruptur des Lig. fibulotalare anterius (Pfeil).
b Schräg axiale PDw fatsat MRT-Sequenz. Im Verlauf dargestellte Teilruptur des Lig. fibulocalcaneare (Pfeile), signalgesteigerte Pars tibiotalaris posterior (Pfeilspitze).
c Koronare PDw fatsat MRT-Sequenz. Quetschverletzung der tiefen Deltabandanteile (Pars tibiotalaris posterior und anterior; Pfeil).

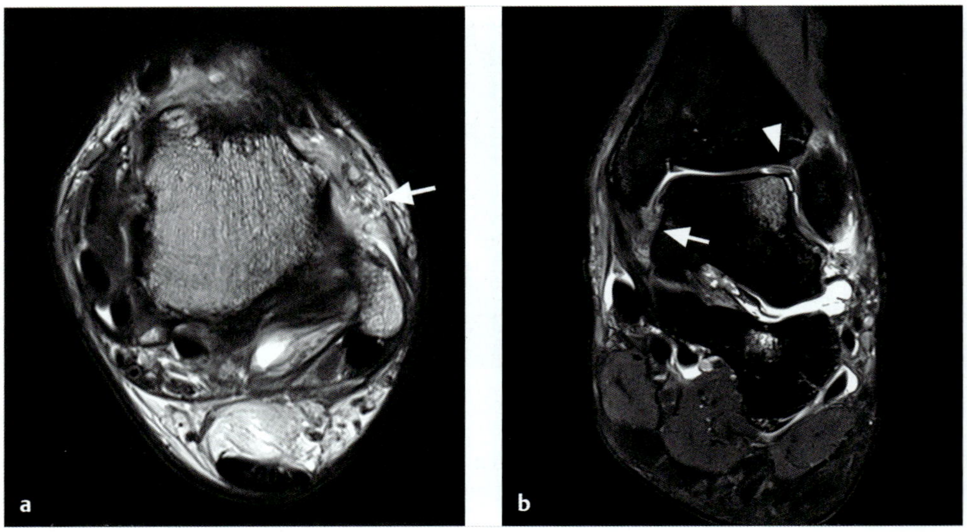

Abb. 3.22 Verletzung der Außenbänder: Sonderform laterale Taluskantenläsion. 46-jähriger Patient mit Distorsion des oberen Sprunggelenks vor 6 Wochen und persistierenden Schmerzen medial und lateral.

- **a** Axiale T2w MRT-Sequenz. Vollständige Ruptur des Lig. fibulotalare anterius mit anterolateraler Kapselruptur (Pfeil).
- **b** Koronare PDw fatsat MRT-Sequenz. Delaminierende Knorpelläsion an der lateralen Taluschulter (Pfeilspitze), subchondrale Ödembildung, Quetschverletzung des tiefen Deltabandkomplexes (Pfeil).

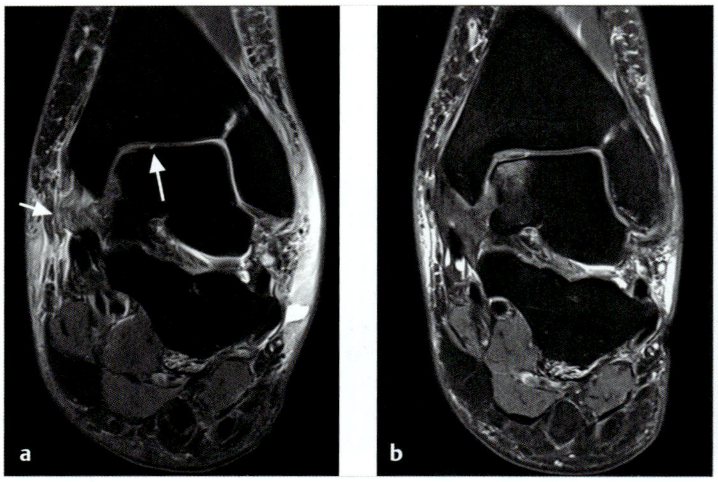

Abb. 3.23 Verletzung der Außenbänder: Sonderform laterale Taluskantenläsion. 71-jährige Patientin mit Supinationstrauma des oberen Sprunggelenks, 2-Band-Verletzung am Außenknöchel und erhebliche Quetschverletzung des Deltabandkomplexes sowie laterale Taluskantenläsion.

Anmerkung: Posttraumatische osteochondrale Läsionen können sich initial nur mit einer zarten Knorpelfissur, einer diskreten Delaminierung (zarte Signalsteigerung zwischen Knorpeldecke und Kortikalis) oder einem flauem Spongiosaödem an der lateralen Talusschulter zeigen. Auch sehr diskrete Ödemzonen sind zu beschreiben, da sie ein frühes Stadium einer posttraumatischen Taluskantenläsion (S. 208) darstellen können.

- **a** Koronare PDw fatsat MRT-Sequenz. Darstellung einer kleinen Knorpelfissur an der auslaufenden lateralen Talusschulter (Pfeil), zusätzlich Quetschverletzung der tiefen und oberflächlichen Deltabandanteile (Pfeilspitze).
- **b** Koronare PDw fatsat MRT-Sequenz, Verlaufskontrolle nach 3 Monaten. Persistierende Beschwerden, Schwellneigung und Impingement-Zeichen. Posttraumatische osteochondrale Läsion mit zunehmender Knorpeldelaminierung und flächigem Spongiosaödem. Am Innenknöchel insuffiziente Ausheilung mit aktiviertem Narbengewebe.

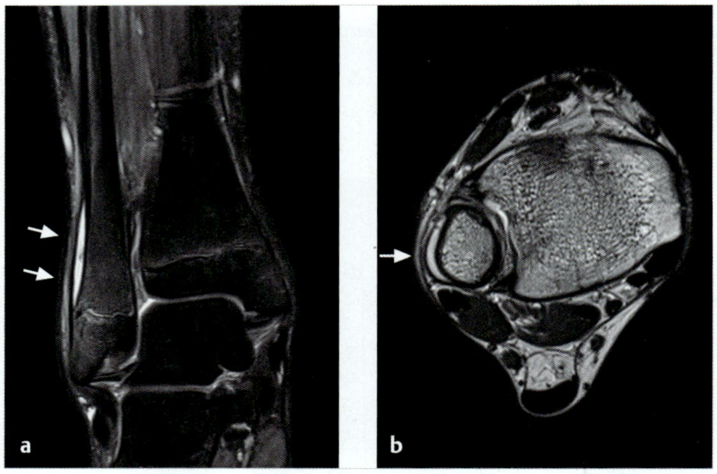

Abb. 3.24 Verletzung der Außenbänder: Sonderform subperiostales Hämatom. 16-jähriger Patient mit aktuellem Umknicktrauma und Verdacht auf Syndesmosenruptur.

- **a** Koronare PDw fatsat MRT-Sequenz. Typisches Bild eines subperiostalen Hämatoms (Pfeile) an der distalen lateralen Fibula in Höhe der Metaphyse. Zusätzlich flaue Kontusionszone im Bereich der noch nicht geschlossenen Epiphysenfuge, jedoch kein Hinweis auf eine Epiphyseolyse bei fehlendem Flüssigkeitsnachweis entlang eines normal weiten Epiphysenspalts.
- **b** Axiale T2w MRT-Sequenz. Darstellung des intermediär signalreichen Hämatoms mit Abhebung des Periosts von der Kortikalis (Pfeil). In den übrigen Sequenzen konnte eine Epiphysenverletzung oder Außenbandruptur ausgeschlossen werden. Die Schmerzen erklären sich durch das subperiostale Hämatom.

Verletzungen des Deltabandkomplexes

Definition

Aufgrund eines Traumas kann es zur Verletzung der oberflächlichen und/oder der tiefen Anteile des Deltabandkomplexes kommen.

Symptome

Es treten Schmerzen mit Instabilität im Bereich des Innenknöchels nach Inversions- oder Eversionstrauma auf. Der Rückfuß kippt in eine Valgusfehlstellung.

Prädisponierende Faktoren

- Pes planovalgus
- Außenbandverletzung

Anatomie/Pathologie

Der Deltabandkomplex bildet eine dreieckförmige (deltaförmige) Bandverbindung vom Innenknöchel über den Talus nach subtalar und besteht aus oberflächlichen und tiefen Schichten (▶ Abb. 3.25). Die oberflächlichen Anteile umspannen das obere Sprunggelenk und das Subtalargelenk, die tiefen Anteile verbinden den Innenknöchel mit dem Talus:

- *tiefe Bandabschnitte:*
  - Pars tibiotalaris anterior (Malleolus medialis – medialer Talushals)
  - Pars tibiotalaris posterior (Malleolus medialis – medialer Talusrand)
- *oberflächliche Bandabschnitte:*
  - Pars tibiotalaris posterior (oberflächlicher Anteil nicht immer vorhanden)
  - Pars tibiocalcaneare (Malleolus medialis – Sustentaculum tali)
  - Tibio-Spring-Ligament (Malleolus medialis – Pfannenband)
  - Pars tibionaviculare (Malleolus medialis – dorsomediales Navikulare)

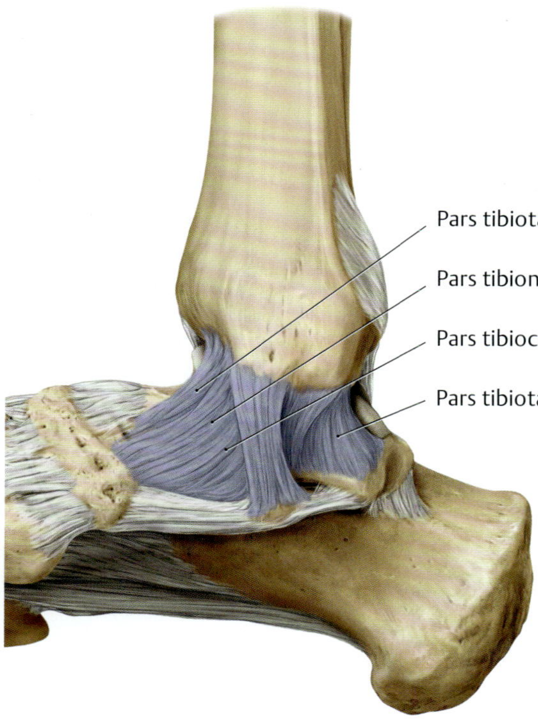

Abb. 3.25 Deltabandkomplex des rechten Fußes. Ansicht von medial. (Schünke M, Schulte E, Schumacher U et al. Prometheus LernAtlas – Allgemeine Anatomie und Bewegungssystem. 4. Aufl. Stuttgart: Thieme; 2014)

Bezüglich Abgrenzbarkeit und Bandstärke gibt es erhebliche Variabilität. Funktionell verhindert das Innenband die talare Pronation, die breite Schicht der oberflächlichen Fasern stabilisiert die Abduktion des Talus, der tiefe Deltabandkomplex verhindert eine zu starke Rotation im oberen Sprunggelenk.

Im Verhältnis zur Außenbandläsion ist eine isolierte Verletzung des Deltabandkomplexes sehr selten (ca. 4 % aller Bandverletzungen des oberen Sprunggelenks) und tritt bei extremer Pronation oder entsprechender Rotationsverletzung des Rückfußes auf. Häufiger beobachtet man Kombinationsverletzungen bei Distorsionen des oberen Sprunggelenks mit Außenbandrupturen. Der tiefe Deltabandabschnitt der Pars tibiotalaris posterior ist beim Supinationstrauma besonders durch Quetschverletzungen gefährdet. Dabei schlägt der Innenknöchel an den medialen Talusrand und zerquetscht die tiefen Anteile der Fasern. Das kann bis zu einer vollständigen Ablederung dieses Bandabschnitts führen.

Bildgebung

Ultraschall

Einblutungen des Bandapparats sind sonografisch darstellbar, darüber hinaus auch Unterbrechungen einzelner Faserzügel. In divergierenden Längsschnitten über den verschiedenen Anteilen des Deltabands lässt sich zeigen, dass diese intakt sind bzw. ob darunter ein Hämarthros aufzufinden ist. Als Standardverfahren hat sich die Sonografie bei Verletzungen des Innenbands nicht durchgesetzt.

Röntgen

Gehaltene Aufnahmen werden beim akuten Trauma des Innenbands nicht mehr durchgeführt. Bei Frakturverdacht werden Röntgenbilder des Sprunggelenks in 2 Ebenen angefertigt. Gehaltene Aufnahmen im Seitenvergleich haben ihre Berechtigung bei chronischen Instabilitäten.

Magnetresonanztomografie

Antworten im Befund

- Exakte Beschreibung der betroffenen Bandanteile (tiefe und/oder oberflächliche bzw. anteriore Komponenten)
- Ausmaß der Verletzung (Einblutung, Quetschverletzung, vollständige Dehiszenz aller Faserzügel)
- Begleitverletzungen (osteochondrale Läsionen, Knochenkontusionsödeme, Ruptur des Flexorenretinakulums, Chopart-Gelenklinie usw.)
- knöcherner Bandausriss
- direkte oder indirekte Zeichen früherer Verletzungen

Spezielle Aspekte bei postoperativem MRT:

- Durchgängigkeit der Bänder
- Hinweis auf Fremdkörper (Ossikel, Nahtmaterial, Anker)

Untersuchungstechnik

- *Traumastandarduntersuchung:* hochauflösende Mehrkanalspule; keine Kontrastmittelgabe nötig

- *Sequenztechnik:*
  - T 1w koronar
  - PDw fatsat sagittal und koronar
  - T 2w axial gekippt, parallel zum Lig. fibulotalare anterius
  - ggf. PDw fatsat schräg axial (Sehnenkippung nativ)

Befunde

- Flächige Ödematisierung und Einblutung entlang des Deltabands, meist unter Aussparung der kräftigen Pars tibiotalaris posterior
- gewellter Verlauf mit Unterbrechung der Faszikelkontinuität
- Unterbrechung der Faszikelkontinuität
- Gelenkerguss
- begleitende Kapselläsion
- Knochenkontusionsödeme am Innenknöchel und korrespondierend am medialen Talusrand
- auch kortikale Absprengung am lateralen Talusrand und Außenknöchel

> **Cave**
>
> Mitunter ist die Pars tibiotalaris posterior von signalreichen Anteilen (Fett, kleinen Gefäßen) durchzogen und darf nicht mit einer Verletzung verwechselt werden.

Empfehlung zur Bildgebung

Methoden der Wahl: Sonografie bzw. MRT.

Bildbeispiele

Normalbefunde des Deltabandkomplexes: ▸ Abb. 3.26 und ▸ Abb. 3.27

Pathologische Befunde: ▸ Abb. 3.28, ▸ Abb. 3.29, ▸ Abb. 3.30, ▸ Abb. 3.31, ▸ Abb. 3.32, ▸ Abb. 3.33, ▸ Abb. 3.34, ▸ Abb. 3.35 und ▸ Abb. 3.36.

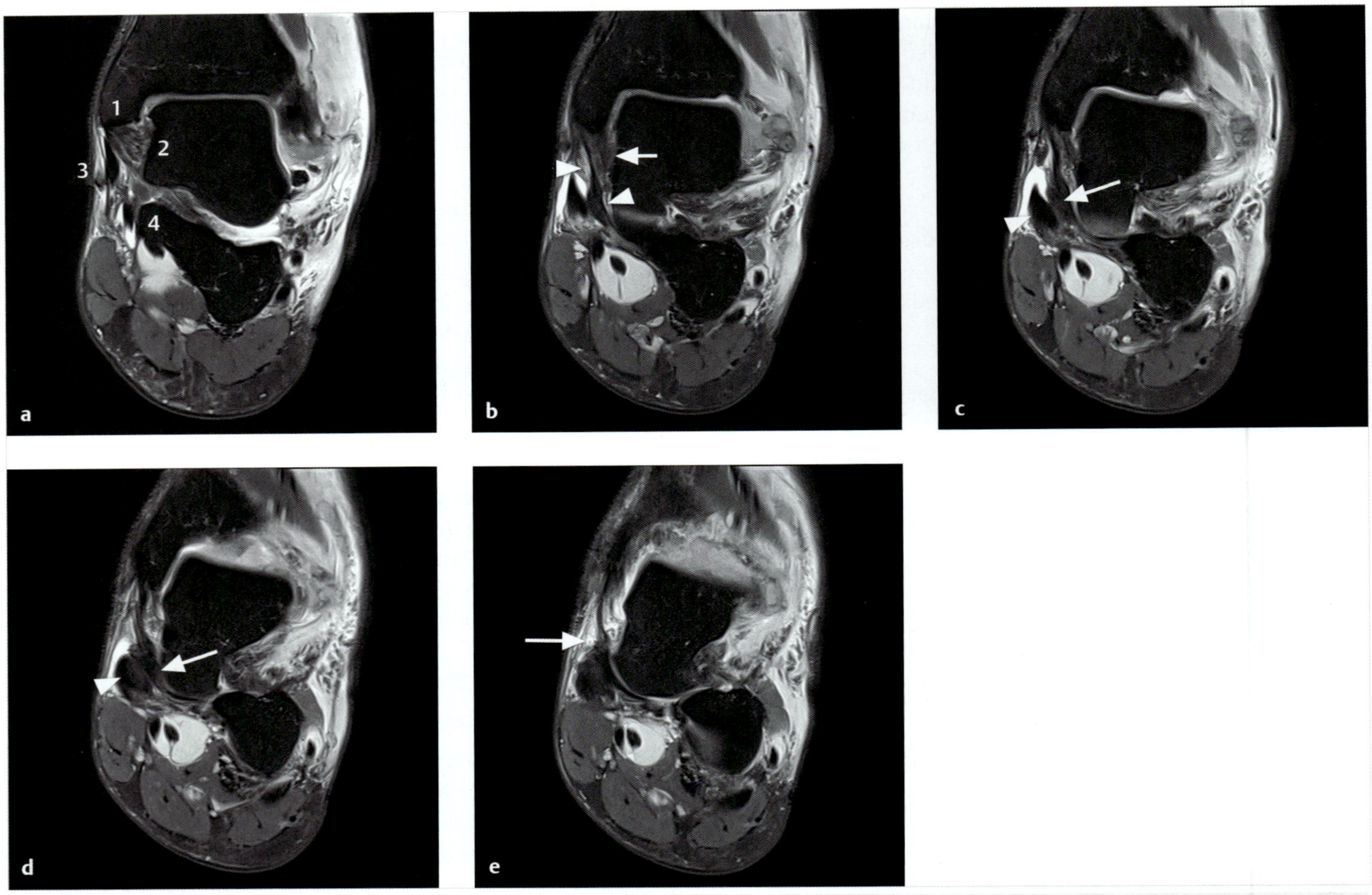

Abb. 3.26 Normalbefund des Deltabandkomplexes. Patient mit einer frischen 2-Band-Verletzung der Außenbänder und leichter Quetschverletzung der tiefen Deltabandanteile. Aufgrund der Flüssigkeitseinlagerung bessere Demarkierung der anatomischen Strukturen. Koronare PDw fatsat MRT-Sequenz im Rahmen des Traumaprotokolls.

1 = Malleolus medialis
2 = Talusrand
3 = Tibialis-posterior-Sehne
4 = Sustentaculum tali

a In der koronaren Schichtung sind die Leitstrukturen für den Deltabandkomplex der mediale Talusrand, der Malleolus medialis, das Sustentaculum tali und die Tibialis-posterior-Sehne.

b Regelmäßig aufzufinden sind der anteriore tiefe Anteil des Deltabandkomplexes, die Pars tibiotalaris anterior (Pfeil; in diesem Fall mit leichter Quetschverletzung) sowie die Pars tibiocalcaneare, die vom Innenknöchel zum Sustentakulum zieht (Pfeilspitzen).

c Das Tibio-Spring-Ligament (Pfeil) inseriert am Innenknöchel und strahlt in das Pfannenband ein. Es lässt sich mitunter schwer von der direkt anliegenden Tibialis-posterior-Sehne abgrenzen (Pfeilspitze).

d Auf **c** folgende Schicht.

e Weiter anterior gelegen ist die Pars tibionaviculare (Pfeil), ein dünner Faserzügel vom Innenknöchel zum Os naviculare, der sich bei entsprechender Hochauflösung regelmäßig finden lässt.

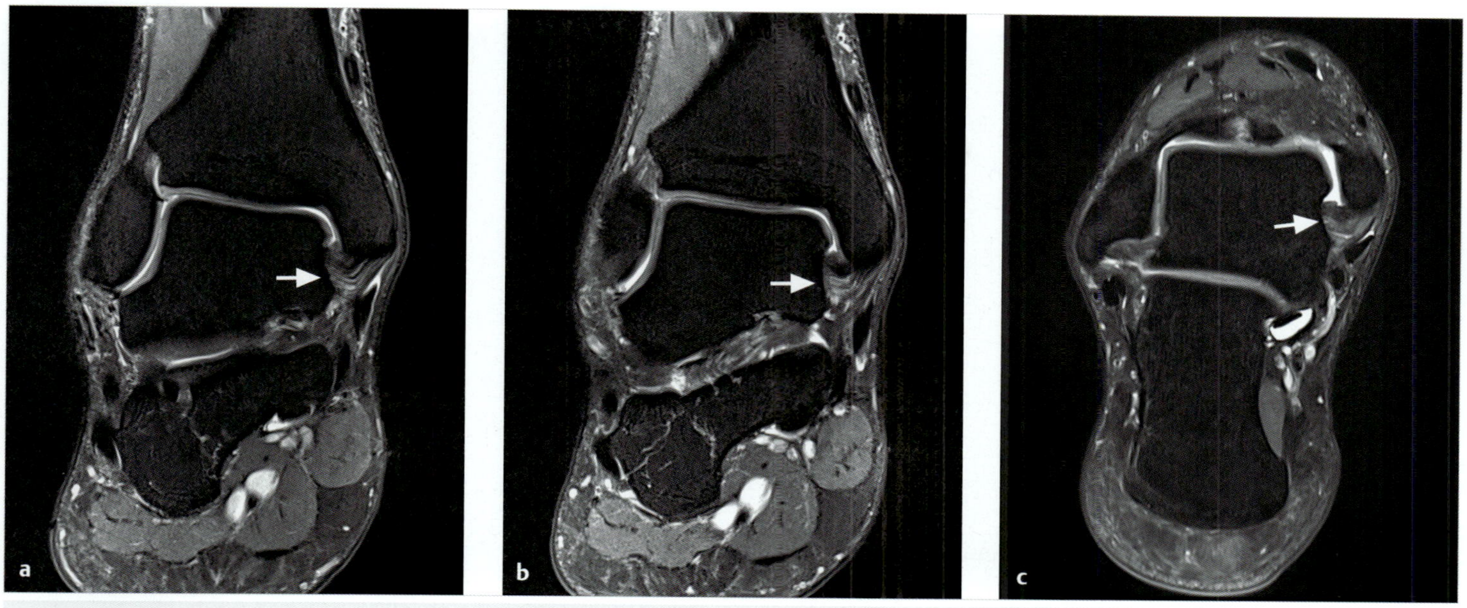

Abb. 3.27 Normalbefund des tiefen Deltabandkomplexes (Pars tibiotalaris posterior). Gesunder Proband ohne Beschwerden.
Anmerkung: Die Pars tibiotalaris posterior des tiefen Deltabandkomplexes sollte bei jedem Supinationstrauma zum Ausschluss einer Begleitverletzung beschrieben werden. Häufig wird bei einem Supinationstrauma durch den aufgeklappten Außenknöchel der Malleolus medialis gegen den medialen Talusrand gequetscht. In der Folge kann zu einer erheblichen Quetschung und Zerreißung von Faseranteilen kommen. Bei Nichterkennung einer Deltabandverletzung kann dies im Rahmen einer Frühmobilisation bei Außenbanddistorsion zu Problemen führen (z. B. Impingement-Schmerzen, Instabilität).

- **a** Koronare PDw fatsat MRT-Sequenz. Die Pars tibiotalaris posterior ist häufig durchzogen von signalintensiven Abschnitten zwischen den Fasern (Pfeile) und darf nicht als eine Teil- oder Quetschverletzung fehlinterpretiert werden. Entscheidend ist die durchgängig nachvollziehbare Faserkontinuität vom Innenknöchel bis an den medialen Talusrand. Je nach Flexion oder Extension bei der Lagerung im Sprunggelenk können die Fasern auch einen gewellten Verlauf zeigen.
- **b** Koronare PDw fatsat MRT-Sequenz, eine Schicht weiter anterior als **a**. Auch hier die Darstellung von normalen, etwas signalgesteigerten Faseranteilen der Pars tibiotalaris posterior (Pfeil) mit Übergang zur Pars tibiotalaris anterior.
- **c** Schräg axiale PDw fatsat MRT-Sequenz (Sehnenkippung). Normales Deltaband, Darstellung der Pars tibiotalaris posterior in der schräg axialen Schichtung (Pfeil).

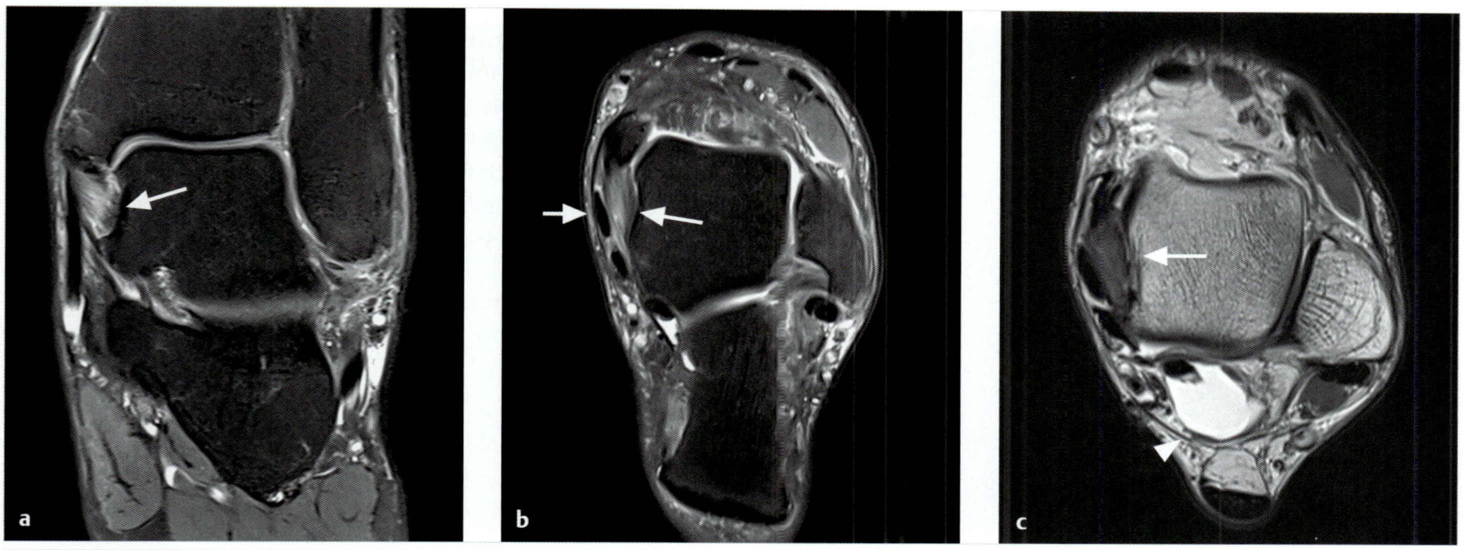

Abb. 3.28 Verletzung des Deltabandkomplexes. 41-jähriger Patient mit Zustand nach Distorsionstrauma und lateraler 2-Band-Verletzung, leichte Quetschverletzung der tiefen Deltabandanteile.
Anmerkung: Die Abgrenzung einer diskreten Quetschverletzung von häufig zu beobachtenden physiologisch signalerhöhten Bandanteilen der Pars tibiotalaris posterior des Deltabandkomplexes gelingt am besten bei der Durchmusterung.

- **a** Koronare PDw fatsat MRT-Sequenz. Vertikal verlaufende Signalanhebung durch die Fasern der Pars tibiotalaris posterior mit partieller diskreter Unterbrechung der Kontinuität (Pfeil).
- **b** Schräg axiale PDw fatsat MRT-Sequenz. Korrespondierend in der schräg axialen Schicht signalgesteigerte Fasern (langer Pfeil) ohne Nachweis einer vollständigen Ruptur. Unmittelbar angrenzend die Tibialis-posterior-Sehne (kurzer Pfeil).
- **c** Axiale T2w MRT-Sequenz. Im Vergleich zu den 3 angrenzenden Flexorensehnen erhöhte Signalgebung der Pars tibiotalaris posterior als Zeichen der ligamentären Distorsion (Pfeil). Flüssigkeitsnachweis in der Sehnenscheide der Flexor-hallucis-longus-Sehne als häufiger Befund ohne aktuell krankhafte Bedeutung (Pfeilspitze).

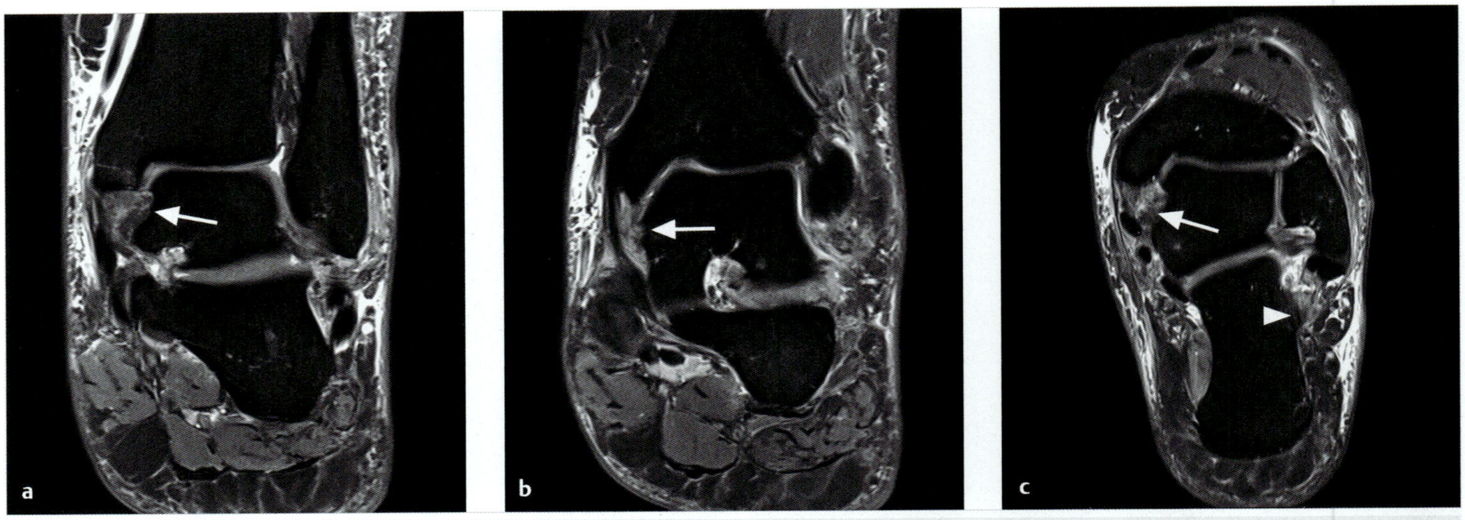

Abb. 3.29 Verletzung des Deltabandkomplexes. 44-jährige Patientin mit 2-Band-Verletzung der Außenbänder und Quetschverletzung der tiefen Deltabandanteile.

a Koronare PDw fatsat MRT-Sequenz. Unterbrechung der Faserkontinuität der Pars tibiotalaris posterior (Pfeil).

b Koronare PDw fatsat MRT-Sequenz, Schichtung weiter anterior als **a**. Rupturierte und elongierte Abschnitte der Pars tibiotalaris anterior (Pfeil), angrenzender oberflächlicher Bandabschnitt intakt.

c Schräg axiale PDw fatsat MRT-Sequenz (Sehnenkippung). Signalgesteigerte und unterbrochene Fasern der Pars tibiotalaris posterior (Pfeil). Zusätzlich Ruptur des Lig. fibulocalcaneare (Pfeilspitze).

Differenzialdiagnose

- Fraktur des medialen Malleolus
- Ruptur der Tibialis-posterior-Sehne
- Fraktur des Sustentaculum tali
- Osteochondrosis dissecans tali
- osteochondrale Verletzung des unteren Sprunggelenks
- Talusfraktur

Therapie

Konservativ

- Physikalische Therapie mit Eis, Lymphdrainage und Kompression in der Akutphase
- konsequente Stabilisierung im Walker für 6 Wochen mit gleichzeitiger Unterstützung des Fußes über eine rückfußfassende Einlagenversorgung mit Abstützung am Sustentaculum tali; alternativ Unterschenkelgips
- 3 Wochen Teilbelastung mit 10 kg, erst danach schmerzadaptierter Belastungsaufbau
- während der Entlastungsphase im Rahmen der Physiotherapie isometrisches Training des M. tibialis posterior und des M. tibialis anterior, nach Belastungsaufbau Propriozeptionstraining
- medial stabilisierende Tape-Verbände ab der 7. Woche zur Unterstützung des Return to Sport

Die frühfunktionelle Behandlung hat sich für Innenbandverletzungen nicht bewährt.

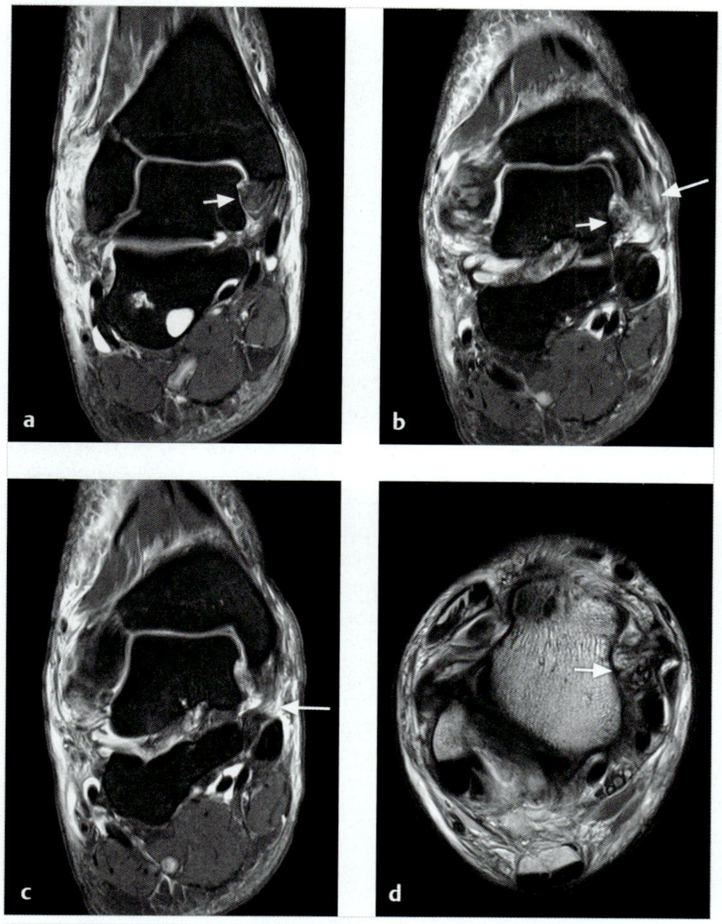

Abb. 3.30 Verletzung des Deltabandkomplexes. 21-jähriger Patient mit Zustand nach Pressschlag beim Fußball und Gefühl der Instabilität. Außenbandruptur (Lig. fibulotalare anterius und Lig. fibulocalcaneare), ausgedehntes Hämatom, begleitende Innenbandverletzung.

a Koronare PDw fatsat MRT-Sequenz. Ruptur der Pars tibiotalaris posterior (Pfeil) mit vollständiger Ablederung vom medialen Talusrand.

b Koronare PDw fatsat MRT-Sequenz. Desintegration der anterioren und oberflächlichen Deltabandanteile (Pfeile).

c Koronare PDw fatsat MRT-Sequenz. Ruptur des Tibio-Spring-Ligaments (Pfeil).

d Axiale T2w MRT-Sequenz. Anterior der Tibialis-posterior-Sehne fehlende Darstellung einer geordneten Struktur der Deltabandanteile am medialen Talusrand (Pfeil).

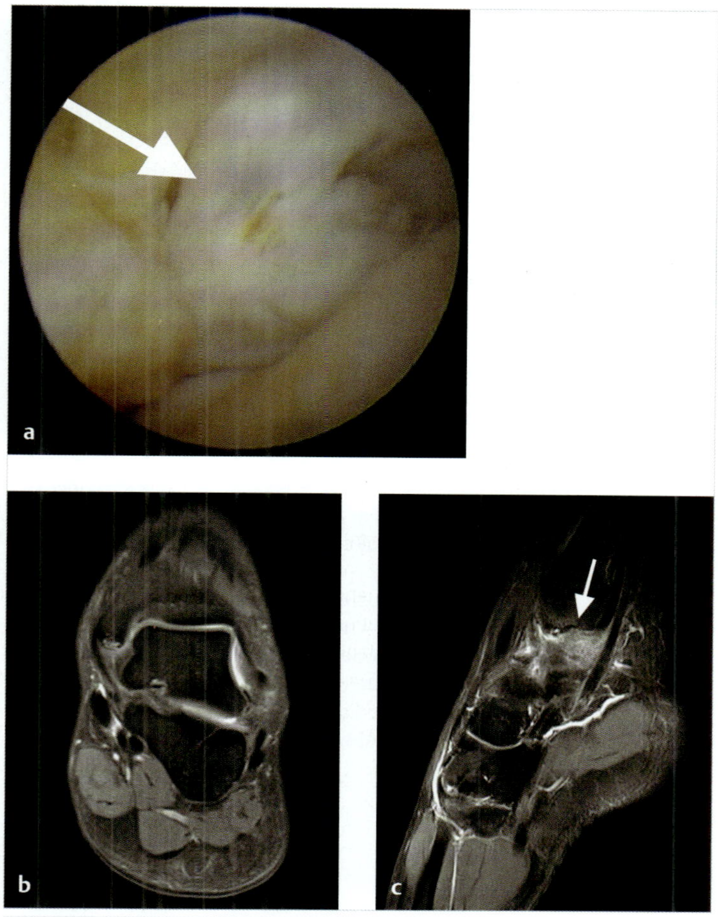

Abb. 3.31 Verletzung des Deltabandkomplexes. Ruptur der tiefen Schicht des Deltabands.

a Arthroskopie des oberen Sprunggelenks. Die narbige Auftreibung des Deltabands (Pfeil) ist gut nachvollziehbar.

b Koronare MRT-Sequenz. Unterbrechung der tiefen Schicht des Deltabands.

c Sagittale MRT-Sequenz. Fibrovaskuläre Aktivierung nach Kontrastmittelgabe (Pfeil).

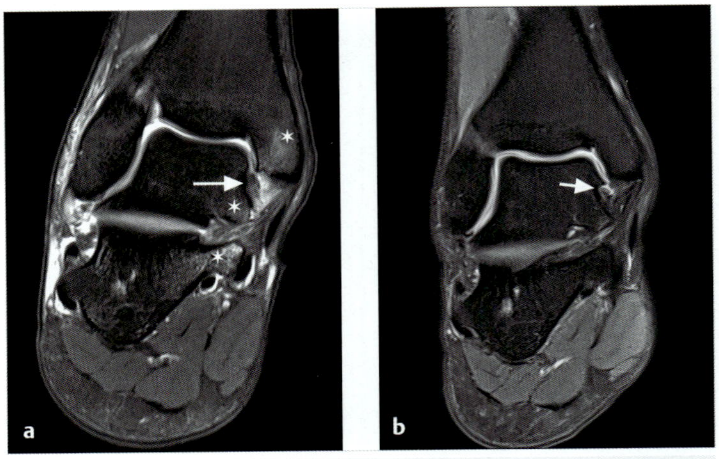

Abb. 3.32 Verletzung des Deltabandkomplexes. 19-jähriger Patient mit Außenbandruptur vor 3 Jahren, aktuell im Sprunggelenk beschwerdefrei. Beispiel einer Ausheilung bei Ruptur der Pars tibiotalaris posterior.

a Koronare PDw fatsat MRT-Sequenz, Unfallbild. Ruptur der Pars tibiotalaris posterior (Pfeil) mit Kontusionsödem am Innenknöchel und am medialen Talusrand sowie am Sustentaculum tali (Sterne).

b Koronare PDw fatsat MRT-Sequenz nach 3 Jahren. Weitgehend verheilter Innenbandapparat, lediglich kleine, nicht aktivierte Restläsion (Pfeil) im kranialen Abschnitt der Pars tibiotalaris posterior.

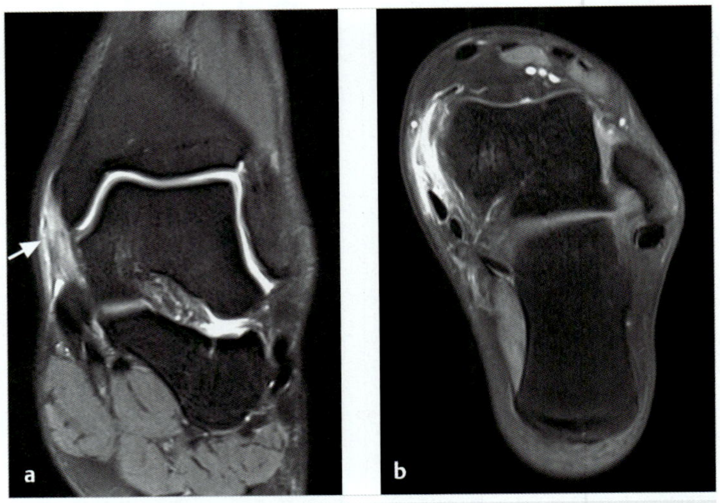

Abb. 3.33 Verletzung des Tibio-Spring-Ligaments. 20-jährige Patientin, Zustand nach Sprunggelenkdistorsion. Zunehmende mediale Schmerzen bei Abduktion im Sprunggelenk.

a Koronare PDw fatsat MRT-Sequenz. Deutliche Signalsteigerung des Tibio-Spring-Ligaments (Pfeil) mit unterbrochener Faserkontinuität.

b Schräg axiale T1w fatsat MRT-Sequenz nach Kontrastmittelgabe. Fibrovaskuläre Kontrastmittelanreicherung im Bandverlauf im Sinne einer nicht ausgeheilten, aktivierten Verletzung.

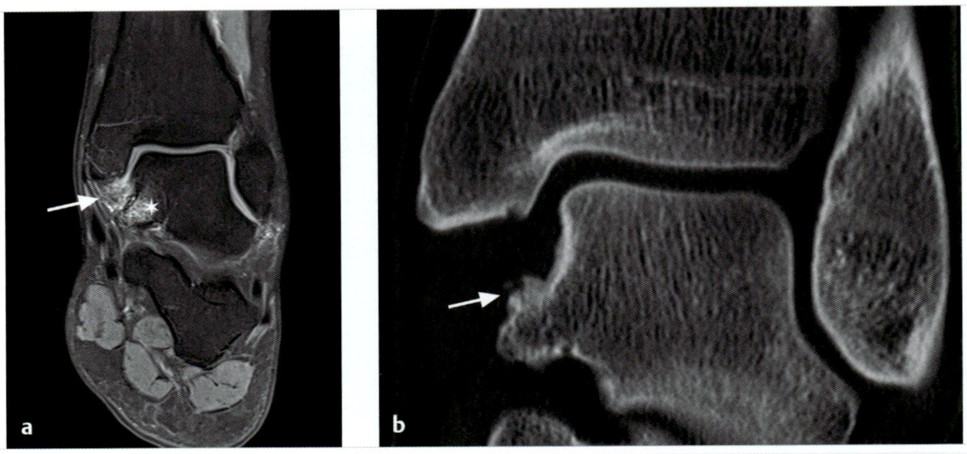

Abb. 3.34 Verletzung des Deltabandkomplexes. 23-jährige Patientin mit Zustand nach Außenbandruptur vor einem Jahr, persistierender medialer Schmerz.

Anmerkung: Avulsionsfrakturen und knöcherne Bandausrisse am Innenknöchel können im konventionellen Röntgenbild leicht übersehen werden oder nicht frei projiziert werden. Im MRT sind die signalarmen bzw. signalfreien kortikalen Fragmente unter dem traumatisierten Gewebe ebenso oft schwer zu erkennen. Bei anhaltenden Beschwerden und Heilungsverzögerung empfiehlt sich bei entsprechender Konsequenz ein ergänzendes CT/DVT.

a Koronare T1w fatsat MRT-Sequenz nach Kontrastmittelgabe. Deutliche Aktivierung der Pars tibiotalaris posterior mit unterbrochenen Faserabschnitten (Pfeil) sowie knöcherne Aktivierung des medialen Talusrands bzw. Tuberkels (Stern).

b CT des oberen Sprunggelenks, koronare Rekonstruktion. Die chronisch aktivierte Innenbandläsion (Pfeil) beruht am ehesten auf einem nicht vollständig ausgeheilten knöchernen Bandausriss. Das Fragment hat sich überwiegend knöchern adaptiert, mit einer spornartigen knöchernen Ausziehung, die zu einem Ausheilungshindernis wurde.

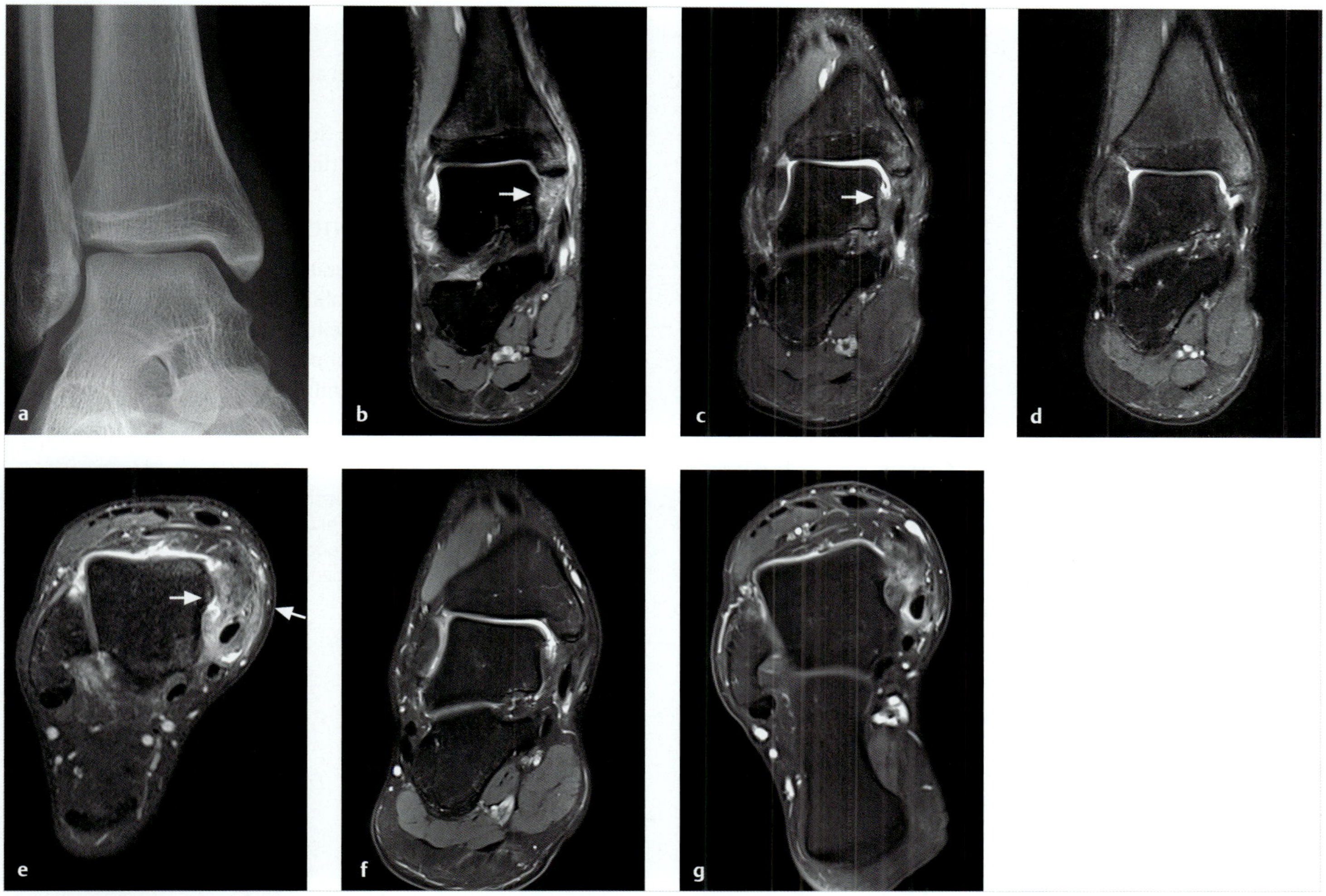

Abb. 3.35 Verletzung des Deltabandkomplexes. 18-jähriger Patient mit Distorsionstrauma des oberen Sprunggelenks im Langzeitverlauf.

a Röntgenaufnahme des oberen Sprunggelenks a.-p., Unfallbild. Kein Nachweis einer knöchernen Verletzung.

b Koronare PDw fatsat MRT-Sequenz nach 2 Wochen. Ruptur des Lig. fibulotalare anterius, erhebliche Quetschverletzung am Innenband (Pfeil) mit Spongiosakontusion am Innenknöchel.

c Koronare PDw fatsat MRT-Sequenz nach 3 Monaten und konservativer Therapie. Persistierende Schmerzen medial, keine Ausheilung der tiefen Deltabandanteile (Pfeil) sowie im Liegen erweiterter medialer Spalt im oberen Sprunggelenk.

d Koronare PDw fatsat MRT-Sequenz nach 5 Monaten. Fehlende Ausheilung der tiefen Deltabandanteile, im Liegen jetzt regelrechte Gelenkkongruenz.

e Schräg axiale T1w fatsat MRT-Sequenz nach Kontrastmittelgabe nach 5 Monaten, gleicher Untersuchungszeitpunkt wie **d**. Deutliche fibrovaskuläre Aktivierung des Deltabandkomplexes (Pfeile) mit anteriorer Synovialitis im oberen Sprunggelenk. Die Tibialis-posterior-Sehne wird in den Reizprozess miteinbezogen.

f Koronare PDw fatsat MRT-Sequenz nach 8 Monaten und intensivierter konservativer Therapie. Patient kommt im Alltag aufgrund der medialen Schmerzen nicht zurecht, kein Nachweis einer durchgängigen Faserstruktur des oberflächlichen und tiefen Innenbandkomplexes.

g Schräg axiale T1w fatsat MRT-Sequenz nach Kontrastmittelgabe nach 8 Monaten, gleicher Untersuchungszeitpunkt wie **f**. Noch deutliche fibrovaskuläre Aktivierung einer nicht ausgeheilten Innenbandverletzung, Entscheidung zur Operation. Intraoperativ findet sich eine schalenartige, schmale knöcherne Absprengung, die offensichtlich den Heilungsprozess blockiert hat und im Röntgen und MRT nicht erkennbar war.

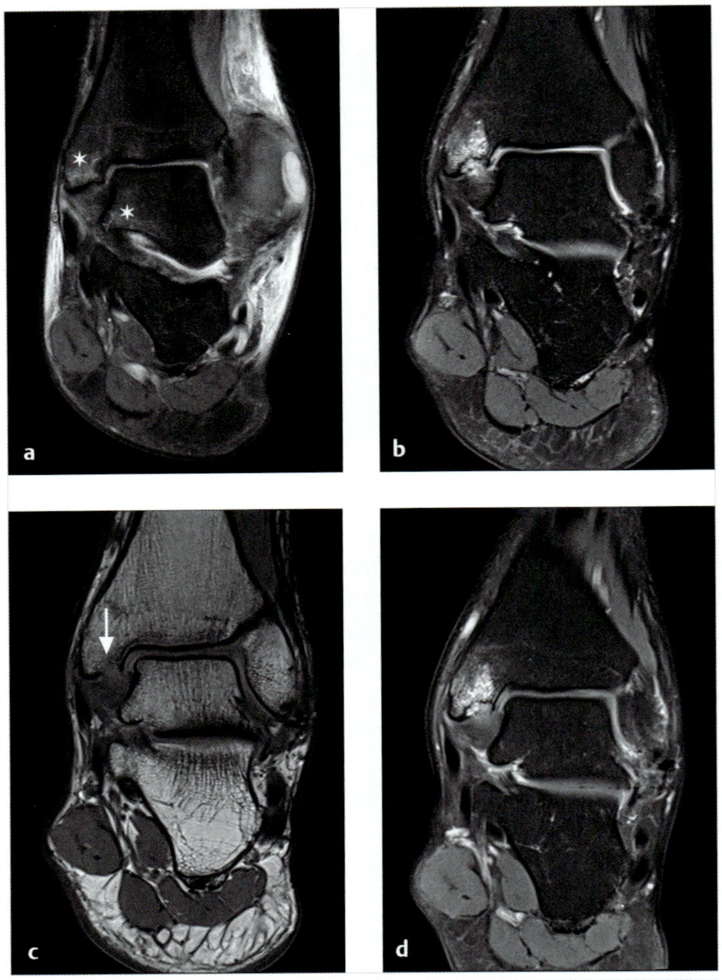

Abb. 3.36 **Verletzung des Deltabandkomplexes.** 31-jähriger Patient mit Zustand nach Sprunggelenkdistorsion, konservativ behandelte 2-Band-Ruptur und Quetschverletzung des Deltabands.

a Koronare PDw fatsat MRT-Sequenz, Unfallbild. Massives Hämatom am Außenknöchel bei 2-Band-Verletzung. Zusätzlich Zeichen des Supinationstraumas mit leichter Rotationskomponente bei Spongiosakontusion am Innenknöchel und korrespondierend am medialen Talusrand (Sterne). Dadurch Quetschverletzung der tiefen Deltabandanteile.

b Koronare PDw fatsat MRT-Sequenz nach 21 Monaten. Chronische Schmerzen im medialen oberen Sprunggelenk und Rückfuß sowohl in Ruhe als auch unter Belastung. Fehlende Darstellung von durchgehenden Innenbandfasern, umschriebener Aktivierungsprozess mit knöcherner Usurierung und Spongiosaödem.

c Koronare T 1w MRT-Sequenz, gleicher Untersuchungszeitpunkt wie **b**. Unterbrochene Kortikalis (Pfeil) am Innenknöchel mit bis nach intraossär reichendem Granulationsgewebe.

d Koronare T 1w fatsat MRT-Sequenz nach Kontrastmittelgabe, gleicher Untersuchungszeitpunkt wie **b**. Lokal raumforderndes Narbengewebe zwischen Innenknöchel und Talusrand bei chronisch aktivierter Quetschverletzung. Ausbildung von fibrovaskulärem Granulationsgewebe, das in den fibroossären Übergang reicht, mit klinisch schmerzhafter knöcherner Usurierung. Eine seronegative Spondylarthropathie wurde ausgeschlossen.

Operativ

- Rekonstruktion der Bänder bei ausgedehnten Rupturen und bei chronischer Instabilität
- Augmentation des Deltabands durch Sehnentransplantat bei chronisch-insuffizienter Struktur

Prognose/Komplikationen

Die chronische mediale Instabilität verursacht erheblich mehr Beschwerden als die laterale Instabilität. Es kann zu einem Abkippen des Fußes in Valgusfehlstellung unter Belastung kommen. Ausgedehnte Vernarbungen können den Heilverlauf verzögern. Eine verbliebene mediale Instabilität kann für Restbeschwerden nach Rekonstruktion der lateralen Bänder verantwortlich sein.

Verletzungen des Syndesmosenbandkomplexes

Definition

Eine Syndesmosenverletzung ist eine Schädigung der Bandverbindung zwischen distaler Tibia und Fibula mit Instabilität der Malleolengabel.

Symptome

Zeichen einer Syndesmosenruptur ist ein Instabilitätsgefühl in Verbindung mit Schmerzen im Bereich der Syndesmose bei Belastung. Der Squeeze-Test ist positiv (Kompression der Syndesmose durch Druck auf Fibula und Tibia in Höhe der Syndesmose). Zudem sind die Eversion und die Außenrotation im Sprunggelenk schmerzhaft.

Prädisponierende Faktoren

Eine Syndesmosenruptur kann in Kombination mit einer Bandverletzung am Sprunggelenk oder einer Fraktur der Malleolengabel auftreten. Eine Ruptur der Syndesmose ist jedoch auch als isolierte Verletzung möglich.

Anatomie/Pathologie

Anatomie

Hauptbestandteile des Syndesmosenbandkomplexes (▸ Abb. 3.37):

- *vordere Syndesmose* (Lig. tibiofibulare anterius; Anterior inferior tibiofibular Ligament): Trapez aus 3 Bündeln von der anterioren Tibia (Tubercule de Chaput-Tillaux) zur anterioren Fibula (Tubercule de Wagstaffe-Le Fort)
- *hintere Syndesmose* (Lig. tibiofibulare posterius; Posterior inferior tibiofibular Ligament): Fraktur der hinteren Tibiakante (Volkmann-Fraktur)
- *Membrana interossea cruris* mit Lig. interosseum (Tibiofibular interosseous Ligament)
- *Lig. transversum* (Transverse tibiofibular Ligament)

Vordere Syndesmose

Die Syndesmose wird von unterschiedlichen Bandsystemen gebildet, die die Malleolengabel stabilisieren. Ventral verläuft das Lig. tibiofibulare anterius (vordere Syndesmose) schräg diagonal vom anterioren Tuberkulum der distalen Tibia (Tubercule de Chaput-Tillaux) ca. 5 mm proximal des Gelenkspalts in einem Winkel von meist 45° zum ventralen Tuberkulum der Fibula (Tubercule de Wagstaffe-Le Fort) von tibiaseitig-proximal nach distal-lateral. Es besteht aus mehreren Faszikeln, die breitbasig flächig an der Tibia entspringen und nach distal-lateral auf die Fibula konvergieren. Das Band hat somit in schräg axialer Darstellung im Faserverlauf eine dreieckig-trapezförmige Konfiguration. Ein akzessorisches Band distal und parallel der vorderen Syndesmose wird als „Bassett-Ligament“ bezeichnet. Es entspringt etwas weiter medial an der Tibia als das Lig. tibiofibulare anterius und kann ein talares Syndesmosen-Impingement auslösen. Dies tritt u. a. nach Bandverletzungen mit narbig-hypertropher Heilung dieser Struktur auf.

Dorsal gibt es mehrere Ligamente mit parallelem oder schräg parallelem, horizontalem Verlauf:

- *Lig. tibiofibulare posterius* (hintere Syndesmose): Das kräftige Lig. tibiofibulare posterius verläuft nur flach-schräg mit einer Angulation von ca. 30° von der Tibia zur Fibula.

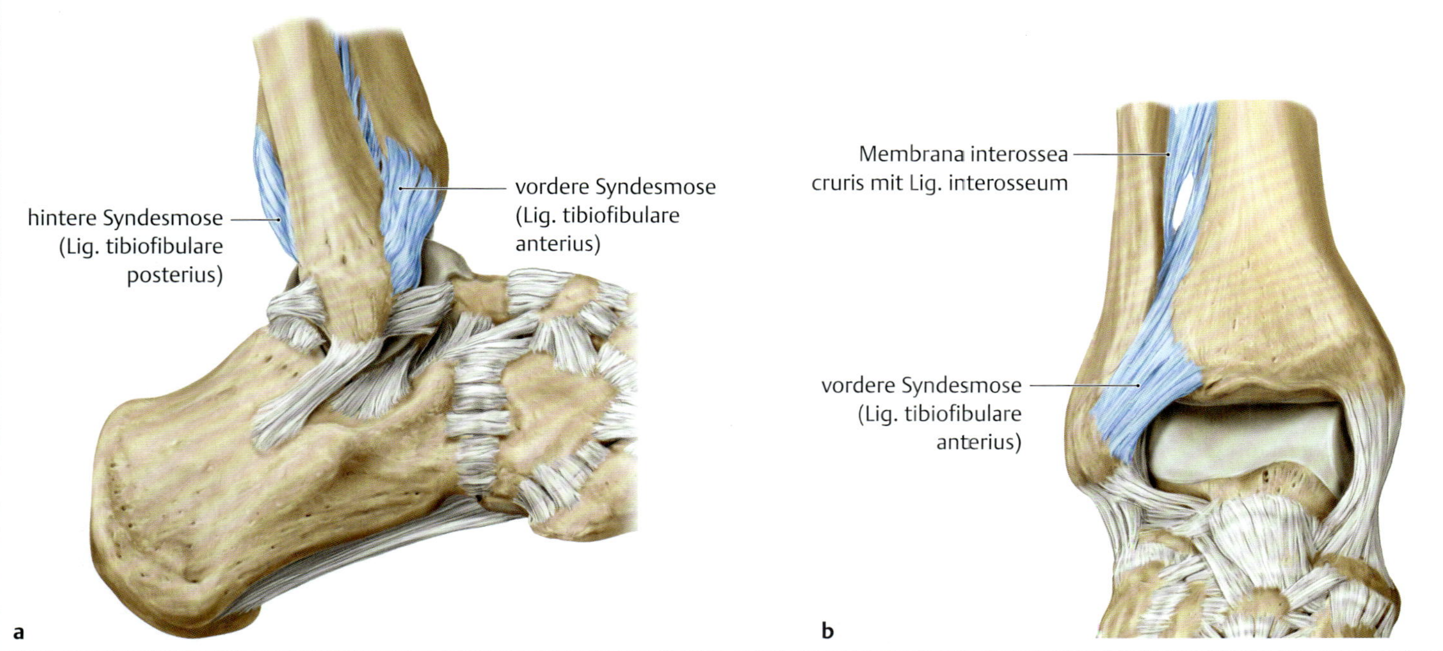

Abb. 3.37 Syndesmosenbandkomplex des rechten Fußes (farbig markiert). (Schünke M, Schulte E, Schumacher U et al. Prometheus LernAtlas – Allgemeine Anatomie und Bewegungssystem. 4. Aufl. Stuttgart: Thieme; 2014)
a Ansicht von lateral.
b Ansicht von vorn.

- *Lig. transversum:* Dieses Band zieht etwas distal und ventral vom Rand der Fossa des lateralen Malleolus entlang der dorsalen Tibiakante zum dorsalen Innenknöchel.
- *Lig. intermalleolare:* Dies fusioniert medial mit dem Lig. transversum und inseriert lateral unmittelbar kranial des Lig. fibulotalare posterius.
- *Lig. fibulotalare posterius:* Dieses breite, feste Ligament des Außenbandapparats verläuft distal des intermalleolaren Ligaments von der dorsalen Fibula zum Talus.

Hintere Syndesmose

Das Lig. tibiofibulare posterius (hintere Syndesmose) besteht wie die vordere aus mehreren Faszikeln mit interponiertem Fettgewebe. Sie rupturiert praktisch nie, sondern es kommt zum knöchernen Ausriss aus der hinteren Tibiakante, der sog. Fraktur der hinteren Tibiakante, dem Volkmann-Dreieck oder dem sog. 3. Malleolus. Dieses Fragment kann unterschiedlich groß sein und die Gelenkfläche der distalen Tibia beteiligen.

Membrana interossea

Die Membrana interossea verdickt sich im distalen Abschnitt in schräg diagonale Faserzügel zwischen Tibia und Fibula, zum interossären Ligament, zwischen dessen Faszikel Fettgewebe eingelagert ist. Neben der vorderen Syndesmose und der hinteren Syndesmose mit Lig. tibiofibulare posterius und Lig. transversum mit intermalleolarem Ligament ist das Lig. interosseum der 3. ligamentäre Anteil der Syndesmose.

Pathologie

Die Ruptur der vorderen Syndesmose erfolgt als Ausriss aus der Tibia, aus der Fibula oder im Bandverlauf im mittleren Anteil. Auch knöcherne Ausrisse des tibialen Tuberkels sind möglich (franz.: Tubercule de Chaput-Tillaux). Vergleiche dazu auch die Tillaux-Fraktur (S. 151). Meist reißt das schräg verlaufende Lig. tibiofibulare anterius, bei zunehmender Instabilität mit Ruptur des Lig. interosseum. Eine Ruptur der hinteren Syndesmose kommt, wie bereits erwähnt, so gut wie nicht vor, sondern das Band reißt mit einem unterschiedlich großen Knochenfragment aus der hinteren Tibiakante aus (sog. Volkmann-Dreieck).

Bildgebung

Ultraschall

Vorgehen wie bei der Außenbandläsion:
- Longitudinalschnitt durch das obere Sprunggelenk ventral (Hämarthros?)
- Transversalschnitt durch das Lig. fibulotalare anterius (Kontinuität, Hämatom?)
- Übergang in einen ventralen Transversalschnitt tibiofibular und Stresstest der Syndesmose in maximaler passiver Dorsalextension und Eversion

> **Merke** (M!)
>
> Eine Instabilität liegt vor, wenn der Abstand beider Knochen im Seitenvergleich größer wird. Auch eine vermehrte dorsoventrale Translation der Fibula im Seitenvergleich ist ein Hinweis auf eine Instabilität.

Röntgen

- *A.-p. Aufnahme in 20°-Innenrotation:* zur optimalen Einsicht in den fibulotalaren Gelenkabschnitt; Breite des Gelenkspalts möglichst medial, zentral und lateral gleich; Abstand zwischen Tibia und Fibula (Lateral clear Space) bei intakter Syndesmose < 6 mm
- *Aufnahme in Belastung, z. B. im Bildwandler:* aussagekräftiger (Syndesmosenstressaufnahme); Aufweitung der Syndesmose unter Eversions- und Abduktionsstress des Fußes als Beleg der Syndesmoseninstabilität
- *Arthrografie:* obsolet
- *ggf. 45°-Schrägaufnahme mit Außenrotation:* für knöcherne Ausrisse

Magnetresonanztomografie

> **Merke** (M!)
>
> Wichtig ist die exakte Beurteilung, ob die vordere Syndesmose komplett gerissen ist; damit besteht meist eine Operationsindikation. Eine Verdachtsdiagnose in der Beurteilung hilft dem Fußchirurgen nicht.

Die Vorteile einer speziellen Syndesmosensequenz mit Angulierung im Bandverlauf werden im Zusammenhang mit den MRT-Spezialsequenzen (S. 25) erläutert.

Antworten im Befund

Dazu sind hochauflösende, schräg axiale Sequenzen mit einer optimalen Bildqualität zur Darstellung der einzelnen Fasern nötig:
- Beschreibung der Verletzung der vorderen Syndesmose, des Lig. interosseum und der hinteren Tibiakante (Volkmann-Dreieck)
- Ausmaß der Schädigung (Teilruptur oder vollständige Ruptur der vorderen Syndesmosenanteile)
- Stellung des Sprunggelenks, Symmetrie des Gelenkspalts
- Begleitverletzungen, osteochondrale Läsion an den Talusschultern, Knochenkontusionsödeme (in seltenen Fällen kann eine gleichzeitige Außenbandruptur vorliegen)
-

> **Cave** (⚠)
>
> Die MRT erlaubt keine direkten Aussagen zur Stabilität. Auch isolierte Rupturen der vorderen Syndesmose können mit einer sagittalen oder transversalen Instabilität einhergehen.

Eine Volkmann-Fraktur ist ein knöcherner Ausriss der dorsalen Syndesmosenbänder, der grundsätzlich zu einer Destabilisierung der Syndesmose führt. Selbst kleine Dislokationen des Fragments verursachen eine Änderung der Stellung der Fibula.

Spezielle Aspekte bei postoperativem MRT:
- Stellung der Fibula in der Syndesmosengabel
- Lage der Stellschraube
- Interponat im distalen Tibiofibulargelenk (Ossikel, Bandreste)
- Symmetrie des medialen und lateralen Gelenkspalts in den koronaren Aufnahmen

Die postoperative Stellungskontrolle erfolgt üblicherweise mit der CT.

Untersuchungstechnik

- *Traumastandarduntersuchung:* hochauflösende Mehrkanalspule; Kontrastmittelgabe nicht nötig
- *Sequenztechnik:*
  - T 1w koronar
  - PDw fatsat sagittal und koronar
  - T 2w axial gekippt, parallel zum Lig. fibulotalare anterius
  - PDw fatsat schräg axial (Syndesmosenkippung)
- *optimale Sequenzen zur Beurteilung:*
  - koronare und sagittale PDw fatsat Sequenz
  - spezielle Syndesmosenkippung (s. ► Abb. 1.23)

Befunde

- Gewellte Fasern der vorderen Syndesmose mit Ödematisierung, Einblutung und Unterbrechung der Kontinuität
- Flüssigkeitsnachweis entlang der Membrana interossea
- knöcherner Ausriss möglich (Tubercule de Chaput-Tillaux)

Cave

Eine rezessusähnliche, flüssigkeitsgefüllte Aussackung des oberen Sprunggelenks in den Tibiofibularraum kann als Syndesmosenverletzung und Flüssigkeitseintritt entlang der Membrana interossea fehlinterpretiert werden. Als Unterscheidungsmerkmal kann die Tatsache dienen, dass diese physiologische tibiofibulare Aussackung nur bis zur Incisura tibiofibularis reicht (s. ► Abb. 3.41 und ► Abb. 3.42).

Empfehlung zur Bildgebung

Methoden der Wahl: Röntgen a.-p. im Stehen (ggf. Seitenvergleich) sowie Sonografie mit Transversalschnitt über der Syndesmose mit Stresstest.

Aufgrund der großen Relevanz für die weitere Therapie und der schwer zu behandelnden Sekundärschäden führt die Arbeitsgruppe des Autors bereits bei klinischem Verdacht eine MRT-Untersuchung durch.

Merke

Da konventionell-radiologisch nur Syndesmosenrupturen mit einer Gelenkfehlstellung erkannt werden können, sollte bei der klinischen Verdachtsdiagnose immer eine MRT durchgeführt werden.

Bildbeispiele

MRT-Bildbeispiele:

- intakter Syndesmosenbandkomplex in den Standardsequenzen (► Abb. 3.38, ► Abb. 3.39, ► Abb. 3.40, ► Abb. 3.41, ► Abb. 3.42, ► Abb. 3.43, ► Abb. 3.44 und ► Abb. 3.52)
- Läsion des Syndesmosenbandkomplexes mit Syndesmosenkippung (► Abb. 3.45, ► Abb. 3.46, ► Abb. 3.47, ► Abb. 3.48, ► Abb. 3.49, ► Abb. 3.50 und ► Abb. 3.51)

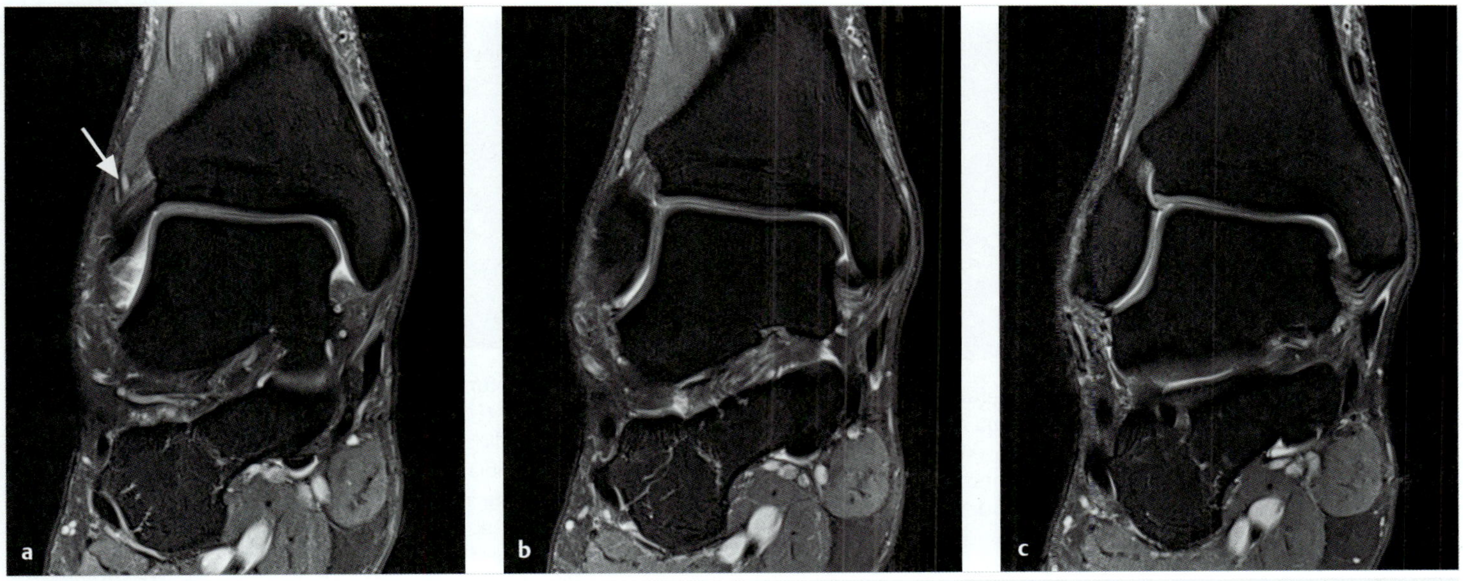

Abb. 3.38 Normalbefund des vorderen Syndesmosenbandkomplexes. Gesunder Proband. Normale vordere Syndesmose (Lig. tibiofibulare anterius; **a**, Pfeil) mit Darstellung der 3 Abschnitte, die ineinander übergehen.
Anmerkung: Man verwendet am besten fettunterdrückte, wassersensitive Sequenzen mit hoher Auflösung (z. B. PDw fatsat). Damit kann besser zwischen Fettgewebe (dunkel-supprimiert), Syndesmosefasern (dunkel) und einer Weichteileinblutung bzw. Flüssigkeitseinlagerung (hell) unterschieden werden. In der koronaren Schichtung scrollt man den Datensatz vom anterioren oberen Sprunggelenk nach posterior mit Analyse sämtlicher Abschnitte des Lig. tibiofibulare anterius.
a Koronare PDw fatsat MRT-Sequenz.
b Koronare PDw fatsat MRT-Sequenz, an **a** angrenzende Schicht.
c Koronare PDw fatsat MRT-Sequenz, an **b** angrenzende Schicht.

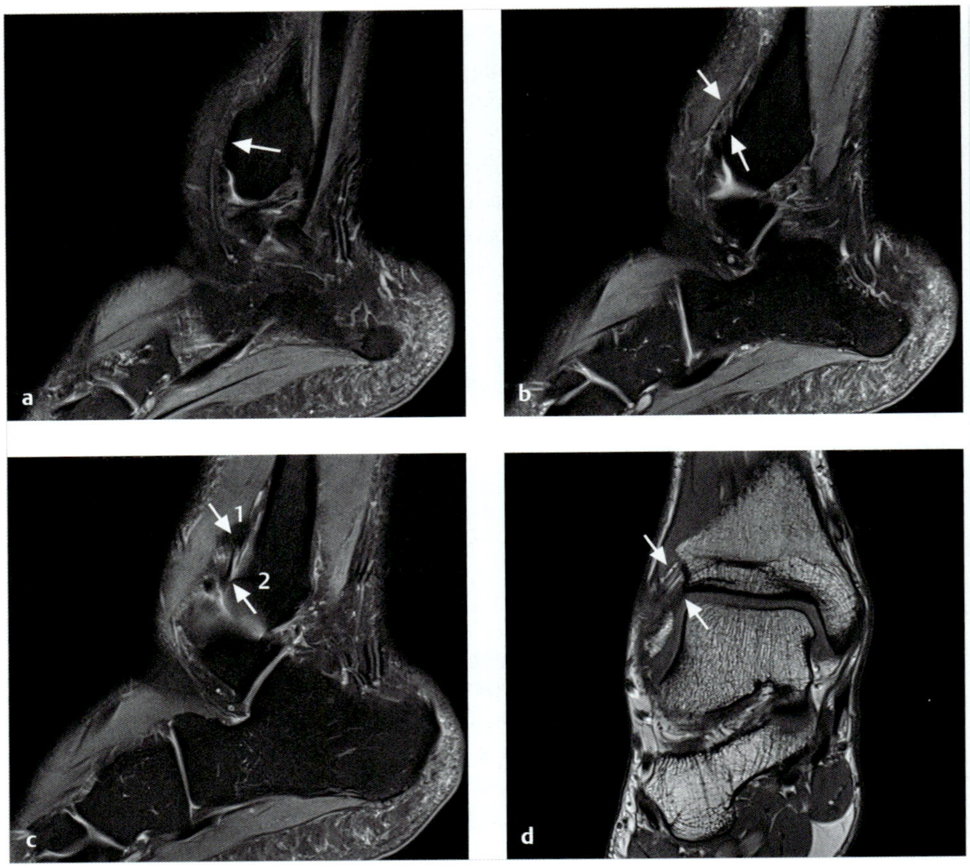

Abb. 3.39 Normalbefund des vorderen Syndesmosenbandkomplexes. Darstellung mit PDw fatsat und T 1w Sequenzen. In sagittalen Schichten (**a–c**) beginnt man an der lateralen Fibula am Tubercule de Wagstaffe-Le Fort (Pfeile) und scrollt nach medial. An der Vorderfläche des Außenknöchels ziehen Fasern nach kranial-medial (Pfeile) bis zur Insertion an der Tibia. Mitunter erkennt man in der koronaren T 1w Sequenz (**d**) geordnete, helle, zarte Bandanteile im Faserverlauf, die eine Verletzung nahezu ausschließen.

1 = Tibia
2 = Fibula

a Sagittale PDw fatsat MRT-Sequenz.
b Sagittale PDw fatsat MRT-Sequenz, an **a** angrenzende Schicht.
c Sagittale PDw fatsat MRT-Sequenz, an **b** angrenzende Schicht.
d Koronare T 1w MRT-Sequenz.

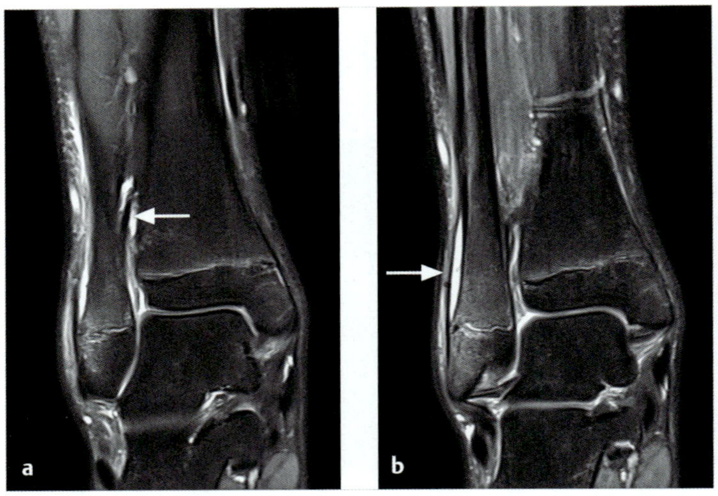

Abb. 3.40 Normalbefund des Syndesmosenbandkomplexes. 16-jähriger Patient mit Zustand nach frischem Trauma und Schmerzen am Außenknöchel, Ausschluss einer Syndesmosenverletzung. Darstellung des intakten Lig. tibiofibulare interosseum, eines sich aus der Membrana interossea cruris verstärkenden mittleren Abschnitts des Syndesmosenbandkomplexes.
Anmerkung: Die rein ligamentäre Ruptur des Lig. interosseum und der Membrana interossea (ohne Fraktur) vollzieht sich praktisch nie isoliert. Die Verletzungsfolge verläuft üblicherweise von anterior nach posterior (vordere Syndesmose – Membrana interossea – Fraktur des Volkmann-Dreiecks).

a Koronare PDw fatsat MRT-Sequenz. Schräg verlaufendes Lig. interosseum (Pfeil), das häufig von Gefäßen begleitet wird.
b Koronare PDw fatsat MRT-Sequenz. Ursächlich für die Schmerzen ist ein subperiostales Hämatom an der distalen Fibula mit Abhebung des Periosts (Pfeil).

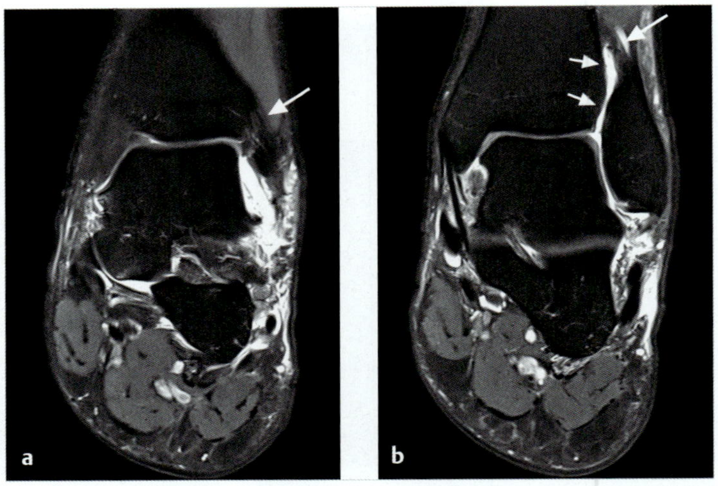

Abb. 3.41 Normalbefund des Syndesmosenbandkomplexes. 35-jährige Patientin mit frischer lateraler 2-Band-Verletzung. Als Normvariante rezessusähnliche flüssigkeitsgefüllte Aussackung zwischen distaler Fibula und Tibia, die nicht mit einer Syndesmosenruptur bzw. Ruptur der Membrana interossea verwechselt werden darf.

a Koronare PDw fatsat MRT-Sequenz. Intakte Darstellung der vorderen Syndesmose (Pfeil).
b Koronare PDw fatsat MRT-Sequenz, weiter posteriore Schichtung. Flüssigkeitsnachweis (Pfeilspitzen) zwischen Tibia und Fibula bei Ergussbildung im oberen Sprunggelenk, angrenzend angeschnittenes intaktes Lig. interosseum (Pfeil).

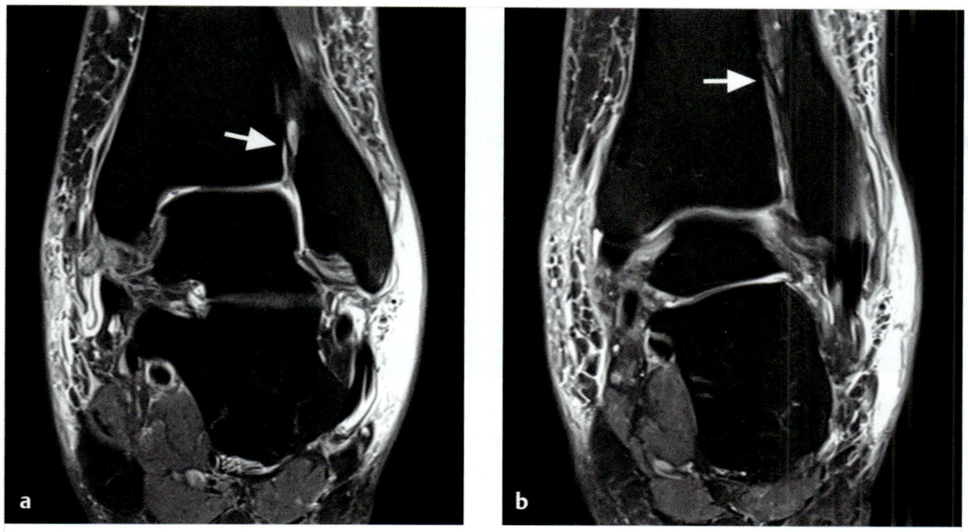

Abb. 3.42 Normalbefund des Syndesmosenbandkomplexes. Weiteres Beispiel einer tibiofibularen Flüssigkeitsansammlung bei intakter Syndesmose nach medialer und lateraler Bandruptur.

Anmerkung: Der distale Flüssigkeitsnachweis allein zwischen Tibia und Fibula ist kein sicheres Kriterium für eine Syndesmosenruptur. Die exakte Darstellung der Fasern mit Kontinuitätsunterbrechung sowie die Fraktur an der hinteren Tibiakante sind sichere Hinweise auf eine instabile Syndesmosenbandverletzung.

a Koronare PDw fatsat MRT-Sequenz. Der Erguss im oberen Sprunggelenk drückt sich in die rezessusartige Aussackung (Pfeil).

b Koronare PDw fatsat MRT-Sequenz, weiter posteriore Schichtung. Darstellung des intakten Lig. interosseum (Pfeil).

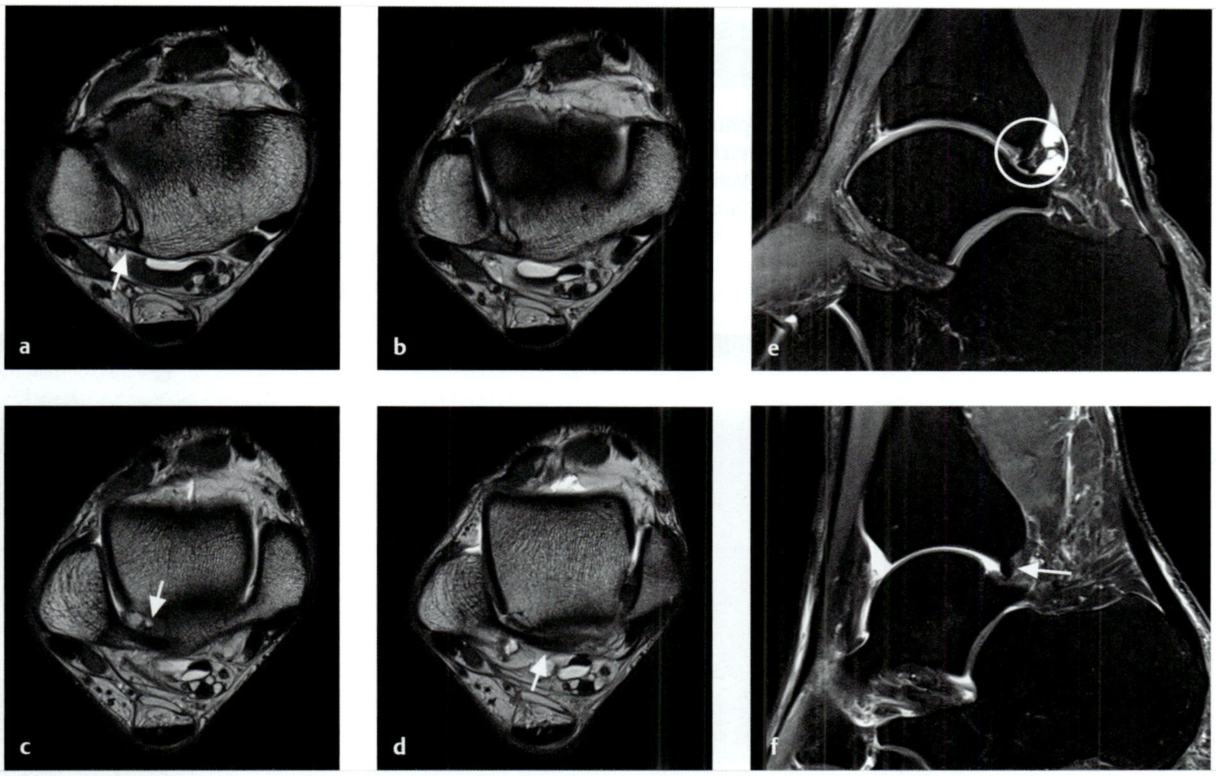

Abb. 3.43 Normalbefund des hinteren Syndesmosenbandkomplexes. Gesunder Proband. Darstellung der hinteren Syndesmose in den Standardebenen.

a Axiale T2w MRT-Sequenz. Trapezartige kräftige Faserverspannung des Lig. tibiofibulare posterius (Pfeil), das sich aufgrund seines schrägen Verlaufs wie die vordere Syndesmose in der axialen Schichtung nicht durchgehend erfassen lässt.

b Axiale T2w MRT-Sequenz, weiter kaudal als **a**. Anteile der hinteren Syndesmose und des Lig. transversum.

c Axiale T2w MRT-Sequenz, weiter kaudal als **b**. Lig. transversum (Pfeil) mit horizontalem Verlauf zum Gelenkspalt zwischen Tibia und Fibula.

d Axiale T2w MRT-Sequenz, weiter kaudal als **c**. Lig. intermalleolare (Pfeil) mit einem leicht angulierten Verlauf zwischen Außenknöchel und Malleolus medialis.

e Sagittale PDw fatsat MRT-Sequenz. Die oben beschriebenen Bandstrukturen stellen sich orthograd angeschnitten in sagittalen Schichten dar (Markierung; hintere Syndesmose, Lig. transversum, Lig. intermalleolare). Die Bandstärke kann variieren und eine größere rundliche Struktur sollte nicht mit einem freien Gelenkkörper im posterioren Rezessus des oberen Sprunggelenks verwechselt werden.

f Sagittale PDw fatsat MRT-Sequenz (anderer Proband). Relativ kräftiges Lig. intermalleolare (Pfeil), nicht zu verwechseln mit einem freien Gelenkkörper.

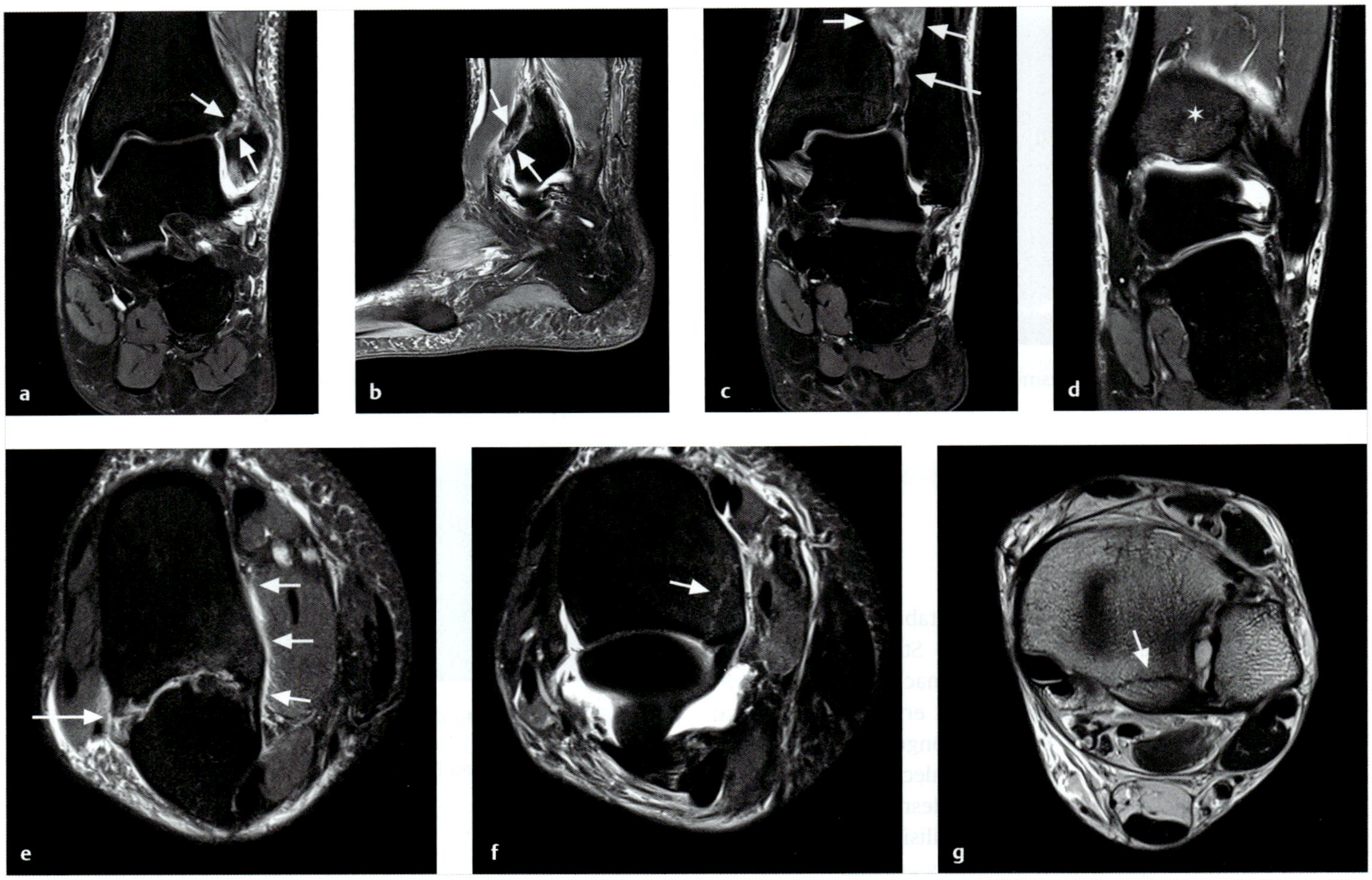

Abb. 3.48 Verletzung des Syndesmosenbandkomplexes. 34-jähriger Patient mit frischer instabiler Syndesmosenverletzung bei Zustand nach Sprunggelenkdistorsionen vor 4 Tagen, Darstellung mit Standard- und Syndesmosensequenzen.

Anmerkung: Die genaue Auswertung der posterioren Strukturen ist wichtig, da die Verletzung bis in die hintere Syndesmose als instabil betrachtet wird, mit entsprechender operativer Konsequenz. Bei Fissuren und fehlender Flüssigkeit im Frakturspalt können die Befunde diskret sein. Sehr sicher erkennt man Fissuren in der axialen T2w Sequenz.

a Koronare PDw fatsat MRT-Sequenz. Gewellte, unterbrochene Fasern der vorderen Syndesmose (Pfeile).

b Sagittale PDw fatsat MRT-Sequenz. Sagittale Darstellung der Syndesmosenruptur mit Ausriss aus der Fibula (Pfeile).

c Koronare PDw fatsat MRT-Sequenz. Ruptur des Lig. interosseum mit Darstellung des Sehnenstumpfs (langer Pfeil) sowie flächige Einblutung entlang der Membrana interossea (kurze Pfeile).

d Koronare PDw fatsat MRT-Sequenz, Schichtung durch die posteriore Tibiakante. Flaues Spongiosaödem und fragliche Fissur (Stern).

e Schräg axiale PDw fatsat MRT-Sequenz (Syndesmosenkippung). Ruptur der vorderen Syndesmose (langer Pfeil). Einblutung unmittelbar angrenzend an die posteriore Tibiakante als indirekter Hinweis auf eine instabile Syndesmosenverletzung (kurze Pfeile).

f Schräg axiale PDw fatsat MRT-Sequenz (Syndesmosenkippung). Fraktur durch das Volkmann-Dreieck im Sinne einer Ruptur der hinteren Syndesmose (Pfeil).

g Axiale T2w MRT-Sequenz. Hier nicht dislozierter knöcherner Ausriss des posterioren Syndesmosenbands (Pfeil).

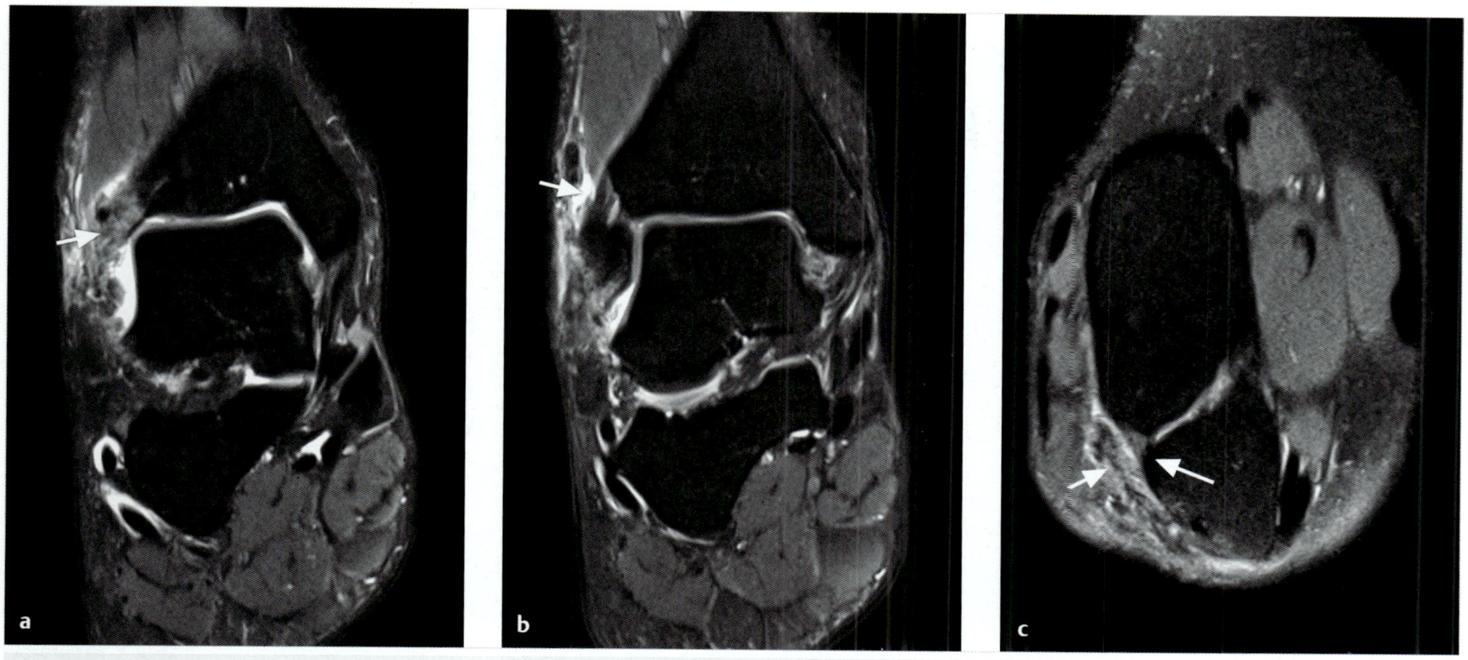

Abb. 3.49 Verletzung des Syndesmosenbandkomplexes. 37-jährige Patientin mit Zustand nach Supinationstrauma vor 4 Tagen. Stabile Syndesmosenverletzung.

a Koronare PDw fatsat MRT-Sequenz. Ruptur der anterioren Syndesmosefasern (Pfeil).

b Koronare PDw fatsat MRT-Sequenz, weiter posteriore Schichtung als **a**. Die tiefen, posterioren Anteile der vorderen Syndesmose sind intakt durchgängig (Pfeil), lediglich die anterioren Fasern sind rupturiert.

c Schräg axiale PDw fatsat MRT-Sequenz (Syndesmosenkippung). Anteriore Teilruptur der vorderen Syndesmose mit rupturierten Faseranteilen (kurzer Pfeil). Die tiefer gelegenen posterioren Abschnitte sind durchgängig (langer Pfeil). Komplikationslose Ausheilung nach konservativer Therapie ohne Folgebeschwerden nach fast 2 Jahren Verlaufsbeobachtung.

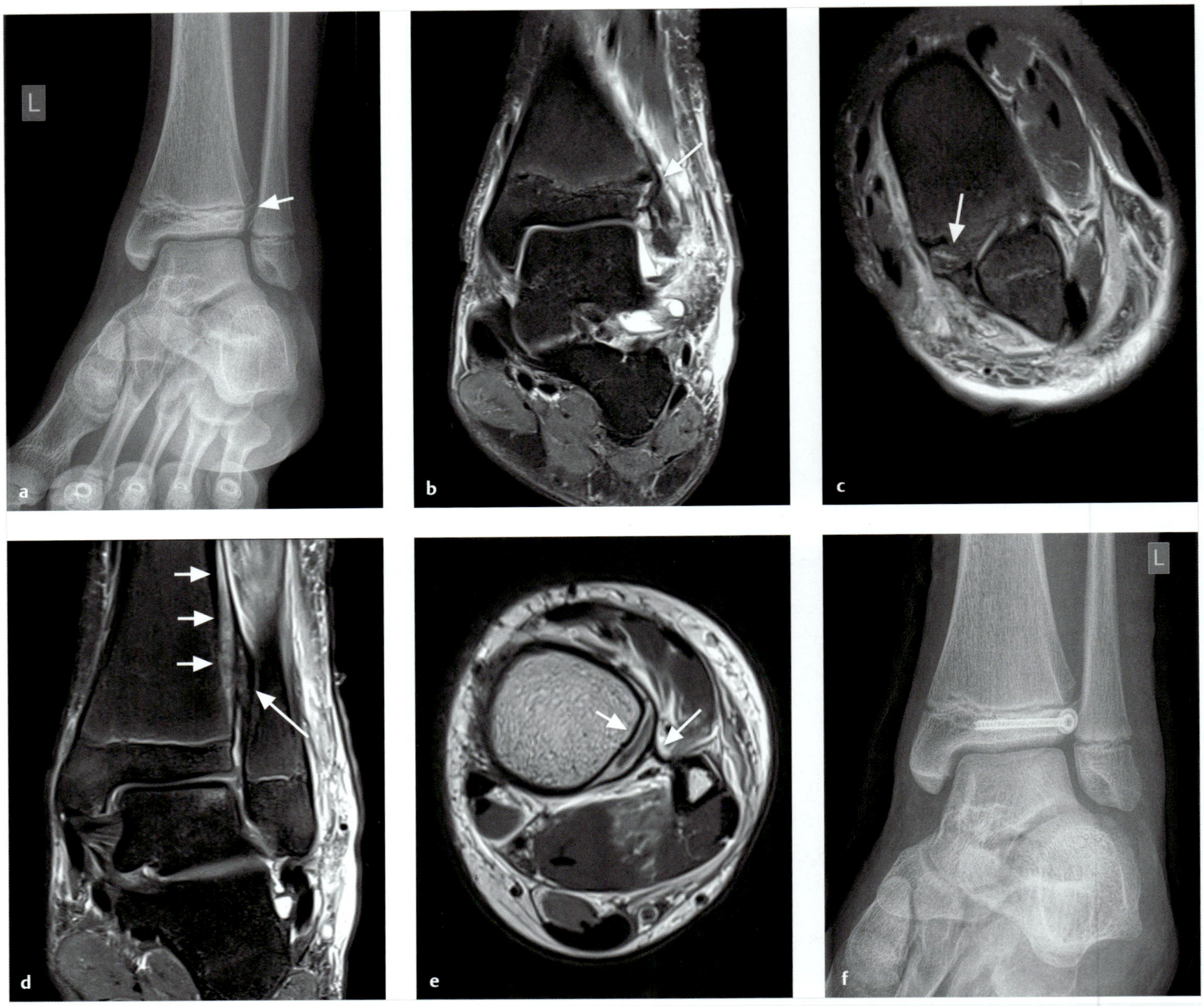

Abb. 3.50 Verletzung des Syndesmosenbandkomplexes. 13-jähriges Mädchen mit frischer Distorsionsverletzung, Schmerzen und Schwellung über der Syndesmose mit knöchernem Ausriss.

a Röntgenaufnahme des oberen Sprunggelenks a.-p. Knöcherner epiphysärer Ausriss aus der Tibia (Pfeil).

b Koronare PDw fatsat MRT-Sequenz. Knöcherner, nach kranial dislozierter Ausriss des Lig. tibiofibulare anterius (Tubercule de Chaput-Tillaux; Pfeil).

c Schräg axiale PDw fatsat MRT-Sequenz (Syndesmosenkippung). Darstellung der Frakturlinie (Pfeil) mit ausgedehntem Hämatom in den Weichteilen.

d Koronare PDw fatsat MRT-Sequenz. Zusätzlich langstreckiges subperiostales Hämatom entlang der distalen Tibia (kurze Pfeile), intaktes Lig. interosseum (langer Pfeil).

e Axiale T 2w MRT-Sequenz. Subperiostales Hämatom der Tibia (kurzer Pfeil) mit Abhebung der intakten Membrana interossea (langer Pfeil).

f Röntgenaufnahme des oberen Sprunggelenks a.-p. Postoperative Kontrolle der Stellschraube.

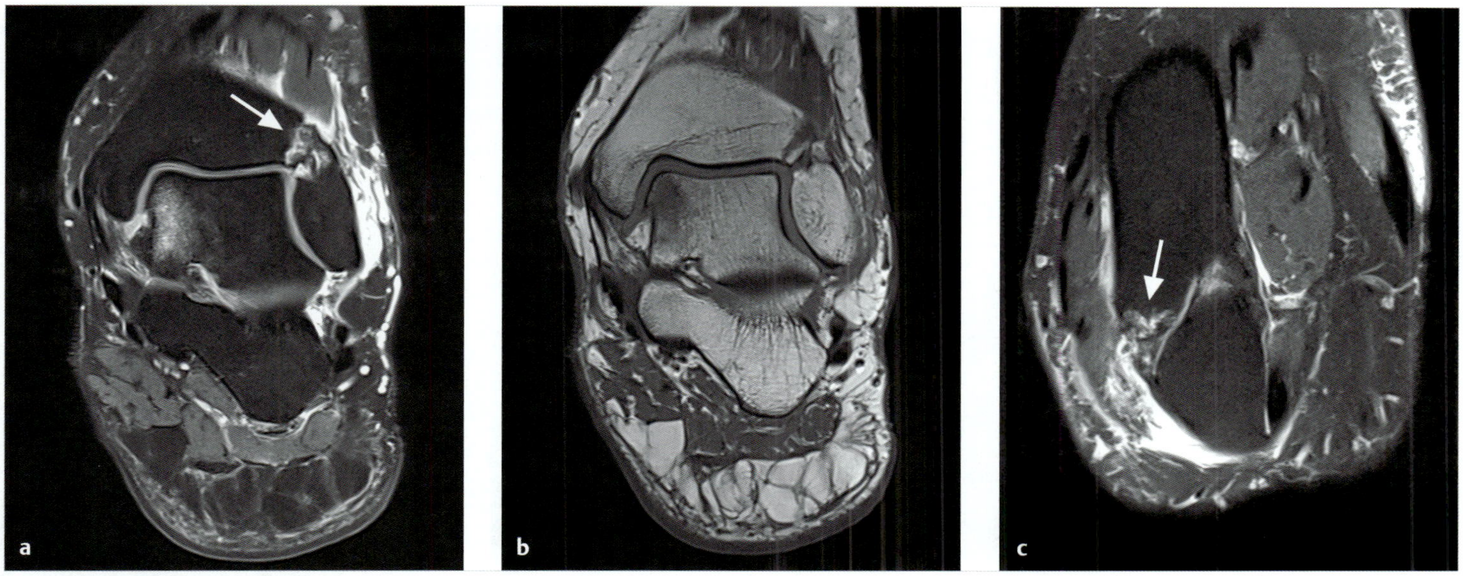

Abb. 3.51 Verletzung des Syndesmosenbandkomplexes. 56-jährige Patientin mit Sprunggelenkdistorsion am Vortag, knöcherner Syndesmosenausriss (Tillaux-Fraktur).

a Koronare PDw fatsat MRT-Sequenz. Knöcherner Ausriss des Lig. tibiofibulare anterius (Pfeil) aus dem Tubercule de Chaput-Tillaux (Tillaux-Fraktur). Impressionsfraktur am medialen Talusrand mit flächiger Spongiosakontusion und Quetschverletzung der tiefen Innenbandanteile.

b Koronare T1w MRT-Sequenz. Darstellung der Tillaux-Fraktur in der T1w Sequenz.

c Schräg axiale PDw fatsat MRT-Sequenz (Syndesmosenkippung). Tillaux-Fraktur (Pfeil) in der Syndesmosenkippung, intaktes Volkmann-Dreieck.

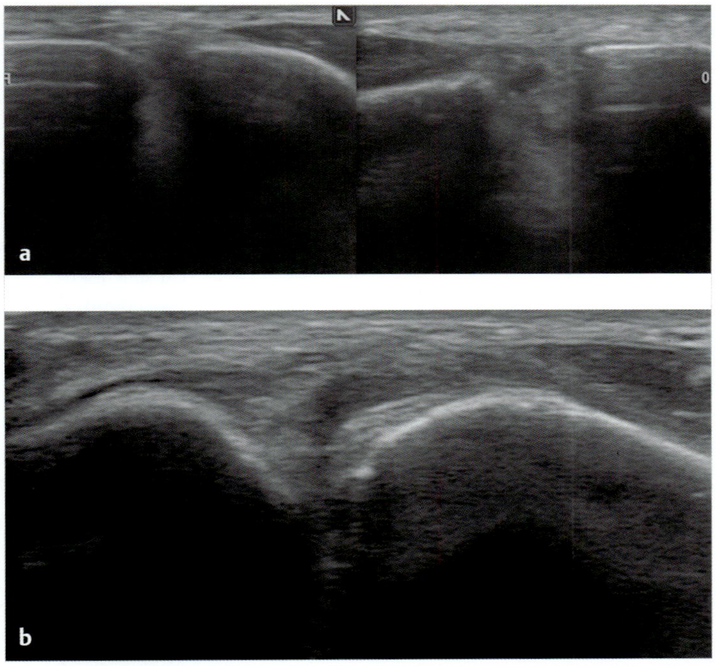

Abb. 3.52 Verletzung des Syndesmosenbandkomplexes. Ultraschall, anteriore Transversalschnitte.

a Über dem Lig. tibiofibulare anterius echoarme Unterbrechung des typischerweise sandwichartigen, gedoppelten echogenen Bandverlaufs als Ausdruck einer Bandruptur.

b Die Stabilität der Knöchelgabel muss in einem Stresstest überprüft werden. In Spitzfußstellung ist der tibiofemorale Abstand gering. In maximaler Dorsalextension zeigt sich (immer im Vergleich zur unverletzten Gegenseite) eine Weitung als Ausdruck einer Instabilität.

Verletzungen des Pfannenbands (Spring-Ligament)

Definition

Bei Verletzung des Pfannenbands handelt es sich um eine seltene traumatische Läsion der Bandverbindung zwischen Os naviculare und Kalkaneus, oft in Verbindung mit Verletzungen der Tibialis-posterior-Sehne und des Deltabands. Das Lig. calcaneonaviculare plantare wird „Pfannenband“ genannt, weil ein Anteil in das gelenkseitige Os naviculare einstrahlt, das die Form einer Pfanne beschreibt. Im Englischen wird dafür die Bezeichnung „Spring-Ligament“ verwendet. Auch die Bezeichnung „Plattfußband“ existiert, da bei Insuffizienz ein Absenken des medialen Fußgewölbes mit Plattfuß auftritt.

Symptome

Zur Symptomatik zählen Vorfußabduktion, ein eingesunkenes Längsgewölbe sowie Schmerzen am medialen Mittelfuß. Der Single-Heel-Rise-Test ist schmerzhaft. Der einbeinige Zehenstand ist nicht möglich und der Patient verwendet Hilfsbewegungen, um mit Schwung die insuffiziente Struktur zu kompensieren. Meist wird die Verletzung erst mehrere Wochen nach dem Trauma diagnostiziert.

Prädisponierende Faktoren

- Vorbestehender Rückfußvalgus
- Insuffizienz der Tibialis-posterior-Sehne
- Os tibiale externum

Anatomie/Pathologie

Anatomie

Der kalkaneonavikulare Bandkomplex dient der Verstrebung des Fußlängsgewölbes und der Rückfußstabilität (► Abb. 3.53). Er besteht aus 3 Anteilen:

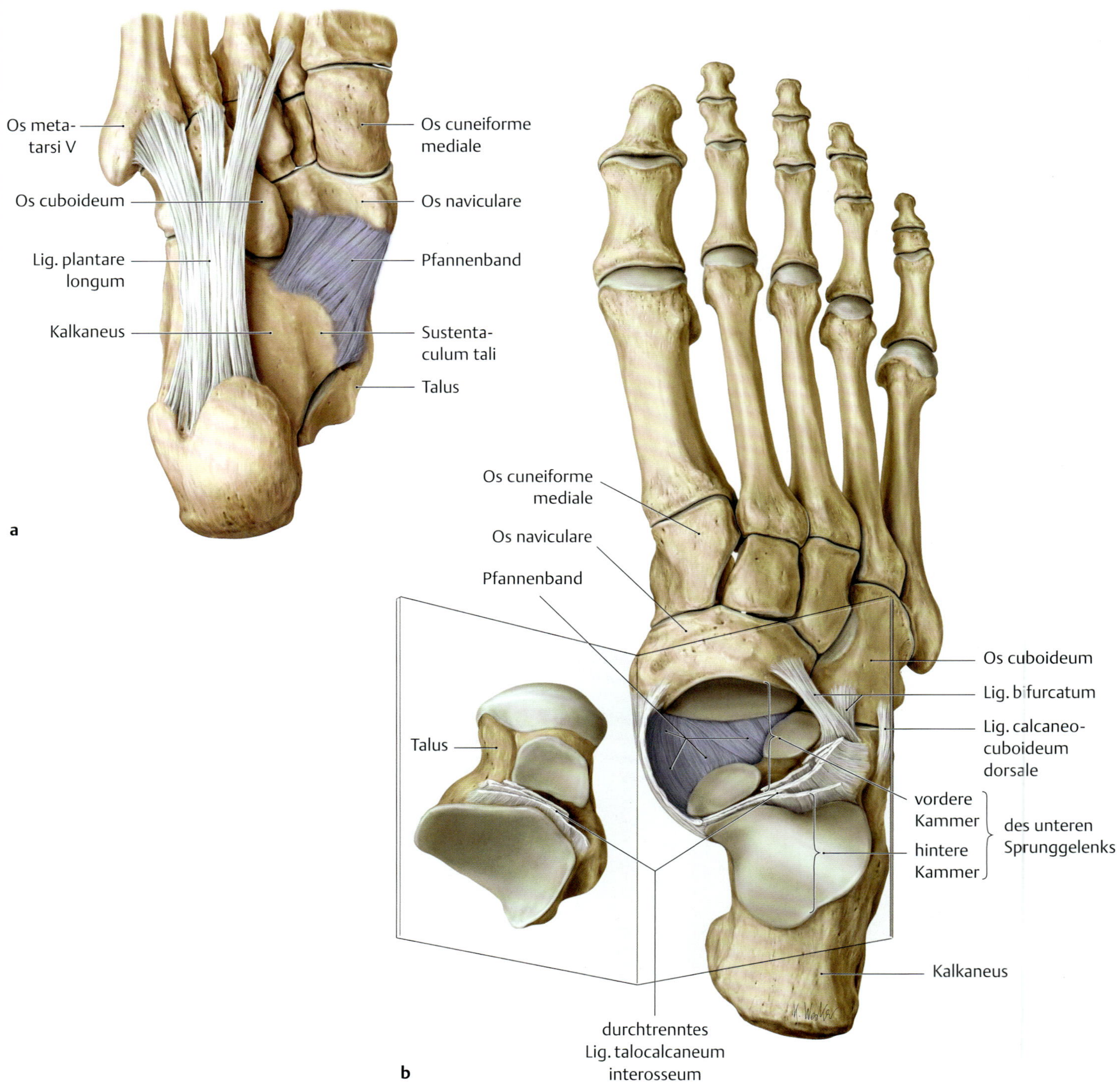

Abb. 3.53 Pfannenband des rechten Fußes. (Schünke M, Schulte E, Schumacher U et al. Prometheus LernAtlas – Allgemeine Anatomie und Bewegungssystem. 4. Aufl. Stuttgart: Thieme; 2014)

a Ansicht von plantar. Die breite Bandverbindung (farbig markiert) zwischen Sustentaculum tali und Os naviculare unterstützt plantarseitig das untere Sprunggelenk.

b Ansicht von dorsal. Darstellung der ligamentären Verstärkung des unteren Sprunggelenks durch das Pfannenband (farbig markiert). Nach Herauslösen des Talus ist erkennbar, wie das breitflächige Pfannenband plantar und medioplantar den Taluskopf pfannenartig unterstützt. Die statische Verstrebung des Fußlängsgewölbes erfolgt zusammen mit der dynamischen Funktion der Tibialis-posterior-Sehne. Dies erklärt die Begleitreaktion des Pfannenbands bei einer Tibialis-posterior-Insuffizienz mit beginnendem Pes planovalgus.
Gut erkennbar sind die unterschiedlichen Kammern des unteren Sprunggelenks: die hintere bzw. subtalare Kammer (Articulatio subtalaris) zwischen posteriorem Talus und Kalkaneus sowie die vordere Gelenkkammer (Articulatio talocalcaneonavicularis) zwischen den anterioren Abschnitten von Talus und Kalkaneus und dem Os naviculare.

- *inferoplantar-longitudinaler Anteil:* Lig. inferoplantare longitudinale (Inferior calcaneonavicular Ligament)
- *schräg medioplantarer Anteil:* Lig. medioplantare obliquum (Medioplantar oblique Ligament)
- *superomedialer Anteil:* Lig. calcaneonaviculare superomediale (Superomedial calcaneonavicular Ligament; unter der Tibialis-posterior-Sehne, strahlt proximal in das Deltaband ein)

Das superomediale Ligament besitzt eine Dicke von durchschnittlich 4,8 mm. Der dünnere inferiore Anteil verläuft plantar und lateral des superomedialen Ligaments. Der Ursprung liegt zwischen der mittleren und der vorderen Facette des Subtalargelenks und zieht fächerförmig zum Os naviculare. Die Insertion am Os naviculare liegt lateral zum Lig. superomediale; meist findet sich Fettgewebe zwischen beiden Strukturen. Fettgewebe grenzt das Band auch nach lateral zum Lig. bifurcatum ab. Der superomediale und der inferoplantare Anteil finden sich regelmäßig, wohingegen der schräg medioplantare Zügel als Variante auch fehlen kann.

> M!
>
> **Merke**
>
> Die Tibialis-posterior-Sehne ist der wichtigste dynamische, das Pfannenband der wichtigste statische Stabilisator des Rückfußes.

Pathologie

Der Bandkomplex verläuft wie eine Schlinge unter dem Taluskopf vom kalkanearen Ursprung zum Os naviculare. Bei Insuffizienz oder Ruptur rotiert der Talus nach plantar, mit Valgusfehlstellung des Kalkaneus, letztendlich einem akquirierten Pes planovalgus entsprechend. Der superomediale Anteil (Lig. calcaneonaviculare superomediale) rupturiert am häufigsten. Die degenerative Ruptur des Pfannenbands ist in den häufigsten Fällen mit einer Tibialis-posterior-Insuffizienz verbunden. Am meisten betrifft es Frauen mittleren oder höheren Alters mit einem Torsionstrauma bei vorbestehender Tibialis-posterior-Insuffizienz. Die traumatische Ruptur des Pfannenbands ist sehr selten.

Bildgebung

Ultraschall

Die Sonografie spielt in der Routinediagnostik keine Rolle.

Röntgen

Es werden belastete Röntgenaufnahmen des Fußes in 3 Ebenen im Seitenvergleich sowie eine Saltzman-Aufnahme durchgeführt. Seitendifferenzen der Tarsometatarsaleachse im a.-p. und im Seitbild sowie eine reduzierte Überlappung des Taluskopfs durch das Os naviculare deuten auf eine Insuffizienz des Pfannenbands, des Deltabands und/oder der Tibialis-posterior-Sehne hin. Eine Überlappung des Taluskopfs von weniger als 60 % gilt als sicher pathologisch.

Die belastete Seitaufnahme zeigt das eingesunkene Längsgewölbe. Der Winkel zwischen der Tibiaachse und der Achse des Os metatarsale I ist vergrößert (Meary's Angle). Ein Winkel > 4° konkav nach plantar wird als „Pes planovalgus" bezeichnet, Winkelmaße zwischen 15 und 30° werden als „moderater", ein Winkel > 30° als „schwerer Plattfuß". Eine Abweichung von > 4° konvex aufwärts wird „ Pes cavus" genannt.

Die Saltzman-Aufnahme zeigt die Rückfußachse. Bestimmt wird der Winkel zwischen Tibiaachse und Kalkaneusachse. Physiologisch ist ein Winkel < 5°.

Magnetresonanztomografie

Die Zuweisung erfolgt selten mit der Fragestellung „akute isolierte Pfannenbandverletzung"; häufiger ist sie eine Begleitverletzung im Rahmen eines komplexen Rückfuß- bzw. Mittelfußtraumas. Wichtig ist, das Pfannenband zu identifizieren und auf degenerative Vorschäden und Verletzungen hin durchzumustern.

> M!
>
> **Merke**
>
> Nach plantar findet sich bei manchen Patienten eine physiologische Unterbrechung bzw. ein Rezessus des Pfannenbands. Diese Normvariante ist nicht als Pfannenbandruptur zu interpretieren.

Antworten im Befund

- Bandkontinuität
- komplette bzw. Partialruptur
- knöcherner Ausriss
- Begleitverletzungen (insbesondere Deltaband, Tibialis-posterior-Sehne, Stressreaktionen in den tarsalen Gelenken, laterales subfibulares Impingement bei sekundärem Rückfußvalgus)

Im Befundtext werden die gesamten traumaanfälligen und relevanten Strukturen am Rückfuß und am Mittelfuß abgehandelt.

Bei traumatischen Rupturen des Pfannenbands liegt häufig eine Tibialis-posterior-Insuffizienz mit initialer, vorbestehender medialer Instabilität vor. Deshalb müssen bei der Beschreibung der Pfannenbandverletzung die gesamte mediale Achse und ihre dynamischen (Tibialis-posterior-Sehne) und statisch-ligamentären Stabilisatoren (Pfannenband, oberflächliche Anteile des Deltabands, Plantarfaszie, Lig. plantare longus) beschrieben werden.

Spezielle Aspekte der postoperativen MRT:

- direkte oder indirekte Hinweise auf persistierende Instabilität
- Aktivierung des Pfannenbands
- subfibulares Impingement
- Überlastungszeichen der tarsalen Gelenke

Untersuchungstechnik

Die Pfannenbandverletzung bzw. das am häufigsten betroffene Lig. calcaneonaviculare superomediale ist am besten in der schräg axialen (Sehnenkippung) und koronaren PDw fatsat Sequenz beurteilbar. Die plantaren Anteile (Lig. inferoplantare longitudinale und Lig. medioplantare obliquum) grenzen sich zwischen dem Fettgewebe gut in der axialen T2w Sequenz ab.

- *Traumastandarduntersuchung:* hochauflösende Mehrkanalspule; da häufig Vorschädigungen mit Degeneration und Vaskularisation bestehen, ist die Kontrastmittelgabe vorteilhaft
- *Sequenztechnik:*
  - T1w koronar
  - PDw fatsat sagittal und koronar
  - T2w streng axial, gekippt zum oberen Sprunggelenk
  - zusätzlich PDw fatsat schräg axial (Sehnenkippung nativ)
  - ggf. zusätzlich T1w fatsat sagittal und schräg axial, senkrecht zur Tibialis-posterior-Sehne nach i. v. Kontrastmittelgabe (Sehnenkippung mit Kontrastmittel)

Befunde

- Komplette Ruptur, am häufigsten superomedial (sog. Full-Thickness Gap)
- häufiger inhomogene Signalanhebungen innerhalb der teilweise verdickten Bandanteile
- Flüssigkeitseinlagerungen bzw. Einblutungen
- vermehrte Kontrastmittelaufnahme um die Bandstrukturen
- chronische Instabilität durch Verdickung und Kontrastmittelaufnahme der angrenzenden Strukturen, vor allem der Tibialis-posterior-Sehne

Praxistipp

Mögliche Fehlinterpretationen:

- Der Rezessus des Pfannenbands ist mit Synovia ausgekleidet; die flüssigkeitsgefüllten Räume kommunizieren mit dem Chopart-Gelenk. Flüssigkeitsnachweis im Rezessus darf deshalb nicht als Ruptur des plantaren Anteils des Pfannenbands fehlinterpretiert werden.
- Die häufig vorkommende Signalinhomogenität des inferioren Anteils des Pfannenbands an der Einstrahlung am Sustentaculum calcanei ist aufgrund von Fettgewebe regelmäßig zu beobachten und darf nicht als eine Ruptur fehlinterpretiert werden.
- Bei der Arthroskopie sind nicht alle Anteile des Pfannenbands einsehbar; am besten beurteilbar ist der superomediale Anteil.
- Divergierende Ergebnisse bei suboptimaler Bildgebung sind möglich (im MRT: Ruptur, in der Arthroskopie: Band intakt).

Empfehlung zur Bildgebung

Methode der Wahl: MRT.

Bildbeispiele

Der normale Bildbefund ist in ► Abb. 3.54, ► Abb. 3.55 und ► Abb. 3.56 zu sehen, pathologische Befunde in ► Abb. 3.57, ► Abb. 3.58, ► Abb. 3.59 und ► Abb. 3.60. Eine mögliche Fehlinterpretation zeigen ► Abb. 3.61 und ► Abb. 3.62.

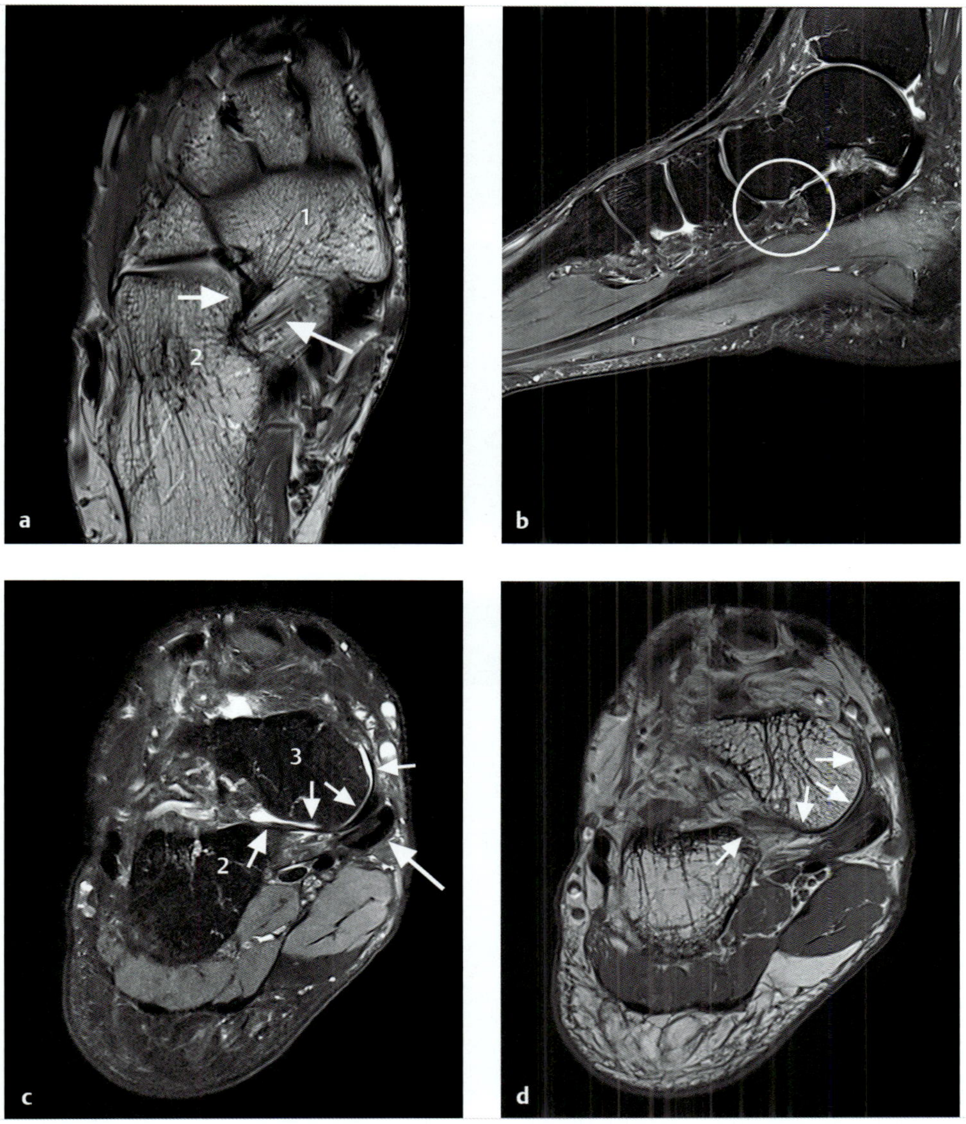

Abb. 3.54 Normalbefund des Pfannenbands. 52-jähriger Patient. Normaler plantarer kalkaneonavikularer Bandkomplex (Pfannenband) in den Standardsequenzen des oberen Sprunggelenks.
1 = Os naviculare
2 = Kalkaneus
3 = Talus

a Axiale T 2w MRT-Sequenz. Die plantaren Anteile des Lig. inferoplantare longitudinale (kurzer Pfeil) und des Lig. medioplantare obliquum (langer Pfeil) grenzen sich gut zwischen signalreichem Fettgewebe in der axialen T 2w Sequenz ab. Das medioplantare Ligament kann fehlen oder, wie in diesem Fall, schwach ausgebildet sein.

b Sagittale PDw fatsat MRT-Sequenz, Schichtung durch die oben beschriebenen Bänder (Kreis). Aufgrund des schrägen Bandverlaufs zeigt die sagittale Sequenz immer nur Anschnitte beider Ligamente mit entsprechendem „unruhigem Bandverlauf" wie in diesem Fall bei einem Normalbefund.

c Koronare PDw fatsat MRT-Sequenz. Darstellung des den Taluskopf umgreifenden superomedialen Pfannenbandanteils (Lig. calcaneonaviculare superomediale; kurze Pfeile), unmittelbar angrenzend verläuft die Tibialis-posterior-Sehne (langer Pfeil). Es ist gut zu sehen, wie das superomediale Ligament den Taluskopf pfannenartig unterstützt und zusammen mit der Tibialis-posterior-Sehne stabilisiert.

d Koronare T 1w MRT-Sequenz, korrespondierende Schicht zu **c**. Bei Spongiosakontusionen des Taluskopfs (Distorsion im Chopart-Gelenk) empfiehlt es sich, die koronare PDw fatsat und die T 1w Sequenz gemeinsam auszuwerten und den gesamten Bandverlauf vom Innenknöchel des Deltabandkomplexes mit dem Tibio-Spring-Ligament über den superomedialen Pfannenbandanteil (Pfeile) bis zur kalkanearen Einstrahlung zu verfolgen.

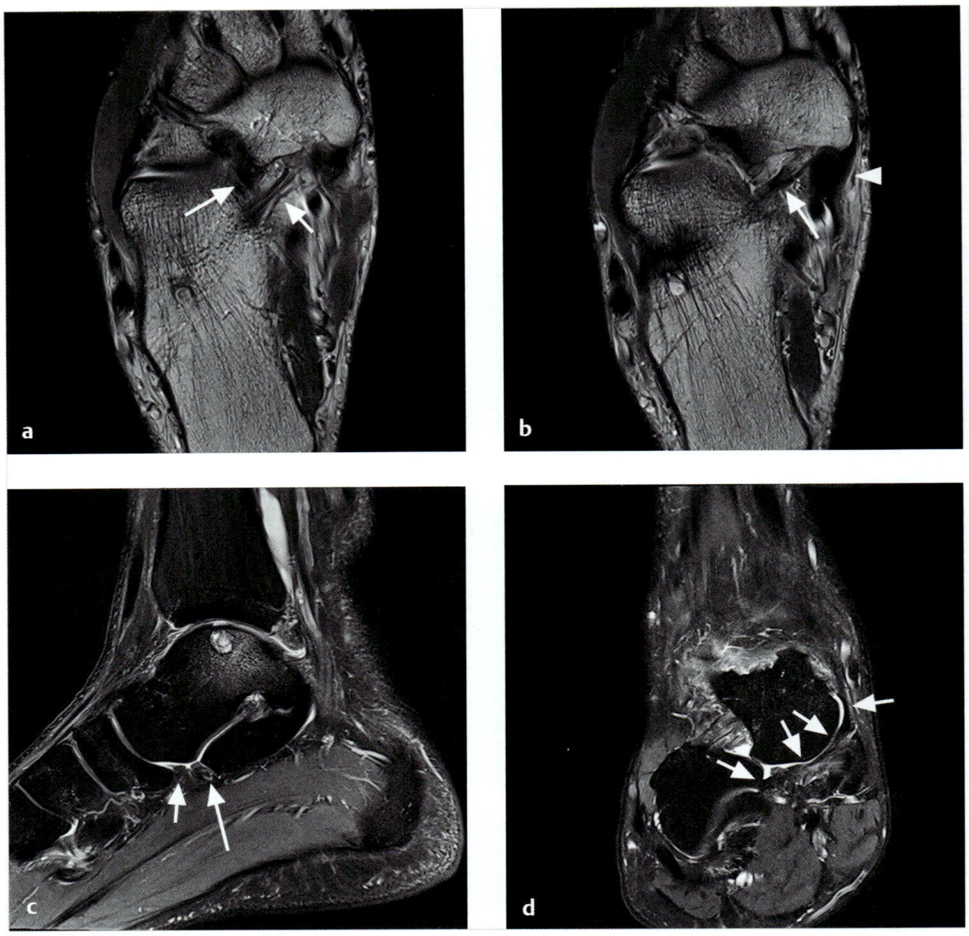

Abb. 3.55 Normalbefund des Pfannenbands. 25-jähriger Patient mit osteochondraler Läsion. Normaler plantarer kalkaneonavikularer Bandkomplex (Pfannenband) in den Standardsequenzen des oberen Sprunggelenks.

- **a** Axiale T2w MRT-Sequenz. Plantare Anteile, in diesem Fall ein stärker ausgebildeter medioplantarer Pfannenbandabschnitt als in ▶ Abb. 3.54a: Lig. inferoplantare longitudinale (langer Pfeil), Lig. medioplantare obliquum (kurzer Pfeil).
- **b** Axiale T2w MRT-Sequenz. Lig. medioplantare obliquum (dünner Pfeil), Tibialis-posterior-Sehne (Pfeilspitze).
- **c** Sagittale PDw fatsat MRT-Sequenz. Gut zu sehen die beiden im Anschnitt getroffenen plantaren Anteile des Pfannenbands: anterior Lig. inferoplantare longitudinale (kurzer Pfeil), posterior Lig. medioplantare obliquum (langer Pfeil). Nebenbefundlich osteochondrale Läsion mit fokalem Knorpeldefekt an der medialen Talusschulter.
- **d** Koronare PDw fatsat MRT-Sequenz. Normale Darstellung des superomedialen Pfannenbandanteils (Pfeile), der im Verlauf unterschiedliche Bandstärken zeigen kann.

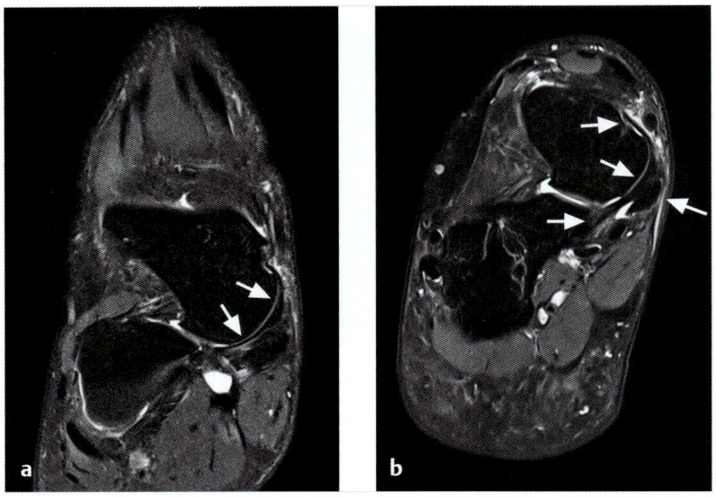

Abb. 3.56 Normalbefund des Pfannenbands.

- **a** Koronare PDw fatsat MRT-Sequenz. Normalbefund des superomedialen Abschnitts (Pfeile) bei einem Probanden.
- **b** Schräg axiale PDw fatsat MRT-Sequenz (Sehnenkippung). Normalbefund des superomedialen Abschnitts (Pfeile). *Anmerkung:* Am besten wird das Lig. calcaneonaviculare superomediale in dieser Sequenz abgebildet, da die Sequenzangulierung nahezu parallel zum Bandverlauf erfolgt. Diese Sequenz gehört nicht zu den Standardtraumasequenzen und könnte bei entsprechender Fragestellung oder Verletzungen im Bereich des Chopart-Gelenks ergänzend angewendet werden.

Differenzialdiagnose

- Insuffizienz der Tibialis-posterior-Sehne
- Ruptur des Deltabands
- Coalitio naviculocalcanearis oder talocalcanearis
- Os tibiale externum

Therapie

- Operative Rekonstruktion des Pfannenbands
- Korrektur des Rückfußvalgus durch eine Kalkaneusverschiebeosteotomie
- Korrektur des Rückfußvalgus durch eine Arthrorise
- Korrektur der Vorfußabduktion durch eine Kalkaneusverlängerungsosteotomie

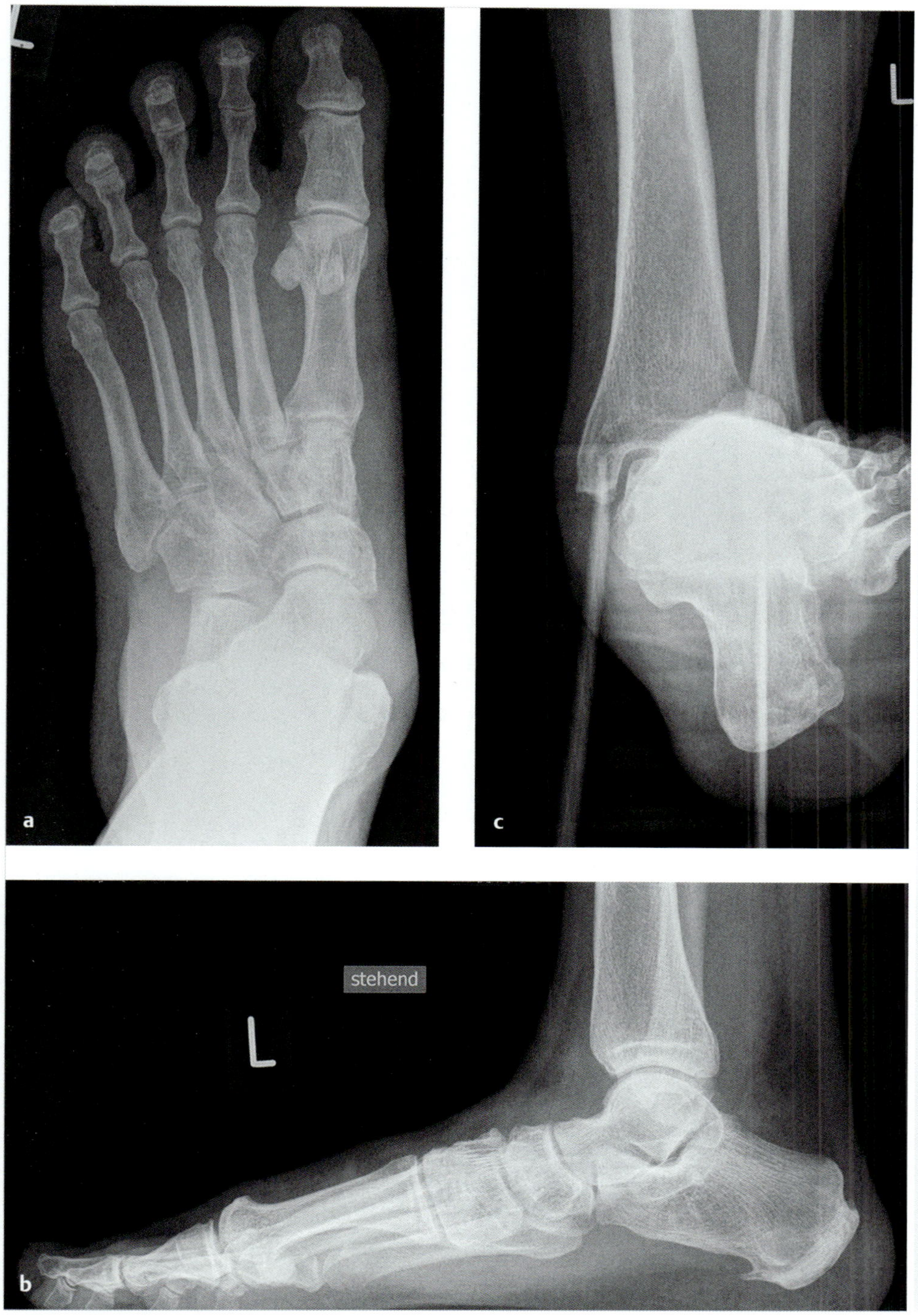

Abb. 3.57 Verletzung des Pfannenbands. Indirekte Zeichen einer Ruptur des Pfannenbands im konventionellen Röntgenbild.

a Belastete Röntgenaufnahme d.-p. Abduktion des Vorfußes mit Medialisierung des Taluskopfs. Normalerweise steht der Taluskopf zentriert in der Gelenkfläche des Os naviculare. Beim Pes planovalgus ist ein zunehmender Anteil des medialen Taluskopfs nicht vom Os naviculare bedeckt. Der sog. physiologische Talonavikulare Coverage Angle beträgt < 7°.

b Belastete Röntgenaufnahme seitlich.

c Saltzman-Röntgenaufnahme des Rückfußes. Der Kalkaneus steht in valgischer Position. Die Abduktionsstellung des Vorfußes ist auch hier gut erkennbar.

Prognose/Komplikationen

Prognose

Langwierige Nachbehandlung über 6–12 Monate bis zum Wiedererreichen der Sportfähigkeit.

Mögliche Komplikationen

- Zunehmende Dekompensation des Rück- und Mittelfußes
- progrediente Valgusfehlstellung des Rückfußes
- sekundäre Ruptur der Tibialis-posterior-Sehne
- sekundäre Knorpelschäden im oberen und/oder unteren Sprunggelenk aufgrund des Rückfußvalgus

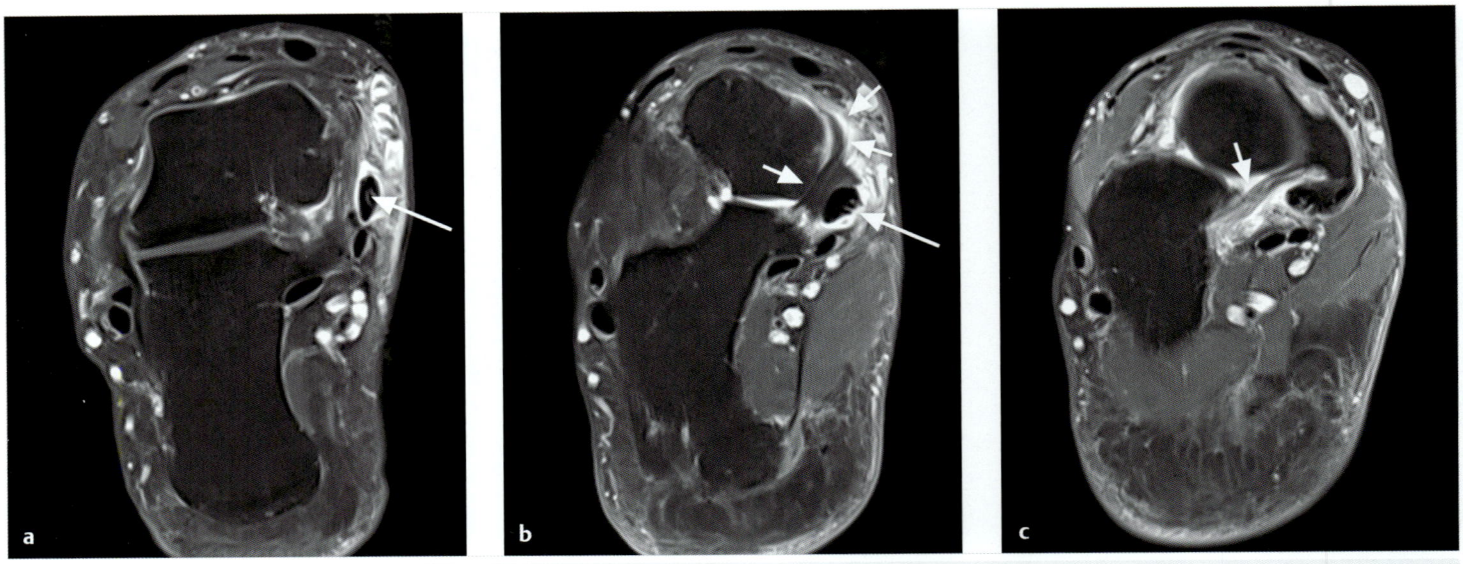

Abb. 3.58 Aktivierung des Pfannenbands. 54-jähriger Patient mit zunehmenden medialen Schmerzen seit ca. 3 Monaten nach Belastung und zunehmend in Ruhe, klinisch Pes planovalgus. Schräg axiale T1w fatsat MRT-Sequenz nach Kontrastmittelgabe (Sehnenkippung). Pathologischer Befund des superomedialen Pfannenbands (Lig. calcaneonaviculare superomediale) mit deutlicher Aktivierung im Rahmen einer Tibialis-posterior-Insuffizienz.

a Peritendinitis mit Kontrastmittelaufnahme um die Tibialis-posterior-Sehne sowie intratendinöse Degenerationen (Pfeil).

b Aktiviertes und verdicktes superomediales Pfannenband (kurze Pfeile) unter der Tibialis-posterior-Sehne (langer Pfeil).

c Schichtung durch den Taluskopf. Elongiertes und kontrastmittelaufnehmendes superomediales Pfannenband (Lig. calcaneonaviculare superomediale; Pfeil) als Ausdruck der Bandinsuffizienz bei Tibialis-posterior-Tendinose.

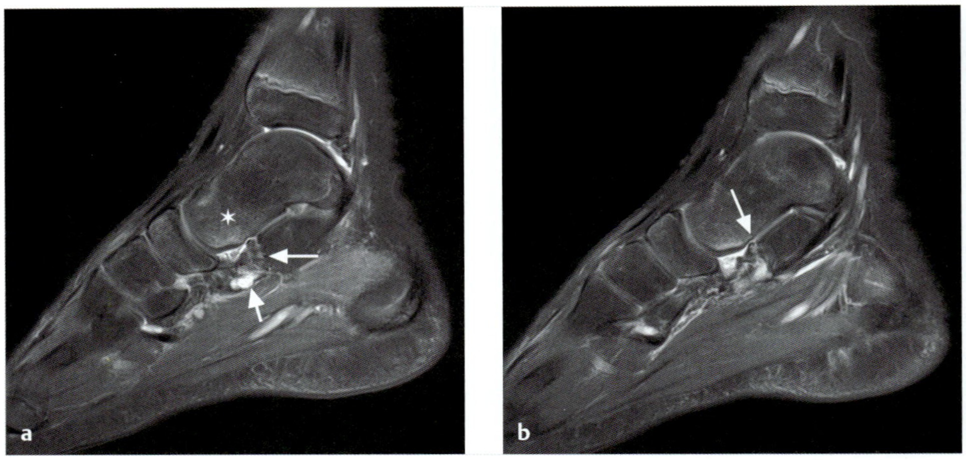

Abb. 3.59 Verletzung des Pfannenbands. Elfjähriger Patient mit Distorsionstrauma und Schmerzen am unteren Sprunggelenk, Teilverletzung des Pfannenbands.

a Sagittale PDw fatsat MRT-Sequenz. Kontusionsödem am plantaren Taluskopf (Stern), Flüssigkeitsnachweis um die plantaren Pfannenbandanteile, die nicht einem Rezessus entsprechen (kurzer Pfeil), sowie irreguläres posteriores Lig. medioplantare obliquum (langer Pfeil).

b Sagittale PDw fatsat MRT-Sequenz. Nicht dislozierter knöcherner Ausriss (Pfeil) aus dem Sustentaculum tali mit elongiertem Bandanteil.

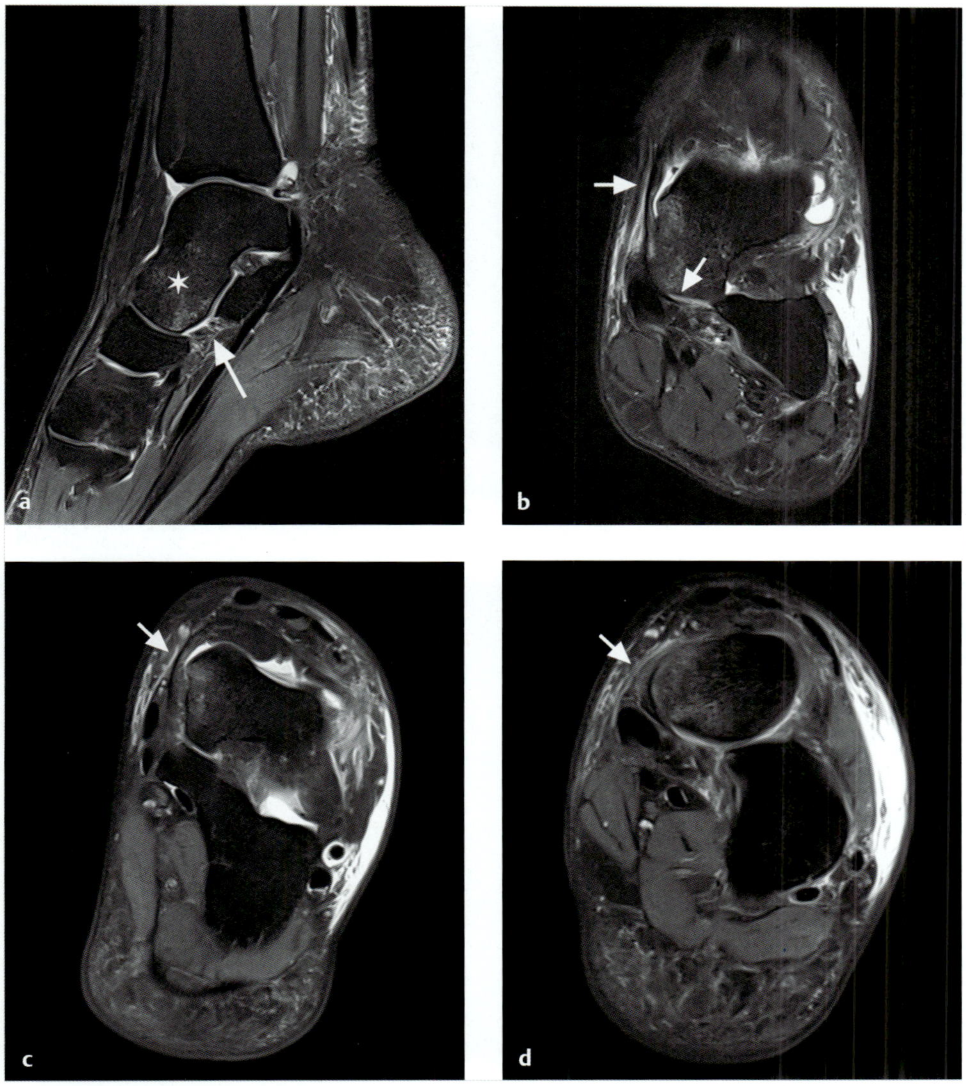

Abb. 3.60 Distorsion des Pfannenbands. 32-jährige Skifahrerin mit frischer Verrenkung im unteren Sprunggelenk.

- **a** Sagittale PDw fatsat MRT-Sequenz. Spongiosakontusion am plantaren Taluskopf (Stern), kein Hinweis auf eine Läsion des inferoplantaren und medioplantaren Pfannenbands (Pfeil).
- **b** Koronare PDw fatsat MRT-Sequenz. Bei Distorsionsverletzungen im Chopart-Gelenk ist es wichtig, den Bandapparat der medialen Säule zu analysieren. Das Tibio-Spring-Ligament am Innenknöchel (Pfeile), das unter der Tibialis-posterior-Sehne in den Pfannenbandkomplex einstrahlt, ist in diesem Fall intakt durchgängig.
- **c** Schräg axiale PDw fatsat MRT-Sequenz (Sehnenkippung). Zum Ausschluss einer Pfannenbandläsion empfiehlt sich eine zusätzliche Sehnenkippung zur Erfassung des gesamten Bandabschnitts auf wenigen Schichten. Hier zeigt sich beim Übergang des Tibio-Spring-Ligaments in den Pfannenbandkomplex eine leichte Signalanhebung ohne unterbrochene Fasern (Pfeil).
- **d** Schräg axiale PDw fatsat MRT-Sequenz (Sehnenkippung). In Höhe des Taluskopfs mit Spongiosakontusion leichte Signalanhebung im Sinne einer Distorsion ohne Nachweis einer Ruptur (Pfeil).

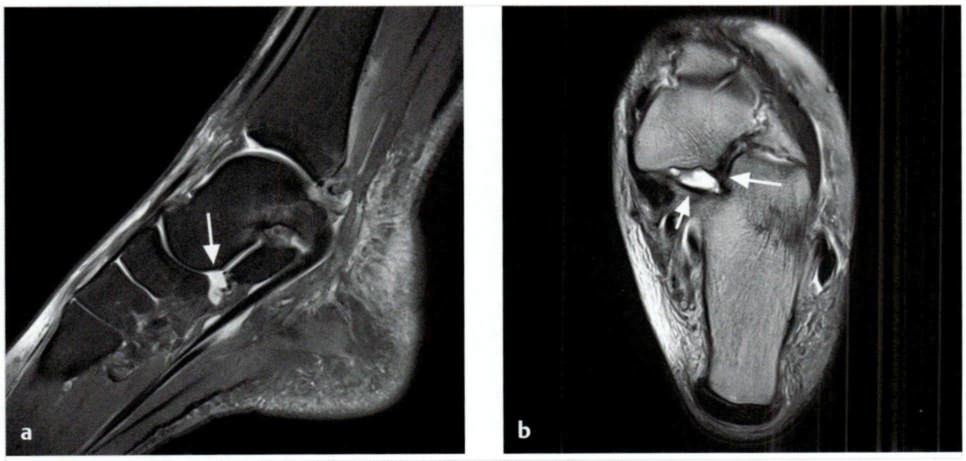

Abb. 3.61 Fallstricke der Pfannenbandanalyse: rezessusähnliche Aussackung im unteren Sprunggelenk. 39-jähriger Patient mit frischem Distorsionstrauma und lateraler 2-Band-Verletzung sowie Taluskontusion.

- **a** Sagittale PDw fatsat MRT-Sequenz. Rezessale Aussackung (Pfeil) im Verlauf der plantaren Pfannenbänder, in der sich Gelenkerguss ansammeln kann und die nicht mit einer Ruptur verwechselt werden sollte.
- **b** Axiale T2w MRT-Sequenz. Axiale Darstellung der Flüssigkeit zwischen dem inferoplantaren und medioplantaren Pfannenband (kurzer Pfeil und langer Pfeil) ohne Nachweis einer Ruptur.

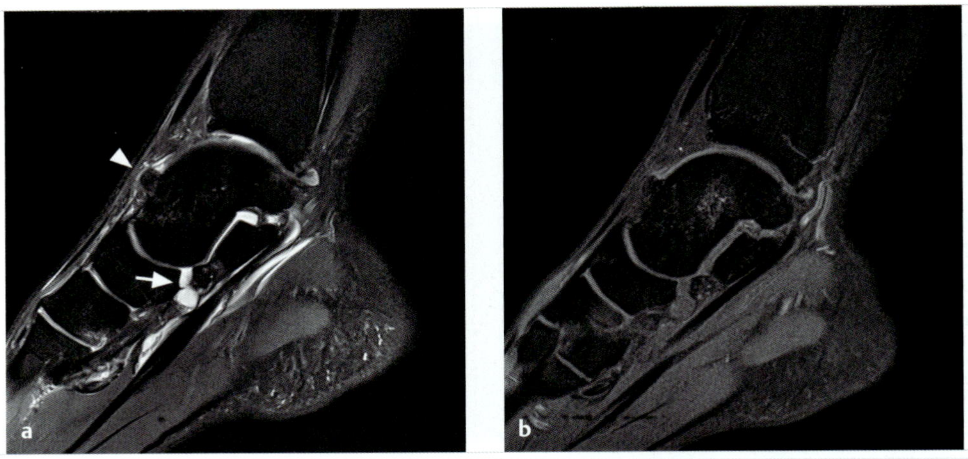

Abb. 3.62 Fallstricke der Pfannenbandanalyse: rezessusähnliche Aussackung im unteren Sprunggelenk. Profifußballer mit unklaren Beschwerden nach Trauma.

a Sagittale PDw fatsat MRT-Sequenz. Relativ prominenter Rezessus (Pfeil) der plantaren Pfannenbandanteile, zusätzlich knöcherner Anbau am anteromedialen Talushals (Soccer's-Ankle; Pfeilspitze).

b Sagittale T 1w fatsat MRT-Sequenz nach Kontrastmittelgabe. Zum sicheren Ausschluss einer Pathologie am Pfannenband empfiehlt sich die Kontrastmittelgabe: Eine nicht verheilte Partialruptur würde eine vermehrte Kontrastmittelanreicherung zeigen. Die Kontrastmittelgabe in diesem Fall wurde auch zum Ausschluss von anderen Pathologien angewendet.

Verletzungen des Ligamentum bifurcatum

Definition

Eine Ruptur der Bandverbindung zwischen dem Processus anterior calcanei, dem Os naviculare und dem Os cuboideum ist meist Teil einer kalkaneokuboidalen Instabilität (S. 127).

Symptome

- Schmerzen über dem Sinus tarsi, teils auch unspezifisch im Mittelfuß
- Schmerzverstärkung bei Torsionsbewegungen

Prädisponierende Faktoren

Keine bekannt.

Anatomie/Pathologie

Das Lig. bifurcatum verläuft vor dem Sinus tarsi als V-förmige Bandverbindung mit Ausgang vom Kalkaneus nach distal ziehend (► Abb. 3.63) und besteht aus 2 Anteilen:

- *Lig. calcaneonaviculare:* Verlauf medialseitig vom Kalkaneus zum Os naviculare (blau eingefärbt in ► Abb. 3.63)
- *Lig. calcaneocuboideum:* Verlauf dorsal bzw. lateral vom Kalkaneus bis zum Kuboid (grün eingefärbt in ► Abb. 3.63)

Abzugrenzen ist der knöcherne Ausriss des Lig. bifurcatum als Fraktur des Processus anterior calcanei.

► Tab. 3.1 zeigt die Einteilung der Lig.-bifurcatum-Läsionen.

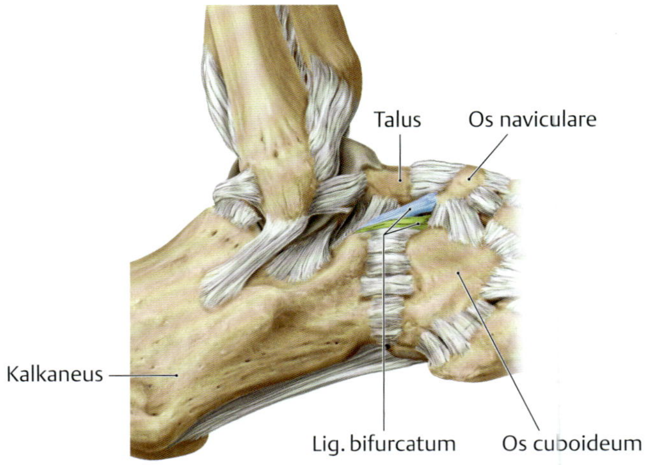

Abb. 3.63 Lig. bifurcatum. Bandapparat eines rechten Fußes in der Ansicht von lateral. Darstellung des Lig. bifurcatum mit der gemeinsamen Insertion am Processus anterius calcanei. Das sich V-förmig teilende Band verläuft als Lig. calcaneonaviculare zum lateralen Rand des Os naviculare (blau eingefärbt) und als Lig. calcaneocuboideum zum dorsomedialen Rand des Os cuboideum (grün eingefärbt). (Schünke M, Schulte E, Schumacher U et al. Prometheus LernAtlas – Allgemeine Anatomie und Bewegungssystem. 4. Aufl. Stuttgart: Thieme; 2014)

Tab. 3.1 Klassifikation der Lig.-bifurcatum-Läsionen.

Grade	Beschreibung
I	Distorsion
II	Teilruptur
III	vollständige Ruptur

Bildgebung

Ultraschall

Keine Bedeutung.

Röntgen

Es werden Röntgenaufnahmen des Fußes in 3 Ebenen durchgeführt, unter Belastung, soweit das bei Schmerzen möglich ist. Frakturen des Processus anterior calcanei sind am besten auf der Schrägaufnahme erkennbar.

Computertomografie

Das CT bietet eine gute Erkennbarkeit von knöchernen Ausrissen am Processus anterior calcanei.

Magnetresonanztomografie

Die Ruptur des Lig. bifurcatum wird meist im Rahmen einer Luxationsverletzung des Chopart-Gelenks oder anderer komplexer Torsionstraumen von Rück- und Mittelfuß diagnostiziert. Ein MRT wird häufiger bei persistierenden unspezifischen Mittelfußschmerzen über mehr als ca. 6 Wochen nach Trauma, bei inkompletter Ausheilung oder aktivierter Pseudarthrosebildung am Processus anterior calcanei durchgeführt.

Antworten im Befund

- Beurteilung der Kapsel-Band-Strukturen im Chopart-Gelenk
- komplettes Durchmustern der Bandanteile mit Beschreibung der Lokalisation der Läsion, insbesondere auch des Lisfranc-Ligaments (Teilruptur, Ruptur, knöcherner Ausriss, Dehiszenz zwischen Os-cuneiforme-I- und Os-metatarsale-II-Basis)
- Beurteilung des Alignement im Chopart-Gelenk
- subchondrale Knochenkontusionszonen, knöcherne Bandausrisse
- knöcherne Absprengungen am Processus anterior calcanei
- Ergussbildung
- Einblutung im Kalkaneokuboidalgelenk, im Talonavikulargelenk und in der anterioren Facette des unteren Sprunggelenks
- Abhandeln sämtlicher traumatisch relevanter Rück- und Mittelfußstrukturen

Spezielle Aspekte der postoperativen MRT:
- aktivierte Arthrose
- Hinweise auf persistierende Instabilität wie subchondrale Aktivierung, Gelenkerguss, Synovitis

Untersuchungstechnik

- *Traumastandarduntersuchung:* hochauflösende Mehrkanalspule; keine Kontrastmittelgabe nötig
- *Sequenztechnik:*
  - T1w koronar
  - PDw fatsat sagittal und koronar
  - ggf. T2w streng axial des oberen Sprunggelenks
  - ggf. zusätzlich PDw fatsat schräg axial (Sehnenkippung)

Befunde

- Flächige Signalanhebungen in den fettunterdrückten, wassersensitiven Sequenzen entlang der Bandstrukturen
- gewellter Verlauf
- komplette Ruptur mit Darstellung einer umschriebenen Lücke
- knöcherner Ausriss am Processus anterior calcanei (T1w Sequenz)
- gestörtes Alignement im Kalkaneokuboidalgelenk mit aufgehobener Gelenkkongruenz
- subchondrales Knochenkontusionsödem an den Gelenkpartnern
- flächige Einblutung in den Weichteilen um das Lig. bifurcatum sowie intraartikulär

Empfehlung zur Bildgebung

Methoden der Wahl: Röntgen, MRT.

Bildbeispiele

▶ Abb. 3.64, ▶ Abb. 3.65 und ▶ Abb. 3.66 zeigen Normalbefunde des Lig. bifurcatum, ▶ Abb. 3.67 und ▶ Abb. 3.68 bildgebende Befunde bei Verletzungen des Bandes.

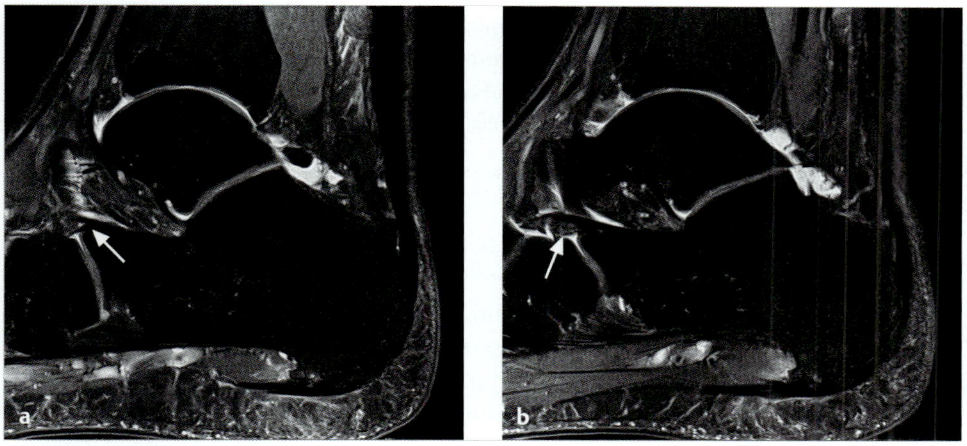

Abb. 3.64 Normalbefund des Lig. bifurcatum. Patient mit Fersensporn.
Anmerkung: Aus dem Traumastandardprotokoll ist am besten die sagittale PDw fatsat Sequenz zur Darstellung des Lig. bifurcatum geeignet: In aller Regel ist der häufigere knöcherne Ausriss des Lig. bifurcatum zuverlässig darin erkennbar.
a Sagittale PDw fatsat MRT-Sequenz. Gut zu sehen ist die gemeinsame Insertion an der Spitze des Processus anterior calcanei (Pfeil).
b Sagittale PDw fatsat MRT-Sequenz, eine Schicht weiter medial als **a**. Darstellung des Lig. calcaneonaviculare (Pfeil).

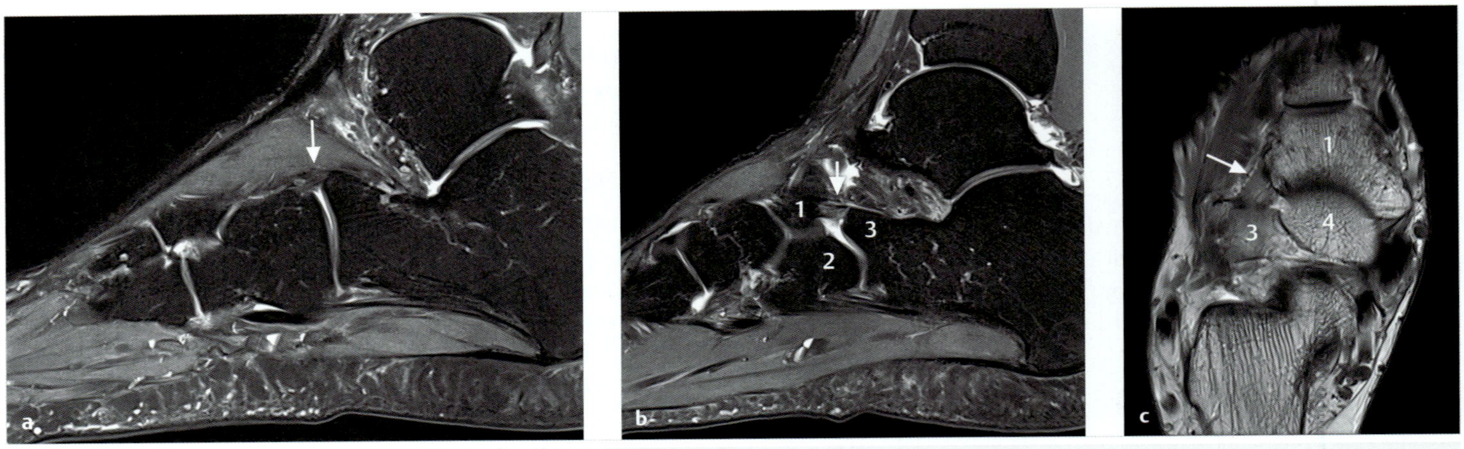

Abb. 3.65 Normalbefund des Lig. bifurcatum. Patient mit unauffälligem Rückfuß.
1 = Os naviculare
2 = Os cuboideum
3 = Processus anterius calcanei
4 = Taluskopf
a Sagittale PDw fatsat MRT-Sequenz. Darstellung des Lig. calcaneocuboideum (Pfeil).
b Sagittale PDw fatsat MRT-Sequenz. Darstellung des Lig. calcaneonaviculare (Pfeil).
c Axiale T2w MRT-Sequenz. Darstellung des Lig. calcaneonaviculare (Pfeil).

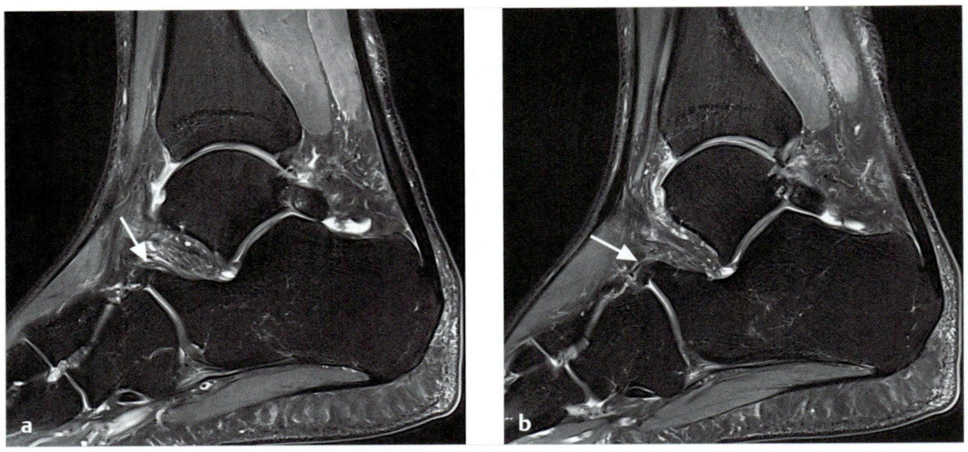

Abb. 3.66 Normalbefund des Lig. bifurcatum. Patient mit posteriorem Impingement, multiple Distorsionstraumen im oberen und unteren Sprunggelenk.
a Sagittale PDw fatsat MRT-Sequenz. Verdicktes Lig. bifurcatum (Pfeil).
b Sagittale PDw fatsat MRT-Sequenz, eine Schicht weiter medial als **a**. Darstellung des verdickten Lig. calcaneocuboideum (Pfeil).

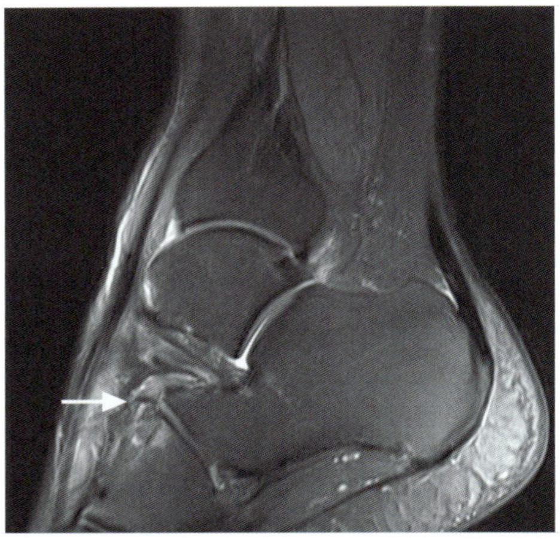

Abb. 3.67 Verletzung des Lig. bifurcatum. Zustand nach Chopart-Gelenkdistorsion. Sagittale PDw fatsat MRT-Sequenz. Knöcherner Ausriss des Lig. bifurcatum – Lig. calcaneocuboideum aus dem Kuboid (Pfeil). Weitaus häufiger reißt das Ligament aus dem Kalkaneus aus. Im Falle einer Läsion des Lig. bifurcatum sind sämtliche Bandverbindungen entlang der Chopart-Gelenklinie zum Ausschluss einer Chopart-Luxation sorgfältig zu analysieren.

Differenzialdiagnose

- Fraktur des Processus anterior calcanei
- Ruptur der kalkaneokuboidalen Bänder
- Verletzung des Lisfranc-Ligaments
- Distorsion des Subtalargelenks

Therapie

- *Grad I:* rückfußfassende Einlagenversorgung mit Abstützung des Längsgewölbes; Teilbelastung für 2 Wochen, dann schmerzadaptierter Belastungsaufbau
- *Grad II:* Unterschenkel-Walker für 6 Wochen; für 2 Wochen Entlastung, dann stufenweiser Belastungsaufbau; zusätzlich rückfußfassende Einlagenversorgung mit Abstützung des Längsgewölbes, die zuerst im Walker getragen werden kann, dann Zurichtung für den Konfektionsschuh
- *Grad III:* 6 Wochen Entlastung im Unterschenkel-Walker oder Gips, danach Belastungsaufbau mit rückfußfassender Einlagenversorgung mit Abstützung des Längsgewölbes

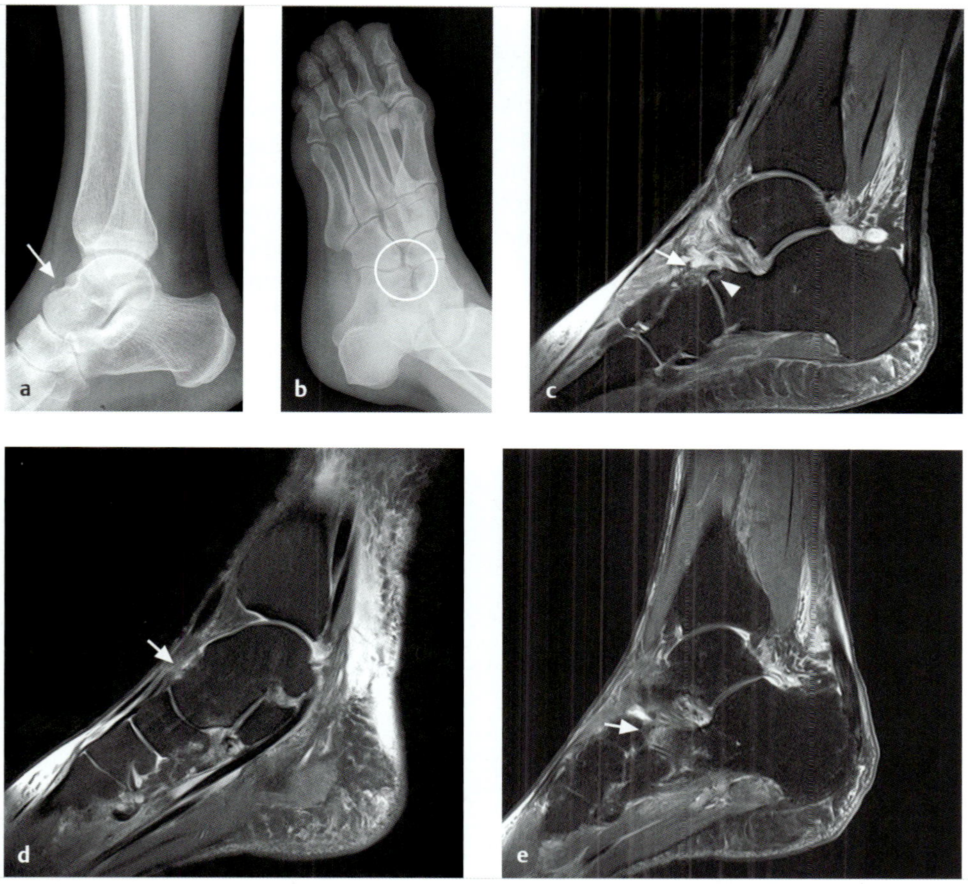

Abb. 3.68 Verletzung des Lig. bifurcatum. 56-jährige Patientin mit frischer Sprunggelenkdistorsion.
a Röntgenaufnahme des Sprunggelenks seitlich. Schalenartige knöcherne Absprengung (Pfeil) an der plantaren Kapselinsertion des Talonavikulargelenks.
b Röntgenaufnahme des Fußes schräg. Zusätzlich kleine knöcherne Kantenabsprengung an der Spitze des Processus anterior calcanei (Kreis). *Anmerkung:* Bei der Röntgenbefundung ist sorgfältig auf diese „Wetterecken" als Hinweise auf eine Chopart-Luxationsverletzung zu achten.
c Sagittale PDw fatsat MRT-Sequenz. Knöcherner Ausriss des Lig. bifurcatum und des Lig. calcaneocuboideum (Pfeilspitze) mit angrenzender Einblutung und elongierten Bandanteilen (Pfeil). Die Untersuchung zeigte des Weiteren eine partielle Kapselverletzung des Kalkaneokuboidalgelenks.
d Sagittale PDw fatsat MRT-Sequenz. Die im Röntgenbild erkennbare kortikale Absprengung ist im MRT nicht zu sehen. Es zeigen sich indirekte Hinweise auf eine Kapselverletzung mit fehlender Abgrenzbarkeit der normalerweise signalarmen Gelenkkapsel (Pfeil). Bei einem nicht dislozierten Alignement der Kapsel-Band-Verbindungen des Chopart-Gelenks ohne größere Frakturen wurde die Patientin konservativ behandelt.
e Sagittale PDw fatsat MRT-Sequenz, Verlaufskontrolle 5 Wochen später. Spongiosaödem im Bereich der Fraktur bei knöcherner Anbindung des Fragments (Pfeil).

Prognose/Komplikationen

Prognose

In den meisten Fällen heilt die Verletzung vollständig aus. Spätschäden sind meist durch Begleitverletzungen wie Knorpelläsionen oder Infraktionen von Gelenkflächen bedingt.

Mögliche Komplikationen

- Vernarbungen im Sinus tarsi, Impingement
- sekundäre Arthrose aufgrund von Instabilität oder infolge des Primärtraumas

Verletzungen des Kalkaneokuboidalgelenks

Definition

Die Bandverbindungen des Kalkaneokuboidalgelenks können partiell oder vollständig rupturieren.

Symptome

- Schmerzen und Instabilitätsgefühl am Fußaußenrand
- Schmerzverstärkung durch Adduktion des Vorfußes
- bei chronischer Instabilität Schmerzen auf unebenem Boden sowie im Mittelfuß bei schnellen Seitbewegungen

Oft ist die initiale Abgrenzung von einer Außenbandverletzung des oberen Sprunggelenks schwierig.

Prädisponierende Faktoren

Die Ruptur des Lig. calcaneocuboideum ist eine seltene Verletzung. Spezielle prädisponierende Faktoren sind Sportarten mit schnellen Richtungswechseln in Kombination mit Stollenschuhen. Die Fixation des Vorfußes am Boden in Kombination mit einem hohen Drehmoment des Körpers über dem Fuß begünstigt Läsionen des Mittelfußes. Beim Fußballsport gelten Schuhe mit geringer Stabilität im Mittelfuß als Risikofaktor.

Anatomie/Pathologie

Anatomie

Das Kalkaneokuboidalgelenk hat eine sattelförmige Oberfläche und stellt die funktionelle Verbindung des subtalaren und des transversalen Fußwurzelgelenks dar. Ligamentäre Stabilität erhält das Gelenk durch

- das kräftige, plantar gelegene Lig. calcaneocuboideum (verstärkt die dorsale kalkaneokuboidale Gelenkkapsel) und
- das schwächere dorsale Lig. bifurcatum (besteht aus der Pars calcaneocuboidea und der Pars calcaneonavicularis = Schlüsselband des Chopart-Gelenks).

Das Lig. calcaneocuboideum verläuft in einem nach distal-plantar offenen Winkel.

Es gibt zahlreiche Variationen in Form, Anzahl und Ansatzstellen des Lig. calcaneocuboideum. Dabei ist die Konstanz des dorsalen Ligaments groß und es kommt ein zusätzliches laterales, etwas schmaleres Ligament mit Verlauf meist aufwärts von proximal nach distal in unterschiedlicher Häufigkeit vor (50–66 %).

Pathologie

Verletzungsmechanismen:

- *Lig. calcaneocuboideum:* forcierte Plantarflexion und Inversion des Fußes, oft in Kombination mit einer Verletzung der medialen Fußsäule im Sinne einer sog. Nutcracker-Fracture des Os naviculare (S. 360) oder einer kuneonavikularen Dislokation
- *Lig. bifurcatum:* kombinierte Plantarflexion bzw. Supination, Adduktion und Inversion nach z. B. „Stolpern über den kleinen Zeh"; selten Dorsalextension und Inversion; Kombination mit ossärem Ausriss des Processus anterior calcanei möglich

Die Klassifikation richtet sich nach der vorhandenen Instabilität und dem Ausmaß der knöchernen Verletzung (▶ Tab. 3.2).

Tab. 3.2 Klassifikation der Verletzungen des Kalkaneokuboidalgelenks.

Grade	Beschreibung
I	Aufklappbarkeit < 10°, Zerrung oder teilweise Bandruptur, keine knöcherne Verletzung
II	Aufklappbarkeit > 10°, vollständige Bandruptur ohne knöcherne Verletzung bzw. kleines Flake
III	Aufklappbarkeit > 10°, Bandruptur mit großem Flake
IV	Aufklappbarkeit > 10°, Bandruptur, knöcherne Gelenkverletzung (Kompressionsfraktur des Kuboids)

Bildgebung

Ultraschall

Im lateralen Längsschnitt über dem Gelenk, parallel zur Fußsohle, lassen sich die Aufklappbarkeit und kleine Knochenfragmente darstellen. Die Sonografie ist vor allem zum Ausschluss möglicher Differenzialdiagnosen von Bedeutung (Außenbandverletzung, Syndesmosenruptur). Der direkte Nachweis einer Ruptur des Lig. calcaneocuboideum oder des Lig. bifurcatum ist sonografisch schwierig. Eine Untersuchung in Varusstress kann, abhängig von den Beschwerden, versucht werden; dabei können eine Dehiszenz bzw. eine Instabilität nachgewiesen werden. Hämatome geben Hinweis auf eine Verletzung.

Röntgen

Es werden Röntgenaufnahmen des Fußes in 3 Ebenen angefertigt, unter Belastung, soweit aufgrund der Schmerzen möglich. Knöcherne Bandausrisse sind bevorzugt auf den Schrägaufnahmen bzw. den d.-p. Aufnahmen erkennbar. Gehaltene Aufnahmen zur Überprüfung der Aufklappbarkeit sind im akuten Stadium nur unter Narkose aussagekräftig. Bei chronischer Instabilität dokumentiert die gehaltene Aufnahme im Seitenvergleich Unterschiede in der Bandführung.

Computertomografie

Das CT ist hilfreich zur Beurteilung von knöchernen Absprengungen und subchondralen Fragmenten sowie intraartikulären Frakturverläufen.

Magnetresonanztomografie

Antworten im Befund

Eine MRT-Untersuchung findet meist im Rahmen unklarer Schmerzen bei komplexen Rückfuß-Mittelfuß-Verdrehtraumen statt.

- Beschreibung der Lokalisation der Kapsel-Band-Ruptur, häufig knöcherner Ausriss
- Ausmaß des gestörten Alignement
- Beurteilung der gesamten Chopart-Gelenklinie
- Beurteilung des Lig. bifurcatum, von angrenzenden Strukturen und der Knorpelqualität im Kalkaneokuboidalgelenk

M!

Merke

Es ist auf eine Zusatzverletzung der lateralen Basis von Metatarsale V zu achten.

Untersuchungstechnik

- *Traumastandarduntersuchung:* hochauflösende Mehrkanalspule; keine Kontrastmittelgabe nötig
- *Sequenztechnik:*
  - T1w sagittal
  - PDw fatsat sagittal und koronar
  - T2w streng axial des oberen Sprunggelenks
  - ggf. PDw fatsat schräg axial (Sehnenkippung)

Befunde

- Fokale Signalanhebungen
- Einblutung und Unterbrechung der Kontinuität der Gelenkkapsel mit Ergussbildung im Gelenk
- flächige Einblutung in die periartikulären Weichteile
- mitunter Begleitverletzungen entlang der Chopart-Gelenklinie
- knöcherner Ausriss der Kapsel am Processus anterior calcanei, seltener am Kuboid oder Kalkaneus

Empfehlung zur Bildgebung

Methoden der Wahl: Röntgen, CT, MRT.

Bildbeispiele

Die bildgebende Darstellung von Verletzungen des Kalkaneokuboidalgelenks im Ultraschall- und Röntgenbild zeigen ▶ Abb. 3.69 und ▶ Abb. 3.70.

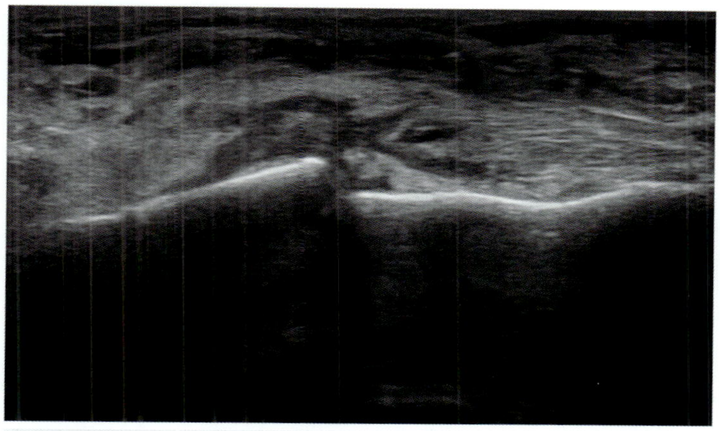

Abb. 3.69 Verletzung des Kalkaneokuboidalgelenks. Ultraschallaufnahme. Hämatom über dem Kalkaneokuboidalband, dem lateralen Anteil des unteren Sprunggelenks.

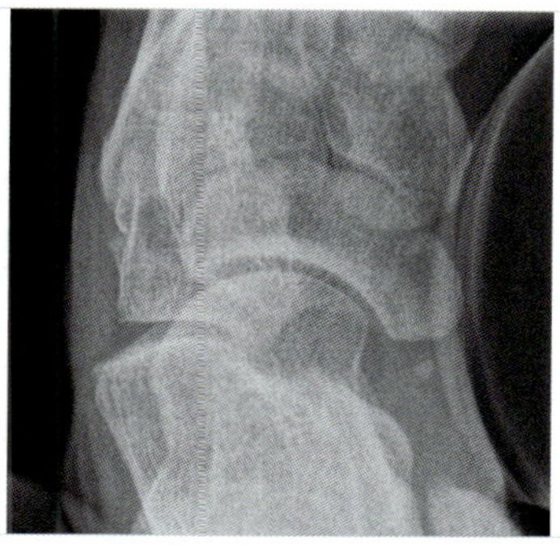

Abb. 3.70 Verletzung des Kalkaneokuboidalgelenks. Gehaltene Röntgenaufnahme des Kalkaneokuboidalgelenks. Der klaffende laterale Gelenkspalt ist gut erkennbar. Physiologisch ist eine Aufklappbarkeit von weniger als 5°.

Differenzialdiagnose

- Ruptur des Lig. bifurcatum
- Fraktur des Processus anterior calcanei
- Verletzung der Peronealsehnen
- aktiviertes Os peroneale
- Außenbandruptur des Sprunggelenks
- distale Fibulafraktur
- Verletzung der Basis des Metatarsale V
- Instabilität des Subtalargelenks

Therapie

- *Grad I:* Tape für 4–6 Wochen
- *Grad II:* Walker für 6 Wochen, 3 Wochen Teilbelastung mit 10 kg, dann schmerzadaptierter Belastungsaufbau; bei chronischer Instabilität Bandplastik
- *Grad III:* operative Bandrekonstruktion
- *Grad IV:* Bandrekonstruktion, ggf. Verstärkung der Bänder, Entfernung von Knochenfragmenten, Osteosynthese

Prognose/Komplikationen

Prognose

Bei adäquater Therapie ist die Prognose gut bezüglich des Wiedererreichens der Sportfähigkeit. Bei chronischer Instabilität ist eine operative Rekonstruktion des Kapsel-Band-Apparats mit einer Sehnenplastik möglich (Plantaris-longus-Sehne, Allograft). Spätschäden sind meist bedingt durch Knorpelverletzungen beim Primärtrauma.

Mögliche Komplikationen

- Chronische Instabilität
- sekundäre Arthrose des Kalkaneokuboidalgelenks
- persistierende Probleme bei 20–40 % der Patienten
- akute und chronische schmerzhafte Instabilität (ca. 33 % der Patienten) mit Einschränkung der sportlichen Tätigkeit

Verletzungen des Chopart-Gelenks

Definition

Eine Luxationsverletzung des Chopart-Gelenks ist ein Verrenkungstrauma der Articulatio tarsi transversa.

Symptome

- Schwellung und Schmerzen im Mittelfuß
- Risiko der Entwicklung eines Kompartment-Syndroms des Fußes
- deformierter Fuß, eingesunkenes Längsgewölbe

Prädisponierende Faktoren

- Meist Folge eines Hochrasanztraumas
- Subluxationen meist in Zusammenhang mit Distorsionstraumen

Anatomie/Pathologie

Anatomie

Das Chopart-Gelenk (Articulatio tarsi transversa) beinhaltet 2 separate Gelenke:

- Articulatio talonaviculare
- Articulatio calcaneocuboidea

Wenn der Kalkaneus evertiert ist, sind die Achsen des Talonavikular- und des Kalkaneokuboidalgelenks parallel gelagert, sodass eine Bewegung aus dem Chopart-Gelenk möglich ist. Ist die Ferse invertiert, so verkippen beide Achsen. Das reduziert die Beweglichkeit im Chopart-Gelenk. Dieser Mechanismus stabilisiert den Fuß in der Abstoßphase.

Pathologie

Echte Luxationsverletzungen mit luxierten Gelenkpartnern sind selten und nur bei extremer Krafteinwirkung oder Hochrasanztraumen zu beobachten. Häufiger sind Verletzungen des Kapsel-Band-Apparats im Rahmen von Torsionstraumen entlang der Chopart-Gelenklinie. Die Prävalenz beträgt ca. 3–6 % aller Supinationstraumen, nach eigener Erfahrung kommen diese Verletzungen jedoch häufiger vor. Die Verletzung wird oft unterschätzt und nicht adäquat behandelt. Bei zu früher Mobilisation oder initial fehlender Ruhigstellung können schmerzhafte Bewegungseinschränkungen mit Zeichen der Instabilität persistieren. Unterschieden werden folgende Formen:

- *Unfallmechanismus mit forcierter Supination:* Kalkaneokuboidale Verletzung. Bei gleichzeitiger Adduktion des Rückfußes gegenüber distal (Sturz über einen Gegenstand, Ausrutschen auf der Treppe bzw. einer Bordsteinkante) mit Abrollen und Gewichtsbelastung auf dem supinierten Mittelfuß in Adduktionsstellung. Je nach Krafteinwirkung kommt es zur Verletzung des Lig. calcaneocuboideum laterale oder zur Ruptur des Lig. bifurcatum. Knöcherne Ausrisse sind zu beobachten, kortikale Fragmente am Bandansatz des lateralen Kuboids oder am Processus anterior calcanei.
- *Unfallmechanismus mit forcierter Pronation:* Talonavikulare Verletzung. Bei gleichzeitiger Abduktion des Rückfußes gegenüber dem Vorfuß kommt es zur Ruptur der talonavikularen Kapsel-Band-Verbindungen.

Eine zusätzliche Stauchung führt zu einer erheblichen Krafteinwirkung auf die Fußwurzelknochen mit nachfolgenden Impressionsbrüchen auf der Seite der Stauchungskräfte und Bandrupturen oder Avulsionen auf der Seite der Biegekräfte. Für das starr fixierte Kuboid wurde daher der Begriff der „Nussknackerfraktur" geprägt. Grundsätzlich ist dieser Mechanismus auch für das Os naviculare möglich, doch treten dort aufgrund der lockereren Aufhängung häufiger Luxationsfrakturen auf.

Subluxationsverletzungen des Chopart-Gelenks betreffen überwiegend Frauen im mittleren Lebensalter und werden durch ein Niedrigenergietrauma wie Fehltritt auf der Treppe ausgelöst. Die meist nur minimalen knöchernen Absprengungen werden häufig primär übersehen. In der Regel sind kombinierte Abduktions- und Dorsalflexionskräfte die Ursache. Sie werden von den Patienten als Distorsion wahrgenommen. Je nach Krafteinwirkung kommt es zur Verletzung des Lig. calcaneocuboideum laterale oder zur Ruptur des Lig. bifurcatum bzw. zur Fraktur des Processus anterior calcanei.

Bildgebung

Ultraschall

Zusätzlich zur sonografisch hervorragenden Darstellbarkeit des Kalkaneokuboidalbands am lateralen Anteil des Chopart-Gelenks kann ein posttraumatisches Hämarthros auch anterior und medial talonavikular zur Darstellung gebracht werden. In der dynamischen Untersuchung ist eine Instabilität im Chopart-Gelenk darstellbar. Im klinischen Routinebetrieb spielt die Sonografie bei der Chopart-Luxation eine untergeordnete Rolle.

Röntgen

- *Standardaufnahme des Fußes in 3 Ebenen:* Am besten werden belastete Aufnahmen durchgeführt, soweit unter Schmerzen möglich. Insbesondere ist auf knöcherne Ausrisse zu achten. Diese können sich auch nur als zarte kortikale Lamellen am lateralen Kuboid darstellen.
- *Gehaltene Aufnahmen zur Überprüfung der Aufklappbarkeit:* Diese sind bei einer akuten Verletzung nur unter entsprechender Anästhesie aussagekräftig und bei Verfügbarkeit von MRT primär nicht empfehlenswert.

Computertomografie

Die CT ist bei knöchernen Ausrissen für die exakte Darstellung der Größe und Lage des Fragments sicher hilfreich, im Allgemeinen aber bezüglich der Wertigkeit hinter der MRT anzusiedeln. Nötig ist eine CT bei Luxationsfrakturen mit Beurteilung der Stufenbildung und von intraartikulären Fragmenten. Eine Inkongruenz der Gelenkflächen ist stets Hinweis auf eine Fehlstellung. Häufig sind knöcherne Bandausrisse am Os naviculare sowie eine Frakturlinie am Processus anterior tali erkennbar.

Magnetresonanztomografie

Häufig erfolgt die Zuweisung im Rahmen eines Verrenkungstraumas des Sprunggelenks mit in der klinischen Untersuchung zusätzlicher oder isolierter Pathologie im Chopart-Gelenk. Deswegen muss ein MRT-Protokoll gewählt werden, das sowohl das obere und untere Sprunggelenk als auch das Chopart-Gelenk ausreichend darstellt. Die gemeinsame Auswertung mit dem Röntgenbild (kortikale Absprengungen) ist hilfreich.

Antworten im Befund

- Beurteilung der gesamten Chopart-Gelenklinie mit Beurteilung der betroffenen Bandstrukturen
- wenn möglich, Graduierung (Teilverletzung, komplette instabile Ruptur)
- Beschreibung der Knochenkontusionszonen als Hinweis auf die Luxationsrichtung
- Evaluation der Gelenkflächen, Knorpelabscherung, Impression bzw. Stufenbildung
- knöcherne Bandausrisse
- Aussage zum Lisfranc-Ligament als zentral stabilisierende Struktur

Untersuchungstechnik

- *Traumastandarduntersuchung:* hochauflösende Mehrkanalspule; keine Kontrastmittelgabe nötig
- *Sequenztechnik:*
  - T1w sagittal
  - PDw fatsat sagittal (wichtige Sequenz) und koronar
  - T2w streng axial des oberen Sprunggelenks
  - PDw fatsat schräg axial (Sehnenkippung)

Befunde

- In der PDw fatsat Sequenz diffuse Signalanhebungen entlang der Gelenkkapsel im Chopart-Gelenk
- Unterbrechung der Kontinuität der Gelenkkapsel mit Ergussbildung im Gelenk
- Teil- oder Komplettruptur der beteiligten Ligamente
- bei schweren Distorsionsverletzungen bereits im Liegen gestörtes Alignement der Chopart-Gelenklinie
- Knochenkontusionsödeme an Taluskopf, Kuboid, Processus anterior calcanei und Navikulare
- knöcherner Kapsel-Band-Ausriss am Processus anterior calcanei, dorsalseitig am Talonavikulargelenk, lateral am Kuboid

Empfehlung zur Bildgebung

Methoden der Wahl: Röntgen, MRT, ggf. bei größeren knöchernen Fragmenten und intraartikulären Stufen ergänzendes CT.

Bildbeispiele

▸ Abb. 3.71, ▸ Abb. 3.72, ▸ Abb. 3.73, ▸ Abb. 3.74 und ▸ Abb. 3.75 zeigen Fallbeispiele von verschiedenen Verletzungen des Chopart-Gelenks.

Differenzialdiagnose

- Mittelfußeinbruch (Sanders III/IV) bei diabetischer Neuroarthropathie
- Instabilität bei schweren degenerativen Veränderungen oder Pes planovalgus

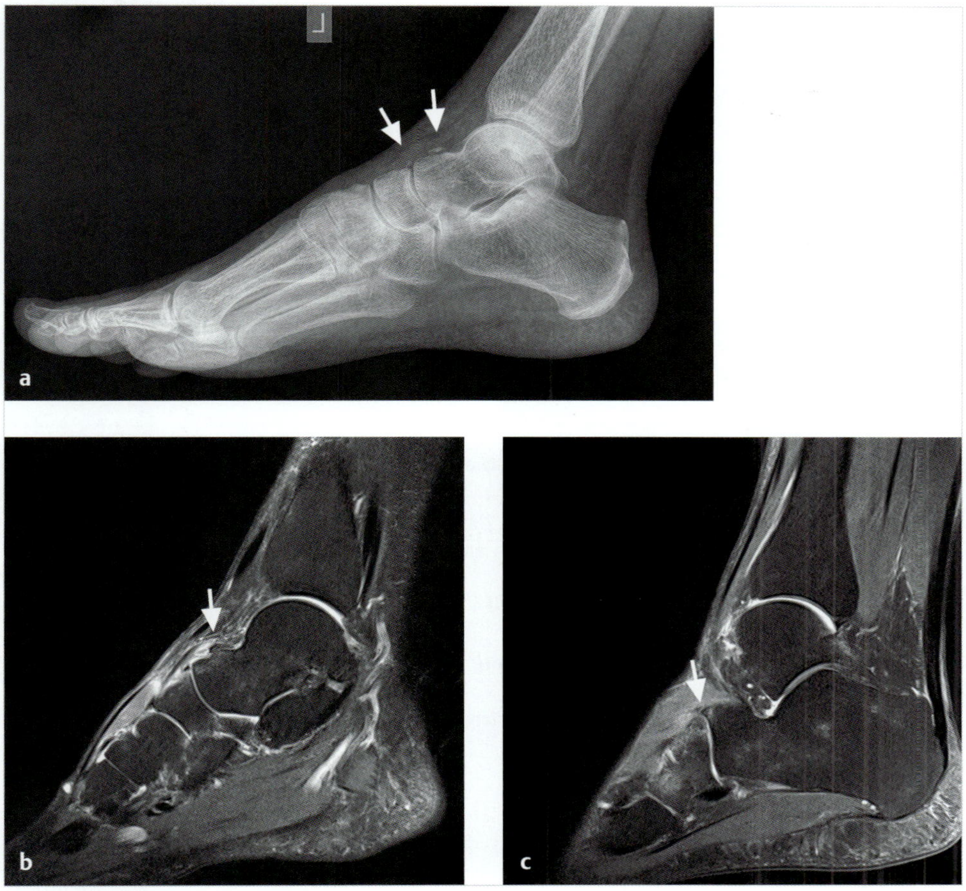

Abb. 3.71 Verletzung des Chopart-Gelenks. 55-jährige Patientin mit Zustand nach Distorsionstrauma und anhaltenden Beschwerden.

a Röntgenaufnahme des Fußes seitlich. Kortikale Absprengungen in Höhe des dorsalen Talushalses und Talonavikulargelenks (Pfeile) als Hinweis auf einen knöchernen Kapselausriss.

b Sagittale PDw fatsat MRT-Sequenz. Darstellung des dislozierten Fragments (Pfeil). Fehlende Darstellung der Insertionen der talonavikularen Gelenkkapsel mit flächiger Einblutung, knöcherner Ausriss der Kapsel des Talonavikulargelenks.

c Sagittale PDw fatsat MRT-Sequenz weiter lateral als **b**. Knöcherne Avulsionsfraktur am Processus anterior calcanei im Insertionsbereich des Lig. bifurcatum (Pfeil).

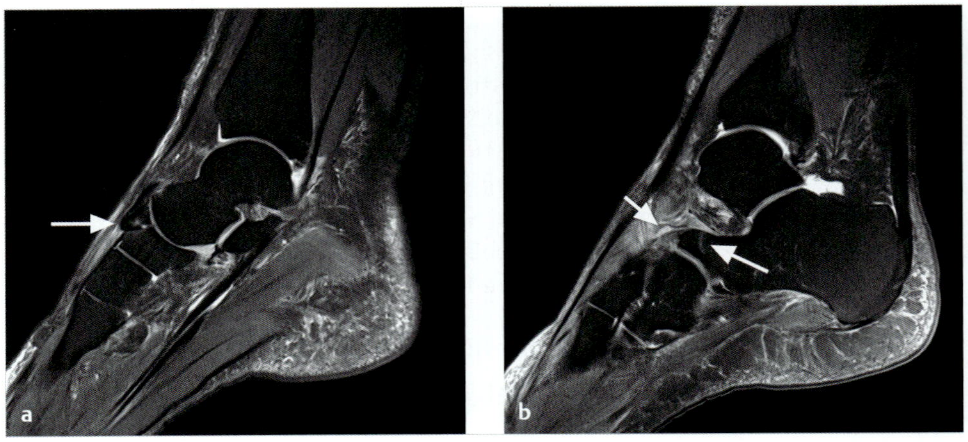

Abb. 3.72 Verletzung des Chopart-Gelenks. 50-jährige Patientin, Fraktur des Os naviculare bei Zustand nach Chopart-Luxationsverletzung.

- **a** Sagittale PDw fatsat MRT-Sequenz. Fraktur des dorsalen Os naviculare mit eingeschlagenem Kapselanteil (Pfeil). Diese Fraktur wurde osteosynthetisch versorgt.
- **b** Sagittale PDw fatsat MRT-Sequenz, weiter lateral als **a**. Verletzung des Lig. bifurcatum pars calcaneocuboideum mit knöcherner Beteiligung. Der kurze Pfeil markiert die Bandverletzung, der lange Pfeil die Knochenfissur. Konservative Therapie mit vollständiger Ausheilung.

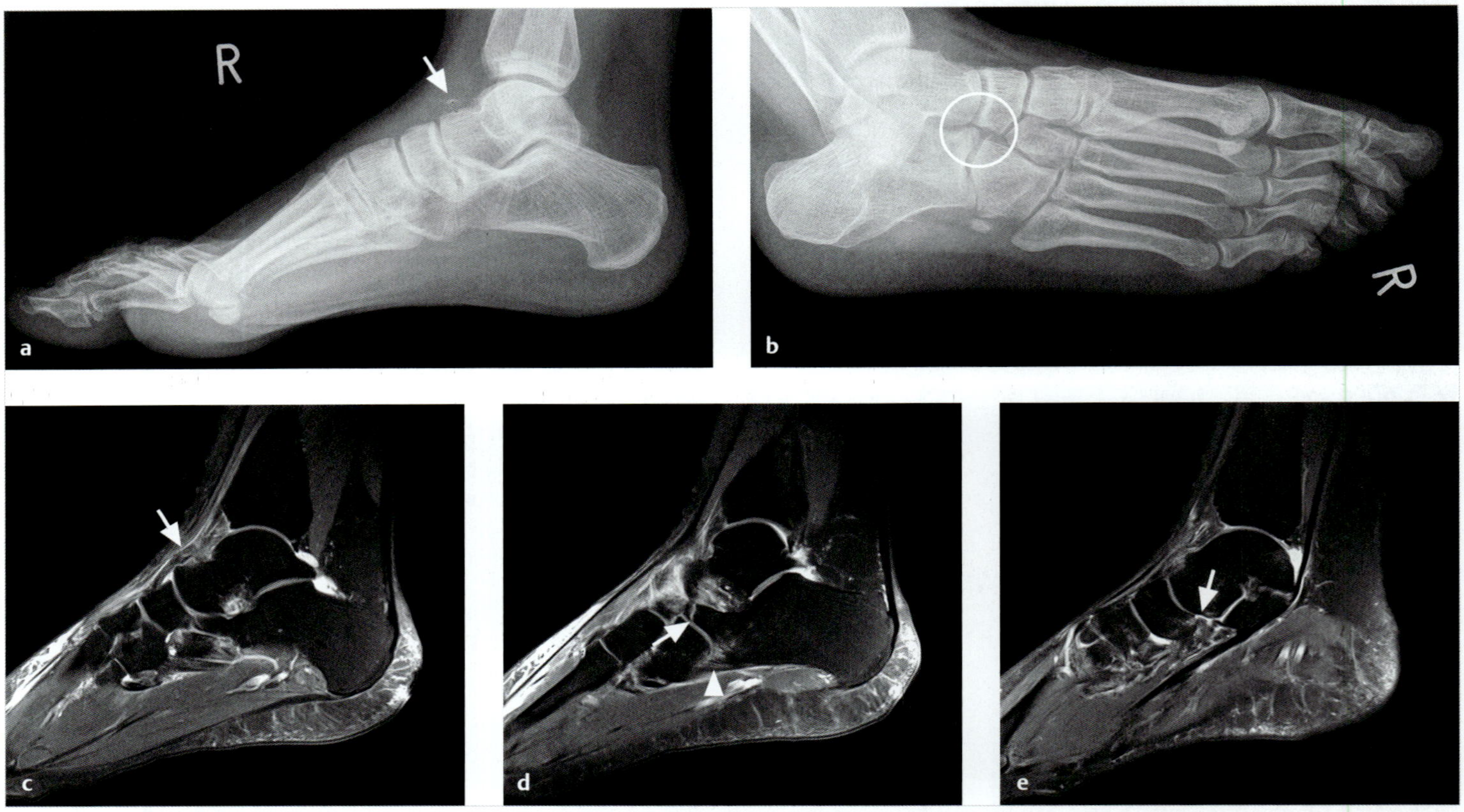

Abb. 3.73 Verletzung des Chopart-Gelenks. 43-jährige Patientin mit Zustand nach Umknicktrauma, röntgenologisch Verdacht auf Chopart-Luxationsverletzung.

- **a** Röntgenaufnahme des Fußes seitlich. Kleine, schalenartige knöcherne Absprengung im Bereich der dorsalen talonavikularen Gelenkkapsel (Pfeil).
- **b** Röntgenaufnahme des Fußes schräg. Nicht dislozierter knöcherner Ausriss des Lig. bifurcatum an der Spitze des Processus anterior calcanei (Kreis).
- **c** Sagittale PDw fatsat MRT-Sequenz. Schalenartige knöcherne Absprengung mit Kapselausriss des Talonavikulargelenks (Pfeil), korrelierend mit dem Röntgenbild.
- **d** Sagittale PDw fatsat MRT-Sequenz. Knöcherner Ausriss des Lig. bifurcatum am Processus anterior calcanei (Pfeil), zusätzlich Spongiosakontusion am plantaren lateralseitigen Kalkaneokuboidalgelenk (Pfeilspitze).
- **e** Sagittale PDw fatsat MRT-Sequenz. Zusätzlich Ruptur des Lig. bifurcatum pars calcaneonaviculare (Pfeil).

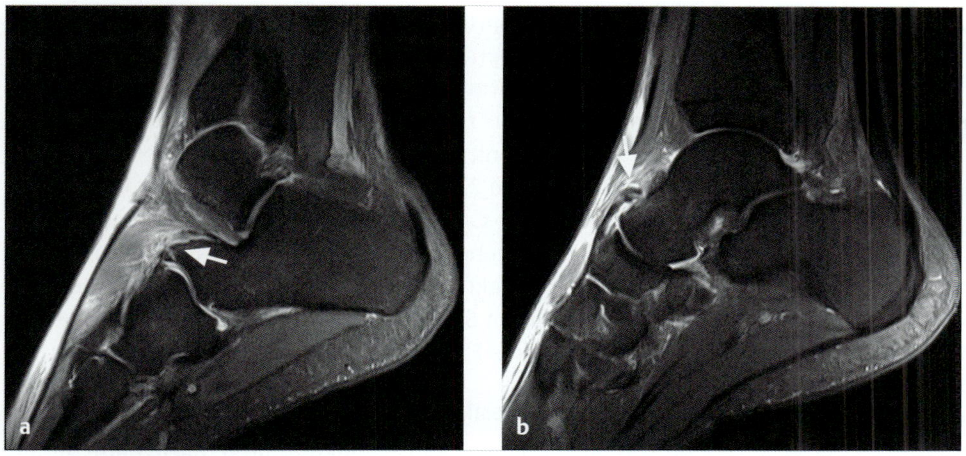

Abb. 3.74 Verletzung des Chopart-Gelenks. 44-jähriger Patient mit Zustand nach Supinationstrauma, Luxationsverletzung im Chopart-Gelenk.

- **a** Sagittale PDw fatsat MRT-Sequenz. Frische Abrissfraktur des Lig. bifurcatum (Pfeil).
- **b** Sagittale PDw fatsat MRT-Sequenz. Ausriss der talusseitigen talonavikularen Gelenkkapsel (Pfeil), konservative Therapie mit vollständiger Ausheilung.

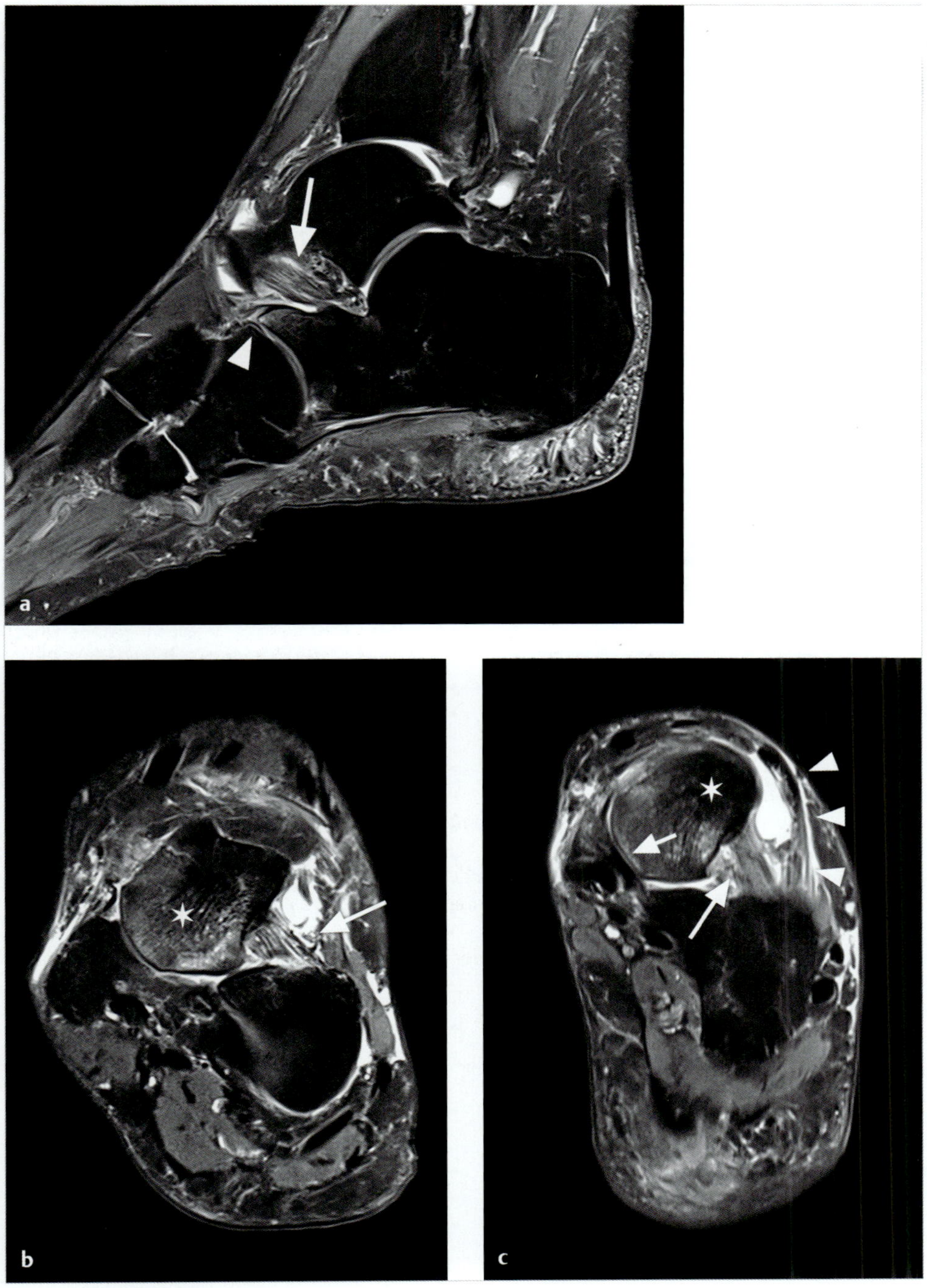

Abb. 3.75 Verletzung des Chopart-Gelenks. 53-jährige Patientin mit Sprunggelenkdistorsion vor 5 Tagen, Schmerzen im unteren Sprunggelenk, leichte Luxationsverletzung des Chopart-Gelenks.

Anmerkung: Bei einer Distorsionsverletzung im Sprunggelenk sind neben dem Außenbandapparat, dem Deltaband- und dem Syndesmosenbandkomplex auch immer sorgfältig die Strukturen des unteren Sprunggelenks und des Chopart-Gelenks zu untersuchen. Typisch für die Verletzung des Chopart-Gelenks sind Kontusionsödeme bzw. Spongiosafrakturen am plantaren Taluskopf (häufig Impressionsfraktur) und am Processus anterior calcanei (häufig Abrissfraktur, knöcherner Bandausriss) mit Einblutungen in den Sinus tarsi sowie Kapselverletzung des Talonavikulargelenks. Eine vollständige Bandruptur im Sinus tarsi ist eher selten. Häufig liegen Distorsionen und partielle Einrisse vor. Wichtig ist die genaue Kenntnis dieser Bandstrukturen (Lig. cervicale, Lig. talocalcaneare interosseum, inferiores Extensorenretinakulum). Siehe dazu auch den Sinus tarsi (S. 324).

- **a** Sagittale PDw fatsat MRT-Sequenz. Leichte Distorsion bei erhaltener Faserkontinuität des Lig. cervicale (Pfeil), Kontusionsödem an der Spitze des Processus anterius calcanei mit leichter Einblutung in das intakte Lig. bifurcatum (Pfeilspitze).
- **b** Koronare PDw fatsat MRT-Sequenz. Kontusionsödem am plantarseitigen Taluskopf (Stern), geringe Einblutung in das Lig. cervicale (Pfeil).
- **c** Schräg axiale PDw fatsat MRT-Sequenz (Sehnenkippung). Die Sehnenkippung eignet sich gut für die Beurteilung der Bänder im Sinus tarsi und des Pfannenbands. Bei dieser leichten Luxationsverletzung im Chopart-Gelenk finden sich geringe Einblutungen entlang des intakten Lig. cervicale (langer Pfeil) und des inferioren Extensorenretinakulums (Pfeilspitzen). Unauffälliges Pfannenband (kurzer Pfeil) bei Kontusionsödem im Taluskopf (Stern).

3.1.2 Frakturen

Axel Stäbler, Markus Walther

Sprunggelenkfrakturen

Definition

Frakturen der distalen Fibula beteiligen das obere Sprunggelenk und werden als „Sprunggelenkfrakturen" bezeichnet. Sie sind die häufigsten Frakturen der unteren Extremität und werden nach Danis und Weber nach der Höhe der Fibulafraktur in Bezug zur Syndesmose eingeteilt. Andere Klassifikationen (z. B. nach Lauge-Hansen) basieren auf dem Entstehungsmechanismus der Fraktur.

Symptome

- Schmerzen und Schwellung lateral am Sprunggelenk und ggf. über der Syndesmose
- Fehlstellung bei Subluxation nach lateral oder dorsal
- reduzierte, meist vollständig aufgehobene Belastbarkeit des Sprunggelenks

Prädisponierende Faktoren

- Sport
- Osteoporose

Anatomie/Pathologie

Anatomie

Das obere Sprunggelenk wird von der Tibia mit Innenknöchel (Malleolus medialis), der Fibula (Außenknöchel, Malleolus lateralis) und dem Talus gebildet. Die Malleolengabel wird durch kräftige Syndesmosenbänder (ventral, dorsal und zentral) sowie von der Membrana interossea gehalten. Die Außenbänder (Lig. fibulotalare anterius, Lig. fibulocalcaneare, Lig. fibulotalare posterius) und das dreieckige Innenband (Lig. deltoideum) halten den Talus in Position.

Pathologie

Klassifikation nach Danis und Weber

Die Frakturen des oberen Sprunggelenks werden nach Danis und Weber eingeteilt (▶ Tab. 3.3).

Wenn zusätzlich zur Fibulafraktur der Innenknöchel frakturiert ist, wird die Verletzung „bimalleolare Sprunggelenkfraktur" genannt. Bei zusätzlicher Abrissfraktur der hinteren Tibiakante (hintere Tibiakantenfraktur, Volkmann-Dreieck) wird die Fraktur als „trimalleolare Sprunggelenkfraktur" bezeichnet. Die hintere Tibiakante wird dabei zum sog. 3. Malleolus.

Bei Weber-C-Frakturen ist die Membrana interossea vom oberen Sprunggelenk bis zur Fibulafraktur gerissen. Die Verletzungslinie tritt vom Gelenk über die Fraktur aus. Eine Innenknöchelfraktur ist dann eine 2. knöcherne Austrittsstelle der Verletzung; sonst ist bei Weber-C-Frakturen das Innenband (Deltaband) gerissen. Die Verrenkungslinie verläuft bei diesen Frakturen von der Innenknöchelfraktur bzw. Innenbandruptur durch den Gelenkspalt des oberen Sprunggelenks, durch die Syndesmose und schließlich durch die Fibulafraktur.

Tab. 3.3 Klassifikation der Frakturen des oberen Sprunggelenks nach Danis und Weber.

Grade	Beschreibung
Weber A	in der Regel horizontale Abrissfraktur unterhalb der Syndesmose; Syndesmose intakt
Weber B	schräge Fraktur der Fibula in koronarer Ebene von dorsokranial nach anterokaudal in Höhe der Syndesmose; Syndesmose intakt oder rupturiert
Weber C	Fibulafraktur oberhalb der Syndesmose; Syndesmose immer rupturiert

Lauge-Hansen-Klassifikation

Eine Einteilung von Sprunggelenkfrakturen nach dem Verletzungsmuster und der Position des Fußes erfolgt nach der Lauge-Hansen-Klassifikation (▶ Tab. 3.4).

Die Lauge-Hansen-Klassifikation ist historisch bedeutsam, wurde aber durch die Einteilung nach Danis und Weber und die AO-Klassifikation weitgehend verdrängt.

AO-Klassifikation

Die AO-Klassifikation (Klassifikation der Arbeitsgemeinschaft für Osteosynthese) der Sprunggelenkfrakturen entspricht vom Prinzip her der Weber-Einteilung (44A, 44B, 44C) mit der Syndesmose als Bezugspunkt für die Fibulafraktur:

- *44A-Verletzungen* (▶ Abb. 3.76): Bei 44A-Verletzungen handelt es sich um Fibulaverletzungen unterhalb der Syndesmose, die immer intakt ist:

Tab. 3.4 Lauge-Hansen-Klassifikation der Sprunggelenkfrakturen nach dem Verletzungsmuster und der Position des Fußes.

Frakturtypen	Beschreibung
Supinations-/ Adduktionsfraktur	• Querfraktur der Fibula distal der Gelenkfläche oder Verletzung des lateralen Bandapparats • Vertikalfraktur des Innenknöchels (Meißelfraktur)
Supinations-/ Eversionsfraktur (Außenrotationsfraktur)	• Ausriss des Lig. tibiofibulare anterior • Schräg- oder Spiralfraktur der distalen Fibula • Ausriss des Lig. tibiofibulare posterior oder Ausrissfraktur eines hinteren Keiles • Fraktur des Malleolus medialis oder Ruptur des Lig. deltoideum
Pronations-/ Abduktionsfraktur	• Querfraktur des Malleolus medialis • Ruptur der Syndesmosenbänder oder Ausrissfraktur der Insertionsstellen • horizontale oder Querfraktur der Fibula über der Ebene der Gelenkfläche
Pronations-/ Eversionsfraktur (Außenrotationsfraktur), darunter auch die Maisonneuve-Fraktur	• Querfraktur des Malleolus medialis oder Ruptur des Lig. deltoideum • Ruptur des Lig. tibiofibulare anterior • Schrägfraktur der Fibula über der Ebene der Gelenkfläche • Ruptur des Lig. tibiofibulare posterius oder Abrissfraktur des posterolateralen Tibiarands
Pronations-/Dorsalflexionsfraktur (vertikale Kompression)	• Fraktur des Malleolus medialis • Fraktur des vorderen Randes der Tibia • Fraktur der Fibula im mittleren oder proximalen Drittel • Keilfraktur der dorsalen Tibiagelenkfläche (Übergang zu Frakturen des Pilon tibiale)

Lig. = Ligamentum

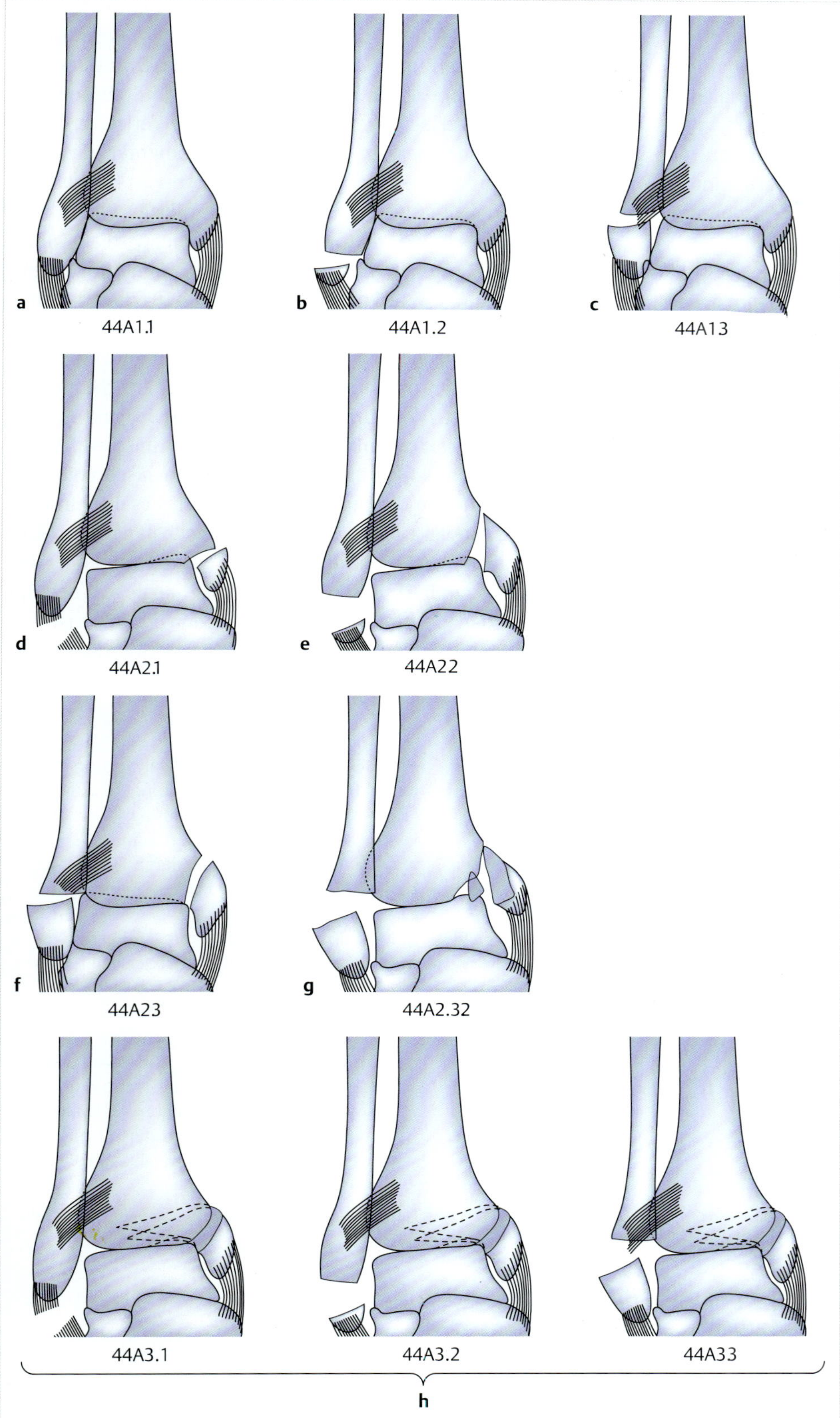

Abb. 3.76 AO-Klassifikation der Sprunggelenkfrakturen: 44A-Verletzungen. Fibulaverletzungen unterhalb der immer intakten Syndesmose.
a Außenbandruptur.
b Avulsionsfrakturen der Fibulaspitze ohne Innenknöchelfraktur.
c Transversale Fibulafrakturen unterhalb der Syndesmose ohne Innenknöchelfraktur.
d Außenbandruptur mit Innenknöchelfraktur.
e Avulsionsfraktur der Fibulaspitze mit Innenknöchelfraktur.
f Horizontale Fibulafraktur unterhalb der Syndesmose mit schräger oder vertikaler Innenknöchelfraktur.
g 44A2.3 mit Tibiaimpaktation.
h Ausdehnung der Innenknöchelfraktur nach dorsal.

- 44A1-Verletzungen: Die am wenigsten schwere Verletzung ist die Außenbandruptur (44A1.1) als rein ligamentäre Verletzung ohne Fibulafraktur. Avulsionsfrakturen der Fibulaspitze ohne Innenknöchelfraktur entsprechen 44A1.2, transversale Fibulafrakturen unterhalb der Syndesmose ohne Innenknöchelfraktur 44A1.3.
- 44A2-Verletzungen: Eine Innenknöchelfraktur erhöht die Unterklassifikation von 1 auf 2; eine Außenbandruptur mit Innenknöchelfraktur entspricht daher 44A2.1. Eine Avulsionsfraktur der Fibulaspitze mit Innenknöchelfraktur ist 44A2.2. Neben einer Supination im oberen Sprunggelenk wirkt eine adduzierende Kraft auf den Talus. Eine horizontale Fibulafraktur unterhalb der Syndesmose mit schräger oder vertikaler

Innenknöchelfraktur entspricht 44A2.3, ebenfalls im Rahmen einer Supinationsverletzung mit adduzierender Kraft auf den Talus. Die mediale Talusschulter kann dabei im Rahmen der Luxation eine Trümmerzone mit Impaktation der medialen Tibia verursachen (44A2.3 mit Tibiaimpaktation).

- 44A3-Verletzungen: Bei 44A3-Verletzungen kommt es im Rahmen einer Supination im oberen Sprunggelenk mit adduzierender Kraft auf den Talus zu Scherkräften mit Ausdehnung der Innenknöchelfraktur nach dorsal (posteromedial).

- *44B-Verletzungen* (▶ Abb. 3.77):
  - 44B1-Verletzungen: Der häufigste Verletzungsmechanismus führt bei maximaler Supination und axialer Stauchung zur schrägen Fibulafraktur in koronarer Ebene. Diese Fraktur führt von posterokranial nach anterokaudal, entweder ohne (44B1.1) oder mit Verletzung der vorderen Syndesmose (44B1.2). Diese Verletzungen entsprechen Typ B in der Weber-Klassifikation und der AO-Klassifikation (44B) sowie den Supinations- bzw. Eversionsfrakturen Stadium I–II in der Lauge-Hansen-Klassifikation. Kommt es zu einem 3. Knochenfragment durch Avulsion der vorderen Syndesmose aus dem proximalen Fibulaanteil, liegt eine Mehrfragmentfraktur (44B1.3) vor.
  - 44B2-Verletzungen: Kommt es nicht nur zu einer dislozierten schrägen Fibulafraktur, sondern auf Höhe der Syndesmose medial auch zur Ruptur des Deltabands, ist die Syndesmose ebenfalls rupturiert, mit Zunahme der Instabilität wegen des Austritts der Verletzung medial (44B2.1). Die Verletzung der vorderen Syndesmose ist entweder rein ligamentär oder es bestehen knöcherne Ausrisse fibulaseitig (Le-Fort-/Wagstaff-Fraktur) oder tibiaseitig (Tillaux-Chaput-Fraktur). Eine transversale oder schräge Fraktur am Innenknöchel wird als 44B2.2 klassifiziert. Bestehen dann noch mehrere Fragmente im Bereich der Fibulafraktur, handelt es sich um 44B2.3-Verletzungen.
  - 44B3-Verletzungen: Eine schräge Fibulafraktur auf Höhe der Syndesmose mit Ruptur der Syndesmose oder knöchernem Ausriss (Le-Fort-/Wagstaff- oder Tillaux-Chaput-Fraktur) und Innenknöchelfraktur kann mit Frakturen der hinteren Tibiakante auftreten (44B3). Diese Frakturen können schmale Avulsionen im Sinne eines knöchernen Ausrisses der hinteren Syndesmose oder größere Fragmente mit substanziellem Anteil an der tibialen Gelenkfläche sein. Die Unterscheidung der B3-Frakturen in B3.1, B3.2 oder B3.3 erfolgt analog zu den B2-Frakturen danach, ob medial das Deltaband rupturiert ist (44B3.1), der Innenknöchel frakturiert ist (44B3.2) oder eine Mehrfragmentfraktur der Fibula vorliegt (44B3.3).

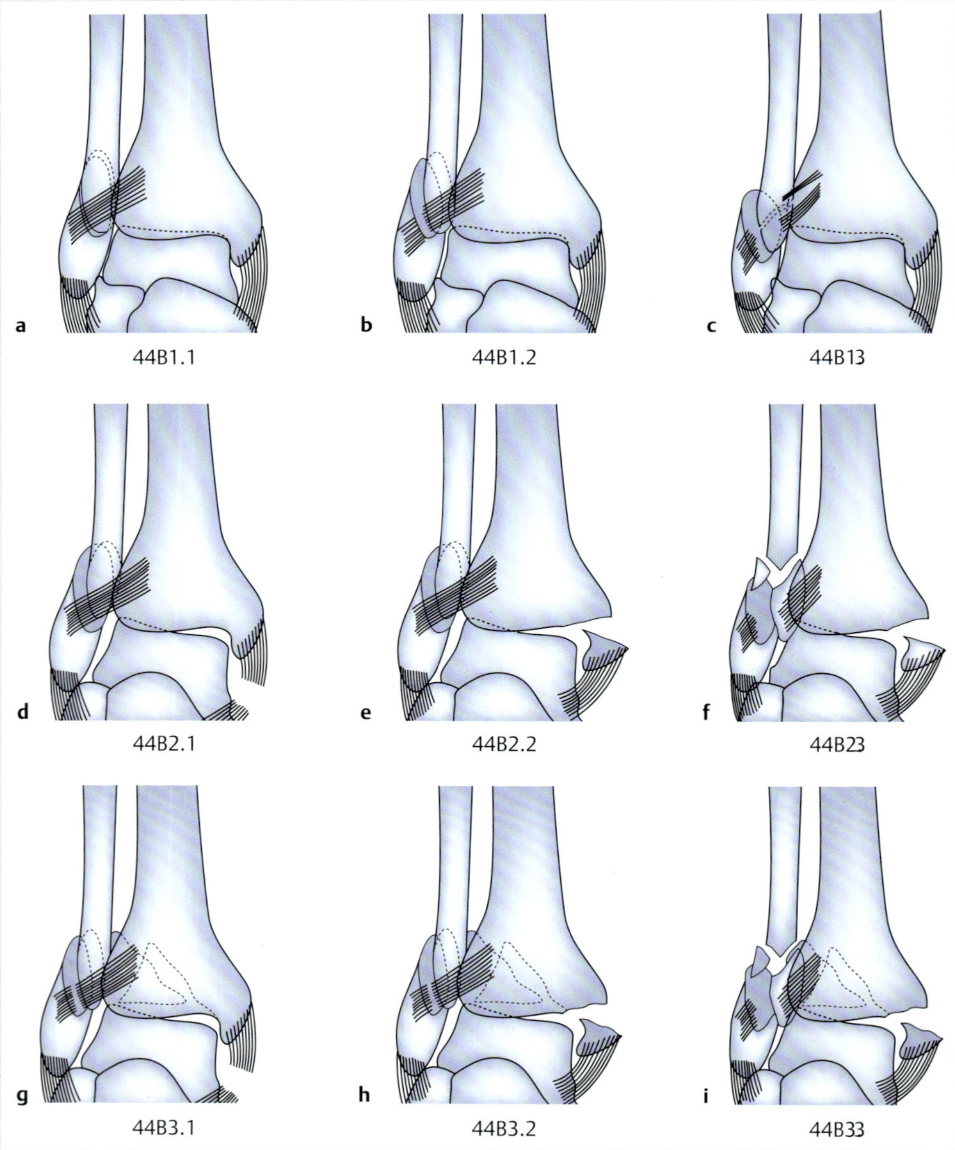

Abb. 3.77 AO-Klassifikation der Sprunggelenkfrakturen: 44B-Verletzungen. Schräge Fibulafraktur in koronarer Ebene mit Verlauf von posterokranial nach anterokaudal.

a Ohne Verletzung der vorderen Syndesmose.
b Mit Verletzung der vorderen Syndesmose.
c Mit Mehrfragmentfraktur.
d Mit Ruptur des Deltabands.
e Mit transversaler oder schräger Fraktur am Innenknöchel.
f Mit mehreren Fragmenten im Bereich der Fibulafraktur und Innenknöchelfraktur.
g Schräge Fibulafraktur auf Höhe der Syndesmose mit Ruptur der Syndesmose und zusätzlicher Fraktur der hinteren Tibiakante.
h Schräge Fibulafraktur, rupturierte Syndesmose, Fraktur der hinteren Tibiakante, Innenknöchelfraktur.
i Wie **h** mit Mehrfragmentfraktur der Fibula.

- *44C-Verletzungen* (▶ Abb. 3.78): Typ-C-Frakturen entstehen bei Verletzungen mit Pronation und Außenrotation zunächst mit einer Ruptur des Deltabands oder einer Innenknöchelfraktur. Diese führt zur anterioren Verlagerung des Talus mit Außenrotation. Es kommt zu einer Spiralfraktur der Fibula nach Rotation der Fibula um ihre Längsachse. Die vordere Syndesmose und das interossäre Ligament rupturieren und die Fibula frakturiert oberhalb der Syndesmose. 44C-Frakturen entsprechen Pronations- bzw. Eversionsfrakturen I–IV in der Lauge-Hansen-Klassifikation. Es handelt sich um besonders instabile Verletzungen.

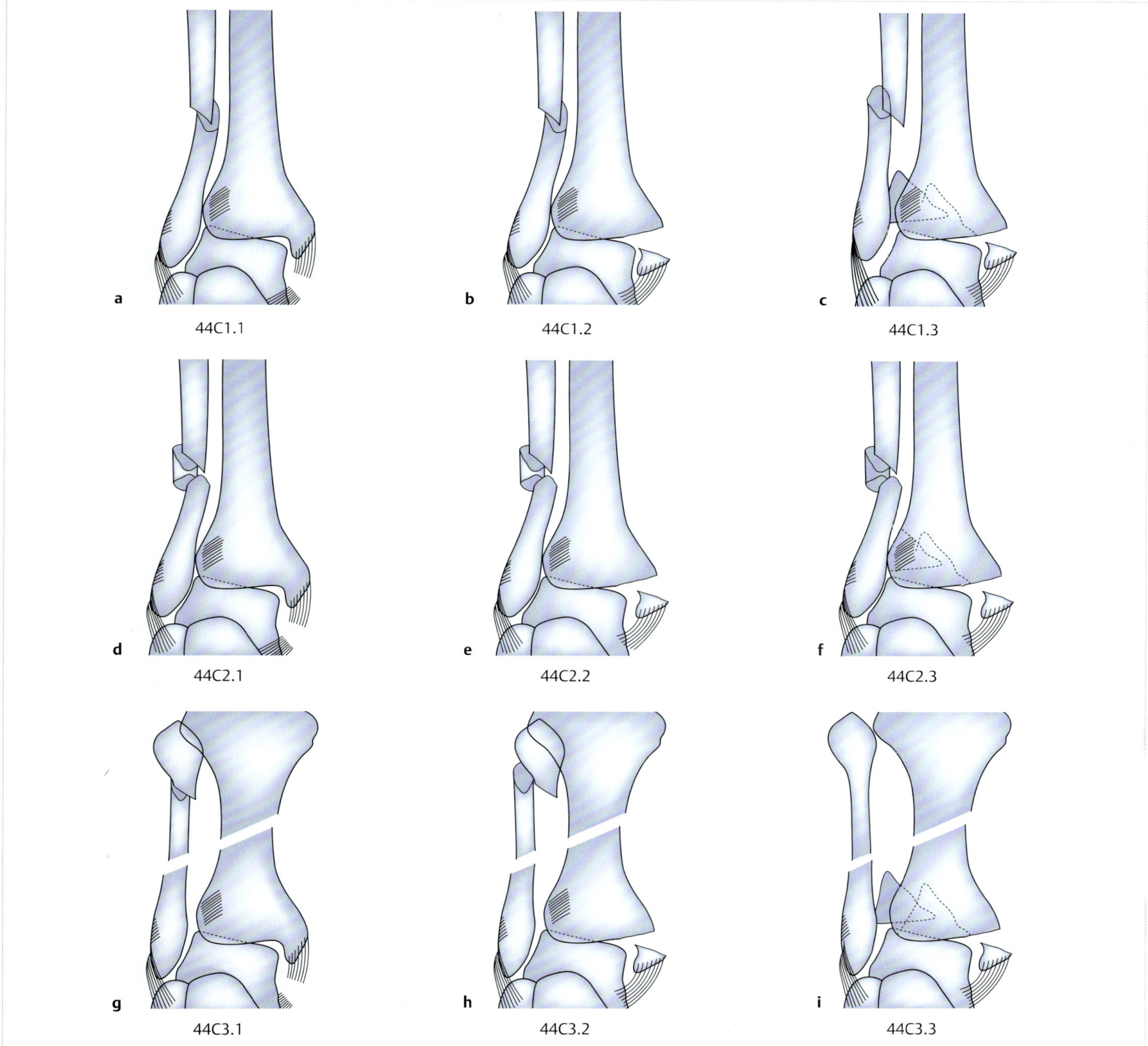

Abb. 3.78 AO-Klassifikation der Sprunggelenkfrakturen: 44C-Verletzungen. Rupturen der vorderen Syndesmose und des interossären Ligaments; Fraktur der Fibula oberhalb der Syndesmose.
a Fibulafraktur oberhalb der Syndesmose mit ligamentärer Verletzung des Innenbands.
b Fibulafraktur oberhalb der Syndesmose mit Innenknöchelfraktur.
c Fibulafraktur oberhalb der Syndesmose mit Innenknöchelfraktur und Fraktur der hinteren Tibiakante.
d Fibulafraktur oberhalb der Syndesmose mit Frakturkeil oder weiteren Fragmenten sowie mit rupturiertem Innenband.
e Fibulafraktur oberhalb der Syndesmose mit Frakturkeil oder weiteren Fragmenten sowie mit Innenknöchelfraktur.
f Fibulafraktur oberhalb der Syndesmose mit Frakturkeil oder weiteren Fragmenten sowie mit Innenknöchelfraktur und Fraktur der hinteren Tibiakante.
g Fraktur der proximalen Fibula oberhalb der Syndesmose; ohne Verkürzung, ohne Fraktur des Volkmann-Dreiecks.
h Mit Verkürzung, ohne Fraktur des Volkmann-Dreiecks.
i Mit Innenknöchelfraktur und Fraktur des Volkmann-Dreiecks.

- 44C 1-Verletzungen: Eine Fibulafraktur oberhalb der Syndesmose nur mit ligamentärer Verletzung des Innenbands ist 44C 1.1, eine solche Fibulafraktur mit Innenknöchelfraktur ist 44C 1.2 und eine Fibulafraktur oberhalb der Syndesmose mit Innenknöchelfraktur und Fraktur der hinteren Tibiakante ist 44C 1.3.
- 44C 2-Verletzungen: Die Fibulafraktur oberhalb der Syndesmose weist einen Frakturkeil oder weitere Fragmente auf. Die Unterscheidung der Subtypen erfolgt analog zu 44C 1-Frakturen danach, ob das Innenband rupturiert ist (44C 2.1), der Innenknöchel frakturiert ist (44C 2.2) oder zusätzlich die hintere Tibiakante frakturiert ist (44C 2.3).
- 44C 3-Verletzungen: Hohe Fibulafrakturen, die das obere Sprunggelenk beteiligen, zerreißen die vordere Syndesmose und die zentralen Syndesmosenanteile sowie die Membrana interossea vom Sprunggelenk bis zur Fibulafraktur. Sie werden als „Maisonneuve-Fraktur“ bezeichnet. In der AO-Klassifikation mit 44C 3.3 gekennzeichnet, ist diese Verletzung nach Lauge-Hansen-Klassifikation eine Pronations- bzw. Eversionsfraktur wie die anderen Typ-C-Verletzungen. Unterschieden werden Verletzungen ohne und mit Verkürzung der Fibula. Es gibt Varianten mit Ruptur des Deltabands oder Innenknöchelfraktur sowie ohne und mit Fraktur der hinteren Tibiakante. Die proximale Verletzung kann in sehr seltenen Fällen eine ligamentäre Luxation im proximalen Tibiofibulargelenk sein; in der Regel erfolgt die Fraktur durch den Hals der proximalen Fibula oder im proximalen Drittel.

> **Merke** M!
>
> Begleitende Frakturen des Innenknöchels bedeuten ebenso wie auch Frakturen der hinteren Tibiakante eine Zunahme der Instabilität und der Desintegration des oberen Sprunggelenks mit zunehmender Gefährdung für das Gelenk auch im weiteren Heilungsverlauf. Deshalb bedingen diese zusätzlichen Verletzungen eine Verschlechterung und Erhöhung der Stadieneinteilung nach AO.

Bildgebung

Ultraschall

Mithilfe der Sonografie können eine Unterbrechung der echogenen knöchernen Oberfläche sowie eine echoarme Verbreiterung des Periosts (besonders bei kindlichen Frakturen) durch ein Hämatom festgestellt werden.

Röntgen

Das obere Sprunggelenk wird in 2 Ebenen aufgenommen. Die a.-p. Aufnahme wird mit 15–20° Innenrotation zur freien Einsehbarkeit der Syndesmose und zur möglichst überlagerungsfreien Abbildung der distalen Fibula durchgeführt. Gegebenenfalls können 45°-Schrägaufnahmen ergänzend hilfreich sein. Gehaltene Aufnahmen sind durch die MRT ersetzt.

Die Ottawa Ankle Rules wurden entwickelt, um klinische Indikatoren für eine knöcherne Verletzung der Malleolengabel zu formulieren und damit unnötige Röntgenaufnahmen bei reinen Bandverletzungen zu vermeiden.

Entsprechend den Ottawa Ankle Rules besteht nach einem Trauma des oberen Sprunggelenks ein Verdacht auf eine knöcherne Verletzung mit der Indikation zur Röntgenbildgebung in folgenden Fällen:

- wenn keine Belastung des Beines möglich ist, akut oder bei der Untersuchung
- bei Druckschmerz an der Spitze des Außenknöchels bzw. an seiner Dorsalseite
- bei Druckschmerz an der Spitze des Innenknöchels bzw. an seiner Dorsalseite

Computertomografie

Die CT wird mit hochauflösender Schichtung (maximal 0,5 mm Schichtdicke) mit überlappender Rekonstruktion und multiplanarer Reformation durchgeführt. Bei Mehrfragmentfrakturen und Gelenkstufen sowie bei Ausrissen der vorderen Syndesmose (Le-Fort-/Wagstaffe-Fraktur oder Tillaux-Fraktur) liefert die CT eine exakte Darstellung der Gelenksituation und eine überlagerungsfreie Darstellung von Knochenfragmenten. Dies kann für die Entscheidung über das therapeutische Vorgehen und die Operationsplanung entscheidend sein.

> **Merke** M!
>
> Postoperativ sollte beim geringsten Verdacht auf Fehlstellung oder Gelenkstufen eine CT erfolgen.

Besonders am Sprunggelenk muss die anatomische Rekonstruktion der Gelenkflächen oberstes Ziel sein. Auch eine exakte Reposition der Syndesmose lässt sich meist nur mit einem CT überprüfen.

Magnetresonanztomografie

Zur Abklärung einer Sprunggelenkfraktur ist eine MRT in der Regel nicht nötig. Eine Abklärung der vorderen Syndesmose ist dagegen nur mit MRT möglich. Okkulte Frakturen der hinteren Tibiakante lassen sich gut mithilfe der MRT darstellen.

Antworten im Befund

- Gelenkknorpel im oberen Sprunggelenk einschließlich der Talusschultern
- Außenbänder intakt oder rupturiert
- Innenbänder intakt oder rupturiert
- vordere Syndesmose intakt oder rupturiert
- Frakturen der hinteren Tibiakante
- Peronealsehnenlager
- Deltaband, Fraktur des medialen Malleolus
- Tibialis-posterior-Sehne

Spezielle Aspekte der postoperativen MRT:

- Stellung der Fraktur, insbesondere Kippung der Gelenkflächen des medialen und lateralen Malleolus
- Lage des Osteosynthesematerials
- Stufen im Gelenk
- Beschreibung der Stellung (die Wertung einer Restfehlstellung ist von vielen Faktoren wie Art und Ausmaß der Verletzung, Knochenqualität, Begleiterkrankungen, Weichteilsituation usw. abhängig)

Untersuchungstechnik

- *Traumastandarduntersuchung:* hochauflösende Mehrkanalspule; keine Kontrastmittelgabe nötig
- *Sequenztechnik:*
  - T1w koronar, parallel zur queren Achse des oberen Sprunggelenks ausgerichtet, am Talus und an den Malleolen
  - PDw fatsat sagittal und koronar
  - T2w axial gekippt, parallel zum Verlauf des Lig. fibulotalare anterius
  - ggf. PDw fatsat schräg axial (dünnschichtig 2,0–2,5 mm, Syndesmosenkippung)

Befunde

- Fibulafraktur ohne oder mit Ruptur der Faszikel der vorderen Syndesmose
- Aufweitung der Malleolengabel mit Distanzierung des Innenknöchels vom Talus oder Innenknöchelfraktur mit Dislokation und Angulation im Frakturspalt
- Einblutung entlang der zentralen Syndesmosenbänder und der Membrana interossea nach proximal entlang der Tibia und der Fibula
- Zustand des Deltabands medial mit Auftreibung, Signalerhöhung und Diskontinuität der Faszikel bei vollständiger, subtotaler oder partieller Ruptur
- Ergussbildung bzw. Einblutung
- Weichteilhämatom bzw. -ödem

Empfehlung zur Bildgebung

Methode der Wahl: Röntgen.

Bildbeispiele

Verschiedene Fallbeispiele für Weber-A-Frakturen sind in ► Abb. 3.79, ► Abb. 3.80, ► Abb. 3.81, ► Abb. 3.82 und ► Abb. 3.83 dargestellt, eine Weber-B-Fraktur zeigt ► Abb. 3.84. Weber-C-Frakturen sind in ► Abb. 3.85 und ► Abb. 3.86 zu sehen. ► Abb. 3.87, ► Abb. 3.88 und ► Abb. 3.89 geben Beispiele für trimalleolare Sprunggelenkfrakturen wieder, während ► Abb. 3.90 ein Beispiel für eine Luxationsfraktur des oberen Sprunggelenks enthält.

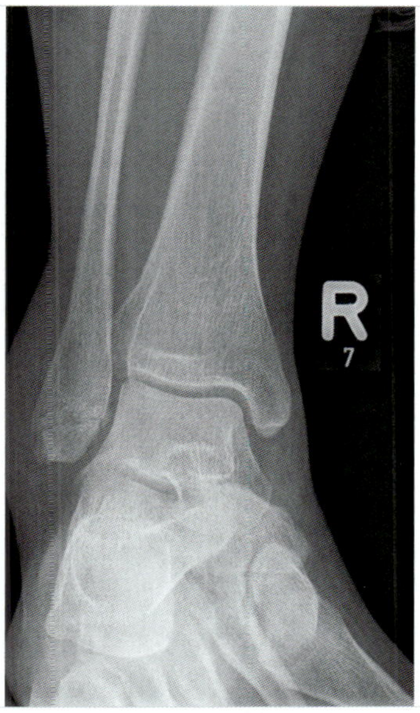

Abb. 3.79 Sprunggelenkfraktur. Röntgenaufnahme. Weber-A-Fraktur. Es besteht eine fast horizontale Abrissfraktur der distalen Fibula unterhalb der Syndesmose mit Weichteilschwellung.

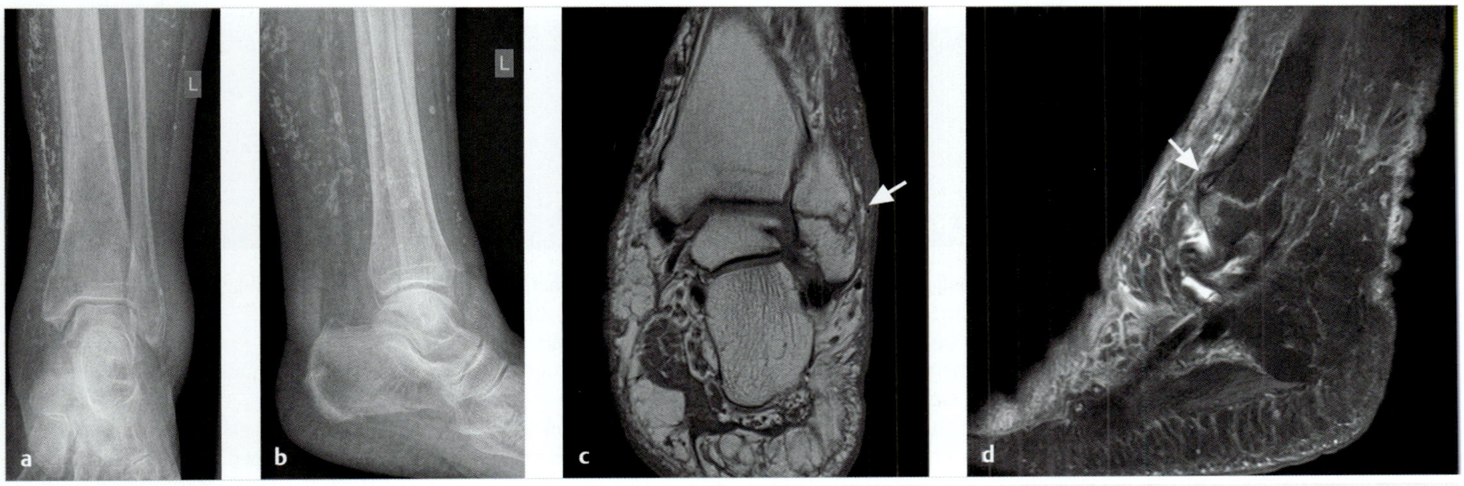

Abb. 3.80 Sprunggelenkfraktur. 81-jährige Patientin mit Zustand nach Sturz, Weber-A-Fraktur.

- **a** Röntgenaufnahme des oberen Sprunggelenks a.-p. Unfallbild, wurde als unauffällig befundet. Weichteilschwellung um den Außenknöchel. Nebenbefundlich diffuse subkutane Verkalkungen bei chronischer Stauungsdermatitis sowie fortgeschrittene Mediasklerose der Unterschenkelarterien.
- **b** Röntgenaufnahme des oberen Sprunggelenks seitlich, gleicher Untersuchungszeitpunkt wie **a**.
- **c** Koronare T1w MRT-Sequenz. Bei anhaltenden Beschwerden MRT, Darstellung der nicht dislozierten Fraktur (Pfeil).
- **d** Sagittale PDw fatsat MRT-Sequenz. Die Fraktur reicht bis an die Insertion der vorderen Syndesmose (Pfeil) ohne Nachweis einer vollständigen Ruptur.

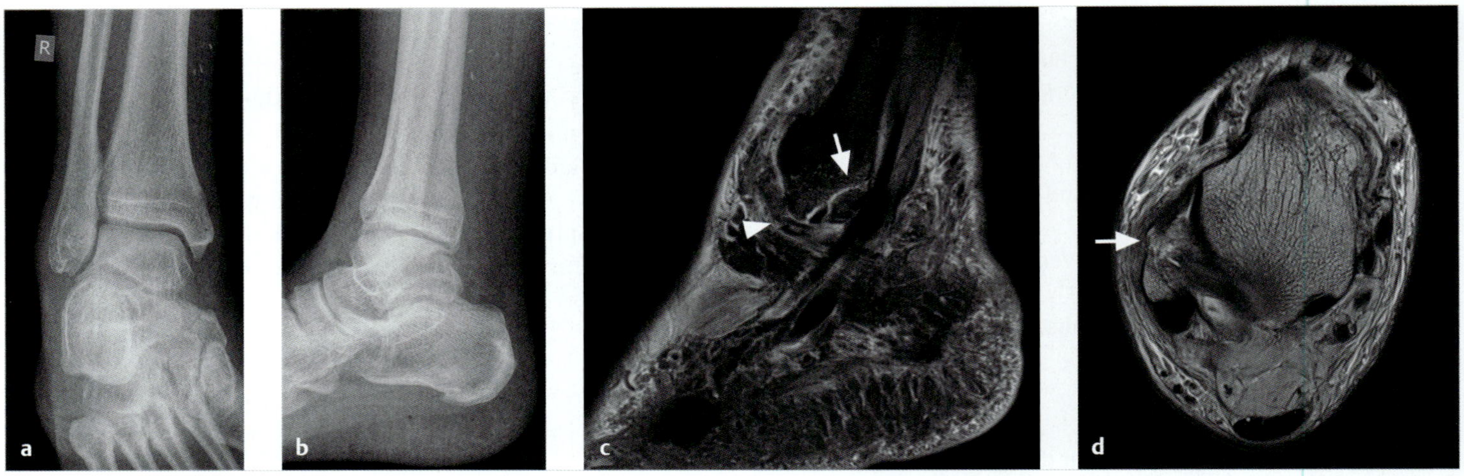

Abb. 3.81 Sprunggelenkfraktur. 77-jähriger Patient mit direktem Trauma am Außenknöchel, Weber-A-Fraktur.
a Röntgenaufnahme des oberen Sprunggelenks a.–p. Unfallbild. Röntgenologisch kein Frakturnachweis.
b Röntgenaufnahme des oberen Sprunggelenks seitlich, gleicher Untersuchungszeitpunkt wie **a**.
c Sagittale PDw fatsat MRT-Sequenz. Bei persistierenden Schmerzen Überweisung nach 2 Wochen zum MRT. Darstellung der Frakturlinie (Pfeil) durch den posterolateralen Abschnitt. Fasern des Lig. fibulotalare anterius inserieren an der anterioren intakten Fibula und am Fragment (Pfeilspitze), der überwiegende Anteil des Lig. fibulocalcaneare inseriert am Fragment.
d Axiale T2w MRT-Sequenz. Axiale Schicht durch die Fraktur (Pfeil) mit etwas eingeblutetem Lig. fibulotalare anterius ohne Unterbrechung der Kontinuität.

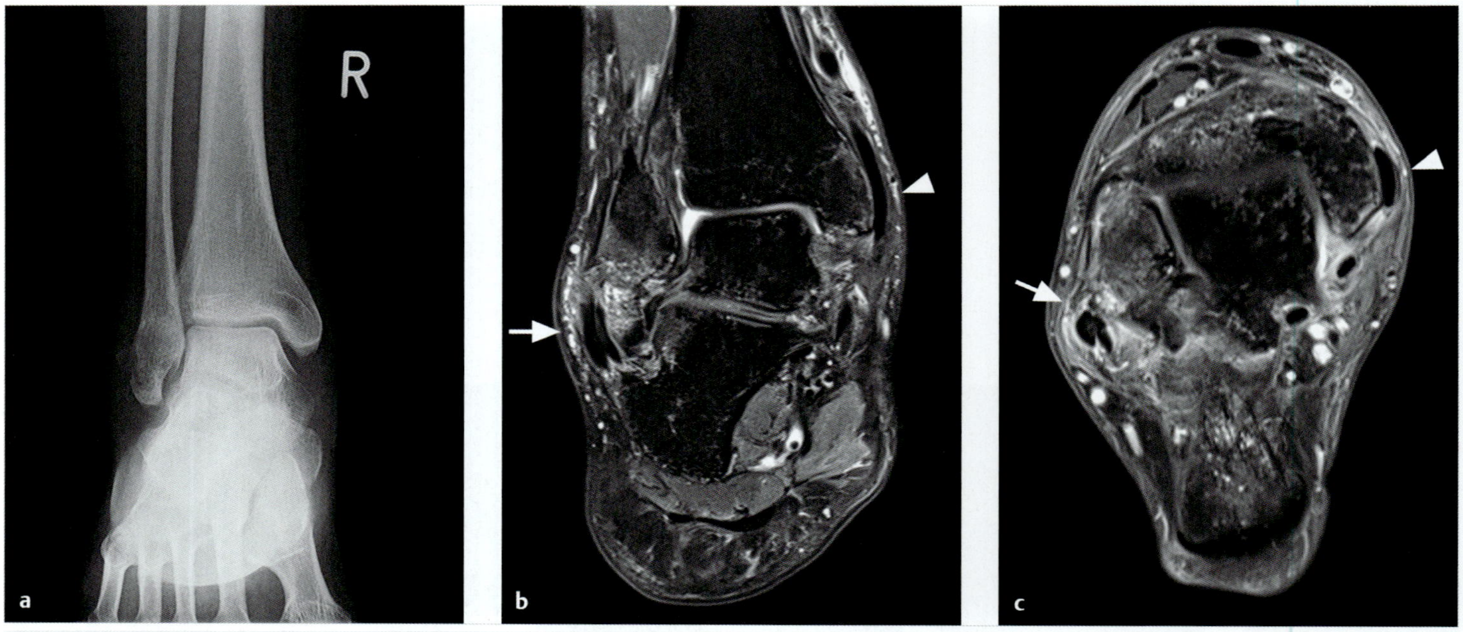

Abb. 3.82 Sprunggelenkfraktur. 38-jähriger Patient mit Weber-A-Fraktur vor 6 Wochen. Nach Ruhigstellung und Wiederbelastung Schmerzen am Innen- und Außenknöchel, floride Fibulafraktur mit Sehnenluxation.
a Röntgenaufnahme des Sprunggelenks a.-p., Unfallbild. Distale Fibulafraktur Typ Weber A.
b Koronare PDw fatsat MRT-Sequenz nach 6 Wochen wegen persistierender Schmerzen. Luxierter Verlauf der kurzen und langen Peronealsehne auf dem noch aktivierten Fibulafragment (Pfeil) sowie luxierte Tibialis-posterior-Sehne auf dem Innenknöchel (Pfeilspitze).
c Schräg axiale T1w fatsat MRT-Sequenz nach Kontrastmittelgabe. Darstellung der luxierten Sehnen mit Ruptur des Peronealsehnenretinakulums, s. auch (S. 285), (Pfeil) sowie der nach anterior luxierten Tibialis-posterior-Sehne (Pfeilspitze). Zusätzlich deutliche Zeichen der Inaktivitäts-osteopenie mit fleckigem Spongiosasignal.

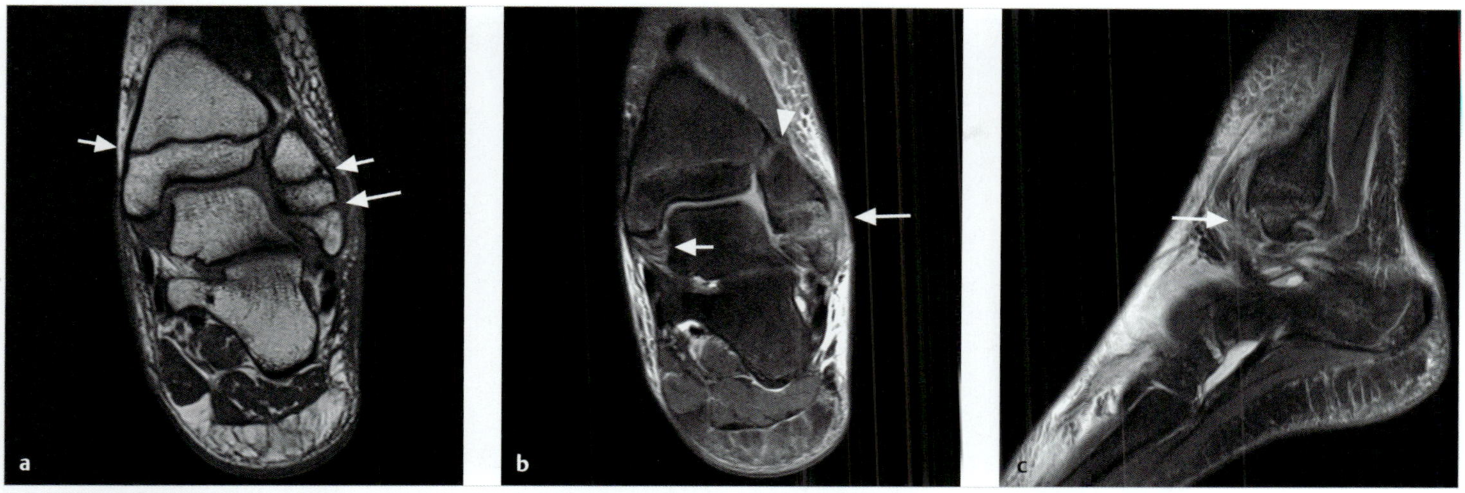

Abb. 3.83 Sprunggelenkfraktur. 13-jährige Patientin mit frischem Sprunggelenktrauma, Weber-A-Fraktur.
a Koronare T 1w MRT-Sequenz. Horizontal verlaufende Fraktur (langer Pfeil) der distalen Fibula unterhalb der Syndesmose, noch nicht geschlossene Epiphysenfugen (kurze Pfeile).
b Koronare PDw fatsat MRT-Sequenz. In den Frakturspalt eingeschlagene Kapselanteile (langer Pfeil), im Anschnitt dargestellte intakte Abschnitte der vorderen Syndesmose (Pfeilspitze), durchgängige tiefe Anteile des Deltabands (kurzer Pfeil).
c Sagittale PDw fatsat MRT-Sequenz. Ausgedehnte Ruptur und Quetschverletzung des Lig. fibulotalare anterius (Pfeil).

Differenzialdiagnose

- Außenbandruptur
- Innenbandruptur
- Peronealsehnenverletzung
- Syndesmosenruptur
- Distorsion des unteren Sprunggelenks

Therapie

Weber-A-Frakturen ohne Dislokation können konservativ im Gips oder Walker behandelt werden. Alle dislozierten Frakturen werden nach den Prinzipien der AO operativ versorgt. Häufig ist auf der konventionellen Aufnahme das Ausmaß der Dislokation nicht in vollem Ausmaß erkennbar, insbesondere bei Beteiligung der Tibiagelenkfläche oder der Syndesmose. Bei Mitbeteiligung der Syndesmose wird zusätzlich zur Osteosynthese eine Syndesmosenstellschraube eingebracht, die nach 6–8 Wochen wieder entfernt wird.

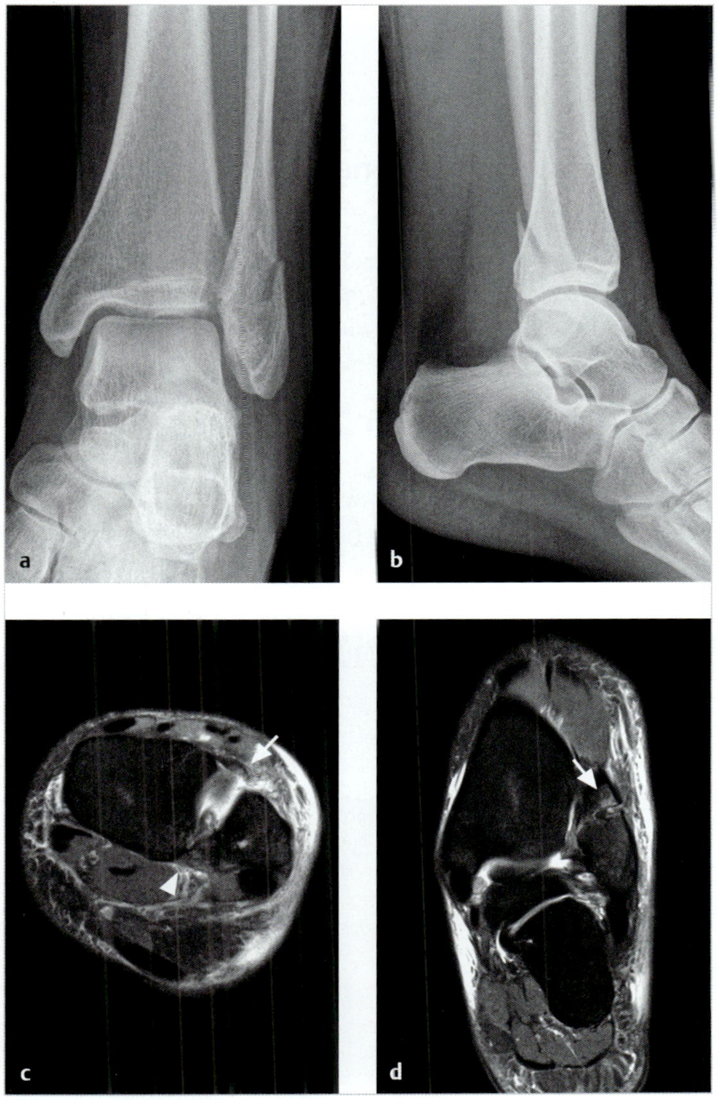

Abb. 3.84 Sprunggelenkfraktur. 40-jährige Patientin, Zustand nach Umknicktrauma mit Hämatom und Schmerzen lateral am oberen Sprunggelenk, Weber-B-Fraktur. ►
a Röntgenaufnahme des oberen Sprunggelenks a.–p. Unfallbild. Distale Fibulafraktur in Höhe der Syndesmose Typ Weber B (AO-Klassifikation 44B1.2; s. ► Abb. 3.77b).
b Röntgenaufnahme des oberen Sprunggelenks seitlich, gleicher Untersuchungszeitpunkt wie **a**.
c Schräg axiale PDw fatsat MRT-Sequenz (Syndesmosenkippung). Instabile Syndesmosenverletzung, Ruptur der vorderen Syndesmose (Pfeil) und der Membrana interossea sowie Einblutungen an der hinteren Syndesmose bzw. Tibiakante (Pfeilspitze).
d Koronare PDw fatsat MRT-Sequenz. In den Frakturspalt eingeschlagenes Periost und Weichteile (Pfeil).

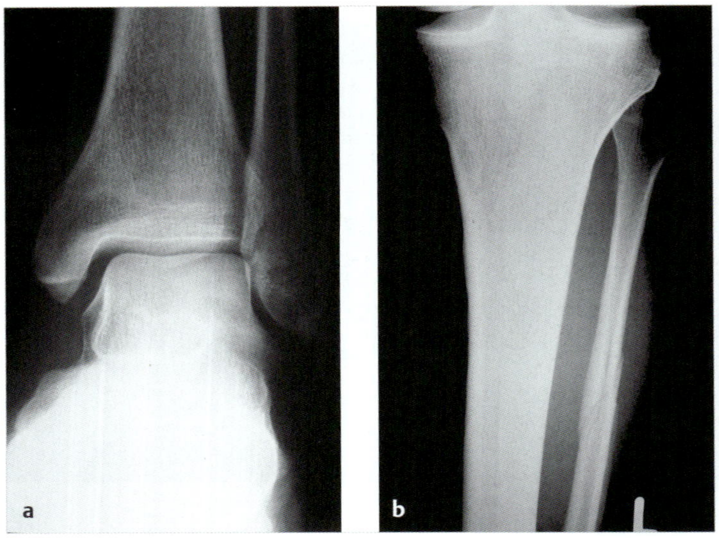

Abb. 3.85 Sprunggelenkfraktur. Maisonneuve-Fraktur.

a In Höhe des Sprunggelenks besteht keine Fraktur, allerdings ist der Gelenkspalt des oberen Sprunggelenks am Innenknöchel bei Ruptur des Deltabands erweitert. Dies weist auf die Ruptur der Syndesmose und die Zerreißung auch der Membrana interossea hin.

b Ergänzende Röntgenaufnahme des Unterschenkels. Die Röntgenaufnahme deckt die proximale Fibulafraktur auf. Die Verletzung entspricht einer hohen Weber-C-Fraktur.

Prognose/Komplikationen

Prognose

Maßgeblich für ein gutes Behandlungsergebnis ist die anatomische Rekonstruktion. Risikofaktoren für limitierte Therapieergebnisse sind Knorpelschäden und eine ausgedehnte, nicht versorgte Instabilität der Syndesmose.

Mögliche Komplikationen

- Konsolidierung in Fehlstellung
- persistierende Instabilität der Syndesmose
- Bewegungsstörung
- Frühartrhrose

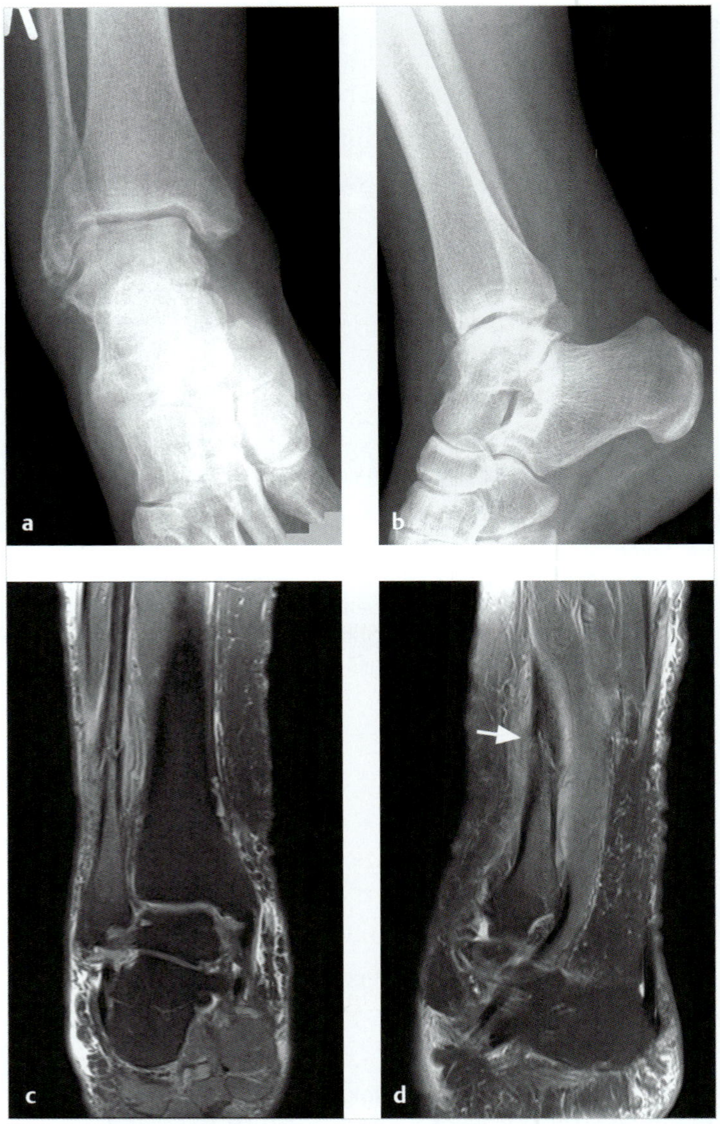

Abb. 3.86 Sprunggelenkfraktur. 54-jährige Patientin mit distaler Fibulafraktur Typ Weber C.

a Röntgenaufnahme des oberen Sprunggelenks a.–p. Fraktur nur im Randbereich fraglich erfasst und nicht eindeutig erkennbar, zusätzlich Überlagerung durch die Seitenmarkierung.

b Röntgenaufnahme des oberen Sprunggelenks seitlich, gleicher Untersuchungszeitpunkt wie **a**.

c Koronare PDw fatsat MRT-Sequenz. Durchführung einer MRT aufgrund persistierender Schmerzen. Darstellung der nicht dislozierten Fibulafraktur Typ Weber C.

d Sagittale PDw fatsat MRT-Sequenz, gleicher Untersuchungszeitpunkt wie **c**. Der Pfeil markiert die Typ-Weber-C-Fraktur.

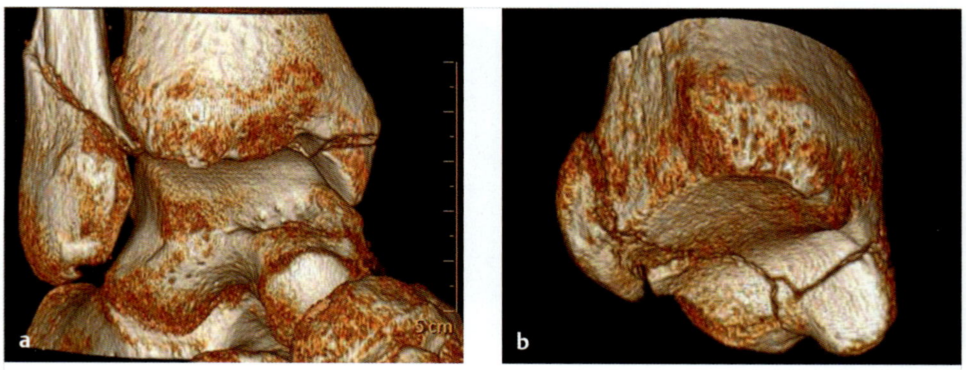

Abb. 3.87 Sprunggelenkfraktur. Trimalleolare Sprunggelenkfraktur.

a 3-D-Volume-Rendering-Rekonstruktion. Fibulafraktur Weber B auf Höhe der Syndesmose und Innenknöchelfraktur.

b Durch eine elektronische Exartikulation und Entfernung der Fibula ist ein Blick auf die tibiale Gelenkfläche des oberen Sprunggelenks möglich, mit Darstellung einer Gelenkstufe an einer hinteren Tibiakantenfraktur. Auch die Innenknöchelfraktur ist gut erkennbar.

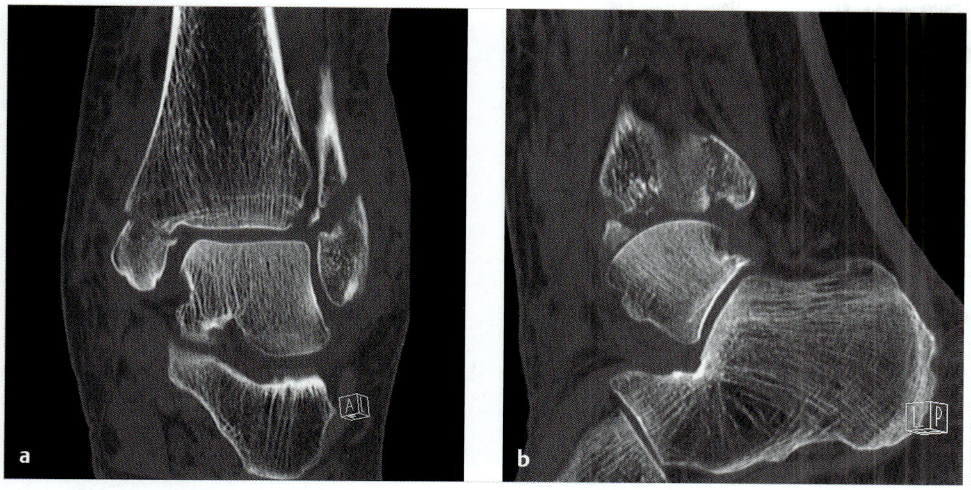

Abb. 3.88 Sprunggelenkfraktur. 64-jährige Patientin mit trimalleolarer Sprunggelenkfraktur. Trimalleolarfraktur mit distaler Fibulafraktur (Typ Weber B), mehrfragmentäre Fraktur des Volkmann-Dreiecks mit Stufenbildung im oberen Sprunggelenk und Innenknöchelfraktur. Therapie: Platten- und Schraubenosteosynthese, Stellschraube und Syndesmosennaht.

- **a** CT des oberen Sprunggelenks, koronare Rekonstruktion.
- **b** CT des oberen Sprunggelenks, sagittale Rekonstruktion.

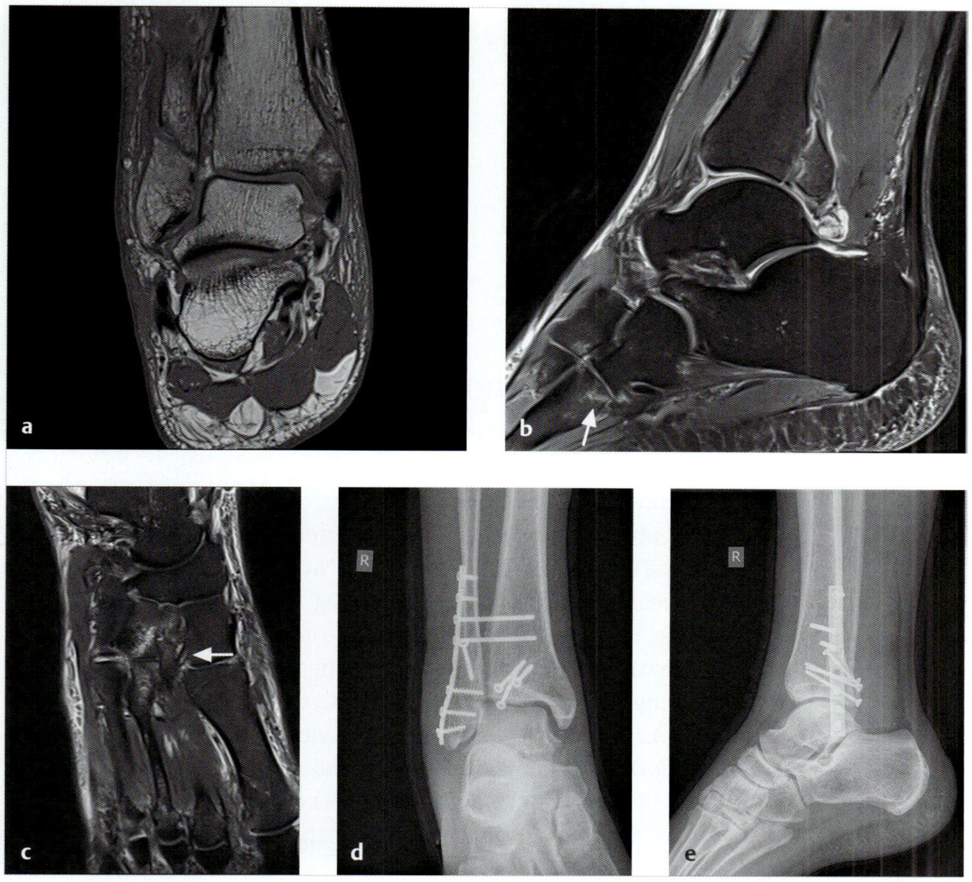

Abb. 3.89 Sprunggelenkfraktur. 48-jähriger Patient mit trimalleolarer Sprunggelenkfraktur.

- **a** Koronare T1w MRT-Sequenz. Fraktur der distalen Fibula in Höhe der Syndesmose mit leichter Aufweitung der Malleolengabel sowie nicht dislozierte Frakturen des Innenknöchels.
- **b** Sagittale PDw fatsat MRT-Sequenz. Fraktur am Volkmann-Dreieck mit Stufenbildung. Zusätzlich fällt eine Spongiosafraktur an der Basis von Metatarsale V (Pfeil) auf, mit Verdacht auf Verletzung der Lisfranc-Gelenklinie.
- **c** Koronare STIR-MRT-Sequenz des Mittelfußes. Lisfranc-Verletzung mit spongiösen Frakturen u. a. der Gelenkpartner des tarsometatarsalen Gelenks III, intaktes Lisfranc-Ligament (Pfeil).
- **d** Postoperative Röntgenaufnahme des oberen Sprunggelenks a.–p.
- **e** Postoperative Röntgenaufnahme des oberen Sprunggelenks seitlich, gleicher Untersuchungszeitpunkt wie **d**.

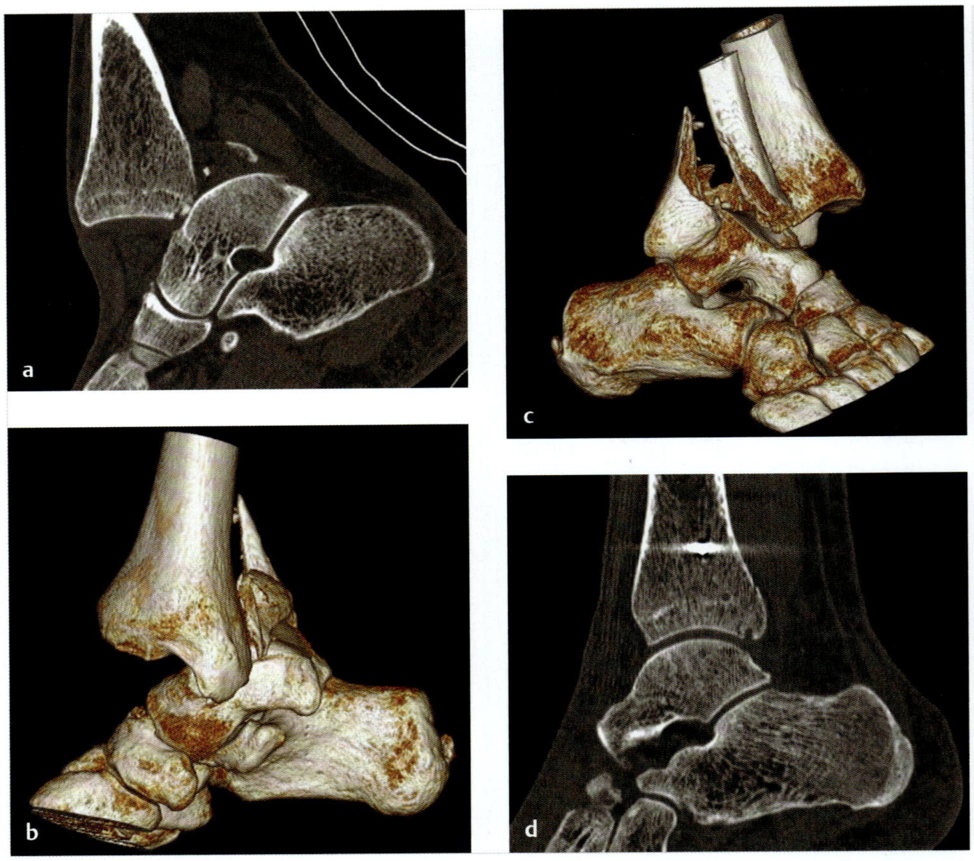

Abb. 3.90 Sprunggelenkfraktur. 61-jährige Patientin mit Luxationsfraktur des oberen Sprunggelenks. Notfalluntersuchung bei zunehmender Parästhesie, präoperative CT vor offener Reposition im Operationssaal. Bei Sehneninterposition war eine Reposition im Schockraum nicht möglich.

a Präoperative CT des oberen Sprunggelenks mit sagittaler Rekonstruktion. Luxationsfraktur im oberen Sprunggelenk mit vollständiger dorsaler Luxation des Rückfußes und Absprengung des Volkmann-Dreiecks.

b Präoperative 3-D-CT des oberen Sprunggelenks mit Volume-Rendering-Rekonstruktion. Ansicht von medial.

c Präoperative 3-D-CT des oberen Sprunggelenks mit Volume-Rendering-Rekonstruktion, Ansicht von lateral.

d CT des oberen Sprunggelenks mit sagittaler Rekonstruktion, postoperative Kontrolle. Adaptiertes Fragment und regelrechte Gelenkstellung.

Pilon-tibiale-Fraktur

Definition

Das Pilon tibiale ist die distale Tibia (franz.: „Stampfer"), deren Frakturen nach vertikaler Kompression – meist mit Gelenkbeteiligung – als „Pilon-tibiale-Frakturen" bezeichnet werden.

Symptome

- Oft erhebliche Weichteilschwellung mit Spannungsblasen
- Schmerzen
- aufgehobene Belastbarkeit des Fußes
- Fehlstellung des Sprunggelenks

Prädisponierende Faktoren

- Sturz aus großer Höhe
- Rasanztraumen

Anatomie/Pathologie

An der distalen metaphysären bzw. epiphysären Tibia kommen extra- und intraartikuläre Frakturen vor. Die Klassifikation erfolgt entsprechend AO (43; ► Abb. 3.91):

- *A43A-Frakturen:* Als Typ-A-Frakturen der distalen metaphysären Tibia werden extraartikuläre Nichttrümmerfrakturen bezeichnet. Die Frakturen sind schräg, transversal oder spiralförmig, die Fibula ist intakt oder frakturiert (43A1). Metaphysäre Frakturen mit Keil bilden die Gruppe 43A2; mehrfragmentäre, komplexe, extraartikuläre metaphysäre Frakturen werden als 43A3-Frakturen klassifiziert, die wie die 43A2-Frakturen eine diaphysäre Extension aufweisen können.
- *A43B-Frakturen:* Spaltfrakturen der distalen Tibia ohne (43B1) und mit Depression der Gelenkfläche (43B2 und 43B3) bilden die Gruppe B. Jede der Spaltfrakturen kann nach dem Frakturverlauf in frontaler oder sagittaler Ebene unterteilt werden und danach, ob mehrere Fragmente vorliegen. Während bei B1-Frakturen die Gelenkfläche nicht imprimiert oder desintegriert ist, ist dies bei B2- und B3-Frakturen schon der Fall.
- *A43C-Frakturen:* Bei Typ-B-Spaltbrüchen weist noch ein Anteil des Gelenksockels knöcherne Verbindung zur distalen Tibia auf. Diese Verbindung des Gelenksockels besteht bei Typ-C-Frakturen nicht und der Sockel ist in 2 Teile zerbrochen. Das Ausmaß der Fragmentation bzw. Desintegration und die Anzahl der metaphysären Fragmente nehmen in aufsteigender Klassifikation zu.

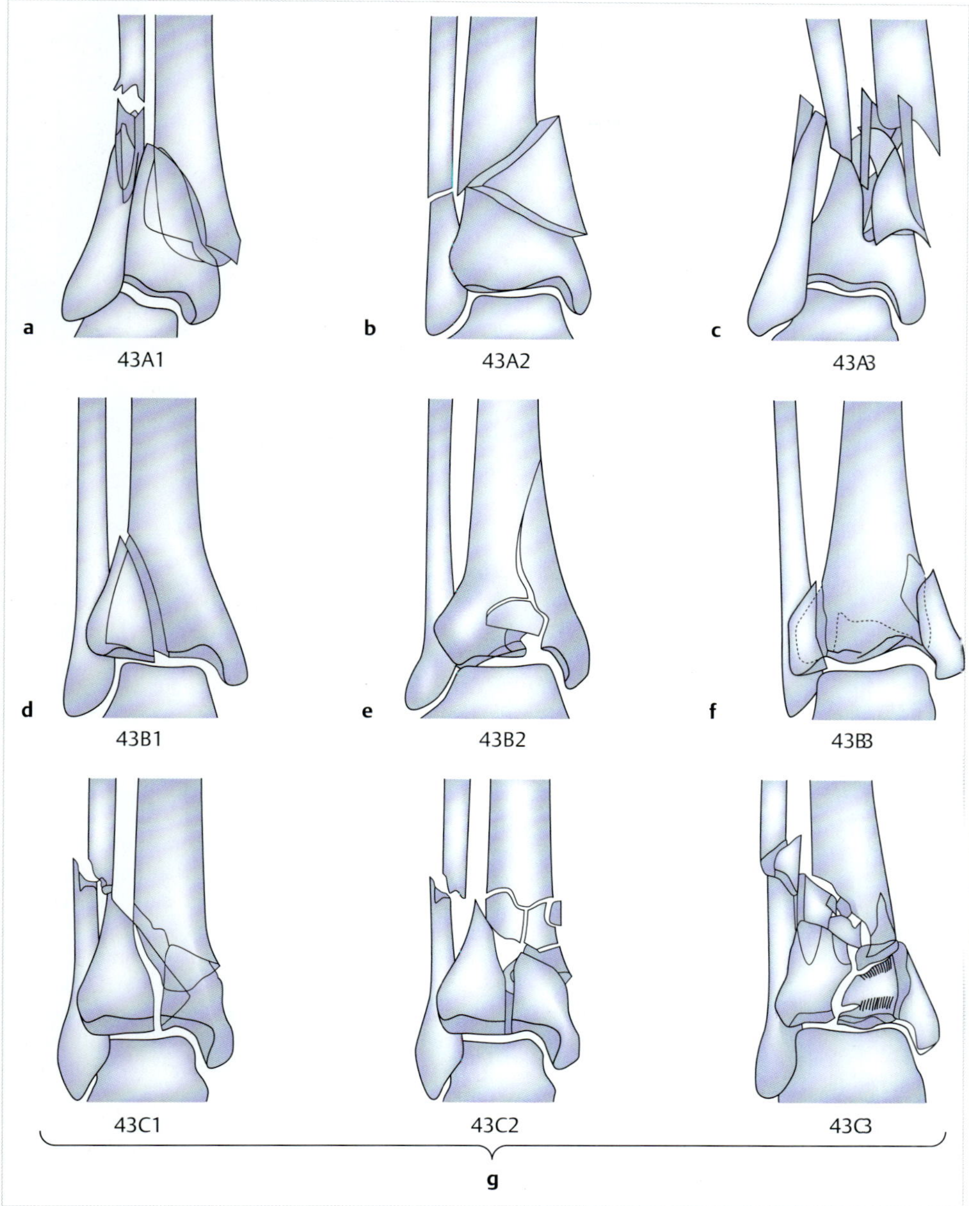

Abb. 3.91 AO-Klassifikation der Frakturen der distalen Tibia: 43A- bis 43C-Verletzungen.
a Extraartikuläre Frakturen ohne Trümmerbildung; Frakturen schräg, transversal oder spiralförmig, Fibula intakt oder frakturiert.
b Mit Keilbildung.
c Mit Mehrfragmentbildung.
d Spaltfrakturen der distalen Tibia ohne Depression der Gelenkfläche.
e Spaltfrakturen der distalen Tibia mit Depression der Gelenkfläche.
f Spaltfrakturen der distalen Tibia mit Depression der Gelenkfläche und Mehrfragmentbildung.
g Keine Verbindung des Gelenksockels mit der distalen Tibia; der Sockel ist in 2 Teile zerbrochen. Das Ausmaß der Fragmentation bzw. Desintegration und die Anzahl der metaphysären Fragmente nehmen in aufsteigender Klassifikation zu.

Bildgebung

Ultraschall

Der Einsatz der Sonografie ist bei Pilon-tibiale-Frakturen nicht sinnvoll.

Röntgen

Das obere Sprunggelenk mit Unterschenkel wird in 2 Ebenen aufgenommen. Gegebenenfalls können ergänzend 45°-Schrägaufnahmen hilfreich sein. Bei jeder Gelenkbeteiligung oder bei Verdacht darauf ist die Durchführung einer CT erforderlich.

Computertomografie

Bei jeder Gelenkbeteiligung oder bei Verdacht darauf wird eine CT mit hochauflösender Schichtung (maximal 0,5 mm Schichtdicke) mit überlappender Rekonstruktion und multiplanarer Reformation durchgeführt. Die CT ist entscheidend zur Operationsplanung. Postoperativ sollte bei Verdacht auf Fehlstellung oder Gelenkstufe eine CT erfolgen. Auch kann die Position der Syndesmose häufig erst im CT-Bild abschließend beurteilt werden.

Magnetresonanztomografie

Eine MRT ist zur Abklärung einer Pilon-tibiale-Fraktur in der Regel nicht nötig.

Empfehlung zur Bildgebung

Methoden der Wahl: Röntgen, CT.

Bildbeispiele

Verschiedene Pilon-tibiale-Frakturen sind in ▶ Abb. 3.92, ▶ Abb. 3.93, ▶ Abb. 3.94 und ▶ Abb. 3.95 dargestellt.

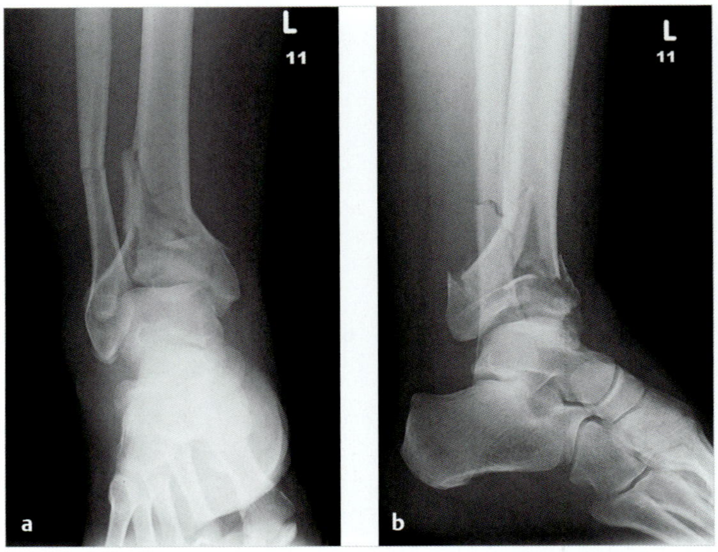

Abb. 3.92 Pilon-tibiale-Fraktur.
a Pilon-tibiale-Fraktur mit Trennung des Gelenksockels der distalen Tibia vom Tibiaschaft mit metaphysärer Trümmerzone, Desintegration der Gelenkfläche und Fibulafraktur.
b Die Desintegration der Gelenkfläche ist besonders auf der seitlichen Röntgenaufnahme zu erkennen.

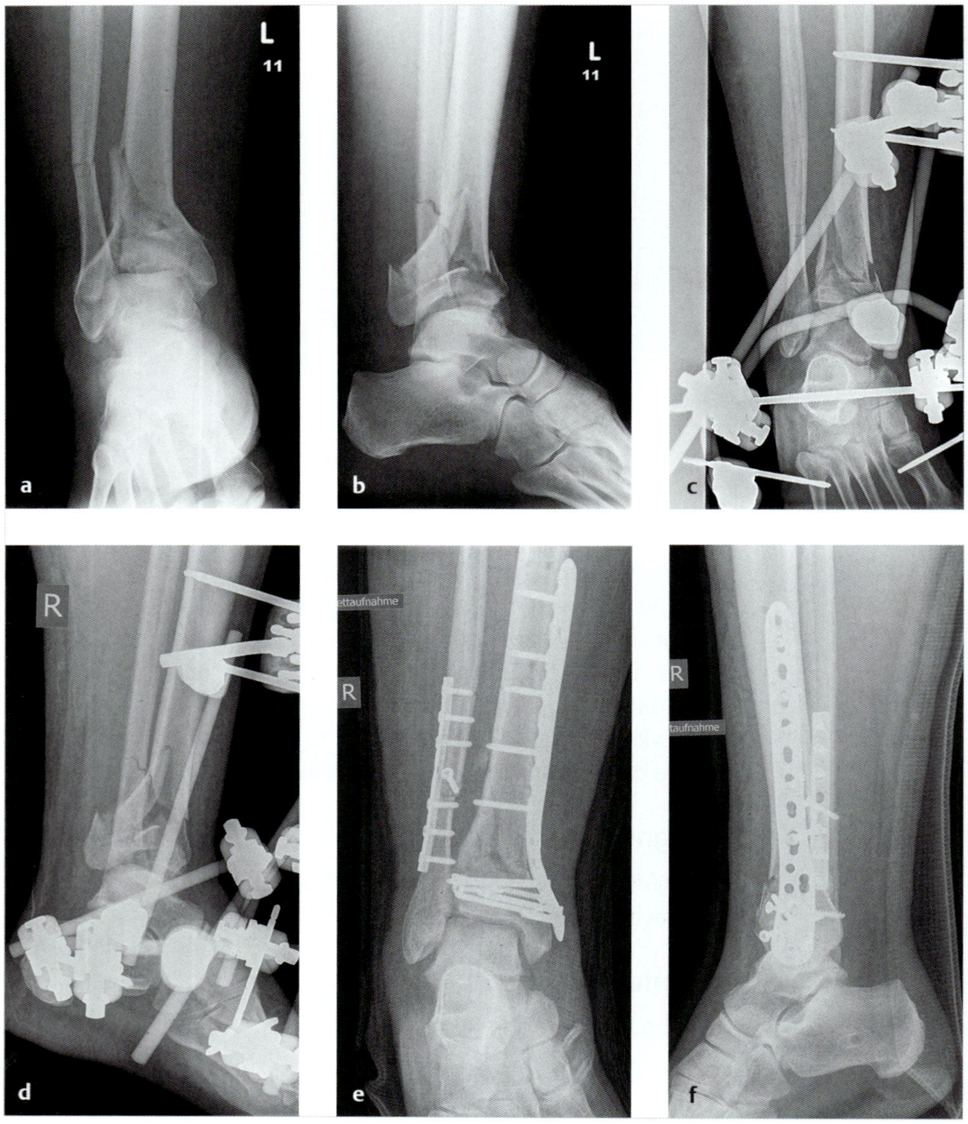

Abb. 3.93 Pilon-tibiale-Fraktur. Aufgrund des Weichteilschadens primäre Versorgung mit Fixateur externe. Allerdings ist eine unzureichende Reposition erkennbar.
a Posttraumatische Röntgenaufnahme a.-p. Mehrfragmentfraktur (AO43C 3.3). Es bestehen keine Verbindungen zwischen der Gelenkfläche und dem proximalen Fragment.
b Posttraumatische Röntgenaufnahme seitlich, gleicher Untersuchungszeitpunkt wie **a**.
c Röntgenaufnahme a.-p. Bei kritischen Weichteilen erfolgte die Primärversorgung durch einen Fixateur externe.
d Röntgenaufnahme seitlich, gleicher Untersuchungszeitpunkt wie **c**.
e Röntgenaufnahme a.-p. Die finale Versorgung wurde mithilfe einer medial angebrachten, winkelstabilen Platte realisiert sowie mit einer klassischen Osteosynthese der Fibula mit Drittelrohrplatte und interfragmentärer Kompressionsschraube.
f Röntgenaufnahme seitlich, gleicher Untersuchungszeitpunkt wie **e**.

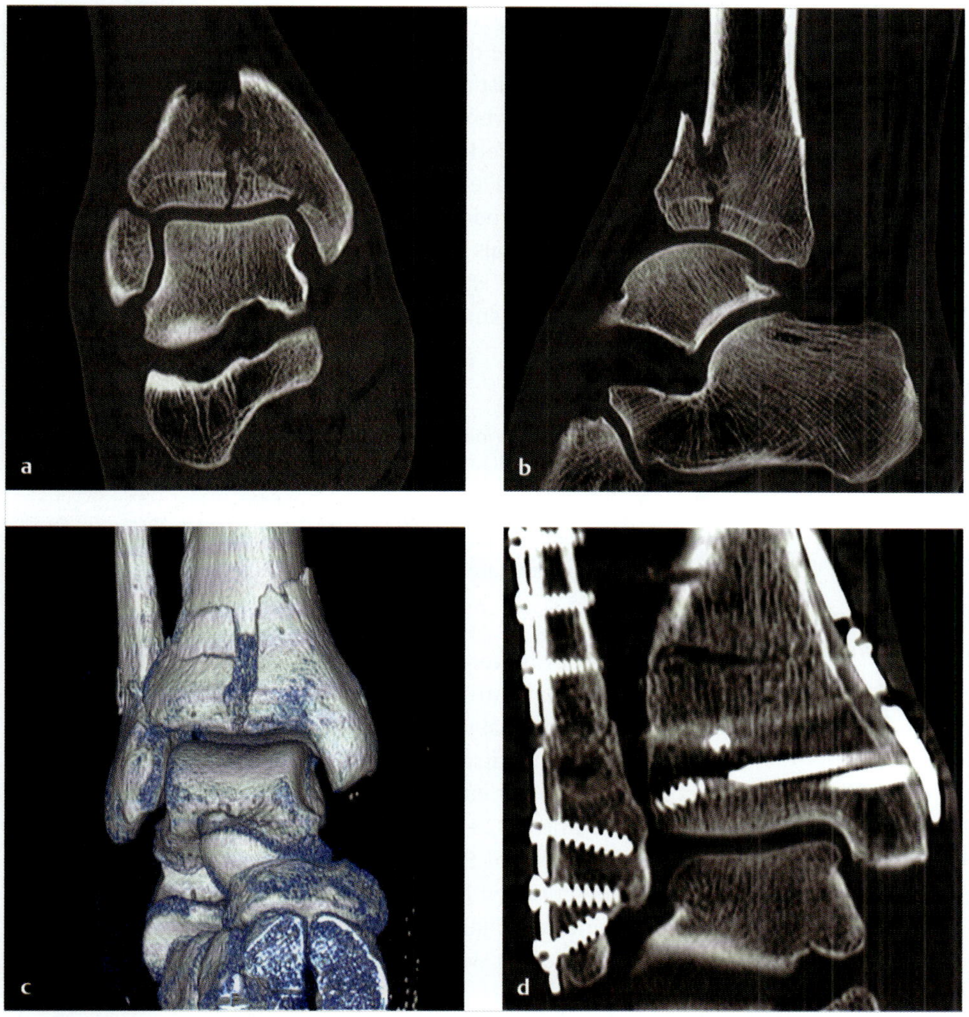

Abb. 3.94 Pilon-tibiale-Fraktur. 46-jähriger Patient mit Pilon-tibiale-Fraktur. Beurteilung der Fragmente und präoperative Planung. Intraartikulär verlaufende Spaltfraktur durch den Gelenksockel epiphysär und metaphysär (Pilon-tibiale-Fraktur AO-Klassifikation A43C1). Der Gelenksockel ist in 2 Teile zerbrochen, mit Einstauchung des Schaftes.

- **a** 3-D-CT des oberen Sprunggelenks mit koronarer Rekonstruktion.
- **b** 3-D-CT des oberen Sprunggelenks mit sagittaler Rekonstruktion, gleicher Untersuchungszeitpunkt wie **a**.
- **c** 3-D-CT des oberen Sprunggelenks mit Volume Rendering, gleicher Untersuchungszeitpunkt wie **a**.
- **d** Koronare CT des oberen Sprunggelenks, postoperative Stellungskontrolle.

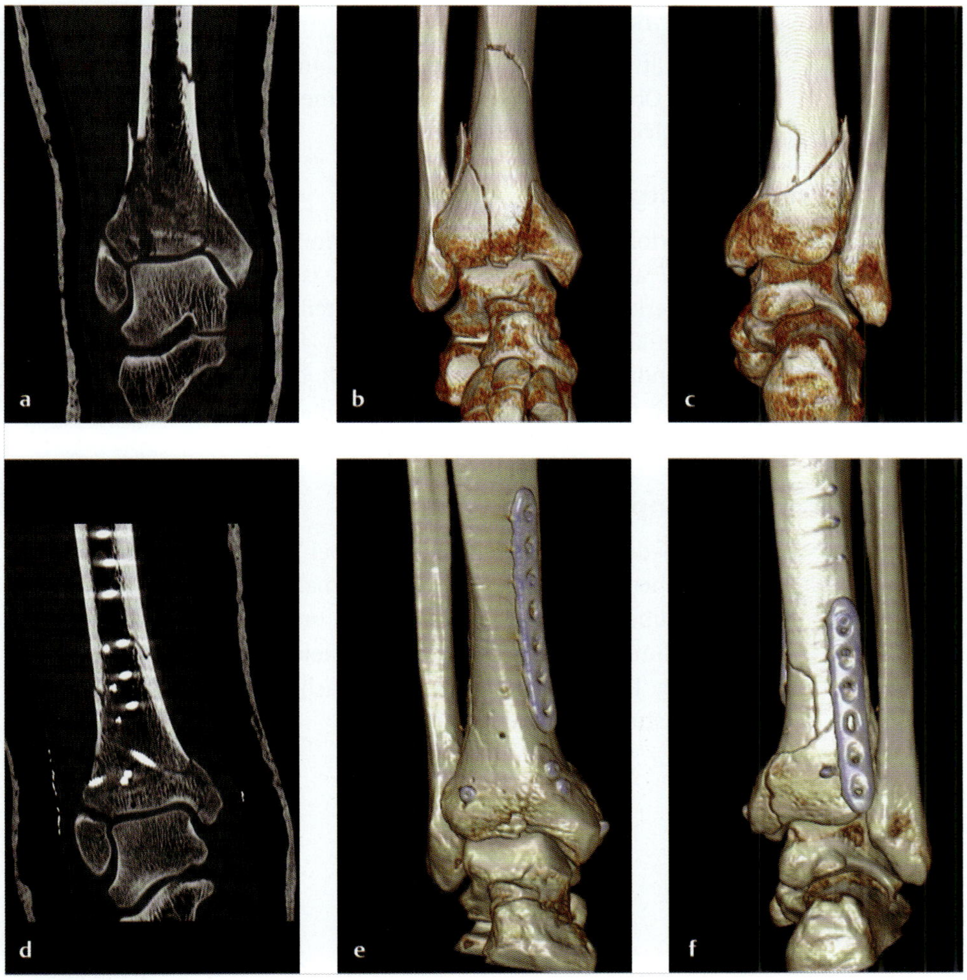

Abb. 3.95 Pilon-tibiale-Fraktur. 49-jähriger Patient, akutes Trauma beim Skifahren.

- **a** Präoperative 3-D-CT des oberen Sprunggelenks. Pilon-tibiale-Fraktur mit meta- und epiphysärem Frakturverlauf und intraartikulärer Beteiligung.
- **b** Präoperative 3-D-CT, Ansicht von vorn. Darstellung der intraartikulären distalen Tibiafraktur.
- **c** Präoperative 3-D-CT, Ansicht von posterior. Absprengung der posterioren Tibia.
- **d** Postoperative 3-D-CT des oberen Sprunggelenks. Osteosynthetische Versorgung der Pilon-tibiale-Fraktur mit adaptierten Frakturspalten. Nach Rekonstruktion des Gelenkblocks Rekonstruktion der proximalen Anteile der Fraktur durch Verbindung mittels Plattenosteosynthese des Gelenkblocks mit der Tibia.
- **e** Postoperative 3-D-CT, Ansicht von anterior. Osteosyntheseplatte und Spongiosaschrauben.
- **f** Postoperative 3-D-CT, Ansicht von posterior. Posterolateral eingebrachte Osteosyntheseplatte.

Differenzialdiagnose

- Schwere Kapsel-Band-Verletzung
- Fraktur der Fibula
- Fraktur des medialen Malleolus
- osteochondrale Verletzung
- Talusfraktur

Therapie

- Offene Rekonstruktion mit Osteosynthese, sobald die Weichteile dies erlauben
- Operation, bei Bedarf arthroskopisch assistiert
- bei Weichteilschäden Grad II und III temporäre Stabilisierung mit Fixateur externe möglich

Prognose/Komplikationen

Prognose

Die Prognose hängt vom Ausmaß der Zerstörung der Gelenkfläche, der Möglichkeit der anatomischen Rekonstruktion und den begleitenden Weichteilverletzungen ab.

Mögliche Komplikationen

- Wundheilungsstörung aufgrund von Weichteilverletzung und/oder Gewebeischämie bei starker Schwellung
- schwierige Rekonstruktion bei Mehrfragmentfrakturen, da die Gelenkfläche schlecht einzusehen ist
- verzögerte Knochenheilung
- Pseudarthrose
- Früharthrose
- Konsolidierung in Achsfehlstellung

Hintere Tibiakantenfraktur

Definition

Die Fraktur der hinteren Tibiakante wird auch als „Volkmann-Dreieck" bezeichnet. Sie entspricht einer Abrissfraktur der hinteren Syndesmose. Diese ist ligamentär so kräftig, dass sie nicht rupturiert, sondern knöchern ausreißt. Die Fraktur der hinteren Tibiakante gehört zu den Frakturen des oberen Sprunggelenks (S. 134) und tritt nur selten isoliert auf.

Symptome

- Schwellung
- Schmerzen
- reduzierte Belastbarkeit des Beines

Prädisponierende Faktoren

- Fibulafraktur
- Ruptur der vorderen Syndesmose

Anatomie/Pathologie

Durch eine Translation des Talus nach dorsal und kranial kommt es zu einer Fraktur der hinteren Tibiakante. Diese Verletzung entspricht einem knöchernen Ausriss des dorsalen Syndesmosenbands.

Eine Fraktur der hinteren Tibiakante verringert die Stabilität und begünstigt eine dorsale Subluxation des Talus. Jede Stufenbildung im Gelenk ist als Präarthrose aufzufassen und sollte operativ angegangen werden. Eine Fraktur der hinteren Tibiakante kann als isolierte Verletzung auftreten. Viel häufiger kommt sie jedoch im Rahmen einer Fraktur der Fibula oder des oberen Sprunggelenks vor oder in Kombination zusätzlich mit einer Innenknöchelfraktur als sog. trimalleolare Fraktur. Eine Fraktur der hinteren Tibiakante ist häufig vergesellschaftet mit einer Ruptur der vorderen Syndesmose.

> **M!**
>
> **Merke**
>
> Deckt ein Röntgenbild, ein CT oder ein MRT eine hintere Tibiakantenfraktur auf, muss eine Ruptur der vorderen Syndesmose ausgeschlossen bzw. nachgewiesen werden. Denn es kann eine Instabilität der Malleolengabel mit dem Erfordernis der operativen Stabilisierung bestehen.

Die Fraktur der hinteren Tibiakante wird nach Richard von Volkmann als „Volkmann-Dreieck" bezeichnet, eine Namensgebung, die sich international verbreitet hat. Es wird allerdings angezweifelt, ob Volkmann tatsächlich eine solche Fraktur beschrieben hat oder nicht doch nur eine andere Fraktur an der Tibia. Es soll Henry Earle im Jahre 1823 gewesen sein, der als Erster detailliert eine Luxationsfraktur am Sprunggelenk mit Fraktur der hinteren Tibiakante beschrieben hat. Daher sollte heute die Verletzung besser als „hintere Tibiakantenfraktur" und nicht als „Volkmann-Dreieck" bezeichnet werden.

Bildgebung

Ultraschall

Im Ultraschall sind eine Unterbrechung der echogenen knöchernen Oberfläche sowie eine echoarme Verbreiterung des Periosts durch ein Hämatom feststellbar.

Röntgen

Es erfolgt eine Aufnahme des oberen Sprunggelenks in 2 Ebenen. Die Fraktur der hinteren Tibiakante ist auf der seitlichen Aufnahme erkennbar. Wichtig ist der Anteil, den das Fragment an der Gelenkfläche der distalen Tibia hat; ab 25 % besteht eine Operationsindikation. Dabei werden auch kleinere Fragmente zunehmend operativ versorgt. Dies gilt insbesondere, wenn das Fragment einen Überstand in das Gelenk aufweist.

Computertomografie

Bei jeder Gelenkbeteiligung oder bei Verdacht darauf ist eine CT mit hochauflösender Schichtung (maximal 0,5 mm Schichtdicke) mit überlappender Rekonstruktion und multiplanarer Reformation durchzuführen. Die CT ist entscheidend für die Operationsplanung. Postoperativ sollte bei Verdacht auf Fehlstellung oder Gelenkstufe eine CT erfolgen.

Magnetresonanztomografie

Die MRT kann auch nicht dislozierte Frakturen der hinteren Tibiakante aufdecken. Diese sind häufig röntgenokkult. Es muss dann eine Ruptur der vorderen Syndesmose ausgeschlossen bzw. nachgewiesen werden.

Empfehlung zur Bildgebung

Methoden der Wahl: Röntgen, CT, MRT.

Bildbeispiele

Bildgebende Befunde von hinteren Tibiakantenfrakturen zeigen ▶ Abb. 3.96, ▶ Abb. 3.97 und ▶ Abb. 3.98.

Differenzialdiagnose

- Pilonfraktur
- Fibulafraktur
- Innenknöchelfraktur
- Talusfraktur

Therapie

- Bei Dislokation offene Reposition und Osteosynthese mit Schrauben
- alternativ Anit-Glide-Platte nach AO
- je nach Lokalisation Zugang von medial, lateral oder dorsal

3

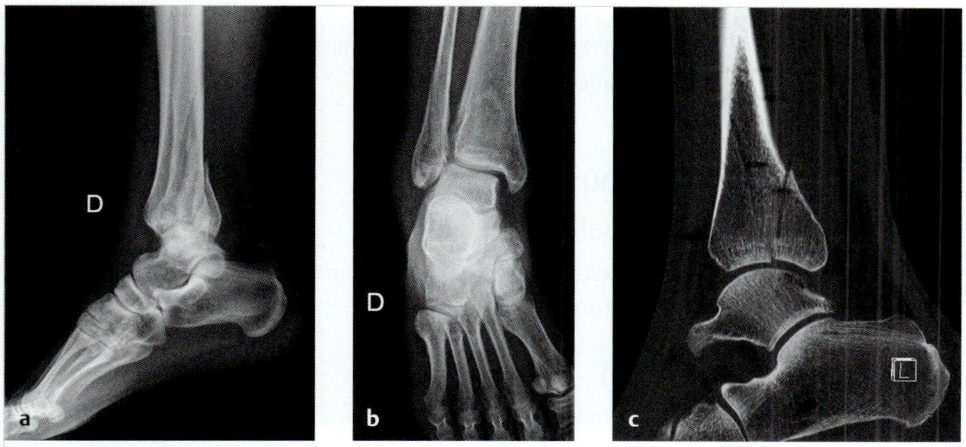

Abb. 3.96 Hintere Tibiakantenfraktur. Der Ausbruch der dorsalen Tibiakante wird als „Volkmann-Fraktur" bezeichnet. Häufig ist dies eine Komponente einer Sprunggelenkfraktur.

a Röntgenaufnahme seitlich. Die dorsale Frakturlinie in der Seitaufnahme kann als Anteil der Fibulafraktur fehlinterpretiert werden. Die Volkmann-Fraktur führt zu einer Destabilisierung der Syndesmose, da am Fragment die hinteren Syndesmosenbänder inserieren.

b Röntgenaufnahme a.-p. Aufgeweiteter Syndesmosenspalt sowie verbreiterter Gelenkspalt am Innenknöchel.

c CT. Die Darstellung mit der höchsten Präzision gelingt mithilfe der CT.

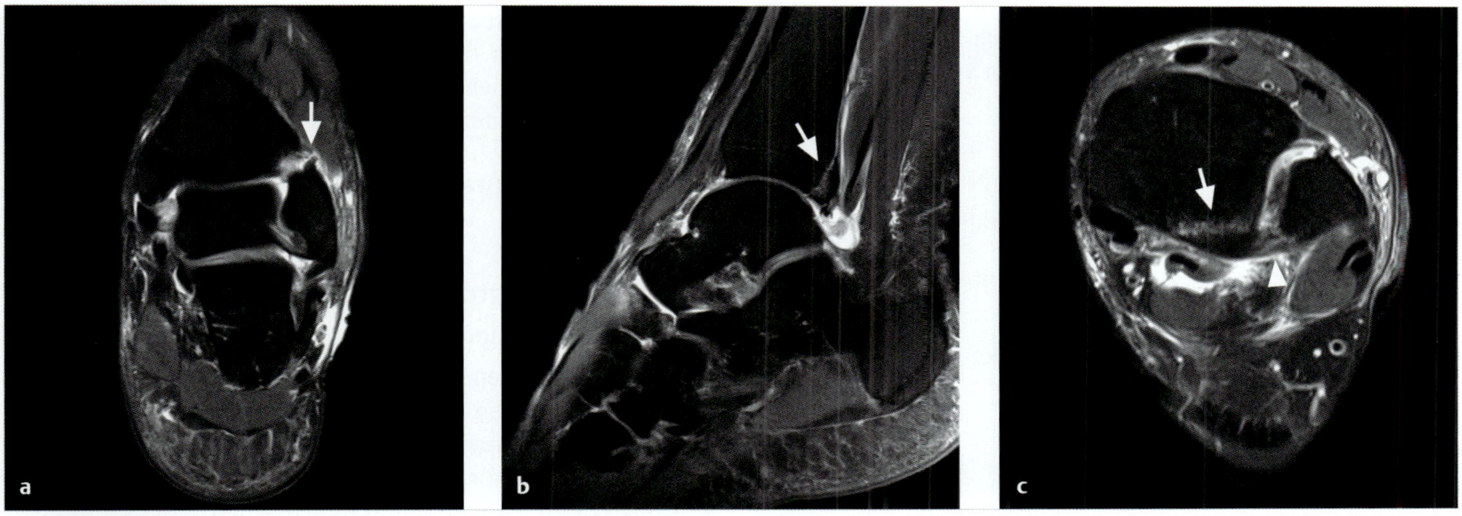

Abb. 3.97 Hintere Tibiakantenfraktur. 36-jähriger Patient, Zustand nach Torsionstrauma vor 3 Tagen, lateraler Sprunggelenkschmerz. Syndesmosenruptur mit Fraktur der hinteren Tibiakante.

Anmerkung: Die hintere Syndesmose rupturiert in aller Regel nicht weichteilig, sondern reißt knöchern an der posterioren Tibiakante aus. Bei Distorsionstraumen sollte eine Fraktur der posterioren Tibiakante (Ruptur der hinteren Syndesmose) ausgeschlossen werden, die sich mitunter auch nur in einer zarten vertikalen Fissur zeigen kann. Siehe dazu auch beim Syndesmosenbandkomplex (S. 105).

a Koronare PDw fatsat MRT-Sequenz. Vollständige Ruptur der vorderen Syndesmose (Pfeil).

b Sagittale PDw fatsat MRT-Sequenz. Knöcherner Ausriss der hinteren Syndesmose mit vertikalem Frakturverlauf am Volkmann-Dreieck ohne größere Stufenbildung (Pfeil).

c Schräg axiale PDw fatsat MRT-Sequenz. Darstellung der eingebluteten posterioren Syndesmose (Pfeilspitze) mit vertikaler Fraktur an der posterioren Tibiakante ohne Dislokation (Pfeil).

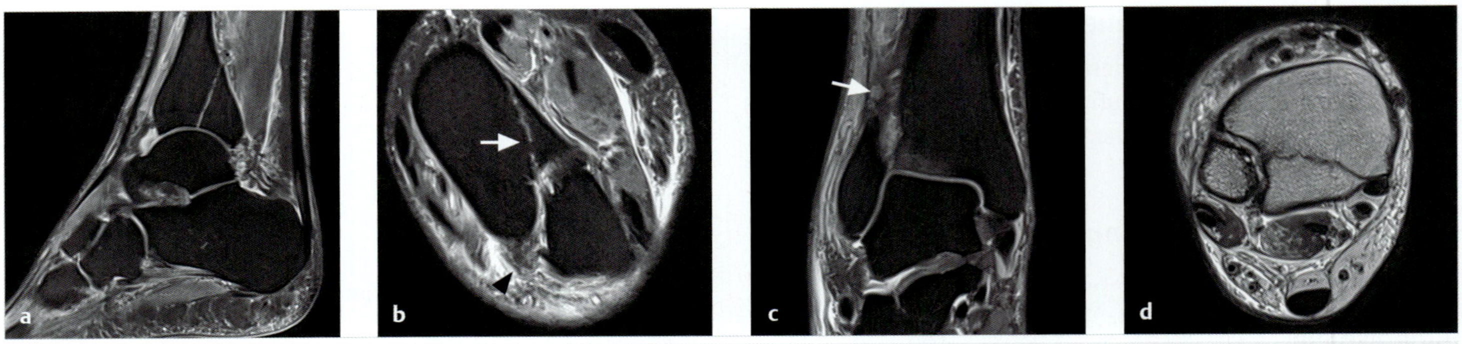

Abb. 3.98 Hintere Tibiakantenfraktur. 69-jähriger Patient mit Fraktur der hinteren Tibiakante.
a Sagittale PDw fatsat MRT-Sequenz. Fraktur der hinteren Tibiakante rechts ohne wesentliche Dislokation oder Stufenbildung.
b Schräg axiale PDw fatsat MRT-Sequenz (Syndesmosenkippung). Vollständige Ruptur der vorderen Syndesmose (Pfeilspitze), Einblutung entlang der Membrana interossea, knöcherner Ausriss der hinteren Syndesmose (Pfeil).
c Koronare PDw fatsat MRT-Sequenz. Bei Ruptur aller Anteile des Syndesmosenbandkomplexes Verletzung des Lig. tibiofibulare interosseum (Pfeil).
d Axiale T2w MRT-Sequenz. In der T2w Sequenz lassen sich Frakturen am Volkmann-Dreieck am besten erkennen. Auch zarte Knochenfissuren zeigen eine signalarme Linienbildung durch die hintere Tibiakante.

Prognose/Komplikationen

Bei Konsolidierung in Fehlstellung bzw. bei persistierender Stufe im Gelenk kann es zur Frühintrathrose kommen. Frakturen des oberen Sprunggelenks mit hinterer Tibiakantenfraktur führen signifikant häufiger in eine Sprunggelenkarthrose als solche ohne.

Maisonneuve-Fraktur

Definition

Unter einer Maisonneuve-Fraktur versteht man eine hohe Fibulafraktur mit Zerreißung der Syndesmosenbänder und langstreckiger Ruptur der Membrana interossea. Die Maisonneuve-Fraktur ist eine Sprunggelenkfraktur und wird nach AO als A44C 3.1 bis A44C 3.3 klassifiziert. Sie ist auch unter den Sprunggelenkfrakturen (S. 134) beschrieben.

Symptome

- Schmerzen vom Sprunggelenk bis nach kranial in den Frakturbereich
- Druckschmerz über der Fibula
- Hämatom
- reduzierte Belastbarkeit des Sprunggelenks

Prädisponierende Faktoren

Pronationsverletzung am Sprunggelenk.

Anatomie/Pathologie

Bei Frakturen der Fibula ist das direkte Anpralltrauma als Ursache von der Maisonneuve-Fraktur abzugrenzen. Beim Anpralltrauma sind die Bandstrukturen der Syndesmose intakt und es liegt keine Verletzung des Sprunggelenks vor. Bei der Maisonneuve-Fraktur sind dagegen immer gleichzeitig eine vollständige Ruptur der Syndesmosenbänder und eine Ruptur der Membrana interossea vorhanden. Die Fibula kann nach kranial disloziert sein (relative Verkürzung) und die Integrität des Sprunggelenks ist gestört.

Bildgebung

Ultraschall

Die Sonografie deckt ein Hämatom über der Syndesmose sowie ein Hämatom am Innenband auf.

Röntgen

Es werden Röntgenaufnahmen des oberen Sprunggelenks in 2 Ebenen sowie des gesamten Unterschenkels in 2 Ebenen durchgeführt. Im Falle einer ligamentären Zerreißung am Sprunggelenk mit Ruptur der Syndesmose und des Deltabands medial kann die Verletzung am oberen Sprunggelenk übersehen werden. Daher muss bei Verdacht immer die Abklärung der proximalen Fibula erfolgen, um nicht eine Maisonneuve-Fraktur zu übersehen, die eine erhebliche, instabile Verletzung für das obere Sprunggelenk bedeutet.

Computertomografie

Nicht erforderlich.

Magnetresonanztomografie

Antworten im Befund

- Ruptur der vorderen Syndesmose
- Fraktur der hinteren Tibiakante
- Kongruenz des Sprunggelenks, insbesondere laterale Taluswange zur Fibula (Verkürzung)
- Gelenkstellung, laterale Subluxation des Talus
- Verletzungen des Deltabands

Spezielle Aspekte der postoperativen MRT:
- Stellung der Fraktur, insbesondere Kippung der Gelenkflächen des medialen und lateralen Malleolus
- Stellung des Talus in der Malleolengabel
- Lage des Osteosynthesematerials
- Stufen im Gelenk
- Beschreibung der Stellung (die Wertung einer Restfehlstellung ist von vielen Faktoren wie Art und Ausmaß der Verletzung, Knochenqualität, Begleiterkrankungen, Weichteilsituation usw. abhängig)

Untersuchungstechnik

- *Traumastandarduntersuchung:* hochauflösende Mehrkanalspule; keine Kontrastmittelgabe nötig
- *Sequenztechnik:*
  - T 1w koronar, parallel zur queren Achse des oberen Sprunggelenks, ausgerichtet am Talus und an den Malleolen
  - PDw fatsat sagittal und koronar
  - T 2w axial gekippt, parallel zum Verlauf des Lig. fibulotalare anterius
  - PDw fatsat schräg axial (dünnschichtig 2,0–2,5 mm, Syndesmosenkippung)

Befunde

- Diskontinuität der Faszikel der vorderen Syndesmose bei Ruptur
- Aufweitung der Malleolengabel
- Ruptur des Deltabands oder Innenknöchelfraktur
- Stellung eines hinteren Tibiakantendreiecks

Empfehlung zur Bildgebung

Methode der Wahl: Röntgen mit hoher Fibula (s. ▶ Abb. 3.85).

Differenzialdiagnose

- Fibulafraktur
- Pilonfraktur
- Tibiafraktur

Therapie

Es wird eine Osteosynthese in AO-Technik mit Syndesmosenstellschraube durchgeführt. Die Versorgung der proximalen Fibula erfolgt in Abhängigkeit der Dislokation. Häufig kann die Fibulafraktur konservativ therapiert werden. Entscheidend ist die exakte Einstellung der Syndesmose mit Rekonstruktion der Länge der Fibula. Die Stellung der Syndesmose kann postoperativ nur im CT exakt beurteilt werden. Das Anpralltrauma der Tibia mit intakter Syndesmose kann konservativ behandelt werden.

Prognose/Komplikationen

Die exakte Stellung der Malleolengabel ist entscheidend für die Prognose. Eine mögliche Komplikation ist die Konsolidierung in Fehlstellung, insbesondere mit Verkürzung der Fibula und Dehiszenz der Syndesmose. Eine Fehlstellung stellt ein hohes Risiko für eine Frühharthrose dar.

Tillaux-Fraktur

Definition

Eine Tillaux-Fraktur ist als knöcherner Ausriss des ventralen Syndesmosenbands aus der Tibia definiert.

Symptome

- Druckschmerz ventral-lateral am oberen Sprunggelenk
- Schwellung und Schmerzen
- reduzierte Belastbarkeit des Beines

Prädisponierende Faktoren

Keine.

Anatomie/Pathologie

Meist liegt gleichzeitig mit dem knöchernen Ausriss des ventralen Syndesmosenbands aus der Tibia eine Läsion des zentralen, ggf. auch des dorsalen Syndesmosenbands vor. Es sind sowohl eine ventrodorsale Dislokation der Syndesmose als auch eine Rotationsfehlstellung möglich.

Bildgebung

Ultraschall

Im Ultraschall stellen sich eine Abhebung eines echogenen knöchernen Fragments aus der knöchernen Oberfläche und ein lokales Hämatom dar.

Röntgen

Das obere Sprunggelenk wird in 2 Ebenen aufgenommen, ggf. mit 45°-Schrägaufnahmen. Knöcherne Ausrisse können auf dem Röntgenbild übersehen werden. Aufgrund des Verletzungsmechanismus mit Außenrotation kommt es zur Aufweitung des Gelenkspalts am Innenknöchel, die sich nach Reposition zurückbildet.

Computertomografie

Es wird ein Dünnschicht-CT mit Rekonstruktionen zur überlagerungsfreien Darstellung des ausgerissenen Fragments durchgeführt. Nur die CT stellt die epiphysären Fragmente exakt dar.

Magnetresonanztomografie

- *Traumastandarduntersuchung:* hochauflösende Mehrkanalspule; keine Kontrastmittelgabe nötig
- *Sequenztechnik:*
  - T 1w koronar, parallel zur queren Achse des oberen Sprunggelenks, ausgerichtet am Talus und an den Malleolen
  - PDw fatsat sagittal und koronar
  - T 2w axial gekippt, parallel zum Verlauf des Lig. fibulotalare anterius
  - PDw fatsat schräg axial (dünnschichtig 2,0–2,5 mm, Syndesmosenkippung)

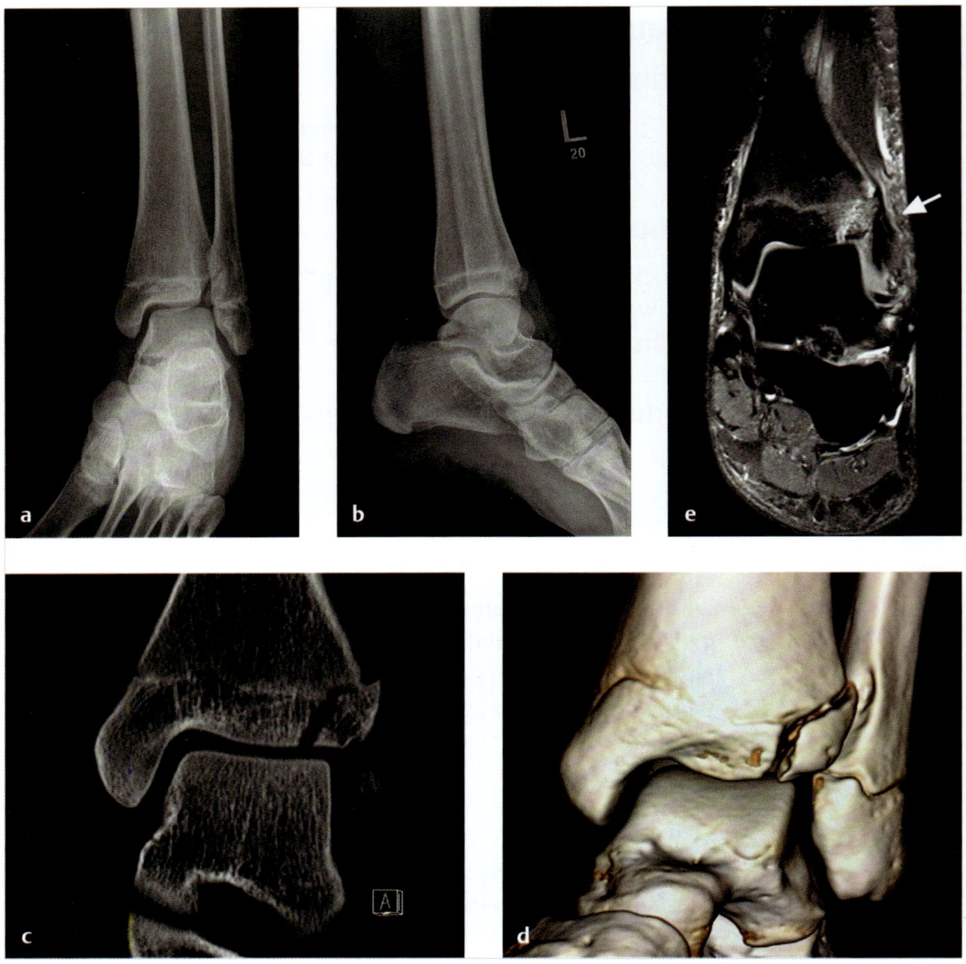

Abb. 3.99 Tillaux-Fraktur. 14-jährige Patientin mit Umknicktrauma vor einem Monat, persistierende Schmerzen, knöcherner Ausriss des Lig. tibiofibulare anterius aus der Tibia (Tillaux-Fraktur).
Anmerkung: In diesem Fall ist aufgrund der schon weitgehend geschlossenen Epiphysenfuge der Tibia nicht mit einer Wachstumsstörung zu rechnen. Bei offener Wachstumsfuge läge eine Fraktur klassifiziert nach Salter-Harris IV vor (Fraktur durch die Epiphyse mit metaphysärem Keil).

- **a** Röntgenaufnahme des Sprunggelenks a.-p. Schräg verlaufende Fraktur durch die Epiphyse.
- **b** Röntgenaufnahme des Sprunggelenks sagittal. Am anterioren Gelenkspalt umschriebenes, etwas nach kranial disloziertes Fragment. Zusätzlich Weichteilschwellung in den anterioren Weichteilen um das Sprunggelenk.
- **c** 3-D-CT des oberen Sprunggelenks, koronare Rekonstruktion. Nach fibulaseitig etwas disloziertes Fragment aus der distalen Tibiaepiphyse.
- **d** 3-D-CT des oberen Sprunggelenks, Volume Rendering.
- **e** Koronare PDw fatsat MRT-Sequenz. Knöcherner Ausriss des Lig. tibiofibulare anterius (Pfeil) aus dem Tubercule de Chaput-Tillaux (Tillaux-Fraktur).

Empfehlung zur Bildgebung

Methoden der Wahl: Röntgen, CT, MRT.

Bildbeispiele

Wie sich Tillaux-Frakturen, allein oder in Kombination mit anderen Frakturen, in der Bildgebung darstellen, ist in ▶ Abb. 3.99, ▶ Abb. 3.100, ▶ Abb. 3.101 und ▶ Abb. 3.102 zu sehen.

Differenzialdiagnose

- Fibulafraktur
- Maisonneuve-Fraktur
- Syndesmosenruptur
- Außenbandverletzung

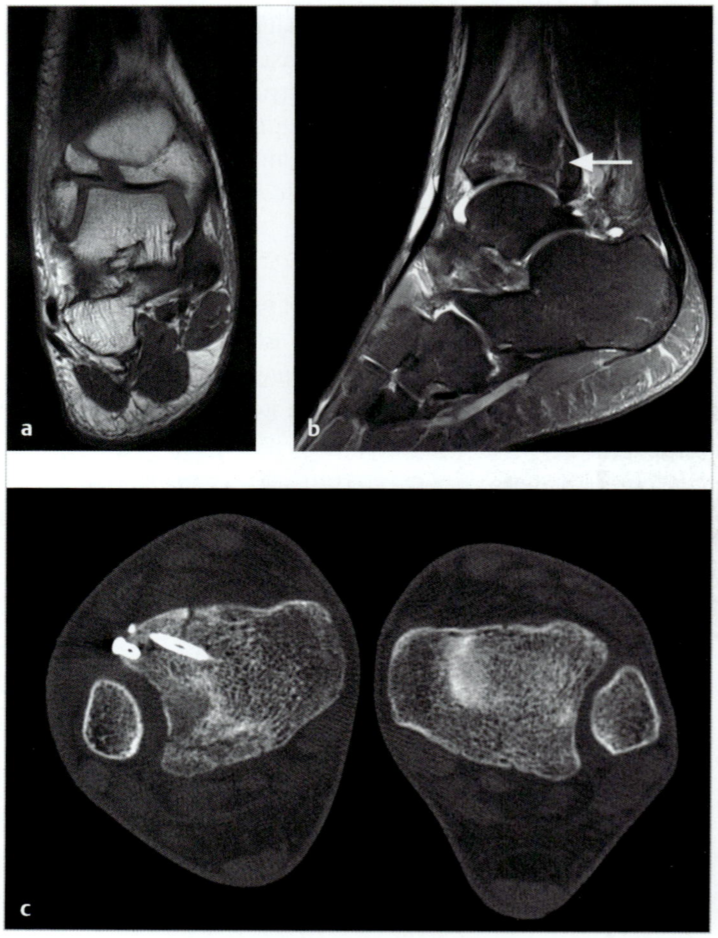

Abb. 3.100 Tillaux-Fraktur. 17-jähriger Patient mit knöchernem Ausriss der vorderen Syndesmose (Tillaux-Fraktur). ▶

- **a** Koronare T1w MRT-Sequenz. Darstellung eines dislozierten knöchernen Fragments an der Insertion der vorderen Syndesmose.
- **b** Sagittale PDw fatsat MRT-Sequenz. Darstellung dieses Fragments sagittal mit posteriorer Einstauchung, zusätzlich nicht dislozierte Fraktur am Volkmann-Dreieck als Ausdruck der knöchernen Verletzung der hinteren Syndesmose (Pfeil).
- **c** CT-Kontrolle postoperativ. In diesem Fall wurden beide Sprunggelenke untersucht, um die Achsenverhältnisse im Seitenvergleich darzustellen. Mit 2 Osteosyntheseschrauben adaptiertes Fragment am rechten Tubercule de Chaput-Tillaux.

- Peronealsehnenverletzung
- Pilonfraktur
- osteochondrale Läsion

Therapie

- Reposition der Syndesmose mit Stellschraube
- falls von der Größe her möglich, Osteosynthese des Tillaux-Fragments mit Schraube
- ggf. postoperative Kontrolle der Stellung der Syndesmose und der Lage des Osteosynthesematerials mit CT

Prognose/Komplikationen

Bei anatomischer Rekonstruktion besteht eine gute Prognose bezüglich der Sprunggelenkfunktion. Als mögliche Komplikation kann es zur Konsolidierung in Fehlstellung mit aufgeweiteter Syndesmose kommen.

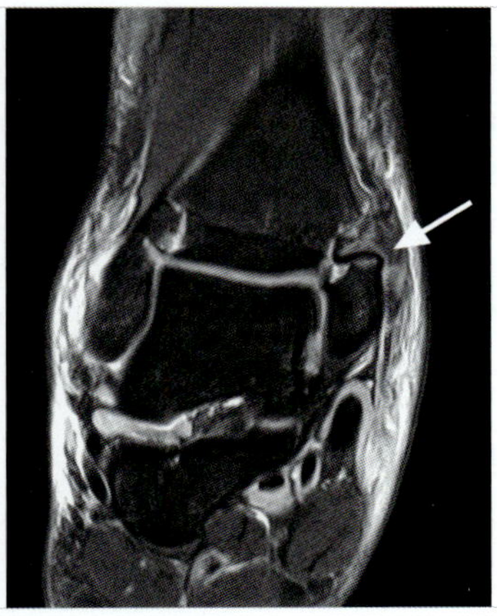

Abb. 3.101 Tillaux-Fraktur mit Innenknöchelfraktur. 13-jähriger Patient mit akutem Torsionstrauma mit Schmerzen vor allem lateral. Koronare PDw fatsat MRT-Sequenz. Fraktur des Innenknöchels mit eingeschlagenem Periost in den Frakturspalt (Pfeil), zusätzlich knöcherner Ausriss des Lig. tibiofibulare anterius im Sinne einer Tillaux-Fraktur.

Taluskantenläsion

Definition

Bei einer Taluskantenläsion handelt es sich um eine osteochondrale Läsion der medialen oder lateralen Taluskante (sog. Flake Fracture) nach Supinations- und Pronationsverletzungen.

Symptome

- Schmerzen im Sprunggelenk, oft schwer zu lokalisieren, stark wechselnde Intensität
- Blockierung des Sprunggelenks

Prädisponierende Faktoren

Keine.

Anatomie/Pathologie

Die Taluskantenläsion als Abscherverletzung der medialen (selten) oder der lateralen Taluskante lässt sich den in ▶ Tab. 3.5 aufgeführten Stadien zuordnen.

Die Klassifikationen haben sich ursprünglich aus den Ergebnissen von Röntgenbilduntersuchungen gebildet. Darin ist die Ausbildung eines Dissekats häufiger zu beobachten. Viele Taluskantenläsionen sind röntgenologisch nicht oder nur retrospektiv erkennbar und zeigen im MRT einen Verlauf mit subchondraler Knochenmarkreaktion und Ödem. Sie schreiten oft nicht zur Ausbildung eines Dissekats fort. Deshalb werden die herkömmlichen Klassifikationen diesen Verläufen nicht gerecht. Es existieren

Tab. 3.5 Stadien der Taluskantenläsion.

Stadien	Beschreibung
I	subchondrale Fraktur bei intaktem Knorpel
II	teilweise instabiles Fragment
III	vollständig instabiles Fragment ohne Dislokation
IV	freier Gelenkkörper

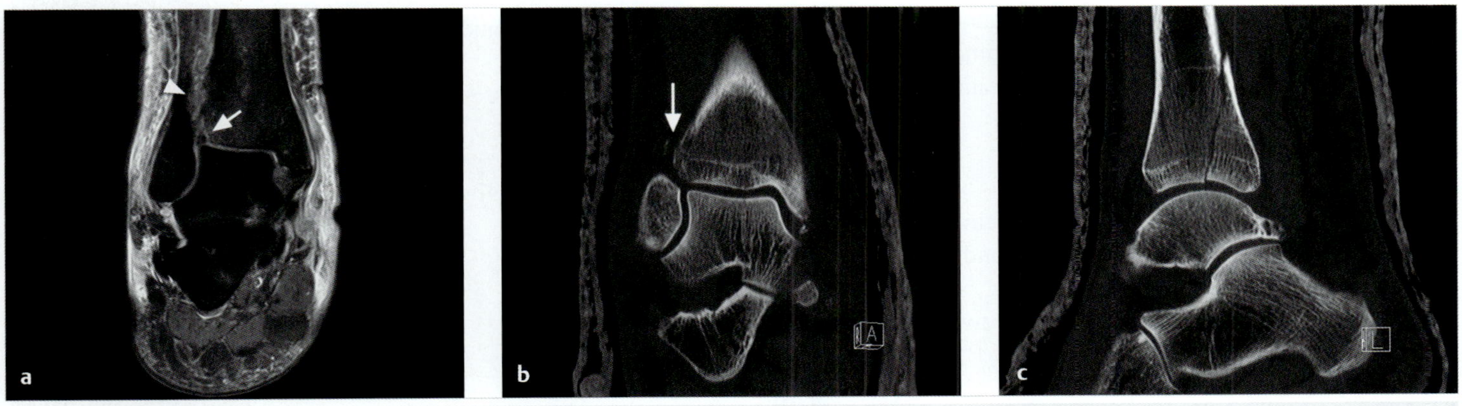

Abb. 3.102 Tillaux-Fraktur mit Fraktur der hinteren Tibiakante. 60-jährige Patientin, Zustand nach Skiunfall vor 5 Tagen, aktuell keine Schmerzen. Instabile Verletzung des Syndesmosenbandkomplexes mit Tillaux- und Volkmann-Fraktur.

a Koronare PDw fatsat MRT-Sequenz. Kleiner knöcherner Ausriss an der tibialen Insertion der vorderen Syndesmose (Pfeil) mit Ruptur des Lig. tibiofibulare anterius, der Membrana interossea und des Lig. tibiofibulare interosseum (Pfeilspitze).

b CT des oberen Sprunggelenks, koronare Rekonstruktion. Darstellung des knöchernen Ausrisses am Tubercule de Chaput-Tillaux (Pfeil), zusätzlich knöcherner Deltabandausriss. Im Anschnitt dargestellt das Sustentakulum und ein Ossikel in der Tibialis-posterior-Sehne.

c CT des oberen Sprunggelenks, sagittale Rekonstruktion. Gering disloziertes, großes Fragment der hinteren Tibiakante im Rahmen der durchgehenden Syndesmosenbandverletzung. Therapie in diesem Fall: Osteosynthese über dorsale Verschraubung bzw. Verplattung, Rekonstruktion des Innenbandapparats und der Syndesmose.

zahlreiche Klassifikationen, die für das MRT subchondrale Zysten und das Ausmaß des Knochenödems heranziehen. Da es bei diesen Kriterien Änderungen in Verlaufsuntersuchungen gibt, die kein eindeutiges klinisches Korrelat haben, sollten diese Kriterien kritisch benutzt werden.

Bildgebung

Ultraschall

Siehe dazu die Ausführungen zur Osteochondrosis dissecans tali (S.208).

Röntgen

Das obere Sprunggelenk wird in 2 Ebenen aufgenommen. Bei akuten osteochondralen Frakturen können Kortikalisunterbrechungen mit und ohne Fragmentbildung an einer Talusschulter beobachtet werden. Im subakuten Stadium kann der subchondrale Knochen sowohl strahlentransparenzvermehrt als auch -vermindert (sklerosiert) sein.

Computertomografie

In der Kombination mit einer intraartikulären Kontrastmittelgabe (CT-Arthrografie) ist bei Verwendung einer hohen Auflösung eine gute Knorpeldiagnostik möglich. Wegen der Strahlenexposition und der Invasivität ist diese Methode jedoch heute durch die hochauflösende Mehrkanal-MRT ersetzt.

Magnetresonanztomografie

Antworten im Befund

- Knorpelbeschaffenheit an der Taluskante (fokale Ausdünnung oder umschriebene Delaminierung oder kleiner Knorpeldefekt bzw. Ulkus oder Fissur oder Knorpel vollständig intakt?)
- Durchblutung des subchondralen Knochens (Kontrastmittelaufnahme)
- Sklerosezone
- subchondrale Zystenbildung
- Defektbildung mit Höhenminderung des subchondralen Knochens und kompensatorischer Knorpelhypertrophie
- Fragmentation und Signalverlust des subchondralen Knochens
- Knochenödem im angrenzenden Knochenmark außerhalb der demarkierten subchondralen Knochenveränderung
- Gelenkerguss
- Synovialitis
- Dissekat
  - beginnendes Dissekat: beginnend oder eindeutig Flüssigkeit zwischen dem demarkierten Knochen und dem angrenzenden Markraum erkennbar
  - beginnende Delaminierung: Flüssigkeit zwischen subchondralem Knochen und Gelenkknorpel

> **Cave**
>
> Ist im MRT kein Riss sichtbar, bedeutet dies nicht zwangsläufig, dass der Knorpel intakt ist. Das gilt insbesondere für Knorpel, der Zysten bedeckt. In diesem Fall ist die Formulierung „Im MRT kein eindeutiger Knorpelschaden erkennbar“ besser, als von „intaktem Knorpel“ zu sprechen.

Spezielle Aspekte der postoperativen MRT:

- Knochenödeme (sind regulär nach knorpelchirurgischen Maßnahmen viele Monate, teilweise dauerhaft, sichtbar und korrelieren nicht direkt mit der klinischen Symptomatik)
- Beurteilung der Integration einer Spongiosaplastik
- neue Zysten
- Synovitis (enge Korrelation mit klinischen Beschwerden)

Untersuchungstechnik

- *Standarduntersuchung für das obere Sprunggelenk:* hochauflösende Mehrkanalspule; i. v. Kontrastmittelgabe
- *Sequenztechnik:*
  - T 1w koronar, parallel zur queren Achse des oberen Sprunggelenks, ausgerichtet am Talus und an den Malleolen
  - PDw fatsat sagittal und koronar
  - T 2w axial gekippt, parallel zum Verlauf des Lig. fibulotalare anterius
  - T 1w fatsat koronar und sagittal nach i. v. Kontrastmittelgabe

Befunde

Es müssen die oben angeführten Punkte abgearbeitet werden. Auch wenn infrage gestellt, sind subchondrale Zysten eine Höhlenbildung mit Knochenresorption und Defektbildung im Knochen und als prognostisch ungünstiges Zeichen anzusehen. Zudem ist das Ausmaß eines Knochenödems im angrenzenden Markraum in der Regel klinisch mit Beschwerden assoziiert.

Empfehlung zur Bildgebung

Methoden der Wahl: Röntgen und bei Verdacht MRT.

Bildbeispiele

Siehe dazu ▶Abb. 3.103, ▶Abb. 3.104, ▶Abb. 3.105 und ▶Abb. 3.106.

Differenzialdiagnose

- Kapsel-Band-Verletzung am Sprunggelenk
- Talusödem
- entzündliche Gelenkerkrankung
- multiple freie Gelenkkörper

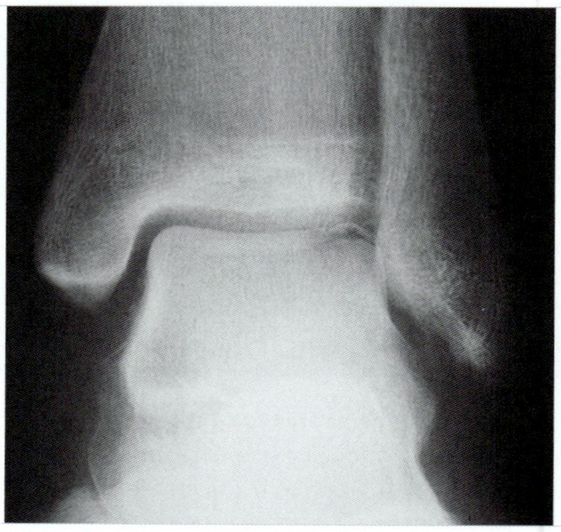

Abb. 3.103 Taluskantenläsion. Osteochondrale Flake-Fraktur der lateralen Talusschulter als schalenförmige Absprengung nach Supinationstrauma.

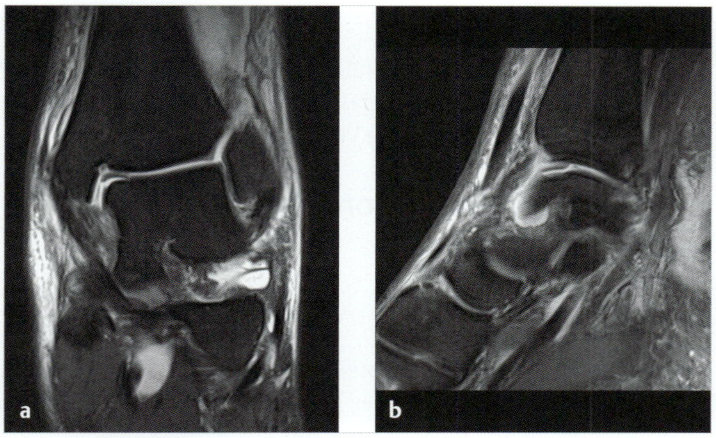

Abb. 3.104 Taluskantenläsion.

a Koronare PDw fatsat MRT-Sequenz. Chondraler Flake an der medialen Talusschulter. Fraglich ist auch ein geringer Anteil der Kortikalis abgelöst (osteochondrale Absprengung).

b Sagittale PDw fatsat MRT-Sequenz. Besonders auf dem Sagittalbild ist eine kleine Stufenbildung im Niveau der Kortikalis als Hinweis auf osteochondralen Flake erkennbar.

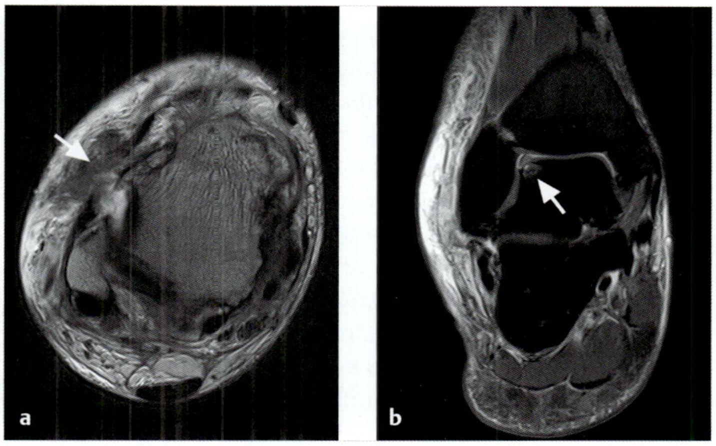

Abb. 3.106 Taluskantenläsion. 44-jähriger Patient mit frischer Distorsion des oberen Sprunggelenks am Vortag, zusätzlich laterale Taluskantenläsion.

a Axiale T2w MRT-Sequenz. Vollständige Ruptur des Lig. fibulotalare anterius (Pfeil) mit anterolateraler Kapselruptur und angrenzendem Hämatom.

b Koronare PDw fatsat MRT-Sequenz. Frische delaminierende Knorpelläsion an der lateralen Taluschulter (Pfeil), rundliche subchondrale Ödembildung mit initialer kleiner Zyste. Dieser Befund entspricht einer schon vorangegangenen Schädigung der Talusschulter mit frischer lateraler Taluskantenläsion und Knorpeldelaminierung.

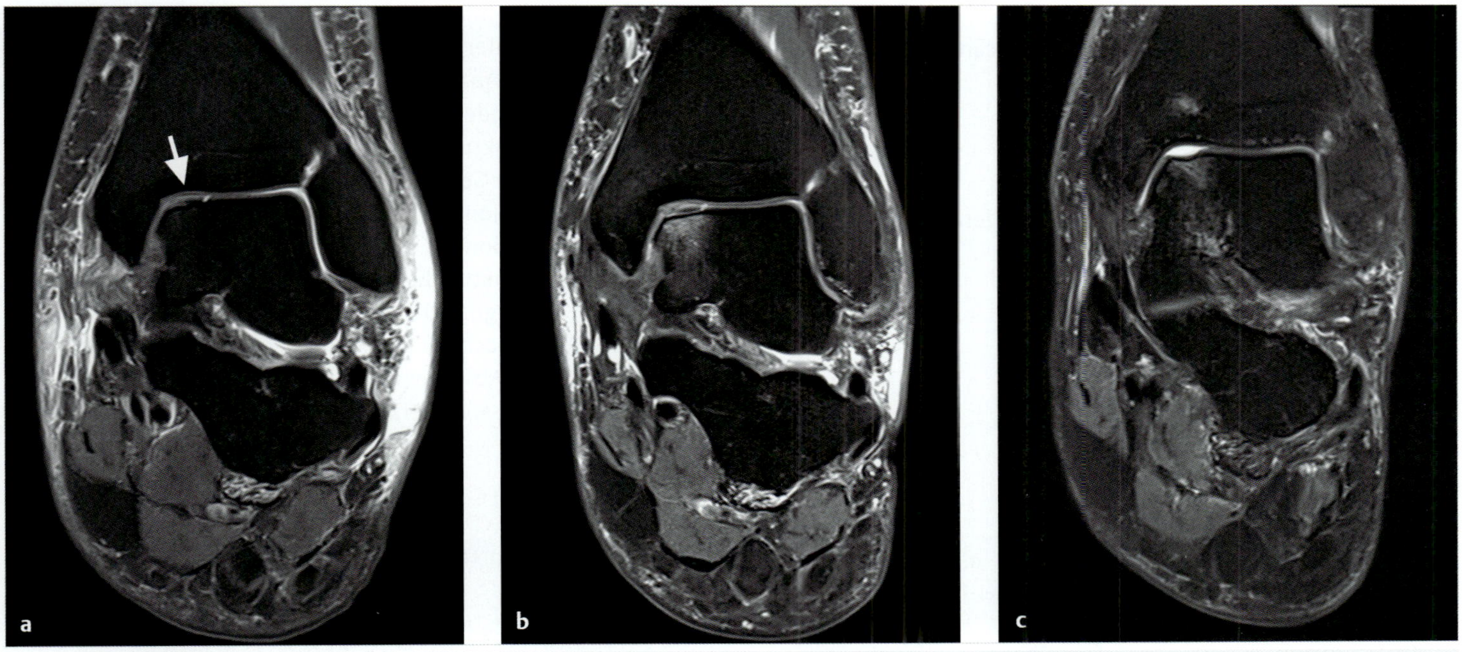

Abb. 3.105 Taluskantenläsion. 70-jährige Patientin mit Distorsionstrauma an einer Treppenstufe, Verlauf einer chondralen Läsion.

a Koronare PDw fatsat MRT-Sequenz, Untersuchung einige Tage nach Trauma bei Schmerzen im gesamten Sprunggelenk. Verletzung des medialen und lateralen Bandapparats sowie Darstellung einer Knorpelfissur mit Quetschverletzung an der medialen Talusschulter (Pfeil).

b Koronare PDw fatsat MRT-Sequenz, Verlaufskontrolle nach 3 Monaten bei persistierenden Beschwerden. Delaminierung der Knorpeldecke mit angrenzendem Spongiosaödem.

c Koronare PDw fatsat MRT-Sequenz nach einem weiteren Monat. Zustand nach Operation: Defektausräumung, Mikrofrakturierung, Matrixaufbringung und Knorpelglättung.

Therapie

- *Stadium I:* bei frischer Verletzung Entlastung für 6 Wochen, dann langsamer Belastungsaufbau
- *Stadium II und III:* Arthroskopie mit Knorpelstabilisierung, Débridement der Läsion und Mikrofrakturierung; bei größeren frischen Defekten Refixation mit resorbierbaren Pins oder kleinen Schrauben (Metallentfernung vor Belastungsbeginn); bei komplett zerstörtem Knorpel osteochondrale Transplantation (Entnahme an Knie, Tibiofibulargelenk oder Seitenflächen des Talus) oder autologe Chondrozytentransplantation bzw. Deckung des Defekts mit einer Kollagenmembran
- *Stadium IV:* arthroskopische Entfernung des freien Gelenkkörpers; Therapie der Defektzone wie bei Stadium III

Prognose/Komplikationen

Prognose

Inwieweit die osteochondrale Läsion des Talus eine Präarthrose darstellt, ist nach wie vor unklar. Bezüglich der Schmerzen lassen sich gute Behandlungsergebnisse erzielen. Meist verbleibt ein Funktionsdefizit, gerade bei sportlicher Belastung und hohen funktionellen Ansprüchen.

Mögliche Komplikationen

- Gelenkblockierung
- fehlende Konsolidierung
- Zystenbildung
- Entwicklung einer Osteochondrosis dissecans tali

Talusfraktur

Definition

Zu den Talusfrakturen zählen Frakturen folgender Strukturen:
- Taluskopf
- Talushals
- Taluskörper
- Processus posterior tali
- Processus lateralis tali

Symptome

- Schmerzen und Hämatom zirkulär um das Sprunggelenk
- reduzierte bis aufgehobene Belastbarkeit des Fußes
- in bis zu 50 % der Fälle weitere Verletzungen

Prädisponierende Faktoren

Keine.

Anatomie/Pathologie

Häufig sind Talusfrakturen (Einteilung: ▶ Tab. 3.6) die Folge von Hochenergietraumen, sodass der Patient keine detaillierten Angaben zum Unfallhergang machen kann.

Zu erwähnen sind Frakturklassifikationen nach Marti und Weber sowie von Talushalsfrakturen nach Hawkins. Grundsätzlich zu unterscheiden sind periphere (Flake- bzw. Avulsionsfrakturen) von zentralen Frakturen des Taluskörpers und des Talushalses. Wesentliche Anteile des Taluskörpers und des Taluskopfs sind überknorpelt. Deshalb stehen für die Gefäßversorgung nur kleine Flächen am Talushals, am medialen und lateralen Taluskörper und am Processus posterior zur Verfügung. Es besteht bei diesen zentralen Frakturen, besonders bei Luxationsfrakturen, eine große Gefahr der avaskulären Knochennekrose. Besonders durch operative Zugänge kann eine weitere Zerstörung der Blutversorgung stattfinden, speziell am medialen Talushals.

Frakturen des Processus lateralis tali werden primär häufig übersehen und als einfache Distorsionstraumen fehlinterpretiert. Polzer und Mitarbeiter entwickelten einen Algorithmus zur Therapieentscheidung. Analog zur Hawkings-Klassifikation können 3 Subtypen unterschieden werden:
- *Typ 1:* einfache Fraktur von der talofibularen Gelenkfläche in die talokalkaneare Gelenkfläche:
  - < 2 mm Dislokation
  - > 2 mm Dislokation
- *Typ 2:* Trümmerfraktur, die den gesamten Processus lateralis tali betrifft, mit Beteiligung der fibularen und der posterioren kalkanearen Gelenkfläche
- *Typ 3:* knöcherne Absprengung, die den anterioren und inferioren Part des Processus lateralis tali betrifft

Tab. 3.6 Talusfrakturen.

Talusanteile	Frakturursachen	Mögliche Frakturen
Taluskopf	axiale Belastung oder forcierte Dorsalextension	• Flake-Fraktur • Impression • subtalare Dislokation (möglich)

Talushals	forcierte Dorsalextension	• komplette Fraktur mit Separation von Taluskopf und -körper
		• mögliche Begleitverletzungen:
		  ◦ Ruptur des Lig. interosseum talocalcanearis
		  ◦ Ruptur der Gefäßversorgung
		  ◦ Luxation des Taluskörpers aus der Malleolengabel

Taluskörper	axiale Kompression bei plantarflektiertem Talus	• Trümmerfraktur ohne oder mit nur geringer Dislokation • Fraktur mit Luxation des oberen und/oder des unteren Sprunggelenks • einfache Fraktur
Processus posterior tali	forcierte Plantarflexion	dorsales Fragment mit scharfen Kanten
Processus lateralis tali	Snowboarder's Ankle; Inversion, Dorsiflexion und Kompression	• einfache Fraktur mit oder ohne Dislokation • Trümmerfraktur

Lig. = Ligamentum

Bildgebung

Ultraschall

Im anterioren Längsschnitt können ein Hämarthros sowie ggf. eine Unterbrechung der knöchernen Talusoberfläche sichtbar werden.

Röntgen

Das obere Sprunggelenk wird in 2 Ebenen aufgenommen. Talusfrakturen können röntgenologisch okkult sein, besonders nicht dislozierte Frakturen am Talushals und Frakturen des Processus lateralis tali. Bei fehlender Belastbarkeit des Fußes ist eine weitere Abklärung mit CT oder MRT indiziert.

Merke

Das Hawkins-Zeichen beschreibt eine bandförmige Entkalkung der subchondralen Talusrolle 6–8 Wochen nach einer dislozierten und reponierten Talushalsfraktur.

Dies wird als positiv gewertet und eine Nekrose ist ausgeschlossen, da der Knochen an der allgemeinen Entkalkung durch Hyperämie teilnehmen kann. Kommt es hingegen zu einer relativ vermehrten Sklerose oder besteht keine Entkalkung, ist dies als Zeichen der Vitalitätsminderung bzw. Nekrose zu sehen.

Computertomografie

Es wird ein Dünnschicht-CT mit multiplanarer Reformation zur überlagerungsfreien Darstellung des Talus angefertigt.

Magnetresonanztomografie

Antworten im Befund

- Gelenkflächen zur Tibia bzw. Fibula und zum Kalkaneus (mittlere und hintere Kammer des unteren Sprunggelenks) und Talonavikulargelenk kongruent und regelgerecht dargestellt
- signalarme Frakturlinie
- Knochenödem durch Kontusion
- Weichteile
- Band- bzw. Kapselstrukturen (die Durchblutung des Talus erfolgt über das Deltaband, die Gefäße am Talushals und den Sinus tarsi; ausgedehnte Verletzungen dieser Weichteile erhöhen das Risiko für Durchblutungsstörungen bis hin zur Talusnekrose)

Spezielle Aspekte der postoperativen MRT:

- Talusdurchblutung
- Lage des Osteosynthesematerials
- Zustand der subchondralen Knochenlamelle (Einbrüche über eine minderperfundierte Zone als schlechtes prognostisches Zeichen)

Untersuchungstechnik

- *Traumastandarduntersuchung:* hochauflösende Mehrkanalspule; keine Kontrastmittelgabe nötig
- *Sequenztechnik:*
  - T 1w koronar, parallel zur queren Achse des oberen Sprunggelenks, ausgerichtet am Talus und an den Malleolen
  - PDw fatsat sagittal und koronar
  - T 2w axial gekippt, parallel zum Verlauf des Lig. fibulotalare anterius
  - bei Zustand nach Luxationsfraktur des Taluskopfs oder -körpers ggf. Kontrastmittelgabe bei Zeichen der Vitalitätsstörung

Befunde

Nach Talusfrakturen können avaskuläre Nekrosen des Kopfes und der Talusrolle auftreten.

Empfehlung zur Bildgebung

Methoden der Wahl: Röntgen und CT zur Beurteilung der Fraktur; MRT zur Vitalitätsbeurteilung des Talus.

Bildbeispiele

► Abb. 3.107, ► Abb. 3.108, ► Abb. 3.109, ► Abb. 3.110, ► Abb. 3.111, ► Abb. 3.112, ► Abb. 3.113 und ► Abb. 3.114 zeigen mehrere Beispiele für Talusfrakturen.

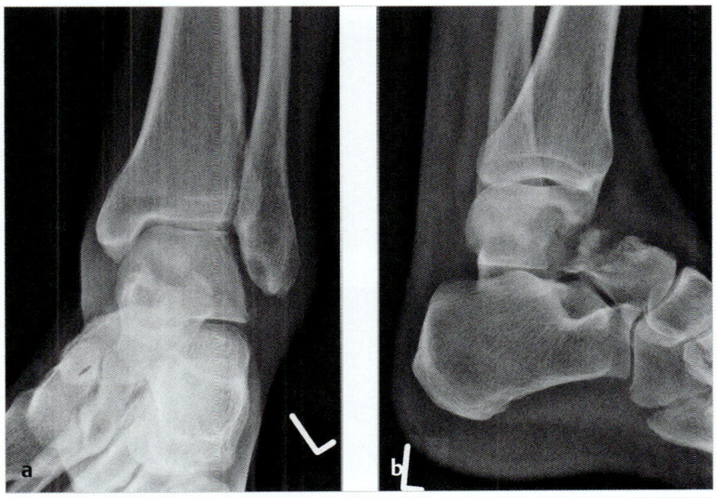

Abb. 3.107 Talusfraktur. Talushalsfraktur mit Rotation des Taluskörpers um 90° in der Horizontalebene.
a Röntgenaufnahme a.-p. Auf den ersten Blick sind im a.-p. Röntgenbild die falsche Überschneidung am Innenknöchel und die Inkongruenz der Gelenkfläche zur Tibia und zum Außenknöchel nicht auffällig.
b Röntgenaufnahme seitlich. Die Aufnahme zeigt die erhebliche Dislokation der Fraktur am Talushals mit Rotation des Taluskörpers. Man blickt seitlich auf die subtalare Gelenkfläche der hinteren Kammer, die um ca. 90° gedreht ist.

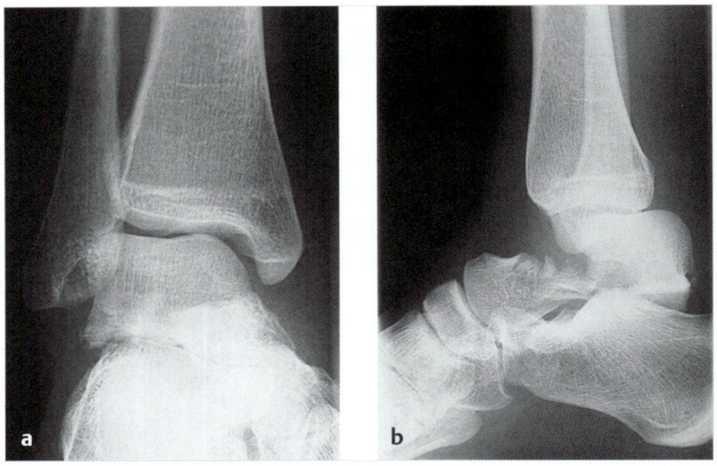

Abb. 3.108 Talusfraktur. Ähnlicher Fall wie in ▶ Abb. 3.107 mit Talushalsfraktur und um 90° gedrehtem Taluskörperfragment.

- **a** Eine falsche Überschneidung ist an der Fibula sichtbar.
- **b** Zusätzlich ist es zur Luxation des Taluskörperfragments nach dorsal gekommen.

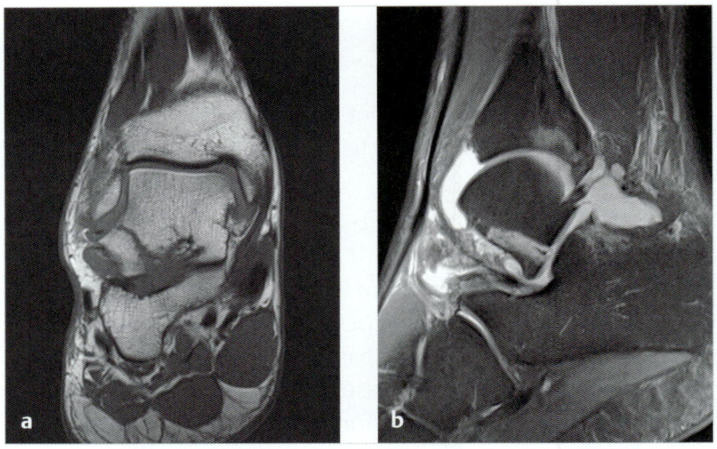

Abb. 3.109 Talusfraktur. Fraktur des Processus lateralis tali (Snowboarder's Ankle).

- **a** Koronare T1w MRT-Sequenz. Die signalarme, nach distal dehiszente Fraktur mit Stufenbildung ist gut erkennbar.
- **b** Sagittale PDw fatsat MRT-Sequenz. Deutliche Einblutung in das untere und obere Sprunggelenk; Stufenbildung und Dehiszenz im unteren Sprunggelenk.

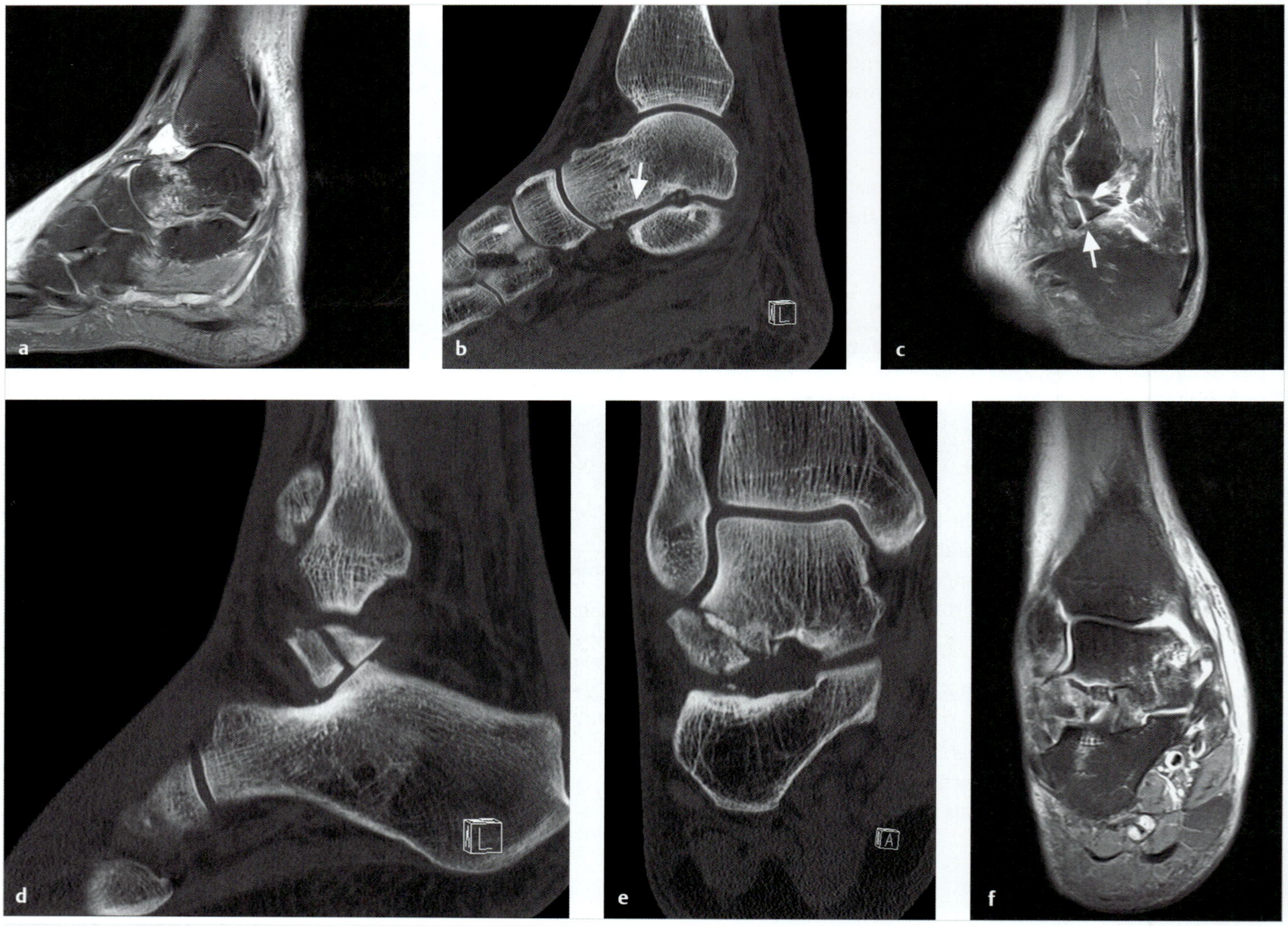

Abb. 3.110 Talusfraktur. 57-jähriger Patient mit präoperativer Planung, CT- und MRT-Korrelation.

- **a** Sagittale PDw fatsat MRT-Sequenz. Spongiosafraktur durch den Talushals.
- **b** CT, sagittale Rekonstruktion. Verworfene Spongiosastruktur korrelierend mit dem MRT sowie leichte Impression mit Stufenbildung an der Gelenkfläche der medialen Facette des unteren Sprunggelenks (Pfeil).
- **c** Sagittale PDw fatsat MRT-Sequenz. Vertikal verlaufende Frakturlinie durch den Processus lateralis tali (Pfeil), angeschnitten der Außenknöchel.
- **d** Sagittale CT. Korrespondierend im CT Fraktur am Processus lateralis tali mit Stufenbildung (hohes Risiko für posttraumatische Subtalararthrose).
- **e** Koronare CT. Fraktur des Processus lateralis tali mit umschriebener Trümmerzone.
- **f** Koronare PDw fatsat MRT-Sequenz. Korrespondierendes MRT der komplexen Talusfraktur.

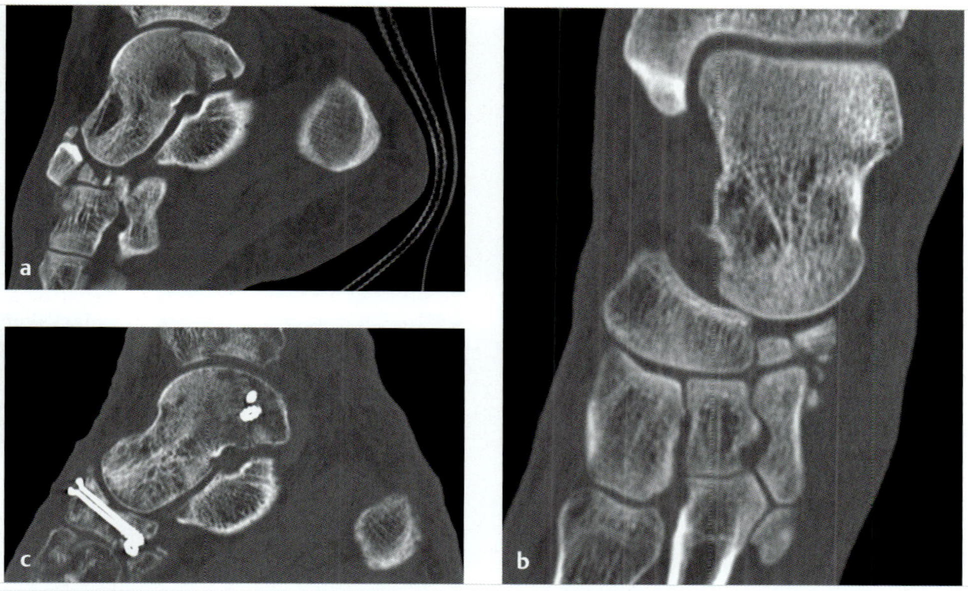

Abb. 3.111 Talusfraktur. 42-jährige Patientin mit Talusluxationsfraktur mit Luxation im Talonavikulargelenk, Zustand nach geschlossener Reposition. Präoperative Planung mit CT.
Anmerkung: Für die operative Rekonstruktion ist die Wiederherstellung der Länge der medialen Säule von entscheidender Bedeutung. Persistierende Missverhältnisse entlang der medialen Säule können zu einer dauerhaften erheblichen Störung der Funktionalität führen (kurze mediale Säule: Pes cavus, zu lange mediale Säule: Pes planovalgus).

- **a** CT, sagittale Rekonstruktion. Lateralseitige Mehrfragmentfraktur des Os naviculare, zusätzlich Fraktur des Talus mit Absprengung am dorsalen Talusdom.
- **b** CT, koronare Rekonstruktion. Darstellung der lateralseitigen Trümmerfraktur des Os naviculare mit Subluxation des Taluskopfs im Talonavikulargelenk.
- **c** CT, sagittale Rekonstruktion, Verlaufskontrolle. Weitgehende Konsolidierung der Talusfraktur ohne erkennbare Stufenbildung. Fleckförmige Spongiosaentkalkung als Ausdruck der Inaktivitätsosteopenie. In einer ergänzenden MRT zeigte sich auch im Verlauf kein Hinweis auf eine Talusnekrose.

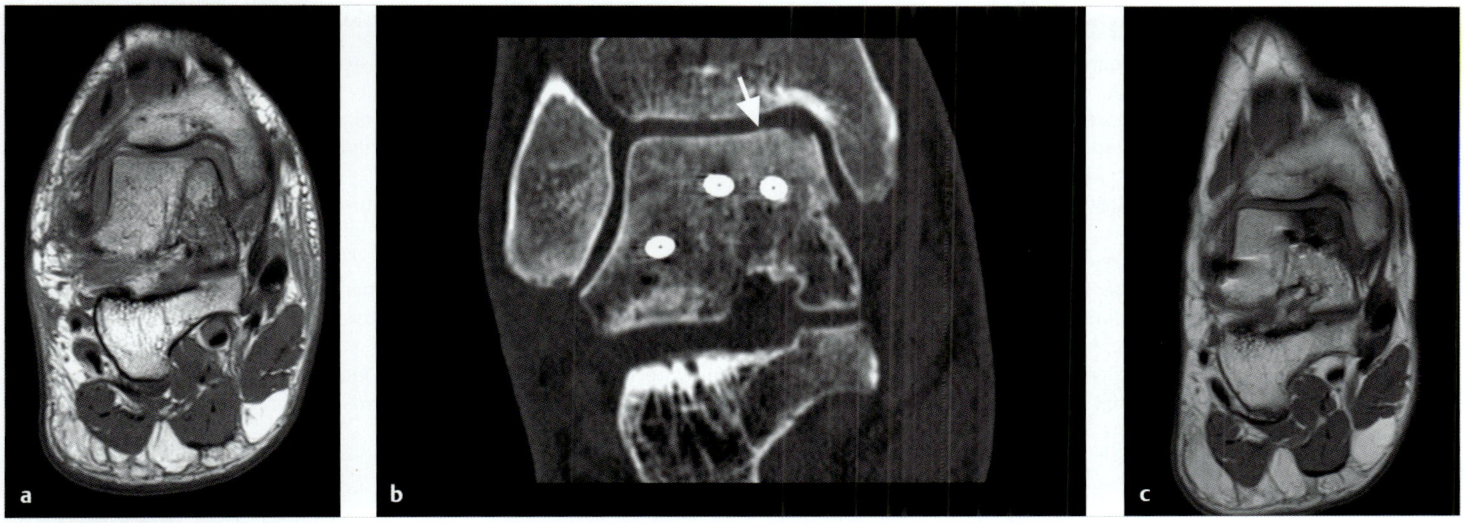

Abb. 3.112 Talusfraktur mit Osteonekrose. 29-jährige Patientin mit Sportunfall vor 5 Tagen, Talusfraktur mit Nekrose.
Brüche des Corpus tali werden in der Regel osteosynthetisch versorgt. Aufgrund der unfallbedingten Schädigungen der Gefäße ist auch bei optimaler Versorgung der Fraktur die Talusnekrose eine mögliche Komplikation.
Anmerkung: Die Patientin hatte kaum Beschwerden bei Vollbelastung. Nicht immer führt eine Talusnekrose zur Knochenerweichung. Bei Vorliegen einer Sklerose kommen die Patienten mit stabilen avitalen Knochenarealen erstaunlich gut zurecht. Aufgrund der begrenzten therapeutischen Möglichkeiten ist die Indikation zur operativen Intervention streng beschwerdeabhängig zu stellen.

- **a** Koronare T 1w MRT-Sequenz. Vertikal verlaufende Frakturlinie durch die mediale Talusrolle ohne wesentliche Fragmentdislokation.
- **b** CT, koronare Rekonstruktion, postoperative Verlaufskontrolle 2 Monate nach Trauma und Operation. Adaptierte Frakturspalten, etwas vermehrte Spongiosasklerose (Pfeil) an der medialen Taluschulter als Hinweis auf eine beginnende Vitalitätsstörung.
- **c** Koronare T 1w MRT-Sequenz, weiterer Langzeitverlauf 20 Monate postoperativ. Demarkierung einer umschriebenen Talusnekrose ohne kortikale Infraktion mit aufgehobenem Fettmarksignal an der medialen Taluschulter.

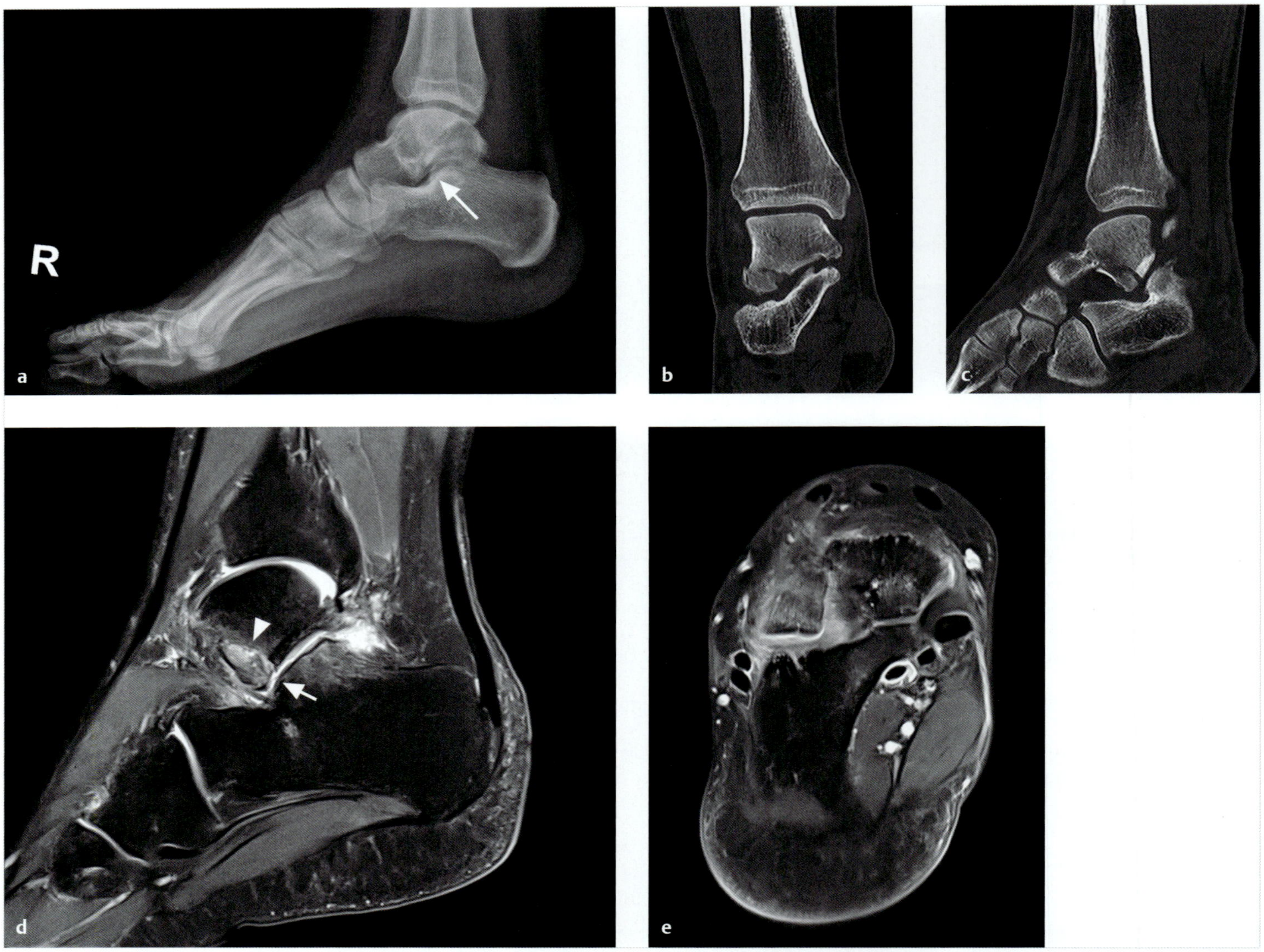

Abb. 3.113 Talusfraktur (Snowboarder's Ankle) mit früher Arthrose. 23-jähriger Patient mit Sprunggelenkdistorsion vor 6 Wochen, anhaltende Schmerzen, frühe posttraumatische Subtalararthrose.
Anmerkung: Die verzögerte Diagnose erhöht das Risiko einer frühen posttraumatischen Arthrose. Aber auch bei zeitgerechter Therapie kann es zu anhaltenden Beschwerden aufgrund der ausgedehnten subtalaren Knorpelschäden infolge der Fraktur mit Scherkräften kommen.
a Röntgenaufnahme des Fußes seitlich. Primär nicht versorgte Fraktur des Processus lateralis tali (Pfeil).
b CT, koronare Rekonstruktion 6 Wochen nach Trauma. Persistierende Schmerzen, partiell konsolidierte Fraktur des Processus lateralis tali mit Gelenkstufe.
c CT, sagittale Rekonstruktion, gleicher Untersuchungszeitpunkt wie **b**.
d Sagittale PDw fatsat MRT-Sequenz nach 7 Wochen. Deutlich aktiviertes Subtalargelenk mit Spongiosaödemen. Knöchern aktiviertes anteriores Fragment (Pfeilspitze) des anterioren Abschnitts der hinteren Kammer des oberen Sprunggelenks. Ödematisierte Gelenkkapsel, vollständiger Knorpeldefekt entlang der Gelenkfläche (Pfeil).
e Schräg axiale T1w fatsat MRT-Sequenz nach Kontrastmittelgabe, gleicher Untersuchungszeitpunkt wie **d**. Deutliche Aktivierung der hinteren Kammer des Subtalargelenks mit Kontrastmittelaufnahme im Sinus tarsi bei früher posttraumatischer Arthrose.

Differenzialdiagnose

- Bandverletzung des Sprunggelenks
- Os trigonum (abgerundete Struktur im Gegensatz zur scharfkantigen Frakturlinie des Processus posterior tali)
- Osteochondrosis dissecans
- Taluskantenläsion

Therapie

- *Taluskopf, -hals und -körper:* Bei fehlender Dislokation wird über 8–12 Wochen im Gips ruhiggestellt. Nach Röntgenkontrolle erfolgt ein stufenweiser Belastungsaufbau. Bei Dislokation oder Dislokationsgefahr wird eine offene oder perkutane Reposition mit Osteosynthese vorgenommen. Bei geschädigter Blutversorgung sind eine avaskuläre Nekrose bzw. ein verlangsamter Heilungsverlauf möglich.

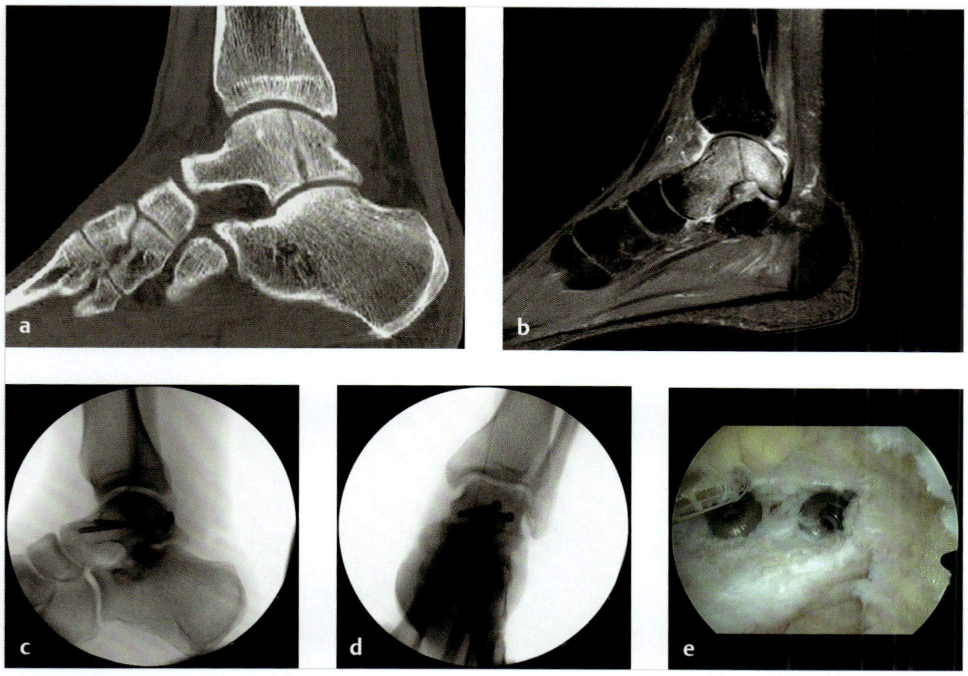

Abb. 3.114 **Talusfraktur.** Eine elegante Behandlungsmöglichkeit ist die arthroskopisch gestützte, perkutane Verschraubung (Mit freundlicher Genehmigung von Dr. med. Stefan Feiler, Schweinfurt).
a Sagittale CT des Sprunggelenks. Gering dislozierte Fraktur des Corpus tali.
b Sagittale T 2w MRT-Sequenz. Knochenödem und Frakturlinie.
c Laterale intraoperative Kontrolle der Schraubenlage mit dem Bildverstärker. Von dorsal in den Talushals verlaufende Kompressionsschraube.
d Mediale intraoperative Kontrolle.
e Dorsale Arthroskopie des Sprunggelenks mit Blick von dorsal auf den Talus. Dem Talus aufliegende Schraubenköpfe.

- *Processus posterior tali:* Die Therapie erfolgt konservativ, bei persistierenden Beschwerden wird eine Resektion des Knochenfragments durchgeführt.
- *Processus lateralis tali:* Die Behandlung der Processus-lateralis-tali-Fraktur orientiert sich am Ausmaß der Knochenverletzung. Frakturen mit einer Dislokation von < 2 mm können meist durch Entlastung und 6-wöchige Ruhigstellung behandelt werden. Bei einer größeren Dislokation und Trümmerfrakturen wird tendenziell die operative Versorgung bevorzugt (offene Reposition und Osteosynthese). Finden sich multiple kleine Fragmente, können diese oft nur reseziert werden, da eine Osteosynthese nicht möglich ist.

Eine verzögerte Diagnose erhöht das Risiko eines schlechten Behandlungsergebnisses. Häufig kommt es bei der Verletzung zu ausgedehnten Knorpelschäden im Subtalargelenk, die dann Ursache für anhaltende Beschwerden sein können.

Prognose/Komplikationen

- Avaskuläre Nekrose in Abhängigkeit vom Frakturtyp bei bis zu 70 % der Patienten
- Arthrose in 40–90 % der Fälle, besonders subtalar
- häufig dauerhafte Bewegungseinschränkung und Funktionsverlust

Kalkaneusfraktur

Definition

Es gibt extra- und intraartikuläre Frakturen des Kalkaneus. Die Kalkaneusfrakturen machen nur 2 % aller Frakturen aus, aber 75 % der Fußwurzelfrakturen sind Kalkaneusfrakturen.

Symptome

- Schmerzen mit massiver Schwellung des Rückfußes
- ausgedehntes subkutanes Hämatom
- aufgehobene Belastbarkeit des Fußes
- abgeflachtes Längsgewölbe
- Spannungsblasen

Prädisponierende Faktoren

Keine.

Anatomie/Pathologie

Anatomie

Der Kalkaneus besitzt 4 Gelenkflächen, 3 zum Talus und eine zum Kuboid, sowie 4 knöcherne Fortsätze:

- Sustentaculum tali medial
- Processus anterior calcanei
- Trochlea peronealis bzw. Tuberculum peroneale
- Processus medialis und lateralis tuberis calcanei

Pathologie

Kalkaneusfrakturen entstehen durch axiale Belastung des Fersenbeins nach Sturz aus großer Höhe, Verkehrsunfall und andere Hochenergietraumen. Sie können auch als Stressfrakturen bei repetitiver Belastung (Ausdauersport) auftreten.

Klassifikationen:

- *Essex-Lopresti-Klassifikation:* Unterschieden werden intraartikuläre (80 %) und extraartikuläre Frakturen (20 %); bei den intraartikulären Frakturen wird in 2 Arten unterteilt, die Joint-Depression- und die Tongue-Type-Fraktur. Bei der Joint-Depression-Fraktur kommt es zu einem Einsinken der posterioren Gelenkfacette bei extendiertem Fuß. Tongue-Type-Frakturen entstehen bei plantar flektiertem Fuß mit Distraktion und Ausbildung eines sog. Zungenfragments. Es bilden sich primär 2 Fragmente: ein posterolaterales Fragment und ein anteromediales Fragment mit dem Sustentaculum tali als Hauptfragment (Schlüsselfragment), das im Verbund zum Talus bleibt. Weitere Hauptfragmente sind ein Processus-anterior-Fragment und ein Fragment der anterioren Gelenkfacette.
- *Sanders-Klassifikation* (▶ Abb. 3.115): Kalkaneusfrakturen werden derzeit am besten mit der CT klassifiziert. Die Einteilung erfolgt nach dem Ausmaß der Beteiligung der posterioren subtalaren Gelenkfacette. Es werden sekundäre Rekonstruktionen parallel und senkrecht zur hinteren Kammer des unteren Sprunggelenks und sagittale multiplanare Reformationen angefertigt:
  - Typ I: Die Gelenkfragmente sind < 2 mm disloziert.
  - Typ II: Es gibt 2 gelenkbeteiligende Fragmente, die > 2 mm gegeneinander disloziert sind.
  - Typ III: Es gibt 3 gelenkbeteiligende Fragmente, die > 2 mm gegeneinander disloziert sind.
  - Typ IV: Es gibt 4 oder mehr gelenkbeteiligende Fragmente, die ≥ 2 mm gegeneinander disloziert sind.
- *Rowe-Klassifikation:* ▶ Tab. 3.7.
- *Zwipp-Klassifikation:* CT-basiertes X-Fragment-Y-Gelenk-System. Bestimmt werden die Hauptfragmentzahl und die Zahl der betroffenen Gelenke (bei den Fragmenten: 2–5 Fragmente, 0–3 Gelenke ergibt einen Score mit Zusatzpunkten für offene Brüche, schwere Trümmerzonen oder Begleitverletzungen wie Weichteilschaden, Talus- oder Kuboidfraktur. Gesamt-Score: 0–12 Punkte).

Die Schwere einer Kalkaneusfraktur wird gut mithilfe der Quantifizierung der Desintegration und Deformierung beschrieben. Kriterien sind das Ausmaß der Stufenbildung und der Desintegration der hinteren Gelenkfacette des unteren Sprunggelenks, die Höhenminderung des zentralen Kalkaneus, die Verbreiterung des komprimierten Kalkaneus und die Achsabweichung. Ein System zur Quantifizierung wurde von Brunner und Mitarbeitern vorgestellt.

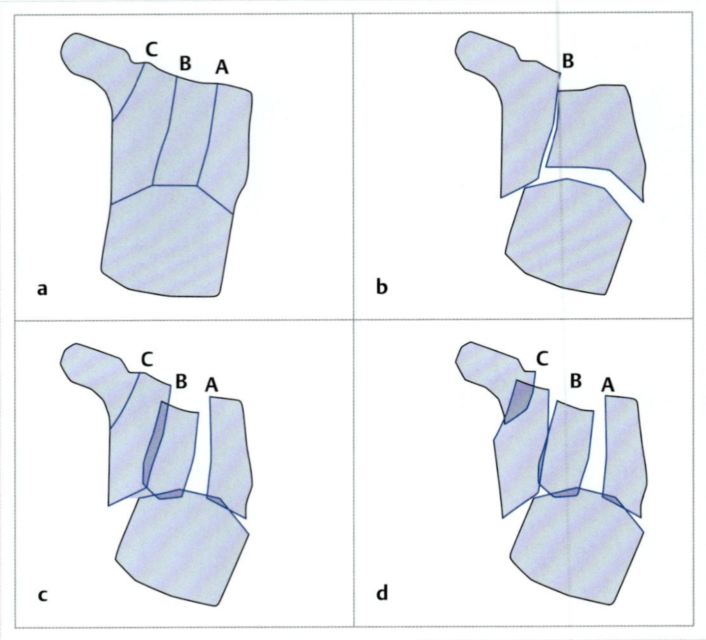

Abb. 3.115 Sanders-Klassifikation der Kalkaneusfrakturen.
A = lateral
B = zentral
C = medial
a Grundlagen der Sanders-Klassifikation sind die Anzahl der Fragmente und der Verlauf der Hauptfrakturlinie wie bezeichnet.
b Typ-2B-Fraktur mit 2 Gelenkfragmenten und Hauptfrakturlinie durch den mittleren Anteil des posterioren Subtalargelenks des Kalkaneus.
c Typ-3AB-Fraktur mit 3 gelenkbeteiligenden Fragmenten und Hauptfrakturlinien lateral und zentral.
d Typ-4ABC-Fraktur mit 4 gelenkbeteiligenden Fragmenten mit Frakturlinien lateral, zentral und medial.

Tab. 3.7 Rowe-Klassifikation der Kalkaneusfrakturen.

Typen	Beschreibung	Häufigkeit (%)
I	periphere Fraktur	21
• Ia	Fraktur der Tuberositas	
• Ib	Fraktur des Sustentaculum tali	
• Ic	Fraktur des Processus anterior calcanei	
II	sog. Entenschnabelverletzung, Avulsion des Achillessehnenansatzes	3,8
• IIa	mit teilweiser Dislokation	
• IIb	mit kompletter Dislokation	
III	extraartikuläre Fraktur	19,5
• IIIa	einfache Fraktur	
• IIIb	Mehrfragmentfraktur	
IV	wie Typ III unter Beteiligung der dorsalen Facette	24,7
V	zentrale Impression und/oder Trümmerfraktur	31
• Va	mit Beteiligung des Subtalargelenks	
• Vb	mit Beteiligung des Kalkaneokuboidalgelenks	

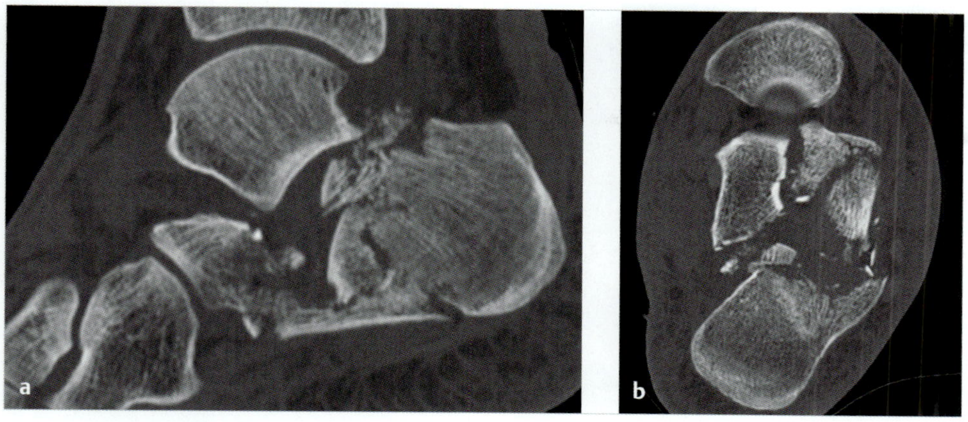

Abb. 3.116 **Kalkaneusfraktur.** Joint-Depression-Kalkaneusfraktur.
a CT, sagittale Rekonstruktion. Tiefe Impression und Absenkung der Gelenkfläche des hinteren unteren Sprunggelenks. Es ist ein großer Spongiosadefekt entstanden.
b CT, schräg koronare Rekonstruktion. Verbreiterung bzw. Verplumpung des Kalkaneus und Höhenminderung. Die Hauptfragmente sind erkennbar.

Bildgebung

Ultraschall

Keine Bedeutung.

Röntgen

Es werden Röntgenaufnahmen des Fußes in 3 Ebenen angefertigt, belastet, soweit möglich. In der Schrägaufnahme lassen sich Frakturen des Processus anterior calcanei gut erkennen. Der Kalkaneus wird seitlich und axial sowie mit Broden-Aufnahme aufgenommen. Für die Klassifikation und Therapieplanung hat das CT die klassische Röntgenaufnahme weitgehend verdrängt.

Cave

Frakturen des Sustentaculum tali werden auf konventionellen Röntgenaufnahmen regelmäßig übersehen.

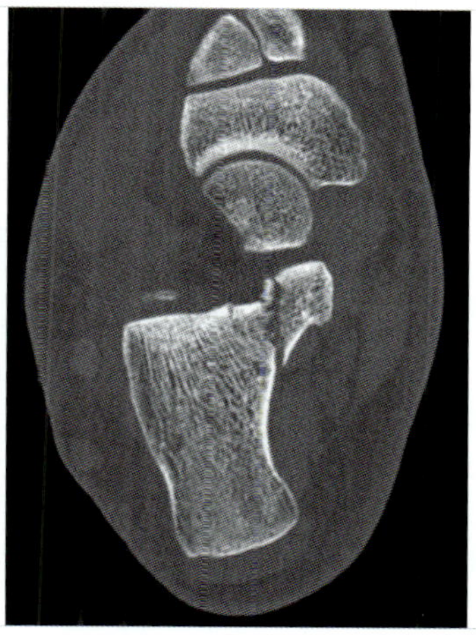

Abb. 3.117 **Kalkaneusfraktur.** Fraktur des Sustentakulums des Kalkaneus. CT, schräg koronare Rekonstruktion. Die Flexor-hallucis-longus-Sehne verläuft um das Sustentakulum und kann bei stärkerer Dislokation in die Fraktur einklemmen.

Computertomografie

Im CT werden eine dünnschichtige Volumenakquisition (0,4–0,6 mm Schichtdicke) und eine überlappende Rekonstruktion mit hochauflösendem Knochenalgorithmus durchgeführt. Es erfolgt die Anfertigung von multiplanaren Reformationen in 3 Ebenen. Die koronaren Schichten sind etwas nach ventral geneigt und senkrecht zur posterioren Gelenkfacette (hintere Kammer) ausgerichtet. Die axialen Rekonstruktionen sind senkrecht dazu ausgerichtet, parallel zur posterioren Gelenkfacette. Eine direkte koronare oder sogar direkte sagittale Schichtung ist bei den heute verfügbaren CT-Geräten obsolet.

Magnetresonanztomografie

- *Traumastandarduntersuchung:* hochauflösende Mehrkanalspule; keine Kontrastmittelgabe nötig
- *Sequenztechnik:*
  - T1w koronar, parallel zur queren Achse des oberen Sprunggelenks, ausgerichtet am Talus und an den Malleolen
  - PDw fatsat sagittal und koronar (senkrecht zur hinteren Kammer)
  - T2w axial gekippt, parallel zum Verlauf des Lig. fibulotalare anterius

Bei traumatischer Kalkaneusfraktur ist die CT der MRT überlegen. Nur wenn spezielle Fragestellungen wie Verdacht auf Inkarzeration der langen Peronealsehne bestehen, kann eine MRT weiterhelfen. Die MRT kommt bei Ermüdungsbrüchen des Kalkaneus zum Einsatz, die häufig röntgenokkult sind. In einem oft ausgedehnten Knochenödem ist eine signalarme, meist in der Spongiosa auslaufende, also nicht komplette Frakturlinie erkennbar.

Empfehlung zur Bildgebung

Methoden der Wahl: Röntgen und CT bei traumatischer Kalkaneusfraktur, MRT bei Ermüdungsfraktur des Kalkaneus.

Bildbeispiele

Wie sich Kalkaneusfrakturen bildgebend darstellen können, ist in ▶ Abb. 3.116, ▶ Abb. 3.117, ▶ Abb. 3.118, ▶ Abb. 3.119 und ▶ Abb. 3.120 sehen.

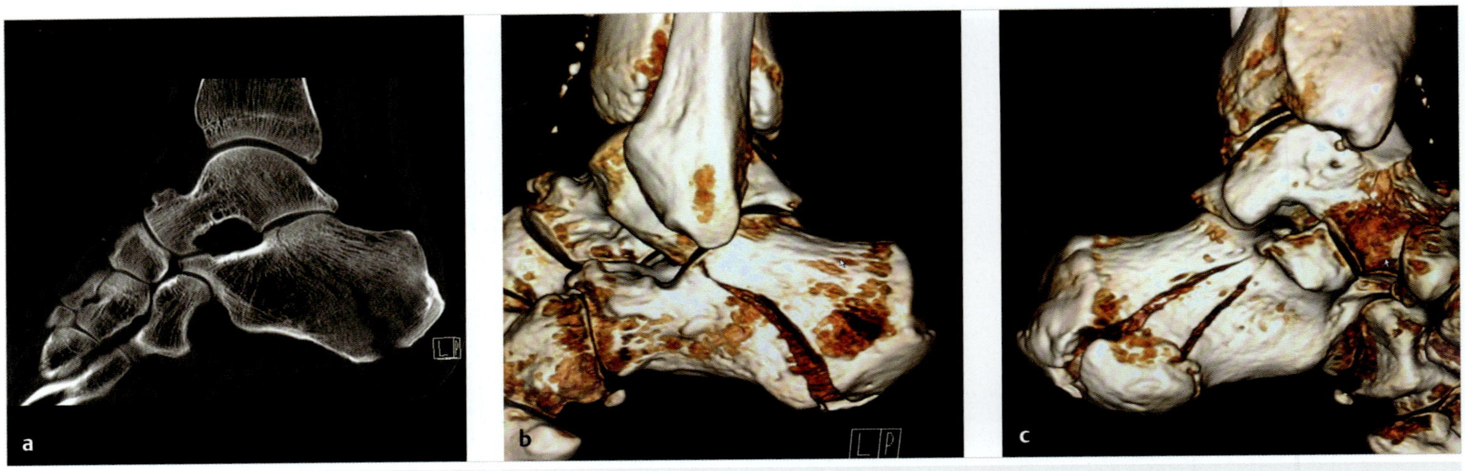

Abb. 3.118 Kalkaneusfraktur. 56-jähriger Patient mit Kalkaneusfraktur (Tongue-Type-Fraktur). Intraartikuläre Kalkaneusfraktur mit Ausbildung von 2 Fragmenten posterolateral und anteromedial. Therapie: perkutane Verschraubung.

a 3-D-CT, sagittale Rekonstruktion (multiplanare Reformation).

b 3-D-Volume-Rendering mit Ansicht von lateral.

c 3-D-Volume-Rendering mit Ansicht von medial.

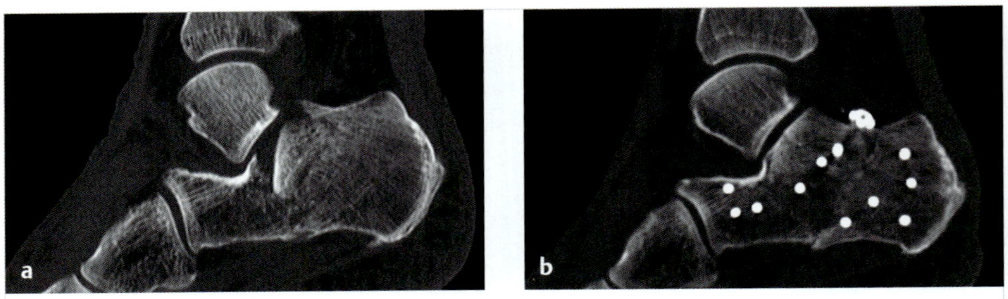

Abb. 3.119 Kalkaneusfraktur. 65-jährige Patientin mit Joint-Depression-Fraktur.

a Präoperative sagittale CT. Intraartikuläre Kalkaneusfraktur mit Impression der subtalaren Gelenkfläche.

b Postoperative sagittale CT nach 4 Wochen. Zustand nach operativer Versorgung der Kalkaneusfraktur mit anatomischer Rekonstruktion der Gelenkfläche und regelrechtem Tubergelenkwinkel.

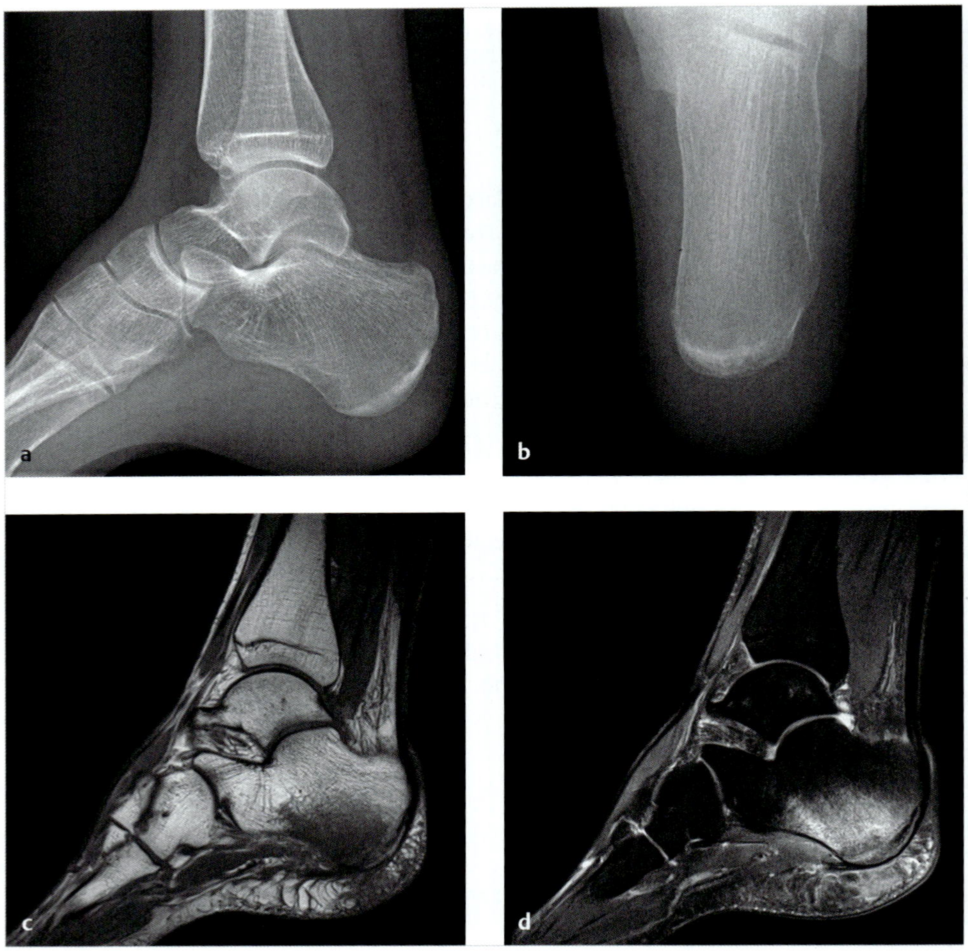

Abb. 3.120 Kalkaneusfraktur. 19-jährige Patientin mit Zustand nach Sprung aus 1,80 m Höhe auf Asphalt. Schmerz an der linken Ferse, röntgenologisch unklar, keine eindeutige Fraktur.

a Röntgenaufnahme des Kalkaneus seitlich. Keine eindeutige Fraktur erkennbar. Kleine kortikale Unregelmäßigkeiten am Ansatz der Plantaraponeurose sind häufig zu sehen. Aufgrund des Unfallmechanismus und der Schmerzen ergänzendes MRT.

b Röntgenaufnahme des Kalkaneus axial.

c Sagittale T1w MRT-Sequenz. Inkomplette Spongiosafraktur kranial der fibroossären Einstrahlung der Plantaraponeurose.

d Sagittale PDw fatsat MRT-Sequenz. Flächige Spongiosafraktur im Kalkaneus mit Quetschverletzung des angrenzenden Fersenfettgewebes.

Differenzialdiagnose

- Kapsel-Band-Verletzung
- Ruptur der Achillessehne
- Dysfunktion der Peronealsehnen
- Sinus-tarsi-Syndrom
- Tarsaltunnelsyndrom
- Ruptur des Lig. bifurcatum

Therapie

- Eine konservative Behandlung ist für nicht oder minimal dislozierte extraartikuläre Frakturen mit frühzeitiger Mobilisation möglich.
- Intraartikuläre Frakturen können bei geringer Dislokationsgefahr konservativ mit Ruhigstellung und Entlastung therapiert werden. Ansonsten wird die perkutane Verschraubung gewählt, die eine frühere Mobilisation ermöglicht.
- Die perkutane Verschraubung ist nach Reposition gering dislozierter Frakturen indiziert.
- Bei komplexen Frakturen mit deutlicher Dislokation erfolgt eine Reposition mit Schrauben- und Plattenosteosynthese. Es konkurrieren klassisch-offene Verfahren (ausgedehnter lateraler Zugang mit Plattenosteosynthese) mit minimalinvasiven Verfahren (kurzer Zugang über dem Sinus tarsi). Die hohe Rate an Wundheilungsstörungen bei ausgedehntem lateralem Zugang war ein wesentlicher Grund dafür, die minimalinvasiven Verfahren weiterzuentwickeln. Wird die Entscheidung für ein operatives Verfahren gefällt, ist die anatomische Rekonstruktion ein wichtiger Faktor für gute Ergebnisse. Trotz aller zur Verfügung stehenden Möglichkeiten führen Kalkaneusfrakturen mit Schädigung der dorsalen Gelenkfacette häufig zu einer subtalaren Arthrose.
- In seltenen Ausnahmefällen bei völliger Zerstörung des Subtalargelenks besteht die Möglichkeit der primären subtalaren Arthrodese. Technisch ist die Arthrodese bei instabilem Kalkaneus schwierig. Darum geht die Tendenz auch in diesen Fällen zur Rekonstruktion, ggf. dann mit sekundärer Arthrodese bei nicht tolerablen Restbeschwerden.

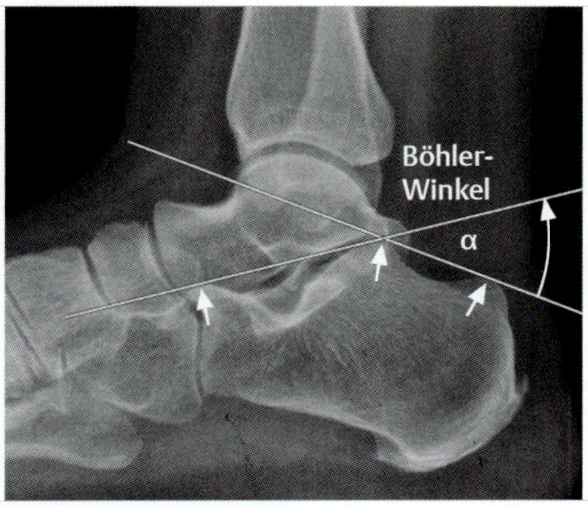

Abb. 3.121 Tubergelenkwinkel (Böhler-Winkel). Der Böhler-Winkel ist der Winkel zwischen 2 Tangenten mit Anlagepunkten (Pfeile) an den superioren Ecken des Kalkaneus anterior und posterior. Er dient zur Abschätzung der posttraumatischen Fehlstellung nach einer Kalkaneusfraktur. Er verringert sich bis zu negativen Werten. Normwert des Tubergelenkwinkels: 20–40° (Messung im Röntgenbild in seitlicher Projektion).

Prognose/Komplikationen

Prognose

- *Fraktur des Processus anterior calcanei:* Diese Fraktur hat eine gute Prognose; bei Pseudarthrose erfolgt die Resektion des losen Knochenfragments.
- *Extraartikuläre Frakturen:* Deren Prognose ist abhängig von Größe, Lokalisation und Dislokation des Fragments. Günstig ist eine anatomische Rekonstruktion folgender Winkel:
  - Gissane-Winkel: 120–145°, zwischen hinterer Gelenkfacette (Facies articularis talaris posterior) und kranialer Begrenzung des anterioren Kalkaneus zum Processus anterior calcanei; der Winkel befindet sich distal des Processus lateralis tali und ist die posteriore Begrenzung des Sinus tarsi.
  - Böhler-Winkel (▶ Abb. 3.121): Dieser Winkel liegt zwischen der kranialen Tangente an das Tuber calcanei und dem höchsten Punkt des Kalkaneus im seitlichen Röntgenbild und zwischen diesem höchsten Punkt und dem Processus anterior calcanei. Normal: 20–40°.
- *Beteiligung der subtalaren Gelenkfacette:* Sekundäre Arthrosen treten in mehr als 50 % der Fälle auf. Die Notwendigkeit einer späteren subtalaren Arthrodese korreliert direkt mit dem Ausmaß der subtalaren Gelenkschädigung.
- *Anatomische Rekonstruktion:* Auch bei diesem Vorgehen sind aufgrund von traumatischen Knorpelschäden sekundäre Arthrosen möglich.

Mögliche Komplikationen

- Kompartment-Syndrom des Fußes aufgrund der Schwellung (Klinik: stärkste, auch durch Opiate schwer therapierbare Schmerzen); bei Verdacht Kompartment-Druckmessung bzw. -Spaltung
- sekundäre Hautnekrosen

Das nicht therapierte Kompartment-Syndrom des Fußes kann langfristig zu einem vollständigen Funktionsverlust der Zehen führen (▶ Abb. 3.122).

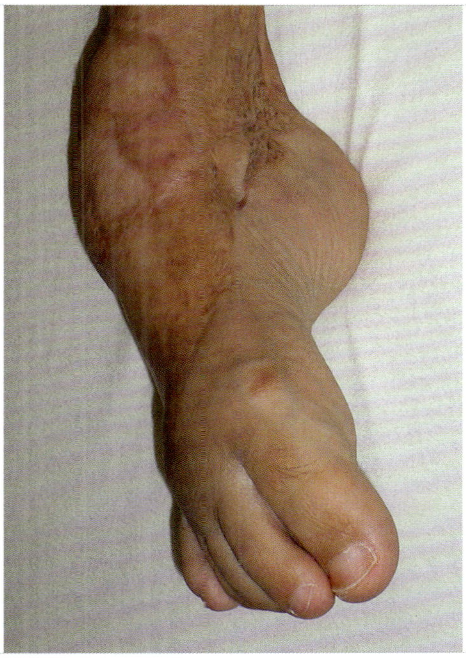

Abb. 3.122 Zustand nach Kompartment-Syndrom des Fußes. Durch die Fibrose der kurzen Zehenbeuger sind die Zehen eingekrallt.

Kindliche Frakturen

Definition

Unter spezifisch kindlichen Frakturen versteht man die Verletzung der Epi- und Metaphyse der distalen Tibia bei noch offener Wachstumsfuge.

Symptome

Schmerzen bei reduzierter Belastbarkeit des Fußes.

Prädisponierende Faktoren

Offene Wachstumsfugen (Übergangsfrakturen treten nur in der Phase der Fugenschließung im Alter von 10–16 Jahren auf).

Anatomie/Pathologie

Frakturen mit Beteiligung der Wachstumsfuge werden nach Aitken oder Salter-Harris klassifiziert (▶ Abb. 3.123).

Sonderformen bilden die Übergangsfrakturen, die nur bei schon teilweise geschlossenen Wachstumsfugen auftreten:

- *Twoplane-Fraktur:* Rein epiphysäres Fragment. Bei Beginn der Verknöcherung mit etwa 10–11 Jahren kann fast die ganze Epiphyse miteinbezogen sein und der Frakturspalt befindet sich weit medial (intramalleolar). Mit zunehmendem Fugenschluss ist der meist sagittale Frakturspalt zunehmend weiter lateral lokalisiert. Er ist in der Regel sagittal ausgerichtet. Zuletzt besteht nur noch ein knöcherner Syndesmosenausriss mit einem ventrolateralen Fragment. Diese letzte Form wird auch „Tillaux-“ oder „Kleiger-Fraktur“ genannt.
- *Triplane-I-Fraktur:* Zusätzlich zur epiphysären Fraktur findet sich ein metaphysärer Keil am lateralen Fragment. Die metaphysäre Frakturlinie reicht jedoch nicht durch die Wachstumsfuge.
- *Triplane-II-Fraktur:* Analog zur Triplane-I-Fraktur liegt eine zusätzliche metaphysäre Keilfraktur vor. Diese setzt sich jedoch in die Epiphyse fort und verursacht dadurch die Entstehung von 2 epiphysären Fragmenten. Das 2. Fragment liegt dorsal und entspricht einer Volkmann-Fraktur aus der Erwachsenentraumatologie (S. 148).

Bildgebung

Ultraschall

Mithilfe der Sonografie können eine Unterbrechung der echogenen knöchernen Oberfläche sowie eine echoarme Verbreiterung des Periosts (besonders bei kindlichen Frakturen) durch ein Hämatom dargestellt werden. Ein periostales Hämatom kann auf eine Fugenverletzung hinweisen. Im Seitvergleich können im fibularen Längsschnitt eine Verbreiterung und ggf. eine Instabilität der distalen Fibulaepiphyse dargestellt werden, wie sie bei der im Vergleich zur fibularen Bandverletzung allerdings weitaus selteneren Salter-I-Verletzung auftritt.

Röntgen

Die Röntgenaufnahme des oberen Sprunggelenks wird in 2 Ebenen durchgeführt; ggf. werden Schrägaufnahmen angefertigt. Besonders der sagittale Frakturverlauf und rotatorische Fehlstellungen des epiphysären Fragments sind auf Röntgenaufnahmen nur eingeschränkt zu beurteilen.

Computertomografie

Es werden eine dünnschichtige Volumenakquisition (0,4–0,6 mm Schichtdicke) und eine überlappende Rekonstruktion mit hochauflösendem Knochenalgorithmus durchgeführt sowie multiplanare Reformationen in 3 Ebenen angefertigt. Besonders Übergangsfrakturen erfordern häufig eine exakte Abklärung mithilfe überlagerungsfreier Schnittbilder. Wenn möglich, sollte die CT-Untersuchung durch eine MRT ersetzt werden.

Magnetresonanztomografie

- *Traumastandarduntersuchung:* hochauflösende Mehrkanalspule; keine Kontrastmittelgabe nötig
- *Sequenztechnik:*
  - T1w und PDw fatsat koronar, parallel zur queren Achse des oberen Sprunggelenks, ausgerichtet am Talus und an den Malleolen
  - PDw fatsat sagittal
  - T2w und PDw fatsat axial

Anzustreben sind Schichtdicken von 2–3 mm. Besonders rotatorische Fehlstellungen von Fragmenten der Epiphyse sind zu beurteilen, ebenso die Epiphysenfuge, die vordere Syndesmose und der Bandapparat.

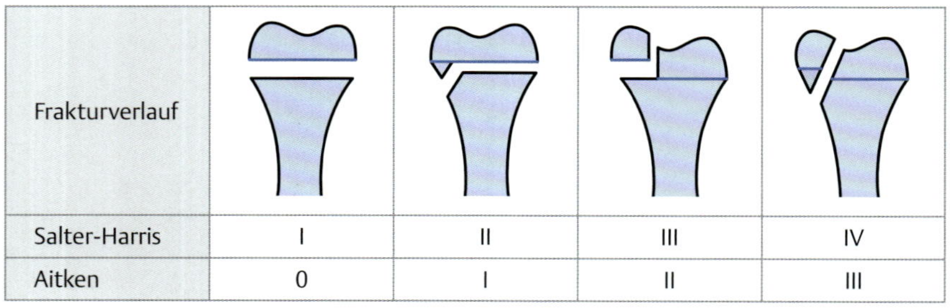

Abb. 3.123 Klassifikation kindlicher Frakturen nach Aitken und Salter-Harris.

Empfehlung zur Bildgebung

Methoden der Wahl: Röntgen, MRT.

Bildbeispiele

Die bildgebende Darstellung von kindlichen Frakturen zeigen ▶ Abb. 3.124, ▶ Abb. 3.125, ▶ Abb. 3.126, ▶ Abb. 3.127, ▶ Abb. 3.128, ▶ Abb. 3.129, ▶ Abb. 3.130 und ▶ Abb. 3.131.

Differenzialdiagnose

- Fibulafraktur
- Kapsel-Band-Verletzung
- osteochondrale Läsion des Talus

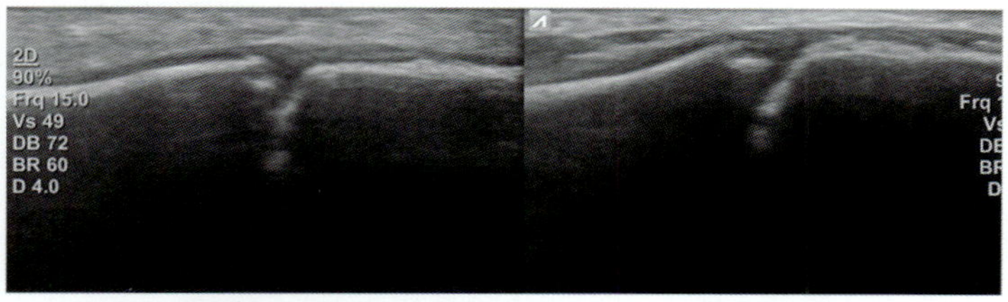

Abb. 3.124 Kindliche Fraktur. Ultraschall, fibularer Längsschnitt. Leichte Abhebung des Periosts durch darunter liegendes Hämatom, aber keine Instabilität beim Stresstest.

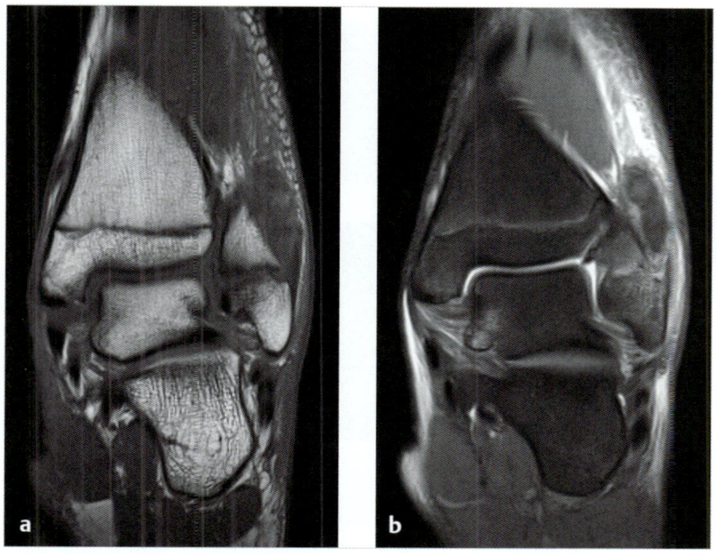

Abb. 3.125 Kindliche Fraktur. Traumatische Epiphysenlösung der Fibula.

a Koronare T1w MRT-Sequenz. Die Epiphysenfuge ist signalarm erweitert und nicht mehr ganz kongruent. Bei sehr weit abgehobenem Periost zeigt sich ein ausgedehntes signalarmes Hämatom proximal-lateral.

b Koronare PDw fatsat MRT-Sequenz. Es ist in dieser Sequenz besser eine Dislokation der Fibulaepiphyse nach lateral erkennbar. Das sehr frische, ausgedehnte Hämatom ist zu diesem frühen Zeitpunkt noch signalarm.

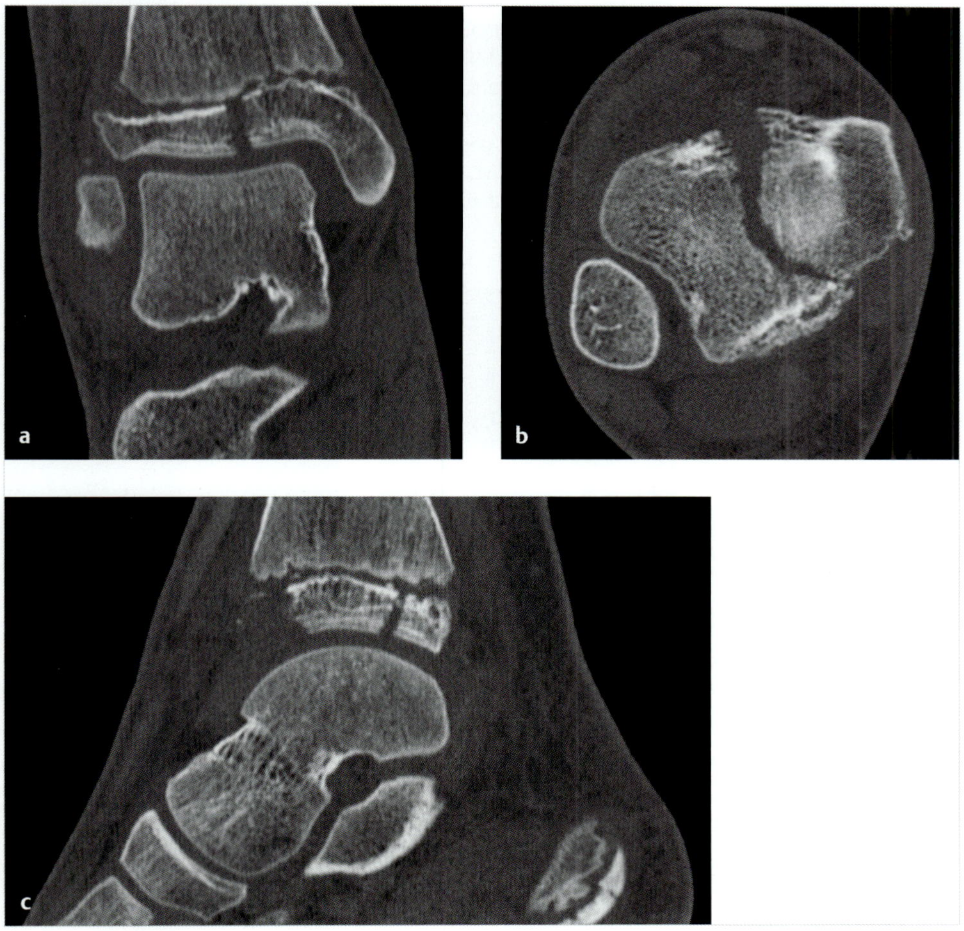

Abb. 3.126 Kindliche Fraktur. Twoplane-Fraktur (Epiphysenfraktur).

a CT, koronare Rekonstruktion. Der laterale Anteil der distalen Tibiaepiphyse ist abgelöst und es besteht zwischen diesem lateralen Epiphysenanteil und der Metaphyse eine Epiphyseolysis.

b CT, axiale Rekonstruktion. Es ist ein Klaffen der Epiphysenfraktur nach ventral erkennbar, bei rotatorischer Dislokation nach lateral.

c CT, sagittale Rekonstruktion. Kein metaphysärer Keil zu erkennen.

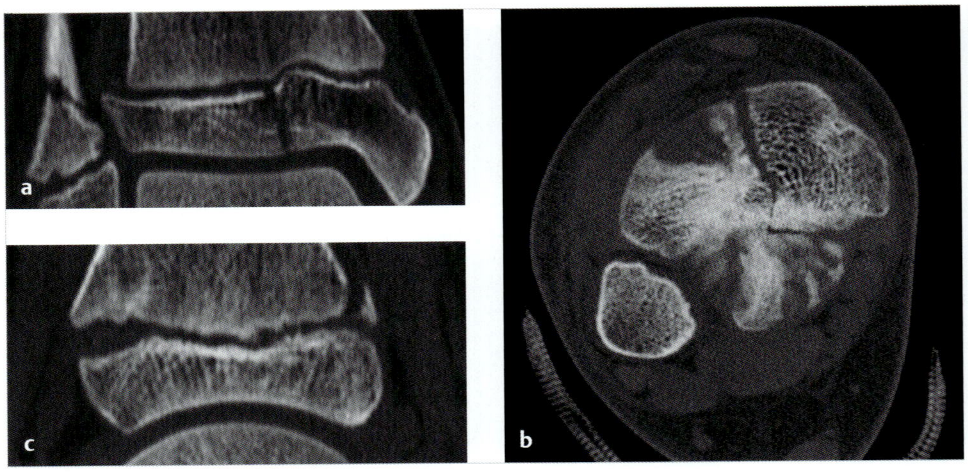

Abb. 3.127 Kindliche Fraktur. Twoplane-Fraktur mit minimalem metaphysärem Keil.
- **a** CT, koronare Rekonstruktion. Ähnlicher Fall wie in ▶ Abb. 3.126 mit sagittaler Fraktur durch die Epiphyse. Der laterale Anteil wird nach lateral disloziert, mit Rotation nach lateral. Begleitende Fibulafraktur.
- **b** CT, axiale Rekonstruktion. Rotatorische Dislokation nach lateral.
- **c** CT, sagittale Rekonstruktion. Kleiner metaphysärer Keil.

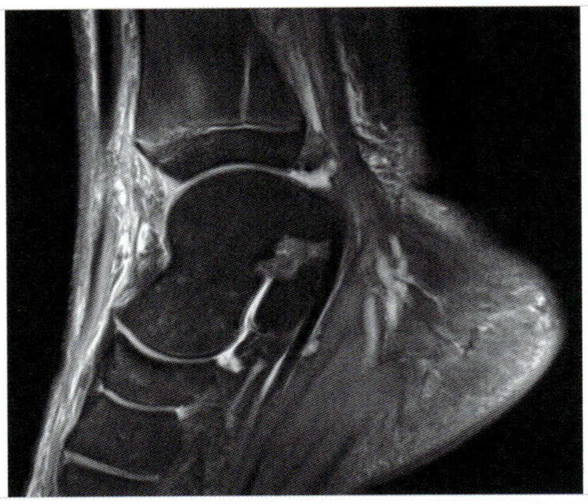

Abb. 3.128 Kindliche Fraktur. Salter-Harris-II-Fraktur (Aitken-I-Fraktur). Sagittale PDw fatsat MRT-Sequenz. Übergangsfraktur mit ventraler Epiphyseolyse und dorsalem metaphysärem Frakturkeil.

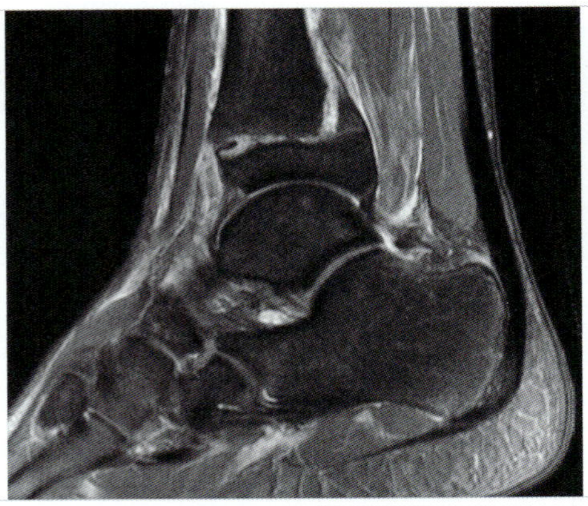

Abb. 3.129 Kindliche Fraktur. Salter-Harris-II-Fraktur (Aitken-I-Fraktur); ähnlicher Fall wie in ▶ Abb. 3.128, nur mit stärkerer Dislokation. Sagittale PDw fatsat MRT-Sequenz. Übergangsfraktur mit ventraler Epiphyseolyse und dorsalem metaphysärem Frakturkeil. Durch die Distraktion während der Verletzung und durch die spontane Reposition hat sich ein Teil des Periosts, das von der Metaphyse weiter proximal abgerissen ist, in den Frakturspalt der Epiphyseolyse ventral eingeschlagen und ist eingeklemmt.

Therapie

Bei den einfachen Formen (Aitken I bzw. Salter-Harris I und II) reicht üblicherweise eine Ruhigstellung. Bei den problematischeren Formen (Aitken II und III bzw. Salter-Harris III und IV) wird üblicherweise zusätzlich eine Osteosynthese durchgeführt, z. B. mit Kirschner-Drähten. Sind bei Übergangsfrakturen die Fragmente nicht disloziert, ist eine konservative Therapie im Unterschenkelgips für meist 4 Wochen mit Nachkontrollen möglich. Die seltenen dislozierten Frakturen und dorsale epiphysäre Fragmente (Triplane II) sollten operativ reponiert und fixiert werden. Meist werden dazu Zugschrauben verwandt. Bei der Twoplane-Fraktur ist dazu eine horizontal in der Epiphyse liegende Schraube notwendig, bei den Triplane-Frakturen zusätzlich eine metaphysäre Schraube, die meist ventrodorsal liegt.

Prognose/Komplikationen

Bei anatomischer Rekonstruktion besteht eine gute Prognose. Probleme verursachen die primär übersehenen Frakturen. Die Gefahr bei einem Klaffen des Frakturspalts um > 2 mm umfasst eine spätere Arthrose oder Instabilität.

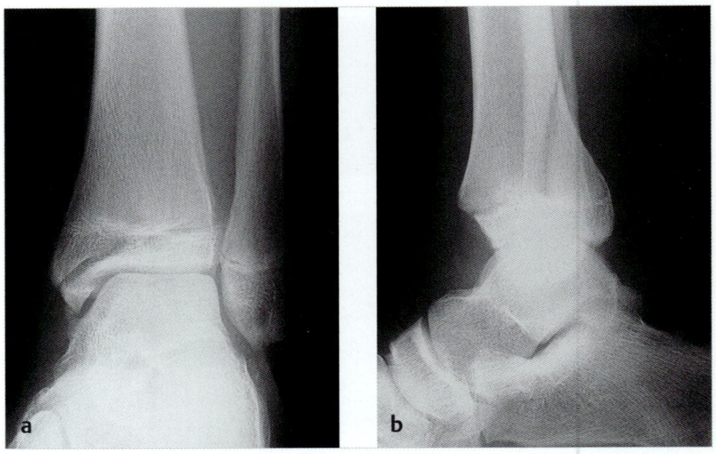

Abb. 3.130 Kindliche Fraktur. Triplane-I-Fraktur.
- **a** Röntgenaufnahme a.-p. Es ist eine sagittal verlaufende Fraktur der Epiphyse erkennbar.
- **b** Röntgenaufnahme seitlich. Epiphyseolyse ventral mit Dislokation der distalen Tibiaepiphyse nach dorsal und einem metaphysären Frakturkeil. Zusätzlich Fibulafraktur, die genau über der metaphysären Tibiafraktur liegt.

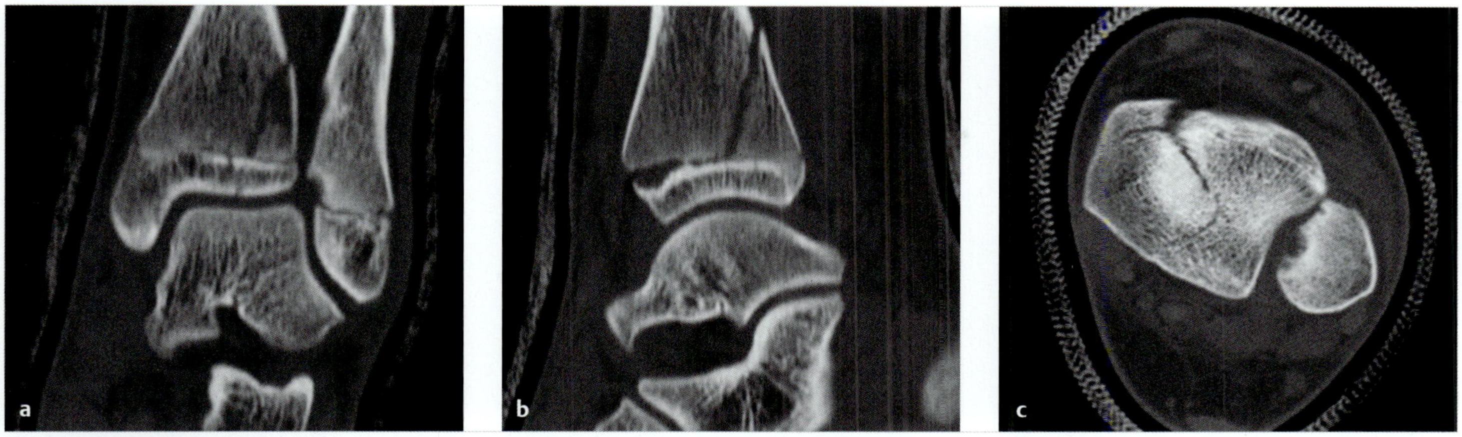

Abb. 3.131 Kindliche Fraktur. Triplane-II-Fraktur.
a CT, koronare Rekonstruktion. Metaphysäre Keilfraktur, die sich in die Epiphyse fortsetzt.
b Nach ventral ist eine Epiphyseolyse erkennbar; dorsal besteht der metaphysäre Frakturkeil.
c CT, axiale Rekonstruktion. Verlauf der sagittal ausgerichteten Epiphysenfraktur.

Peritalare Luxationen

Definition

Peritalare Luxationen (Syn.: subtalare Luxationen) sind Luxationen des Subtalargelenks und des Talonavikulargelenks ohne Dislokation des Kalkaneokuboidalgelenks sowie des Tibiotalargelenks und ohne Fraktur des Talushalses.

Symptome

Zwischen 50 und 80 % der peritalaren Luxationen werden durch Hochenergietraumen verursacht. Der Rest entsteht durch simple Inversionsverletzungen des Fußes. Etwa 40 % dieser Verletzungen sind mit einem erheblichen Weichteilschaden vergesellschaftet.

Prädisponierende Faktoren

Keine.

Anatomie/Pathologie

Die mediale peritalare Luxation entsteht durch eine kraftvolle Inversion des plantar flektierten Fußes, die laterale peritalare Luxation durch eine kraftvolle Eversion des plantar flektierten Fußes. Aufgrund der anatomischen Voraussetzungen erfordert die laterale Verletzung eine wesentlich höhere Krafteinwirkung, verbunden mit schweren Weichteilschäden.

Bildgebung

Ultraschall

Nicht sinnvoll.

Röntgen

Das obere Sprunggelenk wird in 2 Ebenen aufgenommen. Bei den seltenen Verletzungen ist der Befund röntgenologisch möglicherweise unklar.

Computertomografie

Im Rahmen der CT-Untersuchung werden eine dünnschichtige Volumenakquisition (0,4–0,6 mm Schichtdicke) und eine überlappende Rekonstruktion mit hochauflösendem Knochenalgorithmus durchgeführt sowie multiplanare Reformationen in 3 Ebenen angefertigt. Die CT stellt das Alignement in den Rekonstruktionen am besten dar.

Magnetresonanztomografie

- *Traumastandarduntersuchung:* hochauflösende Mehrkanalspule; keine Kontrastmittelgabe nötig
- *Sequenztechnik:*
  - T 1w und PDw fatsat koronar, parallel zur queren Achse des oberen Sprunggelenks, ausgerichtet am Talus und an den Malleolen
  - PDw fatsat sagittal
  - T 2w axial

Mithilfe der MRT lassen sich das Alignement, der Knorpelstatus, die Weichteilverletzung und die Begleitverletzungen gut darstellen. Bei Verdacht auf eine Talusnekrose ist die MRT die Methode der Wahl (mit Kontrastmittel).

Empfehlung zur Bildgebung

Methoden der Wahl: Röntgen, CT, ggf. MRT.

Bildbeispiele

Die peritalare Luxation zeigt sich im CT wie in ▶ Abb. 3.132 dargestellt.

Differenzialdiagnose

Luxation des oberen Sprunggelenks.

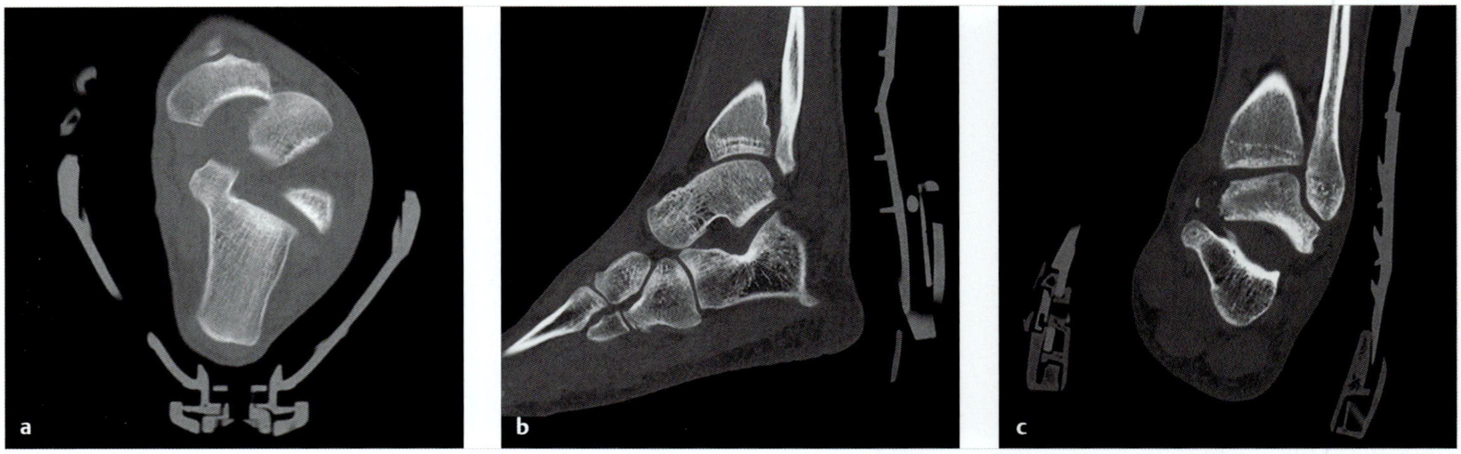

Abb. 3.132 Peritalare Luxation. Die Luxation des Talus ist ein sehr seltenes Trauma. Hier betrifft die Luxation das Talonavikulargelenk und das Subtalargelenk. Dabei können seitliche bzw. sagittale Projektionen das Ausmaß der Verletzung verschleiern.
a CT, transversale Rekonstruktion.
b CT, sagittale Rekonstruktion.
c CT, koronare Rekonstruktion.

Therapie

Die Therapie peritalarer Luxationen besteht in der raschen Reposition zur Vermeidung von Haut- und Knochennekrosen. Diese Reposition wird durch Zug an der Ferse bei gleichzeitig flektiertem Kniegelenk vorgenommen. Dabei kann der Taluskopf in seine physiologische Stellung zurückgeschoben werden. Vorgehen bei verschiedenen Formen der Dislokation:

- *Mediale Dislokation:* Das Repositionsmanöver beinhaltet eine Plantarflexion und Inversion des Fußes, gefolgt von einer Eversion und Dorsalextension bei gleichzeitigem plantar-medialem Druck, um den nach dorsolateral verschobenen Taluskopf zu reponieren.
- *Laterale Dislokation:* Die Reposition umfasst eine Inversion des Fußes bei gleichzeitigem Lateraldruck auf den nach medial verschobenen Taluskopf.
- *Posteriore Dislokation:* Zunächst wird durch eine Plantarflexion des Vorfußes das Os naviculare von der Unterfläche des Talushalses gelöst. Anschließend wird die Ferse unter Traktion nach distal geschoben. Schließlich wird der Fuß unter plantarem Druck dorsalextendiert, um den Taluskopf zu reponieren.
- *Anteriore Dislokation:* Unter Traktion wird die posterosuperiore Kante der hinteren Facette vom talaren Sulkus gelöst.

Bis zu 10 % der medialen Luxationen und 20 % der lateralen Luxationen können nicht geschlossen reponiert werden. In diesen Fällen ist eine offene Reposition indiziert. Nach geschlossener oder offener Reposition ist das Gelenk normalerweise stabil.

Die weitere Behandlung erfolgt durch einen Unterschenkelgips für 1–3 Monate, je nach Ausmaß der Instabilität.

Prognose/Komplikationen

Die Prognose hängt insbesondere vom Weichteiltrauma und von den Knorpelschäden ab. Des Weiteren scheint sich eine rasche Reposition günstig auf das Ergebnis auszuwirken. Eine avaskuläre Nekrose des Talus tritt in ca. 5 % der Fälle auf. Eine posttraumatische Arthrose des Subtalargelenks wird bei bis zu 40 % der Fälle beschrieben. Liegt gleichzeitig eine Fraktur vor, steigt dieser Wert auf über 80 %.

> **Merke**
> Nach Reposition einer peritalaren Luxation wird ein CT des Rückfußes empfohlen, um osteochondrale Begleitverletzungen sicher zu identifizieren.

Verletzung der Chopart-Gelenklinie

Definition

Synonym wird eine solche Verletzung auch als „Midtarsal Dislocation" bezeichnet.

Symptome

Verletzungen des Chopart-Gelenks entstehen meist im Zusammenhang mit Hochrasanztraumen. Selten sind sie die Folge einer einfachen Mittelfußdistorsion. Schwellung, Druckschmerzhaftigkeit, Schmerzen und subkutane Einblutungen sind die typischen Symptome der Verletzung. Je nach Ausmaß der Gewalteinwirkung finden sie sich in Kombination mit erheblichen Weichteilverletzungen.

Prädisponierende Faktoren

Keine.

Anatomie/Pathologie

Die Chopart-Gelenklinie umfasst das Talonavikular- und das Kalkaneokuboidalgelenk. Diese liegen in einer Transversalebene zum Längsgewölbe des Fußes und vollführen zusammen mit dem Subtalargelenk eine gekoppelte, mehrdimensionale Bewegung.

Das Talonavikulargelenk und das Kalkaneokuboidalgelenk sind entsprechend ihrer Funktion in der medialen und lateralen Säule des Fußes aufgebaut. Das Talonavikulargelenk als Teil der medialen Säule wird durch das talonavikulare Ligament unterstützt. Das deutlich rigide Kalkaneokuboidalgelenk ist Teil der lateralen Säule und besitzt eine sattelförmige Struktur. Stabilisiert wird

das Kalkaneokuboidalgelenk durch die kalkaneokuboidalen Ligamente.

Bildgebung

Ultraschall

Nicht sinnvoll.

Röntgen

Es werden Röntgenaufnahmen des oberen Sprunggelenks in 2 Ebenen durchgeführt. Bei den seltenen Verletzungen ist der Befund röntgenologisch möglicherweise unklar.

Computertomografie

Die CT-Untersuchung umfasst eine dünnschichtige Volumenakquisition (0,4–0,6 mm Schichtdicke), eine überlappende Rekonstruktion mit hochauflösendem Knochenalgorithmus sowie die Anfertigung von multiplanaren Reformationen in 3 Ebenen. Die CT stellt das Alignement in den Rekonstruktionen am besten dar.

Magnetresonanztomografie

- *Traumastandarduntersuchung:* hochauflösende Mehrkanalspule; keine Kontrastmittelgabe nötig
- *Sequenztechnik:*
  - T1w und PDw fatsat koronar, parallel zur queren Achse des oberen Sprunggelenks, ausgerichtet am Talus und an den Malleolen
  - PDw fatsat sagittal
  - T2w axial

Die MRT ist gut zur Darstellung des Alignement, des Knorpelstatus, der Weichteilverletzung und der Begleitverletzungen geeignet. Bei Verdacht auf eine Talusnekrose ist sie die Methode der Wahl (mit Kontrastmittel).

Empfehlung zur Bildgebung

Methoden der Wahl: Röntgen, CT, ggf. MRT.

Bildbeispiele

Luxationen der Chopart-Gelenklinie gehen meist mit Frakturen und Absprengungen im Randbereich der Gelenke einher. Üblicherweise sind das Os naviculare, der Kalkaneus, das Kuboid und der Taluskopf betroffen. Es handelt sich um schwere Verletzungen mit knöchernen, aber auch erheblichen weichteiligen Komponenten. Konventionelle Röntgenaufnahmen zeigen meist nicht das ganze Ausmaß der knöchernen Verletzung; die Bildgebung der Wahl ist die CT (▶ Abb. 3.133). Ergänzend kann zur Darstel-

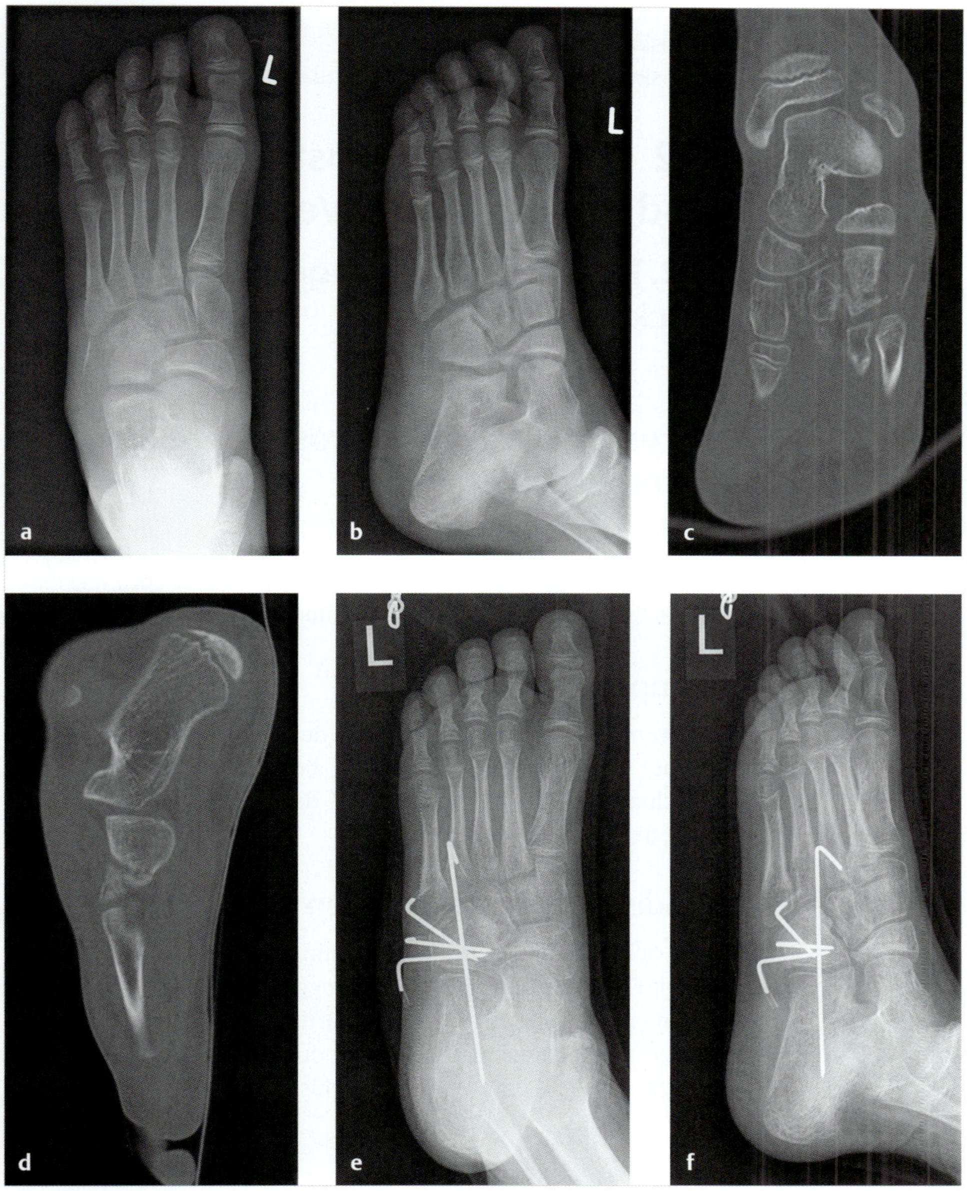

Abb. 3.133 Verletzung der Chopart-Gelenklinie. Kind nach Überrolltrauma mit Chopart-Luxationsfraktur. Das gesamte Ausmaß der Verletzung ist erst im CT sichtbar. Die Versorgung umfasste eine geschlossene Reposition und eine perkutane K-Draht-Osteosynthese. Ziel ist dabei, die Achsen des Fußes und die Gelenkflächen zu reponieren. Instabile Gelenke werden transartikulär fixiert.
a Röntgenaufnahme d.-p. nach dem Trauma.
b Röntgenaufnahme schräg nach dem Trauma.
c Präoperative koronare CT.
d Präoperative sagittale CT.
e Postoperative Röntgenaufnahme d.-p.
f Postoperative Röntgenaufnahme schräg.

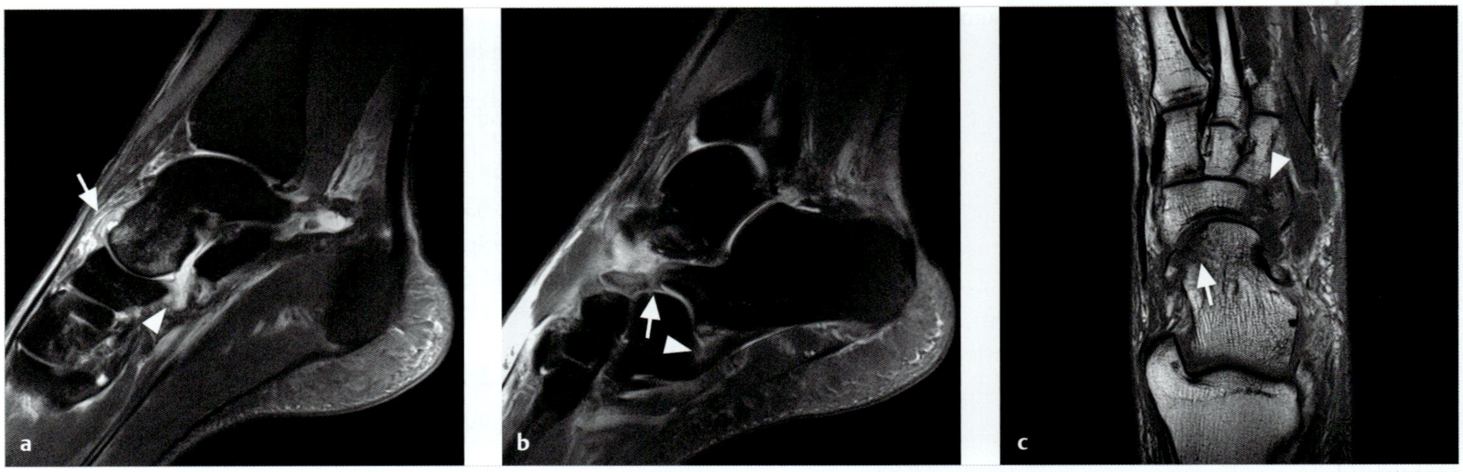

Abb. 3.134 Verletzung der Chopart-Gelenklinie. 28-jähriger Patient mit Zustand nach Distorsionstrauma. Chopart-Luxationsfraktur.
a Sagittale PDw fatsat MRT-Sequenz. Bei dieser Luxationsverletzung entlang der Chopart-Gelenklinie ist es zu einer Ruptur der talonavikularen Gelenkkapsel (Pfeil), zu einer Spongiosafraktur im Taluskopf und zur Zerreißung des Lig. bifurcatum (Pfeilspitze) gekommen.
b Sagittale PDw fatsat MRT-Sequenz. Ruptur mit knöcherner Avulsion am Processus anterius calcanei des Lig. bifurcatum (Pfeil) sowie Einblutung in die kalkaneokuboidale Gelenkkapsel (Pfeilspitze).
c Koronare T1w MRT-Sequenz. Fraktur am medialseitigen Taluskopf (Pfeil) sowie laterale Navikularefraktur (Pfeilspitze).

lung des Weichteiltraumas eine MRT-Untersuchung durchgeführt werden (▶ Abb. 3.134).

Differenzialdiagnose

- Ruptur des Außenbands
- Distorsion des oberen Sprunggelenks
- Talusfraktur
- Verletzungen der Lisfranc-Gelenklinie

Therapie

Die Behandlungsoptionen umfassen die geschlossene Reposition, die primäre Arthrodese sowie die offene Reposition mit und ohne Transfixation der beteiligten Gelenke. Bei ausgedehnten Weichteilschäden bietet sich die Versorgung mit einem Ilisarov-Fixateur an. Angesichts der verbesserten diagnostischen und therapeutischen Möglichkeiten wurde die primäre Arthrodese als Therapieoption weitgehend verlassen. Ziel der Akuttherapie ist eine anatomische Reposition, die durch eine interne oder externe Fixation gesichert wird. Nur im Fall einer anders nicht beherrschbaren posttraumatischen Arthrose besteht die Indikation zur Arthrodese.

Prognose/Komplikationen

Prognose

Die Prognose der Verletzung hängt stark vom Ausmaß der Primärverletzung, vom Ausmaß der Dislokation und von möglichen assoziierten Frakturen ab. Eine gleichzeitige Verletzung der Lisfranc-Gelenklinie ist ein ungünstiger prognostischer Faktor. Bei Verletzungen der Chopart-Gelenklinie handelt es sich um sehr schwerwiegende Traumen des Fußes, die auch bei optimaler Behandlung in vielen Fällen eine dauerhafte Fusionsbeeinträchtigung nach sich ziehen.

Mögliche Komplikationen

- Kompartment-Syndrom des Fußes
- Weichteilnekrosen
- avaskuläre Nekrosen des Talus
- avaskuläre Nekrosen des Os naviculare

3.2 Chronische, posttraumatische und degenerative Veränderungen

3.2.1 Achsfehlstellungen des Rückfußes

Markus Walther, Axel Stäbler

Varus- oder Valgusarthrose des oberen Sprunggelenks

Definition

Bei einer Varus- oder Valgusarthrose des oberen Sprunggelenks handelt es sich um eine Achsfehlstellung dieses Gelenks.

Symptome

Bei geringen Fehlstellungen bleibt der Betroffene oft über Jahrzehnte beschwerdefrei. Langfristig besteht das Risiko der Entwicklung einer Arthrose aufgrund der ungleichmäßigen Belastung des Gelenks.

Prädisponierende Faktoren

Eine Fehlstellung des Rückfußes kann langfristig zu einer sekundären Fehlstellung im oberen Sprunggelenk führen (Tibialis-posterior-Insuffizienz Grad IV, Varusarthrose bei Pes cavus). Verstärkt wird die Rückfußfehlstellung durch eine insuffiziente muskuläre Stabilisierung. Wird eine Fehlstellung im oberen Sprung-

gelenk diagnostiziert, sind Pathologien folgender weiterer Strukturen auszuschließen:
- *Varusfehlstellung:*
  - Peronealsehnen
  - laterale Bänder
- *Valgusfehlstellung:*
  - Tibialis-posterior-Sehne
  - Deltaband

Anatomie/Pathologie

Achsfehlstellungen im oberen Sprunggelenk sind in den seltensten Fällen als isoliertes Problem zu betrachten. Meist entstehen die Fehlstellungen sekundär infolge einer der unten aufgeführten Erkrankungen:
- Epiphysenfraktur mit sekundärem Fehlwachstum
- neuromuskuläre Erkrankung
- Achsfehlstellung nach Unterschenkel- oder Pilonfraktur
- Achsfehlstellung in Höhe des Kniegelenks
- Pes cavus
- chronische laterale Bandinstabilität
- Ruptur der Peronealsehnen
- Pes planovalgus
- Ruptur der Tibialis-posterior-Sehne
- Ruptur des Deltabands
- Instabilität von Talonavikular-, Navikulokuneiforme- oder Tarsometatarsalgelenk

Bildgebung

Ultraschall

Nicht sinnvoll.

Röntgen

- *Einbeinstandaufnahme:* Bestimmung der Achsen von Femur und Tibia (Knieaußenwinkel, normal: 174°) sowie der Mikulicz-Linie. Das Femurkopfzentrum, die Mitte des Kniegelenks und die Mitte der Talusrolle müssen auf einer Linie liegen, der Traglinie. Varus- oder Valgusfehlstellung wird als gemessene Abweichung der Kniegelenkmitte von der Traglinie angegeben.
- *Aufnahme des Sprunggelenks in 2 Ebenen, belastet:* Beurteilung von Knorpelstatus und Achse des oberen Sprunggelenks. Beurteilung der Kongruenz der Fehlstellung.
- *Aufnahme des Fußes in 3 Ebenen, belastet:* Längsgewölbe, Vorfußabduktion, Stellung des Talonavikulargelenks.
- *Saltzman-View:* Beurteilung der Stellung des Kalkaneus.
- *Gegebenenfalls ergänzend bei Ballenhohlfuß:* belastete Aufnahmen des Fußes a.-p. und seitlich im Coleman-Blocktest unter Entlastung des steil stehenden Metatarsale I.

Computertomografie

Die Dünnschicht-CT (Schichtdicke 0,4–0,6 mm, überlappende Rekonstruktion) mit multiplanarer Reformation dient der Beurteilung der Gelenkspaltweite und des subchondralen Knochens im Hinblick auf eine möglicherweise vorhandene Sklerose, Defekte, subchondrale Geröllzysten, osteophytäre Anbauten oder verknöcherte freie Gelenkkörper.

Magnetresonanztomografie

Antworten im Befund

Es muss der Knorpelstatus überprüft werden, mit einer Beschreibung, ob eine flächige Veränderung oder ein fokaler Defekt vorliegt. Die Graduierung erfolgt nach Outerbridge. Wichtig ist die Beschreibung der Morphologie und der Lokalisation des Knorpelschadens. Insbesondere im Vorfeld von Umstellungsosteotomien spielen das Ausmaß der Gelenkspaltverschmälerung und die Gelenkkongruenz hinsichtlich der Prognose eine große Rolle.
- Ausdehnung des Knorpelschadens an Talus, Fibula und Tibia
- Status der subchondralen Knochenlamelle
- Stellung des Talus in der Gelenkgabel (häufig ventrale Subluxation bei Arthrose auf Basis einer chronischen Instabilität)
- osteophytäre Anbauten an Talushals und ventraler Tibia (bei Varusarthrose häufig ausgedehnte Anbauten am medialen Talushals und am Innenknöchel sowie an der ventrolateralen Tibia)

Untersuchungstechnik

- *Standarduntersuchung:* hochauflösende Mehrkanalspule; Kontrastmittelgabe nicht zwingend nötig
- *Sequenztechnik:*
  - T 1w koronar, parallel zur queren Achse des oberen Sprunggelenks, ausgerichtet am Talus und an den Malleolen
  - PDw fatsat sagittal und koronar
  - T 2w axial gekippt, parallel zum Verlauf des Lig. fibulotalare anterius
  - optional: T 1w fatsat koronar und sagittal nach Kontrastmittelgabe

Befunde

- Gelenkerguss
- Verlust des Gelenkknorpels, ungefähre Angabe in Prozent
- direkte (Kontrastmittelanreicherung) oder indirekte Zeichen der Synovialitis
- fibrovaskuläres Reizgewebe im Kapsel-Band-Apparat
- Aktivierungen auch im unteren Sprunggelenk insbesondere subtalar und in den Anschlussgelenken

Spezielle Aspekte der postoperativen MRT:
- Kongruenz der Gelenkstellung
- Knochenödeme
- Synovitis
- Gelenkerguss
- Verlauf der Knorpelschäden

Empfehlung zur Bildgebung

Methode der Wahl: Röntgen, ggf. zur weiteren Abklärung CT oder MRT.

Bildbeispiel

Eine Valgusarthrose ist in ▸ Abb. 3.135 zu sehen.

Differenzialdiagnose

- Epiphysenfraktur mit sekundärem Fehlwachstum
- neuromuskuläre Erkrankung
- Achsfehlstellung nach Unterschenkel- oder Pilonfraktur
- Achsfehlstellung in Höhe des Kniegelenks

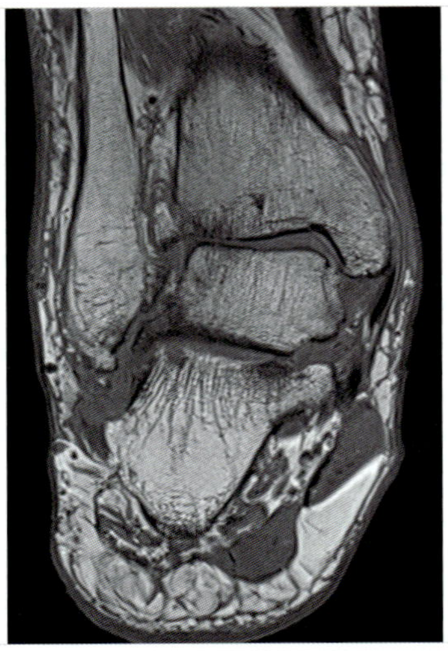

Abb. 3.135 Valgusarthrose. 76-jährige Patientin mit posttraumatischer Valgusarthrose. Koronare T 1w MRT-Sequenz. Valgusarthrose im oberen Sprunggelenk mit lateral vollständig aufgebrauchtem Gelenkknorpel, im Liegen gestörter Gelenkkongruenz mit Medialisierung des Talus und deutlichen knöchernen Anbauten im oberen und unteren Sprunggelenk.

- Pes cavus
- chronische laterale Bandinstabilität
- Ruptur der Peronealsehnen
- Pes planovalgus
- Ruptur der Tibialis-posterior-Sehne
- Ruptur des Deltabands
- Instabilität von Talonavikular-, Navikulokuneiforme- oder Tarsometatarsalgelenk

Therapie

Die Therapie erfolgt in Abhängigkeit von der Grunderkrankung. Bei ansonsten unauffälligen anatomischen Verhältnissen können Achsfehlstellungen der Tibia sprunggelenknah durch Korrekturosteotomien ausgeglichen werden. Entscheidend für die Prognose sind die Gelenkkongruenz und das Ausmaß des Knorpelschadens. Sobald lokal Knorpelschäden Grad IV vorliegen, verschlechtert sich die Prognose für Umstellungsosteotomien signifikant.

Prognose/Komplikationen

Bei intaktem Knorpel kann durch eine Wiederherstellung der physiologischen Achse eine deutliche Verbesserung der Gelenkfunktion erreicht werden. Limitierend sind häufig die Grunderkrankung bzw. schon vorhandene degenerative Veränderungen im oberen und unteren Sprunggelenk.

Pes planovalgus

Definition

Ein Pes planovalgus ist eine Fehlstellung des Fußes mit folgenden Komponenten, die unterschiedlich stark ausgeprägt sein können:
- Rückfußvalgus
- abgeflachtes Längsgewölbe
- Vorfußabduktion
- Vorfußsupination
- Verkürzung des M. gastrocnemius

Symptome

Je nach zugrunde liegender Pathologie können die Patienten weitgehend beschwerdefrei sein, aber auch Beschwerden bis hin zur erheblichen Funktionsbeeinträchtigung des Fußes haben. Typische Beschwerden:
- Schmerzen im Bereich des Innenknöchels bei Ruptur der Tibialis-posterior-Sehne oder bei Läsionen des Deltabands
- Schmerzen lateralseitig bei Impingement zwischen dem valgischen Kalkaneus und der Fibulaspitze

Prädisponierende Faktoren

- Coalitio talocalcanearis oder calcaneonavicularis
- kongenitale kurze laterale Säule
- Ruptur der Tibialis-posterior-Sehne
- Ruptur des Deltabands
- kongenitaler valgischer Kalkaneus

Anatomie/Pathologie

Patienten mit einem angeborenen Pes planovalgus sind oft über viele Jahre beschwerdefrei. Für verschiedene Altersgruppen sind spezielle Pathologien typisch:
- *Kindesalter:* flexibler Pes planovalgus ohne Krankheitswert; kongenitale kurze laterale Säule
- *Jugend:* Coalitio talocalcanearis oder calcaneonavicularis
- *junges Erwachsenenalter:* traumatische Läsionen
- *spätes Erwachsenenalter:* Ruptur der Tibialis-posterior-Sehne

Bildgebung

Ultraschall

Die Insuffizienz der Tibialis-posterior-Sehne kann sonografisch graduiert werden. Zunächst erfolgt die echoarme Verbreiterung der Sehne als Ausdruck eines Ödems, zunehmend übergehend in ein inhomogenes Bild bei beginnenden degenerativen Teileinrissen. Es folgt die zunehmende Ausdünnung der degenerativ veränderten Sehne. Deutliche Flüssigkeitsummantelung bzw. -einlagerung spricht für akute Schädigungsereignisse. Am besten ist die Sehne in Transversalschnitten in verschiedenen Höhen oberhalb, in Höhe und unterhalb des Innenknöchels direkt hinter diesem ziehend abzugrenzen. Bei kompletter Sehnenruptur kann der nach distal gerichtete Sehnenstumpf wie eine Spargelspitze imponieren.

Röntgen

- *Aufnahme des Fußes in 3 Ebenen, belastet:* Längsgewölbe, Vorfußabduktion, Stellung des Talonavikulargelenks
- *Saltzman-View:* Beurteilung der Stellung des Kalkaneus

Magnetresonanztomografie

Antworten im Befund

- Ursache des Plattfußes
- Alignement der Tarsalia
- Status der tarsalen Gelenke
- subfibulares Impingement
- Knorpelstatus des lateralen Subtalargelenks
- Ausschluss einer fibrokartilaginären oder knöchernen – vollständigen oder partiellen – Koalition möglich
- Zeichen einer Tibialis-posterior-Insuffizienz

Cave

Die MRT ist nicht geeignet, die Funktion der Tibialis-posterior-Sehne zu beurteilen. Eine im MRT noch durchgängig abgebildete Tibialis-posterior-Sehne kann funktionell erheblich beeinträchtigt sein.

Untersuchungstechnik

- *Standarduntersuchung:* Untersuchung in Bauchlage empfehlenswert, da Darstellung der Tibialis-posterior-Sehne wichtig; hochauflösende Mehrkanalspule; Kontrastmittelgabe empfehlenswert
- *Sequenztechnik:*
  - T1w koronar, parallel zur queren Achse des oberen Sprunggelenks, ausgerichtet am Talus und an den Malleolen
  - PDw fatsat sagittal und koronar
  - T2w axial gekippt, parallel zum Verlauf des Lig. fibulotalare anterius
  - T1w fatsat schräg axial und sagittal nach Kontrastmittelgabe

Befunde

- Flüssigkeit um die Tibialis-posterior-Sehne
- Sehnendurchmesser verdickt (Tendinose) oder ausgedünnt (Teilruptur)
- peritendinöse Flüssigkeitseinlagerung
- synovialitische Kontrastmittelaufnahme in der Sehnenscheide bzw. fibrovaskuläres Gewebe mit Vaskularisation der Sehnensubstanz
- evtl. fibroossärer Übergang mit Knochenreaktion
- evtl. Stellung und Reizzustand des Talonavikulargelenks bei Vorfußabduktion
- evtl. Stresszeichen am unteren Sprunggelenk an der Kapsel der hinteren Kammer und/oder im Sinus tarsi
- evtl. fibrovaskuläre Aktivierung um die Bandstrukturen im Sinus tarsi
- evtl. Hinweise für knöcherne oder fibrokartilaginäre Koalition besonders kalkaneonavikular oder talokalkanear

Merke

Fibröse bzw. knöcherne Koalitionen dürfen beim Pes planovalgus nicht übersehen werden. Es ist besonders auf Knochenödeme und Zystenbildungen sowie auf Unregelmäßigkeiten der „subchondralen“ Grenzlamelle zu achten.

Spezielle Aspekte der postoperativen MRT:

- Progredienz degenerativer Veränderungen
- subfibulares Impingement
- Kontinuität der rekonstruierten Tibialis-posterior-Sehne (meist durch eine Transposition der Flexor-digitorum-longus-Sehne)

Empfehlung zur Bildgebung

Methoden der Wahl: Röntgen, MRT.

Bildbeispiele

Drei Fallbeispiele sind in ▶ Abb. 3.136, ▶ Abb. 3.137 und ▶ Abb. 3.138 wiedergegeben.

Differenzialdiagnose

- Neuromuskuläre Erkrankung
- Ruptur der Tibialis-posterior-Sehne
- fibröse bzw. knöcherne Koalition
- Achsfehlstellung nach Unterschenkel- oder Pilonfraktur
- Verletzungen des Deltabands

Therapie

Die Therapie richtet sich nach der zugrunde liegenden Pathologie:

- *flexibler Pes planovalgus ohne Aufrichtungstendenz bei Kindern über 10 Jahre:* Arthrorise, Evens-Osteotomie
- *Koalition:* Resektion der Knochenbrücke, ggf. mit Arthrorise; selten korrigierende Arthrodese des Subtalargelenks
- *Ruptur der Tibialis-posterior-Sehne:* Flexor-digitorum-longus-Transfer, Kalkaneusverschiebeosteotomie, ggf. Kalkaneusverlängerungsosteotomie, plantarisierende Osteotomie des Os cuneiforme I und Verlängerung des M. gastrocnemius

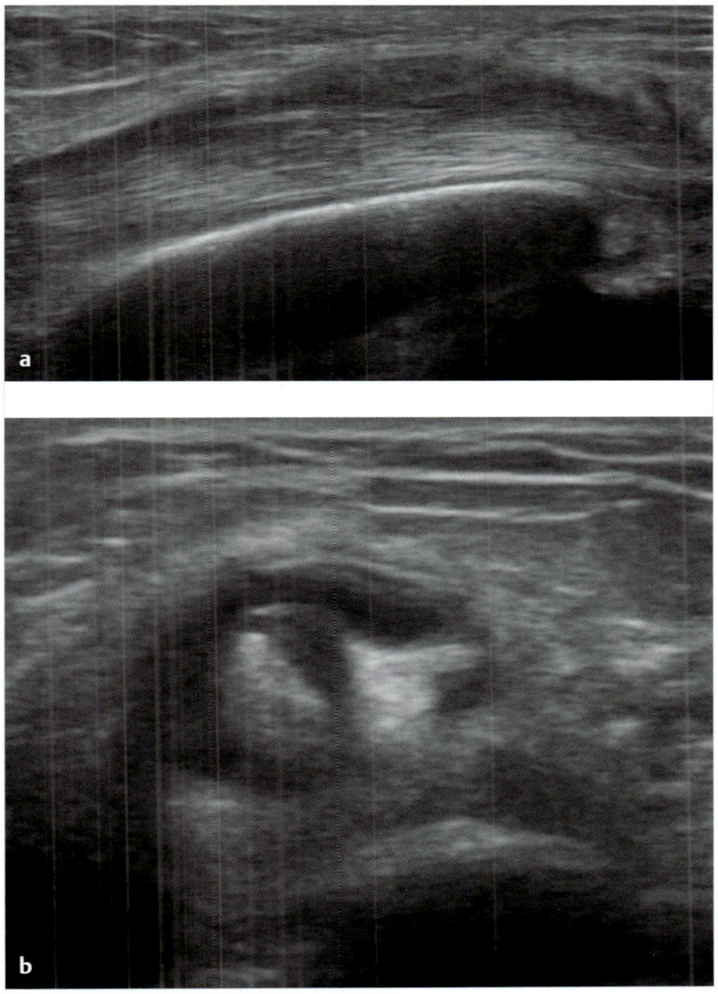

Abb. 3.136 Pes planovalgus. Peritendinöses Ödem und echoarme Verdickung der Sehne selbst.
a Ultraschall, Längsschnitt.
b Ultraschall, Transversalschnitt.

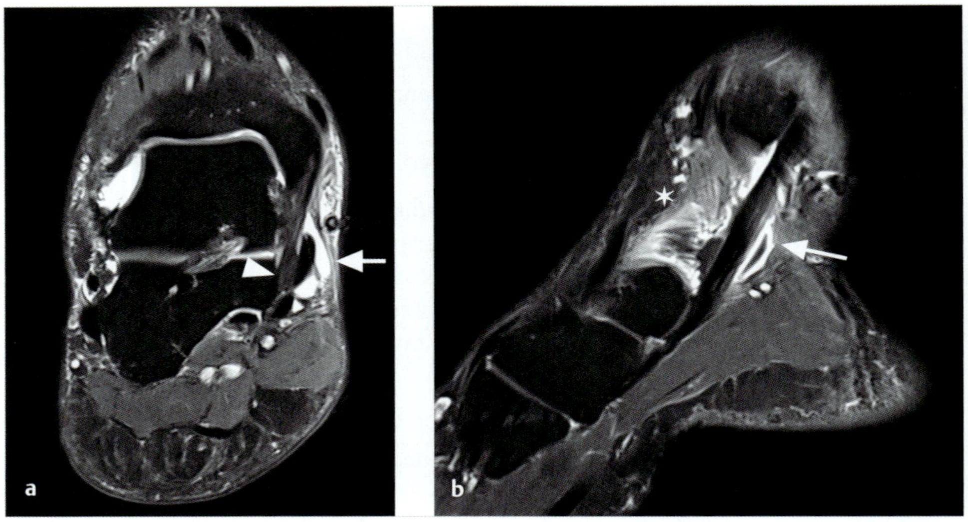

Abb. 3.137 Pes planovalgus. 54-jähriger Patient mit zunehmenden Schmerzen am Innenknöchel, klinisch flexibler Pes planovalgus.
a Koronare PDw fatsat MRT-Sequenz. Flüssigkeit um die Tibialis-posterior-Sehne (Pfeil), etwas verdickter Innenbandapparat (Tibio-Spring-Ligament; Pfeilspitze).
b Sagittale T 1w fatsat MRT-Sequenz nach Kontrastmittelgabe. Mäßige Tendinose und Peritendinitis der Tibialis-posterior-Sehne (Pfeil) sowie Aktivierung des begleitenden Bandapparats der medialen Säule (Stern).

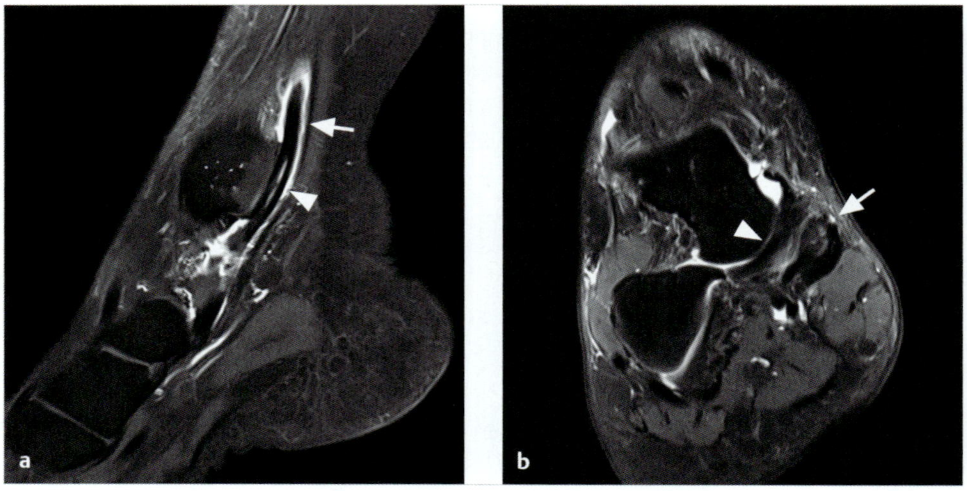

Abb. 3.138 Pes planovalgus. 48-jährige Patientin mit chronischen medialen Schmerzen am oberen und unteren Sprunggelenk, medialer Druckschmerz am Mittelfuß, klinisch nicht korrigierbarer Pes planovalgus.
a Sagittale T 1w fatsat MRT-Sequenz nach Kontrastmittelgabe. Langstreckige Peritendinitis (Pfeil) und Partialruptur (Pfeilspitze) der Tibialis-posterior-Sehne.
b Koronare PDw fatsat MRT-Sequenz. Tendinose mit Partialruptur der Tibialis-posterior-Sehne (Pfeil) sowie elongiertes und signalgesteigertes Pfannenband (Pfeilspitze) als Ausdruck der Insuffizienz der Tibialis-posterior-Sehne und des Halteapparats der medialen Säule.

- *fortgeschrittene degenerative Veränderungen:* Korrekturarthrodese des Subtalargelenks und des Talonavikulargelenks

Prognose/Komplikationen

Der kindliche Fuß toleriert 3-D-Korrekturen vergleichsweise gut. Die Prognose nach Resektion einer Koalition hängt stark vom Ausmaß der Knochenbrücke und vom Zustand der Gelenke ab. Die Ruptur der Tibialis-posterior-Sehne lässt sich durch den oben genannten Eingriff gut therapieren; bis die vollständige Belastbarkeit des Fußes wieder gegeben ist, sind jedoch mindestens 6 Monate zu veranschlagen. Verbleibende Defizite bezüglich Kraftentwicklung, Bewegungsumfang und Belastbarkeit sind möglich.

Pes cavus

Definition

Bei einem Pes cavushandelt es sich um eine Fußfehlstellung mit vermehrter plantarer Wölbung und hoher Ristbildung (Hohlfuß) sowie Steilstellung des I. Strahles.

Symptome

- Eingeschränkte Dorsalextension im oberen Sprunggelenk
- Druckstellen am Fußaußenrand und über den Mittelfußköpfchen
- Umknickneigung
- Einwärtsgang mit Abrollen über den Fußaußenrand
- Achillodynien
- Überstreckung des Kniegelenks und vorzeitige Ermüdung

Prädisponierende Faktoren

Prädisponierend sind neurologische Erkrankungen wie die Charcot-Marie-Tooth-Krankheit, die Friedreich-Ataxie und das Roussy-Levy-Syndrom. Oft ist der Ballenhohlfuß das erste Symptom der neurologischen Erkrankungen.

Anatomie/Pathologie

Der Hackenhohlfuß ist vom Ballenhohlfuß zu unterscheiden. Der Ballenhohlfuß mit vermehrter Wölbung im Vorfuß entwickelt sich erst nach Laufbeginn; im Säuglingsalter haben die Kinder normale Füße. Beim Hackenhohlfuß besteht eine Steilstellung des

Kalkaneus. Beim Ballenhohlfuß liegt eine Dysbalance der Muskulatur vor, bedingt durch

- neuromuskuläre Pathologien (spastische, schlaffe Lähmung, pathologisches Zusammenspiel der intrinsischen Fußmuskulatur) oder
- nicht neuromuskuläre Ursachen (im Rahmen eines angeborenen Klumpfußes oder sonstiger idiopathischer Deformitäten).

Bildgebung

Röntgen

- *Röntgenaufnahmen des Fußes in 2 Ebenen unter Belastung:*
  - seitliche Aufnahme:
    - verdrehte Einstellung der Knöchelgabel mit Dorsalverlagerung der Knöchelgabel
    - Parallelstellung der Achsen von Talus und Kalkaneus
    - Sinus-tarsi-Fenster
    - verkürzter Längsdurchmesser des Fersenbeins infolge der Varusstellung
    - verminderter Abstand zwischen Innenknöchel und Os naviculare
    - horizontale Projektion der dorsalen Facette des Subtalargelenks
    - fehlende Überlappung von Os naviculare und Os cuboideum
    - plantare Prominenz des Os metatarsale V parallel zur Auftrittsfläche
    - steil stehendes Os metatarsale I
    - Krallenzehen
  - d.-p. Aufnahme:
    - Parallelstellung der Achsen von Talus und Kalkaneus
    - Vorfußadduktion
    - relative Verkürzung des Os metatarsale I aufgrund der Steilstellung
    - Überlappung der Ossa metatarsalia
- *Röntgenaufnahmen des Fußes in 2 Ebenen unter Belastung im Coleman-Blocktest:* durch Entlastung des steil stehenden Os metatarsale I Differenzierung zwischen fixierter und flexibler Rückfußfehlstellung möglich (ein flexibler Rückfuß reponiert sich im Coleman-Blocktest)
- *Saltzman-View:* Dokumentation der Rückfußvarusstellung in der axialen Aufnahme des Kalkaneus unter Belastung

Magnetresonanztomografie/Computertomografie

- *MRT:* Sekundäre degenerative Gelenkveränderungen?
- *CT:* 3-D-Stellung des Fußes?

Empfehlung zur Bildgebung

Methode der Wahl: Röntgen. Eine beim Hohlfuß bewährte Bildgebung ist die Aufnahme unter Entlastung des Vorfußes (Coleman-Blocktest). Durch eine Entlastung des Vorfußes lässt sich beurteilen, inwieweit eine Vorfußpronation die Rückfußfehlstellung verursacht (Forefoot driven Cavus). Je nachdem, ob die Fehlstellung vor allem den Rückfuß oder den Mittel- und Vorfuß betrifft, wird die Korrektur geplant.

Bildbeispiel

Die Bildgebung des Pes cavus im Coleman-Blocktest ist beispielhaft in ▶ Abb. 3.139 zu sehen.

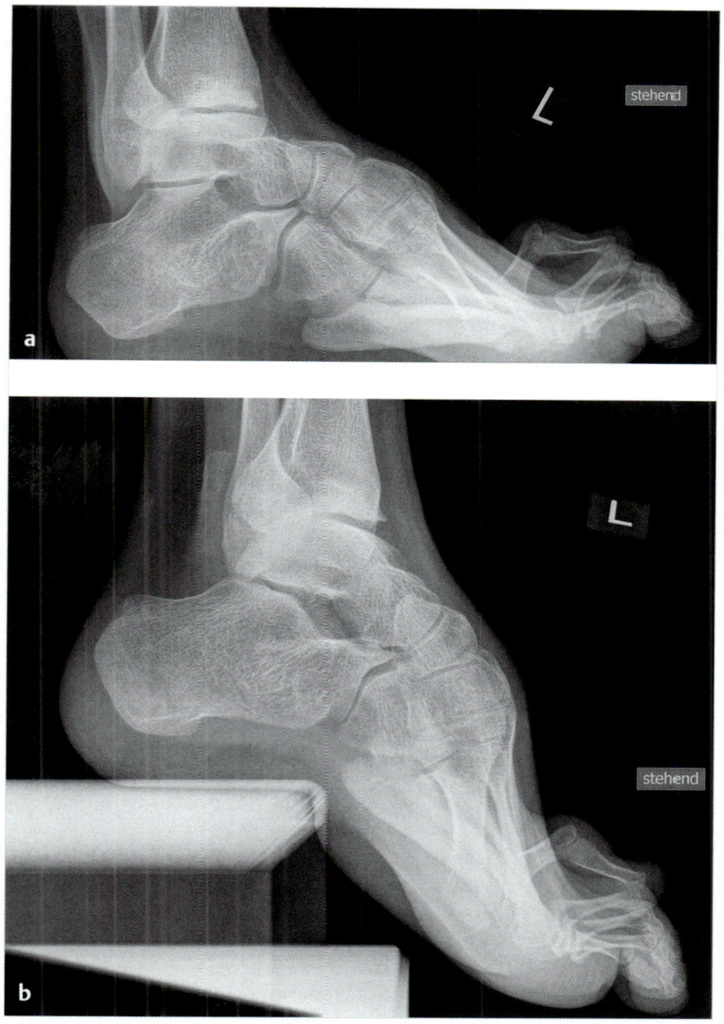

Abb. 3.139 Pes cavus. Befindet sich eine Pes-cavus-Deformität vor allem im Vor- und Mittelfuß, so kommt es durch eine gezielte Entlastung des Vorfußes (Coleman-Blocktest) zu einer weitgehenden Normalisierung der Rückfußstellung. Bei der klinischen Untersuchung des Pes cavus spielt der Coleman-Blocktest eine wichtige Rolle, er kann aber auch für die Bildgebung eingesetzt werden. Unter Entlastung des Vorfußes (Coleman-Block) normalisiert sich die Stellung des Kalkaneus. Auch rotiert die Fibula verglichen mit der belasteten lateralen Aufnahme in eine physiologische Position.
a Belastete Röntgenaufnahme des Fußes seitlich.
b Röntgenaufnahme des Vorfußes unter Entlastung (Coleman View).

Therapie

Flexible Fehlstellungen können bei noch vorhandener Muskelfunktion durch Sehnentransfer korrigiert werden. Bei fixierten Fehlstellungen kommen Umstellungsosteotomien bzw. eine korrigierende Arthrodese zur Anwendung. Ziel ist es, die Korrektur am Punkt der stärksten Fehlstellung durchzuführen. Fehlstellungen im Rückfuß werden durch eine valgisierende Kalkaneusverschiebeosteotomie korrigiert, ggf. in Verbindung mit einer Tibiaderotationsosteotomie. Fehlstellungen im Mittel- und Vorfußbereich können durch eine elevierende Osteotomie des Os metatarsale I bzw. durch eine 3-D-Korrekturosteotomie des Mittelfußes (Cole-Osteotomie) korrigiert werden.

Prognose/Komplikationen

Prognose und mögliche Komplikationen sind abhängig von der Grunderkrankung.

3.2.2 Impingement

Ulrike Szeimies

Anterolaterales Impingement

Definition

Beim anterolateralen Impingement handelt es sich um eine Weichteileinklemmung, z. B. durch überschießende Narbenbildung, die verdickte Kapsel des oberen Sprunggelenks oder den chronisch-entzündlichen Reizzustand des Lig. fibulotalare anterius. Es ist die häufigste Impingement-Form und tritt meist posttraumatisch auf.

Symptome

Typische Zeichen sind der Druckschmerz und der belastungsabhängige Schmerz ventrolateral mit Verstärkung bei Dorsalextension.

Prädisponierende Faktoren

Anamnestisch wird ein Torsionstrauma mit Kapsel-Band-Verletzung vor Wochen bis Monaten beschrieben.

Anatomie/Pathologie

Durch Vernarbung oder Synovitis kommt es zu einem Weichteil-Impingement am ventrolateralen oberen Sprunggelenk. Entlang des Lig. fibulotalare anterius besteht eine breite Narbenplatte. Histologisch finden sich fibrovaskuläres Reizgewebe, eine Synovialitis sowie eine meniskoide Vernarbung im Dreieck zwischen Tibia, Fibula und Talus.

Bildgebung

Ultraschall

- Anterolaterale Kapsel-Band-Verdickung
- chronische Weichgewebevermehrung
- ggf. echoreiche Synovialitis mit geringem bis mäßigem Gelenkerguss
- in der Duplexsonografie Gefäßinjektionen

Röntgen

Unauffällig.

Magnetresonanztomografie

Antworten im Befund

- Ausmaß der Narbenbildungen
- Aktivität der Narben
- Beurteilung der Bandstruktur des Lig. fibulotalare anterius und der begleitenden Strukturen (Peronealsehnen, Fibulaspitze)
- sonstige posttraumatische Veränderungen (z. B. posttraumatische osteochondrale Läsionen)
- Zeichen einer Instabilität des oberen Sprunggelenks
- Knorpelqualität, Knorpeldefekte

Spezielle Aspekte der postoperativen MRT:
- Knochenödeme
- Stellung des Talus in der Malleolengabel

> M!
> **Merke**
> Eine Ventralisation des Talus geht oft einher mit einer vermehrten Belastung der ventralen Anteile der tibialen Gelenkfläche mit rascher Progredienz der Arthrose.

Untersuchungstechnik

- *Standarduntersuchung:* hochauflösende Mehrkanalspule
- *Sequenztechnik:*
  - PDw fatsat koronar und sagittal
  - T1w koronar
  - T2w axial
  - T1w fatsat schräg axial (Sehnenkippung) und sagittal nach i. v. Kontrastmittelgabe, ggf. koronar

Befunde

Typisch ist kontrastmittelaufnehmendes, fibrovaskuläres Narbengewebe am anterolateralen Kapsel-Band-Bereich, meist mit ausgeprägter narbiger Verdickung eines unscharf abgrenzbaren Lig. fibulotalare anterius.

Empfehlung zur Bildgebung

Methode der Wahl: MRT des oberen Sprunggelenks mit i. v. Kontrastmittelgabe.

Bildbeispiele

Das anterolaterale Impingement imponiert bildgebend wie in ▶ Abb. 3.140, ▶ Abb. 3.141, ▶ Abb. 3.142 und ▶ Abb. 3.143 gezeigt.

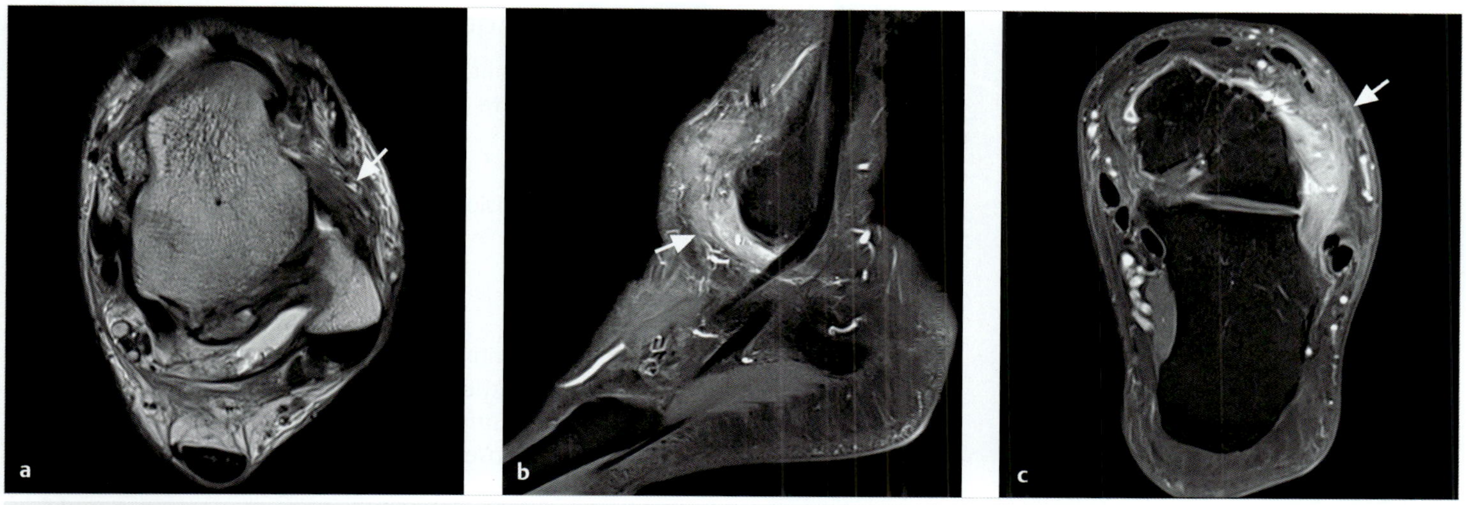

Abb. 3.140 Anterolaterales Impingement. 55-jähriger Patient mit Zustand nach Außenbandverletzung vor 7 Wochen, persistierende Schwellung und Schmerzen lateral bzw. anterolateral.
Anmerkung: Für die Darstellung des relativ häufigen anterolateralen Ankle-Impingement sind am besten kontrastunterstützte fettunterdrückte Sequenzen axial zur Sehnenachse geeignet (schräg axiale T 1w fatsat MRT-Sequenzen nach Kontrastmittelgabe). Bei Kontraindikationen für Kontrastmittel eignen sich auch schräg axiale PDw fatsat MRT-Sequenzen. Aber auch in den übrigen Sequenzen sind die verdickten ödematisierten Kapsel-Band-Strukturen gut erkennbar.

- **a** Axiale T 2w MRT-Sequenz. Deutlich verdicktes Lig. fibulotalare anterius (Pfeil).
- **b** Sagittale T 1w fatsat MRT-Sequenz nach Kontrastmittelgabe. Kontrastmittelaufnehmendes Narbengewebe um den anterolateralen Außenknöchel (Pfeil).
- **c** Schräg axiale T 1w fatsat MRT-Sequenz nach Kontrastmittelgabe. Entlang der anterolateralen Sprunggelenkkapsel und des Lig. fibulotalare anterius deutliche, subfibulare kontrastmittelaufnehmende Narbenbildung (Pfeil) bei anterolateralem Ankle-Impingement.

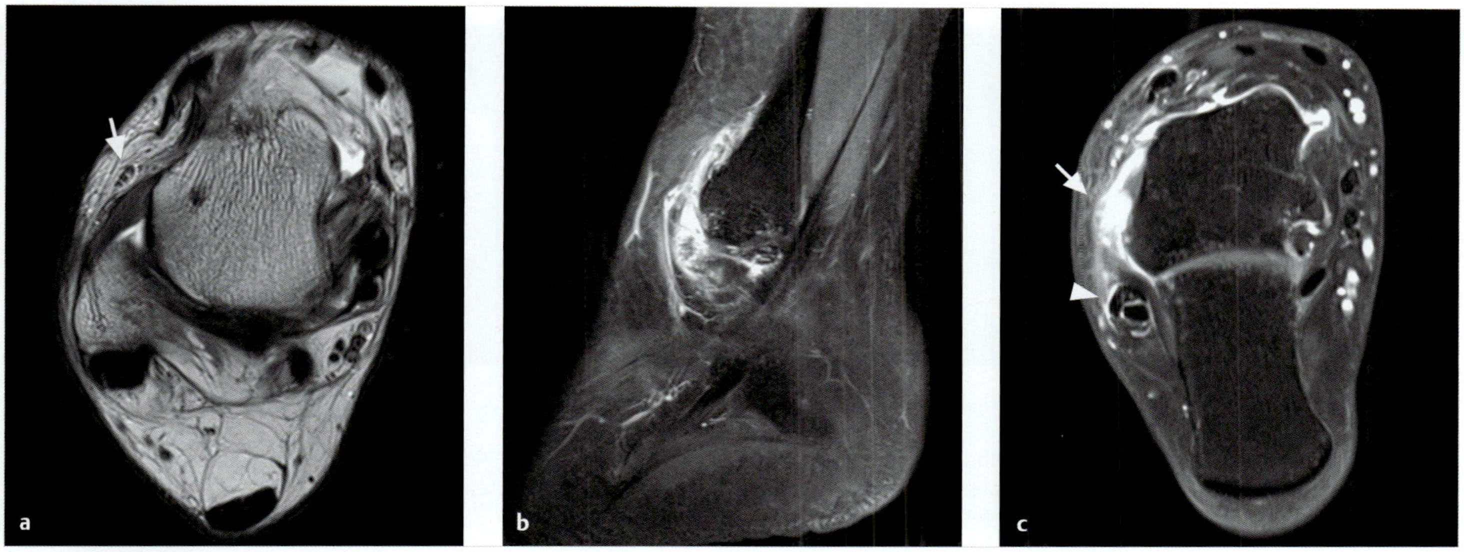

Abb. 3.141 Anterolaterales Impingement. 45-jähriger Patient mit Zustand nach Ruptur des Lig. fibulotalare anterius vor 4 Monaten. Nach konservativer Therapie anterolaterale Schmerzen vor allem unter Belastung.

- **a** Axiale T 2w MRT-Sequenz. Talusseitige Verdickung und Signalsteigerung des Lig. fibulotalare anterius (Pfeil).
- **b** Sagittale T 1w fatsat MRT-Sequenz nach Kontrastmittelgabe. Semizirkuläre fibrovaskuläre Kontrastmittelanreicherung um den Außenknöchel bei anterolateralem Ankle-Impingement.
- **c** Schräg axiale T 1w fatsat MRT-Sequenz nach Kontrastmittelgabe. Im Verlauf des Lig. fibulotalare anterius aktiviertes Narbengewebe mit vermehrter Kontrastmittelaufnahme (Pfeil), zusätzlich fokale Peritendinitis und Tendinose der kurzen Peronealsehne (Pfeilspitze).

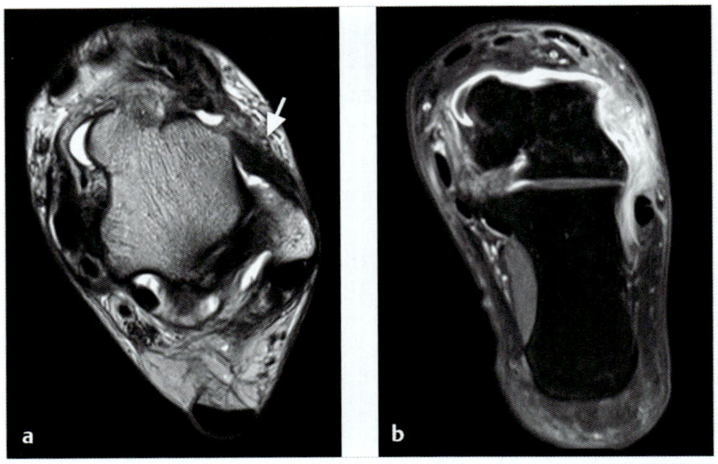

Abb. 3.142 Anterolaterales Impingement. 40-jährige Patientin mit Zustand nach Supinationstrauma, MRT nach 6 Wochen mit zunehmenden Schmerzen lateral und anterolateral sowie Bewegungseinschränkung.

a Axiale T2w MRT-Sequenz. Darstellung eines deutlich verdickten und signalgesteigerten Lig. fibulotalare anterius (Pfeil) bei Zustand nach Distorsionsverletzung.

b Schräg axiale T1w fatsat MRT-Sequenz nach Kontrastmittelgabe (Sehnenkippung). Intensive fibrovaskuläre Kontrastmittelanreicherung entlang des Lig. fibulotalare anterius und der anterolateralen Sprunggelenkkapsel mit typischen Zeichen des anterolateralen Ankle-Impingement.

Differenzialdiagnose

- Chronische Instabilität
- PVNS (pigmentierte villonoduläre Synovialitis)
- Ganglion
- Chondromatose
- osteochondrale Läsion des Talus

Therapie

- Physiotherapie
- nicht steroidale Antirheumatika
- lokale Steroidinjektionen
- arthroskopische Entfernung des Narbengewebes
- bei Instabilität Kapsel-Band-Plastik

Prognose/Komplikationen

Mögliche Komplikationen:

- heterotope Ossifikationen der Kapsel
- Osteophytenbildung an der ventralen Tibiakante und am Talushals
- chronische laterale Sprunggelenkschmerzen
- chronische Synovitis des lateralen Sprunggelenks

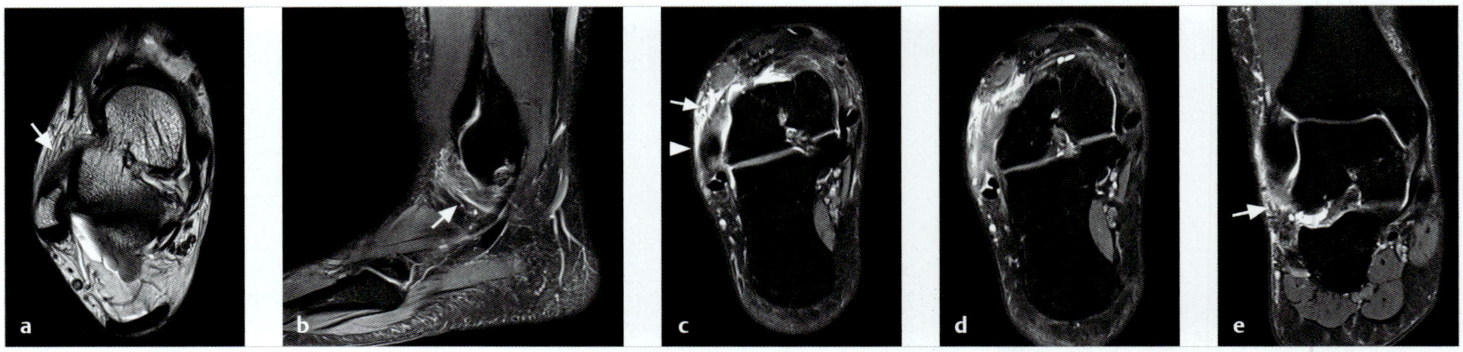

Abb. 3.143 Anterolaterales Impingement. 17-jähriges Mädchen mit Distorsionstrauma vor 8 Wochen, persistierender lateraler Sprunggelenkschmerz; Untersuchung ohne Kontrastmittel.

Anmerkung: Das anterolaterale Ankle-Impingement ist ein Befund bei nicht adäquat ausgeheilter Außenbandverletzung. Die Patienten berichten üblicherweise über ein stattgehabtes Distorsionstrauma mit nach frühestens 4–6 Wochen auftretenden Schmerzen am Außenknöchel und anterolateral belastungsabhängigen Beschwerden insbesondere bei Dorsalflexion und Pronation. Es zeigt sich dann im MRT ein verdickter Kapsel-Band-Apparat (Lig. fibulotalare anterius mit oder ohne Lig. fibulocalcaneare) mit intensiver Kontrastmittelanreicherung korrelierend mit dem Schmerzbereich. Die beste Prophylaxe ist eine zeitnah eingeleitete adäquate Therapie.

a Axiale T2w MRT-Sequenz. Auch nach 8 Wochen noch deutlich ödematisiertes und verdicktes Lig. fibulotalare anterius im Sinne einer verzögerten Ausheilung (Pfeil).

b Sagittale PDw fatsat MRT-Sequenz. Im Anschnitt dargestellter Außenknöchel, verdickte Kapsel-Band-Anteile mit überschießender Narbenbildung (Pfeil).

c Schräg axiale PDw fatsat MRT-Sequenz (Sehnenkippung). Im Anschnitt Außenknöchelspitze (Pfeilspitze), ödematisiertes Narbengewebe entlang des Lig. fibulotalare anterius (Pfeil).

d Schräg axiale PDw fatsat MRT-Sequenz (Sehnenkippung), Schichtung weiter kaudal als **c**. Auch ohne Kontrastmittel gut erkennbar die Zeichen der überschießenden aktivierten Narbenbildung bei anterolateralem Ankle-Impingement.

e Koronare PDw fatsat MRT-Sequenz. Zur Vollständigkeit Darstellung des Ankle-Impingement in der koronaren Ebene (Pfeil).

Anteriores, anteromediales und posteromediales Impingement

Definition

Unter diesen Impingement-Formen versteht man die knöcherne oder weichteilige Einklemmung zwischen Tibiakante und Talushals ventral oder medial:

- *anteriores Impingement:* häufig; knöchern bedingt durch Osteophytenbildung und knöcherne Anbauten an der anterioren Tibiakante; häufig bei Fußballspielern, am anterioren Talushals (repetitive Dorsalextension mit Knochenreiz), Syn.: „Fußballersprunggelenk“ oder „Fußballerknöchel“ (Soccer's Ankle)
- *anteromediales Impingement:* selten; narbige Veränderungen bei Zustand nach Läsion am anterioren Anteil des Deltabands; Weichgewebevermehrungen an der Gelenkkapsel, mögliche Osteophyten; meist infolge von Supinationstraumen
- *posteromediales Impingement:* selten; überschießende Narbenbildung bei Verletzungen der posterioren Anteile des Deltabands mit Impingement zwischen Innenknöchel und Talus

Symptome

- Schmerzen im ventralen Sprunggelenk mit Verstärkung bei Dorsalextension, aber auch bei exzentrischer Belastung beim Schuss (Fußball)
- Einschränkung der Dorsalextension
- manchmal tastbarer Osteophyt am Talushals oder an der ventralen Tibiakante

Prädisponierende Faktoren

- Ball- und Sprungsportler, besonders Fußballspieler (Schussbein)
- Balletttänzer
- meist multiple Distorsionstraumen in der Vorgeschichte

Anatomie/Pathologie

Die knöcherne und/oder narbige Ausziehung an der ventralen Tibiakante und am Talushals entsteht als Folge multipler Distorsionstraumen mit Überlastung der Kapselinsertion. Unterschieden werden das Weichteil-Impingement und das knöcherne Impingement mit unauffälligem oberem Sprunggelenk. Die Osteophytenbildung bei ausgedehnter Arthrose des oberen Sprunggelenks ist davon zu differenzieren.

Bildgebung

Ultraschall

Im Ultraschall zeigen sich eine echogene Aufwulstung der knöchernen Oberfläche des Talus im Verlauf der Pars tibiotalaris anterior des Deltabands sowie eine medial gelegene, intrakapsuläre oder intraligamentäre echogene Veränderung der gelenknahen Knochenstruktur mit Schallschatten. Gelegentlich sind eine Verdickung der echoreichen Synovialis und ein geringer Gelenkerguss zu erkennen. Das Einklemmungsphänomen ist mitunter unter Kontrolle am Monitor dynamisch zu verfolgen. Bei Sprunggelenkinstabilität ist ggf. der sonografische Stresstest über das Lig. fibulotalare anterius positiv.

Röntgen

Das Röntgenbild zeigt Osteophyten am medialen Talushals und an der anteromedialen Tibiakante, seltener zentral oder lateral. Ergänzend können Schrägaufnahmen in 30°-Innen- und -Außenrotation helfen, die knöchernen Anbauten in den Randbereichen des oberen Sprunggelenks darzustellen.

Magnetresonanztomografie

Antworten im Befund

- Ausmaß der knöchernen bzw. weichteiligen Aktivierung der Osteophyten sowie des angrenzenden Talushalses und der ventralen Tibiakante
- Beurteilung der Synovialitis im oberen Sprunggelenk
- Knorpelstatus, insbesondere Lokalisation der Knorpelschäden
- anteriore Arthrose des oberen Sprunggelenks
- Einbezug der Sehnenscheiden der Extensorensehnen

Untersuchungstechnik

- *Standarduntersuchung:* hochauflösende Mehrkanalspule
- *Sequenztechnik:*
  - PDw fatsat koronar und sagittal
  - T 1w koronar
  - T 2w axial
  - T 1w fatsat schräg axial (Sehnenkippung) und sagittal nach i. v. Kontrastmittelgabe

Befunde

- Intrakapsuläre bzw. intraartikuläre Osteophyten mehr medialseitig an der anterioren Tibia und korrespondierend am Talus am oberen Sprunggelenk
- extraartikuläre Enthesiophyten mehr lateralseitig am Kapsel-Band-Apparat
- knöchern aktivierte osteophytäre Anbauten am anterioren oberen Sprunggelenk
- synovialitische Kontrastmittelanreicherung im anterioren oberen Sprunggelenk
- fibrovaskuläres Reizgewebe um die Osteophyten
- Darstellung von knöchernen Absprengungen, Ossikeln, freien Gelenkkörpern

Empfehlung zur Bildgebung

Methoden der Wahl: Klinik und Röntgenbild; zur genauen Beurteilung der Gelenkqualität des oberen Sprunggelenks (anlaufende Arthrose) und des Ausmaßes der Aktivierung Einsatz der MRT.

Bildbeispiele

Verschiedene Fälle mit Impingement s. in ▶ Abb. 3.144, ▶ Abb. 3.145, ▶ Abb. 3.146 und ▶ Abb. 3.147.

Differenzialdiagnose

- Generalisierte Arthrose des oberen Sprunggelenks
- Talusfraktur
- Synovitis des oberen Sprunggelenks
- freie Gelenkkörper

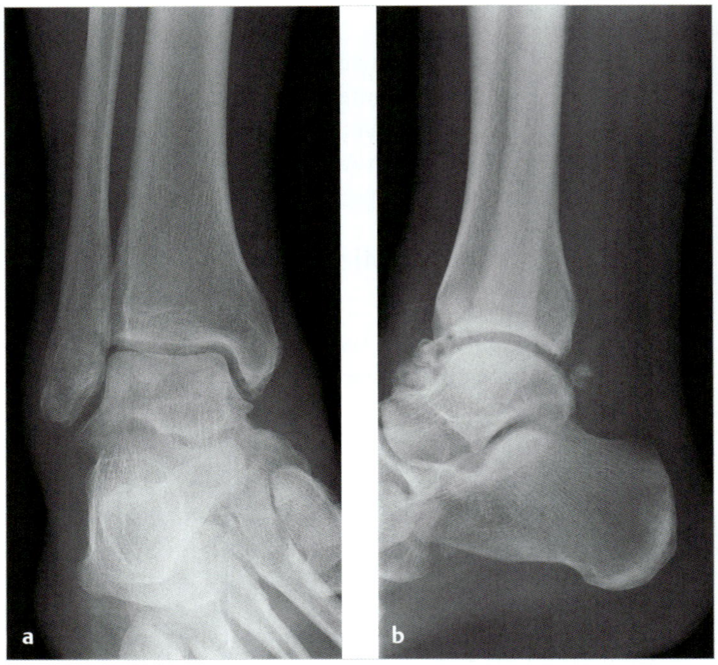

Abb. 3.144 Anteriores Impingement. Knöchernes Impingement durch freie Gelenkkörper ventral und dorsal im oberen Sprunggelenk sowie knöcherne Anbauten an der ventralen Tibiakante.
a Röntgenaufnahme des Sprunggelenks a.-p.
b Röntgenaufnahme des Sprunggelenks lateral.

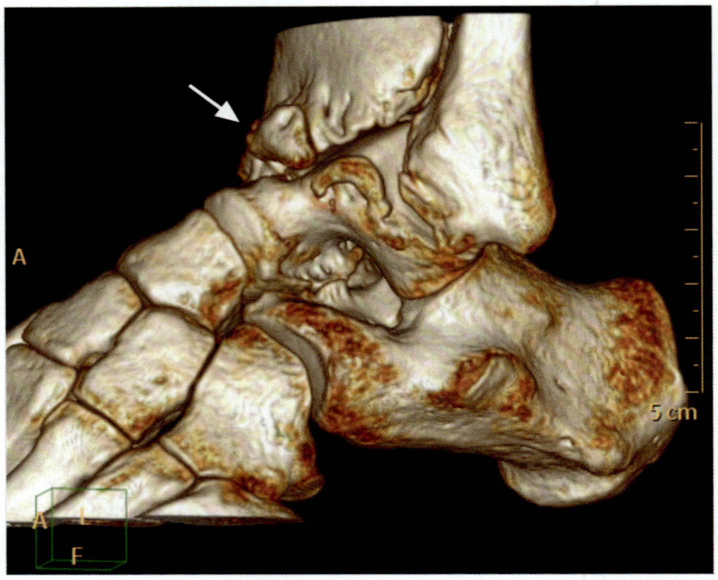

Abb. 3.145 Anteriores Impingement. Aktiver Fußballspieler mit Osteophyt (Soccer´s Ankle) an der anterioren Tibiakante und klinisch Zeichen des knöchernen anterioren Ankle-Impingement. 3-D-Volume-Rendering-CT. Darstellung des anterioren Osteophyten (Pfeil).

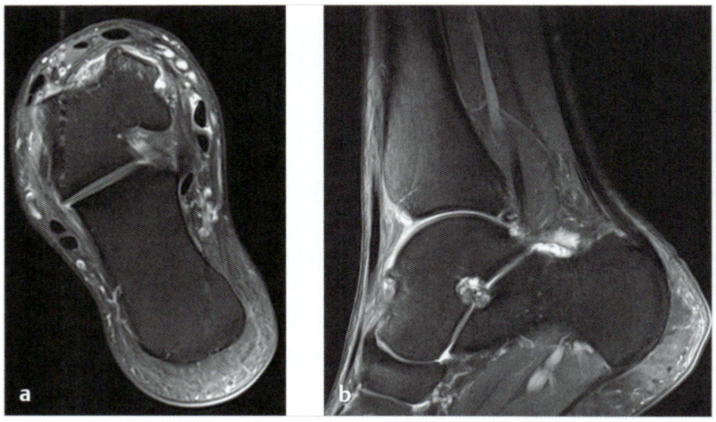

Abb. 3.146 Anteromediales Impingement. 37-jähriger, sportlich aktiver Patient (Fußball) mit zunehmenden Schmerzen bei maximaler Dorsalflexion im Bereich des anterioren und anteromedialen Sprunggelenks. Anteromediales Ankle-Impingement rechts, ausgelöst durch umschriebene knöcherne Osteophytenbildung am ventromedialen Talus am Übergang von Talusrolle zu Talushals mit lokaler knöcherner und weichteiliger Aktivierung sowie begleitender Synovialitis.
a Axiale T1w fatsat MRT-Sequenz nach Kontrastmittelgabe. Knöchern aktivierte Osteophytenbildung mit angrenzender fibrovaskulärer Aktivierung der Weichteile.
b Sagittale T1w fatsat MRT-Sequenz nach Kontrastmittelgabe. Darstellung des Osteophyten mit anterior betonter Synovialitis im oberen Sprunggelenk.

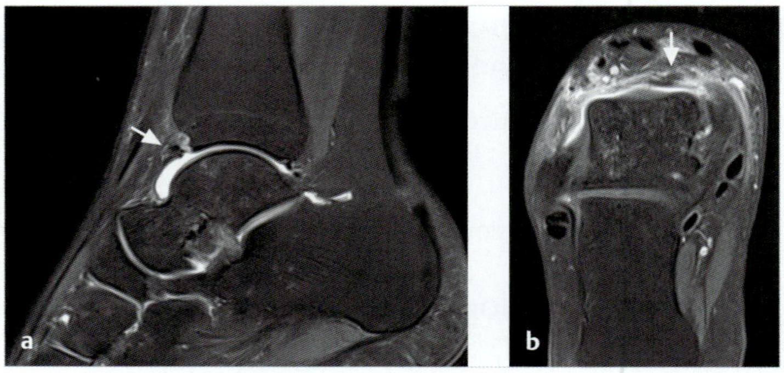

Abb. 3.147 Anteriores Impingement. 18-jährige Patientin mit Zustand nach Arthroskopie bei Plicaentfernung, chronisch rezidivierende Schmerzen im oberen Sprunggelenk anterior-anteromedial mit Impingement-Symptomatik aufgrund von anteriorem Narbengewebe.
a Sagittale PDw fatsat MRT-Sequenz. Darstellung der signalarmen Narbenbildung bzw. des Narbenstrangs (Pfeil) mit Erguss.
b Schräg axiale T1w fatsat MRT-Sequenz nach Kontrastmittelgabe. Fibrovaskuläre Kontrastmittelanreicherung entlang der anterioren Kapsel des oberen Sprunggelenks mit signalarmer Aussparung des Narbenstrangs (Pfeil).

Therapie

Konservativ

- Nicht steroidale Antirheumatika
- Steroidinjektionen
- Physiotherapie (durch konservative Therapie Reduktion des Entzündungsreizes, aber keine Problembeseitigung der mechanischen Ursache)

Operativ

- Arthroskopische Abtragung der Osteophyten
- lokale Synovektomie und Débridement des Narbengewebes
- bei großen Osteophyten Arthrotomie mit offener Abtragung möglich

Prognose/Komplikationen

Prognose

Die Prognose ist abhängig vom Zustand des Gelenkknorpels. Durch arthroskopische Abtragung der Osteophyten können die Symptome deutlich gelindert werden. Bei höhergradigen Knorpelschäden besteht das Risiko der progredienten Arthrose des Sprunggelenks. Bei gleichzeitiger Instabilität des Sprunggelenks kann eine zu großzügige Abtragung der Osteophyten zu einer Zunahme der Symptome führen, da die osteophytären Anbauten häufig wesentlich zur Stabilisierung des Sprunggelenks beitragen.

Mögliche Komplikationen

- Synovitis
- Fraktur der Osteophyten
- Entwicklung von freien Gelenkköpern

Posteriores Impingement

Definition

Das posteriore Impingement ist eine dorsale Einklemmung durch Weichteile oder Narbengewebe zwischen posteriorem Talus und Tibia. Es wird z. B. ausgelöst durch narbige Verdickungen der posterioren Gelenkkapsel, Synovitis, prominenten Processus posterior tali oder Os trigonum. Die Mitbeteiligung der Sehnenscheide der Flexor-hallucis-longus-Sehne ist möglich. Der Übergang zu einem Os-trigonum-Syndrom ist fließend.

Symptome

- Schmerzen dorsal am Sprunggelenk, belastungsabhängig
- lokaler Druckschmerz an der dorsalen Tibiakante
- Schmerzen bei forcierter Plantarflexion

Prädisponierende Faktoren

- Großer Processus posterior tali
- großes Os trigonum (angeboren) oder dorsales Labrum
- Sportarten mit hoher Belastung in Plantarflexion wie Gymnastik, Ballett, seltener Fußball oder Basketball

Anatomie/Pathologie

Durch Impingement der Weichteile zwischen dorsaler Tibiakante und Talus kommt es zu lokaler Synovitis, Kapsulitis oder Fibrositis. Histologisch findet sich fibrovaskuläres Reizgewebe oder eine Synovialitis. Neben einem großen Processus posterior tali kann ein mobiles Os trigonum die Beschwerden verursachen.

Bildgebung

Ultraschall

Im Ultraschallbild zeigen sich eine echogene Verlängerung und Vorwölbungen der gelenknahen Knochenstrukturen bei Osteophyten sowie ein Schallschatten bei posteriorem freiem Gelenkkörper.

Röntgen

Das knöcherne Impingement im oberen Sprunggelenk lässt sich im seitlichen Strahlengang erkennen: ein ausgezogener, prominenter, ggf. separierter Processus posterior tali, nicht zu verwechseln mit einem rundlichen Os trigonum oder dorsalen Osteophyten.

Magnetresonanztomografie

Antworten im Befund

- Ausmaß der Entzündungsreaktion
- Knochenbeteiligung
- Ursache des posterioren Impingement (anatomische Form des posterioren Talus [ausladende Osteophyten, prominenter Processus posterior tali, Os trigonum, verdickte Ligamente, Narbengewebe])
- Beurteilung der Sehnenscheide der Flexor-hallucis-longus-Sehne sowie der Sehne selbst
- Beurteilung einer Mitbeteiligung der Sehnenscheide am Reizprozess

Untersuchungstechnik

- *Standarduntersuchung:* hochauflösende Mehrkanalspule
- *Sequenztechnik:*
  - PDw fatsat koronar und sagittal
  - T1w koronar
  - T2w axial
  - ggf. T1w sagittal
  - T1w fatsat schräg axial (Sehnenkippung) und sagittal nach i. v. Kontrastmittelgabe

Befunde

- Flüssigkeitsansammlung und Ödematisierung des Weichgewebes am posterioren Gelenkrezessus des oberen Sprunggelenks
- kontrastmittelaufnehmendes fibrovaskuläres Reizgewebe
- verdickte posteriore Bandstrukturen
- vergrößertes Lig. transversum (posteriores Labrum)
- Knochenmarködem mit Periostitis
- Ganglionzysten
- vermehrte Kontrastmittelanreicherung der Synovia sowie der angrenzenden Kapsel und des Weichgewebes

Empfehlung zur Bildgebung

Methoden der Wahl: Röntgen (knöcherne Form), MRT (Weichteile, Knochenödem).

Bildbeispiele

Mehrere Fallbeispiele von Patienten mit posteriorem Impingement sind in ▶ Abb. 3.148, ▶ Abb. 3.149, ▶ Abb. 3.150, ▶ Abb. 3.151 und ▶ Abb. 3.152 zu sehen.

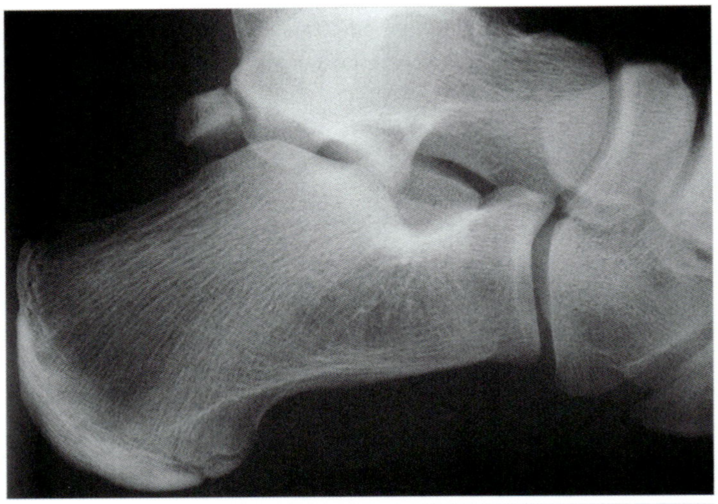

Abb. 3.148 Posteriores Impingement. Jugendlicher Patient mit chronischen posterioren Sprunggelenkschmerzen. Röntgenaufnahme des Kalkaneus seitlich. Relativ prominentes Os trigonum.

Differenzialdiagnose

- Fraktur des Processus posterior tali
- mobiles Os trigonum
- freier Gelenkkörper im dorsalen Kompartiment
- Arthrose des dorsalen oberen Sprung- oder Subtalargelenks
- Läsionen der Peronealsehnen
- tarsale Koalition

Therapie

Konservativ

- Belastungsreduktion
- nicht steroidale Antirheumatika
- Steroidinjektionen

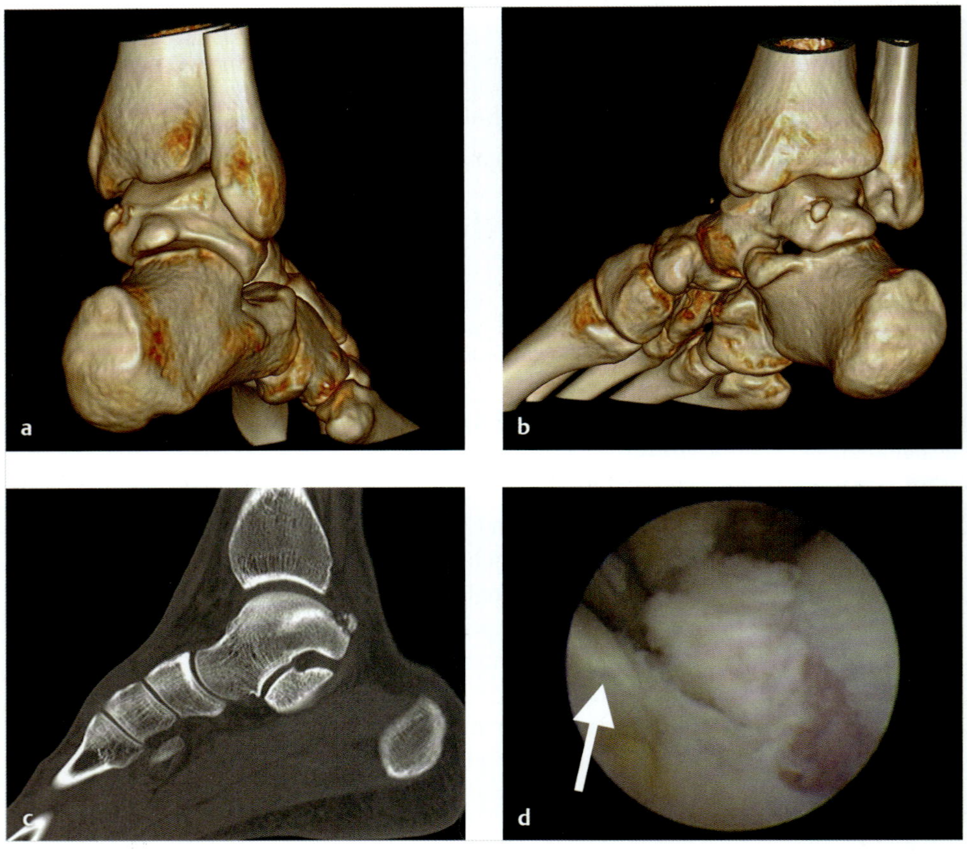

Abb. 3.149 Posteriores Impingement. Knöcherne Vorwölbungen können an verschiedenen Stellen des Sprunggelenks zu Problemen führen. Dort befindet sich ein freier Gelenkkörper dorsomedial am Talus.

a 3-D-CT, Ansicht von posterolateral. Das 3-D-CT erleichtert die Orientierung sowie die Abgrenzung gegenüber dem physiologischerweise vorhandenen Processus posterior tali.

b 3-D-CT, Ansicht von posteromedial, korrespondierend zu **a**.

c Sagittale CT. Die Abbildung legt nahe, dass es sich um eine traumatische Absprengung handelt.

d Arthroskopische Aufnahme. Die medial der Flexor-hallucis-longus-Sehne (Pfeil) gelegene knöcherne Prominenz lässt sich arthroskopisch gut identifizieren und entfernen.

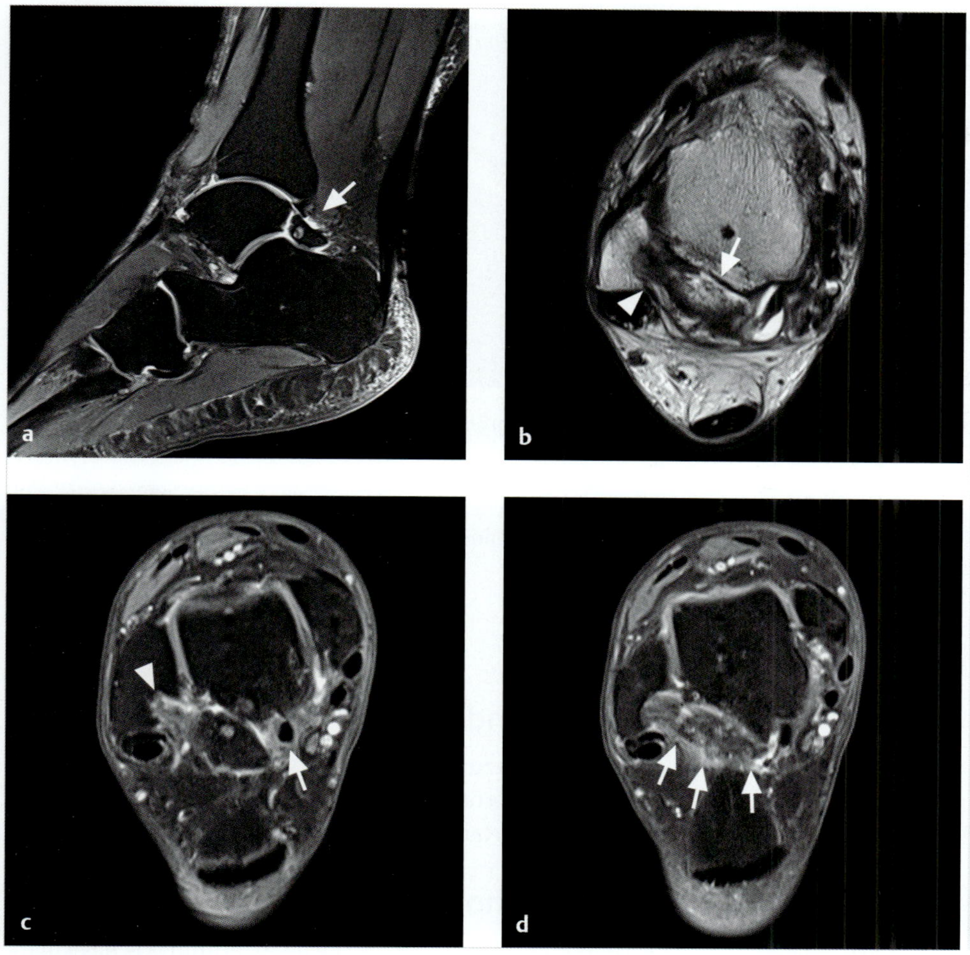

Abb. 3.150 Posteriores Impingement. 50-jährige Patientin mit chronischen Schmerzen am posterioren Sprunggelenk, zunehmend unter Belastung, sowie insbesondere bei forcierter Plantarflexion.

a Sagittale PDw fatsat MRT-Sequenz. Relativ großes Os trigonum mit Zyste (Pfeil) und Ergussbildung im posterioren Rezessus.

b Axiale T 2w MRT-Sequenz. Axiale Darstellung des Os trigonum (Pfeil). Das aufgetriebene und verdickte Lig. fibulotalare posterius inseriert nahezu vollständig am Os trigonum (Pfeilspitze).

c Axiale T 1w fatsat MRT-Sequenz nach Kontrastmittelgabe. Aktiviertes Lig. fibulotalare posterius (Pfeilspitze) sowie posteriore Synovialitis mit Einbezug der Sehnenscheide der Flexor-hallucis-longus-Sehne (Pfeil).

d Axiale T 1w fatsat MRT-Sequenz nach Kontrastmittelgabe, eine Schicht weiter kaudal als **c**. Deutliche posteriore Aktivierung des Kapsel-Band-Apparats (Pfeile). Seltener Fall einer posterioren Instabilität durch ein aktiviertes Os trigonum. Die chronische Instabilität wird auf das Lig. fibulotalare posterius übertragen, das nahezu vollständig am Os trigonum inseriert. Die posteriore Synovialitis im oberen Sprunggelenk greift über auf die Flexor-hallucis-longus-Sehne.

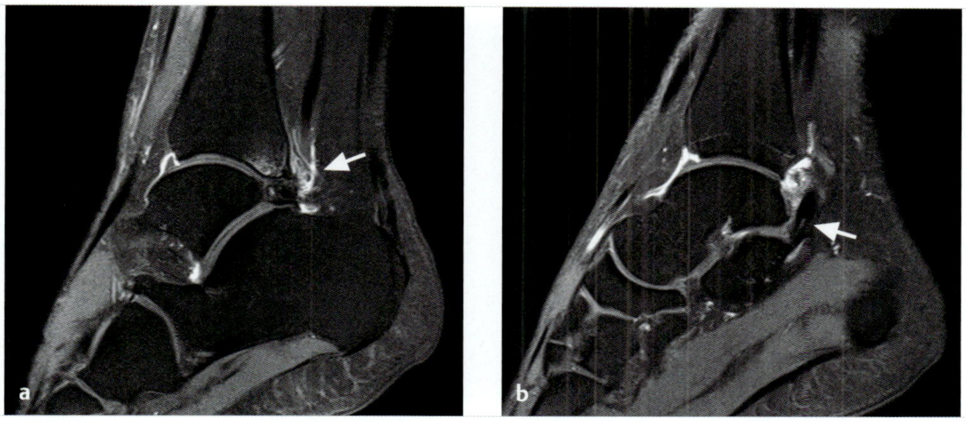

Abb. 3.151 Posteriores Impingement. 46-jährige Patientin mit Schmerzen im posterioren oberen Sprunggelenk.

Anmerkung: Das posteriore Impingement wird häufig durch ein „lockeres" Os trigonum ausgelöst (z. B. posttraumatisch gelockert). Die unmittelbar angrenzende Flexor-hallucis-longus-Sehne kann oft in den Reizprozess miteinbezogen werden. Die Folgen sind Zeichen der Tendinose und Peritendinitis der Flexor-hallucis-longus-Sehne.

a Sagittale T 1w fatsat MRT-Sequenz nach Kontrastmittelgabe. Fibrös angebundenes aktiviertes Os trigonum mit angrenzender Aktivierung und Kontrastmittelaufnahme der posterioren Tibiakante sowie posteriore Reizsynovialitis (Pfeil).

b Sagittale T 1w fatsat MRT-Sequenz nach Kontrastmittelgabe, weiter medial als **a**. Darstellung einer Partialläsion (Pfeil) in der verdickten Flexor-hallucis-longus-Sehne.

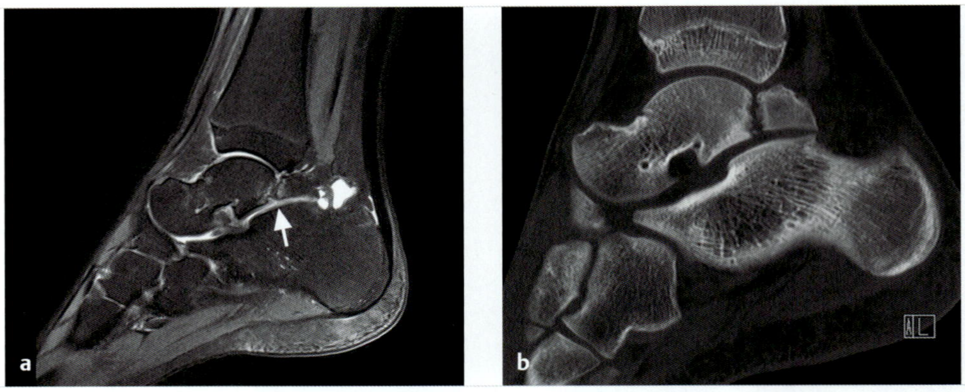

Abb. 3.152 Posteriores Impingement. 13-jährige Patientin mit posteriorem Impingement bei fibröser Koalition. Zustand nach Distorsionstrauma vor über einem Jahr, persistierende Beschwerden am posterioren oberen Sprunggelenk.
a Sagittale PDw fatsat MRT-Sequenz. Großes, fibrös angebundenes Os trigonum mit knöcherner Aktivierung (Pfeil).
b CT des oberen Sprunggelenks mit sagittaler Rekonstruktion. Typisches Bild mit den irregulären Konturen einer fibrösen Koalition. Etwa 50 % der Gelenkfläche der hinteren Kammer nimmt das Os trigonum ein. Ausgeprägter Fall eines posterioren Impingement bei posttraumatischer Aktivierung einer fibrösen Koalition mit neu aufgetretener Instabilität.

Operativ

- Arthroskopische oder offene Abtragung von Osteophyten
- Resektion der dorsalen Gelenkkapsel
- Resektion eines verdickten dorsalen Labrums

Prognose/Komplikationen

Bei vollständiger Beseitigung des mechanischen Hindernisses besteht eine gute Prognose. Bei schon vorhandenen Knorpelschäden limitieren diese das klinische Ergebnis. Es kann zu chronischer Verdickung der dorsalen Gelenkkapsel mit Einschränkung der Dorsalextension im Sprunggelenk sowie zu chronischen Gelenkschmerzen kommen.

Os-trigonum-Syndrom

Definition

Das Os-trigonum-Syndrom ist eine Sonderform eines posterioren Impingement, ein Reizzustand am posterioren oberen Sprunggelenk, ausgelöst durch eine mechanisch bedingte Irritation des Os trigonum (wiederholtes Anstoßen des akzessorischen Knochens an den Strukturen des posterioren oberen Sprunggelenks bei Plantarflexion).

Symptome

- Dorsaler und dorsolateraler Sprunggelenkschmerz hinter dem Außenknöchel mit Schmerzverstärkung bei maximaler Plantar- oder Dorsalflexion der Großzehe
- Schmerzen auch medial-retromalleolar möglich durch Irritation des M. flexor hallucis longus
- schmerzhafte, druckdolente Schwellung am dorsalen oberen Sprunggelenk
- Schmerzen beim Bergabwärtsgehen

Prädisponierende Faktoren

- Nach akuter Verletzung
- wiederholte Mikrotraumen und Sprunggelenkdistorsionen
- Ball- und Tanzsportarten, insbesondere Balletttanz

Anatomie/Pathologie

Das Os trigonum ist mit dem Os tibiale externum (Os naviculare secundarium) der häufigste und wichtigste akzessorische Knochen am Fuß (Inzidenz beim Erwachsenen: 3–15 %). Es besteht eine anatomische Verbindung des Os trigonum mit der Flexor-hallucis-longus-Sehne, dem Deltaband und dem Lig. fibulotalare posterius im Rahmen einer Bewegungskette. Bei verstärkter Zugbelastung der Sehne oder repetitiver Überdehnung der Bänder kann es zur Einklemmung zwischen Tibiahinterkante und Kalkaneus oder zu vermehrter Friktion mit Impingement kommen.

Bildgebung

Ultraschall

Sonografisch ist eine knöcherne Struktur loco typico mit intrakapsulärer echogener Veränderung des Reizgewebes auszumachen.

Röntgen

In der seitlichen Projektion ist eine dreieckige, runde oder ovaläre knöcherne Struktur an der posterioren Taluskante erkennbar.

Magnetresonanztomografie

Antworten im Befund

- Ausmaß der angrenzenden knöchernen Aktivierung neben dem Os trigonum, der Tibia- und der Kalkaneuskante
- Ausmaß der Synovialitis
- Mitbeteiligung der Flexor-hallucis-longus-Sehne und -Sehnenscheide, des posterioren Deltabands und des Lig. fibulotalare posterius

- Ausschluss der Differenzialdiagnosen (aktivierte Arthrose, Pseudarthrose, Ganglionzyste)

Untersuchungstechnik

- *Standarduntersuchung:* hochauflösende Mehrkanalspule
- *Sequenztechnik:*
  - PDw fatsat koronar und sagittal
  - T 1w koronar
  - T 2w axial
  - ggf. T 1w sagittal
  - T 1w fatsat schräg axial (Sehnenkippung) und sagittal nach i. v. Kontrastmittelgabe

Befunde

- Freies bzw. fibrös oder knöchern angebundenes Os trigonum mit Knochenmarködem und vermehrter Kontrastmittelanreicherung
- fibrovaskuläres, kontrastmittelaufnehmendes angrenzendes Reizgewebe
- posteriore Synovialitis im oberen Sprunggelenk
- posteriore Ergussbildung im Gelenkrezessus
- Peritendinitis der Flexor-hallucis-longus-Sehne
- fibrovaskuläre Aktivierung der posterolateralen und, seltener, der medialen Bandstrukturen
- Knorpelqualität im posterioren oberen Sprunggelenk

Empfehlung zur Bildgebung

Methoden der Wahl: klinischer Befund und seitliches Röntgenbild.

Bildbeispiele

Das Os-trigonum-Syndrom stellt sich bildgebend wie in ▶ Abb. 3.153 und ▶ Abb. 3.154 gezeigt dar.

Differenzialdiagnose

- Freier Gelenkkörper
- gelenknahe Osteophyten
- Achillodynie
- Achillessehnenverletzung
- Sprunggelenkdistorsion
- Talusfraktur
- Arthrose des oberen Sprunggelenks oder des Subtalargelenks
- Peritendinitis der Flexor-hallucis-longus-Sehne
- Tarsaltunnelsyndrom

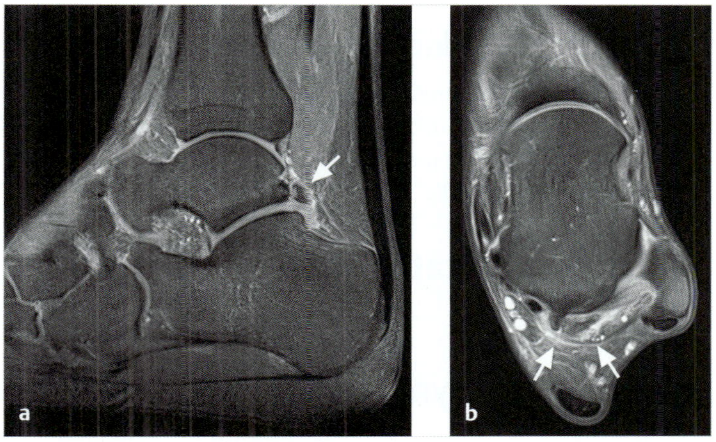

Abb. 3.153 Os-trigonum-Syndrom. 25-jähriger Patient mit posteriorem Sprunggelenkschmerz insbesondere bei maximaler Dorsalextension, posteriores Impingement aufgrund von chronischer Synovialitis mit zusätzlich aktiviertem Os trigonum.

a Sagittale T 1w fatsat MRT-Sequenz nach Kontrastmittelgabe. Kleines, fibrös angebundenes Os trigonum mit umgebender Aktivierung (Pfeil).

b Axiale T 1w fatsat MRT-Sequenz nach Kontrastmittelgabe. Vermehrte Kontrastmittelaufnahme im posterioren Gelenkrezessus aufgrund einer chronischen Synovialitis um das Os trigonum (Pfeile).

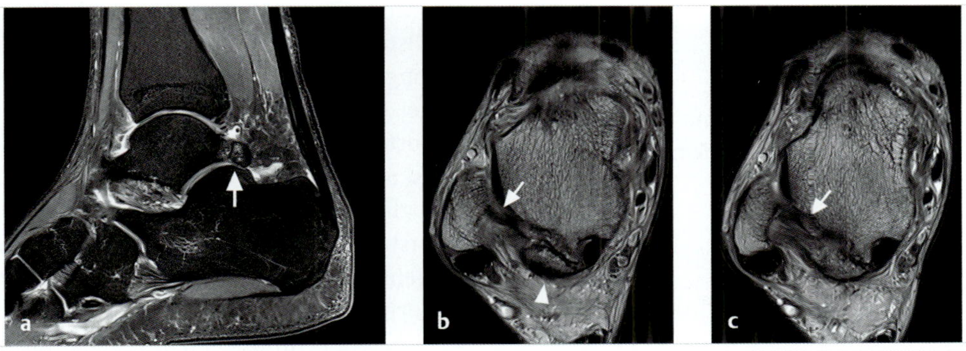

Abb. 3.154 Os-trigonum-Syndrom. 25-jähriger Kampfsportler mit chronischem posteriorem Sprunggelenkschmerz.

a Sagittale PDw fatsat MRT-Sequenz. Knöchern aktiviertes Os trigonum (Pfeil).

b Axiale T 2w MRT-Sequenz. Darstellung des Os trigonum (Pfeilspitze). Ein Faserzügel des Lig. fibulotalare posterius (Pfeil) inseriert am dorsalen Talus.

c Axiale T 2w MRT-Sequenz, Schichtung weiter kaudal als **b**. Der überwiegende Anteil des Lig. fibulotalare posterius (Pfeil) inseriert am Os trigonum mit unauffälliger Darstellung der Faserstruktur. Im Gegensatz zu ▶ Abb. 3.150 bestehen hier keine Zeichen einer ligamentären posterioren Instabilität.

Therapie

Konservativ

- Ruhigstellung in einer Orthese
- nicht steroidale Antirheumatika
- lokal antiphlogistische Injektionen
- Steroidinjektionen

Operativ

- Meist arthroskopische Resektion des Os trigonum in Verbindung mit einem Débridement der Flexor-hallucis-longus-Sehne
- Resektion der dorsalen Gelenkkapsel und dorsale Synovektomie

Prognose/Komplikationen

Das Os-trigonum-Syndrom ist eine gut therapierbare Erkrankung. Die Fragmentation mit Einklemmung der freien Gelenkkörper ist selten. Die Entwicklung einer Flexor-hallucis-longus-Dysfunktion bis zur Ruptur ist möglich.

3.2.3 Instabilität

Ulrike Szeimies

Instabilität der Syndesmose

Definition

Persistierende Instabilität der Syndesmose nach Fibulafraktur mit Syndesmosenbeteiligung oder nach isolierter Syndesmosenruptur.

Symptome

- Diffuser Schmerz und subjektives Instabilitätsgefühl des Sprunggelenks ohne klinisch vermehrte Aufklappbarkeit
- Beschwerden verstärkt unter Belastung
- teils lokaler Druckschmerz über der Syndesmose
- Schmerzprovokation bei Außenrotation
- Diagnosesicherung über Testinfiltration der Syndesmose mit Lokalanästhetika

Prädisponierende Faktoren

Prädisponierend ist ein Sprunggelenktrauma mit nicht erkannter oder ausreichend behandelter Verletzung der Syndesmose in der Vorgeschichte.

Anatomie/Pathologie

Es liegt eine fehlende Festigkeit der Syndesmose bis zum vollständigen Funktionsverlust vor. Der Syndesmosenspalt kann mit Narbengewebe gefüllt sein; alternativ findet sich ein elongiertes vorderes, zentrales und hinteres Syndesmosenband (Lig. tibiofibulare anterius, Lig. interosseum tibiofibulare, seltener Lig. tibiofibulare posterius und Lig. transversum). Weitere Informationen dazu s. im Abschnitt zur Ruptur des Syndesmosenbandkomplexes (S. 105).

Bildgebung

Ultraschall

Die Sonografie stellt möglicherweise vermehrtes Weichgewebe am vorderen Syndesmosenspalt mithilfe der Farbduplexsonografie dar. Eine dynamische Untersuchung unter Rotation und Belastung ist möglich. Ein Stresstest der Syndesmose wird in maximaler passiver Dorsalextension und Eversion durchgeführt. Eine Instabilität liegt vor, wenn der Abstand beider Knochen im Seitenvergleich größer wird.

Röntgen

Bei Aufnahmen unter Gewichtsbelastung in der a.-p. Projektion erscheint die Syndesmose auf über 4–6 mm erweitert; ggf. zeigen Stressaufnahmen unter Rotation eine pathologische Aufweitung des Syndesmosenspalts.

Computertomografie

Im CT stellt sich das exakte Ausmaß der Weite der vorderen Syndesmose besser dar, ebenso wie die Gelenkkongruenz im oberen Sprunggelenk. Ein Normalbefund im CT schließt jedoch eine Insuffizienz nicht aus. Das CT liefert keine Antworten bezüglich der Faserstrukturen, der Vernarbungen, der Aktivierung um die Syndesmose und initialer Sekundärdegenerationen. Hilfreich kann die DVT im Stehen im Seitenvergleich sein.

Magnetresonanztomografie

Antworten im Befund

- Kontinuität und Qualität der Fasern der vorderen Syndesmose
- vollständige Unterbrechung
- Elongation
- alter Ausriss
- Beurteilung des Ausmaßes des Narbengewebes und der fibrovaskulären Aktivierung
- mögliches Narben-Impingement
- Darstellung von Sekundärdegenerationen am oberen Sprunggelenk
- Beurteilung der Knorpelqualität
- Zeichen der chronischen Instabilität mit Synovialitis
- Beurteilung der Bandstrukturen am Außen- und Innenknöchel

Spezielle Aspekte der postoperativen MRT:

- Stellung der Fibula in der Inzisur
- Lage des Osteosynthesematerials
- Interposition von Ossikel und Gewebe im distalen Tibiofibulargelenk
- Aktivierung des Deltabands
- Symmetrie des Gelenkspalts am oberen Sprunggelenk

Untersuchungstechnik

- *Standarduntersuchung:* hochauflösende Mehrkanalspule
- *Sequenztechnik:*
  - PDw fatsat koronar und sagittal
  - T 1w koronar
  - T 2w axial
  - zusätzlich PDw fatsat schräg sagittal, parallel zu den Syndesmosefasern am anterioren oberen Sprunggelenk (Syndesmosenkippung)
  - T 1w fatsat schräg axial (Sehnenkippung) und sagittal nach i. v. Kontrastmittelgabe

Befunde

- Fehlende signalarme und klar abgrenzbare Faserstruktur der vorderen Syndesmose
- verdicktes, kontrastmittelaufnehmendes fibrovaskuläres Narbengewebe im Syndesmosenverlauf mit Reizsynovialitis im oberen Sprunggelenk, anterior betont
- Darstellung eines syndesmotischen Impingement
- in der koronaren Projektion evtl. gestörte Gelenkkongruenz mit aufgeweitetem medialseitigem Gelenkspalt
- infolge der chronischen Instabilität mögliche Knorpelschäden, anterior betont

Empfehlung zur Bildgebung

Methode der Wahl: MRT zur direkten Darstellung der Syndesmose und der Folgeschäden. Die DVT unter Belastung im Seitenvergleich zeigt diskrete Asymmetrien.

Bildbeispiele

Fallbeispiele mit Instabilität der Syndesmose werden in ► Abb. 3.155, ► Abb. 3.156, ► Abb. 3.157, ► Abb. 3.158, ► Abb. 3.159, ► Abb. 3.160 und ► Abb. 3.161 dargestellt.

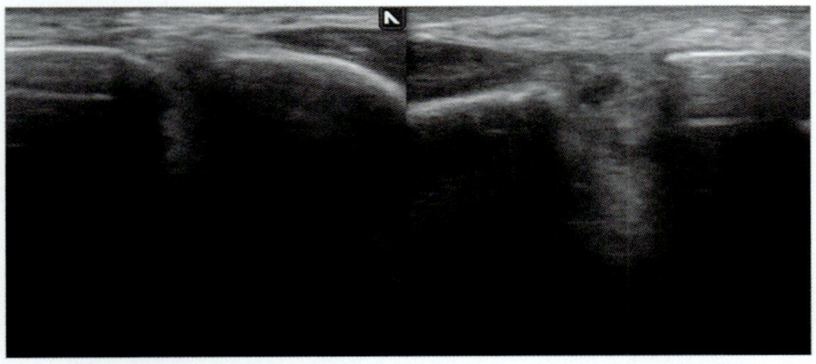

Abb. 3.155 Instabilität der Syndesmose. Ultraschall. Ein Stresstest der Syndesmose wird in maximaler passiver Dorsalextension und Eversion durchgeführt. Eine Instabilität liegt vor, wenn der Abstand beider Knochen im Seitenvergleich größer wird.

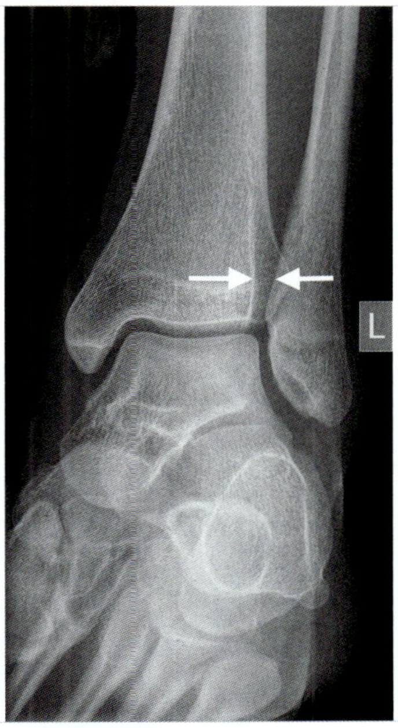

Abb. 3.156 Instabilität der Syndesmose. Röntgenaufnahme. Der Clear Space (Pfeile) ist ein wichtiger Indikator zur Beurteilung der Stabilität der Syndesmose. Im Mortise View beträgt der Clear Space ≤ 5 mm. Die Überlappung der Fibula und des Tuberculum tibiale anterior liegt bei ≥ 1 mm. Weitere Indikatoren für eine instabile Syndesmose sind eine Aufweitung des medialen Gelenkspalts zum Innenknöchel hin bzw. Asymmetrien im Verlauf des Gelenkspalts.

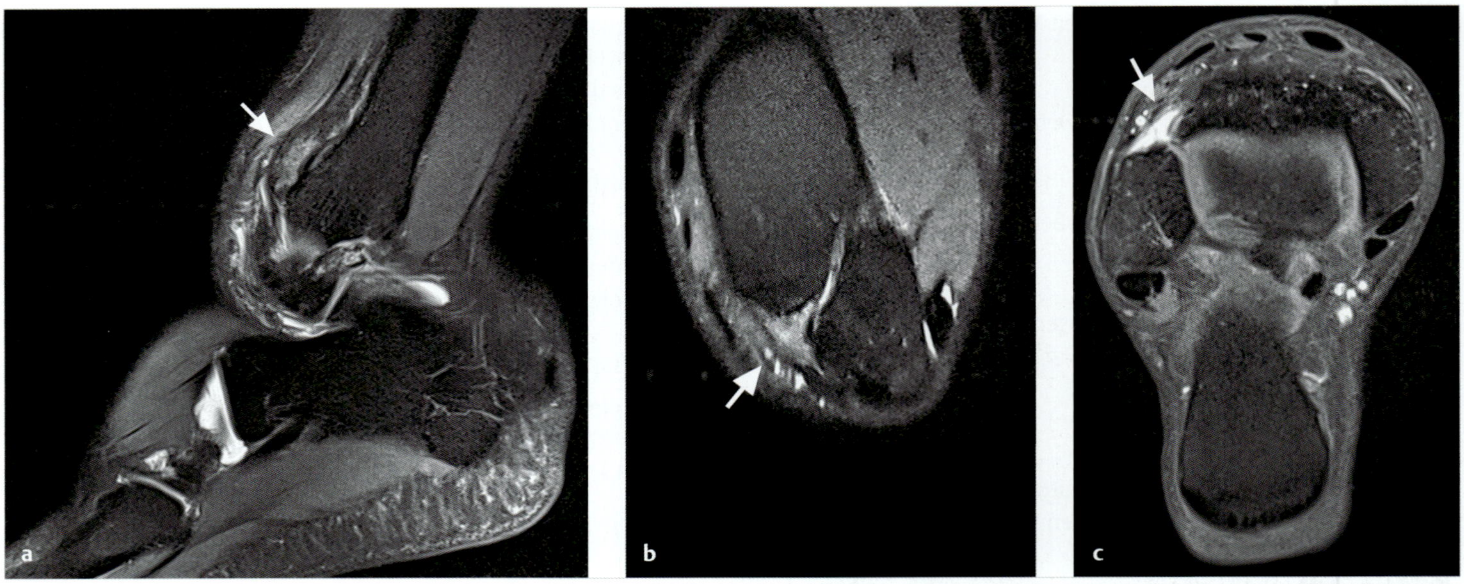

Abb. 3.157 Instabilität der Syndesmose. 28-jähriger Fußballspieler mit Zustand nach schwerem Distorsionstrauma vor 3 Monaten und mit persistierenden Schmerzen im oberen Sprunggelenk lateral und medial.

a Sagittale PDw fatsat MRT-Sequenz. Ödematisierte und aufgetriebene vordere Syndesmose mit fehlender Darstellung der einzelnen Faszikel (Pfeil).

b Schräg axiale PDw fatsat MRT-Sequenz (Syndesmosenkippung). Darstellung einer nicht ausgeheilten Syndesmosenverletzung des Lig. tibiofibulare anterius (Pfeil), intakte hintere Syndesmose und Volkmann-Dreieck. Vergleiche dazu die Normalbefunde der Syndesmose (S. 107).

c Schräg axiale T 1w fatsat MRT-Sequenz nach Kontrastmittelgabe (Sehnenkippung). Fokale Aktivierung der vorderen Syndesmose (Pfeil). Retrospektiv lag hier offensichtlich eine nicht ausreichend ausgeheilte Verletzung der vorderen Syndesmose vor. Klinisch im Vordergrund stehen neben der geringen Instabilität Impingement-ähnliche Beschwerden.

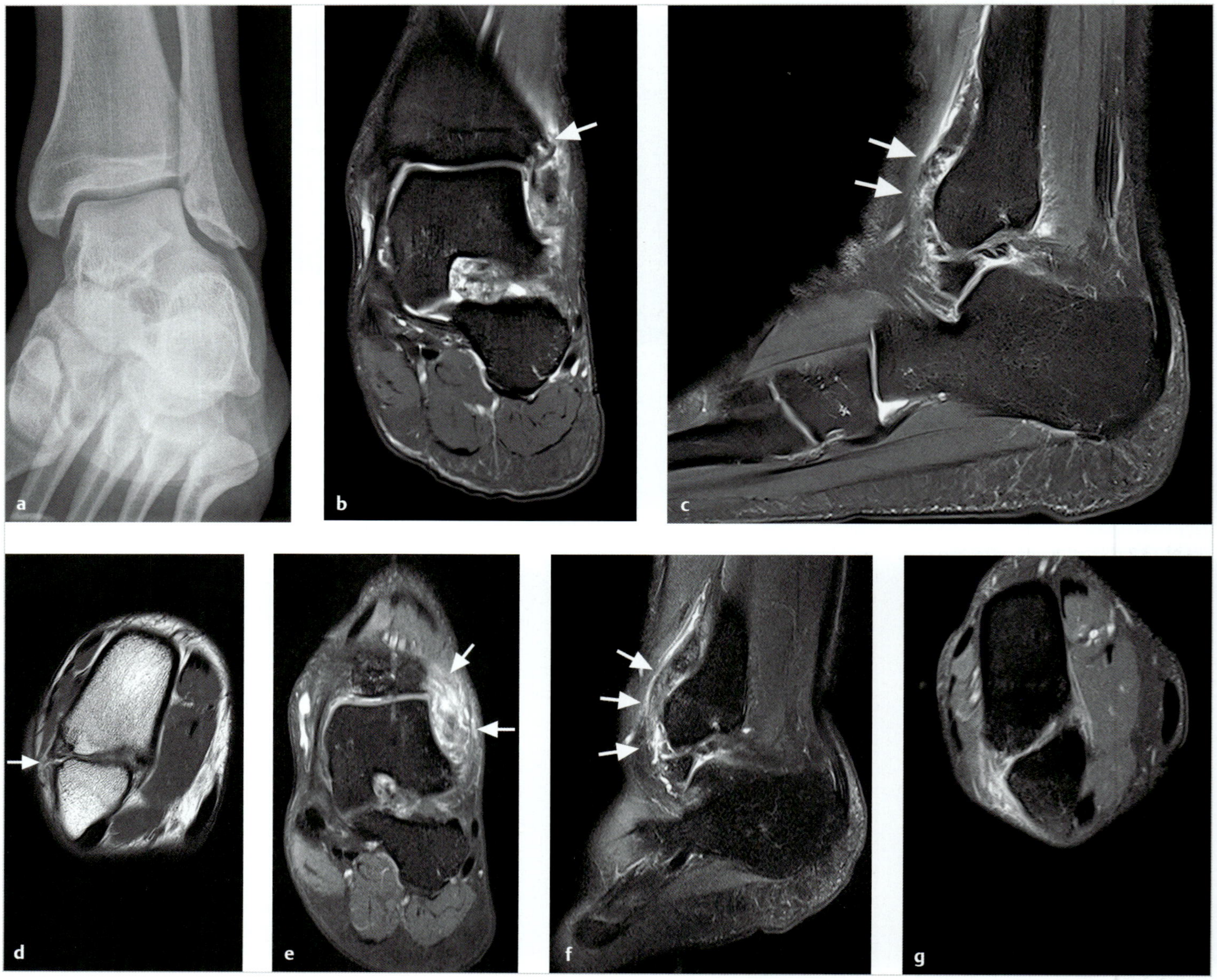

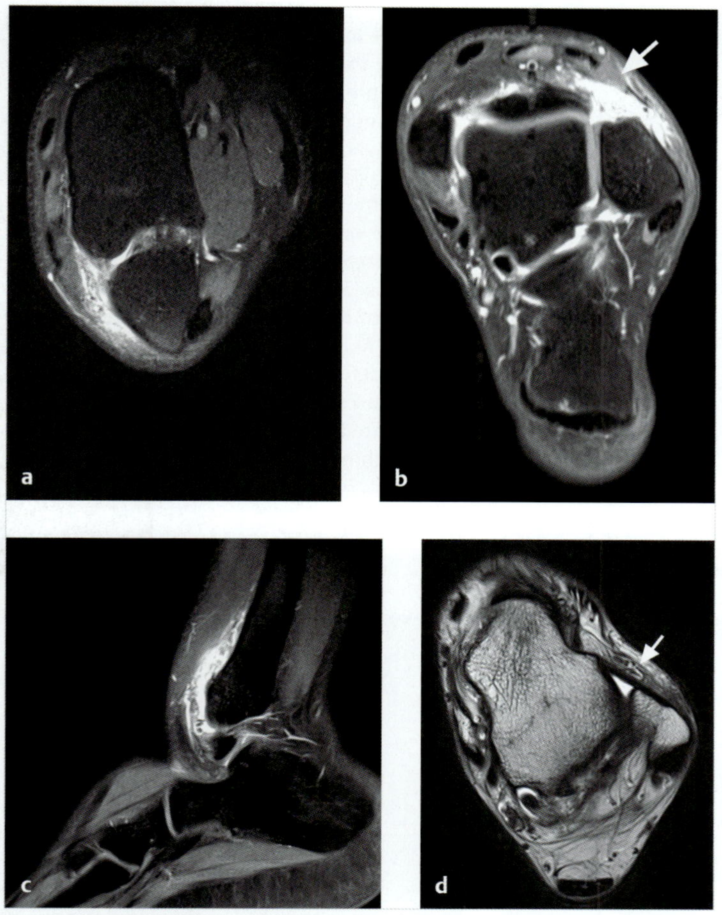

Abb. 3.159 Instabilität der Syndesmose. 24-jähriger Patient mit Zustand nach Plantarflexions-/Supinationstrauma beim Fußballspielen vor einigen Wochen, persistierende Schmerzen am Außenknöchel vor allem unter Belastung.

a Schräg axiale PDw fatsat MRT-Sequenz (Syndesmosenkippung). Deutlich signalgesteigerte ödematisierte Fasern der vorderen Syndesmose mit angrenzender Ödembildung in den Weichteilen.

b Schräg axiale T 1w fatsat MRT-Sequenz nach Kontrastmittelgabe (Sehnenkippung). Vermehrte Kontrastmittelanreicherung im Bereich der vorderen Syndesmose (Pfeil) als Abgrenzung zum anterolateralen Ankle-Impingement. Bei Letzterem ist die vermehrte Kontrastmittelaufnahme subfibular unterhalb der Außenknöchelspitze lokalisiert.

c Sagittale T 1w fatsat MRT-Sequenz nach Kontrastmittelgabe. Vermehrte Kontrastmittelaufnahme entlang des Vorderrands der distalen Fibula, flächiger Einbezug der Anheftungen der vorderen Syndesmose.

d Axiale T 2w MRT-Sequenz. Darstellung des intakten Lig. fibulotalare anterius (Pfeil).

Differenzialdiagnose

- Laterale Instabilität des Sprunggelenks
- Fibulafraktur
- Arthrose des oberen Sprunggelenks
- anterolaterales Ankle-Impingement

Therapie

Konservativ

- *Bei funktionellen Instabilitäten ohne fassbare Dehiszenz:* Steroidinjektionen
- *bei anhaltenden Beschwerden:* Injektion mit Platelet derived Growth Factor in Verbindung mit der Anlage eines sog. Tight Rope oder einer Stellschraube möglich

Operativ

Bei klarer Diastase der Syndesmose in der Bildgebung Syndesmosenplastik.

Prognose/Komplikationen

Auch bei operativer Rekonstruktion der Syndesmose können funktionelle Defizite des Sprunggelenks bei den meist jungen und sportlich sehr aktiven Menschen verbleiben. Es kann zu einem chronischen Schmerzsyndrom des Sprunggelenks kommen. Bei anhaltender Instabilität besteht das Risiko der Frütharthrose.

Abb. 3.158 Instabilität der Syndesmose. 19-jähriger Sportler mit Zustand nach Ruptur der vorderen Syndesmose, nach 6 Wochen vor Trainingswiederbeginn Schmerzen im anterioren oberen Sprunggelenk.

Anmerkung: Die klinische Beurteilung des Ausmaßes der Schädigung der vorderen Syndesmose ist mitunter schwierig. Insbesondere ist die Teilläsion von der klinisch relevanten, vollständigen Verletzung mit Ruptur sämtlicher Faseranteile des Lig. tibiofibulare anterius schwer abzugrenzen. Diese Läsionen haben ein höheres Risiko der Instabilität bzw. des Impingement.

a Röntgenaufnahme a.-p. nach dem Unfall. Keine Aufweitung der vorderen Syndesmose.

b Koronare PDw fatsat MRT-Sequenz nach dem Unfall. Koronare Darstellung der Syndesmosenruptur (Pfeil) mit elongierten Bandanteilen, im Liegen regelrechte Gelenkkongruenz im oberen Sprunggelenk.

c Sagittale PDw fatsat MRT-Sequenz nach dem Unfall, gleicher Untersuchungszeitpunkt wie **a**. Fehlende Darstellung der fibulaseitigen Faszikel des Lig. tibiofibulare anterius (Pfeile).

d Schräg axiale PDw MRT-Sequenz nach dem Unfall (Syndesmosenkippung), gleicher Untersuchungszeitpunkt wie **a**. Frische Ruptur der vorderen Syndesmose (Pfeil).

e Koronare T 1w fatsat MRT-Sequenz nach Kontrastmittelgabe, Verlaufskontrolle nach 2 Monaten. Ausgeprägte fibrovaskuläre Aktivierung entlang der vorderen Syndesmose (Pfeile).

f Sagittale PDw fatsat MRT-Sequenz, Verlaufskontrolle nach 2 Monaten, gleicher Untersuchungszeitpunkt wie **e**. Verdickte und signalgesteigerte Fasern bei fehlender Ausheilung (Pfeile).

g Schräg axiale T 1w fatsat MRT-Sequenz nach Kontrastmittelgabe (Syndesmosenkippung), Verlaufskontrolle nach 2 Monaten, gleicher Untersuchungszeitpunkt wie **e**. Schmerzhafte Schwellung um die chronisch aktivierte Syndesmosenverletzung, fehlender Nachweis einer stabilen Ausheilung.

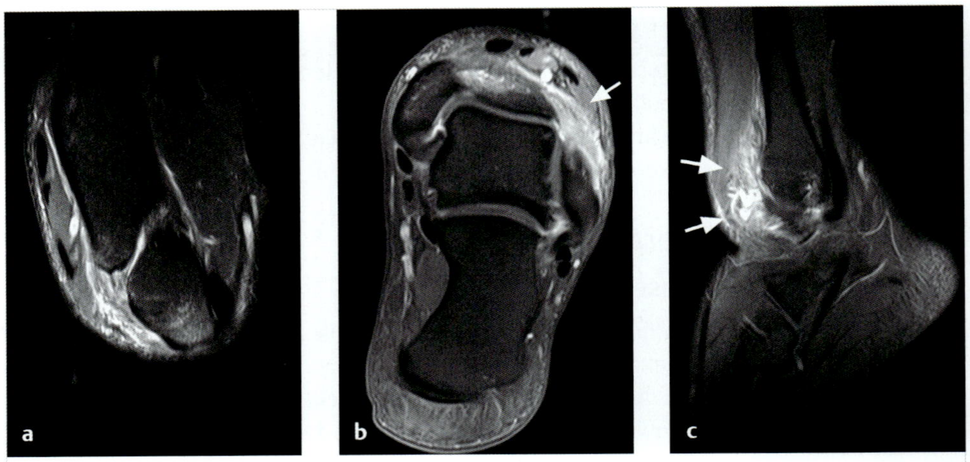

Abb. 3.160 Instabilität der Syndesmose. 26-jähriger Patient mit Zustand nach Trauma beim Skifahren vor mehreren Monaten, anteriorer Sprunggelenkschmerz. Instabilität der vorderen Syndesmose.

- **a** Schräg axiale PDw fatsat MRT-Sequenz (Syndesmosenkippung). Ödematisierte Fasern der vorderen Syndesmose mit teilweise elongiertem Verlauf.
- **b** Schräg axiale T 1w fatsat MRT-Sequenz nach Kontrastmittelgabe (Sehnenkippung). Vermehrte Kontrastmittelanreicherung entlang der vorderen Syndesmose (Pfeil).
- **c** Sagittale T 1w fatsat MRT-Sequenz nach Kontrastmittelgabe. Deutliche Kontrastmittelaufnahme im Bereich der Insertion der vorderen Syndesmose an der Fibula (Pfeile).

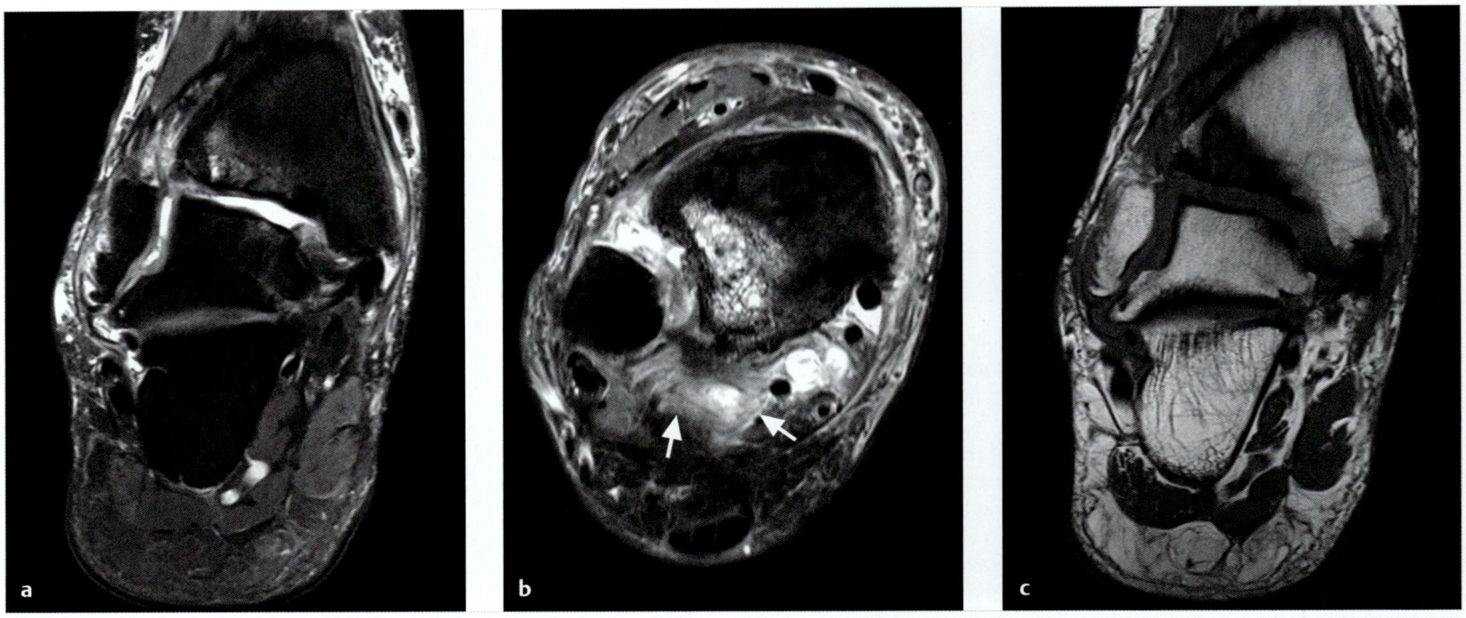

Abb. 3.161 Instabilität der Syndesmose. 28-jährige Patientin mit chronischer Syndesmoseninsuffizienz 3 Jahre nach Sprunggelenkdistorsion. *Anmerkung:* Eine nicht erkannte oder nicht adäquat behandelte Ruptur der vorderen Syndesmose führt häufig zu einer Syndesmoseninsuffizienz mit einem Mischbild aus Instabilität und Impingement durch fibrovaskuläres Narbengewebe. Wichtig bei der Beurteilung der Syndesmoseninsuffizienz sind die Mitbeteiligung der hinteren Syndesmose, die Instabilität des Deltabandkomplexes, Begleitverletzungen im oberen Sprunggelenk (z. B. osteochondrale Läsionen) sowie frühe Sekundärdegenerationen des Knorpels.

- **a** Koronare PDw fatsat MRT-Sequenz. Fehlende Darstellung des Lig. fibulotalare anterius, gestörte Gelenkkongruenz im Liegen, flächiger Knorpeldefekt im oberen Sprunggelenk mit Zeichen der Deltabandinsuffizienz.
- **b** Axiale PDw fatsat MRT-Sequenz. Ödematisiertes Aktivierungsgewebe zwischen Fibula und Tibia sowie Zeichen der Instabilität der posterioren Gelenkkapsel (Pfeile).
- **c** Koronare T 1w MRT-Sequenz. Aufgrund der chronischen Instabilität fortgeschrittene Arthrose des oberen Sprunggelenks.

Instabilität des oberen Sprunggelenks

Definition

Mechanische Instabilität des oberen Sprunggelenks durch Insuffizienz der Außenbänder und/oder des Deltabands, meist nach Verletzung.

Symptome

- Subjektive Instabilität
- Aufklappbarkeit lateral und/oder medial
- Talusvorschub
- Unsicherheit bei Belastung und auf unebenem Boden
- unspezifischer Schmerz im Sprunggelenk

Prädisponierende Faktoren

- Allgemeine Kapsel-Band-Laxizität
- Kapsel-Band-Verletzung in der Vorgeschichte
- Pes cavus

- Rückfußvarus
- Pathologie der Peronealsehnen

Anatomie/Pathologie

Eine mechanische Insuffizienz des lateralen Kapsel-Band-Apparats führt zu einer vermehrten Aufklappbarkeit und ventrodorsalen Translation des Talus in der Malleolengabel.

Bildgebung

Ultraschall

Eine dynamische Ultraschalluntersuchung ist möglich. Ein Longitudinalschnitt über das Lig. fibulotalare anterius zeigt einen Banddefekt mit Instabilität beim sonografischen Stresstest. Ein Longitudinalschnitt des dorsalen oberen Sprunggelenks in Bauchlage und mit Fersenvorschub unter Kontrolle auf dem Monitor ermöglicht die Translationsmessung zwischen dorsaler Tibia und Tuber calcanei. Der Vorteil ist eine dosierte, sehr kurze Stresstestung.

Röntgen

In der Akutdiagnostik haben gehaltene Aufnahmen des Sprunggelenks ihre Wertigkeit verloren. Gegebenenfalls werden gehaltene Aufnahmen a.-p., evtl. auch seitlich und im Vergleich zur Gegenseite, zur Beurteilung chronischer Instabilitäten durchgeführt. In Stressaufnahmen zeigt sich eine gestörte Gelenkkongruenz; im Seitenvergleich ist eine vermehrte Aufklappbarkeit des oberen Sprunggelenks zu erkennen.

Magnetresonanztomografie

Antworten im Befund

- Direkte Beurteilung des Kapsel-Band-Apparats
- narbige Veränderungen bei älteren Verletzungen
- zusätzlich Impingement-Zeichen
- überschießende Narbenbildung
- Beurteilung der Knorpelqualität
- Ausmaß der Ergussbildung und der Synovialitis
- exakte Lokalisation der Kapsel-Band-Pathologie
- beginnende Sekundärdegenerationen (osteophytäre Anbauten an medialem Malleolus, medialem Talushals und ventrolateraler Tibia)
- Knochenmarködem
- Qualität des Subtalargelenks
- Überlastungen der Rückfußsehnen
- Beurteilung des Bandapparats im Sinus tarsi

Spezielle Aspekte der postoperativen MRT:

- Stellung des Talus in der Malleolengabel
- Status der Peronealsehnen
- Durchgängigkeit der Bänder
- Hinweise auf Irritation durch Fremdmaterial (Ossikel, Nahtmaterial, Internal Brace)

Untersuchungstechnik

- *Standarduntersuchung:* hochauflösende Mehrkanalspule
- *Sequenztechnik:*
  - PDw fatsat koronar und sagittal
  - T 1w koronar
  - T 2w axial
  - T 1w fatsat schräg axial (Sehnenkippung) und sagittal nach i. v. Kontrastmittelgabe

Befunde

Eine exakte Diagnose ist mit der MRT nicht möglich; es ist immer eine Kombination folgender Befunde erforderlich:

- Beschwerdebild (Instabilitätsgefühl, unspezifischer Schmerz)
- klinischer Befund (erhöhte Laxizität der Kapsel-Band-Strukturen insbesondere im Seitenvergleich)
- MRT-Befund (Ergussbildung und Synovialitis im oberen Sprunggelenk bei ansonsten wenigen oder keinen pathologischen Befunden)

Der Kapsel-Band-Apparat kann in der MRT intakt und regelrecht nachvollziehbar sein.

> **Merke**
>
> Wichtig für die Therapieplanung ist die Darstellung schon bereits bestehender Sekundärdegenerationen und Knorpeldefekte.

Empfehlung zur Bildgebung

Methoden der Wahl: Röntgen und Sonografie. Für die therapeutische Planung und den Ausschluss der Differenzialdiagnosen ist die MRT als Ergänzung sinnvoll.

Bildbeispiele

Die Instabilität des oberen Sprunggelenks stellt sich bildgebend wie in ▶ Abb. 3.162, ▶ Abb. 3.163, ▶ Abb. 3.164, ▶ Abb. 3.165, ▶ Abb. 3.166, ▶ Abb. 3.167 und ▶ Abb. 3.168 gezeigt dar.

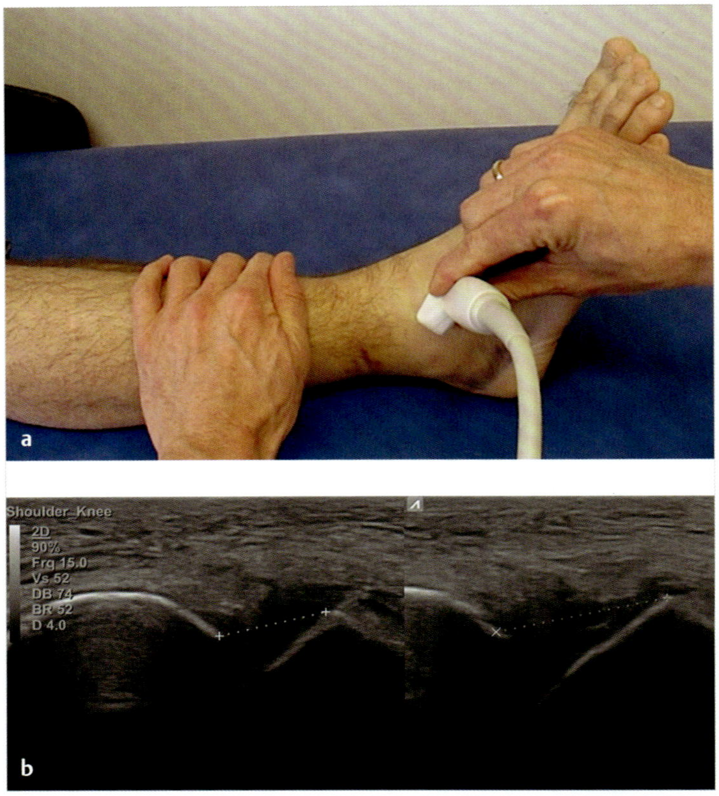

Abb. 3.162 Instabilität des oberen Sprunggelenks. Ultraschall.
a Die Abbildung zeigt, wie ausgehend vom Schnitt über dem Lig. fibulotalare anterius durch Druck auf den Unterschenkel ein Talusvorschub provoziert werden kann.
b Der Talusvorschub kann am Monitor wahrgenommen und gemessen werden.

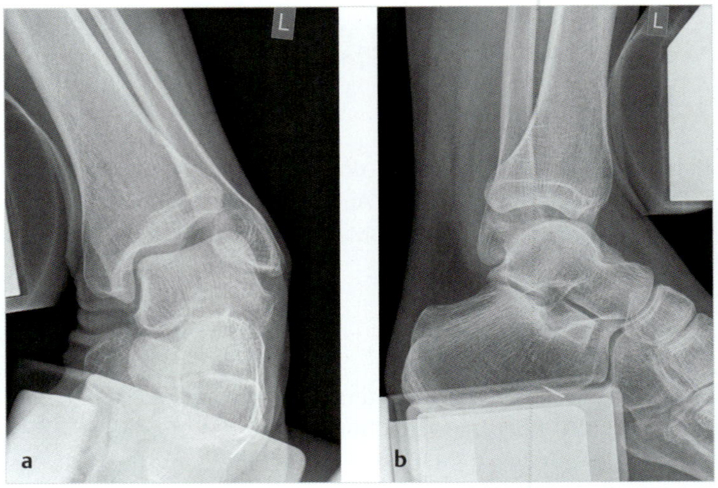

Abb. 3.163 Instabilität des oberen Sprunggelenks. Die gehaltenen Aufnahmen des oberen Sprunggelenks spielen nur bei der Beurteilung der chronischen Instabilität eine Rolle. Gemessen wird die Verkippung des Talus in der Malleolengabel in der a.-p. und die ventrale Translation des Talus in der Seitaufnahme. Beim stabilen Gelenk stehen die distale Tibiagelenkfläche und die Gelenkfläche des Talus parallel. In der Seitaufnahme gilt eine Translation des Talus von > 5–10 mm bzw. eine Seitendifferenz der Translation von > 3 mm als pathologisch. Die vermehrte Translation des Talus nach ventral ist ein Indikator für eine Instabilität des Lig. talofibulare anterius, eine vermehrte laterale Aufklappbarkeit für eine Instabilität des Lig. fibulocalcaneare.
a Röntgenaufnahme gehalten a.-p.
b Röntgenaufnahme gehalten seitlich.

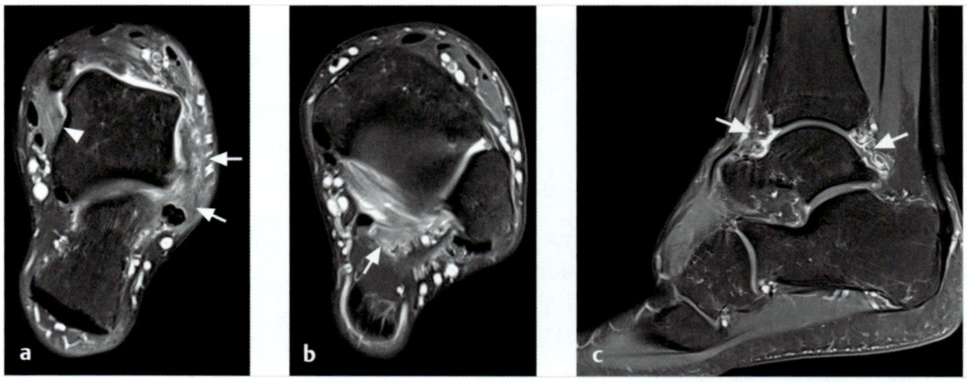

Abb. 3.164 Instabilität des oberen Sprunggelenks. 22-jähriger Patient mit Zustand nach Supinationstrauma mit lateraler 2-Band-Verletzung vor 5 Monaten, chronische Schmerzen medial und lateral mit Gefühl der Instabilität.
a Schräg axiale T 1w fatsat MRT-Sequenz nach Kontrastmittelgabe. Kontrastmittelaufnehmendes fibrovaskuläres Narbengewebe um den lateralen Kapsel-Band-Apparat (Pfeile) sowie Aktivierung des tiefen Deltabandkomplexes (Pfeilspitze).
b Schräg axiale T 1w fatsat MRT-Sequenz nach Kontrastmittelgabe, Schichtung in Höhe des oberen Sprunggelenks. Zirkulär aktivierter Kapsel-Band-Apparat im oberen Sprunggelenk auch posterior (Pfeil).
c Sagittale T 1w fatsat MRT-Sequenz nach Kontrastmittelgabe. Als weiterer Ausdruck der Instabilität mäßiger Gelenkerguss mit Zeichen der Synovialitis (Pfeile).

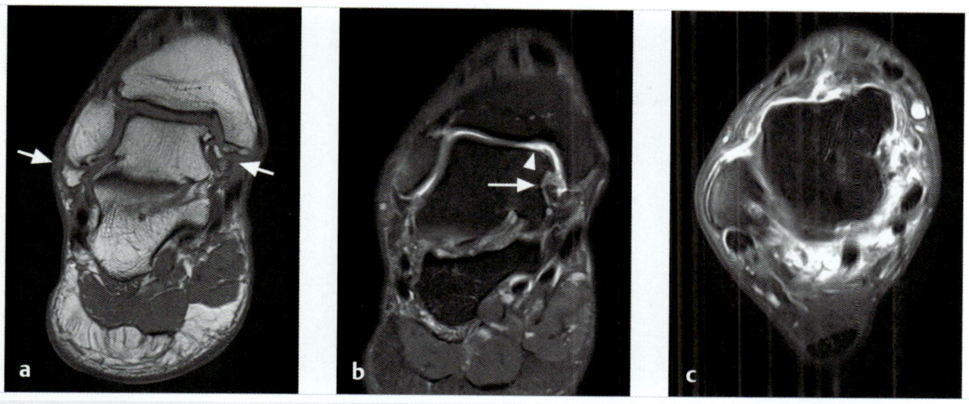

Abb. 3.165 Instabilität des oberen Sprunggelenks. 74-jähriger Patient mit multiplen Distorsionstraumen. Schmerzen am Innenknöchel, klinisch laterale Instabilität.

a Koronare T 1w MRT-Sequenz. Darstellung von multiplen Ossikeln und alten knöchernen Bandausrissen medial und lateral (Pfeile).
b Koronare PDw fatsat MRT-Sequenz. Fehlende Darstellung der Pars tibiotalaris posterior (Pfeil), narbige Verdickung am Außenbandkomplex, Knorpelulzerationen an der medialen Taluschulter (Pfeilspitze).
c Axiale T 1w fatsat MRT-Sequenz nach Kontrastmittelgabe. Deutliche synovialitische Kontrastmittelaufnahme im oberen Sprunggelenk mit vermehrter Kontrastmittelaufnahme auch der Gelenkkapsel insbesondere medial und posterior als Zeichen der Instabilität.

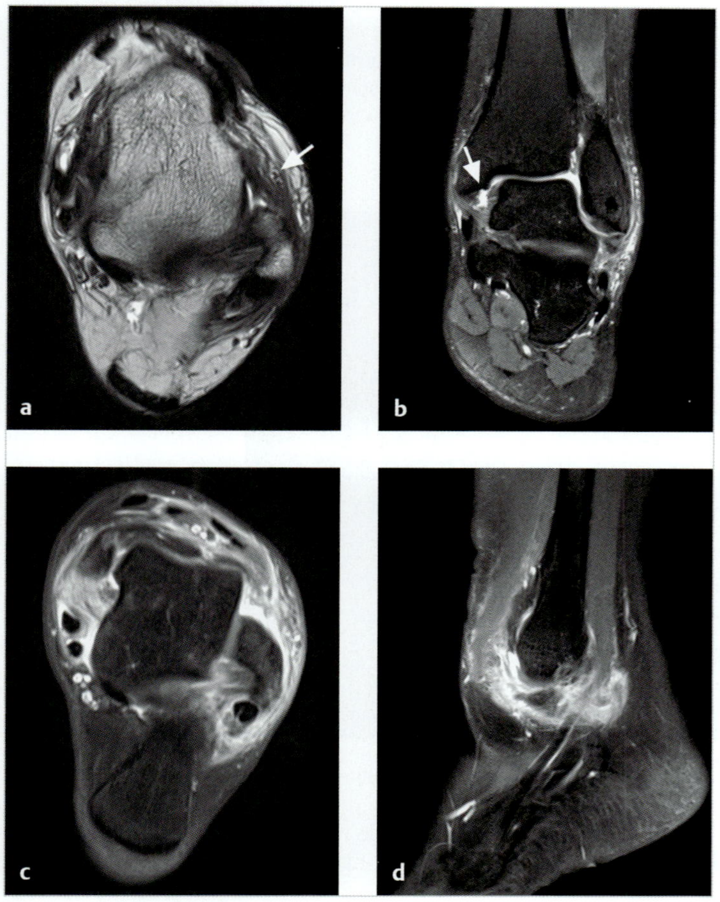

◄ **Abb. 3.166 Instabilität des oberen Sprunggelenks.** 29-jährige Patientin mit Zustand nach Polytrauma, primär nicht diagnostizierte Distorsion des oberen Sprunggelenks. Unter Belastung Schmerzen im Sprunggelenk mit rezidivierender Schwellneigung.
Anmerkung: Anders als das Impingement mit nicht verheilten Bandabschnitten ist die Instabilität des oberen Sprunggelenks meist zirkulär und betrifft alle Abschnitte des Kapsel-Band-Apparats. Sie wird begleitet von mäßigen Gelenkergüssen und synovialitischer Kontrastmittelanreicherung.

a Axiale T 2w MRT-Sequenz. Verdicktes, durchgängiges Lig. fibulotalare anterius (Pfeil).
b Koronare PDw fatsat MRT-Sequenz. Nicht ausgeheilte Partialruptur der Pars tibiotalaris posterior des Deltabands (Pfeil).
c Schräg axiale T 1w fatsat MRT-Sequenz nach Kontrastmittelgabe (Sehnenkippung). Intensive fibrovaskuläre Aktivierungen unter Einbezug sämtlicher Außenbandanteile und des Deltabandkomplexes. Typisches Bild einer aktivierten ligamentären Instabilität des oberen Sprunggelenks.
d Sagittale T 1w fatsat MRT-Sequenz nach Kontrastmittelgabe. Ausgedehnte Kontrastmittelaufnahme entlang der Sprunggelenkkapsel. Hier lag eine trotz der Schwere der Verletzung nicht diagnostizierte und behandelte Außenbandverletzung vor, die dann zu einer schweren Sprunggelenkinstabilität führte.

Differenzialdiagnose

- Taluskantenläsion
- Peronealsehnenläsion
- Arthritis
- Impingement des Sprunggelenks
- Erkrankungen des unteren Sprunggelenks
- Pes supinatus bzw. varus
- Paresen

Therapie

Konservativ

- Propriozeptionstraining
- Kräftigung des M. peroneus longus und brevis
- Sprunggelenkorthese
- überknöchelhoher Schuh

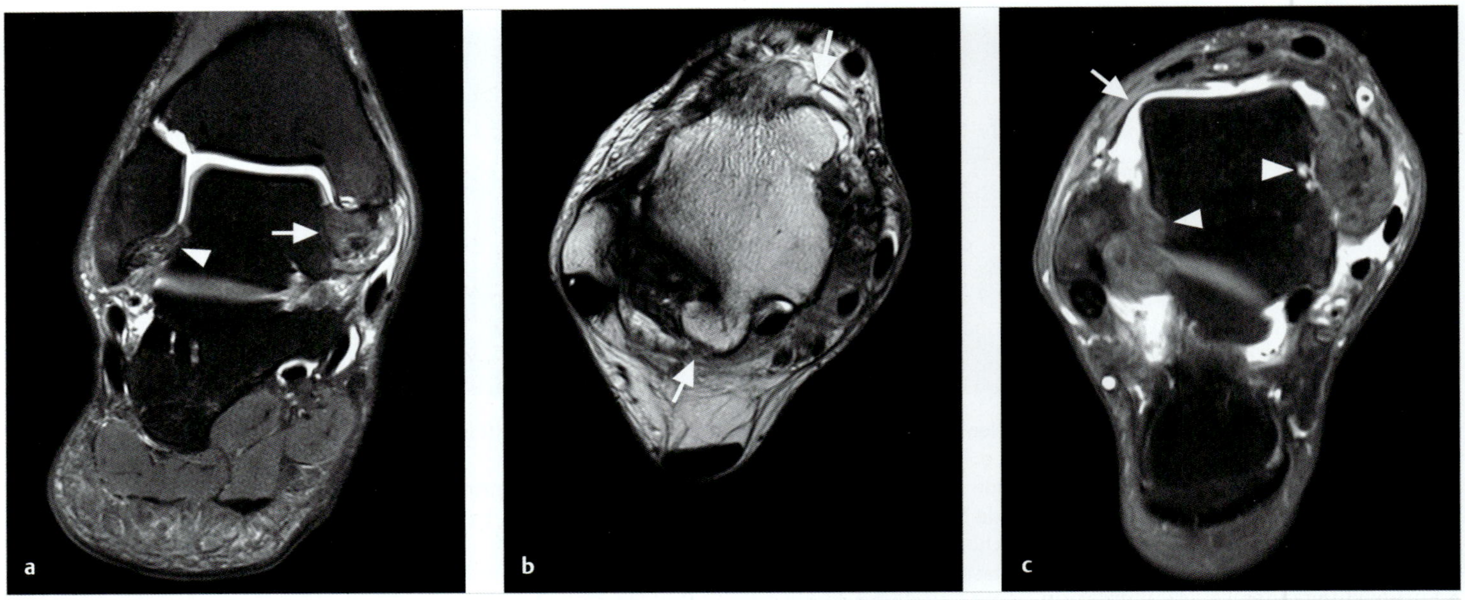

Abb. 3.167 Instabilität des oberen Sprunggelenks. 36-jähriger Patient mit chronischer lateraler Instabilität im oberen Sprunggelenk. Schmerzen in der gesamten Talusregion bei Belastung.

a Koronare PDw fatsat MRT-Sequenz. Deutliche Strukturstörung mit Verdickung der Pars tibiotalaris posterior des Deltabands und des Lig. fibulotalare posterius (Pfeile).

b Axiale T 2w MRT-Sequenz. Deutlich verdickte Bandstrukturen medial und lateral sowie knöcherne Abstützreaktionen an der anterioren Tibiakante sowie knöcherne Appositionen posterior (Pfeile).

c Schräg axiale T 1w fatsat MRT-Sequenz nach Kontrastmittelgabe (Sehnenkippung). Aufgetriebene, lokal raumfordernde Anteile des Innen- und des Außenbands mit Synovialitis im oberen Sprunggelenk (Pfeilspitzen). Ausgeprägter Befund einer chronischen aktivierten Instabilität (Pfeil).

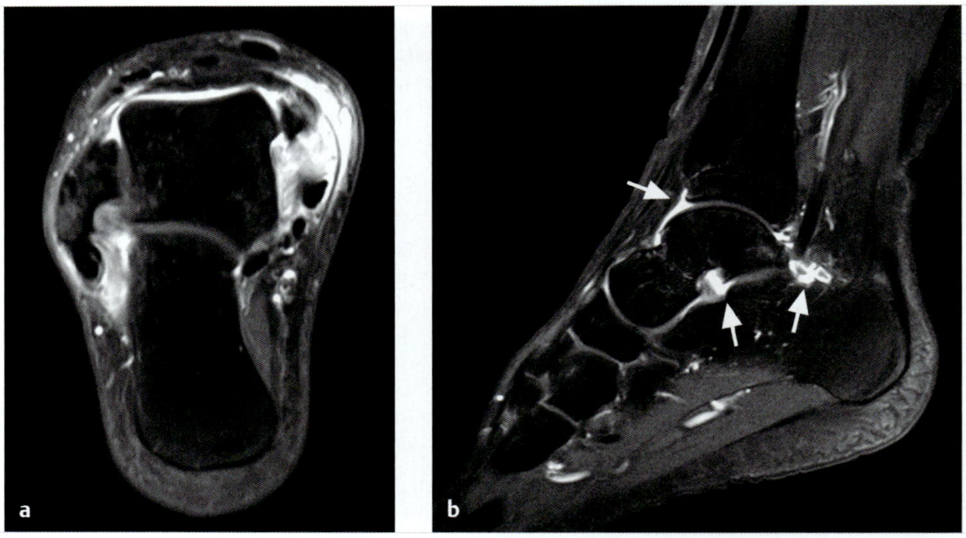

Abb. 3.168 Instabilität des oberen Sprunggelenks. 52-jährige Patientin mit Zustand nach Torsionstrauma bei einer Trecking-Tour, adäquate Versorgung nicht möglich. Persistierende Beschwerden im oberen Sprunggelenk nach der Rückkehr.

Anmerkung: Oft liegt eine nicht ausreichende Ruhigstellung mit zu früher Belastung zugrunde. Die Übergänge zum Impingement am Innen- und Außenknöchel bei überschießender Narbenbildung sind mitunter fließend. Als Unterscheidungskriterium gilt häufig die Synovialitis im oberen Sprunggelenk. Die eigentliche Gelenkinstabilität ist im MRT nicht darstellbar. Hinweisend sind die indirekten Zeichen Ergussbildung, Synovialitis und kontrastmittelaufnehmende Kapselstrukturen. Wichtig für die weitere Therapieplanung ist der Zustand des Knorpels. Eine mechanische Testung der Gelenkinstabilität ist im dynamischen Ultraschall möglich bzw. unter Bildwandlerkontrolle.

a Schräg axiale T 1w fatsat MRT-Sequenz nach Kontrastmittelgabe (Sehnenkippung). Typisches Bild einer Instabilität mit fibrovaskulärer Aktivierung des Deltabandkomplexes und der Außenbänder.

b Sagittale T 1w fatsat MRT-Sequenz nach Kontrastmittelgabe. Weiteres Bildkriterium ist die synovialitische Kontrastmittelanreicherung im oberen und unteren Sprunggelenk (Pfeile).

Operativ

- Anatomische Bandrekonstruktion (Broström)
- bei insuffizienter Gewebequalität Augmentation mit Plantaris-longus-Sehne, Semitendinosussehne oder Allograft
- Tenodesen (Watson-Jones u. Ä. sind in den Langzeitergebnissen der anatomischen Rekonstruktion unterlegen)

Prognose/Komplikationen

Prognose

Bei gutem Ansprechen auf die konservative Therapie besteht eine gute Prognose. Bei operativer Therapie sind Bridenentwicklung, Narben-Impingement und Bewegungseinschränkung möglich. Bei rezidivierenden Distorsionen kann es zur Entwicklung einer sekundären Arthrose kommen.

Mögliche Komplikationen

- Entwicklung einer Taluskantenläsion
- Peronealsehnenüberlastung
- Ruptur der Peroneus-brevis-Sehne

Instabilität des Subtalargelenks

Definition

Eine Instabilität des Subtalargelenks äußert sich in einer Hypermobilität des talokalkanearen Gelenks.

Symptome

- Unspezifischer Schmerz im Subtalargelenk
- subjektive Instabilität im Sprunggelenk
- Schmerzausschaltung durch diagnostische Lokalanästhesie
- bei stabilem oberem Sprunggelenk vermehrte Aufklappbarkeit im Subtalargelenk (Test in Dorsalextension im oberen Sprunggelenk)
- vermehrte mediolaterale Translation im unteren Sprunggelenk

Prädisponierende Faktoren

Eine Instabilität des Subtalargelenks kann nach Distorsionstrauma des Gelenks mit Läsion des Lig. interosseum talocalcanearis und des Lig. fibulocalcaneare entstehen.

Anatomie/Pathologie

Die talokalkaneare Instabilität ist oft ein Mischbild aus varisierender und medialisierender Fehlstellung des Kalkaneus mit vermehrter anteriorer Beweglichkeit, zum Teil in Verbindung mit einer lateralen Instabilität des oberen Sprunggelenks. Durch eine Distorsion des Subtalargelenks kommt es zu einer Elongation oder Ruptur des Lig. interosseum talocalcanearis und des Lig. fibulocalcaneare. Es resultiert ein erhöhtes Gelenkspiel mit Überlastungsbeschwerden der Gelenkkapsel.

Bildgebung

Ultraschall

Nicht sinnvoll.

Röntgen

Im Broden-View mit Innenrotation um 45° und Varusstress zeigt sich eine Aufklappbarkeit. Auch eine vermehrte mediolaterale Translation ist Indikator für eine subtalare Instabilität.

Magnetresonanztomografie

Die Normalbefunde der Bänder im Sinus tarsi sind in ► Abb. 3.366 dargestellt.

Antworten im Befund

- Exakte Beurteilung der subtalaren Bandstrukturen und des Bandapparats im Sinus tarsi, insbesondere von Lig. interosseum und Lig. fibulocalcaneare (elongierter Verlauf, Kontinuitätsunterbrechung, narbige Verdickung)
- Knorpelqualität des Subtalargelenks, der Gelenkkapsel und des subchondralen Knochens
- Ödembildung
- kontrastmittelaufnehmendes Reizgewebe
- Synovialitis
- Übergang zur Arthrose
- Beurteilung der Sehnen am Rück- und Mittelfuß

Untersuchungstechnik

- *Standarduntersuchung:* hochauflösende Mehrkanalspule
- *Sequenztechnik:*
  - PDw fatsat koronar und sagittal
  - T 1w koronar
  - T 2w axial
  - T 1w fatsat schräg axial (Sehnenkippung) und sagittal nach i. v. Kontrastmittelgabe

Befunde

- Ergussbildung und Synovialitis im Subtalargelenk
- Zeichen der Überlastung
- verdickte Gelenkkapsel
- schlechte Abgrenzbarkeit mit Verdickung und möglicher Kontrastmittelaufnahme der Fasern des Lig. interosseum und des Lig. fibulocalcaneare
- ggf. gewellter Verlauf; Befunde wie beim Sinus-tarsi-Syndrom (S. 324)
- vollständige Ruptur des Lig. interosseum (äußerst selten)

> **M!**
> **Merke**
> Auch bei unauffälliger Morphologie der Bandstrukturen kann eine Instabilität vorliegen! Die subtalare Instabilität ist oft schwierig zu erkennen und auch klinisch nicht immer eindeutig; auf diskrete Veränderungen insbesondere im Sinus tarsi ist zu achten.

Frühzeichen ist eine fibrovaskuläre Aktivierung im Sinus tarsi, mitunter zusätzlich mit geringer Reizsynovialitis im unteren Sprunggelenk subtalar. Der Knorpel ist erst in fortgeschrittenen Stadien angegriffen. Hilfreich ist die Durchführung eines Belastungs-MRT (Untersuchung nach intensiver Laufbelastung); dabei werden die subtalare Ergussbildung und die Synovialitis besonders deutlich.

Cave

Das Sinus-tarsi-Syndrom sollte nicht als radiologische Beurteilung verwendet werden; es ist im eigentlichen Sinn keine Diagnose, sondern beschreibt die fibrovaskuläre Aktivierung insbesondere der Bandstrukturen bei einer subtalaren Instabilität.

Empfehlung zur Bildgebung

Methode der Wahl: Die MRT ist sinnvoll für die Abschätzung einer Sekundärarthrose und den Ausschluss der Differenzialdiagnosen.

Bildbeispiele

Normalbefunde der Bänder s. im Zusammenhang mit dem Sinus-tarsi-Syndrom (S. 324), Fallbeispiele mit Instabilität des Subtalargelenks s. in ▶ Abb. 3.169, ▶ Abb. 3.170, ▶ Abb. 3.171 und ▶ Abb. 3.172.

Differenzialdiagnose

- Primäre Arthrose des Subtalargelenks
- osteochondrale Verletzung im Subtalargelenk
- Koalition
- Instabilität des oberen Sprunggelenks

Therapie

Konservativ

- Training der aktiven Stabilisierung
- Propriozeptionstraining
- Einlagenversorgung und Sprunggelenkorthese

Operativ

- Raffung des Lig. fibulocalcaneare und der lateralen Gelenkkapsel
- ggf. zusätzlich Augmentation des Lig. interosseum talocalcaneare

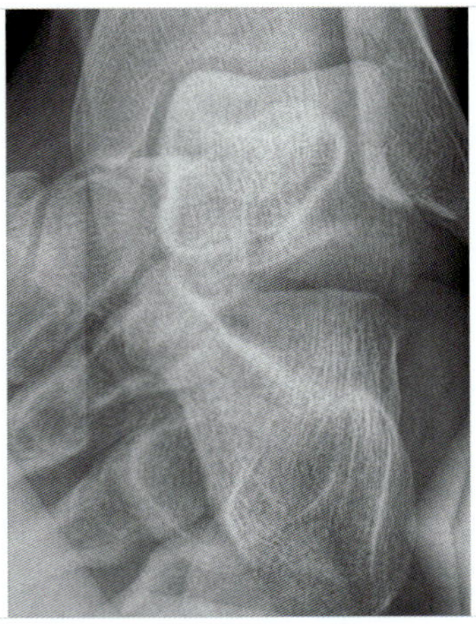

Abb. 3.169 Instabilität des Subtalargelenks. Röntgenaufnahme. Die gehaltene Broden-Aufnahme dient zur Beurteilung der Stabilität des Subtalargelenks. Sie erleichtert es, zwischen einer Instabilität im oberen und unteren Sprunggelenk zu differenzieren. Allerdings kann eine Instabilität auch ausschließlich zu einer vermehrten Translation des Kalkaneus führen. Eine fehlende Aufklappbarkeit des Subtalargelenks ist nicht beweisend für ein stabiles Gelenk.

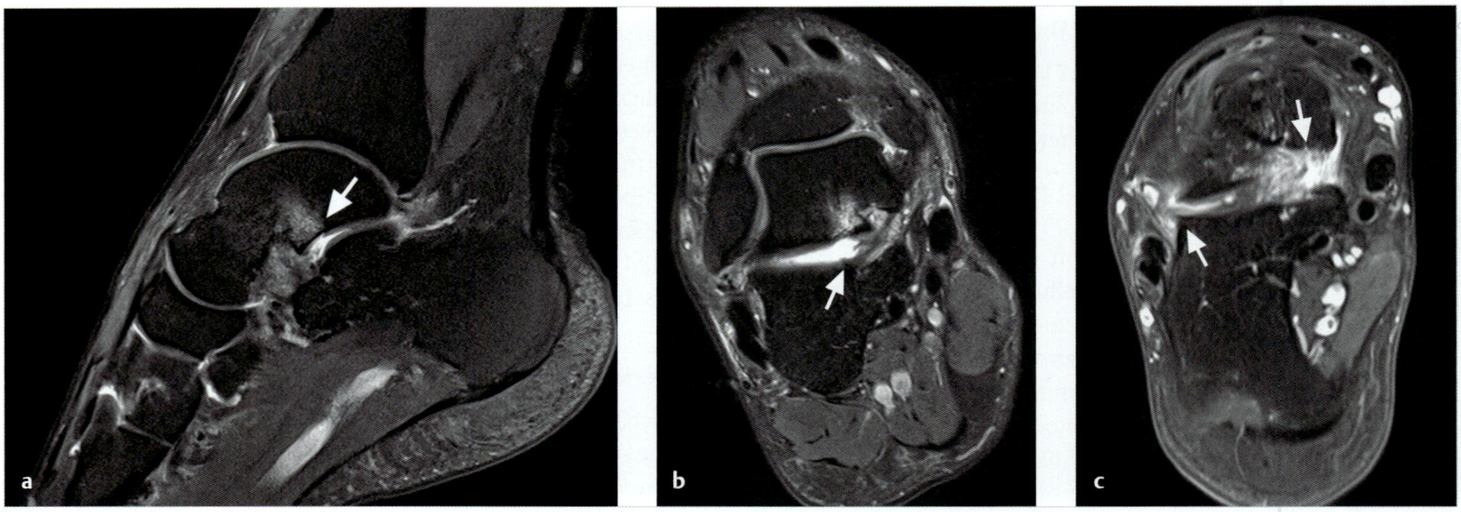

Abb. 3.170 Instabilität des Subtalargelenks. 44-jähriger Patient mit medialseitigen Rückfußschmerzen. Zustand nach Trauma vor 15 Jahren.
a Sagittale PDw fatsat MRT-Sequenz. Fokaler Knorpeldefekt talusseitig im Subtalargelenk mit angrenzendem Spongiosaödem (Pfeil).
b Koronare PDw fatsat MRT-Sequenz. Darstellung des umschriebenen Knorpeldefekts sowie Aufweitung der subtalaren Gelenkfläche nach anterior bzw. medial mit Ergussbildung (Pfeil).
c Schräg axiale T1w fatsat MRT-Sequenz nach Kontrastmittelgabe (Sehnenkippung). Vermehrte Kontrastmittelanreicherung der angrenzenden Kapsel-Band-Strukturen im Sinus tarsi sowie auch an der lateralseitigen subtalaren Gelenkkapsel (Pfeile) bei Instabilität mit anlaufender Arthrose.

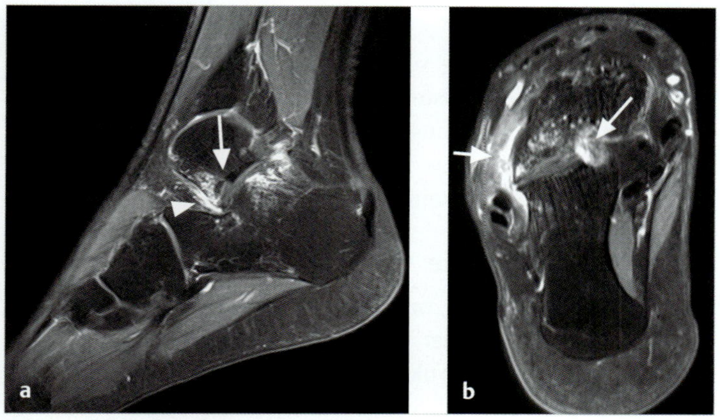

Abb. 3.171 Instabilität des Subtalargelenks. 39-jähriger Patient mit Zustand nach Fraktur des Processus lateralis tali (Snowboarder's Ankle) vor 2 Jahren. Laterale Sprunggelenkschmerzen insbesondere unter Belastung.

a Sagittale T 1w fatsat MRT-Sequenz nach Kontrastmittelgabe. Subtalare Stufenbildung (Pfeil) mit deutlicher Aktivierung im Subtalargelenk mit Knochenmarködem der Gelenkpartner und intensive Kontrastmittelaufnahme des vorderen Kapselbands (Pfeilspitze).

b Schräg axiale T 1w fatsat MRT-Sequenz nach Kontrastmittelgabe. Zeichen der posttraumatischen Instabilität bei anlaufender aktivierter Subtalararthrose, intensive Kontrastmittelaufnahme der verdickten subtalaren Gelenkkapsel (Pfeile).

Prognose/Komplikationen

Es können sich eine sekundäre Arthrose im Subtalargelenk und ein chronisches Schmerzsyndrom entwickeln. Bezüglich der klinischen Ergebnisse nach operativer Stabilisierung des Subtalargelenks gibt es bisher wenige Daten.

3.2.4 Chronische Pathologien des Knorpels und Knochens

Ulrike Szeimies

Arthrose des oberen und unteren Sprunggelenks

Definition

Bei einer Arthrose handelt es sich um eine flächige Schädigung des Knorpels beider Gelenkflächen.

Symptome

- Morgensteifigkeit
- Anlaufschmerz
- Belastungsschmerz
- Ruheschmerz
- Bewegungseinschränkung
- Schwellung

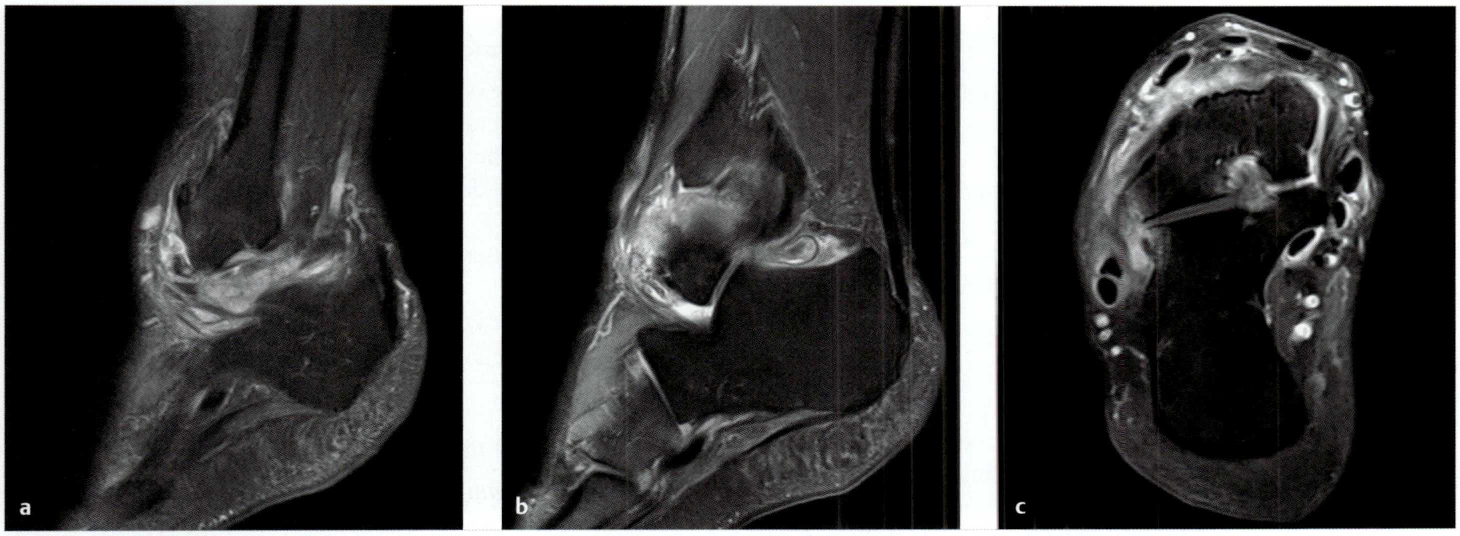

Abb. 3.172 Instabilität des Subtalargelenks. 64-jähriger Patient mit chronischen Sprunggelenkschmerzen, lateral betont, bei Zustand nach Distorsionstraumen.

Anmerkung: Eine häufige Ursache für die subtalare Instabilität ist die posttraumatische Arthrose, z. B. nach Processus-lateralis-tali-Frakturen. Aber auch bei intakter subtalarer Gelenkfläche sind Instabilitäten bei Zustand nach Distorsion der Ligamente im Sinus tarsi und bei Außenbandrupturen zu beobachten.

a Sagittale T 1w fatsat MRT-Sequenz nach Kontrastmittelgabe. Fibrovaskulär aktivierter Außenbandapparat.

b Sagittale T 1w fatsat MRT-Sequenz nach Kontrastmittelgabe. Deutlich verdickte und ödematisierte Gelenkkapsel des Subtalargelenks.

c Schräg axiale T 1w fatsat MRT-Sequenz nach Kontrastmittelgabe (Sehnenkippung). Vermehrte Kontrastmittelanreicherung um die subtalare Gelenkkapsel sowie im Sinus tarsi. Begleitreaktion auch der Flexoren- und Peronealsehnen.

- Rötung und Überwärmung des Gelenks
- diffuser Gelenkschmerz im oberen bzw. unteren Sprunggelenk

Prädisponierende Faktoren

- Erhöhte repetitive Belastungen ohne ausreichende Erholungsphase (Leistungssportler)
- erhöhte Belastung (körperlich schwere Arbeit)
- erhöhtes Körpergewicht
- Trauma (nicht ausgeheilte Kapsel-Band-Läsion mit Instabilität, Gelenkstufe nach Frakturen, z. B. subtalar nach Snowboarder's Ankle)
- entzündliche Gelenkerkrankung
- kongenital
- genetische Disposition
- chondrale Stoffwechselstörungen (Ochronose, Chondrokalzinose)

Anatomie/Pathologie

Die Arthrose ist der häufigste krankhafte Zustand an den Gelenken; es ist eine steigende Inzidenz aufgrund des erhöhten Lebensalters der Population festzustellen.

Unter physiologischen Bedingungen besteht ein Ausgleich zwischen Abnutzung und Synthese der Gelenkknorpelmatrix, im Alter nimmt die Synthesefähigkeit jedoch ab. Bei erhöhter Belastung wird die Synovialflüssigkeit aus dem Gelenkspalt gepresst. Es entsteht eine erhöhte Reibung zwischen den Knorpelflächen mit folgenden Begleiterscheinungen:

- Abrieb der Knorpeldecke und Delaminierung der oberflächlichen Knorpelschicht
- Dickenverlust des Knorpels
- subchondrale Sklerosierung durch pathologisch veränderte Druckverteilung
- Osteophytenbildung
- Flüssigkeitseinbruch durch die subchondrale Knochenlamelle mit Zystenbildung

Durch den Abrieb wird quasi eine entzündliche Aktivierung ausgelöst.

> **Merke** M!
>
> Wichtig ist nicht nur der Zustand des Knorpels, sondern auch der der Begleitstrukturen (Gelenkkapsel, Bänder, Sehnen, knöcherne Gelenkpartner, Bursa); ein struktureller Schaden kann zur Arthrose beitragen. Am oberen und unteren Sprunggelenk sind degenerative Veränderungen häufig Folge von Instabilitäten oder Achsfehlstellungen.

Bildgebung

Ultraschall

Ein anteriorer Längsschnitt durch das obere Sprunggelenk zeigt einen Erguss bei aktivierter Arthrose, eine unregelmäßige Verdickung der Gelenkkapsel sowie eine unregelmäßige, echogene knöcherne Oberfläche.

Röntgen

Im Röntgenbild sind die subchondrale Spongiosasklerose, eine Geröllzyste, marginale Osteophyten, eine Gelenkspaltverschmälerung, eine Remodellierung der Gelenkflächen nach Knorpelverlust (Schlifffflächen), eine Subluxation, Kapselchondrome und freie Gelenkkörper zu erkennen.

Computertomografie

Submillimeterschichtung mit Voxelisotropie sowie multiplanare Reformationen in 3 Ebenen sind hilfreich zur optimalen Beurteilung der knöchernen Strukturen. Die CT dient der Darstellung von Osteophyten und subchondralen Zysten, der subchondralen Grenzlamelle, der Gelenkspaltverschmälerung bzw. des Knochenkontakts und freier Gelenkkörper.

Magnetresonanztomografie

Insbesondere bei der Knorpeldiagnostik sind die apparativen Voraussetzungen der Sprunggelenkuntersuchung besonders wichtig. Die in der Literatur oft gefundenen schlechten Korrelationen zwischen MRT und Arthroskopie liegen häufig an einer suboptimalen Gerätetechnik. Es gilt grundsätzlich die gleichzeitige Anwendung einer hohen Feldstärke (optimal: 3 T), von dedizierten hochauflösenden Gelenkspulen, einer dünnen Schichtdicke (2–3 mm), von erhöhten Phasenkodierschritten und einer erhöhten Bildmatrix. Die dadurch verlängerte Untersuchungszeit und die grundsätzlich hohen Anschaffungskosten dieser Gerätesysteme lassen sich betriebswirtschaftlich im niedergelassenen Bereich leider nur schwer realisieren.

Antworten im Befund

- Exakte Beurteilung der Knorpeldecke von der frühen Schädigung mit Signalalterationen über oberflächliche Fibrillationen und Ulzerationen bis zu tiefen Ulzera und letztendlich zu Knorpeldefekten bis auf den subchondralen Knochen (Knochenglatze)
- Beschreibung der Ausdehnung in Millimetern in mindestens 2 Ebenen
- Begleitphänomene wie Ergussbildung, subchondrales Knochenmarködem oder Synovialitis als Ausdruck der aktivierten Arthrose

Untersuchungstechnik

- *Standarduntersuchung:* hochauflösende Mehrkanalspule
- *Sequenztechnik:*
  - PDw fatsat koronar und sagittal
  - T 1w koronar
  - T 2w axial
  - ggf. T 1w fatsat streng axial (Gelenkkippung) und sagittal nach i. v. Kontrastmittelgabe
- für die Arthrosediagnostik primär keine Kontrastmittelgabe nötig

Befunde

- *Beurteilung des Knorpels:*
  - Signalsteigerungen
  - Knorpelschwellung
  - Gelenkknorpelerweichung
  - Fibrillationen

 - ◦ Fissuren
 - ◦ Erosionen
 - ◦ Ulzerationen
 - ◦ Bezeichnung der Ausdehnung (oberflächlich, tief, bis auf den subchondralen Knochen, flächige Knorpeldefekte)
 - ◦ Ausmessen des Defekts in 3 Ebenen, evtl. Angabe des Defekts in Prozent
 - ◦ Knochenglatze
- *Beurteilung bzw. Beschreibung des subchondralen Knochens:*
  - ◦ Ödembildung
  - ◦ Erweichung
  - ◦ kortikale Infraktion
  - ◦ Zystenbildung
  - ◦ Geröllzysten
  - ◦ marginale Osteophyten
  - ◦ Sklerosierung
  - ◦ Deformierung der Gelenkfläche
  - ◦ Gelenkkongruenz
  - ◦ Subluxation (Arthrosis deformans)
  - ◦ Ausmessen der subchondralen Defektzone und Zystenbildung
- *Beschreibung der Reparationsmechanismen:*
  - ◦ intraartikuläre Osteophyten
  - ◦ Regenerationsknorpel
- *Beurteilung der Synovia:*
  - ◦ Ergussbildung
  - ◦ Synovialitis
  - ◦ Synovialiszotten
- *Beurteilung des Kapsel-Band-Apparats:*
  - ◦ verdickte Gelenkkapsel
  - ◦ Kapselchondrome
  - ◦ Osteome
  - ◦ freie Gelenkkörper
  - ◦ angrenzende Bandstrukturen
- *Beurteilung von Folgeerscheinungen der Arthrose:*
  - ◦ Anschlussdegeneration in benachbarten Gelenken
  - ◦ Überlastungszeichen der Sehnen sowie angrenzender ligamentärer Strukturen und Kapsel-Band-Verbindungen

Tab. 3.8 Klassifikation der Knorpelschäden nach Outerbridge.

Grade	Beschreibung
I	Signalalterationen ohne Höhenverlust der Knorpeldecke
II	oberflächliche Knorpelläsionen bis ≤ 50 % der Knorpeldicke
III	Knorpelläsionen > 50 % der Knorpeldicke; der subchondrale Knochen ist noch von Knorpel bedeckt
IV	vollständiger Knorpeldefekt bis auf den subchondralen Knochen (Knochenglatze)

Grundsätzlich kann die Chondropathie klassifiziert werden; es gibt jedoch keine einheitliche Graduierung. Eine exakte Beschreibung der Knorpelläsion empfiehlt sich im Befundtext. Häufig wird die Klassifizierung der Knorpelschäden nach Outerbridge verwendet (▸ Tab. 3.8).

Empfehlung zur Bildgebung

Methode der Wahl: Je nach Therapieansatz unterschiedlich; als erstes Verfahren Röntgen zur Beurteilung der Achsen und der Gelenkkongruenz (Aufnahme des Sprunggelenks in 2 Ebenen unter Belastung, ggf. Aufnahme des Fußes in 3 Ebenen unter Belastung sowie Aufnahme der Rückfußachse). Zur Beurteilung einer frühen Form der Arthrose und des Aktivierungsgrads ist die MRT geeignet, zum Ausschluss ossifizierter freier Gelenkkörper die CT.

Bildbeispiele

▸ Abb. 3.173, ▸ Abb. 3.174, ▸ Abb. 3.175, ▸ Abb. 3.176, ▸ Abb. 3.177, ▸ Abb. 3.178, ▸ Abb. 3.179, ▸ Abb. 3.180, ▸ Abb. 3.181 und ▸ Abb. 3.182 zeigen verschiedene Fälle von Arthrose im oberen und unteren Sprunggelenk.

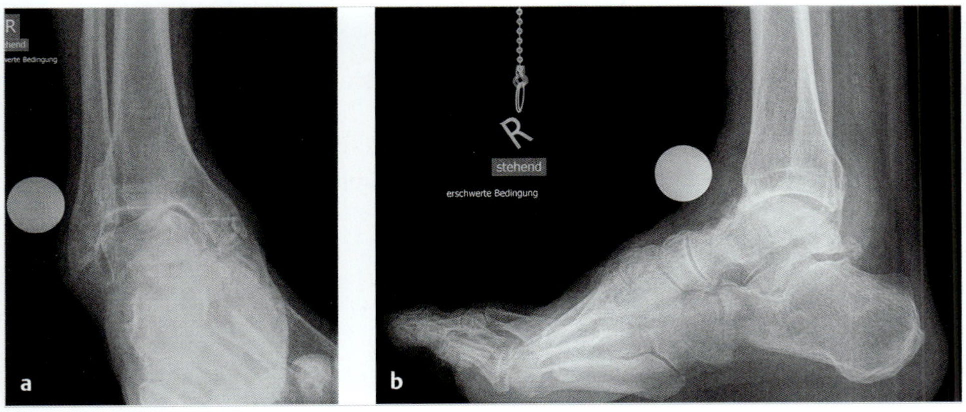

Abb. 3.173 Arthrose des Sprunggelenks. Varusarthrose des oberen Sprunggelenks. Der Talus ist in der Malleolengabel um ca. 30° verkippt. Dieser Typ der Arthrose ist häufig Folge einer seit Jahren bestehenden chronischen lateralen Instabilität des oberen Sprunggelenks. Die auf den Bildern sichtbare Metallkugel dient als Größenreferenz zur Planung der endoprothetischen Versorgung.

a Röntgenaufnahme des oberen Sprunggelenks a.-p.

b Röntgenaufnahme des oberen Sprunggelenks lateral.

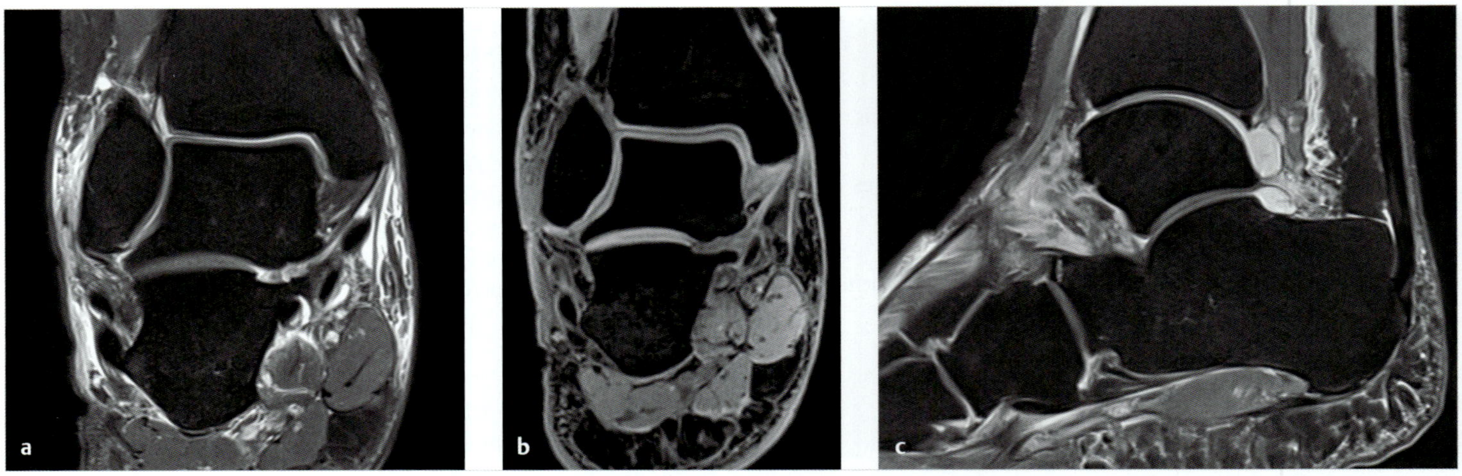

Abb. 3.174 Arthrose des Sprunggelenks. Normaler Gelenkknorpel. 47-jähriger Patient mit Zustand nach Distorsion des oberen Sprunggelenks. Beurteilung der Knorpeldecke zum Ausschluss einer chondralen Verletzung im Rahmen der primären Bildgebung.
Anmerkung: Der Gelenkknorpel im oberen Sprunggelenk ist aufgrund seiner dünnen Schicht und fehlenden Trennschicht schwierig zu beurteilen; der trennende Flüssigkeitssaum ist seltener als z. B. im femoropatellaren Kompartiment. In diesem Fall sind hochauflösende Sequenzen mit erhöhter Bildmatrix von Vorteil, die aber die Untersuchungszeit verlängern. Im Rahmen einer effizienten Knorpelbildgebung in der täglichen Praxisroutine ist die Anwendung einer hochaufgelösten PDw fatsat Sequenz (am besten koronar) sinnvoll. Denn darin sind sowohl die Knorpeldecke als auch die Subchondralregion mit den Aktivierungszeichen und zystischen Veränderungen gut zu beurteilen. Dies ist in speziellen 3-D-Knorpelsequenzen (S. 29), die aufgrund ihrer Submillimeterschichtung und Auflösung genauso zeitintensiv sind, weniger gut nachzuweisen. Siehe dazu auch die osteochondrale Läsion (S. 208).
a Koronare PDw fatsat MRT-Sequenz. Ausschluss einer traumatischen Knorpelläsion, normale intermediäre Signalgebung der talaren Knorpelschicht, Ausdünnung der tibialen medialen Knorpeldecke.
b Koronare T 1w FLASH-3-D-Water-Excitation-MRT-Sequenz, im Vergleich zu **a** spezielle wasserangeregte Knorpelsequenz. Intakter Gelenkknorpel im oberen Sprunggelenk.
c Sagittale PDw fatsat MRT-Sequenz. Darstellung der regelrechten Knorpelschichten mit Ergussbildung im oberen Sprunggelenk und ohne Ergussbildung in der posterioren subtalaren Kammer.

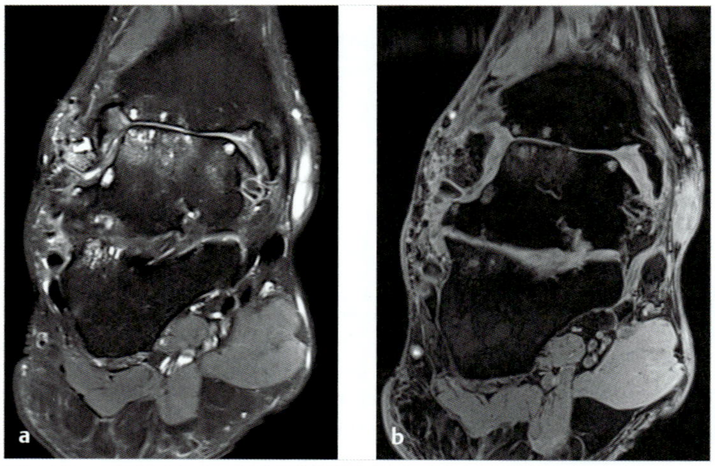

Abb. 3.175 Arthrose des Sprunggelenks. 38-jähriger Patient mit fortgeschrittener posttraumatischer Arthrose des oberen Sprunggelenks.
a Koronare PDw fatsat MRT-Sequenz. Flächiger ausgedehnter Knorpeldefekt der Gelenkpartner im oberen Sprunggelenk mit subchondraler knöcherner Aktivierung und kleinen Geröllzysten bei aktivierter Arthrose.
b Koronare T 1w FLASH-3-D-Water-Excitation-MRT-Sequenz. Korrespondierende Knorpelsequenz mit Darstellung des aufgebrauchten Gelenkknorpels. Die Ödematisierung und das Ausmaß der übrigen Aktivierung sind vergleichsweise schlechter zu erkennen.

Differenzialdiagnose

- Osteochondrosis dissecans
- Arthritis
- Hämarthros
- Chondromatose
- PVNS

Therapie

Konservativ

- Nicht steroidale Antirheumatika
- Physiotherapie
- Sprunggelenkorthese
- intraartikuläre Injektion von Steroiden oder Hyaluronsäure, Platelet rich Plasma

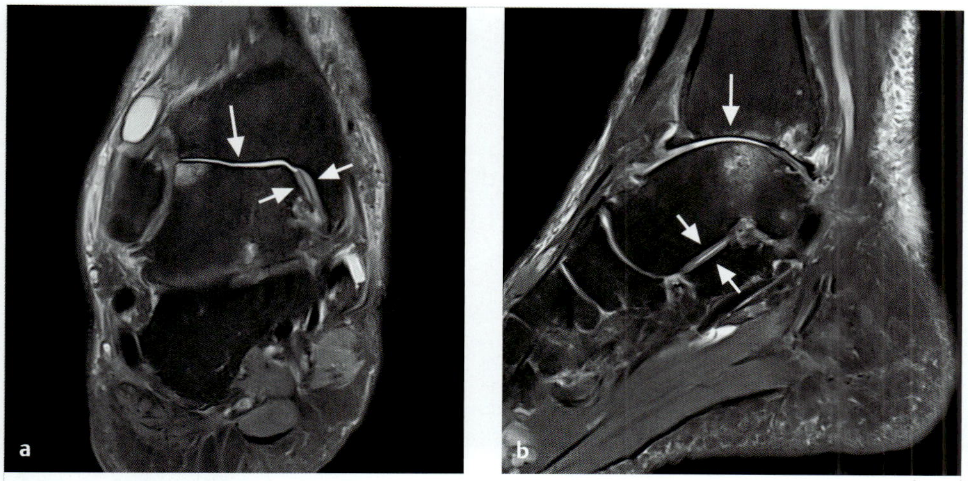

Abb. 3.176 Arthrose des Sprunggelenks. 65-jähriger Patient mit Zustand nach Sprunggelenkfraktur vor 38 Jahren. Therapeutische Planung bei Sekundärarthrose, Routineprotokoll.

a Koronare PDw fatsat MRT-Sequenz. Flächiger Knorpeldefekt entlang der horizontal verlaufenden Gelenkfläche an Talus und Tibia mit Flüssigkeitsnachweis (langer Pfeil). An der medialen abfallenden Gelenkfläche noch erhaltener Gelenkknorpel (kurze Pfeile).

b Sagittale PDw fatsat MRT-Sequenz. Darstellung des flächigen vollständigen Knorpelverlusts in der belastungstragenden Zone im oberen Sprunggelenk (langer Pfeil). Im Vergleich dazu ausgedünnte, aber durchgängige Knorpeldecke in der medialen Facette des unteren Sprunggelenks (kurze Pfeile).

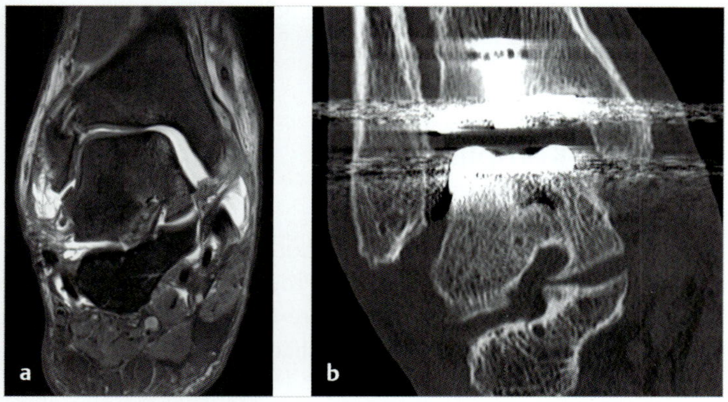

Abb. 3.177 Arthrose des Sprunggelenks. 58-jähriger Patient mit Zustand nach Operation des Sprunggelenks vor 25 Jahren, seit 1,5 Jahren zunehmende Schmerzen im medialen oberen Sprunggelenk.

Anmerkung: Die Indikation zur Bildgebung der Arthrose des oberen Sprunggelenks besteht in der Abschätzung des Verlusts des Gelenkknorpels. Des Weiteren ist die Beurteilung der Knorpelqualität im Subtalargelenk und der übrigen Anschlusssegmente wichtig. Für die Beantwortung der prätherapeutischen Fragen bezüglich der Arthrose des oberen Sprunggelenks ist kein Kontrastmittel erforderlich. Entscheidend sind hochauflösende Sequenzen, um die Knorpelqualität exakt abzuschätzen.

a Koronare PDw fatsat MRT-Sequenz. Flächiger Knorpeldefekt im medialen oberen Sprunggelenk mit Zeichen der Instabilität bei gestörter Gelenkkongruenz und elongierten aktivierten Deltabandabschnitten. Die lateralseitige Knorpeldecke lässt sich noch nachvollziehen.

b CT, koronare Rekonstruktion, ein Jahr nach Einsetzen einer Prothese des oberen Sprunggelenks.

Operativ

- *Grad I und II:* arthroskopisches Débridement, Synovektomie, Osteophytenabtragung, Knorpelstabilisierung; bei Fehlstellung von > 5° Achskorrektur
- *Grad III und höher:* Arthrodese am oberen Sprunggelenk, alternativ Endoprothese, ggf. mit Achskorrektur

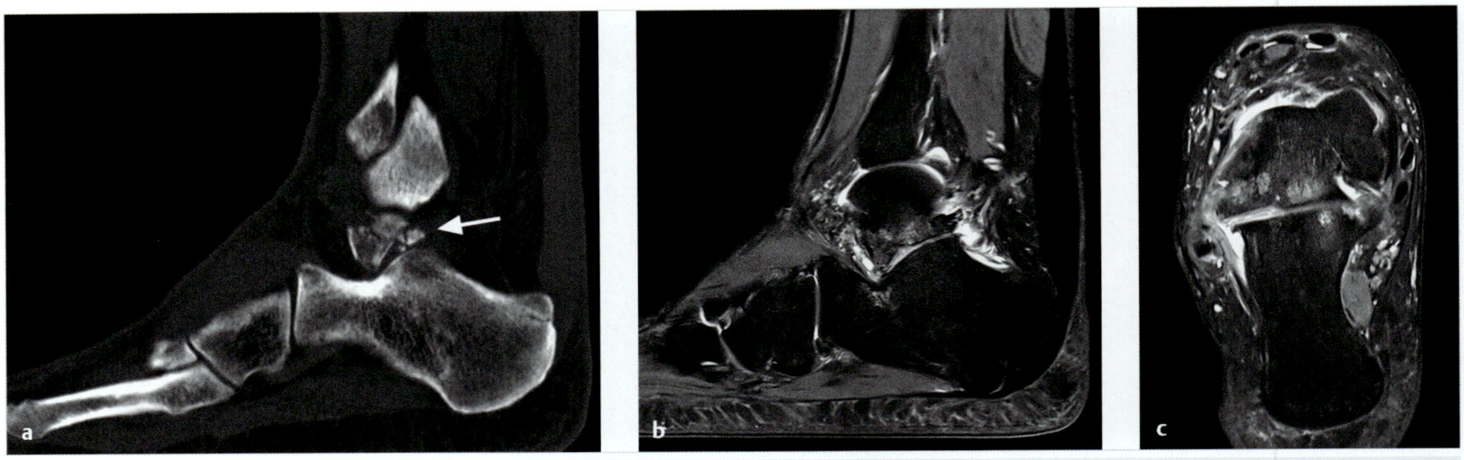

Abb. 3.178 Arthrose des Sprunggelenks. 46-jähriger Patient mit Zustand nach Kletterunfall vor 11 Monaten, aktivierte Subtalararthrose. Zustand nach Fraktur des Processus lateralis tali.

a CT, sagittale Rekonstruktion, 6 Wochen nach Trauma bei persistierenden Schmerzen. Darstellung der mehrfragmentären Fraktur des Processus lateralis tali mit intraartikulären Fragmenten (Pfeil). Es erfolgte keine operative Versorgung.

b Sagittale PDw fatsat MRT-Sequenz 11 Monate nach Trauma. Aktivierte posttraumatische Arthrose bei Impression der Gelenkfläche.

c Schräg axiale PDw fatsat MRT-Sequenz, gleicher Untersuchungszeitpunkt wie **b**. Knöcherne Aktivierung der Gelenkpartner, aktivierter lateraler Kapsel-Band-Apparat mit Knorpeldefekten an der subtalaren Gelenkfläche mit Stufenbildung. Typische Befunde einer posttraumatischen Arthrose des unteren Sprunggelenks am Processus lateralis tali.

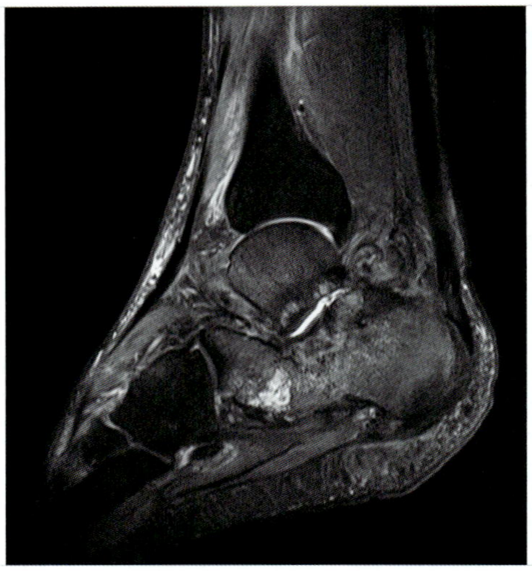

Abb. 3.179 Arthrose des Sprunggelenks. 45-jähriger Patient mit nicht versorgter Kalkaneusfraktur. Untersuchung nach 16 Monaten bei persistierenden, progredienten Schmerzen. Fortgeschrittene Subtalararthrose. Sagittale PDw fatsat MRT-Sequenz. Ausgeprägte Aktivierungen mit Knochenmarködem des gesamten Kalkaneus und der Talusrolle bei Zustand nach Joint-Depression-Fraktur, gestörte Gelenkkongruenz mit pathologischem Böhler-Winkel.

Prognose/Komplikationen

Prognose

Durch lokalen Abrieb können sich sekundäre Achsfehlstellungen entwickeln. Die Geschwindigkeit der Progredienz der Erkrankung ist nicht vorhersehbar; auch korrelieren die Beschwerden nicht immer mit dem Ausmaß der Gelenkschäden in der Bildgebung.

Mögliche Komplikationen

- Chronisch-aktivierte Arthrose
- Subluxation
- Luxation
- vollständige Destruktion des Gelenks und angrenzender Strukturen

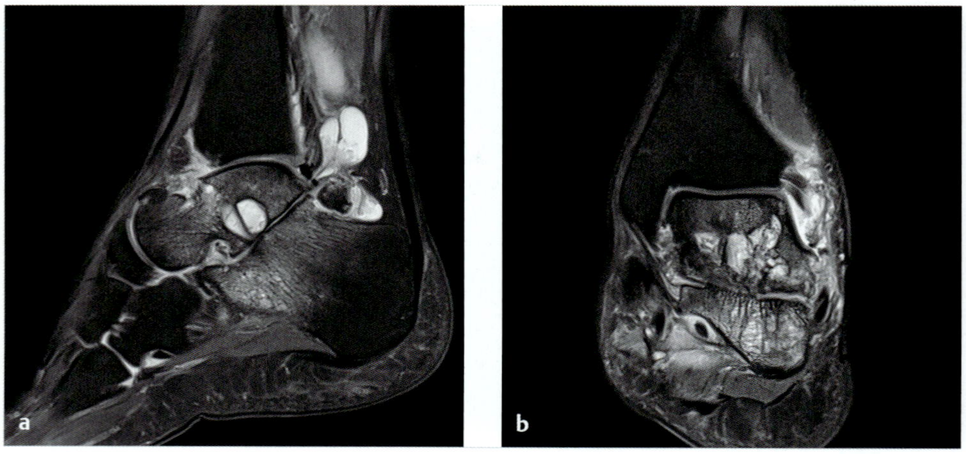

Abb. 3.180 Arthrose des Sprunggelenks. 52-jähriger Patient mit Zustand nach mehreren Distorsionstraumen und Schmerzen im oberen und unteren Sprunggelenk sowie Gefühl der Instabilität. Deutlich aktivierte Sprunggelenkarthrose mit großen Geröllzysten. Fortgeschrittene Subtalararthrose.

a Sagittale PDw fatsat MRT-Sequenz.

b Koronare PDw fatsat MRT-Sequenz.

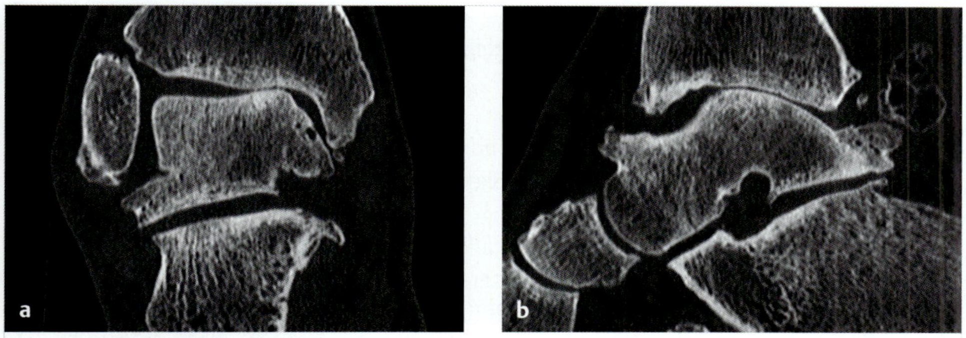

Abb. 3.181 Arthrose des Sprunggelenks. 47-jähriger Patient mit fortgeschrittener Arthrose des oberen Sprunggelenks. Heterotope Ossifikationen, durch osteophytäre Anbauten anteriores und posteriores Ankle-Impingement, vollständig aufgebrauchter Gelenkspalt im oberen Sprunggelenk mit gestörter Gelenkkongruenz.

a CT des oberen Sprunggelenks, koronare Rekonstruktion.

b CT des oberen Sprunggelenks, sagittale Rekonstruktion.

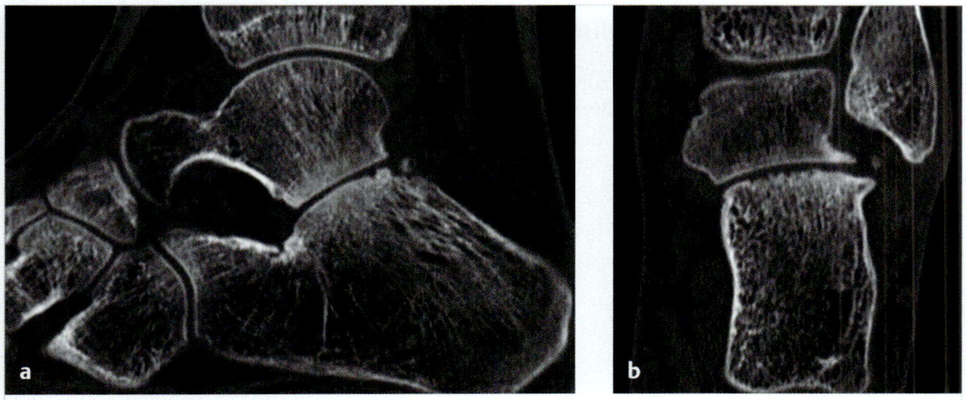

Abb. 3.182 Arthrose des Sprunggelenks. 21-jährige Patientin mit Zustand nach Verkehrsunfall vor einem Jahr und Absprengung des Processus lateralis tali, persistierende Schmerzen lateral. Posttraumatische Subtalararthrose links mit posterior irregulärer Gelenkkontur und kleinen posterolateralen Ossikeln. Als Ausdruck der chronischen Ödembildung vermehrte subchondrale Sklerose mit verschmälertem Gelenkspalt.

a CT des oberen Sprunggelenks, sagittale Rekonstruktion.

b CT des oberen Sprunggelenks, koronare Rekonstruktion.

Chondromatose und multiple freie Gelenkkörper

Definition

Bei einer Chondromatose entstehen benigne Knorpelneubildungen (Chondrome) innerhalb der Gelenkkapsel, aber auch in Sehnenscheiden und Bursae. Bei Ossifikation der Chondrome spricht man von „synovialer Osteochondromatose“. Synonyme der Chondromatose sind Gelenkchondromatose, synoviale Chondromatose, Synovialchondromatose und Morbus Reichel (Reichel-Krankheit).

Symptome

- Einklemmungserscheinungen
- Bewegungseinschränkung
- Schmerzen
- Gelenkschwellung
- tastbare Gelenkkörper
- Krepitation

Prädisponierende Faktoren

- Letztendlich unklar
- rezidivierende Mikrotraumen
- genetische Disposition bekannt (familiäre synoviale Chondromatose mit Kleinwuchs)

Anatomie/Pathologie

- *Chondromatose:* insbesondere am Sprunggelenk seltene Erkrankung; am häufigsten Hüftgelenk, Knie und Ellenbogengelenk betroffen; genaue Ursache unbekannt; multiple verkalkte oder ossifizierte Knorpelproliferationen sowie Metaplasie der Synovialmembran von Gelenken, Sehnenscheiden und Bursae; Formen:
  - primäre Chondromatose: synoviale Metaplasie
  - sekundäre Chondromatose: kleine freie Knorpelstücke nach Ablösung aus der Synovialmembran im Rahmen einer Gelenkdegeneration oder eines Traumas bzw. einer osteochondralen Fraktur
- *einzelne, freie Gelenkkörper (Corpora libera):* posttraumatisch oder häufiger im Rahmen einer Gelenkdegeneration

Bildgebung

Ultraschall

Die Sonografie ermöglicht die Beurteilung des Ergusses und der Synovialitis; es wird eine dynamische Untersuchung durchgeführt. Lage und Mobilität der Gelenkkörper lassen sich mithilfe multipler Schallschatten je nach Dichte erkennen.

Röntgen

Im Röntgenbild zeigt sich ein klassischer Befund bei multiplen Verkalkungen. Einzelne freie Gelenkkörper sind nicht immer erkennbar, sie können überlagert sein durch knöcherne Strukturen.

Keine Darstellung von nicht kalzifizierten bzw. nicht ossifizierten Knorpelstücken.

Computertomografie

Das CT erlaubt eine exakte Darstellung und anatomische Lagebestimmung von freien, kalkhaltigen Gelenkkörpern zur präoperativen Planung.

Magnetresonanztomografie

Antworten im Befund

- *Chondromatose:*
  - Beurteilung des Ausmaßes
  - begleitende Synovialitis
  - beginnende Knorpelschäden
  - Präarthrose
  - Sekundärarthrose
  - Beurteilung der Sehnenscheiden und Bursae
  - Ausschluss einer malignen Transformation
- *freie Gelenkkörper:*
  - Ausmaß des synovialitischen Reizzustands
  - Beurteilung der Knorpelqualität
  - Ausschluss einer Osteochondrosis dissecans
  - exakte Lagebestimmung präoperativ

Untersuchungstechnik

- *Standarduntersuchung:* hochauflösende Mehrkanalspule
- *Sequenztechnik:*
  - PDw fatsat koronar und sagittal
  - T 1w koronar
  - T 2w axial
  - T 1w fatsat schräg axial (Sehnenkippung) und sagittal nach i. v. Kontrastmittelgabe

Befunde

- Deutliche Ergussbildung
- unterschiedliche Signalgebung der Chondrome je nach Grad der Kalzifizierung
- bei fehlender Verkalkung hohe Signalintensität im Wasserbild (interaktives Fenster!), z. B. Darstellung als sehr viele kleine, helle Knötchen, diffus im Erguss schwimmend
- bei Verkalkung signalarm in T 1w und T 2w Sequenzen
- bei Ossifikation möglicherweise signalintensiv aufgrund des fetthaltigen Knochenmarks in T 1w und T 2w Bildern
- kontrastmittelaufnehmende Synovialitis

Empfehlung zur Bildgebung

Methoden der Wahl: zuerst Röntgen und dann, falls unklar, MRT, insbesondere zur Darstellung der nicht verkalkten Chondrome.

> **Merke**
>
> Im Röntgenbild ist eine Knochenarrosion ohne Randsklerose verdächtig auf eine maligne Transformation.

Bildbeispiele

Bildgebende Befunde bei freien Gelenkkörpern und sekundärer Chondromatose zeigen ► Abb. 3.183, ► Abb. 3.184 und ► Abb. 3.185.

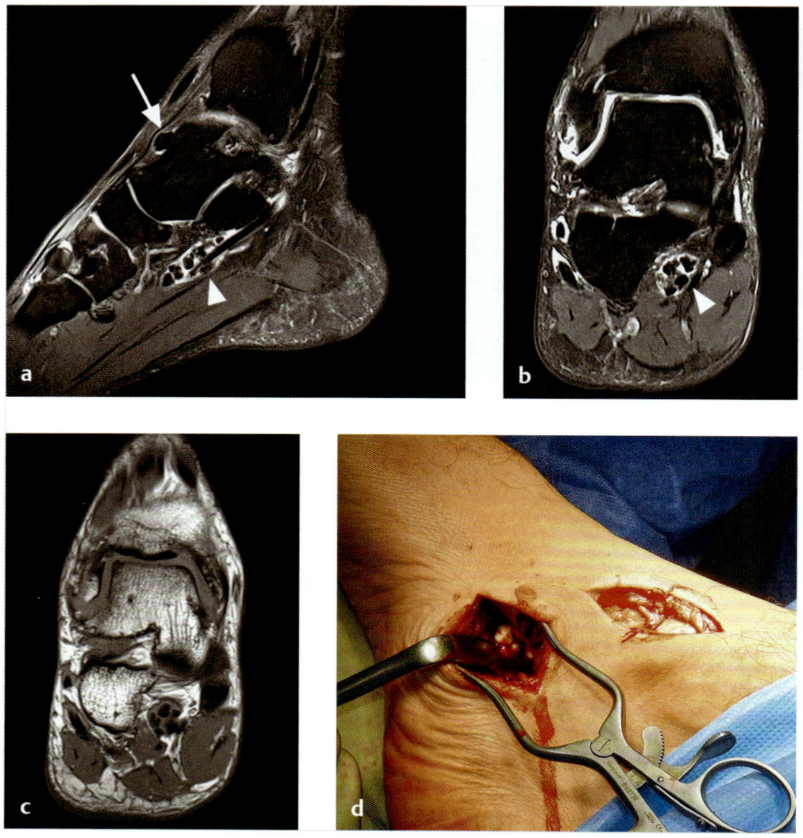

Abb. 3.183 Sekundäre Chondromatose. Patient mit chronischer Instabilität und multiplen freien Gelenkkörpern.
a Sagittale PDw fatsat MRT-Sequenz. Die freien Gelenkkörper befinden sich ventral adhärent am Talushals (Pfeil) sowie im Verlauf der Flexor-hallucis-longus-Sehne (Pfeilspitze).
b Koronare PDw fatsat MRT-Sequenz. Fortgeschrittene degenerative Veränderungen im oberen Sprunggelenk. Freie Gelenkkörper in der Sehnenscheide der Flexor-hallucis-longus-Sehne (Pfeilspitze).
c Koronare T 1w MRT-Sequenz. In allen Sequenzen signalfreie Gelenkkörper.
d Intraoperatives Bild. Freie Gelenkkörper nach Eröffnen der Sehnenscheide des M. flexor hallucis longus.

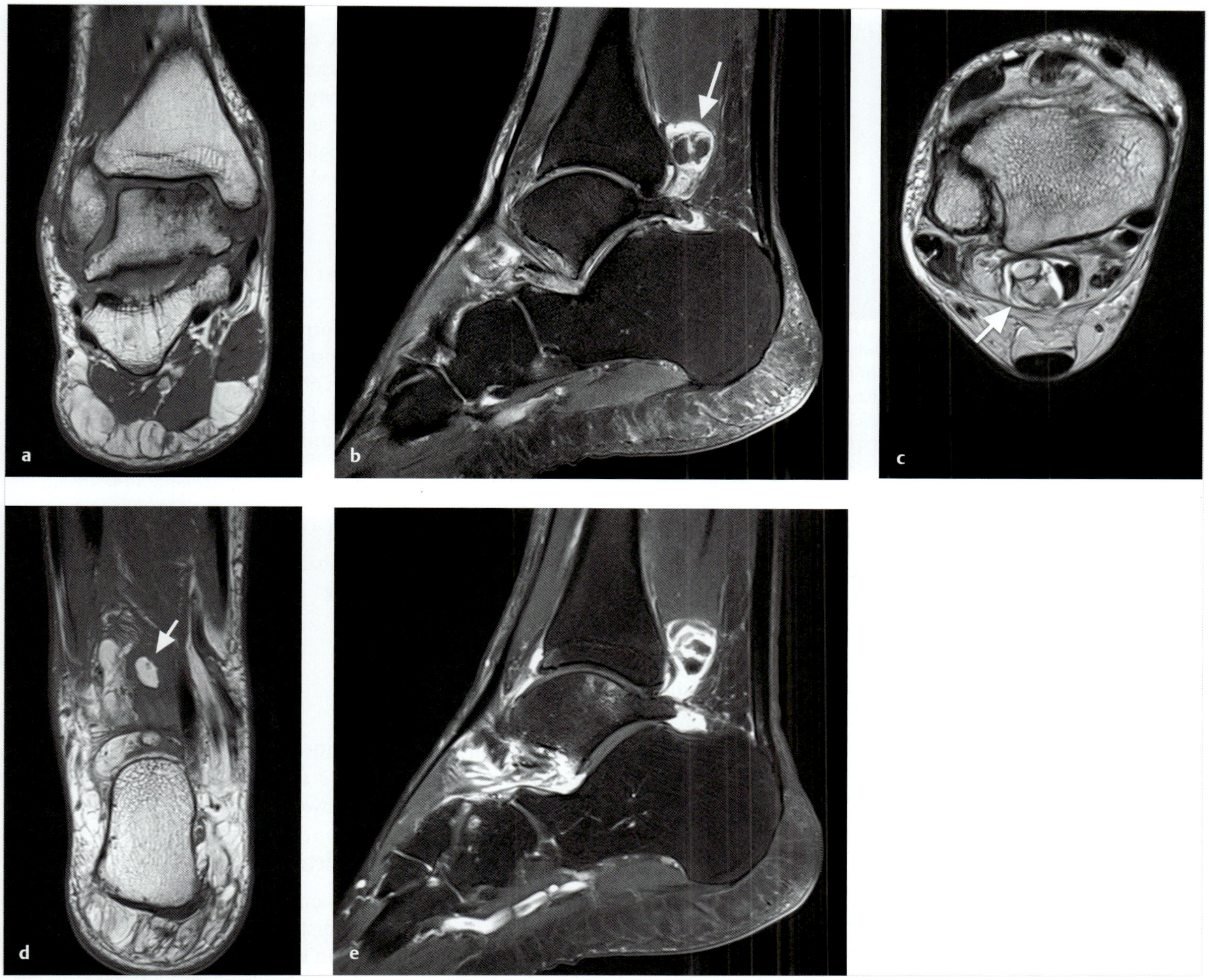

Abb. 3.184 Freier Gelenkkörper. 57-jähriger Patient mit Arthrose des oberen Sprunggelenks. Darstellung von freien Gelenkkörpern in den unterschiedlichen Sequenzen.

Anmerkung: Kalzifizierte freie Gelenkkörper sind signalfrei in allen Pulssequenzen, knorpelhaltige Gelenkkörper weisen ähnlich wie kartilaginäres Gewebe ein intermediäres Signal auf. Ohne ein additives Röntgenverfahren (Röntgen, CT) ist die Diagnostik von freien Gelenkkörpern schwierig. Bei symptomatischen Gelenkkörpern z. B. mit Einklemmungserscheinungen zeigt sich häufig eine begleitende Synovialitis mit zirkulärer Kontrastmittelaufnahme um den Ossikel.

- **a** Koronare T 1w MRT-Sequenz. Arthrose des oberen Sprunggelenks mit flächiger osteochondraler Läsion an der medialen und zentralen Talusrolle.
- **b** Sagittale PDw fatsat MRT-Sequenz. Nachweis von 2 großen Gelenkkörpern im posterioren Rezessus (Pfeil), umgeben von Gelenkerguss. Das Signalverhalten von Gelenkkörpern hängt von der Gewebetextur ab. Freie Ossikel wie in diesem Fall zeigen eine spongiosaähnliche Signalintensität. Da Fettgewebe in fettunterdrückten Sequenzen ein ähnliches Signalverhalten aufweist, kann die Differenzierung von Fettzotten schwierig sein.
- **c** Axiale T 2w MRT-Sequenz. Verknöcherte freie Gelenkkörper (Pfeil) angrenzend an die Flexor-hallucis-longus-Sehne mit schwieriger Unterscheidung vom umliegenden Fettgewebe.
- **d** Koronare T 1w MRT-Sequenz. Umgeben von signalarmer Flüssigkeit demarkiert sich der spongiosa- bzw. fettäquivalente Ossikel (Pfeil) im posterioren Sprunggelenkrezessus.
- **e** Sagittale PDw fatsat MRT-Sequenz nach Kontrastmittelgabe. Deutliche kontrastmittelaufnehmende Synovialitis um die Ossikel bei aktivierter Sprunggelenkarthrose.

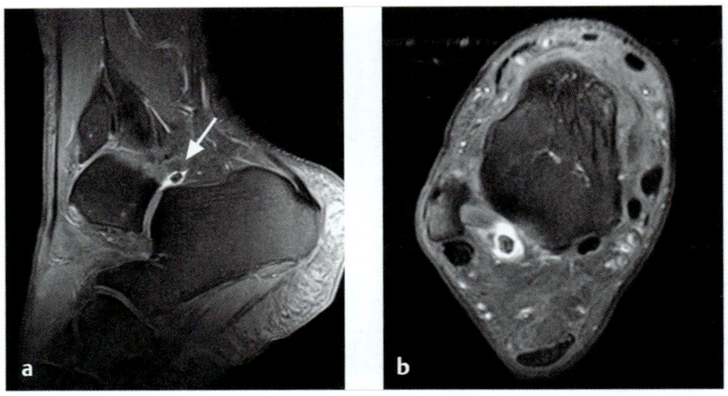

Abb. 3.185 Freier Gelenkkörper. 41-jähriger Patient mit Einklemmungserscheinungen und Schmerzen im posterioren Sprunggelenk.
a Sagittale T 1w fatsat MRT-Sequenz mit Kontrastmittelgabe. Darstellung eines freien Gelenkkörpers im posterioren Gelenkrezessus mit umgebender synovialitischer Kontrastmittelanreicherung.
b Axiale T 1w fatsat MRT-Sequenz mit Kontrastmittelgabe. Die Kontrastmittelgabe kann zwischen einem sessilen und einem freien bzw. symptomatischen Gelenkkörper unterscheiden durch die vermehrte Kontrastmittelaufnahme im angrenzenden Gewebe.

Differenzialdiagnose

Arthrose mit Kapselchondromen und Osteomen bzw. Ossifikationen. Unterscheidungskriterium: Kapselchondrome kommen meist vereinzelt vor, im Gegensatz zur Synovialchondromatose mit multiplen kleinen „Kügelchen"; bei freien Gelenkkörpern und Kapselchondromen liegt immer ein fortgeschrittenes Arthrosestadium vor.

Therapie

Die freien Gelenkkörper werden operativ mit Synovektomie entfernt. Am oberen Sprunggelenk ist dies arthroskopisch möglich; an den kleinen Gelenken ist teilweise ein offenes Vorgehen indiziert.

Prognose/Komplikationen

Es kann zu einer Sekundärarthrose aufgrund der Druckschädigung durch die synovialen Chondrome des Knochens und des Knorpels kommen. Selten tritt eine maligne Transformation zu niedrigmalignen Chondrosarkomen auf. Ein großer Anteil an unverkalkten synovialen Chondromen weist auf einen aktiven proliferierenden Prozess hin. Dadurch besteht ein erhöhtes Risiko einer malignen Entartung. Rezidive kommen bei 3–23 % der Patienten vor.

Osteochondrale Läsionen am Talus

An der Talusrolle beobachtet man häufig posttraumatische osteochondrale Läsionen im Rahmen eines Distorsionstraumas (Taluskantenläsion, Osteochondrosis dissecans, Flake Fracture) und die ischämische Osteonekrose an der Trochlea tali. Erkrankungen an der talaren Grenzlamelle im Bereich der Talusschultern werden neuerdings als „osteochondrale Läsionen" zusammengefasst. Die Bezeichnung „Osteochondrosis dissecans" tritt zunehmend in den Hintergrund.

Eine etwas seltenere Entität ist die epiphysäre Entwicklungs- bzw. Ausreifungsstörung des Talus (Ossifikationsstörung der Taluskante): Ein kleiner Epiphysenanteil verbleibt separat ohne Anschluss an die weitere Ausreifung der Epiphyse. Dadurch entstehen ein freier Gelenkkörper und eine knöcherne Defektbildung an der Talusschulter mit möglicher Remodellierung der Gelenkfläche durch Knorpelersatzgewebe.

Definition

Die osteochondrale Läsion ist eine in Stadien verlaufende Ischämie mit im Endstadium Osteonekrose des subchondralen Knochens und angrenzenden Knorpels. Als chronische persistierende Taluskantenläsion tritt die osteochondrale Läsion gehäuft nach einem Distorsionstrauma des oberen Sprunggelenks auf. Eine Unterform ist die ischämische Osteonekrose, eine umschriebene Knochen-Knorpel-Fragmentation bei Jugendlichen vor allem an konvexen Gelenkflächen.

Symptome

- Bei aktivierten Läsionen anhaltende Gelenkschmerzen, von der Lokalisation oft unabhängig
- Schmerzen
- Blockierung (Gelenkmaus)
- rezidivierende Ergüsse
- Bewegungseinschränkung

Abzugrenzen sind stumme Läsionen, insbesondere bei Kindern, die als Zufallsbefund entdeckt werden. Auch höhergradige Läsionen können vollständig beschwerdefrei sein.

Prädisponierende Faktoren

- Laterales singuläres Distorsionstrauma in der Vorgeschichte, medial rezidivierende Distorsionen, erhöhte sportliche Aktivität, erhöhtes Körpergewicht; lateral in der Regel Folge einer osteochondralen Abscherung (Flake-Fraktur), medial in bis zu 30 % der Fälle beidseits
- genetische Prädisposition in der Diskussion, Hämoglobinopathien, Morbus Gaucher
- männliches Geschlecht (Männer sind häufiger betroffen als Frauen: ca. ⅔:⅓)

Anatomie/Pathologie

- *Posttraumatische osteochondrale Läsion:* Direktes Trauma sowie repetitive Mikrotraumen können zu einer Läsion des Knochens mit dem darüber liegenden Knorpel führen. Bei Gelenkinstabilität gelten auch repetitive Scherkräfte als Risikofaktor. Im aktivierten Stadium bildet sich ein ausgedehntes Knochenödem bis hin zur Knochennekrose. Es entsteht eine subchondrale Sklerosierung um den Nekrosebezirk mit der Folge einer Dissektion. Durch die geschädigte Knorpeloberfläche wird Synovialflüssigkeit in den subchondralen Knochen gepresst. Das führt zur Zystenform der Osteochondrosis dissecans. Das avitale Fragment kann sich zunehmend aus dem Mausbett herauslösen und in einen freien Gelenkkörper übergehen.
- *Ischämische Osteonekrose:* Die vorherrschende Pathogenesetheorie geht von einer subchondralen Ermüdungsfraktur mit Perfusionsstörung im Endarterienbereich aus.

Traumatisch bedingte osteochondrale Läsionen sind häufiger an der lateralen Taluskante, die ischämisch bedingte Läsion ist eher an der medialen Talusschulter und zentral in der Trochlea lokalisiert. Oft ist eine exakte Abgrenzung der Ursache (Ischämie oder Trauma) nicht möglich und es existieren fließende Übergänge.

Die Klassifikation erfolgt anhand der intraoperativen Knorpel- und Knochenschäden (nach Outerbridge, Cheng-Ferkel, ICRS-Klassifikation [Klassifikation der International Cartilage Research Society]; ▸ Tab. 3.9 und ▸ Tab. 3.10).

Bildgebung

Ultraschall

Nicht sinnvoll; die Sonografie zeigt allenfalls einen unspezifischen Reizerguss.

Röntgen

Im konventionellen Röntgenbild ist die Einteilung nach Berndt und Harty am weitesten verbreitet (▸ Tab. 3.11); seltener wird die Gradeinteilung nach Arcq verwendet (▸ Tab. 3.12).

Im Frühstadium ist der Röntgenbefund oft negativ; später zeigt sich eine flaue Aufhellung mit unscharfer zentraler Verdichtung an der Talusschulter bzw. der Trochlea. Im Endstadium ist die Gelenkmaus bzw. der freie Gelenkkörper mit randständig sklerosiertem subchondralem Defekt zu erkennen.

Computertomografie

Im CT ist die irreguläre diffuse Sklerosierung je nach Ödemdauer und Perfusionsgrad zu sehen, später dann eine scharf abgrenzbare Sklerosierung, eine kortikale Infraktion, eine Deformierung und freie Fragmente (▸ Tab. 3.13).

Die CT-Arthrografie ist eine mögliche Ergänzung bei unklaren MRT-Befunden, insbesondere wenn Hochfeld-MRT-Geräte mit hochauflösenden Sequenzen nicht zur Verfügung stehen. Bei einer Schichtdicke im Submillimeterbereich sind Knorpeldelaminationen mit dem Durchtritt von Kontrastmittel gut erkennbar. Auch die Beurteilung der Stabilität mit Kontrastmittelnachweis im Mausbett bzw. Kontrastmittelumspülung eines instabilen Dissekats ist möglich. Nachteile sind die höhere Invasivität im Vergleich zur MRT und die Strahlenexposition bei den meist jungen Patienten. Eine Alternative ist die DVT mit Arthrografie.

Magnetresonanztomografie

Vor der Einführung der MRT ist der Prozess der osteochondralen Läsion am Talus der Diagnostik verborgen geblieben; man konnte mittels Röntgenverfahren erst das Endstadium – Defektzone und Gelenkmaus – feststellen. In der MRT sind aufgrund der wassersensitiven Darstellung des subchondralen Knochens nun sämtliche Phasen vom frühen Knochenmarködem bis zur Nekrose, zur Sklerose und zu Knorpelschäden beurteilbar (▸ Tab. 3.14, s. auch ▸ Tab. 3.11).

Anders als beim Kniegelenk besteht bei der Knorpeldiagnostik am Sprunggelenk die Problematik eines sehr dünnen Knorpelbelags von im Mittel 1,1 mm Dicke. Das bedingt die Schwierigkeit der Unterscheidung einer tibialen von einer talaren Knorpeldecke bei fehlender oder nur sehr wenig Flüssigkeit als Grenzlamelle. Zusätzlich können im Randbereich Partialvolumeneffekte auftreten. Aus diesem Grund erfordert die Diagnostik einen erhöhten apparativen (MRT mit hoher Feldstärke, hochauflösende Spulen, stabile Sequenzen) und zeitlichen Einsatz (dünne Schichtdicke, hohe Bildmatrix mit längerer Messzeit). Es gilt jedoch, einen sinnvollen Kompromiss zwischen der Verantwortung für die Diagnose und den Patienten und dem Aufwand in einem Praxisroutinebetrieb zu finden.

Tab. 3.9 Stadieneinteilung der osteochondralen Läsionen des Talus in der Arthroskopie nach Cheng und Mitarbeitern.

Stadien	Befunde
A	glatte, intakte, aber weiche oder abgehobene Oberfläche
B	raue Oberfläche
C	Auffaserung, Risse
D	Knorpellappen oder freiliegender Knochen
E	loses, nicht disloziertes Fragment
F	disloziertes Fragment

Tab. 3.10 Graduierung (osteo-)chondraler Läsionen nach ICRS.

ICRS-Grade	Status	Defektmorphologie
0	normal	keine
1	fast normal	oberflächliche Läsionen: Erweichung (A) und/oder oberflächliche Fissuren und Risse (B)
2	abnorm	Läsionen mit einer Tiefenausdehnung von < 50 % der Knorpeldicke
3	ausgeprägt abnorm	Knorpeldefekte mit • Tiefenausdehnung von > 50 % der Knorpeldicke (A) • Ausdehnung bis in die kalzifizierte Knorpelschicht (B) • Ausdehnung bis auf (aber nicht in) den subchondralen Knochen (C) • Blasenbildung (D)
4	ausgeprägt abnorm	osteochondrale Läsionen mit • Ausdehnung bis eben in die subchondrale Knochenplatte (A) • tiefer Ausdehnung in den trabekulären Knochen (B) durch Anbohrung vorbehandelte Knorpeldefekte, unabhängig von der sonstigen Morphologie, werden als osteochondrale Läsionen angesehen und als ICRS-4C klassifiziert

ICRS = International Cartilage Repair Society

Tab. 3.11 Stadieneinteilung osteochondraler Läsionen.

Stadien	Arthroskopie	MRT (nach Nelson/Dipaola)	Röntgenbild (nach Berndt und Harty)
1	Irregularität und Erweichung des Knorpels, kein definierbares Fragment	intakter Knorpel mit Signalveränderungen	subchondrale Osteonekrose bzw. Fraktur
2	Knorpel evtl. frakturiert, definierbares Fragment, nicht beweglich (stabil)	Unterbrechung der Knorpeloberfläche mit reduzierter Signalintensität; ein Fragment mit noch fibröser Anheftung	partielle Demarkation bzw. Ablösung des osteochondralen Fragments
3	Knorpel frakturiert, definierbares Fragment, beweglich, aber noch durch darüber liegenden Knorpel adhärent	Unterbrechung der Knorpeloberfläche mit Signalveränderungen hinter dem Fragment als Hinweis auf Synovialflüssigkeit zwischen dem Fragment und dem subchondralen Knochen	vollständig gelöstes, undisloziertes Dissekat
4	freier Gelenkkörper	freie Gelenkkörper	disloziertes Dissekat
5	–	–	subchondrale Zyste (Grad V hinzugefügt durch Loomer und Mitarbeiter)

MRT = Magnetresonanztomografie

Tab. 3.12 Klassifikation der osteochondralen Läsionen am Talus im Röntgenbild nach Arcq.

Grade	Beschreibung
I	Aufhellungszone subchondral
II	sklerosierter Herd mit peripherer Aufhellungslinie und sklerosiertem Randsaum
III	teilweise Ablösung des Herdes
IV	komplette Ablösung des Herdes

Tab. 3.13 Stadieneinteilung der osteochondralen Läsionen des Talus in der CT nach Ferkel und Sgaglione.

Stadien	Befunde
I	zystische Läsion im Talusdom, intakte Oberfläche in allen Schnittebenen
IIA	zystische Läsion mit Verbindung zur Gelenkfläche
IIB	Unterbrechung der Gelenkoberfläche mit nicht disloziertem Fragment
III	nicht disloziertes Fragment mit Knochenresorption
IV	disloziertes Fragment

Tab. 3.14 Stadieneinteilung der osteochondralen Läsionen des Talus in der MRT nach Hepple und Winson.

Stadien	Befunde
I	isolierte Knorpelverletzungen
IIA	Knorpelverletzungen mit Knochenbeteiligung und Ödem (akut)
IIB	Knorpelverletzungen mit Knochenbeteiligung ohne Ödem (chronisch)
III	abgelöstes, nicht disloziertes Knochenfragment (Flüssigkeit unter dem Fragment)
IV	disloziertes Fragment, freiliegender subchondraler Knochen
V	subchondrale Zyste

Die Stärke der MRT bei osteochondralen Läsionen liegt in ihren Aussagen zur Stabilität des Dissekats, des Weiteren zum Nachweis von tiefen Knorpeldelaminationen und Veränderungen der Subchondralregion. Diese sind arthroskopisch schwierig zu detektieren, wenn an der Knorpeloberfläche nur eine kleine Läsion erkennbar ist. Zur Früherkennung einer osteochondralen Läsion gelingt der zuverlässige Nachweis von bereits gering ausgeprägten Knochenmarködemen als einzig möglicher Hinweis auf einen initialen Knorpelschaden.

Antworten im Befund

- Am wichtigsten: Differenzierung zwischen stabiler bzw. instabiler Läsion
- Beurteilung der Subchondralregion
- Knochenmarködem
- Demarkierung, Ausmaß der Nekrose
- Vitalitätsstadium, Größe des Dissekats (Einfluss auf die Therapieentscheidung)
- Lage der Läsion (z. B. in den anterioren ⅔ des Gelenks – Arthroskopie mit anteriorem Zugang)
- Knorpelqualität
- Begleitveränderung, Synovialitis, Ergussbildung
- subchondrale Zysten (Ausmessen; Größe hat Einfluss auf die Therapieentscheidung)
- Beurteilung im Verlauf, Vergleich mit Voraufnahmen

Cave

Subchondrale Zysten sind stets mit Knorpelschäden vergesellschaftet. Die intraoperativ stets vorhandenen Fissuren im Knorpel sind im MRT oft nicht darstellbar. Deshalb sollte man die Aussage „intakte Knorpeldecke“ vermeiden.

Spezielle Aspekte der postoperativen MRT:
- Beurteilung des fibrokartilaginären Reparationsgewebes
- Morphologie, periphere Integration
- Kongruenz der Gelenkflächen, Übergänge im Randbereich, Beschaffenheit der Knorpeloberfläche
- Knochenödeme (sind regulär nach knorpelchirurgischen Maßnahmen viele Monate, teilweise dauerhaft, sichtbar und korrelieren nicht direkt mit der klinischen Symptomatik)
- Beurteilung der Integration einer Spongiosaplastik
- Hinweis auf instabile Knorpelareale, neu auftretende Flüssigkeitseinlagerungen
- neue Zysten
- Synovitis (enge Korrelation mit klinischen Beschwerden; eine leichte Synovialitis ist postoperativ länger zu beobachten)

Untersuchungstechnik

- Kontrastmittelgabe nicht zwingend nötig (Beurteilung der Nekrose ist auch mittels fettunterdrückten, wassersensitiven Sequenzen und nativen T 1w Aufnahmen möglich; Kontrastmittelgabe ist aber hilfreich bei der Beurteilung der Synovialitis)
- bequeme Lagerung des Patienten, am besten in Rückenlage, kleines Field of View (10–16 cm)
- dünne Schichtdicke, 1,8 bis maximal 2,2 mm, 3-D-Sequenzen: 0,6–1,0 mm
- erhöhte Bildmatrix mindestens in einer Sequenz (z. B. PDw fatsat koronar: Matrix ≥ 512 × 512)
- Knorpelsequenzen (S. 29)
- alternativ dazu hochaufgelöste koronare fatsat PDw Sequenzen
- ggf. im Verlauf Knorpelsequenzen zur Beurteilung einer Änderung der Knorpelmatrixkomposition; Anwendung von funktionellen Sequenztechniken zur Knorpelbildgebung:
  - z. B. dGEMRIC-Technik zur Bestimmung des Verlusts an Glykosaminoglykanen zur Abschätzung eines Arthroserisikos
  - T 2-Mapping-Technik zur Beurteilung des Wassergehalts und der Kollagenfaserintegrität des Gelenkknorpels (ansteigende T 2-Relaxationszeiten weisen auf eine frühe Knorpeldegeneration und eine Destruktion des Kollagenfasernetzwerks hin)

Praxistipp

In der klinischen Routine ist die Verwendung von hochaufgelösten PDw fatsat Sequenzen sinnvoll, weil damit sowohl die Morphologie der Knorpelläsion als auch die Signalintensität der Knorpeldecke sowie angrenzende subchondrale Spongiosaödeme und etwaige Zysten in einer Sequenz gut abgedeckt werden können. Gängige Knorpelsequenzen (z. B. wasserangeregte Sequenzen) besitzen im Vergleich dazu eine geringere Wassersensitivität (s. ▶ Abb. 1.32 und ▶ Abb. 1.33).

Befunde

Es existieren unterschiedliche Klassifikationen, die überwiegend auf dem Röntgenbefund basieren; eine rationale MRT-Einteilung erläutert ▶ Tab. 3.11. Befunde:
- im Frühstadium subchondrales, diffuses flaues Knochenmarködem in der lateralen bzw. medialen Talusrolle, intakte kortikale Grenzlamelle, regelrechter hyaliner Gelenkknorpel, Ausmessen der Ödemzone, Ergussbildung, Reizsynovialitis
- Demarkierung der Ödemzone mit einem relativ gut abgrenzbaren „Signalsprung" ohne Flüssigkeitsnachweis von normalem Fettmarksignal zum Knochenmarködem, in der T 1w Sequenz noch erhaltenes Fettmarksignal ohne Nekrose (Zeichen für stabile Läsion); therapeutisch wichtig für die Anbohrung
- beginnende Separation, signalintensiver Flüssigkeitsnachweis im Wasserbild um die osteochondrale Läsion als Ausdruck der Ausbildung eines Mausbetts; Übergang des Dissekats in die Nekrose, mit fehlendem Fettmarksignal in der T 1w Sequenz bei oft noch Ödemnachweis (Zeichen für instabile Läsion)
- Separation, herausgelöstes Dissekat einzeln oder fragmentiert, Zystenbildung unter dem Mausbett
- Beurteilung der Knorpeldecke: anfänglich Signalalterationen, Fibrillationen und Fissuren (auf unterminierende Knorpelläsionen achten), später Knorpelersatzgewebe mit Remodellierung der Gelenkfläche (auch wenn der Knorpelbelag im MRT intakt aussieht, finden sich bei subchondralen Zysten intraoperativ stets Knorpelrisse)
- Begleitveränderungen: Ergussbildung, Reizsynovialitis, Knorpelschäden durch Dissekat an anderen Lokalisationen
- 2 Prädilektionsstellen:
  - ischämische Osteonekrose meist medial lokalisiert, tiefe Ausdehnung
  - osteochondrale Läsion nach Trauma meist lateral und mehr anterior, eher oberflächlich

Es existieren viele Klassifikationen, entscheidend ist die Kombination aus klinischem Beschwerdebild und Stabilität der osteochondralen Läsion. Zeichen der Instabilität:
- *allgemein:*
  - Flüssigkeitssaum um das Dissekat
  - artikuläre Knorpelfraktur, fokale Knorpeldefekte
  - Defekte der subchondralen Knochenlamelle
  - subchondrale Zysten, flüssigkeitsgefüllte knöcherne Defektzone
- *bei offenen Epiphysenfugen:* Sklerosierung (signalarmer Rand) um das Fragment der osteochondralen Läsion

Empfehlung zur Bildgebung

Methode der Wahl: MRT für Früherkennung, Verlaufsbeurteilung, Beurteilung der Knorpelqualität, Einschätzung der Stabilität und Bestimmung des Ausmaßes der Aktivierung.

Bildbeispiele

Fallbeispiele mit osteochondralen Läsionen am Talus sind in ▶ Abb. 3.186, ▶ Abb. 3.187, ▶ Abb. 3.188, ▶ Abb. 3.189, ▶ Abb. 3.190, ▶ Abb. 3.191, ▶ Abb. 3.192, ▶ Abb. 3.193, ▶ Abb. 3.194, ▶ Abb. 3.195, ▶ Abb. 3.196 und ▶ Abb. 3.197 zu sehen.

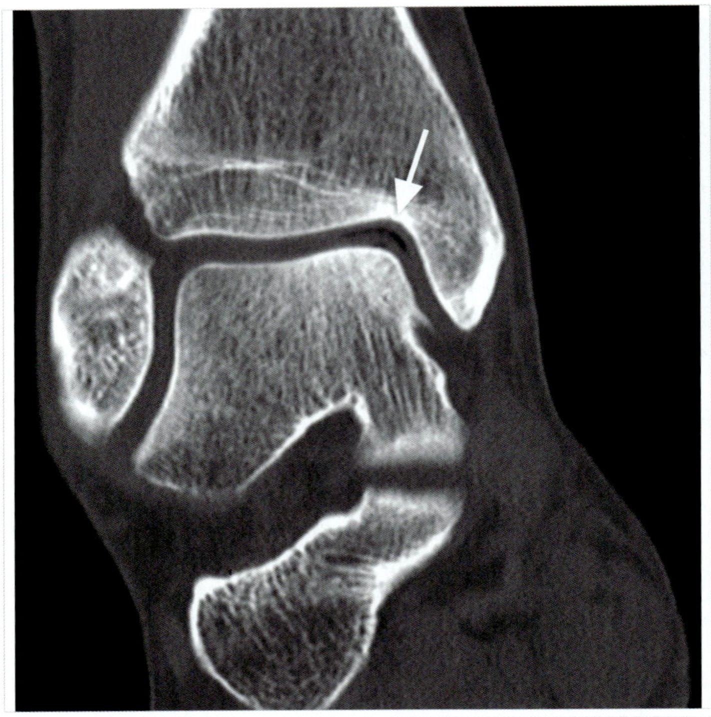

Abb. 3.186 Osteochondrale Läsion am Talus. 45-jährige Patientin mit Zustand nach Distorsionstrauma vor 2 Jahren. CT mit Frage nach knöchernem Bandausriss bei Schmerzen. Osteochondrale Läsion mit flächiger Spongiosasklerose an der medialen Taluschulter. Als Ausdruck der tiefen Knorpelschädigung intraartikuläres Vakuumphänomen sowie Vakuumphänomen in der Tiefe, nach subchondral bis auf die Kortikalis reichend (Pfeil).

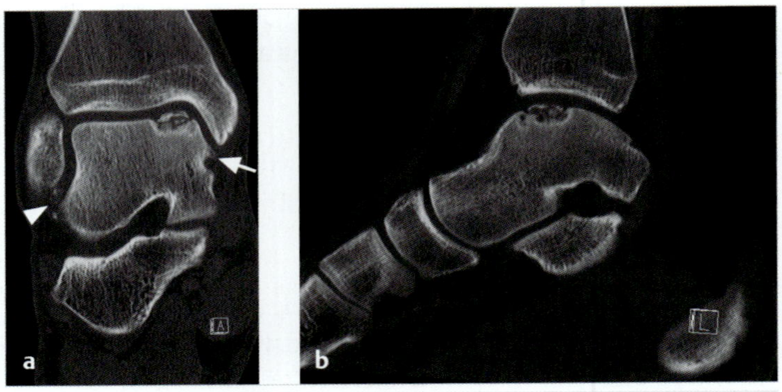

Abb. 3.187 Osteochondrale Läsion am Talus. 16-jähriger Patient mit Schmerzen seit 6 Jahren, CT zur präoperativen Planung bei instabiler osteochondraler Läsion. Dissekat an der medialen Talusschulter, zusätzlich Zeichen der Instabilität mit osteophytären Ausziehungen am medialen Talusrand (**a**, Pfeil) sowie Zustand nach knöchernem lateralem Bandausriss (**a**, Pfeilspitze).

a CT, koronare Rekonstruktion.
b CT, sagittale Rekonstruktion.

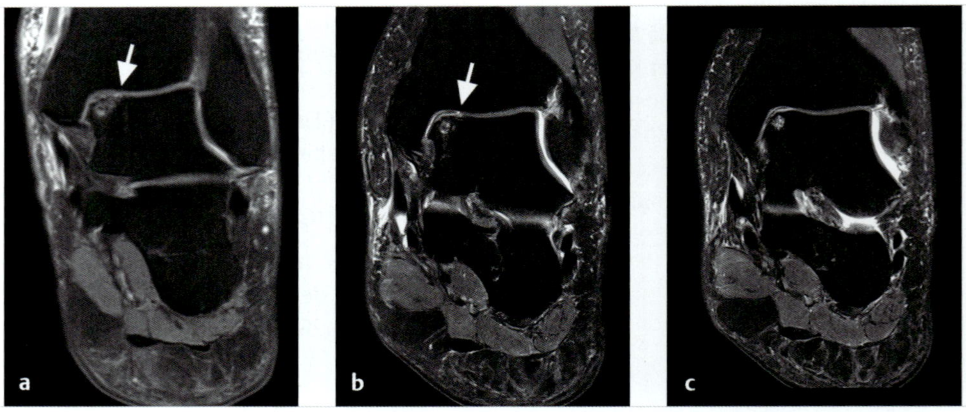

Abb. 3.188 Osteochondrale Läsion am Talus. 56-jährige Patientin mit bekannter osteochondraler Läsion seit vielen Jahren, aktuell rezidivierend auftretende, plötzlich einschießende Schmerzen und Blockadegefühl sowie anschließende Gelenkschwellung.

a Koronare PDw fatsat MRT-Sequenz (3-T-MRT, Schichtdicke 3 mm, Matrix 448 × 448). Osteochondrale Läsion an der medialen Talusschulter mit angrenzenden Knorpelirregularitäten und fokaler Fissur (Pfeil).
b Koronare PDw fatsat MRT-Sequenz, erneute Untersuchung zum gleichen Zeitpunkt in einem neueren 3-T-MRT (16-Kanal-Spule, Schichtdicke 2,0 mm, Matrix 640 × 480). Darstellung einer türflügelähnlichen Knorpellefze (Pfeil), die in eine unterminierende Knorpelläsion übergeht, die eine subkortikale Zyste unterhält. Es ist anzunehmen, dass bei bestimmten Bewegungen die Lefze aufklappt und so das Blockadegefühl und eine Reizsynovialitis verursacht. Dieser Fall soll verdeutlichen, wie wichtig hochauflösende Sequenzen zum korrekten Erfassen der Pathologie sind.
c Koronare PDw fatsat MRT-Sequenz, korrespondierend zu **b**, andere Schicht.

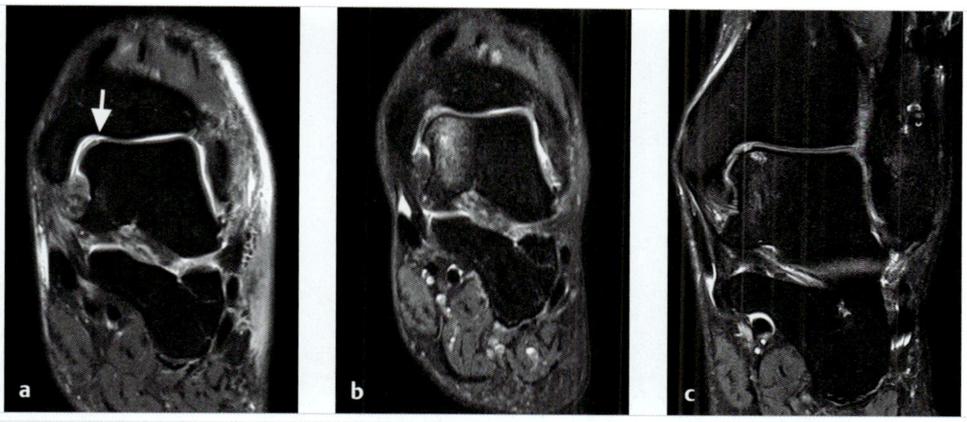

Abb. 3.189 Osteochondrale Läsion am Talus. 40-jährige Patientin mit Zustand nach Weber-C-Fraktur. Verlauf einer osteochondralen Läsion.

a Koronare PDw fatsat MRT-Sequenz, Unfallbild. Distale Fibulafraktur, Ruptur der vorderen Syndesmose und des Außenbandapparats, Knorpelfissur an der medialen Talusschulter (Pfeil).

b Koronare PDw fatsat MRT-Sequenz, Verlaufskontrolle nach mehreren Monaten. Persistierende Schmerzen, flächiges Spongiosaödem in der medialen Talusrolle. Knorpelstruktur aufgrund der schlechten Bildqualität nicht ausreichend beurteilbar, jedoch Knorpelschaden anzunehmen aufgrund des flächigen Spongiosaödems. Therapie: Ruhigstellung.

c Koronare PDw fatsat High-Resolution-MRT-Sequenz, Verlaufskontrolle 2 Jahre und 8 Monate nach Trauma. Fokaler Knorpeldefekt mit kleiner subkortikaler Zyste, keine Beschwerden, Laufsport möglich.

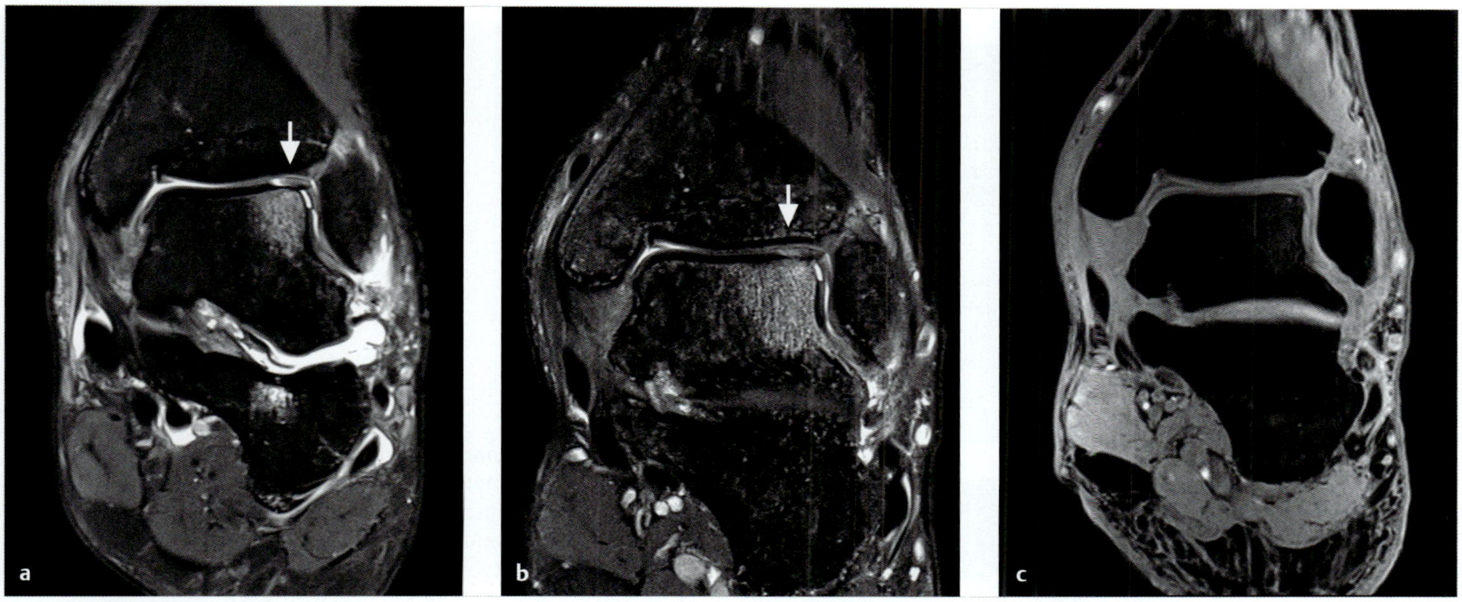

Abb. 3.190 Osteochondrale Läsion am Talus. 37-jähriger Patient mit Zustand nach Stauchungstrauma, persistierende Schmerzen, delaminierende Knorpelläsion.

a Koronare PDw fatsat MRT-Sequenz 6 Wochen nach Trauma wegen persistierender Schmerzen. Ablederung der Knorpeldecke an der lateralen Talusschulter (Pfeil) mit flächigem Spongiosaödem. Zusätzlich Quetschverletzung der tiefen Innenbandfasern sowie laterale 2-Band-Verletzung.

b Koronare PDw fatsat High-Resolution-MRT-Sequenz, Verlaufskontrolle nach 4 Monaten mit konservativer Therapie. Gut zu erkennen ist die Ausbildung von signalreichem Regeneratknorpel im Bereich der horizontalen Knorpeldecke (Pfeil). Die Delaminierung an der abfallenden Talusschulter ist noch nachweisbar sowie ein deutliches Spongiosaödem. Die diffuse fleckige Spongiosararefizierung ist bedingt durch die Entlastung.

c Koronare T1w FLASH-3-D-Water-Excitation-MRT-Sequenz (1-mm-Knorpelsequenz), korrespondierende Schicht zu **b**. Im Vergleich ist die anatomische Auflösung des Knorpelbelags mit einer hochaufgelösten PDw fatsat MRT-Sequenz besser. Bei höherer Wassersensitivität ist auch das Spongiosaödem leichter zu erkennen.

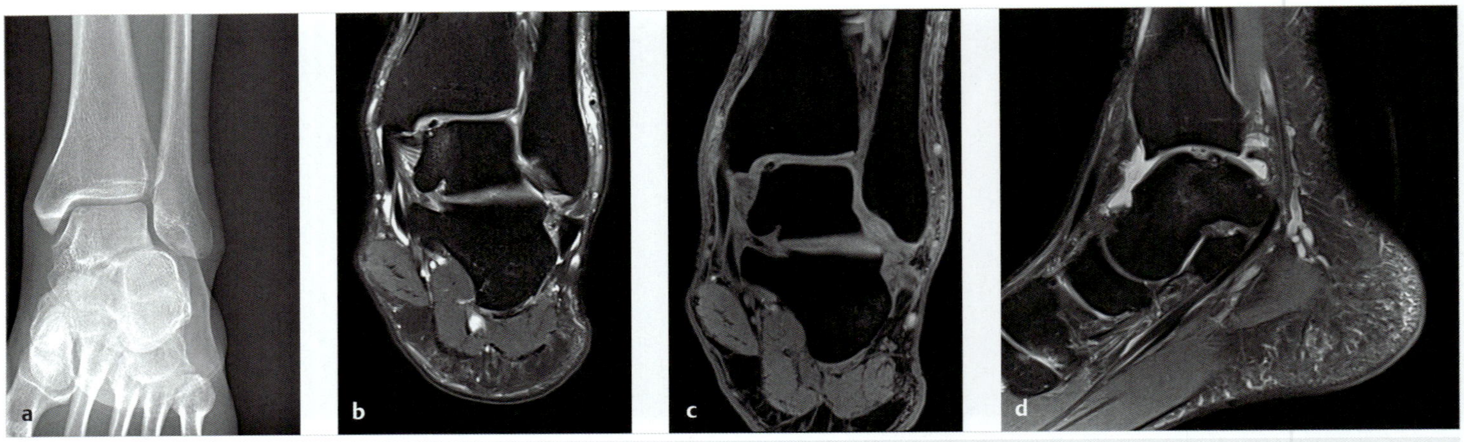

Abb. 3.191 Osteochondrale Läsion am Talus. 29-jähriger Cross-Läufer mit Stauchungstrauma vor 3 Wochen, vermehrt Schmerzen im Sprunggelenk.

Anmerkung: Klinisch stumme osteochondrale Läsionen können durch Distorsionstraumen aktiviert werden, mit Loslösung eines Dissekats.

a Röntgenaufnahme des oberen Sprunggelenks a.-p. Osteochondrale Läsion mit kleinen subkortikalen Zysten.

b Koronare PDw fatsat MRT-Sequenz. Ältere Defektzone an der medialen Talusschulter mit flauem Spongiosaödem und Darstellung eines instabilen Dissekats.

c Koronare T1w FLASH-3-D-Water-Excitation-MRT-Sequenz (1-mm-Knorpelsequenz). Gut erkennbar auch in der Knorpelsequenz die vollständige Ablösung des Dissekats.

d Sagittale PDw fatsat MRT-Sequenz. Schüsselförmige Defektzone als Mausbett mit Gelenkmaus und deutlicher Ergussbildung.

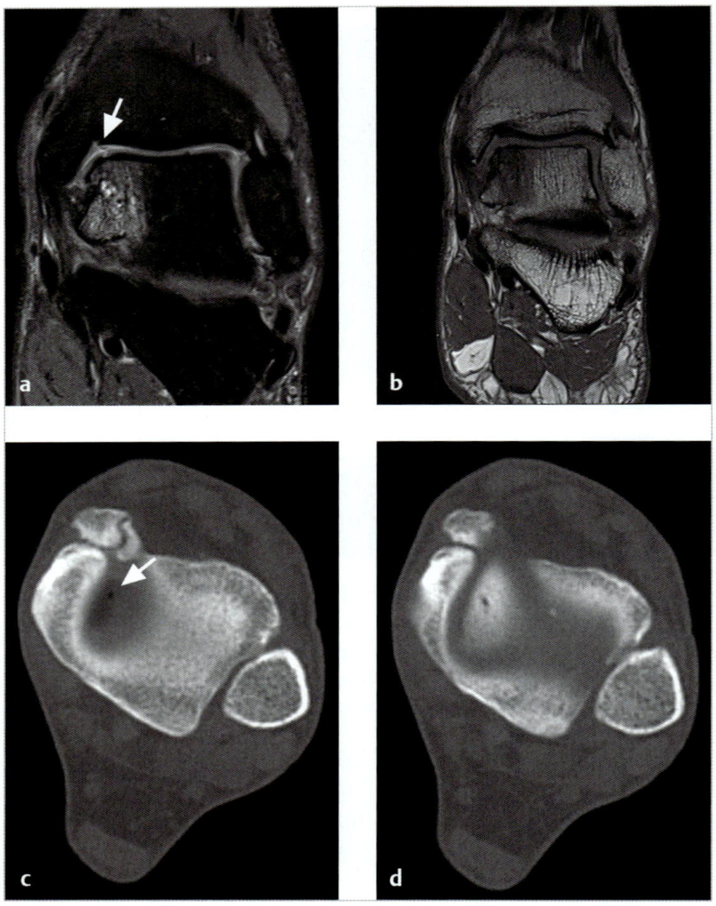

◄ **Abb. 3.192 Osteochondrale Läsion am Talus.** 49-jähriger Patient mit Darstellung einer symptomatischen osteochondralen Läsion im MRT und CT. Prätherapeutische Planung.

Anmerkung: Nicht immer lassen sich diese kleinen Knorpeldefekte in der Bildgebung darstellen, sodass in der Befundung der Terminus „intakte Knorpeldecke" vermieden werden sollte.

a Koronare PDw fatsat MRT-Sequenz. Darstellung des Knorpeldefekts (Pfeil) mit umschriebener Knorpelfissur, angrenzend das flächige Spongiosaödem mit Ausbildung von kleinen intraossären Zysten.

b Koronare T1w MRT-Sequenz, korrespondierende Schicht zu **a**. Flächige Signalabsenkung, kein Dissekat, keine Instabilitätskriterien, keine vollständige Nekrose bei noch durchscheinendem Fettmarksignal.

c CT des oberen Sprunggelenks, axiale Schichtung. Punktförmiger fokaler Knorpeldefekt mit winzigem Vakuumphänomen in der medialen Taluschulter (Pfeil).

d CT des oberen Sprunggelenks, axiale Schichtung, andere Schicht.

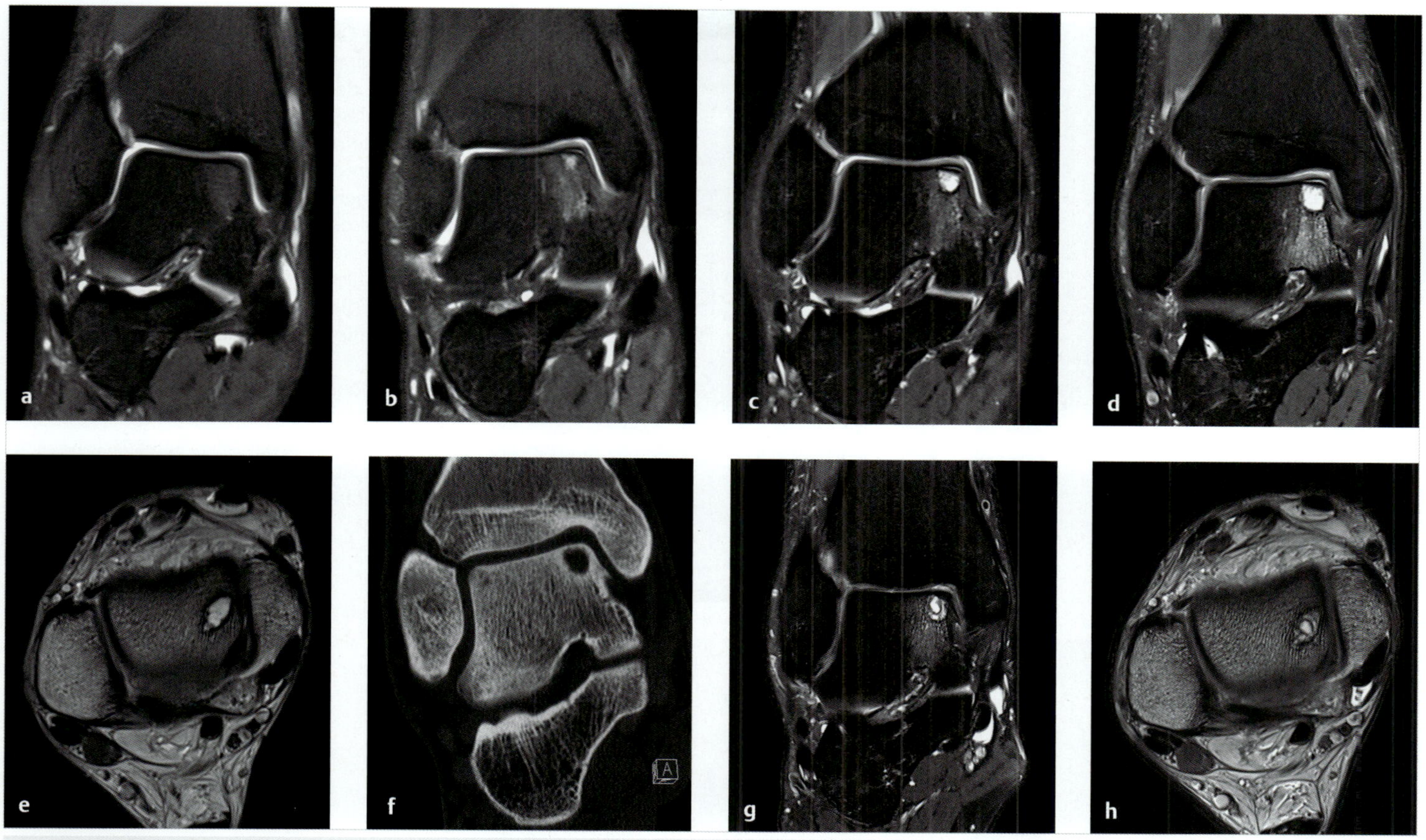

Abb. 3.193 Osteochondrale Läsion am Talus: Verlauf über 12 Monate. 25-jähriger Patient mit Distorsionstrauma des oberen Sprunggelenks beim Kampfsport. Verlauf einer zystischen osteochondralen Läsion.
Anmerkung: Üblicherweise werden die subchondralen Zysten über eine Knorpelfissur gespeist, durch die Gelenkflüssigkeit tritt. Diese höhlt den subchondralen Knochen zunehmend aus. Unterstützt wird die Zystenbildung durch die verschlechterte Perfusion bei angrenzendem Spongiosaödem. Therapieziel ist es, die Knorpelfissur bzw. den Knorpelschaden zu decken. Im MRT sind diese gedeckten Knorpelläsionen schwierig darzustellen. Dazu sind hochauflösende Sequenzen mit einer Wassersensitivität nötig. Bei direkt anliegenden Knorpellefzen können diese Läsionen auch leicht übersehen werden. Die Darstellung des Gelenkknorpels über osteochondralen Läsionen ist schwierig, da oft ein irreguläres Bildmuster von signalalteriertem kartilaginärem Gewebe mit Ulzerationen und Fibrillationen vorherrscht. Die kleinteiligen anatomischen Strukturen erfordern höchste Bildauflösung.

a Koronare PDw fatsat MRT-Sequenz, Bildgebung 3 Wochen nach Trauma. Gefühl der Blockade, stechende Schmerzen im anterioren oberen Sprunggelenk, geringes Spongiosaödem in der medialen Talusrolle, bei suboptimaler Bildqualität keine Knorpelläsion erkennbar. Therapie: Entlastung, Hochdosis Vitamin D.

b Koronare PDw fatsat MRT-Sequenz wegen zunehmender Schmerzen 8 Wochen nach Trauma. Zunehmendes Spongiosaödem, delaminierende Knorpelläsion mit initialer Ausbildung einer subkortikalen Zyste an der medialen Talusschulter.

c Koronare PDw fatsat MRT-Sequenz bei persistierenden Schmerzen 5 Monate nach Trauma. Progression der Zyste. Therapie: Stoßwelle und intraartikuläre Injektion von autologem konditioniertem Plasma (geläufige Abkürzung: „ACP“).

d Koronare PDw fatsat High-Resolution-MRT-Sequenz, Verlaufskontrolle 9 Monate nach Trauma. Klinisch nahezu völlige Beschwerdefreiheit. Weitere Größenzunahme der subkortikalen Zyste.

e Axiale T2w MRT-Sequenz 9 Monate nach Trauma, gleicher Untersuchungszeitpunkt wie **d**. Flüssigkeitsgefüllter zystischer Defekt mit Randsklerose in der medialen Talusrolle.

f CT des oberen Sprunggelenks, koronare Rekonstruktion, 9 Monate nach Trauma. Subkortikale Zyste mit schmaler, stehender kortikaler Lamelle, Gefahr der kortikalen Infraktion. Aufgrund des klinischen Befunds mit nahezu fehlenden Schmerzen und ablehnender Haltung des Patienten keine Operation.

g Koronare PDw fatsat High-Resolution-MRT-Sequenz, Verlaufskontrolle 12 Monate nach Trauma. Patient beschwerdefrei. Erkennbare Konsolidierung der Zyste vom Rand, etwas abnehmendes Spongiosaödem. Der Flüssigkeitsspalt am Zystendach ist nicht mehr nachweisbar. Im Verlauf zunehmende Ausdünnung der Knorpeldecke im oberen Sprunggelenk mit signalintensiver Knorpelerweichung an der osteochondralen Läsion.

h Axiale T2w MRT-Sequenz, Verlaufskontrolle 12 Monate nach Trauma, gleicher Untersuchungszeitpunkt wie **g**. Im Vergleich zu **e** neu aufgetretene Binnenstrukturen innerhalb der Zyste mit Größenabnahme.

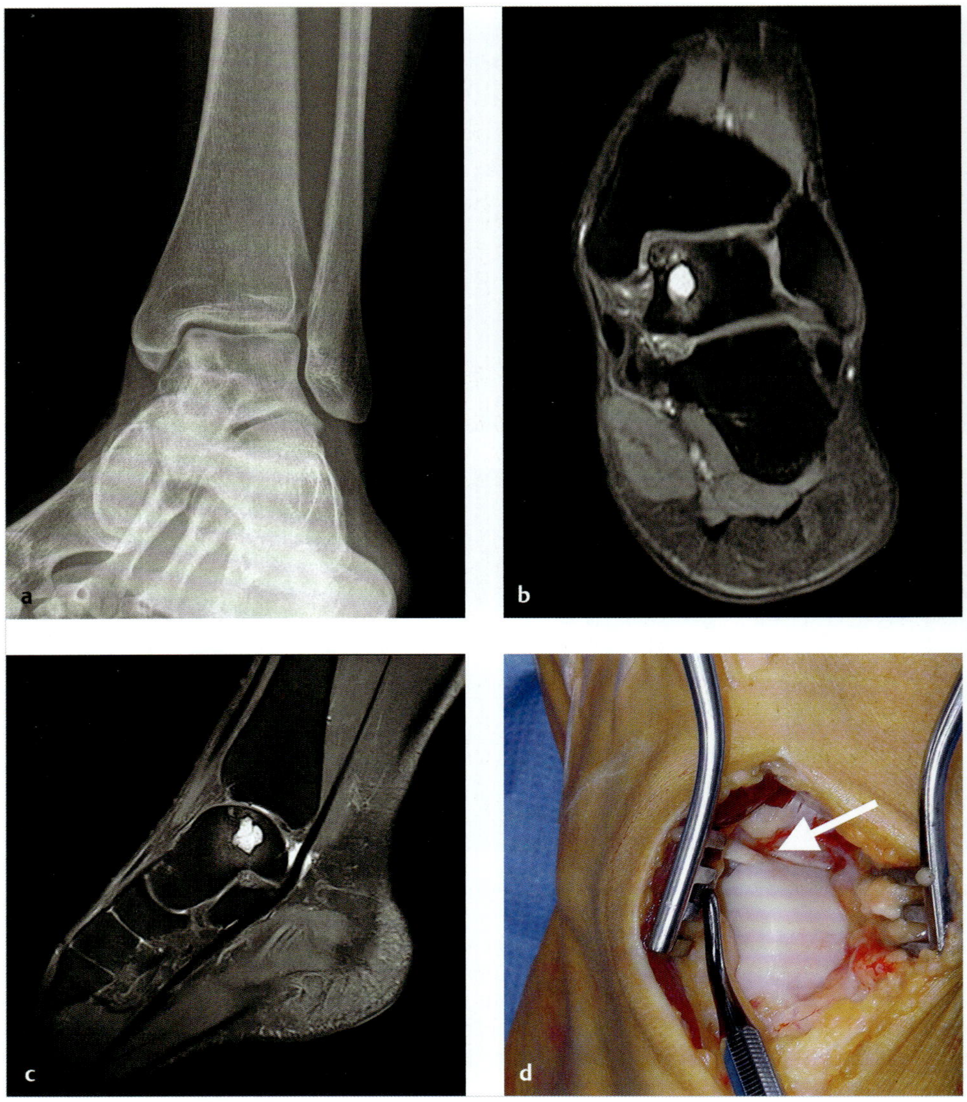

Abb. 3.194 Osteochondrale Läsion am Talus. Osteochondrale Läsion der medialen Talusschulter. In der konventionellen Röntgenaufnahme (**a**) lässt sich die Läsion nur erahnen. Die sagittale und die koronare MRT-Aufnahme (**b**, **c**) zeigen die subchondrale Zyste und die darüber liegenden Knorpelveränderungen. Häufig wird diese Situation als „intakter Knorpelbelag“ beschrieben. Intraoperativ finden sich in diesen Fällen aber stets Risse in der Knorpeloberfläche (**d**, Pfeil), die das Eindringen der Gelenkflüssigkeit in den Knochen ermöglichen.

a Konventionelle Röntgenaufnahme des Sprunggelenks a.-p.
b Koronare PDw fatsat MRT-Sequenz.
c Sagittale PDw fatsat MRT-Sequenz.
d Intraoperativer Situs mit instabilem Knorpelfragment.

Differenzialdiagnose

Die Differenzialdiagnose umfasst u. a. folgende Entitäten (▸ Abb. 3.198):

- osteochondrale Läsion der Tibiagelenkfläche
- Talusfraktur
- entzündliche Gelenkerkrankung
- transientes Knochenmarködemsyndrom
- Ossifikationsstörung der Taluskante

Therapie

Konservativ

- *Grad I–III:* Belastungsreduktion
- *frische Verletzungen:* Ruhigstellung

Operativ

- Arthroskopisches Débridement des instabilen Knorpels
- Mikro- bzw. Nano-Fracturing
- bei größeren Defekten Spongiosaplastik
- matrixinduzierte autologe Chondrozytentransplantation
- Mikrofrakturierung kombiniert mit Matriximplantation im Rahmen der autologen matrixinduzierten Chondrogenese
- osteochondrale Transplantation z. B. vom Knie (osteochondraler Autograft-Transfer)

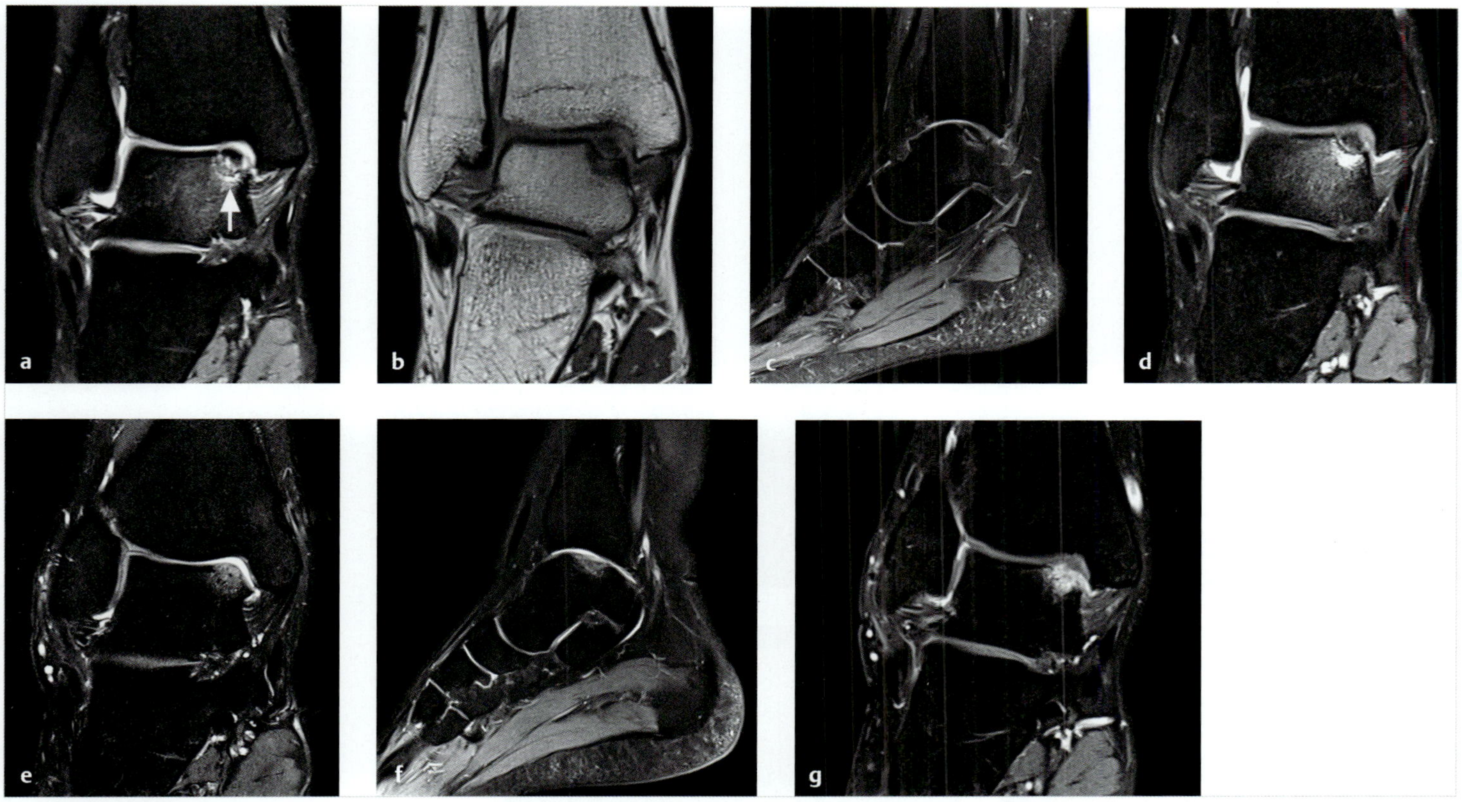

Abb. 3.195 Osteochondrale Läsion am Talus. 17-jährige Patientin mit Zustand nach Mikrofrakturierung einer osteochondralen Läsion.
Anmerkung: In den postoperativen Verlaufskontrollen nach Knorpeltherapien lassen sich das Spongiosaödem und eine vermehrte Kontrastmittelaufnahme des Granulationsgewebes wie auch eine mäßige Reizsynovialitis lange abgrenzen. Entscheidend ist das klinische Beschwerdebild. Wichtige in der Bildgebung abzuklärende Punkte sind die Knorpelmorphologie, die Kongruenz der Gelenkflächen mit Beurteilung der Knorpeloberfläche sowie die Übergänge im Randbereich.

a Präoperative koronare PDw fatsat MRT-Sequenz. Dissekat an der medialen Talusschulter mit Flüssigkeitsnachweis im Mausbett (Pfeil) als Ausdruck der Instabilität, klinisch deutliche Schmerzen.
b Präoperative koronare T1w MRT-Sequenz. Avitales Dissekat.
c Präoperative sagittale PDw fatsat MRT-Sequenz. Flüssigkeitsnachweis unter dem instabilen Dissekat, geringes Spongiosaödem im Talus.
d Präoperative koronare T1w fatsat MRT-Sequenz nach Kontrastmittelgabe. Vermehrte Kontrastmittelanreicherung entlang der Grenzzone im Mausbett sowie flächige Kontrastmittelaufnahme im Talus. Vitalitätsstörung des Dissekats.
e Postoperative koronare PDw fatsat MRT-Sequenz 6 Monate nach Mikrofrakturierung. Klinisch deutliche Befundbesserung. Bei der Operation Entfernung des Dissekats, Remodellierung der medialen Talusschulter durch Geflechtknochen und Regeneratknorpel.
f Postoperative sagittale PDw fatsat MRT-Sequenz 6 Monate nach Mikrofrakturierung, gleicher Untersuchungszeitpunkt wie **e**. Noch keine optimale Gelenkkongruenz bei Abflachung im Bereich des operierten Mausbetts.
g Postoperative koronare T1w fatsat MRT-Sequenz nach Kontrastmittelgabe 6 Monate nach Mikrofrakturierung, gleicher Untersuchungszeitpunkt wie **e**. Typische vermehrte Kontrastmittelanreicherung im Bereich des fibrokartilaginären Reparationsgewebes.

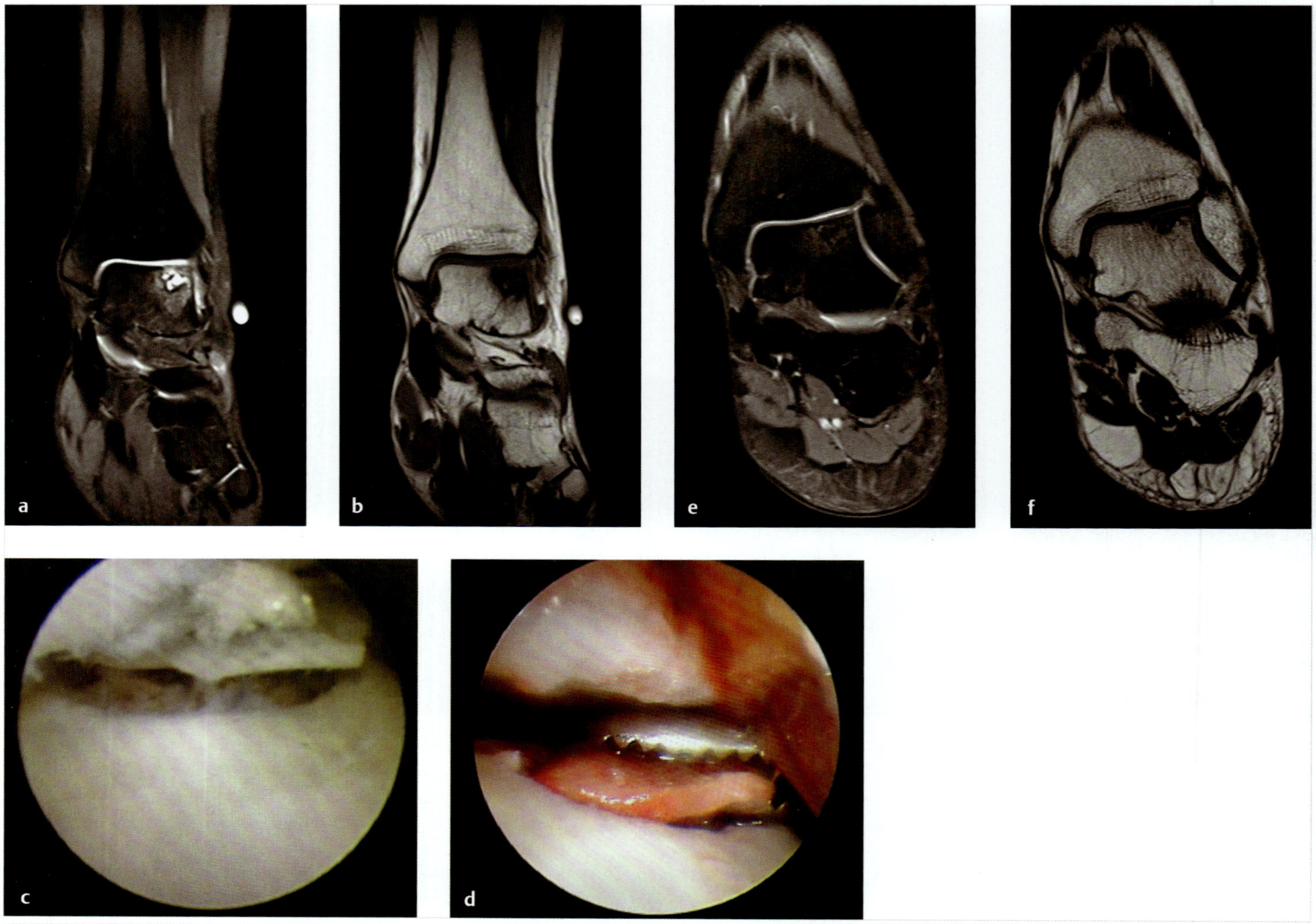

Abb. 3.196 Osteochondrale Läsion am Talus. 24-jährige Patientin mit symptomatischer osteochondraler Läsion und Zustand nach Mikrofrakturierung, kombiniert mit einer Matriximplantation im Rahmen der autologen matrixinduzierten Chondrogenese.

a Präoperative koronare PDw fatsat MRT-Sequenz. Zystische osteochondrale Läsion.
b Präoperative koronare T 1w MRT-Sequenz.
c Intraoperatives Bild. Darstellung der Defektsituation mit abgelöstem osteochondralem Flake und darunter liegenden spongiösen Knochen.
d Intraoperatives Bild, korrespondierend zu **c**. Auflage der zugeschnittenen Knorpelmembran in den Defektbereich nach Mikrofrakturierung.
e Postoperative koronare PDw fatsat MRT-Sequenz 14 Monate später. Klinisch nur geringe Beschwerden. Gute Gelenkkongruenz, geringes Restödem im Bereich der aufgefüllten Defektzone.
f Postoperative koronare PDw fatsat MRT-Sequenz 14 Monate später, gleicher Untersuchungszeitpunkt wie **e**. Residuelle Spongiosasklerose mit geringer kortikaler Absenkung, die durch die eingeheilte Knorpelmembran ausgeglichen wird.

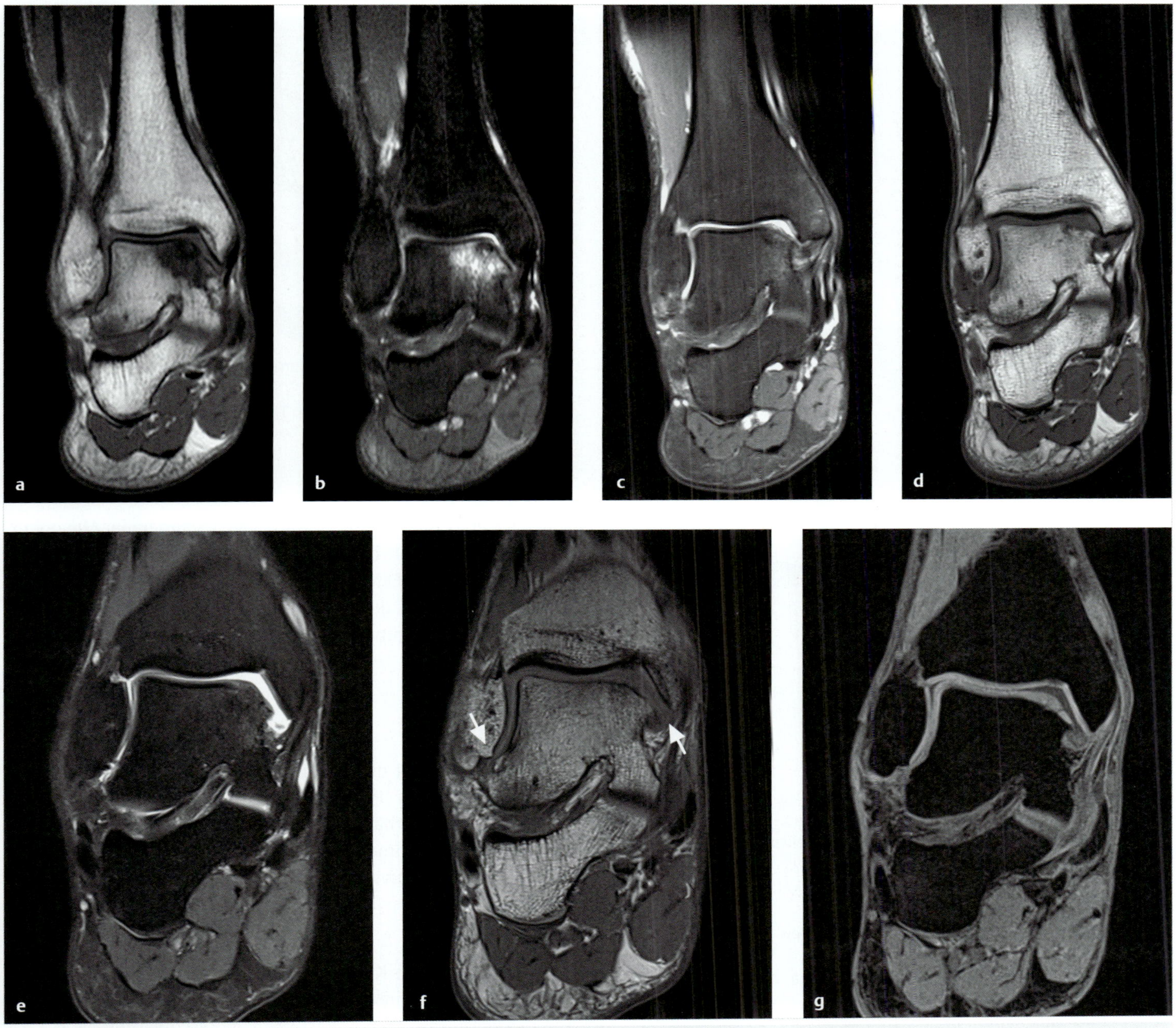

Abb. 3.197 Osteochondrale Läsion am Talus. 19-jähriger Patient mit symptomatischer osteochondraler Läsion, Zustand nach Mikrofrakturierung. MRT-Langzeitverlauf.

a Präoperative koronare T 1w MRT-Sequenz. Deutliche Ödemzone bei fokaler Nekrose an der medialen Talusschulter.

b Präoperative koronare PDw fatsat MRT-Sequenz.

c Koronare PDw fatsat MRT-Sequenz, postoperative Verlaufskontrolle nach einem Jahr. Nach Mikrofrakturierung Defektsituation mit abgeflachter Talusschulter, nur minimales residuelles Spongiosaödem, geringe Ergussbildung.

d Koronare T 1w MRT-Sequenz, gleicher Untersuchungszeitpunkt wie **c**.

e Koronare PDw fatsat MRT-Sequenz, postoperative Verlaufskontrolle nach 5 Jahren. Leichtes Instabilitätsgefühl mit Schmerzen bei ruckartigen Bewegungen. Durchgängige Knorpeldecke, Abflachung der medialen Taluschulter.

f Koronare T 1w MRT-Sequenz, gleicher Untersuchungszeitpunkt wie **e**. Initiale Zeichen der Instabilität (osteophytäre Anbauten an den Gelenkrändern; Pfeile).

g Koronare T 1w FLASH-3-D-Water-Excitation-MRT-Sequenz (1 mm), gleicher Untersuchungszeitpunkt wie **e**.

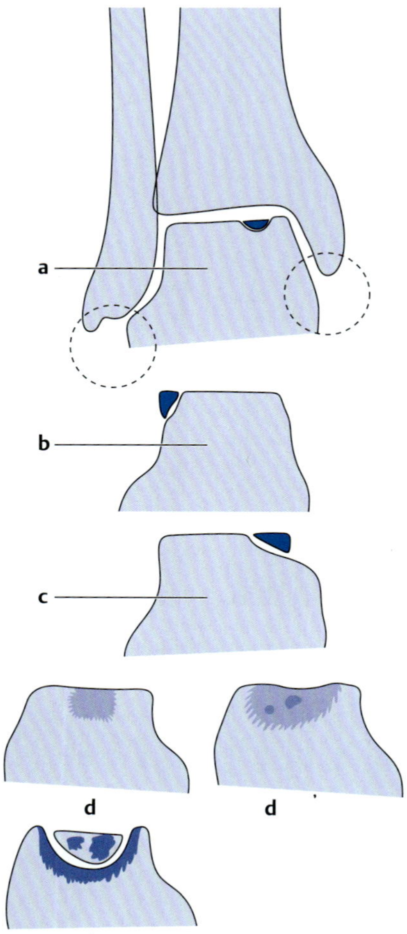

Abb. 3.198 Osteochondrale Läsionen am Talus: Differenzialdiagnosen. (Dihlmann W, Stäbler A. Gelenke – Wirbelverbindungen. 4. Aufl. Stuttgart: Thieme; 2010)

a = Osteochondrosis dissecans / Taluskantenläsion: Dissektion gering von der medialen Trochleakante entfernt
b = Dissektion an der lateralen Kante der Trochlea
c = Entwicklungsstörung der Talusrolle
d–d'' = ischämische Osteonekrosen der Trochlea tali (Frühstadium nekrotisches Trochleafragment, Demarkierung, Reparation mit Knorpelgewebe)

Merke

Die konservative Therapie osteochondraler Läsionen bedeutet meist, die Belastung des Gelenks an die Belastbarkeit anzupassen.

Prognose/Komplikationen

Stabile, vitale Fragmente können wieder anwachsen; instabile Fragmente sequestrieren meist. Unklar ist, ob die Osteochondrosis dissecans eine Präarthrose des Sprunggelenks darstellt. Die hohe Rate an zufällig entdeckten Läsionen spricht aber dafür, dass die Osteochondrosis dissecans nicht zwingend in eine Arthrose des Sprunggelenks übergeht. Bei aktivierten Läsionen mit instabilem Knorpel können sich progredient Zysten entwickeln. Instabiler Knorpel führt zu einer Funktionseinschränkung des

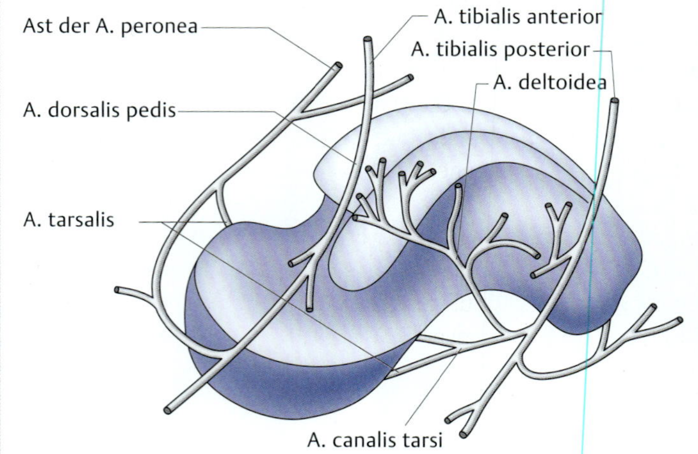

Abb. 3.199 Gefäßversorgung des Talus.

Sprunggelenks mit belastungsabhängigen Schmerzen. Alle operativen Maßnahmen liefern gute Ergebnisse bezüglich der Schmerzreduktion. Es verbleiben aber häufig funktionelle Defizite am Sprunggelenk, die von den meist jungen und sportlich aktiven Patienten als limitierend empfunden werden.

Talusnekrose

Definition

Die Talusnekrose ist ein im Talus gelegener Knochenbezirk, der vollständig von der Perfusion ausgeschlossen ist und avitales Knochengewebe enthält. Sie ist per se keine Diagnose, sondern die Folge einer zugrunde liegenden Erkrankung. Meist kommt es zum Infarkt und dann zur irreversiblen Osteonekrose.

Symptome

- *Frühphase:* diffuses Knochenmarködem, Schmerzen bei Belastung, Bewegungseinschränkung, Ergussbildung
- *Demarkierungsstadium:* meist weniger Beschwerden bis asymptomatisch
- *Endstadium mit Infraktion:* wieder mechanisch bedingte Symptome ähnlich einer aktivierten Arthrose

Prädisponierende Faktoren

- In ca. ¾ der Fälle posttraumatisch bedingt nach Dislokationen und Frakturen durch Talushals oder -körper nach Wochen bis 3 Monaten
- atraumatisch bei Gefäßerkrankungen (Vaskulitis, Lupus erythematodes, Diabetes mellitus) unter Kortisontherapie, embolisch bedingt
- mögliche Komplikation nach Organtransplantationen mit hoch dosierter Immunsupression
- bilaterales Auftreten möglich

Anatomie/Pathologie

Ursächlich ist eine anfällige extra- und intraossäre Durchblutung mit im Verhältnis schlechter perfundiertem lateralem Talusanteil. Der meiste Zustrom erfolgt medial aus der A. canalis tarsi, einem

Ast aus der A. tibialis anterior, und der A. deltoidea, die durch das Innenband geschützt wird (▶ Abb. 3.199). Die häufigsten Ursachen einer Talusnekrose sind posttraumatisch, unter Kortisongabe und idiopathisch. Die typische girlandenförmige Demarkierung mit erhöhter Signalgebung im MRT entspricht der Knochenantwort auf den osteonekrotischen Prozess mit vaskularisiertem Granulationsgewebe an der Grenzfläche zum minderperfundierten Areal. Dieser Knocheninfarkt kann zeitlebens in ein stabiles Stadium übergehen. Die Osteonekrose kann in gewichtsbelasteten Anteilen des Talus zu Infraktionen und Sekundärarthrose führen; sie ist stets irreversibel.

Bildgebung

Ultraschall

Die Sonografie ist für die Diagnosestellung nicht relevant. Unter Umständen kann sie die Ergussbildung aufzeigen.

Röntgen

Die Röntgenbildgebung zeigt eine subchondrale Sklerose, eine unregelmäßige Spongiosastruktur mit Osteolysen und sklerotischem Randsaum und im Spätstadium eine Gelenkdeformierung. Das Hawkins-Zeichen dient posttraumatisch als Ausschluss einer Talusnekrose. Bei einer regelrechten Durchblutung des Talus tritt bei Heilung ca. 6–8 Wochen nach Fraktur eine bandförmige Aufhellung an der subchondralen Talusrolle auf, die einer hyperämisch bedingten Entkalkung entspricht. Das Röntgenzeichen ist sehr sensitiv, aber wenig spezifisch.

Computertomografie

Im CT ist die irreguläre diffuse Sklerosierung je nach Ödemdauer und Perfusionsgrad zu erkennen. Später dann sind eine scharf abgrenzbare Sklerosierung, eine kortikale Infraktion, eine Deformierung und freie Fragmente auszumachen.

Magnetresonanztomografie

Antworten im Befund

Es gibt keine allgemein gültige Stadieneinteilung. Auf folgende Punkte sollte Wert gelegt werden:

- Beschreibung des Stadiums
- Beurteilung des reversiblen bzw. irreversiblen Perfusionsschadens
- Beurteilung der Ausdehnung
- Beurteilung der Gelenkfläche
- Knorpelstatus
- Ausmaß der Nekrose
- Beurteilung im Verlauf (Revaskularisierung)

Untersuchungstechnik

Kontrastmittelgabe ist nicht zwingend nötig; die Beurteilung der Nekrose ist auch mittels fettunterdrückter, wassersensitiver Sequenzen und nativer T 1w Aufnahmen möglich.

- *Standarduntersuchung:* hochauflösende Mehrkanalspule
- *Sequenztechnik:*
  - PDw fatsat koronar (ggf. STIR) und sagittal
  - T 1w koronar
  - T 2w axial
  - ggf. T 1w fatsat schräg axial (Sehnenkippung) und sagittal nach i. v. Kontrastmittelgabe

Befunde

Letztendlich zeigt sich ein typisches Bildmuster wie bei jeder avaskulären Knochennekrose:

- in der Frühphase Knochenmarködem ohne Demarkierung
- später in T 1w Bildern signalarme Linie bzw. umschriebenes Nekroseareal mit fehlendem Fettmarksignal
- diffuses Knochenmarködem
- bei größeren zentralen Nekrosen girlandenförmige signalarme Linie, scharf demarkiert
- sog. Doppellinienzeichen (signalarme Außenlinie aufgrund von Sklerose und Fibrose, signalreichere Innenlinie infolge von Granulationsgewebe)
- in der Spätphase Infraktion der Gelenkfläche, Fragmente, Sekundärarthrose

Empfehlung zur Bildgebung

Methode der Wahl: MRT zur Beurteilung von Ausdehnung und Stadium, zur Verlaufskontrolle und zur Beurteilung der Knorpel-Gelenk-Fläche.

Bildbeispiele

Bildgebende Befunde bei Talusnekrose s. in ▶ Abb. 3.200, ▶ Abb. 3.201, ▶ Abb. 3.202 und ▶ Abb. 3.203, 2 mögliche Differenzialdiagnosen in ▶ Abb. 3.204 und ▶ Abb. 3.205.

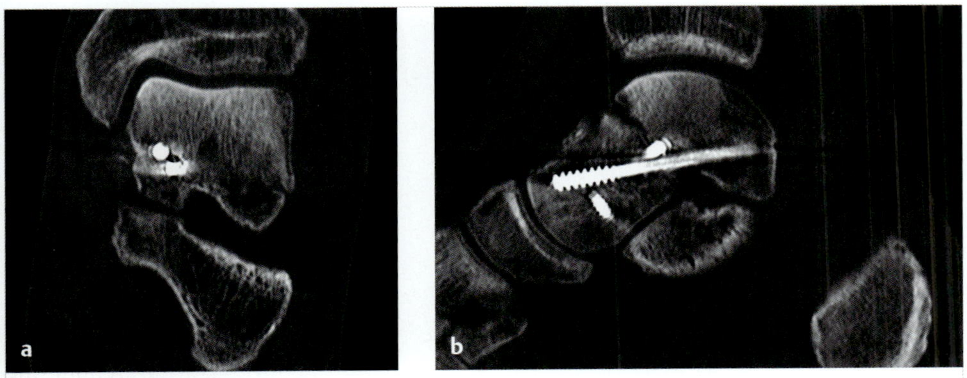

Abb. 3.200 Talusnekrose. 44-jähriger Patient mit Zustand nach dislozierter Talushalsfraktur und perkutaner Osteosynthese, röntgenologisch negatives Hawkins-Zeichen (fehlende Entkalkung) der Talusrolle, Talusnekrose. Postoperative CT-Kontrolle nach 9 Wochen. Fehlende Durchbauung der Fraktur mit Spongiosasklerose der Talusrolle mit Zeichen der Talusnekrose.

a CT des oberen Sprunggelenks, koronare Rekonstruktion.

b CT des oberen Sprunggelenks, sagittale Rekonstruktion.

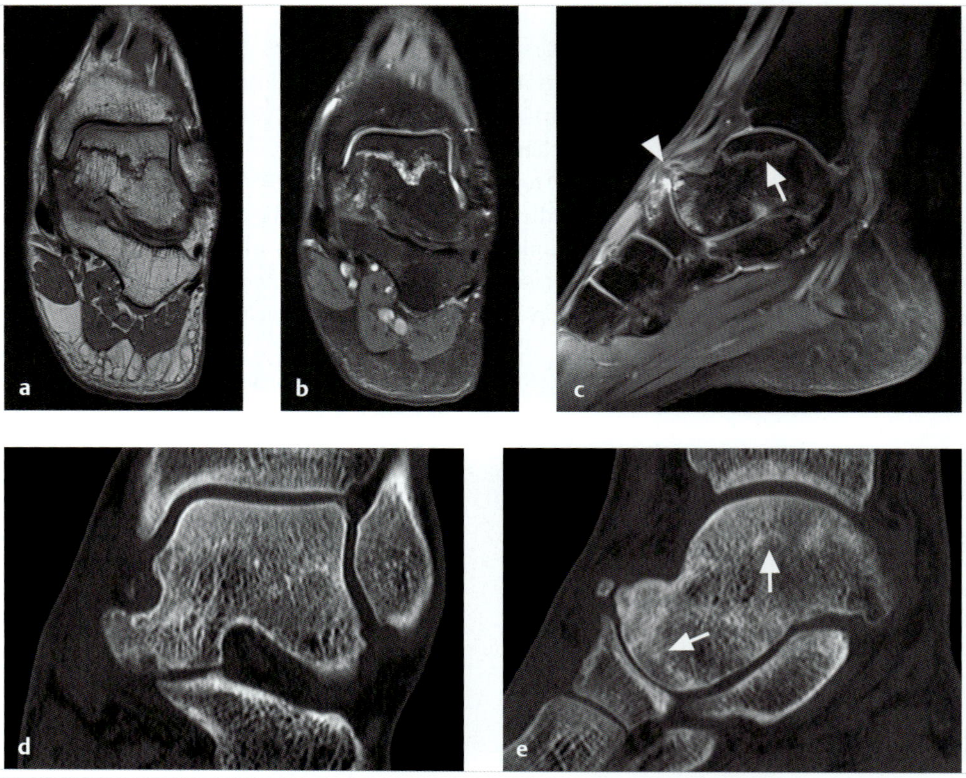

Abb. 3.201 Talusnekrose. 46-jähriger Patient mit Zustand nach offener Talusluxation Grad II und offener Reposition vor 3 Jahren, jetzt Verdacht auf Knocheninfarkt. Typisches Bildmuster einer Talusnekrose.
Anmerkung: Bei einer traumatischen Talusluxation sind Talusnekrosen häufig. Im optimalen Fall gehen diese Veränderungen in ein stabiles Stadium ohne flächige Ödeme über. Es persistiert eine typische serpentinenähnliche Demarkierungslinie (sog. Double-Line Sign), die die Grenzzone von hypervaskularisiertem Granulationsgewebe zum sklerotischen Knochen darstellt. Diese Veränderung ist im Sinne einer stabilen Ausheilung zeitlebens zu beobachten und sollte den Patienten nicht verunsichern. Entscheidend ist bei der Talusnekrose die kortikale Infraktion in den gewichtstragenden Anteilen mit der Gefahr der Sekundärarthrose bei Deformierung der Gelenkpartner und Gelenkkollaps.
a Koronare T 1w MRT-Sequenz. Darstellung einer signalarmen Demarkierungslinie bei regelrechter Gelenkkongruenz im oberen Sprunggelenk, typisches Bildmuster einer Talusnekrose ohne Instabilitätskriterien.
b Koronare PDw fatsat MRT-Sequenz. Girlandenförmige Signalanhebung entlang der Demarkierung, die hypervaskularisiertem Granulationsgewebe entspricht. Erhaltene Gelenksilhouette ohne kortikale Infraktion, kein flächiges Spongiosaödem.
c Sagittale T 1w fatsat MRT-Sequenz nach Kontrastmittelgabe. Kontrastmittelaufnahme entlang der hyperperfundierten Grenzzone (Pfeil), aktivierte Talonavikulararthrose (Pfeilspitze).
d CT des oberen Sprunggelenks, koronare Rekonstruktion.
e CT des oberen Sprunggelenks, sagittale Rekonstruktion, korrespondierend zu **d**. Korrelierend mit dem MRT-Befund flächige Spongiosasklerose an der Talusrolle mit nachvollziehbarer Demarkationslinie auch am Taluskopf (Pfeile), Arthrose im Talonavikulargelenk.

Differenzialdiagnose

- Taluskantenläsion
- Osteochondrosis dissecans
- aktivierte Arthrose
- transientes Knochenmarködemsyndrom

Therapie

Konservativ

- In der Frühphase Entlastung
- nicht steroidale Antirheumatika
- Prostaglandinanaloga
- hyperbare Sauerstofftherapie

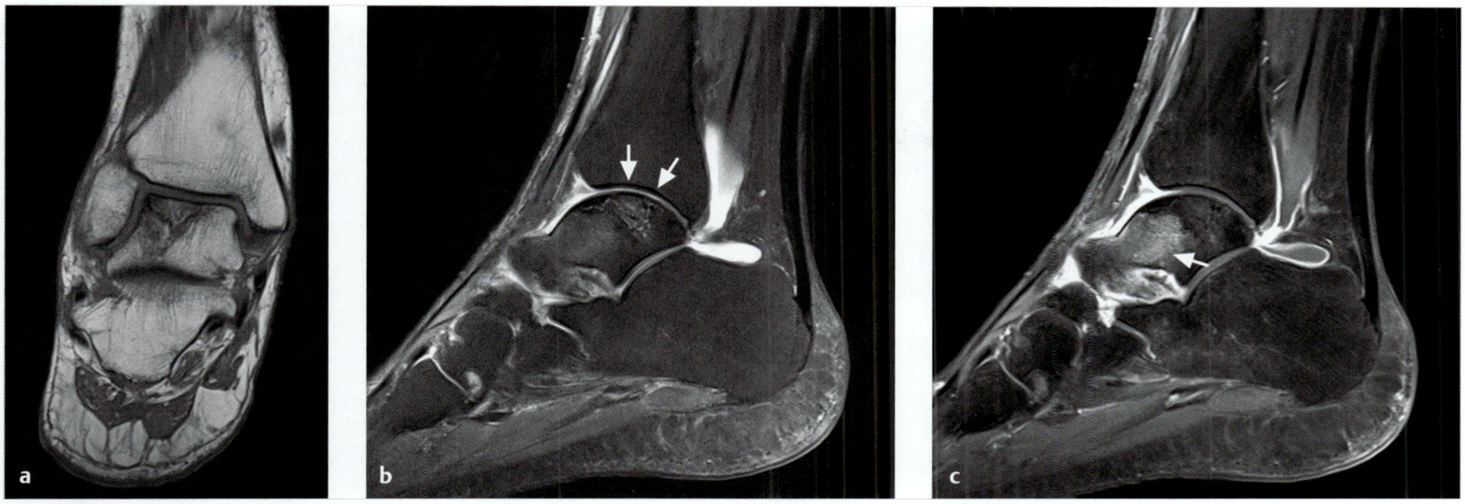

Abb. 3.202 Talusnekrose. 54-jährige Patientin mit Frage nach Sprunggelenkarthritis, idiopathische Talusnekrose.

a Koronare T 1w MRT-Sequenz. Girlandenförmige Demarkierung einer keilartigen Perfusionsstörung in der Talusrolle, ohne Nachweis einer kortikalen Infraktion oder gestörten Gelenkkongruenz.

b Sagittale PDw fatsat MRT-Sequenz. Demarkationslinie (Double-Line Sign) der Talusnekrose mit Darstellung einer signalreichen oder angrenzend signalarmen Linie (Erklärung s. ► Abb. 3.201). Flaues Ödem im restlichen Taluskopf sowie deutliche Ergussbildung, hochgradig ausgedünnte Knorpeldecke (Pfeile).

c Sagittale T 1w fatsat MRT-Sequenz nach Kontrastmittelgabe. Nach Kontrastmittelgabe scharf demarkierter Perfusionsdefekt in der Talusrolle mit Hyperämie im angrenzenden Abschnitt (Pfeil), deutliche Synovialitis im oberen und unteren Sprunggelenk.

Operativ

- *Nekrosephase:* Nekrosektomie, Débridement, Auffüttern mit Knochenmaterial, Remodellierung der Gelenkfläche
- *Arthrosephase:* Arthrodese

Prognose/Komplikationen

Mögliche Komplikationen sind eine Frühharthrose, bei Sinterung der Gelenkfläche eine Arthrose, eine chronische Synovialitis, ein Erguss und ein Schmerzsyndrom.

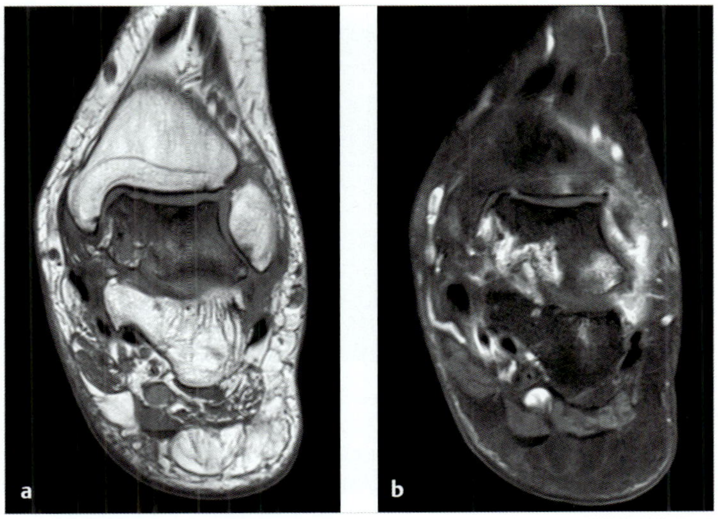

Abb. 3.203 Talusnekrose. 66-jährige Patientin mit Pes-planovalgus-Fehlstellung, röntgenologisch Verdacht auf Arthrose des oberen Sprunggelenks. Fortgeschrittene Talusnekrose mit Infraktion.

a Koronare T 1w MRT-Sequenz. Typischer Befund einer fortgeschrittenen Talusnekrose, aufgehobenes Fettmarksignal mit kortikaler Infraktion und Höhenminderung der Talusrolle.

b Koronare T 1w fatsat MRT-Sequenz nach Kontrastmittelgabe. Nach Kontrastmittelgabe Demarkierung des nekrotischen Areals mit intensiver girlandenförmiger Kontrastmittelanreicherung im Randbereich.

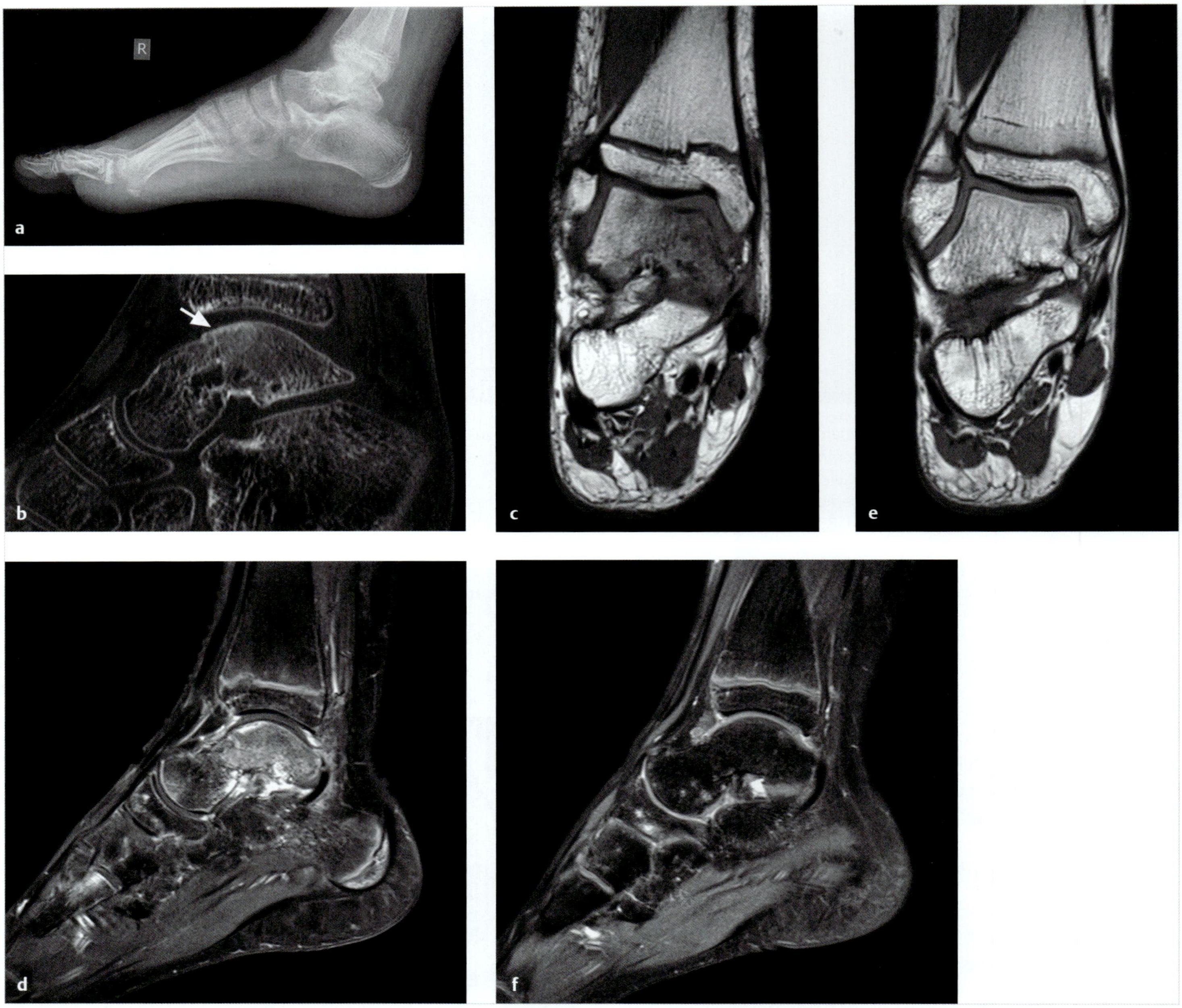

Abb. 3.204 Talusnekrose: Differenzialdiagnose Perfusionsstörung. Elfjähriges Mädchen mit Zustand nach Talushalsfraktur Typ Hawkins I, Perfusionsstörung des Talus mit Ausheilung als Abgrenzung zur Talusnekrose.

Anmerkung: Beispiel für eine Perfusionsstörung mit vollständiger Ausheilung. Als Abgrenzung gilt: Eine Talusnekrose heilt nie aus, sondern bleibt mit einer girlandenförmigen Demarkierung zeitlebens bestehen. Eine Ausheilung schließt die Talusnekrose aus.

a Röntgenaufnahme des Fußes seitlich. Darstellung der Talushalsfraktur.

b CT des oberen Sprunggelenks, sagittale Rekonstruktion, 4 Wochen nach Fraktur. Überwiegende Konsolidierung der Fraktur, flächige Spongiosasklerose der Talusrolle mit einer Zone vermehrter subkortikaler Sklerosierung anterior (Pfeil). Verdacht auf beginnende Osteonekrose.

c Koronare T 1w MRT-Sequenz 4 Wochen nach Fraktur, gleicher Untersuchungszeitpunkt wie **b**. Vermindertes Fettmarksignal bei flächigem Ödem in der medialen Talusrolle, leichte kortikale Höhenminderung an der medialen Talusschulter.

d Sagittale T 1w fatsat MRT-Sequenz nach Kontrastmittelgabe, gleicher Untersuchungszeitpunkt wie **b**. Perfusionsstörung der Talusrolle ohne Nachweis eines umschriebenen Perfusionsdefekts, subkortikale Infraktion an der anterioren Talusrolle korrelierend mit dem CT.

e Koronare T 1w MRT-Sequenz, Kontrolle ein Jahr nach Trauma. Vollständige Konsolidierung der Perfusionsstörung sowie der subkortikalen Infraktion.

f Sagittale PDw fatsat MRT-Sequenz ein Jahr nach Trauma, gleicher Untersuchungszeitpunkt wie **e**. Kein Nachweis von Knorpeldefekten, regelrechte Gelenkkongruenz. Die punktförmigen Signalanhebungen im Knochenmark entsprechen einem hämatopoetischen Knochenmarksignal.

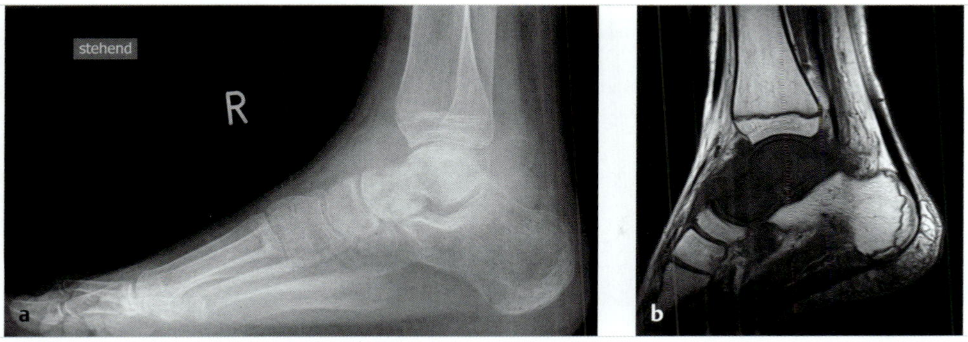

Abb. 3.205 Talusnekrose: Differenzialdiagnose Tumor. 14-jähriger Junge mit Schmerzen im oberen Sprunggelenk, Verdacht auf Talusnekrose. *Anmerkung*: Röntgenologisch unklare Sklerosierungen sollten immer eine weiterführende Schnittbilddiagnostik nach sich ziehen, bei Kindern und Jugendlichen aufgrund der Strahlenbelastung primär mittels MRT.

a Röntgenaufnahme des Fußes seitlich. Deutliche inhomogene Sklerosierung des Talus mit angrenzender Weichteilschwellung, aufgrund der Weichteilschwellung und des ausgedehnten Befunds nicht typisch für eine primäre Perfusionsstörung des Talus.

b Sagittale T 1w MRT-Sequenz. Der homogene und vollständige Verlust des Fettmarksignals, die fehlende Abgrenzbarkeit der Kortikalis und der extraossäre Weichteilanteil schließen eine Talusnekrose aus und sind typische Bildkriterien für einen malignen Tumor, in diesem Fall ein Ewing-Sarkom.

Nekrose des Os naviculare

Definition

Die Nekrose des Os naviculare ist eine in der Kindheit auftretende Ossifikationsstörung ohne destruktive Prognose (Ischämie des Os naviculare, Morbus Köhler I).

Symptome

- Belastungsabhängige Schmerzen im Talonavikulargelenk und im Mittelfuß
- Schwellung
- Druckschmerz

Prädisponierende Faktoren

- Spontan bei Kindern im ersten Lebensjahrzehnt (Alter: 3–10 Jahre, überwiegend Jungen)
- posttraumatisch in jedem Alter

Anatomie/Pathologie

Insbesondere im zentralen Abschnitt ist die Durchblutung relativ schlecht. Abzugrenzen sind bei Kindern vorübergehende Verdichtungen oder Entwicklungsvarianten des Os naviculare.

Bildgebung

Ultraschall

Im Ultraschallbild ist im Seitvergleich eine unregelmäßige Konfiguration der Oberfläche des Knochenkerns mit verbreitertem, echofreiem hyalinem Knorpelmantel zu erkennen.

Röntgen

Im Röntgenbild zeigen sich eine Verdichtung und eine scheinbare Auflösung des Knochenkerns des Kahnbeins. Gegebenenfalls wird ein seitliches Röntgenbild aufgenommen, das ein verdichtetes Os naviculare ohne erkennbare Grenzlamelle, Formveränderungen und Fragmentation erkennen lässt.

Magnetresonanztomografie

Antworten im Befund

- Anatomische Darstellung
- Formstörung
- Ausmaß des Ödems und der Durchblutungsstörung
- reversibel bzw. irreversibel
- Alignement im Mittelfuß
- Chopart-Gelenklinie

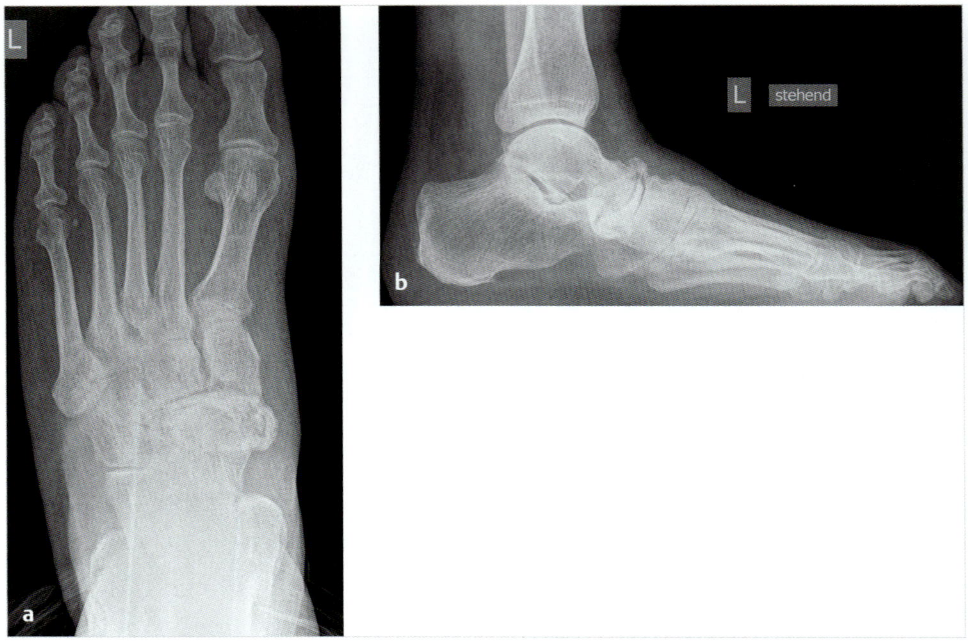

Abb. 3.206 Osteonekrose des Os naviculare. Die Röntgenaufnahmen zeigen das flachgedrückte Os naviculare mit verdichteter Knochenstruktur.
a Röntgenaufnahme d.-p.
b Röntgenaufnahme seitlich.

Untersuchungstechnik

Die Kontrastmittelgabe wäre anzustreben zur Beurteilung der Perfusion.

- *Standarduntersuchung:* hochauflösende Mehrkanalspule
- *Sequenztechnik:*
  - PDw fatsat koronar und sagittal
  - T 1w koronar
  - T 2w axial
  - T 1w fatsat schräg axial (Sehnenkippung) und sagittal nach i. v. Kontrastmittelgabe

Befunde

- Im Frühstadium flächiges Knochenmarködem
- Ergussbildung in den angrenzenden Gelenken
- insbesondere am Fußrücken subkutane Weichteilödeme
- signalarme subchondrale Zone in sämtlichen Pulssequenzen
- größere Nekroseareale signalfrei ohne Fettmark im Wasserbild und in der T 1w Aufnahme
- Formstörung
- Sinterung
- Fragmentation

Empfehlung zur Bildgebung

Methoden der Wahl: Röntgen; MRT zur Beurteilung von Ausdehnung und Stadium, zur Verlaufskontrolle und zur Beurteilung der Knorpel-Gelenk-Fläche.

Bildbeispiel

Im Röntgenbild stellt sich eine Nekrose des Os naviculare wie in ▶ Abb. 3.206 gezeigt dar.

Differenzialdiagnose

- Als Anlagevariante 2- oder mehrteiliges Os naviculare
- alte Frakturen
- abnorm große akzessorische Knochen
- transientes Knochenmarködemsyndrom
- aktivierte Arthrose
- rheumatoide Arthritis
- aktivierte Koalition
- Osteomyelitis
- Stressfraktur

Therapie

- *Initial:* mehrwöchige Entlastung
- *bei Arthrose:* Arthrodese

Prognose/Komplikationen

Mögliche Komplikationen sind Fragmentation, Subluxation und Arthrose. Trotz Revaskularisation kann es zu Formveränderungen am Os naviculare kommen, die ein Arthroserisiko darstellen.

Kalkaneusapophysitis

Definition

Unter einer Kalkaneusapophysitis versteht man eine entzündungsähnliche Reizung der Apophyse am Fersenbein; sie wird auch „Morbus Sever" genannt.

Symptome

- Unter Belastung sich verschlimmernde Fersenschmerzen an der Apophyse
- überwiegend Jugendliche betroffen, bevorzugt Jungen

Prädisponierende Faktoren

- Übergewicht
- Ausdauersportler
- Wachstumsschub mit relativer Verkürzung der Muskelschlinge aus Achillessehne und Plantarfaszie mit Druck auf den Tuber calcanei
- bei sportlich aktiven Jungen im Alter zwischen 8–10 Jahren, Druck der Schlinge aus Wadenmuskulatur und Plantarfaszie auf den Apophysenkern
- bei Hohlfuß und geringer Flexibilität des Rückfußes und der Fußwurzel akzentuiert
- insbesondere Gefährdung von Fußballspielern mit hoher Trainingsintensität während des Wachstumsschubs

Anatomie/Pathologie

Als Auslöser wird eine vermehrte Traktion der noch nicht verknöcherten Kalkaneusapophyse durch den M. gastrocnemius bzw. den M. soleus und Plantaraponeurose diskutiert. Ebenfalls in der Diskussion ist eine Entstehung im Rahmen einer Überbeanspruchung mit repetitiven Mikrotraumen. Es kommt zu einer entzündungsähnlichen Reizung ohne Knochennekrose. Die Veränderung ist üblicherweise selbstlimitierend.

Bildgebung

Ultraschall

Im posterioren Längsschnitt werden die Achillessehne und die Ferse vom dorsalen bis zum plantaren Aspekt dargestellt. Typischerweise findet sich eine gezackte Form des Apophysenkerns. Pathognomonische sonografische Befunde weist dieses Krankheitsbild jedoch nicht auf, sodass die Sonografie lediglich der Ausschlussdiagnostik seltener anderer Veränderungen dient, z. B. einer subachillären Bursitis.

Röntgen

Die Röntgenaufnahme zeigt in der Regel kein strukturelles Korrelat. Sklerosierungen und Verdichtung der Apophyse, später auch Fragmentation, können dargestellt werden. Ab ca. dem 5. Lebensjahr ist die Apophyse röntgenologisch abgrenzbar, Verknöcherungen ab ca. dem 12. Lebensjahr.

Magnetresonanztomografie

Antworten im Befund

- Ausschluss anderer Ursachen
- Ausmaß der Ödembildung
- fibroossärer Übergang an der Achillessehne
- Qualität der Achillessehne
- bei jungen Leistungssportlern initiale Binnendegenerationen

Untersuchungstechnik

- *Standarduntersuchung:* Bauchlage, hochauflösende Mehrkanalspule
- *Sequenztechnik:*
  - Kontrastmittelgabe nicht nötig
  - T1w und STIR sagittal
  - PDw fatsat koronar
  - T2w axial

Befunde

- Knochenmarködem an der Apophyse (kann mitunter nur sehr flau sein)
- manchmal Flüssigkeitseinlagerung zwischen Kalkaneus und Apophyse
- leichte Ödematisierung des angrenzenden Weichgewebes, um die Achillessehne und um die Apophyse

Empfehlung zur Bildgebung

Die Diagnose wird klinisch gestellt; die bildgebende Diagnostik dient dem Ausschluss anderer Ursachen.

Bildbeispiele

Einige Fälle mit Kalkaneusapophysitis sind in ► Abb. 3.207, ► Abb. 3.208, ► Abb. 3.209 und ► Abb. 3.210 dargestellt.

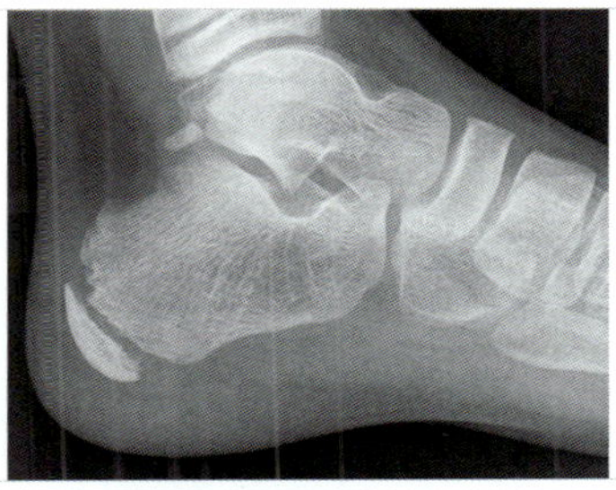

Abb. 3.207 Kalkaneusapophysitis. Röntgenaufnahme des Fersenbeins seitlich. Der Knochenkarren ist in seiner Struktur verdichtet, es sind keine Fragmentationslinien erkennbar.

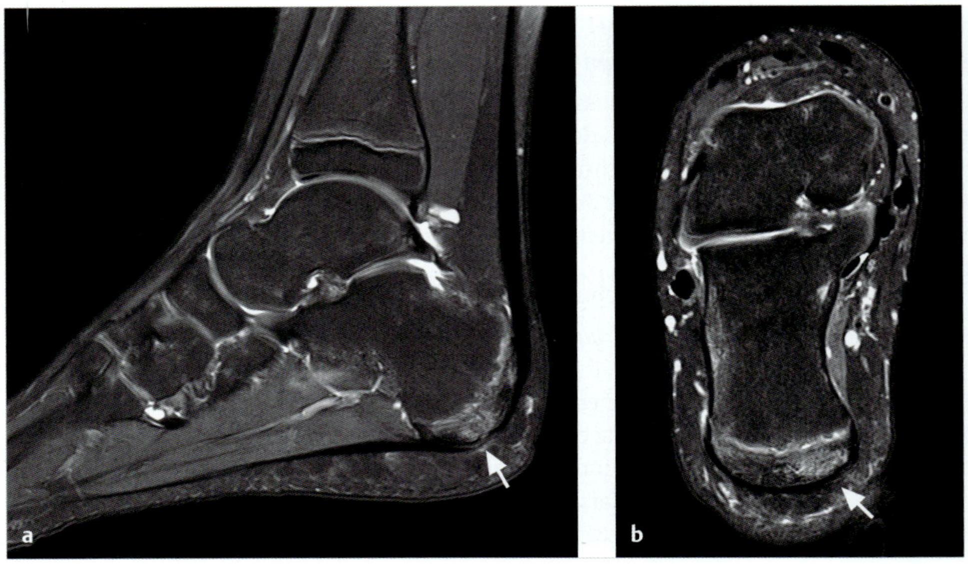

Abb. 3.208 Kalkaneusapophysitis. Elfjähriger Junge mit Belastungsschmerzen medial betont, kein Trauma.

a Sagittale PDw fatsat MRT-Sequenz. Ödembildung in der noch nicht ossifizierten Apophyse des Kalkaneus (Pfeil).

b Schräg axiale PDw fatsat MRT-Sequenz. Medialseitiges Spongiosaödem in der Kalkaneusapophyse (Pfeil).

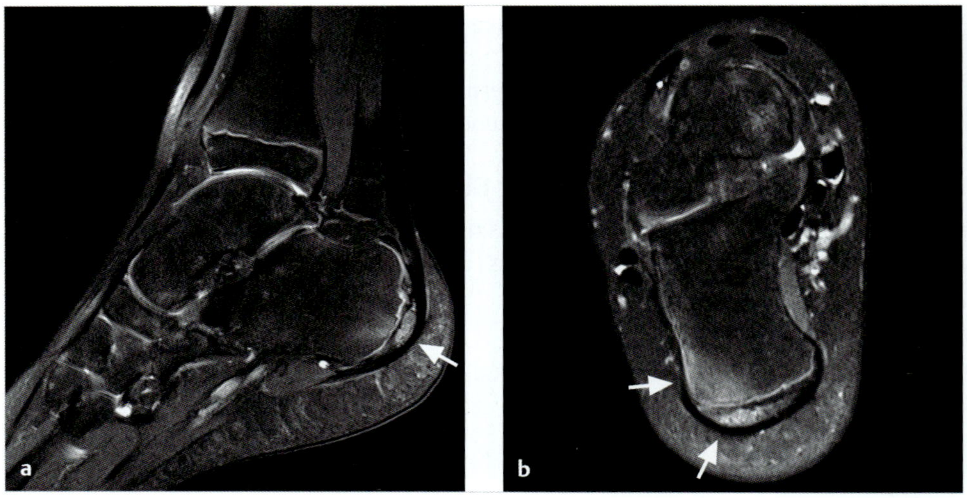

Abb. 3.209 Kalkaneusapophysitis. Zehnjähriger Junge mit seit 2 Monaten progredienten Schmerzen an der Ferse.

a Sagittale PDw fatsat MRT-Sequenz. Ödematisierte Kalkaneusapophyse in den lateralseitigen Abschnitten mit angrenzendem Knochenmarködem im Tuber calcanei (Pfeil).

b Axiale PDw fatsat MRT-Sequenz. Darstellung der ödematisierten Kalkaneusapophyse (Pfeile) ohne Nachweis einer Fragmentation oder eines pathologisch erweiterten Apophysenspalts.

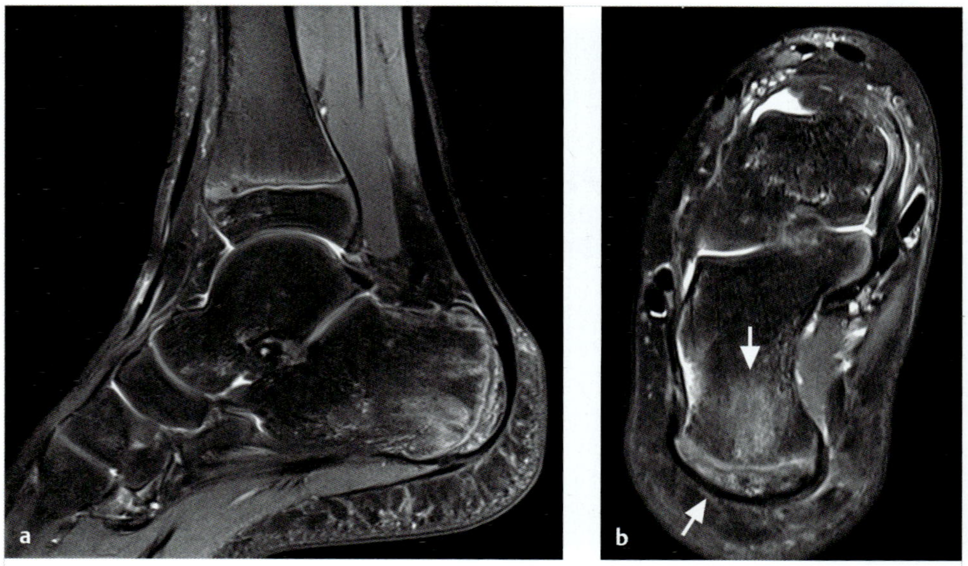

Abb. 3.210 Kalkaneusapophysitis. Zwölfjähriger Junge mit vermehrter Belastung der Ferse (professioneller Tanzsport), aktivierte Apophyse, in diesem Bereich kaum Beschwerden; die Untersuchung erfolgte wegen einer anderen Fragestellung.

a Sagittale PDw fatsat MRT-Sequenz. Als Variante zur akuten Apophysitis Zeichen der chronischen Überlastung. Hier beschränkt sich das Ödem nicht auf die Apophyse, sondern greift weit auf den Tuber calcanei über.

b Schräg axiale PDw fatsat MRT-Sequenz. Flächiges Spongiosaödem im Kalkaneus in der Apophyse und im Tuber calcanei (Pfeile), Ausschluss einer Fragmentation oder Stressfraktur. Die vermehrte Belastung mit repetitiven Mikrotraumen bei intensiv ausgeführten Sportarten (z. B. Fußball, Stepptanz usw.) kann zur Apophysitis calcanei führen.

Differenzialdiagnose

- Wachstumsschmerzen
- knöcherne Stressreaktion bzw. Stressfraktur am Kalkaneus
- symptomatische Knochenzyste
- Bursitis
- Reiter-Syndrom

Therapie

- Entlastung, Belastungsreduktion
- ggf. Schmerzmittel
- Orthese mit Fersenerhöhung

Prognose/Komplikationen

Die Erkrankung ist selbstlimitierend und heilt in aller Regel innerhalb von einigen Wochen vollständig aus. Bei ca. 30 % der Patienten kann ein Rezidiv auftreten.

Koalition

Definition

Bei einer tarsalen Koalition (Coalitio) handelt es sich um eine angeborene feste Verbindung zweier Tarsalia ohne Ausbildung eines Gelenks.

> **Merke** M!
>
> Eigentlich liegt bei der Koalition keine Fusion, sondern eine fehlende Segmentation einer gemeinsamen knorpeligen Anlage vor.

Symptome

- Rigider Rückfuß in Valgusstellung
- Bewegungseinschränkung vor allem subtalar
- Schmerzen während oder nach Belastung, Rückfußschmerzen
- in der Hälfte der Fälle bilateral
- Beschwerden in der Adoleszenz bzw. im jungen Erwachsenenalter
- Beschwerdebeginn häufig nach Trauma

Prädisponierende Faktoren

Diskutiert wird eine autosomal-dominante Veranlagung mit variabler Penetranz. Oft werden Koalitionen infolge von Traumen aktiviert.

Anatomie/Pathologie

Ursächlich sind eine fehlende mesenchymale Segmentation und weitere Differenzierung. Klassifiziert wird auf der Basis der Verbindung in folgende Formen:

- knöcherne (synostotische) Koalition
- fibröse (syndesmotische) Koalition
- kartilaginäre (synchondrotische) Koalition

Die Inzidenz liegt bei ca. 1–2 %, wahrscheinlich höher, da nur die symptomatischen Fälle Beachtung finden (bei Sektionsstudien: Inzidenz bis zu 13 %). In 25–50 % der Fälle ist die Koalition bilateral, wobei nicht beide Seiten klinisch auffällig sein müssen. Am häufigsten sind die talokalkaneare und die kalkaneonavikulare Koalition, seltener sind die talonavikulare, die kalkaneokuboidale und die navikulokuneiforme Koalition. Ausgedehntere knöcherne Fusionen des Rückfußes sind selten, häufig vergesellschaftet mit kongenitalen Syndromen.

Bei der talokalkanearen Koalition werden folgende Formen unterschieden:

- *intraartikulär*: hintere subtalare Kammer posteromedial
- *extraartikulär, subtalare Koalition:* posteriorer Rand des Sustentaculum tali und des posteromedialen Talus posterior der medialen intakten Facette des unteren Sprunggelenks (dabei ist es wichtig, den Tarsaltunnel zu beachten, da knöcherne Protuberanzen oder Ganglionzysten eine nervale Kompression auslösen können)

Mögliche Folge ist eine vermehrte Belastung für die Anschlussgelenke und den Bandapparat des Sprunggelenks mit erhöhter Verletzungsanfälligkeit.

Bildgebung

Ultraschall

Zur Diagnosestellung ist der Einsatz der Sonografie nicht sinnvoll. Sekundärveränderungen wie eine echoarme Raumforderung am Talushals, Osteophyten intraartikulär oder eine sekundäre Gelenkinstabilität sind teilweise im Ultraschallbild nachweisbar.

Röntgen

Es gibt direkte und indirekte Zeichen im Röntgenbild:

- *direkte Zeichen:* knöcherne durchgehende Kontinuität mit fehlendem Gelenkspalt
- *indirekte Zeichen:* irregulärer und verschmälerter Gelenkspalt

Bei indirekten Röntgenzeichen sollte man bei entsprechender Klinik weitere Schritte zum Ausschluss einer Koalition vornehmen. Die einzelnen Zeichen für sich genommen sind jedoch nicht hoch spezifisch. Bei der fibrösen Koalition können die Röntgenzeichen fehlen.

Auffällige Röntgenbefunde im seitlichen Röntgenbild:

- dorsaler Talusschnabel, Papageienschnabel (Talar Beak oder Parrot Beak Osteophyt) bei talokalkanearer und, seltener, bei kalkaneonavikularer Koalition; aufgrund der Rigidität des Rückfußes vermehrte Belastung mit kompensatorischer Hypermobilität auf das Talonavikulargelenk mit Ausbildung eines großen dorsalen Osteophyten (Traktionsosteophyt an der talaren dorsalen Insertion des Kapsel-Band-Apparats, mitunter schwierige Abgrenzung zum arthrotischen Osteophyten, der üblicherweise etwas weniger prominent ist und auch am Navikulare Osteophyten zeigt)
- talokrurales Kugelgelenk (Ball and Socket)
- Processus lateralis tali verbreitert und abgeflacht
- verschmälerter subtalarer Gelenkspalt oder fehlende Abgrenzbarkeit der medialen Facette des unteren Sprunggelenks (Absent Middle Facet Sign) bei talokalkanearer Koalition im streng seitlich eingestellten Röntgenbild

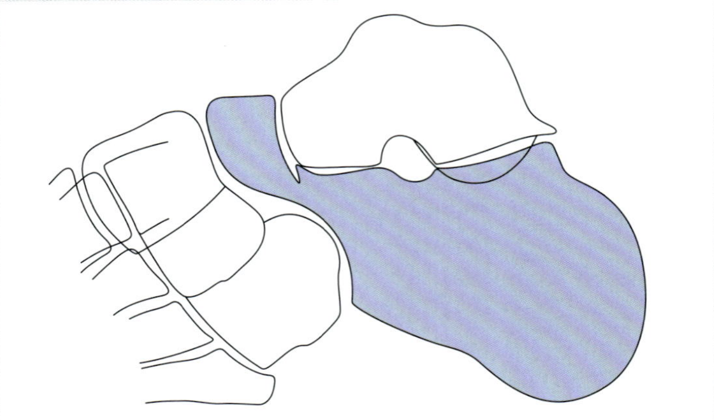

Abb. 3.211 Koalition. Angeborene knöcherne Koalition: Coalitio calcaneonavicularis. Diese Koalition ist bereits auf Röntgenschrägaufnahmen zu erkennen. Beachte die Hypoplasie des Caput tali und die Verformung (Verschmälerung, Ausziehung) des vorderen oberen Kalkaneusanteils zur sog. Ameisenbärschnauze. Bei fibröser oder knorpeliger Koalition zeigt sich im CT ein irregulärer, verschmälerter Gelenkspalt mit begleitender Spongiosasklerose (axiale Schnittführung in der langen Kalkaneusachse oder in der sagittalen Schnittebene). (Dihlmann W, Stäbler A. Gelenke – Wirbelverbindungen. 4. Aufl. Stuttgart: Thieme; 2010)

- sog. C-Zeichen (C-Sign; C-förmige Knochenkontur von der hinteren Talusrolle bis zum Sustentaculum tali durch die durchgehende knöcherne Verbindung von Talus und Sustentaculum tali, auch vorhanden beim Pes planovalgus)
- bei talokalkanearer Koalition Irregularitäten des Sustentaculum tali (Drunken Waiter Sign [Kellner mit schrägem Tablett]), Abwärtsneigung des Sustentaculum tali
- bei kalkaneonavikularer knöcherner Koalition durchgehende Knochenbrücke (Bony Bar Sign) zwischen Processus anterior calcanei und Os naviculare
- elongierter Processus anterior calcanei (Anteater Sign), in seitlicher und schräger Projektion kein spitz zulaufender Processus anterior calcanei, sondern aufgetriebenes und verdicktes Erscheinungsbild ähnlich der Schnauze eines Ameisenbärs (▶ Abb. 3.211)
- korrespondierend verdickter posterolateraler Abschnitt des Os naviculare (Reverse Anteater Sign), am besten zu sehen in der Schrägaufnahme

Computertomografie

Empfehlenswert ist eine Submillimeterschichtung mit multiplanarer Reformation. Das CT zeigt hervorragend die knöcherne Koalition mit der vollständigen knöchernen Verbindung der Gelenkpartner. Schwierig ist die Diagnose bei einer fibrösen Koalition; dabei können subkortikale bzw. subchondrale Irregularitäten an den Gelenkflächen mit verschmälertem Gelenkspalt weiterhelfen sowie eine vermehrte Sklerosierung und subchondrale zystische Veränderungen ähnlich wie bei Gelenkdegenerationen (▶ Abb. 3.212; zur Differenzialdiagnose: Koalition meist bei jüngeren Patienten). Alternativ kann eine DVT mit Belastung durchgeführt werden.

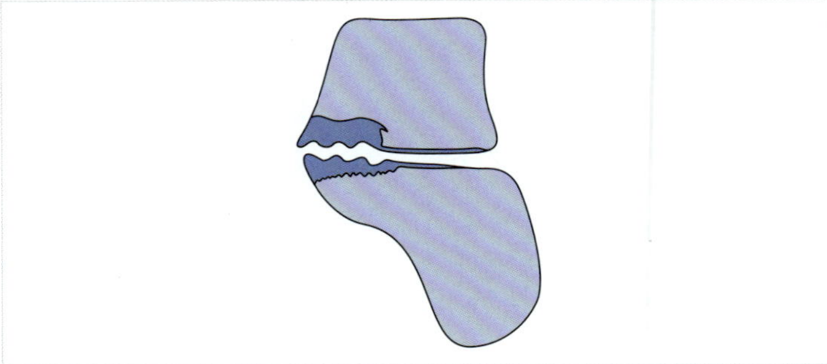

Abb. 3.212 Koalition. Fibröse Koalition im CT. Die unregelmäßigen, wie erodiert erscheinenden Konturen im Bereich der mittleren talokalkanearen Gelenkflächen und die angrenzende Spongiosasklerose sind im CT höchst suspekt auf eine nicht knöcherne Koalition, treten dabei aber nicht obligat auf. (Dihlmann W, Stäbler A. Gelenke – Wirbelverbindungen. 4. Aufl. Stuttgart: Thieme; 2010)

Magnetresonanztomografie

Meist wird eine MRT bei unklaren Rückfußbeschwerden zum Ausschluss mehrerer Differenzialdiagnosen durchgeführt.

Merke

M!

Die Koalition der medialen Facette des unteren Sprunggelenks ist im Röntgenbild nur sehr schwer erkennbar; deshalb ist die MRT insbesondere für die Diagnostik der fibrösen Koalition sehr wichtig.

Antworten im Befund

- Genaue Angabe der anatomischen Lage
- Beurteilung des Ausmaßes der Koalition
- Abschätzung der noch erhaltenen Gelenkfläche in Prozent (mehr oder weniger als 50 %)
- Ausmaß der Aktivierung
- Differenzierung einer fibrösen bzw. knöchernen Koalition
- Beurteilung der Anschlussgelenke
- initiale Degeneration
- Knorpelqualität

Spezielle Aspekte der postoperativen MRT nach Resektion einer Koalition:

- neu aufgetretene Knochenödeme
- Veränderung der Gelenkflächen in Richtung Arthrose
- Reizzustand des in die resezierte Koalition interponierten Gewebes

Untersuchungstechnik

Eine Kontrastmittelgabe ist nicht nötig; das Ausmaß der Aktivierung der Koalition wird mittels fettunterdrückter Sequenzen untersucht.

- *Standarduntersuchung:* hochauflösende Mehrkanalspule
- *Sequenztechnik:*
  - PDw fatsat koronar und sagittal
  - T 1w koronar
  - T 2w axial

Befunde

- *Knöcherne Koalition:*
  - in den unterschiedlichen Bildachsen meist gut erkennbar (talokalkanear: koronar und sagittal, kalkaneonavikular: axial und koronar zum Mittelfuß)
  - durchgehendes Knochenmarksignal, sicher zu diagnostizieren
- *fibröse Koalition:*
  - Gelenkspaltverschmälerung
  - irreguläre Knochenränder
  - minderwertige Knorpeldecke mit irregulärer Subchondralregion
  - unterschiedlich ausgeprägtes Spongiosaödem entlang der Ränder entsprechend der mechanischen Belastung
  - in T1w Sequenzen signalarm, in fettunterdrückten T2w Sequenzen signalarm (bei fehlender Aktivierung)
- *kartilaginäre Koalition:*
  - in T1w Sequenzen intermediäres Signal, in fettunterdrückten T2w Sequenzen intermediär bis signalreich (wie Flüssigkeit)
  - mitunter schmale, hypoplastisch imponierende Gelenkfacette
  - Unterscheidung von der fibrösen Koalition mitunter schwierig

Das MRT zeigt sehr gut die aktivierte Komponente der fibrösen Koalition mit knöchernem Aktivierungsödem und Ödematisierung der angrenzenden Weichteile sowie die Überlastungszeichen der angrenzenden Gelenke bei einer knöchernen Koalition.

Begleitbefunde:

- initiale Degeneration an den Anschlussgelenken
- Sehnenüberlastung (insbesondere der Peronealsehnen)
- knöcherne Reizung durch Exostosen der Koalition an Sehnenscheiden
- Deformierung des oberen Sprunggelenks (Kugeltalus)

> **Merke** M!
>
> Es sollte immer der Sinus tarsi mitbeurteilt werden (elongierte Bänder, ödematisierte Kapsel-Band-Strukturen, Flüssigkeitseinlagerungen zwischen dem Fettgewebe) als Ausdruck der gestörten Biomechanik im Rückfuß.

Empfehlung zur Bildgebung

Methode der Wahl: Röntgen. Einsatz der MRT bei unklaren Befunden und zur Beurteilung des Ausmaßes der Aktivierung sowie von Anschlusssegmenten. In unsicheren Fällen bei Verdacht auf fibröse Koalition kann eine CT/DVT durchgeführt werden.

Bildbeispiele

Verschiedene Formen der Koalition sind in ► Abb. 3.213, ► Abb. 3.214, ► Abb. 3.215, ► Abb. 3.216, ► Abb. 3.217, ► Abb. 3.218, ► Abb. 3.219, ► Abb. 3.220, ► Abb. 3.221, ► Abb. 3.222, ► Abb. 3.223 und ► Abb. 3.224 zu sehen.

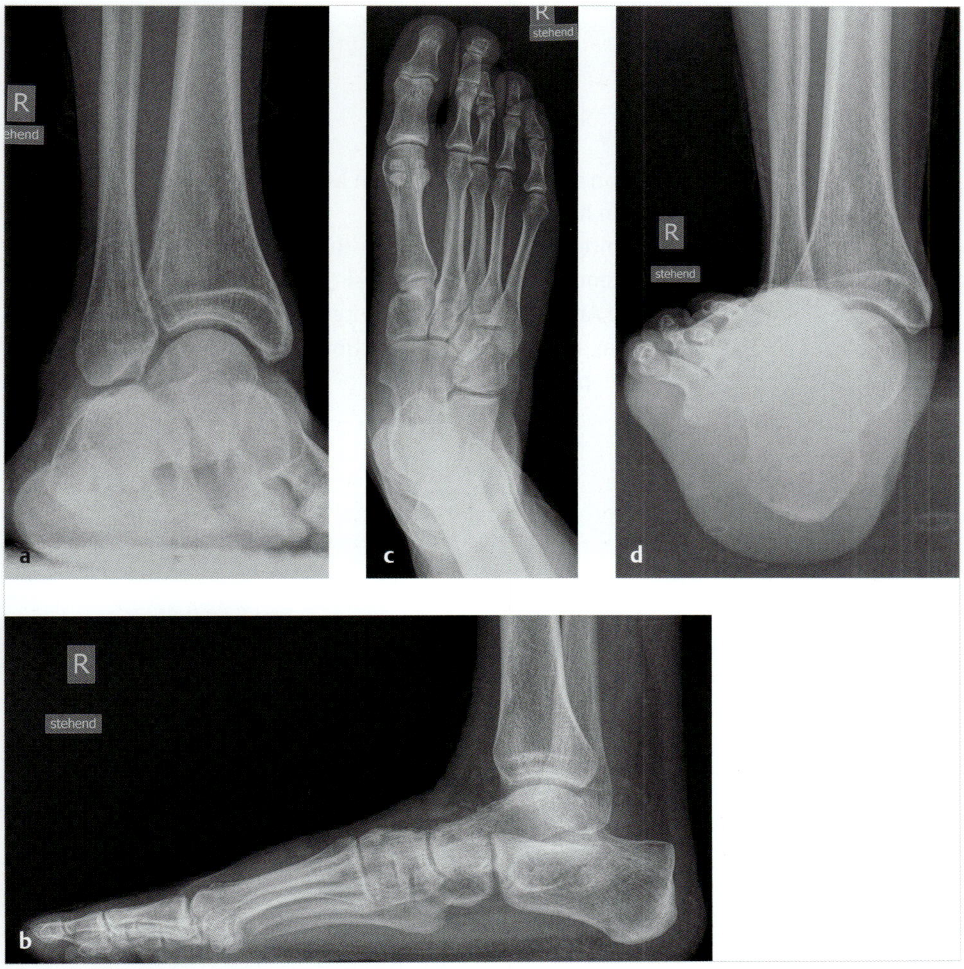

Abb. 3.213 Koalition. Coalitio talonaviculare. Durch die Knochenbrücke zwischen Talus und Os naviculare wird die Beweglichkeit im Subtalargelenk fast vollständig blockiert. Kompensatorisch werden die Bewegungen im oberen Sprunggelenk übernommen. Das kann zur Ausbildung eines Kugeltalus führen. Diese Pathologie zeigt sich in der a.-p. Aufnahme des Sprunggelenks (**a**). Viele Patienten mit Koalition weisen einen kontrakten Rückfußvalgus auf (Saltzman-Aufnahme; **d**).
a Röntgenaufnahme a.-p.
b Röntgenaufnahme lateral.
c Röntgenaufnahme d.-p.
d Röntgenaufnahme Saltzman-View.

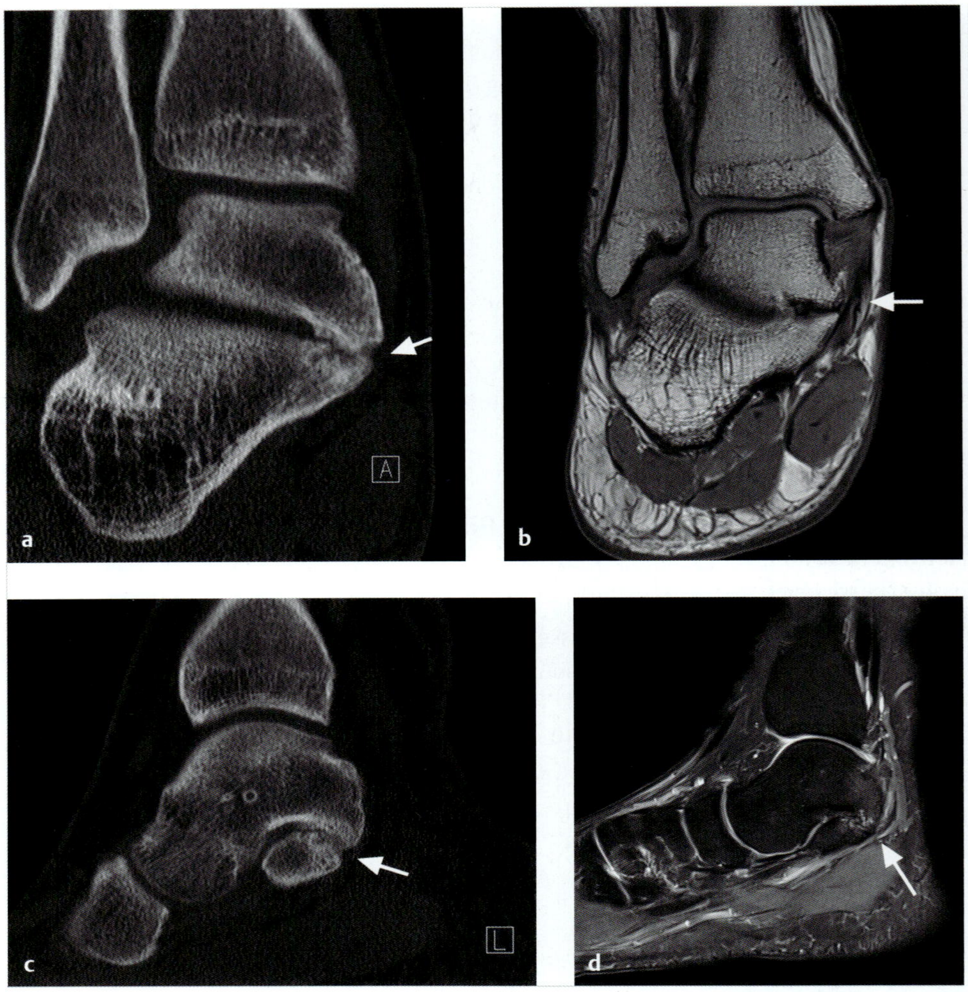

Abb. 3.214 Koalition. 18-jähriger Patient mit sekundärem Pes planovalgus links mehr als rechts, talokalkaneare Koalition.

a CT des oberen Sprunggelenks, koronare Rekonstruktion. Talokalkaneare Koalition dorsomedial der hinteren Kammer des unteren Sprunggelenks (Pfeil).

b Koronare T1w MRT-Sequenz, korrelierendes MRT-Bild zu **a**. Partiell knöcherne und fibröse Koalition (Pfeil) mit Zeichen der Aktivierung.

c CT des oberen Sprunggelenks, sagittale Rekonstruktion. Darstellung der partiellen Koalition des Subtalargelenks mit verschmälertem Gelenkspalt, irregulärer Kontur und posteriorer Knochenbrücke (Pfeil).

d Sagittale PDw fatsat MRT-Sequenz, korrelierendes zu **c**. Zeichen der knöchernen Aktivierung (Pfeil) mit Spongiosaödem entlang der partiell fibrösen Koalition. Mitabgebildet verplumpter Taluskopf und -hals.

Differenzialdiagnose

- Too-long anterior Process
- Arthrose
- Arthritis
- Taluskantenläsion bzw. Osteochondrosis dissecans
- Impingement

Therapie

Konservativ

- Orthese
- Einlagen mit dem Ziel der mechanischen Entlastung

Operativ

- Resektion mit Interposition von Muskel- oder Fettgewebe, ggf. auch von Kollagenmembranen
- gleichzeitig Rekonstruktion der Rückfußachse durch Kalkaneusosteotomie oder Sinus-tarsi-Spacer
- primäre Arthrodese nur bei weitgehend fehlendem Subtalargelenk oder sekundär nach Resektion der Koalition und Beschwerdepersistenz

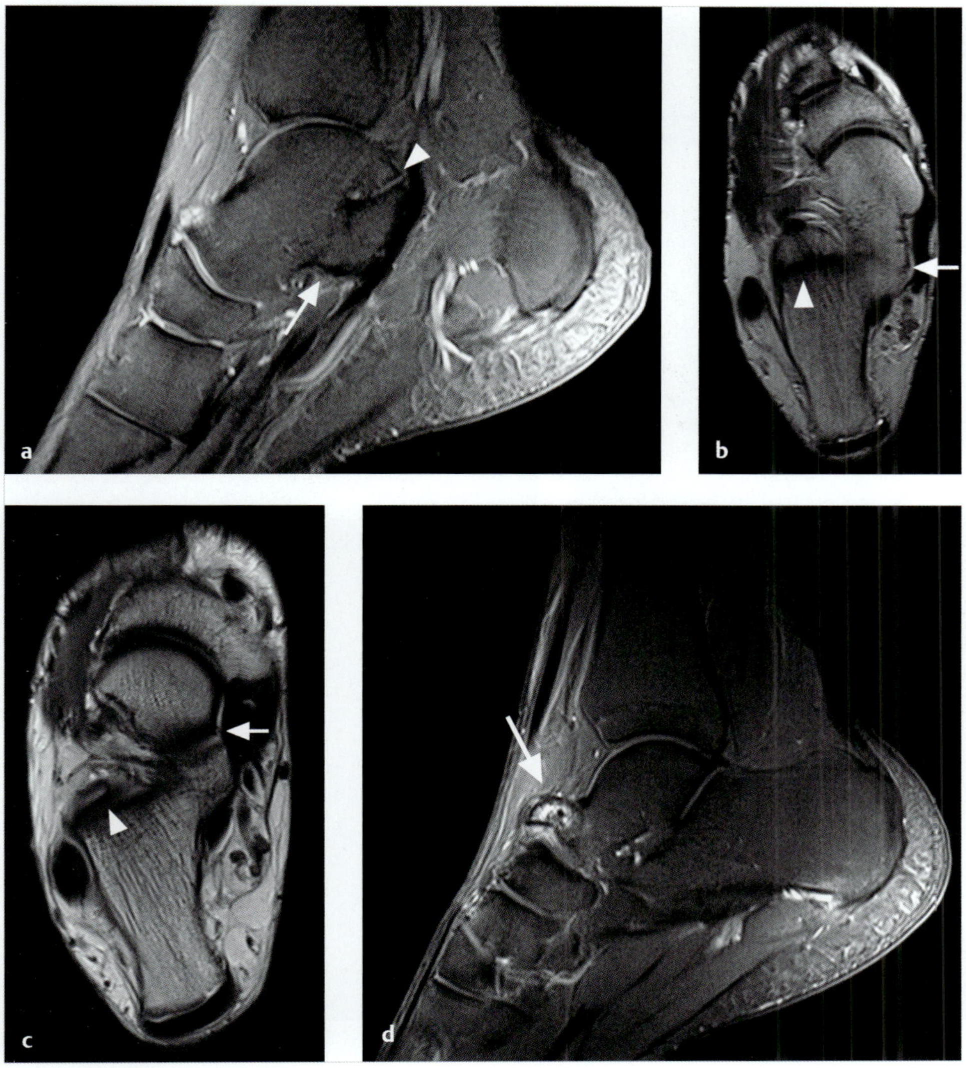

Abb. 3.215 Koalition. 35-jähriger Patient mit Schmerzen im Fersenbereich und medial seit Langem, knöcherne talokalkaneare Koalition.

- **a** Sagittale T 1w fatsat MRT-Sequenz nach Kontrastmittelgabe. Knöcherne talokalkaneare Koalition der mittleren Kammer (Pfeil) des unteren Sprunggelenks. Die subtalare Gelenkfläche ist partiell angelegt, mit kartilaginärer Auskleidung der Gelenkpartner (Pfeilspitze).
- **b** Axiale T 2w MRT-Sequenz. Darstellung der durchgängigen knöchernen Verbindung zwischen Talus und Kalkaneus (Pfeil) sowie der partiell angelegten posterioren Kammer (Pfeilspitze). Siehe im Vergleich dazu den Normalbefund eines gleichaltrigen Probanden in **c**.
- **c** Axiale T 2w MRT-Sequenz. Im Vergleich zu **b** der Normalbefund eines gleichaltrigen Probanden. Angelegte subtalare mediale Facette des unteren Sprunggelenks (Pfeil), durchgängiges Subtalargelenk (Pfeilspitze).
- **d** Sagittale T 1w fatsat MRT-Sequenz nach Kontrastmittelgabe. Aufgrund der fehlenden Beweglichkeit im Subtalargelenk vermehrte Belastung des Talonavikulargelenks. Hypertrophe Degeneration am streckseitigen Taluskopf mit papageienschnabelartigem aktiviertem Osteophyt (sog. Talar Beak oder Parrot Beak Osteophyt; Pfeil).

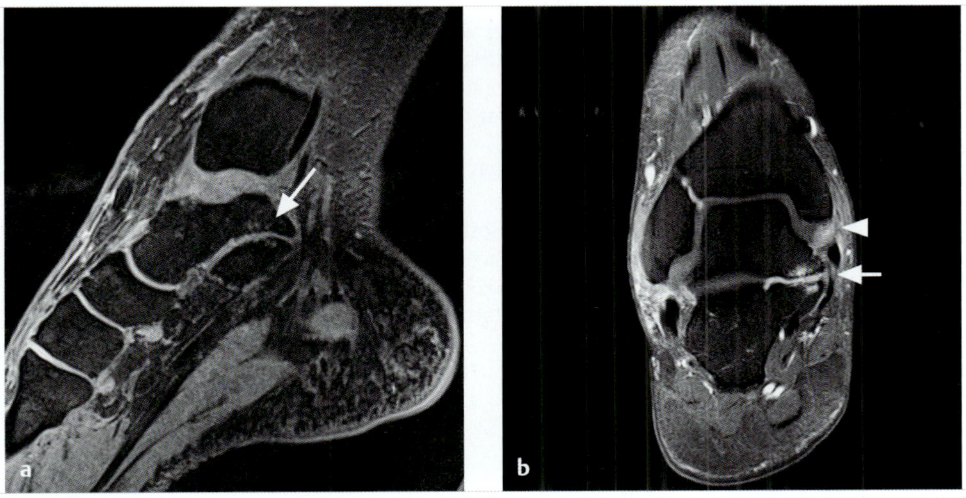

Abb. 3.216 Koalition. 43-jährige Patientin mit Zustand nach komplexem Distorsionstrauma vor 5 Monaten, persistierende Schmerzen am Innenknöchel. Aktivierte fibröse und kartilaginäre Koalition.

Anmerkung: Fibröse Koalitionen können lange klinisch unauffällig sein und werden nicht selten erst durch Distorsionstraumen aktiviert. Dabei führt das Trauma zu einer Lockerung der fibrösen Brücke. Ist es einmal zu einer Lockerung der fibrösen Brücke gekommen, erzwingen die anhaltenden Beschwerden eine operative Behandlung.

- **a** Sagittale T 2w 3-D-DESS-Sequenz. Gelenkspaltverschmälerung einer ausladenden subtalaren Gelenkfläche mit irregulärer Gelenkkontur (Pfeil) in den posterioren Abschnitten, anterior normale mediale Facette des unteren Sprunggelenks.
- **b** Koronare T 1w fatsat MRT-Sequenz nach Kontrastmittelgabe. Ausladende knöcherne Proliferation zwischen dem posteromedialen Processus tali und dem Sustentakulum, extraartikuläre, fibröse talokalkaneare Koalition mit posttraumatischer Aktivierung (Pfeil). Zusätzlich aktiviertes Narbengewebe am Deltaband (Pfeilspitze).

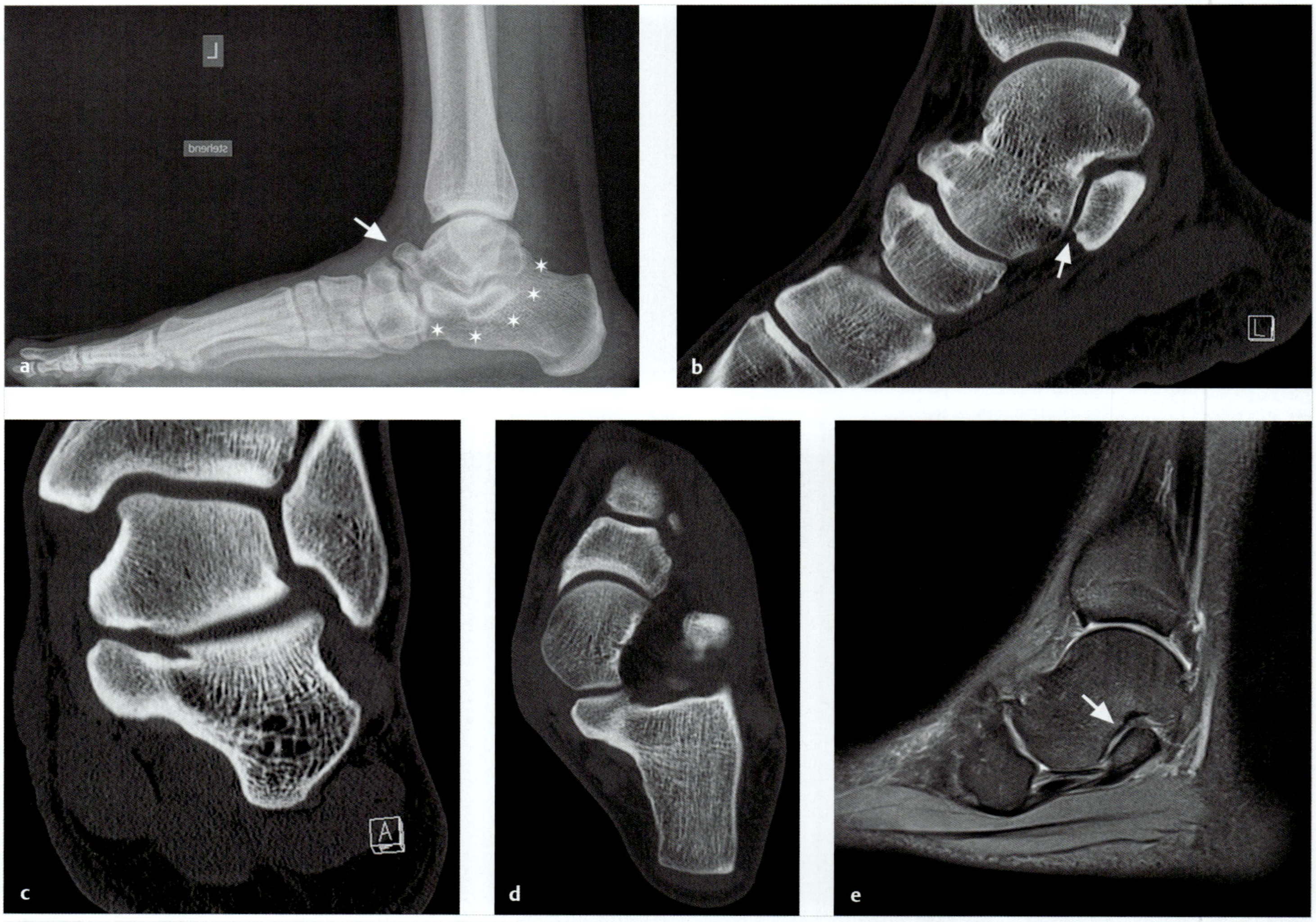

Abb. 3.217 Koalition. 17-jähriger Patient mit teilrigidem Pes planovalgus und chronischen zunehmenden Schmerzen vor allem unter Belastung. Talokalkaneare kartilaginäre Koalition der medialen Facette des unteren Sprunggelenks.

Anmerkung: Die Bilder zeigen die klassische Konfiguration bei Koalition. Aufgrund der Bewegungsstörung im Subtalargelenk während des Wachstums entwickelt sich eine Deformation im Talonavikulargelenk mit schnabelartigem Fortsatz am dorsalen Taluskopf. Seltener bilden sich auch korrespondierende Anbauten am Os naviculare. Finden sich entsprechende Veränderungen im Röntgenbild, ist stets eine Bewegungsstörung im Subtalargelenk während des Wachstums zu vermuten. Fibröse Koalitiones werden häufig nach dem pubertären Wachstumsschub symptomatisch. Das wachsende Körpergewicht führt zu einer Lockerung der fibrösen Brücke mit reaktivem Knochenödem und Schmerzen.

Anmerkung: Kartilaginäre Koalitiones sind in den bildgebenden Verfahren aufgrund eines nachvollziehbaren Gelenkspalts mit angelegter Knorpeldecke schwierig zu diagnostizieren. Hilfreich sind indirekte Hinweise mit Sekundärveränderungen und der klinische Befund. Letztendlich gibt es nur für die knöcherne und fibröse Koalition typische Bildkriterien.

a Röntgenaufnahme seitlich. Pes planovalgus, dorsaler Talusschnabel (Pfeil) sowie angedeutetes C-Zeichen (Sterne) bei erschwerter Abgrenzbarkeit der posterioren Kammer des unteren Sprunggelenks.

b CT des Sprunggelenks, sagittale Rekonstruktion. Ausladende Traktionsosteophyten des Talonavikulargelenks als Hinweis auf die vermehrte mechanische Belastung bei teilrigidem Pes planovalgus. Unauffällige Darstellung der medialen Facette des unteren Sprunggelenks und möglicher Hinweis auf eine kartilaginäre Koalition bei glatt abgrenzbaren Gelenkkonturen (Pfeil).

c CT des Sprunggelenks, koronare Rekonstruktion. Prominentes Sustentaculum tali als indirekter Hinweis auf eine talokalkaneare Koalition.

d CT des Sprunggelenks, axiale Rekonstruktion, korrespondierend zu **c**.

e Sagittale PDw fatsat MRT-Sequenz. Aktivierte Traktionsosteophyten des Talonavikulargelenks sowie kartilaginäre Koalition der medialen Kammer des unteren Sprunggelenks (Pfeil).

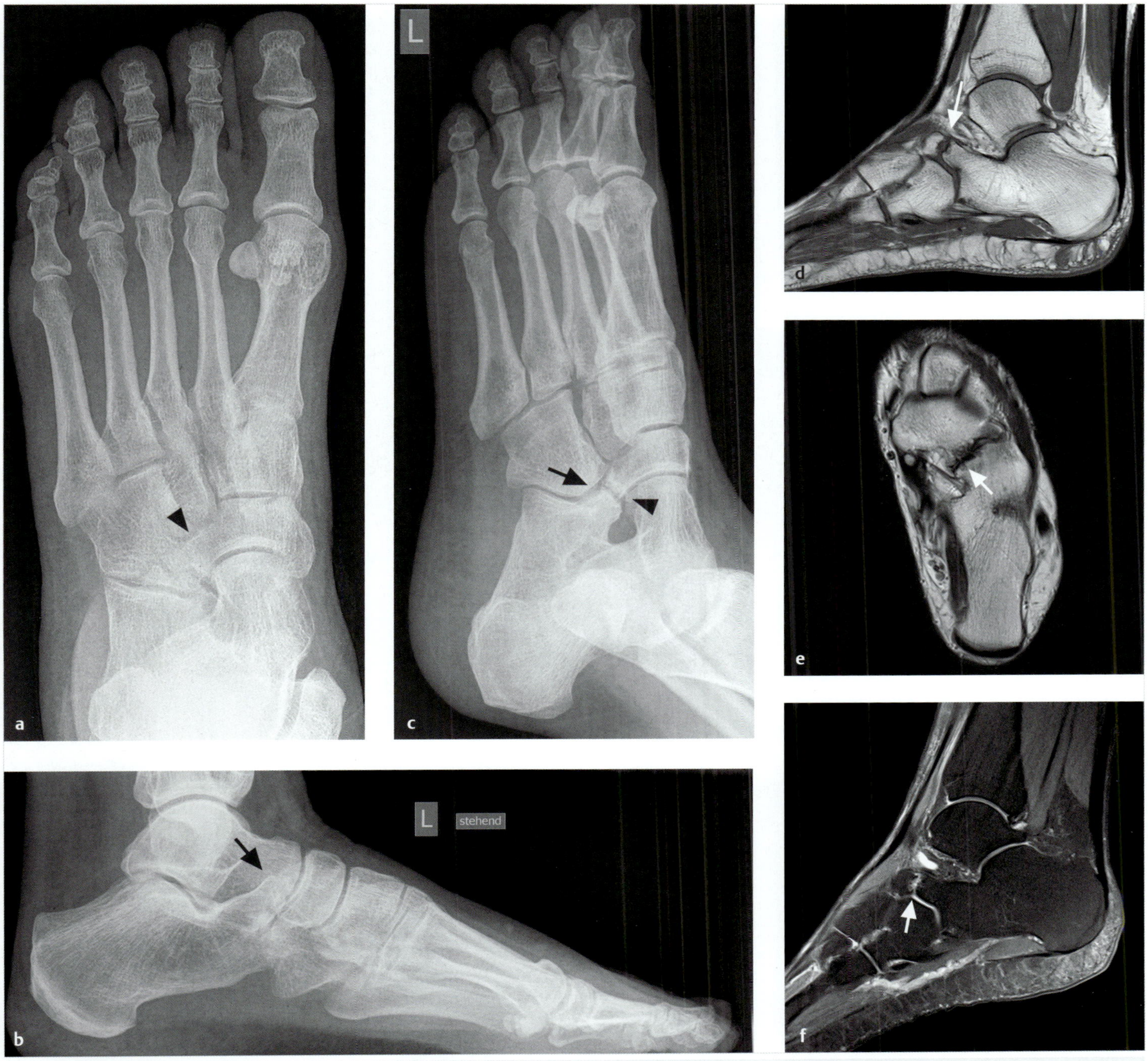

Abb. 3.218 Koalition. 49-jährige Patientin mit Schmerzen in der gesamten Fersenregion, kalkaneonavikulare fibröse Koalition.

a Röntgenaufnahme des Fußes im Stehen d.-p. Positive Röntgenzeichen einer kalkaneonavikularen Koalition: prominenter Processus anterior calcanei mit verplumpter Spitze (Anteater Sign; **b**, **c**, Pfeile) und hypertropher lateraler Abschnitt des Os naviculare (Reverse Anteater Sign; **a**, **c**, Pfeilspitzen).

b Röntgenaufnahme des Fußes im Stehen seitlich, korrespondierend zu **a**.

c Röntgenaufnahme des Fußes im Stehen schräg axial, korrespondierend zu **a**.

d Sagittale PDw MRT-Sequenz. Darstellung der fibrösen Koalition zwischen dem Processus anterior calcanei und dem lateralen Os naviculare (Pfeil).

e Axiale T2w MRT-Sequenz. Typische Befunde einer fibrösen Koalition mit verschmälertem und irregulärem Gelenkspalt, der kleine subchondrale Erosionen und Ossifikationen zeigt (Pfeil).

f Sagittale PDw fatsat MRT-Sequenz. Eine wassersensitive und fettunterdrückte Sequenz bzw. eine fettunterdrückte kontrastunterstützte Sequenz ist bei der Koalition immer erforderlich, um das Ausmaß der Aktivierung (angrenzendes Spongiosaödem) abzuschätzen. In diesem Fall nur geringe Signalsteigerung entlang der syndesmotischen Verbindung. Aufgrund der relativ hohen Signalgebung innerhalb der Verbindung (Pfeil) ist hier auch von einem kartilaginären Anteil auszugehen.

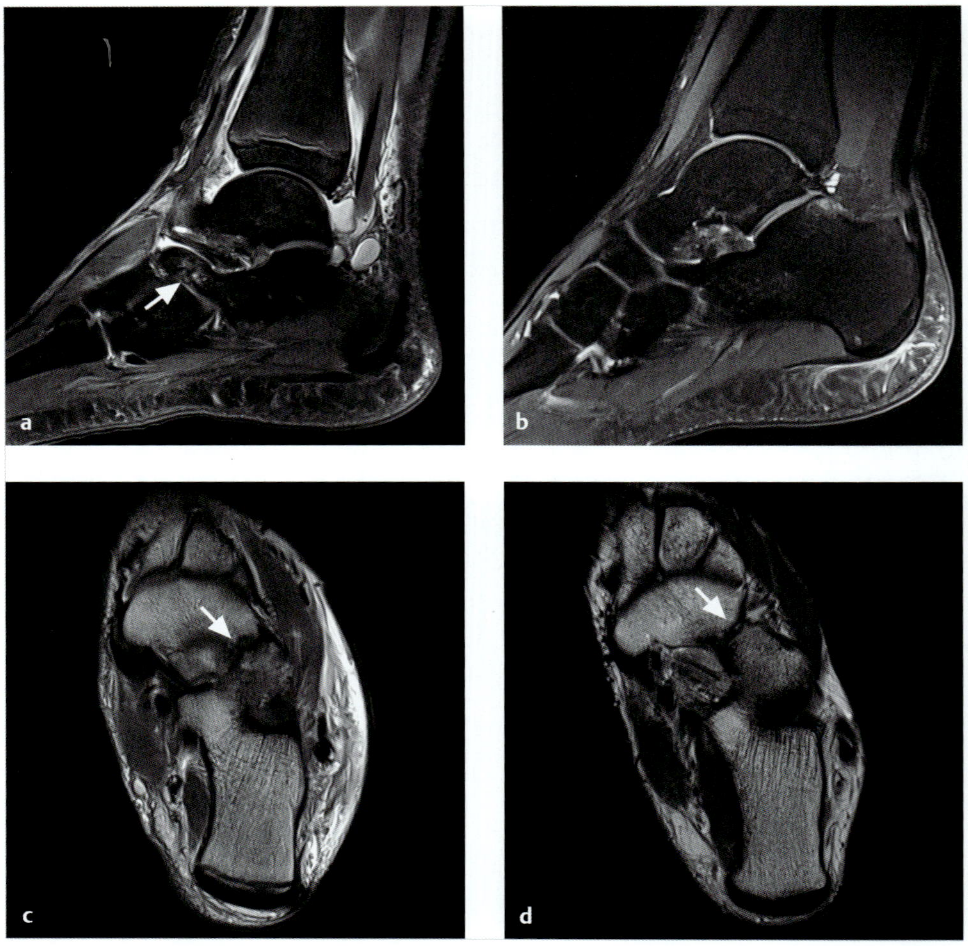

Abb. 3.219 Koalition. 13-jähriges Mädchen mit akuter Sprunggelenkdistorsion, zusätzlich fibröse kalkaneonavikulare Koalition.

Anmerkung: Insbesondere bei Kindern können ein kräftiger Bandapparat und prominente Zügel des Lig. bifurcatum eine kalkaneonavikulare Koalition vortäuschen. Entscheidend sind der klinische Befund und eine eindeutige fibröse oder kartilaginäre Verbindung im MRT.

- **a** Sagittale PDw fatsat MRT-Sequenz. Knöchern aktivierte fibröse Koalition zwischen Processus anterior calcanei und Os naviculare (Pfeil), zusätzlich Sprunggelenkerguss bei Verletzung der vorderen Syndesmose (nicht abgebildet).
- **b** Sagittale PDw fatsat MRT-Sequenz. Im Vergleich zu **a** der in diesem Abschnitt unauffällige Befund eines 15-jährigen Jungen mit einem etwas ausladenden Processus anterior calcanei.
- **c** Axiale T2w MRT-Sequenz. Darstellung der fibrösen Koalition mit den typischen irregulären Konturen ohne Nachweis einer durchgängigen knöchernen Verbindung (Pfeil).
- **d** Axiale T2w MRT-Sequenz. Im Vergleich zu **c** regelrechte Differenzierung zwischen Navikulare und Kalkaneus bei einem Gleichaltrigen (Pfeil).

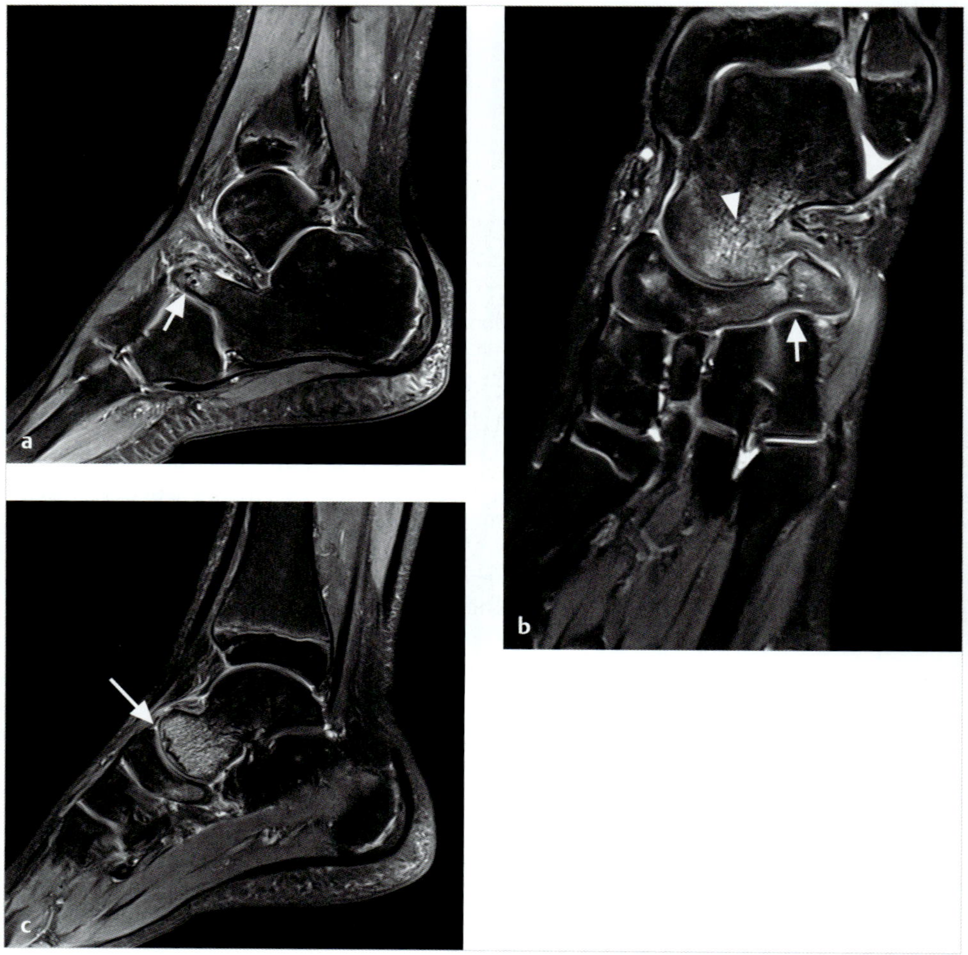

Abb. 3.220 Koalition. Elfjähriges Mädchen mit lateralen Schmerzen und rezidivierenden Supinationstraumen. Aktivierte kalkaneonavikulare Koalition mit Ermüdungsfraktur.

- **a** Sagittale PDw fatsat MRT-Sequenz. Ausladender prominenter Processus anterior calcanei (Anteater Sign) mit knöcherner Aktivierung und Unregelmäßigkeiten (Pfeil) als Hinweis auf eine kalkaneonavikulare Koalition.
- **b** Koronare PDw fatsat MRT-Sequenz zum Mittelfuß. Darstellung der aktivierten Koalition (Pfeil) sowie flächiges Spongiosaödem im Taluskopf (Pfeilspitze).
- **c** Sagittale PDw fatsat MRT-Sequenz. Subkortikale signalarme Linie im Taluskopf entlang der Talonavikulargelenkfläche (Pfeil), vereinbar mit floridem Überlastungsfraktur infolge der vermehrten Belastung bei kalkaneonavikularer Koalition.

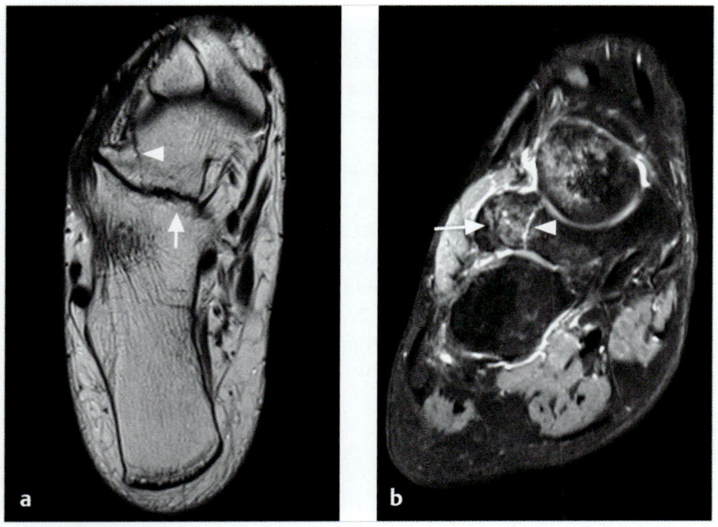

Abb. 3.221 Koalition. 32-jähriger Patient mit Zustand nach Trauma und Navikularefraktur vor 4 Monaten mit verzögerter Heilung und Aktivierung einer fibrösen kalkaneonavikularen Koalition.
Anmerkung: Eine kalkaneonavikulare Koalition blockiert die Beweglichkeit in der Fußwurzel ähnlich wie eine Arthrodese. Daraus resultieren Überlastungen der Anschlussgelenke oder Knochenabschnitte (s. ► Abb. 3.220). Kommt es zu einer Fraktur wie im vorliegenden Fall, findet über dem Frakturspalt eine Beweglichkeit statt, die normalerweise zwischen Kalkaneus und Navikulare möglich ist. Damit besteht eine sehr große Unruhe im Frakturspalt, unabhängig davon, dass die Fläche bezogen auf die Kräfte sehr klein ist. Dieser im vorliegenden Fall vorhandene Typ von Fraktur ist auch nur bei einer Koalition denkbar, da die Kräfte bei der Verletzung die Koalition aufbrechen wollten; der Durchbruch fand nur einige Millimeter weiter statt. Die Therapie besteht im Lösen der Koalition. Kleinere Fragmente werden reseziert, große Fragmente ggf. verschraubt. Eine Osteosynthese ohne Lösen der Koalition ist aus Erfahrung der Autoren nicht erfolgversprechend.
a Axiale T 2w MRT-Sequenz. Fibröse kalkaneonavikulare Koalition (Pfeil) mit vertikal verlaufender Fraktur durch das Os naviculare (Pfeilspitze).
b Koronare PDw fatsat MRT-Sequenz. Vertikal verlaufender Frakturspalt (Pfeilspitze) mit verzögerter Frakturheilung, angrenzend aktivierte fibröse Koalition (Pfeil).

Prognose/Komplikationen

Prognose

Je kleiner die Knochenbrücke und je jünger der Patient bei Diagnosestellung ist, desto besser ist die Prognose bezüglich einer Normalisierung der Gelenkfunktion nach Resektion der Knochenbrücke.

Mögliche Komplikationen

Bei großflächigen Knochenbrücken kommt es oft zu Sekundärdegenerationen in den angrenzenden Gelenken. Weitere potenzielle Spätprobleme:

- erhöhte Laxizität des Bandapparats im oberen Sprunggelenk und Mittelfuß sowie der Sehnen (insbesondere der Peronealsehnen)
- knöchernes Impingement mit Exostosen und Weichteildruckschädigung bei ausladenden Knochennasen, insbesondere am Talus

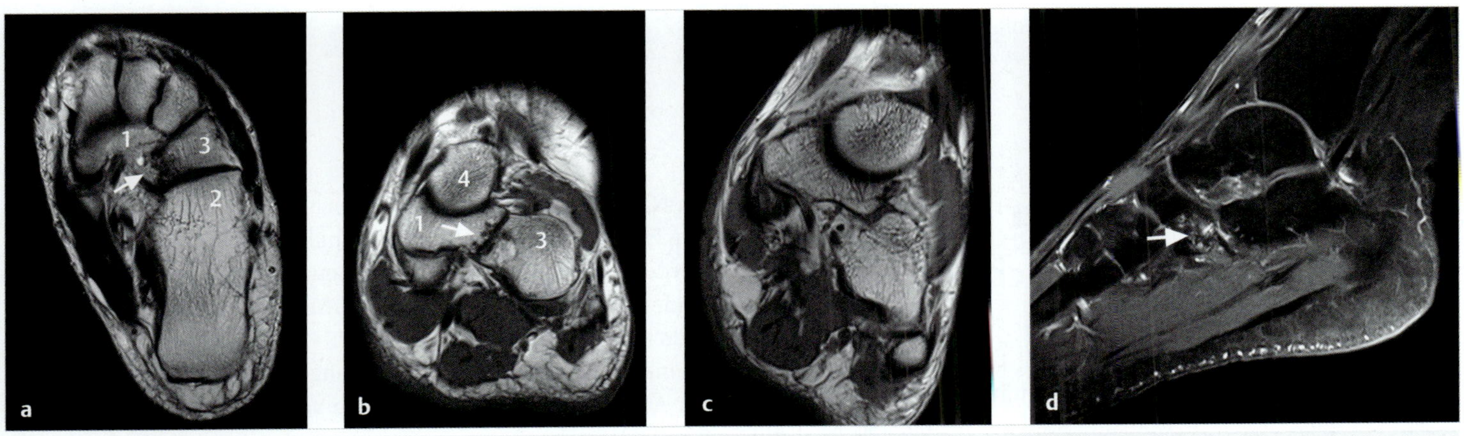

Abb. 3.222 Koalition. 50-jähriger Patient mit chronischen Schmerzen am lateralen Sprunggelenk mit Schwellung nach Belastung. Seltene navikulokuboidale Koalition.
1 = Os naviculare
2 = Kalkaneus
3 = Kuboid
4 = Taluskopf
a Axiale T 2w MRT-Sequenz. Breite fibröse Verbindung zwischen lateralem Os naviculare und medialseitigem Kuboid (Pfeil).
b Koronare T 1w MRT-Sequenz. Darstellung der navikulokuboidalen Koalition mit den typischen irregulären Gelenkkonturen und subkortikalen kleinzystischen Veränderungen (Pfeil).
c Koronare T 1w MRT-Sequenz. Im Vergleich zu **b** das normale Navikulokuboidalgelenk einer gleichaltrigen gesunden Probandin.
d Sagittale T 1w fatsat MRT-Sequenz nach Kontrastmittelgabe. Zeichen der Aktivierung im Bereich der navikulokuboidalen Koalition (Pfeil). Zusätzlicher plumper Processus anterius calcanei.

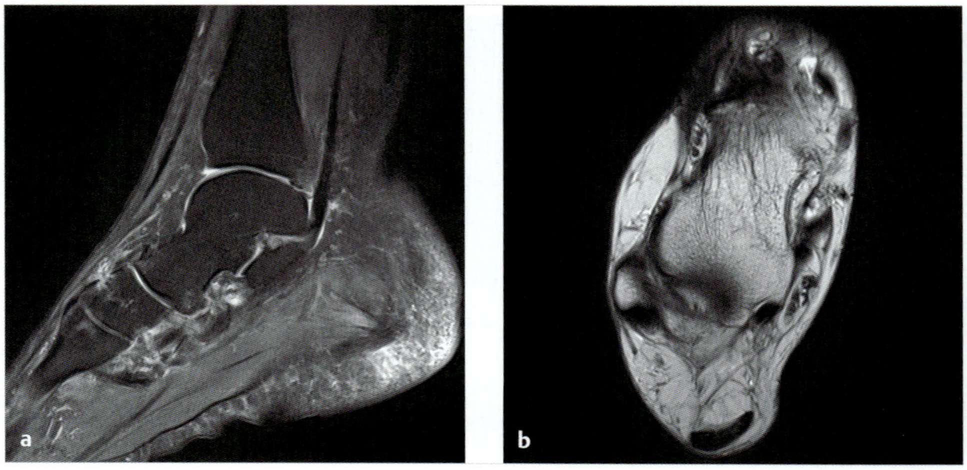

Abb. 3.223 Koalition. 52-jährige Patientin mit zunehmenden Schmerzen medialseitig am rechten Sprunggelenk, streckseitig bis zum Rückfuß ziehend. Vollständige talonavikulare Synostose.

a Sagittale PDw fatsat MRT-Sequenz. Fehlanlage an der rechten Fußwurzel mit Synostose zwischen Os naviculare und Talus, mäßig aktivierte Degenerationen im Navikulokuboidalgelenk.

b Axiale T 2w MRT-Sequenz. Durchgängige Verknöcherung des Navikulare mit dem Taluskopf.

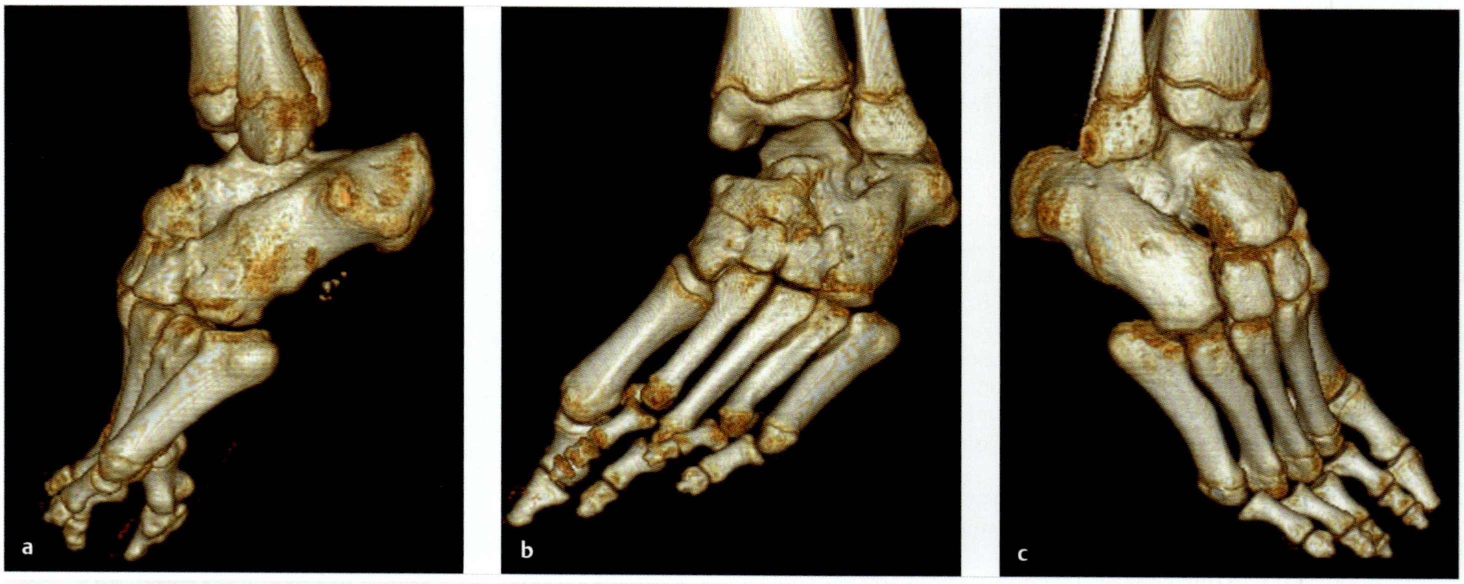

Abb. 3.224 Koalition. Elfjähriges Mädchen mit Klumpfußdeformität und tarsaler Koalition beidseits, präoperative Planung. Beidseitige ausgedehnte Synostosen des Tarsus. Die fehlende Segmentation der knorpeligen Anlage der Tarsalia ist selten und meist im Rahmen von kombinierten Missbildungen zu beobachten.

a CT, Volume-Rendering-3-D-Rekonstruktion, linker Fuß, Ansicht von lateral.

b CT, Volume-Rendering-3-D-Rekonstruktion, linker Fuß, Ansicht von dorsal.

c CT, Volume-Rendering-3-D-Rekonstruktion, rechter Fuß, Ansicht von lateral.

3.3 Erkrankungen der Sehnen

3.3.1 Pathologien der Achillessehne

Markus Walther, Ulrike Szeimies

Für eine gute Beurteilbarkeit der Qualität der Sehnenfasern ist neben der apparativen Ausstattung (möglichst Hochfeld-MRT mit Mehrkanalspule) auch die artefaktfreie Lagerung wichtig.

Merke

M!

Es empfiehlt sich, die Achillessehne in einem möglichst gestreckten Verlauf abzubilden. Dazu eignet sich die Rückenlage mit nicht zu starker Plantarflexion (► Abb. 3.225).

Ein Nachteil dieser Lagerung ergibt sich jedoch, wenn auch weitere Fragen über diejenigen zur Achillessehne hinaus beantwortet werden sollen. Insbesondere die Beurteilung der knöchelumgreifenden Sehnen ist wegen des auftretenden Magic-Angle-Artefakts nur eingeschränkt möglich (s. ► Abb. 3.225c).

Eine der häufigsten Fragestellungen an die MRT-Bildgebung der Achillessehne ist die nach dem Vorhandensein einer Teilruptur. Die Unterbrechung der Faserkontinuität mit Flüssigkeitsnachweis in einem kleinen Hohlraum entspricht einer Teilruptur. Diese puristische Betrachtungsweise lässt jedoch außer Acht, dass es häufig Grauzonen zwischen degenerativer Schädigung mit mukoider Erweichung und Übergänge zu Teilrupturen gibt. Deshalb ist die hohe Auflösung wichtig, um die Morphologie der Läsion zu erfassen. Die Kontrastmittelgabe ist nötig, um eine Nekrose (Kontrastaussparung) von der degenerativen Sehnenvaskularisation (Kontrastmittelaufnahme) zu unterscheiden.

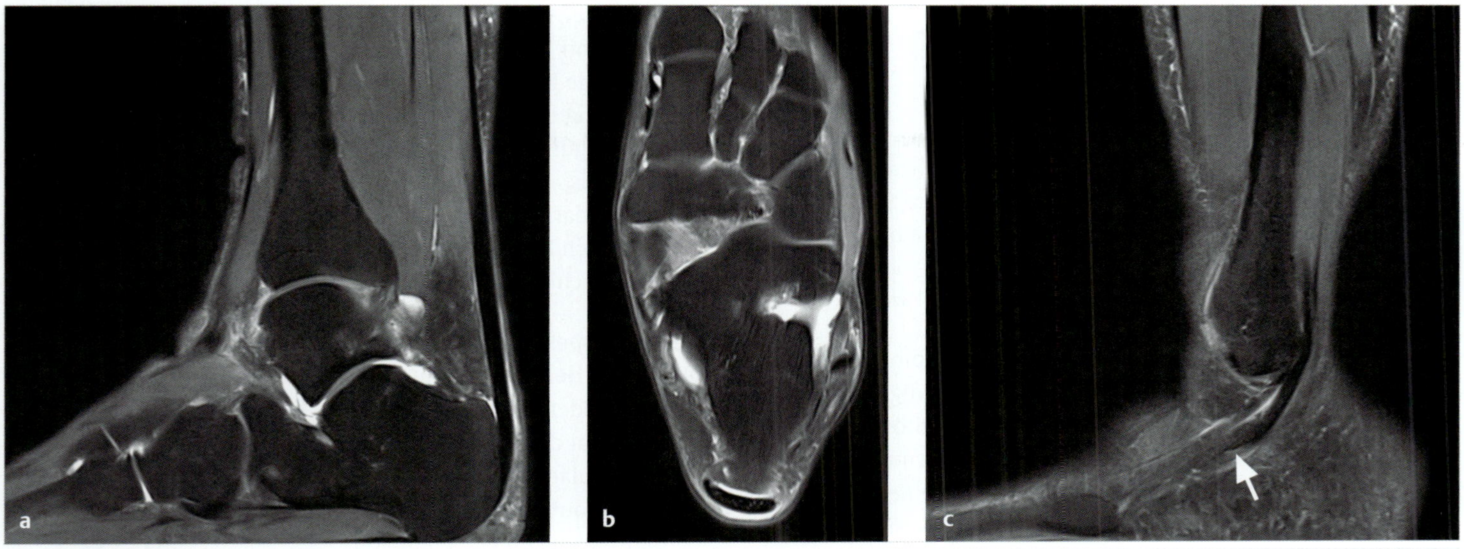

Abb. 3.225 Peritendinitis der Achillessehne. 50-jährige Patientin mit Achillodynie seit 4 Monaten, auf Wunsch der Patientin keine Kontrastmittelgabe. Untersuchung mit 3-T-MRT in Rückenlage in einer 16-Mehrkanal-Spule.

a Sagittale PDw fatsat MRT-Sequenz. Gestreckter Verlauf der Achillessehne in Rückenlage, Flüssigkeitsnachweis im dorsalen Peritenon und in der Bursa subachillea, keine intratendinöse Signalanhebungen, keine wesentliche Sehnenverdickung.

b Axiale PDw fatsat MRT-Sequenz. Zirkuläre Flüssigkeit um den Achillessehnenansatz Peritendinitis ohne Tendinose.

c Sagittale PDw fatsat MRT-Sequenz. Nachteil die Rückenlagerung ist die schwierige Beurteilung der übrigen Sehnen: Magic-Angle-Artefakt mit fehlendem Signal in den Peronealsehnen (Pfeil).

Aber auch die hochauflösende MRT-Bildgebung darf nicht darüber hinwegtäuschen, dass eine Beurteilung bezüglich der Funktionalität der Sehne natürlich nicht möglich ist. In diesem Zusammenhang besitzt die dynamische Ultraschalluntersuchung die höchste Aussagekraft. Von den klinischen Tests ist der positive Thompson-Test (S. 72) beweisend für den mechanischen Funktionsverlust der Sehne.

Bei der postoperativen Bildgebung (S. 264) können die unterschiedlichen Heilungsstadien innerhalb von aktiviertem Narbengewebe schwer einzuschätzen sein. Es kann ein vollständiger Verlust der normalen Signalgebung der Sehnenfasern bestehen, mit fehlender Abgrenzbarkeit der Faszikel innerhalb eines signalgesteigerten und kontrastmittelaufnehmenden Granulationsgewebes. Trotzdem kann funktionell die Sehne erhalten sein. Aussagen über eine Ruptur sollten vorsichtig getroffen werden. Die Achillessehne zeigt in weiteren Verlaufskontrollen dann eine zunehmende Signalabsenkung im Sinne einer Aushärtung der Fasern.

Tendinose und Peritendinitis

Definition

Es können folgende Ursachen der Achillodynie unterschieden werden:

- Peritendinitis mit einer auf das Paratenon (Gleitgewebe) beschränkten Entzündung
- Peritendinitis mit Tendinose der Achillessehne
- Tendinose als isolierte degenerative Läsion der Achillessehne

Die degenerative Erkrankung der Sehne kann mit Teilrupturen vergesellschaftet sein.

Symptome

- Schmerzen vor allem vor und nach der Belastung
- oft während des Sporttreibens geringere Beschwerden
- Druckschmerz
- tastbare knotige Verdickung des Paratenons
- spindelförmige Auftreibung der Sehne
- schleichender Beschwerdebeginn
- normale Vorspannung der Sehne

Prädisponierende Faktoren

- Tänzer
- Läufer (bei Läufern liegt die Prävalenz bei ca. 10 % mit einer Dominanz bei Männern)
- falsches Training (zu starke konzentrische Belastung ohne Ruhepausen, zu schnelle Steigerung des Trainingsumfangs)
- Wiederholung von Sprints (Akzeleration) und Abstoppen (Dezeleration)
- Training in kalter Umgebung
- HLA-B27 (humanes Leukozytenantigen B27)
- rheumatoide Arthritis
- valgischer Rückfuß
- Einnahme von Steroiden, Statinen oder Antibiotika aus der Substanzklasse der Fluorochinolone
- supinierender Vorfuß

Anatomie/Pathologie

Die Achillessehne besitzt keine Sehnenscheide, sondern ein Paratenon. Eine fokale oder diffuse Sehnenverdickung findet sich meist im mittleren Drittel. Eine schlecht vaskularisierte Zone liegt 2–6 cm proximal des fibroossären Übergangs am Kalkaneus

(Wasserscheide), mit möglichen Kalzifikationen und fehlender Ausheilung nach Mikrotraumen.

> **Cave**
>
> Bei bekannter Achillodynie und Gabe von Antibiotika aus der Substanzklasse der Fluorchinolone können schwere Sehnenerweichungen bis zu Rupturen auch noch nach 6 Monaten nach Antibiotikagabe auftreten.

Der Pathomechanismus zwischen den Fluorchinolonen (aus der Klasse der Gyrasehemmer) und der Sehnenschädigung ist noch nicht vollständig geklärt. Diskutiert werden eine Störung der Kollagenreifung sowie eine Hemmung im Metabolismus der Fibroblasten (verminderte Synthese von Matrixproteinen, Inhibition der Zellproliferation und vermehrte Expression von Metalloproteinasen). Diese führt zu einer rasch fortschreitenden Matrixdegeneration. Ein hohes Patientenalter, Vorschäden der Achillessehne und die zusätzliche Gabe von Kortison potenzieren diesen Effekt. Wichtig ist, bei einer akut aufgetretenen Achillodynie mit ausgeprägter Sehnenerweichung anamnestisch nach dieser Antibiotikaeinnahme zu fragen. Bei fehlender Ruhigstellung kann es sonst zu ausgedehnten Rupturen kommen.

Bildgebung

Ultraschall

- *Akute Tendopathie:*verdickte Sehne mit homogen herabgesetzter Echogenität; ggf. echofreie Flüssigkeit im Paratenon (sog. Peritendinitis)
- *chronische Tendopathie:* zunehmend echogene, inhomogene Veränderung, Kaliberschwankungen, Unterbrechung des Faserverlaufs bei Partialruptur, Transversalschnitt wichtig, zystisch-degenerative Anteile, Verkalkungen

Als Differenzialdiagnose sind im Ultraschall eine echoarme Raumforderung in der Bursa subachillea (Bursitis subachillea), echogene Einschlüsse an der Insertion am Tuber calcanei (oberer Fersensporn) oder eine kastenförmige knöcherne Oberfläche des Kalkaneus (Haglund-Exostose) zu berücksichtigen.

Röntgen

Das Röntgenbild lässt einen verstrichenen Fettstreifen im Kager-Dreieck, eine vergrößerte Achillessehne als Weichgewebevermehrung sowie Verkalkungen erkennen. Primär gibt es keine Indikation für eine Röntgenbildgebung.

Magnetresonanztomografie

Antworten im Befund

- Exakte Lokalisation der Sehnendegeneration, gemessen von distal ab dem fibroossären Übergang am Kalkaneus mit Bestimmung der kraniokaudalen und a.-p. Ausdehnung
- Beschreibung der mukoiden Degeneration und der Sehnenvaskularisation
- Beurteilung der Entzündung im Paratenon
- Ausmaß der Kontrastmittelaufnahme mit Beschreibung der Lokalisation
- begleitende Bursitis subachillea
- Beurteilung einer Haglund-Exostose
- Mitbeteiligung des fibroossären Übergangs
- Fibroostitis
- Knochenmarködem im Kalkaneus
- immer auch Befundkommentar zu den übrigen Rückfußstrukturen einschließlich der Gelenke und Sehnen

Spezielle Aspekte der postoperativen MRT nach Operation im Ansatzbereich der Achillessehne:
- Knochenödeme im Insertionsbereich
- Kontinuität der Achillessehne
- fibrovaskuläres Gewebe
- Hinweise auf Kalzifikationen oder Knochenkanten (ggf. auch Durchführung einer CT sinnvoll)

Untersuchungstechnik

Außer bei der akuten, frischen Ruptur empfiehlt sich die Gabe von i. v. Kontrastmittel zur besseren Beurteilung der akut- und chronisch-entzündlichen Komponente mit Sehnenvaskularisation, Peritendinitis und Fibroostitis und zum Ausschluss von Nekrosebezirken.
- *Standarduntersuchung:* hochauflösende Mehrkanalspule
- *Sequenztechnik:*
  - T 1w und PDw fatsat sagittal
  - T 2w und PDw fatsat axial
  - T 1w fatsat sagittal und axial nach Kontrastmittelgabe

Befunde

- Vergrößerter a.-p. Diameter mit aufgehobener Konvexität der ventralen Sehnenbegrenzung
- spindelförmige Sehnenverdickung
- mukoide Erweichungszonen, signalreich in T 2w und PDw fatsat Sequenzen
- vermehrte Kontrastmittelaufnahme innerhalb der Sehne im Sinne von degenerativen Vaskularisationen
- bei Peritendinitis Ödematisierung und vermehrte Kontrastmittelaufnahme im Paratenon
- Flüssigkeitsnachweis und Kontrastmittelaufnahme in der Bursa subachillea bei begleitender Bursitis
- Ödembildung und vermehrte Kontrastmittelanreicherung am fibroossären Übergang mit Knochenmarködem im Kalkaneus als Ausdruck der Fibroostose
- mitunter Zystenbildung und ossäre Erweichungszonen im fortgeschrittenen Stadium

Empfehlung zur Bildgebung

Methode der Wahl: Sonografie. MRT mit i. v. Kontrastmittelgabe bei therapieresistenten Beschwerden und zur genauen Beurteilung der Binnendegeneration und ggf. zum Ausschluss einer Partialruptur.

Bildbeispiele

Die bildgebende Darstellung im Ultraschall und im MRT zeigen ► Abb. 3.226, ► Abb. 3.227, ► Abb. 3.228 und ► Abb. 3.229.

Differenzialdiagnose

- Spondylarthropathie
- Enthesiopathie
- Xanthomatose
- rheumatoide Arthritis
- Kristallarthropathie
- Partialruptur
- Haglund-Exostose
- Bursitis subachillea
- Bursitis praeachillea
- dorsales Impingement des Sprunggelenks

Therapie

Konservativ

- Sportkarenz
- exzentrische Dehnungsübungen
- antiinflammatorische Medikation
- Orthese
- Röntgentherapie (niedrigenergetische Bestrahlung)
- Stoßwellentherapie
- Injektion von Wachstumsfaktoren (Platelet derived Growth Factor)
- bei Verklebungen des Paratenons High-Volume-Injektionsbehandlung (durch ein großes Volumen eines Gemisches aus Lokalanästhetikum und 0,9 % Kochsalzlösung wird der Raum zwischen Paratenon und Sehne dilatiert)
- Hyaluronsäure

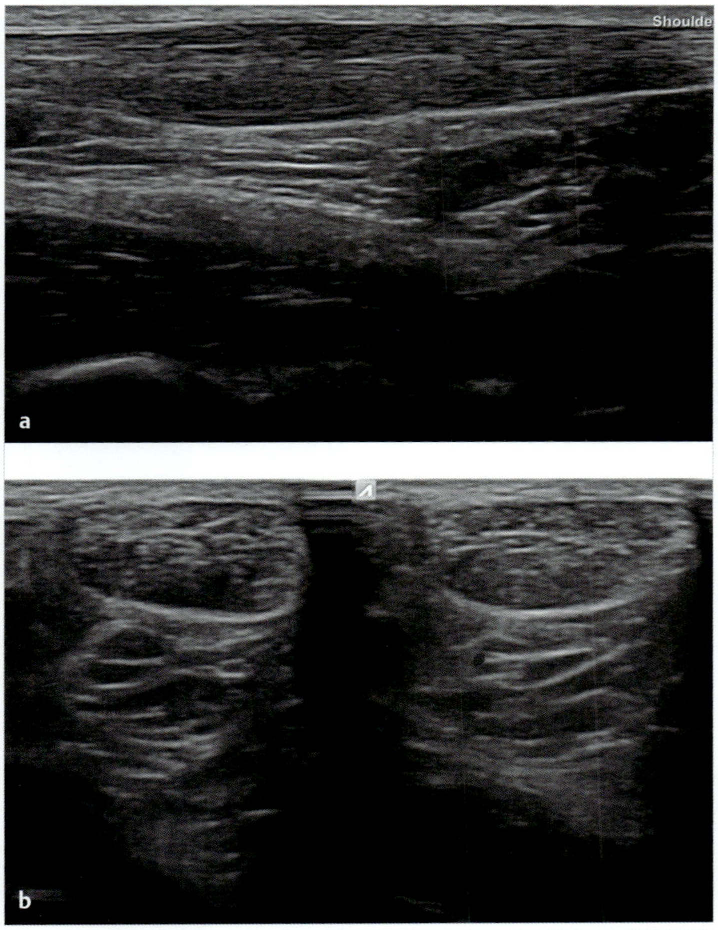

Abb. 3.226 Tendinose. Spindelförmige Verdickung der Achillessehne wenige Zentimeter oberhalb des kalkanearen Ansatzes.
a Ultraschall, Längsschnitt.
b Ultraschall, Transversalschnitt.

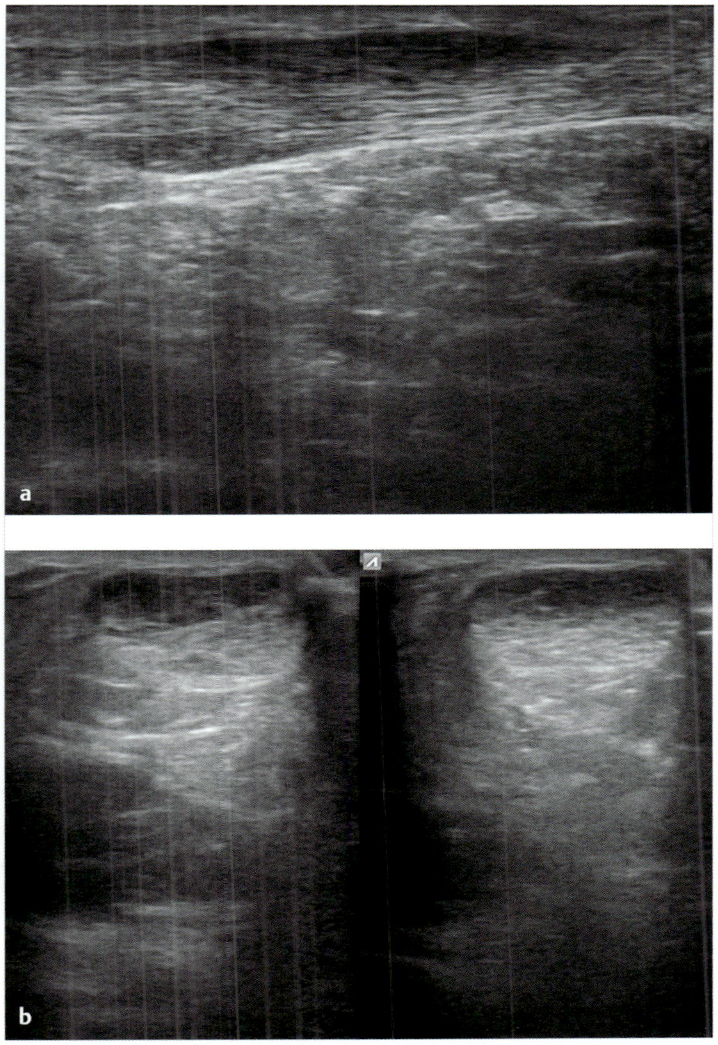

Abb. 3.227 Tendinose. Chronische Tendopathie mit massiver inhomogener Auftreibung der Achillessehne.
a Ultraschall, Längsschnitt.
b Ultraschall, Transversalschnitt.

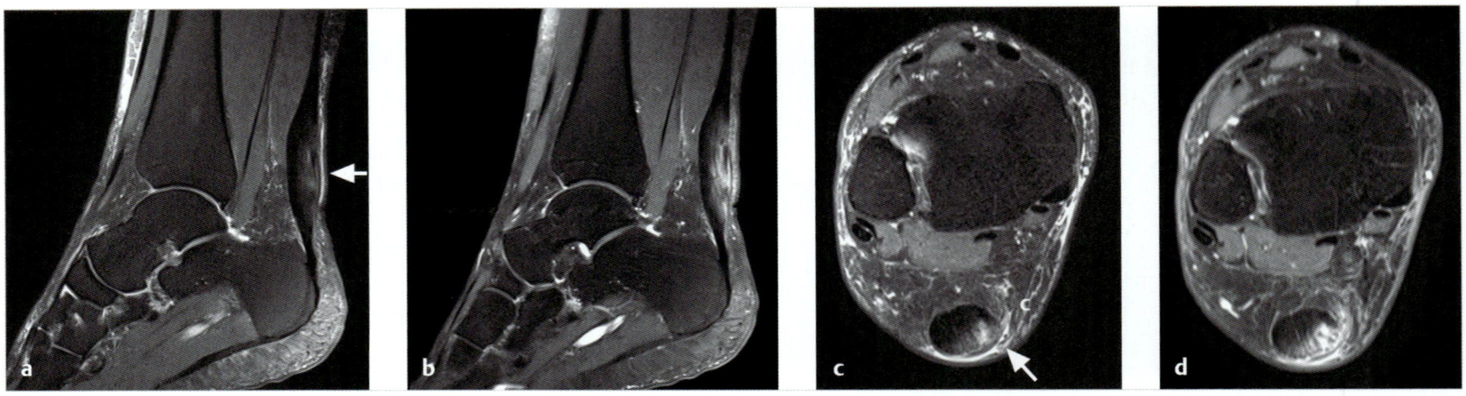

Abb. 3.228 Achillessehnentendinose. 53-jährige Patientin mit chronischer Achillodynie und Verdickung im mittleren Drittel (**a**, **c**, Pfeile). Die Kontrastmittelgabe zeigt das wahre Ausmaß der degenerativen Sehnenvaskularisation.
a Sagittale PDw fatsat MRT-Sequenz.
b Sagittale T 1w fatsat MRT-Sequenz nach Kontrastmittelgabe.
c Axiale PDw fatsat MRT-Sequenz.
d Axiale T 1w fatsat MRT-Sequenz nach Kontrastmittelgabe.

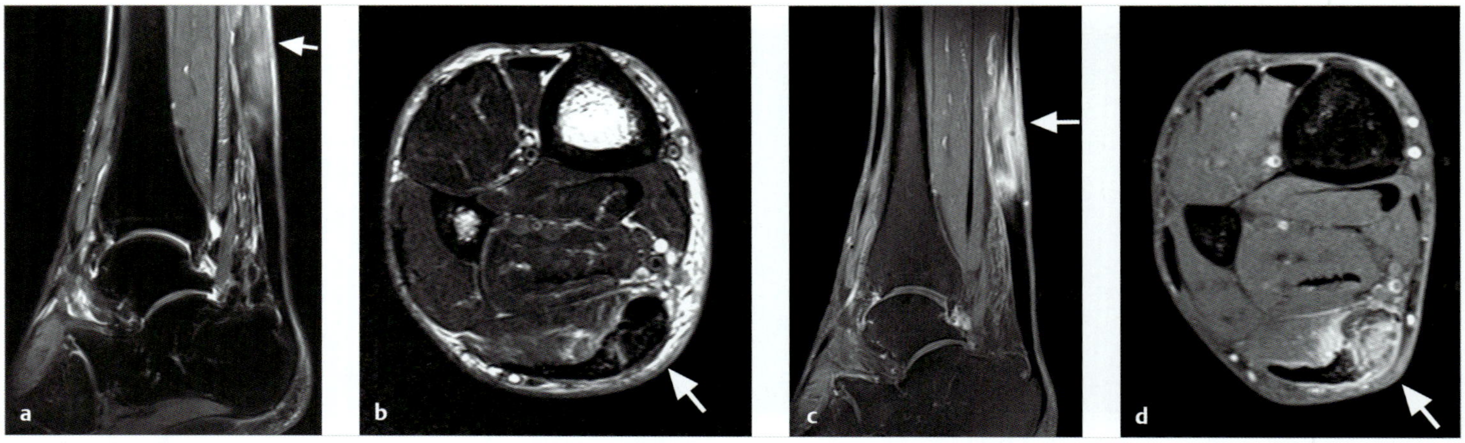

Abb. 3.229 Achillessehnentendinose. 74-jähriger Patient mit Achillodynie nach Antibiosegabe. Erhebliche Tendinose und kleine longitudinale Teilruptur der proximalen rechten Achillessehne im medialen Anteil am myotendinösen Übergang (Pfeile). Die Sehne ist erheblich aufgetrieben und signalgesteigert und zeigt nach Kontrastmittelgabe eine intensive Vaskularisation der Sehnenabschnitte mit Beteiligung des Muskels.
a Sagittale PDw fatsat MRT-Sequenz.
b Axiale T 2w MRT-Sequenz.
c Sagittale T 1w fatsat MRT-Sequenz nach Kontrastmittelgabe.
d Axiale T 1w fatsat MRT-Sequenz nach Kontrastmittelgabe.

Operativ

- Débridement (offen oder endoskopisch)
- nur bei stark destruiertem Sehnengewebe Augmentation mit Flexor-hallucis-longus-Sehne

Prognose/Komplikationen

Mögliche Komplikationen:
- persistierende Schmerzen
- Partialruptur
- komplette Ruptur
- Fibroostitis
- begleitende Bursitis
- bei fehlender Ausheilung Reruptur

Partialruptur

Definition

Bei einer Partialruptur handelt es sich um eine teilweise Ruptur der Achillessehne ohne komplette Unterbrechung aller Fasern und ohne vollständigen Spannungsverlust.

Symptome

- Belastungsabhängige Schmerzen der Achillessehne
- oft exakte Lokalisierung der betroffenen Stelle durch den Patienten möglich
- im Verlauf narbige Verdickung der Sehne möglich
- definierter Beschwerdebeginn
- erhaltene Sehnenfunktion
- Thompson-Test negativ

Prädisponierende Faktoren

- Alter (Verlust der Elastizität der Sehne)
- degenerativer Vorschaden der Sehne
- HLA-B27
- rheumatoide Arthritis
- valgischer Rückfuß
- Einnahme von Steroiden oder Fluorochinolonen
- Sportarten mit hoher Sprungbelastung

Anatomie/Pathologie

Partialrupturen sind in allen Sehnenanteilen möglich. Im Verlauf kann es zu ausgedehnten Vernarbungen der Sehne kommen. Bei wiederholten Partialrupturen ist ein kompletter Integritätsverlust der Sehne möglich.

Bildgebung

Ultraschall

Wichtig ist die Untersuchung in Transversalschnitten in unterschiedlicher Höhe. Es zeigen sich echoarme Zonen im normalerweise echogenen Sehnengewebe, die einem Hämatom oder Ödem entsprechen.

Röntgen

Primär keine Indikation.

Magnetresonanztomografie

Siehe auch den Textabschnitt zur Achillodynie (S. 239).

Antworten im Befund

- Exakte Höhenlokalisation und Ausdehnung der Partialruptur, wenn möglich, in Prozentangabe im Verhältnis zum Sehnengesamtquerschnitt in der axialen Schichtung
- Beschreibung des übrigen Zustands der Sehne einschließlich des fibroossären Übergangs und des Paratenons

Spezielle Aspekte der postoperativen MRT nach Rekonstruktion der Sehne:
- Ödem der Weichteile
- Kalibersprung
- durchgängige Darstellbarkeit der Sehne
- Prozentangabe des von der Veränderung betroffenen Sehnendurchmessers

Untersuchungstechnik

Die Beurteilung einer Partialläsion erfolgt am besten in der axialen T2w Sequenz (signalreiches Areal) sowie nach Kontrastmittelgabe.
- *Standarduntersuchung:* hochauflösende Mehrkanalspule
- *Sequenztechnik:*
  - T1w und PDw fatsat sagittal
  - T2w und PDw fatsat axial
  - T1w fatsat sagittal und axial nach Kontrastmittelgabe

Befunde

- Partialruptur meist longitudinal signalreich in T2w Aufnahmen im Sehnenrandbereich gelegen
- mitunter auch zentrale intratendinöse Partialruptur

Empfehlung zur Bildgebung

Methode der Wahl: Sonografie. MRT mit i. v. Kontrastmittelgabe für besondere Fragen.

Bildbeispiele

Der bildgebende Befund stellt sich wie in ▶ Abb. 3.230, ▶ Abb. 3.231, ▶ Abb. 3.232, ▶ Abb. 3.233, ▶ Abb. 3.234 und ▶ Abb. 3.235 gezeigt dar.

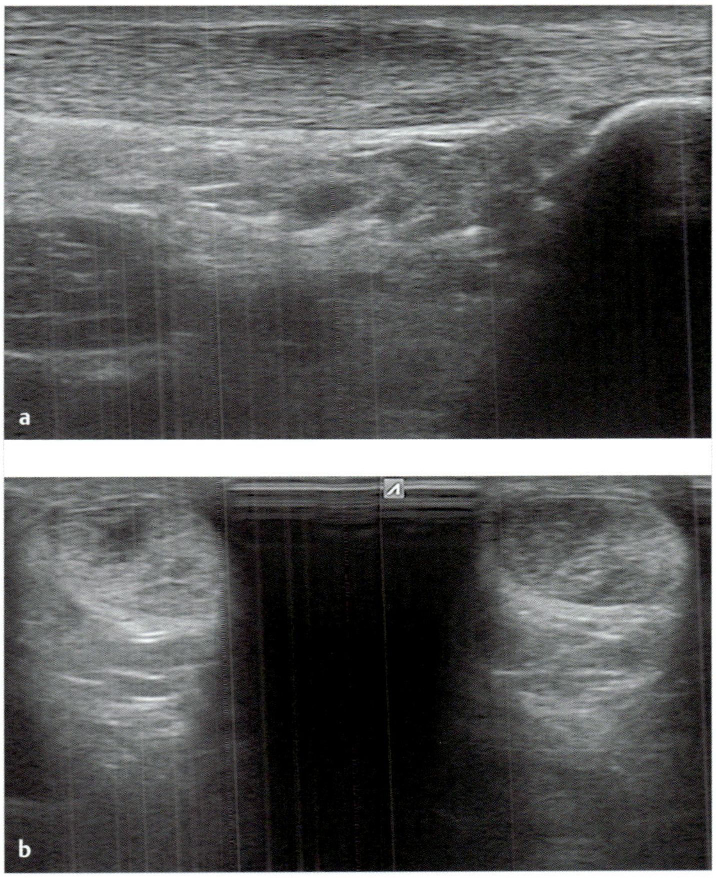

Abb. 3.230 Partialruptur der Achillessehne.
a Ultraschall, Längsschnitt.
b Ultraschall, Transversalschnitt.

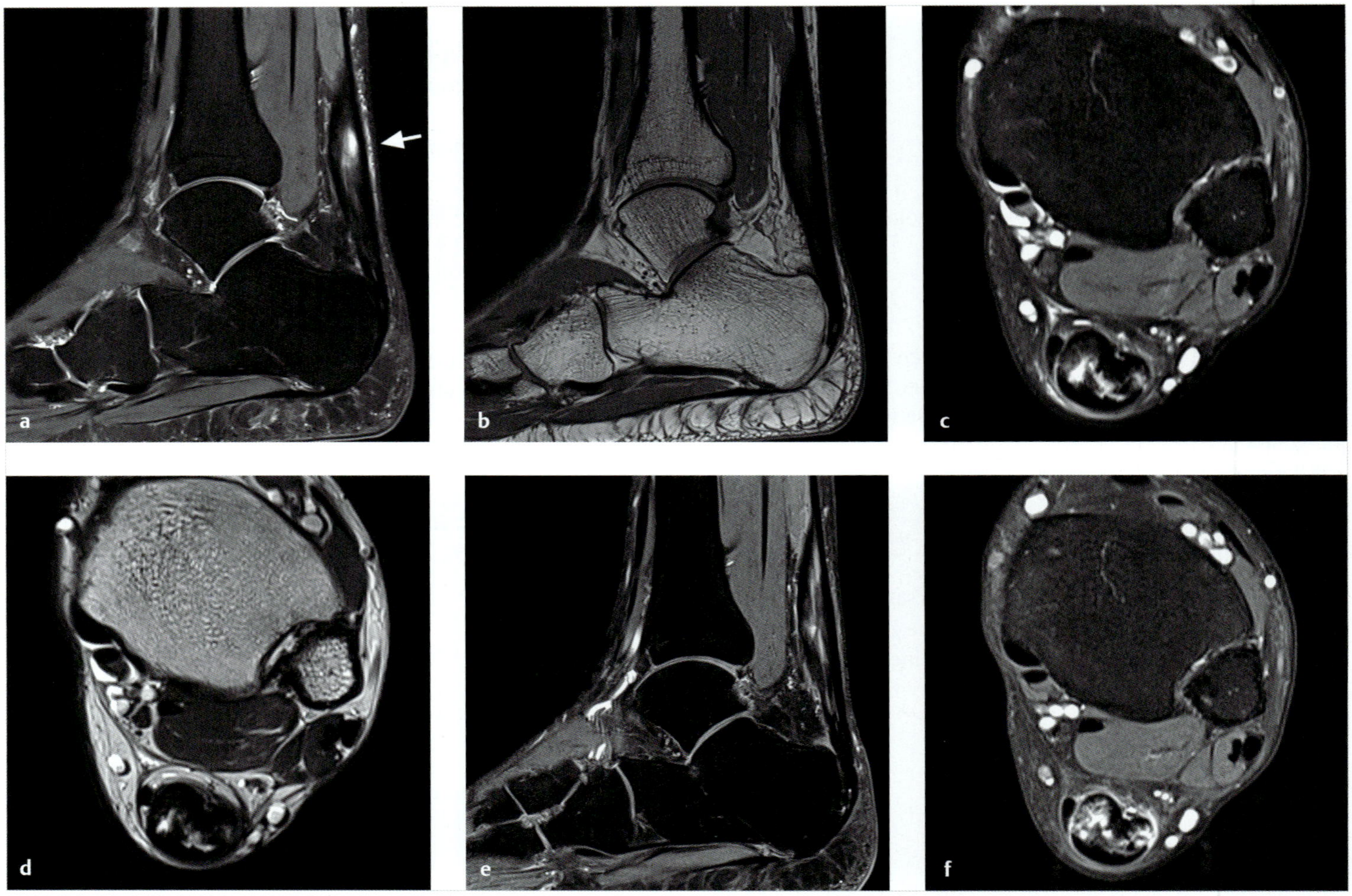

Abb. 3.231 Partialruptur der Achillessehne. 56-jähriger Patient, typischer Befund einer Teilruptur. Routineprotokoll der Achillessehne bei chronischer Achillodynie.

- **a** Sagittale PDw fatsat MRT-Sequenz. Langstreckige Verdickung der Achillessehne mit zentraler intratendinöser Signalanhebung im mittleren Drittel (Pfeil).
- **b** Sagittale T 1w MRT-Sequenz. Bei fortgeschrittener Tendinose korrespondierend zu **a** intratendinöse Signalanhebung.
- **c** Axiale PDw fatsat MRT-Sequenz. Irregulär konfigurierter Flüssigkeitsnachweis innerhalb der Sehne mit unterbrochener Faserstruktur, peritendinöse Signalanhebung.
- **d** Axiale T 2w MRT-Sequenz. Typisch für die Partialruptur ist das Flüssigkeitssignal in der T 2w Sequenz.
- **e** Sagittale T 1w fatsat MRT-Sequenz nach Kontrastmittelgabe. Langstreckige Kontrastmittelaufnahme, die noch besser das Ausmaß der degenerativen Strukturstörung zeigt als eine PDw fatsat Sequenz.
- **f** Axiale T 1w fatsat MRT-Sequenz nach Kontrastmittelgabe. Vermehrte Kontrastmittelaufnahme der intratendinösen Läsionen als Abgrenzung zur Nekrose, peritendinöse Kontrastmittelaufnahme im Sinne einer Peritendinitis.

Abb. 3.234 Partialruptur der Achillessehne. 69-jähriger Patient mit subtotaler Achillessehnenruptur mit flüssigkeitsgefülltem Substanzdefekt, konservative Therapie. ►

- **a** Sagittale PDw fatsat MRT-Sequenz. Darstellung der langstreckigen Tendinose mit umschriebener subtotaler Ruptur und angrenzender Flüssigkeitsansammlung (Pfeil).
- **b** Axiale T 2w MRT-Sequenz. Im Bereich der Ruptur Darstellung der Flüssigkeit mit dorsal gelegenen Sehnenanteilen, die eine zentrale Rissbildung mit Auffaserungen zeigen.
- **c** Axiale T 1w fatsat MRT-Sequenz nach Kontrastmittelgabe, gleiche Höhe wie **b**. Nach Kontrastmittelgabe verbesserte Abschätzung der Sehnenqualität bei deutlich degenerativer Sehnenvaskularisation der verbliebenen Restanteile und ausgedehnter subtotaler Ruptur. Lediglich ein schmaler dorsaler Faserzügel ist noch intakt durchgängig. Keine Kontrastmittelaufnahme des flüssigkeitsgefüllten Substanzdefekts. *Anmerkung:* Die Übergänge von länger bestehenden Erweichungszonen, Nekrosearealen und umschriebenen flüssigkeitsgefüllten Sehnensubstanzdefekten können fließend sein. Eine intratendinöse Nekrose definiert sich hingegen immer durch die fehlende Kontrastmittelanreicherung.

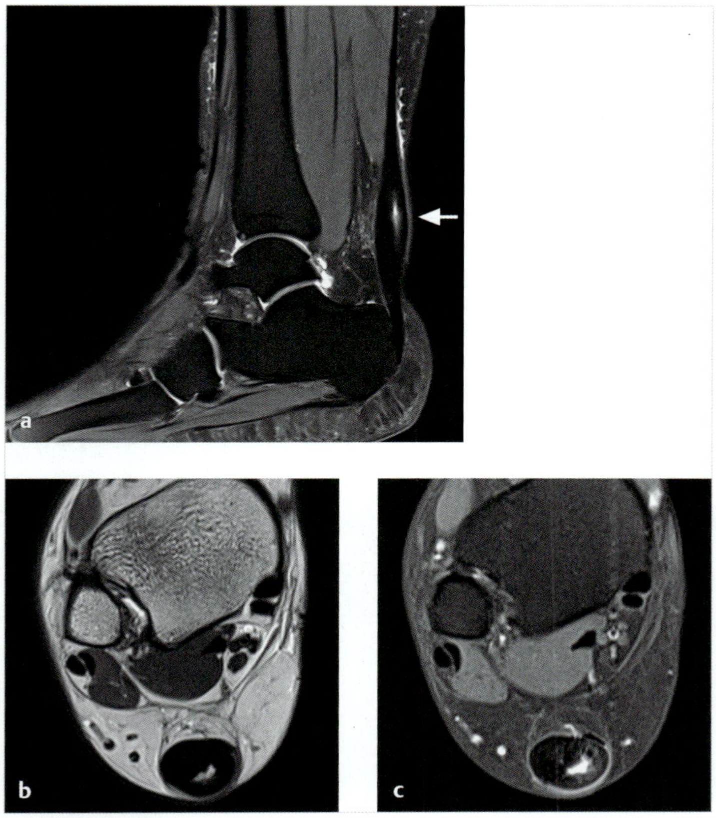

Abb. 3.232 Partialruptur der Achillessehne. 55-jährige Patientin mit Achillodynie. Teilruptur und Peritendinitis der rechten Achillessehne.

- **a** Sagittale PDw fatsat MRT-Sequenz. Spindelförmige Verdickung der Achillessehne im mittleren Drittel mit zentraler Partialruptur (Pfeil).
- **b** Axiale T 2w MRT-Sequenz. Flüssigkeitsäquivalente Läsion in der Achillessehne im Sinne einer intratendinösen Teilruptur.
- **c** Axiale T 1w fatsat MRT-Sequenz nach Kontrastmittelgabe. Deutlich vermehrte Kontrastmittelanreicherung im Bereich der Teilruptur, somit Ausschluss einer Nekrose. Zusätzlich Peritendinitis mit vermehrter Kontrastmittelaufnahme im dorsalen Peritenon.

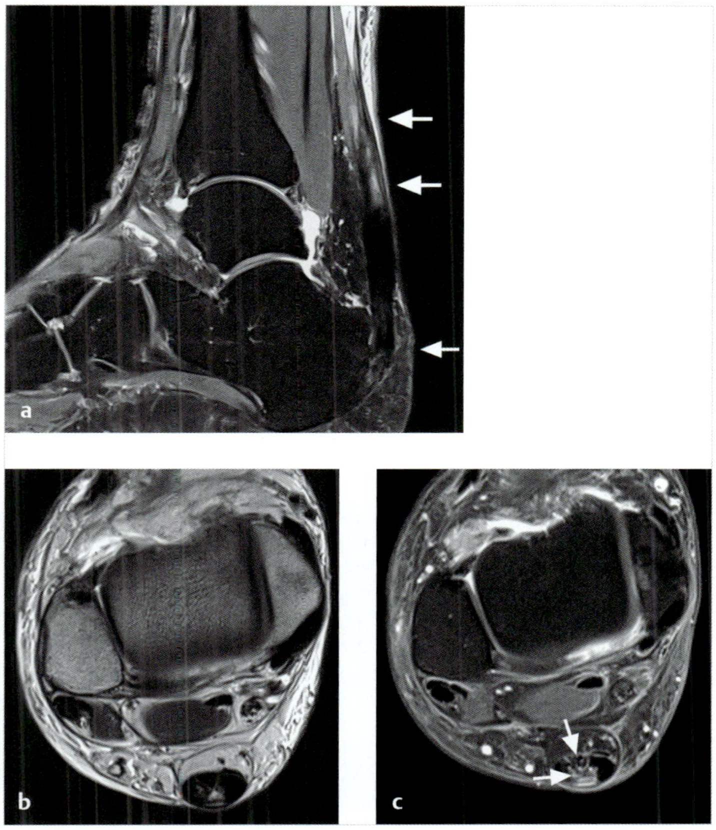

Abb. 3.233 Partialruptur der Achillessehne. 69-jähriger Patient mit schmerzhafter Gehbehinderung. Chronische Ansatzreizung mit Fersensporn. Im Vergleich zu dem Fall in ▶ Abb. 3.232 Teilruptur der rechten Achillessehne mit kleiner Nekrosezone.

- **a** Sagittale PDw fatsat MRT-Sequenz. Fortgeschrittene Binnendegeneration im proximalen und mittleren Drittel sowie am Ansatz (Pfeile).
- **b** Axiale T 2w MRT-Sequenz. Signalreiche Läsion, im Vergleich zu ▶ Abb. 3.232b aber etwas geringere Signalintensität der Teilruptur.
- **c** Axiale T 1w fatsat MRT-Sequenz nach Kontrastmittelgabe. Vermehrte Kontrastmittelaufnahme in der Zone der Degeneration mit fokaler Signalaussparung (Pfeile) als Zeichen der Nekrose.

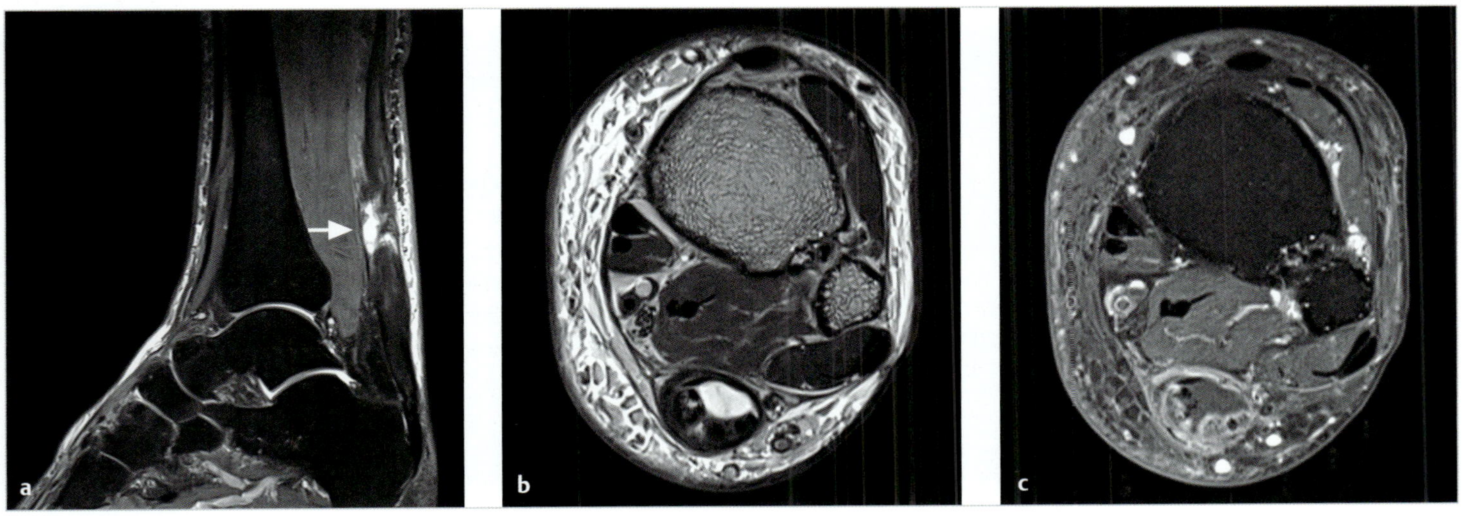

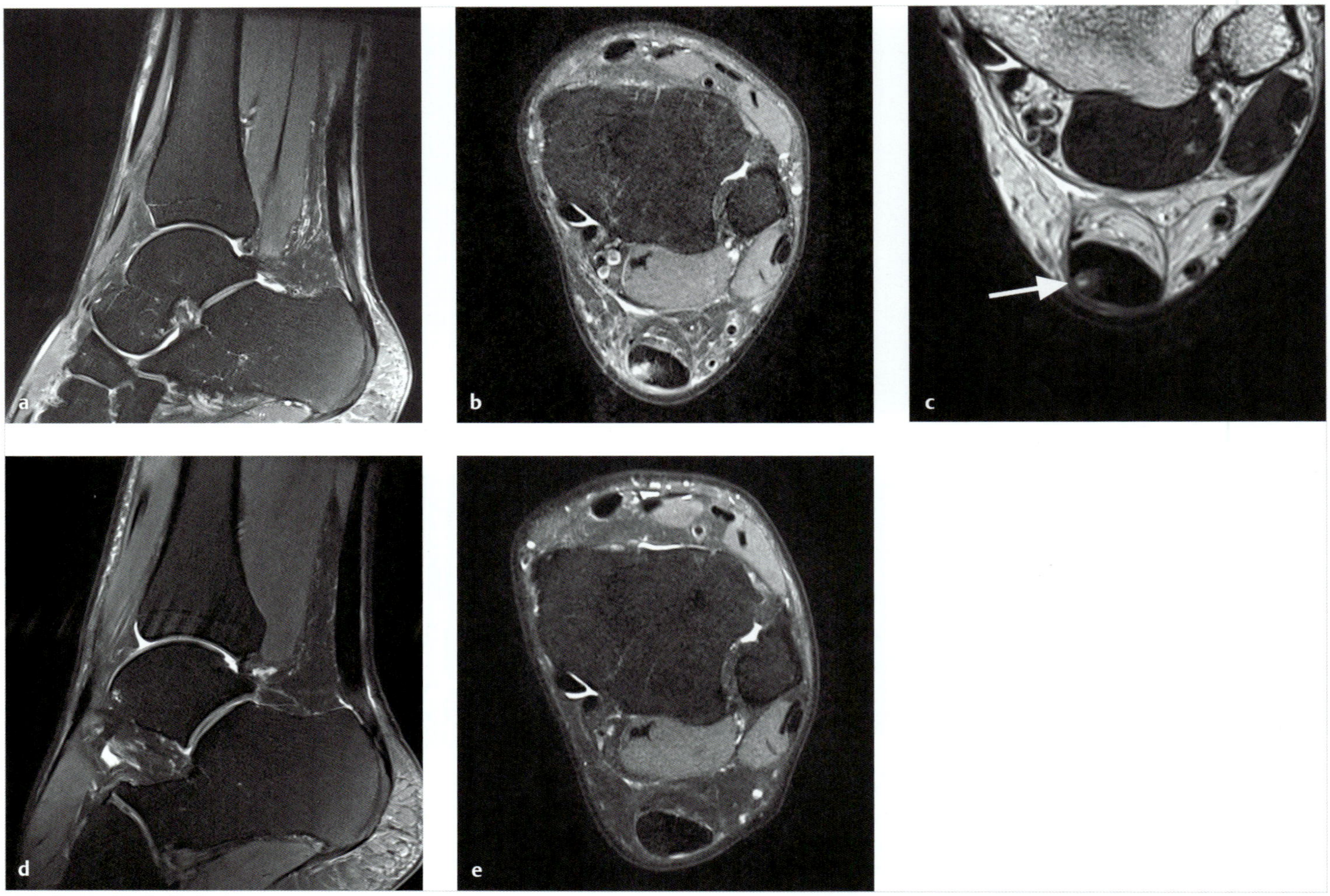

Abb. 3.235 Partialruptur der Achillessehne. 44-jähriger Patient mit Langzeitverlauf bei Teilruptur der linken Achillessehne, Zustand nach Behandlung mit autologem konditioniertem Plasma und Röntgentiefentherapie.
a Sagittale PDw fatsat MRT-Sequenz. Intratendinöse Erweichungszone im mittleren Drittel.
b Axiale PDw fatsat MRT-Sequenz. Posteromediale Läsion im Randbereich mit angrenzender Peritendinitis.
c Axiale T2w MRT-Sequenz. Erweichungszone mit kleiner Teilruptur (signalintensive Zone; Pfeil).
d Sagittale PDw fatsat MRT-Sequenz nach 7 Monaten. Nach Therapie Ausheilung der Läsion.
e Axiale PDw fatsat MRT-Sequenz nach 7 Monaten, gleiche Schichthöhe wie **b**. Der Patient ist beschwerdefrei.

Differenzialdiagnose

- Achillodynie
- Spondylarthropathie
- Enthesiopathie
- Xanthomatose
- rheumatoide Arthritis
- Kristallarthropathie
- Haglund-Exostose
- Bursitis subachillea
- Bursitis praeachillea
- dorsales Impingement des oberen Sprunggelenks

Therapie

Konservativ

- Primär konservativer Therapieansatz
- Ruhigstellung
- Sportkarenz
- antiinflammatorische Medikation
- nach Ausheilung der Akutverletzung exzentrische Dehnungsübungen
- fokussierte Stoßwelle
- Injektion von Platelet derived Growth Factor
- peritendinöse Injektion von Hyaluronsäure

Operativ

- Operatives Débridement (offen oder arthroskopisch)
- ggf. Augmentation mit Plantaris-longus-Sehne
- bei ausgedehnten Sehnenveränderungen Augmentation mit Flexor-hallucis-longus-Sehne
- bei vorbestehender Verkürzung Gastroknemius-Release

Prognose/Komplikationen

Mögliche Komplikationen:
- persistierende Schmerzen und Reizzustände
- Vernarbungen mit chronischer Auftreibung der Achillessehne
- Ruptur der Sehne
- sekundäre Beschwerden der unteren Extremität und der Wirbelsäule durch Schonhaltung

Ruptur

Definition

Eine Achillessehnenruptur ist als vollständige Unterbrechung der Achillessehne mit Spannungsverlust der Sehne definiert.

Symptome

- Teils knallartiges Rupturereignis
- oft exakte Lokalisierung der betroffenen Stelle durch den Patienten möglich
- palpatorische Delle im Verlauf der Sehne
- Verlust der Sehnenfunktion
- Thompson-Test positiv
- Zehenstand nicht möglich

Prädisponierende Faktoren

- Alter und Geschlecht (Verhältnis Männer zu Frauen: 6:1, Altersgipfel: zwischen 30 und 50 Jahren)
- häufig degenerativer Vorschaden der Sehne
- Sportarten mit konzentrischer Belastung (Tennis, Basketball, Volleyball, Ski alpin)

Anatomie/Pathologie

Die Ruptur erfolgt meist im mittleren hypovaskulären Drittel der Sehne. Bei verzögerter Diagnose oder Reruptur bilden sich häufig Defektzonen.

Chronische Rupturen mit Defektzone werden nach Myerson eingeteilt (▸ Tab. 3.15).

Tab. 3.15 Klassifikation der chronischen Achillessehnenrupturen nach Myerson.

Grade	Beschreibung
I	< 2 cm
II	2–5 cm
III	> 5 cm

Bildgebung

Ultraschall

Im Longitudinalschnitt der Achillessehne stellen sich die echogenen Rissenden dar, die von einem echoarmen Hämatom umgeben sind und so den Rissrand demarkieren. Dies gilt insbesondere bei erhaltenem Paratenon. Die dynamisch durchgeführte Sonografie erlaubt mittels passiver Fußhebung und -senkung die Beurteilung von Dehiszenz.

Röntgen

Primär keine Indikation.

Magnetresonanztomografie

Siehe auch den Textabschnitt zur Achillodynie (S. 239).

Antworten im Befund

- Beschreibung der exakten Lokalisation, gemessen distal vom kalkanearen Ansatz
- Ausmaß und Richtung der Ruptur (longitudinal, transversal, schräg)
- Beurteilung der Dehiszenz der Sehnenenden
- Qualität der Rupturstelle
- Beschreibung der fortgeschrittenen mukoiden Degeneration und Auffaserung der Sehnenenden (wichtig für die operative Planung)
- bei distalen Rupturen Beschreibung des kalkanearen Ansatzes
- bei proximalen Rupturen Beschreibung des muskulotendinösen Übergangs
- Status der Wadenmuskulatur (fettige Degeneration)

Untersuchungstechnik

Eine Kontrastmittelgabe ist bei akuter Ruptur nicht zwingend nötig, jedoch sinnvoll bei bekannter Achillodynie und chronischer Sehnendegeneration zur Beurteilung der Sehnenenden.
- *Standarduntersuchung:* hochauflösende Mehrkanalspule
- *Sequenztechnik:*
  - T 1w und PDw fatsat sagittal
  - T 2w und PDw fatsat axial
  - ggf. T 1w fatsat sagittal und axial nach Kontrastmittelgabe (nur bei unklarer Rupturlokalisation)

Befunde

- Vollständige Unterbrechung der Sehnenkontinuität mit longitudinaler oder horizontaler Ruptur
- bei vorbestehender Tendinose aufgefaserte, signalgesteigerte, ausgefranst imponierende Sehnenenden
- ausgeprägte Flüssigkeitseinlagerung im Paratenon langstreckig im Sehnenverlauf und in den angrenzenden Weichteilen
- retrahierte, geschlängelte Sehnenenden mit Darstellung der Lücke
- in der axialen Schichtung in der T 2w Sequenz innerhalb der noch erhaltenen Sehne Darstellung des signalarmen Sehnenmaterials
- im Bereich des aufgefaserten Sehnenendes erhöhte Signalgebung
- im Bereich der Sehnenlücke nur Flüssigkeit

Empfehlung zur Bildgebung

Methode der Wahl: Sonografie. MRT mit i. v. Kontrastmittelgabe für besondere Fragen.

Bildbeispiele

Rupturen der Achillessehne imponieren in der Bildgebung wie in ▶ Abb. 3.236, ▶ Abb. 3.237, ▶ Abb. 3.238, ▶ Abb. 3.239, ▶ Abb. 3.240 und ▶ Abb. 3.241 gezeigt. Der intraoperative Situs stellt sich z. B. wie in ▶ Abb. 3.242 und ▶ Abb. 3.243 dar.

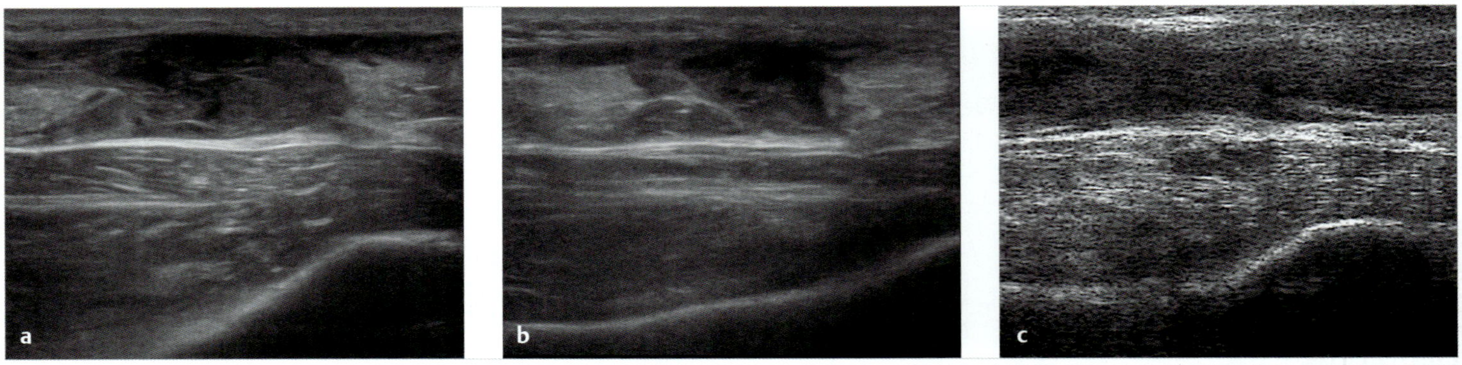

Abb. 3.236 Ruptur der Achillessehne. Die dynamisch durchgeführte Sonografie erlaubt mittels passiver Fußhebung und -senkung die Beurteilung von Dehiszenz (**a**) und Adaptierbarkeit (**b**). Sonografisch kann auch der Heilverlauf beurteilt werden (**c**).

a Ultraschall, Längsschnitt, Fußhebung.

b Ultraschall, Längsschnitt, Fußsenkung.

c Ultraschall, Längsschnitt, 7 Wochen später. Geringe sanduhrförmige Ausdünnung bei bereits guter Struktur der geheilten Sehne.

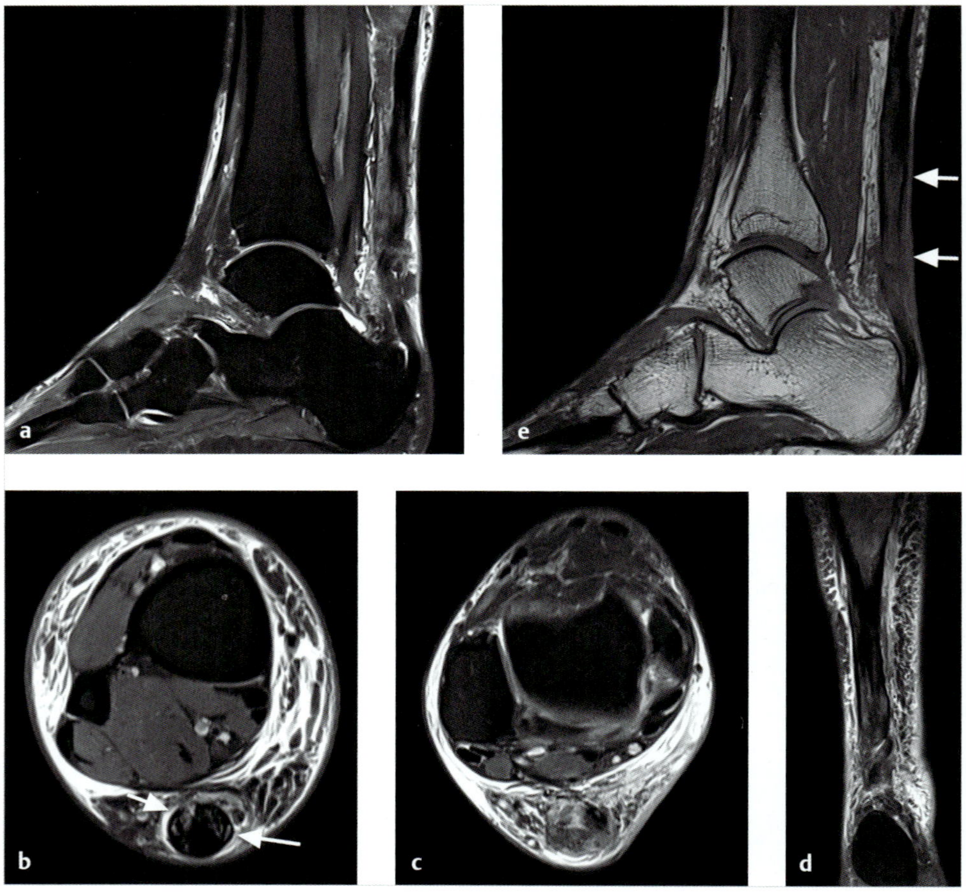

Abb. 3.237 Ruptur der Achillessehne. 49-jährige Patientin mit frischem Trauma vor 4 Tagen, Thompson-Test positiv.

a Sagittale PDw fatsat MRT-Sequenz. Vollständige Ruptur mit Unterbrechung der Faserkontinuität.

b Axiale PDw fatsat MRT-Sequenz proximal der Ruptur. Intratendinöse Signalanhebungen bei fortgeschrittener langstreckiger Tendinose (Pfeile).

c Axiale PDw fatsat MRT-Sequenz im Bereich der Ruptur. Schräg horizontale Faserruptur ohne wesentliche Dehiszenz oder Sehnenretraktion.

d Koronare PDw fatsat MRT-Sequenz. Schön zu sehen sind die langstreckige Tendinose und die Rupturstelle. Intakter myotendinöser Übergang.

e Sagittale T 1w MRT-Sequenz. Die helleren Anteile der Achillessehne entsprechen der gestörten Binnenstruktur (Pfeile), lediglich proximal und am kalkanearen Ansatz sind noch normale Fasern erkennbar.

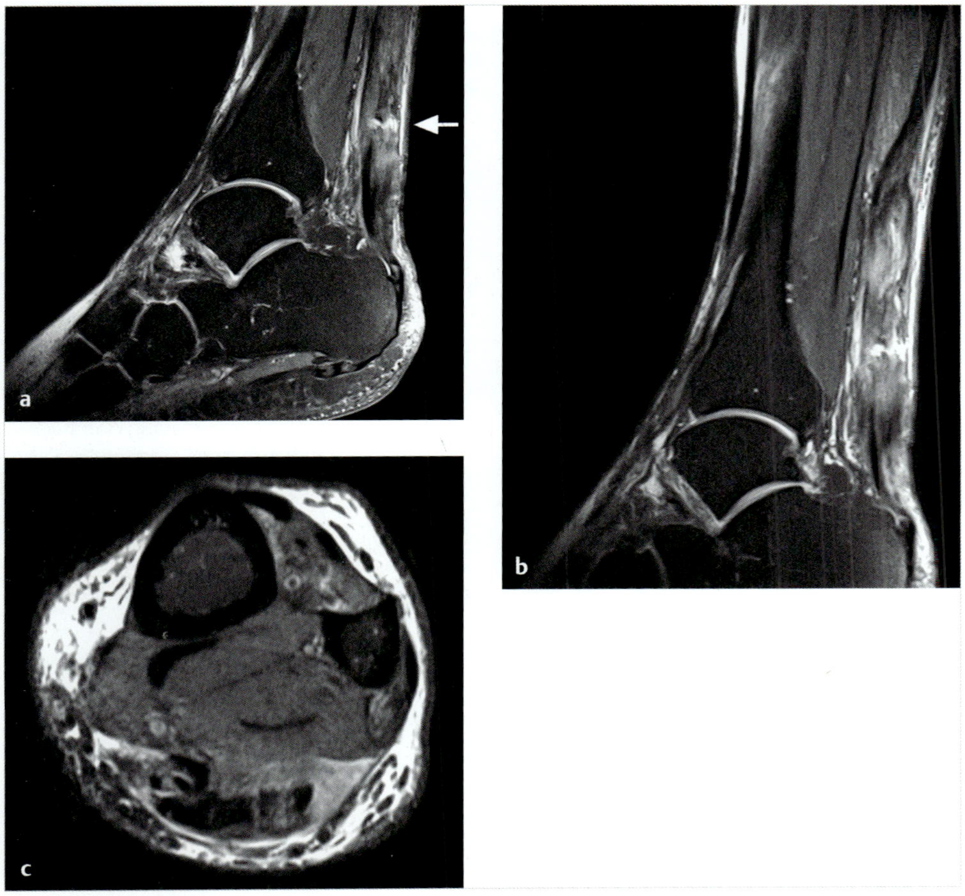

Abb. 3.238 Ruptur der Achillessehne. 69-jähriger Patient mit unklaren Schmerzen an der Ferse mit Bewegungseinschränkung, klinisch Verdacht auf ansatznahe Achillessehnenruptur.

a Sagittale PDw fatsat MRT-Sequenz. Vollständige, horizontal verlaufende Ruptur (Pfeil) am Übergang vom proximalen zum mittleren Sehnendrittel bei fortgeschrittener Tendinose. Die Ruptur reicht bis in den myotendinösen Übergang und ist in der vorliegenden Untersuchung bei Schmerzangabe an der Ferse nicht vollständig erfasst.

b Sagittale PDw fatsat MRT-Sequenz. Neupositionierung mit Darstellung des myotendinösen Übergangs der Achillessehne. Zusätzlich besteht eine langstreckige Tendinose bis zum Ansatz der Achillessehne.

c Axiale PDw fatsat MRT-Sequenz. Darstellung der Ruptur, die bis in den myotendinösen Übergang reicht.

Anmerkung: Reicht die Ruptur bis in den myotendinösen Übergang, muss dies für die präoperative Planung vollständig dargestellt werden, da in diesem Fall keine minimalinvasive Technik mehr möglich ist.

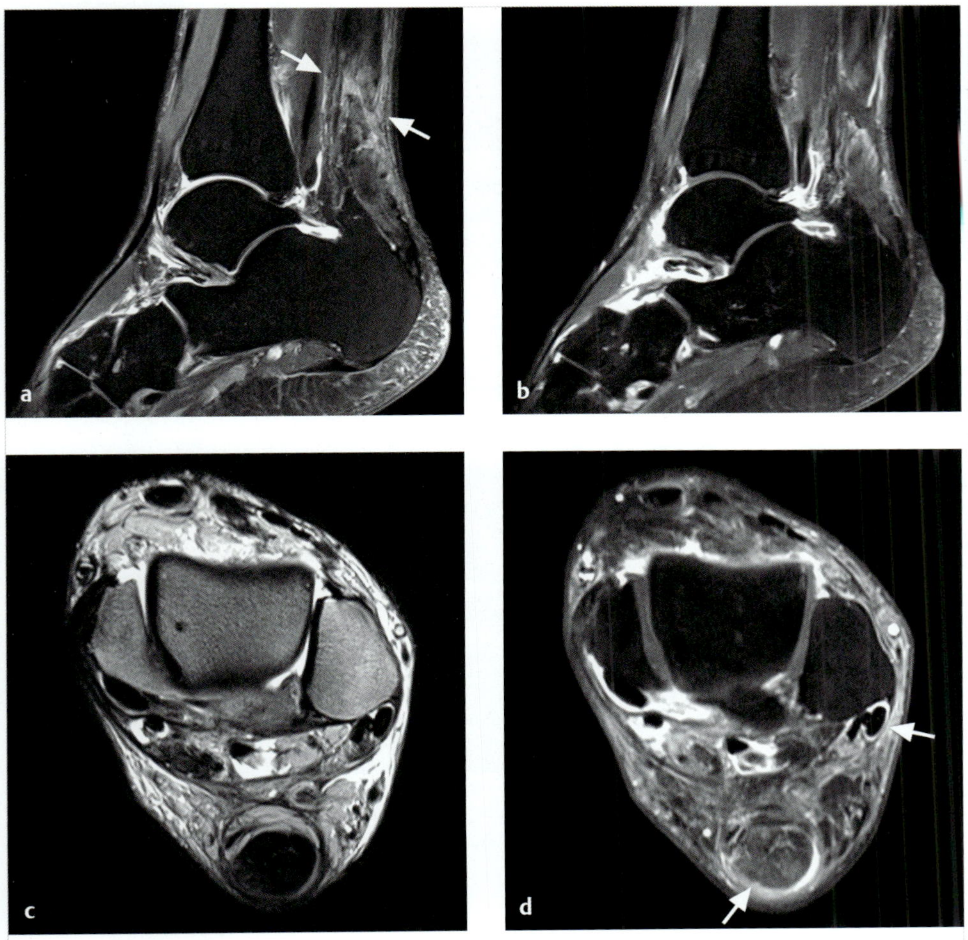

Abb. 3.239 Ruptur der Achillessehne. 74-jähriger Patient mit 2-zeitigem Trauma vor 4 Wochen und aktuell bei lang andauernder Achillodynie.

Anmerkung: Das Ausmaß der Achillessehnendegeneration ist wichtig für die präoperative Planung bezüglich der Entscheidung zwischen Achillessehnennaht versus Flexor-hallucis-longus-Transfer. Des Weiteren ist es leichter, in den Aufklärungsgesprächen mithilfe der Demonstration der MRT-Bilder bei fortgeschrittener Tendinose den Erwartungshorizont der Patienten anzupassen.

a Sagittale PDw fatsat MRT-Sequenz. Bei fortgeschrittener Tendinose über die gesamte kraniokaudale Ausdehnung schräg vertikal verlaufende Ruptur im mittleren Drittel (Pfeile).

b Sagittale T1w fatsat MRT-Sequenz nach Kontrastmittelgabe. Die Kontrastmittelgabe zeigt gut die langstreckige degenerative Vaskularisation des gesamten Sehnenabschnitts.

c Axiale T2w MRT-Sequenz, axiale Schicht durch den distalen Sehnenstumpf in Höhe des Sprunggelenks. Die T2w Sequenz zeigt lediglich die ausgeprägte Verdickung des Sehnenquerschnitts mit mäßiger Signalanhebung im Vergleich zu den übrigen Sehnen.

d Axiale T1w fatsat MRT-Sequenz nach Kontrastmittelgabe, korrespondierende Schicht zu **c**. Deutliche Vaskularisation der Sehnenabschnitte mit Peritendinitis (im Vergleich normales Sehnensignal der Peronealsehnen; Pfeile).

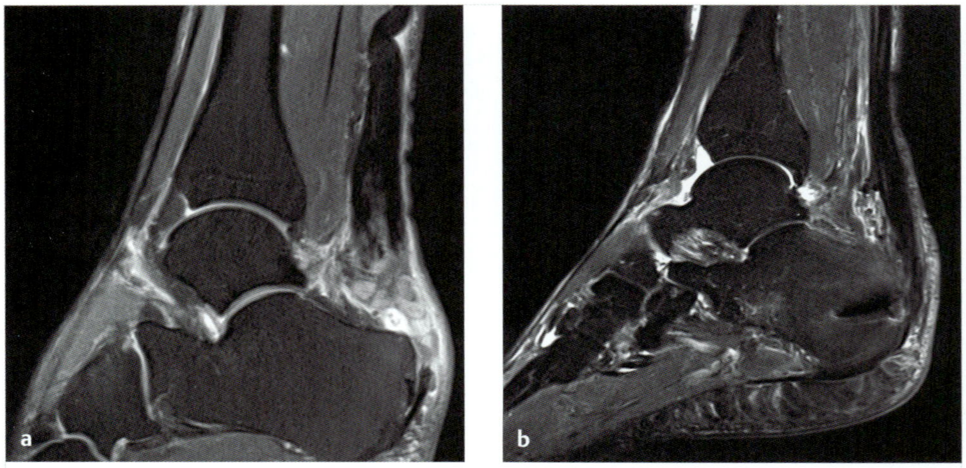

Abb. 3.240 Ruptur der Achillessehne. 54-jährige aktive Tennisspielerin mit jahrelanger Achillodynie bei Ansatztendinose. Ruptur und postoperativer Status, 3 Monate später weitere Kontrolle mit neuem MRT; Refix mit Anker.

a Sagittale PDw fatsat MRT-Sequenz. Ansatzseitige vollständige Achillessehnenruptur mit langstreckiger Tendinose, Retraktion des degenerativ veränderten Sehnenendes.

b Sagittale STIR-MRT-Sequenz, postoperative Verlaufskontrolle bei geringen ansatzseitigen Restbeschwerden. Zustand nach Sehnennaht mit Ankerrefixation, noch geringes Restödem im Kalkaneus um die ossäre Fixierung. Die Patientin ist voll erwerbstätig und nach weiteren 4 Wochen beschwerdefrei.

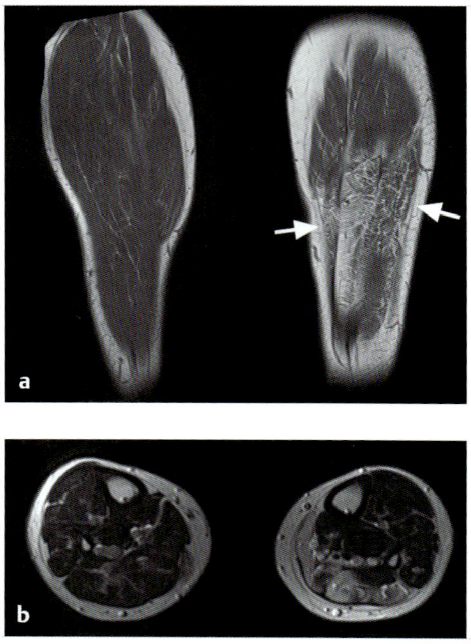

Abb. 3.241 Ruptur der Achillessehne. 54-jährige Patientin mit chronischer Achillessehnendegeneration und Infektsituation, Rekonstruktion mittels Flexor-hallucis-longus-Transposition vor 3 Jahren. *Anmerkung:* Für die Beurteilung vor weiteren Rekonstruktionen ist auch das Ausmaß der Muskeldegeneration bzw. der fettigen Involution wichtig. Dies sollte in der MRT-Anforderung explizit erwähnt werden, da beim Bestreben nach Hochauflösung der einzelnen Achillessehnenfasern mit einem kleinen Field of View die Unterschenkelmuskulatur nicht routinemäßig mitabgedeckt wird.

a Koronare T1w MRT-Sequenz. Im Seitenvergleich gut erkennbare lipomatöse Involution des M. soleus mit Atrophie des M. gastrocnemius im medialen und lateralen Kopf (Pfeile).

b Axiale T2w MRT-Sequenz, Schicht durch den distalen Unterschenkel. Fettige Durchsetzung des linken M. soleus im Vergleich die Gegenseite.

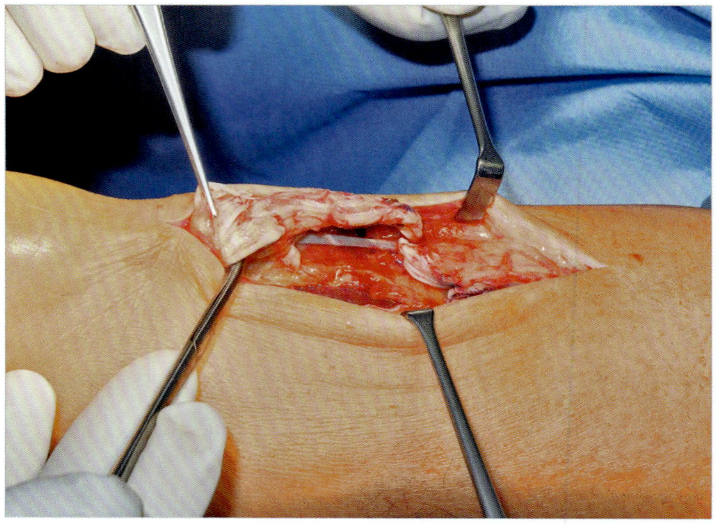

Abb. 3.242 Ruptur der Achillessehne. Akute Ruptur der Achillessehne, meist auf der Basis degenerativer Vorschäden. Intraoperativer Situs. In der Tiefe des Situs ist die intakte Sehne des M. plantaris longus zu erkennen.

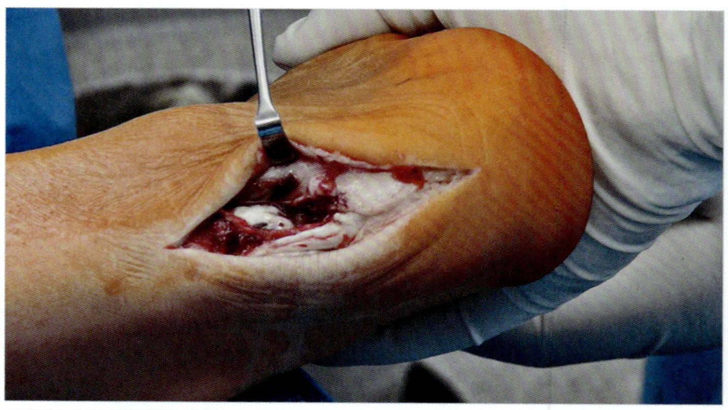

Abb. 3.243 Ruptur der Achillessehne. Intraoperativer Situs. Nekrose zentraler Anteile der Achillessehne nach Steroidinjektion.

Differenzialdiagnose

- Achillodynie
- Ruptur der Plantaris-longus-Sehne
- Teilruptur
- knöcherner Ausriss der Achillessehne
- Spondylarthropathie
- Enthesiopathie
- Xanthomatose
- rheumatoide Arthritis
- Kristallarthropathie
- Haglund-Exostose
- Bursitis subachillea
- Bursitis praeachillea

Therapie

Konservativ

Bei Kontakt der Sehnenfasern in Spitzfußstellung (Sonografie) Orthese in absteigender Spitzfußstellung für 8 Wochen.

Operativ

Bei jungen und sportlich aktiven Menschen sowie bei fehlendem Kontakt der Sehnenfasern:

- bei der akuten Ruptur primäre Naht minimalinvasiv oder offen
- bei verzögerter Versorgung Rekonstruktion entsprechend der Defektzone:
  - Grad I: sekundäre offene Rekonstruktion
  - Grad II: offene Rekonstruktion mit V-Y-Plastik, Umkehrplastik
  - Grad III: Augmentation mit Flexor-hallucis-longus- oder Peroneus-brevis-Sehne

Prognose/Komplikationen

Mögliche Komplikationen:

- persistierende Schmerzen und Kraftdefizit
- Vernarbungen
- Elastizitätsverlust des Gastroknemius-Soleus-Komplexes
- Reruptur bzw. fehlende Heilung bei konservativer Therapie bei bis zu 20 % der Patienten
- Reruptur nach Operation bei 1–2 % der Patienten
- Wundheilungsstörungen nach operativer Therapie
- Schädigung des N. suralis bei operativer Therapie

Ansatztendinose

Definition

Eine Ansatztendinose ist eine Entzündung des Sehnen-Knochen-Übergangs.

Symptome

- Schmerzen an der Insertion der Achillessehne
- oft während des Sporttreibens geringere Beschwerden, mit Schmerzverstärkung nach Belastung
- lokaler Druckschmerz, teils in Verbindung mit knöchernen Ausziehungen
- schleichender Beschwerdebeginn
- Schmerzverstärkung durch Druck der Schuhe

Prädisponierende Faktoren

- Schlecht passende Schuhe
- Läufer, Fußballspieler
- falsches Training (zu starke konzentrische Belastung ohne Ruhepausen, zu schnelle Steigerung des Trainingsumfangs)
- Wiederholung von Sprint (Akzeleration) und Abstoppen (Dezeleration)
- Training in kalter Umgebung
- Spondylarthropathien
- genetische Disposition

Anatomie/Pathologie

Teils treten eine Ansatztendinose mit Traktionssporn und eine Haglund-Exostose gleichzeitig auf. Häufig ist die laterale Kante des Kalkaneus betroffen.

Bildgebung

Ultraschall

Die Beurteilung der im Ansatz der Achillessehne gelegenen Schallschattenbildung durch den Traktionssporn ist nur oberflächlich möglich. Teilweise wird eine echoarme Verbreiterung mit Teilläsion der Achillessehne beobachtet. Die periostale Insertionstendopathie ist sonografisch nicht darstellbar.

> **Merke**
>
> Bei rheumatologisch bedingter Enthesitis kann das Power-Doppler-Signal positiv sein.

Röntgen

Der Kalkaneus wird seitlich aufgenommen, ergänzend in 30°-Innen- und -Außenrotation. Häufig ist der Röntgenbefund unauffällig. Das Vorkommen eines Traktionssporns ist möglich; evtl. können zystische Veränderungen des Knochens bei entzündlichen Gelenkerkrankungen oder bei chronischem Verlauf festgestellt werden.

Magnetresonanztomografie

Antworten im Befund

- Exakte Beurteilung der Sehnenqualität am fibroossären Übergang
- Ausmaß des Knochenmarködems
- begleitende Entzündung im Paratenon
- Bursitis subachillea
- Partialruptur
- mukoide Erweichungszonen
- knöcherne Aktivierung des Traktionssporns
- Differenzierung zwischen Ansatztendinose und Haglund-Exostose mit Bursa subachillea
- Knochenkanten im Randbereich des Kalkaneus am Achillessehnenansatz
- intratendinöse Verkalkungen (Korrelation mit Röntgenbild oder CT)

Spezielle Aspekte der postoperativen MRT nach operativem Débridement des Achillessehnenansatzes:

- Knochenödeme im Insertionsbereich
- Kontinuität der Sehne
- Kalzifikationen oder Knochenkanten (ggf. zusätzlich CT)
- fibrovaskuläres Gewebe

Untersuchungstechnik

- *Standarduntersuchung:* hochauflösende Mehrkanalspule
- *Sequenztechnik:*
  - T 1w und PDw fatsat sagittal
  - T 2w und PDw fatsat axial
  - T 1w fatsat sagittal und axial nach Kontrastmittelgabe

Befunde

- In der nativen sagittalen T 1w Sequenz Beurteilung des Traktionssporns mit Knochenmarködem bei chronischer Aktivierung
- vermehrte Kontrastmittelaufnahme im Paratenon am fibroossären Übergang mit Knochenmarködem im Kalkaneus
- Flüssigkeitsnachweis und Kontrastmittelaufnahme in der Bursa subachillea
- kontrastmittelaufnehmende Sehnenvaskularisationen innerhalb der Sehne nachweisbar
- mitunter kleine subchondrale Zysten im Bereich der Einstrahlung der Sehnenfasern am Knochen

Empfehlung zur Bildgebung

Methoden der Wahl: Röntgen (Kalkaneus seitlich sowie in 45°-Innen- und -Außenrotation), Ultraschall, ggf. präoperativ MRT. CT oder DVT bei Restbeschwerden nach einer Operation oder bei Verdacht auf störende Knochenkanten, die mit anderen Formen der Bildgebung nicht sichtbar zu machen sind.

Bildbeispiele

▶ Abb. 3.244, ▶ Abb. 3.245, ▶ Abb. 3.246, ▶ Abb. 3.247, ▶ Abb. 3.248, ▶ Abb. 3.249 und ▶ Abb. 3.250 präsentieren verschiedene Bildbeispiele für eine Ansatztendinose der Achillessehne.

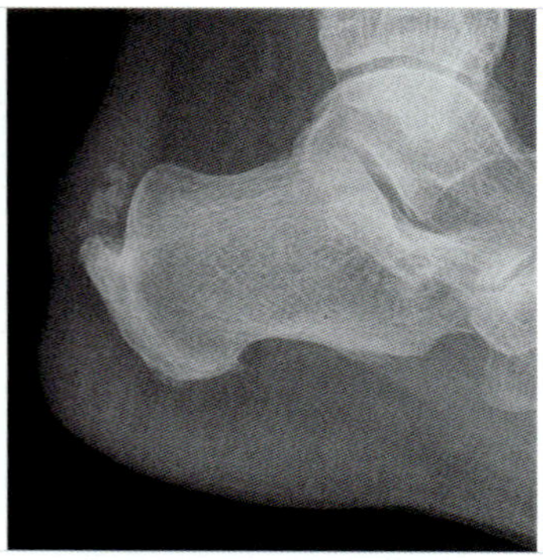

Abb. 3.244 Ansatztendinose der Achillessehne. Röntgenaufnahme. Schwere Insertionstendinose der Achillessehne mit ausgedehnten Verkalkungen des Achillessehnenansatzes. Vor allem instabile Knochenfragmente sind mit Beschwerden assoziiert. Kompakte, stabile Verkalkungen werden oft trotz erheblicher Größe gut toleriert.

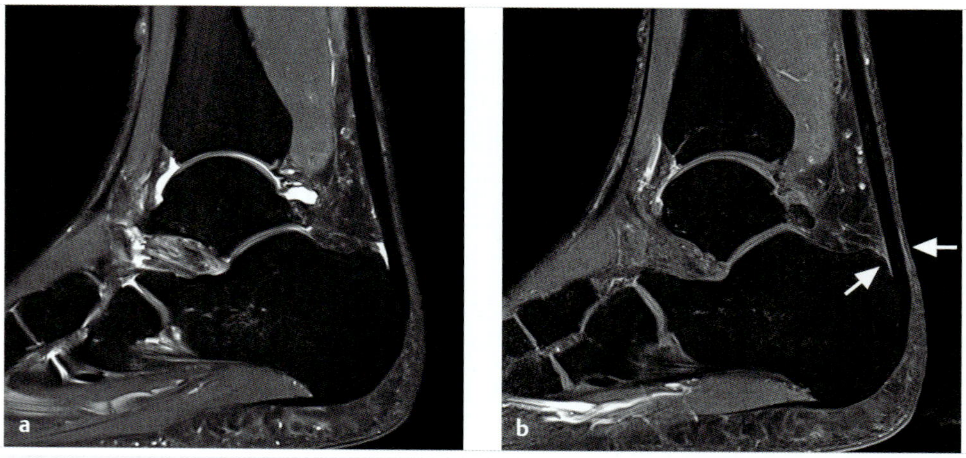

Abb. 3.245 Ansatztendinose der Achillessehne. 48-jähriger Patient, der aktiven Laufsport betreibt, mit Schmerzen am Achillessehnenansatz.

a Sagittale PDw fatsat MRT-Sequenz. Geringer Flüssigkeitsnachweis in der Bursa subachillea, allenfalls nur minimale Ödematisierung im dorsalen Peritenon am Achillessehnenansatz.

b Sagittale T 1w fatsat MRT-Sequenz nach Kontrastmittelgabe. Geringe Kontrastmittelaufnahme in der Bursa subachillea und im dorsalseitigen Peritenon am Achillessehnenansatz (Pfeile). *Anmerkung:* Auch wenn dies nur ein diskreter Befund einer Peritendinitis im Ansatzbereich ist, ohne Nachweis einer strukturellen Störung der Achillessehne, so hat doch der Patient erhebliche Beschwerden und fühlt sich in seinem Laufsport deutlich eingeschränkt. Auch diskrete Befunde können individuell deutliche Beschwerden verursachen. Die Kontrastmittelgabe hilft und schützt vor Fehlinterpretation eines unauffälligen Normalbefunds.

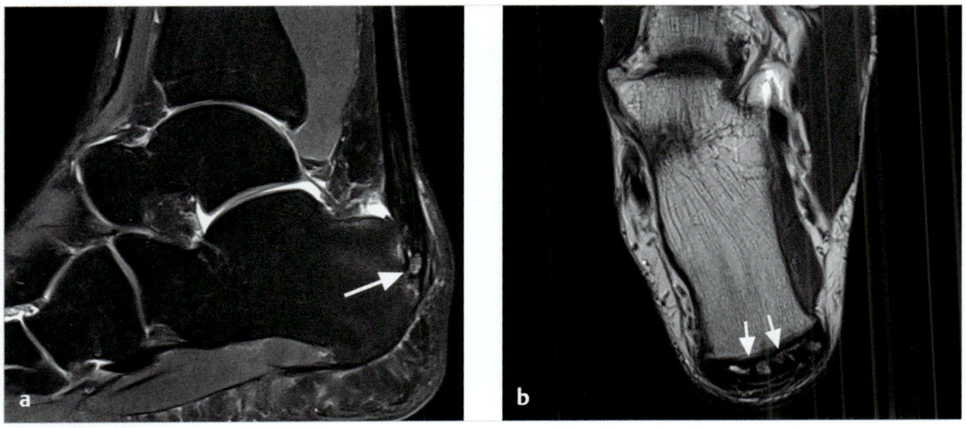

Abb. 3.246 Ansatztendinose der Achillessehne. 50-jähriger Patient mit chronischer Ansatztendinose der Achillessehne, dorsalem Fersensporn bzw. Ossifikationen und Haglund-Exostose.

a Sagittale PDw fatsat MRT-Sequenz. Sekundäre, aktivierte Knochenneubildungen im Achillessehnenansatz (Pfeil), knöchern aktivierte Haglund-Exostose mit Bursitis subachillea.

b Axiale T2w MRT-Sequenz. Darstellung der Ossifikationen (Pfeile) am Achillessehnenansatz.

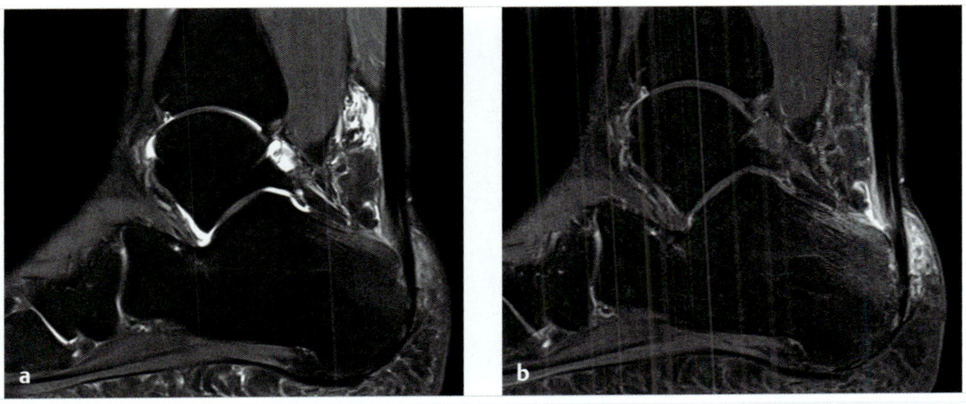

Abb. 3.247 Ansatztendinose der Achillessehne. 62-jährige Patientin mit chronischen Fersenschmerzen beim Schuhetragen (Schuhkonflikt).

a Sagittale PDw fatsat MRT-Sequenz. Spongiosaödem am fibroossären Übergang mit Ödematisierung in der Bursa subachillea und in der Bursa subcutanea calcanea. Zusätzlich fokale Signalintensität im präachillären Fettgewebe.

b Sagittale T1w fatsat MRT-Sequenz nach Kontrastmittelgabe. Deutliche Kontrastmittelanreicherung im Peritenon und in der Bursa. Das Ausmaß der Ansatzentzündung ist anhand der Kontrastmittelaufnahme besser abschätzbar, denn einen geringen Flüssigkeitsnachweis in der Bursa subachillea findet man auch bei symptomfreien Patienten. Die Flüssigkeit präachillär zeigt keine Kontrastmittelaufnahme; sie entspricht keiner entzündlichen Veränderung.

Differenzialdiagnose

- Distale Achillodynie
- Spondylarthropathie (vor allem bei beidseitigem Befund)
- Xanthomatose
- rheumatoide Arthritis
- Kristallarthropathie
- Haglund-Exostose
- Bursitis subachillea
- Bursitis praeachillea

Therapie

Konservativ

- Primär konservativer Therapieansatz
- Ruhigstellung
- Sportkarenz
- lokale Druckentlastung durch Schuhzurichtung
- antiinflammatorische Medikation
- nach Ausheilung der Akutverletzung exzentrische Dehnungsübungen
- Injektion von Platelet rich Plasma
- Stoßwellentherapie
- Röntgentiefenbestrahlung

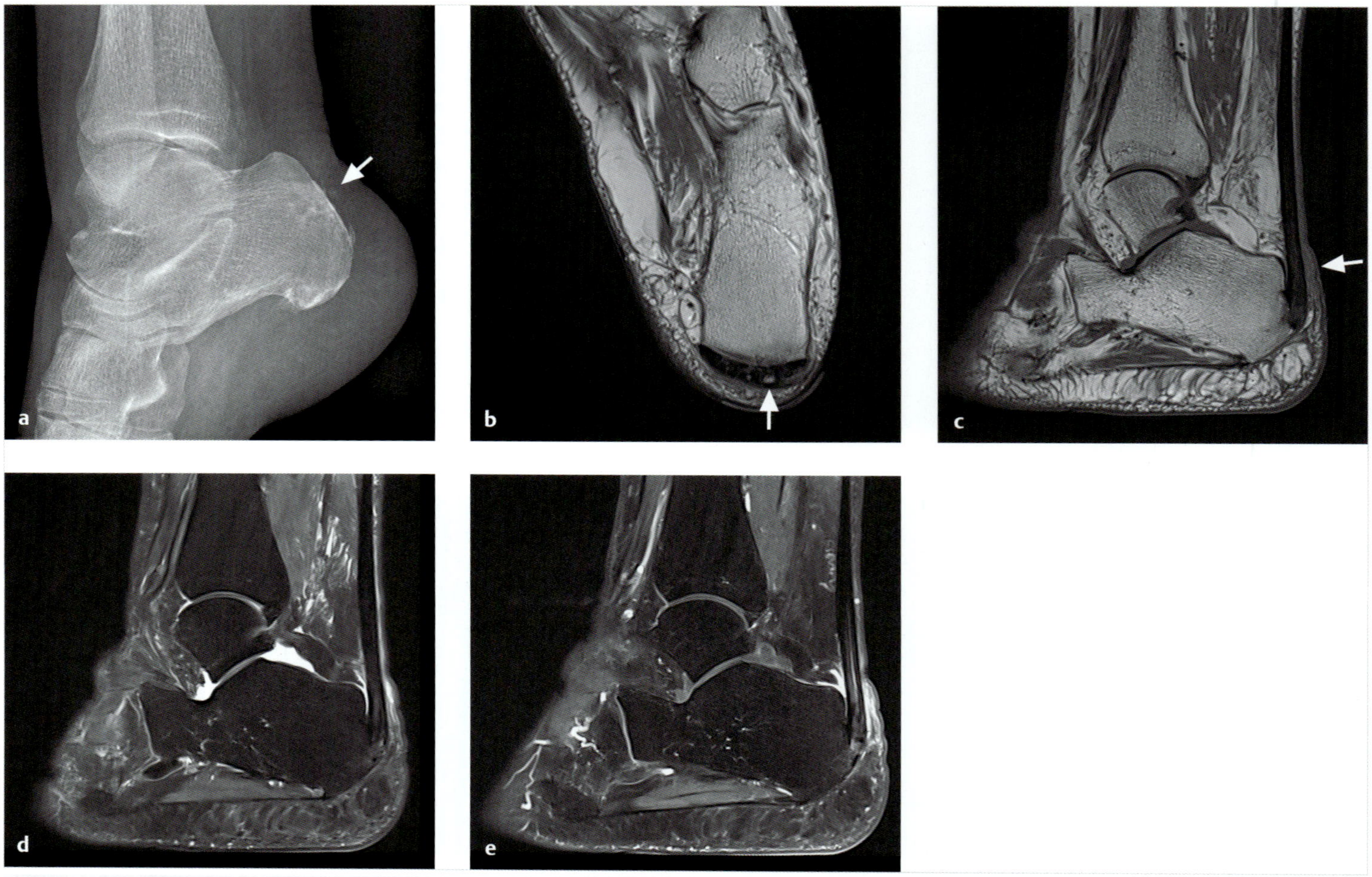

Abb. 3.248 Ansatztendinose der Achillessehne. 74-jährige Patientin mit persistierender Achillodynie.
a Röntgenaufnahme seitlich. Kleine intratendinöse Ossifikationen am fibroossären Übergang (Pfeil) sowie weiter kaudal kleiner Fersensporn. Zusätzlich asymptomatischer plantarer Fersensporn.
b Axiale T 2w MRT-Sequenz. Ossifikation im Achillessehnenansatz (Pfeil). *Anmerkung:* Die Ossifikation zeigt ein fetthaltiges Knochenmarksignal im Gegensatz zur Kalzifikation, die sich in allen Pulssequenzen signalfrei darstellt.
c Sagittale T 1w MRT-Sequenz. Verdickter Achillessehnenansatz mit intratendinöser Signalanhebung sowie dorsal der Sehne signalarmes Fettgewebe als Hinweis auf eine Peritendinitis (Pfeil).
d Sagittale PDw fatsat MRT-Sequenz. In der fettunterdrückten, wassersensitiven Sequenz entsprechende Signalanhebung innerhalb der Sehne und im Peritenon.
e Sagittale T 1w fatsat MRT-Sequenz nach Kontrastmittelgabe. Die Kontrastmittelgabe zeigt noch besser das wahre Ausmaß der Sehnendegeneration und Peritendinitis.

Operativ

- Operatives Débridement mit Abtragung des Spornes
- bei > 50 % Ablösung der Achillessehne Refixation mit Anker

Prognose/Komplikationen

Mögliche Komplikationen:

- persistierende Schmerzen und Reizzustände
- Knochenödem im Insertionsbereich
- Vernarbungen mit chronischer Auftreibung der Achillessehne
- Ruptur der Sehne
- sekundäre Beschwerden der unteren Extremität und der Wirbelsäule durch Schonhaltung

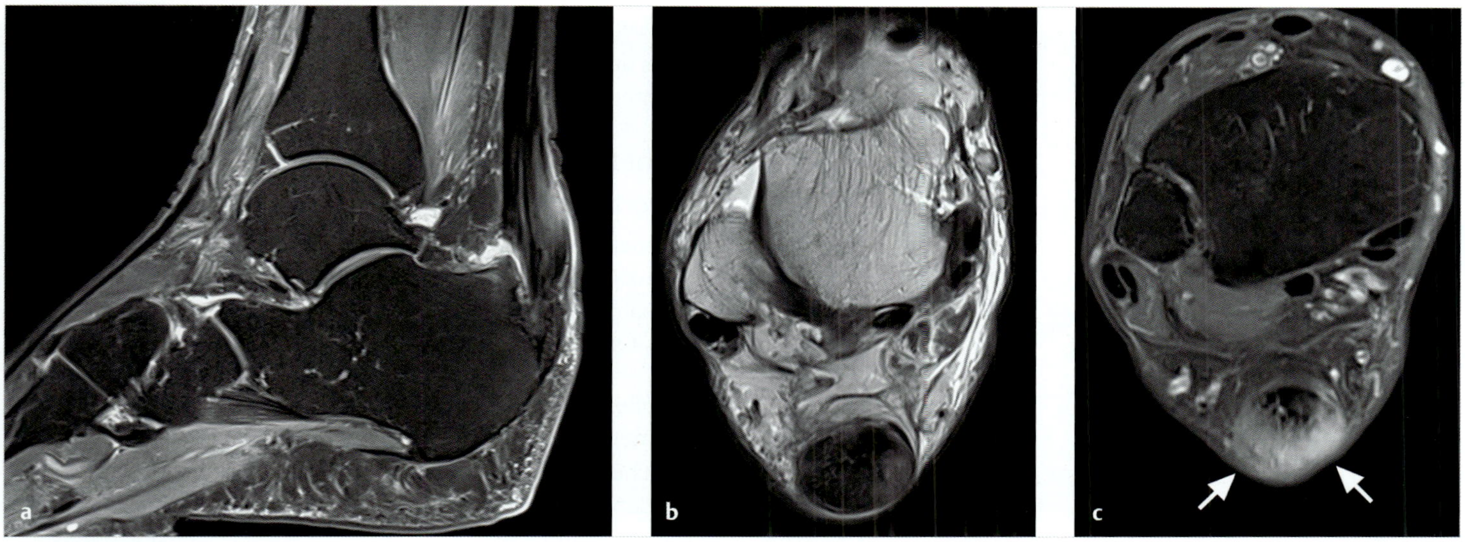

Abb. 3.249 Ansatztendinose der Achillessehne. 86-jähriger Patient mit chronischer Ansatztendinopathie der rechten Achillessehne und Haglund-Exostose.

a Sagittale PDw fatsat MRT-Sequenz. Knöchern aktivierte Haglund-Exostose mit fortgeschrittener Tendinose im Ansatzbereich sowie im dorsalen distalen Sehnendrittel.

b Axiale T 2w MRT-Sequenz. Deutliche Tendinose mit erheblicher Verdickung der Achillessehne im Querschnitt und Signalanhebungen posteromedial.

c Axiale T 1w fatsat MRT-Sequenz nach Kontrastmittelgabe. Bessere Einschätzung der Sehnenqualität mithilfe der Kontrastmittelgabe. Fortgeschrittene Binnenvaskularisation im dorsalen Anteil (Pfeile). Lediglich ein anterior gelegener Abschnitt zeigt eine reguläre signalarme Sehnenstruktur.

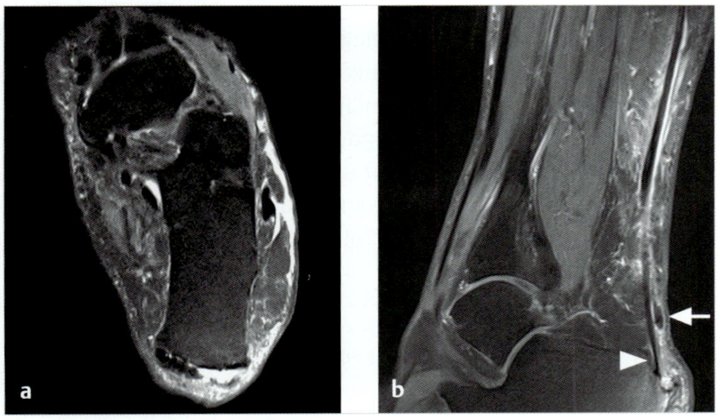

Abb. 3.250 Ansatztendinose der Achillessehne. 73-jährige Patientin mit Teilruptur am Achillessehnenansatz.

a Sagittale PDw fatsat MRT-Sequenz. Lateraler Teilausriss der Sehne am kalkanearen Ansatz.

b Sagittale T 1w fatsat MRT-Sequenz nach Kontrastmittelgabe. Retrahierter Sehnenstumpf (Pfeil) mit residuellem, noch inserierendem Anteil (Pfeilspitze). Langstreckige floride Tendinose und Peritendinitis.

Haglund-Exostose

Definition

Unter einer Haglund-Exostose versteht man eine knöcherne Ausziehung oder eine abnorme knöcherne Prominenz dorsokranial am Kalkaneus, die aufgrund der mechanischen Irritation zu einer Sehnenentzündung im Ansatzbereich der Achillessehne führt.

Symptome

- Druckschmerz am Oberrand des Kalkaneus
- teils tastbare Bursa subachillea
- Schmerzverstärkung bei Dorsalextension im Sprunggelenk

Prädisponierende Faktoren

- Knöcherne Konfiguration des Kalkaneus
- schlecht passendes Schuhwerk
- Laufsport

Anatomie/Pathologie

Durch knöcherne Ausziehungen dorsokranial am Kalkaneus (Haglund-Exostose) entsteht eine Irritation der Achillessehne in Form einer Entzündung und chronischen Verdickung der Bursa subachillea. Im Verlauf ist eine Teilruptur der Achillessehne möglich. Die Diagnose der Haglund-Exostose erfolgt im seitlichen Röntgenbild im Stehen. Mögliche Verfahren sind die Bestimmung der parallelen Steigungslinien nach Pavlov und die Berechnung des Philip-Fowler-Winkels (▸ Abb. 3.251):

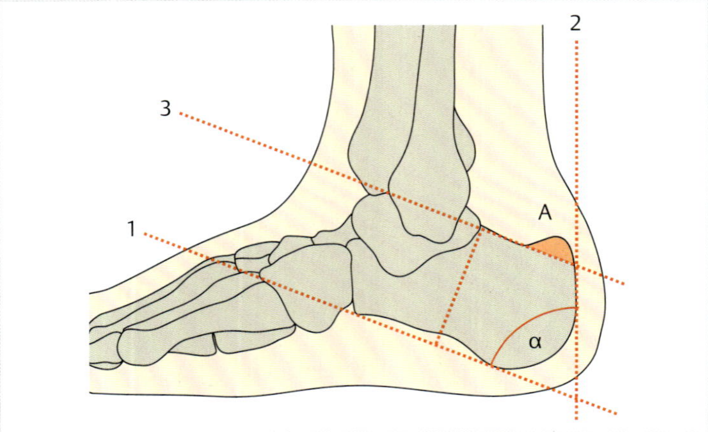

Abb. 3.251 Haglund-Exostose. Messverfahren zur Beurteilung der Haglund-Ferse. Normwert: α = 44–69°, bei Prominenz der Tuberositas superior calcanei: α > 75°. (Waldt S, Eiber M, Wörtler K. Messverfahren und Klassifikationen in der muskuloskelettalen Radiologie. Stuttgart: Thieme; 2011)
1 = Tangente an die inferiore Kortikaliskontur
2 = Tangente an den Tuber calcanei und die dorsosuperiore Kante des Kalkaneus
3 = Parallele zu 1 durch die hintere Begrenzung des Subtalargelenks
A = der Anteil, der die parallele Steigungslinie 3 überragt, wird als Haglund-Exostose gewertet
α = Philip-Fowler-Winkel

- *Parallele Steigungslinien:* Bei deren Anwendung wird eine Tangente vom plantarseitigen Rand des Processus anterior calcanei zum tiefsten Punkt des plantaren Tuber calcanei angelegt. Dazu nach kranial parallel wird eine 2. Linie durch den posterioren Eckpunkt des Subtalargelenks gezogen. Der Knochenüberstand im kranialen Ansatzbereich der Achillessehne entspricht einer Haglund-Exostose.
- *Philip-Fowler-Winkel:* Dieser wird bestimmt durch die Tangente entlang des plantarseitigen Kalkaneus (vom Processus anterior calcanei bis zum tiefsten Punkt des plantaren Tuber calcanei) und einer Gerade entlang der Hinterkante des Kalkaneus.

Einschränkend ist jedoch festzustellen, dass das Vorliegen einer Haglund-Exostose nicht zu einer schmerzhaften Haglund-Ferse führen muss. Erst durch die chronische repetitive Schädigung des Knochenvorsprungs mit mechanischer Irritation der Bursa subachillea, des Peritenons und der Sehnenfasern selbst entsteht das klinische Bild einer behandlungsbedürftigen Haglund-Exostose.

Bildgebung

Ultraschall

Das Ultraschallbild zeigt eine prominente Kante dorsokranial am Kalkaneus mit ggf. leichter Verdrängung der Achillessehne und Verdickung des subkutanen Gewebes. Dies ist besonders gut mittels Vorlaufstrecke darstellbar. Zusätzlich kann sich eine Bursitis subachillea finden.

Röntgen

In der seitlichen Röntgenaufnahme des Kalkaneus ist ein prominenter Höcker am dorsalen Kalkaneus erkennbar.

Magnetresonanztomografie

Antworten im Befund

- Ausmaß der knöchernen Aktivierung der Haglund-Exostose
- Ausmaß der Tendinose der distalen Achillessehne
- Partialruptur
- Bursitis subachillea

Spezielle Aspekte der postoperativen MRT nach operativem Débridement des Achillessehnenansatzes:
- Knochenödeme im Insertionsbereich
- Ausdehnung des Sehnenansatzes auf den dorsalen Kalkaneus
- Kontinuität der Sehne
- Kalzifikationen oder Knochenkanten (ggf. zusätzlich CT)
- fibrovaskuläres Gewebe

Untersuchungstechnik

- *Standarduntersuchung:* hochauflösende Mehrkanalspule
- *Sequenztechnik:*
  - T1w und PDw fatsat sagittal
  - T2w und PDw fatsat axial
  - T1w fatsat sagittal und axial nach Kontrastmittelgabe

Befunde

Durch die Haglund-Exostose kommt es zur chronischen Schädigung der distalen, ventral gelegenen Fasern am fibroossären Übergang mit angrenzender mukoider Erweichungszone und ggf. Partialruptur unmittelbar kranial des fibroossären Übergangs. Meist findet sich eine begleitende Bursitis subachillea mit Flüssigkeitsnachweis und Kontrastmittelaufnahme in der Bursa. Mitunter ist auch eine flächige Ödematisierung des angrenzenden Gewebes im Kager-Dreieck festzustellen.

> **Merke**
>
> Häufig ist eine geringe Flüssigkeitsansammlung in der Bursa subachillea bei asymptomatischen Patienten zu finden und stellt keinen krankhaften Befund dar. Erst größere Ansammlungen und besonders die Kontrastmittelaufnahme sind pathologisch.

Dabei ist bei einer reinen Bursitis auch immer an eine seronegative Spondylarthropathie zu denken.

Empfehlung zur Bildgebung

Methoden der Wahl: Röntgen und Ultraschall; bei besonderen Fragestellungen MRT.

Bildbeispiele

Unterschiedliche Fallbeispiele einer Haglund-Exostose zeigen ▸ Abb. 3.252, ▸ Abb. 3.253, ▸ Abb. 3.254, ▸ Abb. 3.255, ▸ Abb. 3.256, ▸ Abb. 3.257 und ▸ Abb. 3.258. Die Differenzialdiagnose seronegative Spondylarthropathie ist in ▸ Abb. 3.259 zu sehen.

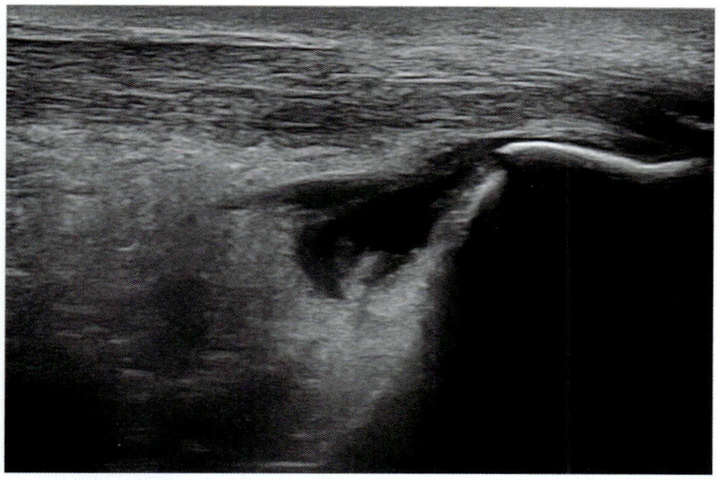

Abb. 3.252 Haglund-Exostose. Bursitis subachillea bei Haglund-Exostose. Ultraschalluntersuchung. Die Bursitis zeigt sich als große, echofreie Raumforderung unterhalb des Sehnenansatzes am Tuber calcanei.

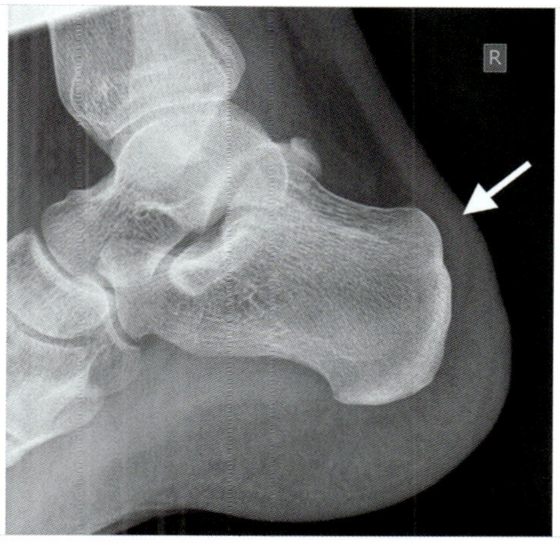

Abb. 3.253 Haglund-Exostose. Lateraler Kalkaneus eines Patienten mit Haglund-Exostose. Röntgenaufnahme. Die nach dorsal gerichtete Vorwölbung des Kalkaneus kranial der Insertion der Achillessehne (Pfeil) führt zu einer Kompression der Bursa subachillea.

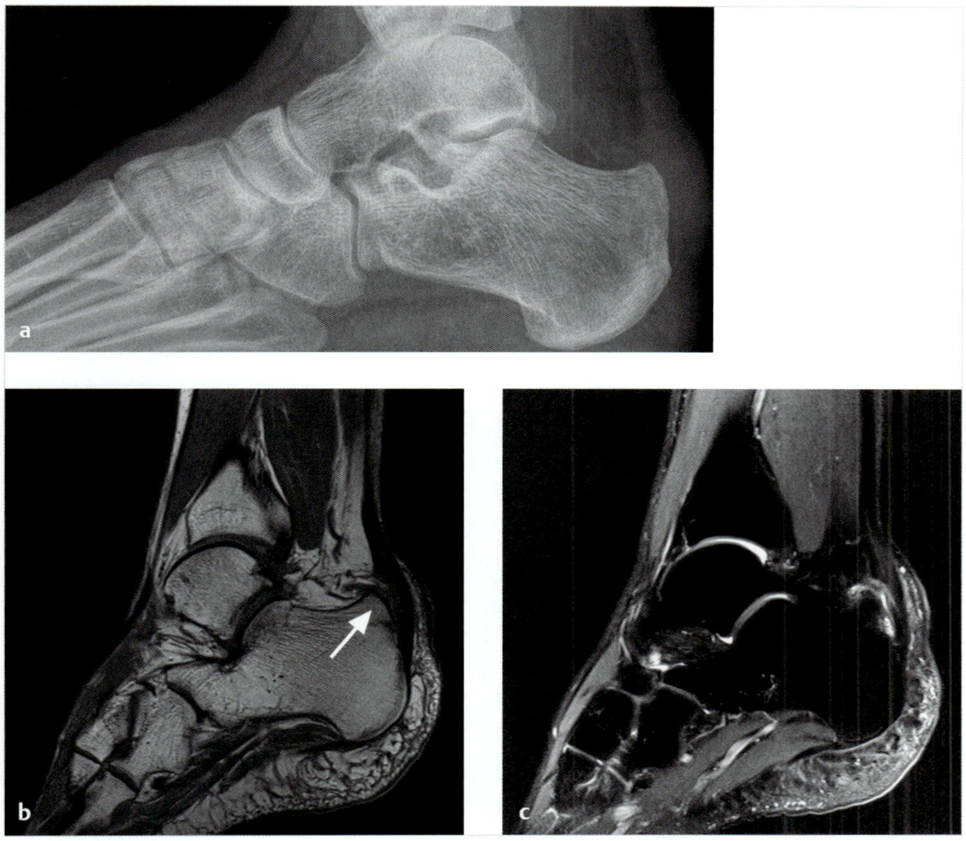

Abb. 3.254 Haglund-Exostose. 30-jähriger Patient mit chronischen Fersenschmerzen und Achillodynie am Ansatz.

a Röntgenaufnahme des Fußes im Stehen seitlich. Haglund-Exostose.

b Sagittale T 1w MRT-Sequenz. Darstellung der Haglund-Exostose (Pfeil) mit aufgetriebener Achillessehne im Ansatzbereich.

c Sagittale PDw fatsat MRT-Sequenz. Ansatztendinose, floride Bursitis subachillea und bursaseitige Erweichungszone ohne Nachweis einer Teilruptur.

Differenzialdiagnose

- Teilruptur
- knöcherner Ausriss der Achillessehne
- Ansatztendinose
- Achillodynie
- dorsales Impingement
- Tendinose der Flexor-hallucis-longus-Sehne
- aktiviertes Os trigonum

Therapie

Konservativ

- Fersenkeil und abgepolstertes Schuhwerk
- Steroidinjektion in die Bursa subachillea (s. Cave-Box)
- nicht steroidale Antirheumatika
- Ultraschall
- Belastungsreduktion

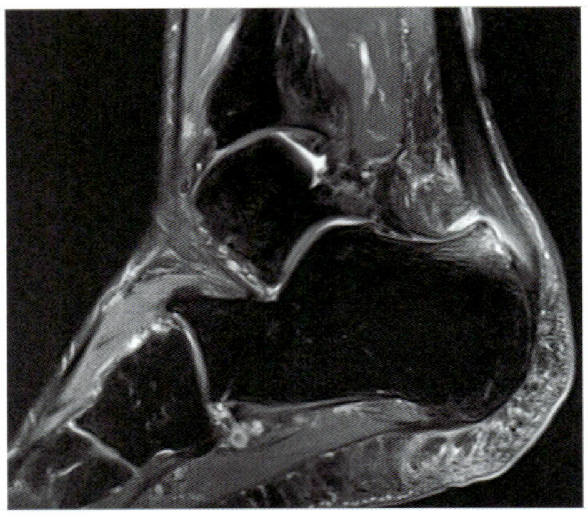

Abb. 3.255 Haglund-Exostose. 41-Jähriger mit Schmerzen seit einem Jahr bei Haglund-Exostose am Achillessehnenansatz. Sagittale PDw fatsat MRT-Sequenz. Knöchern aktivierte Exostose mit begleitender Bursitis subachillea und flächiger Erweichung der Achillessehne am Ansatz.

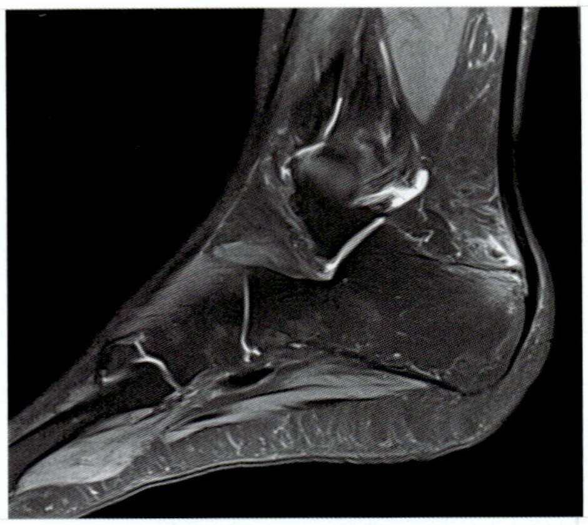

Abb. 3.256 Haglund-Exostose. 24-jährige Patientin mit persistierenden Fersenschmerzen. Sagittale PDw fatsat MRT-Sequenz. Flächiges Spongiosaödem an der Spitze des Tuber calcanei mit angrenzender Flüssigkeitseinlagerung in der Bursa subachillea. Zeichen der Peritendinitis um die distale Achillessehne, bislang ohne strukturelle Läsion der Sehnenfasern.

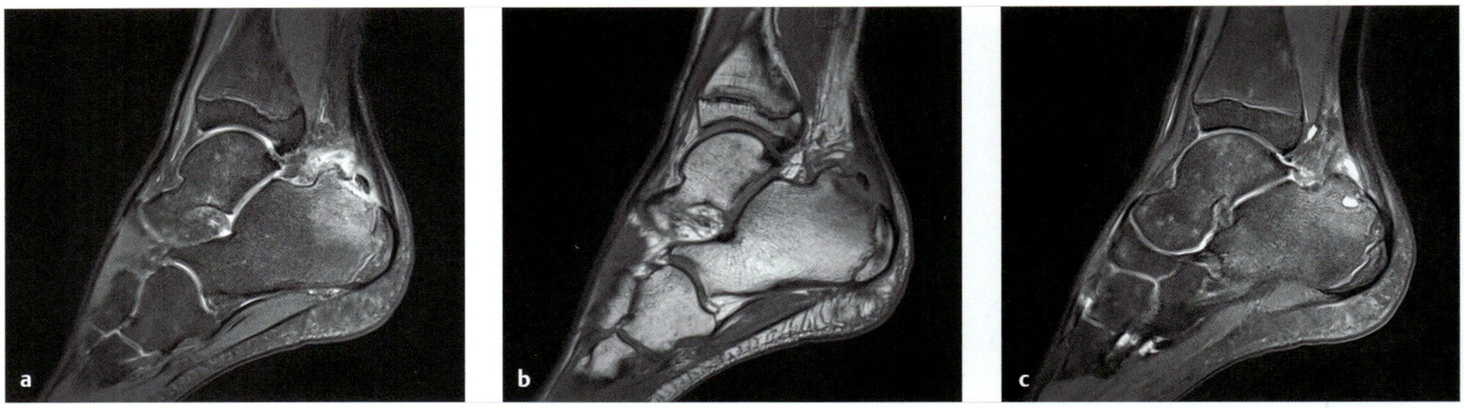

Abb. 3.257 Haglund-Exostose. 13-jähriges Mädchen (professionelle Turnerin) mit chronischen Schmerzen an der Achillessehne. Trotz Schmerzen wurde weitertrainiert.

- **a** Sagittale PDw fatsat MRT-Sequenz. Ausgebrochener Achillessehnenansatz bei ausgeprägter chronischer Aktivierung der Haglund-Exostose und Partialruptur am Ansatz.
- **b** Sagittale T1w MRT-Sequenz, korrespondierend zu **a**. Darstellung der knöchernen Defektzone.
- **c** Sagittale PDw fatsat MRT-Sequenz, Schichtung weiter medial. Darstellung der Haglund-Exostose mit interossären Zysten und Bursitis. Die fleckige Spongiosa im Talus ist ein typischer Befund des physiologischen hämatopoetischen Knochenmarksignals, bezeichnet als „Gepardenfell" (S. 534).

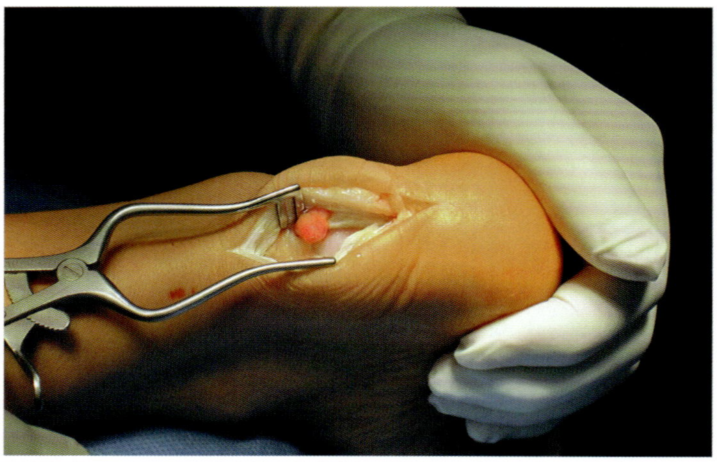

Abb. 3.258 Haglund-Exostose. Intraoperativer Situs bei Abtragung einer Haglund-Exostose. Das entzündliche Gewebe der Bursa subachillea ist gut abgrenzbar.

Cave

Eine intratendinöse Steroidapplikation ist strikt zu vermeiden – es besteht das Risiko der Sehnennekrose! Auch die sehnennahe Injektion von Steroiden ist zunehmend umstritten. Die Autoren führen aufgrund der möglichen Komplikationen keine sehnennahe Steroidinjektion mehr durch.

Operativ

- Bei isolierter Haglund-Exostose endoskopische Abtragung möglich
- bei gleichzeitiger Pathologie des Sehnenansatzes oder Teilruptur offene Abtragung der Haglund-Exostose, Resektion der Bursa subachillea Débridement des Sehnenansatzes

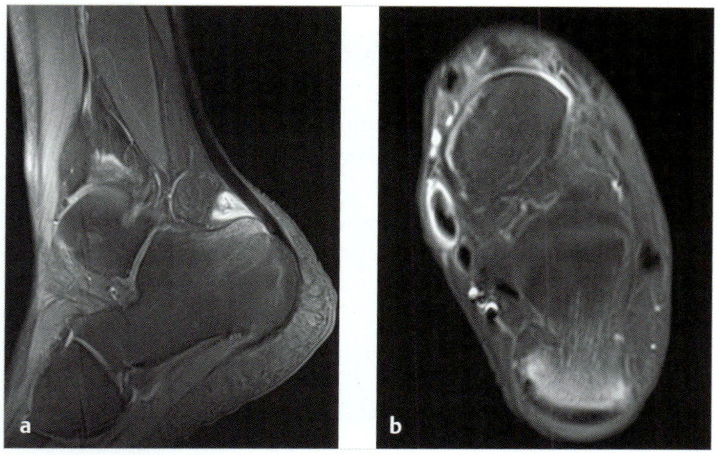

Abb. 3.259 Haglund-Exostose: Differenzialdiagnose seronegative Spondylarthropathie. Patientin mit chronischer Achillodynie.
a Sagittale T1w fatsat MRT-Sequenz nach Kontrastmittelgabe. Deutliche Kontrastmittelaufnahme in der Bursa subachillea mit Fibroostose im Tuber calcanei bei einer gesicherten seronegativen Spondylarthropathie. Auffällig ist der ausgeprägte Befund in der Bursa und im Kalkaneus bei strukturell unauffälliger Achillessehne. Bei dieser Konstellation sollte auch immer an eine chronisch-entzündliche Systemerkrankung gedacht werden.
b Axiale T1w fatsat MRT-Sequenz nach Kontrastmittelgabe. Finden sich zusätzlich zur Bursitis und Fibroostose am Kalkaneus noch andere floride Peritendinitiden (in diesem Fall um die Tibialis-posterior-Sehne), ist der Befund pathognomonisch für eine entzündliche Systemerkrankung, in diesem Fall Psoriasisarthritis.

Prognose/Komplikationen

Mögliche Komplikationen:
- Schmerzresistenz bei verbliebenen Knochenkanten
- zu großzügige Knochenresektion
- Vernarbungen
- persistierender Reizzustand des fibroossären Übergangs

Tennis-Leg-Verletzung

Definition

Eine Tennis-Leg-Verletzung ist definiert als Einriss am Sehnenspiegel des medialen Kopfes des M. gastrocnemius, mit Separierung am myotendinösen Übergang des Caput mediale des M. gastrocnemius von der Faszie des M. soleus.

Symptome

Typisches Symptom ist der akute stechende Schmerz, meist in der Mitte des Unterschenkels medial, bei Belastung und bei Dehnung.

Tab. 3.16 Klassifikation der Tennis-Leg-Läsionen.

Grade	Beschreibung
I	Verlust der parallelen Zeichnung der echogenen fibroadipösen Septen an der dreieckigen Insertion des medialen M.-gastrocnemius-Kopfes über dem M. soleus
II	Minderung der Echogenität durch interstitielles Hämatom; Defektbildung erkennbar
III	intramuskuläres echofreies, nach Tagen echoreiches Hämatom; Gleiten des Muskels bei der Kontraktion verringert
IV	intermuskuläres Hämatom nach Einriss der Faszie des M. gastrocnemius mit Auslaufen nach distal zwischen den M. gastrocnemius und den M. soleus hinein

M. = Musculus

Prädisponierende Faktoren

- Elastizitätsverlust des Gastroknemius-Soleus-Komplexes
- Verkürzung des medialen M. gastrocnemius
- gehäuft bei Sportarten mit explosiver Beschleunigung wie Sprint, Sprung, Ski alpin, Tennis

Anatomie/Pathologie

Oft findet sich eine meist mehr oder minder ausgedehnte Partialläsion am Sehnenspiegel am medialen Kopf. Es handelt sich um eine Separierung des medialen M. gastrocnemius von der Faszie des M. soleus mit begleitendem Hämatom zwischen den Faszien und in den subkutanen Weichteilen.

Bildgebung

Ultraschall

Zerrungen können nicht sonografisch dargestellt werden, Muskelrisse hingegen können ab Sekundärbündelgröße sonografisch erfasst werden. Die Tennis-Leg-Verletzung stellt im Längsschnitt den Prototyp der sonografischen Graduierung von Muskelverletzungen dar (▶ Tab. 3.16):
- *Typ I:* Dieser Typ repräsentiert im spitzen distalen Insertionsbereich ein interstitielles Ödem oder Hämatom mit minimaler intramuskulärer echoarmer Verdickung.
- *Typ II:* Dieser zeigt zusätzlich bereits eine Auflösung der normalerweise streng geometrisch erscheinenden linearen fibroadipösen Septierung.
- *Typ III:* Dieser weist ein mehr oder minder ausgeprägtes, auf den Muskelbauch des medialen Gastroknemius begrenztes intramuskuläres Hämatom auf.
- *Typ IV:* Bei Typ IV ist das Epimysium zerrissen und das Hämatom füllt den intermuskulären Spalt zum M. soleus hin aus.

Der Transversalschnitt entscheidet auch in diesem Fall über das quantitative Ausmaß der Muskelläsion. Unter sonografischer Kontrolle kann ein den Heilverlauf störendes Hämatom abpunktiert werden.

Röntgen

Nicht sinnvoll.

Magnetresonanztomografie

Antworten im Befund

- Exakte kraniokaudale Darstellung der Läsion
- Beurteilung des Sehnenspiegels
- ungefähre Angabe des Abrisses der Faszie vom Sehnenspiegel in Prozent
- Beurteilung von eventuellen intramuskulären Hämatomen und Faserrissen
- Beschreibung von vorbestehenden Vernarbungen oder Ossifikationen

Untersuchungstechnik

Die Zuweisung erfolgt oft mit der Frage nach einer akuten Läsion der Achillessehne. Die Pathologie kann mitunter am oberen Bildrand nicht erfasst werden; der Patient gibt meist den Schmerz weiter proximal an. Eventuell sollte nach orientierender Untersuchung der Achillessehne mit Darstellung des mittleren Unterschenkels umgelagert werden.

- *Standarduntersuchung:* hochauflösende Mehrkanalspule
- *Sequenztechnik:*
  - T 1w und PDw fatsat sagittal
  - T 2w und PDw fatsat axial
  - ggf. STIR koronar
  - Kontrastmittelgabe nicht nötig

Befunde

Am besten sind die typischen Befunde in axialen PDw fatsat Sequenzen zu sehen:

- streifige Flüssigkeitsansammlung entlang des Sehnenspiegels des M. gastrocnemius mit Separation von der Faszie des M. soleus
- bei schweren Verletzungen langstreckige Ablösung des Sehnenspiegels möglich, mit begleitender, angrenzender intermuskulärer Hämatombildung

> **Merke**
>
> Es sollte auch auf relativ diskrete Befunde (nur wenig Flüssigkeitsnachweis) geachtet werden; diese verursachen in der Regel immer Beschwerden.

Empfehlung zur Bildgebung

Methode der Wahl: Sonografie.

Bildbeispiele

Eine Tennis-Leg-Verletzung imponiert bildgebend wie in ▶ Abb. 3.260, ▶ Abb. 3.261, ▶ Abb. 3.262, ▶ Abb. 3.263, ▶ Abb. 3.264, ▶ Abb. 3.265, ▶ Abb. 3.266 und ▶ Abb. 3.267 dargestellt.

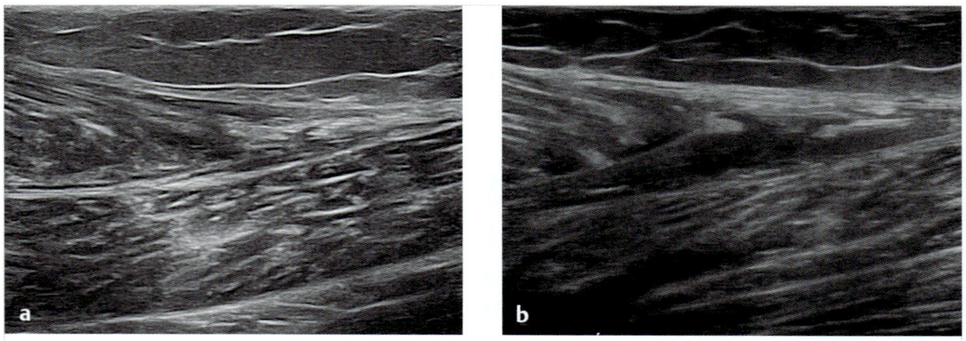

Abb. 3.260 Tennis-Leg-Verletzung. Muskelrisse können ab Sekundärbündelgröße sonografisch erfasst werden.
a Ultraschall, Längsschnitt. Muskelfaserriss des medialen Bauches des M. gastrocnemius Typ II–III mit intramuskulärem Hämatom, aber noch ohne Ablösung von Muskelfasern von der epimuskulären Faszie.
b Ultraschall, Längsschnitt. Muskelfaserriss des medialen Bauches des M. gastrocnemius Typ IV mit Hämatom intermuskulär nach Einriss der Gastrokenmiusfaszie.

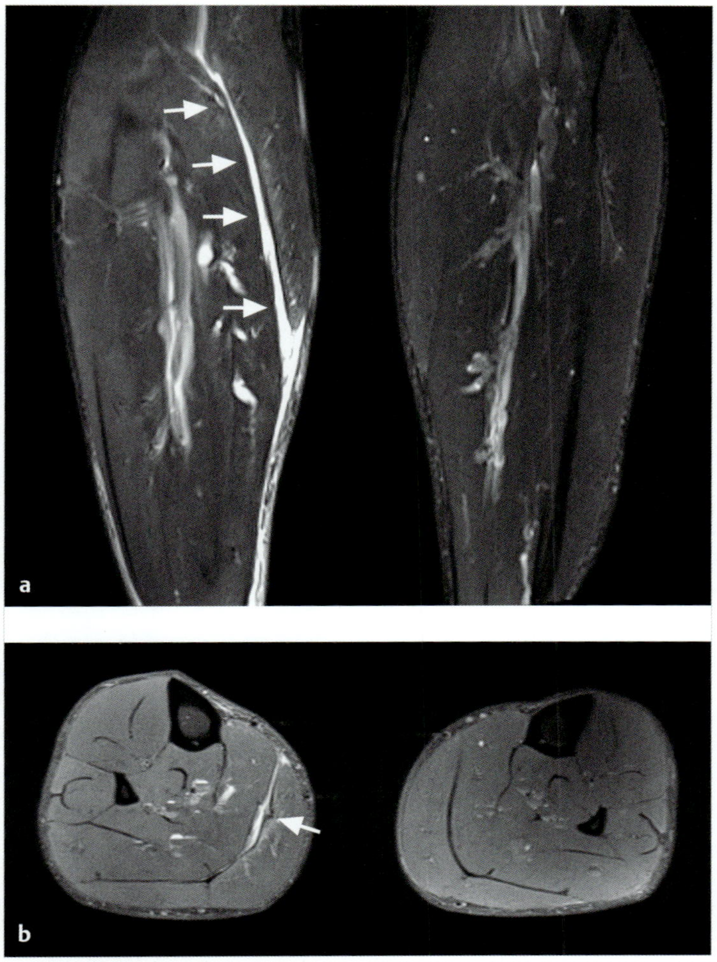

Abb. 3.261 **Tennis-Leg-Verletzung.** 45-jähriger Patient mit Fußballverletzung vor einer Woche und Schmerzen in der rechten Wade.
- **a** Koronare STIR-MRT-Sequenz. Langstreckige Separation des Sehnenspiegels des M. gastrocnemius, Caput mediale, von der Faszie des M. soleus rechts (Pfeile).
- **b** Axiale PDw fatsat MRT-Sequenz. Im Seitenvergleich Darstellung der flächigen Ablösung (Pfeil).

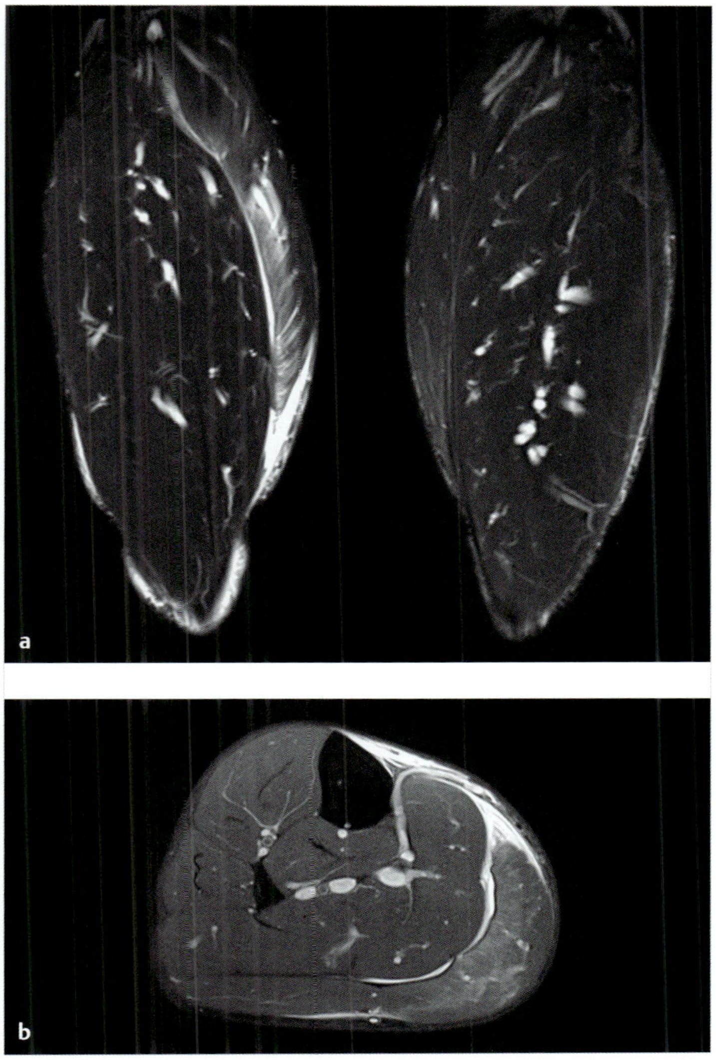

Abb. 3.262 **Tennis-Leg-Verletzung.** 55-jähriger Patient mit akuten Wadenschmerzen.
- **a** Koronare STIR-MRT-Sequenz. Ausgeprägte Tennis-Leg-Verletzung mit begleitender myotendinöser Verletzung am Übergang des M. gastrocnemius, medialer Kopf, in den Faszienspiegel Grad I.
- **b** Axiale PDw fatsat MRT-Sequenz. Langstreckiges Splitting der Faszien zwischen dem M. soleus und dem medialen Gastroknemiuskopf mit flächiger Ablösung und Einblutung zwischen den Faszienblättern.

Differenzialdiagnose

- Muskelfaserriss
- Ruptur der Achillessehne
- chronisches Kompartment-Syndrom

Therapie

Konservativ

- Meist konservativer Therapieansatz
- Kompression zur Reduktion des Hämatoms
- Physiotherapie mit Lymphdrainage
- Ultraschall
- Tape
- Ruhigstellung in einer Unterschenkelorthese bei ausgedehnten Rupturen
- Punktion bei ausgedehntem Hämatom

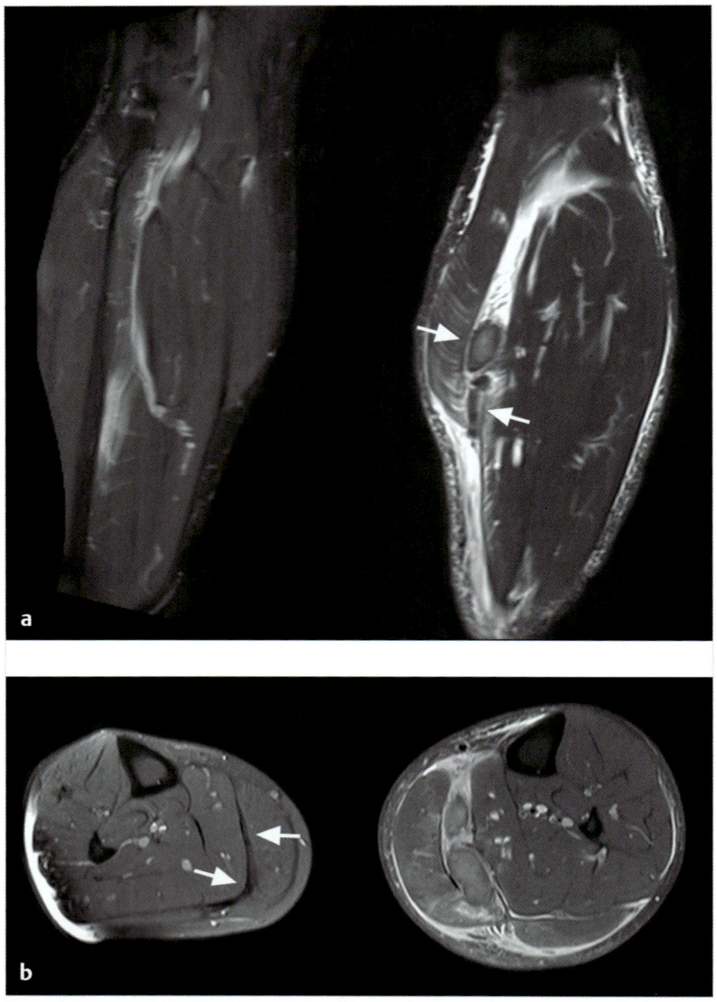

Abb. 3.263 **Tennis-Leg-Verletzung.** 49-jähriger Patient mit akutem Trauma.
a Koronare STIR-MRT-Sequenz. Unterhalb des Kniegelenks langstreckige Ablösung des medialen Kopfes des M. gastrocnemius von der Soleusfaszie, innerhalb der Separation Nachweis von großen Koageln (Pfeile) mit flächiger Einblutung.
b Axiale PDw fatsat MRT-Sequenz. Am rechten Unterschenkel ist eine abgelaufene Tennis-Leg-Verletzung erkennbar, mit narbiger Verdickung entlang der Faszien (Pfeile).

Operativ

Bei ausgedehnten Rupturen, insbesondere bei Leistungssportlern, Hämatomausräumung, anatomische Rekonstruktion des Muskelfaserverlaufs.

Prognose/Komplikationen

Vernarbungen des muskulotendinösen Übergangs können zu persistierenden Beschwerden führen.

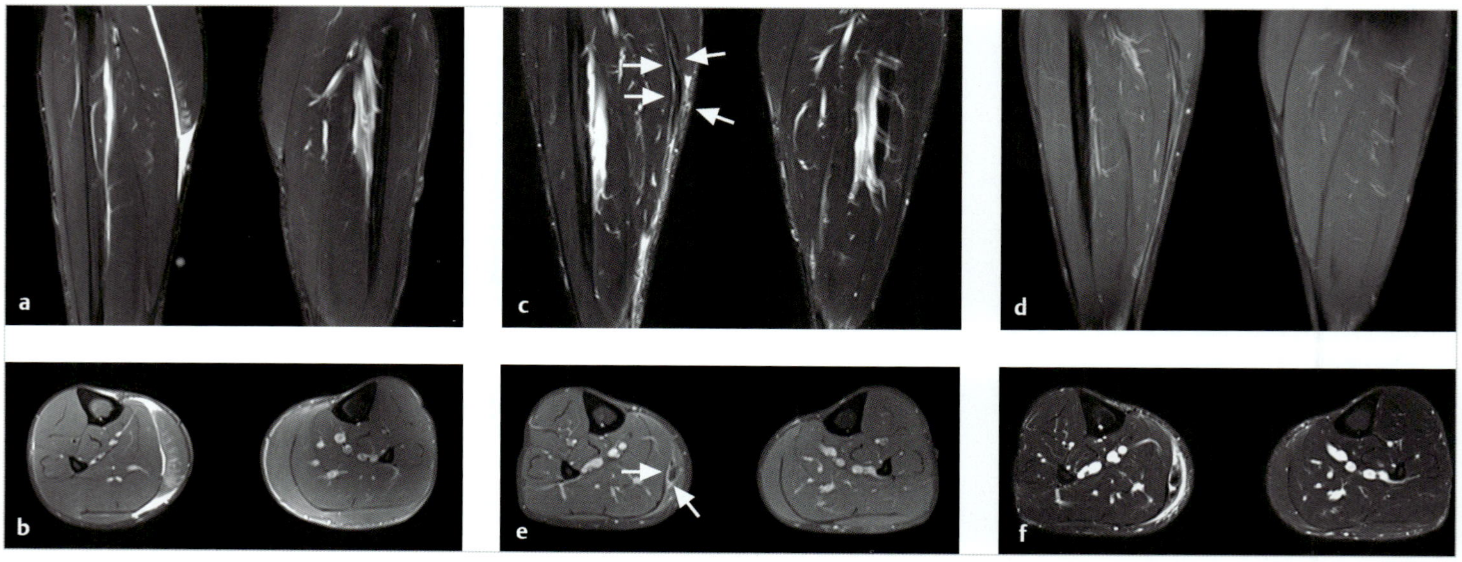

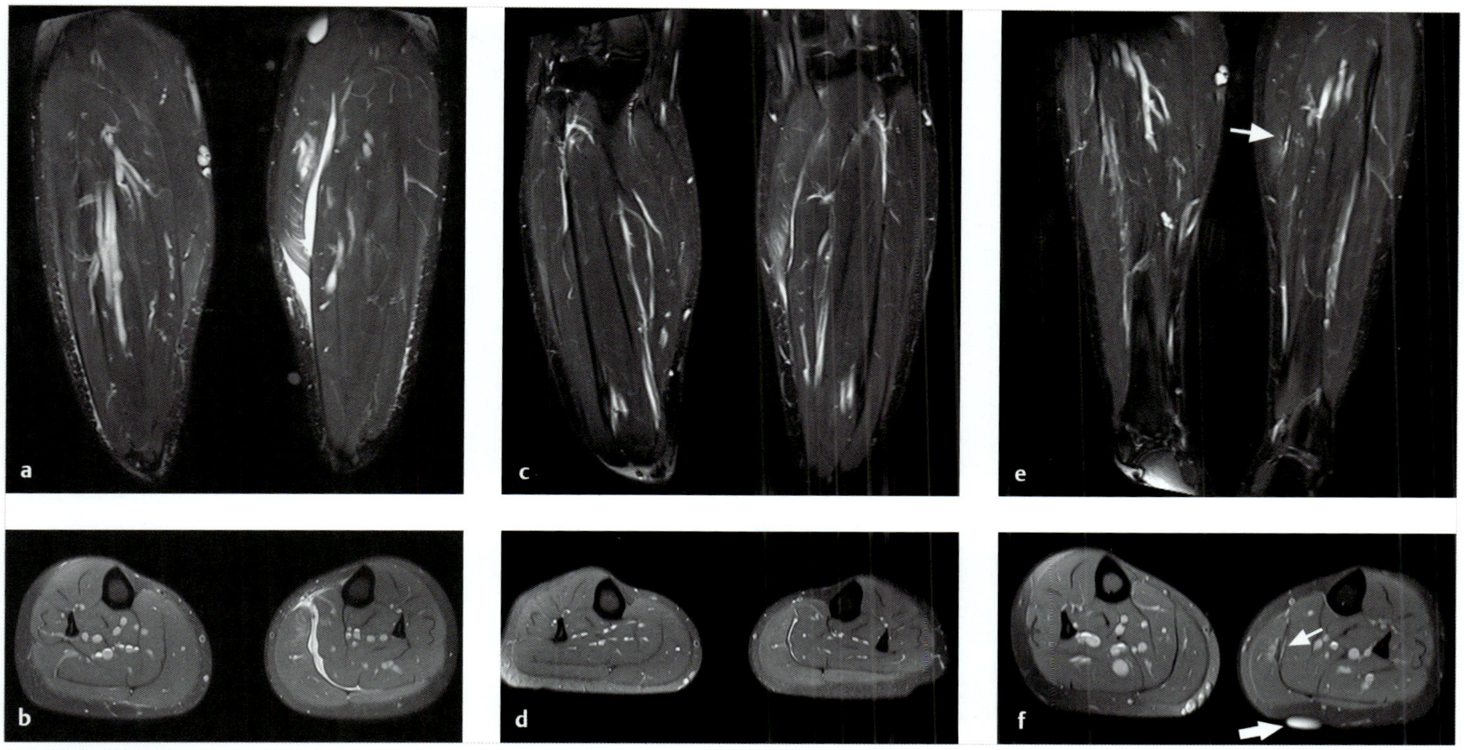

Abb. 3.265 Tennis-Leg-Verletzung. 34-jährige Patientin mit Verlaufskontrolle einer Tennis-Leg-Verletzung (Sportverletzung), konservative Therapie.
Anmerkung: Im Allgemeinen bedarf es bei einer Tennis-Leg-Verletzung keiner MRT-Verlaufskontrolle. In Sonderfällen bei Leistungssportlern und persistierenden Beschwerden kann die Durchführung eines MRT bei unklarem Sonografiebefund erwogen werden.

- **a** Koronare STIR-MRT-Sequenz. Fast vollständige Ablösung des medialen Gastroknemiusmuskels bei Splitting der gemeinsamen Faszie zwischen medialem Gastroknemiuskopf und M. soleus; der Schmerzbereich wurde proximal und distal mit 2 Fischölkapseln markiert.
- **b** Axiale PDw fatsat MRT-Sequenz, gleicher Untersuchungszeitpunkt wie **a**. Frische Tennis-Leg-Verletzung mit langstreckiger Ablösung des M. gastrocnemius von der Soleusfaszie.
- **c** Koronare STIR-MRT-Sequenz, Verlauf nach 6 Wochen, Beurteilung vor Belastung. Gute Konsolidierungstendenz mit zunehmender Adaption der aufgefaserten Faszien vom medialen Kopf des M. gastrocnemius, persistierende Restläsion, noch keine vollständige Ausheilung.
- **d** Axiale PDw fatsat MRT-Sequenz, Verlauf nach 6 Wochen, gleicher Untersuchungszeitpunkt wie **c**. Noch minimale Restflüssigkeit mit zunehmender narbiger Verdickung der Faszie.
- **e** Koronare STIR-MRT-Sequenz, Verlauf nach weiteren 9 Wochen. Weitere Rückbildung mit kleinem Restbefund mit narbigen Veränderungen am verdickten Sehnenspiegel (Pfeil).
- **f** Axiale PDw fatsat MRT-Sequenz, Verlauf nach weiteren 9 Wochen, gleicher Untersuchungszeitpunkt wie **e**. Noch kleine verbliebene Spaltbildung bei angrenzender Narbe (dünner Pfeil). Der Schmerzbereich wurde mit einer Fischölkapsel markiert (dicker Pfeil).

◄ **Abb. 3.264 Tennis-Leg-Verletzung.** 35-jähriger Leistungssportler mit Wadenverletzung und narbiger Ausheilung sowie erneuter Verletzung bei hoher Belastung.
Anmerkung: Bei den Behandlungsoptionen der Tennis-Leg-Verletzung ist es das Ziel, Narbenbildungen zu minimieren (Prädilektionsstellen für Reruptur).

- **a** Koronare STIR-MRT-Sequenz. Akute Tennis-Leg-Verletzung rechts.
- **b** Axiale PDw fatsat MRT-Sequenz, gleicher Untersuchungszeitpunkt wie **a**. Breitflächige Separation des medialen Gastroknemiuskopfs.
- **c** Koronare STIR-MRT-Sequenz, Verlaufsuntersuchung mit minimalen Restbeschwerden 4 Monate später. Breite signalarme Narbenplatte (Pfeile).
- **d** Koronare T 1w fatsat MRT-Sequenz nach Kontrastmittelgabe, gleicher Untersuchungszeitpunkt wie **c**. Etwas vermehrte Kontrastmittelanreicherung als Ausdruck der noch bestehenden Aktivität im Narbenbereich.
- **e** Axiale T 1w fatsat MRT-Sequenz nach Kontrastmittelgabe, gleicher Untersuchungszeitpunkt wie **c**. Darstellung von aktivem Narbengewebe (Pfeile).
- **f** Axiale STIR-MRT-Sequenz. Im weiteren Verlauf erneute Verletzung am distalen myotendinösen Übergang.

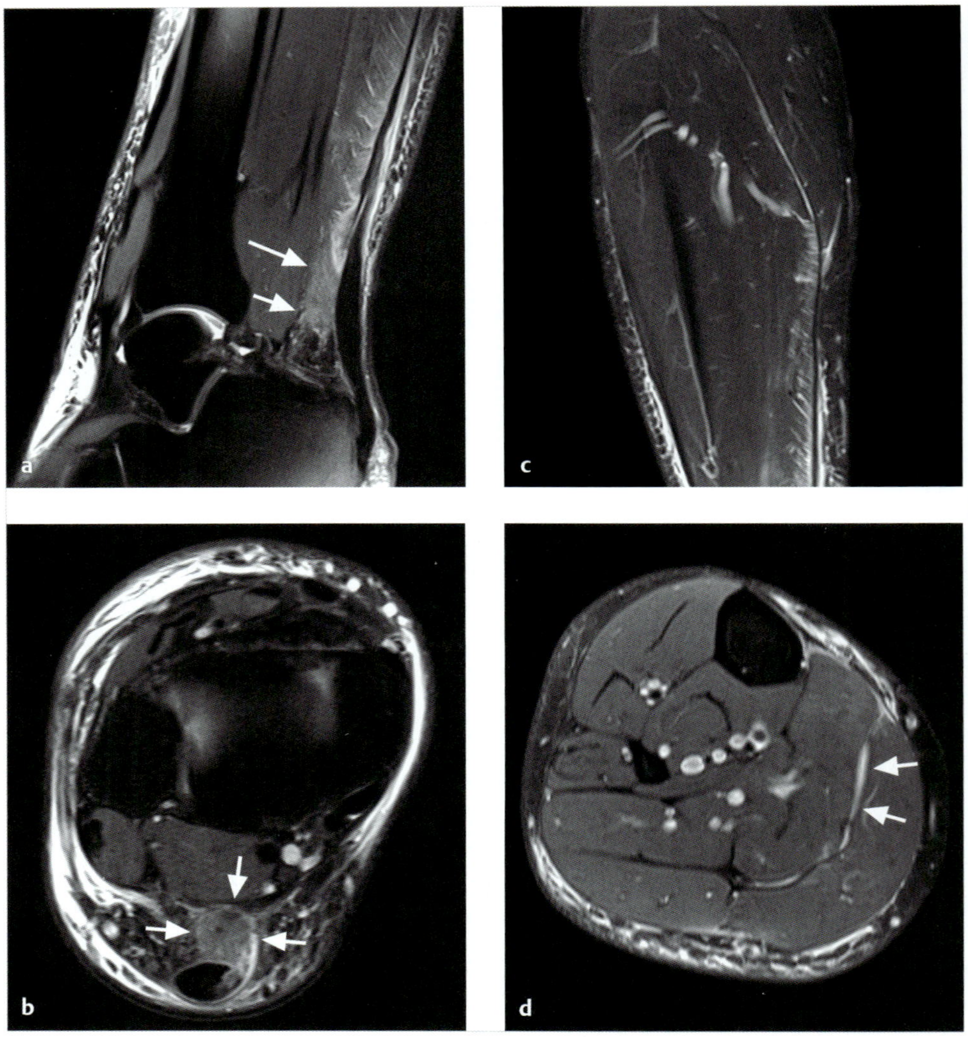

Abb. 3.266 Tennis-Leg-Verletzung. 45-jähriger Patient mit langstreckigen akuten Schmerzen entlang der Achillessehne, bis zur Wade reichend.

- **a** Sagittale PDw fatsat MRT-Sequenz. Tief sitzende Muskelbäuche (Pfeile) mit langstreckiger myotendinöser Partialruptur des Gastroknemiusanteils, weit nach proximal übergehend in eine Tennis-Leg-Verletzung.
- **b** Axiale PDw fatsat MRT-Sequenz. In Höhe des Sprunggelenks tief sitzender Muskelbauch (Pfeile) mit medialseitiger Partialläsion.
- **c** Koronare STIR-MRT-Sequenz. Um die Läsion vollständig zu erfassen, musste der Patient für eine Untersuchung des Unterschenkels umgelagert werden. Darstellung der langstreckigen Faserverletzung entlang des Sehnenspiegels.
- **d** Axiale PDw fatsat MRT-Sequenz, Schichtung durch den mittleren Unterschenkel. Flüssigkeitsnachweis (Pfeile) entlang der Soleusfaszie zum medialen Kopf des M. gastrocnemius.

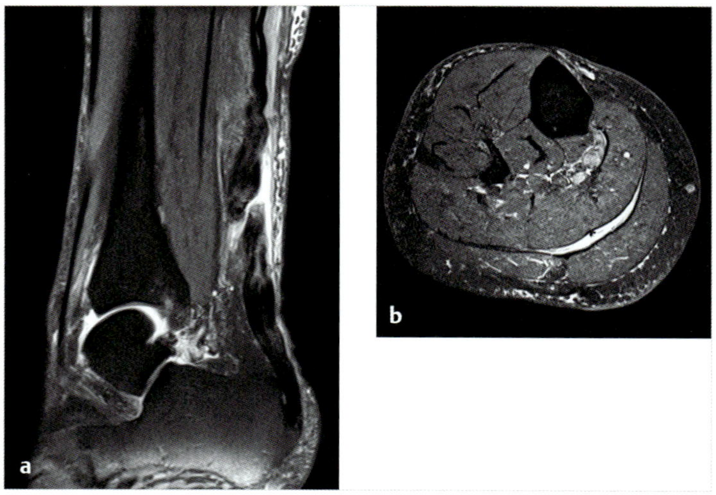

Abb. 3.267 Tennis-Leg-Verletzung. 80-jährige Patientin mit akuter Achillessehnenruptur auf dem Boden einer Partialläsion vor ca. 4 Tagen, klinisch Ruptur des mittleren Sehnendrittels. Deutliche Schmerzen in der Wadenmuskulatur.

- **a** Sagittale PDw fatsat MRT-Sequenz. Vollständige Ruptur der Achillessehne rechts im mittleren Drittel ohne wesentliche Dehiszenz, degenerativ veränderte Sehnenenden.
- **b** Axiale PDw fatsat MRT-Sequenz. Zusätzlich Tennis-Leg-Verletzung mit flächiger Dehiszenz des Sehnenspiegels des M. soleus vom medialen Kopf des M. gastrocnemius.

Gängige Operationen an der Achillessehne

Operationen bei primärer Ruptur der Achillessehne

- *Offene Rekonstruktion:* Über eine dorsomediale Inzision in Höhe der Ruptur werden die beiden Sehnenstümpfe gefasst und mit meist nicht resorbierbarem Nahtmaterial adaptiert. Die offene Rekonstruktion gilt unverändert als das Verfahren, mit dem sich die Länge der Sehne am besten einstellen lässt. Insofern wird dieses Verfahren bei sportlich aktiven Menschen verbreitet angewendet. Die offene Rekonstruktion hat das geringste Risiko der Reruptur, allerdings ist das Risiko für Wundheilungsstörungen höher als bei minimalinvasiven Verfahren.
- *Minimalinvasive Rekonstruktion:* Über mehrere kleine Schnitte wird ein Faden in die Achillessehne eingezogen. Ziel ist es, darüber die beiden Stümpfe zu adaptieren. Voraussetzung ist, dass sich die Sehnenstümpfe adaptieren lassen. Zuverlässig funktionieren minimalinvasive Verfahren vor allem dann, wenn sich die Stümpfe bereits präoperativ durch eine Plantarflexion des Fußes unter sonografischer Kontrolle gut annähern lassen. Am besten geeignet sind frische Rupturen im mittleren Drittel. Verletzungen des muskulotendinösen Übergangs oder ansatznahe Rupturen sind für minimalinvasive Verfahren nicht geeignet.

Das Risiko für Reruptur ist etwas höher als bei offenen Verfahren.

- *Konservative Therapie:* Voraussetzung für die konservative Behandlung der Achillessehnenruptur ist, dass die Sehnenstümpfe in 30°-Plantarflexion des Fußes guten Kontakt haben. Auch wenn in der Literatur gute Ergebnisse des Verfahrens beschrieben sind, ist ein wesentliches Problem der leichte Längenverlust der Achillessehne, der immer wieder zu einer deutlichen Kraftminderung führt. Die Indikation zur konservativen Therapie besteht insbesondere bei kritischen Weichteilverhältnissen und moderatem funktionellem Anspruch.

Operationen bei Defekt der Achillessehne

- *V-Y-Plastik:* Bei der V-Y-Plastik wird der Sehnenspiegel des M. gastrocnemius am muskulotendinösen Übergang V-förmig eingeschnitten. Der darunter liegende M. soleus bleibt erhalten und wird aufgedehnt. Anschließend wird der Sehnenspiegel in der verlängerten Position vernäht. Mit dieser Technik lässt sich ein Längengewinn von ca. 3 cm erreichen. Die V-Y-Plastik hat sich bei kleineren Defekten zur Überbrückung bewährt.
- *Umkehrplastik:* Bei der Umkehrplastik wird ein Streifen aus dem Sehnenspiegel des M. gastrocnemius präpariert. Der Sehnenstreifen wird nach distal umgeschlagen und zur Überbrückung der Defektzone genutzt. Alternativ wird in der Literatur auch das vollständige Herauslösen des Sehnenstreifens beschrieben, der dann nach distal verschoben wird. Defektzonen bis ca. 6 cm lassen sich so überbrücken.
- *Flexor-hallucis-longus-Transfer:* Bei längeren Defektzonen findet der Flexor-hallucis-longus-Transfer Anwendung. Dabei wird die Sehne des M. flexor hallucis longus auf den Kalkaneus transponiert. Auch langstreckige Defekte lassen sich so überbrücken. Zusätzlich wirkt der M. flexor hallucis longus synergistisch zur Wadenmuskulatur. Das kann bei einer Muskelatrophie vorteilhaft sein. Der Funktionsverlust im Bereich der Großzehe ist meist gering und wird von der Mehrzahl der Patienten kaum wahrgenommen. Nachteilig ist der limitierte Muskelhub des M. flexor hallucis longus, der zu einem reduzierten Bewegungsausschlag im Sprunggelenk führt.
- *Peroneus-brevis-Transfer:* Auch die Sehne des M. peroneus brevis kann zur Überbrückung längerer Defektzonen verwendet werden. Dazu wird die Sehne nahe der Basis des Os metatarsale V abgesetzt und transossär am Kalkaneus fixiert. Der Hub des M. peroneus brevis ist größer als der des M. flexor hallucis longus. Um die Stabilisierung des Fußaußenrands zu erhalten, wird der distale Sehnenstumpf des M. peroneus brevis auf die Sehne des M. peroneus longus transponiert.

Operationen am Achillessehnenansatz

- *Offene Operationen am Achillessehnenansatz:* In der Mehrzahl der Fälle handelt es sich um eine Pathologie des fibroossären Übergangs in Kombination mit einer Bursa subachillea, ggf. auch mit Haglund-Exostose. Bei der offenen Therapie werden störende Knochenkanten am Oberrand des Kalkaneus abgetragen sowie knöcherne Ausziehungen vor allem im Randbereich des Achillessehnenansatzes entfernt. Wird mehr als die Hälfte des Sehnenansatzes abgelöst bzw. ist am Ende der Operation der Thompson-Test positiv, wird die Sehne mit einem Fadenanker unter adäquater Vorspannung fixiert.
- *Endoskopische Therapie der Haglund-Exostose:* Handelt es sich um eine isolierte Pathologie am Oberrand des Kalkaneus mit störender Knochenkante (Haglund-Exostose) bzw. einer Bursa subachillea, kann diese endoskopisch entfernt werden. Für diese relativ seltene Situation sind in der Literatur bei endoskopischem Vorgehen sehr gute Ergebnisse beschrieben. Verkalkungen im Ansatzbereich der Achillessehne lassen sich mit diesem Verfahren dagegen schlecht therapieren.

Bildbeispiele

Die operierte Achillessehne zeigt sich bildgebend z. B. wie in ▸ Abb. 3.268, ▸ Abb. 3.269, ▸ Abb. 3.270, ▸ Abb. 3.271 und ▸ Abb. 3.272.

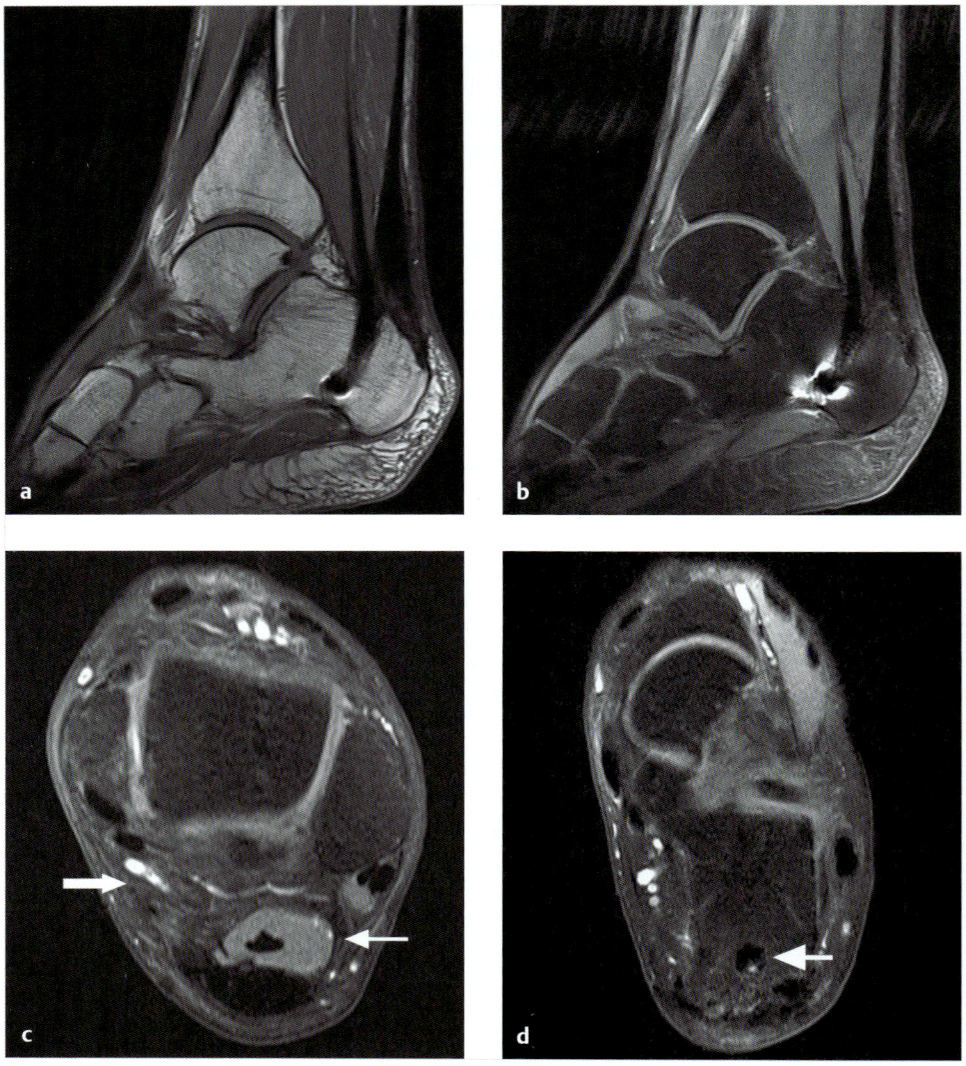

Abb. 3.268 Operation an der Achillessehne. 48-jähriger Patient mit Darstellung eines unauffälligen Flexor-hallucis-longus-Transfers 7 Monate postoperativ, keine Beschwerden. Untersuchung wegen eines anderen Problems.

- **a** Sagittale T 1w MRT-Sequenz. Signalarmer Sehnentransfer mit Verankerung im Kalkaneus.
- **b** Sagittale T 1w fatsat MRT-Sequenz nach Kontrastmittelgabe. Im Verlauf der Flexor-hallucis-longus-Sehne keine Kontrastmittelaufnahme, Metallartefakte im Ankerbereich.
- **c** Axiale T 1w fatsat MRT-Sequenz nach Kontrastmittelgabe, Schichtung in Höhe des Sprunggelenks. Sehne und Muskelbauch des M. flexor hallucis longus unmittelbar angrenzend an die Achillessehne (dünner Pfeil), fehlende Flexor-hallucis-longus-Sehne retromalleolar in der Flexorengruppe (dicker Pfeil).
- **d** Axiale T 1w fatsat MRT-Sequenz nach Kontrastmittelgabe. Reizlose intraossäre Verankerung (Pfeil).

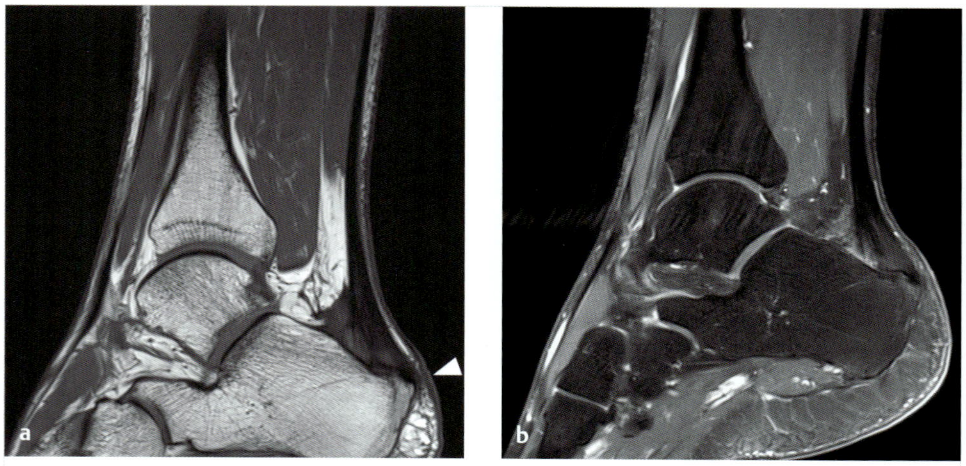

Abb. 3.269 Operation an der Achillessehne. 34-jähriger Patient mit Zustand nach Operation einer Haglund-Exostose vor 1,5 Jahren, postoperativ regelrechter Befund, keine Beschwerden in diesem Bereich.

- **a** Sagittale T 1w MRT-Sequenz. Der Tuber calcanei ist etwas verkleinert bei Zustand nach Resektion der Haglund-Exostose. Knöcherne Anbauten am distalen Achillessehnenansatz (Pfeilspitze).
- **b** Sagittale T 1w fatsat MRT-Sequenz nach Kontrastmittelgabe. Knöcherne Konsolidierung im Bereich der Abtragung der Haglund-Exostose, breite Insertion der Fasern der Achillessehne mit kontinuierlichen Faserzügeln. Mäßige Flüssigkeitseinlagerungen zwischen den ansetzenden Faszikeln und geringes fibrovaskuläres, kontrastmittelaufnehmendes Gewebe.

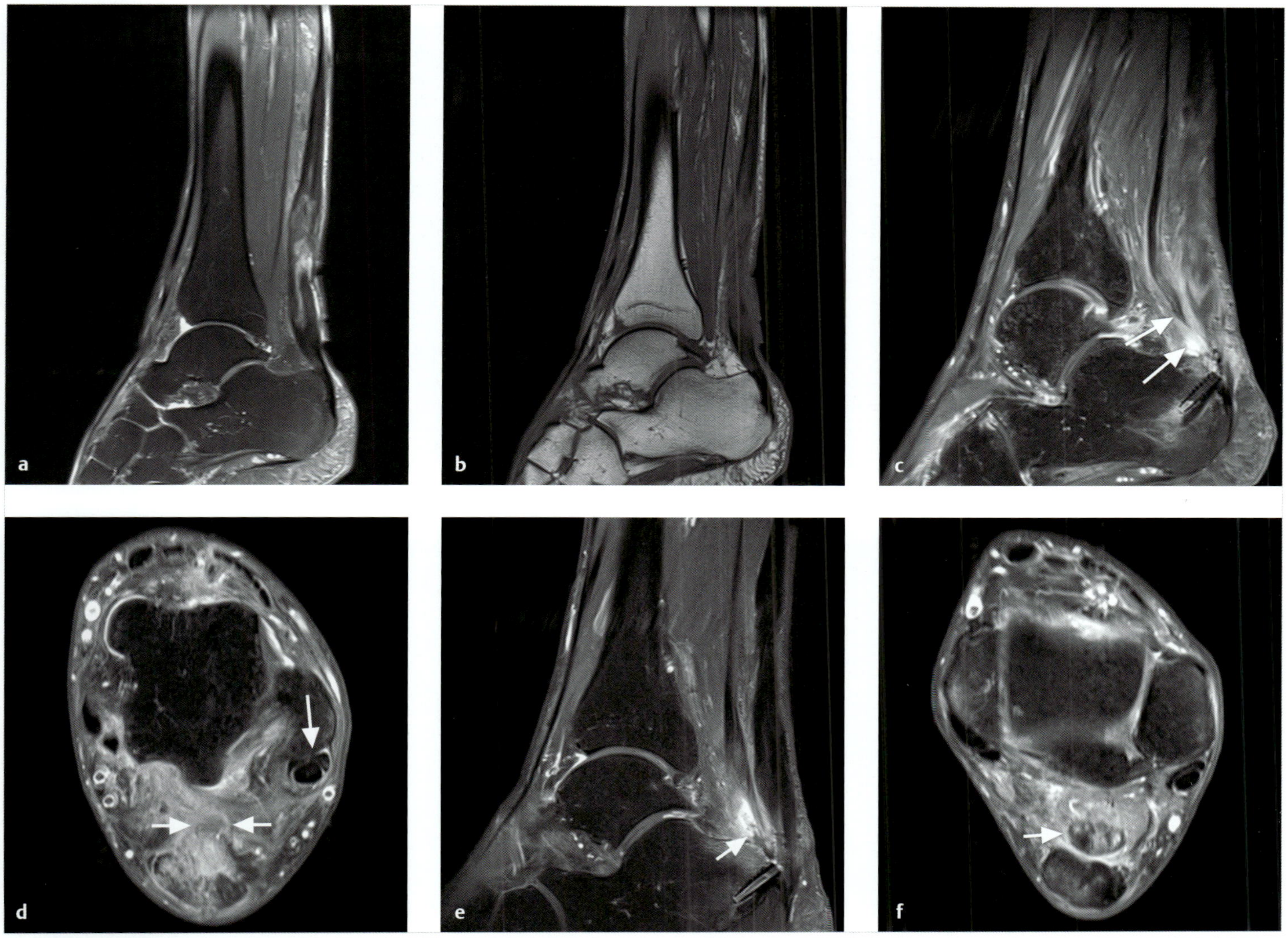

Abb. 3.270 Operation an der Achillessehne. 66-jähriger Patient mit Zustand nach Achillessehnenruptur, prolongierte Heilung bei Zustand nach Flexor-hallucis-longus-Sehnentransfer, Entfernung einer Haglund-Exostose.
Anmerkung: Typisch ist in diesem Fall die im Verlauf zunehmende Aushärtung einer fortgeschrittenen Sehnendegeneration. Eine fehlende Abgrenzbarkeit von regulärem signalarmem Sehnengewebe (in diesem Fall des Flexor-hallucis-longus-Transfers) sollte nicht vorschnell mit einer Ruptur bzw. einem Transplantatausriss gleichgesetzt werden. Die signalgesteigerte und kontrastmittelaufnehmende Tendinose lässt sich schwer innerhalb von fibrovaskulär aktiviertem Reizgewebe differenzieren. Entscheidend ist dabei die klinische Korrelation.

- **a** Sagittale PDw fatsat MRT-Sequenz. Präoperative Darstellung der langstreckigen subtotalen Ruptur vom myotendinösen Übergang bis in das distale Drittel mit erheblicher Tendinose und Auffaserung der Sehnenenden.
- **b** Sagittale T 1w MRT-Sequenz. Präoperative Darstellung der Haglund-Exostose.
- **c** Sagittale T 1w fatsat MRT-Sequenz nach Kontrastmittelgabe, 3 Monate postoperativ. An der kalkanearen Verankerung fehlende Kontinuität des Flexor-hallucis-longus-Transplantats (Pfeile) mit langstreckiger Tendinose. Verankerungsschraube und Restanteile der Flexor-hallucis-longus-Sehne.
- **d** Axiale T 1w fatsat MRT-Sequenz nach Kontrastmittelgabe, gleicher Untersuchungszeitpunkt wie **c**. Flaue Abgrenzbarkeit des Flexor-hallucis-longus-Transfers (kurze Pfeile) anterior der Achillessehne, deutliche Tendinose der Achillessehne mit aufgehobener Faserstruktur. Nebenbefundlich peroneales Splitting (langer Pfeil).
- **e** Sagittale T 1w fatsat MRT-Sequenz nach Kontrastmittelgabe, weitere Verlaufskontrolle 8 Monate postoperativ. Zunehmende Aushärtung und Konsolidierung der Achillessehnentendinose sowie auch der Flexor-hallucis-longus-Tendinose (Pfeil). Noch knöchernes Aktivierungsödem im Bereich der operierten Haglund-Exostose.
- **f** Axiale T 1w fatsat MRT-Sequenz nach Kontrastmittelgabe, Verlaufskontrolle 8 Monate postoperativ, gleicher Untersuchungszeitpunkt wie **e**. Zunehmende Abgrenzbarkeit des Flexor-hallucis-longus-Transfers (Pfeil) und der Achillessehne, Besserung der Beschwerdesymptomatik, in den klinischen Tests erhaltene Funktionalität.

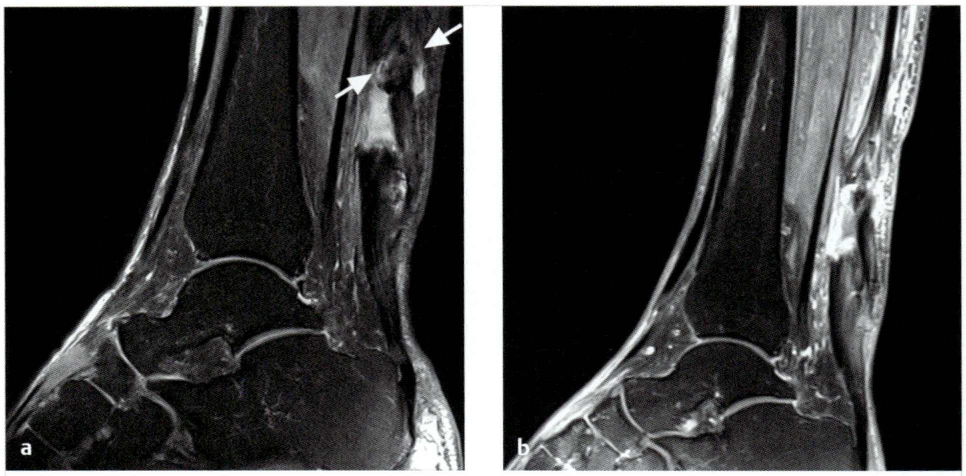

Abb. 3.271 Operation an der Achillessehne. 66-jähriger Patient mit Zustand nach Umkehrplastik, jetzt Nahtinsuffizienz bei sekundärer Achillessehnennaht mit Wadenmuskelverlängerung, 3 Monate postoperativ.

a Sagittale PDw fatsat MRT-Sequenz. Der distal umgeschlagene Sehnenstreifen, der die ursprüngliche Sehne überbrückt, ist gut abgrenzbar. Am Übergang vom proximalen zum mittleren Drittel Ausdünnung der Sehne (Pfeile) mit Teilruptur. Trotz Nahtsicherung ist die Umschlagstelle eine Prädilektionsstelle für eine Reruptur.

b Sagittale T 1w fatsat MRT-Sequenz nach Kontrastmittelgabe. Fortgeschrittene Tendinose der Achillessehne mit intratendinöser Kontrastmittelaufnahme auch der Umkehrplastik.

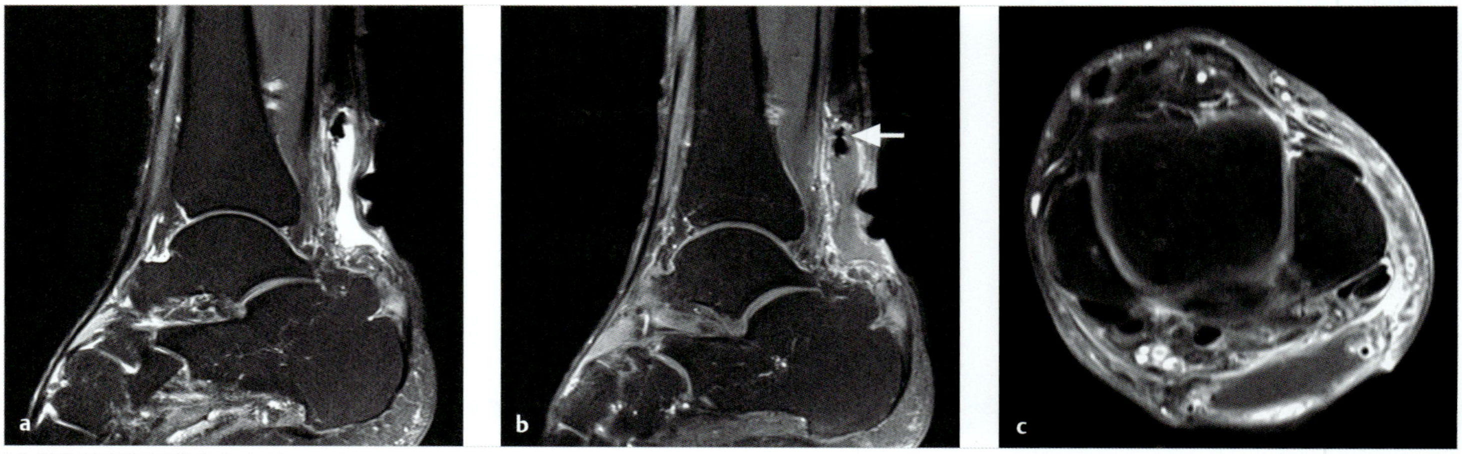

Abb. 3.272 Operation an der Achillessehne. 72-jähriger Patient mit infizierter Reruptur 11 Monate nach Achillessehnennaht. Aktuell Defektzone und offene Wunde, präoperative Bildgebung.

a Sagittale PDw fatsat MRT-Sequenz. Vollständige Ruptur der Achillessehne im distalen Drittel mit Retraktion und einer 7 cm langen Dehiszenz kraniokaudal.

b Sagittale T 1w fatsat MRT-Sequenz nach Kontrastmittelgabe. Im Bereich der Defektzone randständig kontrastmittelaufnehmender Verhalt mit Lufteinschlüssen (Pfeil).

c Axiale T 1w fatsat MRT-Sequenz nach Kontrastmittelgabe. In der Sehnendefektzone entzündlicher Verhalt mit offener Verbindung zur Kutis.

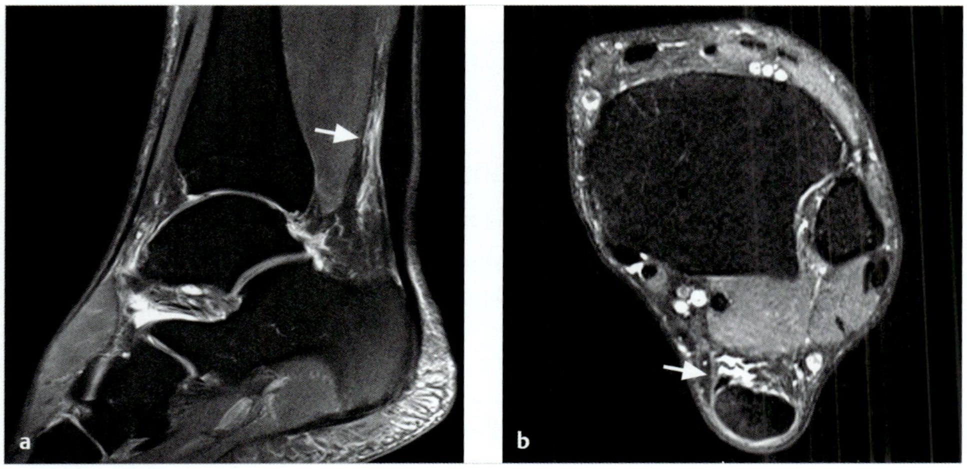

Abb. 3.273 Variante im Bereich der Achillessehne: Sehne des M. plantaris longus. 49-jähriger Patient mit chronisch-rezidivierenden Schmerzen, Peritendinitis und Tendinose; Ausschluss einer Teilruptur.
- **a** Sagittale PDw fatsat MRT-Sequenz. Tendinose im mittleren Sehnenabschnitt mit fokaler Aktivierung im periachillären Fettgewebe (Pfeil).
- **b** Axiale PDw fatsat MRT-Sequenz. Mechanische Irritation durch die Sehne des M. plantaris longus (Pfeil).

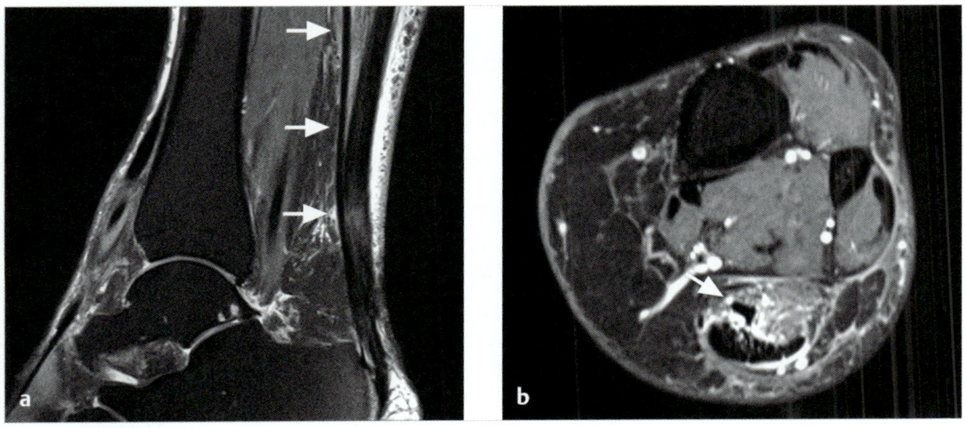

Abb. 3.274 Variante im Bereich der Achillessehne: M. soleus accessorius. 73-jährige Patientin mit Achillodynie.
- **a** Sagittale PDw fatsat MRT-Sequenz. Sehne eines zusätzlichen M. soleus (Pfeile).
- **b** Axiale PDw fatsat MRT-Sequenz. Darstellung eines akzessorischen Sehnenzügels des M. soleus mit angrenzender Aktivierung (Pfeil).

Anatomische Varianten, akzessorische Sehnenzügel

Bildbeispiele

Verschiedene Beispiele von Varianten s. in ▸Abb. 3.273, ▸Abb. 3.274 und ▸Abb. 3.275.

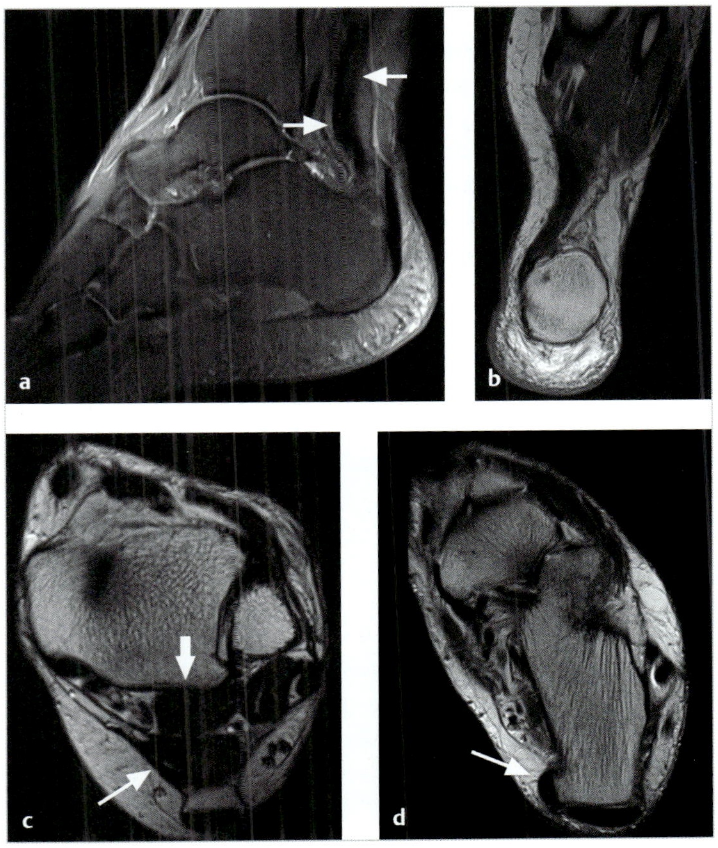

Abb. 3.275 Variante im Bereich der Achillessehne: M. soleus accessorius. 46-jährige Patientin mit Schmerzen im kalkanearen Ansatzbereich. ▸
- **a** Sagittale PDw fatsat MRT-Sequenz. Anomalie der Achillessehne links mit akzessorischen kräftigen Faserzügeln des M. soleus (Pfeile).
- **b** Koronare T1w MRT-Sequenz. Akzessorischer M. soleus mit Ansatz an einem prominenten medialen Tuber calcanei.
- **c** Axiale T2w MRT-Sequenz. Tiefer Muskelbauch des akzessorischen M. soleus (dünner Pfeil), angrenzend weiter anterior der M. flexor hallucis longus (dicker Pfeil).
- **d** Axiale T2w MRT-Sequenz. Ansatz des M. soleus accessorius anteromedial der Achillessehne mit knöcherner schmerzhafter Protuberanz (Pfeil).

3.3.2 Pathologien der Flexor-hallucis-longus-Sehne

Ulrike Szeimies

Definition

Zu den Pathologien der Flexor-hallucis-longus-Sehne zählen Erkrankungen von der Peritendinitis über die Teilruptur bis zur vollständigen Ruptur.

Symptome

- Schmerzhafter Schwellungszustand am Innenknöchel
- Schmerzverstärkung bei Plantarflexion

Prädisponierende Faktoren

- Pathologische Befunde selten
- Tänzer (repetitive Plantar- und Dorsalflexion) bei chronischer Überlastung und ohne ausreichende Rekonvaleszenz häufig betroffen
- Fraktur am Sustentaculum tali

Anatomie/Pathologie

- *Engpasssyndrom (stenosierende Tenosynovitis):* knöcherne Einengung im Sulcus flexor hallucis longus, in dem die Sehne zwischen Tuberculum laterale und Tuberculum mediale des Processus posterior tali am Rückfuß verläuft, innerhalb eines fibroossären Tunnels unter dem Flexorenretinakulum
- *Überkreuzungsphänomen:* im Verlauf unter dem Sustentaculum tali zur Fußsohle; dort Kreuzung mit der Flexor-digitorum-Sehne
- *Impingement:* tief sitzender Muskelbauch, akzessorische Sehne (Flexor digitorum longus accessorius); vollständige Ruptur sehr selten, meist Peritendinitis im fibroossären Tunnel im Rahmen einer stenosierenden Tenosynovitis, unter dem Flexorenretinakulum oder in Höhe der Sesambeine
- *traumatische Rupturen:* an der distalen Insertion der Großzehe
- *seltene Normvariante:* sog. falscher Flexor hallucis longus am posterioren oberen Sprunggelenk (M. peroneocalcaneus internus)

Merke M!

Oft wird die Flexor-hallucis-longus-Sehne als Augmentation einer Achillessehnenrekonstruktion verwendet.

Bildgebung

Ultraschall

Im Ultraschallbild gibt es selten erkennbare Veränderungen. Zunächst ist ein Halo infolge einer Flüssigkeitsfüllung der Sehnenscheide mit echoarmer Auftreibung zu erkennen, dann stellen sich zunehmend inhomogene Veränderungen bis zu Teilrupturen dar.

Röntgen

Das Röntgenbild zeigt freie Gelenkkörper bzw. ein Os trigonum sowie Ossifikationen im Verlauf der Sehne.

Magnetresonanztomografie

Antworten im Befund

- Beurteilung der Sehnenqualität
- intratendinöse Sehnenvaskularisation
- Partialruptur
- vollständige Ruptur
- Ausmaß der Sehnenretraktion
- Beurteilung der Sehnenenden (fortgeschritten degeneriert)
- exakte Lokalisation der Sehnenveränderungen
- Ausmaß der Peritendinitis
- Ursachen der Peritendinitis (Engpasssyndrom, Überkreuzungsphänomen, tief sitzender Muskelbauch, Os trigonum, knöchernes oder weichteiliges Impingement)
- vor Rekonstruktion evtl. Qualität des Muskels (fettige Degeneration, Atrophie)

Untersuchungstechnik

- *Standarduntersuchung:* Mehrkanalspule
- *Sequenztechnik:*
  - PDw fatsat koronar und sagittal
  - T 1w koronar
  - T 2w axial
  - T 1w fatsat nach i. v. Kontrastmittelgabe schräg axial (Sehnenkippung) und sagittal

Befunde

Grundsätzlich sieht das Befundmuster wie bei jeder Tendinose und Peritendinitis aus:

- Sehnenverdickung
- Flüssigkeitsnachweis und Kontrastmittelaufnahme entlang der Sehnenscheide
- mukoide Erweichungszonen innerhalb der Sehne
- Partialruptur
- degenerative Sehnenvaskularisationen
- vollständige Ruptur mit leerer, flüssigkeitsgefüllter Sehnenscheide und retrahierten Sehnenstümpfen
- ggf. knöchernes Aktivierungsödem angrenzend an die Entzündung

Flüssigkeit entlang der Sehnenscheide der Flexor-hallucis-longus-Sehne hat meist keine aktuell krankhafte Bedeutung; die Sehnenscheide kommuniziert häufig (in mehr als 70 % der Fälle) mit dem Sprunggelenk. Pathologisch ist die vermehrte Kontrastmittelaufnahme entlang der Sehnenscheide oder eine vermehrte Septenbildung (Differenzialdiagnose: stenosierende Tenosynovitis).

Empfehlung zur Bildgebung

Methode der Wahl: MRT zur Beurteilung des Ausmaßes der Sehnendegeneration und vor allem für die Identifikation der Ursache.

Bildbeispiele

Den Normalbefund der Flexor-hallucis-longus-Sehne s. in ▶ Abb. 3.276 und ▶ Abb. 3.277, pathologische Befunde in ▶ Abb. 3.278, ▶ Abb. 3.279, ▶ Abb. 3.280, ▶ Abb. 3.281, ▶ Abb. 3.282 und ▶ Abb. 3.283.

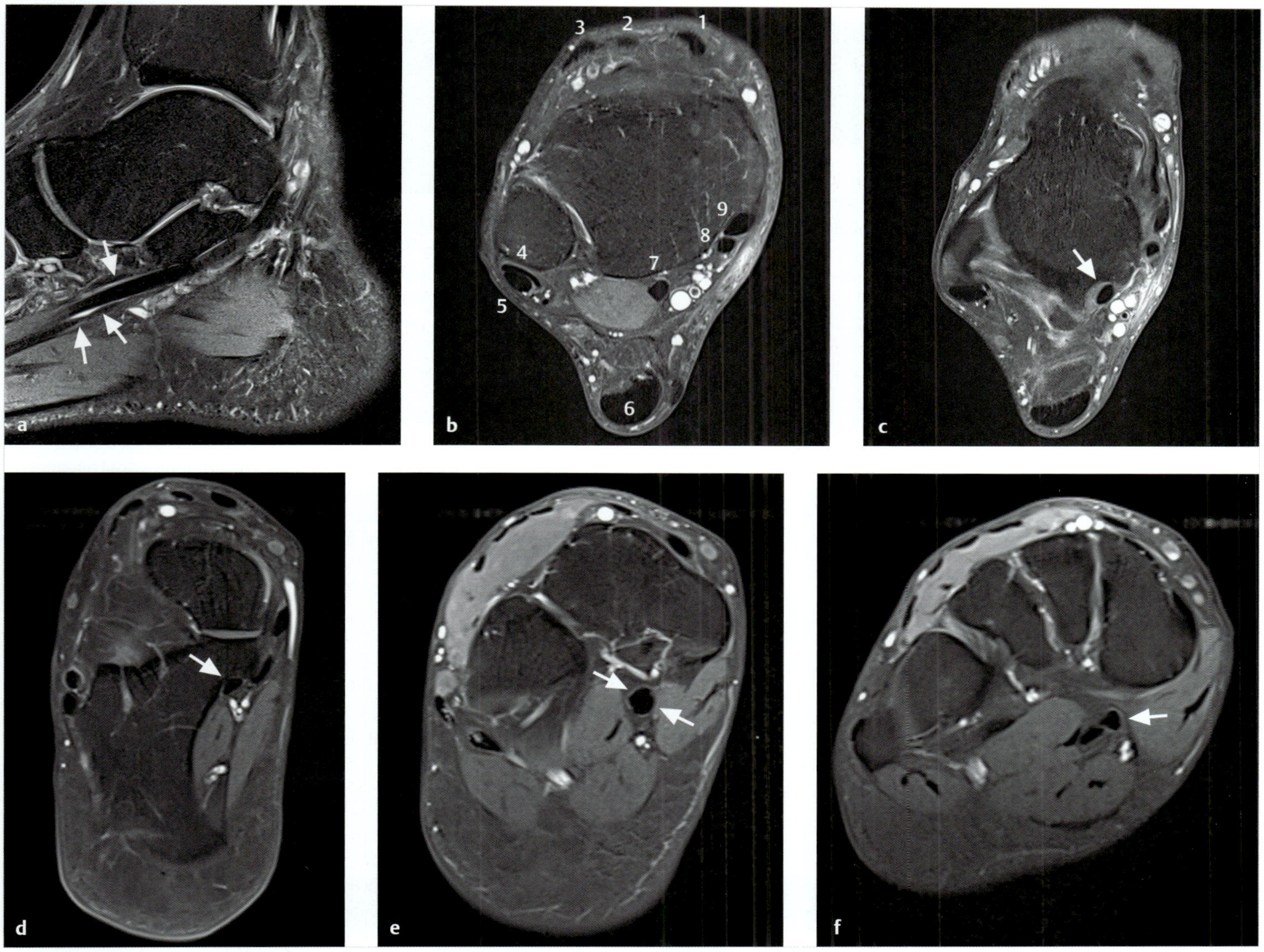

Abb. 3.276 Normalbefund der Flexor-hallucis-longus-Sehne.
1 = Tibialis-anterior-Sehne
2 = Extensor-hallucis-longus-Sehne
3 = Extensor-digitorum-Sehne
4 = kurze Peronealsehne
5 = lange Peronealsehne
6 = Achillessehne
7 = Flexor-hallucis-longus-Sehne
8 = Flexor-digitorum-longus-Sehne
9 = Tibialis-posterior-Sehne

a Sagittale PDw fatsat MRT-Sequenz. Ein schmaler Flüssigkeitssaum innerhalb der Flexor-hallucis-longus-Sehnenscheide (Pfeile) ist ein häufiger Befund ohne krankhafte Bedeutung aufgrund der Kommunikation der Sehnenscheide mit dem posterioren Rezessus des oberen Sprunggelenks.

b Schräg axiale T 1w fatsat MRT-Sequenz nach Kontrastmittelgabe (Sehnenkippung), Schichtung oberhalb des oberen Sprunggelenks. Normalbefund.

c Schräg axiale T 1w fatsat MRT-Sequenz nach Kontrastmittelgabe (Sehnenkippung), Schichtung in Höhe der Außenknöchelspitze. Normalbefund. Flexor-hallucis-longus-Sehne (Pfeil).

d Schräg axiale T 1w fatsat MRT-Sequenz nach Kontrastmittelgabe (Sehnenkippung), Schichtung in Höhe der medialen Facette des unteren Sprunggelenks. Normalbefund, Flexor-hallucis-longus-Sehne (Pfeil).

e Schräg axiale T 1w fatsat MRT-Sequenz nach Kontrastmittelgabe (Sehnenkippung), Schichtung in Höhe des Os naviculare. Normalbefund. Darstellung des Henry-Knotens (Überkreuzungsstelle der anterior gelegenen Flexor-hallucis-longus- und der posterior gelegenen Flexor-digitorum-longus-Sehne; Pfeile).

f Schräg axiale T 1w fatsat MRT-Sequenz nach Kontrastmittelgabe (Sehnenkippung), Schichtung in Höhe der Gelenkreihe der Tarsometatarsalia. Normalbefund. Die Flexor-hallucis-longus-Sehne (Pfeil) zieht entlang des I. Strahles.

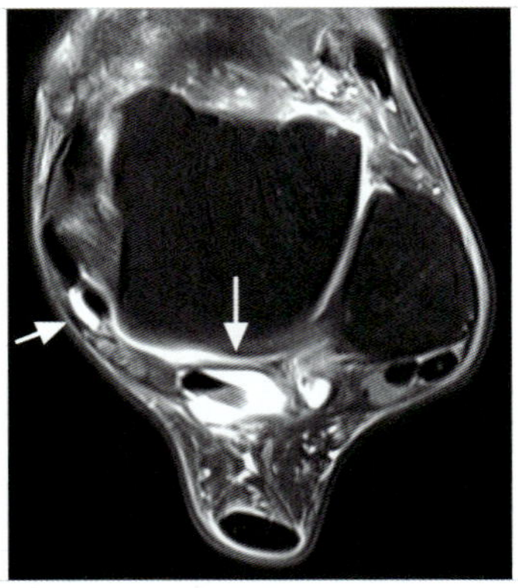

Abb. 3.277 Normalbefund der Flexor-hallucis-longus-Sehne. 50-jährige Joggerin ohne Beschwerden. Axiale PDw fatsat MRT-Sequenz. Auslaufende Flüssigkeit vom oberen Sprunggelenk in die Sehnenscheide der Flexor-hallucis-longus-Sehne (langer Pfeil), geringere Flüssigkeitsmenge auch in der Flexor-digitorum-longus-Sehne (kurzer Pfeil).

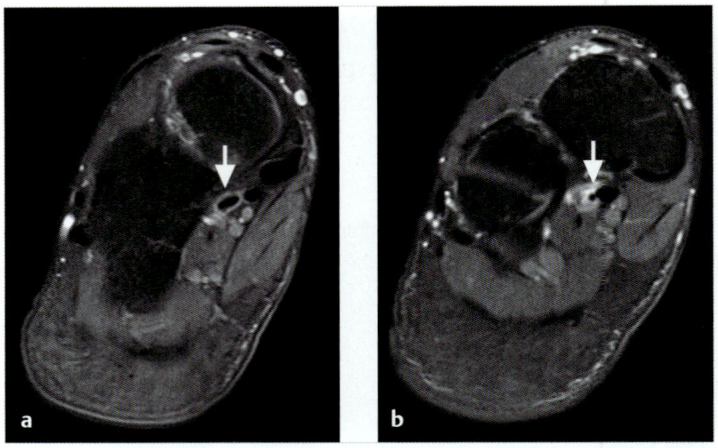

Abb. 3.279 Pathologie der Flexor-hallucis-longus-Sehne. 31-jähriger Patient mit Tenosynovitis der Flexor-hallucis-longus-Sehne in Höhe des Henry-Knotens durch einen akzessorischen Sehnenzügel.
Anmerkung: Eine wichtige Differenzialdiagnose ist der Jogger's Foot: Kompression des N. plantaris medialis am Henry-Knoten durch Kompression bei repetitiven Traumen und Überlastungen. Häufig ist dabei eine falsch positionierte mediale Abstützung einer Einlage ursächlich, die zu weit distal positioniert ist. Optimal wäre in solchen Fällen die Position am Sustentakulum und nicht am Scheitel des Längsgewölbes.

a Schräg axiale T1w fatsat MRT-Sequenz nach Kontrastmittelgabe (Sehnenkippung), Schichtung in Höhe des Taluskopfs bzw. Pfannenbands. Zirkuläre pathologische Kontrastmittelaufnahme in der Sehnenscheide der Flexor-hallucis-longus-Sehne (Pfeil).

b Schräg axiale T1w fatsat MRT-Sequenz nach Kontrastmittelgabe (Sehnenkippung), Schichtung weiter distal in Höhe der Überkreuzungsstelle, plantar angrenzend an das Os naviculare. Darstellung eines akzessorischen Sehnenzügels (Pfeil) mit perifokaler Reizung bzw. Kontrastmittelaufnahme. In Höhe des Henry-Knotens wirken die Flexor-hallucis-longus- und die Flexor-digitorum-longus-Sehne wie miteinander verschmolzen. Die Flexor-hallucis-longus-Sehne liegt auf der Flexor-digitorum-longus-Sehne und zieht über sie hinweg zum I. Strahl.

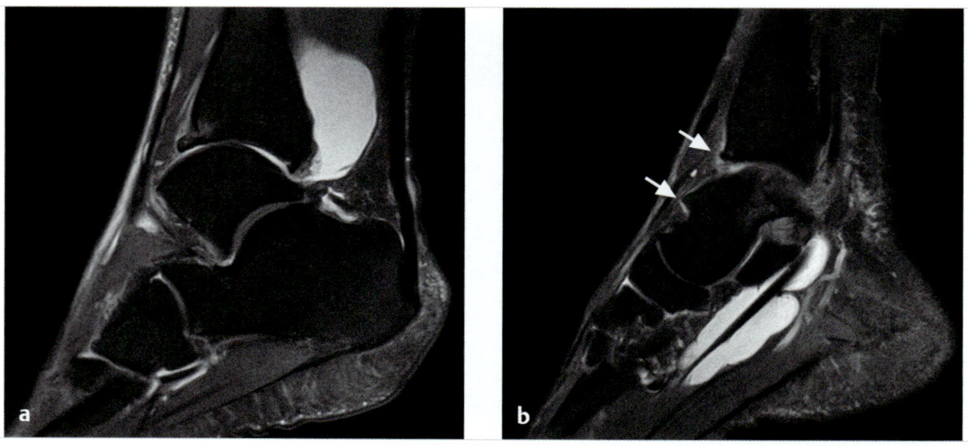

Abb. 3.278 Pathologie der Flexor-hallucis-longus-Sehne. 51-jährige Patientin mit schmerzhafter Schwellung um das posteriore und mediale Sprunggelenk, bekannte Arthrose des oberen Sprunggelenks. Präoperative Planung.

a Sagittale PDw fatsat MRT-Sequenz. Sackartige Erweiterung des posterioren Gelenkrezessus bei nach posterior auslaufendem Gelenkerguss durch Arthrose des oberen Sprunggelenks mit flächigen tibiaseitigen Knorpeldefekten und knöchernen Anbauten. Leichte Subluxationsstellung im Liegen.

b Sagittale PDw fatsat MRT-Sequenz. Durch die Verbindung der Sehnenscheide des M. flexor hallucis longus auslaufende Flüssigkeit entlang der Sehnenscheide. Zusätzlich im Rahmen der Arthrose anteromediales Impingement mit knöchernen Anbauten an den Gelenkpartnern (Pfeile).

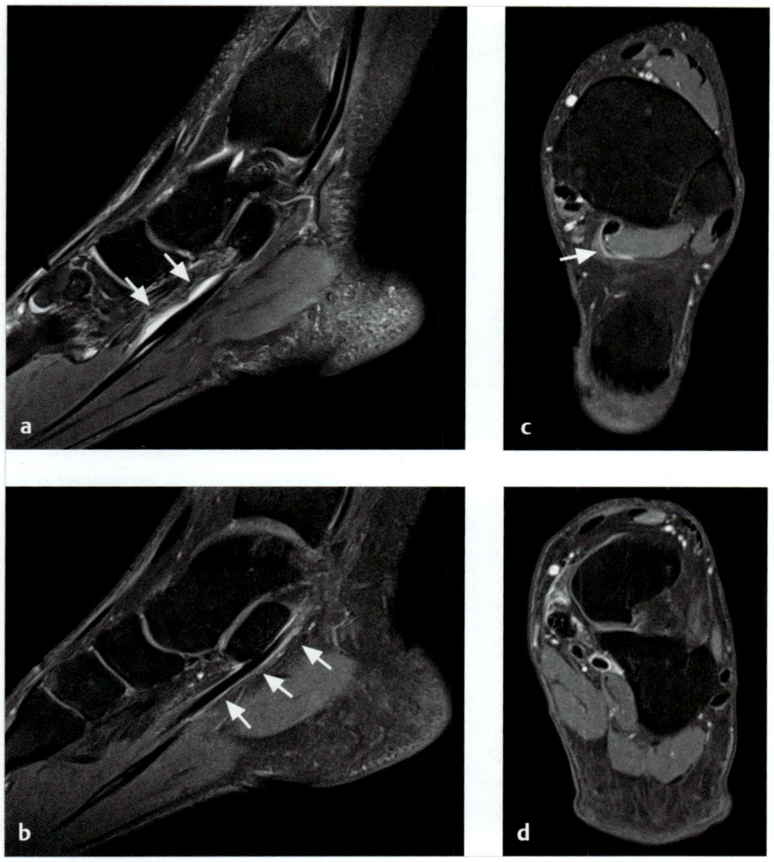

Abb. 3.280 Pathologie der Flexor-hallucis-longus-Sehne. 28-jährige Langstreckenläuferin, nach Wechseln des Laufschuhs Schmerzen am medialen Fußgewölbe, zum Sprunggelenk ziehend. Kein Trauma. Flexorenüberlastung, vor allem langstreckig entlang der Flexor-hallucis-longus-Sehne.

a Sagittale PDw fatsat MRT-Sequenz. Flüssigkeitsnachweis (Pfeile) entlang der Sehnenscheide der Flexor-hallucis-longus-Sehne. In dieser ersten Suchsequenz primär noch kein pathologischer Befund.

b Sagittale PDw fatsat MRT-Sequenz nach Kontrastmittelgabe. Als pathologisch zu wertende Kontrastmittelaufnahme der Flexor-hallucis-longus-Sehne entlang der Sehnenscheide (Pfeile).

c Schräg axiale T1w fatsat MRT-Sequenz nach Kontrastmittelgabe (Sehnenkippung). Am myotendinösen Übergang Kontrastmittelaufnahme um die Sehnenscheide und im auslaufenden Muskelbauch entlang der dorsomedialen Faszie (Pfeil).

d Schräg axiale T1w fatsat MRT-Sequenz nach Kontrastmittelgabe (Sehnenkippung). In Höhe der medialen Facette des unteren Sprunggelenks vermehrte Kontrastmittelaufnahme entlang der Flexor-hallucis-longus-Sehnenscheide. Zusätzlich Peritendinitis der etwas verdickten Tibialis-posterior-Sehne.

Differenzialdiagnose

- Pathologien an der Tibialis-posterior-Sehne
- Achillodynie
- Os-trigonum-Syndrom
- Verletzung des Deltabands
- Tarsaltunnelsyndrom

Therapie

Konservativ

- Nicht steroidale Antirheumatika
- Ruhigstellung

Operativ

Bei Impingement der Sehne wird eine offene oder endoskopische Resektion des stenosierenden Weichgewebes oder der knöchernen Anbauten vorgenommen.

Prognose/Komplikationen

Bei chronischer Peritendinitis und Tendinose besteht die Gefahr der vollständigen Ruptur und der Entwicklung eines chronischen Schmerzsyndroms.

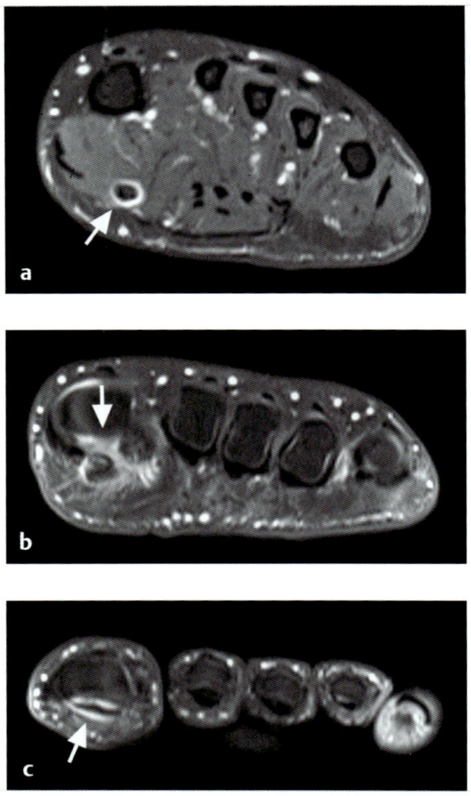

Abb. 3.281 Pathologie der Flexor-hallucis-longus-Sehne. 50-jährige Patientin mit unklaren Schmerzen am Vorfuß.
Anmerkung: Infolge der Ruptur und Instabilität im sesamoidalen Kapsel-Band-Komplex kommt es zu einer sekundären Überlastung der Flexor-hallucis-longus-Sehne.

- **a** Axiale T 1w fatsat MRT-Sequenz nach Kontrastmittelgabe, Schichtung in Höhe der Mitte des Metatarsale I. Zirkuläre Tenosynovitis der Flexor-hallucis-longus-Sehne (Pfeil).
- **b** Axiale T 1w fatsat MRT-Sequenz nach Kontrastmittelgabe, Schichtung in Höhe des Großzehengrundgelenks. Fibrovaskuläre Aktivierung im Bereich der plantaren distalen Gelenkkapsel mit rupturiertem Lig. intersesamoidale, insuffizienter plantarer Platte (Pfeil) und fokaler Tendinose der Flexor-hallucis-longus-Sehne.
- **c** Axiale T 1w fatsat MRT-Sequenz nach Kontrastmittelgabe. Floride Ansatzentzündung (Pfeil).

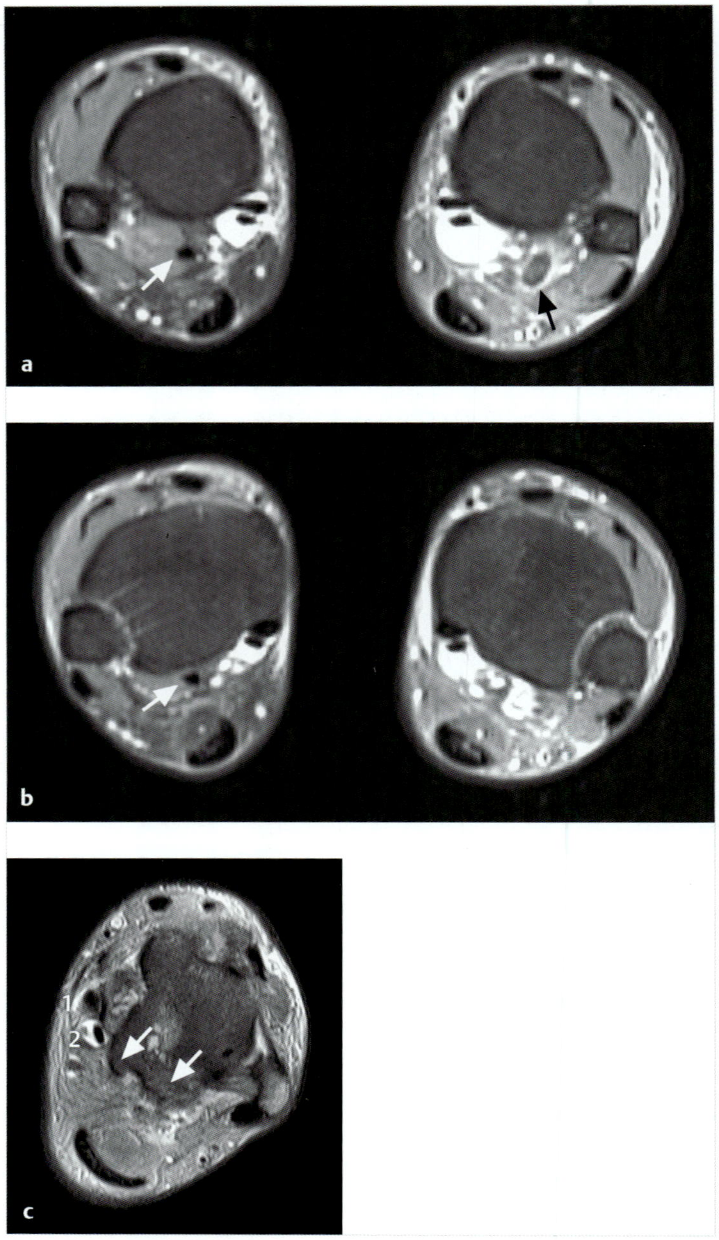

Abb. 3.282 Pathologie der Flexor-hallucis-longus-Sehne. 57-jähriger Patient mit Schmerzen und zystischer Raumforderung am linken Unterschenkel, Komplettruptur der Flexor-hallucis-longus-Sehne durch subtalare Osteophyten.
1 = Tibialis-posterior-Sehne
2 = Flexor-digitorum-longus-Sehne

- **a** Axiale PDw fatsat MRT-Sequenz. Distaler Unterschenkel im Seitenvergleich. Aufgetriebene signalgesteigerte Flexor-digitorum-longus-Sehne links (langer Pfeil) im Vergleich zur Gegenseite (kurzer Pfeil). Flüssigkeitseinlagerungen entlang der Flexor-digitorum-longus-Sehne links mehr als rechts.
- **b** Axiale PDw fatsat MRT-Sequenz. Weiter distal fehlende Darstellung der Flexor-digitorum-longus-Sehne links, Vergleich zur Gegenseite (Pfeil).
- **c** Axiale PDw fatsat MRT-Sequenz, Schichtung in Höhe des Subtalargelenks. Fehlende Flexor-digitorum-longus-Sehne, dorsale Osteophyten subtalar (Pfeile).

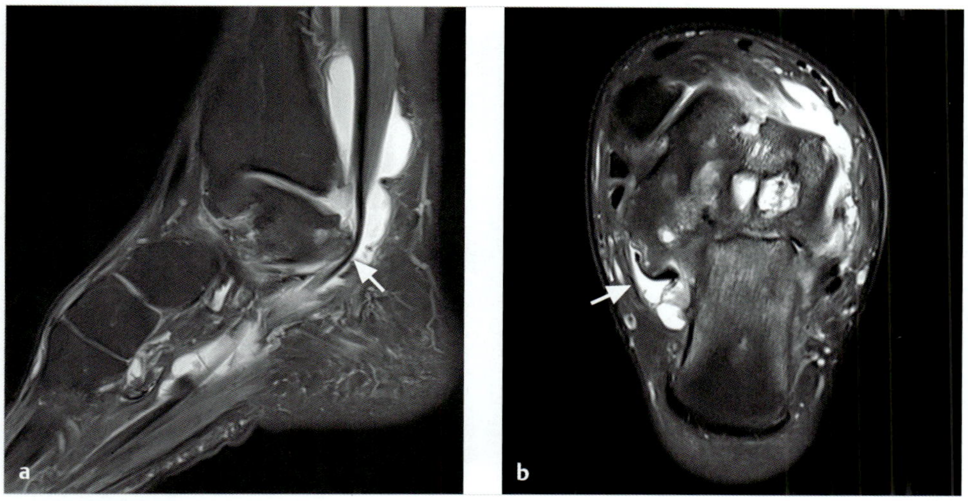

Abb. 3.283 Pathologie der Flexor-hallucis-longus-Sehne. 57-jähriger Patient mit fortgeschrittener posttraumatischer Subtalararthrose und Splitting der Flexor-hallucis-longus-Sehne.

a Sagittale PDw fatsat MRT-Sequenz. Knöcherne Anbauten bei deformierender Subtalararthrose mit Verlagerung, Tendinose und Peritendinitis der Flexor-hallucis-longus-Sehne (Pfeil).

b Schräg axiale PDw fatsat MRT-Sequenz (Sehnenkippung). Durch die knöcherne Protuberanz ausgewalzte Flexor-hallucis-longus-Sehne (Pfeil) mit langstreckigem Splitting.

3.3.3 Pathologien der Peronealsehnen

Ulrike Szeimies

Allgemeine Grundlagen

Definition

Erkrankungen der langen und kurzen Peronealsehnen vom distalen Unterschenkel bis zu den Sehnenansätzen werden nach Lokalisation der Sehnenpathologie eingeteilt. Sonderformen der Peronealsehnenerkrankung sind das peroneale Splitting und die Subluxation, die unten gesondert aufgeführt werden.

Symptome

- Chronische Schmerzen um den lateralen Malleolus, teilweise mit tastbarer Verdickung entlang des Außenknöchels
- evtl. bei aktiver Fußeversion Klicken oder Knacken mit Schmerzverstärkung
- in der klinischen Untersuchung positiver Peroneuskompressionstest (Kompression der Peroneus-longus- gegen die Peroneus-brevis-Sehne)
- bei Traumen häufiger Teilrupturen, selten komplette Rupturen
- komplette Rupturen bei Pes-cavus-Fehlstellungen möglich

Prädisponierende Faktoren

- Überbeanspruchung
- wiederholte Traumen ohne vollständige Ausheilung
- akute Verletzungen
- chronische Reizungen bei Sportarten mit häufigen Richtungswechseln (Tennis, Ballsportarten wie Fußball, Handball, Basketball)
- anatomische Faktoren (akzessorischer Muskel, akzessorischer Knochen, Friktion am Kalkaneus)
- Rückfußvarus
- chronische laterale Instabilität

Anatomie/Pathologie

Die lange und die kurze Peronealsehne (seitliche Sprunggelenkstabilisatoren) können in ihrem Verlauf von der Außenknöchelspitze bis zum Mittelfuß an unterschiedlichen Prädilektionsstellen schmerzhafte Überlastungsreaktionen zeigen. Darum ist die genaue Kenntnis ihrer Anatomie und Funktion wichtig.

Anatomie

Funktion der Peronealsehnen

Die Sehnen sind an der Plantarflexion des Fußes mitbeteiligt. Ein kräftiger Pronator, der M. peroneus longus, dient zur aktiven Verspannung des Fußgewölbes, insbesondere zur Querverspannung. Die Innervation erfolgt über den N. peroneus superficialis (L5 und S1). Bei Lähmung der Peronealmuskulatur entsteht eine Kraftminderung bei Pronation. Durch den kräftigen Zug der Flexoren kommt es zu einer Supinationsstellung (Rückfußvarus), die zunächst flexibel ist, sich über die Jahre aber als kontrakte Fehlstellung ausbildet. Bei gleichzeitiger Lähmung der Extensoren bildet sich ein Pes equinovarus.

Verlauf der Peronealsehnen

Am Außenknöchel werden beide Sehnen in einer knöchernen Rinne durch das superiore Retinaculum peronei gehalten und seitlich am Kalkaneus durch das inferiore Retinakulum geführt (▶ Abb. 3.284). In diesem Abschnitt besteht eine gemeinsame Sehnenscheide. In diesem osteofibrösen Köcher liegen die Sehnen nicht nebeneinander, sondern übereinander. Der M. peroneus longus „umgreift schalenförmig“ die Sehne des M. peroneus brevis von dorsal. Am lateralen Fußrand erfolgt die Trennung mit separaten Sehnenscheiden in Höhe des Tuberculum peroneale. Die kurze Peronealsehne inseriert an der Basis des Metatarsale V. Die lange Peronealsehne verläuft am Unterrand des Kuboids um die Tuberositas ossis cuboidei als Hypomochlion zur Richtungsänderung entlang des Fußgewölbes durch einen osteofibrösen Kanal zum medialen Fußrand. Schließlich inseriert die lange Peronealsehne in mehreren Ausläufern am Os cuneiforme mediale, an der Basis des Os metatarsale I und gelegentlich auch an der des Os metatarsale II.

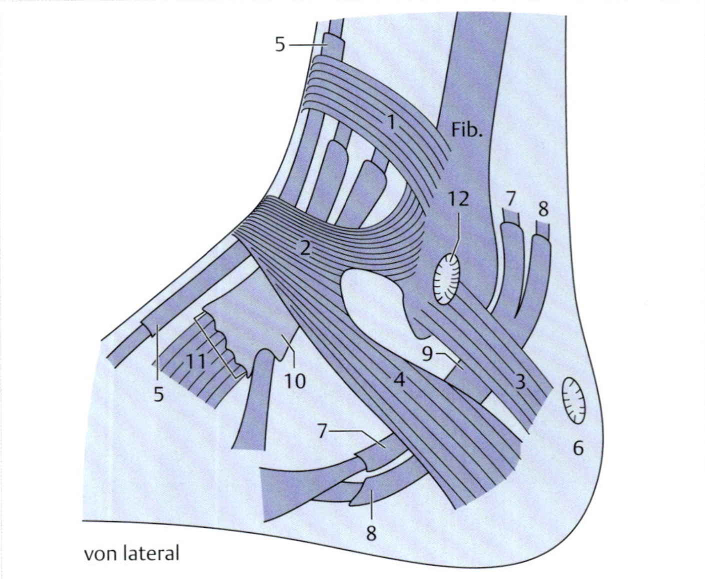

Abb. 3.284 Verlauf der Peronealsehnen. (Dihlmann W, Stäbler A. Gelenke – Wirbelverbindungen. 4. Aufl. Stuttgart: Thieme; 2010)
Fib. = Fibula
1 = Retinaculum mm. extensorum superius
2 = Retinaculum mm. extensorum inferius
Nr. 1 und 2 sind Haltebänder für die Streckersehnen (Mm. tibialis anterior, extensor digitorum longus und extensor hallucis longus).
3 = Retinaculum mm. peroneorum superius
4 = Retinaculum mm. peroneorum inferius
Nr. 3 und 4 sind Haltebänder für die beiden Peroneusmuskeln (Mm. peronei longus und brevis).
5 = Sehnenscheide des M. extensor hallucis longus
6 = Bursa tendinis calcanei Achillis
7 = Sehnenscheide des M. peroneus brevis
8 = Sehnenscheide des M. peroneus longus
9 = kurzstreckige Vagina synovialis peroneorum communis für die Sehnen des langen und kurzen Peronealmuskels (beginnt etwas proximal des oberen Peronealhaltebands und reicht bis zum Kuboid)
10 = Sehnenscheide des M. peroneus tertius
11 = Sehnenscheide des M. extensor digitorum pedis longus
12 = Bursa subcutanea malleoli lateralis
Medial von Nr. 5 neben der vorderen Schienbeinkante verlaufen die Sehne und Sehnenscheide des M. tibialis anterior (nicht gezeichnet).

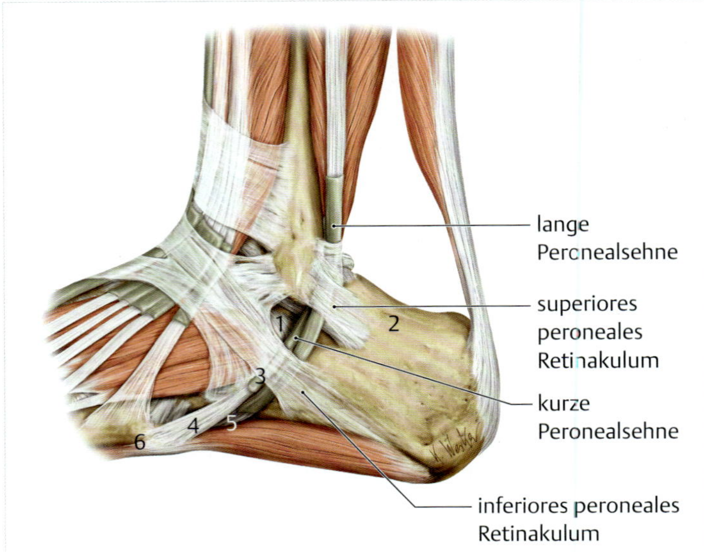

Abb. 3.285 Prädilektionsstellen für Pathologien der Peronealsehnen. (Schünke M, Schulte E, Schumacher U et al. Prometheus LernAtlas – Allgemeine Anatomie und Bewegungssystem. 4. Aufl. Stuttgart: Thieme; 2014)
1 = Fibulaspitze
2 = Retinakulum der Peronealsehnen
3 = Tuberculum peroneale
4 = Os peroneum
5 = Kuboidtunnel
6 = Ansatz der Peroneus-brevis-Sehne

Pathologie

Folgende Bereiche sind Prädilektionsstellen für Pathologien der Peronealsehnen:

- *Fibulaspitze:* Mechanische Reizung durch den Umlenkpunkt an der Fibulaspitze; diese kann ein Peroneales Splitting (S. 292) verursachen (▶ Abb. 3.285, Nr. 1, und ▶ Abb. 3.286a).
- *Retinakulum der Peronealsehnen:* Aufgrund einer alten Verletzung im Rahmen eines Torsionstraumas mit Außenbandläsion und Insuffizienz kommt es zur Subluxation bzw. Luxation der Peronealsehnen (S. 285). Siehe dazu ▶ Abb. 3.285, Nr. 2.
- *Tuberculum peroneale:* Ein prominentes Tuberkulum am lateralen Kalkaneus kann eine vermehrte Friktion mit mechanischer Irritation und Peritendinitis bzw. Tendinose verursachen (s. ▶ Abb. 3.285, Nr. 3, und ▶ Abb. 3.286b).
- *Os peroneum:* Dabei handelt es sich um ein Sesambein der Peroneus-longus-Sehne, lateral plantarseitig des Os cuboideum gelegen. Mögliche Pathologien umfassen Frakturen, Osteonekrosen sowie Läsionen der Sehnenverbindungen (s. ▶ Abb. 3.285, Nr. 4, und ▶ Abb. 3.286c).
- *Kuboidtunnel:* In diesem fibroossären Tunnel erfolgt die Umlenkung der Peroneus-longus-Sehne nach medial. Durch einen Engpass im Tunnel (Engpasssyndrom) können eine Sehnendegeneration und knöcherne Stenosen ausgelöst werden; Längsrupturen wurden beschrieben. Die Richtungsumlenkung und der Verlauf durch den Tunnel führen zu einer verstärkten biomechanischen Belastung (s. ▶ Abb. 3.285, Nr. 5, und ▶ Abb. 3.286d).
- *Ansatz* (s. ▶ Abb. 3.285, Nr. 6, und ▶ Abb. 3.286e):
  - Lange Peronealsehne: Os cuneiforme mediale und Basis des Os metatarsale I. Eine Aktivierung am fibroossären Übergang, insbesondere an der fibulaseitigen Basis des Os metatarsale I, hat eine Sehnenverdickung, fibrovaskuläres Reizgewebe, subchondrale Zysten an der Metatarsalebasis sowie die Ausbildung von Ganglionzysten, eines begleitenden Knochenmarködems, einer Fibroostitis, einer degenerativen Sehnenvaskularisation und einer Partialruptur zur Folge.
  - Kurze Peronealsehne: Ansatz der Tuberositas des Metatarsale V.
  - Normvariante: akzessorischer Muskel M. peroneus quartus.
- *Komplette Ruptur:* Akute Rupturen der kurzen Peronealsehne treten meist in Höhe der Fibulaspitze oder im Bereich des Tuberculum peroneale auf. Prädilektionsstelle für Rupturen der langen Peronealsehne ist der Eingang zum Kuboidtunnel. Rupturen beider Sehnen sind selten und werden meist in Kombination mit schweren Rückfußvarusfehlstellungen beobachtet.

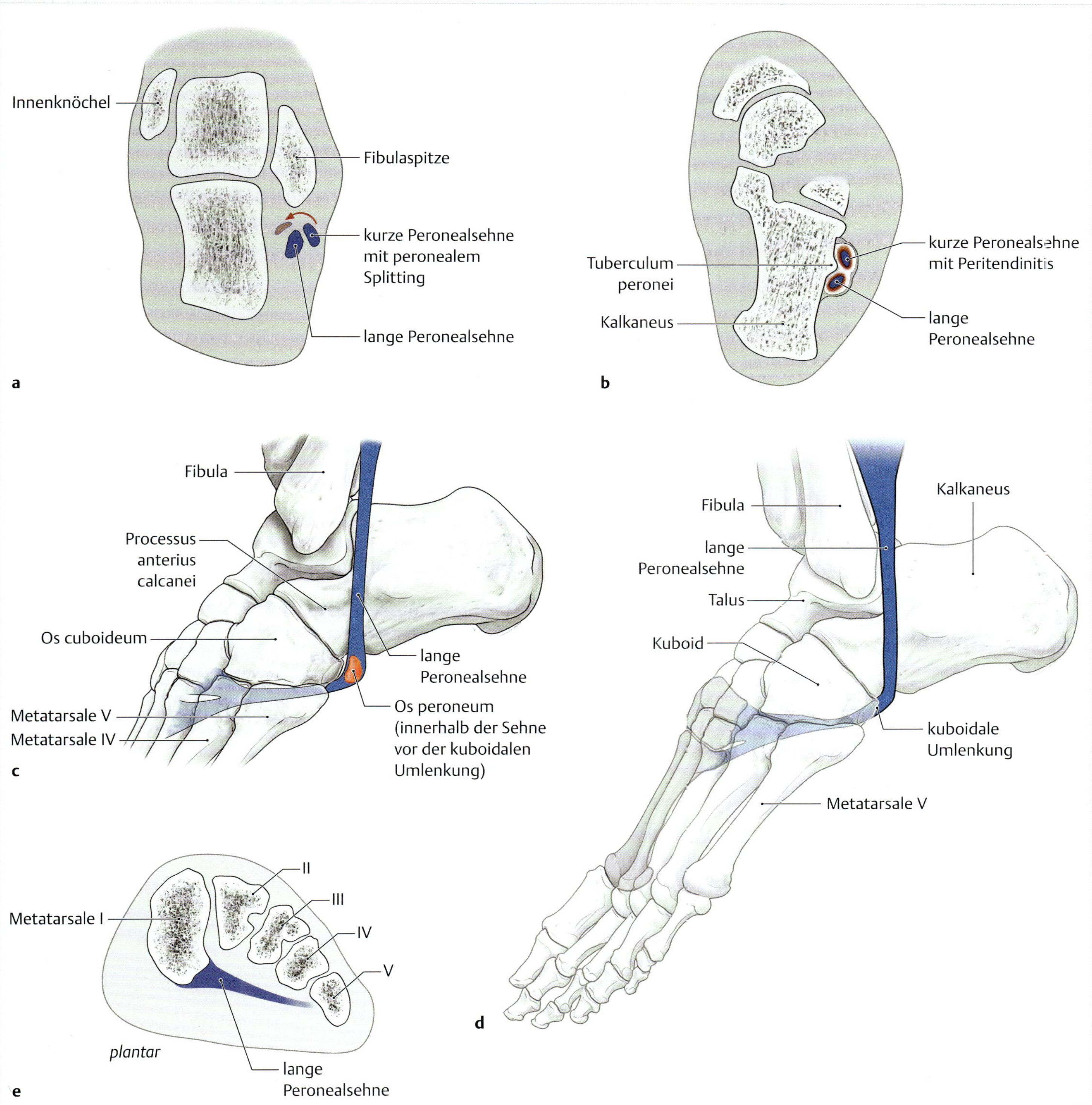

Abb. 3.286 Pathologien der Peronealsehnen nach Prädilektionsstellen.
a Fibulaspitze: fibulare Umlenkung. Schräg axiale Darstellung.
b Tuberculum peroneale. Schräg axiale Darstellung.
c Os peroneum. Sagittale Darstellung.
d Kuboidtunnel: kuboidale Umlenkung. Sagittale Darstellung.
e Ansatz der langen Peronealsehne. Schräg axiale Darstellung.

Bildgebung

Ultraschall

Die Sonografie ist zur Darstellung der Peronealsehnen vom unteren Drittel des Unterschenkels um den Außenknöchel herum nach distal bis zum Metatarsale V (M. peroneus brevis) in Longitudinal- und Transversalschnitten geeignet. Ein kurzer Schallkopf bringt bessere Ergebnisse (7,5–15,0 MHz). Bei mangelnder Ankopplung sollte eine Vorlaufstrecke verwendet werden. Eine degenerative Ruptur zeigt eine sog. Spargelspitze.

> **Cave**
> In der Untersuchung im Längsverlauf sind zu falsch-positiven Diagnosen führende Schichtdickenartefakte zu vermeiden.

Röntgen

Die Röntgenbildgebung ist hilfreich für die Erkennung knöcherner Strukturen als Ursache der Sehnendegeneration (prominentes Tuberculum peroneale, Os peroneum, Ossifikationen an der Fibulaspitze). Der Fuß wird in 3 Ebenen unter Belastung zur Beurteilung der Fußstellung aufgenommen (Pes-cavovarus-Fehlstellung). Eine Rückfußachsaufnahme (Saltzman-View) wird zur Beurteilung der Rückfußachse durchgeführt. Eine Aufnahme des Sprunggelenks in 2 Ebenen unter Belastung ermöglicht den Ausschluss einer supramalleolaren Fehlstellung.

Magnetresonanztomografie

Antworten im Befund

- Beschreibung der Lokalisation und Ausdehnung der Sehnenpathologie
- Beurteilung der Ursache (z. B. Os peroneum, alte Verletzung des Retinakulums, Tuberculum peroneale)
- Beurteilung der Sehnenqualität (mukoide Binnendegeneration, Teilruptur)
- Beurteilung der knöchernen Strukturen (angrenzende knöcherne Reizreaktion)
- Sekundärschäden (Gelenküberlastung, knöchernes Stressödem, weitere Sehnenpathologie)

Untersuchungstechnik

- *Sehnenstandarduntersuchung:* Bauchlage, hochauflösende Mehrkanalspule
- *Sequenztechnik:*
  - PDw fatsat sagittal und koronar
  - T1w koronar
  - T2w axial (Gelenkkippung)
  - T1w fatsat nach Kontrastmittelgabe schräg axial (Sehnenkippung) und sagittal

Befunde

- Peritendinitis mit vermehrter Kontrastmittelaufnahme entlang der Sehnenscheide als Frühzeichen (häufiger ist die kurze als die lange Peronealsehne am Außenknöchel betroffen)
- Tendinose mit Verdickung der Sehne, mitunter degenerative Sehnenvaskularisation mit vermehrter, teilweise punktueller Kontrastmittelaufnahme der Sehnenbinnenstrukturen; fortgeschrittene mukoide Degeneration mit kontrastmittelaufnehmender Erweichungszone innerhalb der Sehne
- longitudinale Partialruptur meist der kurzen Peronealsehne am Außenknöchel
- begleitende knöcherne Reizung, Knochenmarködem am Außenknöchel, am lateralen Kalkaneus und am Kuboid
- Insertionstendinose mit vermehrter Kontrastmittelaufnahme am fibroossären Übergang an Metatarsale V oder Cuneiforme mediale bzw. der Basis des Metatarsale I
- ggf. aktiviertes Os peroneum (auch bipartite Ossikel und Frakturen sind beschrieben)
- bei kompletter Ruptur leere, flüssigkeitsgefüllte Sehnenscheide mit Kontrastmittelaufnahme, aufgefaserte Sehnenenden mit möglicher Retraktion

Empfehlung zur Bildgebung

Methode der Wahl: MRT zur Beurteilung des Ausmaßes der Schädigung, zur Lokalisation, zur Ermittlung der Ursachen und zur Beurteilung begleitender Veränderungen.

Bildbeispiele

Den Normalbefund der Peronealsehnen in der MRT-Bildgebung zeigt:

- Normalbefunde: ▶ Abb. 3.287,
- Fallstricke: ▶ Abb. 3.288,
- Pathologien am Tuberculum peroneale
- Os peroneum: ▶ Abb. 3.289, ▶ Abb. 3.290, ▶ Abb. 3.291, ▶ Abb. 3.292, ▶ Abb. 3.293 und ▶ Abb. 3.294.
- Kuboidtunnels: ▶ Abb. 3.295, ▶ Abb. 3.296 und ▶ Abb. 3.297
- Sehnenansatz: ▶ Abb. 3.298, ▶ Abb. 3.299, ▶ Abb. 3.300, ▶ Abb. 3.301 und ▶ Abb. 3.302.

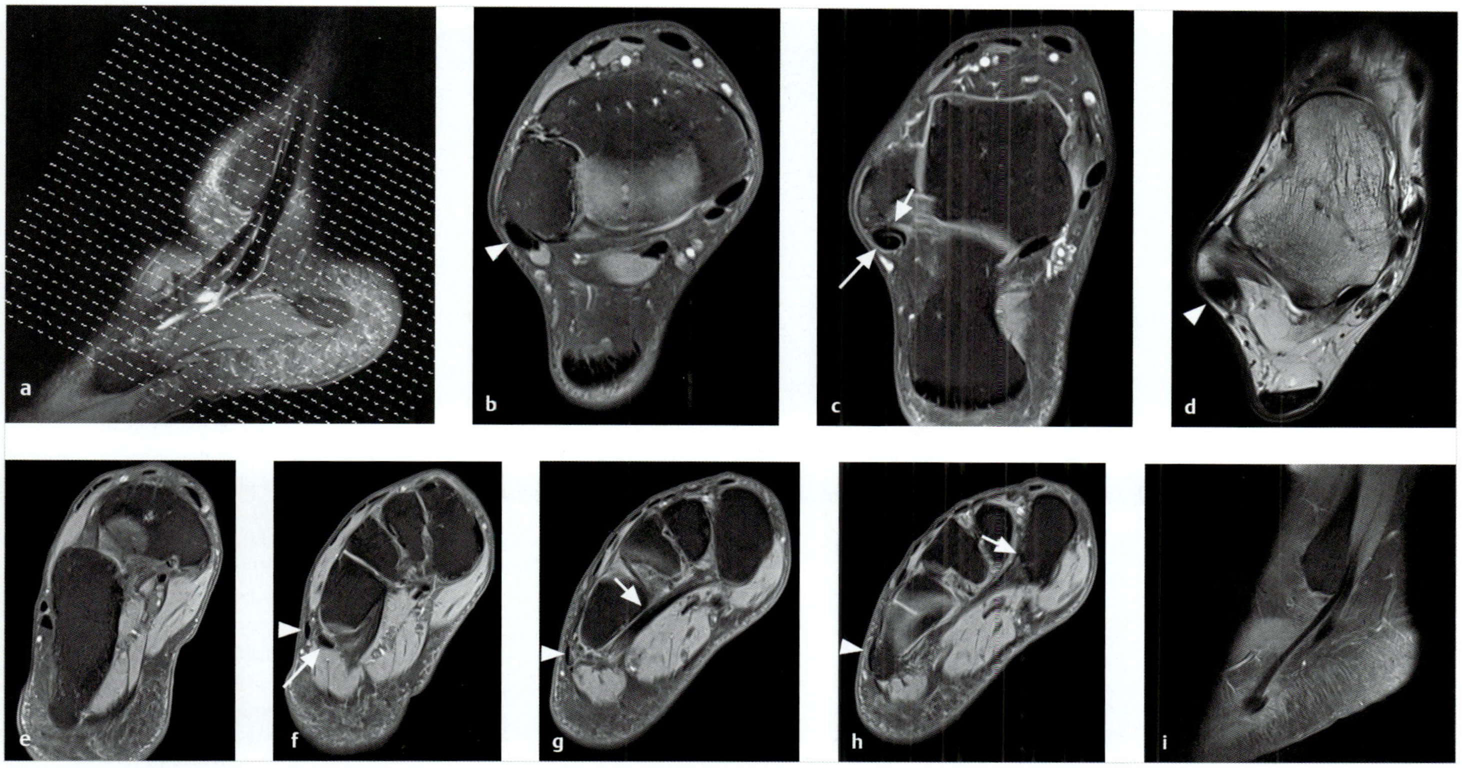

Abb. 3.287 Normalbefund der Peronealsehnen. Angulierung der Sehnenkippung (**a**). Verlauf normaler Peronealsehnen an Sprunggelenk und Fuß in MRT-Sequenzen, Untersuchung mit 3-T-MRT und hochauflösender 16-Kanal-Spule (**b–i**).

a Planungssequenz mit Schichten schräg axial rechtwinklig auf die Peronealsehnen, damit möglichst ein echter Querschnitt der Sehnen dargestellt werden kann.

b Schräg axiale T 1w fatsat MRT-Sequenz nach Kontrastmittelgabe (Sehnenkippung), Schichtung in Höhe des oberen Sprunggelenks. Ein häufiger Befund ist eine unmittelbar retromalleolar gelegene kurze Peronealsehne, die flach – zum Teil halbmondförmig umscheidend – an der langen Peronealsehne anliegt (Pfeilspitze). Bei unauffälligen Befunden sind die Sehnen schwer voneinander zu unterscheiden.

c Schräg axiale T 1w fatsat MRT-Sequenz nach Kontrastmittelgabe (Sehnenkippung), Schichtung in Höhe der Außenknöchelspitze sowie der retromalleolaren Rinne und des Retinakulums. Anterior gelegene breitere, schmale kurze Peronealsehne (kurzer Pfeil), posterior gelegene lange Peronealsehne (langer Pfeil).

d Im Vergleich zu **c** T 2w MRT-Sequenz streng axial zum oberen Sprunggelenk in Höhe der Außenknöchelspitze. Die kurze und die lange Peronealsehne sind schwer abgrenzbar und schräg angeschnitten (Pfeilspitze).

e Schräg axiale T 1w fatsat MRT-Sequenz nach Kontrastmittelgabe (Sehnenkippung), Schichtung in Höhe des Tuberculum peroneale. Das Tuberculum peroneale ist in diesem Fall sehr flach. Anterior die kurze, posterior die lange Peronealsehne.

f Schräg axiale T 1w fatsat MRT-Sequenz nach Kontrastmittelgabe (Sehnenkippung), Schichtung unmittelbar vor der kuboidalen Umlenkung. Weiter anterolateral die kurze Peronealsehne (kurzer Pfeil), angrenzend an das Kuboid die lange Peronealsehne (langer Pfeil).

g Schräg axiale T 1w fatsat MRT-Sequenz nach Kontrastmittelgabe (Sehnenkippung). Verlauf der langen Peronealsehne im Fußgewölbe (Pfeil), kurze Peronealsehne unmittelbar vor dem Ansatz (Pfeilspitze).

h Schräg axiale T 1w fatsat MRT-Sequenz nach Kontrastmittelgabe (Sehnenkippung). Ansätze der Peronealsehnen: kurze Peronealsehne (Pfeilspitze) an der fibroossären Einstrahlung an der Tuberositas Metatarsale V, lange Peronealsehne (Pfeil) an der fibulaseitigen Basis des Metatarsale I sowie vereinzelte Faserzügel auch am Os cuneiforme mediale.

i Sagittale T 1w fatsat MRT-Sequenz nach Kontrastmittelgabe. Normalbefund einer kurzen Peronealsehne vom Außenknöchel bis auf Höhe des Kuboids (Pfeile).

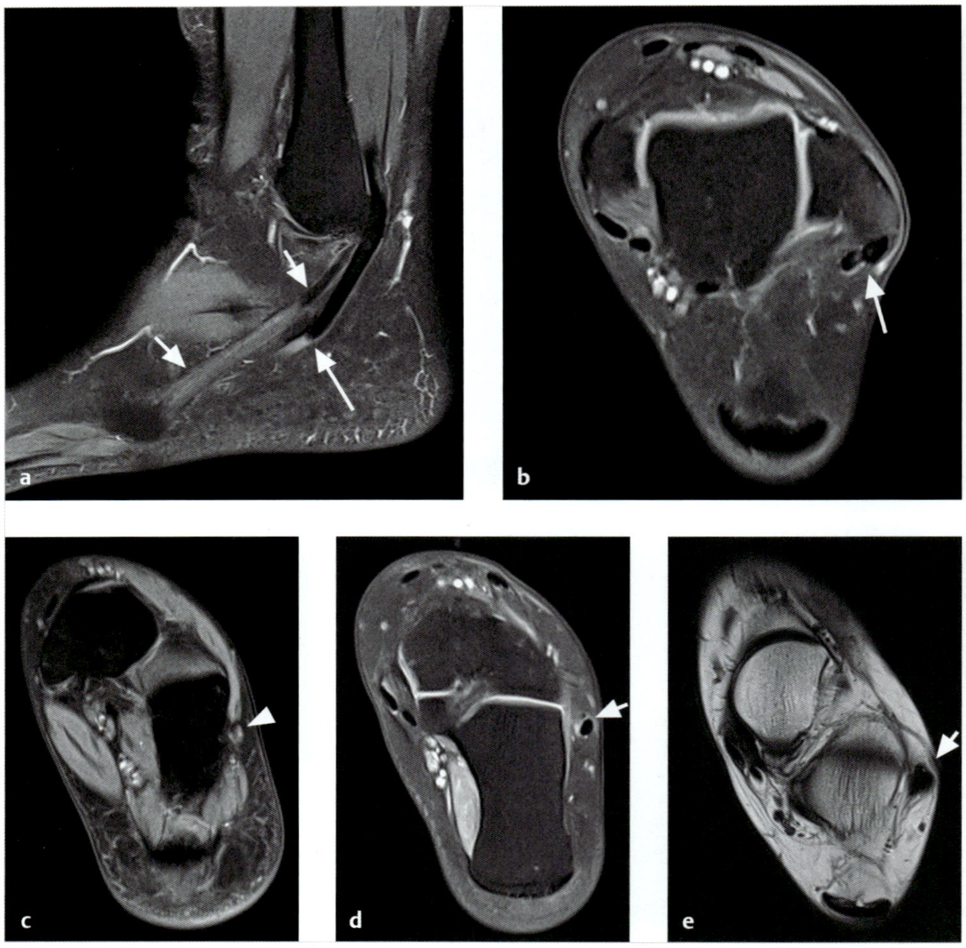

Abb. 3.288 Peronealsehnen: Fallstricke in der Befundung (Magic-Angle-Artefakt).
- **a** Sagittale PDw fatsat MRT-Sequenz. Plötzlicher Abbruch der kurzen (kurze Pfeile) und langen Peronealsehne (langer Pfeil) wegen Magic-Angle-Artefakt bei Untersuchung in Rückenlage und fehlender Plantarflexion. Die Sehnen können im Artefakt vollständig verschwinden oder, wie hier, schemenhaft signalreich sein.
- **b** Schichtung in Höhe des oberen Sprunggelenks. Regelrechte Darstellung der langen und kurzen Peronealsehne (Pfeil).
- **c** Schichtung in Höhe des Tuberculum peroneale. Darstellung nur der kurzen Peronealsehne mit erhöhter Signalgebung (Pfeilspitze). Gefahr der Fehlinterpretation einer Tendinose bzw. Ruptur.
- **d** Schräg axiale T1w fatsat MRT-Sequenz nach Kontrastmittelgabe (Sehnenkippung). Hier nur Darstellung der langen Peronealsehne (Pfeil).
- **e** Streng axiale T2w MRT-Sequenz. In diesen Fällen sollten die Peronealsehnen (Pfeil) auf der axialen T2w Sequenz aufgesucht werden, in der man diese noch abgrenzen kann, wenngleich auch die Auflösung und exakte Beurteilbarkeit der Sehnen aufgrund der fehlenden Kontrastmittelgabe schwieriger sind.

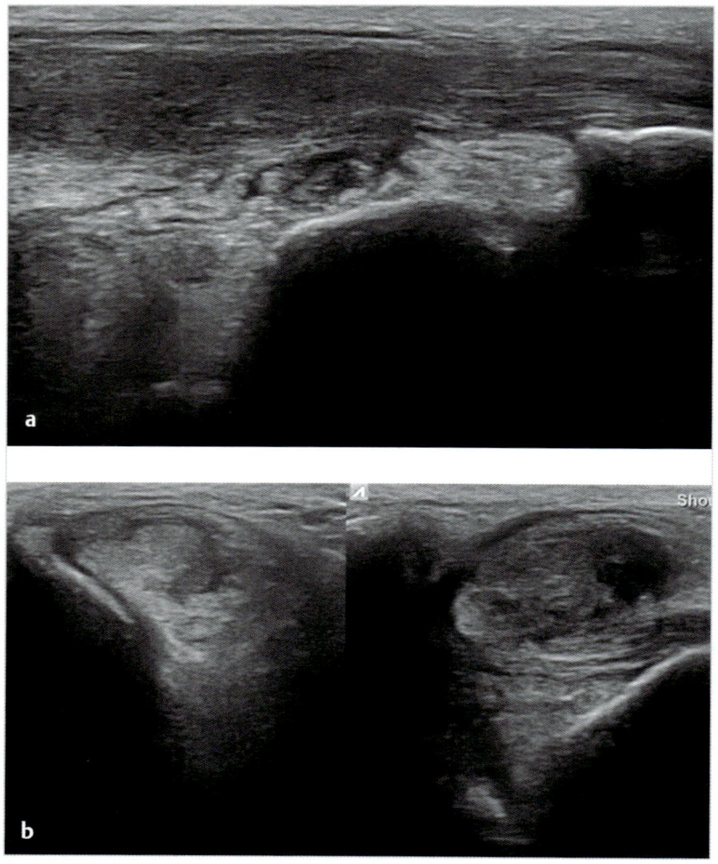

◀ **Abb. 3.289 Pathologie der Peronealsehnen (Fibulaspitze).**
- **a** Ultraschall, Längsschnitt. Inhomogenes Aufquellen der durchgängigen Peroneus-brevis-Sehne mit echogenem peritendinösem Ödem.
- **b** Ultraschall, Transversalschnitt. Das Ödem zeigt sich im Sinne eines Halophänomens deutlicher. Dazu wird hier das Ausmaß der Teilläsion der Peroneus-brevis-Sehne deutlich.

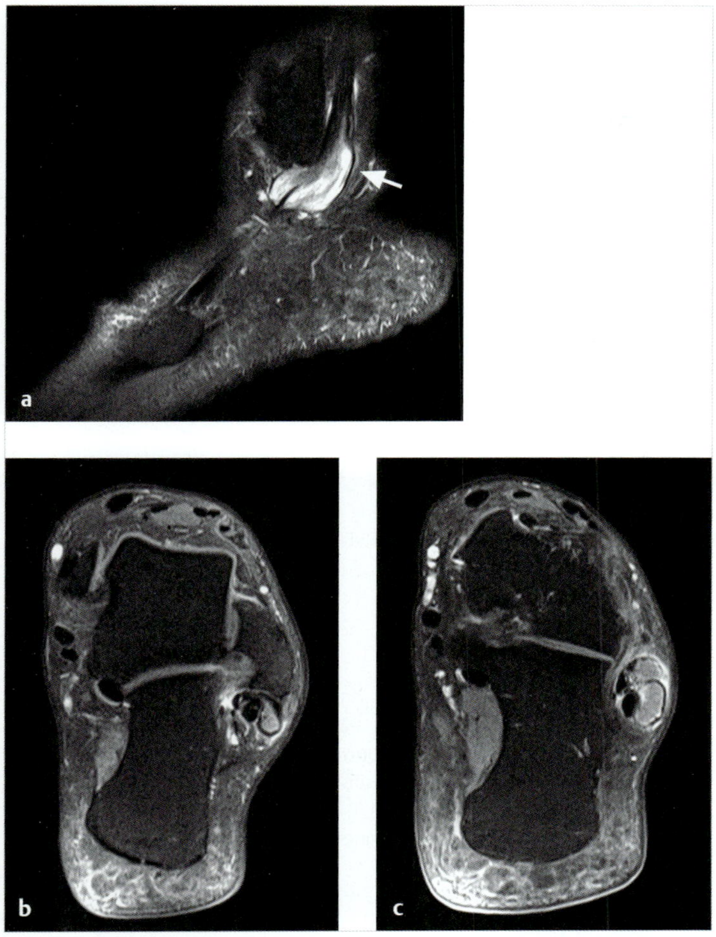

Abb. 3.290 Pathologie der Peronealsehnen (Fibulaspitze). 53-jähriger Patient mit Zustand nach Sprunggelenkdistorsion vor 2 Jahren, seitdem persistierende Schmerzen am Außenknöchel, bislang ohne Diagnose.

a Sagittale PDw fatsat MRT-Sequenz, Schichtung in Höhe des Außenknöchels. Mukoide zystische Degeneration einer fortgeschritten aufgefaserten kurzen Peronealsehne (Pfeil).

b Schräg axiale T 1w fatsat MRT-Sequenz nach Kontrastmittelgabe (Sehnenkippung). Hufartige Remodellierung der retromalleolaren Rinne mit knöchernen Anbauten bei chronischer zystischer Tendinose der kurzen Peronealsehne. Zentral liegt die lange Peronealsehne.

c Schräg axiale T 1w fatsat MRT-Sequenz nach Kontrastmittelgabe in Höhe des Subtalargelenks. Lokal raumfordernde Ganglionzysten ausgehend von der kurzen Peronealsehne.

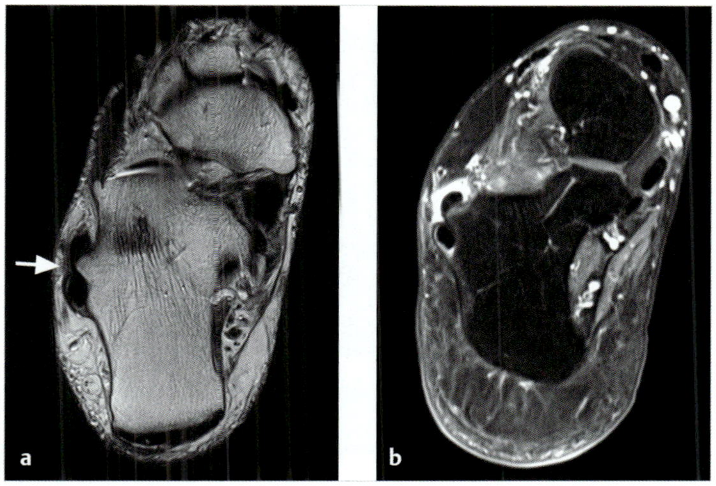

Abb. 3.291 Pathologie der Peronealsehnen (Tuberculum peroneale). 68-jähriger Patient mit Schmerzen am lateralen Fußrand.

a Axiale T 2w MRT-Sequenz. Darstellung der knöchernen Protuberanz am Tuberculum peroneale (Pfeil).

b Schräg axiale T 1w fatsat MRT-Sequenz nach Kontrastmittelgabe (Sehnenkippung). Deutliche Peritendinitis vor allem der kurzen Peronealsehne an einem prominenten und gering knöchern aktivierten Tuberculum peroneale.

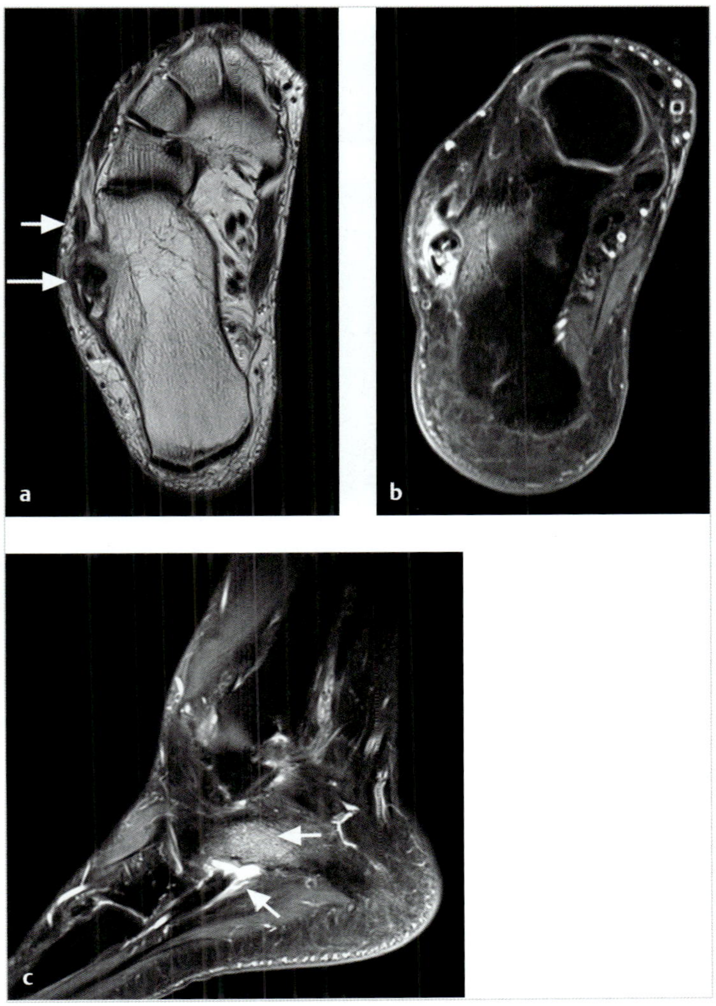

Abb. 3.292 Pathologie der Peronealsehnen (Tuberculum peroneale). 51-jähriger Patient mit ausgeprägter Peronealsehnentendinose. Deutliche knöcherne Aktivierung des lateralen Kalkaneus am Tuberculum peroneale mit knöchernen Anbauten und breiter Knochenkonsole.

a Axiale T 2w MRT-Sequenz. Darstellung einer knöchernen schnabelartigen Ummauerung der langen Peronealsehne (langer Pfeil) mit nach anterior und posterior ausladenden Osteophyten am Tuberculum peroneale. Die kurze Peronealsehne (kurzer Pfeil) liegt anterior der Knochenkonsole.

b Schräg axiale T 1w fatsat MRT-Sequenz (Sehnenkippung). Splitting der kurzen und langen Peronealsehne mit angrenzender knöcherner Aktivierung am Tuberculum peroneale.

c Sagittale T 1w fatsat MRT-Sequenz nach Kontrastmittelgabe. Kontrastmittelaufnehmender lateraler Kalkaneus und Peritendinitis (Pfeile).

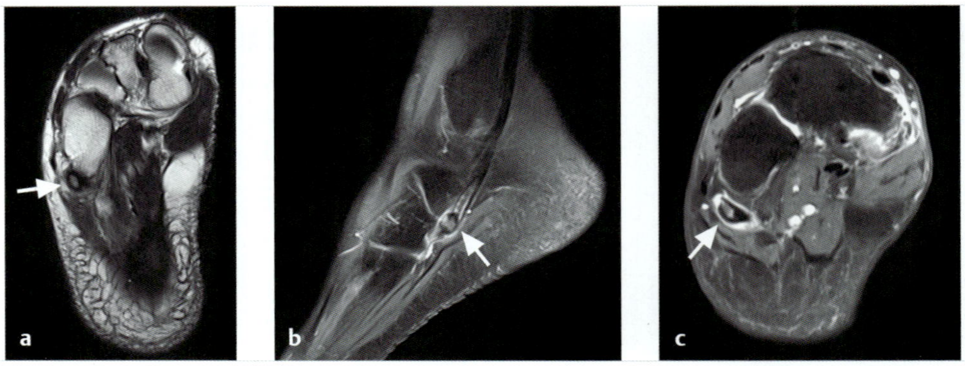

Abb. 3.293 Pathologie der Peronealsehnen (Os peroneum). 46-jährige Patientin mit Schmerzen am lateralen Fußrand und im Bereich der Insertion der Tibialis-posterior-Sehne.

- **a** Axiale T 2w MRT-Sequenz. Darstellung eines kleinen Os peroneum (Pfeil).
- **b** Sagittale T 1w fatsat MRT-Sequenz nach Kontrastmittelgabe. Knöcherne Aktivierung und Peritendinitis der langen Peronealsehne unmittelbar an der kuboidalen Umlenkung bei Os peroneum (Pfeil).
- **c** Schräg axiale T 1w fatsat MRT-Sequenz nach Kontrastmittelgabe (Sehnenkippung). Axialer Schnitt durch das Ossikel (helle Anteile) innerhalb des Sehnengewebes (dunkle Anteile) mit zirkulärer Kontrastmittelaufnahme (Pfeil).

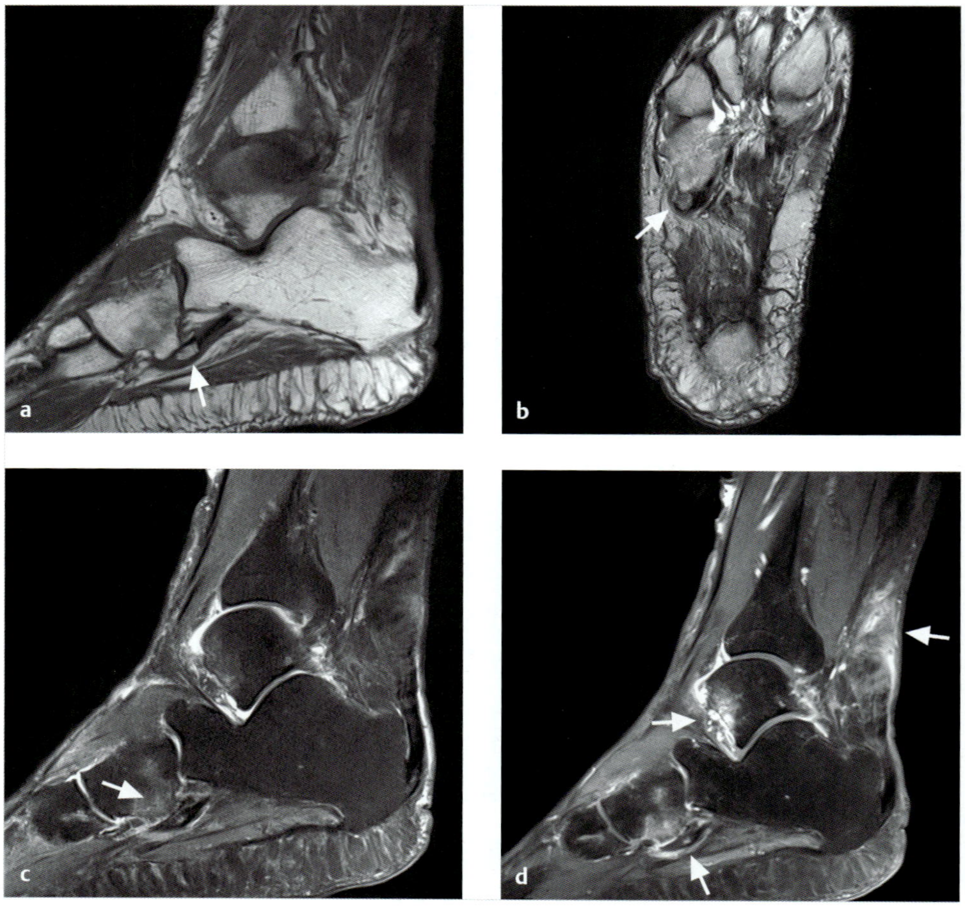

Abb. 3.294 Pathologie der Peronealsehnen (Os peroneum). 84-jährige Patientin mit Achillodynie, zusätzlich Schmerzen am Kuboid.

- **a** Sagittale T 1w MRT-Sequenz. Os peroneum (Pfeil), innerhalb der langen Peronealsehne gelegen.
- **b** Axiale T 2w MRT-Sequenz. Darstellung des Os peroneum in der Axialschichtung, angrenzend an das Kuboid innerhalb der langen Peronealsehne an der kuboidalen Umlenkung (Pfeil).
- **c** Sagittale PDw fatsat MRT-Sequenz. Degenerative Veränderungen (Pfeil) mit Knochenmarködem und knöchernen Anbauten im Gleitlager am Kuboid beim Eintritt in den fibroossären Tunnel.
- **d** Sagittale T 1w fatsat MRT-Sequenz nach Kontrastmittelgabe. Vermehrte Kontrastmittelanreicherung um die Sehne, flächige Spongiosaödeme mit Kontrastmittelaufnahme am Kuboid. Nebenbefundlich fortgeschrittene Strukturauflösung der Achillessehne sowie aktivierte Bandstrukturen im Sinus tarsi (Pfeile).

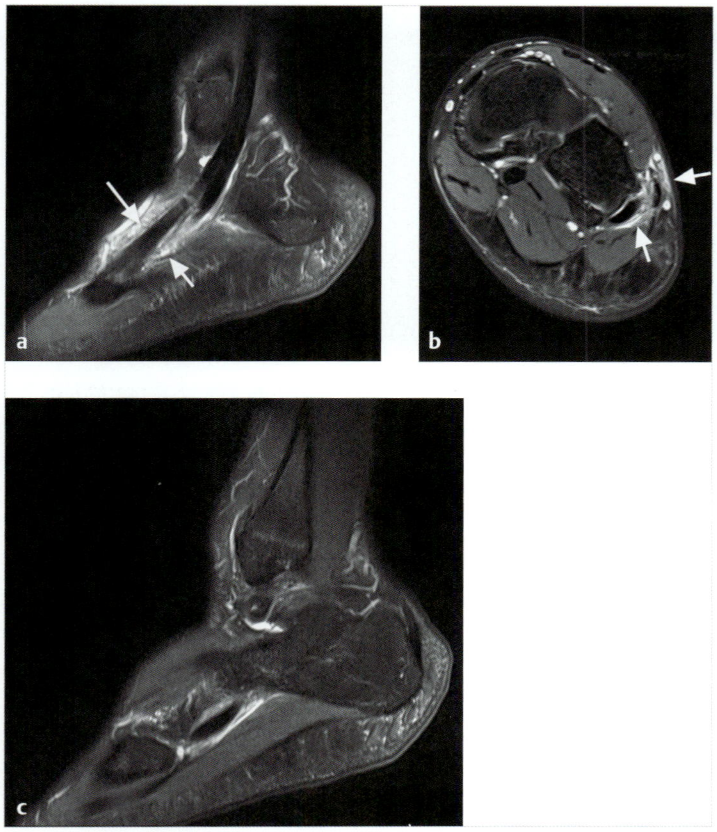

Abb. 3.295 Pathologie der Peronealsehnen (Kuboidtunnel). 15-jähriger Patient, Abklärung von Schmerzen an der lateralen Fußwurzel seit einer Woche mit Schmerzen lateral in Höhe des Kuboids nach Fußballspiel.

- **a** Sagittale PDw fatsat MRT-Sequenz. Darstellung der Flüssigkeitseinlagerungen entlang der Sehnenscheide. Sowohl die lange als auch die kurze Peronealsehne sind betroffen (Pfeile).
- **b** Schräg axiale PDw fatsat MRT-Sequenz (Sehnenkippung). Ödematisierung innerhalb der Sehnenscheiden beider Peronealsehnen (Pfeile), Zeichen der Tenosynovitis der langen Peronealsehne im Bereich der kuboidalen Umlenkung.
- **c** Sagittale T1w fatsat MRT-Sequenz nach Kontrastmittelgabe. Die Kontrastmittelaufnahme bestätigt den Befund der Tenosynovitis am lateralen Fußrand in Höhe des Kuboids.

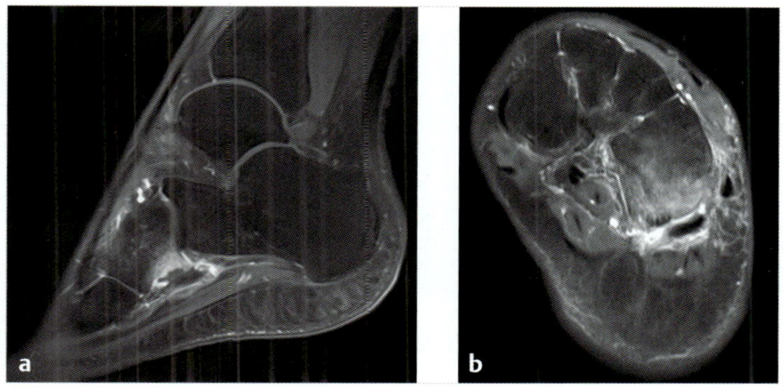

Abb. 3.297 Pathologie der Peronealsehnen (Kuboidtunnel). 53-jährige Patientin mit chronischen Schmerzen am lateralen Fußrand und chronischer Entzündung der Peronealsehnen mit knöcherner Begleitreaktion am Kuboid.

- **a** Sagittale T1w fatsat MRT-Sequenz nach Kontrastmittelgabe. Tenosynovitis der langen Peronealsehne an der kuboidalen Umlenkung mit angrenzendem Knochenmarködem im lateralen Kuboid und vermehrter Kontrastmittelanreicherung.
- **b** Schräg axiale T1w fatsat MRT-Sequenz nach Kontrastmittelgabe (Sehnenkippung). Deutliche floride Peritendinitis mit flächiger Kontrastmittelaufnahme im Kuboid. Bei lang andauernden entzündlichen Veränderungen in der Sehnenscheide kommt es zu angrenzenden knöchernen Begleitreaktionen. Dies ist ein häufiger Befund bei Kavusdeformität mit Insuffizienz der Peroneus-brevis-Sehne.

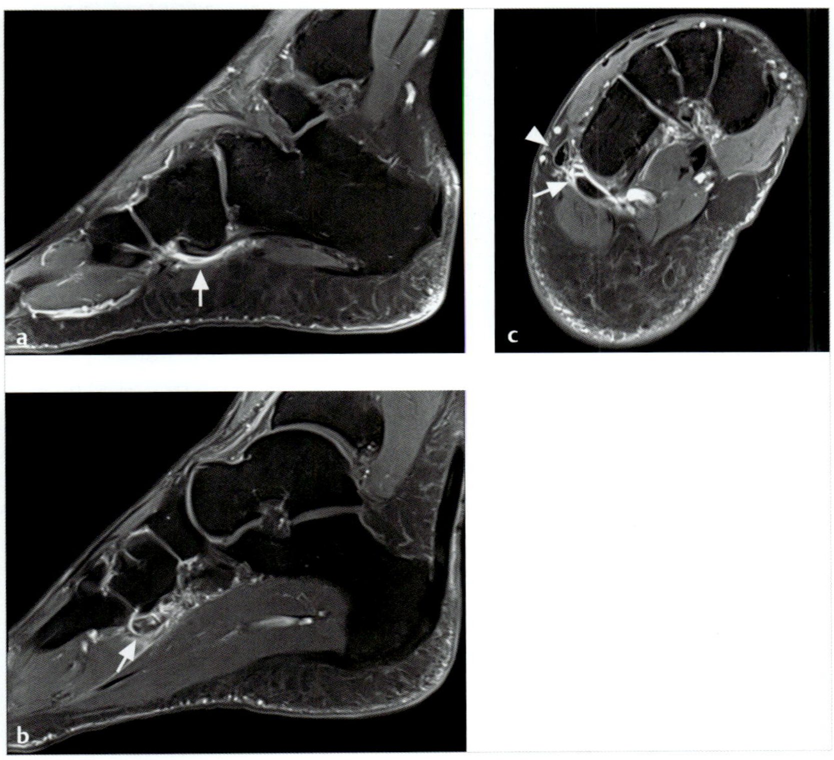

Abb. 3.296 Pathologie der Peronealsehnen (Kuboidtunnel). 60-jähriger Patient mit seit Monaten zunehmenden Schmerzen am lateralen Mittelfuß, kein Trauma.

- **a** Sagittale T1w fatsat MRT-Sequenz nach Kontrastmittelgabe. Peritendinitis mit Tendinose der Sehne des M. peroneus longus an der kuboidalen Umlenkung (Pfeil).
- **b** Sagittale T1w fatsat MRT-Sequenz nach Kontrastmittelgabe, Schichtung weiter medial. Deutliche Zeichen der Tendinose mit intratendinöser Kontrastmittelaufnahme (Pfeil).
- **c** Schräg axiale T1w fatsat MRT-Sequenz nach Kontrastmittelgabe (Sehnenkippung). Darstellung der Peritendinitis der langen Peronealsehne mit Kontrastmittelaufnahme in der Sehnenscheide (Pfeil), anterior davon die reizlose kurze Peronealsehne (Pfeilspitze).

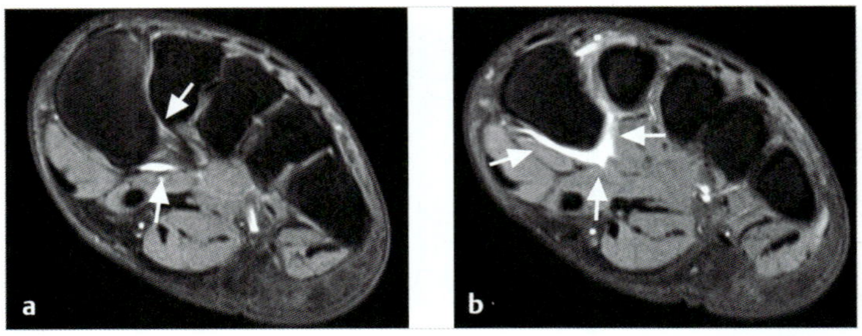

Abb. 3.298 Pathologie der Peronealsehnen (Ansatz). 47-jähriger Patient mit Zustand nach vermehrter einseitiger Belastung und Schmerzen in der Fußwurzel.

Anmerkung: Eine isolierte Ansatzentzündung der langen Peronealsehne ist selten. Meistens besteht eine Peritendinitis bereits ab der kuboidalen Umlenkung mit langstreckiger Kontrastmittelaufnahme in der Sehnenscheide von der Umlenkung bis zum Ansatz. Da der fibroossäre Übergang sich fächerförmig am Ansatz aufspreizt, sieht man oft die Kontrastmittelaufnahme auch noch weiter distal bis um die Basis des Metatarsale I.

- **a** Schräg axiale T 1w fatsat MRT-Sequenz nach Kontrastmittelgabe (Sehnenkippung). Kontrastmittelaufnahme um den fibroossären Übergang der langen Peronealsehne (Pfeile).
- **b** Schräg axiale T 1w fatsat MRT-Sequenz nach Kontrastmittelgabe (Sehnenkippung). Semizirkuläre Kontrastmittelaufnahme um den knöchernen Ansatzbereich des Os cuneiforme mediale (Pfeile).

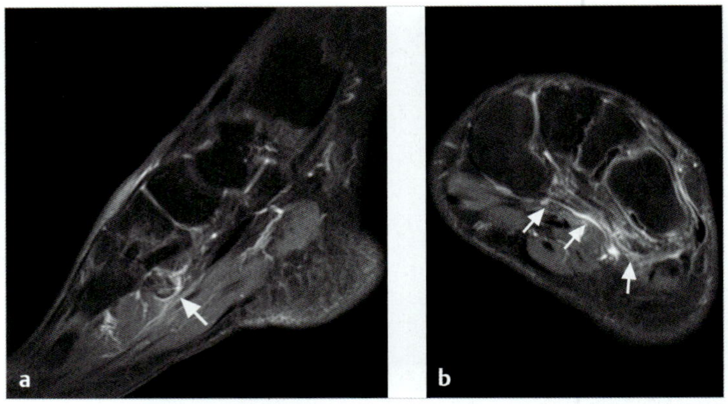

Abb. 3.299 Pathologie der Peronealsehnen (Ansatz). 53-jährige Patientin mit chronischer Ansatzentzündung der langen Peronealsehne.

- **a** Sagittale T 1w fatsat MRT-Sequenz nach Kontrastmittelgabe. Orthogonal getroffene, aufgetriebene lange Peronealsehne (Pfeil) unmittelbar vor dem Ansatz des Metatarsale I in Höhe der Basis von Metatarsale II.
- **b** Schräg axiale T 1w fatsat MRT-Sequenz nach Kontrastmittelgabe. Darstellung der langstreckigen Tenosynovitis der langen Peronealsehne (Pfeile) von der Umlenkung bis zum Ansatz an der Basis des Cuneiforme mediale.

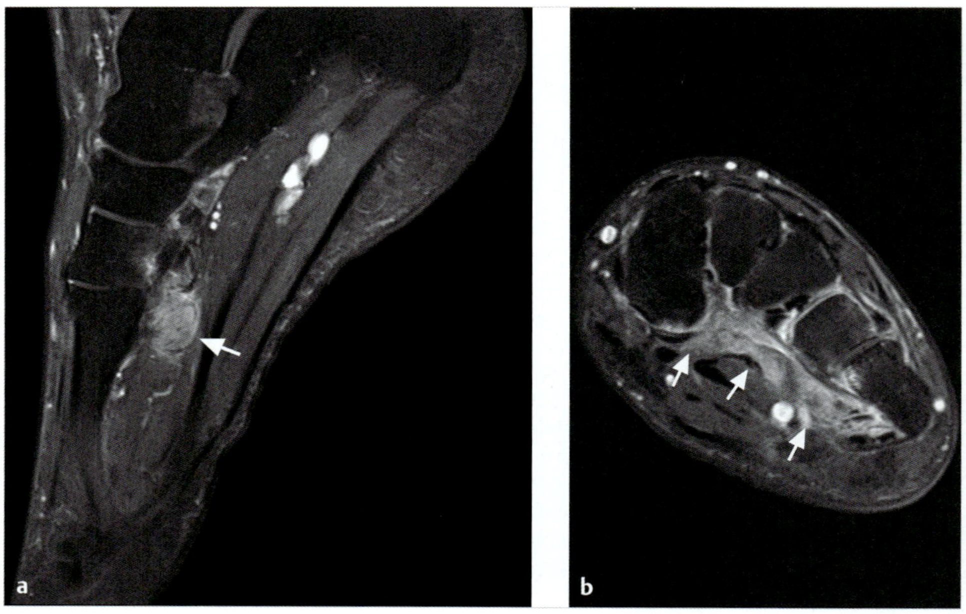

Abb. 3.300 Pathologie der Peronealsehnen (Ansatz). 62-jährige Patientin, Verdacht auf Ermüdungsfraktur bei längerer übermäßiger Belastung, rezidivierende Schmerzen und Schwellungen im Mittelfuß.

- **a** Sagittale T 1w fatsat MRT-Sequenz nach Kontrastmittelgabe. Orthograd getroffene ausgeprägte Tendinose mit kontrastmittelaufnehmender Auftreibung der langen Peronealsehne (Pfeil).
- **b** Schräg axiale T 1w fatsat MRT-Sequenz nach Kontrastmittelgabe (Sehnenkippung). Massive Tendinose und Peritendinitis der langen Peronealsehne plantar vom Kuboid bis zum Os cuneiforme mediale bzw. zur Basis des Metatarsale I (Pfeile).

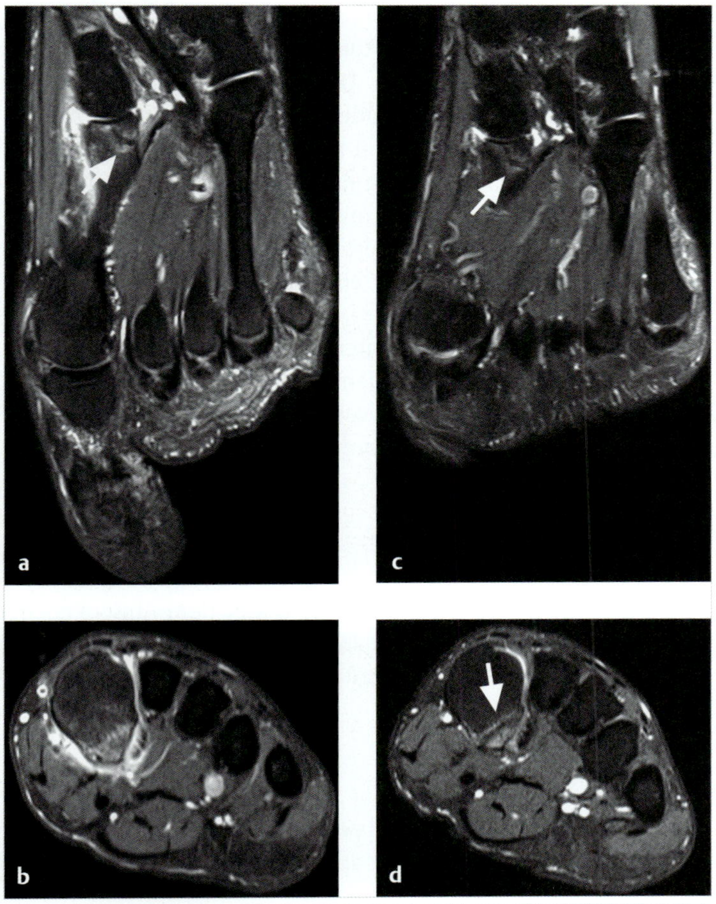

Abb. 3.301 Pathologie der Peronealsehnen (Ansatz). 32-jährige Patientin mit Zustand nach Trauma am I. Strahl, knöcherner Ausriss der langen Peronealsehne am Ansatz der Basis von Metatarsale I. Zusätzlich Turf-Toe-Verletzung.

- **a** Koronare PDw fatsat MRT-Sequenz. Nicht dislozierter knöcherner Ausriss am Ansatz der langen Peronealsehne an der fibulaseitigen Basis plantar an Metatarsale I mit angrenzender Ödematisierung (Pfeil).
- **b** Axiale T 1w fatsat MRT-Sequenz nach Kontrastmittelgabe. Vermehrte Kontrastmittelanreicherung im Ansatzbereich einschließlich des Fragments mit Teilverletzung einzelner Faszikel.
- **c** Koronare PDw fatsat MRT-Sequenz, Verlaufskontrolle nach 3 Monaten. Noch knöcherne Aktivierung um das Fragment (Pfeil).
- **d** Axiale T 1w fatsat MRT-Sequenz nach Kontrastmittelgabe, Verlaufskontrolle nach 3 Monaten, gleicher Untersuchungszeitpunkt wie **c**. Rückläufige Aktivierung im Bereich des Fragments und am Ansatz (Pfeil).

Differenzialdiagnose

- Anterolaterales Impingement
- Instabilität des oberen Sprunggelenks mit Synovialitis
- Frakturen am lateralen Sprunggelenk bzw. Fußrand

Therapie

- Bei Ruptur der kurzen Peronealsehne chirurgische Rekonstruktion
- Bei Ruptur der langen Peronealsehne konservativ, ggf. Débridement und Tenodese
- Bei Ruptur beider Sehnen chirurgische Rekonstruktion
- ggf. Transposition der Peroneus-longus- auf die Peroneus-brevis-Sehne

Prognose/Komplikationen

Mögliche Komplikationen:

- komplette Ruptur bei chronischer Tendinose
- chronisches Schmerzsyndrom

Subluxation bzw. Luxation der Peronealsehnen

Definition

Eine Subluxation oder Luxation ist eine akute (traumatische) oder chronische Verlagerung einer oder beider Peronealsehnen aus ihrem anatomischen Verlauf entlang der retromalleolaren Rinne am Außenknöchel.

Symptome

- Schmerzen dorsal des Außenknöchels
- provoziertes Sehnenklicken bei Dorsalflexion und Eversion
- evtl. schmerzhafte Schwellung

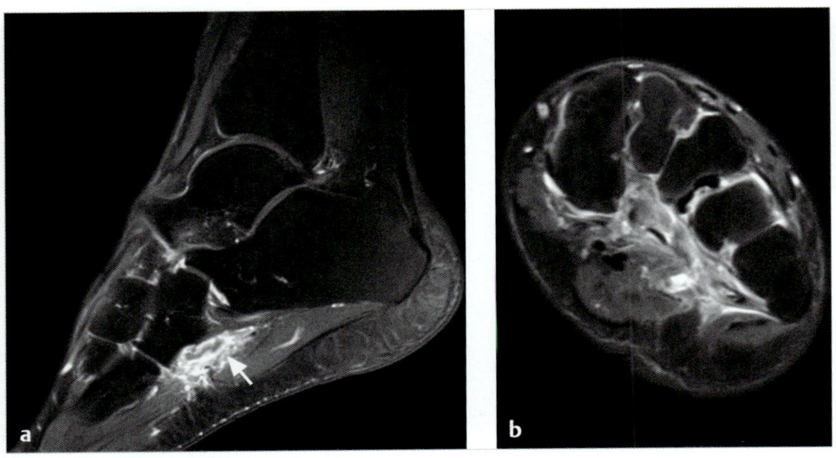

Abb. 3.302 Pathologie der Peronealsehnen (Ansatz). 54-jährige Patientin mit länger bestehenden Schmerzen im lateralen Mittelfußbereich, akut exazerbiert, distale Ruptur der langen Peronealsehne.

- **a** Sagittale T 1w MRT-Sequenz nach Kontrastmittelgabe. Vollständige distale Ruptur der langen Peronealsehne mit leerer, flüssigkeitsgefüllter Sehnenscheide an der kuboidalen Umlenkung (Pfeil), angrenzend deutliche Synovialitis und Peritendinitis.
- **b** Schräg axiale T 1w MRT-Sequenz nach Kontrastmittelgabe. Gewellte, fortgeschritten degenerierte Restsehnenanteile der langen Peronealsehne mit intensiver Kontrastmittelaufnahme.

Prädisponierende Faktoren

- Akute Verletzung
- anlagebedingt flache Grube der retromalleolaren Rinne
- alte Verletzung des Außenbandapparats mit Verletzungen der Sehnenscheide der Peronealsehne und des Retinakulums mit Funktionseinschränkung und Instabilität
- laterale Kalkaneusfraktur mit Verletzung des Retinaculum mm. peroneorum superius

Merke

Es ist auf eine mögliche Begleitverletzung des Lig. fibulocalcaneare zu achten.

Anatomie/Pathologie

Durch die Richtungsänderung am Außenknöchel von kraniokaudal nach anterodistal entsteht eine erhöhte Anfälligkeit für eine traumatische Subluxation während der Dorsalflexion und einer kräftigen Eversion. Der für die Stabilität relevante Anteil der Peronealsehnen ist das Retinaculum mm. fibularium (peroneorum) superius, das obere Halteband, vom Malleolus lateralis zum Kalkaneus ziehend (▶ Abb. 3.303). Das untere Halteband (Retinaculum mm. fibularium [peroneorum] inferius), das vom Extensorenretinakulum bis an die Außenfläche des Kalkaneus zieht und in die Fascia dorsalis pedis einstrahlt, wird seltener klinisch entscheidend verletzt.

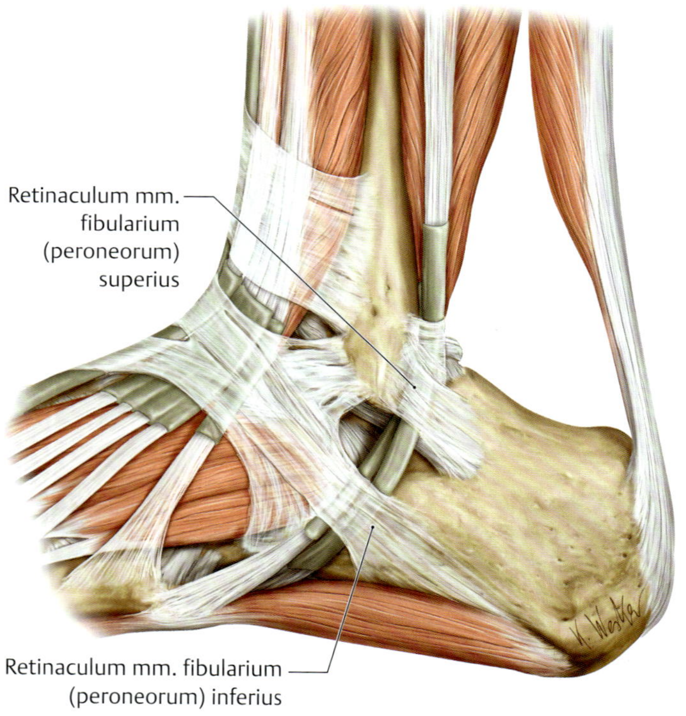

Abb. 3.303 Retinakula der Peronealsehnen. (Schünke M, Schulte E, Schumacher U et al. Prometheus LernAtlas – Allgemeine Anatomie und Bewegungssystem. 4. Aufl. Stuttgart: Thieme; 2014)

Eine chronische Peronealsehnenluxation ist eine Luxation aus dem Sehnenkanal über dem Außenknöchel bei Verletzung des superioren Retinakulums. Bei Dorsalextension und Pronation tritt schmerzhaftes rezidivierendes Schnappen über dem Außenknöchel auf. Eine Prädisposition besteht aufgrund einer flachen Malleolarrinne mit Abscherung des proximalen Haltebands. Das Retinakulum wird zusammen mit dem Periost vom Außenknöchel abgehoben; selten rupturiert das Retinakulum alleine. Durch die Periostabhebung entsteht eine Luxationstasche über dem Außenknöchel.

Eine Sonderform ist die intratendinöse Subluxation mit intaktem Retinakulum und erhaltenem anatomischem Verlauf an der retromalleolaren Rinne. Dabei verschiebt sich die Peroneus-longus-Sehne unter die Peroneus-brevis-Sehne.

Bildgebung

Ultraschall

Zunächst werden Transversalschnitte hinter dem Außenknöchel untersucht. Bei Verdacht auf Luxation muss ein Provokationstest unter Monitorkontrolle durchgeführt werden, um die Luxierbarkeit darstellen zu können.

Praxistipp

Die Instabilität der Sehne ist bei der dynamischen Untersuchung im Ultraschall besser darstellbar als im MRT.

Röntgen

Eine Röntgenbildgebung ist primär nicht indiziert. Gegebenenfalls kann sie zum Ausschluss einer knöchernen Verletzung sowie zur Erkennung knöcherner Strukturen als Ursache einer abnormen retromalleolaren Rinne eingesetzt werden. Sie ermöglicht die differenzialdiagnostische Abgrenzung von einer Sehnendegeneration (Osteophyten).

Magnetresonanztomografie

Antworten im Befund

Im MRT kann die retromalleolare Rinne beurteilt werden:
- schwache Ausbildung mit chronischer Subluxation
- Qualität des superioren Retinakulums
- Aktivierungszeichen
- Qualität der Peronealsehnen
- Ausmaß der Peritendinitis und Tendinose
- Knochenmarködem am Fibularand
- evtl. Ganglionzysten, Osteophyten

Untersuchungstechnik

- *Sehnenstandarduntersuchung:* Bauchlage, hochauflösende Mehrkanalspule
- *Sequenztechnik:*
  - PDw fatsat sagittal und koronar
  - T 1w koronar
  - T 2w axial (Gelenkkippung)
  - T 1w fatsat nach Kontrastmittelgabe schräg axial (Sehnenkippung) und sagittal

Befunde

- Nicht physiologisch dorsaler Verlauf der Peronealsehnen, sondern Verlauf über oder ventral der Fibula
- bei akuter Luxation Einblutung entlang des Retinakulums, evtl. Ruptur des Lig. fibulocalcaneare, evtl. Fraktur am lateralen Kalkaneusrand
- bei chronischer Luxation bzw. Subluxation fibrovaskuläre Kontrastmittelaufnahme um die Peronealsehnen unter Einbezug des Retinakulums und des Lig. fibulocalcaneare
- evtl. Knochenmarködem und knöcherne Anbauten entlang der Fibulaspitze
- meist Sehnen selbst intakt, Tendinose erst nach lang andauernder Subluxation

M!

Merke

Die Sehnen können sich spontan reponieren, was die MR-Bildgebung erheblich erschwert. So ergeben sich klare Vorteile der dynamischen Untersuchung im Ultraschall.

Empfehlung zur Bildgebung

Methode der Wahl: Sonografie zur Beurteilung der Sehnenstabilität und zur dynamischen Untersuchung. Die MRT bietet Vorteile in der exakten Darstellung der Peronealsehnen und beim Erkennen der Ursache der Luxation.

Bildbeispiele

Das normale peroneale Retinakulum ist in ▶ Abb. 3.304, ▶ Abb. 3.305 und ▶ Abb. 3.306 dargestellt. Luxationen der Peronealsehnen zeigen ▶ Abb. 3.307, ▶ Abb. 3.308 und ▶ Abb. 3.309, Subluxationen bzw. Instabilitäten ▶ Abb. 3.310, ▶ Abb. 3.311, ▶ Abb. 3.312, ▶ Abb. 3.313, ▶ Abb. 3.314 und ▶ Abb. 3.315.

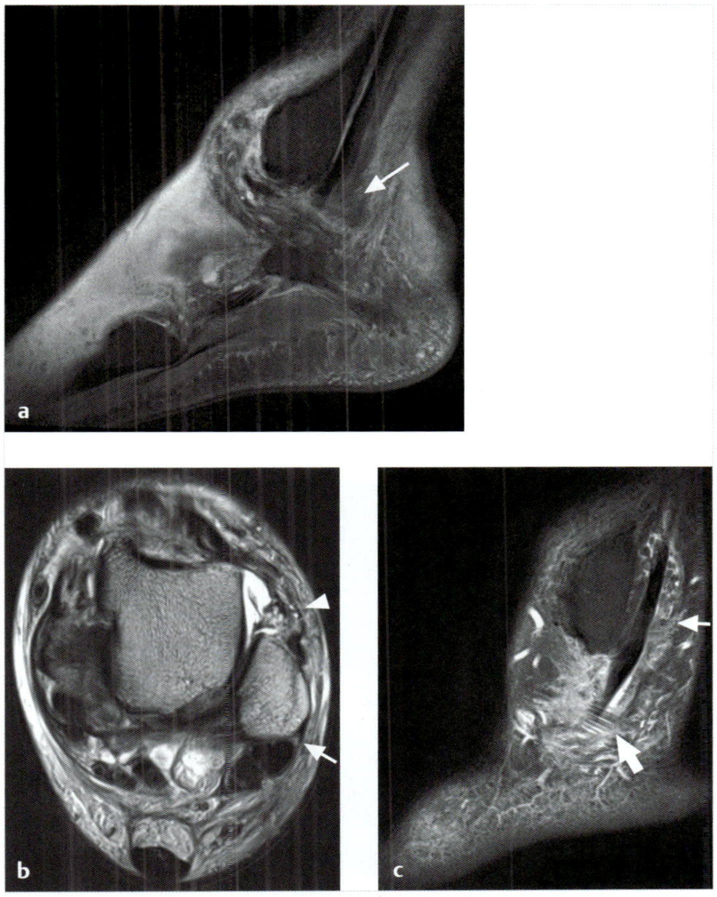

Abb. 3.304 Normalbefund des peronealen Retinakulums.
Anmerkung: Die direkte Darstellung des Retinakulums in sagittalen Schichten ist auch mit hochauflösenden Parametern schwierig. Am besten gelingt es in axialen Ebenen, optimal bei einer ödematösen Durchtränkung der Weichteile (z. B. posttraumatisch). Axial erkennt man einen signalarmen Bogen an der Außenknöchelspitze, der in das Periost übergeht und in die Fascia dorsalis pedis einstrahlt. Ausrisse sind anterior oder posterior zu finden, mit begleitender Einblutung, Ödem und Flüssigkeit in bzw. um die Sehnenscheide mit Abhebung des Retinakulums. Bei einer Insuffizienz des peronealen Retinakulums sind eine Verdickung und flächige semizirkuläre Kontrastanreicherungen um den Malleolus lateralis bis weit nach anterior verdächtig, oft mit leichter begleitender Tenosynovitis.

a Sagittale PDw fatsat MRT-Sequenz. Zart durchscheinendes, superiores Retinakulum (Pfeil), diffuse Ödembildung bei Torsionstrauma mit Ruptur des Lig. fibulotalare anterius.

b Axiale T 2w MRT-Sequenz. Superiores Retinakulum. Zarte signalarme Faserstruktur, zum Außenknöchel über die lange Peronealsehne ziehend (Pfeil), zusätzlich fibulaseitige Ruptur des Lig. fibulotalare anterius (Pfeilspitze).

c Sagittale PDw fatsat MRT-Sequenz, Schichtung durch das superiore peroneale Retinakulum horizontal zur Sehnenachse (dünner Pfeil). Weiter distal Anteile des inferioren Retinakulums (dicker Pfeil).

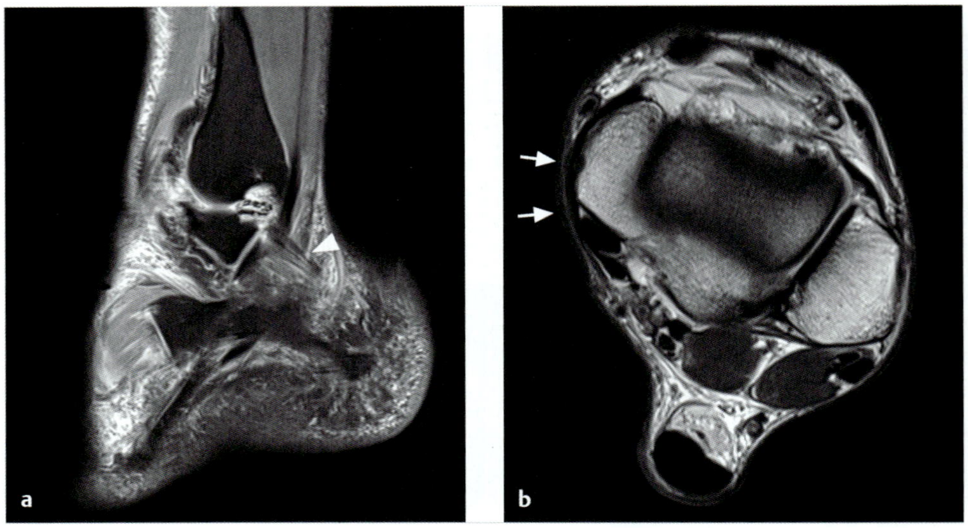

Abb. 3.305 Normalbefund des peronealen Retinakulums. 69-jähriger Patient.

a Sagittale PDw fatsat MRT-Sequenz, Schichtung durch Anteile eines normalen superioren Retinakulums der Peronealsehne (Pfeilspitze). Durchscheinend erkennt man unmittelbar retrofibular die kurze und posterior schwach angedeutet die lange Peronealsehne.

b Axiale T2w MRT-Sequenz, Schichtung durch das obere Sprunggelenk. Darstellung des signalarmen superioren Retinakulums (Pfeile).

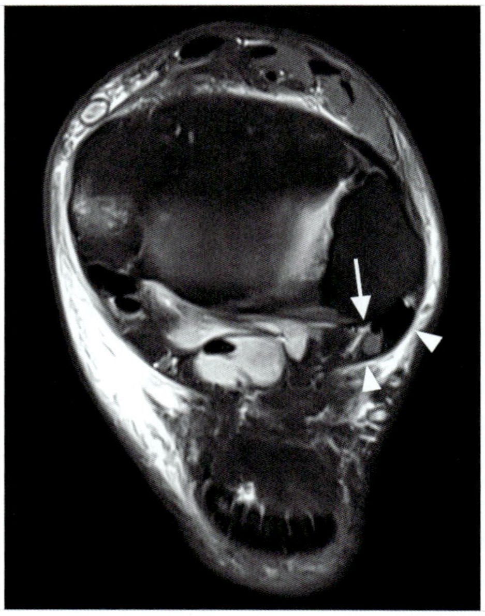

Abb. 3.306 Normalbefund des peronealen Retinakulums. 53-jähriger Patient mit frischer Innenknöchelfraktur. Schräg axiale PDw fatsat MRT-Sequenz (Sehnenkippung). Durch das subkutane Ödem gut abgrenzbares Retinakulum (Pfeilspitzen) mit Darstellung der kurzen Peronealsehne und angrenzendem Rest des Muskelbauchs (Pfeil).
Anmerkung: Die Frage an das MRT nach einem rupturierten Retinakulum der Peronealsehnen wird eher selten gestellt, da dies oft klinisch mit dem typischen Schnappen der Sehnen eindeutig ist. Der MRT-Untersuchung, die Hinweise auf eine beginnende Sehnenschädigung, Begleitverletzungen oder knöcherne Veränderungen an der retromalleolären Rinne geben kann, sollte man eine Ultraschalldiagnostik voranstellen.

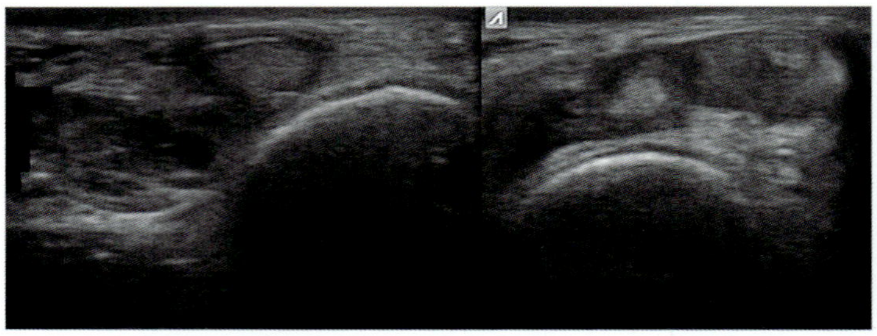

Abb. 3.307 Subluxation der Peronealsehnen. Ultraschalluntersuchung. Links das Nativbild in Ruhe und rechts die Subluxation über die Fibula beim Provokationstest.

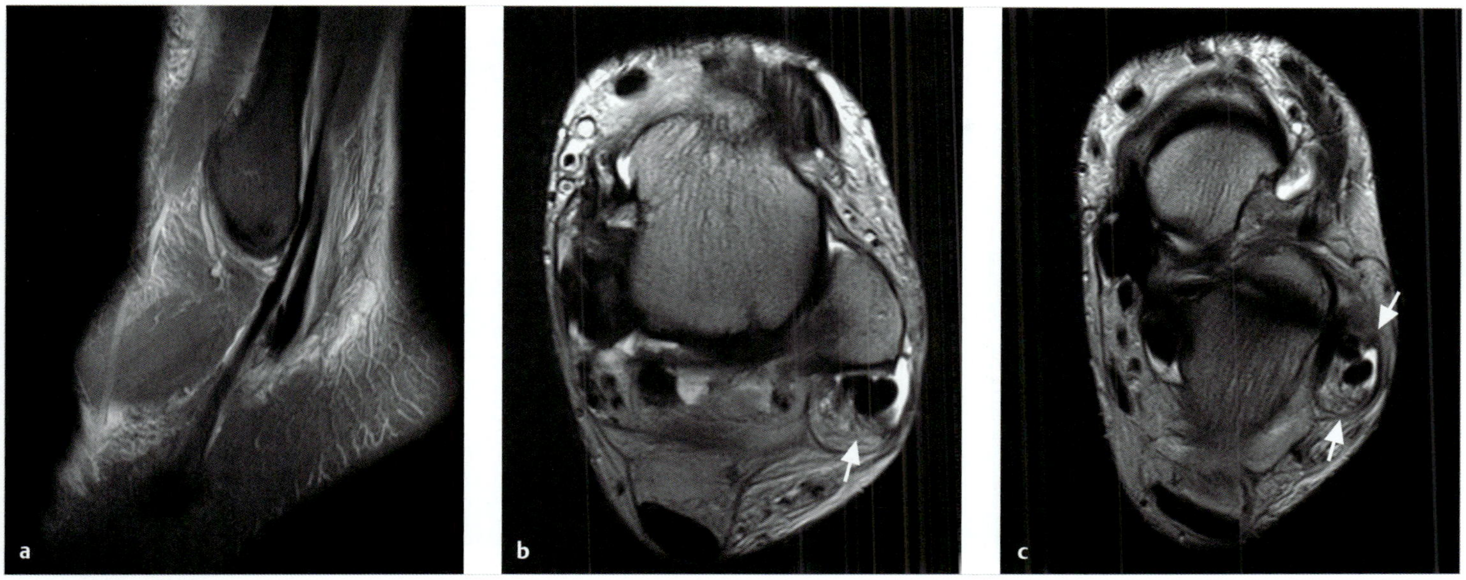

Abb. 3.308 Subluxation der Peronealsehnen. 52-jähriger Patient mit Zustand nach Supinationstrauma bei Skisturz.
Anmerkung: Aufgrund der Lagerung im MRT (Bauchlage) ist die Luxation der Peronealsehnen selten direkt zu diagnostizieren, da sie sich in Entspannung wieder nach dorsal reponieren. Flüssigkeit, flächige Kontrastmittelaufnahme und ein elongiertes Retinakulum in der Axialschichtung sind hoch verdächtig auf eine Luxation mit Verletzung bzw. Insuffizienz des superioren Retinakulums.

- **a** Sagittale PDw fatsat MRT-Sequenz. Flächige Ödematisierung und Einblutungen entlang der Peronealsehnen ohne erkennbare Luxation.
- **b** Axiale T 2w MRT-Sequenz. Nach posterior hin aufgerissenes superiores Retinakulum (Pfeil), pathologische Flüssigkeitsansammlung in der gemeinsamen Sehnenscheide. Die lange Peronealsehne verläuft etwas zu weit lateral.
- **c** Axiale T 2w MRT-Sequenz weiter distal. Elongiertes Retinakulum mit schlechter Abgrenzbarkeit der anterioren und posterioren Abschnitte (Pfeile).

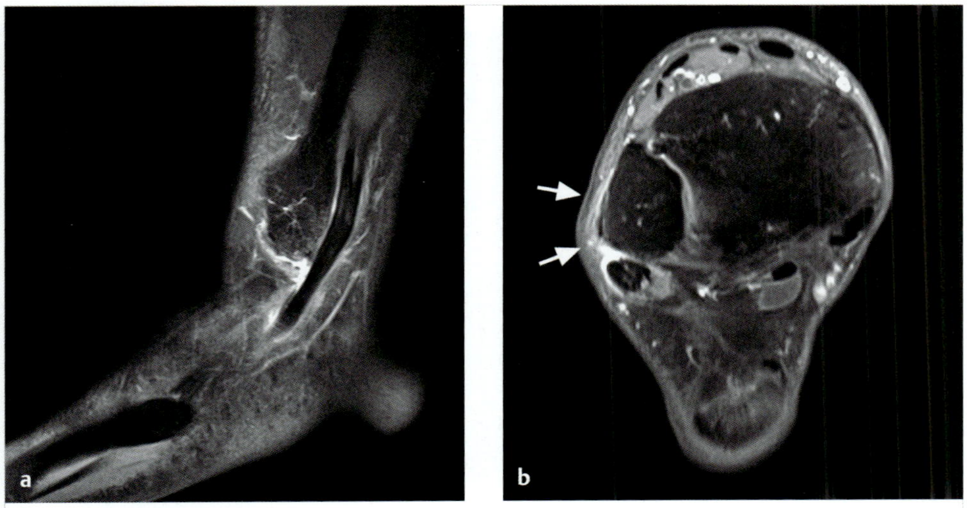

Abb. 3.309 Subluxation der Peronealsehnen. 54-jähriger Patient, nach Sprunggelenkdistorsion springende Peronealsehnen, Verletzung des Retinakulums mit Subluxation.

- **a** Sagittale T 1w fatsat MRT-Sequenz nach Kontrastmittelgabe. Pathologisch vermehrte Kontrastmittelanreicherung entlang der Sehnenscheide um die Außenknöchelspitze als Hinweis auf eine peroneale Pathologie.
- **b** Schräg axiale T 1w fatsat MRT-Sequenz nach Kontrastmittelgabe (Sehnenkippung). Vermehrte Kontrastmittelanreicherung innerhalb der gemeinsamen Sehnenscheide der kurzen und langen Peronealsehne sowie Kontrastmittelaufnahme auch auf dem lateralen Außenknöchel (Pfeile). Die Diagnose ist allein aus dieser Bildgebung nicht zu stellen; entscheidend sind die Anamnese und der Untersuchungsbefund.

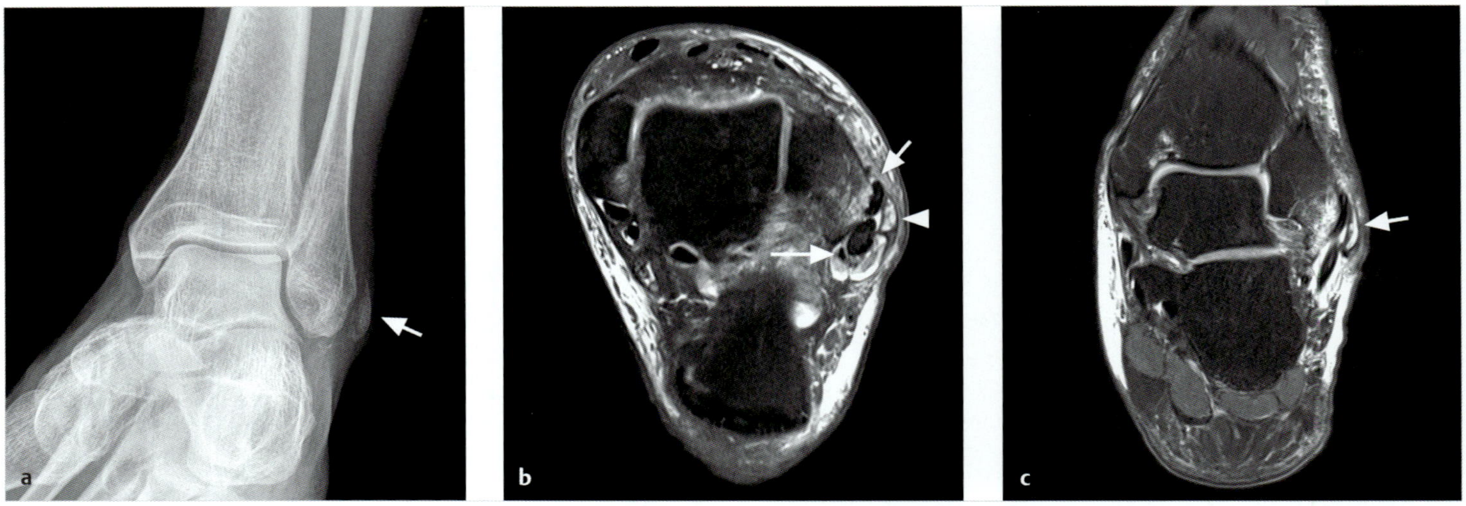

Abb. 3.310 Luxation der Peronealsehnen. 51-jähriger Patient mit Torsionstrauma im Skischuh, traumatische Peronealsehnenluxation mit knöchernem Ausriss des Retinakulums.

a Röntgenaufnahme des Sprunggelenks a.-p. Schalenförmiger knöcherner Ausriss (Pfeil) an der lateralen Fibulaspitze.

b Schräg axiale PDw fatsat MRT-Sequenz (Sehnenkippung). Zwischen Fragment (Pfeilspitze) und Außenknöchel luxierte kurze (kurzer Pfeil; weiter anterior gelegen) und lange Peronealsehne, zusätzlich Darstellung einer Normvariante, der Sehne des M. peroneus quartus (langer Pfeil).

c Koronare PDw fatsat MRT-Sequenz. Koronare Ansicht der interponierten Sehnen zwischen signalintensivem Fragment (Pfeil) und Malleolus lateralis bei Zustand nach knöchernem Ausriss des superioren peronealen Retinakulums.

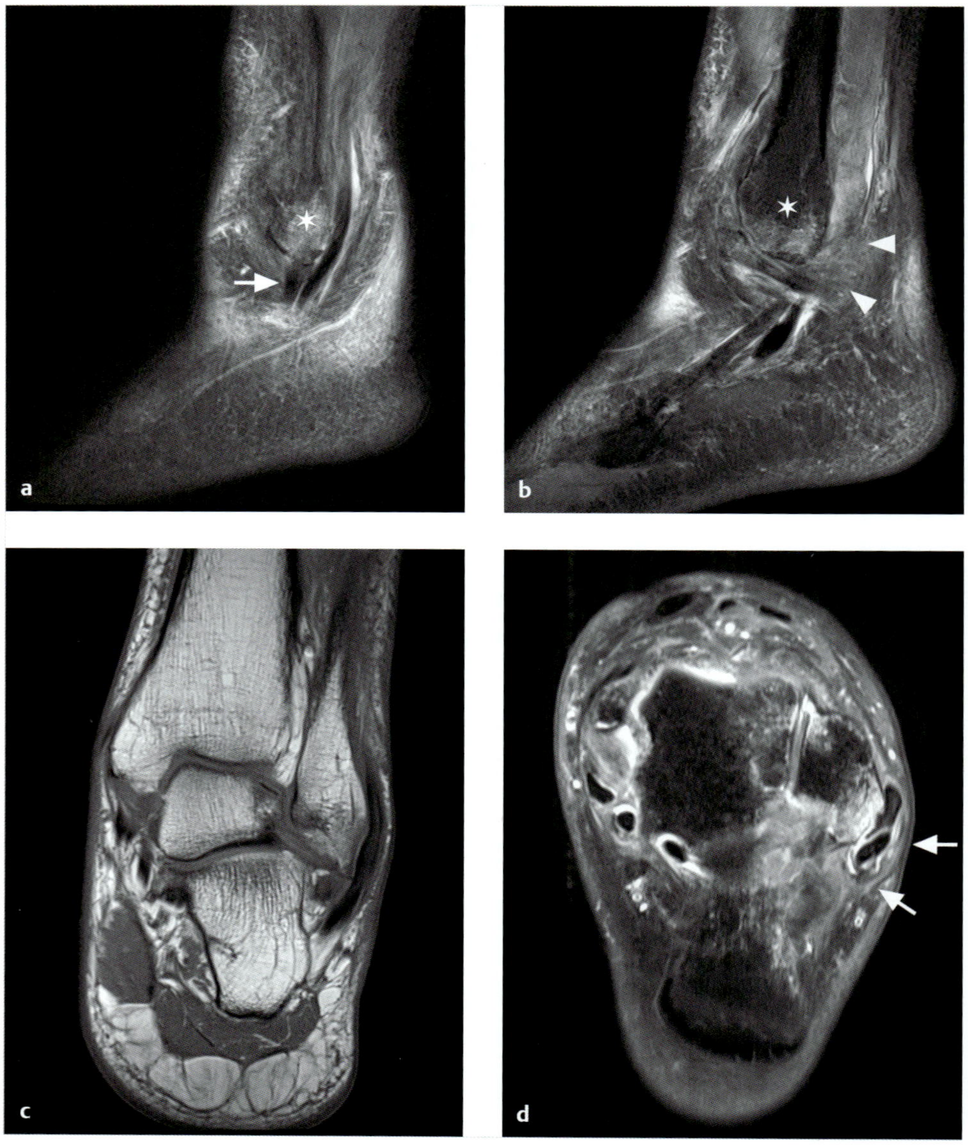

Abb. 3.311 Luxation der Peronealsehnen. 49-jähriger Patient mit Trauma vor 6 Wochen. Multiple Kontusionsfrakturen, osteochondrale Impressionsfrakturen der posterolateralen Taluschulter, Außenbandverletzung mit Ruptur des Lig. fibulocalcaneare sowie Luxation der Peronealsehnen.

a Sagittale PDw fatsat MRT-Sequenz. Darstellung der kurzen (Pfeil) und langen Peronealsehne, auf dem Außenknöchel (Stern) nach anterior luxiert.

b Sagittale PDw fatsat MRT-Sequenz, Schichtung durch den Außenknöchel. Darstellung des verdickten, narbig veränderten Retinakulums, das sich um die Außenknöchelspitze schlingt (Pfeilspitzen). Mitabgebildet das Spongiosaödem an der Außenknöchelspitze (Stern) sowie die Peronealsehnen (anterior die kurze und posterior die lange Peronealsehne).

c Koronare T1w MRT-Sequenz. Luxierte Peronealsehnen mit Verlauf auf dem Außenknöchel.

d Schräg axiale T1w fatsat MRT-Sequenz nach Kontrastmittelgabe (Sehnenkippung). Knöchernes Aktivierungsödem am lateralen Außenknöchel bei Verletzung des verdickten Retinakulums (Pfeile).

Differenzialdiagnose

- Akute Außenbandruptur
- chronische Instabilität
- laterales Impingement
- chronische Synovialitis
- initiale Arthrose

Therapie

Nur bei frischer Verletzung mit spontaner Reposition ist eine konservative Behandlung mit 6-wöchiger Ruhigstellung möglich. Die Rate an Reluxationen liegt bei bis zu 50 %. Die Operation mit Versorgung mit Gleitrinnenvertiefung und/oder Rekonstruktion des Retinakulums ist die Methode der Wahl.

Prognose/Komplikationen

Bei Operation ist die Prognose gut. Bei chronischer Luxation besteht die Gefahr einer Sehnenruptur.

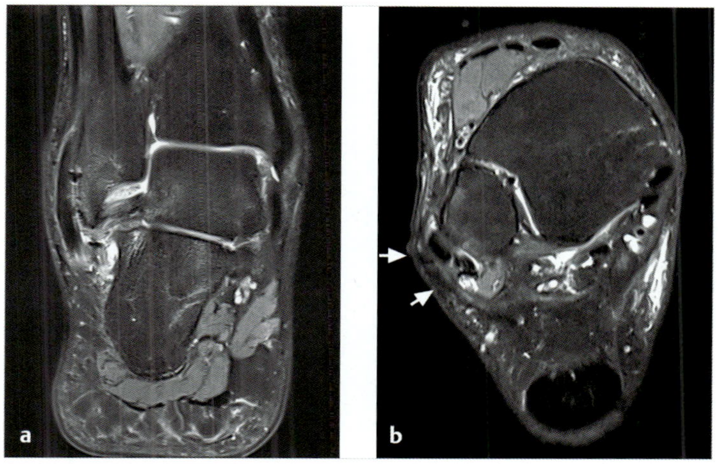

Abb. 3.312 Luxation der Peronealsehnen. 47-jähriger Patient mit Zustand nach Kletterunfall vor 9 Monaten und Fraktur am Processus lateralis tali mit Operation. Persistierende Schmerzen am Außenknöchel, posttraumatische Insuffizienz des Retinakulums.

a Koronare PDw fatsat MRT-Sequenz. Luxation der beiden Peronealsehnen bei Insuffizienz des Retinakulums, zusätzlich posttraumatische Arthrose am Processus lateralis tali.

b Schräg axiale PDw fatsat MRT-Sequenz. Luxation der langen und kurzen Peronealsehne aus der retromalleolaren Rinne nach lateral neben der Fibula, deutlich verdicktes Retinakulum (Pfeile).

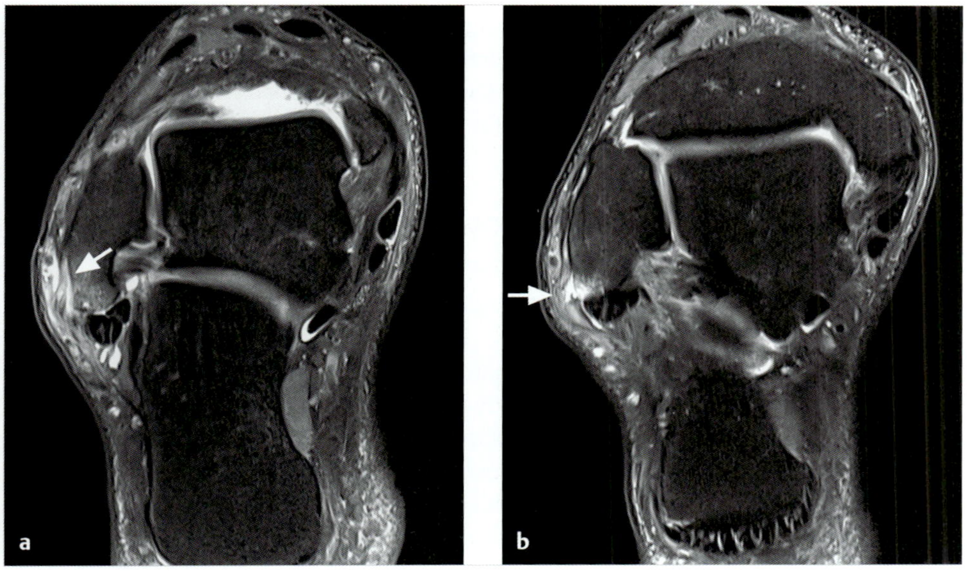

Abb. 3.313 Subluxation der Peronealsehnen. 54-jähriger Patient mit anamnestisch leichter Sprunggelenkdistorsion vor 6 Tagen, unter Provokation luxierende Peronealsehnen.

a Schräg axiale PDw fatsat MRT-Sequenz (Sehnenkippung). Spongiosaödem im Bereich einer relativ schwach ausgeprägten retromalleolaren Rinne, Einblutung und Abhebung des Periosts sowie Auffaserung des Retinakulums (Pfeil).

b Schräg axiale PDw fatsat MRT-Sequenz (Sehnenkippung). Darstellung der Ruptur des superioren Retinakulums (Pfeil).

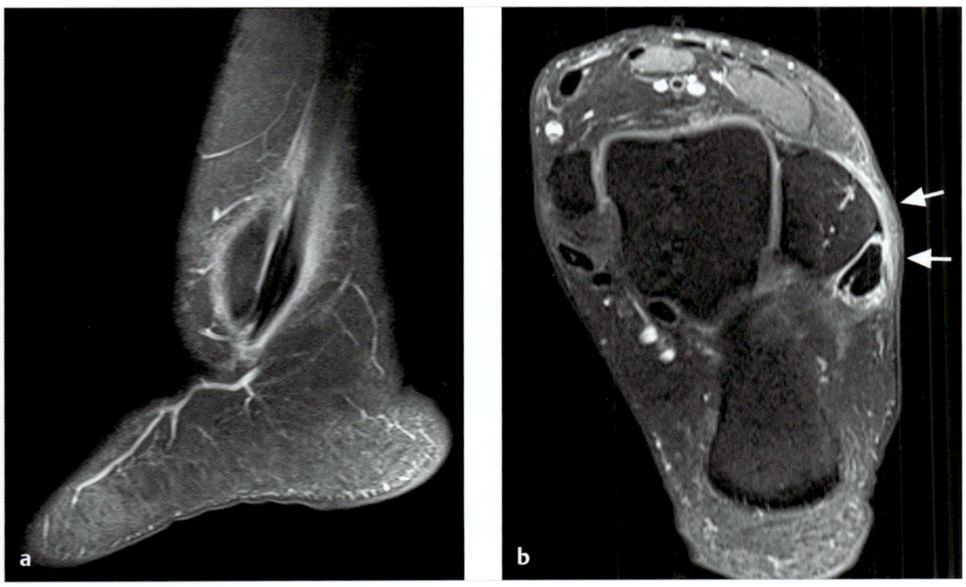

Abb. 3.314 Subluxation der Peronealsehnen. 36-jährige Patientin mit chronischer lateraler Instabilität, Luxation der Peronealsehnen bei Provokation.

a Sagittale T1w fatsat MRT-Sequenz nach Kontrastmittelgabe. Im Anschnitt dargestellt der Außenknöchel und die Peronealsehnen mit flächiger Kontrastmittelanreicherung.

b Schräg axiale T1w fatsat MRT-Sequenz nach Kontrastmittelgabe (Sehnenkippung). Kontrastmittelaufnahme um den lateralen Außenknöchel und die Peronealsehnen (Pfeile). Als indirektes Zeichen der instabilen Peronealsehnen mit Läsion des Retinakulums gilt die Kontrastmittelaufnahme nicht nur in der gemeinsamen Sehnenscheide, sondern auch semizirkulär um den Außenknöchel im Verlauf des Retinakulums.

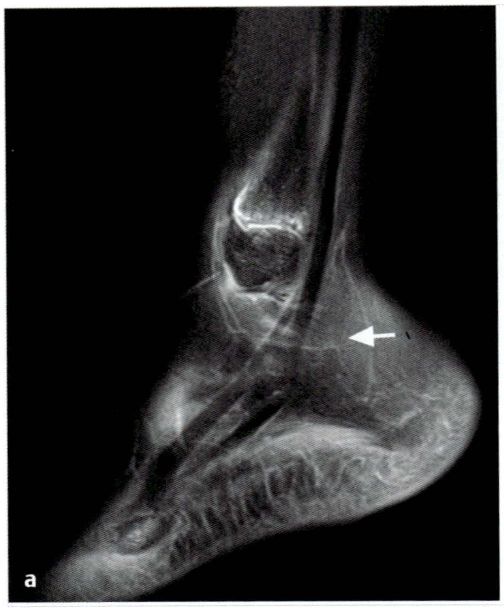

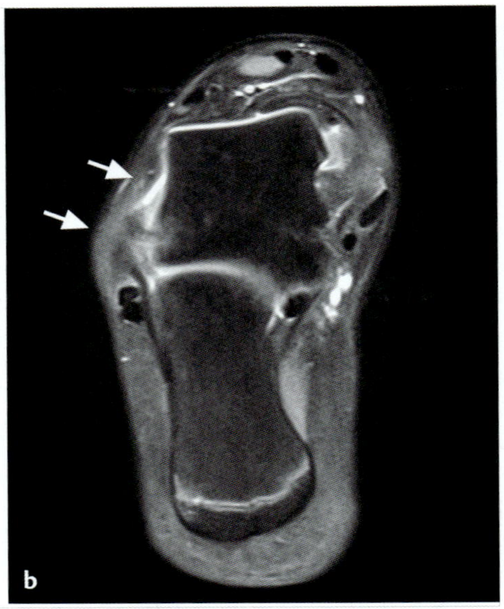

Abb. 3.315 Subluxation der Peronealsehnen. 14-jährige Patientin, klinisch Schnappen der Peronealsehnen mit begleitenden Schmerzen bei Zustand nach Supinationstrauma vor einem Jahr. Beispiel für einen klinisch eindeutigen Befund ohne typisches MRT-Korrelat.

a Sagittale T 1w fatsat MRT-Sequenz nach Kontrastmittelgabe. Keine Kontrastmittelaufnahme um die Peronealsehnen, Darstellung von inferioren Anteilen des Retinakulums (Pfeil).

b Schräg axiale T 1w fatsat MRT-Sequenz nach Kontrastmittelgabe. Geringe Kontrastmittelaufnahme unterhalb der Außenknöchelspitze. Bei klinisch eindeutig auslösbarer Subluxation der Peronealsehne findet sich nur ein geringes morphologisches Korrelat mit vermehrter Kontrastmittelanreicherung entlang des Retinakulums (Pfeile).

Peroneales Splitting

Definition

Unter einem peronealem Splitting versteht man den Längsriss (das „Aufsplitten") der Peroneus-brevis-Sehne in der Knöchelregion, in den sich die Peroneus-longus-Sehne hineinschiebt. Die frühere Bezeichnung „Peroneus-Split-Syndrom" ist im eigentlichen Sinne inkorrekt, da es sich nicht um ein echtes Syndrom handelt.

Symptome

- Chronische Schmerzen am Außenknöchel
- schmerzhafte Schwellung
- Druckschmerz

Prädisponierende Faktoren

- Überlastung
- wiederholte Verletzungen, chronische Instabilität
- Torsionstrauma mit Läsion des Lig. fibulocalcaneare
- flache retromalleolare Rinne
- Verletzung des superioren Retinakulums mit erhöhtem Spiel und Friktion der Sehne
- M. peroneus quartus
- tiefer Muskelansatz der kurzen Peronealsehne

Anatomie/Pathologie

An der Umlenkstelle an der Fibulaspitze liegt die lange Peronealsehne unter der kurzen und drückt sich bei vermehrter Dorsalflexion in die Peroneus-brevis-Sehne. Dabei kommt es zur Auffaserung und Längsspaltung der kurzen Peronealsehne, die sich im Transversalschnitt U-förmig um die lange Peronealsehne anordnet. Es gibt aber auch asymptomatische Normvarianten mit einer kurzstreckig gedoppelten Peroneus-brevis-Sehne.

Bildgebung

Ultraschall

Im Ultraschall ist die Darstellung des Flüssigkeitssaums und der Synovialitis im Gleitlager der Sehnen möglich. Beim peronealen Splitting zeigt sich im Transversalschnitt eine degenerative Teilschädigung einer der beiden Sehnen, in die sich die andere hineinfalzen kann.

Röntgen

Die Röntgenbildgebung wird zum Ausschluss knöcherner Begleitverletzungen eingesetzt. Das Sprunggelenk wird in 2 Ebenen aufgenommen; ggf. werden gehaltene Aufnahmen bei Verdacht auf chronische Instabilität des oberen oder unteren Sprunggelenks angefertigt.

Magnetresonanztomografie

Antworten im Befund

- Ausmaß der Sehnendegeneration und der aktivierten Entzündung
- Beurteilung der Anatomie (retromalleolare Rinne, akzessorischer Muskel, Ossifikationen)
- Beurteilung der Begleitstrukturen (superiores Retinakulum und Lig. fibulocalcaneare)
- Knochenmarködem an der Fibula
- Sekundärveränderung an angrenzenden Gelenken

Spezielle Aspekte der postoperativen MRT nach operativer Rekonstruktion der Peronealsehnen:

- Ödem der Sehne
- Peritendinitis
- Unterbrechung der Kontinuität

Untersuchungstechnik

- *Sehnenstandarduntersuchung:* Bauchlage, hochauflösende Mehrkanalspule
- *Sequenztechnik:*
  - PDw fatsat sagittal und koronar
  - T 1w koronar
  - T 2w axial (Gelenkkippung)
  - T 1w fatsat nach Kontrastmittelgabe schräg axial (Sehnenkippung) und sagittal

Befunde

- Differenzierung von der Normvariante einer gespaltenen Peroneus-brevis-Sehne durch Kontrastmittelgabe
- chronische Entzündung mit Tendinose, erkennbar an vermehrter Kontrastmittelanreicherung entlang der Sehnenscheide
- Aufsplitten der kurzen Peronealsehne in 2 Sehnen (in der Mitte liegt die lange Peronealsehne; am besten in den schräg axialen T 1w fatsat Bildern nach Kontrastmittelgabe zu sehen)
- mitunter degenerative Binnenveränderungen auch der langen Peronealsehne (Signalinhomogenitäten, mukoide Erweichungen, vermehrte Vaskularisation in der Sehne mit Kontrastmittelaufnahme)
- bei chronischer Instabilität ausgedehnter, kontrastmittelaufnehmender Reizprozess mit Einbezug des superioren Retinakulums und des Lig. fibulocalcaneare, die eine verwaschene, schlecht abgrenzbare Struktur zeigen

Empfehlung zur Bildgebung

Methode der Wahl: MRT mit Darstellung der Ausdehnung der Ruptur und evtl. von deren auslösenden Ursachen und Folgeerscheinungen.

Bildbeispiele

▶ Abb. 3.316, ▶ Abb. 3.317, ▶ Abb. 3.318, ▶ Abb. 3.319, ▶ Abb. 3.320, ▶ Abb. 3.321 und ▶ Abb. 3.322 illustrieren den bildgebenden Befund bei peronealem Splitting.

Differenzialdiagnose

- Rheumatoide Arthritis
- chronische Sprunggelenkinstabilität

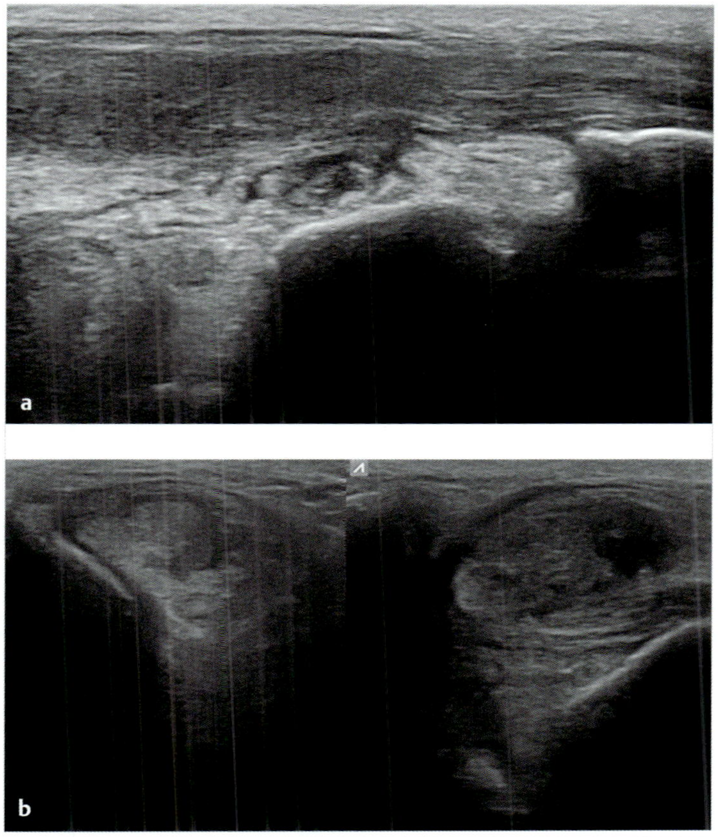

Abb. 3.316 Peroneales Splitting.
a Ultraschall, Längsschnitt.
b Ultraschall, Transversalschnitt. Beim peronealen Splitting zeigt sich im Transversalschnitt eine degenerative Teilschädigung einer der beiden Sehnen, in die sich die andere hineinfalzen kann.

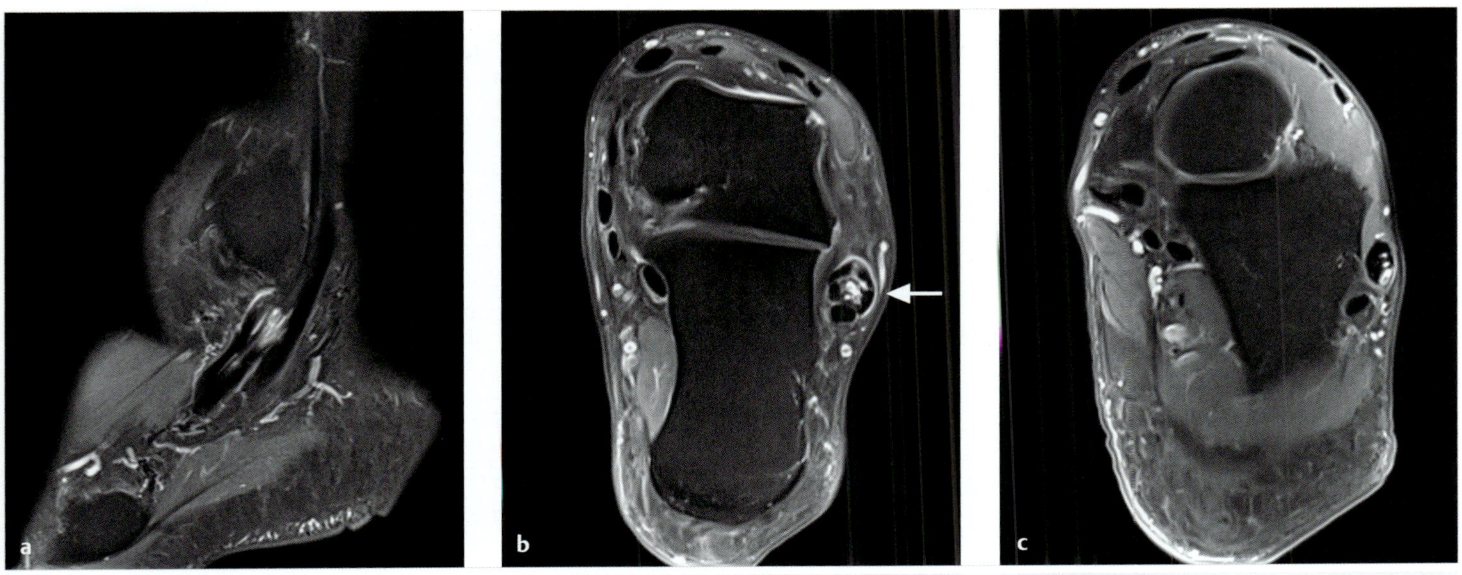

Abb. 3.317 Peroneales Splitting. 43-jähriger Patient mit Zustand nach mehreren Supinationstraumen, Gefühl der Instabilität, Schmerzen am Außenknöchel.
a Sagittale T 1w fatsat MRT-Sequenz nach Kontrastmittelgabe, Schichtung durch den Außenknöchel. Kurzstreckig aufgefaserte kurze Peronealsehne mit intratendinöser Kontrastmittelaufnahme.
b Schräg axiale T 1w fatsat MRT-Sequenz nach Kontrastmittelgabe (Sehnenkippung). Fortgeschritten aufgefaserte kurze Peronealsehne (Pfeil), anterior der unauffälligen langen Peronealsehne gelegen, mit 4 längs rupturierten Faserzügeln und einer kontrastmittelaufnehmenden fortgeschrittenen Binnendegeneration sowie mäßiger Tenosynovitis.
c Schräg axiale T 1w fatsat MRT-Sequenz nach Kontrastmittelgabe (Sehnenkippung), Schichtung in Höhe des Tuberculum peroneale. Posterior Restläsion der kurzen Peronealsehne.

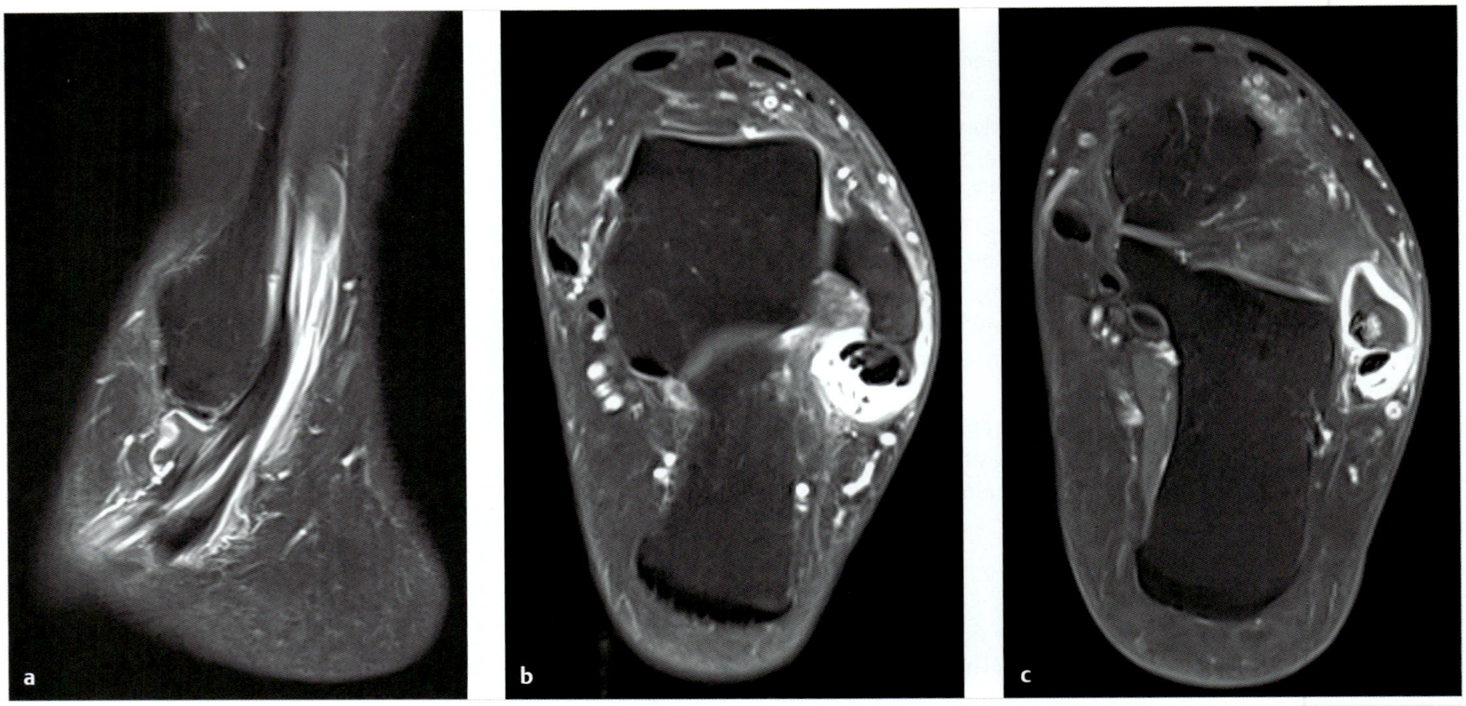

Abb. 3.318 Peroneales Splitting. 49-jährige Patientin mit Gefühl der lateralen Instabilität und rezidivierenden Schmerzen.

a Sagittale T 1w fatsat MRT-Sequenz nach Kontrastmittelgabe. Langstreckig kontrastmittelaufnehmende Sehnenscheiden mit Längsruptur der anterior gelegenen kurzen Peronealsehne.

b Schräg axiale T 1w fatsat MRT-Sequenz nach Kontrastmittelgabe (Sehnenkippung), Schichtung in Höhe der retromalleolaren Rinne. Ausgeprägte Tenosynovitis mit mehrfacher Längsruptur und U-förmiger Umscheidung der kurzen Peronealsehne um die intakte lange Peronealsehne.

c Schräg axiale T 1w fatsat MRT-Sequenz nach Kontrastmittelgabe (Sehnenkippung), Schichtung weiter distal in Höhe des Sinus tarsi. Flüssigkeitsnachweis (Signalaussparung) um die kurze Peronealsehne bei ausgeprägter Tenosynovitis.

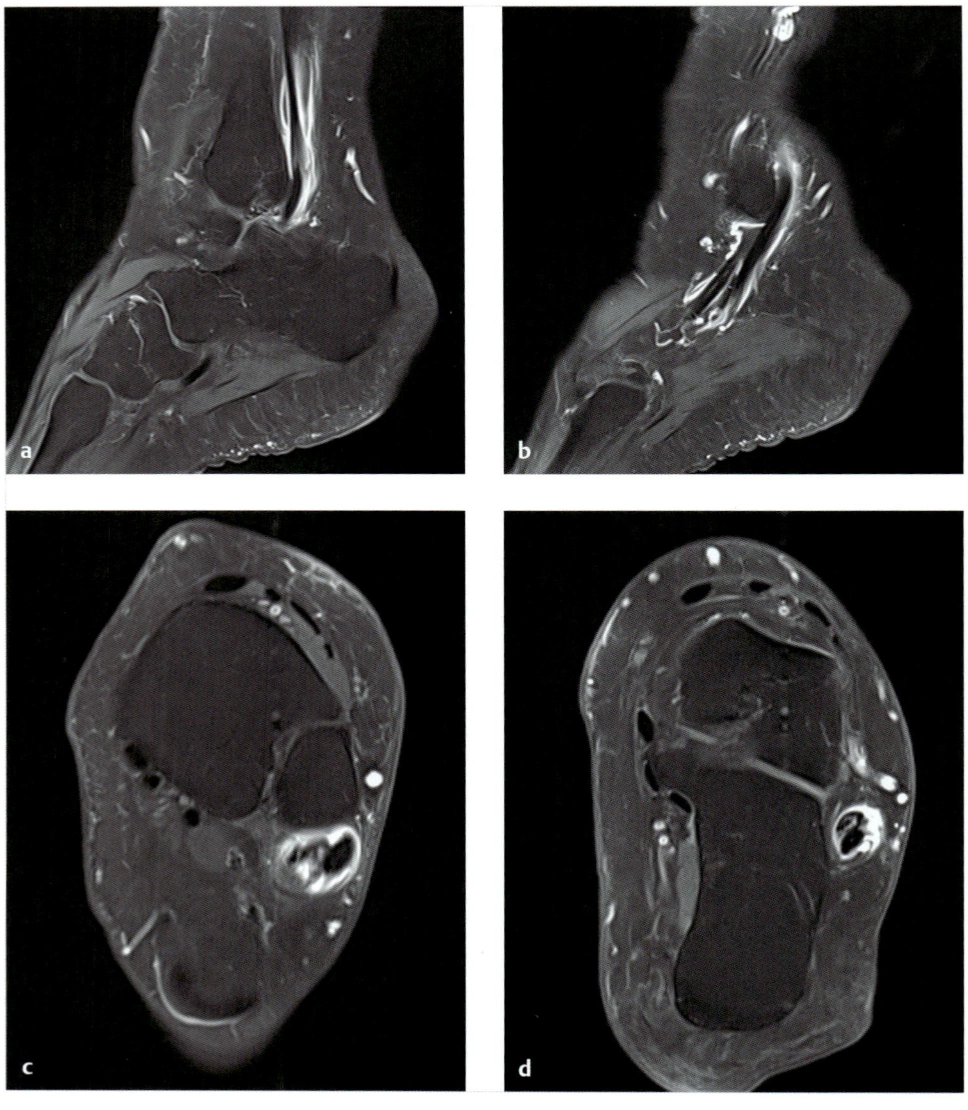

Abb. 3.319 Peroneales Splitting. 55-jährige Patientin mit Schmerzen entlang der Peronealsehnen ohne Trauma.

a Sagittale T 1w fatsat MRT-Sequenz nach Kontrastmittelgabe. Langstreckige Tenosynovitis der Peronealsehnen ab dem distalen Unterschenkel.

b Sagittale T 1w fatsat MRT-Sequenz nach Kontrastmittelgabe. Aktivierte Peronealsehnentendinose bis in Höhe des Tuberculum peroneale.

c Schräg axiale T 1w fatsat MRT-Sequenz nach Kontrastmittelgabe (Sehnenkippung), Schichtung etwas oberhalb der retromalleolaren Rinne. Mehrfaches Splitting der kurzen Peronealsehne, tibiaseitig gelegen, neben der langen Peronealsehne.

d Schräg axiale T 1w fatsat MRT-Sequenz nach Kontrastmittelgabe (Sehnenkippung), Schichtung in Höhe des Subtalargelenks. Zentrale degenerative Vaskularisation und auslaufende Teilruptur der kurzen Peronealsehne.

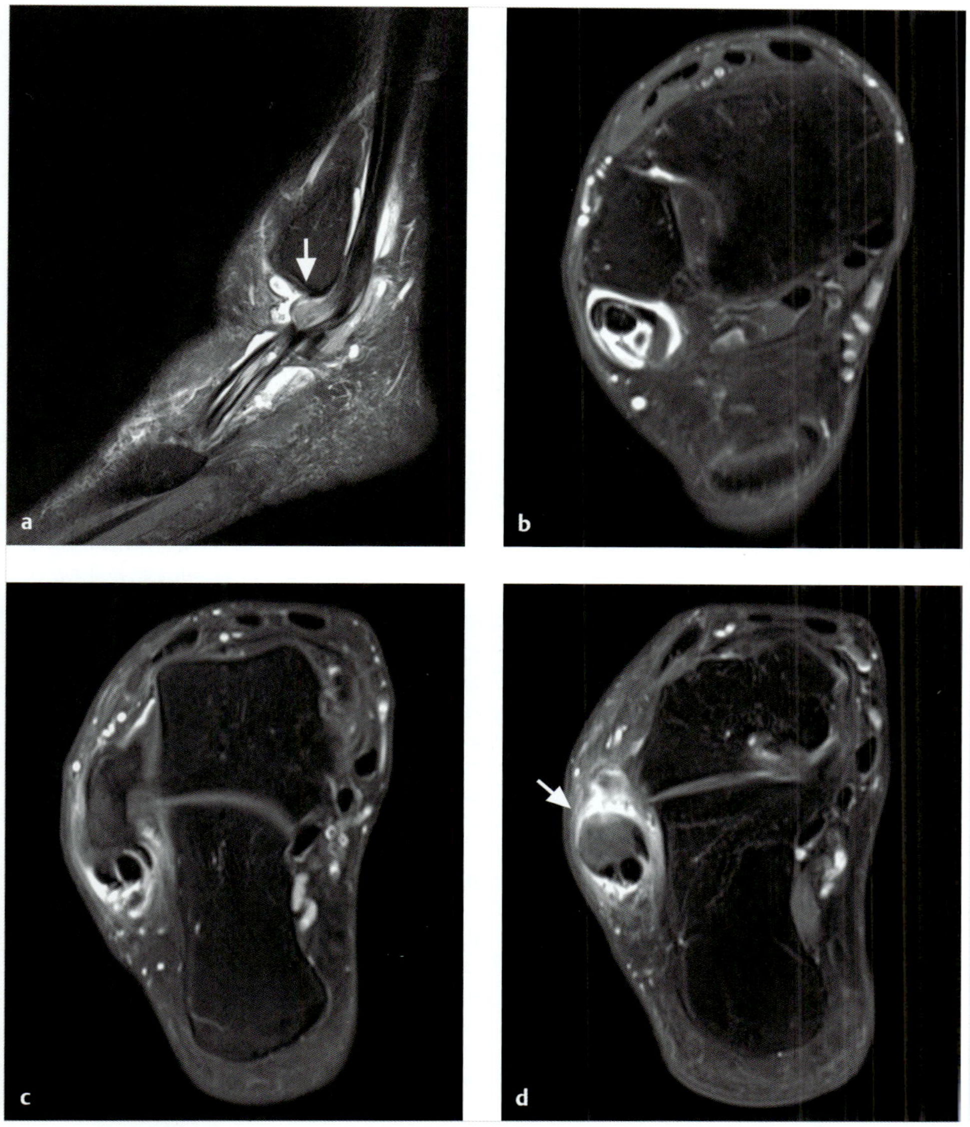

Abb. 3.320 Peroneales Splitting. 51-jährige Patientin mit Zustand nach Trauma vor einem Jahr mit persistierender Schwellung und Schmerzen am lateralen Sprunggelenk. Peroneales Splitting mit raumfordernder mukoider Degeneration.

- **a** Sagittale PDw fatsat MRT-Sequenz. Darstellung der Längsruptur der kurzen Peronealsehne mit subfibularer mukoider Degeneration (Pfeil).
- **b** Schräg axiale T1w fatsat MRT-Sequenz nach Kontrastmittelgabe (Sehnenkippung). U-förmige Umscheidung der kurzen um die lange Peronealsehne mit vermehrter Kontrastmittelanreicherung im gemeinsamen Peritenon.
- **c** Schräg axiale T1w fatsat MRT-Sequenz nach Kontrastmittelgabe (Sehnenkippung) in Höhe der Außenknöchelspitze. Typisches Bild des peronealen Splitting der kurzen Peronealsehne mit medial und lateral 2 längs rupturierten Sehnenanteilen.
- **d** Schräg axiale T1w fatsat MRT-Sequenz nach Kontrastmittelgabe (Sehnenkippung) in Höhe des Subtalargelenks. Kolbige mukoide Degeneration der kurzen Peronealsehne, darin eingebettet die medialen und lateralen rupturierten Sehnenanteile (Pfeil), dahinter die intakte lange Peronealsehne.

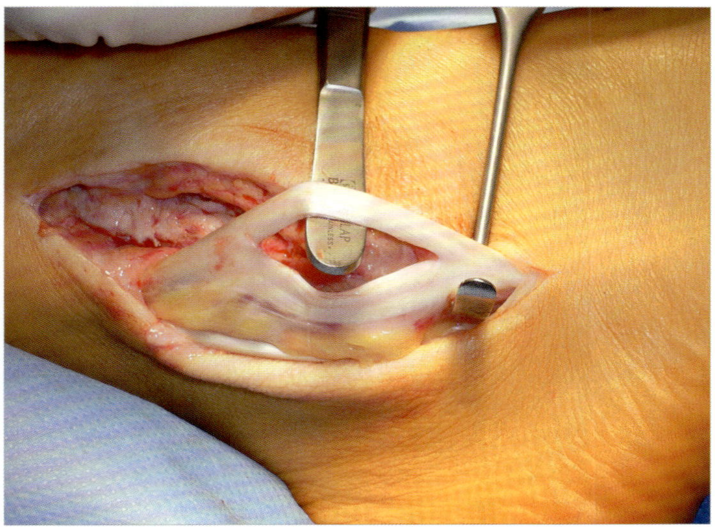

Abb. 3.321 Peroneales Splitting. Längs-Split der Peroneus-brevis-Sehne. Typischerweise findet sich der Längs-Split im Bereich der Fibulaspitze.

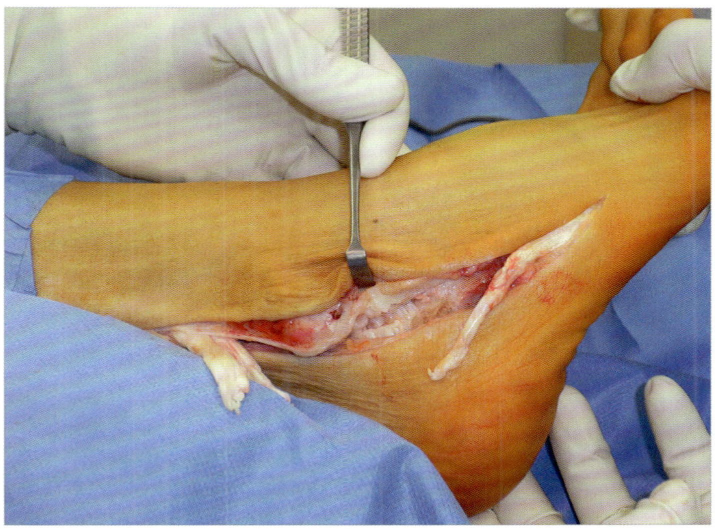

Abb. 3.322 Peroneales Splitting. Vollständige Ruptur der Peroneus-brevis-Sehne.

Therapie

- *Akute Verletzung:* konservative Therapie mit 6-wöchiger Ruhigstellung im Walker möglich
- *chronische Läsion:* operative Rekonstruktion durch intratendinöse Seit-zu-Seit-Naht der Rupturstelle

Prognose/Komplikationen

Es besteht das Risiko der vollständigen Ruptur der Peroneus-brevis-Sehne.

Anatomische Varianten

Bildbeispiele

Zwei Varianten sind in ▸Abb. 3.323, ▸Abb. 3.324 und ▸Abb. 3.325 wiedergegeben. Siehe dazu auch das Kapitel zu den Normvarianten (S. 670).

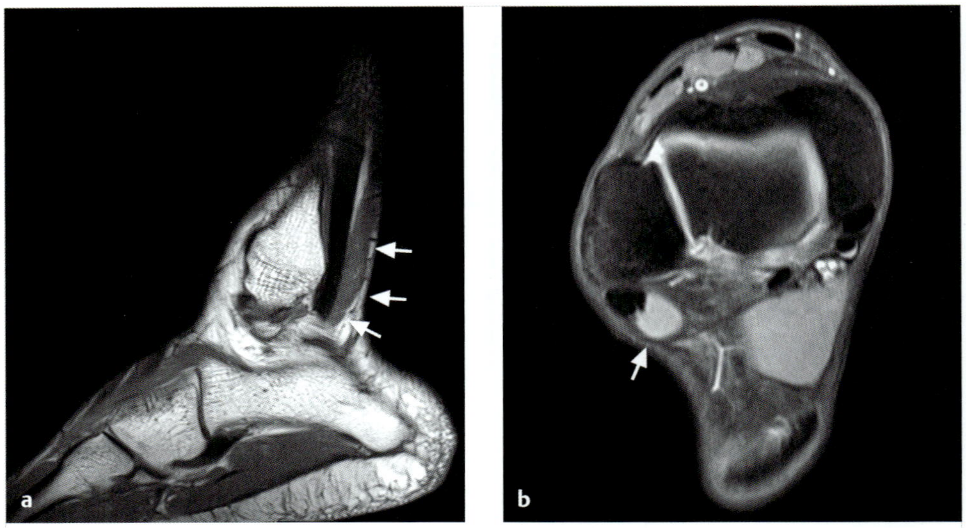

Abb. 3.323 Variante der Peronealsehnen: tief sitzender Muskelbauch. 35-jähriger Patient, Untersuchung wegen Achillodynie.
Anmerkung: Ein tief sitzender Muskelbauch der Peronealsehnen (am häufigsten des M. peroneus brevis) ist ein Risikofaktor für eine Tendinose bzw. ein peroneales Splitting. Wichtig ist, das begleitende Impingement und die beginnende Sehnenschädigung mit fibrovaskulärer Aktivierung zu erkennen. Anamnestisch berichten die Patienten über Schmerzen posterior des Außenknöchels unter Belastung.

- **a** Sagittale T 1w MRT-Sequenz. Weit nach distal reichender Muskelbauch der kurzen Peronealsehne (Pfeile).
- **b** Schräg axiale T 1w fatsat MRT-Sequenz nach Kontrastmittelgabe. Tief sitzender Muskelbauch des M. peroneus brevis (Pfeil) ohne Nachweis einer strukturellen Läsion.

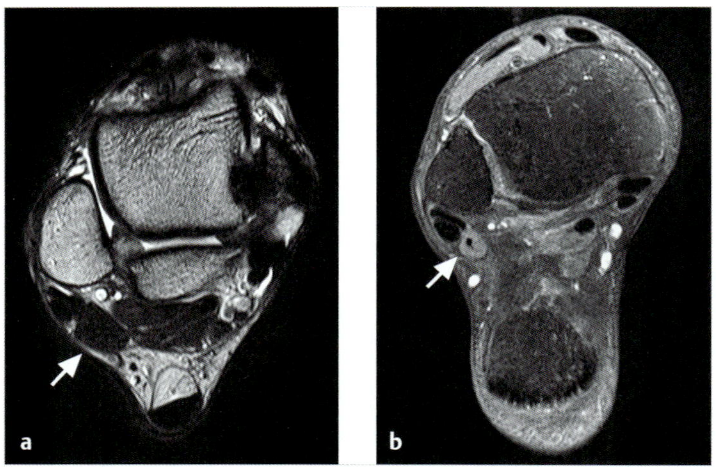

Abb. 3.324 Variante der Peronealsehnen: M. peroneus quartus. M. peroneus quartus.

- **a** Axiale T 2w MRT-Sequenz, Schichtung in Höhe des oberen Sprunggelenks. Zufallsbefund, in dieser Region keine Beschwerden. Darstellung eines zusätzlichen Muskels, posterior der langen und kurzen Peronealsehne gelegen (Pfeil).
- **b** Schräg axiale T 1w fatsat MRT-Sequenz nach Kontrastmittelgabe (Sehnenkippung). Reizloser M. peroneus quartus (Pfeil).

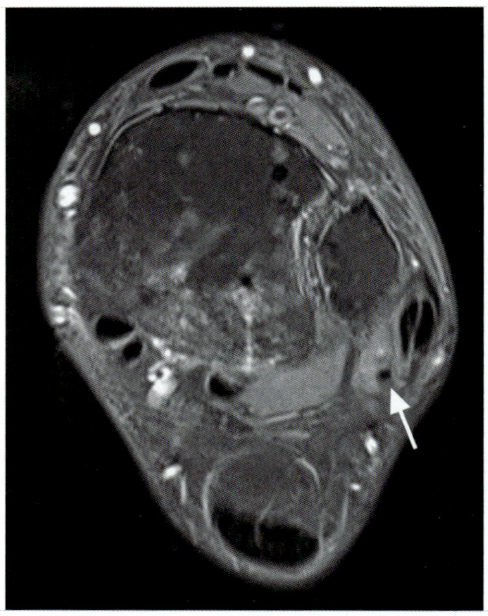

Abb. 3.325 Variante der Peronealsehnen: Zufallsbefund eines M. peroneus quartus. 52-jähriger Patient, postoperative Verlaufskontrolle nach Trauma des oberen Sprunggelenks. Schräg axiale T 1w fatsat MRT-Sequenz nach Kontrastmittelgabe (Sehnenkippung). Keine Aktivierung durch den M. peroneus quartus (Pfeil).

3.3.4 Pathologien der Tibialis-posterior-Sehne

Ulrike Szeimies

Insuffizienz, Tendinose, Teilruptur und komplette Ruptur

Definition

Die Erkrankung der Tibialis-posterior-Sehne – eine Funktionsbeeinträchtigung der Sehne des M. tibialis posterior auf dem Boden einer Sehnendegeneration – ist ein relativ häufiges und oft unterschätztes Krankheitsbild. Die Erkrankungen variieren von der Peritendinitis über die Tendinose und die Ansatztendinose bis zur chronischen Insuffizienz mit und ohne Ruptur. Eine traumatische Spontanruptur ohne vorbestehende Degeneration ist selten.

Symptome

- Schmerzen am Innenknöchel
- Schwellung
- medialer Druckschmerz am Mittelfuß
- Kraftminderung beim Einbeinstand bzw. bei Supination
- zunehmender adulter Knickplattfuß
- Ferse von hinten betrachtet in Valgusfehlstellung
- abgeflachtes Fußgewölbe und Vorfußabduktion

Prädisponierende Faktoren

- Frauen im 5.–6. Lebensjahrzehnt
- vorbestehende Pes-planovalgus-Fehlstellung
- rheumatoide Arthritis
- seronegative Spondylarthropathie
- abnorme Insertion bei akzessorischem Os naviculare oder Os naviculare cornutum
- Diabetes
- Fettleibigkeit
- selten auch iatrogene Läsionen der Tibialis-posterior-Sehne bei Osteosynthese einer Innenknöchelfraktur

Anatomie/Pathologie

Der Ansatz der Sehne ist an den Ossa naviculare und cuneiforme sowie an der Basis der Metatarsalia II–IV lokalisiert. Es gibt eine Vielzahl von Ansatzvarianten mit unterschiedlichen Insertionen an akzessorischen Knöchelchen des Os naviculare (S. 308).

Ein Grund für die erhöhte Anfälligkeit für eine Tendinose ist die verminderte Vaskularisation des Mesotenons (der blutversorgenden Schicht der Sehnenscheide) im mittleren Abschnitt. Die Durchblutung wird am myotendinösen Übergang durch Äste aus der A. tibialis posterior und an der fibroossären Einstrahlung durch periostale Äste aus der A. plantaris medialis gewährleistet. Jedoch gibt es in der mittleren Zone (vom Innenknöchel bis zum Os naviculare) einen mindervaskularisierten Abschnitt. Eine komplette Ruptur tritt meist in Höhe der Umlenkstelle am Innenknöchel auf.

Tab. 3.17 Stadieneinteilung der Pathologien der Tibialis-posterior-Sehne nach Johnson und Storm, modifiziert durch Bluman und Myerson.

Stadien	Beschreibung
I	Degeneration der Sehne mit Querschnittzunahme; kein Knickplattfuß
II	Degeneration der Sehne mit Elongation bzw. Ruptur; korrigierbarer Knickplattfuß
III	Elongation bzw. Ruptur der Sehne; nicht korrigierbarer Knickplattfuß
IV	Ruptur der Sehne; ausgeprägter und fixierter Knickplattfuß mit valgischer Deformität im oberen Sprunggelenk

Die Tibialis-posterior-Sehne verstrebt mit einer Vielzahl von Bändern das Fußgewölbe. Der Pfannenbandkomplex und plantare Ligamente inserieren in den M. tibialis posterior. Dessen Vorspannung erhält das regelrechte Alignement der Bandverbindungen. Bei einer Tibialis-posterior-Insuffizienz werden in der Folge auch diese Bandverbindungen instabil, in erster Linie das Pfannenband. Der progrediente Pes planovalgus mit zunehmender Abflachung des Fußgewölbes ist die Folge, mit Folgeerscheinungen eines reaktiven Hallux valgus bis zur Sprunggelenkarthrose.

Die Klassifikation nach Bluman und Myerson unterscheidet 4 Stadien (▶ Tab. 3.17): Die ersten beiden Stadien beschränken sich auf Aktivierungen des Sehnengewebes und Instabilitäten der Kapsel-Band-Verbindungen, Stadium III und IV beinhalten die Sekundärarthrose insbesondere subtalar:

- *Stadium I:* Zeichen der Tendinose mit Tenosynovialitis (Verdickung der Sehne mit vermehrter Kontrastanreicherung entlang der Sehnenscheide), medialseitige Schmerzen, Schwellung und lokaler Druckschmerz, normales Alignement im Mittelfuß und Rückfuß
- *Stadium II:* fortgeschrittene Sehnendegeneration bei korrigierbarem Knickplattfuß:
  - Stadium IIa: mit elongierter Sehne (im MRT im Vergleich zu Stadium I wird die Sehne wieder ausgedünnter mit einer pathologischen Volumenabnahme; oft sind intratendinöse degenerative Vaskularisationen zu erkennen)
  - Stadium IIb: Übergang zur Ruptur der Tibialis-posterior-Sehne (stärkere Schmerzen als Stadium IIa insbesondere im Bereich des Sinus tarsi)
- *Stadium III:* nicht korrigierbarer Knickplattfuß (fixierter Rückfußvalgus, Abflachung des Fußgewölbes mit supinierender Vorfußabduktion), Zeichen der Subtalararthrose, rupturierte Tibialis-posterior-Sehne
- *Stadium IV:* fortgeschrittener und fixierter Pes planovalgus mit Beteiligung des oberen Sprunggelenks, Instabilität des oberen Sprunggelenks mit Valgusarthrose

Bildgebung

Ultraschall

Die Sehne wird vom unteren Drittel des Unterschenkels um den Innenknöchel herum nach distal bis zum medialen Kuneiforme in Longitudinal- und Transversalschnitten dargestellt. Ein kurzer Schallkopf ist besser geeignet (7,5–15,0 MHz). Bei mangelnder Ankopplung sollte eine Vorlaufstrecke verwendet werden. Eine degenerative Ruptur zeigt eine Spargelspitze. Befunde:

- *akute Tendopathie:*
  - verdickte Sehne mit homogen herabgesetzter Echogenität
  - ggf. echofreie Flüssigkeit in der Sehnenscheide (Halophänomen)
- *Chronifizierung:*
  - zunehmend echogene, inhomogene Veränderung
  - Kaliberschwankungen
  - Unterbrechung des Faserverlaufs bei Partialruptur (Transversalschnitt wichtig)
  - Beurteilung der degenerativen Sehnenvaskularisation mittels Power-Doppler: intratendinöse Signale

Röntgen

Das Röntgenbild zeigt die Verkleinerung des navikulokuneiformen Überlappungsindex sowie die Dezentrierung im Talonavikulargelenk mit vermehrter Abwärtsneigung des Taluskopfs, Vergrößerung der talokalkanearen Divergenz und Supinations- bzw. Abduktionsstellung des Vorfußes.

Magnetresonanztomografie

Antworten im Befund

- Beurteilung des Ausmaßes der Degeneration
- fibroossärer Übergang am Ansatz
- Fibroostitis
- Beurteilung von Peritendinitis, Partialruptur, kompletter Ruptur und Lokalisation
- bei fortgeschrittener Insuffizienz Beurteilung des Alignement in der Chopart-Gelenklinie sowie im Fußgewölbe
- Sekundärdegenerationen der Mittelfußgelenke
- bei vollständiger Ruptur Beurteilung der Dehiszenz und der Qualität der Sehnenenden

Spezielle Aspekte der postoperativen MRT nach Rekonstruktion der Tibialis-posterior-Sehne (meist durch eine Transposition der Sehne des M. flexor hallucis longus):

- Kontinuität der transponierten Sehne
- Peritendinitis
- indirekte Zeichen der Sehneninsuffizienz wie Überlastungsreaktion der medialen Gelenke und des Deltabands

Untersuchungstechnik

- *Sehnenstandarduntersuchung:* Bauchlage, hochauflösende Mehrkanalspule
- *Sequenztechnik:*
  - PDw fatsat sagittal und koronar
  - T 1w koronar
  - T 2w axial (Gelenkkippung)
  - T 1w fatsat nach Kontrastmittelgabe schräg axial (Sehnenkippung) und sagittal

Befunde

- *Tenosynovitis:* in den wassersensitiven Sequenzen signalreiche Flüssigkeit in der Sehnenscheide, nach Kontrastmittelgabe vermehrte Kontrastmittelanreicherung; bei degenerativen Veränderungen spindelförmige Verdickung, Zunahme des Querschnitts mit kontrastmittelaufnehmenden Arealen (degenerative Sehnenvaskularisation); mukoide Degenerationen innerhalb der Sehne als fokale Sehnenerweichung (signalintens in T 2w Bildern), Übergänge in fokale Einrisse und longitudinale Partialläsionen mit Reduktion des Sehnenquerschnitts
- *Insertionstendinose:* Ödembildung und Kontrastmittelaufnahme am fibroossären Übergang am Os naviculare mit oder ohne Knochenmarködem
- *vollständige Ruptur:* Unterbrechung der Kontinuität mit Sehnenlücke, leere, flüssigkeitsgefüllte Sehnenscheide, Darstellung der retrahierten Sehnenenden, akute Rupturen meist in Höhe des Innenknöchels lokalisiert
- *Zusatzbefunde:* kräftiges mediales Tuberkulum des Os naviculare, gestörtes talonavikulares Alignement, akzessorisches Os naviculare, Abflachung des Fußgewölbes, Osteophyt und fokale knöcherne Aktivierung am Innenknöchel, verdicktes Flexorenretinakulum, Läsion des Lig. calcaneonaviculare plantare oder der Bänder im Sinus tarsi
- *chronische Insuffizienz:* elongiertes Pfannenband, Tendinose und Peritendinitis der Sehne, Aktivierung am kalkaneonavikularen Bandkomplex, Pfannenband und Sinus tarsi; Fehlstellung im Talonavikulargelenk, Längsachse des Talus mit Abwärtsneigung nach plantar, gestörtes Alignement; angrenzende Knochenmarködeme im Sehnenverlauf
- *selten:* Subluxation der Sehne bei Ruptur des Flexorenretinakulums

Praxistipp

Als Faustregel misst der Querschnitt der normalen Tibialis-posterior-Sehne das Doppelte des Querschnitts der Flexor-digitorum-longus-Sehne.

Merke

Ein unauffälliger Befund der Tibialis-posterior-Sehne im MRT erlaubt keine Aussage über die Funktionalität der Sehne.

Empfehlung zur Bildgebung

Methoden der Wahl:

- *Sonografie:* für die Morphologie und die Bestimmung der Sehnendicke
- *MRT mit i. v. Kontrastmittelgabe:* für die Bestimmung der Entzündungsreaktion, von kleinen Partialläsionen und vor allem von Sekundärdegenerationen im Mittelfuß
- *Röntgen:* belastete Aufnahme des oberen Sprunggelenks, des Fußes d.-p. und lateral, Saltzmann-Aufnahme zur Beurteilung der Rückfußachse und der Fehlstellung
- *DVT des Fußes unter Belastung:* alternativ DVT des Fußes unter Belastung

Bildbeispiele

- Tendinose mit Peritendinitis: ▶ Abb. 3.326, ▶ Abb. 3.327, ▶ Abb. 3.328 und ▶ Abb. 3.329
- Insuffizienz: ▶ Abb. 3.330, ▶ Abb. 3.331, ▶ Abb. 3.332, ▶ Abb. 3.333 und ▶ Abb. 3.334
- Teilruptur bzw. Ruptur: ▶ Abb. 3.335, ▶ Abb. 3.336, ▶ Abb. 3.337, ▶ Abb. 3.338, ▶ Abb. 3.339, ▶ Abb. 3.340, ▶ Abb. 3.341 und ▶ Abb. 3.342
- Differenzialdiagnose: ▶ Abb. 3.343

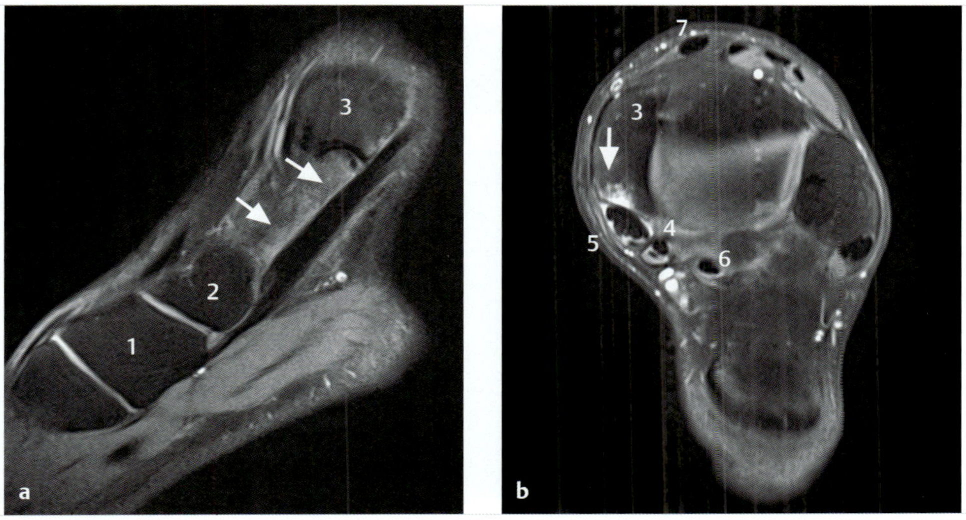

Abb. 3.326 Tendinose mit Peritendinitis der Tibialis-posterior-Sehne. 41-jähriger Patient mit persistierenden Beschwerden am Innenknöchel. Tibialis-posterior-Dysfunktion Stadium II mit korrigierbarem Pes planovalgus.

Anmerkung: Die MRT-Bildgebung der Tibialis-posterior-Sehne ermöglicht keinen Rückschluss auf die Funktionalität und die Vorspannung der Sehne. Die Fragestellungen an die MRT sind die Beurteilung des Ausmaßes der Binnendegeneration sowie Sekundärveränderungen. Dazu zählen die subtalare Instabilität mit degenerativen Veränderungen, die Aktivierung des Talonavikulargelenks und Zeichen des subfibularen Impingement. Die bildmorphologische Entwicklung der Tibialis-posterior-Insuffizienz verläuft analog der klinischen Stadieneinteilung von der initialen Tenosynovialitis bzw. Tendinose über die initiale Aktivierung des Pfannenbands bis zur subtalaren Instabilität mit Kontrastmittelaufnahme im Sinus tarsi sowie zum Übergreifen nach lateral mit subfibularer Aktivierung und Tendinose bzw. Tenosynovitis der Peronealsehnen.

1 = Os cuneiforme mediale
2 = Os naviculare
3 = Malleolus medialis
4 = Flexor-digitorum-longus-Sehne
5 = Tibialis-posterior-Sehne
6 = Flexor-hallucis-longus-Sehne
7 = Tibialis-anterior-Sehne

a Sagittale T1w fatsat MRT-Sequenz nach Kontrastmittelgabe. Etwas vermehrte Kontrastmittelanreicherung entlang der Sehnenscheide und verdickte Sehnenstruktur der Tibialis-posterior-Sehne (Pfeile). Gut zu sehen die Ansätze: der Hauptanteil am medialen Os naviculare sowie Faseranteile auch am Os cuneiforme mediale.

b Schräg axiale T1w fatsat MRT-Sequenz nach Kontrastmittelgabe (Sehnenkippung), Schicht in Höhe des Sprunggelenks. Knöcherne Aktivierung am Innenknöchel (Pfeil) bei Tendinose und Tenosynovitis der Tibialis-posterior-Sehne.

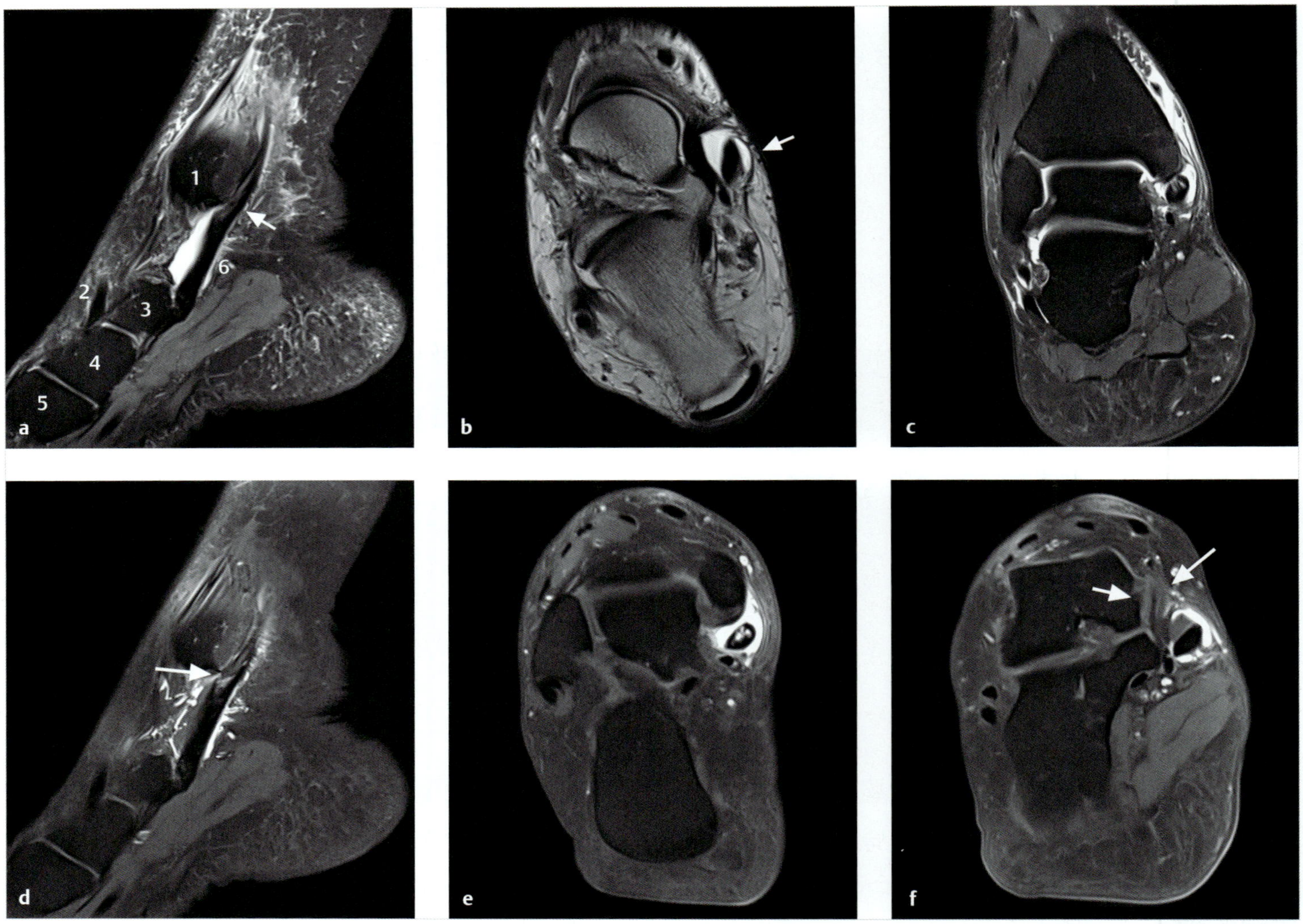

Abb. 3.327 Tendinose mit Peritendinitis der Tibialis-posterior-Sehne. 48-jährige Patientin mit chronischen Schmerzen am Innenknöchel. Tendinose mit Tenosynovitis und Partialruptur in den unterschiedlichen Sequenzen und Schichtebenen.

1 = Malleolus medialis
2 = Tibialis-anterior-Sehne
3 = Os naviculare
4 = Os cuneiforme mediale
5 = Metatarsale I
6 = Tibialis-posterior-Sehne

a Sagittale PDw fatsat MRT-Sequenz, Schichtung durch den Innenknöchel. Flüssigkeitsnachweis innerhalb der Sehnenscheide der Tibialis-posterior-Sehne mit intratendinösen Signalanhebungen in Höhe des Innenknöchels (Pfeil).

b Axiale T2w MRT-Sequenz. Deutlicher Flüssigkeitsnachweis um die Tibialis-posterior-Sehne in Höhe des Taluskopfs (Pfeil).

c Koronare PDw fatsat MRT-Sequenz. Intratendinöse Signalanhebungen mit Partialruptur der Tibialis-posterior-Sehne in Höhe des Innenknöchels. *Anmerkung:* Die Innenknöchelregion ist die Prädilektionsstelle der Tibialis-posterior-Rupturen.

d Sagittale T1w fatsat MRT-Sequenz nach Kontrastmittelgabe. Tenosynovitis mit vermehrter Kontrastmittelaufnahme innerhalb der Sehnenscheide, in Höhe des Innenknöchels Partialruptur mit degenerativer Sehnenvaskularisation (Pfeil).

e Schräg axiale T1w fatsat MRT-Sequenz nach Kontrastmittelgabe (Sehnenkippung), Schichtung in Höhe des Sprunggelenks. Die Sehnendegeneration im Querschnitt mit deutlicher Kontrastmittelaufnahme in der Sehnenscheide.

f Schräg axiale T1w fatsat MRT-Sequenz nach Kontrastmittelgabe, Schichtung in Höhe des unteren Sprunggelenks. Verdickung und mäßige Kontrastmittelaufnahme des Pfannenbands (Pfeile) als indirekter Hinweis auf eine beginnende Insuffizienz.

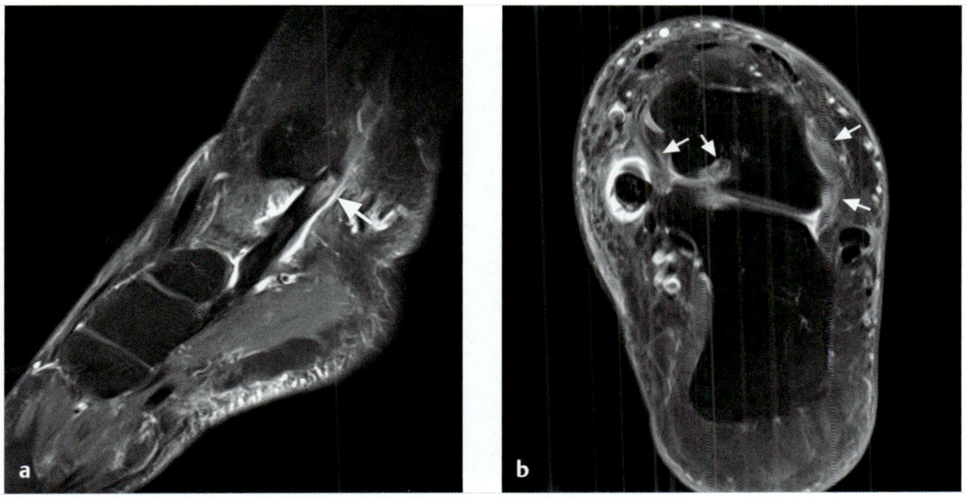

Abb. 3.328 Tendinose mit Peritendinitis der Tibialis-posterior-Sehne. 54-jähriger Patient, seit 4 Jahren bekannte Tibialis-posterior-Insuffizienz mit Tendinose und Peritendinitis, anhaltende Schmerzen. Pes planovalgus, Hallux valgus mit Instabilität des Tarsometatarsale I. MRT zur Beurteilung der Arthrose im Talonavikulargelenk.

a Sagittale T 1w fatsat MRT-Sequenz nach Kontrastmittelgabe. Langstreckige Kontrastmittelaufnahme entlang der Sehnenscheide mit in Höhe des Innenknöchels intratendinöser Sehnenvaskularisation und Verdickung der Sehne (Pfeil).

b Schräg axiale T 1w fatsat MRT-Sequenz nach Kontrastmittelgabe (Sehnenkippung). Tendinose und Peritendinitis mit intratendinöser Kontrastmittelaufnahme und Anreicherung in der Sehnenscheide. Die Sehne ist im Vergleich zu den übrigen Flexorensehnen ca. 4 Mal so dick. Zusätzlich Aktivierung der subtalaren Gelenkkapsel und des Pfannenbands als Ausdruck der Tibialis-posterior-Insuffizienz (Pfeile).

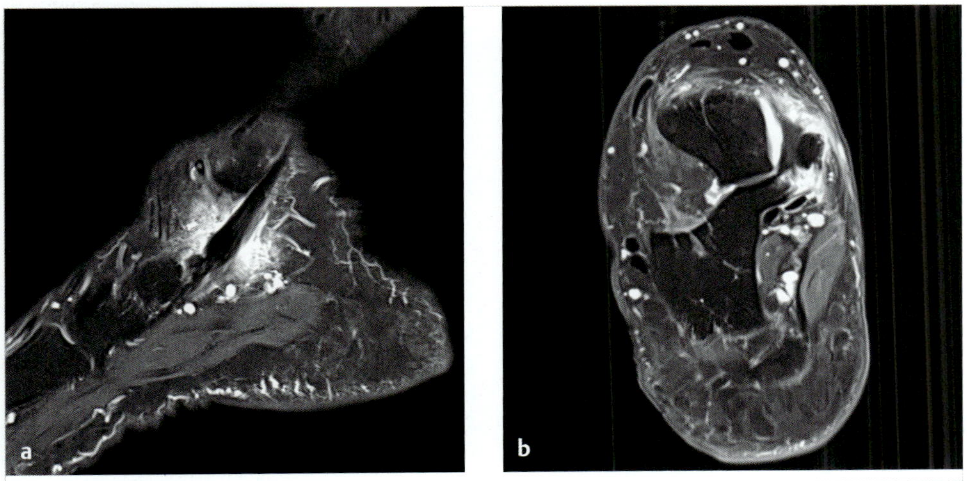

Abb. 3.329 Tendinose mit Peritendinitis der Tibialis-posterior-Sehne. 79-jährige Patientin mit persistierenden unklaren Schmerzen im oberen Sprunggelenk, Untersuchung zur Abklärung einer Arthrose.

a Sagittale T 1w fatsat MRT-Sequenz nach Kontrastmittelgabe. Spindelförmige Verdickung mit deutlicher Peritendinitis und Aktivierung des angrenzenden Fettgewebes im Ansatzbereich der Tibialis-posterior-Sehne.

b Schräg axiale T 1w fatsat MRT-Sequenz nach Kontrastmittelgabe. Tendinose mit Tenosynovitis und aktiviertem Pfannenband sowie Aktivierung der Gelenkkapsel im unteren Sprunggelenk.

Differenzialdiagnose

- Differenzialdiagnosen des Knickplattfußes (idiopathisch, Charcot-Arthropathie, entzündlich bedingt)
- aktivierte Arthrose der medialen Facette des unteren Sprunggelenks
- Tarsaltunnelsyndrom
- aktiviertes Os tibiale externum

Therapie

- *Stadium I:* meist konservativ mit rückfußfassender Einlagenversorgung; Entlastung, nicht steroidale Antirheumatika, Physiotherapie; Synovektomie bei ausgedehnter Tenosynovialitis; bei gleichzeitiger Rückfußfehlstellung medialisierende Kalkaneusverschiebeosteotomie
- *Stadium II:* Augmentation der Tibialis-posterior-Sehne durch einen Transfer der Flexor-digitorum-longus-Sehne; Korrektur des Rückfußvalgus durch medialisierende Kalkaneusverschiebeosteotomie, ggf. auch durch Kalkaneusverlängerung (Evans-Osteotomie) bei Vorfußabduktion; bei Verkürzung des M. gastrocnemius Verlängerung der Sehne; selten plantarisierende Osteotomie des Metatarsale I oder des Os cuneiforme bei Vorfußsupination

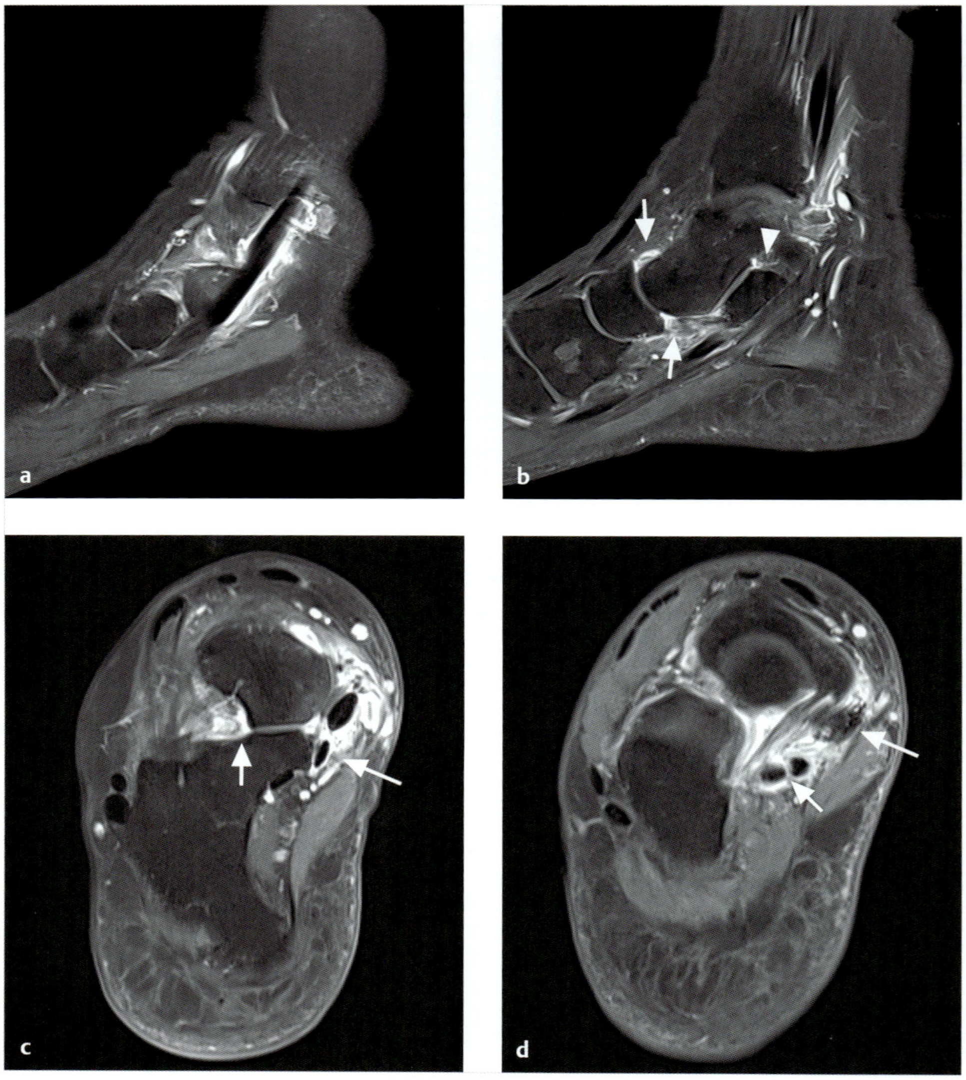

Abb. 3.330 Insuffizienz der Tibialis-posterior-Sehne. 52-jährige Patientin mit chronischen Schmerzen und progredientem Pes planovalgus.

a Sagittale T1w fatsat MRT-Sequenz nach Kontrastmittelgabe. Distale Tendinose und Tenosynovitis der Tibialis-posterior-Sehne.

b Sagittale T1w fatsat MRT-Sequenz nach Kontrastmittelgabe, Schichtung weiter lateral. Zeichen der Tibialis-posterior-Insuffizienz mit gestörtem Alignement im Talonavikulargelenk mit etwas abwärts geneigtem Taluskopf und aktivierter Gelenkkapsel (Pfeile). Beginnende Instabilität im unteren Sprunggelenk mit aktivierter Gelenkkapsel der medialen Facette des unteren Sprunggelenks (Pfeilspitze).

c Schräg axiale T1w fatsat MRT-Sequenz nach Kontrastmittelgabe. Deutliche Zeichen der Tibialis-posterior-Insuffizienz mit ausgeprägter Aktivierung um die Tibialis-posterior-Sehne sowie den Pfannenbandkomplex und Kontrastmittelaufnahme im Sinus tarsi (Pfeile).

d Schräg axiale T1w fatsat MRT-Sequenz nach Kontrastmittelgabe, Schichtung weiter distal durch das Talonavikulargelenk. Intensive Aktivierung des Pfannenbandkomplexes, degenerative Desintegration der Tibialis-posterior-Sehne (langer Pfeil) sowie Einbezug der übrigen Flexorensehnen (kurzer Pfeil: Flexor-digitorum-longus- und Flexor-hallucis-longus-Sehne).

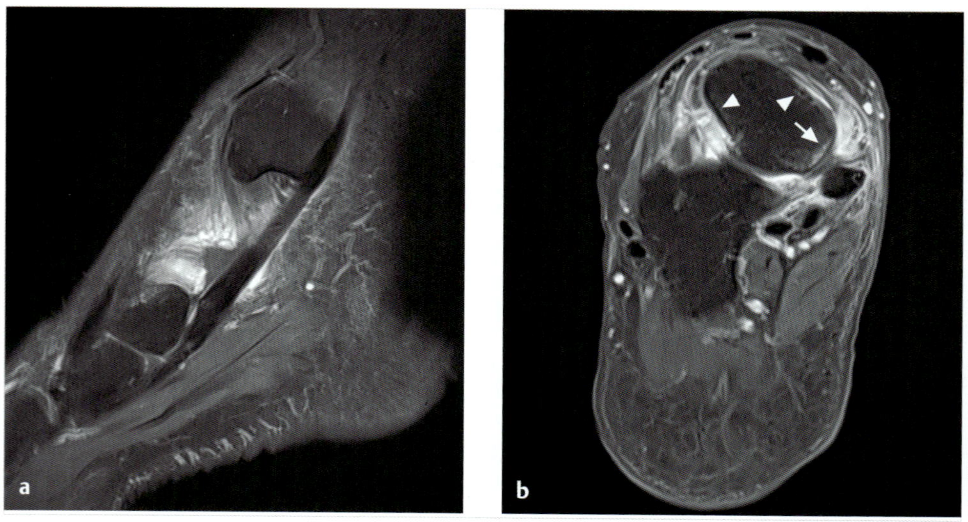

Abb. 3.331 Insuffizienz der Tibialis-posterior-Sehne. 49-jährige Patientin mit zunehmenden belastungsabhängigen Schmerzen am Innenknöchel, aktuell auch Ruheschmerzen, Laufen kaum mehr möglich.

a Sagittale T1w fatsat MRT-Sequenz nach Kontrastmittelgabe. Typischer Befund einer aktivierten Tendinose der Tibialis-posterior-Sehne.

b Schräg axiale T1w fatsat MRT-Sequenz nach Kontrastmittelgabe. Fortgeschrittene Tendinose mit sekundären Zeichen der Tibialis-posterior-Insuffizienz. Zusätzlich fokale knöcherne Aktivierung am Taluskopf (Pfeil) sowie initiale Zeichen der verminderten Belastung und Schonhinken: diskrete subkortikale Signalanhebungen (Pfeilspitzen).

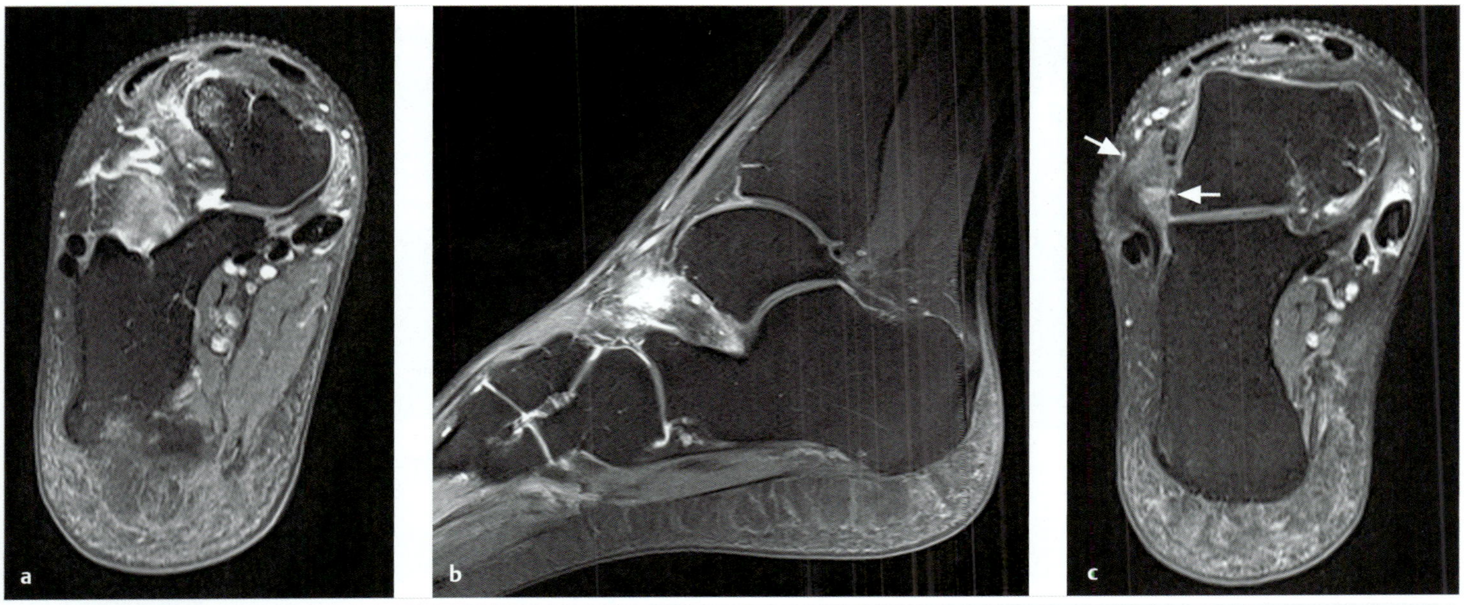

Abb. 3.332 Insuffizienz der Tibialis-posterior-Sehne. 46-jährige Patientin mit Schmerzen am medialen Sprunggelenk seit längerer Zeit. Hypermobilität der medialen Säule mit Tibialis-posterior-Dysfunktion Stadium III.

a Schräg axiale T 1w fatsat MRT-Sequenz nach Kontrastmittelgabe. Typische Zeichen der Insuffizienz mit aktiviertem Kapsel-Band-Apparat im Sinus tarsi.

b Sagittale T 1w fatsat MRT-Sequenz nach Kontrastmittelgabe, Schichtung lateral durch den Sinus tarsi. Vermehrte Kontrastmittelaufnahme um die angrenzende Kapsel des Talonavikulargelenks bei subtalarer Instabilität.

c Schräg axiale T 1w fatsat MRT-Sequenz nach Kontrastmittelgabe. Tendinose und Peritendinitis der Tibialis-posterior-Sehne, zusätzlich als Ausdruck der Insuffizienz subfibulares Impingement mit fibrovaskulärem Reizgewebe (Pfeile).

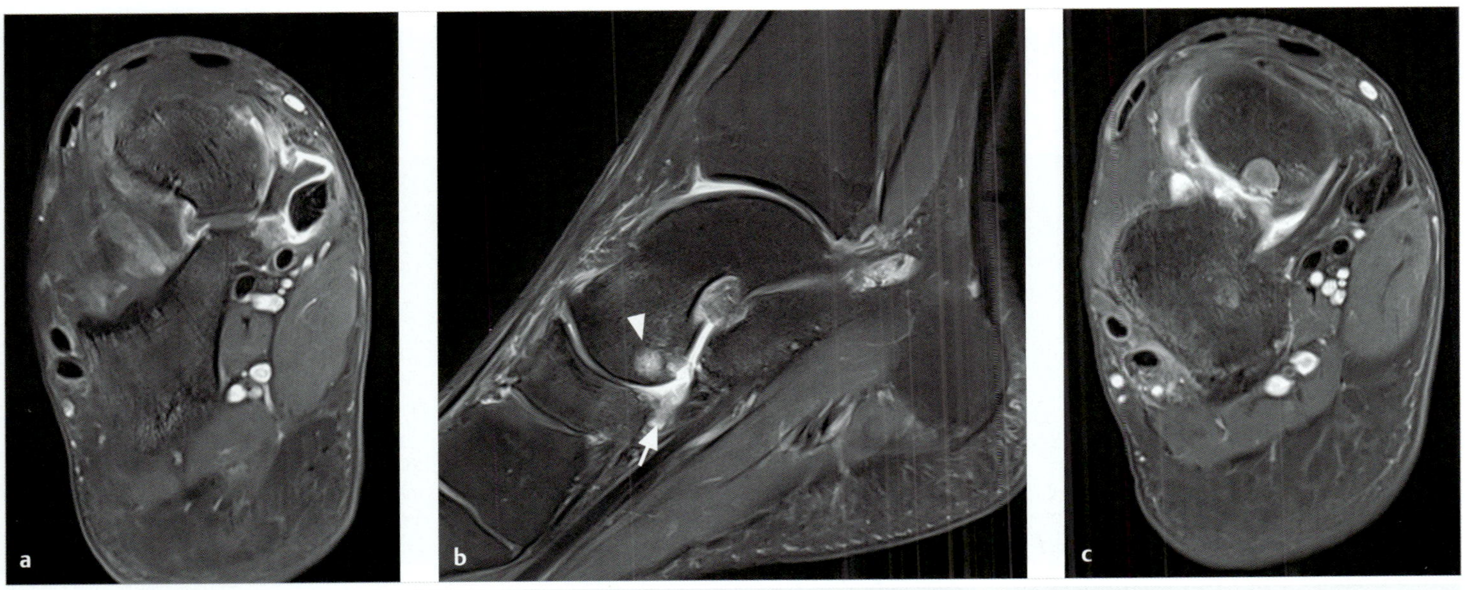

Abb. 3.333 Insuffizienz der Tibialis-posterior-Sehne. 27-jähriger Patient mit Varusanomalie, flexibler Pes planovalgus bei Tibialis-posterior-Insuffizienz Grad II. Seit 2 Jahren belastungsabhängige Schmerzen am Innenknöchel sowie subfibular, MRT zur Beurteilung des Pfannenbands.

a Schräg axiale T 1w fatsat MRT-Sequenz nach Kontrastmittelgabe (Sehnenkippung). Tibialis-posterior-Tendinose und -Peritendinitis mit Zeichen der Insuffizienz.

b Sagittale PDw fatsat MRT-Sequenz. Zeichen der Aktivierung entlang des Pfannenbands (Pfeil) sowie aktivierter Kapsel-Band-Apparat um den Taluskopf. Zusätzlich etwas erweiterter Gelenkspalt in der medialen Facette des unteren Sprunggelenks mit intraossärer Ganglionzyste im Taluskopf (Pfeilspitze).

c Schräg axiale T 1w fatsat MRT-Sequenz nach Kontrastmittelgabe (Sehnenkippung). Elongiertes Pfannenband mit Aktivierung um die Kapsel des Talonavikulargelenks.

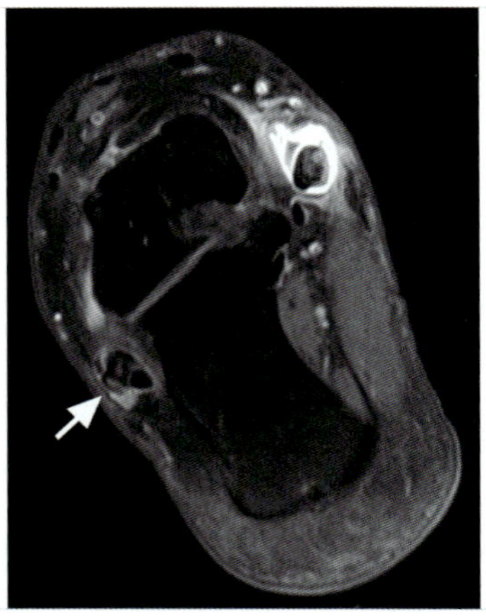

Abb. 3.334 Insuffizienz der Tibialis-posterior-Sehne. 45-jährige Patientin mit fortgeschrittener Tibialis-posterior-Insuffizienz. Schräg axiale T 1w fatsat MRT-Sequenz nach Kontrastmittelgabe (Sehnenkippung). Bei fortgeschrittener Insuffizienz kommt es auch zu einer Dysfunktion der Peronealsehnen. In diesem Fall fortgeschrittene Tendinose mit Partialläsion der kurzen Peronealsehne (Pfeil).

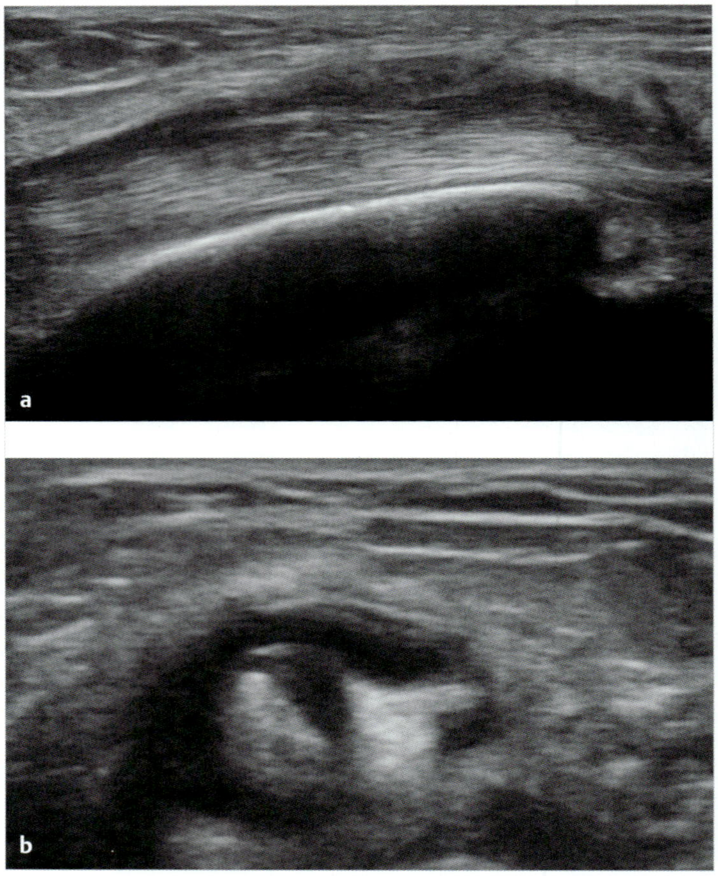

Abb. 3.335 Ruptur der Tibialis-posterior-Sehne. Eine degenerative Ruptur zeigt eine Spargelspitze.
a Ultraschall, Längsschnitt.
b Ultraschall, Transversalschnitt.

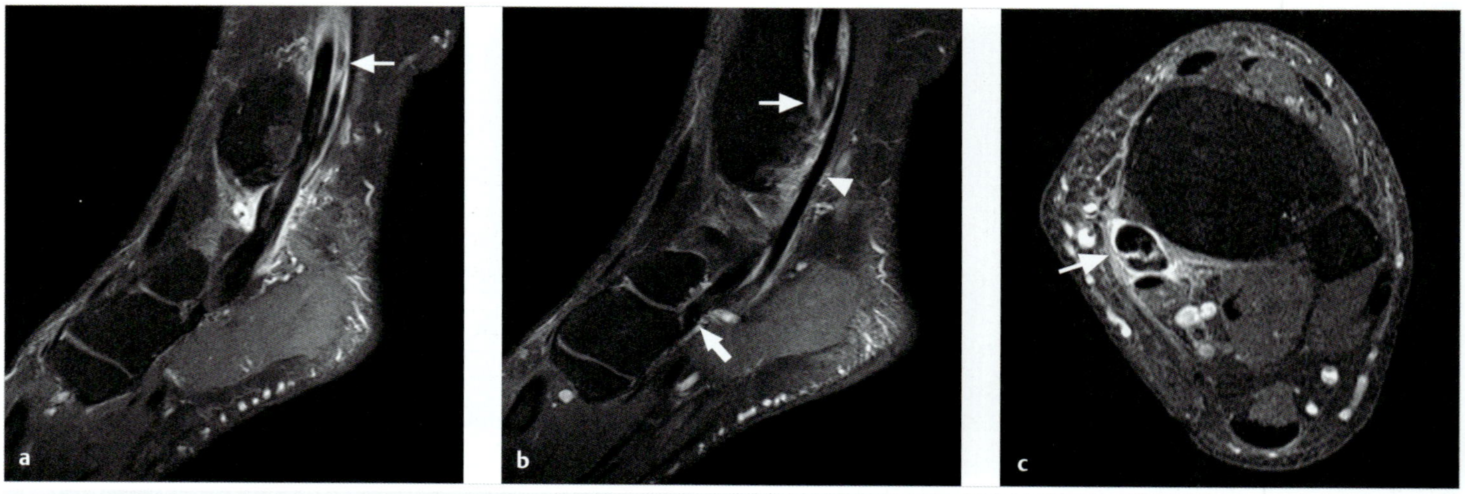

Abb. 3.336 Teilruptur der Tibialis-posterior-Sehne. 51-jähriger Patient mit Beurteilung der Sehnenstruktur bei chronischen Schmerzen.
Anmerkung: Bei einer Partialruptur oder einem longitudinalen Splitting ist immer von einer fortgeschrittenen Dysfunktion mit Insuffizienz der Tibialis-posterior-Sehne auszugehen.
a Sagittale T 1w fatsat MRT-Sequenz nach Kontrastmittelgabe, Schicht durch ein langstreckiges longitudinales Splitting der Tibialis-posterior-Sehne (Pfeil; posterior gelegene rupturierte Faseranteile). Deutliche Tenosynovitis.
b Sagittale T 1w fatsat MRT-Sequenz nach Kontrastmittelgabe. Darstellung der Rupturstelle (dünner Pfeil) sowie der angrenzenden intakten Flexor-digitorum-longus-Sehne (Pfeilspitze) sowie des reizlosen Sehnenansatzes der Tibialis-posterior-Sehne am Cuneiforme mediale (dicker Pfeil).
c Schräg axiale T 1w fatsat MRT-Sequenz nach Kontrastmittelgabe (Sehnenkippung). Axiale Darstellung der Teilruptur (Pfeil).

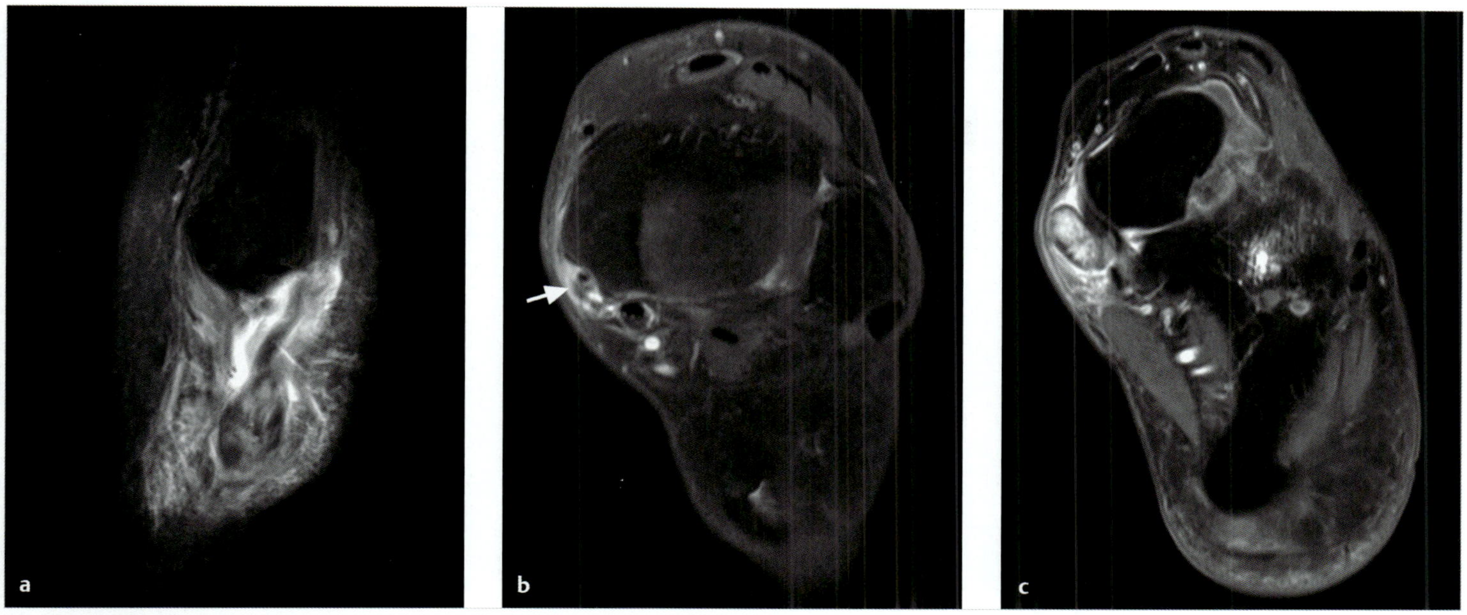

Abb. 3.337 Ruptur der Tibialis-posterior-Sehne. 49-jährige Patientin mit schwerem Knicksenkfuß bei bekannter Teilruptur der Tibialis-posterior-Sehne, aktuell Instabilitätsgefühl mit vermehrter Beweglichkeit tibiaseitig.

a Sagittale PDw fatsat MRT-Sequenz, Schicht in Höhe des Außenknöchels. Typisch gewellter Sehnenverlauf bei vollständiger Ruptur mit mukoider Auftreibung.

b Schräg axiale T1w fatsat MRT-Sequenz nach Kontrastmittelgabe (Sehnenkippung), Schichtung in Höhe des oberen Sprunggelenks. Weitgehend leere Sehnenscheide, lediglich ein dünner Restfaseranteil lässt sich noch abgrenzen (Pfeil).

c Schräg axiale T1w fatsat MRT-Sequenz nach Kontrastmittelgabe (Sehnenkippung), Schichtung in Höhe des Taluskopfs. Fortgeschrittene degenerative Desintegration des distalen Sehnenstumpfs.

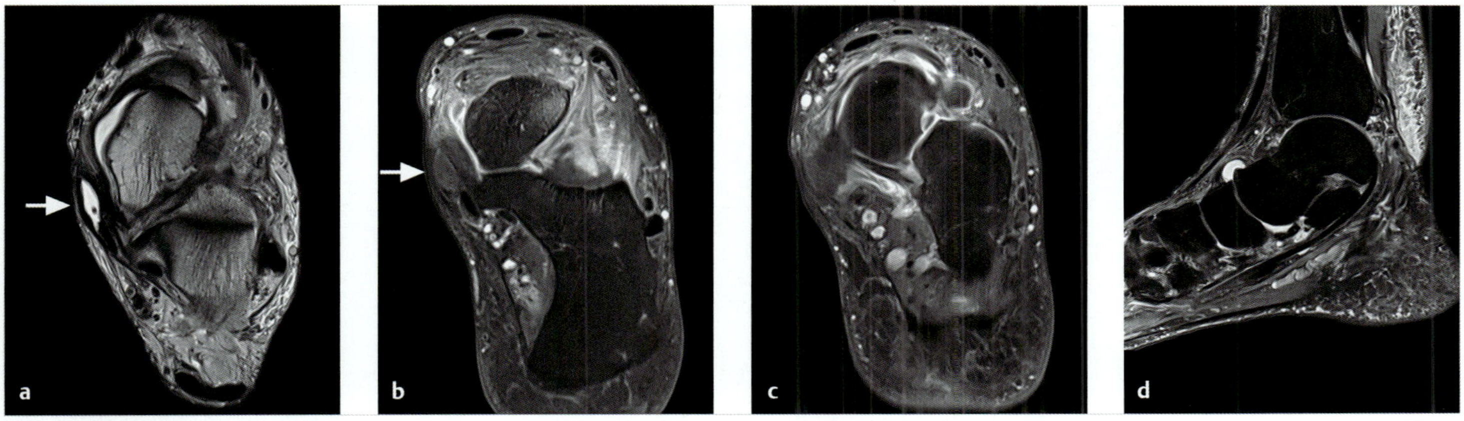

Abb. 3.338 Ruptur der Tibialis-posterior-Sehne. 67-jähriger Patient mit fortgeschrittenem Pes planovalgus Grad IV.

a Axiale T2w MRT-Sequenz. Flüssigkeitsgefüllte, leere Sehnenscheide der Tibialis-posterior-Sehne (Pfeil).

b Schräg axiale T1w fatsat MRT-Sequenz nach Kontrastmittelgabe. Leere Sehnenscheide (Pfeil), ausgeprägte Zeichen der Tibialis-posterior-Insuffizienz mit intensiver Aktivierung um den Taluskopf entlang der Bandstrukturen im Sinus tarsi mit Einbezug des Extensorenretinakulums und des Pfannenbandkomplexes.

c Schräg axiale T1w fatsat MRT-Sequenz nach Kontrastmittelgabe, Schichtung weiter distal durch den Sehnenansatzbereich. Vollständige Ruptur der Tibialis-posterior-Sehne, zirkuläre Aktivierung um den Taluskopf.

d Sagittale PDw fatsat MRT-Sequenz. Chronische Tibialis-posterior-Insuffizienz mit beginnender Arthrose im Talonavikulargelenk mit verschmälertem Gelenkknorpel, gestörter Gelenkkongruenz, Ergussbildung und aufgeweiteter Gelenkkapsel.

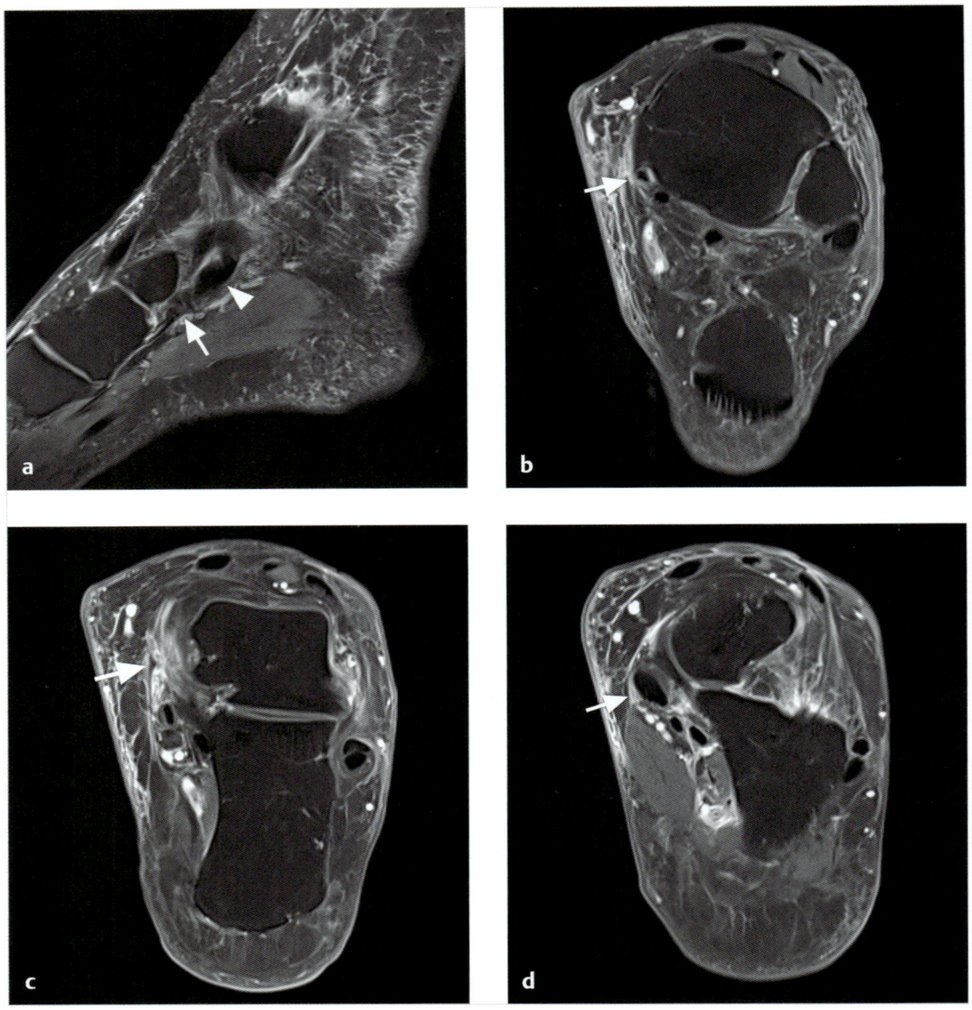

Abb. 3.339 Ruptur der Tibialis-posterior-Sehne. 53-jährige Patientin mit chronischen Schmerzen im linken Sprunggelenk ohne Diagnose, Zustand nach mehreren Kortisoninjektionen unterhalb des Innenknöchels, akut Gefühl einer Sehnenruptur mit eingeschränkter Gehfähigkeit.

a Sagittale PDw fatsat MRT-Sequenz. Darstellung eines retrahierten Sehnenstumpfs (Pfeilspitze) mit Elongation des Zügels am Ansatz des Cuneiforme mediale (geschlängelter Verlauf; Pfeil).

b Schräg axiale T 1w fatsat MRT-Sequenz nach Kontrastmittelgabe (Sehnenkippung). Ausgedünnter rupturierter Restfaserzügel der Tibialis-posterior-Sehne (Pfeil). *Anmerkung:* Zeigt in der schräg axialen Schichtung die Tibialis-posterior-Sehne einen dünneren Querdurchmesser als die Flexor-hallucis-longus- und Flexor-digitorum-longus-Sehne oder auch einen gleich dicken Querdurchmesser, muss eine Ruptur bzw. Partialruptur ausgeschlossen werden.

c Schräg axiale T 1w fatsat MRT-Sequenz nach Kontrastmittelgabe (Sehnenkippung). Weiter distal fehlende Darstellung der rupturierten Tibialis-posterior-Sehne mit vermehrter Kontrastmittelaufnahme um die leere Sehnenscheide (Pfeil).

d Schräg axiale T 1w fatsat MRT-Sequenz nach Kontrastmittelgabe (Sehnenkippung). Weiter distal Darstellung des distalen Sehnenstumpfs (Pfeil).

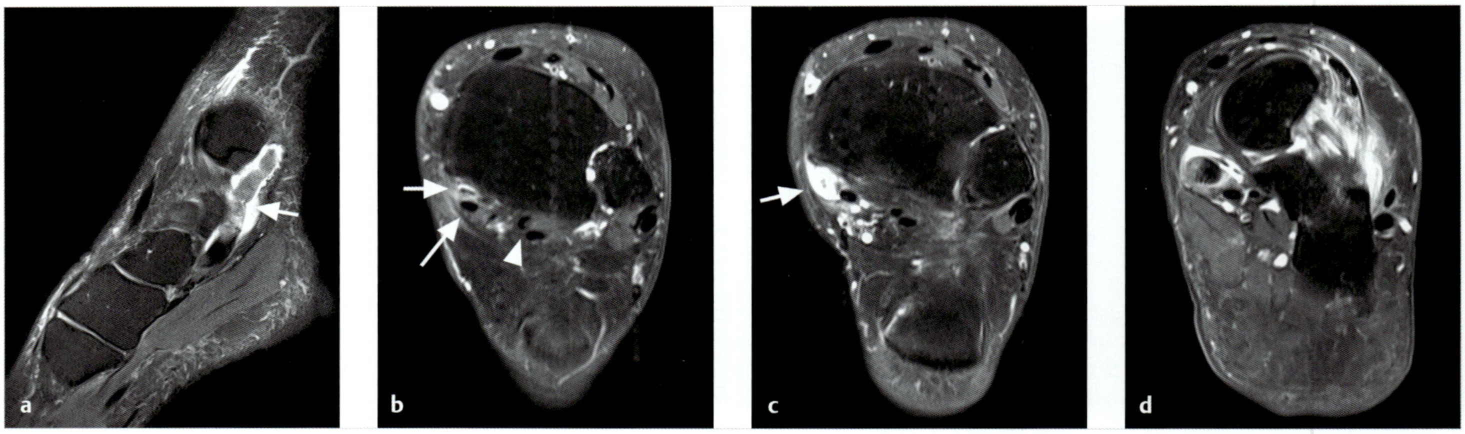

Abb. 3.340 Ruptur der Tibialis-posterior-Sehne. 50-jährige Patientin mit Schmerzen anterolateral und Kraftlosigkeit sowie Schmerzen im Sinus tarsi. Kein Trauma; Frage nach Zustand des Pfannenbands.

a Sagittale PDw fatsat MRT-Sequenz. Elongierter Verlauf mit Darstellung des distalen rupturierten Sehnenzügels der Tibialis-posterior-Sehne (Pfeil). Die Ruptur liegt in Höhe des Innenknöchels.

b Schräg axiale T 1w fatsat MRT-Sequenz nach Kontrastmittelgabe (Sehnenkippung). In der axialen Schichtung erkennt man 3 Flexorensehnen, darf sich dadurch aber nicht fehlleiten lassen: fehlende Darstellung der Tibialis-posterior-Sehne (kurzer Pfeil), Flexor-digitorum-longus-Sehne (langer Pfeil) sowie Variante einer gedoppelten Flexor-hallucis-longus-Sehne (Pfeilspitze).

c Schräg axiale T 1w fatsat MRT-Sequenz nach Kontrastmittelgabe, Schichtung weiter distal. Tenosynovitis und leere Sehnenscheide (Pfeil).

d Schräg axiale T 1w fatsat MRT-Sequenz nach Kontrastmittelgabe. Distaler Sehnenstumpf, zusätzlich Zeichen der fortgeschrittenen Tibialis-posterior-Insuffizienz mit subtalarer Instabilität.

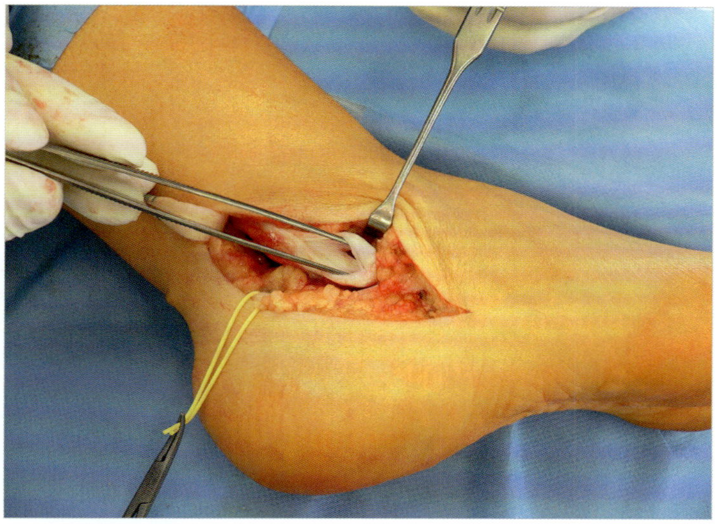

Abb. 3.341 Ruptur der Tibialis-posterior-Sehne. Degenerative Längsruptur bei einer Tibialis-posterior-Insuffizienz Grad II (nach Johnson und Strom). Intraoperativer Situs.

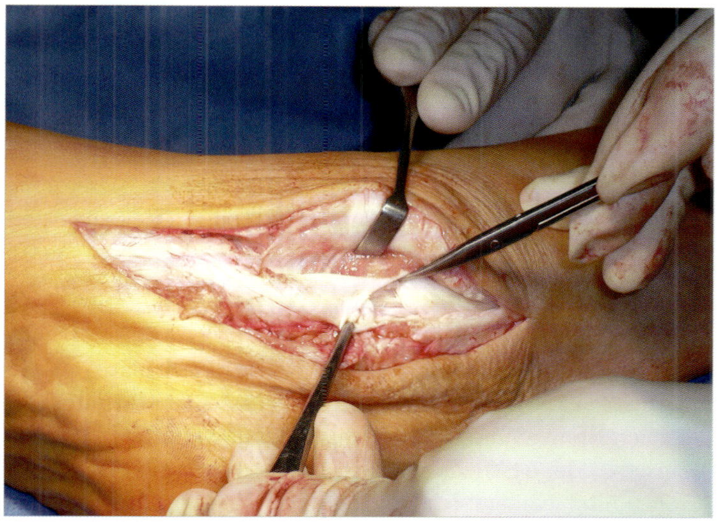

Abb. 3.342 Ruptur der Tibialis-posterior-Sehne. Subtotale Ruptur der Tibialis-posterior-Sehne, typischerweise in Höhe des medialen Malleolus. Intraoperativer Situs.

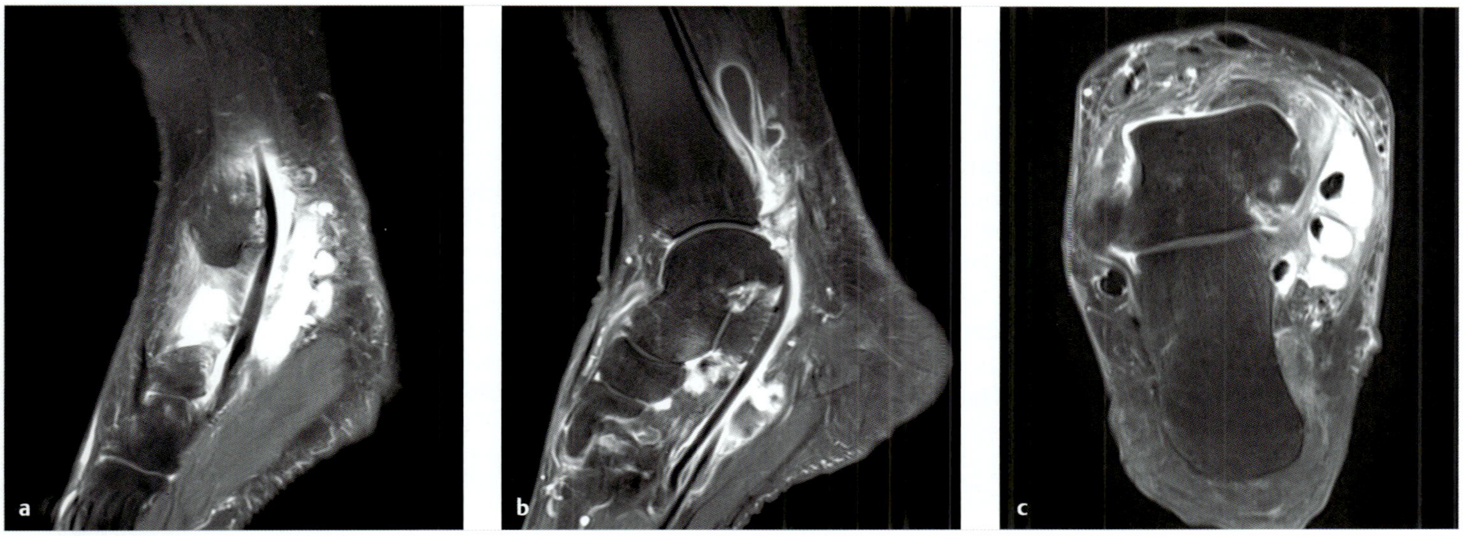

Abb. 3.343 Pathologie der Tibialis-posterior-Sehne: Differenzialdiagnose seronegative Spondylarthropathie. 58-jährige Patientin mit seit 4 Jahren bestehenden medialen Schwellungen am Sprunggelenk, auf Nachfrage bekannte Psoriasis.

a Sagittale T1w fatsat MRT-Sequenz nach Kontrastmittelgabe. Massive Tenosynovitis der Flexorensehnen.

b Sagittale T1w fatsat MRT-Sequenz nach Kontrastmittelgabe. Ausgedehnter langstreckiger Befall, ungewöhnlich für eine mechanisch bedingte Ursache.

c Schräg axiale T1w fatsat MRT-Sequenz nach Kontrastmittelgabe (Sehnenkippung). Der Befall sämtlicher Flexorensehnen und das Vorliegen einer Psoriasis führen zur Diagnose einer seronegativen Spondylarthropathie. Nach entsprechender Therapie Abklingen der Schmerzen und Schwellungen.

- *Stadium III:* konservativ mithilfe eines knöchelübergreifenden orthopädischen Maßschuhs oder einer entsprechenden Orthese; operativ durch korrigierende Arthrodese des Subtalargelenks
- *Stadium IV:* konservativ durch Verwendung eines Arthrodesenstiefels zur Stabilisierung des oberen und des unteren Sprunggelenks; operativ durch korrigierende Arthrodese des oberen Sprunggelenks und des Subtalargelenks

Prognose/Komplikationen

Bis Stadium II ist mit konservativer und operativer Therapie ein gutes funktionelles Ergebnis erreichbar, allerdings mit einer 6- bis 12-monatigen Phase der Rehabilitation. Ab Stadium III verbleiben Funktionsdefizite. Bei langjähriger Fehlstellung kann es zu Sekundärarthrosen des Mittelfußes, des Subtalargelenks und der Chopart-Linie kommen.

Akzessorisches Os naviculare

Definition

Ein akzessorisches Os naviculare ist ein angeborener zusätzlicher Knochen (S. 673) am Os naviculare als eigenständiger Knochenkern mit fehlender Verschmelzung. Synonym wird dieser Knochen auch als „Os naviculare secundarium“ oder „Os tibiale externum“ bezeichnet.

Symptome

- Medialer Mittelfußschmerz auf Höhe des Os naviculare
- bei großen Knochenprotuberanzen (Os naviculare cornutum) lokaler Schmerz und Irritation durch Schuhwerk
- Einsetzen der Beschwerden nach der Ossifikation im jugendlichen Alter, häufiger bei Mädchen

Prädisponierende Faktoren

Das Vorhandensein dieses zusätzlichen Knochens ist angeboren; die Beschwerden werden oft durch Trauma oder lokalen Druck ausgelöst. Eine Lockerung der fibrösen Verbindung zwischen Os naviculare und Os naviculare secundum kann zu Beschwerden führen. Des Weiteren sind Frakturen des akzessorischen Knochens möglich.

Anatomie/Pathologie

Der akzessorische Knochen entsteht durch kongenitale Ausbildung eines zusätzlichen Ossifikationszentrums mit fehlender Verschmelzung und fibröser Anbindung zum medialseitigen Os naviculare. Das akzessorische Os naviculare ist nach dem Os peroneum der zweithäufigste akzessorische Fußknochen, die Inzidenz wird mit bis zu 20 % angegeben. Die Verknöcherung findet zwischen dem 9. und dem 11. Lebensjahr statt.

In ► Abb. 3.344 ist die Klassifikation der akzessorischen Os-naviculare-Typen aufgeführt; Typ II und III bilden zusammen mit 70 % die häufigste Erscheinungsform.

Typen	Beschreibung	schematische Darstellung
I	innerhalb der Tibialis-posterior-Sehne kleine Ossifikation (Sesamoid), die asymptomatisch bleibt	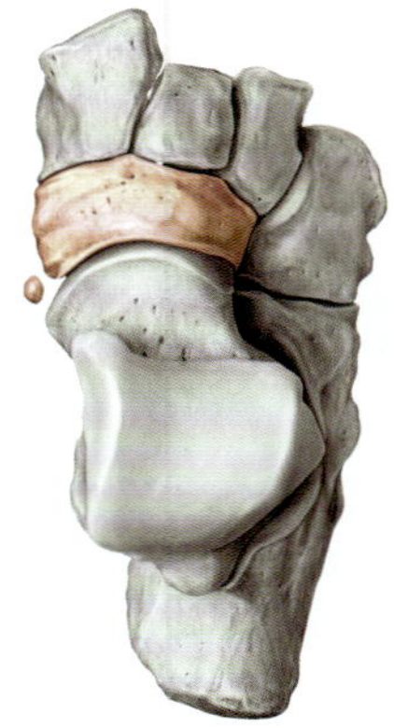
II	Tibialis-posterior-Sehne inseriert größtenteils am Os naviculare accessorium; daraus resultiert eine weichteilige oder knöcherne Stressreaktion im Bereich der Synchondrose; die Veränderung kann traumatisch aktiviert werden	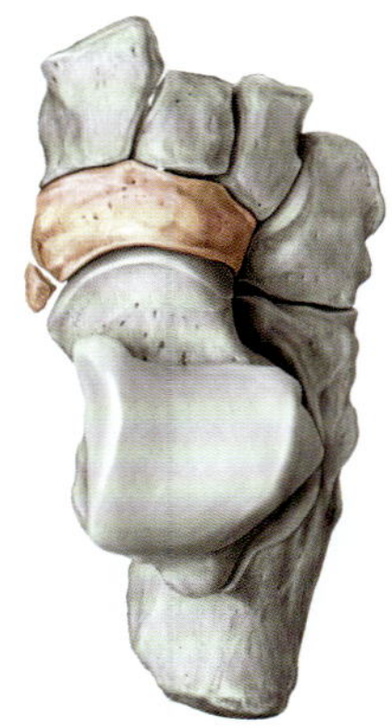
III	partielle knöcherne Koalition mit dem Navikulare; die knöcherne Protuberanz reicht an der medialen navikularen Tuberositas bis zum Taluskopf; dadurch verteilt sich die Zugbelastung der Sehne auch auf das Os naviculare; durch die Knochenprominenz kann es zu einer möglichen Reizung der Weichteile kommen	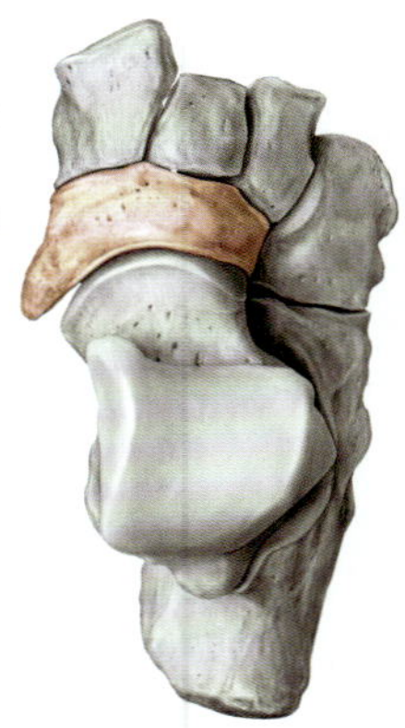

Abb. 3.344 Klassifikation der akzessorischen Os-naviculare-Typen (Os tibiale externum).

Bildgebung

Ultraschall

Nur zum Ausschluss von Differenzialdiagnosen.

Röntgen

Der akzessorische Knochen ist im a.-p. Bild gut erkennbar.

Magnetresonanztomografie

Antworten im Befund

- Klassifikation des Os tibiale externum
- Ausmaß der Aktivierung (Knochenmarködem, angrenzende Weichteilaktivierung, Beschaffenheit der Tibialis-posterior-Sehne, Sekundärschäden)

Spezielle Aspekte der postoperativen MRT nach Resektion eines Os tibiale externum oder Abtragung eines Os naviculare cornutum:

- Knochenödeme im Insertionsbereich
- Kontinuität des Sehnenansatzes
- störendes Fremdmaterial (Naht, Anker)
- Vernarbungen
- indirekte Zeichen einer Sehneninsuffizienz wie laterales subfibulares Impingement, Überlastung der medialen tarsalen Gelenke

Untersuchungstechnik

- *Sehnenstandarduntersuchung:* Bauchlage, hochauflösende Mehrkanalspule
- *Sequenztechnik:*
  - PDw fatsat sagittal und koronar
  - T 1w koronar
  - T 2w axial (Gelenkkippung)
  - T 1w fatsat nach Kontrastmittelgabe schräg axial (Sehnenkippung) und sagittal

Befunde

Zur Identifikation eines Ossikels innerhalb der Tibialis-posterior-Sehne ist ca. 5 mm proximal des Os naviculare auf ein Fettmarksignal innerhalb der Sehne zu achten (hell in T 1w Sequenzen). Bei Zustand nach Trauma muss das Vorhandensein einer Fraktur oder Fragmentation in Erwägung gezogen werden.

> **Merke** (M!)
>
> Bei Jugendlichen ist insbesondere bei Ausübung von Kontaktsportarten immer ein Trauma zu erwägen, auch bei leerer Anamnese.

In der T 1w Sequenz sind Nekrosen mit fehlendem Fettmarksignal und mit fehlender Kontrastmittelanreicherung zu erkennen. Das MRT zeigt die Sehnendegeneration in Form einer Peritendinitis mit Kontrastmittelaufnahme entlang der Sehnenscheide bis zur fortgeschrittenen Degeneration mit mukoiden Binnensignalen, Partialläsion und angrenzender Weichteilaktivierung sowie Flüssigkeitseinlagerung.

Empfehlung zur Bildgebung

Methode der Wahl: MRT zur Beurteilung der Knochenaktivierung und der Qualität der Sehne.

Bildbeispiele

Die bildgebende Darstellung bei akzessorischem Os naviculare zeigen ▶ Abb. 3.345, ▶ Abb. 3.346, ▶ Abb. 3.347, ▶ Abb. 3.348 und ▶ Abb. 3.349.

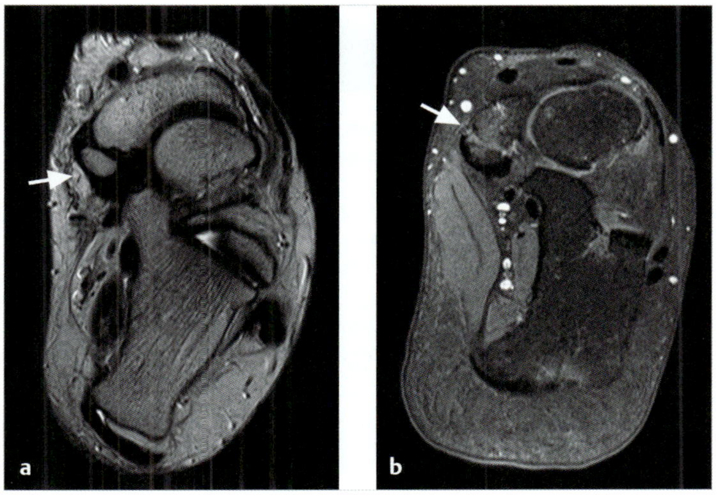

Abb. 3.345 Akzessorisches Os naviculare. 16-jährige Patientin mit medialen Schmerzen am Sprunggelenk.

a Axiale T 2w MRT-Sequenz. Os naviculare accessorium bzw. Os tibiale externum (Pfeil), korrelierend mit dem Schmerzbereich.

b Schräg axiale T 1w fatsat MRT-Sequenz nach Kontrastmittelgabe (Sehnenkippung). Die Tibialis-posterior-Sehne setzt vollständig am akzessorischen Os naviculare an (Typ II). Es besteht eine aktivierte Synchondrose (Pfeil) ohne nennenswerte Ansatztendinose der Tibialis-posterior-Sehne.

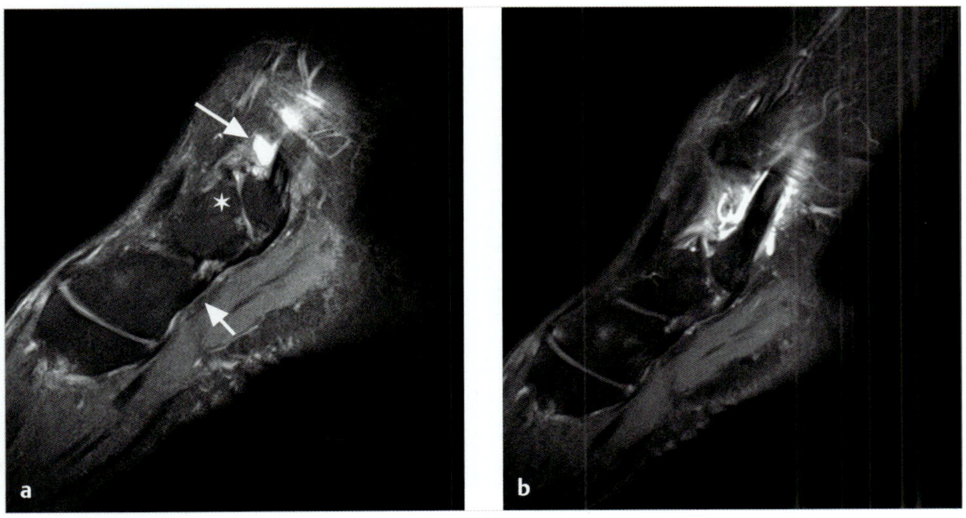

Abb. 3.346 Akzessorisches Os naviculare. 40-jährige Patientin mit zunehmenden medialen Schmerzen.

a Sagittale PDw fatsat MRT-Sequenz. Akzessorisches Os naviculare Typ II mit Sekundärdegenerationen im Bereich der Synchondrose (Stern). Der überwiegende Faseranteil inseriert am Ossikel, ein Faserzügel reicht bis an das Os cuneiforme mediale (kurzer Pfeil). Zusätzlich Flüssigkeitsnachweis in der Sehnenscheide in Höhe des Retinakulums (langer Pfeil).

b Sagittale T 1w fatsat MRT-Sequenz nach Kontrastmittelgabe. Deutliche Tenosynovitis der Tibialis-posterior-Sehne.

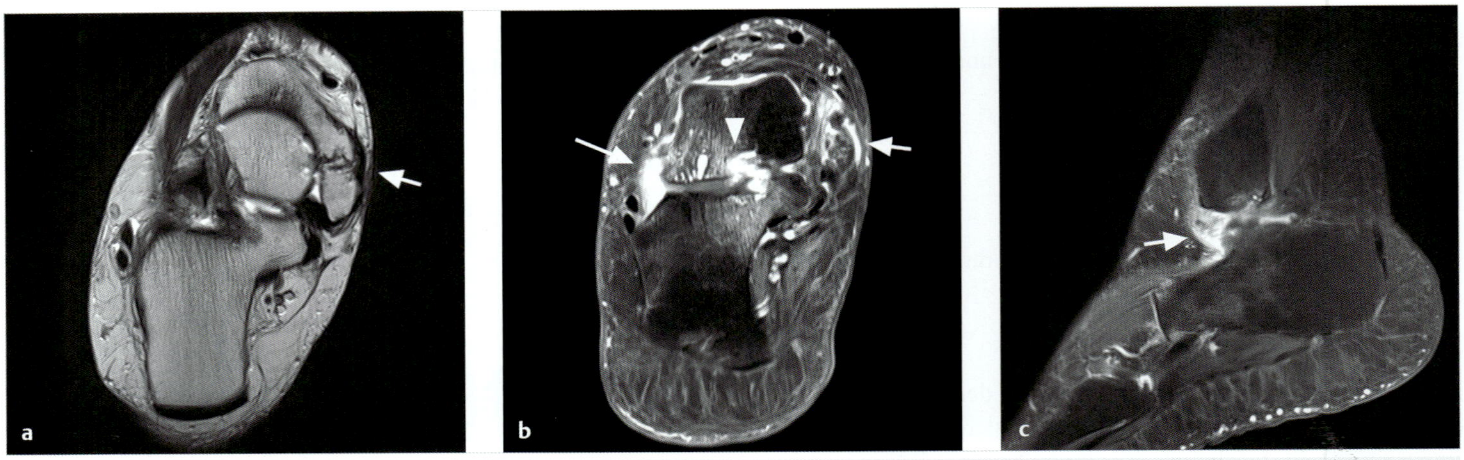

Abb. 3.347 Akzessorisches Os naviculare. 59-jährige Patientin mit Dysfunktion der Tibialis-posterior-Sehne Grad III, Pes planovalgus und chronischen Schmerzen im Sprunggelenk.

- **a** Axiale T2w MRT-Sequenz. Akzessorisches Os naviculare Typ III (Pfeil) mit partieller fibröser Anbindung.
- **b** Schräg axiale T1w fatsat MRT-Sequenz nach Kontrastmittelgabe (Sehnenkippung), Schichtung in Höhe des Subtalargelenks. Tendinose und Peritendinitis der Tibialis-posterior-Sehne (kurzer Pfeil). Deutliche Zeichen der Tibialis-posterior-Sehneninsuffizienz mit aktivierter Subtalararthrose, vermehrter Kontrastmittelanreicherung im Sinus tarsi als Ausdruck der subtalaren Instabilität (Pfeilspitze) sowie Zeichen des subfibularen Impingement (langer Pfeil).
- **c** Sagittale T1w fatsat MRT-Sequenz nach Kontrastmittelgabe, Schichtung durch den Außenknöchel. Subfibulare Aktivierung als Ausdruck der fortgeschrittenen Insuffizienz der Tibialis-posterior-Sehne (Pfeil).

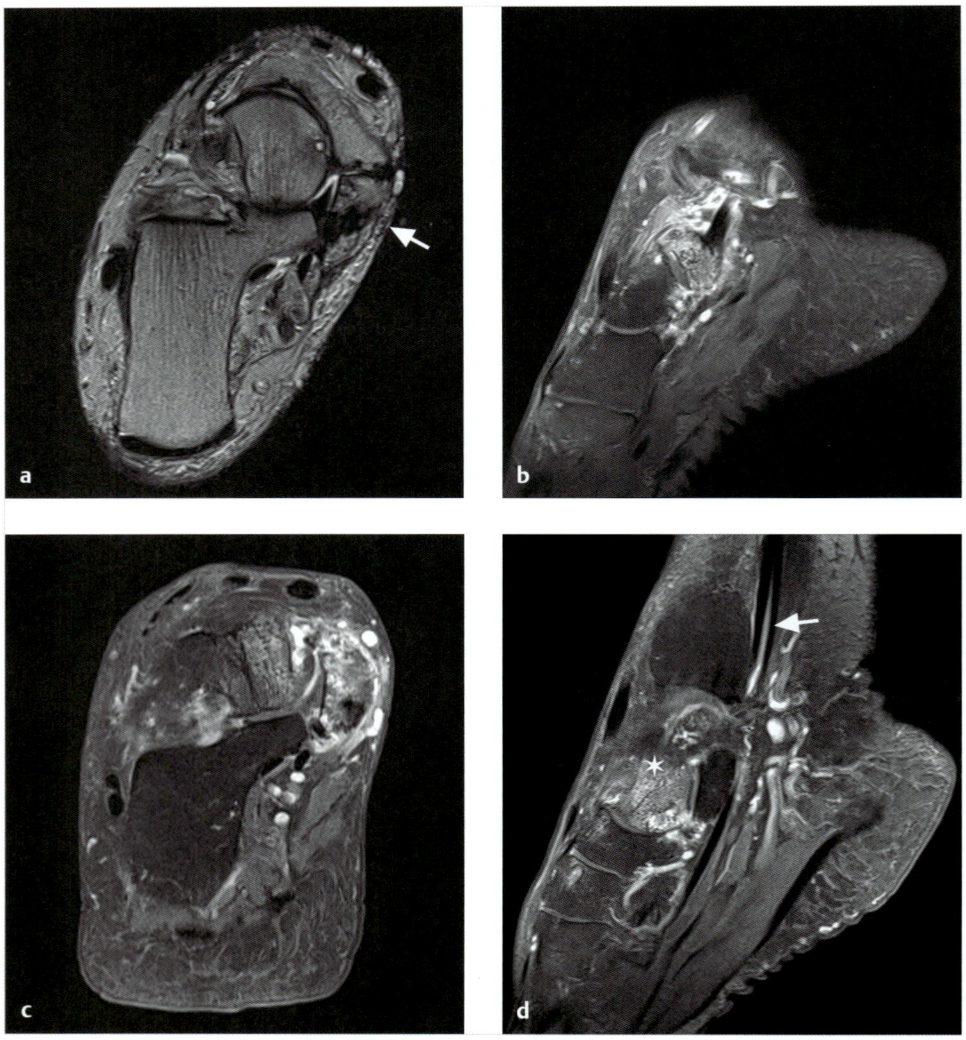

Abb. 3.348 Akzessorisches Os naviculare. 73-jährige Patientin mit Pes planovalgus und deutlichen Schmerzen im Sprunggelenk, medial betont.

- **a** Axiale T2w MRT-Sequenz. Akzessorisches Os naviculare Typ III (Pfeil).
- **b** Sagittale T1w fatsat MRT-Sequenz nach Kontrastmittelgabe. Erheblicher medialer Aktivierungszustand im Ansatzbereich der Tibialis-posterior-Sehne mit großem akzessorischem Os naviculare.
- **c** Schräg axiale T1w fatsat MRT-Sequenz nach Kontrastmittelgabe (Sehnenkippung). Sekundärdegenerationen des akzessorischen Os naviculare accessorium mit dem Taluskopf.
- **d** Sagittale T1w fatsat MRT-Sequenz nach Kontrastmittelgabe. Deutliche Aktivierung des Taluskopfs (Stern), langstreckige Partialruptur der Tibialis-posterior-Sehne in Höhe des Innenknöchels (Pfeil). Typische Befunde einer fortgeschrittenen Tibialis-posterior-Insuffizienz bei aktiviertem akzessorischem Os naviculare.

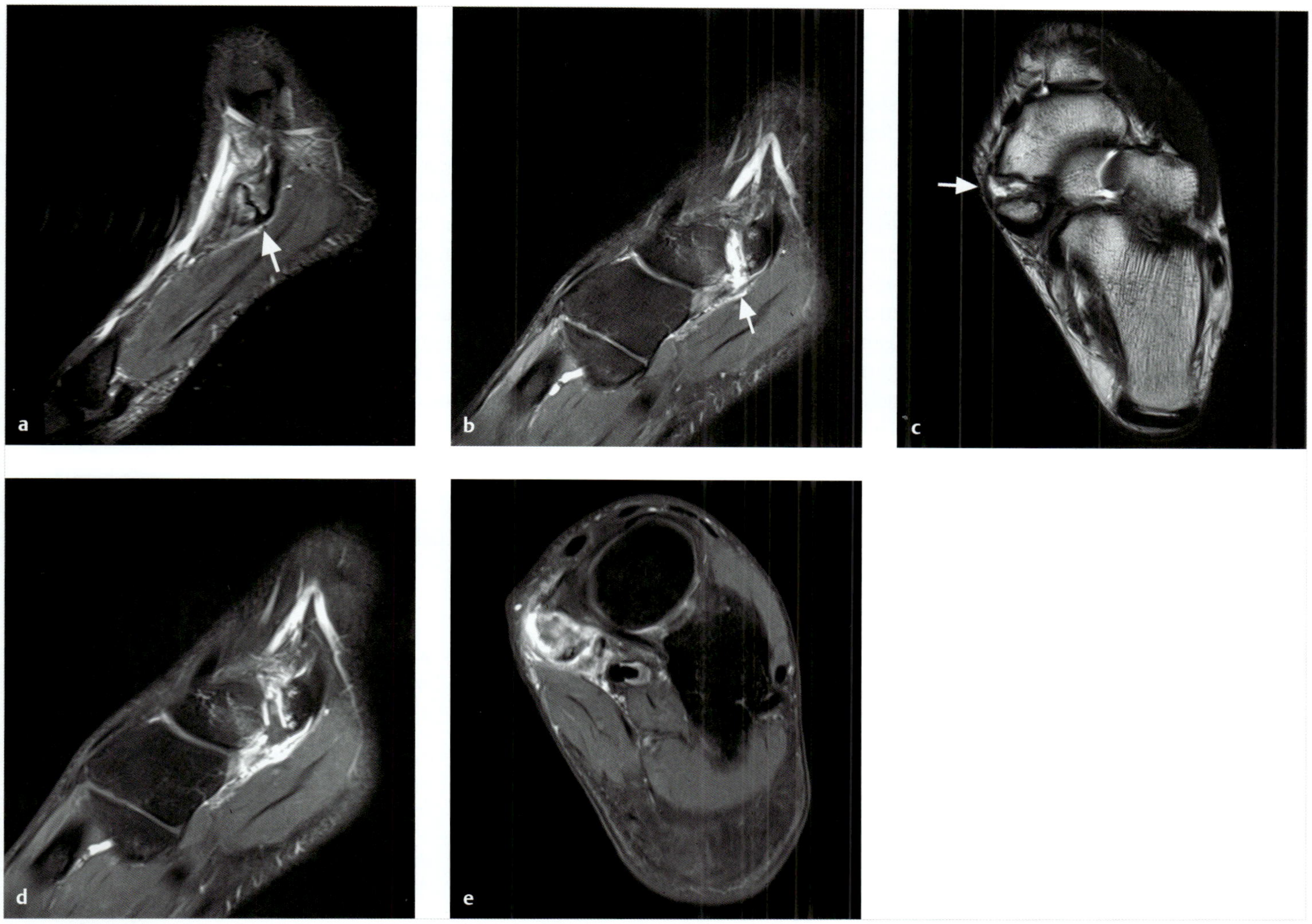

Abb. 3.349 Akzessorisches Os naviculare. 27-jähriger Patient mit Schmerzen an den linken Fußwurzeln medial, kein Trauma, keine Operation. Untersuchung im Verlauf.

a Sagittale STIR-MRT-Sequenz, Schichtung durch den Innenknöchel. Darstellung einer aktivierten fibrösen Synchondrose (Pfeil) eines akzessorischen Os naviculare.

b Sagittale PDw fatsat MRT-Sequenz, Untersuchung 2 Jahre später. Zwischenzeitlich Ruptur der Synchondrose. Das fibrös adaptierte akzessorische Os naviculare ist jetzt abgelöst (Pfeil), mit proximaler Dislokation und Erweiterung des Synchondrosespalts.

c Axiale T 2w MRT-Sequenz, gleicher Untersuchungszeitpunkt wie **b**. Disloziertes akzessorisches Os naviculare (Pfeil) bei Ruptur der Synchondrose.

d Sagittale T 1w fatsat MRT-Sequenz nach Kontrastmittelgabe, gleicher Untersuchungszeitpunkt wie **b**. Fibrovaskuläre Aktivierung im rupturierten Synchondrosespalt.

e Schräg axiale T 1w fatsat MRT-Sequenz nach Kontrastmittelgabe (Sehnenkippung), gleicher Untersuchungszeitpunkt wie **b**. Die Aktivierung korreliert mit dem Schmerzbereich.

Differenzialdiagnose

- Mittelfußarthrose
- Tendinose der Tibialis-posterior-Sehne
- Mittelfußfraktur
- Arthritis

Therapie

- Orthese
- spezielle Schutzeinlage mit Abpolsterung
- orthopädische Maßschuhe
- Kidner-Operation (Resektion und Reinsertion der Tibialis-posterior-Sehne)
- Fusion mit dem Os naviculare

Prognose/Komplikationen

Die chronische Aktivierung kann auf die Sehne übergreifen, mit der Folge einer Insuffizienz und Ruptur. Es kann ein Pes planovalgus resultieren.

Gängige Operationen an der Tibialis-posterior-Sehne

Die häufigste Operation ist die Kalkaneusverschiebeosteotomie mit Flexor-digitorum-longus-Sehnentransfer. Die Indikationen für die postoperative Zuweisung sind persistierende Schmerzen, Schwellungszustände und ein verzögerter Heilungsverlauf sowie der Verdacht auf einen Transferausriss oder eine zunehmende Transferdegeneration. Die postoperative Darstellung einer operierten Tibialis-posterior-Sehne zeigt oft Metallartefakte im Kalkaneus, die aufgrund der Lagebeziehung zur Insertion des Transfers nicht weiter störend sind. Fragestellungen nach einer Problematik der Verschiebeosteotomie mit verzögerter Knochenheilung sind eher selten und können mit metallartefaktunterdrückenden Sequenzen gut beantwortet werden (persistierendes Spongiosaödem bei verzögerter Konsolidierung). Gegebenenfalls hilft ein ergänzendes CT bei der Fragestellung nach Lockerung oder Pseudarthrose.

Häufig ist die Fragestellung nach Durchgängigkeit des Transfers. Das kann mitunter schwierig zu beantworten sein, da noch verbliebene Faseranteile der partiell rupturierten Tibialis-posterior-Sehne belassen werden und flächig aktiviertes, kontrastmittelaufnehmendes Narbengewebe den Sehnentransfer maskiert. In diesem Fall ist die langstreckige Untersuchung des Sehnenverlaufs mit Durchscrollen des Datensatzes (schräg axiale T1w fatsat MRT-Sequenz nach Kontrastmittelgabe [Sehnenkippung]) am besten geeignet, um die Kontinuität sicher zu erfassen. Jedoch auch bei fehlender oder nur schlechter Abgrenzbarkeit des Flexor-digitorum-longus-Sehnentransfers sollte man mit der Diagnose einer Transferruptur vorsichtig sein: Das Sehnengewebe zeigt im Verlauf eine zunehmende Signalabsenkung und Aushärtung mit verbesserter Abgrenzbarkeit. Entscheidend ist der klinische Befund in der Funktionsuntersuchung.

Bildbeispiele

Den postoperativen Befund zeigen ▶ Abb. 3.350, ▶ Abb. 3.351 und ▶ Abb. 3.352.

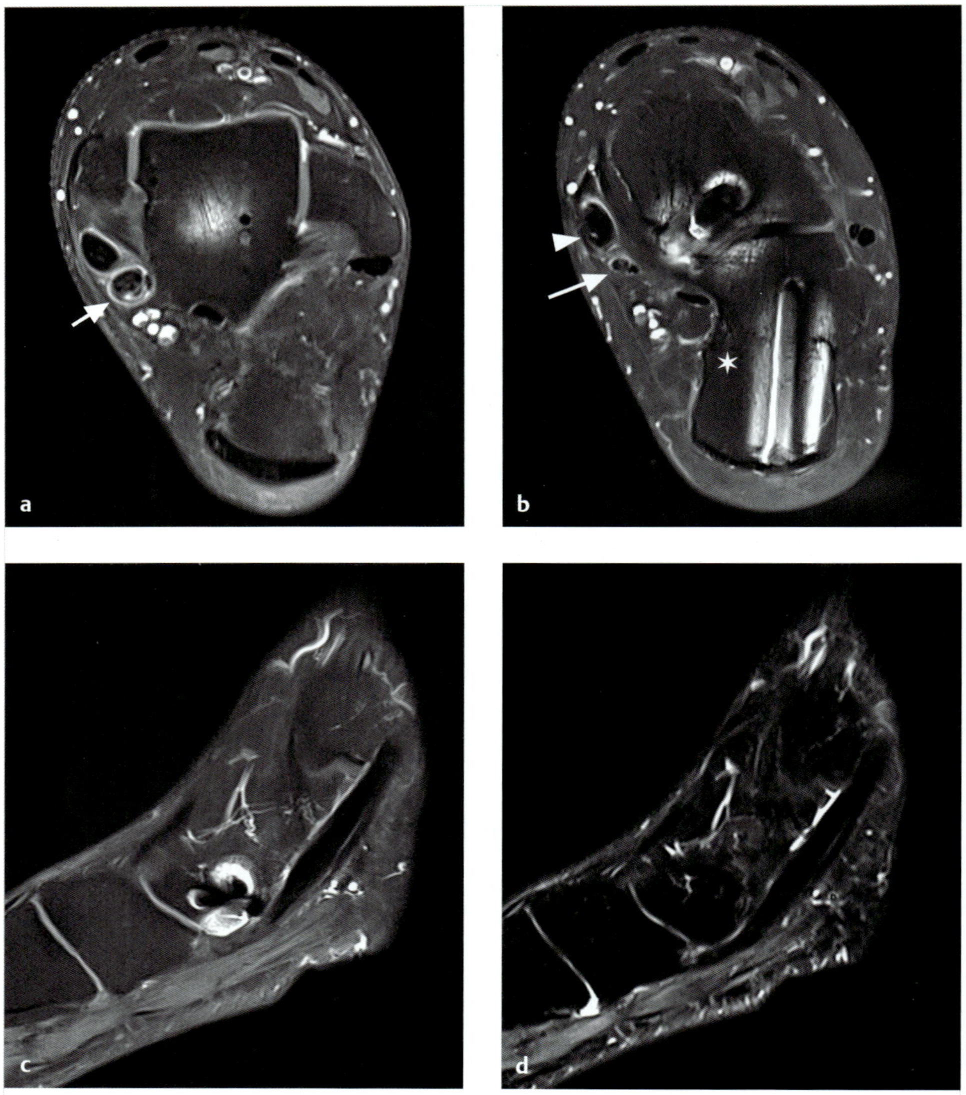

Abb. 3.350 Operation an der Tibialis-posterior-Sehne: Darstellung des Sehnentransfers. 55-jähriger Patient mit Tibialis-posterior-Insuffizienz Stadium II und Zustand nach Kalkaneusverschiebeosteotomie und Augmentation der Tibialis-posterior-Sehne durch einen Transfer der Flexor-digitorum-longus-Sehne. Schmerzen im Bereich der Sehnenverankerung am Os naviculare. Frage nach Pathologie im Bereich der Transferverankerung.

- **a** Schräg axiale T1w fatsat MRT-Sequenz nach Kontrastmittelgabe (Sehnenkippung). Leichte Tendinose und Tenosynovitis der transferierten Flexor-digitorum-longus-Sehne (Pfeil).
- **b** Schräg axiale T1w fatsat MRT-Sequenz nach Kontrastmittelgabe (Sehnenkippung), Schichtung in Höhe der Kalkaneusverschiebeosteotomie. Die Metallartefakte im Kalkaneus (Stern) sind für die Beurteilung des Sehnentransfers nicht relevant. Deutliche Ausdünnung der Flexor-digitorum-longus-Sehne (Pfeil), Anschnitt der Tibialis-posterior-Sehne (Pfeilspitze).
- **c** Sagittale T1w fatsat MRT-Sequenz nach Kontrastmittelgabe. Beurteilung des Schmerzbereichs am Os naviculare. Aufgrund der Metallartefakte des Sehnenankers keine Aussage bezüglich eines Spongiosaödems möglich.
- **d** Sagittale WARP-STIR-MRT-Sequenz, gleiche Schichtebene wie **c**. Durch die Metallunterdrückung gute Beurteilbarkeit der knöchernen Strukturen möglich, ohne Nachweis einer Osteitis.

  Anmerkung: Bei zu erwartenden Metallartefakten im Bereich der knöchernen Verankerung des Sehnentransfers empfehlen sich Metallartefakt-unterdrückte Sequenzen.

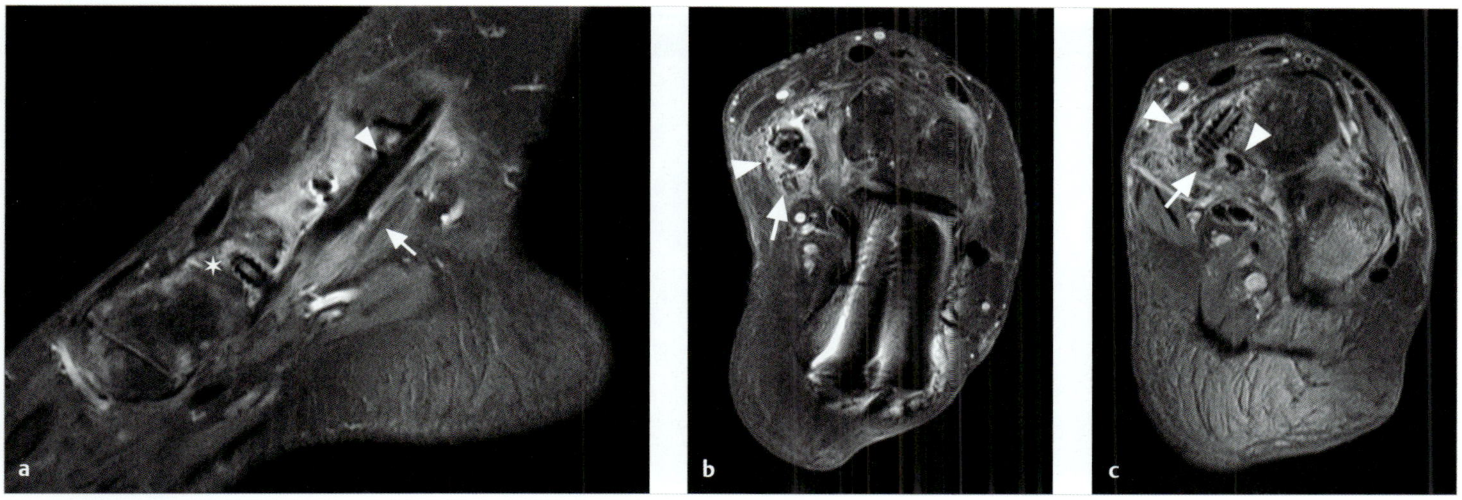

Abb. 3.351 Operation an der Tibialis-posterior-Sehne: Darstellung des Sehnentransfers. 60-jährige Patientin, 2 Monate postoperativ, Zustand nach Torsionstrauma mit Frage nach rupturiertem Sehnentransfer. Zustand nach Kalkaneusverschiebeosteotomie, Ausschneiden der rupturierten Tibialis-posterior-Sehne mit Flexor-digitorum-longus-Sehnentransfer, Talonavikular-Kapsel-Band-Plastik, Innenbandnaht, Naht des Tibio-Spring-Ligaments und des Pfannenbands. Persistierende erhebliche Schmerzen.

Anmerkung: Postoperative Kontrollen nach Sehnentransfer sind insbesondere bei verzögerter Heilung mit schmerzhaften Schwellungszuständen und aktiviertem Narbengewebe schwierig zu beurteilen. In diesem Fall ist die genaue Kenntnis des operativen Vorgehens (belassene freie Sehnenenden usw.) und der klinischen Angaben (Funktionsverlust des Sehnentransfers, postoperatives Trauma usw.) wichtig. Auch signalgesteigerte und schlecht abgrenzbare Sehnenaugmentationen können sich nach Abklingen der aktivierten Narbenbildung bildmorphologisch und funktionell normalisieren, wie in diesem Fall. Aufgrund der Beschwerdefreiheit erfolgte keine weitere MRT-Kontrolle.

- **a** Sagittale T 1w fatsat MRT-Sequenz nach Kontrastmittelgabe. Deutlich kontrastmittelaufnehmendes Narbengewebe mit verdickter Tibialis-posterior-Sehne (Pfeilspitze) vor der Flexor-digitorum-longus-Sehne (Pfeil) sowie Darstellung der Schraubenverankerung im Os naviculare (Stern).
- **b** Schräg axiale T 1w fatsat MRT-Sequenz nach Kontrastmittelgabe (Sehnenkippung), Schicht durch das Subtalargelenk. Darstellung der 2 Schrauben bei Kalkaneusverschiebeosteotomie (ohne Metallartefaktunterdrückung). Deutliche Peritendinitis der Reste der rupturierten Tibialis-posterior-Sehne (Pfeilspitze) mit 2 längs gerissenen Faseranteilen. Posterior angrenzend ein signalgesteigerter, dünnlumiger Flexor-digitorum-longus-Sehnentransfer (Pfeil).
- **c** Schräg axiale T 1w fatsat MRT-Sequenz nach Kontrastmittelgabe (Sehnenkippung). Darstellung der Fixierung des Flexor-digitorum-longus-Sehnentransfers im Os naviculare (Pfeil), restliche ursprüngliche Faserzügel der Tibialis-posterior-Sehne, unmittelbar anterior der Schraube sowie im weiteren Verlauf plantarseitig unmittelbar dorsal der Schraube gelegen (Pfeilspitzen). Nebenbefundlich partiell gedoppelte Flexor-hallucis-longus-Sehne. Intakter Sehnentransfer, nach Ruhigstellung keine Beschwerden mehr.

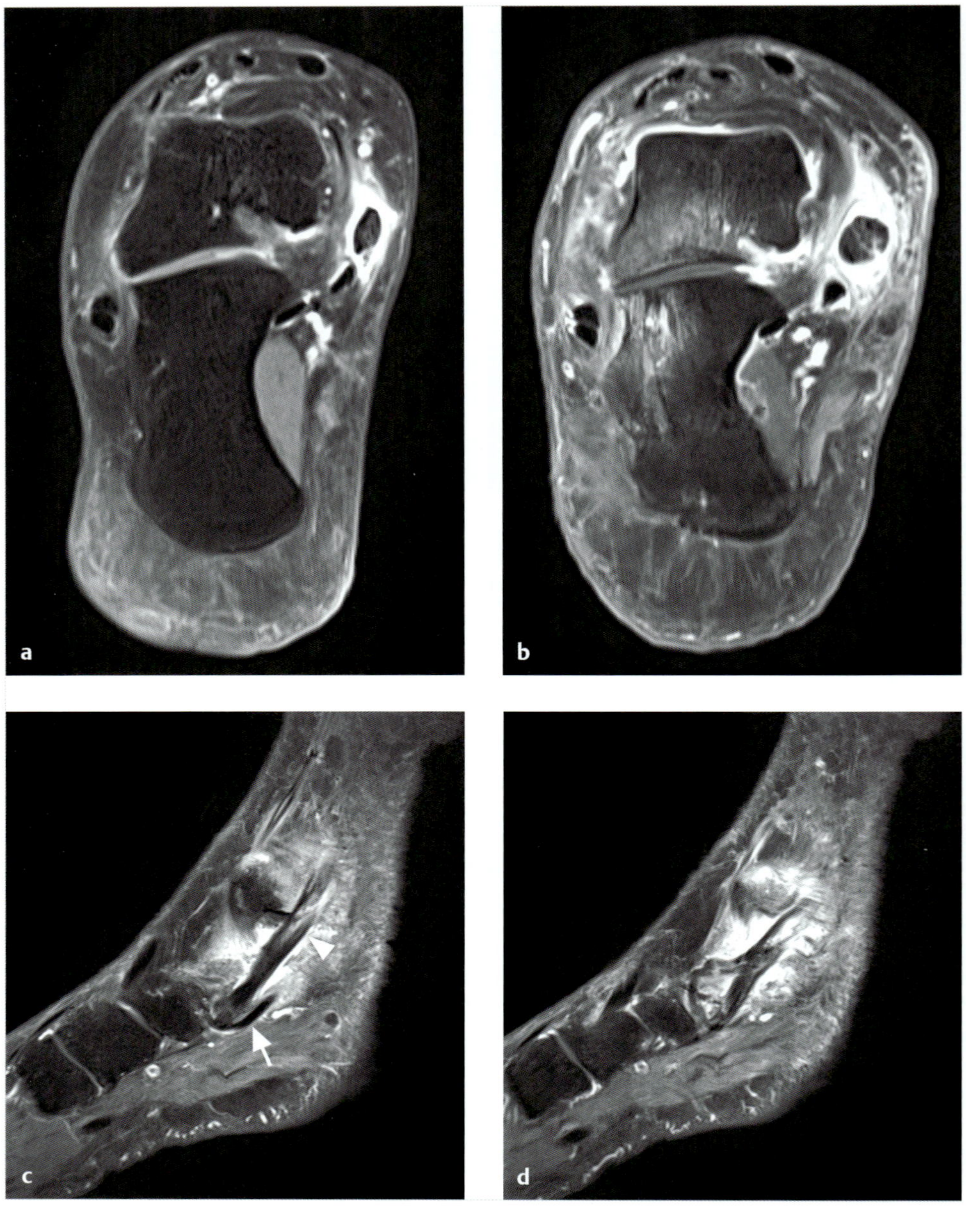

Abb. 3.352 Operation an der Tibialis-posterior-Sehne: Darstellung des Sehnentransfers. 51-jährige Patientin mit fortgeschrittener Tibialis-posterior-Insuffizienz und subtalarer Instabilität, MRT 7 Monate postoperativ wegen eingeschränkter Beweglichkeit. Zustand nach Umstellungsosteotomie mit transossärer Fixation der Flexor-digitorum-longus-Sehne im Os naviculare.
Anmerkung: Bei Unklarheiten in der postoperativen Befundung kann die gemeinsame Auswertung mit dem Operateur hilfreich sein.
a Schräg axiale T 1w fatsat MRT-Sequenz nach Kontrastmittelgabe (Sehnenkippung). Präoperative Bildgebung mit Stadium-IIB-Insuffizienz. Zeichen der subtalaren Instabilität (Kontrastmittelaufnahme entlang der Gelenkkapsel) mit subfibularer Aktivierung.
b Schräg axiale T 1w fatsat MRT-Sequenz nach Kontrastmittelgabe (Sehnenkippung), 7 Monate postoperativ. Deutlicher Schwellungszustand mit aktivierter Narbenbildung.
c Sagittale T 1w fatsat MRT-Sequenz nach Kontrastmittelgabe, gleicher Untersuchungszeitpunkt wie **b**. Durch die rupturierte Tibialis-posterior-Sehne (Pfeilspitze) wurde der Flexor-digitorum-longus-Transfer verankert (Pfeil).
d Sagittale T 1w fatsat MRT-Sequenz nach Kontrastmittelgabe, gleicher Untersuchungszeitpunkt wie **b**. Aufgesplittete Tibialis-posterior-Sehne mit Durchzug der Flexor-digitorum-longus-Sehne.

3.3.5 Pathologien der Extensorensehnen

Ulrike Szeimies

Tendinose bzw. Ansatztendinose der Tibialis-anterior-Sehne

Definition

Eine Insertionstendinose der Tibialis-anterior-Sehne ist an der distalen Insertion am Os cuneiforme mediale und an der Basis des Metatarsale I lokalisiert.

Symptome

- Mittelfußschmerz im Insertionsgebiet der Tibialis-anterior-Sehne oder im Verlauf der Sehne
- Schmerzverstärkung bei Belastung
- Ausstrahlung der Schmerzen bis in den ventralen Unterschenkel möglich
- teilweise tastbare Schwellung im distalen Sehnenverlauf

Prädisponierende Faktoren

- Übergewicht
- ältere Frauen bevorzugt
- gehäuft bei Laufsportlern

Anatomie/Pathologie

Die Insertion liegt an der Innenseite des Os cuneiforme mediale und am medialen Rand des Os metatarsale I. Die distale Tibialis-anterior-Sehne verläuft in einer ca. 7 cm langen Sehnenscheide am Fußrücken und wird vom inferioren Extensorenretinakulum überspannt. Die Hauptfunktion ist die Dorsalextension des oberen Sprunggelenks. Die Tendinose wird durch 2 Faktoren begünstigt: Zum einen liegt im Bereich am Fußrücken unter dem Retinakulum eine verminderte Durchblutung vor. Zum anderen komprimiert und knickt das Extensorenretinakulum die Sehne bei der Dorsalextension. Dadurch besteht eine vermehrte biomechanische Belastung. Insgesamt ist die Ansatztendinose eine eher seltene Sehnenpathologie.

Bildgebung

Ultraschall

- *Akute Tendopathie:* verdickte Sehne mit homogen herabgesetzter Echogenität, ggf. echofreie Flüssigkeit in der Sehnenscheide (Halophänomen)
- *Chronifizierung:* zunehmend echogene, inhomogene Veränderung, Kaliberschwankungen

Röntgen

Das Röntgenbild ist meist unauffällig. Selten sind bei chronischer Ansatztendinose Weichteilverkalkungen am Os cuneiforme mediale und am medialen Rand des Os metatarsale I zu erkennen.

Magnetresonanztomografie

Antworten im Befund

- Ausmaß der Peritendinitis
- Beurteilung der Ansatztendinose, der Qualität der Sehne und des Knochens, der knöchernen Anbauten und einer Partialruptur
- Beurteilung der angrenzenden Gelenke (Tarsometatarsalgelenk I, Navikulokuneiformegelenk)

Spezielle Aspekte der postoperativen MRT nach operativem Débridement des Achillessehnenansatzes:

- Knochenödeme im Insertionsbereich
- Kontinuität der Sehne
- Kalzifikationen oder Knochenkanten (ggf. zusätzlich CT)
- Irritation durch Fremdmaterial wie Nähte oder Anker
- Vernarbungen im Sehnengleitgewebe

Untersuchungstechnik

- *Sehnenstandarduntersuchung:* Bauchlage, hochauflösende Mehrkanalspule
- *Sequenztechnik:*
  - PDw fatsat sagittal und koronar
  - T 1w koronar
  - T 2w axial (Gelenkkippung)
  - T 1w fatsat nach Kontrastmittelgabe schräg axial (Sehnenkippung) und sagittal

Praxistipp

Es ist auf die komplette Schichtung der Sehne einschließlich der Tarsalia bzw. Metatarsalia zu achten. Gegebenenfalls sollte eine sagittale T 1w Sequenz zur Beurteilung eines Osteophyten am fibroossären Übergang der Insertion durchgeführt werden.

Befunde

- Kontrastmittelaufnahme entlang der Sehnenscheide am Mittelfuß bis zur Insertion
- Vergrößerung des Querdurchmessers
- intratendinöse Signalanhebungen als Ausdruck der Binnendegeneration
- degenerative Sehnenvaskularisation mit vermehrter Kontrastmittelanreicherung nach Kontrastmittelgabe
- umschriebene Längsruptur
- Knochenmarködem und vermehrte Kontrastmittelanreicherung am knöchernen Ansatz des Metatarsale I und des Os cuneiforme mediale mit möglichen enthesiopathischen Ausziehungen

Empfehlung zur Bildgebung

Methode der Wahl: MRT.

Bildbeispiele

Den bildgebenden Befund bei Tendinose bzw. Ansatztendinose der Tibialis-anterior-Sehne zeigen ▶ Abb. 3.353, ▶ Abb. 3.354, ▶ Abb. 3.355, ▶ Abb. 3.356 und ▶ Abb. 3.357.

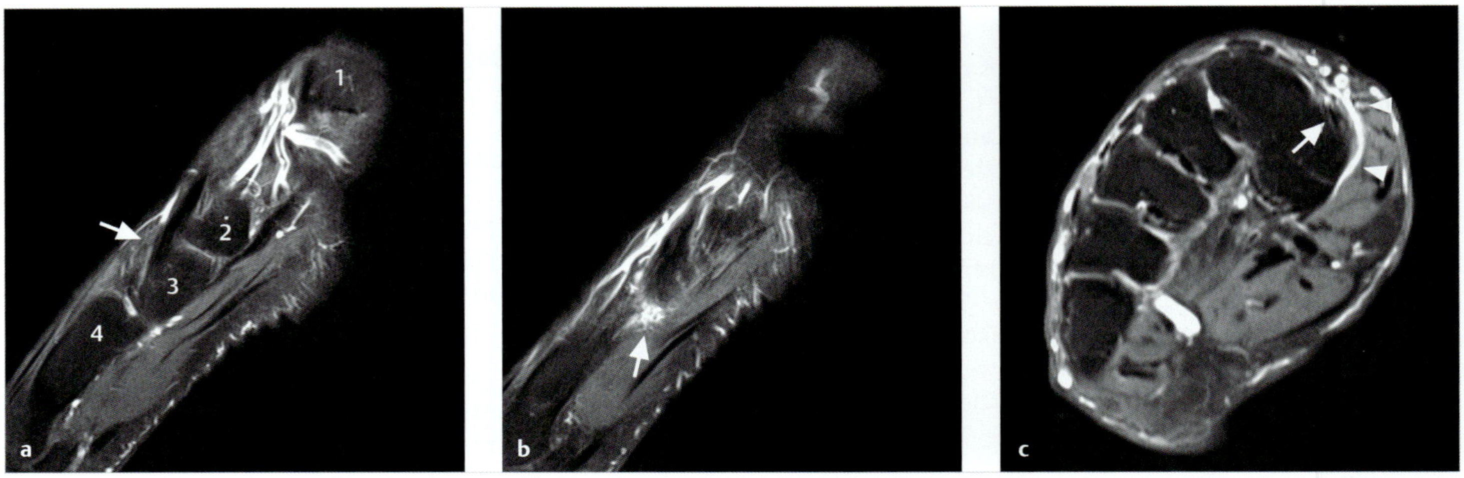

Abb. 3.353 Tendinose der Tibialis-anterior-Sehne. 62-jährige Patientin mit persistierenden unklaren Schmerzen im medialen Mittelfuß, bisherige Diagnostik ohne Befund.
1 = Innenknöchel
2 = Os naviculare
3 = Os cuneiforme mediale
4 = Metatarsale I

a Sagittale T 1w fatsat MRT-Sequenz nach Kontrastmittelgabe, Schichtung durch den tibiaseitigen Mittelfuß. Im Anschnitt dargestellt der Innenknöchel, das Os naviculare, das Os cuneiforme mediale und das Metatarsale I, im proximalen Abschnitt des fibroossären Übergangs der Tibialis-anterior-Sehne keine pathologische Kontrastmittelaufnahme (Pfeil).
b Sagittale T 1w fatsat MRT-Sequenz nach Kontrastmittelgabe, eine Schicht weiter medial als **a**. Unmittelbar an der fibroossären Einstrahlung vermehrte Kontrastmittelanreicherung (Pfeil).
c Schräg axiale T 1w fatsat MRT-Sequenz nach Kontrastmittelgabe (Sehnenkippung). Typisch für die Ansatztendinitis ist ein kontrastmittelaufnehmender Randsaum unmittelbar an der fibroossären Einstrahlung (Pfeilspitze). Der lange Pfeil markiert die Fasern der Tibialis-anterior-Sehne am Cuneiforme mediale.

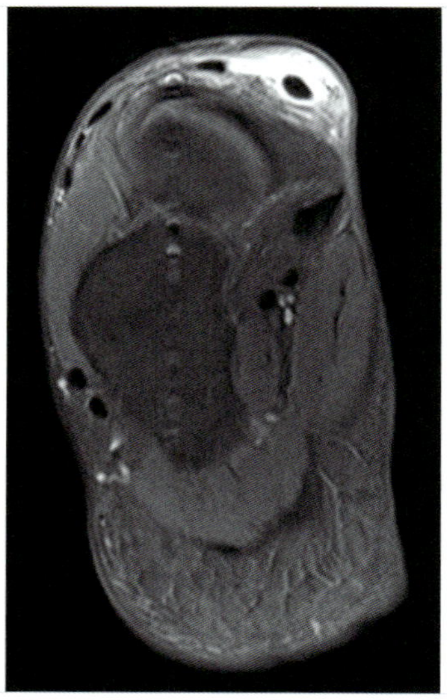

Abb. 3.354 Tendinose der Tibialis-anterior-Sehne. 41-jähriger Patient mit akut einsetzender, druckschmerzhafter Weichteilschwellung am medialen Mittelfuß nach sportlicher Belastung. Hochakute Tendinitis der Tibialis-anterior-Sehne. Schräg axiale T 1w fatsat MRT-Sequenz nach Kontrastmittelgabe. Ausgeprägte Tenosynovitis der rechten Tibialis-anterior-Sehne vom oberen Sprunggelenk bis zur Insertion bei intakten Binnenstrukturen.
Anmerkung: Bei fehlender Anamnese einer akuten Überlastung sollte bei dieser ausgeprägten Synovialitis immer auch an das Vorliegen einer entzündlichen Systemerkrankung gedacht werden.

Differenzialdiagnose

- Lisfranc-Arthrose
- knöcherne Überlastung (Ermüdungsfraktur)

Therapie

Konservativ

- Nicht steroidale Antirheumatika
- Physiotherapie (Friktionen, Ultraschall, exzentrische Dehnung)
- Einlagen mit Rückfußfassung und Unterstützung des Längsgewölbes
- Stoßwellentherapie
- Röntgentiefenbestrahlung
- Platelet derived Growth Factor

Operativ

- Débridement des Sehnenansatzes
- Tenosynovektomie und Refixation der Sehne mit einem Knochenanker

Prognose/Komplikationen

Mögliche Komplikationen sind eine komplette Ruptur und eine chronische Tendinose.

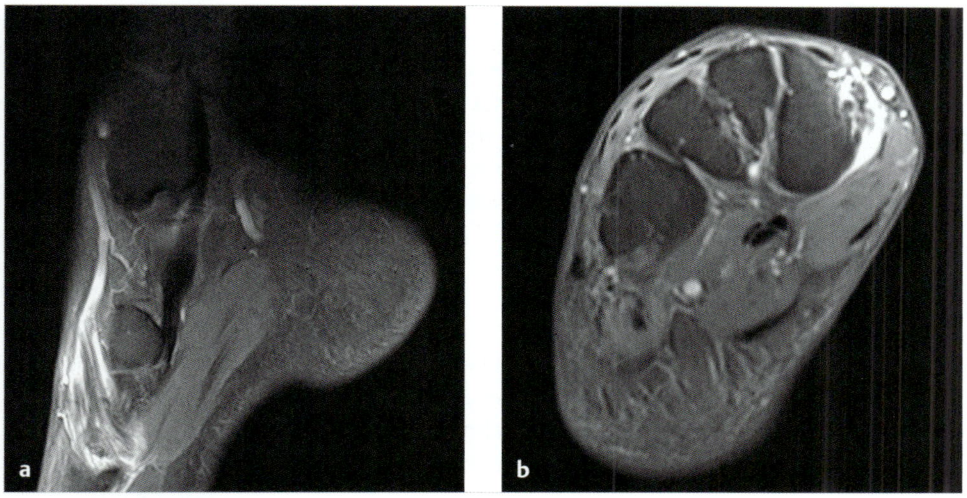

Abb. 3.355 Tendinose der Tibialis-anterior-Sehne. 58-jährige Patientin mit chronischen medialen Mittelfußschmerzen. Insertionstendinose der Tibialis-anterior-Sehne.

- **a** Sagittale T 1w fatsat MRT-Sequenz nach Kontrastmittelgabe. Deutlich vermehrte Kontrastmittelaufnahme bei fortgeschrittener distaler Tendinose und Insertionstendinose der Tibialis-anterior-Sehne.
- **b** Schräg axiale T 1w fatsat MRT-Sequenz nach Kontrastmittelgabe. Druckschmerzhafte Weichteilschwellung mit vermehrter Kontrastmittelaufnahme am fibroossären Übergang der Tibialis-anterior-Sehne am Os cuneiforme mediale und am medialen Rand des Metatarsale I.

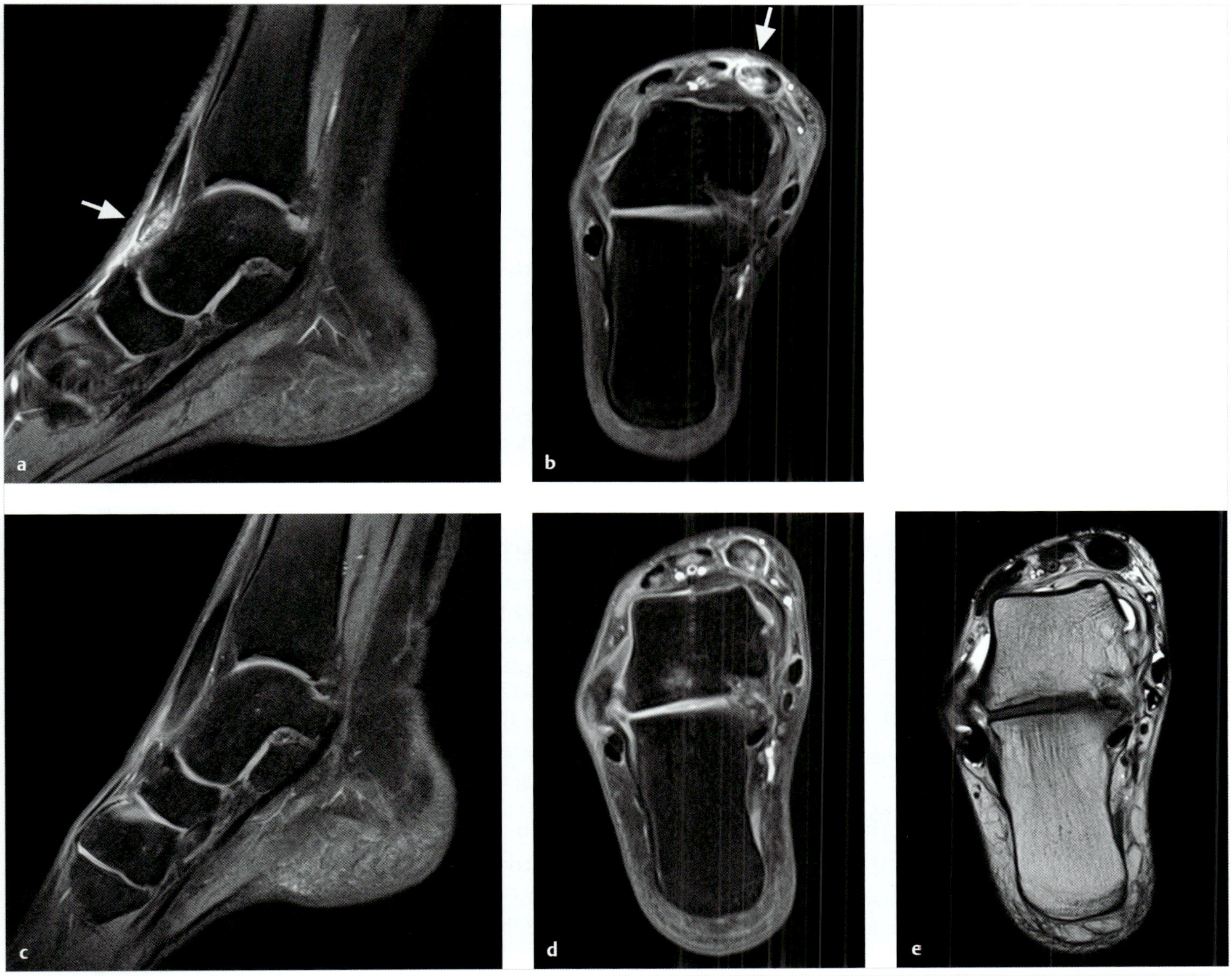

Abb. 3.356 Tendinose der Tibialis-anterior-Sehne. 34-jährige Patientin mit Schmerzen anterior und anteromedial im Bereich des Sprunggelenks, nach distal ausstrahlend. Tendinose und Teilruptur der Tibialis-anterior-Sehne, Verlauf nach Injektion von autologem konditioniertem Plasma.

- **a** Sagittale T 1w fatsat MRT-Sequenz nach Kontrastmittelgabe. Tendinose mit langstreckiger Peritendinitis des distalen Unterschenkels (Pfeil) bis in die Ansatzregion ohne Fibroostose.
- **b** Axiale T 1w fatsat MRT-Sequenz nach Kontrastmittelgabe (Sehnenkippung), gleicher Untersuchungszeitpunkt wie **a**. Fibulaseitige Partialruptur mit intratendinöser Erweichungszone und degenerativer Sehnenvaskularisation in Höhe des Taluskopfs (Pfeil).
- **c** Sagittale T 1w fatsat MRT-Sequenz nach Kontrastmittelgabe, Verlaufskontrolle nach 3 Monaten nach Injektion von autologem konditioniertem Plasma. Rückläufige Tendinose der Tibialis-anterior-Sehne.
- **d** Axiale T 1w fatsat MRT-Sequenz nach Kontrastmittelgabe (Sehnenkippung), gleicher Untersuchungszeitpunkt wie **c**. Zunehmende Konsolidierung der fibulaseitigen Teilruptur, noch intratendinöse Sehnenvaskularisationen mit Erweichungszonen, Beschwerdebesserung.
- **e** Schräg axiale T 2w MRT-Sequenz, gleicher Untersuchungszeitpunkt wie **c**, gleiche Schichtung wie **d**. Die Binnenstrukturen der Sehne sind in der T 2w Sequenz kaum erkennbar.

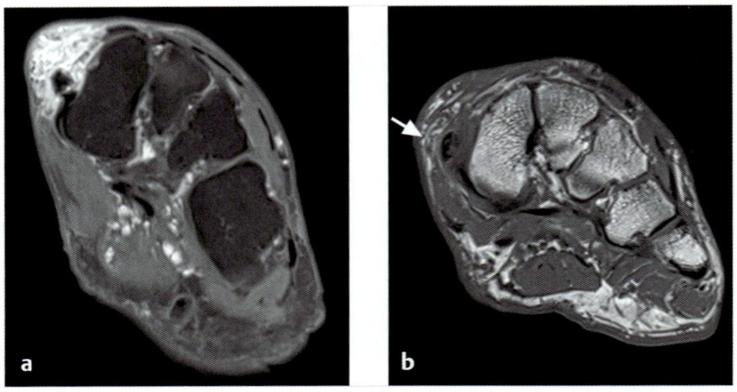

Abb. 3.357 Tendinose der Tibialis-anterior-Sehne. Akute Kalzinose, 73-jährige Patientin mit stechenden Schmerzen am medialen Mittelfuß, intensiv aktivierte kalzifizierende Ansatztendinose der Tibialis-anterior-Sehne.

a Axiale T 1w fatsat MRT-Sequenz nach Kontrastmittelgabe (Sehnenkippung). Ausgeprägte Kontrastmittelaufnahme mit Weichteilschwellung im Ansatzbereich der Tibialis-anterior-Sehne und mit Darstellung einer signalfreien Kalzifikation.

b Koronare T 1w MRT-Sequenz. Umschriebenes Kalkdepot (Pfeil) medial des distalen Os cuneiforme mediale, der Tibialis-anterior-Sehne aufsitzend.

Ruptur der Tibialis-anterior-Sehne

Definition

Es kann zu einer vollständigen Ruptur der Sehne des M. tibialis anterior kommen.

Symptome

- Schmerzen und Funktionsverlust der Dorsalextension im Sprunggelenk
- oft vom Patienten nicht als Ruptur wahrgenommen
- teilweise chronische Tendinopathie über Monate mit langsamem Spannungsverlust
- im Verlauf der Sehne umschriebener Defekt, akut Schwellung
- kompensatorische Überstreckung der Großzehe

Prädisponierende Faktoren

Eine vollständige Spontanruptur ist selten (weniger als 1 % aller Muskel- und Sehnenverletzungen). Auf dem Boden einer Degeneration, meist bei älteren Patienten im 6. Lebensjahrzehnt, besteht ein erhöhtes Risiko

- bei Laufsportarten,
- bei forcierter Dorsalflexion bei Plantarflexion (akut-exzentrische Belastung der Sehne), insbesondere auf dem Boden einer chronischen Entzündung, und
- bei Zustand nach Steroidinjektionen.

Zu Spontanrupturen kann es bei Diabetes, Gicht und rheumatoider Arthritis kommen. Proximale Rupturen treten Jahre nach einer Unterschenkelfraktur mit Kompartment-Syndrom auf.

Anatomie/Pathologie

Die Funktion der Sehne ist die Dorsalflexion des Sprunggelenks und die Inversion im unteren Sprunggelenk. Die Sehne rupturiert meistens zwischen dem Extensorenretinakulum (Lig. cruciatum cruris) und etwas oberhalb der eigentlichen Insertion am Os cuneiforme mediale und an der Basis des Metatarsale I.

Bildgebung

Ultraschall

Bei akuter Ruptur bzw. Teilruptur findet sich im Ultraschallbild eine echoarme Zone (Hämatom) mit echogenen Rissrändern. Peritendineum und Sehnenscheide sind ggf. teilweise erhalten. Die Adaptierbarkeit ist dynamisch unter Sicht auf den Monitor in maximaler Dorsalextension und Plantarflexion gut zu überprüfen. Für Teilrupturen ist ein Transversalschnitt wichtig. Eine degenerative Komplettruptur zeigt eine sog. Spargelspitze.

Röntgen

Die Röntgenbildgebung ist unauffällig. Selten sind bei langer Anamnese einer Tendinose Verkalkungen der Weichteile zu erkennen.

Magnetresonanztomografie

Antworten im Befund

- Exakte Bestimmung der Sehnenlücke bzw. -dehiszenz
- Beurteilung der Qualität der Sehnenenden
- Ausmaß der Degeneration und der mukoiden Verquellung
- Ausmaß der Entzündung im Sehnengleitlager
- Beurteilung der knöchernen Insertion am Os cuneiforme mediale und am Metatarsale I
- Beurteilung der Qualität bei eventuellem Sehnentransfer der Extensor-hallucis-Sehne

Untersuchungstechnik

- *Sehnenstandarduntersuchung:* Bauchlage, hochauflösende Mehrkanalspule
- *Sequenztechnik:*
  - PDw fatsat sagittal und koronar
  - T 1w koronar
  - T 2w axial (Gelenkkippung)
  - T 1w fatsat nach Kontrastmittelgabe schräg axial (Sehnenkippung) und sagittal

Befunde

Die Befunde bei Ruptur der Tibialis-anterior-Sehne sind am besten in der schräg axialen PDw fatsat Sequenz oder der T 1w fatsat Sequenz nach Kontrastmittelgabe zu sehen:

- leere Sehnenscheide mit Darstellung der Sehnenstümpfe proximal und distal
- Flüssigkeitsnachweis und Kontrastmittelaufnahme innerhalb der leeren Sehnenscheide

Empfehlung zur Bildgebung

Methoden der Wahl: Ultraschall, MRT.

Bildbeispiele

Rupturen imponieren bildgebend wie in ▶ Abb. 3.358 und ▶ Abb. 3.359 gezeigt. Eine mögliche Differenzialdiagnose ist in ▶ Abb. 3.360 zu sehen.

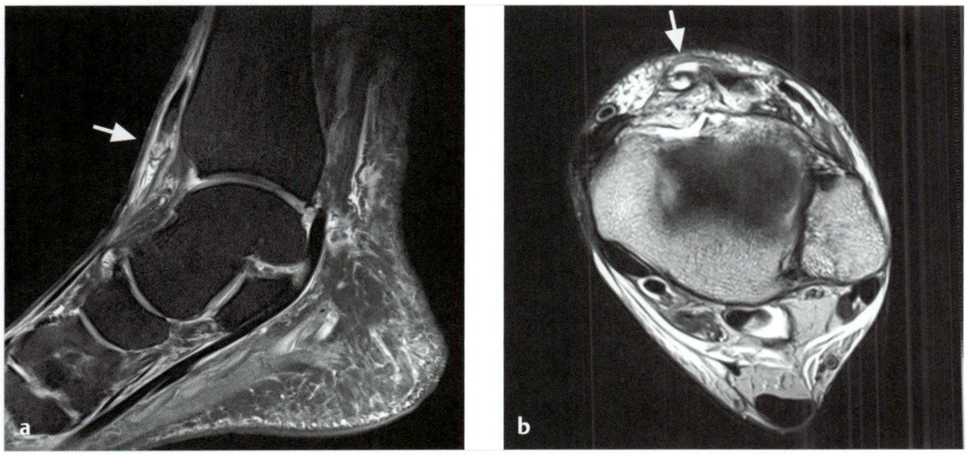

Abb. 3.358 Ruptur der Tibialis-anterior-Sehne. 80-jähriger Patient.

- **a** Sagittale PDw fatsat MRT-Sequenz. Retrahiertes proximalen Sehnenende mit Zeichen der Tendinose an der Rupturstelle (Pfeil).
- **b** Axiale T2w MRT-Sequenz, Schichtung in Höhe des oberen Sprunggelenks. Darstellung eines insuffizienten Faserzügels innerhalb der flüssigkeitsgefüllten Sehnenscheide (Pfeil).

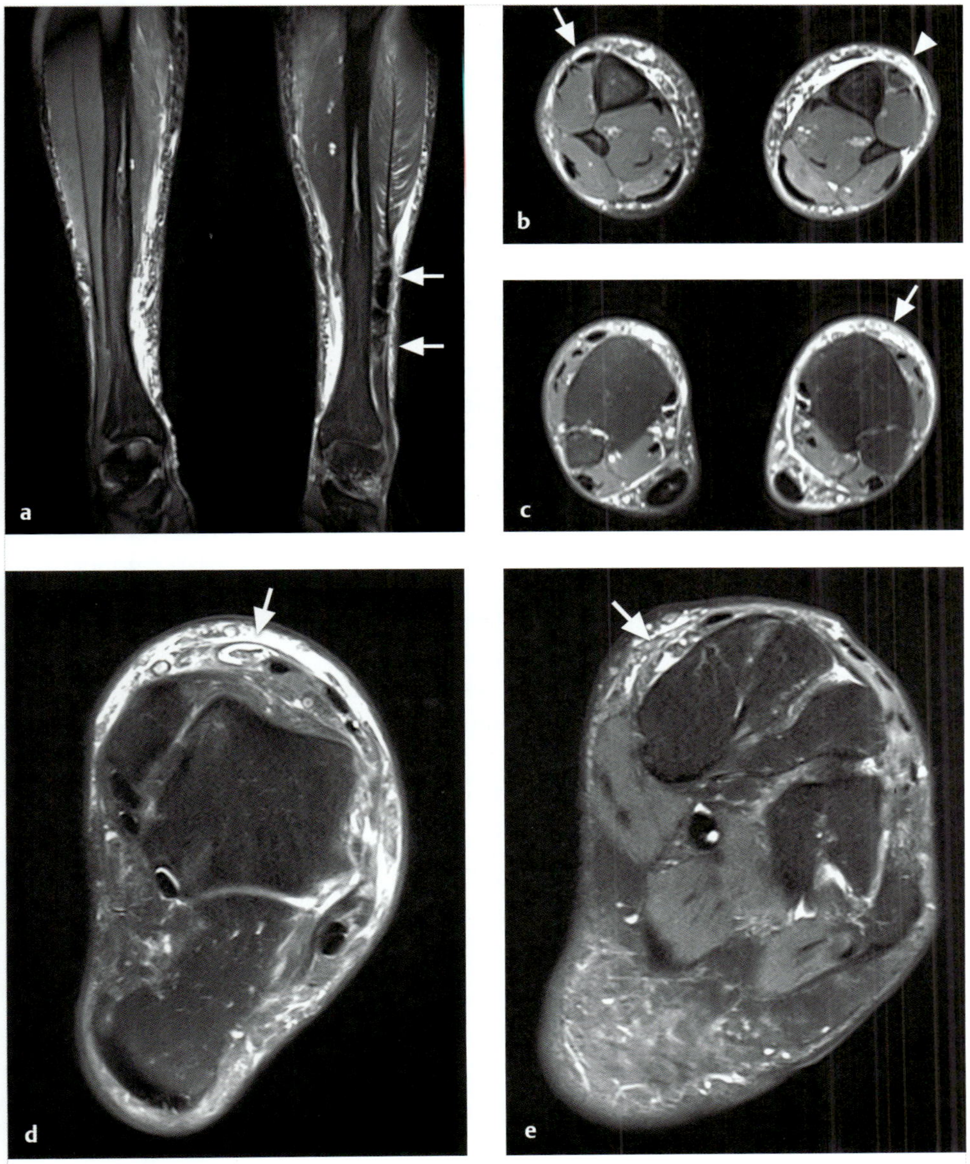

Abb. 3.359 Ruptur der Tibialis-anterior-Sehne. 72-jähriger Patient mit akutem Schmerzereignis bei länger bestehenden Beschwerden am distalen Unterschenkel.

Anmerkung: Ein präsentes Bildmuster einer fehlenden Tibialis-anterior-Sehne vom distalen Unterschenkel bis zum Ansatz ist wichtig, da oft die Diagnose bei klinisch nicht eindeutigen Befunden (es erfolgt eine Kompensation durch den M. hallucis longus) verzögert gestellt wird. Es sollten immer alle Extensorensehnen in jeder Schicht verfolgt werden. Bei einer Ruptur der Tibialis-anterior-Sehne sind in der Bildgebung und Befundung folgende Punkte wichtig: Abmessung der Defektstrecke, Beurteilung der Muskulatur (Vorliegen einer lipomatösen Involution oder eines Denervierungsödems) sowie Differenzierung zwischen frischer versus alter Ruptur. Bei einer frischen Ruptur ist die Muskeldarstellung nicht nötig.

- **a** Koronare STIR-MRT-Sequenz. Darstellung des proximalen Stumpfes der rupturierten Tibialis-anterior-Sehne, Retraktion des Sehnenendes mit gewelltem Verlauf (Pfeile). Flüssigkeitseinlagerungen und Einblutungen entlang des Sehnenspiegels des M. tibialis anterior.
- **b** Axiale PDw fatsat MRT-Sequenz auf Höhe des distalen Unterschenkels. Verdickter, degenerierter Sehnenstumpf (Pfeil), im Vergleich die Gegenseite mit unauffälliger Tibialis-anterior-Sehne (Pfeilspitze).
- **c** Axiale PDw fatsat MRT-Sequenz, Schichtung unmittelbar über dem oberen Sprunggelenk. Flüssigkeitsgefüllte leere Sehnenscheide der Tibialis-anterior-Sehne (Pfeil).
- **d** Axiale PDw fatsat MRT-Sequenz auf Höhe des Innenknöchels. Leere Sehnenscheide (Pfeil).
- **e** Axiale PDw fatsat MRT-Sequenz, Schichtung in Höhe des fibroossären Übergangs des Os cuneiforme mediale. Fehlende Darstellung der Sehne am Ansatz (Pfeil).

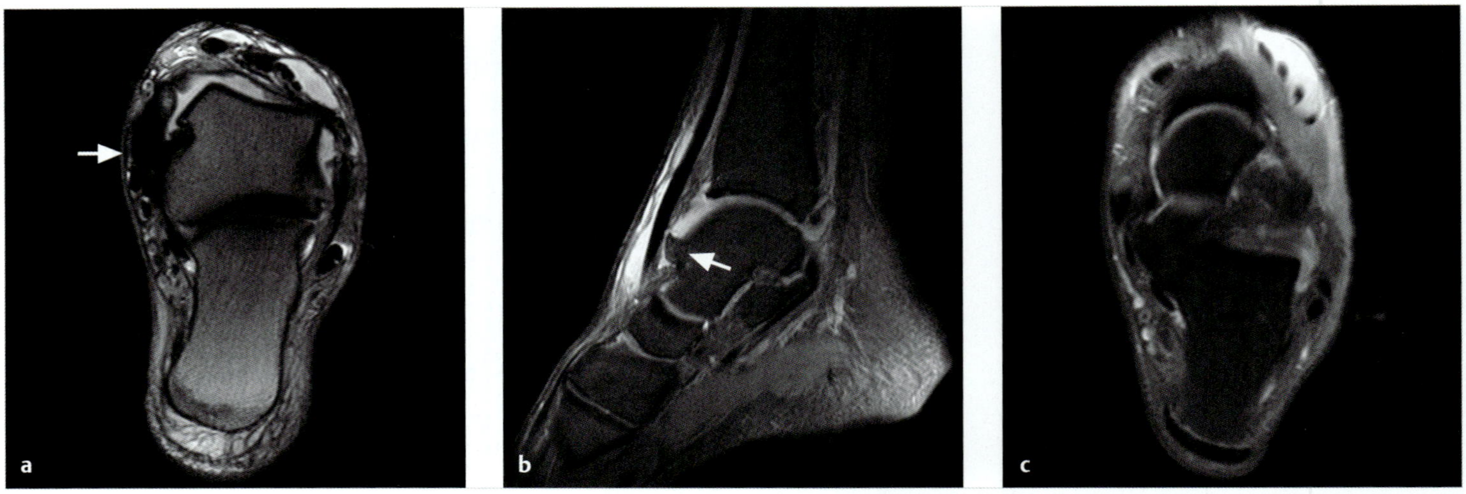

Abb. 3.360 Ruptur der Tibialis-anterior-Sehne: Differenzialdiagnose PVNS. 41-jähriger Patient mit Frage nach Ruptur der Tibialis-anterior-Sehne.
a Axiale T 2w MRT-Sequenz. Ausgeprägte Flüssigkeitsansammlungen entlang der Sehnenscheide der Extensorensehnen mit auffälligem signalarmem Gewebe angrenzend an die Tibialis-posterior-Sehne (Pfeil), hochverdächtig für eine PVNS.
b Sagittale T 1w fatsat MRT-Sequenz nach Kontrastmittelgabe. Deutliche synovialitische Kontrastmittelanreicherung im oberen Sprunggelenk und innerhalb der Sehnenscheiden. Prominente knöcherne Ausziehung am anterioren Talushals (Pfeil) mit möglicher Affektion der Tibialis-anterior-Sehne.
c Schräg axiale T 1w fatsat MRT-Sequenz nach Kontrastmittelgabe. Es wurde extern die Verdachtsdiagnose einer rheumatoiden Arthritis gestellt. Zusätzlich wurde eine mechanische Irritation durch ein anteriores knöchernes Ankle-Impingement geäußert (osteophytäre Ausziehung in **b**). In die Differenzialdiagnose miteinbezogen wurde aufgrund der signalarmen Strukturen in der T 2w Sequenz das Vorliegen einer PVNS. Intraoperativ zeigte sich ein ausgeprägter blutiger Erguss mit der histologisch gesicherten Diagnose „PVNS".

Differenzialdiagnose

- Partialruptur
- Tenosynovitis
- Synovialitis im anterioren Sprunggelenk

Therapie

Konservativ

Mit Schiene und Entlastung bei kleinen Partialrupturen und longitudinalen Läsionen sowie bei weitgehend immobilen älteren Patienten.

Operativ

- Refixation mit transossären Durchzugsnähten oder Anker
- End-zu-End-Anastomose bei fokalen Einrissen; bei größeren langstreckigen Läsionen, bei fortgeschrittener Degeneration der Sehnenenden und bei Retraktion der Rupturenden Extensor-hallucis-longus-Transfer als motorische Ersatzplastik

Prognose/Komplikationen

Es kann zu einer zunehmenden Abflachung des Fußgewölbes kommen, bei Kindern mit begleitender Verkürzung der Achillessehne.

Pathologien der Extensor-hallucis-longus- und der Extensor-digitorum-longus-Sehne

Definition

Pathologien der Extensorensehnen umfassen die Tendinitis, selten Rupturen. Rupturen sind meist Folge direkter Traumen wie Schnittverletzungen.

Symptome

- Schmerzen im Bereich des Retinaculum extensorum superior oder inferior
- Ausstrahlung der Schmerzen bis in den ventralen Unterschenkel möglich
- teilweise tastbare Schwellung im distalen Sehnenverlauf
- Funktionsverlust bei Ruptur

Prädisponierende Faktoren

- Druck durch Schuhwerk, insbesondere beim Sport
- gehäuft bei Laufsportlern
- Schnittverletzungen

Anatomie/Pathologie

Die Insertion befindet sich an den Zehenendgliedern. Die distalen Extensorensehnen der Zehen verlaufen parallel zur Tibialis-anterior-Sehne in einer ca. 7 cm langen Sehnenscheide am Fußrücken und werden vom superioren und inferioren Extensorenretinakulum überspannt. Ihre Funktion ist die Dorsalextension der Zehen. Während die Extensor-hallucis-longus-Sehne von entsprechenden Muskeln angesteuert wird, vereinigen sich die Sehnen der langen Kleinzehenstrecker zu einem Strang, der im M. extensor digitorum longus ausläuft. Analog zur Tibialis-anterior-Sehne wird die Tendinose durch 2 Faktoren begünstigt: Zum einen liegt im Bereich am Fußrücken unter dem Retinakulum eine verminderte Durchblutung vor; zum anderen komprimiert und knickt das Extensorenretinakulum die Sehne bei der Dorsalextension. Dadurch kommt es zu einer vermehrten biomechanischen Belastung.

Bildgebung

Ultraschall

- *Akute Tendopathie:* verdickte Sehne mit homogen herabgesetzter Echogenität, ggf. echofreie Flüssigkeit in der Sehnenscheide (Halophänomen)
- *Chronifizierung:* zunehmend echogene, inhomogene Veränderung, Kaliberschwankungen
- *Ruptur:* Unterbrechung der Kontinuität

Röntgen

Das Röntgenbild ist meist unauffällig. Selten führen osteophytäre Anbauten der Tarsalgelenke und des Talonavikulargelenks zu einer mechanischen Irritation der Extensorensehnen.

Magnetresonanztomografie

Antworten im Befund

- Ausmaß und Lokalisation der Peritendinitis
- Beurteilung der Kontinuität und Qualität der Sehne
- Beurteilung der angrenzenden Gelenke (Tarsometatarsalgelenk I, Navikulokuneiformegelenk, Talonavikulargelenk) bei möglicher mechanischer Irritation

Untersuchungstechnik

- *Sehnenstandarduntersuchung:* Bauchlage, hochauflösende Mehrkanalspule
- *Sequenztechnik:*
  - PDw fatsat sagittal und koronar
  - T 1w koronar
  - T 2w axial (Gelenkkippung)
  - T 1w fatsat nach Kontrastmittelgabe schräg axial (Sehnenkippung) und sagittal

Praxistipp

Es ist auf die komplette Schichtung der Sehne einschließlich der Tarsalia bzw. Metatarsalia zu achten. Gegebenenfalls sollte eine sagittale T 1w Sequenz zur Beurteilung eines Osteophyten am fibroossären Übergang der Insertion durchgeführt werden.

Befunde

- Kontrastmittelaufnahme entlang der Sehnenscheide am Mittelfuß bis zur Insertion
- Vergrößerung des Querdurchmessers
- intratendinöse Signalanhebungen als Ausdruck der Binnendegeneration
- degenerative Sehnenvaskularisation mit vermehrter Kontrastmittelanreicherung nach Kontrastmittelgabe
- umschriebene Längsruptur
- dorsale Anbauten des Talonavikulargelenks, des Navikulokuneiformegelenks oder der Lisfranc-Gelenklinie mit direkter Irritation der Sehnen

Empfehlung zur Bildgebung

Methode der Wahl: MRT.

Bildbeispiele

Mehrere Fälle von Pathologien der Extensor-digitorum-longus-Sehne sind in ► Abb. 3.361, ► Abb. 3.362, ► Abb. 3.363, ► Abb. 3.364 und ► Abb. 3.365 dargestellt.

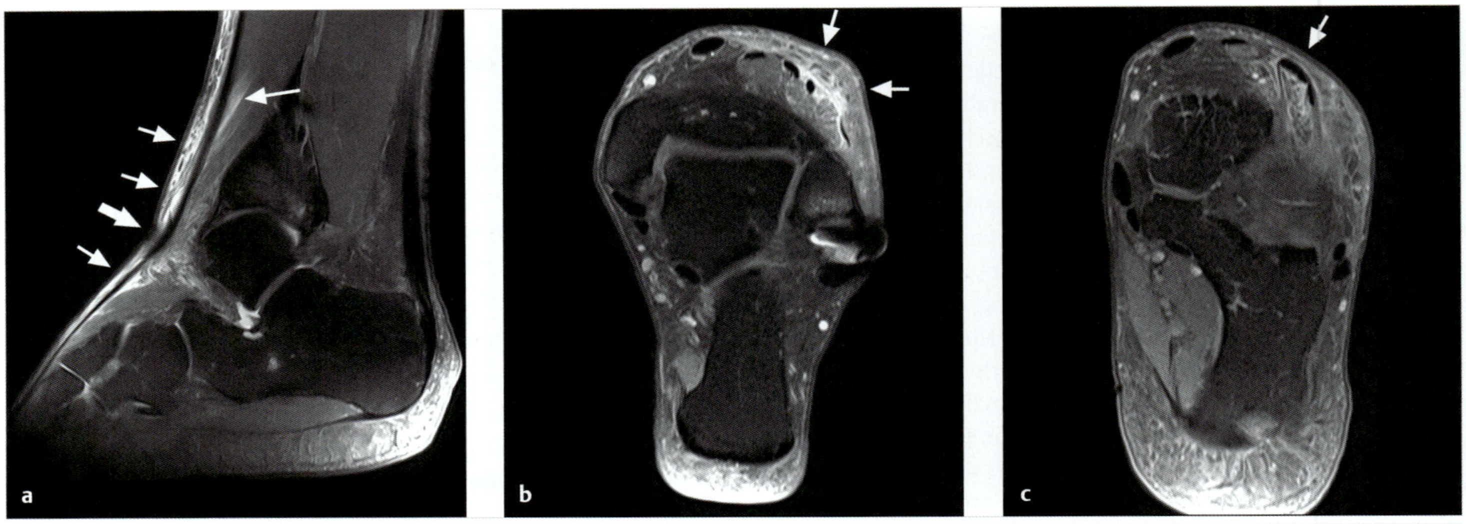

Abb. 3.361 Pathologie der Extensor-digitorum-longus-Sehne. 53-jähriger Patient mit akuter Distorsionsverletzung und Schmerzen am ventrolateralen distalen Unterschenkel. Zustand nach operativ versorgter Fibulafraktur. Traumatische Muskelfaserverletzung des M. extensor digitorum longus mit begleitender Peritendinitis.

- **a** Sagittale PDw fatsat MRT-Sequenz. Flächige Muskelfaserverletzung entlang des Sehnenspiegels des M. extensor digitorum longus (langer Pfeil) mit langstreckiger Ödematisierung entlang der Flexor-digitorum-longus-Sehne (kurze Pfeile). Infolge des Schwellungszustands Engpasssyndrom durch das Extensorenretinakulum (dicker Pfeil). Gut zu sehen die Impression durch das Retinakulum.
- **b** Schräg axiale T 1w fatsat MRT-Sequenz nach Kontrastmittelgabe (Sehnenkippung), Schicht in Höhe des oberen Sprunggelenks proximal des Retinakulums. Ödematisierung entlang des Sehnenspiegels der Extensor-digitorum-longus-Sehne mit kontrastmittelaufnehmenden Muskelfasern (Pfeile).
- **c** Schräg axiale T 1w fatsat MRT-Sequenz nach Kontrastmittelgabe (Sehnenkippung), Schichtung unmittelbar in Höhe des Extensorenretinakulums (Pfeil). Angrenzende Aktivierung.

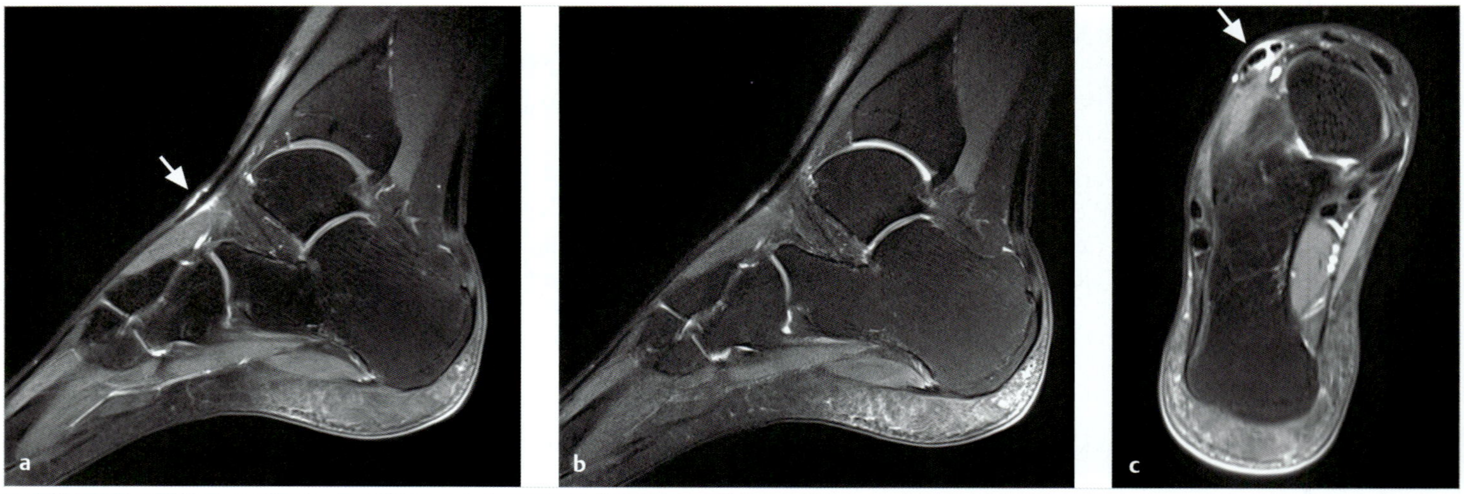

Abb. 3.362 Pathologie der Extensor-digitorum-longus-Sehne: Engpasssyndrom. 19-jährige Patientin mit unklaren Schmerzen anterior am oberen Sprunggelenk, kein Trauma.

Anmerkung: Häufige Ursache des Engpasssyndroms sind zu eng geschnürte Schuhe am Rist. Therapie: Abpolsterung, lokale antientzündliche Maßnahmen.

- **a** Sagittale T 1w fatsat MRT-Sequenz nach Kontrastmittelgabe. Tenosynovitis der Extensor-digitorum-longus-Sehne (Pfeil) distal des Extensorenretinakulums, typisch für ein Engpasssyndrom.
- **b** Sagittale PDw fatsat MRT-Sequenz, gleiche Schicht wie **a**. Der pathologische Befund ist ohne Kontrastmittelgabe nur schwer zu erkennen.
- **c** Schräg axiale T 1w fatsat MRT-Sequenz nach Kontrastmittelgabe (Sehnenkippung). Deutliche Kontrastmittelaufnahme in der Sehnenscheide der Extensor-digitorum-longus-Sehne (Pfeil).

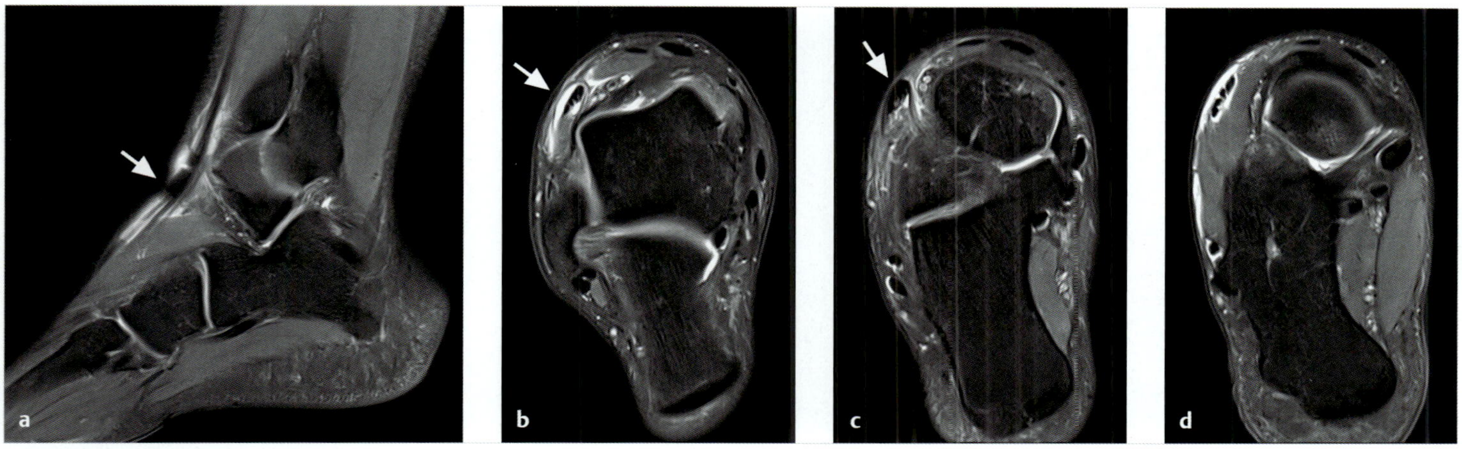

Abb. 3.363 Pathologie der Extensor-digitorum-longus-Sehne: Engpasssyndrom mit Peritendinitis. 19-jähriger Patient mit unklaren streckseitigen Schmerzen.

- **a** Sagittale PDw fatsat MRT-Sequenz. Langstreckige Ödematisierung entlang der Sehnenscheide der Extensor-digitorum-longus-Sehne mit Aussparung der Flüssigkeit unmittelbar in Höhe des verdickten Extensorenretinakulums (Pfeil).
- **b** Schräg axiale PDw fatsat MRT-Sequenz (Sehnenkippung). Proximal des Retinakulums in Höhe des oberen Sprunggelenks Flüssigkeitsnachweis in der Sehnenscheide (Pfeil).
- **c** Schräg axiale PDw fatsat MRT-Sequenz (Sehnenkippung), Schicht weiter distal. In Höhe des Retinakulums (Pfeil) weniger Flüssigkeitsansammlung.
- **d** Schräg axiale PDw fatsat MRT-Sequenz (Sehnenkippung), Schicht weiter distal des Retinakulums. Zeichen der Extensor-digitorum-longus-Peritendinitis, typisches Bild eines Engpasssyndroms mit Flüssigkeitsnachweis entlang der Sehnenscheide proximal und distal des Extensorenretinakulums.

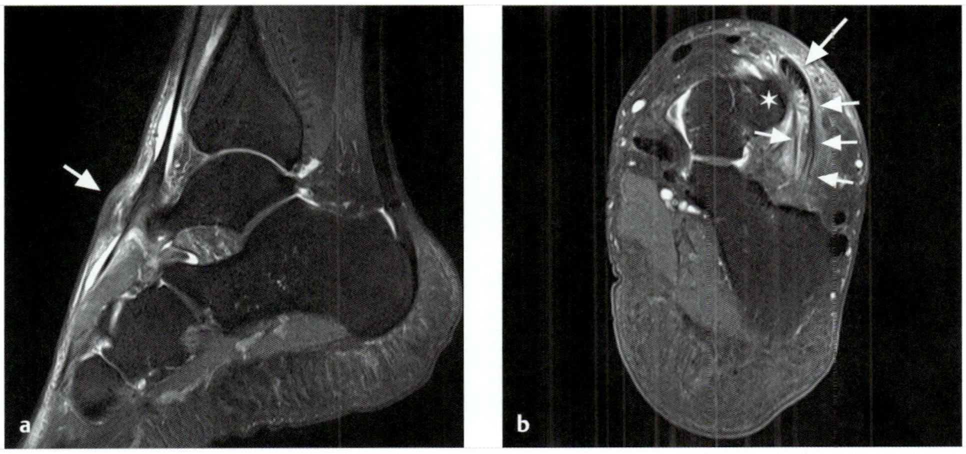

Abb. 3.364 Pathologie der Extensor-digitorum-longus-Sehne: chronisches Engpasssyndrom. 52-jähriger Patient mit seit Längerem bestehenden, unklaren Schmerzen am Sprunggelenk lateralseitig, nach distal bis in den Mittelfuß ziehend.

- **a** Sagittale PDw fatsat MRT-Sequenz. Flüssigkeitsnachweis entlang der Sehnenscheide mit geringerer Ausprägung in Höhe des Retinakulums. In diesem Abschnitt fortgeschrittene Tendinose (Pfeil), typisches Bild eines Engpasssyndroms.
- **b** Schräg axiale T 1w fatsat MRT-Sequenz nach Kontrastmittelgabe (Sehnenkippung). Umschriebene Einengung der Extensor-digitorum-longus-Sehne (langer Pfeil) durch osteophytäre Anbauten am dorsalen Taluskopf (Stern), unmittelbar angrenzend an das zusätzlich stenosierende Extensorenretinakulum (kurze Pfeile), mit initialer Tendinose.

Differenzialdiagnose

- Lisfranc-Arthrose
- knöcherne Überlastung (Ermüdungsfraktur)

Therapie

Konservativ

- Druckentlastung durch modifiziertes Schuhwerk
- nicht steroidale Antirheumatika lokal und systemisch
- Physiotherapie (Friktionen, exzentrische Dehnung)
- therapeutischer Ultraschall
- Stoßwellentherapie
- Röntgentiefenbestrahlung
- Platelet derived Growth Factor

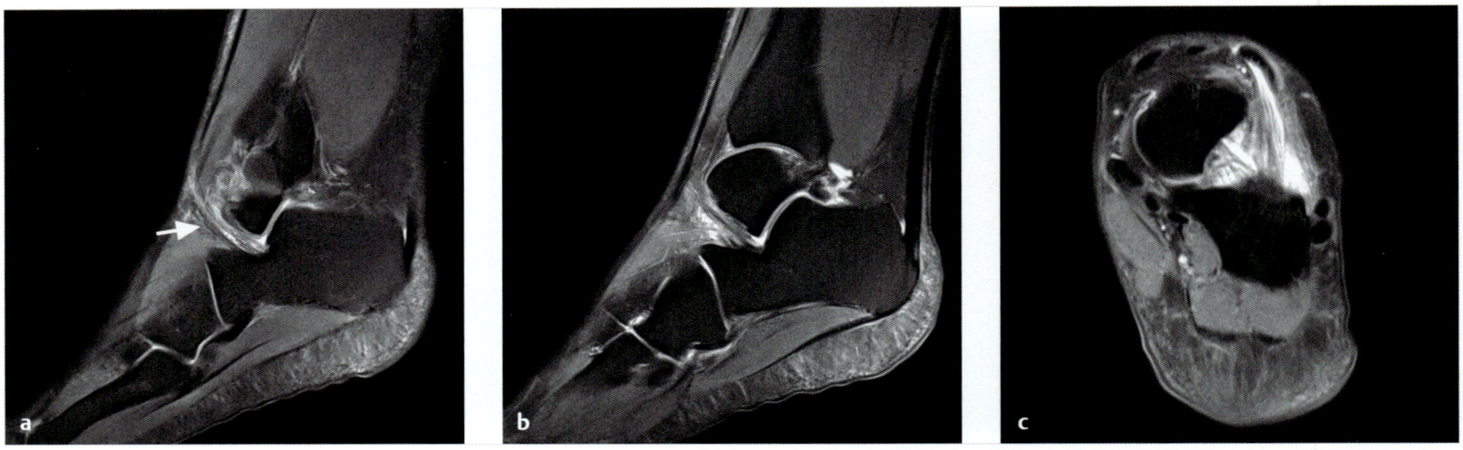

Abb. 3.365 Pathologie der Extensor-digitorum-longus-Sehne. 33-jährige Patientin mit chronischen Schmerzen am lateralen Sprunggelenk. Entzündliche Aktivierung des Extensorenretinakulums im Rahmen einer subtalaren Instabilität ohne Sehnenbeteiligung.
a Sagittale PDw fatsat MRT-Sequenz. Ödematisiertes Extensorenretinakulum (Pfeil).
b Sagittale PDw fatsat MRT-Sequenz, Schichtung weiter medial. Kein Flüssigkeitsnachweis entlang der Extensor-digitorum-longus-Sehne.
c Schräg axiale T1w fatsat MRT-Sequenz nach Kontrastmittelgabe (Sehnenkippung). Deutliche Kontrastmittelanreicherung entlang des Extensorenretinakulums, bis in den Sinus tarsi reichend. Zeichen der subtalaren Instabilität mit Aktivierung der Bänder im Sinus tarsi und, seltener, weit nach lateral reichender Mitbeteiligung des Extensorenretinakulums.

Operativ

- Tenosynovektomie
- Abtragung von störenden Osteophyten
- bei Ruptur End-zu-End-Naht, ggf. Seit-zu-Seit-Naht der Extensor-digitorum-longus-Sehne

Prognose/Komplikationen

Häufig führt die lokale Druckentlastung bereits zu einer signifikanten Besserung der Symptome. Nach Ruptur einer Strecksehne kann ein Kraftdefizit verbleiben.

3.3.6 Sinus-tarsi-Syndrom des Subtalargelenks

Ulrike Szeimies

Definition

Das Sinus-tarsi-Syndrom ist keine eigenständige Diagnose, dieser Begriff sollte eigentlich vermieden werden. Da er aber (noch) weit verbreitet ist, findet er hier Verwendung. Grundsätzlich gilt es, die eigentliche Ursache des Symptomenkomplexes zu diagnostizieren.

Symptome

- Chronische Schmerzen im Rückfuß, lateral betont
- Gefühl der subtalaren Instabilität
- Schwellung im akuten Stadium
- Verschlechterung unter Belastung
- Besserung nach Infiltration mit Lokalanästhetikum

Prädisponierende Faktoren

- Gicht
- rheumatoide Arthritis
- seronegative Spondylarthropathie
- Folgeerscheinung einer Außenbandverletzung bzw. eines Inversionstraumas
- Pes planovalgus (Impingement)

Anatomie/Pathologie

Der Sinus tarsi ist eine nach lateral gerichtete, trichterförmige Öffnung. Deren posteriore Begrenzung ist das Subtalargelenk, während ihre anteriore Begrenzung durch das Talonavikulargelenk gebildet wird. Medial geht sie in den Tarsalkanal über. Der Inhalt besteht aus Fettgewebe, Bändern, Gefäßen und Nerven. Bänder im Sinus tarsi:

- Lig. talocalcaneum interosseum (Interosseous talocalcaneal Ligament; Stabilisation gegen Fußeversion, Verletzung beim Eversionstrauma)
- Lig. cervicale (Cervical Ligament; Stabilisation gegen Fußinversion, Verletzung beim Inversionstrauma)
- Lig. calcaneofibulare (Calcaneofibular Ligament)
- anteriores Kapselband (Anterior capsular Ligament; verläuft breit vertikal entlang der anterioren subtalaren Gelenkfläche)
- 3 Zügel des inferioren Extensorenretinakulums (ziehen durch den Sinus tarsi)

Die Bänder des Sinus tarsi stabilisieren mit dem Außenbandapparat den seitlichen Anteil des Sprunggelenks sowie den Rückfuß. Dafür wichtige Bänder sind das Lig. talocalcaneum interosseum und das Lig. cervicale ähnlich den Kreuzbändern am Kniegelenk sowie das vertikal verlaufende anteriore Kapselband, das die Vorderwand von Talus und Kalkaneus verstärkt. In der Literatur gibt es eine uneinheitliche Bewertung, welches der wichtigste Stabilisator ist. Es existiert eine hohe Varianz bezüglich der Morphologie der Bänder. Einige Bänder sind auch schwer voneinander zu differenzieren, wie z. B. das anteriore Kapselband und das Lig. cervicale: Das anteriore Kapselband liegt näher am Subtalargelenk.

Das Schmerzsyndrom entsteht häufig als Folge einer subtalaren Instabilität, oft in Verbindung mit einer Außenbandverletzung. Es gibt aber auch andere Ursachen als das Inversionstrauma, z. B. Schmerzen nach direkter Verletzung der Strukturen im Sinus tarsi mit Vernarbungen oder bei einem Impingement des unteren Sprunggelenks.

Bildgebung

Ultraschall

Nicht sinnvoll.

Röntgen

Meistens ist im Röntgenbild keine Pathologie zu sehen; die Röntgenbildgebung dient zum Ausschluss einer Arthrose.

Magnetresonanztomografie

Antworten im Befund

- Beschaffenheit der Bänder im Sinus tarsi
- Ausmaß der Aktivierung, der Ödembildung und der Kontrastmittelaufnahme
- Ausmaß der Fibrose
- Instabilitätszeichen
- Beurteilung des Subtalargelenks
- Beurteilung der Tibialis-posterior-Sehne

> **Merke**
>
> Beim Supinationstrauma immer auch auf das Lig. talocalcaneum interosseum achten.

Untersuchungstechnik

- *Sehnenstandarduntersuchung:* hochauflösende Mehrkanalspule
- *Sequenztechnik:*
  - PDw fatsat sagittal und koronar
  - T1w koronar
  - T2w axial (Gelenkkippung)
  - T1w fatsat nach Kontrastmittelgabe schräg axial (Sehnenkippung) und sagittal
  - evtl. zusätzlich streng koronar auf das obere Sprunggelenk gekippt

Befunde

- Obliteration des Fettgewebes (chronischer Zustand mit Fibrose)
- im akuten Zustand in den fettunterdrückten, wassersensitiven Sequenzen Ödematisierung und Kontrastmittelaufnahme
- spezielle Beachtung der interossären Bänder, zusätzlich der Außenbänder und der Tibialis-posterior-Sehne
- Granulationsgewebe
- Fibrose mit synovialen Proliferationen
- Kontrastmittelaufnahme
- Flüssigkeitsansammlung
- Verdickung und erschwerte Abgrenzbarkeit des Lig. interosseum, des Lig. cervicale und des vorderen Kapselbands

Empfehlung zur Bildgebung

Methode der Wahl: MRT mit Kontrastmittelgabe.

Bildbeispiele

Der Normalbefund der Sinus-tarsi-Bandstrukturen ist in ▶ Abb. 3.366 wiedergegeben, pathologische Befunde bei Sinus-tarsi-Syndrom in ▶ Abb. 3.367, ▶ Abb. 3.368, ▶ Abb. 3.369 und ▶ Abb. 3.370.

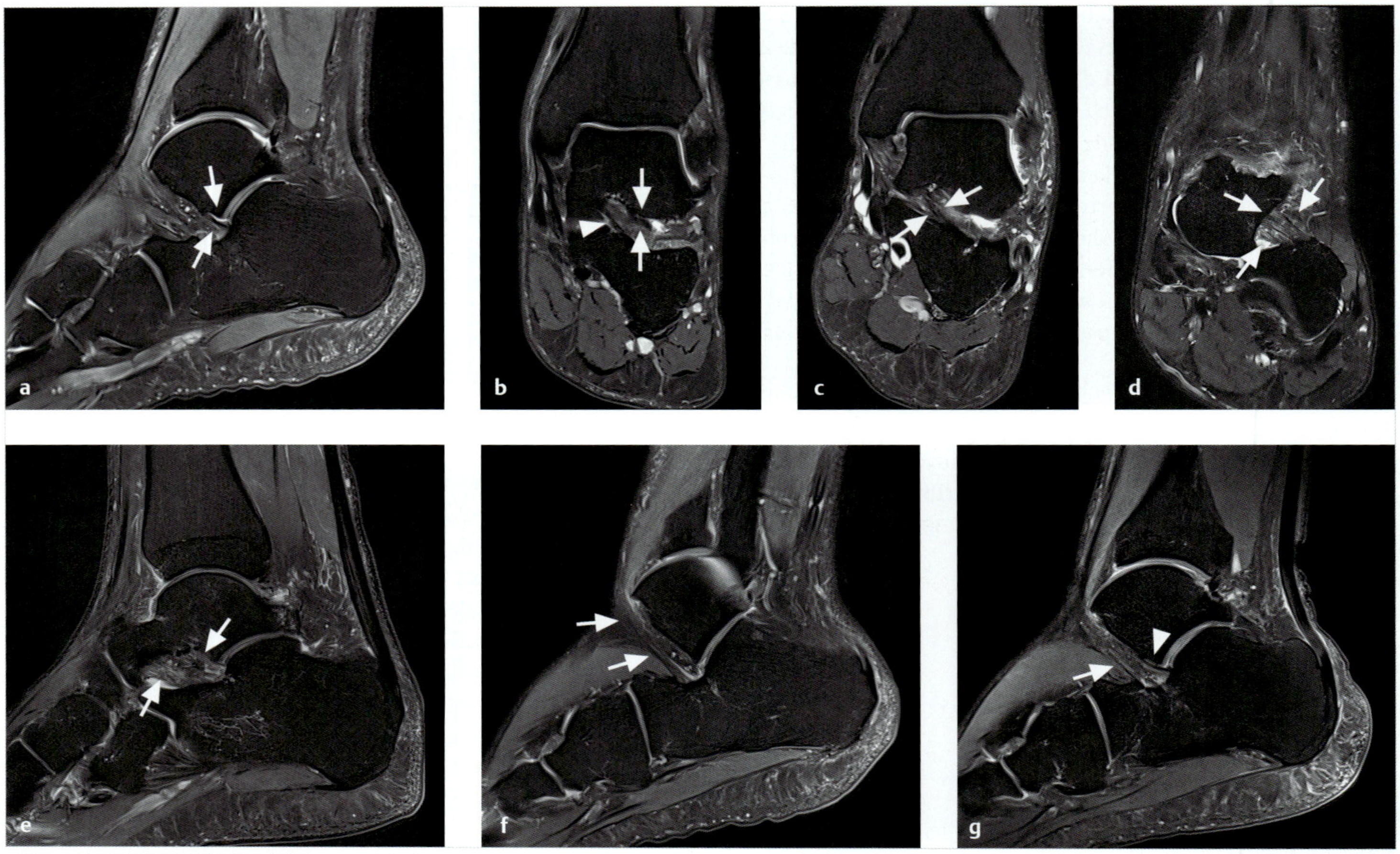

Abb. 3.366 Normalbefund der Bandstrukturen im Sinus tarsi.
a Sagittale PDw fatsat MRT-Sequenz. Intaktes vorderes Kapselband des Subtalargelenks (Pfeile). Das breite, flache Band liegt anterior der hinteren Kammer des unteren Sprunggelenks und verbindet vertikal den Talus mit dem Kalkaneus.
b Koronare PDw fatsat MRT-Sequenz. Vorderes Kapselband in der koronaren Schichtung (Pfeile). Es liegt lateral des Lig. interosseum (Pfeilspitze) mit einer vertikalen Verlaufsrichtung und ist in der subtalaren Stabilisierung eine wichtige Komponente.
c Koronare PDw fatsat MRT-Sequenz. Lig. talocalcaneum interosseum (Pfeile), in der koronaren Schichtung mit einem schrägen Verlauf von posteromedial nach anterolateral. Es entspringt weiter dorsal und medial als das Lig. cervicale.
d Koronare PDw fatsat MRT-Sequenz. Das breite Lig. cervicale (Pfeile) besteht aus mehreren Faszikeln, verläuft am weitesten anterior im Sinus tarsi und verbindet die Unterfläche des Talushalses mit dem Kalkaneus.
e Sagittale PDw fatsat MRT-Sequenz. Normalbefund des Lig. cervicale (Pfeile). In den sagittalen Schichten verläuft der breite, fächerförmige Faserkomplex im anterioren Abschnitt des Sinus tarsi.
f Sagittale PDw fatsat MRT-Sequenz. Zu den Bändern im Sinus tarsi zählen auch die Zügel des inferioren Extensorenretinakulums (Pfeile), die mit mehreren Anteilen (dem lateralen, intermedialen und medialen Zügel) von lateral tief in den Sinus tarsi einstrahlen.
g Sagittale PDw fatsat MRT-Sequenz, Schichtung weiter medial. Medialer Zügel des inferioren Extensorenretinakulums (Pfeil), weiter posterior Anschnitt des anterioren Kapselbands (Pfeilspitze).

Differenzialdiagnose

- Subtalararthrose
- Koalition
- Ganglion
- andere Nervenkompressionssyndrome
- Pseudarthrose nach Fraktur des Processus lateralis tali oder des Processus anterior calcanei
- sekundäre Arthrose

Therapie

Konservativ

- Nicht steroidale Antirheumatika
- Physiotherapie
- Kortisoninjektionen
- Entlastung

Operativ

- Arthroskopie mit Débridement
- Synovektomie
- subtalare Arthrodese nur bei schweren Schäden im Subtalargelenk

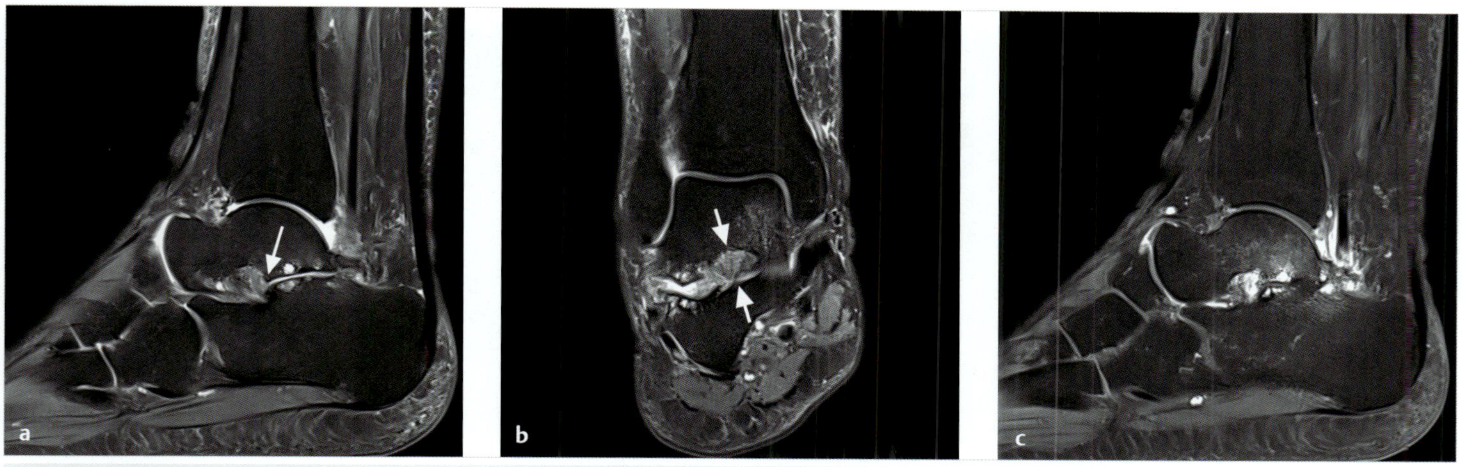

Abb. 3.367 Differenzialdiagnosen des Sinus-tarsi-Syndroms: Subtalararthrose. 60-jährige Patientin mit chronischen Schmerzen im Rückfuß mit Verschlechterung unter Belastung.

a Sagittale PDw fatsat MRT-Sequenz. Signalgesteigertes und verdicktes anteriores Kapselband (Pfeil) bei fortgeschrittener aktivierter Subtalararthrose.

b Koronare PDw fatsat MRT-Sequenz. Verdicktes vorderes Kapselband (Pfeile) in der koronaren Schichtung, Ödematisierung des Fettgewebes im Sinus tarsi.

c Sagittale T 1w MRT-Sequenz fatsat nach Kontrastmittelgabe. Aktivierte Subtalararthrose mit deutlich vermehrter Kontrastmittelanreicherung der Kapsel-Band-Strukturen im Sinus tarsi.

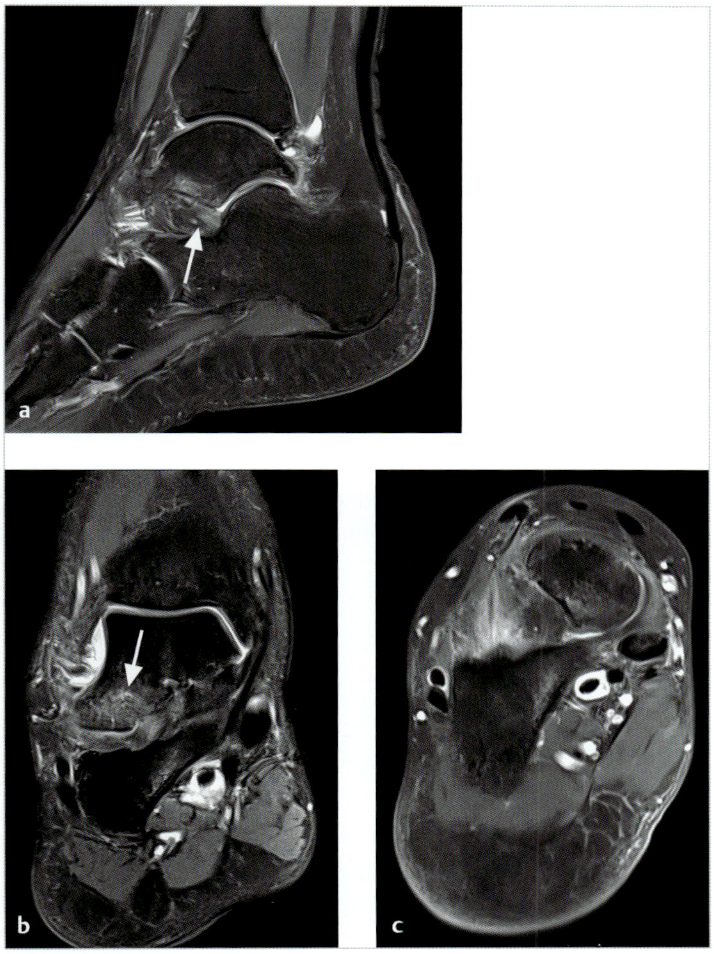

◄ **Abb. 3.368 Differenzialdiagnosen des Sinus-tarsi-Syndroms: Processus-lateralis-tali-Fraktur.** 23-jähriger Patient mit unklaren persistierenden Schmerzen vor allem subtalar nach Trauma vor 8 Wochen. Nicht ausgeheilte Fraktur des Processus lateralis tali mit Zeichen der subtalaren Aktivierung.

a Sagittale PDw fatsat MRT-Sequenz. Deutlich verdicktes und ödematisiertes vorderes Kapselband (Pfeil) und subtalare Gelenkkapsel.

b Koronare PDw fatsat MRT-Sequenz. Spongiosaödem im Processus lateralis tali (Pfeil) bei nicht konsolidierter Impressionsfraktur mit Ödematisierung des Fettgewebes im Sinus tarsi.

c Schräg axiale T 1w fatsat MRT-Sequenz nach Kontrastmittelgabe (Sehnenkippung). Kontrastmittelaufnahme im Sinus tarsi.

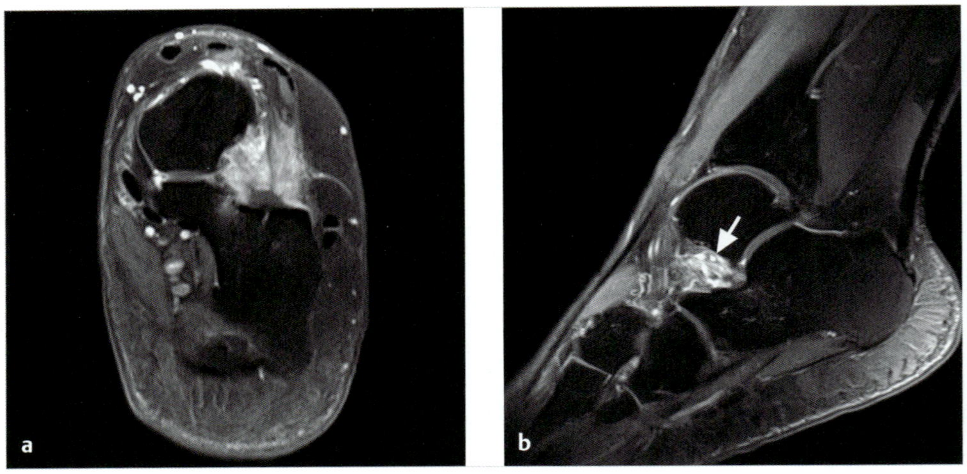

Abb. 3.369 Differenzialdiagnosen des Sinus-tarsi-Syndroms: subtalare Instabilität. 46-jährige Patientin mit klinischen Zeichen eines Sinus-tarsi-Syndroms.

- **a** Schräg axiale T 1w fatsat MRT-Sequenz nach Kontrastmittelgabe (Sehnenkippung). Deutliche fibrovaskuläre Kontrastmittelanreicherung entlang der elongierten Bandstrukturen.
- **b** Sagittale T 1w fatsat MRT-Sequenz nach Kontrastmittelgabe. Vermehrte Kontrastmittelaufnahme (Pfeil) im Sinus tarsi bei subtalarer Instabilität.

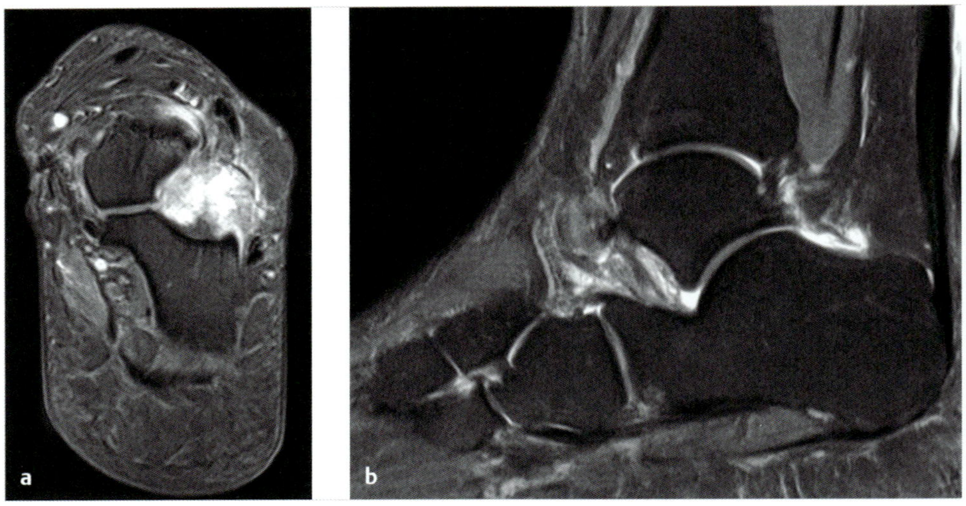

Abb. 3.370 Differenzialdiagnosen des Sinus-tarsi-Syndroms: subtalare Instabilität. 57-jährige Patientin mit Sinus-tarsi-Syndrom und chronischen unspezifischen Schmerzen.

- **a** Axiale T 1w fatsat MRT-Sequenz nach Kontrastmittelgabe. Intensive Kontrastmittelaufnahme im Sinus tarsi mit elongierten Bandfasern des Lig. interosseum und des Lig. cervicale sowie massive fibrovaskuläre Aktivierungsreaktion.
- **b** Sagittale T 1w fatsat MRT-Sequenz nach Kontrastmittelgabe. Zeichen der subtalaren Instabilität mit Synovialitis der posterioren Kammer des unteren Sprunggelenks.

Prognose/Komplikationen

Die Prognose ist stark davon abhängig, inwieweit eine kausale Therapie der zugrunde liegenden Pathologie möglich ist. Bei fehlendem morphologischem Substrat besteht eine starke Rezidivneigung.

3.3.7 Differenzialdiagnosen des chronischen Rückfußschmerzes

Ulrike Szeimies

► Tab. 3.18 fasst die Differenzialdiagnosen der verschiedenen Lokalisationen des chronischen Rückfußschmerzes zusammen.

Tab. 3.18 Differenzialdiagnosen des chronischen Rückfußschmerzes.

Medialer chronischer Rückfußschmerz	Plantarer chronischer Rückfußschmerz	Lateraler chronischer Rückfußschmerz	Dorsaler chronischer Rückfußschmerz	Diffuser chronischer Rückfußschmerz
• Tendinose und Peritendinitis der Flexoren (Erkrankung der Tibialis-posterior-Sehne: Insuffizienz, Tendinose, Teilruptur, komplette Ruptur, Ansatzvarianten, akzessorisches Os tibiale externum) und der Flexor-hallucis-longus-Sehne • Tarsaltunnelsyndrom • Koalition der medialen Facette des Subtalargelenks • Thrombose der plantaren Venen • Os trigonum mit Irritation des Tarsaltunnels	• Erkrankung der Plantaraponeurose (Plantarsehnenfasziitis bis Teilruptur, ggf. mit Bursopathie, aktivierter Fersensporn, Morbus Ledderhose) • Chiasma-plantare-Syndrom (Überkreuzungsphänomen Flexor-hallucis-longus-/Flexor-digitorum-longus-Sehne) • Kompressionssyndrom des R. calcanearis (Baxter-Nerv) • Kompressionssyndrom des N. plantaris medialis (Jogger's Nerv)	• Erkrankung der Peronealsehnen (peroneales Splitting, Tendinose, Peritendinitis, chronische Subluxation, Unterteilung nach Lokalisation: Fibulaspitze, Os peroneale, Tuberculum peroneale, Retinakulum, Kuboidtunnel, Ansatz) • Sinus-tarsi-Syndrom mit Ursachen • Koalition am Rückfuß • chronische Syndesmosenverletzung bzw. insuffiziente vordere Syndesmose • laterale Instabilität (oberes Sprunggelenk, Subtalargelenk) • Instabilität des Kalkaneokuboidalgelenks • Pseudarthrose des Processus anterior calcanei • Pseudarthrose des Processus lateralis tali • Arthrose des Subtalargelenks • Pes planovalgus mit subfibularem Impingement • Os trigonum	• Os trigonum tali • Apophysitis calcanei • Erkrankung der Achillessehne (Tendinose, Nekrose, Xanthomatose, Haglund-Exostose) • Bursitis subachillea • knöcherne Stressreaktion, Mikrofraktur • Traktionssporn der Insertion der Achillessehne • Enthesiopathie bei Morbus Bechterew	• Arthrose des unteren Sprunggelenks, Instabilität des oberen Sprunggelenks • Koalition (fibrös, knöchern) • Knochenmarködemsyndrom, Algodystrophie • Überlastungsödeme, Stressfraktur • Ganglionzysten • Tarsaltunnelsyndrom • Arthritis • Nervenkompressionssyndrome • Charcot-Arthropathie

N. = Nervus
R. = Ramus

Literatur

Verletzungen des Kapsel-Band-Apparats

Verletzungen der Außenbänder

[1] Campbell SE, Warner M. MR imaging of ankle inversion injuries. Magn Reson Imaging Clin N Am 2008; 16: 1–18

[2] Gaulrapp H. Funktionelle sonografische Diagnostik bei Kapsel-Band-Verletzungen am OSG. Trauma Berufskrankh 2015; 17 (1): 15–21

[3] Gaulrapp H, Lins S, Walther M. Möglichkeiten der funktionellen sonografischen Diagnostik bei der Primärbehandlung fibularer Kapsel-Band-Verletzungen des Sprunggelenks. Fuß & Sprunggelenk 2016; 14 (3): 137–145

[4] Jackson LT, Dunaway LJ, Lundeen GA. Acute tears of the tibialis posterior tendon following ankle sprain. Foot Ankle Int 2017; 38 (7): 752–759

[5] Jones S, Colaco K, Fischer J et al. Accuracy of point-of-care ultrasonography for pediatric ankle sprain injuries. Pediatr Emerg Care 2017. doi:10.1097/PEC.0000000000001130

[6] Jung HG, Kim NR, Kim TH et al. Magnetic resonance imaging and stress radiography in chronic lateral ankle instability. Foot Ankle Int 2017; 38 (6): 621–626

[7] Kerkhoffs GMMJ, Handoll HHG, de Bie R et al. Surgical versus conservative treatment for acute injuries of the lateral ligament complex of the ankle in adults. Cochrane Datab Syst Rev 2007; 2 (Level 1)

[8] Kerkhoffs GM, van den Bekerom M, Elders LA et al. Diagnosis, treatment and prevention of ankle sprains: an evidence-based clinical guideline. Br J Sports Med 2012; 46 (12): 854–860 (Level 2)

[9] Khan N, Sahota N, Shepel ML et al. Posterior ankle labral changes at MRI: a preliminary study. J Med Imaging Radiat Oncol 2017; 61 (5): 622–629

[10] Knapik DM, Trem A, Sheehan J et al. Conservative management for stable high ankle injuries in professional football players. Sports Health 2017: 1941738117720639

[11] Langner I, Frank M, Kuehn JP et al. Acute inversion injury of the ankle without radiological abnormalities: assessment with high-field MR imaging and correlation of findings with clinical outcome. Skeletal Radiol 2011; 40: 423–430

[12] LiMarzi GM, Scherer KF, Richardson ML et al. CT and MR imaging of the postoperative ankle and foot. Radiographics 2016; 36 (6): 1828–1848

[13] Mailuhu AKE, Oei EHG, van Putte-Katier N et al. Clinical and radiological predictors for persistent complaints five years after a lateral ankle sprain: a long-term follow-up study in primary care. J Sci Med Sport 2017; S 1440–2440(17) 30946–5

[14] Melanson SW, Shuman VL. Sprain, ankle, acute, 2017. Im Internet: https://www.ncbi.nlm.nih.gov/books/NBK459212/ (Stand: 31.08.2018)

[15] Miller JR, Dunn KW, Ciliberti LJ Jr. et al. Diagnostic value of early magnetic resonance imaging after acute lateral ankle injury. J Foot Ankle Surg 2017; 56 (6): 1143–1146

[16] Oae K, Takao M, Uchio Y et al. Evaluation of anterior talofibular ligament injury with stress radiography, ultrasonography and MR imaging. Skeletal Radiol 2010; 39 (1): 41–47 (Level 3)

[17] O'Donoghue DH. Treatment of injuries to arthletes. 3rd. ed. Philadelphia: Saunders; 1976: 718

[18] Petersen W, Rembitzki IV, Koppenburg AG et al. Treatment of acute ankle ligament injuries: a systematic review. Arch Orthop Trauma Surg 2013; 133 (8): 1129–1141 (Level 2)

[19] Rammelt S, Richter M, Walther M. Leitlinie „Frische Außenbandruptur am Oberen Sprunggelenk“, 2017. AWMF-Register Nr. 012–022. Im Internet: https://www.awmf.org/uploads/tx_szleitlinien/012-022l_S 1_Aussenbandruptur_oberes_Sprunggelenk_2017-08.pdf (Stand: 31.08.2018)

[20] Reiner MM, Sharpe JJ. The role of the accessory malleolar ossicles and malleolar avulsion fractures in lateral ankle ligament reconstruction. Foot Ankle Spec 2017: 1938640017729498

[21] Saxena A, Luhadiya A, Ewen B et al. Magnetic resonance imaging and incidental findings of lateral ankle pathologic features with asymptomatic ankles. J Foot Ankle Surg 2011; 50: 413–415

[22] Schünke M, Schulte E, Schumacher U et al. Prometheus LernAtlas – Allgemeine Anatomie und Bewegungssystem. 4. Aufl. Stuttgart: Thieme; 2014

[23] Thompson JY, Byrne C, Williams MA et al. Prognostic factors for recovery following acute lateral ankle ligament sprain: a systematic review. BMC Musculoskelet Disord 2017; 18 (1): 421

Verletzungen des Deltabandkomplexes

[1] Campbell KJ, Michalski MP, Wilson KJ et al. The ligament anatomy of the deltoid complex of the ankle: a qualitative and quantitative anatomical study. J Bone Joint Surg Am 2014; 96 (8): e62.doi: 10.2106/JBJS.M.00870

[2] Chhabra A, Subhawong TK, Carrino JA. MR imaging of deltoid ligament pathologic findings and associated impingement syndromes. Radiographics 2010; 30: 751–761

[3] Chun KY, Choi YS, Lee SH et al. Deltoid ligament and tibiofibular syndesmosis injury in chronic lateral ankle instability: magnetic resonance imaging evaluation at 3 T and comparison with arthroscopy. Korean J Radiol 2015; 16 (5): 1096–1103

[4] Clanton TO, Williams BT, James EW et al. Radiographic identification of the deltoid ligament complex of the medial ankle. Am J Sports Med 2015; 43 (11): 2753–2762

[5] Crim J, Longenecker LG. MRI and surgical findings in deltoid ligament tears. AJR Am J Roentgenol 2015; 204 (1): W63–W69

[6] Crim J. Medial-sided ankle pain: deltoid ligament and beyond. Magn Reson Imaging Clin N Am 2017; 25 (1): 63–77

[7] Gougoulias N, Sakellariou A. When is a simple fracture of the lateral malleolus not so simple? How to assess stability, which ones to fix and the role of the deltoid ligament. Bone Joint J 2017; 99-B (7): 851–855

[8] Jeong MS, Choi YS, Kim YJ et al. Deltoid ligament in acute ankle injury: MR imaging analysis. Skeletal Radiol 2014; 43 (5): 655–663. doi:10.1007/s00256-014-1842-5

[9] Kusnezov NA, Eisenstein ED, Diab N et al. Medial malleolar fractures and associated deltoid ligament disruptions: current management controversies. Orthopedics 2017; 40 (2): e216–e222

[10] Langner I, Frank M, Kuehn JP et al. Acute inversion injury of the ankle without radiological abnormalities: assessment with high-field MR imaging and correlation of findings with clinical outcome. Skeletal Radiol 2011; 40: 423–430

[11] Lui TH. Endoscopic repair of the superficial deltoid ligament and spring ligament. Arthrosc Tech 2016; 5 (3): e621–e6215

[12] Mengiardi B, Pinto C, Zanetti M. Medial collateral ligament complex of the ankle: MR imaging anatomy and findings in medial instability. Semin Musculoskelet Radiol 2016; 20 (1): 91–103

[13] Schünke M, Schulte E, Schumacher U et al. Prometheus LernAtlas – Allgemeine Anatomie und Bewegungssystem. 4. Aufl. Stuttgart: Thieme; 2014

[14] Won HJ, Koh IJ, Won HS. Morphological variations of the deltoid ligament of the medial ankle. Clin Anat 2016; 29 (8): 1059–1065

[15] Woo SH, Bae SY, Chung HJ. Short-term results of a ruptured deltoid ligament repair during an acute ankle fracture fixation. Foot Ankle Int 2017: 1071100717732383

[16] Yammine K. The morphology and prevalence of the deltoid complex ligament of the ankle. Foot Ankle Spec 2017; 10 (1): 55–62

Verletzungen des Syndesmosenbandkomplexes

[1] Ahn TK, Choi SM, Kim JY et al. Isolated syndesmosis diastasis: computed tomography scan assessment with arthroscopic correlation. Arthroscopy 2017; 33 (4): 828–834

[2] Bassett FH 3 rd, Gates HS 3 rd, Billys JB et al. Talar impingement by the anteroinferior tibiofibular ligament. A cause of chronic pain in the ankle after inversion sprain. J Bone Joint Surg Am 1990; 72: 55–59

[3] Bauer AS, Bluman EM, Wilson MG et al. Injuries of the distal lower extremity syndesmosis. Curr Orthop Pract 2009; 20 (2): 111–116. doi:10.1097/BCO.0b013e31819b04eb

[4] Calder JD, Bamford R, Petrie A et al. Stable versus unstable grade II high ankle sprains: a prospective study predicting the need for surgical stabilization and time to return to sports. Arthroscopy 2016; 32 (4): 634–642

[5] Cheung Y, Perrich KD, Gui J et al. MRI of isolated distal fibular fractures with widened medial clear space on stressed radiographs: Which ligaments are interrupted? AJR Am J Roentgenol 2009; 192: W7–W12

[6] Chun KY, Choi YS, Lee SH et al. Deltoid ligament and tibiofibular syndesmosis injury in chronic lateral ankle instability: magnetic resonance imaging evaluation at 3 T and comparison with arthroscopy. Korean J Radiol 2015; 16 (5): 1096–1103. doi:10.3348/kjr.2015.16.5.1096

[7] Clanton TO, Ho CP, Williams BT et al. Magnetic resonance imaging characterization of individual ankle syndesmosis structures in asymptomatic and surgically treated cohorts. Knee Surg Sports Traumatol Arthrosc 2016; 24 (7): 2089–2102

[8] Crim J. Medial-sided ankle pain: deltoid ligament and beyond. Magn Reson Imaging Clin N Am 2017; 25 (1): 63–77

[9] Fischer W. MR-Skript. Skizzenbuch zur MRT des Bewegungsapparates. 4. Aufl. Eigenverlag; 2007

[10] Fort NM, Aiyer AA, Kaplan JR et al. Management of acute injuries of the tibiofibular syndesmosis. Eur J Orthop Surg Traumatol 2017; 27 (4): 449–459

[11] Guyton GP, DeFontes K 3 rd, Barr CR et al. Arthroscopic correlates of subtle syndesmotic injury. Foot Ankle Int 2017; 38 (5): 502–506

[12] Hermans JJ, Beumer A, de Jong TA et al. Anatomy of the distal tibiofibular syndesmosis in adults: a pictorial essay with a multimodality approach. J Anat 2010; 217: 633–645

[13] Hermans JJ, Beumer A, Hop WC et al. Tibiofibular syndesmosis in acute ankle fractures: additional value of an oblique MR image plane. Skeletal Radiol 2012; 41 (2): 193–202. doi: 10.1007/s00256-011-1179-2

[14] Langner I, Frank M, Kuehn JP et al. Acute inversion injury of the ankle without radiological abnormalities: assessment with high-field MR imaging and correlation of findings with clinical outcome. Skeletal Radiol 2011; 40: 423–430

[15] Liu Q, Lin B, Guo Z et al. Shapes of distal tibiofibular syndesmosis are associated with risk of recurrent lateral ankle sprains. Sci Rep 2017; 7 (1): 6244. doi:10.1038/s41598-017-06602-4

[16] Loizou CL, Sudlow A, Collins R et al. Radiological assessment of ankle syndesmotic reduction. Foot (Edinb.) 2017; 32: 39–43

[17] Massri-Pugin J, Lubberts B, Vopat BG et al. Effect of sequential sectioning of ligaments on syndesmotic instability in the coronal plane evaluated arthroscopically. Foot Ankle Int 2017: 1071100717729492. doi:10.1177/1071100717729492

[18] Michelson JD, Wright M, Blankstein M. Syndesmotic ankle fractures: a systematic review. J Orthop Trauma 2018; 32 (1): 10–14. doi:10.1097/BOT.0000000000000937

[19] Schünke M, Schulte E, Schumacher U et al. Prometheus LernAtlas – Allgemeine Anatomie und Bewegungssystem. 4. Aufl. Stuttgart: Thieme; 2014

[20] Sman AD, Hiller CE, Rae K et al. Diagnostic accuracy of clinical tests for ankle syndesmosis injury. Br J Sports Med 2015; 49 (5): 323–329. doi:10.1136/bjsports-2013-092787

[21] Swords MP, Sands A, Shank JR. Late treatment of syndesmotic injuries. Foot Ankle Clin 2017; 22 (1): 65–75

[22] van Zuuren WJ, Schepers T, Beumer A et al. Acute syndesmotic instability in ankle fractures: a review. Foot Ankle Surg 2017; 23 (3): 135–141

[23] Yuen CP, Lui TH. Distal tibiofibular syndesmosis: anatomy, biomechanics, injury and management. Open Orthop J 2017; 11: 670–677. doi:10.2174/1874325001711010670

Verletzungen des Pfannenbands (Spring-Ligament)

[1] Crim J. Medial-sided ankle pain: deltoid ligament and beyond. Magn Reson Imaging Clin N Am 2017; 25 (1): 63–77

[2] Desai KR, Beltran LS, Bencardino JT et al. The spring ligament recess of the talocalcaneonavicular joint: depiction on MR images with cadaveric and histologic correlation. AJR Am J Roentgenol 2011; 196: 1145–1150

[3] Harish S, Kumbhare D, O'Neill J et al. Comparison of sonography and magnetic resonance imaging for spring ligament abnormalities: preliminary study. J Ultrasound Med 2008; 27: 1145–1152

[4] Kavanagh EC, Koulouris G, Gopez A et al. MRI of rupture of the spring ligament complex with talo-cuboid impaction. Skeletal Radiol 2007; 36: 555–558

[5] Lin YC, Mhuircheartaigh JN, Lamb J et al. Imaging of adult flatfoot: correlation of radiographic measurements with MRI. AJR Am J Roentgenol 2015; 204 (2): 354–359

[6] Lui TH. Endoscopic repair of the superficial deltoid ligament and spring ligament. Arthrosc Tech 2016; 5 (3): e621–e6215

[7] Mansour R, Teh J, Sharp RJ et al. Ultrasound assessment of the spring ligament complex. Eur Radiol 2008; 18: 2670–2675

[8] Mansour R, Jibri Z, Kamath S et al. Persistent ankle pain following a sprain: a review of imaging. Emerg Radiol 2011; 18: 211–225

[9] Melão L, Canella C, Weber M et al. Ligaments of the transverse tarsal joint complex: MRI-anatomic correlation in cadavers. AJR Am J Roentgenol 2009; 193: 662–671

[10] Mengiardi B, Zanetti M, Schöttle PB et al. Spring ligament complex: MR imaging-anatomic correlation and findings in asymptomatic subjects. Radiology 2005; 237: 242–249

[11] Mengiardi B, Pinto C, Zanetti M. Spring ligament complex and posterior tibial tendon: MR anatomy and findings in acquired adult flatfoot deformity. Semin Musculoskelet Radiol 2016; 20 (1): 104–115

[12] Mousavian A, Orapin J, Chinanuvathana A et al. Anatomic spring ligament and posterior tibial tendon reconstruction: new concept of double bundle PTT and a novel technique for spring ligament. Arch Bone Jt Surg 2017; 5 (3): 201–205

[13] Omar H, Saini V, Wadhwa V et al. Spring ligament complex: illustrated normal anatomy and spectrum of pathologies on 3 T MR imaging. Eur J Radiol 2016; 85 (11): 2133–2143

[14] Pasapula C, Devany A, Magan A et al. Neutral heel lateral push test: the first clinical examination of spring ligament integrity. Foot (Edinb) 2015; 25 (2): 69–74

[15] Pasapula C, Devany A, Fischer NC et al. The resistance to failure of spring ligament reconstruction. Foot (Edinb) 2017; 33: 29–34. doi:10.1016/j.foot.2017.05.006

[16] Schünke M, Schulte E, Schumacher U et al. Prometheus LernAtlas – Allgemeine Anatomie und Bewegungssystem. 4. Aufl. Stuttgart: Thieme; 20Steginsky B, Vora A. What to do with the spring ligament. Foot Ankle Clin 2017; 22 (3): 515–527. doi:10.1016/j.fcl.2017.04.005

[17] Toye LR, Helms CA, Hoffman BD et al. MRI of spring ligament tears. AJR Am J Roentgenol 2005; 184: 1475–1480

[18] Williams BR, Ellis SJ, Deyer TW et al. Reconstruction of the spring ligament using a peroneus longus autograft tendon transfer. Foot Ankle Int 2010; 31: 567–757

Verletzungen des Ligamentum bifurcatum

[1] Melão L, Canella C, Weber M et al. Ligaments of the transverse tarsal joint complex: MRI-anatomic correlation in cadavers. AJR Am J Roentgenol 2009; 193: 662–671

[2] Qiang M, Chen Y, Zhang K et al. Measurement of three-dimensional morphological characteristics of the calcaneus using CT image post-processing. J Foot Ankle Res 2014; 7 (1): 19

[3] Schünke M, Schulte E, Schumacher U et al. Prometheus LernAtlas – Allgemeine Anatomie und Bewegungssystem. 4. Aufl. Stuttgart: Thieme; 2014

Verletzungen des Kalkaneokuboidalgelenks

[1] Agnholt J, Nielsen S, Christensen H. Lesion of the ligamentum bifurcatum in ankle sprain. Arch Orthop Trauma Surg 1988; 107 (5): 326–328

[2] Andermahr J, Helling HJ, Maintz D. The injury of the calcaneocuboid ligaments. Foot Ankle Int 2000; 21 (5): 379–384

[3] Dorn-Lange NV, Nauck T, Lohrer H et al. Morphology of the dorsal and lateral calcaneocuboid ligaments. Foot Ankle Int 2008; 29 (9): 942–949

[4] Leland RH, Marymont JV, Trevino SG et al. Calcaneocuboid stability: a clinical and anatomic study. Foot Ankle Int 2001; 22 (11): 880–884

[5] Lohrer H, Arentz S. Calcaneocuboid joint instability: a novel operative technique for anatomic reconstruction. Foot Ankle Int 2004; 25 (5): 349–356

[6] Lohrer H, Nauck T, Arentz S et al. Calcaneocuboid ligament versus lateral ankle ligament repair: a case-control study. Br J Sports Med 2006; 40 (10): 839–843

[7] Lohrer H, Nauck T, Dorn-Lange NV et al. Periosteal repair of the dorsal calcaneocuboid ligament: a comparative biomechanical study. Foot Ankle Int 2007; 28 (2): 202–207

[8] Patil V, Ebraheim N, Wagner R. Morphometric dimensions of the dorsal calcaneocuboid ligament. Foot Ankle Int 2008; 29 (5): 508–512

[9] Stella SM, Ciampi B, Orsitto E et al. Sonographic visibility of the sinus tarsi with a 12 MHz transducer. J Ultrasound 2014; 19 (2): 107–113

[10] Valderrabano V, Engelhardt M, Küster HH. Fuß & Sprunggelenk und Sport. Köln: Deutscher Ärzteverlag; 2009

[11] van Dorp KB, de Vries MR, van der Elst M et al. Chopart joint injury: a study of outcome and morbidity. J Foot Ankle Surg 2010; 49: 541–545

[12] Ward KA, Soames RW. Morphology of the plantar calcaneocuboid ligaments. Foot Ankle Int 1997; 18 (10): 649–653

Verletzungen des Chopart-Gelenks

[1] Lötscher P, Lang TH, Zwicky L et al. Osteoligamentous injuries of the medial ankle joint. Eur J Trauma Emerg Surg 2015; 41 (6): 615–621. doi:10.1007/s00068-015-0548-2

[2] Walter WR, Hirschmann A, Alaia EF et al. MRI evaluation of midtarsal (Chopart) sprain in the setting of acute ankle injury. AJR Am J Roentgenol 2017: 1–9

[3] Zwipp H, Rammelt S. Tscherne Unfallchirurgie – Fuß. Heidelberg: Springer; 2014: 242

3.3.8 Frakturen

Sprunggelenkfrakturen

[1] Barbosa P, Bonnaire F, Kojima K. Malleoli. AO Foundation. Im Internet: http://www.aofoundation.org (Stand: 31.08.2018)

[2] Biver E, Durosier C, Chevalley T et al. Prior ankle fractures in postmenopausal women are associated with low areal bone mineral density and bone microstructure alterations. Osteoporos Int 2015; 26 (8): 2147–2155

[3] Bugler KE, Clement ND, Duckworth AD et al. Open ankle fractures: Who gets them and why? Arch Orthop Trauma Surg 2015; 135 (3): 297–303

[4] Cobb N. Oblique radiography in the diagnosis of ankle injuries. Proc R Soc Med 1965; 58: 334–336

[5] De-Las-Heras-Romero J, Lledo-Alvarez AM, Lizaur-Utrilla A et al. Quality of life and prognostic factors after intra-articular tibial pilon fracture. Injury 2017; 48 (6): 1258–1263

[6] Donohoe S, Alluri RK, Hill JR et al. Impact of computed tomography on operative planning for ankle fractures involving the posterior malleolus. Foot Ankle Int 2017; 38 (12): 1337–1342

[7] Goost H, Wimmer MD, Barg A et al. Fractures of the ankle joint: investigation and treatment options. Dtsch Arztebl Int 2014; 111 (21): 377–388. doi:10.3238/arztebl.2014.0377

[8] Lauge N. Fractures of the ankle: analytic historic survey as the basis of new experimental, roentgenological and clinical investigations. Arch Surg 1948; 56: 259–317

[9] Lauge-Hansen N. Ligamentous ankle fractures; diagnosis and treatment. Acta Chir Scand 1949; 97: 544–550

[10] Lauge-Hansen N. Fractures of the ankle. III. Genetic roentgenologic diagnosis of fractures of the ankle. Am J Roentgenol Radium Ther Nucl Med 1954; 71 (3): 456–471

[11] Schepers T, Rammelt S. Complex foot injury: early and definite management. Foot Ankle Clin 2017; 22 (1): 193–213

[12] Toth MJ, Yoon RS, Liporace FA et al. What's new in ankle fractures. Injury 2017; 48 (10): 2035–2041

[13] Weber BG. Die Verletzungen des oberen Sprunggelenks. Bern: Huber; 1966

[14] Zwipp H, Amlang M. Treatment of fractures of the ankle in the elderly. Orthopade 2014; 43 (4): 332–338

Pilon-tibiale-Fraktur

[1] De-Las-Heras-Romero J, Lledo-Alvarez AM, Lizaur-Utrilla A et al. Quality of life and prognostic factors after intra-articular tibial pilon fracture. Injury 2017; 48 (6): 1258–1263

[2] Feldman DS, Shin SS, Madan S et al. Correction of tibial malunion and nonunion with six-axis analysis deformity correction using the Taylor Spatial Frame. J Orthop Trauma 2003; 17 (8): 549–554

[3] Fokin A Jr., Huntley SR, Summers SH et al. Computed tomography assessment of peroneal tendon displacement and posteromedial structure entrapment in pilon fractures. J Orthop Trauma 2016; 30 (11): 627–633

[4] Gaulke R, Krettek C. Tibial pilon fractures: advoidance and therapy of complications. Unfallchirurg 2017; 120 (8): 658–666

[5] Griffiths GP, Thordarson DB. Tibial plafond fractures: Limited internal fixation and a hybrid external fixator. Foot Ankle Int 1996; 17 (8): 444–448

[6] Hessmann M, Nork S, Sommer C et al. Distal tibia. AO Foundation. Im Internet: http://www.aofoundation.org (Stand: 31.08.2018)

[7] Kim HS, Jahng JS, Kim SS et al. Treatment of tibial pilon fractures using ring fixators and arthroscopy. Clin Orthop Relat Res 1997; 334: 244–250

[8] Korsh J, Adolfsen S. Displaced Salter-Harris type I distal fibula fractures: two case reports and a review of the literature. J Foot Ankle Surg 2017; 56 (4): 845–850. doi:10.1053/j.jfas.2017.02.009

[9] Liangjun J, Qiang Z, Hang L et al. Injury mechanism, fracture characteristics and clinical treatment of pilon fracture with intact fibula – a retrospective study of 23 pilon fractures. J Clin Orthop Trauma 2017; 8 (Suppl. 2): S 9–S 15

[10] Rotter R, Gierer P. Operative techniques and results of tibial pilon fractures. Unfallchirurg 2017; 120 (8): 652–657

[11] Sanders R, Gorman RR, Ritter CA et al. Replacement versus arthrodesis for post-traumatic ankle arthritis. Paper presented at the Annual Meeting of the Orthopedic Trauma Association; 2004

[12] Thordarson DB. Complications after treatment of tibial pilon fractures: prevention and management strategies. J Am Acad Orthop Surg 2000; 8: 253–265.

[13] Tomás-Hernández J. High-energy pilon fractures management: state of the art. EFORT Open Rev 2017; 1 (10): 354–361. doi 10.1302/2058-5241.1.000016

[14] Topliss CJ, Jackson M, Atkins RM. Anatomy of pilon fractures of the distal tibia. J Bone Joint Surg Br 2005; 87 (5): 692–697

[15] Wiebking U. Pilon fractures: review of diagnostics and classification. Unfallchirurg 2017; 120 (8): 632–639. doi:10.1007/s00113-017-0363-9

Hintere Tibiakantenfraktur

[1] Bartoníček J. Avulsed posterior edge of the tibia. Earle's or Volkann's triangle? J Bone Joint Surg Br 2004; 86-B: 746–750

[2] Earle H. Practical observations in surgery. London: Underwood; 1823

[3] Earle H. Praktische Beobachtungen in der Chirurgie. Weimar: Landes-Industrie-Comptoirs; 1824: 12–149

[4] Magid D, Michelson JD, Ney DR et al. Adult ankle fractures: comparison of plain films and interactive two- and three-dimensional CT scans. AJR Am J Roentgenol 1990; 154: 1017–1023

[5] Mennenga U, Mendel T, Ullrich BW et al. Aggravated reduction of the posterior malleolar fracture due to incarceration of the flexor digitorum longus tendon. Unfallchirurg 2015; 118 (3): 275–278

[6] Mingo-Robinet J, López-Durán L, Galeote JE et al. Ankle fractures with posterior malleolar fragment: management and results. J Foot Ankle Surg 2011; 50: 141–145

[7] Niethard FU, Plaue R. Das hintere Tibiakantenfragment als prognostisches Kriterium. Arch Orthop Trauma Surg 1977; 87: 213–221

[8] Odak S, Ahluwalia R, Unnikrishnan P et al. Management of posterior malleolar fractures: a systematic review. J Foot Ankle Surg 2016; 55 (1): 140–145

[9] Volkmann R. Beiträge zur Chirurgie anschliessend an einen Bericht über die Thätigkeit der chirurgischen: Universitätsklinik zu Halle im Jahre 1873. Leipzig: Breitkopf und Härtel; 1875: 104–109

[10] Volkmann R. Die Behandlung der complicierten Fracturen. In: Volkmann R, ed. Sammlung klinischer Vorträge in Verbindung mit deutschen Klinikern. Leipzig: Breitkopf und Härtel; 1875: 922–976

Maisonneuve-Fraktur

[1] Imade S, Takao M, Miyamoto W et al. Leg anterior compartment syndrome following ankle arthroscopy after Maisonneuve fracture. Arthroscopy 2009; 25 (2): 215–218

[2] Kalyani BS, Roberts CS, Giannoudis PV. The Maisonneuve injury: a comprehensive review. Orthopedics 2010; 33 (3): 196–197

[3] Lambers KT, van den Bekerom MP, Doornberg JN et al. Long-term outcome of pronation-external rotation ankle fractures treated with syndesmotic screws only. J Bone Joint Surg Am 2013; 95 (17): e1221–e1227

[4] Millen JC, Lindberg D. Maisonneuve fracture. J Emerg Med 2011; 41 (1): 77–78

[5] Stufkens SA, van den Bekerom MP, Doornberg JN et al. Evidence-based treatment of maisonneuve fractures. J Foot Ankle Surg 2011; 50 (1): 62–67

Tillaux-Fraktur

[1] Alluri RK, Hill JR, Donohoe S et al. Radiographic detection of marginal impaction in supination-adduction ankle fractures. Foot Ankle Int 2017; 38 (9): 1005–1010. doi:10.1177/1071100717709565

[2] Cone RO 3 rd, Nguyen V, Flournoy JG et al. Triplane fracture of the distal tibial epiphysis: radiographic and CT studies. Radiology 1984; 153: 763–767

[3] Cooperman DR, Spiegel PG, Laros GS. Tibial fractures involving the ankle in children: the so-called triplane epiphyseal fracture. J Bone Joint Surg Am 1978; 60: 1040–1046

[4] Dailiana ZH, Malizos KN, Zacharis K et al. Distal tibial epiphyseal fractures in adolescents. Am J Orthop 1999; 28: 309–312

[5] Dias LS, Giegerich CR. Fractures of the distal tibial epiphysis in adolescence. J Bone Joint Surg Am 1983; 65: 438–444

[6] El-Karef E, Sadek HI, Nairn DS et al. Triplane fracture of the distal tibia. Injury 2000; 31: 729–736

[7] Feldman F, Singson RD, Rosenberg ZS et al. Distal tibial triplane fractures: diagnosis with CT. Radiology 1987; 164: 429–435

[8] Feng SM, Sun QQ, Wang AG et al. „All-Inside" arthroscopic treatment of Tillaux-Chaput fractures: clinical experience and outcomes analysis. J Foot Ankle Surg 2018; 57 (1): 56–59. doi:10.1053/j.jfas.2017.07.020

[9] Gourineni P, Gupta A. Medial joint space widening of the ankle in displaced tillaux and triplane fractures in children. J Orthop Trauma 2011; 25: 608–611

[10] Kim JR, Song KH, Song KJ et al. Treatment outcomes of triplane and Tillaux fractures of the ankle in adolescence. Clin Orthop Surg 2010; 2: 34–38

[11] Kleiger B, Mankin HJ. Fracture of the lateral portion of the distal tibial epiphysis. J Bone Joint Surg Am 1964; 46: 25–32

[12] Kumar N, Prasad M. Tillaux fracture of the ankle in an adult: a rare injury. J Foot Ankle Surg 2014; 53 (6): 757–758. doi:10.1053/j.jfas.2014.06.010

[13] von Laer L. Classification, diagnosis and treatment of transitional fractures of the distal part of the tibia. J Bone Joint Surg Am 1985; 67: 687–698

[14] von Laer L, Kraus R, Linhart WE. Frakturen und Luxationen im Kindesalter. Stuttgart: Thieme; 2012

[15] Lemburg SP, Lilienthal E, Heyer CM. Growth plate fractures of the distal tibia: Is CT imaging necessary? Arch Orthop Trauma Surg 2010; 130: 1411–1417

[16] Lynn MD. The triplane distal tibial epiphyseal fracture. Clin Orthop Relat Res 1972; 86: 187–190

[17] Marmor L. An unusual fracture of the tibial epiphysis. Clin Orthop Relat Res 1970; 73: 132–135

[18] Mishra PK, Patidar V, Singh SP. Chaput tubercle fracture in an adult – a rare case report. J Clin Diagn Res 2017; 11 (3): RD01–RD02. doi:10.7860/JCDR/2017/21567.9524

[19] Ogden JA, McCarthy SM. Radiology of postnatal skeletal development: VIII. Distal tibia and fibula. Skeletal Radiol 1983; 10: 209–220

[20] Peiro A, Aracil J, Martos F et al. Triplane distal tibial epiphyseal fracture. Clin Orthop Relat Res 1981; 160: 196–200

[21] Tiefenboeck TM, Binder H, Joestl J et al. Displaced juvenile Tillaux fractures: surgical treatment and outcome. Wien Klin Wochenschr 2017; 129 (5-6): 169–175. doi:10.1007/s00508-016-1059-9

Taluskantenläsion

[1] Aurich M, Albrecht D, Angele P et al. Treatment of osteochondral lesions in the ankle: a guideline from the group „Clinical Tissue Regeneration" of the German Society of Orthopaedics and Traumatology (DGOU). Z Orthop Unfall 2017; 155 (1): 92–99
[2] Barnes CJ, Ferkel RD. Arthroscopic débridement and drilling of osteochondral lesions of the talus. Foot Ankle Clin 2003; 8: 243–257
[3] Becher C, Thermann H. Results of microfracture in the treatment of articular cartilage defects of the talus. Foot Ankle Int 2005; 26: 583–589
[4] Berndt AL, Harty M. Transchondral fractures (osteochondritis dissecans) of the talus. J Bone Joint Surg Am 1959; 41: 988–1020
[5] Bosien WR, Staples OS, Russel SW. Residual disability following acute ankle sprains. J Bone Joint Surg Am 1955; 37: 1237–1243
[6] Dipaola JD, Nelson DW, Colville MR. Characterizing osteochondral lesions by magnetic resonance imaging. Arthroscopy 1991; 7: 101–104
[7] Elias I, Jung JW, Raikin SM et al. Osteochondral lesions of the talus: change in MRI findings over time in talar lesions without operative intervention and implications for staging systems. Foot Ankle Int 2006; 27: 157–166
[8] Giannini S, Buda R, Vannini F et al. Arthroscopic autologous chondrocyte implantation in osteochondral lesions of the talus: surgical technique and results. Am J Sports Med 2008; 36: 873–880
[9] Hangody L, Kish G, Modis L et al. Mosaicplasty for the treatment of osteochondritis dissecans of the talus: two to seven year results in 36 patients. Foot Ankle Int 2001; 22: 552–558
[10] Hepple S, Winson IG, Glew D. Osteochondral lesions of the talus: a revised classification. Foot Ankle Int 1999; 20: 789–793
[11] Kubosch EJ, Erdle B, Izadpanah K et al. Clinical outcome and T2 assessment following autologous matrix-induced chondrogenesis in osteochondral lesions of the talus. Int Orthop 2016; 40 (1): 65–71
[12] Loomer R, Fisher C, Lloyd-Smith R et al. Osteochondral lesions of the talus. Am J Sports Med 1993; 21: 13–19
[13] Pritsch M, Horoshovsky H, Farine I. Arthroscopic treatment of the osteochondral lesion of the talus. J Bone Joint Surg Am 1986; 68: 862–865
[14] Rehnitz C, Kuni B, Wuennemann F et al. Delayed gadolinium-enhanced MRI of cartilage (dGEMRIC) and T2 mapping of talar osteochondral lesions: indicators of clinical outcomes. J Magn Reson Imaging 2017; 46 (6): 1601–1610. doi:10.1002/jmri.25731
[15] Schenck R, Goodnight JM. Osteochondritis dissecans: current concepts review. J Bone Joint Surg Am 1996; 78: 439–456
[16] Schimmer RC, Dick W, Hintermann B. The role of ankle arthroscopy in the treatment strategies of osteochondritis dissecans lesions of the talus. Foot Ankle Int 2001; 22: 895–900
[17] Taranow WS, Bisignani GA, Towers JD et al. Retrograde drilling of osteochondral lesions of the medial talar dome. Foot Ankle Int 1999; 20: 474–480
[18] Verhagen RA, Maas M, Dijkgraaf MG et al. Prospective study on diagnostic strategies in osteochondral lesions of the talus. Is MRI superior to helical CT? J Bone Joint Surg Br 2005; 87: 41–46

Talusfraktur

[1] Bell J, Warren M, Cotnoir S. Fracture of the lateral process of the talus. J Orthop Sports Phys Ther 2017; 47 (8): 579
[2] Brunner U, Schweiberer L. Verletzungen des Talus und des Kalkaneus. Unfallchirurg 1996; 99: 136–151
[3] Caracchini G, Pietragalla M, De Renzis A et al. Talar fractures: radiological and CT evaluation and classification systems. Acta Biomed 2018; 89 (1-S): 151–165
[4] Donnelly EF. The Hawkins sign. Radiology 1999; 210: 195–196
[5] Early JS. Talus fracture management. Foot Ankle Clin 2008; 13: 635–657
[6] Hawkins LG. Fractures of the neck of the talus. J Bone Joint Surg 1970; 52A: 991–1002
[7] Jordan RK, Bafna KR, Liu J et al. Complications of talar neck fractures by Hawkins classification: a systematic review. J Foot Ankle Surg 2017; 56 (4): 817–821
[8] Junge T, Bellamy J, Dowd T et al. Outcomes of talus fractures associated with high-energy combat trauma. Foot Ankle Int 2017; 38 (12): 1357–1361
[9] J R B, Ma A, W K et al. The diagnosis, management and complications associated with fractures of the talus. Open Orthop J 2017; 11: 460–466. doi:10.2174/1874325001711010460
[10] Kramer IF, Brouwers L, Brink PR et al. Snowboarders' ankle. BMJ Case Rep 2014; 2014: bcr2014204220. doi:10.1136/bcr-2014-204220
[11] Lutz M, Golser K, Sperner G et al. Die posttraumatische Durchblutungsstörung des Talus. Unfallchirurg 1998; 101: 461–467
[12] Marti R. Talus- und Calcaneusfrakturen. In: Weber BG, Brunner C, Freuler F, Hrsg. Die Frakturenbehandlung bei Kindern und Jugendlichen. Berlin: Springer; 1978
[13] Metzger MJ, Levin JS, Clancy JT. Talar neck fractures and rates of avascular necrosis. J Foot Ankle Surg 1999; 38: 154–162
[14] Polzer H, Kanz KG, Prall WC et al. Diagnosis and treatment of acute ankle injuries: development of an evidence-based algorithm. Orthop Rev (Pavia) 2012; 4 (1): e5. doi:10.4081/or.2012.e5
[15] Prasarn ML, Miller AN, Dyke JP et al. Arterial anatomy of the talus: a cadaver and gadolinium-enhanced MRI study. Foot Ankle Int 2010; 31: 987–993
[16] Schwarz N, Eschberger J, Kramer J et al. Radiologische und histologische Beobachtungen an zentralen Talusfrakturen. Unfallchirurg 1997; 100: 449–456
[17] Swanson TV, Eray TJ, Holmes GB. Fractures of the talar neck – a mechanical study of fixation. J Bone Joint Surg 1992; 74A: 544–551
[18] Vallier HA. Fractures of the talus: state of the art. J Orthop Trauma 2015; 29 (9): 385–392

Kalkaneusfraktur

[1] Badillo K, Pacheco JA, Padua SO et al. Multidetector CT evaluation of calcaneal fractures. Radiographics 2011; 31: 81–92
[2] Biz C, Barison E, Ruggieri P et al. Radiographic and functional outcomes after displaced intra-articular calcaneal fractures: a comparative cohort study among the traditional open technique (ORIF) and percutaneous surgical procedures (PS). J Orthop Surg Res 2016; 11 (1): 92
[3] Brunner U, Kenn RW, Slawik J et al. Die intraartikuläre Kalkaneusfraktur. Unfallchirurg 1992; 95: 358–366
[4] Buch BD, Myerson MS, Miller SD. Primary subtalar arthrodesis for the treatment of comminuted calcaneal fractures. Foot Ankle Int 1996; 17: 61–70
[5] Daftary A, Haims AH, Baumgaertner MR. Fractures of the calcaneus: a review with emphasis on CT. Radiographics 2005; 25: 1215–1226
[6] Eastwood DM, Gregg PJ, Atkins RM. Intra-articular fractures of the calcaneum, part 1: pathological anatomy and classification. J Bone Joint Surg Br 1993; 75: 183–188
[7] Essex-Lopresti P. The mechanism, reduction, technique, and results in fractures of the os calcis. Br J Surg 1952; 39: 395–419
[8] Galluzzo M, Greco F, Pietragalla M et al. Calcaneal fractures: radiological and CT evaluation and classification systems. Acta Biomed 2018; 89 (1-S): 138–150
[9] Gwak HC, Kim JG, Kim JH et al. Intraoperative three-dimensional imaging in calcaneal fracture treatment. Clin Orthop Surg 2015; 7 (4): 483–489. doi:10.4055/cios.2015.7.4.483
[10] Howard JL, Buckley R, McCormack R et al. Complications following management of displaced intraarticular calcaneal fractures: a prospective randomized trial comparing open reduction internal fixation with nonoperative management. J Orthop Trauma 2003; 17: 241–249
[11] Mc Reynolds JS. The surgical treatment of the os calcis. J Bone Joint Surg 1982; 6: 415
[12] Mutschler W. Der Fersenbeinbruch – detaillierte Diagnostik. Klassifikation und Konsequenzen für die Therapie. Unfallchirurg 1988; 91: 486–492
[13] Myerson M, Manoli A. Compartment syndromes of the foot after calcaneal fractures. Clin Orthop Relat Res 1993; 290: 142–150
[14] Rammelt S, Gavlik JM, Zwipp H. Historical and current treatment of calcaneal fractures. J Bone Joint Surg Am 2001; 83: 1438–1440
[15] Rammelt S, Amlang M, Barthel S et al. Minimally invasive treatment of calcaneal fractures. Injury 2004; 35 (Suppl. 2): SB55–SB63
[16] Rammelt S, Amlang M, Sands AK et al. New techniques in the operative treatment of calcaneal fractures. Unfallchirurg 2016; 119 (3): 225–236
[17] Rubino R, Valderrabano V, Sutter PM et al. Prognostic value of four classifications of calcaneal fractures. Foot Ankle Int 2009; 30: 229–238

[18] Sanders R. Intraarticular fractures of the calcaneus: present state of the art. J Orthop Trauma 1992; 6: 252–265
[19] Sanders R, Vaupel ZM, Erdogan M et al. Operative treatment of displaced intraarticular calcaneal fractures: long-term (10–20 years) results in 108 fractures using a prognostic CT classification. J Orthop Trauma 2014; 28 (10): 551–563
[20] Thordarson DB, Krieger LE. Operative vs. nonoperative treatment of intraarticular fractures of the calcaneus: a prospective randomized trial. Foot Ankle Int 1996; 17: 2–9
[21] Toussaint RJ, Lin D, Ehrlichman LK et al. Peroneal tendon displacement accompanying intra-articular calcaneal fractures. J Bone Joint Surg Am 2014; 96 (4): 310–315
[22] Zwipp H, Tscherne H, Wülker N et al. Der intaartikuläre Fersenbeinbruch: Klassifikation, Bewertung und Operationstechnik. Unfallchirurg 1989; 92: 117–129

Kindliche Frakturen

[1] von Laer L. Kraus R, Linhart WE: Frakturen und Luxationen im Kindesalter. Stuttgart: Thieme; 2012
[2] Petit P, Panuel M, Faure F et al. Acute fracture of the distal tibial physis: role of gradient-echo MR imaging versus plain film examination. AJR Am J Roentgenol 1996; 166: 1203–1206
[3] Seifert J, Laun R, Paris S et al. Die Wertigkeit der Magnetresonanztomografie (MRT) bei der Diagnostik von Übergangsfrakturen im Bereich der distalen Tibia. Unfallchirurg 2001; 104: 524–529
[4] Su AW, Larson AN. Pediatric ankle fractures: concepts and treatment principles. Foot Ankle Clin 2015; 20 (4): 705–719. doi:10.1016/j.fcl.2015.07.004
[5] Vanhoenacker FM, Bernaerts A, Gielen J et al. Trauma of the pediatric ankle and foot. JBR-BTR 2002; 85: 212–218

Peritalare Luxationen

[1] Buckingham WW Jr., LeFlore I. Subtalar dislocation of the foot. J Trauma 1973; 13: 753–765
[2] Forrester DM, Kerr R. Trauma to the foot. Radiol Clin North Am 1990; 28: 423–433
[3] Heck BE, Ebraheim NA, Jackson WT. Anatomical considerations of irreducible medial subtalar dislocation. Foot Ankle Int 1996; 17: 103–106
[4] Merianos P, Papagiannakos K, Hatzis A et al. Peritalar dislocation: a follow-up report of 21 cases. Injury 1988; 19: 439–442
[5] Milenkovic S, Radenkovic M, Mitkovic M. Open subtalar dislocation treated by distractional external fixation. J Orthop Trauma 2004; 18: 638–640
[6] Perugia D, Basile A, Massoni C et al. Conservative treatment of subtalar dislocations. Int Orthop 2002; 26: 46–60
[7] Zimmer TJ, Johnson KA. Subtalar dislocations. Clin Orthop Relat Res 1989; 238: 190–194

Verletzung der Chopart-Gelenklinie

[1] Jones FW. Structure and function as seen in the foot. London: Balliere, Tindall & Cox; 1944: 246
[2] Kenwright J, Taylor RG. Major injuries of the talus. J Bone Joint Surg Br 1970; 52: 36–48
[3] Kutaish H, Stern R, Drittenbass L et al. Injuries to the Chopart joint complex: a current review. Eur J Orthop Surg Traumatol 2017; 27 (4): 425–431
[4] Main BJ, Jowett RL. Injuries of the midtarsal joint. J Bone Joint Surg Br 1975; 57: 89–97
[5] Rammelt S, Schepers T. Chopart injuries: when to fix and when to fuse? Foot Ankle Clin 2017; 22 (1): 163–180
[6] Richter M, Thermann H, Huefner T et al. Chopart joint fracture-dislocation: initial open reduction provides better outcome than closed reduction. Foot Ankle Int 2004; 25: 340–348
[7] Sangeorzan BJ, Hansen ST. Early and late posttraumatic foot reconstruction. Clin Orthop Relat Res 1989; 243: 86–91
[8] van Dorp KB, de Vries MR, van der Elst M et al. Chopart joint injury: a study of outcome and morbidity. J Foot Ankle Surg 2010; 49: 541–545

3.3.9 Achsfehlstellungen des Rückfußes

Varus- oder Valgusarthrose des oberen Sprunggelenks

[1] Knupp M, Stufkens S, Bolliger L et al. Classification and treatment of supramalleolar deformities. Foot Ankle Int 2011; 32 (11): 1023–1031
[2] Haraguchi N, Ota K, Tsunoda N et al. Weight-bearing-line analysis in supramalleolar osteotomy for varus-type osteoarthritis of the ankle. J Bone Joint Surg Am 2015; 97 (4): 333–339
[3] Harstall R, Lehmann O, Krause F et al. Supramalleolar lateral closing wedge osteotomy for the treatment of varus ankle arthrosis. Foot Ankle Int 2007; 28 (5): 542–548
[4] Hayashi K, Tanaka Y, Kumai T et al. Correlation of compensatory alignment of the subtalar joint to the progression of primary osteoarthritis of the ankle. Foot Ankle Int 2008; 29 (4): 400–406
[5] Hintermann B, Knupp M, Barg A. Joint-preserving surgery of asymmetric ankle osteoarthritis with peritalar instability. Foot Ankle Clin 2013; 18 (3): 503–516
[6] Hintermann B, Knupp M, Barg A. Supramalleolar osteotomies for the treatment of ankle arthritis. J Am Acad Orthop Surg 2016; 24 (7): 424–432
[7] Lee WC, Moon JS, Lee K et al. Indications for supramalleolar osteotomy in patients with ankle osteoarthritis and varus deformity. J Bone Joint Surg Am 2011; 93 (13): 1243–1248
[8] Paley D. Principles of deformity correction. Berlin: Springer; 2003
[9] Tanaka Y, Takakura Y, Hayashi K et al. Low tibial osteotomy for varus-type osteoarthritis of the ankle. J Bone Joint Surg Br 2006; 88 (7): 909–913

Pes planovalgus

[1] Aebi J, Horisberger M, Frigg A. Radiographic study of pes planovarus. Foot Ankle Int 2017; 38 (5): 526–531
[2] Braito M, Wöß M, Henninger B et al. Comparison of preoperative MRI and intraoperative findings of posterior tibial tendon insufficiency. Springerplus 2016; 5 (1): 1414
[3] Carr JB 2nd, Yang S, Lather LA. Pediatric pes planus: a state-of-the-art review. Pediatrics 2016; 137 (3): e20151230. doi:10.1542/peds.2015-1230
[4] Herzenberg JE, Goldner JL, Martinez S et al. Computerized tomography of talocalcaneal tarsal coalition: a clinical and anatomic study. Foot Ankle 1986; 6: 273–288
[5] Ikoma K, Hara Y, Kido M et al. Relationship between grading with magnetic resonance imaging and radiographic parameters in posterior tibial tendon dysfunction. J Foot Ankle Surg 2017; 56 (4): 718–723
[6] Kulik SA Jr., Clanton TO. Tarsal coalition. Foot Ankle Int 1996; 17: 286–296
[7] Luhmann SJ, Schoenecker PL. Symptomatic talocalcaneal coalition resection: indications and results. J Pediatr Orthop 1998; 18: 748–754
[8] Newman JS, Newberg AH. Congenital tarsal coalition: multimodality evaluation with emphasis on CT and MR imaging. Radiographics 2000; 20: 321–332
[9] Premkumar A, Perry MB, Dwyer AJ et al. Sonography and MR imaging of posterior tibial tendinopathy. AJR Am J Roentgenol 2002; 178: 223–232
[10] Quinn EA, Peterson KS, Hyer CF. Calcaneonavicular coalition resection with pes planovalgus reconstruction. J Foot Ankle Surg 2016; 55 (3): 578–582
[11] Schweitzer ME, Karasick D. MR imaging of disorders of the posterior tibialis tendon. AJR Am J Roentgenol 2000; 175: 627–635
[12] Sheikh Taha AM, Feldman DS. Painful flexible flatfoot. Foot Ankle Clin 2015; 20 (4): 693–704
[13] Shibuya N, Kitterman RT, LaFontaine J et al. Demographic, physical, and radiographic factors associated with functional flatfoot deformity. J Foot Ankle Surg 2014; 53 (2): 168–172
[14] Staser J, Karmazyn B, Lubicky J. Radiographic diagnosis of posterior facet talocalcaneal coalition. Pediatr Radiol 2007; 37: 79–81
[15] Tenenbaum S, Hershkovich O, Gordon B et al.Flexible pes planus in adolescents: body mass index, body height, and gender – an epidemiological study. Foot Ankle Int 2013; 34 (6): 811–817
[16] Toullec E. Adult flatfoot. Orthop Traumatol Surg Res 2015; 101 (1 Suppl.): S 11–S 17. doi:10.1016/j.otsr.2014.07.030

[17] Zhou B, Tang K, Hardy M. Talocalcaneal coalition combined with flatfoot in children: diagnosis and treatment: a review. J Orthop Surg Res 2014; 9: 129. doi:10.1186/s13018-014-0129-9

Pes cavus

[1] Aminian A, Sangeorzan BJ. The anatomy of cavus foot deformity. Foot Ankle Clin 2008; 13: 191–198
[2] Charles YP, Louahem D, Diméglio A. Cavovarus foot deformity with multiple tarsal coalitions: functional and three-dimensional preoperative assessment. J Foot Ankle Surg 2006; 45: 118–126
[3] Döderlein L, Wenz W, Schneider U. Der Hohlfuß. Berlin: Springer; 2000
[4] Ippolito E, Fraracci L, Farsetti P et al. The influence of treatment on the pathology of club foot. CT study at maturity. J Bone Joint Surg Br 2004; 86: 574–580
[5] Niethard FU. Kinderorthopädie. 2. Aufl. Stuttgart: Thieme; 2009: 160
[6] Perera A, Guha A. Clinical and radiographic evaluation of the cavus foot: surgical implications. Foot Ankle Clin 2013; 18 (4): 619–628

3.3.10 Impingement

Anterolaterales Impingement

[1] Arnold H. Posttraumatic impingement syndrome of the ankle – indication and results of arthroscopic therapy. Foot Ankle Surg 2011; 17 (2): 85–88
[2] Cha SD, Kim HS, Chung ST et al. Intra-articular lesions in chronic lateral ankle instability: comparison of arthroscopy with magnetic resonance imaging findings. Clin Orthop Surg 2012; 4 (4): 293–299
[3] Cochet H, Pelé E, Amoretti N et al. Anterolateral ankle impingement: diagnostic performance of MDCT arthrography and sonography. AJR Am J Roentgenol 2010; 194 (6): 1575–1580
[4] Datir A, Connell D. Imaging of impingement lesions in the ankle. Top Magn Reson Imaging 2010; 21 (1): 15–23
[5] Donovan A, Rosenberg ZS. MRI of ankle and lateral hindfoot impingement syndromes. AJR Am J Roentgenol 2010; 195 (3): 595–604
[6] Edmonds EW, Chambers R, Kaufman E et al. Anterolateral ankle impingement in adolescents: outcomes of nonoperative and operative treatment. J Pediatr Orthop 2010; 30 (2): 186–191
[7] Ferkel RD, Tyorkin M, Applegate GR et al. MRI evaluation of anterolateral soft tissue impingement of the ankle. Foot Ankle Int 2010; 31 (8): 655–661
[8] Lavery KP, McHale KJ, Rossy WH et al. Ankle impingement. J Orthop Surg Res 2016; 11 (1): 97. doi:10.1186/s13018-016-0430-x
[9] Linklater J. MR imaging of ankle impingement lesions. Magn Reson Imaging Clin N Am 2009; 17 (4): 775–800
[10] Mailuhu AKE, Oei EHG, van Putte-Katier N et al. Clinical and radiological predictors for persistent complaints five years after a lateral ankle sprain: a long-term follow-up study in primary care. J Sci Med Sport 2017; pii: S 1440-2440 (17)30946-5
[11] Molinier F, Benoist J, Colin F, Padiolleau J, Guillo S, Stone J, Bauer T. Does antero-lateral ankle impingement exist? Orthop Traumatol Surg Res 2017; 103 (8S): S 249-S 252
[12] Moustafa El-Sayed AM. Arthroscopic treatment of anterolateral impingement of the ankle. J Foot Ankle Surg 2010; 49 (3): 219–223
[13] Pesquer L, Guillo S, Meyer P, Hauger O. US in ankle impingement syndrome. J Ultrasound 2013; 17 (2): 89–97. doi:10.1007/s40477-013-0054-5

Anteriores, anteromediales und posteromediales Impingement

[1] Bauer T, Breda R, Hardy P. Anterior ankle bony impingement with joint motion loss: the arthroscopic resection option. Orthop Traumatol Surg Res 2010; 96 (4): 462–468
[2] Chhabra A, Subhawong TK, Carrino JA. MR imaging of deltoid ligament pathologic findings and associated impingement syndromes. Radiographics 2010; 30 (3): 751–761
[3] Chun KY, Choi YS, Lee SH et al. Deltoid ligament and tibiofibular syndesmosis injury in chronic lateral ankle instability: magnetic resonance imaging evaluation at 3 T and comparison with arthroscopy. Korean J Radiol 2015; 16 (5): 1096–1103. doi:10.3348/kjr.2015.16.5.1096
[4] Crim J. Medial-sided ankle pain: deltoid ligament and beyond. Magn Reson Imaging Clin N Am 2017; 25 (1): 63–77
[5] Donovan A, Rosenberg ZS. MRI of ankle and lateral hindfoot impingement syndromes. AJR Am J Roentgenol 2010; 195 (3): 595–604
[6] Hayeri MR, Trudell DJ, Resnick D. Anterior ankle impingement and talar bony outgrowths: osteophyte or enthesophyte? Paleopathologic and cadaveric study with imaging correlation. AJR Am J Roentgenol 2009; 193 (4): W334–W338
[7] Lavery KP, McHale KJ, Rossy WH et al. Ankle impingement. J Orthop Surg Res 2016; 11 (1): 97. doi:10.1186/s13018-016-0430-x
[8] Linklater J. MR imaging of ankle impingement lesions. Magn Reson Imaging Clin N Am 2009; 17 (4): 775–800
[9] Mengiardi B, Pinto C, Zanetti M. Medial collateral ligament complex of the ankle: MR imaging anatomy and findings in medial instability. Semin Musculoskelet Radiol 2016; 20 (1): 91–103
[10] Moon JS, Lee K, Lee HS et al. Cartilage lesions in anterior bony impingement of the ankle. Arthroscopy 2010; 26 (7): 984–989
[11] Murawski CD, Kennedy JG. Anteromedial impingement in the ankle joint: outcomes following arthroscopy. Am J Sports Med 2010; 38 (10): 2017–2024
[12] Rosenbaum AJ, Positano RG, Positano RC et al. Ankle impingement caused by an intra-articular plica: a report of 2 cases. Foot Ankle Spec 2016; 9 (1): 79–82
[13] Scranton PE Jr., McDermott JE, Rogers JV. The relationship between chronic ankle instability and variations in mortise anatomy and impingement spurs. Foot Ankle Int 2000; 21 (8): 657–664
[14] Tol JL, Slim E, van Soest AJ et al. The relationship of the kicking action in soccer and anterior ankle impingement syndrome. A biomechanical analysis. Am J Sports Med 2002; 30 (1): 45–50
[15] Tol JL, van Dijk CN. Etiology of the anterior ankle impingement syndrome: a descriptive anatomical study. Foot Ankle Int 2004; 25 (6): 382–386

Posteriores Impingement

[1] Donovan A, Rosenberg ZS. MRI of ankle and lateral hindfoot impingement syndromes. AJR Am J Roentgenol 2010; 195 (3): 595–604
[2] Giannini S, Buda R, Mosca M et al. Posterior ankle impingement. Foot Ankle Int 2013; 34 (3): 459–465
[3] Hayashi D, Roemer FW, D'Hooghe P et al. Posterior ankle impingement in athletes: pathogenesis, imaging features and differential diagnoses. Eur J Radiol 2015; 84 (11): 2231–2241
[4] Lavery KP, McHale KJ, Rossy WH et al. Ankle impingement. J Orthop Surg Res 2016; 11 (1): 97. doi:10.1186/s13018-016-0430-x
[5] Lee JC, Calder JD, Healy JC. Posterior impingement syndromes of the ankle. Semin Musculoskelet Radiol 2008; 12 (2): 154–169
[6] Lin YC, Kwon JY, Ghorbanhoseini M et al. The hindfoot arch: What role does the imager play? Radiol Clin North Am 2016; 54 (5): 951–968
[7] Linklater J. MR imaging of ankle impingement lesions. Magn Reson Imaging Clin N Am 2009; 17 (4): 775–800
[8] Miyamoto W, Takao M, Matsushita T. Hindfoot endoscopy for posterior ankle impingement syndrome and flexor hallucis longus tendon disorders. Foot Ankle Clin 2015; 20 (1): 139–147
[9] Peace KA, Hillier JC, Hulme A et al. MRI features of posterior ankle impingement syndrome in ballet dancers: a review of 25 cases. Clin Radiol 2004; 59 (11): 1025–1033
[10] Ribbans WJ, Ribbans HA, Cruickshank JA et al. The management of posterior ankle impingement syndrome in sport: a review. Foot Ankle Surg 2015; 21 (1): 1–10
[11] Roche AJ, Calder JD, Lloyd Williams R. Posterior ankle impingement in dancers and athletes. Foot Ankle Clin 2013; 18 (2): 301–318
[12] Russell JA, Kruse DW, Koutedakis Y et al. Pathoanatomy of posterior ankle impingement in ballet dancers. Clin Anat 2010; 23 (6): 613–621
[13] Wong GNL, Tan TJ. MR imaging as a problem solving tool in posterior ankle pain: a review. Eur J Radiol 2016; 85 (12): 2238–2256

Os-trigonum-Syndrom

[1] Abramowitz Y, Wollstein R, Barzilay Y et al. Outcome of resection of a symptomatic os trigonum. J Bone Joint Surg Am 2003; 85-A (6): 1051–1057
[2] Mendez-Castillo A, Burd TA, Kenter K et al. Radiologic case study. Os trigonum syndrome. Orthopedics 1999; 22 (12): 1208, 1201–1202

[3] Mouhsine E, Crevoisier X, Leyvraz PF et al. Post-traumatic overload or acute syndrome of the os trigonum: a possible cause of posterior ankle impingement. Knee Surg Sports Traumatol Arthrosc 2004; 12 (3): 250–253

[4] Russell JA, Kruse DW, Koutedakis Y et al. Pathoanatomy of posterior ankle impingement in ballet dancers. Clin Anat 2010; 23 (6): 613–621

[5] Wong GNL, Tan TJ. MR imaging as a problem solving tool in posterior ankle pain: a review. Eur J Radiol 2016; 85 (12): 2238–2256

[6] Zeichen J, Schratt E, Bosch U et al. Os trigonum-Syndrom. Unfallchirurg 1999; 102 (4): 320–323

3.3.11 Instabilität

Instabilität der Syndesmose

[1] Clanton TO, Ho CP, Williams BT et al. Magnetic resonance imaging characterization of individual ankle syndesmosis structures in asymptomatic and surgically treated cohorts. Knee Surg Sports Traumatol Arthrosc 2016; 24 (7): 2089–2102

[2] Grass R, Herzmann K, Biewener A. Verletzungen der unteren tibiofibularen Syndesmose. Unfallchirurg 1997; 103 (7): 520–532

[3] Han SH, Lee JW, Kim S et al. Chronic tibiofibular syndesmosis injury: the diagnostic efficiency of magnetic resonance imaging and comparative analysis of operative treatment. Foot Ankle Int 2007; 28 (3): 336–342

[4] Hermans JJ, Beumer A, de Jong TA et al. Anatomy of the distal tibiofibular syndesmosis in adults: a pictorial essay with a multimodality approach. J Anat 2010; 217 (6): 633–645

[5] Lin CF, Gross ML, Weinhold P. Ankle syndesmosis injuries: anatomy, biomechanics, mechanism of injury, and clinical guidelines for diagnosis and intervention. J Orthop Sports Phys Ther 2006; 36 (6): 372–384

[6] Miller AN, Paul O, Boraiah S et al. Functional outcomes after syndesmotic screw fixation and removal. J Orthop Trauma 2010; 24 (1): 12–16

[7] Nault ML, Hébert-Davies J, Yen YM et al. Variation of syndesmosis anatomy with growth. J Pediatr Orthop 2016; 36 (4): e41–e44

[8] Nault ML, Marien M, Hébert-Davies J et al. MRI quantification of the impact of ankle position on syndesmosis anatomy. Foot Ankle Int 2017; 38 (2): 215–219

[9] Park YH, Yoon MA, Choi WS et al. The predictive value of MRI in the syndesmotic instability of ankle fracture. Skeletal Radiol 2018; 47 (4): 533–540. doi:10.1007/s00256-017-2821-4

[10] Qiu HB, Jiang J, Porter D. A new intraoperative syndesmosis instability classification system: utility and medium-term results in closed displaced ankle fractures. Orthop Surg 2017; 9 (4): 365–371

[11] Rammelt S, Zwipp H, Grass R. Injuries to the distal tibiofibular syndesmosis: an evidence-based approach to acute and chronic lesions. Foot Ankle Clin 2008; 13 (4): 611–633

[12] Schuberth JM, Jennings MM, Lau AC. Arthroscopy-assisted repair of latent syndesmotic instability of the ankle. Arthroscopy 2008; 24 (8): 868–874

[13] Stark E, Tornetta P 3 rd, Creevy WR. Syndesmotic instability in Weber B ankle fractures: a clinical evaluation. J Orthop Trauma 2007; 21 (9): 643–646

[14] van den Bekerom MP, de Leeuw PA, van Dijk CN. Delayed operative treatment of syndesmotic instability. Current concepts review. Injury 2009; 40 (11): 1137–1142

[15] Wong F, Mills R, Mushtaq N et al. Correlation and comparison of syndesmosis dimension on CT and MRI. Foot (Edinb.) 2016; 28: 36–41

[16] Zalavras C, Thordarson D. Ankle syndesmotic injury. J Am Acad Orthop Surg 2007; 15 (6): 330–339

[17] Zamzami MM, Zamzam MM. Chronic isolated distal tibiofibular syndesmotic disruption: diagnosis and management. Foot Ankle Surg 2009; 15 (1): 14–19

Instabilität des oberen Sprunggelenks

[1] Attenborough AS, Hiller CE, Smith RM et al. Chronic ankle instability in sporting populations. Sports Med 2014; 44 (11): 1545–1556

[2] Bonnel F, Toullec E, Mabit C et al. Chronic ankle instability: biomechanics and pathomechanics of ligaments injury and associated lesions. Sofcot Orthop Traumatol Surg Res 2010; 96 (4): 424–432

[3] Czajka CM, Tran E, Cai AN et al. Ankle sprains and instability. Med Clin North Am 2014; 98 (2): 313–329

[4] Diermeier T, Scheiderer B, Lacheta L et al. Anatomic stabilization of chronic lateral instability of the ankle: gold technique. Oper Orthop Traumatol 2017; 29 (6): 520–524

[5] Hubbard TJ, Cordova M. Effect of ankle taping on mechanical laxity in chronic ankle instability. Foot Ankle Int 2010; 31 (6): 499–504

[6] Joshy S, Abdulkadir U, Chaganti S et al. Accuracy of MRI scan in the diagnosis of ligamentous and chondral pathology in the ankle. Foot Ankle Surg 2010; 16 (2): 78–80

[7] Li HY, Zhou RS, Hua YH et al. MRI identification of the fibular and talus position in patients with mechanical ankle instability. Int J Sports Med 2017; 38 (7): 546–550

[8] Liu W, Li H, Hua Y. Quantitative magnetic resonance imaging (MRI) analysis of anterior talofibular ligament in lateral chronic ankle instability ankles pre- and postoperatively. BMC Musculoskelet Disord 2017; 18 (1): 397. doi:10.1186/s12891-017-1758-z

[9] Mabit C, Tourné Y, Besse JL et al. Chronic lateral ankle instability surgical repairs: the long term prospective. Sofcot Orthop Traumatol Surg Res 2010; 96 (4): 417–423

[10] Martin B. Ankle sprain complications: MRI evaluation. Clin Podiatr Med Surg 2008; 25 (2): 203–247

[11] Miklovic TM, Donovan L, Protzuk OA et al. Acute lateral ankle sprain to chronic ankle instability: a pathway of dysfunction. Phys Sportsmed 2017: 1–7

[12] Morvan A, Klouche S, Thes A et al. Reliability and validity of preoperative MRI for surgical decision making in chronic lateral ankle instability. Eur J Orthop Surg Traumatol 2018; 28 (4): 713–719. doi:10.1007/s00590-017-2116-4

[13] Rein S, Fabian T, Zwipp H et al. Influence of age, body mass index and leg dominance on functional ankle stability. Foot Ankle Int 2010; 31 (5): 423–432

[14] Sofka CM. Technical considerations: best practices for MR imaging of the foot and ankle. Magn Reson Imaging Clin N Am 2017; 25 (1): 1–10

[15] Tourné Y, Besse JL, Mabit C et al. Chronic ankle instability. Which tests to assess the lesions? Which therapeutic options? Orthop Traumatol Surg Res 2010; 96 (4): 433–446

Instabilität des Subtalargelenks

[1] Aynardi M, Pedowitz DI, Raikin SM. Subtalar instability. Foot Ankle Clin 2015; 20 (2): 243–252

[2] Bell J, Warren M, Cotnoir S. Fracture of the lateral process of the talus. J Orthop Sports Phys Ther 2017; 47 (8): 579

[3] Bonnel F, Toullec E, Mabit C et al. Chronic ankle instability: biomechanics and pathomechanics of ligaments injury and associated lesions. Sofcot Orthop Traumatol Surg Res 2010; 96 (4): 424–432

[4] Budny A. Subtalar joint instability: current clinical concepts. Clin Podiatr Med Surg 2004; 21 (3): 449–460

[5] Kamiya T, Kura H, Suzuki D et al. Mechanical stability of the subtalar joint after lateral ligament sectioning and ankle brace application: a biomechanical experimental study. Am J Sports Med 2009; 37 (12): 2451–2458

[6] Karlsson J, Eriksson BI, Renström PA. Subtalar ankle instability. A review. Sports Med 1997; 24 (5): 337–346

[7] Kim TH, Moon SG, Jung HG et al. Subtalar instability: imaging features of subtalar ligaments on 3D isotropic ankle MRI. BMC Musculoskelet Disord 2017; 18 (1): 475. doi:10.1186/s12891-017-1841-5

[8] Langer P, Nickisch F, Spenciner D et al. In vitro evaluation of the effect lateral process talar excision on ankle and subtalar joint stability. Foot Ankle Int 2007; 28 (1): 78–83

[9] Li SY, Hou ZD, Zhang P et al. Ligament structures in the tarsal sinus and canal. Foot Ankle Int 2013; 34 (12): 1729–1736

[10] Lopez-Ben R. Imaging of the subtalar joint. Foot Ankle Clin 2015; 20 (2): 223–241

[11] Lui TH. Arthroscopic-assisted lateral ligamentous reconstruction in combined ankle and subtalar instability. Arthroscopy 2007; 23 (5): 554.e1–5

[12] Mabit C, Tourné Y, Besse JL et al. Chronic lateral ankle instability surgical repairs: the long term prospective. Sofcot Orthop Traumatol Surg Res 2010; 96 (4): 417–423

[13] Michelson J, Hamel A, Buczek F et al. The effect of ankle injury on subtalar motion. Foot Ankle Int 2004; 25 (9): 639–646

[14] Mittlmeier T, Wichelhaus A. Subtalar joint instability. Eur J Trauma Emerg Surg 2015; 41 (6): 623–629

[15] Pisani G, Pisani PC, Parino E. Sinus tarsi syndrome and subtalar joint instability. Clin Podiatr Med Surg 2005; 22 (1): 63–77

[16] Ringleb SI, Udupa JK, Siegler S et al. The effect of ankle ligament damage and surgical reconstructions on the mechanics of the ankle and subtalar joints revealed by three-dimensional stress MRI. J Orthop Res 2005; 23 (4): 743–749

[17] Sugimoto K, Isomoto S, Samoto N et al. Recent developments in the treatment of ankle and subtalar instability. Open Orthop J 2017; 11: 687–696

[18] Tochigi Y, Amendola A, Rudert MJ et al. The role of the interosseous talocalcaneal ligament in subtalar joint stability. Foot Ankle Int 2004; 25 (8): 588–596

[19] Tourné Y, Besse JL, Mabit C et al. Chronic ankle instability. Which tests to assess the lesions? Which therapeutic options? Orthop Traumatol Surg Res 2010; 96 (4): 433–446

[20] Van Ginckel A, De Mits S, Bennell KL et al. T2* mapping of subtalar cartilage: precision and association between anatomical variants and cartilage composition. J Orthop Res 2016; 34 (11): 1969–1976

[21] Weindel S, Schmidt R, Rammelt S et al. Subtalar instability: a biomechanical cadaver study. Arch Orthop Trauma Surg 2010; 130 (3): 313–319

3.3.12 Chronische Pathologien des Knorpels und Knochens

Arthrose des oberen/unteren Sprunggelenks

[1] AlOmran AS. Osteoarthritis of knee: correlation between radiographic and arthroscopic findings. Int Surg 2009; 94 (3): 269–272

[2] Bai LB, Lee KB, Song EK et al. Total ankle arthroplasty outcome comparison for post-traumatic and primary osteoarthritis. Foot Ankle Int 2010; 31 (12): 1048–1056

[3] Barg A, Pagenstert GI, Hügle T et al. Ankle osteoarthritis: etiology, diagnostics, and classification. Foot Ankle Clin 2013; 18 (3): 411–426

[4] Bell J, Warren M, Cotnoir S. Fracture of the lateral process of the talus. J Orthop Sports Phys Ther 2017; 47 (8): 579

[5] Bloch B, Srinivasan S, Mangwani J. Current concepts in the management of ankle osteoarthritis: a systematic review. J Foot Ankle Surg 2015; 54 (5): 932–939. doi:10.1053/j.jfas.2014.12.042

[6] Dihlmann W, Stäbler A. Gelenke – Wirbelverbindungen. 4. Aufl. Stuttgart: Thieme; 2010: 186

[7] Halstead J, Bergin D, Keenan AM et al. Ligament and bone pathologic abnormalities more frequent in neuropathic joint disease in comparison with degenerative arthritis of the foot and ankle: implications for understanding rapidly progressive joint degeneration. Arthritis Rheum 2010; 62 (8): 2353–2358

[8] Haraguchi N, Ota K, Tsunoda N et al. Weight-bearing-line analysis in supramalleolar osteotomy for varus-type osteoarthritis of the ankle. J Bone Joint Surg Am 2015; 97 (4): 333–339

[9] Harstall R, Lehmann O, Krause F et al. Supramalleolar lateral closing wedge osteotomy for the treatment of varus ankle arthrosis. Foot Ankle Int 2007; 28 (5): 542–548

[10] Hayashi K, Tanaka Y, Kumai T et al. Correlation of compensatory alignment of the subtalar joint to the progression of primary osteoarthritis of the ankle. Foot Ankle Int 2008; 29 (4): 400–406

[11] Hintermann B, Knupp M, Barg A. Joint-preserving surgery of asymmetric ankle osteoarthritis with peritalar instability. Foot Ankle Clin 2013; 18 (3): 503–516

[12] Hintermann B, Knupp M, Barg A. Supramalleolar osteotomies for the treatment of ankle arthritis. J Am Acad Orthop Surg 2016; 24 (7): 424–432

[13] von Knoch F, Reckord U, von Knoch M et al. Fracture of the lateral process of the talus in snowboarders. J Bone Joint Surg Br 2007; 89 (6): 772–777

[14] Knupp M, Stufkens S, Bolliger L et al. Classification and treatment of supramalleolar deformities. Foot Ankle Int 2011; 32 (11): 1023–1031

[15] Kozanek M, Rubash HE, Li G et al. Effect of post-traumatic tibiotalar osteoarthritis on kinematics of the ankle joint complex. Foot Ankle Int 2009; 30 (8): 734–740

[16] Kraus VB, Kilfoil TM, Hash TW 2nd et al. Atlas of radiographic features of osteoarthritis of the ankle and hindfoot. Osteoarthritis Cartilage 2015; 23 (12): 2059–2085. doi:10.1016/j.joca.2015.08.008

[17] Lee WC, Moon JS, Lee K et al. Indications for supramalleolar osteotomy in patients with ankle osteoarthritis and varus deformity. J Bone Joint Surg Am 2011; 93 (13): 1243–1248

[18] Rodríguez-Merchán EC, Gómez-Cardero P. The outerbridge classification predicts the need for patellar resurfacing in TKA. Clin Orthop Relat Res 2010; 468 (5): 1254–1257

[19] Schreiner MM, Mlynarik V, Zbýň Š et al. New technology in imaging cartilage of the ankle. Cartilage 2017; 8 (1): 31–41

[20] Tanaka Y, Takakura Y, Hayashi K et al. Low tibial osteotomy for varus-type osteoarthritis of the ankle. J Bone Joint Surg Br 2006; 88 (7): 909–913

[21] Van Ginckel A, De Mits S, Bennell KL et al. T2* mapping of subtalar cartilage: precision and association between anatomical variants and cartilage composition. J Orthop Res 2016; 34 (11): 1969–1976

[22] van Putte-Katier N, van Ochten JM, van Middelkoop M et al. Magnetic resonance imaging abnormalities after lateral ankle trauma in injured and contralateral ankles. Eur J Radiol 2015; 84 (12): 2586–2592

[23] Weber MA, Wünnemann F, Jungmann PM et al. Modern cartilage imaging of the ankle. Fortschr Röntgenstr 2017; 189: 945–956

[24] Witteveen AG, Sierevelt IN, Blankevoort L et al. Intra-articular sodium hyaluronate injections in the osteoarthritic ankle joint: effects, safety and dose dependency. Foot Ankle Surg 2010; 16 (4): 159–163

Chondromatose, multiple f reie Gelenkkörper

[1] Breitenseher M. MR-Trainer obere Extremität. Stuttgart: Thieme; 2005

[2] Dihlmann W, Stäbler A. Gelenke – Wirbelverbindungen. 4. Aufl. Stuttgart: Thieme; 2010: 593, 754

[3] Galat DD, Ackerman DB, Spoon D et al. Synovial chondromatosis of the foot and ankle. Foot Ankle Int 2008; 29 (3): 312–317

[4] Gaulrapp H, Szeimies U. Diagnostik der Gelenke und Weichteile. München: Elsevier; 2008: 62

[5] Kerimoglu S, Aynaci O, Saraçoglu M et al. Synovial chondromatosis of the subtalar joint: a case report and review of the literature. J Am Podiatr Med Assoc 2008; 98 (4): 318–321

[6] Lee DK, Louk L Jr., Bell BL. Synovial osteochondromatosis involvement in post-traumatic ankle injury. J Am Podiatr Med Assoc 2008; 98 (1): 70–74

[7] McKenzie G, Raby N, Ritchie D. A pictorial review of primary synovial osteochondromatosis. Eur Radiol 2008; 18 (11): 2662–2669

[8] Murphey MD, Vidal JA, Fanburg-Smith JC et al. Imaging of synovial chondromatosis with radiologic-pathologic correlation. Radiographics 2007; 27 (5): 1465–1488

[9] Oakley J, Yewlett A, Makwana N. Tenosynovial osteochondromatosis of the flexor hallucis longus tendon. Foot Ankle Surg 2010; 16 (3): 148–150

[10] Scholl DM, Taddie KL. Asymptomatic synovial chondromatosis of the ankle: an incidental finding. J Foot Ankle Surg 2010; 49 (6): 565

[11] Sedeek SM, Choudry Q, Garg S. Synovial chondromatosis of the ankle joint: clinical, radiological, and intraoperative findings. Case Rep Orthop 2015; 2015: 359024

[12] Sperling BL, Angel S, Stoneham G et al. Synovial chondromatosis and chondrosarcoma: a diagnostic dilemma. Sarcoma 2003; 7 (2): 69–73

[13] Testaverde L, Perrone A, Caporali L et al. CT and MR findings in synovial chondromatosis of the temporo-mandibular joint: our experience and review of literature. Eur J Radiol 2011; 78 (3): 414–418

Osteochondrale Läsionen am Talus

[1] Arcq M. Fixation of osteochondrosis dissecans by bone-pins. Arch Orthop Unfallchir 1974; 79 (4): 297–312

[2] Aurich M, Albrecht D, Angele P et al. Treatment of osteochondral lesions in the ankle: a guideline from the group „Clinical Tissue Regeneration“ of the German Society of Orthopaedics and Traumatology (DGOU). Z Orthop Unfall 2017; 155 (1): 92–99

[3] Berndt AL, Harty M. Transchondral fractures (osteochondritis dissecans) of the talus. J Bone Joint Surg Am 1959; 41-A: 988–1020

[4] Bohndorf K, Imhof H, Schibany N. Diagnostic imaging of acute and chronic osteochondral lesions of the talus. Orthopade 2001; 30 (1): 12–19

[5] Breitenseher M. MR-Trainer obere Extremität. Stuttgart: Thieme; 2005: 88

[6] Chan KW, Ferkel RD, Kern B et al. Correlation of MRI appearance of autologous chondrocyte implantation in the ankle with clinical outcome. Cartilage 2018; 9 (1): 21–29

[7] Cheng JC, Ferkel RD. The role of arthroscopy in ankle and subtalar degenerative joint disease. Clin Orthop Relat Res 1998; 349: 65–72

[8] Cheng MS, Ferkel RD, Applegate GR. Osteochondral lesions of the talus: a radiologic and surgical comparison. Oral paper presented at the Annual Meeting of the Academy of Orthopaedic Surgeons (AAOS), New Orleans, February 16–21, 1995. Rosemont (Illinois, USA): American Academy of Orthopedic Surgeons; 1995

[9] Clinical Munchenwiler Evaluation Group. ICRS cartilage injury evaluation package, 2000. Im Internet: https://cartilage.org/content/uploads/2014/10/ICRS_evaluation.pdf (Stand: 02.08.2018)

[10] Dihlmann W, Stäbler A. Gelenke – Wirbelverbindungen. 4. Aufl. Stuttgart: Thieme; 2010: 735, 644

[11] Dipaola J, Nelson DW, Colville MR. Characterizing osteochondral lesions by magnetic resonance imaging. Arthroscopy 1991; 7: 101–104

[12] Dwyer T, Martin CR, Kendra R, et al. Reliability and Validity of the Arthroscopic International Cartilage Repair Society Classification System: Correlation With Histological Assessment of Depth. Arthroscopy. 2017; 33(6):1219-1224

[13] Elias I, Jung JW, Raikin SM et al. Osteochondral lesions of the talus: change in MRI findings over time in talar lesions without operative intervention and implications for staging systems. Foot Ankle Int 2006; 27 (3): 157–166

[14] Ettl V, Kenn W, Radke S et al. The role of MRI in therapy and follow-up after surgical treatment of osteochondrosis dissecans of the talus. Z Orthop Ihre Grenzgeb 2001; 139 (2): 157–162

[15] Ferkel RD, Sgaglione NA. Arthroscopic treatment of osteochondral lesions of the talus: long therm results. Orthop Trans 1993; 17: 1011

[16] Forney M, Subhas N, Donley B et al. MR imaging of the articular cartilage of the knee and ankle. Magn Reson Imaging Clin N Am 2011; 19: 379–405

[17] Furlong J, Morrison WB, Carrino JA. Imaging of the talus. Foot Ankle Clin 2004; 9 (4): 685–701

[18] Galli MM, Protzman NM, Mandelker EM et al. Examining the relation of osteochondral lesions of the talus to ligamentous and lateral ankle tendinous pathologic features: a comprehensive MRI review in an asymptomatic lateral ankle population. J Foot Ankle Surg 2014; 53 (4): 429–433

[19] Giannini S, Battaglia M, Buda R et al. Surgical treatment of osteochondral lesions of the talus by open-field autologous chondrocyte implantation: a 10-year follow-up clinical and magnetic resonance imaging T2-mapping evaluation. Am J Sports Med 2009; 37 (Suppl. 1): 112S–118S

[20] Gottschalk O, Altenberger S, Baumbach S et al. Functional medium-term results after autologous matrix-induced chondrogenesis for osteochondral oesions of the talus: a 5-year prospective cohort study. J Foot Ankle Surg 2017; 56 (5): 930–936. doi:10.1053/j.jfas.2017.05.002

[21] Grambart ST. Arthroscopic management of osteochondral lesions of the talus. Clin Podiatr Med Surg 2016; 33: 521–530

[22] Guhl JF. New techniques for arthroscopic surgery of the ankle: preliminary report. Orthopedics 1986; 9: 261

[23] Han SH, Lee JW, Lee DY et al. Radiographic changes and clinical results of osteochondral defects of the talus with and without subchondral cysts. Foot Ankle Int 2006; 27 (12): 1109–1114

[24] Hepple S, Winson IG, Glew D. Osteochondral lesions of the talus: a revised classification. Foot Ankle Int 1999; 20: 789–793

[25] Heywood CS, Benke Metatarsale, Brindle K et al. Correlation of magnetic resonance imaging to arthroscopic findings of stability in juvenile osteochondritis dissecans. Arthroscopy 2011; 27 (2): 194–199

[26] Jiang D, Ao YF, Jiao C et al. Concurrent arthroscopic osteochondral lesion treatment and lateral ankle ligament repair has no substantial effect on the outcome of chronic lateral ankle instability. Knee Surg Sports Traumatol Arthrosc 2017. doi:10.1007/s00167-017-4774-5

[27] Koç A, Karabiyik Ö. MRI evaluation of ligaments and tendons of foot arch in talar dome osteochondral lesions. Acta Radiol 2018; 59 (7): 869–875. doi:10.1177/0284185117730853

[28] Kokkinakis M, Kafchitsas K, Rajeev A et al. Is MRI useful in the early follow-up after autologous osteochondral transplantation? Acta Orthop Belg 2008; 74 (5): 636–642

[29] Kubosch EJ, Erdle B, Izadpanah K et al. Clinical outcome and T2 assessment following autologous matrix-induced chondrogenesis in osteochondral lesions of the talus. Int Orthop 2016; 40 (1): 65–71

[30] Lee RKL, Griffith JF, Law EKC et al. Ankle traction during MRI of talar dome osteochondral lesions. AJR Am J Roentgenol 2017; 209 (4): 874–882

[31] Letts M, Davidson D, Ahmer A. Osteochondritis dissecans of the talus in children. J Pediatr Orthop 2003; 23 (5): 617–625

[32] Loomer R, Fisher C, Lloyd-Smith R et al. Osteochondral lesions of the talus. Am J Sports Med 1993; 21: 13–19

[33] Murawski CD, Kennedy JG. Operative treatment of osteochondral lesions of the talus. J Bone Joint Surg Am 2013; 95: 1045–1054

[34] Nelson DW, DiPaola J, Colville M et al. Osteochondritis dissecans of the talus and knee: prospective comparison of MR and arthroscopic classifications. J Comput Assist Tomogr 1990; 14 (5): 804–808

[35] O'Loughlin PF, Heyworth BE, Kennedy JG. Current concepts in the diagnosis and treatment of osteochondral lesions of the ankle. Am J Sports Med 2010; 38 (2): 392–404

[36] Outerbridge RE. The etiology of chondromalacia patellae. J Bone Joint Surg Br 1961; 43-B: 752–757

[37] Rehnitz C, Weber MA. Morphologische und funktionelle Knorpeldiagnostik. Orthopäde 2015; 44: 317–336

[38] Rehnitz C, Kuni B, Wuennemann F et al. Delayed gadolinium-enhanced MRI of cartilage (dGEMRIC) and T2 mapping of talar osteochondral lesions: indicators of clinical outcomes. J Magn Reson Imaging 2017; 46: 1601–1610

[39] Rungprai C, Tennant JN, Gentry RD et al. Management of osteochondral lesions of the talar dome. Open Orthop J 2017; 11: 743–761. doi:10.2174/1874325001711010743

[40] Schreiner MM, Mlynarik V, Zbýň Š et al. New technology in imaging cartilage of the ankle. Cartilage 2017; 8 (1): 31–41

[41] Schuman L, Struijs PA, van Dijk CN. Traumatic osteochondral lesions of the talar dome. Orthopade 2001; 30 (1): 66–72

[42] Steinhagen J, Niggemeyer O, Bruns J. Etiology and pathogenesis of osteochondrosis dissecans tali. Orthopade 2001; 30 (1): 20–27

[43] Stroud CC, Marks RM. Imaging of osteochondral lesions of the talus. Foot Ankle Clin 2000; 5 (1): 119–133

[44] van Bergen CJ, de Leeuw PA, van Dijk CN. Treatment of osteochondral defects of the talus. Rev Chir Orthop Reparatrice Appar Mot 2008; 94 (Suppl. 8): 398–408

[45] Waldt S, Eiber M, Wörtler K. Messverfahren und Klassifikationen in der muskuloskelettalen Radiologie. Stuttgart: Thieme; 2011: 174–179

[46] Weber MA, Wünnemann F, Jungmann PM etal. Modern cartilage imaging of the ankle. Fortschr Röntgenstr 2017; 189: 945–956

[47] Winalski CS, Alparslan L. Imaging of articular cartilage injuries of the lower extremity. Semin Musculoskelet Radiol 2008; 12 (4): 283–301

[48] Wirth S, Wieser A, Witt SN et al. Visualization of radiographically occult osteochondrosis dissecans of the talus using MRI. Unfallchirurg 2003; 106 (3): 238–240

[49] Yasui Y, Ramponi L, Seow D et al. Systematic review of bone marrow stimulation for osteochondral lesion of talus – evaluation for level and quality of clinical studies. World J Orthop 2017; 8 (12): 956–963. doi:10.5312/wjo.v8.i12.956

[50] Yi J, Cha JG, Lee YK. et al. MRI of the anterior talofibular ligament, talar cartilage and os subfibulare: comparison of isotropic resolution 3D and conventional 2D T2-weighted fast spin-echo sequences at 3.0T. Skeletal Radiol 2016; 45: 899–908

[51] Zengerink M, Struijs PA, Tol JL et al. Treatment of osteochondral lesions of the talus: a systematic review. Knee Surg Sports Traumatol Arthrosc 2010; 18: 238–246

Talusnekrose

[1] Adelaar RS, Madrian JR. Avascular necrosis of the talus. Orthop Clin North Am 2004; 35 (3): 383–395

[2] Babu N, Schuberth JM. Partial avascular necrosis after talar neck fracture. Foot Ankle Int 2010; 31 (9): 777–780

[3] Breitenseher M. MR-Trainer Untere Extremität. Stuttgart: Thieme; 2002: 94

[4] Chiodo CP, Herbst SA. Osteonecrosis of the talus. Foot Ankle Clin 2004; 9 (4): 745–755

[5] DiGiovanni CW, Patel A, Calfee R et al. Osteonecrosis in the foot. J Am Acad Orthop Surg 2007; 15 (4): 208–217

[6] Dihlmann W, Stäbler A. Gelenke – Wirbelverbindungen. 4. Aufl. Stuttgart: Thieme; 2010: 777

[7] Gross CE, Haughom B, Chahal J et al. Treatments for avascular necrosis of the talus: a systematic review. Foot Ankle Spec 2014; 7 (5): 387–397

[8] Gross CE, Sershon RA, Frank JM et al. Treatment of osteonecrosis of the talus. JBJS Rev 2016; 4 (7): pii 01874474-201607000-00002

[9] Hawkins LG. Fractures of the neck of the talus. J Bone Joint Surg Am 1970; 52: 991–1002

[10] Horst F, Gilbert BJ, Nunley JA. Avascular necrosis of the talus: current treatment options. Foot Ankle Clin 2004; 9 (4): 757–773

[11] Issa K, Naziri Q, Kapadia BH et al. Clinical characteristics of early-stage osteonecrosis of the ankle and treatment outcomes. J Bone Joint Surg Am 2014; 96 (9): e73

[12] Léduc S, Clare MP, Laflamme GY et al. Posttraumatic avascular necrosis of the talus. Foot Ankle Clin 2008; 13 (4): 753–765

[13] Meizer R, Radda C, Stolz G et al. MRI-controlled analysis of 104 patients with painful bone marrow edema in different joint localizations treated with the prostacyclin analogue iloprost. Wien Klin Wochenschr 2005; 117 (7–8): 278–286

[14] Murphey MD, Foreman KL, Klassen-Fischer MK et al. From the radiologic pathology archives imaging of osteonecrosis: radiologic-pathologic correlation. Radiographics 2014; 34 (4): 1003–1028

[15] Pearce DH, Mongiardi CN, Fornasier et al. Avascular necrosis of the talus: a pictorial essay. Radiographics 2005; 25 (2): 399–410

[16] Prasarn ML, Miller AN, Dyke JP et al. Arterial anatomy of the talus: a cadaver and gadolinium-enhanced MRI study. Foot Ankle Int 2010; 31 (11): 987–993

[17] Stoller DW, Tirman PFJ, Bredella MA. Diagnostic imaging: orthopaedics. Philadelphia, Pa.: Elsevier; 2004: 6–90

[18] Tehranzadeh J, Stuffman E, Ross SD. Partial Hawkins sign in fractures of the talus: a report of three cases. AJR Am J Roentgenol 2003; 181 (6): 1559–1563

[19] Vallier HA, Reichard SG, Boyd AJ et al. A new look at the Hawkins classification for talar neck fractures: Which features of injury and treatment are predictive of osteonecrosis? J Bone Joint Surg Am 2014; 96 (3): 192–197

Nekrose des Os naviculare

[1] DiGiovanni CW. Fractures of the navicular. Foot Ankle Clin 2004; 9 (1): 25–63

[2] DiGiovanni CW, Patel A, Calfee R et al. Osteonecrosis in the foot. J Am Acad Orthop Surg 2007; 15 (4): 208–217

[3] Dihlmann W, Stäbler A. Gelenke – Wirbelverbindungen. 4. Aufl. Stuttgart: Thieme; 2010: 732

[4] Golano P, Fariñas O, Sáenz I. The anatomy of the navicular and periarticular structures. Foot Ankle Clin 2004; 9 (1): 1–23

[5] Samim M, Moukaddam HA, Smitaman E. Imaging of Mueller-Weiss syndrome: a review of clinical presentations and imaging spectrum. AJR Am J Roentgenol 2016; 207 (2): W8–W18

[6] Sizensky JA, Marks RM. Imaging of the navicular. Foot Ankle Clin 2004; 9 (1): 181–209

Kalkaneusapophysitis

[1] Bailey CW, Cannon ML. Sever disease (calcaneal apophysitis). J Am Osteopath Assoc 2014; 114 (5): 411

[2] Beck L, Heindel WL. Apophysitis calcanei. RöFo 2012; 184 (11): 973–975. doi:10.1055/s-0032-1318952

[3] Döderlein L, C. Dussa C. Klinische Pathologie der Fersenbeinapophyse im Wachstumsalter. Orthopäde 2016; 45: 233–241

[4] Gaulrapp H, Szeimies U. Diagnostik der Gelenke und Weichteile. München: Elsevier; 2008: 207

[5] James AM, Williams CM, Haines TP. Heel raises versus prefabricated orthoses in the treatment of posterior heel pain associated with calcaneal apophysitis (Sever's Disease): a randomised control trial. J Foot Ankle Res 2010; 3: 3

[6] James AM, Williams CM, Haines TP. Effectiveness of interventions in reducing pain and maintaining physical activity in children and adolescents with calcaneal apophysitis (Sever's disease): a systematic review. J Foot Ankle Res 2013; 6 (1): 16. doi:10.1186/1757-1146-6-16

[7] James AM, Williams CM, Luscombe M et al. Factors associated with pain severity in children with calcaneal apophysitis (Sever disease). J Pediatr 2015; 167 (2): 455–459

[8] James AM, Williams CM, Haines TP. Effectiveness of footwear and foot orthoses for calcaneal apophysitis: a 12-month factorial randomised trial. Br J Sports Med 2016; 50 (20): 1268–1275

[9] Kose O. Do we really need radiographic assessment for the diagnosis of non-specific heel pain (calcaneal apophysitis) in children? Skeletal Radiol 2010; 39 (4): 359–361

[10] Kose O, Celiktas M, Yigit S et al. Can we make a diagnosis with radiographic examination alone in calcaneal apophysitis (Sever's disease)? J Pediatr Orthop B 2010; 19 (5): 396–398

[11] Perhamre S, Lazowska D, Papageorgiou S et al. Sever's injury: a clinical diagnosis. J Am Podiatr Med Assoc 2013; 103 (5): 361–368

[12] Shields N. Wait and see, heel raise and eccentric exercise may be equally effective treatments for children with calcaneal apophysitis. J Physiother 2016; 62 (2): 112, discussion 112. doi:10.1016/j.jphys.2015.12.004

[13] Stein CJ, Micheli LJ. Overuse injuries in youth sports. Phys Sportsmed 2010; 38 (2): 102–108

[14] Volpon JB, de Carvalho Filho G. Calcaneal apophysitis: a quantitative radiographic evaluation of the secondary ossification center. Arch Orthop Trauma Surg 2002; 122 (6): 338–341

[15] Wiegerinck JI, Yntema C, Brouwer HJ et al. Incidence of calcaneal apophysitis in the general population. Eur J Pediatr 2014; 173 (5): 677–679

Koalition

[1] Alaia EF, Rosenberg ZS, Bencardino JT et al. Tarsal tunnel disease and talocalcaneal coalition: MRI features. Skeletal Radiol 2016; 45 (11): 1507–1514

[2] Bauer K, Mosca VS, Zionts LE. What's new in pediatric flatfoot? J Pediatr Orthop 2016; 36 (8): 865–869

[3] Bixby SD, Jarrett DY, Matheney T et al. Unilateral subtalar coalition: contralateral sustentaculum tali morphology. Radiology 2010; 257 (3): 830–835

[4] Bonasia DE, Phisitkul P, Saltzman CL et al. Arthroscopic resection of talocalcaneal coalitions. Arthroscopy 2011; 27 (3): 430–435

[5] Cass AD, Camasta CA. A review of tarsal coalition and pes planovalgus: clinical examination, diagnostic imaging, and surgical planning. J Foot Ankle Surg 2010; 49 (3): 274–293

[6] Crim J. Imaging of tarsal coalition. Radiol Clin North Am 2008; 46 (6): 1017–1026

[7] Denning JR. Tarsal coalition in children. Pediatr Ann 2016; 45 (4): e139–e143

[8] Dihlmann W, Stäbler A. Gelenke – Wirbelverbindungen. 4. Aufl. Stuttgart: Thieme; 2012

[9] Donovan A, Rosenberg ZS. MRI of ankle and lateral hindfoot impingement syndromes. AJR Am J Roentgenol 2010; 195: 595–604. doi:10.2214/AJR.09.4199

[10] Ellington JK, Myerson MS. Surgical correction of the ball and socket ankle joint in the adult associated with a talonavicular tarsal coalition. Foot Ankle Int 2013; 34 (10): 1381–1388

[11] Guignand D, Journeau P, Mainard-Simard L et al. Child calcaneonavicular coalitions: MRI diagnostic value in a 19-case series. Orthop Traumatol Surg Res 2011; 97 (1): 67–72

[12] Jastifer JR, Gustafson PA, Labomascus A et al. Ball and socket ankle: mechanism and computational evidence of concept. J Foot Ankle Surg 2017; 56 (4): 773–775

[13] Kembhavi RS, James B. A rare combination of ipsilateral partial talocalcaneal and talonavicular coalition. J Clin Diagn Res 2015; 9 (12): RD07–RD08

[14] Kernbach KJ. Tarsal coalitions: etiology, diagnosis, imaging, and stigmata. Clin Podiatr Med Surg 2010; 27 (1): 105–117

[15] Kocadal O, Ozsoy A, Ozsoy H. Lateral ligament reconstruction for ball-and-socket ankle accompanying lateral ankle instability: a case report and literature review. J Foot Ankle Surg 2017; 56 (6): 1339–1342

[16] Lawrence DA, Rolen MF, Haims AH et al. Tarsal coalitions: radiographic, CT, and MR imaging findings. HSS J 2014; 10 (02): 153–166

[17] Macera A, Teodonno F, Carulli C et al. Talonavicular coalition as a cause of foot pain. Joints 2017; 5 (4): 246–248. doi:10.1055/s-0037-1606616

[18] Mosca VS. Subtalar coalition in pediatrics. Foot Ankle Clin 2015; 20 (2): 265–281

[19] Mubarak SJ, Patel PN, Upasani VV et al. Calcaneonavicular coalition: treatment by excision and fat graft. J Pediatr Orthop 2009; 29 (5): 418–426

[20] Nalaboff KM, Schweitzer ME. MRI of tarsal coalition: frequency, distribution, and innovative signs. Bull NYU Hosp Joint Dis 2008; 66: 14–21

[21] Patel CV. The foot and ankle: MR imaging of uniquely pediatric disorders. Magn Reson Imaging Clin N Am 2009; 17 (3): 539–547

[22] Philbin TM, Homan B, Hill K et al. Results of resection for middle facet tarsal coalitions in adults. Foot Ankle Spec 2008; 1 (6): 344–349

[23] Pouliquen JC, Duranthon LD, Glorion C et al. The too-long anterior process calcaneus: a report of 39 cases in 25 children and adolescents. J Pediatr Orthop 1998; 18 (3): 333–336
[24] Resnick D. Talar ridges, osteophytes, and beaks: a radiologic commentary. Radiology 1984; 151: 329–332
[25] Saxena A, Fournier M. Naviculocuneiform coalition: case reports of two sibling soccer players. J Foot Ankle Surg 2016; 55 (5): 1013–1017
[26] Stoller DW, Tirman PFJ, Bredella MA. Diagnostic imaging: orthopaedics. Philadelphia, Pa.: Elsevier; 2004: 6–102
[27] Stormont DM, Peterson HA. The relative incidence of tarsal coalition. Clin Orthop Relat Res 1983; (181): 28–36
[28] Umul A. MRI findings of talocalcaneal coalition: two case reports. Acta Inform Med 2015; 23 (4): 248–249
[29] Upasani VV, Chambers RC, Mubarak SJ. Analysis of calcaneonavicular coalitions using multi-planar three-dimensional computed tomography. J Child Orthop 2008; 2 (4): 301–307
[30] Wong GNL, Tan TJ. MR imaging as a problem solving tool in posterior ankle pain: a review. Eur J Radiol 2016; 85 (12): 2238–2256
[31] Zaw H, Calder JD. Tarsal coalitions. Foot Ankle Clin 2010; 15 (2): 349–364

3.3.13 Pathologien der Achillessehne

Tendinose, Peritendinitis

[1] Bidell MR, Lodise TP. Fluoroquinolone-associated tendinopathy: Does levofloxacin pose the greatest risk? Pharmacotherapy 2016; 36 (6): 679–693
[2] Bullock MJ, Mourelatos J, Mar A. Achilles impingement tendinopathy on magnetic resonance imaging. J Foot Ankle Surg 2017; 56 (3): 555–563
[3] Calleja M, Connell DA. The Achilles tendon. Semin Musculoskelet Radiol 2010; 14 (3): 307–322
[4] Chang CD, Wu JS. MR imaging findings in heel pain. Magn Reson Imaging Clin N Am 2017; 25 (1): 79–93
[5] Gaulke R, Krettek C. Tendinopathies of the foot and ankle: evidence for the origin, diagnostics and therapy. Unfallchirurg 2017; 120 (3): 205–213
[6] Gaweda K, Tarczynska M, Krzyzanowski W. Treatment of Achilles tendinopathy with platelet-rich plasma. Int J Sports Med 2010; 31 (8): 577–583
[7] Hodgson RJ, Grainger AJ, O'Connor PJ et al. Imaging of the Achilles tendon in spondyloarthritis: a comparison of ultrasound and conventional, short and ultrashort echo time MRI with and without intravenous contrast. Eur Radiol 2011; 21 (6): 1144–1152
[8] Humphrey J, Chan O, Crisp T et al. The short-term effects of high volume image guided injections in resistant non-insertional Achilles tendinopathy. J Sci Med Sport 2010; 13 (3): 295–298
[9] Kruse A, Stafilidis S, Tilp M. Ultrasound and magnetic resonance imaging are not interchangeable to assess the Achilles tendon cross-sectional-area. Eur J Appl Physiol 2017; 117 (1): 73–82
[10] Maffulli N, Testa V, Capasso G et al. Results of percutaneous longitudinal tenotomy for Achilles tendinopathy in middle and long distance runners. Am J Sports Med 1997; 25: 835–840
[11] Maffulli N, Longo UG, Hüfner T et al. Surgical treatment for pain syndromes of the Achilles tendon. Unfallchirurg 2010; 113 (9): 721–725
[12] Myerson MS, McGarvey W. Disorders of the insertion of the Achilles tendon and Achilles tendinitis. J Bone Joint Surg Am 1998; 80-A: 1814–1824
[13] Peduto AJ, Read JW. Imaging of ankle tendinopathy and tears. Top Magn Reson Imaging 2010; 21 (1): 25–36
[14] Pierre-Jerome C, Moncayo V, Terk MR. MRI of the Achilles tendon: a comprehensive review of the anatomy, biomechanics, and imaging of overuse tendinopathies. Acta Radiol 2010; 51 (4): 438–454
[15] Porter DA, Schon LC. The foot and ankle in sports. Philadelphia: Mosby; 2007
[16] Reddy SS, Pedowitz DI, Parekh SG et al. Surgical treatment for chronic disease and disorders of the achilles tendon. Am Acad Orthop Surg 2009; 17 (1): 3–14
[17] Rosa B, Campos P, Barros A et al. Spontaneous bilateral patellar tendon rupture: case report and review of fluoroquinolone-induced tendinopathy. Clin Case Rep 2016; 4 (7): 678–681
[18] Schweitzer ME, Karasick D. MR imaging of disorders of the Achilles tendon. AJR Am J Roentgenol 2000; 175: 613–625
[19] Smith JD, Irwin RW, Wolff ET. Two unique cases of ciprofloxacin-associated avulsion of ligament and tendon. Am J Phys Med Rehabil 2018; 97 (5): e33–e36. doi:10.1097/PHM.0000000000000816
[20] Stecco A, Busoni F, Stecco C et al. Comparative ultrasonographic evaluation of the Achilles paratenon in symptomatic and asymptomatic subjects: an imaging study. Surg Radiol Anat 2015; 37 (3): 281–285
[21] Syha R, Springer F, Ketelsen D et al. Achillodynia – radiological imaging of acute and chronic overuse injuries of the achilles tendon. RöFo 2013; 185 (11): 1041–1055
[22] Tam PK, Ho CT. Fluoroquinolone-induced Achilles tendinitis. Hong Kong Med J 2014; 20 (6): 545–547
[23] Weber C, Wedegärtner U, Maas LC et al. MR imaging of the achilles tendon: evaluation of criteria for the differentiation of asymptomatic and symptomatic tendons. RöFo 2011; 183 (7): 631–640
[24] Wijesekera NT, Calder JD, Lee JC. Imaging in the assessment and management of Achilles tendinopathy and paratendinitis. Semin Musculoskelet Radiol 2011; 15 (1): 89–100
[25] Wong GNL, Tan TJ. MR imaging as a problem solving tool in posterior ankle pain: a review. Eur J Radiol 2016; 85 (12): 2238–2256

Partialruptur

[1] Docking SI, Ooi CC, Connell D. Tendinopathy: Is imaging telling us the entire story? J Orthop Sports Phys Ther 2015; 45 (11): 842–852
[2] Eickler R, Pomeranz SJ. Achilles tendinitis. J Surg Orthop Adv 2015; 24 (3): 198–202
[3] Irwin TA. Current concepts review: insertional achilles tendinopathy. Foot Ankle Int 2010; 31 (10): 933–939
[4] Lang TR, Cook J, Rio E et al. What tendon pathology is seen on imaging in people who have taken fluoroquinolones? A systematic review. Fundam Clin Pharmacol 2017; 31 (1): 4–16
[5] Maffulli N, Testa V, Capasso G et al. Results of percutaneous longitudinal tenotomy for Achilles tendinopathy in middle and long distance runners. Am J Sports Med 1997; 25: 835–840
[6] Sarsilmaz A, Varer M, Coskun G et al. Partial achilles tendon rupture presenting with giant hematoma; MRI findings of 4 year follow up. Foot (Edinb.) 2011; 21 (4): 204–206
[7] Steenstra F, van Dijk CN. Achilles tendoscopy. Foot Ankle Clin 2006; 11 (2): 429–438, VIII

Ruptur

[1] Amlang MH, Maffuli N, Longo UG et al. Operative Behandlung der Achillessehnenruptur. Unfallchirurg 2010; 113 (9): 712–720
[2] Cottom JM, Hyer CF, Berlet GC et al. Flexor hallucis tendon transfer with an interference screw for chronic Achilles tendinosis: a report of 62 cases. Foot Ankle Spec 2008; 1 (5): 280–287
[3] Dams OC, Reininga IHF, Gielen JL et al. Imaging modalities in the diagnosis and monitoring of Achilles tendon ruptures: a systematic review. Injury 2017; 48 (11): 2383–2399. doi:10.1016/j.injury.2017.09.013
[4] Gitto S, Draghi AG, Bortolotto C et al. Sonography of the Achilles tendon after complete rupture repair: what the radiologist should know. J Ultrasound Med 2016; 35 (12): 2529–2536
[5] Lang TR, Cook J, Rio E et al. What tendon pathology is seen on imaging in people who have taken fluoroquinolones? A systematic review. Fundam Clin Pharmacol 2017; 31 (1): 4–16
[6] Li CG, Li B, Yang YF. Management of acute Achilles tendon rupture with tendon-bundle technique. J Int Med Res 2017; 45 (1): 310–319
[7] Lin Y, Yang L, Yin L et al. Surgical strategy for the chronic Achilles tendon rupture. Biomed Res Int 2016; 2016: 1416971
[8] McGarvey WC, Sing D, Trevino SG. Partial Achilles tendon rupture associated with fluoroquinolone antibiotics: a case report and literature review. Foot Ankle Int 1996; 17: 496–498
[9] Maffulli N, Tallon C, Wong J et al. Early weightbearing and ankle mobilization after open repair of acute midsubstance tears of the Achilles tendon. Am J Sports Med 2003; 31: 692–700
[10] Myerson MS. Achilles tendon ruptures. Instr Course Lect 1999; 48: 219–230

Ansatztendinose

[1] Bullock MJ, Mourelatos J, Mar A. Achilles impingement tendinopathy on magnetic resonance imaging. J Foot Ankle Surg 2017; 56 (3): 555–563

[2] Den Hartog BD. Insertional Achilles tendinosis: pathogenesis and treatment. Foot Ankle Clin 2009; 14 (4): 639–650

[3] DeOrio MJ, Easley ME. Surgical strategies: insertional achilles tendinopathy. Foot Ankle Int 2008; 29 (5): 542–550

[4] Gaweda K, Tarczynska M, Krzyzanowski W. Treatment of Achilles tendinopathy with platelet-rich plasma. Int J Sports Med 2010; 31 (8): 577–583

[5] Kearney R, Costa ML. Insertional achilles tendinopathy management: a systematic review. Foot Ankle Int 2010; 31 (8): 689–694

[6] Rompe JD, Furia J, Maffulli N. Eccentric loading compared with shock wave treatment for chronic insertional achilles tendinopathy. A randomized, controlled trial. J Bone Joint Surg Am 2008; 90 (1): 52–61

[7] van Dijk CN, van Sterkenburg MN, Wiegerinck JI et al. Terminology for Achilles tendon related disorders. Knee Surg Sports Traumatol Arthrosc 2011; 19 (5): 835–841

Haglund-Exostose

[1] Irwin TA. Current concepts review: insertional achilles tendinopathy. Foot Ankle Int 2010; 31 (10): 933–939

[2] Jerosch J, Nasef NM. Endoscopic calcaneoplasty – rationale, surgical technique, and early results: a preliminary report. Knee Surg Sports Traumatol Arthrosc 2003; 11 (3): 190–195

[3] Kang S, Thordarson DB, Charlton TP. Insertional Achilles tendinitis and Haglund's deformity. Foot Ankle Int 2012; 33 (6): 487–491

[4] Lohrer H, Arentz S. Impingement lesion of the distal anterior Achilles tendon in sub-Achilles bursitis and Haglund-pseudoexostosis – a therapeutic challenge. Sportverletz Sportschaden 2003; 17 (4): 181–188

[5] Lu CC, Cheng YM, Fu YC et al. Angle analysis of Haglund syndrome and its relationship with osseous variations and Achilles tendon calcification. Foot Ankle Int 2007; 28 (2): 181–185

[6] Ortmann FW, McBryde AM. Endoscopic bony and soft-tissue decompression of the retrocalcaneal space for the treatment of Haglund deformity and retrocalcaneal bursitis. Foot Ankle Int 2007; 28 (2): 149–153

[7] Pavlov H, Heneghan MA, Hersh A et al. The Haglund syndrome: initial and differential diagnosis. Radiology 1982; 144 (1): 83–88

Tennis-Leg-Verletzung

[1] Bright JM, Fields KB, Draper R. Ultrasound diagnosis of calf injuries. Sports Health 2017; 9 (4): 352–355

[2] Gaulrapp H. Das „tennis leg“: sonographische Differentialdiagnostik und Verlaufskontrolle. Sportverl Sportschad 1999; 13: 53–58

[3] Kwak HS, Han YM, Lee SY et al. Diagnosis and follow-up US evaluation of ruptures of the medial head of the gastrocnemius („tennis leg“). Korean J Radiol 2006; 7 (3): 193–198

[4] Kwak HS, Lee KB, Han YM. Ruptures of the medial head of the gastrocnemius („tennis leg“): clinical outcome and compression effect. Clin Imaging 2006; 30 (1): 48–53

[5] Pacheco RA, Stock H. Tennis leg: mechanism of injury and radiographic presentation. Conn Med 2013; 77 (7): 427–430

Operierte Achillessehne

[1] LiMarzi GM, Scherer KF, Richardson ML et al. CT and MR imaging of the postoperative ankle and foot. Radiographics 2016; 36 (6): 1828–1848

[2] Tam KF, Lui TH. MR imaging of the Achilles tendon after surgical repair. Open Orthop J 2017; 11: 697–703

3.3.14 Pathologien der Flexor-hallucis-longus-Sehne

[1] Ali S, Griffin NL, Ellis W et al. Communication of contrast in the flexor hallucis longus tendon with other pedal tendons at the master knot of Henry. J Am Podiatr Med Assoc 2017; 107 (2): 166–170

[2] Batista JP, Del Vecchio JJ, Golanó P et al. Flexor digitorum accessorius longus: importance of posterior ankle endoscopy. Case Rep Orthop 2015; 2015: 823107

[3] Chang SH, Matsumoto T, Naito M et al. Stenosing tenosynovitis of the flexor hallucis longus tendon associated with the plantar capsular accessory ossicle at the interphalangeal joint of the great toe. Case Rep Orthop 2017; 2017: 2146762

[4] Edama M, Kubo M, Onishi H et al. Anatomical study of toe flexion by flexor hallucis longus. Ann Anat 2016; 204: 80–85

[5] Funasaki H, Hayashi H, Sakamoto K et al. Arthroscopic release of flexor hallucis longus tendon sheath in female ballet dancers: dynamic pathology, surgical technique, and return to dancing performance. Arthrosc Tech 2015; 4 (6): e769–e774

[6] Hur MS, Kim JH, Gil YC et al. New insights into the origin of the lumbrical muscles of the foot: tendinous slip of the flexor hallucis longus muscle. Surg Radiol Anat 2015; 37 (10): 1161–1167

[7] Keith T, Robinson AH. Entrapment of the flexor hallucis longus tendon following ankle arthrodesis. Foot (Edinb) 2016; 26: 45–47

[8] Lui TH. Arthroscopic management of posteromedial ankle impingement. Arthrosc Tech 2015; 4 (5): e425–e427

[9] Lui TH. Endoscopic-assisted flexor hallucis longus transfer: harvest of the tendon at zone 2 or zone 3. Arthrosc Tech 2015; 4 (6): e811–e814

[10] Lui TH. Endoscopic release of master knot of Henry. Arthrosc Tech 2015; 4 (6): e847–e850

[11] Lui TH. Endoscopic adhesiolysis of flexor hallucis longus muscle. Arthrosc Tech 2017; 6 (2): e325–e329

[12] Miyamoto W, Takao M, Matsushita T. Hindfoot endoscopy for posterior ankle impingement syndrome and flexor hallucis longus tendon disorders. Foot Ankle Clin 2015; 20 (1): 139–147

[13] Ogut T, Ayhan E. Hindfoot endoscopy for accessory flexor digitorum longus and flexor hallucis longus tenosynovitis. Foot Ankle Surg 2011; 17 (1): e7–e9

[14] Phisitkul P, Amendola A. False FHL: a normal variant posing risks in posterior hindfoot endoscopy. Arthroscopy 2010; 26 (5): 714–718

[15] Pretterklieber B. The high variability of the chiasma plantare and the long flexor tendons: anatomical aspects of tendon transfer in foot surgery. Ann Anat 2017; 211: 21–32

[16] Rodriguez D, Devos Bevernage B, Maldague P et al. Tarsal tunnel syndrome and flexor hallucis longus tendon hypertrophy. Orthop Traumatol Surg Res 2010; 96 (7): 829–831

[17] Rungprai C, Tennant JN, Phisitkul P. Disorders of the flexor hallucis longus and os trigonum. Clin Sports Med 2015; 34 (4): 741–759

[18] Shimozono Y, Takao M, Miyamoto W et al. Endoscopic treatment for intratendinous ganglion of the flexor hallucis longus tendon. J Orthop Sci 2018; 23 (1): 190–193. doi:10.1016/j.jos.2016.05.010

[19] Stoller DW, Tirman PFJ, Bredella MA. Diagnostic imaging: orthopaedics. Philadelphia, Pa.: Elsevier; 2004: 6–14

[20] Vega J, Redó D, Savín G et al. Anatomical variations of flexor hallucis longus tendon increase safety in hindfoot endoscopy. Knee Surg Sports Traumatol Arthrosc 2017; 25 (6): 1929–1935

[21] Wong GNL, Tan TJ. MR imaging as a problem solving tool in posterior ankle pain: a review. Eur J Radiol 2016; 85 (12): 2238–2256

[22] Xarchas KC, Oikonomou L. A missing flexor hallucis longus muscle and tendon in a young female patient: a case report of a rare anomaly. J Foot Ankle Surg 2016; 55 (1): 181–182

3.3.15 Pathologien der Peronealsehnen

Allgemein

[1] Blitz NM, Nemes KK. Bilateral peroneus longus tendon rupture through a bipartite os peroneum. J Foot Ankle Surg 2007; 46 (4): 270–277

[2] Boya H, Pinar H. Stenosing tenosynovitis of the peroneus brevis tendon associated with hypertrophy of the peroneal tubercle. J Foot Ankle Surg 2010; 49 (2): 188–190

[3] Cecava ND, Campbell SE. Peroneus brevis tendon variant insertion on the calcaneus. J Radiol Case Rep 2015; 9 (5): 22–29

[4] Cerrato RA, Myerson MS. Peroneal tendon tears, surgical management and its complications. Foot Ankle Clin 2009; 14 (2): 299–312

[5] Chadwick C, Highland AM, Hughes DE et al. The importance of magnetic resonance imaging in a symptomatic „bipartite" os peroneum: a case report. J Foot Ankle Surg 2011; 50 (1): 82–86

[6] Cooper ME, Selesnick FH, Murphy BJ. Partial peroneus longus tendon rupture in professional basketball players: a report of 2 cases. Am J Orthop 2002; 31: 691–694

[7] Davda K, Malhotra K, O'Donnell P et al. Peroneal tendon disorders. EFORT Open Rev 2017; 2 (6): 281–292

[8] Derrick E, Flores M, Scherer K et al. Peroneus tertius tendon tear: a rare cause of lateral ankle pain. Cureus 2016; 8 (4): e577. doi:10.7759/cureus.577

[9] Doty J, Smith BW, Vosseller JT et al. Management of peroneal tendon issues. Foot Ankle Spec 2016; 9 (5): 429–431

[10] Dihlmann W, Stäbler A. Gelenke – Wirbelverbindungen. 4. Aufl. Stuttgart: Thieme; 2010

[11] Espinosa N, Maurer MA. Peroneal tendon dislocation. Eur J Trauma Emerg Surg 2015; 41 (6): 631–637

[12] Horn DB, Meyers S, Astor W. True pathologic abnormality versus artifact foot position and magic angle artifact in the peroneal tendons with 3 T imaging. J Am Podiatr Med Assoc 2015; 105 (5): 443–450. doi:10.7547/14-068

[13] Housley SN, Lewis JE, Thompson DL et al. A proximal fibularis brevis muscle is associated with longitudinal split tendons: a cadaveric study. J Foot Ankle Surg 2017; 56 (1): 34–36

[14] Hsiao MY, Shyu SG, Wu CH et al. Dynamic ultrasound imaging for type A intrasheath subluxation of the peroneal tendons. Am J Phys Med Rehabil 2015; 94 (6): e53–e54

[15] Kumar Y, Alian A, Ahlawat S et al. Peroneal tendon pathology: pre- and postoperative high resolution US and MR imaging. Eur J Radiol 2017; 92: 132–144

[16] Lanz J, Wachsmuth W. Praktische Anatomie. 2. Aufl. Heidelberg: Springer; 2004: 314

[17] Leonhardt H, Tillmann B, Töndury G et al. Rauber/Kopsch: Lehrbuch und Atlas der Anatomie des Menschen in 4 Bänden. Band I: Bewegungsapparat. Stuttgart: Thieme; 1987: 583

[18] LiMarzi GM, Scherer KF, Richardson ML et al. CT and MR imaging of the postoperative ankle and foot. Radiographics 2016; 36 (6): 1828–1848

[19] McGoldrick NP, Bergin D, Kearns SR. Peroneus tertius tendon tear causing lateral ankle pain in a child. J Foot Ankle Surg 2017; 56 (4): 854–856

[20] O'Neil JT, Pedowitz DI, Kerbel YE et al. Peroneal tendon abnormalities on routine magnetic resonance imaging of the foot and ankle. Foot Ankle Int 2016; 37 (7): 743–747

[21] Opdam KT, van Dijk PA, Stufkens SA et al. The peroneus quartus muscle in a locking phenomenon of the ankle: a case report. J Foot Ankle Surg 2017; 56 (1): 108–111

[22] Park HJ, Cha SD, Kim HS et al. Reliability of MRI findings of peroneal tendinopathy in patients with lateral chronic ankle instability. Clin Orthop Surg 2010; 2 (4): 237–243

[23] Park HJ, Lee SY, Kim E et al. Peroneal tendon pathology evaluation using the oblique sagittal plane in ankle MR imaging. Acta Radiol 2016; 57 (5): 620–626

[24] Patil V, Frisch NC, Ebraheim NA. Anatomical variations in the insertion of the peroneus (fibularis) longus tendon. Foot Ankle Int 2007; 28 (11): 1179–1182

[25] Pesquer L, Guillo S, Poussange N et al. Dynamic ultrasound of peroneal tendon instability. Br J Radiol 2016; 89 (1063): 20150958. doi:10.1259/bjr.20150958

[26] Rademaker J, Rosenberg ZS, Delfaut EM et al. Tear of the peroneus longus tendon: MR imaging features in nine patients. Radiology 2000; 214 (3): 700–704

[27] Rademaker J, Teichgräber UK, Schröder RJ et al. MRI diagnosis of injuries and diseases of peroneal tendons. Rontgenpraxis 2001; 53 (6): 235–240

[28] Restuccia G, Lippi A, Casella F et al. Peroneal tubercle hypertrophy: a case report. Surg Technol Int 2016; 29: 270–272

[29] Roster B, Michelier P, Giza E. Peroneal tendon disorders. Clin Sports Med 2015; 34 (4): 625–641

[30] Sandlin MI, Taghavi CE, Charlton TP et al. Lateral ankle instability and peroneal tendon pathology. Instr Course Lect 2017; 66: 301–312

[31] Saragas NP, Ferrao PN, Mayet Z et al. Peroneal tendon dislocation/subluxation – case series and review of the literature. Foot Ankle Surg 2016; 22 (2): 125–130

[32] Saupe N, Mengiardi B, Pfirrmann C et al. Anatomic variants associated with peroneal tendon disorders: MR imaging findings in volunteers with asymptomatic ankles. Radiology 2007; 242 (2): 509–517

[33] Seybold JD, Campbell JT, Jeng CL et al. Outcome of lateral transfer of the FHL or FDL for concomitant peroneal tendon tears. Foot Ankle Int 2016; 37 (6): 576–581

[34] Shewmaker DM, Guderjahn O, Kummer T. Identification of peroneal tenosynovitis by point-of-care ultrasonography. J Emerg Med 2016; 50 (2): e79–e81

[35] Shibuya N, Bazán DI, Evans AM et al. Efficacy and safety of split peroneal tendon lateral ankle stabilization. J Foot Ankle Surg 2016; 55 (4): 812–816

[36] Slater HK. Acute peroneal tendon tears. Foot Ankle Clin 2007; 12 (4): 659–674

[37] Stäbler A, Freyschmidt J. Handbuch diagnostische Radiologie, muskuloskelettales System 3. Heidelberg: Springer; 2005: 62

[38] Stoller DW, Tirman PFJ, Bredella MA. Diagnostic imaging: orthopaedics. Philadelphia, Pa.: Elsevier; 2004: 6–14

[39] Taki K, Yamazaki S, Majima T et al. Bilateral stenosing tenosynovitis of the peroneus longus tendon associated with hypertrophied peroneal tubercle in a junior soccer player: a case report. Foot Ankle Int 2007; 28 (1): 129–132

[40] Taljanovic MS, Alcala JN, Gimber LH et al. High-resolution US and MR imaging of peroneal tendon injuries. Radiographics 2015; 35 (1): 179–199

[41] van Dijk PA, Gianakos AL, Kerkhoffs GM et al. Return to sports and clinical outcomes in patients treated for peroneal tendon dislocation: a systematic review. Knee Surg Sports Traumatol Arthrosc 2016; 24 (4): 1155–1164

[42] van Dijk PAD, Vopat BG, Guss D et al. Retromalleolar groove deepening in recurrent peroneal tendon dislocation: technique tip. Orthop J Sports Med 2017; 5 (5): 2325967117706673

[43] VanPelt MD, Landrum MR, Igbinigie M et al. Kinematic magnetic resonance imaging of peroneal tendon subluxation with intraoperative correlation. J Foot Ankle Surg 2017; 56 (2): 395–397

[44] Wilson KJ, Surowiec RK, Johnson NS et al. T2* mapping of peroneal tendons using clinically relevant subregions in an asymptomatic population. Foot Ankle Int 2017; 38 (6): 677–683

[45] Wong GNL, Tan TJ. MR imaging as a problem solving tool in posterior ankle pain: a review. Eur J Radiol 2016; 85 (12): 2238–2256

[46] Wu CH, Shyu SG, Özçakar L et al. Dynamic ultrasound imaging for peroneal tendon subluxation. Am J Phys Med Rehabil 2015; 94 (6): e57–e58

[47] Yıldız D, Ekiz T, Doğan A. Lateral ankle pain and peroneal tendon subluxation in a patient with peroneal quartus muscle and superior peroneal retinaculum injury. J Back Musculoskelet Rehabil 2017; 30 (5): 1147–1148

[48] Ziai P, Benca E, Wenzel F et al. Peroneal tendinosis as a predisposing factor for the acute lateral ankle sprain in runners. Knee Surg Sports Traumatol Arthrosc 2016; 24 (4): 1175–1179

Subluxation/Luxation der Peronealsehnen

[1] Dihlmann W, Stäbler A. Gelenke – Wirbelverbindungen. 4. Aufl. Stuttgart: Thieme; 2010: 692

[2] Jäger M, Wirth CJ, Hrsg. Praxis der Orthopädie. 2. Aufl. Stuttgart: Thieme; 1992

[3] Kumar Y, Alian A, Ahlawat S et al. Peroneal tendon pathology: pre- and postoperative high resolution US and MR imaging. Eur J Radiol 2017; 92: 132–144

[4] Neustadter J, Raikin SM, Nazarian LN. Dynamic sonographic evaluation of peroneal tendon subluxation. AJR Am J Roentgenol 2004; 183 (4): 985–988

[5] Pesquer L, Guillo S, Poussange N et al. Dynamic ultrasound of peroneal tendon instability. Br J Radiol 2016; 89 (1063): 20150958

[6] Raikin SM, Elias I, Nazarian LN. Intrasheath subluxation of the peroneal tendons. J Bone Joint Surg Am 2008; 90 (5): 992–999

[7] Saxena A, Ewen B. Peroneal subluxation: surgical results in 31 athletic patients. J Foot Ankle Surg 2010; 49 (3): 238–241

[8] Walther M, Morrison R, Mayer B. Retromalleolar groove impaction for the treatment of unstable peroneal tendons. Am J Sports Med 2009; 37 (1): 191–194

Peroneales Splitting

[1] Brodsky JW, Toppins A. Postsurgical imaging of the peroneal tendons. Semin Musculoskelet Radiol 2012; 16 (3): 233–240
[2] Dihlmann W, Stäbler A. Gelenke – Wirbelverbindungen. 4. Aufl. Stuttgart: Thieme; 2010: 692
[3] Freccero DM, Berkowitz MJ. The relationship between tears of the peroneus brevis tendon and the distal extent of its muscle belly: an MRI study. Foot Ankle Int 2006; 27 (4): 236–239
[4] Highlander P, Pearson KT, Burns P. Magnetic resonance imaging analysis of peroneal tendon pathology associated with low-lying peroneus brevis muscle belly: a case-control study. Foot Ankle Spec 2015; 8 (5): 347–353
[5] Lamm BM, Myers DT, Dombek M et al. Magnetic resonance imaging and surgical correlation of peroneus brevis tears. J Foot Ankle Surg 2004; 43 (1): 30–36
[6] Stoller DW, Tirman PFJ, Bredella MA. Diagnostic imaging: orthopaedics. Philadelphia, Pa.: Elsevier; 2004: 6–14
[7] Zammit J, Singh D. The peroneus quartus muscle. Anatomy and clinical relevance. J Bone Joint Surg Br 2003; 85 (8): 1134–1137

3.3.16 Pathologien der Tibialis-posterior-Sehne

Insuffizienz, Tendinose, Teilruptur, komplette Ruptur

[1] Abourazzak FE, Shimi M, Azzouzi H et al. An unusual cause of medial foot pain: the cornuate navicular. Eur J Rheumatol 2015; 2 (1): 33–34
[2] Arnoldner MA, Gruber M, Syré S et al. Imaging of posterior tibial tendon dysfunction – comparison of high-resolution ultrasound and 3 T MRI. Eur J Radiol 2015; 84 (9): 1777–1781
[3] Beeson P. Posterior tibial tendinopathy: What are the risk factors? J Am Podiatr Med Assoc 2014; 104 (5): 455–467
[4] Blasimann A, Eichelberger P, Brülhart Y et al. Non-surgical treatment of pain associated with posterior tibial tendon dysfunction: study protocol for a randomised clinical trial. J Foot Ankle Res 2015; 8: 37
[5] Bluman EM, Title CI, Myerson MS. Posterior tibial tendon rupture: a refined classification system. Foot Ankle Clin 2007; 12 (2): 233–249
[6] Braito M, Wöß M, Henninger B et al. Comparison of preoperative MRI and intraoperative findings of posterior tibial tendon insufficiency. Springerplus 2016; 5 (1): 1414
[7] Bubra PS, Keighley G, Rateesh S et al. Posterior tibial tendon dysfunction: an overlooked cause of foot deformity. J Family Med Prim Care 2015; 4 (1): 26–29
[8] Chadwick C, Whitehouse SL, Saxby TS. Long-term follow-up of flexor digitorum longus transfer and calcaneal osteotomy for stage II posterior tibial tendon dysfunction. Bone Joint J 2015; 97-B (3): 346–352
[9] Crevoisier X, Assal M, Stanekova K. Hallux valgus, ankle osteoarthrosis and adult acquired flatfoot deformity: a review of three common foot and ankle pathologies and their treatments. EFORT Open Rev 2017; 1 (3): 58–64
[10] Durrant B, Chockalingam N, Morriss-Roberts C. Assessment and diagnosis of posterior tibial tendon dysfunction: Do we share the same opinions and beliefs? J Am Podiatr Med Assoc 2016; 106 (1): 27–36
[11] Espinosa N, Maurer MA. Stage I and II posterior tibial tendon dysfunction: return to running? Clin Sports Med 2015; 34 (4): 761–768
[12] Frey C, Shereff M, Greenidge N. Vascularity of the posterior tibial tendon. J Bone Joint Surg Am 1990; 72 (6): 884–888
[13] Gianakos AL, Ross KA, Hannon CP et al. Functional outcomes of tibialis posterior tendoscopy with comparison to magnetic resonance imaging. Foot Ankle Int 2015; 36 (7): 812–819
[14] Gluck GS, Heckman DS, Parekh SG. Tendon disorders of the foot and ankle. Part 3: The posterior tibial tendon. Am J Sports Med 2010; 38 (10): 2133–2144
[15] Guelfi M, Pantalone A, Mirapeix RM et al. Anatomy, pathophysiology and classification of posterior tibial tendon dysfunction. Eur Rev Med Pharmacol Sci 2017; 21 (1): 13–19
[16] Hintermann B, Knupp M. Injuries and dysfunction of the posterior tibial tendon. Orthopade 2010; 39 (12): 1148–1157
[17] Houck J, Neville C, Tome J et al. Randomized controlled trial comparing orthosis augmented by either stretching or stretching and strengthening for stage II tibialis posterior tendon dysfunction. Foot Ankle Int 2015; 36 (9): 1006–1016
[18] Ikoma K, Ohashi S, Maki M et al. Diagnostic characteristics of standard radiographs and magnetic resonance imaging of ruptures of the tibialis posterior tendon. J Foot Ankle Surg 2016; 55 (3): 542–546
[19] Ikoma K, Hara Y, Kido M et al. Relationship between grading with magnetic resonance imaging and radiographic parameters in posterior tibial tendon dysfunction. J Foot Ankle Surg 2017; 56 (4): 718–723
[20] Jaffe D, Christian MW, Weber A et al. Incarceration of the posterior tibial tendon in an isolated comminuted medial malleolus fracture. J Foot Ankle Surg 2017; 56 (6): 1312–1315
[21] Kohls-Gatzoulis J, Angel JC, Singh D et al. Tibialis posterior dysfunction: a common and treatable cause of adult acquired flatfoot. BMJ 2004; 329 (7478): 1328–1333
[22] Kong A, Van Der Vliet A. Imaging of tibialis posterior dysfunction. Br J Radiol 2008; 81 (970): 826–836
[23] Kuo KN, Wu KW, Krzak JJ et al. Tendon transfers around the foot: when and where. Foot Ankle Clin 2015; 20 (4): 601–617
[24] Ling SK, Lui TH. Posterior tibial tendon dysfunction: an overview. Open Orthop J 2017; 11: 714–723
[25] Lui TH. Endoscopic repair of the superficial deltoid ligament and spring ligament. Arthrosc Tech 2016; 5 (3): e621–e625
[26] Manske MC, McKeon KE, Johnson JE et al. Arterial anatomy of the tibialis posterior tendon. Foot Ankle Int 2015; 36 (4): 436–443
[27] Mengiardi B, Pinto C, Zanetti M. Spring ligament complex and posterior tibial tendon: MR anatomy and findings in acquired adult flatfoot deformity. Semin Musculoskelet Radiol 2016; 20 (1): 104–115
[28] Mousavian A, Orapin J, Chinanuvathana A et al. Anatomic spring ligament and posterior tibial tendon reconstruction: new concept of double bundle PTT and a novel technique for spring ligament. Arch Bone Jt Surg 2017; 5 (3): 201–205
[29] Nishimura A, Nakazora S, Fukuda A et al. Ultrasound guidance in performing a tendoscopic surgery to treat posterior tibial tendinitis: a useful tool? Case Rep Orthop 2016; 2016: 7262413. doi:10.1155/2016/7262413
[30] Omar H, Saini V, Wadhwa V et al. Spring ligament complex: illustrated normal anatomy and spectrum of pathologies on 3 T MR imaging. Eur J Radiol 2016; 85 (11): 2133–2143
[31] Ortolani A, Bevoni R, Russo A et al. Posterior tibial tendon displacement behind the tibia and its interposition in an irreducible isolated ankle dislocation: a case report and literature review. Joints 2016; 4 (3): 183–188
[32] Padegimas EM, Beck DM, Pedowitz DI. Bilateral posterior tibial tendon and flexor digitorum longus dislocations. Foot Ankle Spec 2017; 10 (2): 162–166
[33] Palmanovich E, Shabat S, Brin YS et al. Anatomic reconstruction technique for a plantar calcaneonavicular (spring) ligament tear. J Foot Ankle Surg 2015; 54 (6): 1124–1126
[34] Pedowitz D, Beck D. Presentation, diagnosis, and nonsurgical treatment options of the anterior tibial tendon, posterior tibial tendon, peroneals, and achilles. Foot Ankle Clin 2017; 22 (4): 677–687
[35] Perry MB, Premkumar A, Venzon DJ et al. Ultrasound, magnetic resonance imaging, and posterior tibialis dysfunction. Clin Orthop Relat Res 2003; 408: 225–231
[36] Philbin TM, Hofbauer M, Deol PP et al. Understanding the basics of posterior tibial tendon dysfunction and the associated flatfoot: conservative and surgical thoughts. Foot Ankle Spec 2015; 8 (1): 36–41
[37] Pufe T, Petersen WJ, Mentlein R et al. The role of vasculature and angiogenesis for the pathogenesis of degenerative tendons disease. Scand J Med Sci Sports 2005; 15 (4): 211–222
[38] Ruffilli A, Traina F, Giannini S et al. Surgical treatment of stage II posterior tibialis tendon dysfunction: ten-year clinical and radiographic results. Eur J Orthop Surg Traumatol 2018; 28 (1): 139–145. doi:10.1007/s00590-017-2011-z
[39] Ryssman DB, Jeng CL. Reconstruction of the spring ligament with a posterior tibial tendon autograft: technique tip. Foot Ankle Int 2017; 38 (4): 452–456
[40] Smyth NA, Aiyer AA, Kaplan JR et al. Adult-acquired flatfoot deformity. Eur J Orthop Surg Traumatol 2017; 27 (4): 433–439
[41] Steginsky B, Vora A. What to do with the spring ligament. Foot Ankle Clin 2017; 22 (3): 515–527
[42] Stein BE, Schon LC. Posterior tibial tendon dysfunction in the adult: current concepts. Instr Course Lect 2015; 64: 441–450

[43] Trnka HJ. Dysfunction of the tendon of tibialis posterior. J Bone Joint Surg Br 2004; 86 (7): 939–946
[44] Van de Velde M, Matricali GA, Wuite S et al. Foot segmental motion and coupling in stage II and III tibialis posterior tendon dysfunction. Clin Biomech (Bristol, Avon) 2017; 45: 38–42
[45] Walther M. Degeneration of the posterior tibial tendon: established and new concepts. Unfallchirurg 2017; 120 (12): 1031–1037. doi:10.1007/s00113-017-0390-6
[46] Yao K, Yang TX, Yew WP. Posterior tibialis tendon dysfunction: overview of evaluation and management. Orthopedics 2015; 38 (6): 385–391
[47] Zejjari H, Rachid K. Posterior tibial tendon dysfunction by bone imprisonment. Pan Afr Med J 2016; 24: 218

Akzessorisches Os naviculare

[1] Choi YS, Lee KT, Kang HS et al. MR imaging findings of painful type II accessory navicular bone: correlation with surgical and pathologic studies. Korean J Radiol 2004; 5 (4): 274–279
[2] Dihlmann W, Stäbler A. Gelenke – Wirbelverbindungen. 4. Aufl. Stuttgart: Thieme; 2010: 692
[3] Kalbouneh H, Alajoulin O, Alsalem M et al. Incidence and anatomical variations of accessory navicular bone in patients with foot pain: a retrospective radiographic analysis. Clin Anat 2017; 30 (4): 436–444
[4] Leonard ZC, Fortin PT. Adolescent accessory navicular. Foot Ankle Clin 2010; 15 (2): 337–347
[5] Pastore D, Dirim B, Wangwinyuvirat M et al. Complex distal insertions of the tibialis posterior tendon: detailed anatomic and MR imaging investigation in cadavers. Skeletal Radiol 2008; 37 (9): 849–855
[6] Perdikakis E, Grigoraki E, Karantanas A. Os naviculare: the multi-ossicle configuration of a normal variant. Skeletal Radiol 2011; 40 (1): 85–88
[7] Pisani G. About the pathogenesis of the so-called adult acquired pes planus. Foot Ankle Surg 2010; 16 (1): 1–2
[8] Scott AT, Sabesan VJ, Saluta JR et al. Fusion versus excision of the symptomatic type II accessory navicular: a prospective study. Foot Ankle Int 2009; 30 (1): 10–15
[9] Stoller DW, Tirman PFJ, Bredella MA. Diagnostic imaging: orthopaedics. Philadelphia, Pa.: Elsevier; 2004: 6–14

3.3.17 Pathologien der Extensorsehnen

Tendinose/Ansatztendinose der Tibialis-anterior-Sehne

[1] Beischer AD, Beamond BM, Jowett AJ et al. Distal tendinosis of the tibialis anterior tendon. Foot Ankle Int 2009; 30 (11): 1053–1059
[2] Grundy JR, O'Sullivan RM, Beischer AD. Operative management of distal tibialis anterior tendinopathy. Foot Ankle Int 2010; 31 (3): 212–219
[3] Schneppendahl J, Gehrmann SV, Stosberg U et al. The operative treatment of the degenerative rupture of the anterior tibialis tendon. Z Orthop Unfall 2010; 148 (3): 343–347

Ruptur der Tibialis-anterior-Sehne

[1] Ellington JK, McCormick J, Marion C et al. Surgical outcome following tibialis anterior tendon repair. Foot Ankle Int 2010; 31 (5): 412–417
[2] ElMaraghy A, Devereaux MW. Bone tunnel fixation for repair of tibialis anterior tendon rupture. Foot Ankle Surg 2010; 16 (2): e47–e50
[3] Gaulrapp H, Heimkes B. Peronäus-tertius-Plastik nach veralteter traumatischer Ruptur der Tibialis-anterior-Sehne. Unfallchirurg 1997; 12: 979–983
[4] George AT, Babu A, Davis J. Traumatic rupture of the tibialis anterior tendon associated with chronic tibialis posterior dysfunction. Foot Ankle Surg 2009; 15 (1): 46–52
[5] Harkin E, Pinzur M, Schiff A. Treatment of acute and chronic tibialis anterior tendon rupture and tendinopathy. Foot Ankle Clin 2017; 22 (4): 819–831
[6] Imhoff AB, Zollinger-Kies H. Fußchirurgie. Stuttgart: Thieme; 2004: 199
[7] Khoury NJ, el-Khoury GY, Saltzman CL et al. Rupture of the anterior tibial tendon: Diagnosis by MR imaging. AJR Am J Roentgenol 1996; 167: 351
[8] Murley GS, Tan JM, Edwards RM et al. Foot posture is associated with morphometry of the peroneus longus muscle, tibialis anterior tendon, and Achilles tendon. Scand J Med Sci Sports 2014; 24 (3): 535–541
[9] Ng JM, Rosenberg ZS, Bencardino JT et al. US and MR imaging of the extensor compartment of the ankle. Radiographics 2013; 33 (7): 2047–2064
[10] Patel R, Fallat L. Surgical techniques for repair of atraumatic tibialis anterior tendon ruptures: a report of two cases. J Foot Ankle Surg 2017; 56 (6): 1343–1349
[11] Rajagopalan S, Sangar A, Upadhyay V et al. Bilateral atraumatic sequential rupture of tibialis anterior tendons. Foot Ankle Spec 2010; 3 (6): 352–355
[12] Sammarco VJ, Sammarco GJ, Henning C et al. Surgical repair of acute and chronic tibialis anterior tendon ruptures. J Bone Joint Surg Am 2009; 91 (2): 325–332
[13] Schneppendahl J, Gehrmann SV, Stosberg U et al. The operative treatment of the degenerative rupture of the anterior tibialis tendon. Z Orthop Unfall 2010; 148 (3): 343–347
[14] Waizy H, Goede F, Plaass C et al. Tendinopathy of the tibialis anterior tendon: surgical management. Orthopade 2011; 40 (7): 630–632, 634
[15] Waizy H, Bouillon B, Stukenborg-Colsman C et al. Rupture of the tendon of the tibialis anterior muscle: etiology, clinical symptoms and treatment. Unfallchirurg 2017; 120 (12): 1015–1019. doi:10.1007/s00113-017-0417-z

Pathologien der Extensor-hallucis-longus- und der Extensor-digitorum-longus-Sehne

[1] Banerje A, Singh S, Raza K et al. Unilateral variation in extensor digitorum longus muscle. Clin Ter 2016; 167 (5): 150–151
[2] Cho J, Lee WC, Park CH. Snapping of the extensor digitorum longus due to attenuated inferior extensor retinaculum: case report. Foot Ankle Int 2012; 33 (4): 336–339
[3] Genç B, Solak A, Mayda A et al. Isolated tuberculous tenosynovitis of the anterior tibial and extensor digitorum longus tendons. J Clin Imaging Sci 2013; 3: 37
[4] Robinson C, Kocialkowski C, Bhosale A et al. Intratendinous ganglion cyst of the extensor digitorum longus tendon: a case report. Foot (Edinb) 2016; 27: 46–49
[5] Swathi, Nellithala GG, Athavale SA. Mid-foot retinaculum: an unrecognized entity. Anat Cell Biol 2017; 50 (3): 171–174
[6] Wong JC, Daniel JN, Raikin SM. Repair of acute extensor hallucis longus tendon injuries: a retrospective review. Foot Ankle Spec 2014; 7 (1): 45–51

3.3.18 Subtalargelenk: Sinus-tarsi-Syndrom

[1] Bauer JS, Müller D, Sauerschnig M et al. Ganglia of the tarsal sinus: MR imaging features and clinical findings. Eur J Radiol 2011; 80 (3): e394–e400
[2] Choudhary S, McNally E. Review of common and unusual causes of lateral ankle pain. Skeletal Radiol 2011; 40 (11): 1399–1413
[3] Helgeson K. Examination and intervention for sinus tarsi syndrome. N Am J Sports Phys Ther 2009; 4 (1): 29–37
[4] Herrmann M, Pieper KS. Das Sinus tarsi Syndrom: Was schmerzt? Unfallchirurg 2008; 111 (2): 132–136
[5] Kim TH, Moon SG, Jung HG et al. Subtalar instability: imaging features of subtalar ligaments on 3D isotropic ankle MRI. BMC Musculoskelet Disord 2017; 18 (1): 475. doi:10.1186/s12891-017-1841-5
[6] Klein MA, Spreitzer AM. MR imaging of the tarsal sinus and canal: normal anatomy, pathologic findings, and features of the sinus tarsi syndrome. Radiology 1993; 186 (1): 233–240
[7] Lee KB, Bai LB, Park JG et al. Efficacy of MRI versus arthroscopy for evaluation of sinus tarsi syndrome. Foot Ankle Int 2008; 29 (11): 1111–1116
[8] Lee KB, Bai LB, Song EK et al. Subtalar arthroscopy for sinus Tarsi syndrome: arthroscopic findings and clinical outcomes of 33 consecutive cases. Arthroscopy 2008; 24 (10): 1130–1134
[9] Li SY, Hou ZD, Zhang P et al. Ligament structures in the tarsal sinus and canal. Foot Ankle Int 2013; 34 (12): 1729–1736
[10] Lopez-Ben R. Imaging of the subtalar joint. Foot Ankle Clin 2015; 20 (2): 223–241
[11] Rosenberg ZS, Beltran J, Bencardino JT. MR imaging of the ankle and foot. Radiographics 2000; 20: S 153–S 179

Kapitel 4

Pathologien am Mittelfuß

4

4 Pathologien am Mittelfuß

4.1 Trauma

Ulrike Szeimies, Rüdiger Degwert

Der Mittelfuß besteht nach der ICI (Integral Classification of Injuries) aus einer

- proximalen Reihe mit dem Os naviculare und dem Os cuboideum und einer
- distalen Reihe mit den Ossa cuneiformia mediale, intermedium und laterale.

Die Grenzlinie zum Rückfuß bildet das Chopart-Gelenk. Verletzungen des proximal angrenzenden Chopart-Gelenks werden als Verletzungen des Mittelfußes verstanden. Verletzungen des distal angrenzenden Lisfranc-Gelenks werden dagegen dem Vorfuß zugeordnet.

4.1.1 Frakturen der tarsometatarsalen Gelenklinie (Lisfranc-Fraktur)

Definition

Eine Lisfranc-Fraktur ist eine Fraktur mit Beteiligung der Tarsometatarsalgelenklinie mit oder ohne Luxation. Die Gelenklinie wurde nach Jacques Lisfranc de St. Martin (1790–1847) benannt, einem Chirurgen in der Armee Napoleons, der die Gelenklinie als Amputationslevel etablierte.

> **Merke**
>
> Lisfranc-Frakturen gehören mit der Chopart-Luxationsverletzung zu den am häufigsten übersehenen schweren Fußverletzungen mit der Folge einer Störung der Fußbiomechanik, sekundärer degenerativer Veränderungen und chronischer Schmerzen.

Luxationen sind nicht selten zum Untersuchungszeitpunkt bereits wieder spontan reponiert und es liegt eine schwere Kapsel-Band-Zerreißung vor. Es besteht häufig eine überlagerte bzw. nicht wahrgenommene Symptomatik aufgrund von anderen Verletzungen, z. B. im Rahmen eines Polytraumas. Schmerzen und eine Schwellung des Mittelfußes bei vermeintlich unauffälliger Röntgenaufnahme sollten immer zu weiterführender Diagnostik führen.

Symptome

- Schmerzen und Schwellung vor allem im Bereich der medialen Fußsäule
- Unfähigkeit, auf den Zehen zu stehen
- Bewegungseinschränkung im Mittel- bzw. Vorfuß
- Abflachung des Fußgewölbes
- Verkürzung des Fußes
- Kompartment-Syndrom möglich

Prädisponierende Faktoren

Im Speziellen gibt es keine prädisponierenden Faktoren. Grundsätzlich kann jede Kapsel-Band-Laxizität zu einer erhöhten Verletzungsanfälligkeit führen.

Anatomie/Pathologie

Anatomie

Gelenke

Wichtige anatomische Landmarken der Gelenklinie sind die Tarsometatarsalgelenke zwischen den Ossa cuneiformia, dem Os cuboideum und den Ossa-metatarsalia-Basen sowie die Intermetatarsalgelenke zwischen den trapezoid geformten Basen der Ossa metatarsalia II–IV. Es handelt sich dabei um Amphiarthrosen mit leicht federnder Beweglichkeit. Stabilitätsbestimmend quasi als Schlüsselstein ist die weit nach proximal reichende Metatarsale-II-Basis.

Bänder

Die Ligg. metatarsalia plantaria verbinden die Metatarsalebasen II–V. Eine vergleichbare Verbindung zwischen den Metatarsalebasen I und II gibt es nicht. Der I. Strahl ist mit dem II. Strahl durch das starke Lisfranc-Ligament verbunden. Dieses ist ca. 1,5 cm × 0,5 m dick und besteht aus 2 Bändern (longitudinaler und schräger Anteil in Y-förmiger Anordnung). Es reicht vom Os cuneiforme I zur Basis des Metatarsale I und zum Ligament der Basis des Metatarsale II.

Fußgewölbe

Das Längsgewölbe wird durch folgende Strukturen unterstützt:

- ligamentär durch das Lig. calcaneonaviculare plantare, das Lig. plantare und die Aponeurosis plantaris
- muskulär durch die Flexorenmuskulatur

Die Querstruktur erfährt durch folgende Strukturen Unterstützung:

- ligamentär durch das Lig. cuboideonaviculare plantare und das Lig. metatarsale transversum profundum
- muskulär vor allem durch Anteile der M.-tibialis-posterior-Sehne und des M. peroneus longus (Steigbügelfunktion) sowie die intrinsische Muskulatur und die Plantarfaszie

Das Quer- und das Längsgewölbe helfen, einen dynamischen Bogeneffekt zu halten.

Gefäße und Nerven

Der R. perforans der A. dorsalis pedis und der N. peroneus profundus verlaufen zwischen Os metatarsale I und II zum Arcus plantaris und sind bei Verletzungen besonders gefährdet.

Pathologie

Lisfranc-Frakturen sind selten (0,2 % aller Frakturen). Sie entstehen vor allem bei Rasanztraumen (z. B. Fußraumverletzungen bei Autounfällen), aber auch bei Bagatelltraumen mit wenig Energie wie Stolpern oder Fallen (axiale Stauchungsverletzungen bei fixiertem Vorfuß). Sie treten häufig in Kombination mit Begleitverletzungen wie Läsionen der Ossa cuneiformia oder Frakturen des Kalkaneokuboidalgelenks, des Os naviculare sowie der Metatarsaleköpfchen auf.

Verletzungsmechanismus

- *Abduktionsverletzung:* fixierter Rückfuß mit kraftvoller Vorfußabduktion; dadurch laterale Verschiebung der Metatarsalia mit Fraktur der Metatarsale-II-Basis (z. B. beim Reiten fixiert im Steigbügel)
- *Plantarflexionsverletzung:* Sprunggelenk plantar flektiert, Rückfuß in Spitzfußstellung blockiert, plötzlich kraftvolle plantare Vorfußhyperflexion mit resultierender dorsaler Dislokation der proximalen Metatarsalia, z. B. beim Sturz auf die Zehenspitzen beim Ballett, bei Rückwärtssturz mit fixiertem Vorfuß; plötzliche Hochgeschwindigkeitskompression in Längsrichtung (häufigste Form)
- *Dislokationsverletzung:* dorsale homolaterale Dislokation des gesamten Vorfußes nach lateral

Klassifikation

Die Lisfranc-Luxationsfrakturen werden nach Quénu und Küss unterteilt (▶ Tab. 4.1, ▶ Abb. 4.1 und ▶ Abb. 4.2).

Tab. 4.1 Klassifikation der Lisfranc-Luxationsfrakturen nach Quénu und Küss.

Typen	Beschreibung
A	Luxation mehrerer Strahlen homogen nach lateral
B	partielle Luxation, homolateral unvollständig
• B1	medial (I. Strahl allein)
• B2	lateral Metatarsalgelenke II–V
C	divergierende Luxation in der Lisfranc-Gelenklinie sowohl nach lateral als auch nach medial (Metatarsale I und II–V luxieren in verschiedene Richtungen)

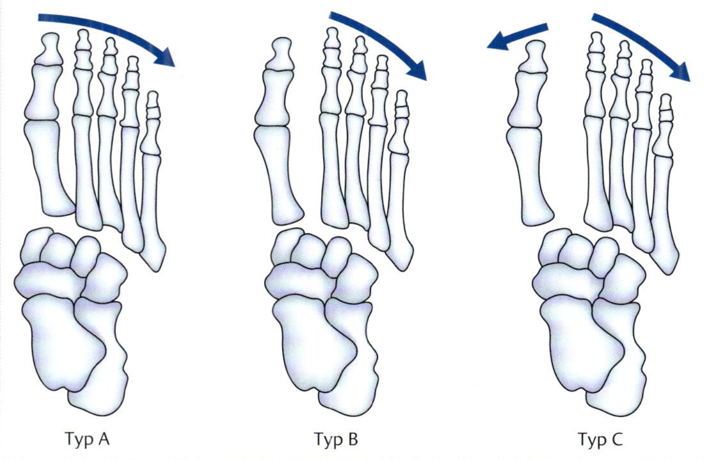

Abb. 4.1 Lisfranc-Luxationsfrakturen nach Quénu und Küss.

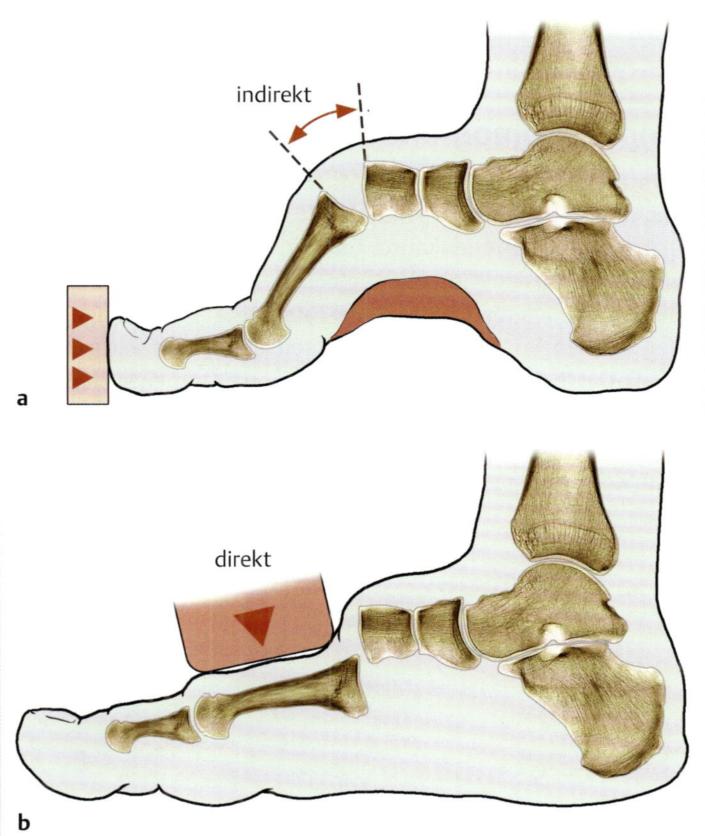

Abb. 4.2 Luxationsmechanismus im Lisfranc-Gelenk bei Dezeleration bzw. Überrollung des Fußes.
a Indirekter Mechanismus.
b Direkter Mechanismus.

Bildgebung

Ultraschall

Im Ultraschallbild ist ggf. ein Plantarhämatom, eine Dislokation oder eine sichtbare Frakturstufe (Fragmente) zu erkennen. Die Sonografie spielt nur als Ergänzung eine Rolle.

Röntgen

- Aufnahme des Fußes d.-p. mit um 20° kraniokaudal gekippter Röhre
- Aufnahme des Fußes seitlich im Liegen
- als Zusatzaufnahme Mittelfuß schräg, lateromedial 45° und mediolateral 45°
- ggf. dynamische Stressaufnahmen bzw. gehaltene Aufnahmen, unter Umständen nach Anästhesie Abduktion des Vorfußes gegen den stabilisierten Rück- und Mittelfuß bzw. Gegenseite bei Bedarf

Cave

Im Röntgenbild ist der pathologische Befund bei einer Lisfranc-Fraktur aufgrund von Überlagerung häufig schwer beurteilbar; ca. 20 % aller Verletzungen werden bei a.-p. und Schrägaufnahmen übersehen.

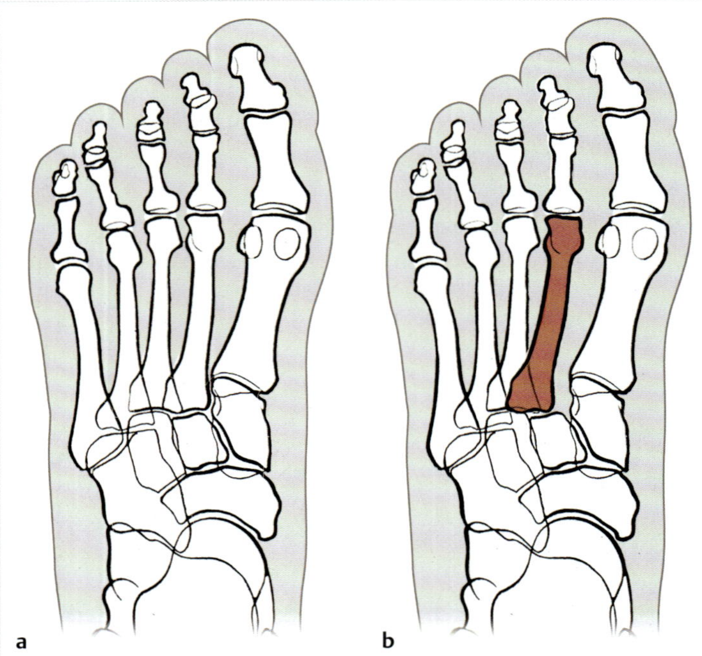

Abb. 4.3 Dislokation bei Lisfranc-Gelenkfraktur. Befund im Röntgenbild.
a Normales Lisfranc-Gelenk.
b Disloziertes Lisfranc-Gelenk.

Wichtige Zeichen (▶ Abb. 4.3):

- Distanzen zwischen Os cuneiforme mediale und Metatarsale II > 2,5 mm: Verletzung des Lisfranc-Ligaments
- Versatz der ansonsten geraden Linie der medialen Grenze zwischen Metatarsale II und Os cuneiforme intermedium in der d.-p. Aufnahme

Computertomografie

Es wird eine hochauflösende Mittelfuß-CT mit Voxelisotropie (Schichtdicke ca. 0,50–0,75 mm mit 50 % Überlappung) mit multiplanaren Reformationen durchgeführt. Mitunter kann eine gekrümmte Rekonstruktion entlang des Fußgewölbes hilfreich sein, damit auf wenigen Schichten alle Tarsometatarsalgelenke abgebildet werden können. Bei komplexen Luxationsfrakturen hilft die 3-D-Darstellung, unter Umständen mit segmentierten Knochen, zur besseren Darstellung der frakturierten Gelenklinien für die präoperative Planung. Optimal ist die interaktive Demonstration an der Workstation zusammen mit dem Fußchirurgen.

Magnetresonanztomografie

Die MRT ist zur Darstellung einer traumatischen Verletzung des Lisfranc-Gelenks und des Lisfranc-Ligaments sehr gut geeignet.

Antworten im Befund

- Beurteilung des Alignement der Lisfranc-Gelenklinie
- Beurteilung der frakturierten Gelenkstufen und des Ausmaßes der Desintegration
- Beschreibung der Achsenabweichung
- genaue Beschreibung des Kapsel-Band-Apparats auch bei regelrechter Artikulation
- insbesondere gesonderte Aussage zur Integrität des Lisfranc-Ligaments
- Beschreibung von Repositionshindernissen (Interposition der Tibialis-anterior-Sehne im Tarsometatarsalgelenk I)
- Beurteilung von Zusatzverletzungen (Nervenschädigungen; indirekter Hinweis: Denervierungsödeme der Muskulatur)

Merke M!

In Zusammenschau mit dem klinischen Befund ist bei Lisfranc-Frakturen auf ein drohendes Kompartment-Syndrom zu achten. Dies kann mitunter schwierig sein; Hinweise sind eine deutliche Weichteilschwellung und mitunter ein Denervierungsödem der Muskulatur im MRT.

Untersuchungstechnik

- *Standarduntersuchung:* hochauflösende Mehrkanalspule
- *Sequenztechnik:*
  - STIR und T 1w schräg koronar (doppelt anguliert auf den Mittelfuß)
  - PDw fatsat sagittal (ausgerichtet am Metatarsale mit der führenden Klinik; unterschiedliche sagittale Schichtführung für Metatarsale I bzw. V)
  - T 2w axial
  - Kontrastmittelgabe nicht sinnvoll
  - fettunterdrückte, wassersensitive Sequenzen (zur Frakturdetektion am besten geeignet: STIR-Sequenz, mit besserer anatomischer Auflösung: PDw fatsat Sequenz)
  - Darstellung der Lisfranc-Gelenkreihe immer in 3 Ebenen

Befunde

- Flächige Einblutung und Ödematisierung in den Weichteilen im Mittelfuß
- deutliches Knochenmarködem infolge von Frakturen und Kontusionen bzw. Spongiosafrakturen an den Basen der Metatarsalia und an den Ossa cuneiformia bzw. am Kuboid

> **Merke**
>
> Wichtig ist bei einer Lisfranc-Fraktur das exakte Durchmustern bezüglich der regelrechten Artikulation in sämtlichen Ebenen.

Empfehlung zur Bildgebung

Methoden der Wahl: Bei klinischem Verdacht und insbesondere bei auffälligem Röntgenbild ist eine großzügige und rasche Indikationsstellung zur Schnittbilddiagnostik angezeigt. Dabei ist erst die Durchführung der hochauflösenden Mittelfuß-MRT mit der gleichzeitigen Beurteilung von ligamentären und knöchernen Verletzungen sinnvoll. Bei anatomisch schwer zu erfassenden Luxationsfrakturen mit multiplen Fragmenten ist eine zusätzliche CT mit multiplanaren Reformationen und 3-D-Rekonstruktion präoperativ hilfreich.

Bildbeispiele

Bildgebende Befunde bei Lisfranc-Fraktur sind in ▸ Abb. 4.4, ▸ Abb. 4.5, ▸ Abb. 4.6, ▸ Abb. 4.7 und ▸ Abb. 4.8 dargestellt.

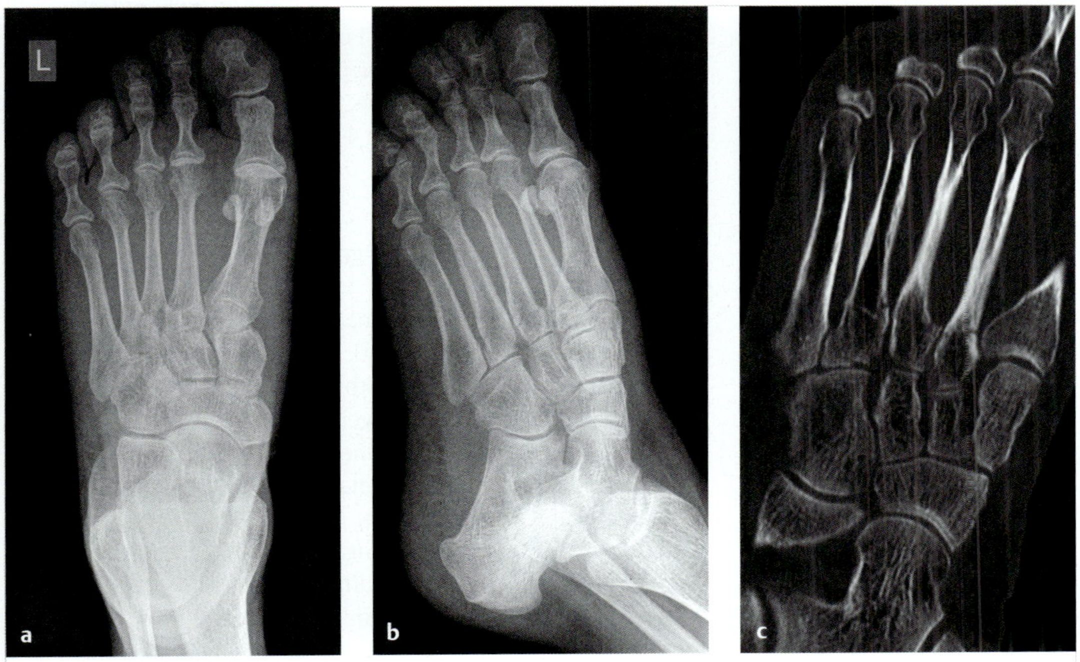

Abb. 4.4 Lisfranc-Fraktur. 66-jährige Patientin mit Zustand nach Sturz und Mittelfußdistorsion. Lisfranc-Fraktur ohne Luxation der Tarsometatarsalgelenkreihe.

a Röntgenaufnahme des Fußes a.-p. Regelrechtes Alignement in der Lisfranc-Gelenkreihe mit unregelmäßiger Abgrenzbarkeit der Kortikalis der Basen von Metatarsale I und II.

b Röntgenaufnahme des Fußes schräg sagittal. Konturunterbrechung an der Basis von Metatarsale III und II.

c CT des Mittelfußes, koronare Rekonstruktion. Darstellung der Basisfrakturen von Metatarsale II–III, Tarsometatarsalgelenk IV mit Stufenbildung. Auch im CT korrektes Alignement. *Anmerkung:* Zur besseren Vergleichbarkeit in der Vertikalachse gespiegelter linker Fuß.

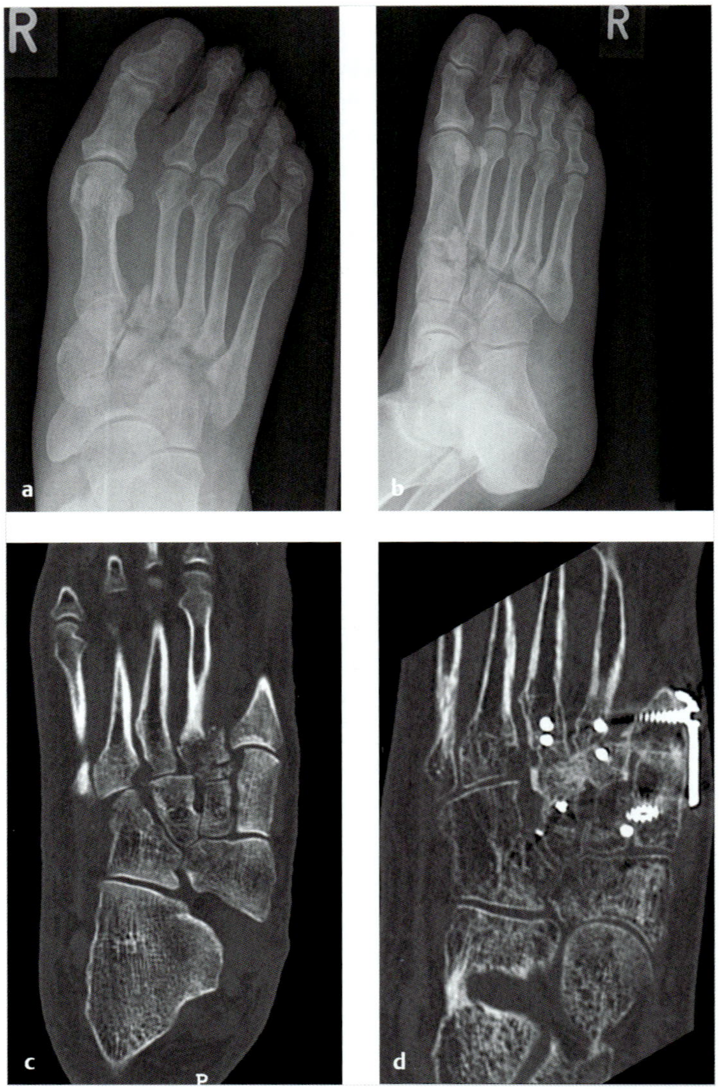

Abb. 4.5 Lisfranc-Fraktur. 61-jährige Patientin, Zustand nach Unfall beim Kiting. Lisfranc-Luxationsfraktur nach Quénu und Küss Typ A. *Anmerkung:* Aufgrund der hohen Flexibilität der lateralen Säule werden Fusionen der Tarsometatarsalia IV und V, wenn möglich, vermieden. Der Bewegungsausschlag der Tarsometatarsalgelenke liegt bei wenigen Grad, sodass eine Fusion vom Patienten selten als spürbare Bewegungseinschränkung wahrgenommen wird.

a Röntgenaufnahme des Fußes a.-p. Darstellung der Lisfranc-Luxationsfraktur mit Frakturen der Basen I–IV und lateraler Subluxation.

b Röntgenaufnahme des Fußes schräg sagittal. Gut erkennbar das gestörte Alignement entlang der Lisfranc-Gelenkreihe.

c CT, koronare Rekonstruktion präoperativ. Luxationsfrakturen der Tarsometatarsalia I–V nach lateral (Quénu und Küss Typ A).

d CT, koronare Rekonstruktion postoperativ. Zustand nach Lisfranc-Luxationsfraktur mit Arthrodese der Tarsometatarsalia I–III und erhaltener Gelenkkontur der Tarsometatarsalia IV und V.

Differenzialdiagnose

- Luxation zwischen den Ossa cuneiformia
- laterale Bänderdehnung (z. B. Lig. bifurcatum, Lig. fibulotalare anterius, Lig. fibulocalcaneare)
- Jones-Fraktur der Metatarsale-V-Basis
- Os-naviculare-Fraktur
- subtalare Distorsion

Therapie

Konservativ

- Selten indiziert
- bei Lisfranc-Ligamentverletzungen Grad I (S. 353)
- bei Luxationen der Lisfranc-Gelenklinie ohne nachweisbare Reluxationstendenz 4–6 Wochen Unterschenkelgips und Entlastung, dann zunehmende Belastung im Walker
- im weiteren Verlauf ggf. sensomotorisches Training z. B. nach Janda, Trainingstherapie, differenziertes Konzept der Gang- und Koordinationsschulung sowie Einlagenversorgung
- ergänzend im Rahmen der Mobilisation Injektions- bzw. Infiltrationstherapie, Chirotherapie, Osteopathie, Orthovolttherapie
- Rückkehr zum Sport erst nach 4–6 Monaten

Operativ

Indikationen zur Operation bei größeren Dislokationen (> 2 mm) oder bei Instabilitäten:

- *Vollständige Luxation:* Notfallmäßig wird ohne Beachtung der Nüchterngrenze reponiert (evtl. geschlossen) und operativ mit Kirschner-Draht, Schraubenarthrodese oder Fixateur externe stabilisiert. Das Repositionsergebnis orientiert sich am Os metatarsale II (sog. Schlüsselfragment). Es folgen die Reposition und Stabilisierung des Os metatarsale I und dann die der Ossa metatarsalia III–V.
- *Fraktur mit Subluxationsstellung:* Planung der Operation anhand von CT- und ggf. MRT-Aufnahmen. Es erfolgt zunächst die Reposition des II. Strahles, dann die des I. Strahles sowie der lateralen Strahlen. Transfixation der tarsometatarsalen Gelenke mit Schrauben oder Stabilisierung mit dorsalen winkelstabilen Platten. Bei kritischen Weichteilen Verwendung von K-Drähten. Nur bei vollständiger Zerstörung der tarsometatarsalen Gelenke I–III besteht eine Indikation zur primären Arthrodese. Eine Transfixation im Verlauf des Lisfranc-Ligaments wird bei Bandläsionen Grad II und III durchgeführt.

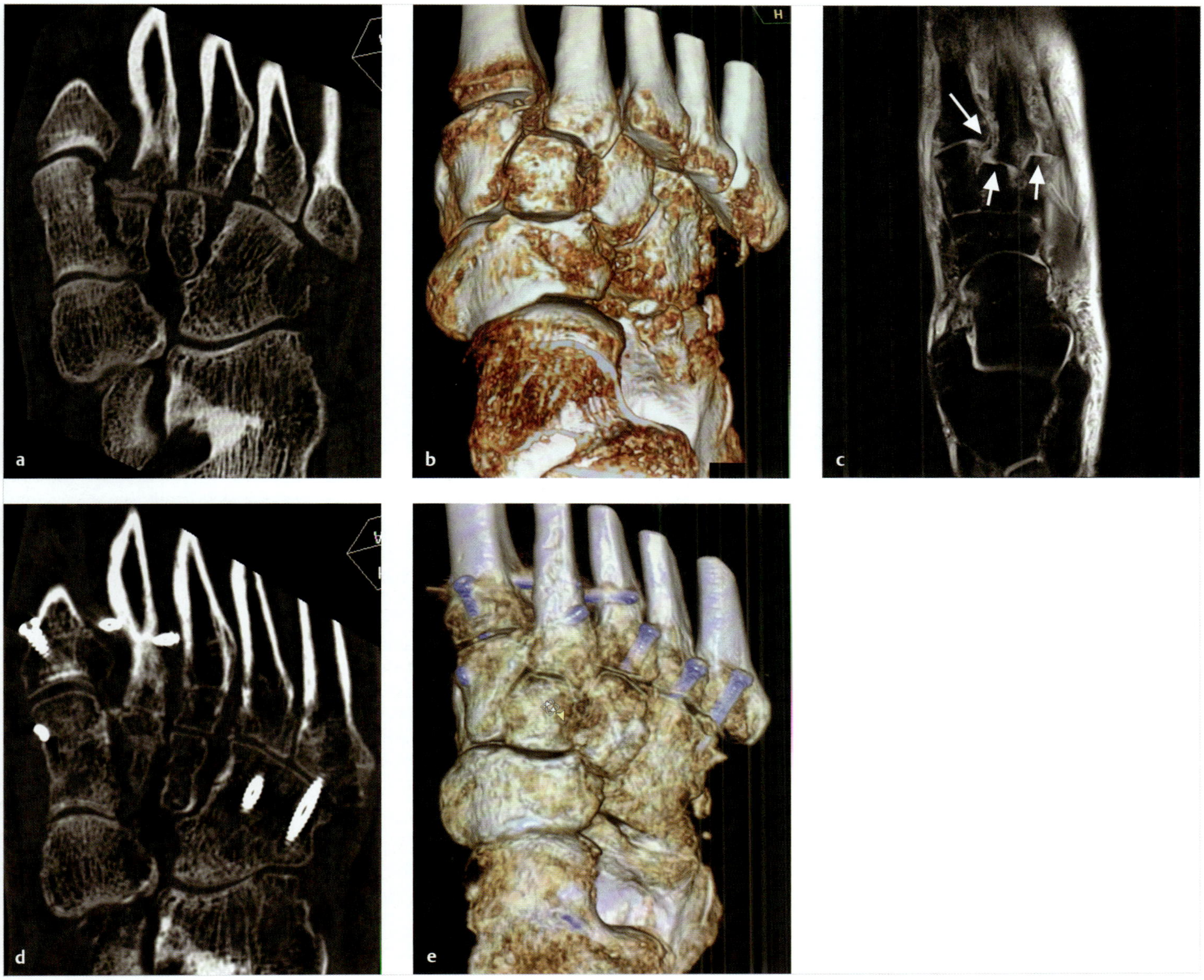

Abb. 4.6 **Lisfranc-Fraktur.** 51-jähriger Patient nach Surfunfall (Mittelfußdistorsion durch Hängenbleiben in der Fußschlaufe). Lisfranc-Luxationsfraktur nach Quénu und Küss Typ A.

a CT, koronare Rekonstruktion. Lisfranc-Luxationsverletzung mit Verschiebung der Basen der Metatarsalia II–V nach lateral.

b 3-D-CT-Volumen-Rendering. Darstellung der subluxierten Tarsometatarsalgelenke II–V sowie Subluxation des Tarsometatarsalgelenks I.

c Koronare STIR-MRT-Sequenz. Darstellung des rupturierten Lisfranc-Ligaments (langer Pfeil) mit Subluxation der Tarsometatarsalgelenke II und III (kurze Pfeile).

d CT, koronare Rekonstruktion. Zwei Monate postoperativ mit regelrechter Gelenkstellung der Tarsometatarsalgelenke.

e 3-D-CT-Volumen-Rendering, gleicher Untersuchungszeitpunkt wie **d**. Anatomiegerechte Gelenkstellung und Darstellung der Schraubenlage nach perkutaner Osteosynthese.

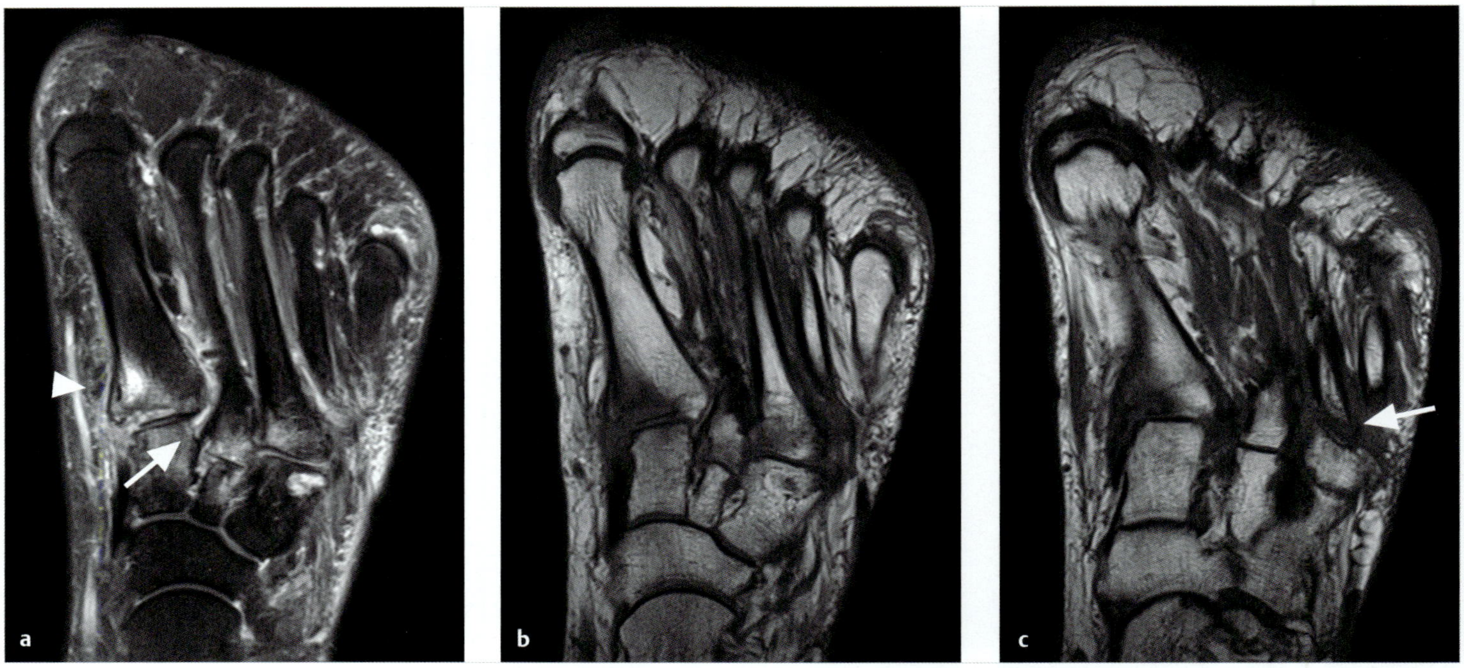

Abb. 4.7 Lisfranc-Fraktur. 51-jähriger Patient mit Zustand nach Trauma vor 2,5 Monaten und anhaltenden Schmerzen im Mittelfuß. Primär sind keine Diagnostik und keine wesentliche Ruhigstellung erfolgt. Floride Frakturen aller Gelenkpartner der Tarsometatarsalia. Typischer Fall einer nicht diagnostizierten Luxationsverletzung des Mittelfußes.
Anmerkung: Auch bei unauffälligem Röntgenbild sollte nach vermeintlich blanden Distorsionstraumen bei inadäquat hohem Schmerzniveau oder anhaltenden Beschwerden eine MRT-Diagnostik des Mittelfußes durchgeführt werden, um eine Lisfranc-Luxationsverletzung nicht zu übersehen.

a Koronare PDw fatsat MRT-Sequenz 10 Wochen nach Trauma. Nicht konsolidierte Spongiosafrakturen entlang der Lisfranc-Gelenkreihe, intakt durchgängiges Lisfranc-Ligament (Pfeil), tibiaseitige Fraktur der Basis von Metatarsale I (Pfeilspitze).
b Koronare T1w MRT-Sequenz, korrespondierende Schicht zu **a**. Darstellung der Metatarsale-I-Basisfraktur.
c Koronare T1w MRT-Sequenz. Nicht konsolidierte proximale Schaftfraktur von Metatarsale IV mit initialer Ausbildung einer Pseudarthrose (Pfeil).

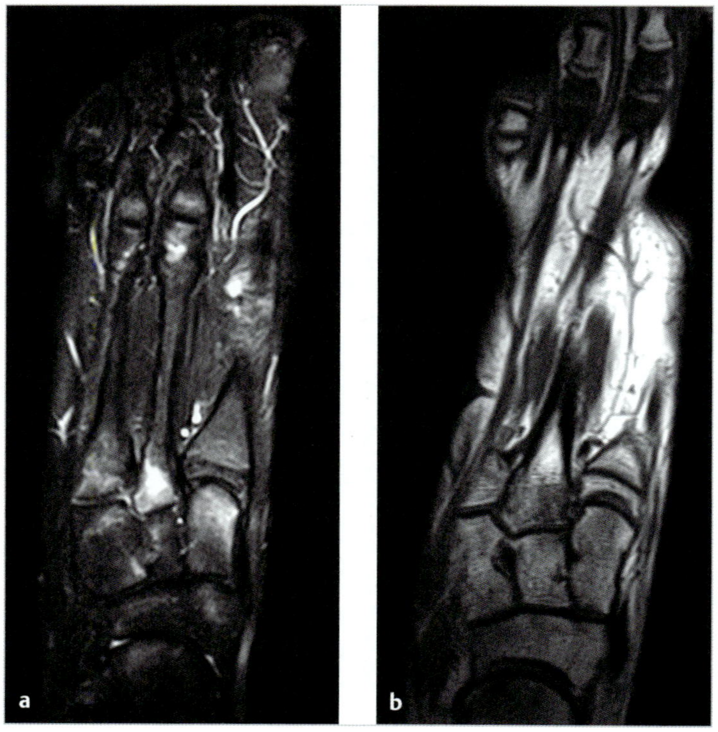

◄ **Abb. 4.8 Lisfranc-Fraktur.** 13-jähriges Mädchen mit Torsionstrauma beim Trampolinspringen vor 4 Wochen. Anhaltende Schmerzen im Mittelfuß mit Weichteilschwellung, röntgenologisch unauffällig. Mittelfußkontusionen. Aus strahlenhygienischen Gründen wurde eine Röntgenverlaufsuntersuchung in 3 Ebenen nicht durchgeführt. Zur sicheren Beurteilung der Bandverbindung von Metatarsale I und II bei Druckschmerz über dem Lisfranc-Ligament erfolgte eine MRT.

a Koronare STIR-MRT-Sequenz. Spongiosafraktur im distalen Cuneiforme mediale und der Basis von Metatarsale II mit intakt durchgängigem Lisfranc-Ligament. Weitere Kontusionen an der Basis von Metatarsale III und am Cuneiforme laterale und mitabgebildet Navikulare und Taluskopf.
b Koronare T1w MRT-Sequenz, korrespondierende Schicht zu **a**. Darstellung der Spongiosafraktur vor allem an der Basis von Metatarsale II bei regelrechtem Alignement.

- *Nachbehandlung:* 6–8 Wochen im Walker unter Entlastung. Bei übungsstabilen Verhältnissen erfolgt die unbelastete Mobilisation des Fußes mit Belastungsaufbau nach radiologisch gesicherter Frakturheilung und nach Entfernen von Transfixationsschrauben. Gelenküberbrückende Schrauben werden nach 6–8 Wochen entfernt.

Prognose/Komplikationen

Mögliche Komplikationen:
- Kompartment-Syndrom: notfallmäßige Spaltung der 4 plantaren Kompartimente sowie des dorsalen Kompartiments (▶ Abb. 4.9); wenn verfügbar, Kompartment-Druckmessung, im Zweifel Kompartment-Spaltung durchführen
- Verletzung der A. dorsalis pedis
- persistierende bzw. chronische Instabilität, Deformität, Fehlstellung, posttraumatische Arthrose, chronische Schmerzen und Verlust der Fußmechanik
- selten avaskuläre Nekrose der Ossa cuneiformia, CRPS (Complex regional Pain Syndrome)

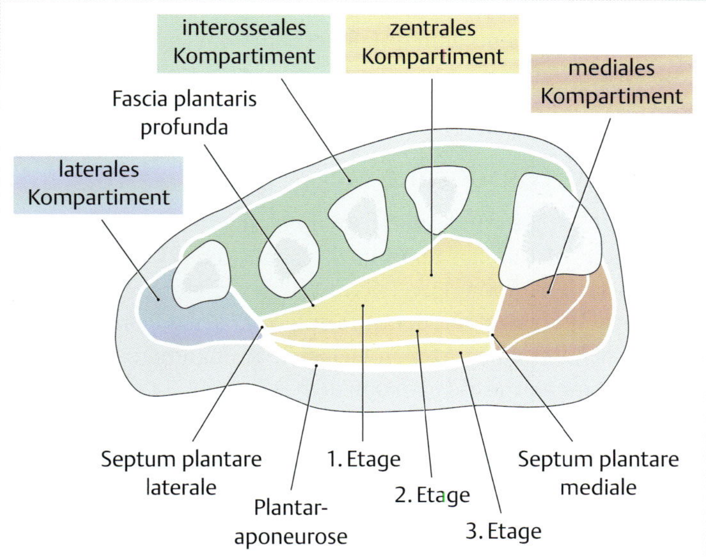

Abb. 4.9 Lage der Fußkompartimente bzw. Muskellogen. Axiale Schichtung durch den Mittelfuß auf Höhe der Metatarsalia mit Darstellung der Kompartimente. Das Kompartment-Syndrom nach Traumen (z. B. Luxationsfrakturen oder Quetschverletzung im Mittelfußbereich) entsteht aufgrund des erhöhten Druckes in einer räumlich begrenzten Muskelloge durch die auftretende Ödematisierung und Einblutung. Diese wiederum beeinträchtigen den venösen Rückstrom und damit die Perfusion auf der Kapillarenebene. Die Folge ist die neuromuskuläre Schädigung mit drohender Muskelnekrose. (Schünke M, Schulte E, Schumacher U et al. Prometheus LernAtlas – Allgemeine Anatomie und Bewegungssystem. 4. Aufl. Stuttgart: Thieme; 2014)

4.1.2 Lisfranc-Ligamentverletzung

Definition

Bei einer Lisfranc-Ligamentverletzung handelt es sich um eine Verletzung der Bandverbindung zwischen dem Os cuneiforme mediale und dem Os metatarsale II.

Symptome

Von unspezifischen Zeichen mit lokalem Schmerz bei Druck und Belastung bis hin zur Deformität mit Diastase zwischen I. und II. Strahl ist das klinische Bild sehr unterschiedlich:
- Schmerzen am Tarsometatarsalgelenk I
- Schwellung der Mittelfußregion
- Belastung unmöglich
- Schmerz bei Palpation entlang der tarsometatarsalen Gelenke sowie bei Pronations- bzw. Abduktionsstress
- Hämatom oft erst nach wenigen Tagen plantar sichtbar
- Unfähigkeit zum Zehenstand (immer im Seitenvergleich)

Prädisponierende Faktoren

Keine.

Anatomie/Pathologie

Siehe dazu auch im Abschnitt zur Lisfranc-Fraktur (S. 346).

Anatomie

Die Verletzung des Lisfranc-Ligaments ist aufgrund seiner funktionell großen Bedeutung als eigenes Verletzungsbild zu betrachten. Die Schwachstelle des aus 6 Teilgelenken bestehenden Lisfranc-Gelenks ist die Verbindung der Basis des Metatarsale I mit dem Metatarsale II ohne direkte intermetatarsale Verknüpfung. Dies ist möglicherweise begründet durch eine entwicklungsgeschichtlich vermehrte Beweglichkeit der Zehen zum Greifen ähnlich wie „Daumen und Zeigefinger". Der I. ist mit dem II. Strahl ausschließlich durch das Lig. cuneometatarsale (Lisfranc-Ligament) verbunden. Im Gegensatz zu den Ossa metatarsalia II–IV, die im Bereich der Basen durch stabile Bandstrukturen verbunden sind, gibt es keine Bandverbindungen zwischen der Basis des Metatarsale I und der Basis des Metatarsale II. Innerhalb des Lisfranc-Bandkomplexes ist das interossäre Ligament am kräftigsten ausgebildet; der plantare und der dorsale Anteil sind schwächer. Diese anatomische Besonderheit führt zu der großen Relevanz der Verletzungen des Lisfranc-Ligaments.

Pathologie

Verletzungsmechanismus

Eine Ruptur führt zu einer relevanten Instabilität. Die Verletzungen werden häufig initial nicht erkannt oder fehldiagnostiziert, mit der Folge signifikanter, anhaltender Beschwerden. Verletzungen entstehen meist bei am Boden fixiertem Vorfuß (z. B. Stollenschuh) bei gleichzeitiger Rotation des Mittelfußes (▶ Abb. 4.10). Die Folgen sind eine Translation der Basis des Metatarsale II nach dorsal und eine Diastase zwischen den Metatarsalia I und II. Wird die Verletzung übersehen, kommt es zum Kollaps des Fußgewölbes mit Fehlstellungen (Pes planovalgus, Pes cavus anterior).

Klassifikation

- *Einteilung nach der Weite der Diastase* (als grobe Abschätzung):
  - Stadium 1: Diastase < 2 mm
  - Stadium 2: Diastase > 2 mm
- *Einteilung nach Nunley und Vertullo* (als weitere, genauere Klassifikation; ▸ Abb. 4.11 und ▸ Tab. 4.2)

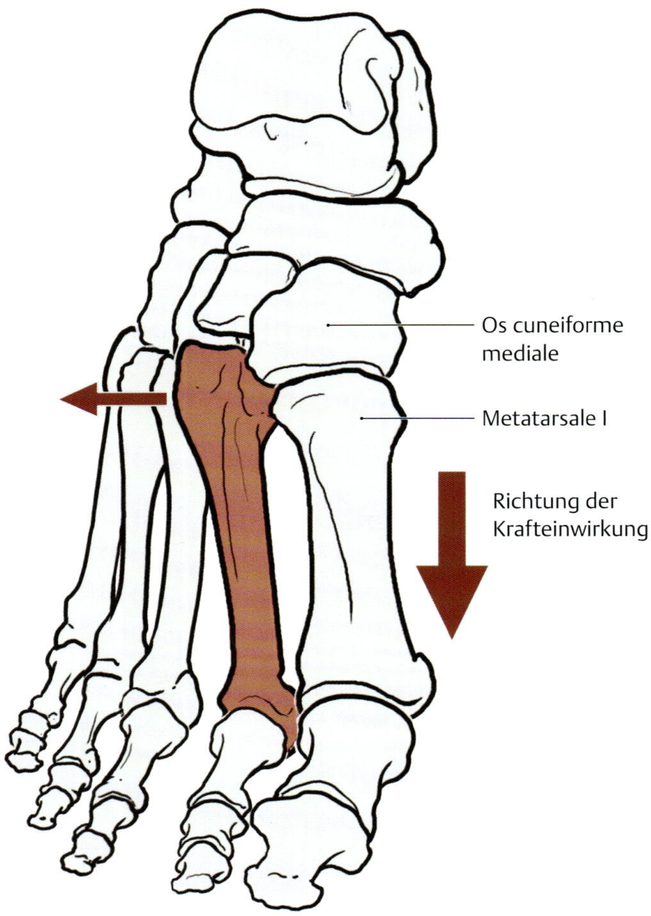

Abb. 4.10 Stauchungstrauma als Ursache der Lisfranc-Ligamentverletzung.

Tab. 4.2 Klassifikation der Lisfranc-Ligamentverletzungen nach Nunley und Vertullo.

Grade	Beschreibung
I	Distorsion des Lisfranc-Bandes; die Röntgenaufnahmen unter Belastung zeigen einen unauffälligen Befund; im MRT lässt sich eine Signaländerung im Lisfranc-Bandkomplex nachweisen, jedoch keine Kontinuitätsänderung
II	Diastase von 2–5 mm in den Röntgenaufnahmen unter Belastung; die Seitenaufnahme des Fußes im Seitenvergleich ist unauffällig; im MRT kann eine partielle Ruptur der Bänder nachgewiesen werden
III	umfassende Zerreißung der dorsalen und plantaren Anteile mit ausgeprägter Instabilität des I. Strahles; Diastase zwischen Metatarsale I und Metatarsale II; im Röntgenbild unter Belastung Absinken des Längsgewölbes (plantare Kortikalis des Metatarsale I steht tiefer als diejenige des Metatarsale V)

MRT = Magnetresonanztomografie

Bildgebung

Ultraschall

Der Ultraschall spielt in der Routinediagnostik nur eine geringe Rolle. Ein vermehrter Abstand zwischen Os cuneiforme mediale und Os metatarsale II bzw. eine Zunahme der Distanz unter Belastung auf Werte > 2,5 mm sind indirekte Zeichen für eine Lisfranc-Ligamentruptur. Bei frischen Verletzungen zeigt sich plantar teilweise ein Hämatom.

Röntgen

- *Aufnahme des Fußes in 3 Ebenen* (▸ Abb. 4.12): Vorsicht: Röntgenaufnahmen unter Entlastung häufig ohne pathologischen Befund
- *Belastungsaufnahmen d.-p. und seitlich im Seitenvergleich:* indirekte Rupturzeichen:
  - d.-p.: Differenz des Abstands zwischen der Basis des Kuneiforme I und II > 2,5 mm
  - seitlich: Absinken des Metatarsale I bezogen auf das Metatarsale V (gemessen wird von der plantaren Kortikalis des Metatarsale I in Höhe der Basis zur plantaren Kortikalis des Metatarsale V)
- *alternativ Stressaufnahmen:* mit Abduktions- und Adduktionsstress entsprechend dem Unfallmechanismus (evtl. auch unter Anästhesie) unter Bildwandler möglich; qualitativ noch größere Aussagekraft als die Belastungsaufnahmen

Computertomografie

Die CT wird nur zum Frakturausschluss eingesetzt, wenn der Befund in der MRT unklar und mit therapeutischer Konsequenz ist. Nicht dislozierte spongiöse Frakturen im Ansatzbereich des Lisfranc-Ligaments sind mit der MRT aufgrund der hohen Ödemsensitivität sicherer zu beurteilen. Belastete Aufnahmen im DVT zeigen auch einen diskreten Versatz der Gelenke.

Magnetresonanztomografie

Die MRT-Diagnostik ist insofern bedeutsam, als die rein ligamentäre Verletzung häufig übersehen werden kann und somit keine entsprechende Therapie erfolgt. Liegt bei einem auffälligen Untersuchungsbefund kein pathologischer Röntgenbefund vor (dislozierter knöcherner Bandausriss, messbare Diastase), sollte trotzdem eine MRT des Mittelfußes durchgeführt werden, um die so gut wie immer auftretende frühe posttraumatische Arthrose mit allen Konsequenzen zu verhindern.

Antworten im Befund

- Durchgängigkeit des Lisfranc-Ligaments
- Lokalisation des Ausrisses
- knöcherner Ausriss
- vollständige Faserdesintegration sämtlicher Anteile
- Beurteilung des Alignement
- Gelenkstellungen im Lisfranc-Gelenk I und II sowie auch der übrigen Tarsometatarsalgelenke
- Ausschluss von Begleitverletzungen

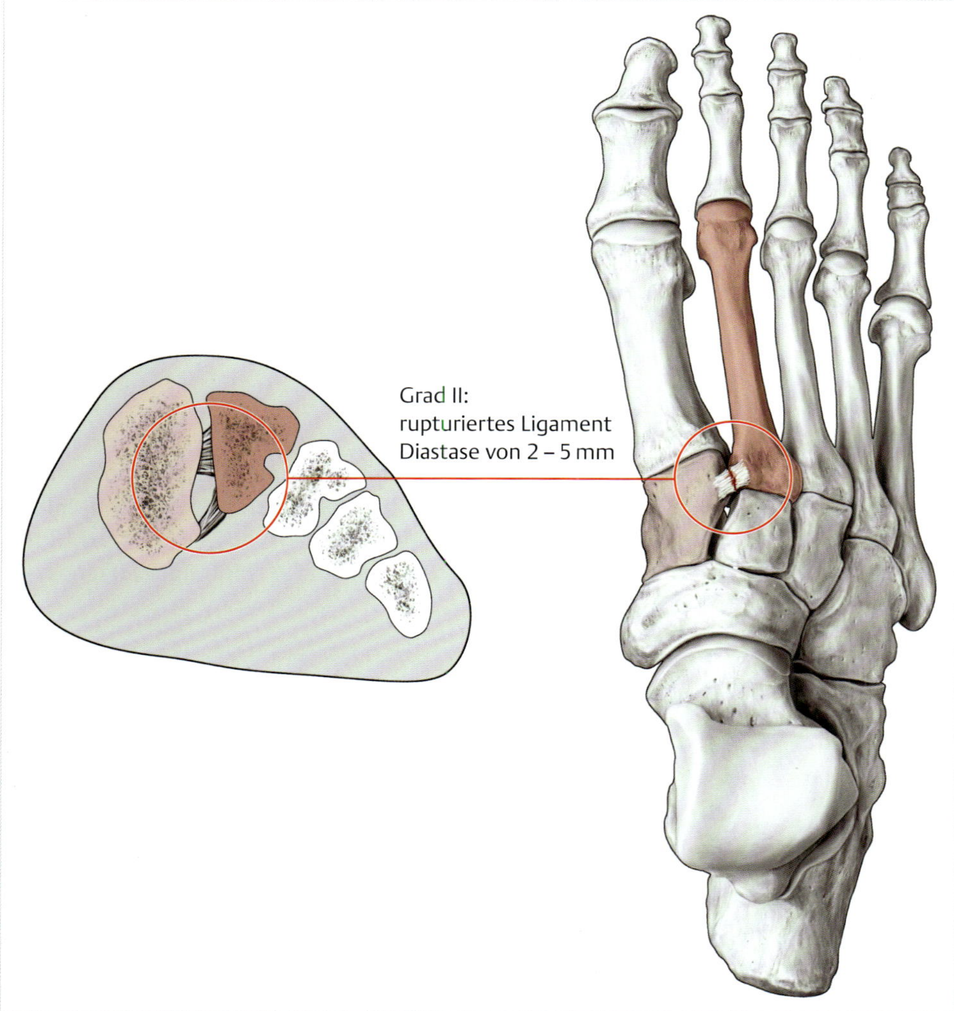

Abb. 4.11 Rupturiertes Lisfranc-Ligament.

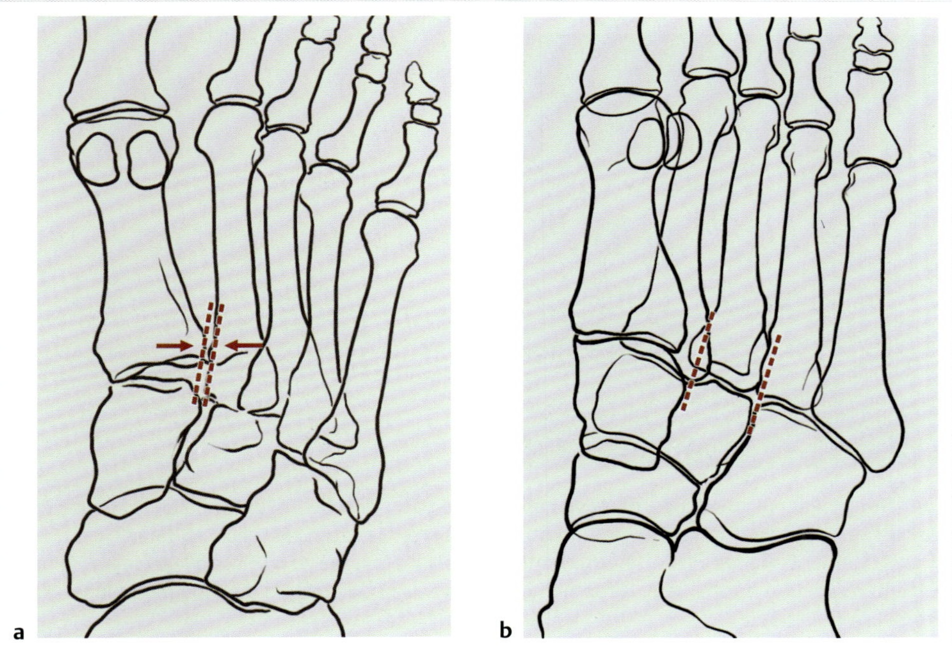

Abb. 4.12 Normalbefund des Lisfranc-Ligaments. Befund im Röntgenbild.

a Röntgenaufnahme des Fußes d.-p. im Stehen. Dabei ist auf die Diastase zwischen dem distalen Os cuneiforme mediale und der Basis des Metatarsale II zu achten. Sie misst beim Normalbefund bis 2 mm.

b Röntgenaufnahme schräg. In dieser Ebene ist auf die Kongruenz der vertikalen Gelenklinien der Tarsometatarsalia zu achten.

Untersuchungstechnik

- *Standarduntersuchung:* hochauflösende Mehrkanalspule
- *Sequenztechnik:*
  - PDw fatsat und T 1w schräg koronar zum Mittelfuß (doppelt anguliert)
  - PDw fatsat sagittal (ausgerichtet am Metatarsale I bzw. II)
  - PDw fatsat axial
  - T 2w axial
  - ggf. zusätzlich STIR koronar zur Beurteilung etwaiger begleitender Knochenkontusionen bzw. Frakturen
  - Kontrastmittelgabe nicht sinnvoll

Befunde

Oft reißt das Lisfranc-Ligament nicht vollständig ab, sondern ist langstreckig eingeblutet und in den fettunterdrückten Sequenzen signalangehoben. Dabei sind die einzelnen Faserstrukturen kaum voneinander differenzierbar. Auch diese Distorsion kann zu einer Instabilität führen. Es kann zur angrenzenden Einblutung in die Gelenkkapsel und die Weichteile kommen, ggf. auch zu fokalen Knochenkontusionsödemen oder zum Versatz der Gelenkpartner Metatarsale I und II.

Empfehlung zur Bildgebung

Methode der Wahl: MRT. Bei klinischem Verdacht und negativem Röntgenbefund hat inzwischen die MRT die Belastungs- und Stressaufnahmen abgelöst. Sie ist auch bei Schmerzen problemlos durchführbar und besitzt eine ausreichende Sensitivität zur Darstellung der Bandverletzung. Weitere, radiologisch möglicherweise nicht vermutete Verletzungen sind damit ebenfalls feststellbar.

Bildbeispiele

Der Normalbefund des Lisfranc-Ligaments stellt sich wie in ▶ Abb. 4.13 gezeigt dar. Lisfranc-Ligamentverletzungen sind in ▶ Abb. 4.14, ▶ Abb. 4.15, ▶ Abb. 4.16, ▶ Abb. 4.17, ▶ Abb. 4.18 und ▶ Abb. 4.19 zu sehen, eine mögliche Differenzialdiagnose in ▶ Abb. 4.20.

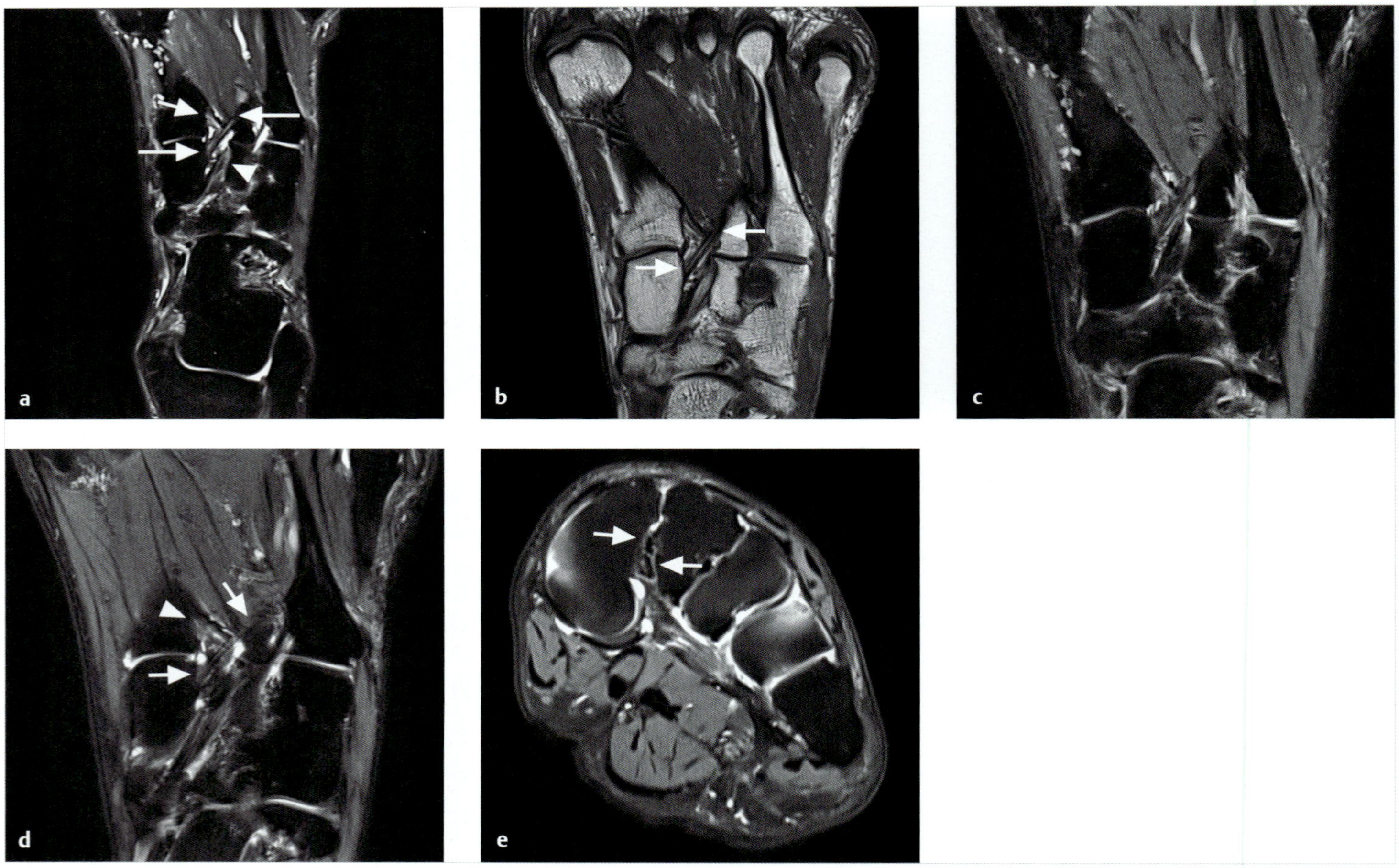

Abb. 4.13 Normalbefund des Lisfranc-Ligaments. 54-jähriger Patient ohne Trauma oder Beschwerden am Mittelfuß. Die Untersuchung erfolgte wegen Sprunggelenkbeschwerden. Am besten ist das Lisfranc-Ligament in koronaren und in axialen Schichten zum Mittelfuß zu beurteilen.

a Koronare STIR-MRT-Sequenz. Darstellung des Lisfranc-Ligaments (lange Pfeile). Angrenzende Signalanhebungen bzw. Flüssigkeitseinlagerungen können in sehr wassersensitiven Sequenzen mit Fettunterdrückung normal sein. X-förmig gegenläufig dazu Darstellung der langen Peronealsehne (kurzer Pfeil) sowie des Lig. intercuneiforme interosseum (Pfeilspitze).

b Koronare T 1w MRT-Sequenz. Das relativ kräftige Lisfranc-Ligament ist in aller Regel in jeder Sequenz gut nachvollziehbar. Ausgangspunkt der Bildanalyse ist der distale fibulaseitige Abschnitt des Os cuneiforme mediale. Von da aus erstreckt sich das Band diagonal zur tibiaseitigen Kante der Basis von Metatarsale II (Pfeile).

c Koronare PDw fatsat MRT-Sequenz. Das Lisfranc-Ligament hat tiefe und oberflächliche Abschnitte. In der koronaren Schichtung ist es wichtig, alle Bandanteile zu erfassen.

d Koronare PDw fatsat MRT-Sequenz weiter plantar. Darstellung der plantaren Ausläufer des Lisfranc-Ligaments (Pfeile), daran angrenzend die Insertion der langen Peronealsehne an der Basis von Metatarsale I (Pfeilspitze).

e Axiale PDw fatsat MRT-Sequenz. Darstellung des Lisfranc-Ligaments mit seinen tiefen und oberflächlichen Abschnitten (Pfeile).

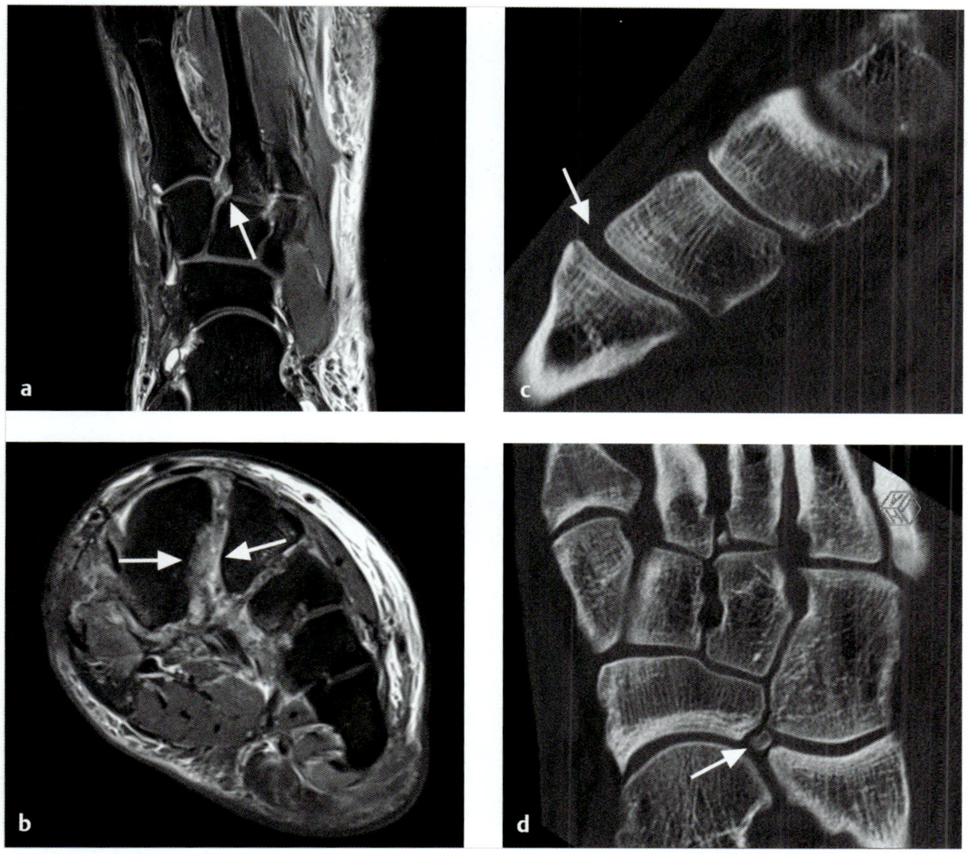

Abb. 4.14 Lisfranc-Ligamentverletzung. 32-jähriger Patient nach Sprung in ein Gewässer, mit dem Fuß auf einem Stein aufgekommen. Ruptur des Lisfranc-Ligaments.

a Koronare PDw fatsat MRT-Sequenz. Durchgängige Ruptur ohne wesentliche Dislokation des Lisfranc-Ligaments (Pfeil), geringe Knochenkontusionen an der fibulaseitigen Basis des Metatarsale I sowie an der Basis des Metatarsale II und angrenzend distales Os cuneiforme laterale als Hinweis auf eine Kapselavulsion.

b Axiale PDw fatsat MRT-Sequenz. Diffuse Einblutung entlang des Lisfranc-Ligaments (Pfeile) mit fehlender Abgrenzbarkeit von regulären signalarmen Faserstrukturen.

c CT, sagittale Rekonstruktion. Vermehrtes Offset im Tarsometatarsal-II-Gelenk (Pfeil) als Zeichen der instabilen Kapsel-Band-Verletzung.

d CT, koronare Rekonstruktion. Gestörtes Lisfranc-Alignement mit knöcherner Kapselverletzung an Tarsometatarsale III und aufgehobener Gelenkkongruenz an Tarsometatarsale II bei Ruptur des Lisfranc-Ligaments. Alter knöcherner Ausriss des Lig. bifurcatum an der Spitze des Processus anterior calcanei (Pfeil).

Differenzialdiagnose

- Verletzung des Kalkaneokuboidalgelenks
- Frakturen der proximalen Metatarsalia
- Frakturen der Ossa cuneiformia

Therapie

Konservativ

- Bei fehlender Diastase bzw. Diastase < 2 mm (Grad I nach Nunley und Vertullo) konservative Behandlung im Walker oder Unterschenkelgips für 4–6 Wochen unter Entlastung möglich
- anschließend abstützende Einlagenversorgung
- 4–6 Monate bis zur Rückkehr zum Sport
- bei chronischer Instabilität Erwägen einer sekundären operativen Versorgung mit Arthrodese

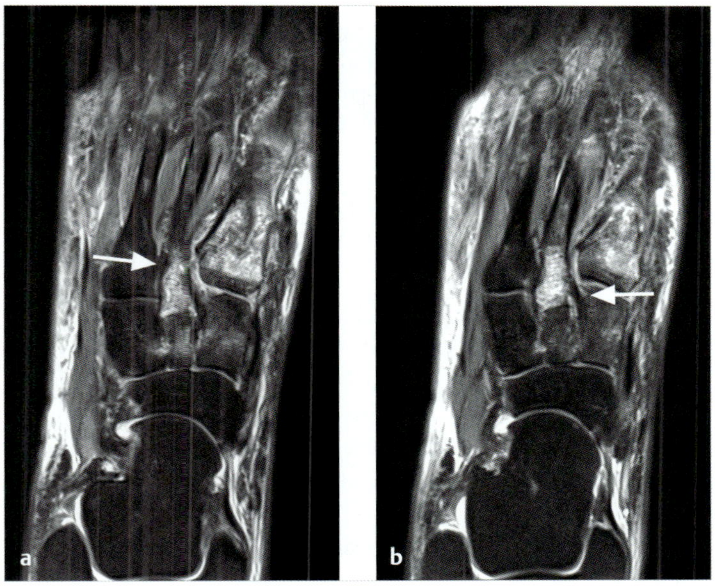

Abb. 4.15 Lisfranc-Gelenkverletzung. 38-jährige Patientin mit Fahrradunfall vor 2 Wochen und anhaltenden Beschwerden. Spongiosafrakturen der Basis von Metatarsale I und II.

Therapie in diesem Fall: bei nachgewiesenem regelrechtem Alignement 6 Wochen Entlastung im Walker.

a Koronare PDw fatsat MRT-Sequenz. Darstellung eines intakten, durchgängigen Lisfranc-Ligaments. Das distale Ende inseriert in der frakturierten Basis von Metatarsale II mit horizontaler Fraktur am Übergang von der Basis zum proximalen Schaft (Pfeil).

b Koronare PDw fatsat MRT-Sequenz, eine Schicht weiter dorsal als **a**. Darstellung des intakten Lisfranc-Ligaments (Pfeil) ohne Nachweis eines dislozierten knöchernen Ausrisses. Der distale Abschnitt inseriert an einer spongiösen Frakturzone. Zusätzlich schräg vertikale Fraktur durch das proximale Metatarsale I sowie Knochenkontusionen an den Ossa cuneiformia.

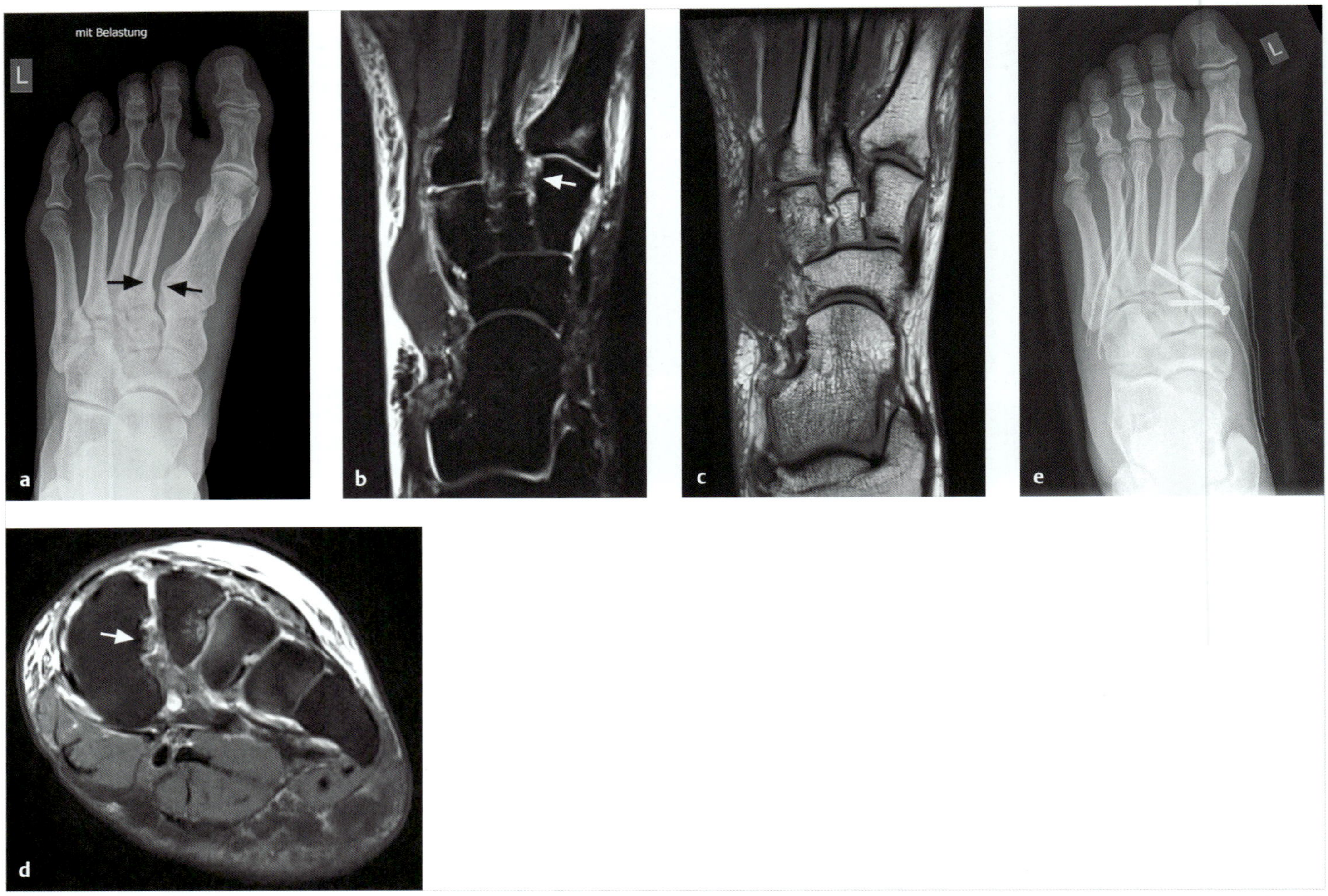

Abb. 4.16 Lisfranc-Ligamentverletzung. 33-jährige Patientin mit Distorsion der Fußwurzel vor 5 Tagen und Schmerzen am Mittelfuß, lateral betont. Ruptur des Lisfranc-Ligaments.

a Röntgenaufnahme des Fußes d.-p. Erweiterter Abstand zwischen den Basen von Metatarsale II und I (Pfeile; Fleckzeichen s. ▸ Abb. 4.17).

b Koronare STIR-MRT-Sequenz. Signalgesteigertes Lisfranc-Ligament (Pfeil) ohne durchgehende Darstellung einer signalarmen Bandverbindung.

c Koronare T 1w MRT-Sequenz. Erweiterter Abstand zwischen der Basis von Metatarsale II und dem distalen Os cuneiforme mediale von 6,6 mm im Liegen.

d Axiale PDw fatsat MRT-Sequenz. Ruptur des Lisfranc-Ligaments mit Darstellung des Sehnenstumpfs am Os cuneiforme mediale (Pfeil).

e Röntgenaufnahme des Fußes d.-p. postoperativ nach 10 Wochen. Osteosyntheseschrauben zwischen den Ossa cuneiformia und entlang des Lisfranc-Ligaments.

Operativ

- *Frische Verletzung ab Grad II (Diastase > 2 mm):* operative Therapie mittels geschlossener Reposition und Stellschraube im Verlauf des rupturierten Ligaments; bei gleichzeitigen weiteren Instabilitäten ergänzend Stellschrauben zwischen Metatarsale I und II sowie durch das Tarsometatarsale-I-Gelenk; Entfernen der Stellschrauben nach 8 Wochen, dann Belastungsaufbau mit abstützender Einlagenversorgung
- *chronische Instabilität und intakte Gelenke:* Bandrekonstruktion mit Plantaris-longus-Interponat möglich; analog der frischen Verletzung temporäre Stellschraubenfixation über 8 Wochen
- *chronische Instabilität mit signifikanter Arthrose im Tarsometatarsale-I-Gelenk oder bereits vorhandener sekundärer, fixierter Deformität:* Arthrodese des Tarsometatarsale-I-Gelenks in Verbindung mit einer Korrektur der Deformität

Prognose/Komplikationen

Prognose

> M!
> **Merke**
>
> Entscheidend ist die rasche, stadiengerechte Versorgung der Lisfranc-Ligamentverletzung.

In den meisten Fällen ist eine Rückkehr auf das ursprüngliche Leistungsniveau möglich. Bei verzögerter Versorgung ist die Prognose signifikant schlechter.

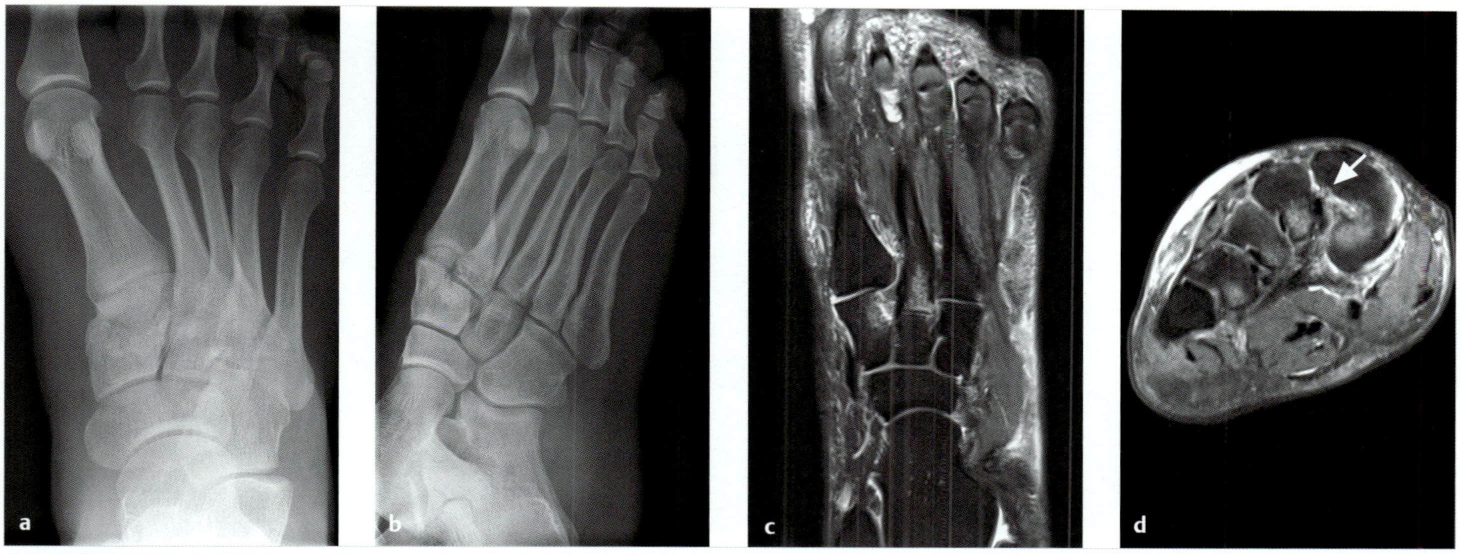

Abb. 4.17 Lisfranc-Ligamentverletzung. 27-jährige Patientin mit Torsionstrauma des Mittelfußes. Avulsionsverletzung des Lisfranc-Ligaments (Fleckzeichen).

Therapie in diesem Fall: perkutane Verschraubung.

Anmerkung: Radiologische Inhomogenitäten oder kortikale Konturunschärfen zwischen der Basis von Metatarsale II und dem Os cuneiforme mediale sind indirekte Hinweise auf eine Avulsionsverletzung des Lisfranc-Ligaments und werden „Fleckzeichen“ genannt.

- **a** Röntgenaufnahme des Fußes d.-p. Unregelmäßige Spongiosastruktur des Os cuneiforme mediale ohne erkennbaren erweiterten Abstand zwischen den Basen von Metatarsale I und II, jedoch Zeichen der Spongiosafraktur und irreguläre Kortikalis.
- **b** Röntgenaufnahme des Fußes schräg. Darstellung der Fraktur des Os cuneiforme mediale.
- **c** Koronare PDw fatsat MRT-Sequenz. Darstellung eines ausgebrochenen Fragments aus dem Os cuneiforme mediale mit dadurch knöchernem Ausriss des proximalen Lisfranc-Ligaments. Zusätzlich Kontusionen der Basis von Metatarsale II.
- **d** Axiale PDw fatsat MRT-Sequenz. Fehlende Kontinuität des Lisfranc-Ligaments (Pfeil), Impressionsfraktur am Os cuneiforme mediale. Kontusionsödeme der plantarseitigen Basen der Metatarsalia II–IV ohne dislozierte Fraktur (im nicht dargestellten CT bestätigt).

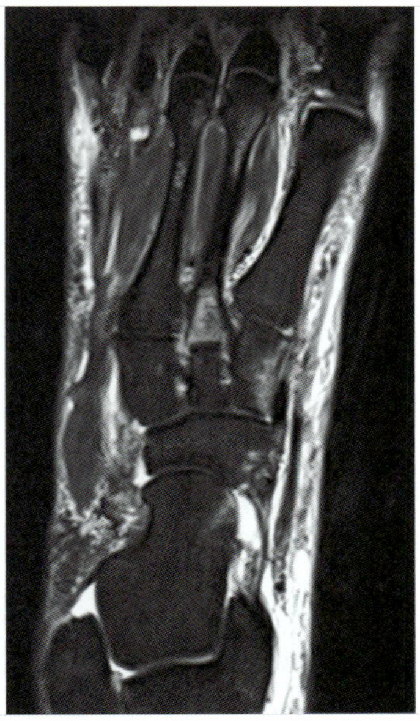

Abb. 4.18 Lisfranc-Gelenkverletzung. 22-jährige Patientin, der ein Pkw über den linken Fuß gefahren war. Kontusionsfraktur mit intaktem Lisfranc-Ligament. Koronare STIR-MRT-Sequenz. Kontusionsfraktur des medialseitigen Os cuneiforme mediale sowie Fraktur der Basis von Metatarsale II im Insertionsgebiet des Lisfranc-Ligaments bei intakt durchgängiger Bandstruktur.

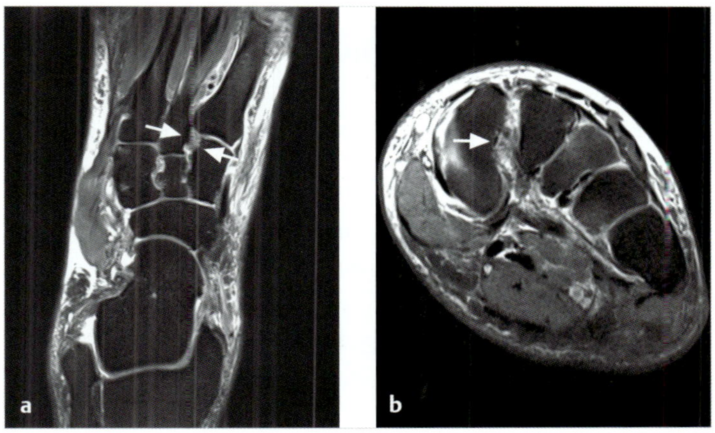

Abb. 4.19 Lisfranc-Ligamentverletzung. 25-jährige Patientin mit Mittelfußdistorsion, Belastung schmerzbedingt nicht möglich. Aktuelles Trauma am Vortag mit Ruptur des Lisfranc-Ligaments.

- **a** Koronare PDw fatsat MRT-Sequenz. Signalgesteigertes, eingeblutetes Lisfranc-Ligament mit elongierten Faseranteilen (Pfeile).
- **b** Axiale PDw fatsat MRT-Sequenz. Keine durchgängige signalarme Faserstruktur des Lisfranc-Ligaments bei zentraler Ruptur (Pfeil).

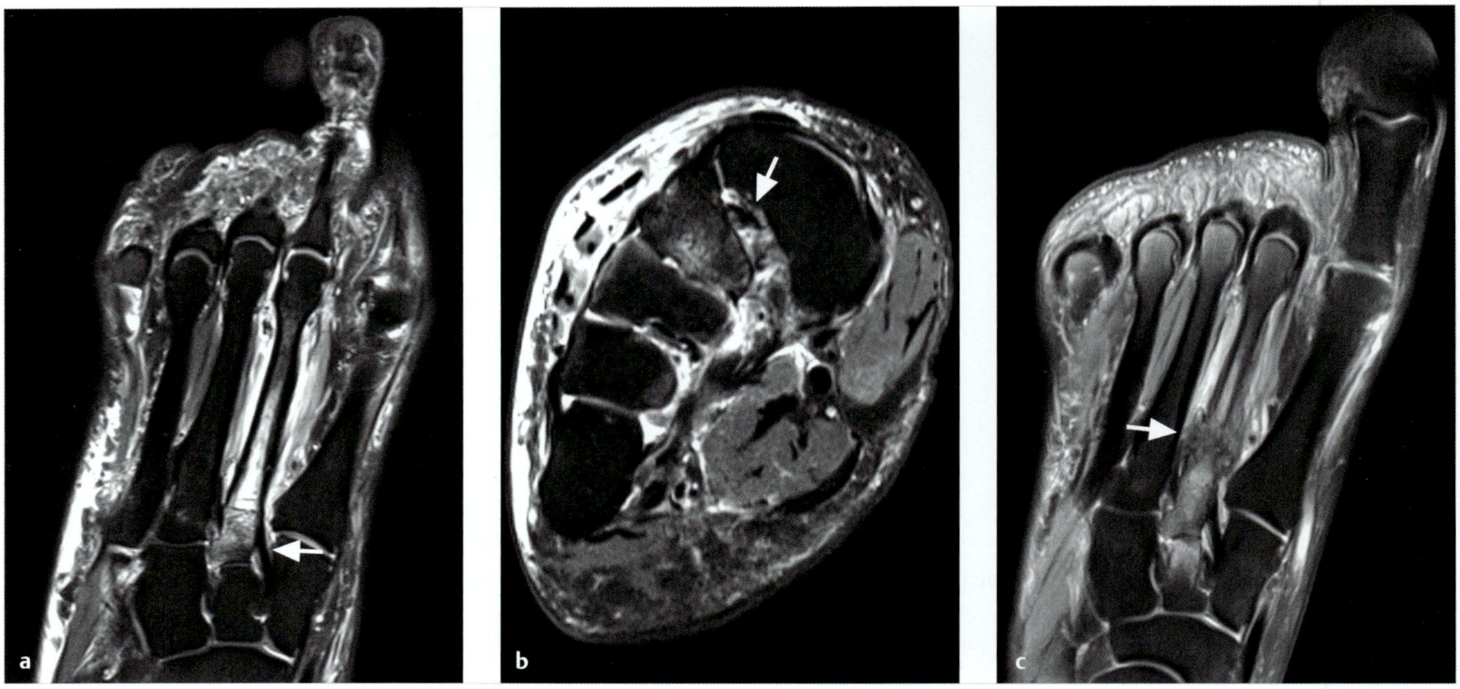

Abb. 4.20 Lisfranc-Ligamentverletzung: Differenzialdiagnose aktivierte Stressfraktur. 50-jährige Patientin mit massiven Schmerzen nach fraglichem Trauma. Differenzialdiagnose: Verletzung des Lisfranc-Ligaments oder aktivierte Stressfraktur.

a Koronare PDw fatsat MRT-Sequenz. Spongiosafraktur des proximalen Schaftes und der Basis von Metatarsale II. Obwohl anamnestisch vorher keine Beschwerden bestanden, muss man bildmorphologisch in diesem Fall von einer aktivierten Stressfraktur ausgehen. Darstellung eines intakten und durchgängigen Lisfranc-Ligaments (Pfeil).

b Axiale PDw fatsat MRT-Sequenz. Signalarme, gut abgrenzbare Struktur im Interdigitalraum, die auf mehreren Schichten signalarm und bis zu den beiden knöchernen Insertionen verfolgbar ist. Auf dieser Aufnahme ist nur der mittlere Abschnitt abgebildet (Pfeil).

c Koronare PDw fatsat MRT-Sequenz, Verlaufskontrolle 3 Monate später. Deutliche Kallusbildung (Pfeil) im proximalen Schaft von Metatarsale II. Persistierende Beschwerden bei nicht ausreichender Entlastung, gut vereinbar mit einer chronisch-aktiven Stressfraktur.

Mögliche Komplikationen

- Oft Kombination von Lisfranc-Frakturen mit Bandverletzungen
- Unterschätzen bzw. Übersehen der Verletzung (auch durch spontane Reposition)
- Kompartment-Syndrom
- chronische Gelenkinstabilität mit chronischen Schmerzen, schmerzhafte, posttraumatische (Mittelfuß-)Arthrose

4.1.3 Os-naviculare-Fraktur

Definition

Fraktur des Kahnbeins.

Symptome

- Schmerz
- Hämatom
- Fehlstellungen bis zur Deformität
- verminderte Vorfußbeweglichkeit und Störung der Belastbarkeit
- Vorfußfehlstellungen (Vorfuß medialisiert bei Taluskopfluxation)
- bei Stressfraktur belastungsabhängige Beschwerden

Prädisponierende Faktoren

- Coalitio tarsi
- Rückfußarthrodese

Für Stressfrakturen:

- Gefäßatypien mit Minderperfusion für Stressfrakturen
- eingeschränkte Beweglichkeit im Subtalargelenk (Koalition)
- eingeschränkte Dorsalextension des oberen Sprunggelenks
- kurzes Metatarsale I, Metatarsus adductus

Anatomie/Pathologie

Anatomie

Das Os naviculare ist der Schlüsselstein des medialen Längsgewölbes bzw. der medialen Fußsäule und stellt eine Art Knochenscheibe mit Gelenkflächen zum Taluskopf (Bewegung wie in einem Kugelgelenk) und zu den Ossa cuneiformia mediale, intermedium und laterale dar. Das Talonavikulargelenk ist das Zentralgelenk für alle Komplexbewegungen des Fußes. Es besteht die Gefahr der posttraumatischen Osteonekrose, da das zentrale Drittel nur gering perfundiert ist. Das Os naviculare besteht aus 3 Segmenten:

- *proximales Segment:* talare Facette
- *mittleres Segment:* Korpus, Tuberkulum und kuboidale Facette
- *distales Segment:* distale Facette und angrenzender Knochen

Pathologie

Verletzungsmechanismus

Die Os-naviculare-Fraktur macht 37 % aller Fußfrakturen aus; sie geht häufig mit Begleitverletzung einher. Es existieren unterschiedliche frakturauslösende Pathomechanismen aufgrund der komplexen Beweglichkeit: forcierte Plantarflexion und Inversion, forcierte Eversion, direkte oder indirekte Krafteinwirkung. Die Stressfraktur ist die Folge exzessiver Pronation, z. B. bei übermäßiger Laufbelastung. Morphologisch werden folgende Frakturen unterschieden:

- *Avulsionsfrakturen* (knöcherne Ausrisse der dorsalen Kapsel): Die Avulsionsfrakturen entstehen infolge einer forcierten Plantarflexion und Inversion. Dabei kommt es zu einem knöchernen Ausriss der Insertion des talonavikularen Ligaments.
- *Tuberositasfrakturen* (Ansatz der Tibialis-posterior-Sehne, ventrale Anteile des Deltabands, Pfannenband): Die Abrissfrakturen der Tuberositas des Os naviculare entstehen durch eine forcierte Eversion des Fußes. Dadurch kommt es zu einem knöchernen Ausriss der medial stabilisierenden Strukturen (Insertion der Tibialis-posterior-Sehne, ventrale Anteile des Deltabands, Pfannenband).
- *Korpusfrakturen:* Die Korpusfraktur ist Folge direkter oder indirekter Krafteinwirkung durch Sturz und Plantarflexion oder Plantarflexion und Abduktion des Metatarsalgelenks.
- *weitere Frakturtypen:*
  - Stressfrakturen: Diese sind am häufigsten in der Zone der Minderperfusion im zentralen bzw. mittleren Drittel (Wasserscheide der Gefäße von medial und lateral). Sie sind mögliche Folgen einer exzessiven Pronation, z. B. bei übermäßiger Laufbelastung.
  - Frakturen im Rahmen einer Chopart-Luxationsfraktur: Solche Frakturen machen 15 % aller Talusverletzungen und 1 % aller Luxationen aus. Bei etwa 80 % der Patienten finden sich sog. Kettenverletzungen der betroffenen Extremität. Die sog. Nussknackerfraktur des Os naviculare entsteht durch forcierte Adduktion, meist in Verbindung mit einer axialen Kraft (begleitende Ruptur des Lig. bifurcatum)

Da häufig sog. Hochrasanztraumen vorliegen, sind die Verletzungsmuster oft komplex. Daraus ergibt sich die Notwendigkeit, das gesamte Chopart-Gelenk zu beachten: Luxationen ohne ossäre Beteiligung sind extrem selten, da aufgrund der stabilen Bandführung für eine Luxation erhebliche Kräfte erforderlich sind.

> **Merke**
>
> Luxationen sind meist eine Komponente eines komplexen Fußtraumas.

Klassifikation

- *AO- bzw. OTA-Klassifikation* (Klassifikation der Orthopaedic Trauma Association) 2018:
  - 83A: Avulsionsfraktur (Absprengung des medialen Randes)
  - 83B: partielle Fraktur mit Gelenkbeteiligung
  - 83C: vollständige Gelenkfraktur mit Destruktion der Gelenkfläche (83B und 83C noch weiter unterteilt in a [einfach] und b [mehrfragmentär])

Tab. 4.3 Klassifikation der Os-naviculare-Frakturen nach Sangeorzan und Mitarbeitern.

Typen	Beschreibung
1	quer verlaufende Fraktur im Sinne eines knöchernen Ausrisses der M.-tibialis-anterior-Sehne
2	transversal verlaufende Frakturlinien mit nicht disloziertem lateralem Fragment und disloziertem medialem Fragment (häufigster Typ)
3	Trümmerfraktur mit zentraler oder lateraler Fragmentierung (Zertrümmerung); zusätzlich Verletzung des Kalkaneokuboidalgelenks mit Rückfußvarus

M. = Musculus

- *Klassifikation nach Sangeorzan und Mitarbeitern* (▶ Tab. 4.3)
- *besondere Frakturtypen:*
  - Avulsionsfraktur: dorsale kortikale Avulsion an der Insertion des Lig. talonaviculare dorsale
  - Fraktur der Tuberositas: knöcherner Ausriss der Insertion der Sehne des M. tibialis posterior
  - Stressfraktur: meist mittleres (hypovaskuläres) Drittel)

Bildgebung

Ultraschall

Das Ultraschallbild zeigt ggf. ein (Plantar-)Hämatom oder eine Dislokation sowie eine sichtbare Frakturstufe bzw. ein Fragment. Die Sonografie wird nur ergänzend zur Röntgen- und CT-Untersuchung eingesetzt.

Röntgen

Methode der Wahl ist zunächst eine Röntgenuntersuchung des Fußes in 4 Ebenen. Nach Frakturausschluss können bei Bedarf Stressaufnahmen in Vorfußadduktion oder -abduktion sowie Belastungsaufnahmen d.-p. (oder p.-d. [plantodorsal]) und des Fußes seitlich im Stehen sowie vor allem bei Bedarf Vergleichsaufnahmen der Gegenseite durchgeführt werden.

> **Praxistipp**
>
> Die Orientierung der Röntgenaufnahmen erfolgt am besten über die sog. Cyma-Linie.

Die Cyma-Linie verläuft in der seitlichen Ebene S-förmig und bildet das Chopart-Gelenk ab (Talonavikular- und Kalkaneokuboidalgelenk). Eine Störung im Verlauf bzw. eine Inkongruenz dieser S-förmigen Kurve geben Hinweise auf eine Fraktur.

Stressfrakturen sind nur in 33 % der ersten Nativaufnahmen erkennbar. Knochenresorption am Frakturspalt ist erst nach 3–10 Tagen sichtbar. Bei Verdacht auf eine Stressfraktur ist frühzeitig eine MRT-Diagnostik durchzuführen.

Computertomografie

Die CT dient zur Frakturklassifikation und zur präoperativen Planung:

- hochauflösende (voxelisotrope) Darstellung des Os naviculare
- vollständige Darstellung der angrenzenden Gelenklinien und -partner mit Submillimeterschichtung mit multiplanaren Reformationen, bei komplexen Fragmenten und zur Beurteilung der frakturierten Gelenkflächen ggf. mit (segmentierter) 3-D-Rekonstruktion

Magnetresonanztomografie

Die MRT ist bei isolierter Os-naviculare-Fraktur nicht indiziert. Sie wird ggf. zur weiteren Beurteilung des Kapsel-Band-Apparats bei Luxationsverletzungen eingesetzt. Sie ist indiziert bei Verdacht auf eine Stressfraktur sowie posttraumatisch bei Verdacht auf Osteonekrose.

Antworten im Befund

- *Stressfraktur:*
  - Ausmaß der Stressfraktur bzw. des Korrelats des Knochenmarködems
  - Beurteilung der knöchernen Überlastungsreaktion bzw. Fraktur
  - Beurteilung der subchondralen Grenzfläche, der Infraktionen und der Formstörung
  - Abgrenzung der Differenzialdiagnosen (transientes Knochenmarködemsyndrom, aktivierte Arthrose)
- *Osteonekrose:*
  - Ausmaß der Osteonekrose, der Infraktionen, der Beteiligung des Gelenkspalts und der Formstörung
  - initiale Anschlussdegeneration

Untersuchungstechnik

Für die Beurteilung einer Stressfraktur ist keine Kontrastmittelgabe nötig; für die Beurteilung der Osteonekrose ist sie mitunter aber sinnvoll.

- *Standarduntersuchung:* hochauflösende Mehrkanalspule
- *Sequenztechnik:*
  - STIR und T 1w schräg koronar (doppelt anguliert)
  - PDw fatsat sagittal (ausgerichtet am oberen Sprunggelenk)
  - ggf. PDw fatsat koronar
  - bei Osteonekrose zusätzlich T 1w fatsat nach Kontrastmittelgabe sagittal und koronar

Befunde

- Stressfraktur (S. 528): fokales, intensives Knochenmarködem, meist horizontal zur Talonavikulargelenkfläche verlaufend, bei fortgeschrittenen Fällen mit in der T 1w Sequenz signalarmer Linienbildung, später Höhenminderung und Abflachung des Os naviculare mit subchondraler Sklerose
- Osteonekrose (S. 225): Ödembildung in der STIR-Sequenz, meist flächiger mit zentraler Intensität, in der T 1w Sequenz umschrieben vollständiger Verlust des Fettmarksignals und fehlende Kontrastmittelaufnahme, im Randbereich mitunter Hyperperfusion

Empfehlung zur Bildgebung

Methoden der Wahl: CT bei traumatischer Os-naviculare-Fraktur, MRT bei Stressfraktur und zur Beurteilung der Osteonekrose.

Bildbeispiele

Siehe dazu ▸ Abb. 4.21 und ▸ Abb. 4.22.

Differenzialdiagnose

- Verletzung des Lig. bifurcatum (Chopart-Ligament) bzw. des Lig. calcaneocuboideum
- Os naviculare bipartitum
- Os tibiale externum
- Os-cuboideum-Fraktur
- Verletzung des Lig. deltoideum
- Ruptur der Sehne des M. tibialis posterior

Therapie

Grundsätzliches Ziel ist die anatomische Rekonstruktion der medialen Fußsäule (Länge und Stabilität).

Konservativ

- Möglich bei nicht dislozierten Frakturen oder Luxationen, gut positionierten Frakturen und Luxationen nach Reposition, ligamentären Verletzungen nach Reposition und Ermüdungsfrakturen mit Tendenz zur Knochenheilung
- bei nicht dislozierten Frakturen vollständige Entlastung im Unterschenkelgips für 8–10 Wochen, anschließend stufenweiser Belastungsaufbau

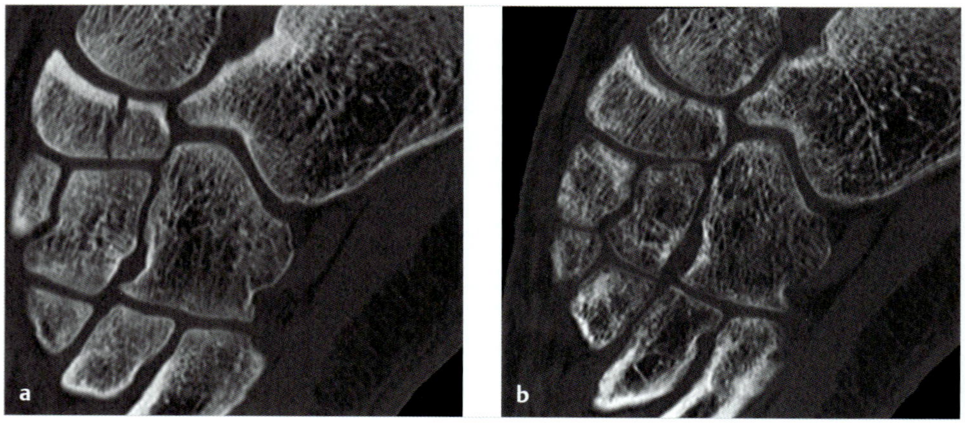

Abb. 4.21 Os-naviculare-Fraktur. 17-jähriger Patient mit Mittelfußtrauma.
a CT, schräg sagittale Rekonstruktion. Vertikal verlaufender Frakturspalt durch das laterale Drittel des linken Os naviculare.
b CT, schräg sagittale Rekonstruktion, Kontrolle nach 8 Wochen. Knöcherne Konsolidierung der Fraktur, strähnige Mineralsalzminderung der Spongiosastruktur bei Entlastung.

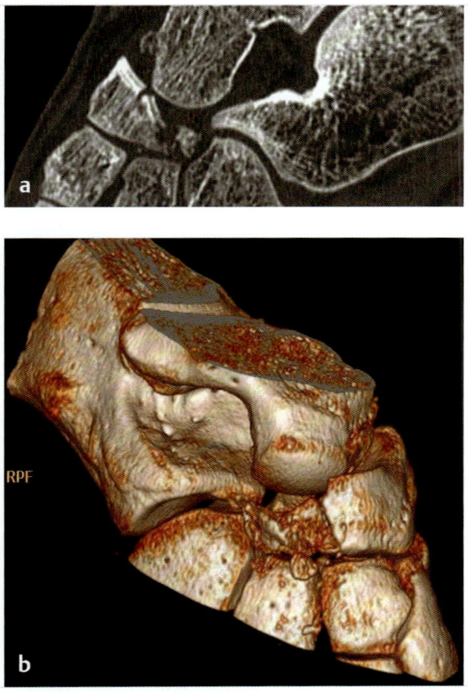

Abb. 4.22 Os-naviculare-Fraktur. CT für die präoperative Planung einer Trümmerfraktur des lateralseitigen Os naviculare.
a Sagittale Rekonstruktion multiplanarer Reformation (Datensatz 0,5 mm Schichtdicke, Zwischenschichtabstand 0,3 mm, 120 kV, 80 mAs) der Os-naviculare-Fraktur. Impression der Gelenkfläche im Talonavikulargelenk.
b CT-3-D-Volume-Rendering zur weiteren Darstellung der Gelenkflächen.

- bei Stressfrakturen 6–10 Wochen Entlastung; aufgrund des hohen Risikos der Pseudarthrosenentwicklung zunehmend Indikation zur perkutanen Schraubenfixation

Operativ

- Ziel: anatomische Wiederherstellung kongruenter Gelenklinien, ligamentäre Stabilität und insbesondere Stabilität der medialen Säule
- Operationsindikation: bei allen Brüchen mit Verkürzung einer der beiden Fußsäulen und bei Impressionen mit Gelenkstufen > 2 mm
- operatives Vorgehen je nach Verletzungsmuster, da meistens Kombination verschiedener Frakturen und/oder Luxationen des Mittelfußes; häufig Spongiosaplastiken oder Knochenersatzmaterialien erforderlich; bei kleinen Fragmenten bzw. Reluxationstendenz oder zur Sicherung der rekonstruierten Kapsel und Bänder evtl. temporäre Kirschner-Draht-Fixation erforderlich; Entfernung der K-Drähte nach ca. 6 Wochen
- Notfallindikation bei offenen Frakturen und Luxationsfrakturen in der Chopart-Gelenklinie; bei Verdacht auf Kompartment-Syndrom umgehende Spaltung erforderlich

Praxistipp

Ist die knöcherne Durchbauung im Röntgenbild nicht sicher zu beurteilen, kann mithilfe eines hochauflösenden [Submillimeter-] CT mit multiplanarer Reformation oft eine bessere Aussage getroffen werden. Bei einer isotropen Voxelauflösung stellen die Metallartefakte in aller Regel kein diagnostisches Problem dar.

Die Therapie der posttraumatischen Arthrose umfasst die Arthrodese des Talonavikulargelenks. Zur präoperativen Planung wird das MRT für die Beurteilung einer aktivierten Arthrose der angrenzenden Gelenke eingesetzt. Bei Anschlussarthrose ist eine Double- (mit Subtalargelenk) und Triple-Arthrodese (mit Kalkaneokuboidalgelenk) möglich.

Prognose/Komplikationen

Akute Komplikationen nach Verletzungen des Os naviculare:
- Kompartment-Syndrom
- Redislokation
- Defekte des Weichteilmantels, Infektion
- Algodystrophie, Durchblutungsstörungen bzw. avaskuläre Nekrosen (auch bei geschlossenen Luxationsfrakturen des Talus, etwas geringer auch des Os naviculare)

Mögliche langfristige Folgen der Verletzung:
- posttraumatische Arthrose, chronische Schmerzen (häufig)
- Pseudarthrose
- Deformität, Gelenkinstabilität
- Störung des Knochengefüges (Verkürzung der medialen Säule) mit Beeinträchtigung der Biomechanik

4.1.4 Os-cuboideum-Fraktur und -Luxation

Definition

Es handelt sich dabei um eine Fraktur des Würfelbeins (Os cuboideum, Kuboid).

Symptome

- Belastungsunfähigkeit
- Schwellung und Schmerzen am lateralen Fußrand

Cave

Bei Kuboidfraktur ist eine Fehlinterpretation als einfache Außenbandverletzung möglich.

Prädisponierende Faktoren

Ein erhöhtes Risiko für Kuboidfrakturen bei Coalitio talonavicularis oder talocalcanearis wird diskutiert.

Anatomie/Pathologie

Anatomie

Das Os cuboideum als wichtige Struktur der lateralen Fußsäule artikuliert proximal mit dem Kalkaneus, medial mit dem Os naviculare und dem Os cuneiforme laterale sowie distal mit den Metatarsalia IV und V. An der Unterseite befindet sich eine Rinne, in der die lange Peronealsehne das Quergewölbe unterquert (Sulcus peronealis). Unterteilung des Kuboids in 3 Segmente:

- *proximales Segment:* kalkaneare Facette mit angrenzendem Knochen
- *mittleres Segment:* Korpus und Tuberkulum
- *distales Segment:* metatarsale Facetten mit angrenzenden Knochen einschließlich des Sulcus peronealis

Pathologie

Verletzungsmechanismus

Die Kuboidfraktur ist selten, aber häufiger als eine indirekte Fraktur. Unterschieden werden Avulsionsfrakturen (knöcherner Kapsel-Band-Ausriss nach Mittelfußdistorsion) und Kompressionsfrakturen (meist schwere Kombinationsverletzung mit anderen Frakturen). Weitere Unfallmechanismen sind die gewaltsame Abduktion des Vorfußes oder eine Kraft direkt von seitlich auf einen fixierten Vorfuß.

> **Merke** M!
>
> Eine Sonderform stellt die sog. Nussknackerfraktur dar, die Kompression zwischen Kalkaneus und Metatarsalebasis IV und V durch forcierte Abduktion in Verbindung mit axialem Stress im Chopart-Gelenk.

Die Frakturen sind insofern von Bedeutung, als die laterale Fußsäule betroffen ist und damit eine Instabilität oder eine Valgusdislokation des Vorfußes resultieren kann.

Klassifikation

AO- bzw. OTA-Klassifikation 2018:

- *84A:* Avulsionsfraktur am lateralen proximalen Rand
- *84B:* partielle Fraktur mit Gelenkbeteiligung (meist horizontal durch das Kuboid)
- *84C:* vollständige Gelenkfraktur mit Destruktion der Gelenkflächen (84B und 84C noch weiter unterteilt in a [einfach] und b [mehrfragmentär])

Bildgebung

Ultraschall

Mit dem Ultraschall können ggf. knöcherne Schuppen bei Avulsionsfrakturen oder Dislokationen bzw. Frakturstufen oder Fragmente festgestellt werden. Die angrenzenden Bänder (Lig. calcaneocuboideum oder Lig. bifurcatum) sind mit der Sonografie nicht sicher beurteilbar. Gegebenenfalls ist die Darstellung eines Hämatoms möglich.

Röntgen

Die Aufnahme des Fußes in 2 Ebenen und mit 45°-Inversion ermöglicht die Beurteilung von Gefügestörungen. Avulsionsfrakturen des Lig. calcaneocuboideum sind meist auf der d.-p. Aufnahme am besten zu erkennen. Die 45°-Schrägaufnahme in Inversion zeigt die dorsalen Anteile des Gelenks zum Kalkaneus einschließlich des Processus anterior calcanei sowie die Gelenkflächen zu den Metatarsalia IV und V. Die Seitaufnahme erlaubt eine Beurteilung des plantaren Sulcus peronealis.

Computertomografie

Es wird eine hochauflösende voxelisotrope Dünnschichtuntersuchung mit Schichtdicke im Submillimeterbereich zur optimalen multiplanaren Reformation in allen Ebenen durchgeführt, ggf. mit 3-D-Rekonstruktion bei komplexen Frakturtypen und multiplen Fragmenten. Möglich ist auch eine Volumensegmentierung der angrenzenden Tarsalia zur freien Darstellung einer frakturierten Gelenkfläche.

Magnetresonanztomografie

Antworten im Befund

Bei komplexen Frakturen ermöglicht die MRT die Beurteilung des Alignement im Chopart-Gelenk, der angrenzenden Bandstrukturen, der Stufenbildung im Gelenk sowie der Lage und Beschaffenheit der Peronealsehnen.

Untersuchungstechnik

- *Standarduntersuchung:* Bauchlage, hochauflösende Mehrkanalspule
- *Sequenztechnik:*
  - STIR und T 1w schräg koronar (doppelt anguliert)
  - PDw fatsat sagittal
  - T 2w axial
  - ggf. PDw fatsat schräg axial (Sehnenkippung)

Befunde

- Knochenkontusionsödem
- knöcherne Absprengungen
- deutliche Einblutung in die angrenzenden Gelenkspalten und Weichteile
- Flüssigkeitsnachweis bzw. Hämatom um die Peronealsehnen mit möglicher Verlagerung durch ein Fragment
- bei stattgehabten Luxationsverletzungen gestörtes Alignement im Chopart-Gelenk

Empfehlung zur Bildgebung

Methoden der Wahl: Röntgenbildgebung bei kleinen knöchernen Avulsionsfrakturen, CT bei Frakturen mit Gelenkbeteiligung zur exakten Abschätzung der Gelenkstufe. Bei komplexeren Frakturen (Nussknacker) mit Luxationen ist auch der Einsatz der MRT zur Beurteilung der Kapsel-Band-Strukturen im gesamten Chopart-Gelenk und Mittelfuß sinnvoll, ebenso zur Beurteilung der Peronealsehnen. Die MRT ist die Methode der Wahl bei Verdacht auf Stressfrakturen.

Bildbeispiele

Zwei Os-cuboideum-Frakturen sind in ▸ Abb. 4.23 und ▸ Abb. 4.24 zu sehen, eine Os-cuboideum-Luxation in ▸ Abb. 4.25.

Therapie

Konservativ

Bei isolierten, nicht dislozierten Frakturen ist der Einsatz einer Gipsschiene oder eines Cast für 6–10 Wochen möglich.

Operativ

Bei dislozierten Frakturen besteht eine Operationsindikation. Ziel der operativen Therapie ist die Rekonstruktion der Gelenkflächen und der lateralen Fußsäule. Bei Kompressionsfrakturen ist mitunter die Länge des Kuboids nur mithilfe eines Distraktors wiederherzustellen. Defektzonen werden mit einem kortikospongiösen Span oder mit Knochenersatzmaterialien aufgefüllt. Größere Fragmente im Bereich der Gelenke werden verschraubt, kleinere Fragmente mit Kirschner-Drähten fixiert. Die Länge des Knochens kann mit einer winkelstabilen H-Platte gehalten werden. Dabei werden die Schrauben in der stabileren Spongiosa subkor-

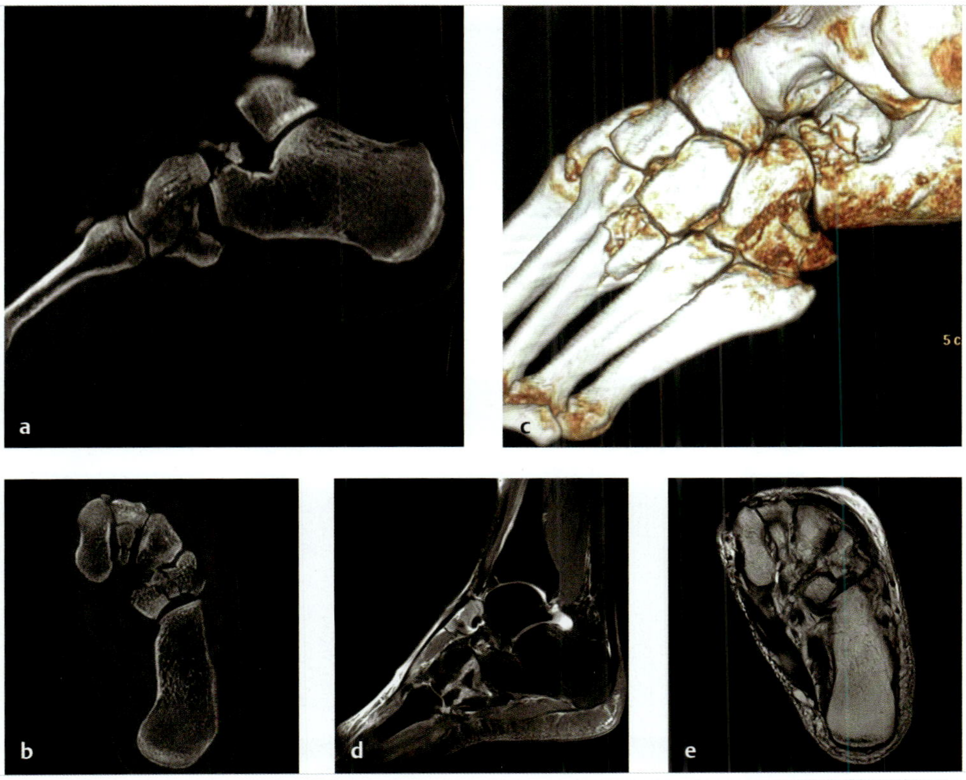

Abb. 4.23 Os-cuboideum-Fraktur. 38-jährige Patientin mit Sturz vom Pferd. Nussknackerfraktur des Kuboids.
Anmerkung: Mehrfragmentfrakturen im Bereich beider Gelenkflächen entlang der lateralen Säule (Kalkaneokuboidalgelenk und Tarsometatarsalgelenk V) führen auch bei optimaler Versorgung zu degenerativen Veränderungen. Ausgeprägte Trümmerzonen lassen sich in diesem Bereich oft nur mit überbrückenden Platten (Bridging Plates) versorgen.

a CT, sagittale Rekonstruktion. Luxationsberstungsfraktur des Kuboids mit eingehakter Luxation im Kalkaneokuboidalgelenk und Abrissfraktur des Processus anterior calcanei.

b CT, schräg axiale Rekonstruktion. Bild einer Nussknackerfraktur des Kuboids durch Kompression zwischen den Basen von Metatarsale IV und V und Kalkaneus. Gestörte Gelenkkongruenz im Kalkaneokuboidalgelenk, zusätzliche Frakturen sowie Frakturen der Basen von Metatarsale IV und III sowie des Os cuneiforme laterale.

c CT, 3-D-Rekonstruktion. Blick von lateral auf das frakturierte und imprimierte Kuboid mit Fraktur des Processus anterior calcanei und Basisfraktur des Metatarsale III.

d Sagittale PDw fatsat MRT-Sequenz. Darstellung der multiplen Fragmente und spongiösen Einblutung der Kuboidfraktur mit Desintegration der Gelenkflächen, Abrissfraktur des Processus anterior calcanei.

e Axiale T2w MRT-Sequenz. Nussknackerfraktur mit vertikal zur Gelenkfläche verlaufender Spaltbildung (quasi Kuboid als Nuss zwischen dem Kalkaneus und der Basis von Metatarsale IV und V als Knacker).

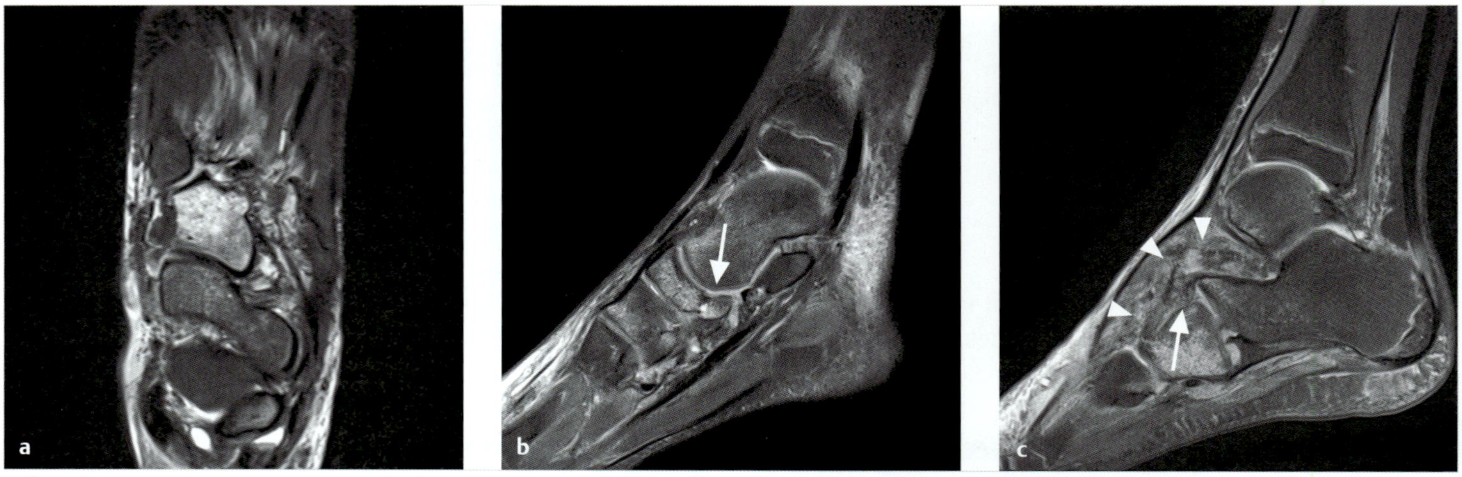

Abb. 4.24 Os-cuboideum-Fraktur. Zehnjähriges Mädchen mit Überrolltrauma (Auto über den linken Fuß gefahren). Schweres Mittelfußtrauma mit Chopart-Luxationsfraktur.

Therapie in diesem Fall: geschlossene Reposition, perkutaner K-Draht mit Transfixation des Kalkaneokuboidalgelenks.

a Koronare STIR-MRT-Sequenz. Fraktur des Os cuneiforme mediale.

b Sagittale PDw fatsat MRT-Sequenz. Lateralseitige Kompressionsfraktur des Os naviculare (Pfeil).

c Sagittale PDw fatsat MRT-Sequenz. Luxationsfraktur des Kuboids mit Ausriss des Lig. bifurcatum aus dem Kuboid (Pfeil), Subluxation des Kuboids nach plantar bei Ruptur der plantaren kalkaneokuboidalen Gelenkkapsel, ausgedehnte anterolaterale Einblutung und Hämatome (Pfeilspitzen).

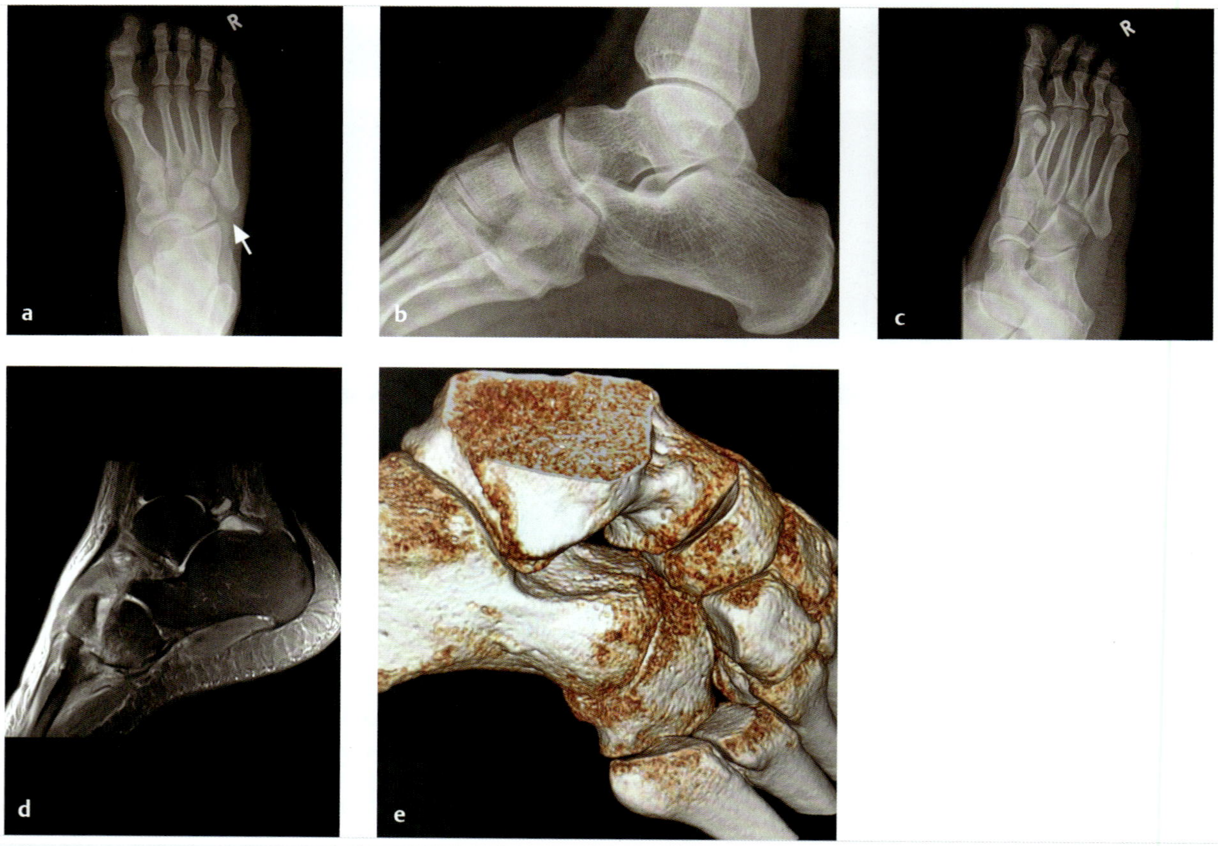

Abb. 4.25 Os-cuboideum-Luxation. 40-jähriger Patient mit Zustand nach Distorsion des oberen Sprunggelenks. Plantare bzw. mediale Luxation des rechten Kuboids mit eingehakter plantarer Luxationsstellung von Tarsometatarsale V und IV. Im CT keine knöchernen Absprengungen.

Therpaie in diesem Fall: Das Kuboid wurde perkutan verschraubt, der Patient ist beschwerdefrei.

Anmerkung: Die Kuboidluxation ist eine äußerst seltene Verletzung.

a Röntgenaufnahme des Fußes d.-p. Kuboidluxation. Auffällig ist ein zu weiter Gelenkspalt (Pfeil) zur Basis des Metatarsale V.

b Röntgenaufnahme des Fußes seitlich (Ausschnitt). Nach distal-plantar luxiertes Kuboid.

c Röntgenaufnahme des Fußes schräg. Gestörte Gelenkkongruenz im Tarsometatarsale-V-Gelenk.

d CT, sagittale Rekonstruktion. Aus sämtlichen Gelenkverbindungen luxiertes Kuboid.

e CT, 3-D-Rekonstruktion. Ansicht von oben schräg lateral. Distal nach plantar luxiertes Kuboid mit frei liegenden Gelenkflächen der Basen von Metatarsale V und IV und der Gelenkverbindungen zum Os cuneiforme laterale.

tikal der Gelenkflächen eingebracht. Bei stark instabilen Frakturen kann eine temporäre gelenkübergreifende Fixierung mit Platten oder Fixateur externe notwendig sein. Bei kompletter Destruktion des Kalkaneokuboidalgelenks kann eine primäre Arthrodese indiziert sein.

Differenzialdiagnose

- Mittelfußdistorsion
- Fraktur des Os peroneale
- Ruptur der Peronealsehne

Prognose/Komplikationen

Mögliche Komplikationen:

- Kompartment-Syndrom
- posttraumatische Arthrose
- Pseudarthrose
- Bewegungseinschränkung im Mittelfuß
- Impingement der langen Peronealsehne im Sulcus peronealis (wenn laterale Kontur nicht wiederhergestellt)
- Längenverlust der lateralen Säule mit sekundärem Pes planovalgus
- selten sekundäre Ruptur der Tibialis-posterior-Sehne z. B. nach Nussknackerfraktur

4.1.5 Os-cuneiforme-Fraktur

Definition

Ossa-cuneiformia-Brüche betreffen die Ossa cuneiformia mediale, intermedius und laterale.

Symptome

- Ödem
- Hämatom
- Druckschmerz
- Kompressionsschmerz
- Krepitationen
- abhängig von Begleitverletzungen generalisierte Mittelfußschmerzen oder isoliertes Schmerzmaximum im medialen Mittelfuß
- Belastung unmöglich

Prädisponierende Faktoren

Keine relevanten bekannt.

Anatomie/Pathologie

Anatomie

Die Ossa cuneiformia mediale, intermedium und laterale artikulieren distal mit den Ossa metatarsalia I, II und III und bilden damit den medialen Teil des Lisfranc-Gelenks. Das Os cuneiforme laterale hat eine laterale Gelenkfläche mit dem Os cuboideum und mit der Basis des Os metatarsale IV. Im Frontalschnitt haben die Ossa cuneiformia intermedium und laterale eine nach plantar verjüngte Keilform und bilden so die Quergewölbebasis des Fußes. Jedes Os cuneiforme artikuliert mit 4 anderen Knochen. Die Ossa cuneiformia können in 3 Segmente untergliedert werden:

- *proximales Segment:* Gelenkfläche zum Os naviculare, zum Os cuboideum und proximale interkuneiforme Facetten
- *mittleres Segment:* Korpora und distale interkuneiforme Facetten
- *distales Segment:* Gelenkflächen zu den Ossa metatarsalia und den angrenzenden Knochen

Pathologie

Verletzungsmechanismus

Die 3 Ossa cuneiformia und ihre Gelenke im Fuß sind klein und relativ gut vor Verletzungen geschützt. Die Frakturen können als direktes oder indirektes Trauma auftreten. Isolierte Frakturen vor allem des lateralen Os cuneiforme sind sehr selten. Sie sind dann meist Folge eines indirekten Traumas. Häufiger treten Frakturen als direktes Trauma oder im Rahmen einer komplexen Fußverletzung auf (z. B. als Lisfranc-Luxationsfraktur) als Folge einer kräftigen Vorfußabduktion oder -adduktion.

Klassifikation

Die AO-Klassifikation unterscheidet einfache und komplexe Frakturen (▶ Tab. 4.4), wird aber in der Routine selten angewendet. Die Frakturen werden im klinischen Alltag meist beschreibend im Befund dargestellt.

Bildgebung

Ultraschall

Die Verletzungen der Ossa cuneiformia sind sonografisch schwer zu fassen. Allenfalls Verwerfungen der kortikalen Oberfläche (ggf. Dislokation, Frakturstufen bzw. Fragmente) oder Hämatome können Auskunft über eine Verletzung geben. Aufgrund der Häufigkeit sollte immer das Augenmerk auf mögliche Begleitverletzungen gerichtet werden, z. B. auf Gefäßverletzungen bei direktem Trauma oder Sehnenrupturen.

Röntgen

Es werden Aufnahmen des Fußes in 2 Ebenen sowie Schrägaufnahmen in 45°-Eversion und 45°-Inversion angefertigt. Störungen des Knochengefüges sind am besten in der d.-p. Aufnahme erkennbar. Die mediale und laterale Begrenzung der Metatarsalia

Tab. 4.4 AO-Klassifikation der Os-cuneiforme-Frakturen (2018).

Typen	Beschreibung
85.1	Os cuneiforme mediale
• 85.1.A	Avulsionsfraktur
• 85.1.B	partielle Gelenkfraktur
• 85.1.C	vollständige Gelenkfraktur
85.2	Os cuneiforme intermedium
• 85.2.A	Avulsionsfraktur
• 85.2.B	partielle Gelenkfraktur
• 85.2.C	vollständige Gelenkfraktur
85.3	Os cuneiforme laterale
• 85.3.A	Avulsionsfraktur
• 85.3.B	partielle Gelenkfraktur
• 85.3.C	vollständige Gelenkfraktur

verläuft als Linie ohne Versatz zum korrespondierenden Os cuneiforme. Läsionen der dorsalen Kortikalis sind auf der Seitaufnahme gut zu sehen. Das Tarsometatarsale-I-Gelenk mit der plantaren Kortikalis wird auf der 45°-Aufnahme in Inversion dargestellt. Bei Unsicherheit kann ggf. eine Vergleichsaufnahme der Gegenseite weitere Auskunft geben.

Computertomografie

Eine CT-Untersuchung ist bei schweren Mittelfußtraumen und unklaren Röntgenbefunden indiziert. Aber auch bei nachgewiesenen Frakturen im Röntgenbild dient die CT zur weiteren Klassifizierung und zur Darstellung von weiteren, im Röntgenbild okkulten Frakturen. Ein häufiger Befund sind kortikale Kantenabsprengungen von mehreren Ossa cuneiformia plantarseitig ohne größere Dislokation oder Gelenkstufen. Bei komplexen Frakturen ist die 3-D-Rekonstruktion hilfreich.

Magnetresonanztomografie

Die MRT ist besonders bei Verdacht auf ligamentäre oder andere Begleitverletzungen zu empfehlen. Da die Symptomatik häufig diffus ist und deshalb nur selten ein konkreter Verdacht auf eine isolierte Fraktur der Ossa cuneiformia besteht, ist sie der CT primär vorzuziehen.

Antworten im Befund

- Genaue Beurteilung des Alignement in 3 Ebenen
- Beschreibung der Kapsel-Band-Strukturen, insbesondere des Lisfranc-Ligaments
- Ausschluss von weiteren Pathologien

Untersuchungstechnik

- *Standarduntersuchung:* hochauflösende Mehrkanalspule
- *Sequenztechnik:*
  - STIR und T 1w schräg koronar zum Mittelfuß (doppelt anguliert)
  - PDw fatsat sagittal (ausgerichtet am Os cuneiforme mit der führenden Klinik)
  - T 2w axial
  - PDw fatsat axial

Befunde

- Knochenkontusionsödeme
- kleine kortikale Absprengungen
- Einblutungen insbesondere in die plantaren Weichteile
- Gelenkerguss
- Einblutungen in die Kapsel-Band-Strukturen
- ggf. gestörtes Alignement (eher selten)

Empfehlung zur Bildgebung

Methoden der Wahl: zunächst Röntgen, bei anhaltendem Verdacht bzw. schweren Traumen sowie zur Beurteilung von Fragmenten oder Gelenkstufen CT. Für Kapsel-Band-Rupturen mit Störung des Alignement ggf. MRT, für Stressödeme bzw. -frakturen MRT.

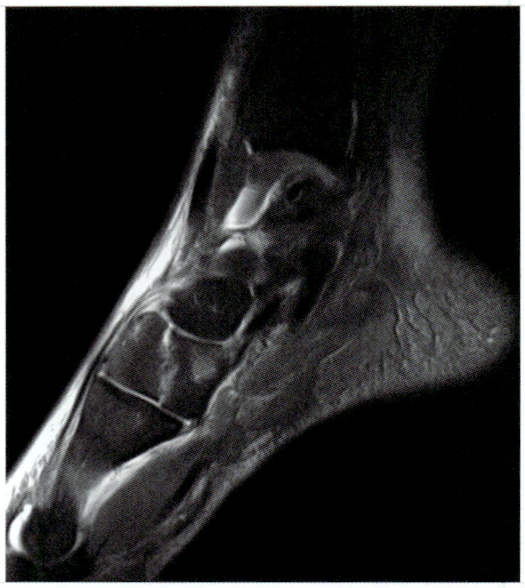

Abb. 4.26 Os-cuneiforme-Fraktur. Frische Fraktur des Os cuneiforme mediale bei Zustand nach schwerer Mittelfußdistorsion. Sagittale PDw fatsat MRT-Sequenz. Schräg verlaufende Fraktur durch das Os cuneiforme mediale; zusätzlich bestanden schwere Kapsel-Band-Verletzungen mit Operationsindikation.

Bildbeispiele

Eine Os-cuneiforme-Fraktur zeigt ▶ Abb. 4.26.

Differenzialdiagnose

- Andere Verletzung des Mittel- oder des Rückfußes
- Normvarianten (Os cuneiforme mediale bipartita)
- Rubinstein-Taybi-Syndrom (anlagebedingtes „4." Os cuneiforme zwischen den Ossa cuneiformia mediale und intermedium)

Therapie

Konservativ

Nicht dislozierte Frakturen ohne begleitende Mittelfußverletzungen können im Unterschenkelgips oder Walker konservativ behandelt werden. Belastungsausmaß und Dauer richten sich nach dem Ausmaß der Instabilität.

Operativ

Ziel ist die Wiederherstellung der Anatomie der medialen und lateralen Säule. Dislozierte Frakturen und Trümmerfrakturen sind deshalb Indikation für eine operative Versorgung. Anschließend ist eine postoperative Entlastung für 6–8 Wochen in der Unterschenkelgipsschiene oder im Walker notwendig.

Prognose/Komplikationen

Mögliche Komplikationen:

- bei Hochrasanztrauma und ausgeprägter Schwellung Gefahr eines Kompartment-Syndroms
- bei direktem Trauma Gefahr von Gefäß-Nerven- und Sehnenverletzung mit entsprechendem funktionellem Defizit
- häufig verbleibende Bewegungsdefizite und Risiko einer posttraumatischen Arthrose

4.2 Chronische, posttraumatische und degenerative Veränderungen

Ulrike Szeimies

4.2.1 Arthrose

Arthrose des Talonavikular-, Navikulokuneiforme- und Kalkaneokuboidalgelenks

Definition

Degenerationen an den Gelenkpartnern des Os naviculare (Talus und Ossa cuneiformia) und zwischen Processus anterior calcanei und Kuboid (Kalkaneokuboidalgelenk).

Symptome

- Gelenkschmerz
- Steifigkeitsgefühl
- Schwellneigung
- Anlauf- und Belastungsschmerz
- später auch Nachtschmerz
- Gehunfähigkeit
- Erguss
- Einschränkung der Gehstrecke
- Bewegungseinschränkung bis zum Funktionsverlust
- Krepitationen
- Muskelverspannung
- Muskelatrophie
- zunehmende Deformität bzw. Achsenabweichung
- Instabilität
- vergröberte Gelenkkonturen
- tastbare Osteophyten

Prädisponierende Faktoren

- Primäre Arthrose: idiopathisch
- sekundäre Arthrose: posttraumatisch (Zustand nach Fraktur oder Luxation)
- entzündliche Ursachen (chronische Polyarthritis, Arthritiden, Zustand nach bakterieller Infektion)
- angeborene Deformitäten
- Stoffwechselstörungen
- Alter
- Geschlecht (Frauen häufiger als Männer betroffen)
- überhöhtes Körpergewicht
- genetische Faktoren
- Morbus Köhler I (Ischämie des Os naviculare mit Formstörung)

Anatomie/Pathologie

Am häufigsten ist das Talonavikulargelenk betroffen; differenzialdiagnostisch ist bei diesem Gelenk immer an eine rheumatoide Arthritis zu denken. Nach initialer Knorpelschädigung durch exogene oder endogene Einflüsse beginnt der Untergang von Chondrozyten mit einer verminderten Synthese von Proteoglykan und Kollagen. Aufgrund eines Missverhältnisses zwischen Belastung und Belastbarkeit des Knorpels kommt es sowohl primär als auch sekundär zu einem generalisierten Knorpelverschleiß. Dem initialen Knorpelschaden folgt eine reaktive Synovitis. Der Verlauf ist insgesamt progredient, aber phasenhaft mit aktivierten Zuständen.

Das navikulokuneiforme Gelenk ist eine wenig bewegliche Amphiarthrose. Der kräftige Sehnenzug der Tibialis-posterior-Sehne verspannt mit seinen Ansätzen an Navikulare, Ossa cuneiformia und Kuboid als Einheit das Fußgewölbe mit weiteren Ansätzen als eine Art Verlängerung dieser Funktionseinheit an den Metatarsalia II und III sowie IV.

Bildgebung

Ultraschall

Nur bei aktivierter Arthrose sinnvoll, um einen Gelenkerguss zu erfassen oder zur Unterstützung einer Injektion.

Röntgen

Röntgenaufnahmen des Fußes in 3 Ebenen unter Belastung zeigen Zeichen der Arthrose mit Gelenkspaltverschmälerung, subchondraler Sklerose, Geröllzysten und osteophytären Anbauten. Eventuell ist ein gestörtes Alignement bei chronischer Instabilität zu erkennen.

Magnetresonanztomografie

Antworten im Befund

- Ausmaß der Aktivierung der Arthrose
- Knorpelqualität
- Ausmaß des Knorpelverlusts für die präoperative Planung (konservativ oder operativ)
- Alignement in der Chopart-Gelenklinie
- Zeichen der Instabilität
- monoartikulärer Befund
- Differenzialdiagnose zur rheumatoiden Arthritis

Untersuchungstechnik

- *Standarduntersuchung:* Bauchlage, hochauflösende Mehrkanalspule
- *Sequenztechnik:*
  - PDw fatsat sagittal und koronar
  - T 1w koronar
  - T 2w axial (Gelenkkippung auf oberes Sprunggelenk)
  - T 1w fatsat nach Kontrastmittelgabe schräg axial (Sehnenkippung auf Talonavikulargelenk) und sagittal

Befunde

- Gelenkspaltverschmälerung mit Knorpeldefekten
- subchondrales knöchernes Aktivierungsödem bzw. flächiges Knochenmarködem
- Ergussbildung
- Reizsynovialitis
- ödematisierte Gelenkkapsel mit vermehrter Kontrastmittelanreicherung
- angrenzende Flüssigkeitseinlagerung und Kontrastmittelaufnahme im subkutanen Fettgewebe
- gestörtes Alignement entlang der Chopart-Gelenklinie
- aktivierte Osteophyten
- subchondrale Zysten
- kortikale Infraktion der Gelenkpartner
- Remodellierung der Gelenkflächen

- fortgeschrittene Destruktionen mit Anschlussarthrosen und Überlastungszeichen der Rückfuß- und Mittelfußsehnen

Empfehlung zur Bildgebung

Methoden der Wahl: initial Röntgen; MRT zur weiteren Abklärung bei röntgenologisch unklaren Befunden und zur Beurteilung der Aktivierung.

Bildbeispiele

Die bildgebenden Befunde am Fuß bei Arthrosepatienten zeigen ▶ Abb. 4.27, ▶ Abb. 4.28, ▶ Abb. 4.29, ▶ Abb. 4.30 und ▶ Abb. 4.31.

Differenzialdiagnose

- Os tibiale externum
- Os supranaviculare
- Morbus Köhler I (Osteonekrose)
- Stressfraktur des Os naviculare
- rheumatische oder bakterielle Arthritis
- Tumoren

Therapie

Konservativ

- Rückfußfassende Einlagen mit Abstützung am Sustentaculum tali
- Mittelfußrolle, ggf. mit Sohlenversteifung
- Physiotherapie
- abschwellende, entzündungshemmende und schmerztherapierende Wirkung durch orale oder lokale Therapie mit nicht steroidalen Antirheumatika
- intraartikulär Hyaluronsäure oder Steroide

Operativ

Eine Arthroskopie mit Débridement und Synovektomie ist aufgrund der engen anatomischen Verhältnisse kaum möglich. Die operative Therapie beschränkt sich im Wesentlichen auf die Arthrodese der betroffenen Gelenke.

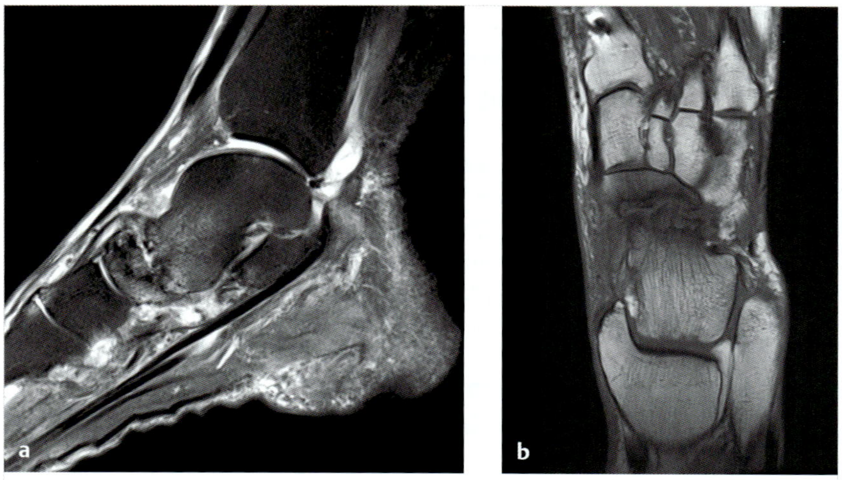

Abb. 4.27 Arthrose. 70-jährige Patientin mit zunehmenden Schmerzen und Zustand nach altem Trauma. Aktivierte Arthrose im Talonavikulargelenk.
Anmerkung: Grundsätzlich sollte bei einer isolierten Arthrose bzw. Aktivierung des Talonavikulargelenks auch differenzialdiagnostisch an eine rheumatoide Arthritis oder die Spätfolge einer Nekrose bei Stressfraktur gedacht werden. In diesem Fall ist sie bei Zustand nach einer Chopart-Gelenkverletzung am ehesten posttraumatisch bedingt.
a Sagittale PDw fatsat MRT-Sequenz. Fortgeschrittene Arthrose im Talonavikulargelenk mit Destruktion der Gelenkflächen, aufgetriebene Gelenkkapsel und flächiges Spongiosaödem der Gelenkpartner.
b Koronare T1w MRT-Sequenz. Fortgeschrittene Degeneration der Gelenkflächen mit subchondralen Zysten, Erosionen und Abflachung bzw. Remodellierung des lateralseitigen Os naviculare.

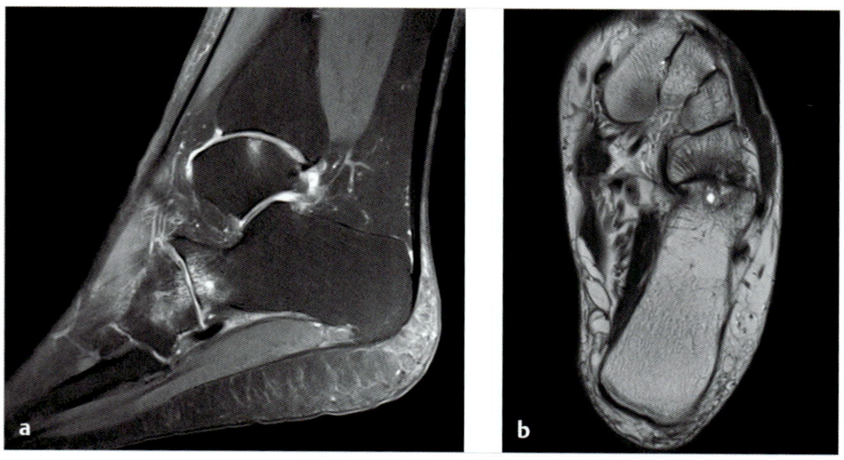

Abb. 4.28 Arthrose. 45-jährige Patientin mit persistierenden Schmerzen im lateralen unteren Sprunggelenk.
a Sagittale PDw fatsat MRT-Sequenz. Aktivierte Arthrose im Kalkaneokuboidalgelenk mit flächigem Knorpeldefekt der Gelenkpartner und Ausbildung initialer Geröllzysten. Zusätzlich osteochondrale Läsion im oberen Sprunggelenk.
b Axiale T2w MRT-Sequenz. Darstellung des aufgebrauchten Gelenkspalts im Kalkaneokuboidalgelenk mit vermehrter gelenknaher Sklerose und subchondralen Zysten.

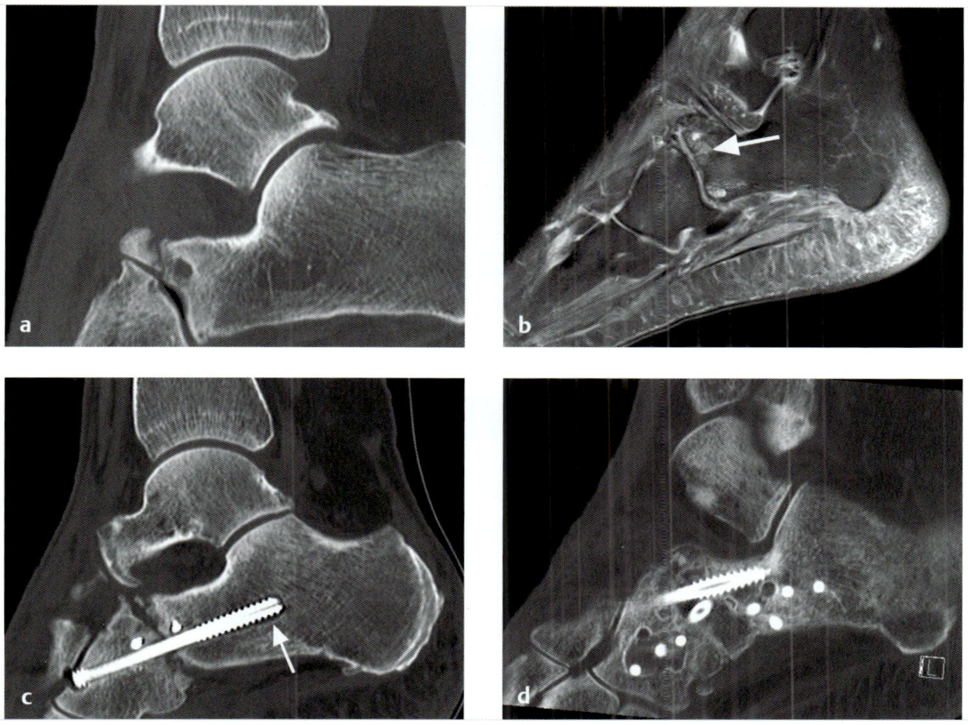

Abb. 4.29 Arthrose. 47-jährige Patientin mit posttraumatischer Arthrose im Kalkaneokuboidalgelenk. Ursächlich war eine verzögert diagnostizierte Fraktur am Processus anterior calcanei und resultierender Instabilität im Kalkaneokuboidalgelenk. Der Versuch einer Stabilisierung endete in einer Pseudarthrose im Kalkaneokuboidalgelenk mit Schraubenlockerung. Letztlich war die Chopart-Gelenklinie fortgeschritten degeneriert und instabil. Es ließ sich letztendlich nur durch eine Arthrodese des Talonavikular- und des Kalkaneokuboidalgelenks ein befriedigendes Resultat erzielen.
Anmerkung: Funktionell ist eine Chopart-Arthrodese einer Triple-Arthrodese gleichzusetzen, da nach Fusion der beiden Gelenke die Beweglichkeit im Subtalargelenk nahezu vollständig blockiert ist.

- **a** CT des Sprunggelenks mit sagittaler Rekonstruktion. Zustand nach Abrissfraktur des Processus anterior calcanei vor einem Jahr, persistierende Schmerzen. Darstellung des nicht angebundenen Fragments mit Zeichen der Sekundärarthrose im Kalkaneokuboidalgelenk: subchondrale Geröllzysten, vollständiger Knorpeldefekt und Vakuumphänomene im Gelenkspalt.
- **b** Sagittale PDw fatsat MRT-Sequenz ein weiteres Jahr später. Zwischenzeitlich Fragmententfernung, persistierende Schmerzen bei aktivierter Arthrose, Spongiosaödem insbesondere am Processus anterior calcanei (Pfeil) mit ödematisierter Gelenkkapsel.
- **c** CT des Sprunggelenks mit sagittaler Rekonstruktion, Zustand nach Arthrodese. Fehlende Durchbauung und Materiallockerung (knöcherner Resorptionssaum um die Schraube; Pfeil).
- **d** CT des Sprunggelenks mit sagittaler Rekonstruktion nach einem weiteren Jahr. Vollständige Chopart-Arthrodese mit Revision der Pseudarthrose mit Spongiosainterponat.

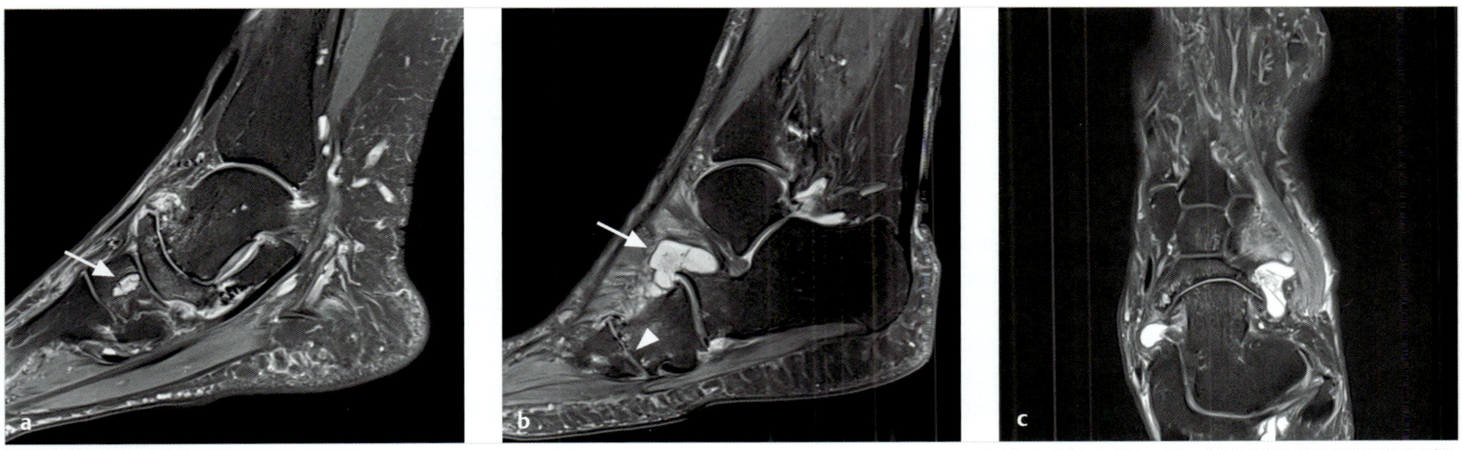

Abb. 4.30 Arthrose. 73-jährige Patientin mit Zustand nach Operation vor 40 Jahren am Sprunggelenk. Über die Jahre zunehmende Schmerzen, aktivierte Talararthrose.

- **a** Sagittale PDw fatsat MRT-Sequenz. Aktivierte Talonavikulararthrose mit flächigem Knorpeldefekt, Abflachung des Os naviculare, ödematisierte Gelenkkapsel. Arthrose im Navikulokuneiforme-II-Gelenk mit intraossärer Ganglionzyste (Pfeil).
- **b** Sagittale PDw fatsat MRT-Sequenz, Schichtung weiter lateral. Arthrose im Kalkaneokuboidalgelenk mit großer Ganglionzyste und flächigem Ödem der Gelenkpartner. Arthrose im Tarsometatarsalgelenk IV und V (Pfeil) mit aufgebrauchtem Gelenkknorpel (Pfeilspitze).
- **c** Koronare PDw fatsat MRT-Sequenz schräg koronar (Mittelfußkippung). Darstellung des flächigen Knorpeldefekts im Talonavikulargelenk mit angrenzenden Ganglionzysten.

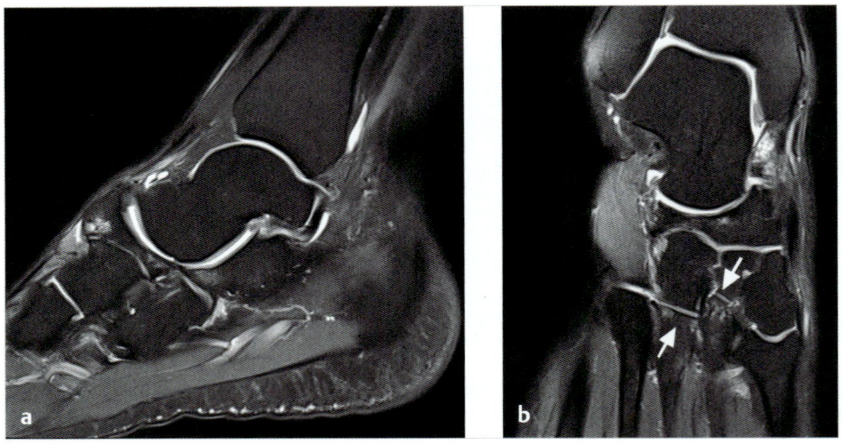

Abb. 4.31 Arthrose. 27-jähriger Patient mit zunehmenden belastungsabhängigen Mittelfußschmerzen, Zustand nach Morbus Köhler I, Talararthrose.
Anmerkung: Ursachen für eine Formstörung des Os naviculare: avaskuläre Osteonekrose Morbus Köhler I, posttraumatisch sowie im Rahmen einer chronischen Degeneration.
a Sagittale PDw fatsat MRT-Sequenz. Deutliche Abflachung mit lateraler Höhenminderung, verplumpter Taluskopf mit ausgewalzten Gelenkflächen, Anschlussdegenerationen im Kalkaneokuboidal- und Navikulokuneiformegelenk (eine Koalition wurde ausgeschlossen).
b Koronare PDw fatsat MRT-Sequenz (Mittelfußkippung). Arthrose auch in den Tarsometatarsalgelenken II und III (Pfeile).

Prognose/Komplikationen

Mit Arthrodese ist der Erhalt der Längenverhältnisse und der Fußstellung möglich. Allerdings führt die Fusion des Talonavikular- oder des Kalkaneokuboidalgelenks zu einer weitgehenden Einsteifung des Mittelfußes. Die Fusion des Navikulokuneiformegelenks hat dagegen geringere funktionelle Auswirkungen.

Es kann sich eine fortschreitende Arthrose mit sekundärer Fußfehlstellung entwickeln.

Arthrose des Tarsometatarsale-I- und -II-Gelenks und der Lisfranc-Gelenklinie

Definition

Degeneration der tarsometatarsalen Mittelfußgelenke.

Symptome

- Belastungsschmerz über dem Mittelfuß
- schmerzhafte Druckstelle
- Anlaufschmerz
- Ruheschmerz
- Schwellung
- Instabilität
- chronischer Mittelfußschmerz mit Funktionseinschränkung
- Absenkung des Fußgewölbes
- fehlende Kraftübertragung vom Rückfuß auf den Vorfuß

Prädisponierende Faktoren

Eine Arthrose der Lisfranc-Gelenklinie entsteht überlastungsbedingt: Starke Druckbelastungen mit Zunahme bei Senkung des Fußgewölbes führen zu Überlastungsschäden des Gelenkknorpels und treten im Rahmen der Altersdegeneration, von Übergewicht, Arthritis, kongenitalen und erworbenen Deformitäten am I. Strahl sowie abnormen Verkrümmungen der Metatarsalia und Pes equinus auf. Relativ häufig sind Sekundärarthrosen nach Sportverletzungen des Mittelfußes (American Football, Windsurfen: in Schlaufen fixierte Füße, Autounfälle, Quetschungen, direktes Anpralltrauma) oder bei übersehenen oder fehlbehandelten Lisfranc-Verletzungen. Als Risikofaktoren gelten auch ein verkürzter M. gastrocnemius und grundsätzlich eine erhöhte Bandlaxizität.

Anatomie/Pathologie

Die Tarsometatarsalgelenke entlang der Lisfranc-Gelenklinie sind straffe Gelenke (Amphiarthrosen) mit festen Bandverbindungen, die das Fußgewölbe stabilisieren. Wichtigste Verbindung ist das Lisfranc-Ligament (S. 353), das das Metatarsale II mit dem Os cuneiforme mediale verbindet. Es gibt dorsale, plantare und interossäre Anteile: Das dorsale Ligament des Lisfranc-Komplexes ist das schwächste Band, der plantare Anteil des Lisfranc-Ligaments ist doppelt so dick wie der dorsale Anteil. Der interossäre Bandanteil ist der stärkste und wichtigste.

Bildgebung

Ultraschall

Nicht sinnvoll.

Röntgen

Der Mittelfuß wird zur Beurteilung der Gelenklinie in 3 Ebenen aufgenommen. Insbesondere Aufnahmen a.-p. und seitlich im Stehen zeigen eine etwaige Instabilität.

Magnetresonanztomografie

Antworten im Befund

- Beurteilung des Lisfranc-Ligaments (Kontinuität, Aktivierung, Zeichen der Instabilität)
- Beurteilung des Gelenkknorpels in den Tarsometatarsalgelenken
- Ergussbildung
- Synovialitis
- Knochenmarködem
- Alignement
- Stressfrakturen

Untersuchungstechnik

- *Standarduntersuchung des Mittelfußes:* hochauflösende Mehrkanalspule
- *Sequenztechnik:*
  - PDw fatsat sagittal und koronar
  - T1w koronar
  - T2w axial
  - evtl. STIR koronar

- T 1w fatsat nach Kontrastmittelgabe axial zum Mittelfuß und koronar zum Mittelfuß

Befunde

- Aktivierte Arthrose der Tarsometatarsalgelenke
- Ödembildung der Gelenkpartner
- Synovialitis
- subchondrale Sklerose und Zysten
- angrenzende Ödematisierung
- Kontrastmittelaufnahme in den Weichteilen, insbesondere am Fußrücken
- im Tarsometatarsale-I- und -II-Gelenk aufgetriebenes und unscharf abgrenzbares Lisfranc-Ligament mit Kontrastmittelaufnahme
- gestörtes Alignement mit etwas vermehrtem Offset in den Gelenken und später Subluxationen
- selten knöcherner Ausriss des Lisfranc-Ligaments

Empfehlung zur Bildgebung

Methoden der Wahl: Röntgen zur Erstdiagnostik; MRT zur Beurteilung der Instabilität und posttraumatisch.

Bildbeispiele

Einige Beispiele für arthrotische Veränderungen zeigen ► Abb. 4.32, ► Abb. 4.33, ► Abb. 4.34 und ► Abb. 4.35. Anmerkungen zu Differenzialdiagnosen der Arthrose am Fuß (► Abb. 4.36, ► Abb. 4.37 und ► Abb. 4.38).

Differenzialdiagnosen der Mittelfußarthrosen:

- *Differenzialdiagnose aktivierte Arthrose:* Die aktivierte Tarsometatarsalearthrose ist bevorzugt in den dorsalen Gelenkabschnitten lokalisiert und zeigt auch initiale Veränderungen der Nachbargelenke.
- *Differenzialdiagnose posttraumatische Arthrose:* Eine isolierte plantare Fraktur des Tarsometatarsalgelenk III ist äußerst selten. Häufig finden sich auch knöcherne Kapselausrisse der plantaren Nachbargelenke.
- *Differenzialdiagnose traumatisch aktivierte fibröse Koalition:* Hinweisend sind die ausgeprägte knöcherne Aktivierung eines knöchern verbreiterten Gelenkabschnitts mit irregulärer Gelenkfläche sowie das vorangegangene Trauma. Dabei kann es infolge der einwirkenden Scherkräfte zu einer Instabilität der fibrösen Verbindung kommen.

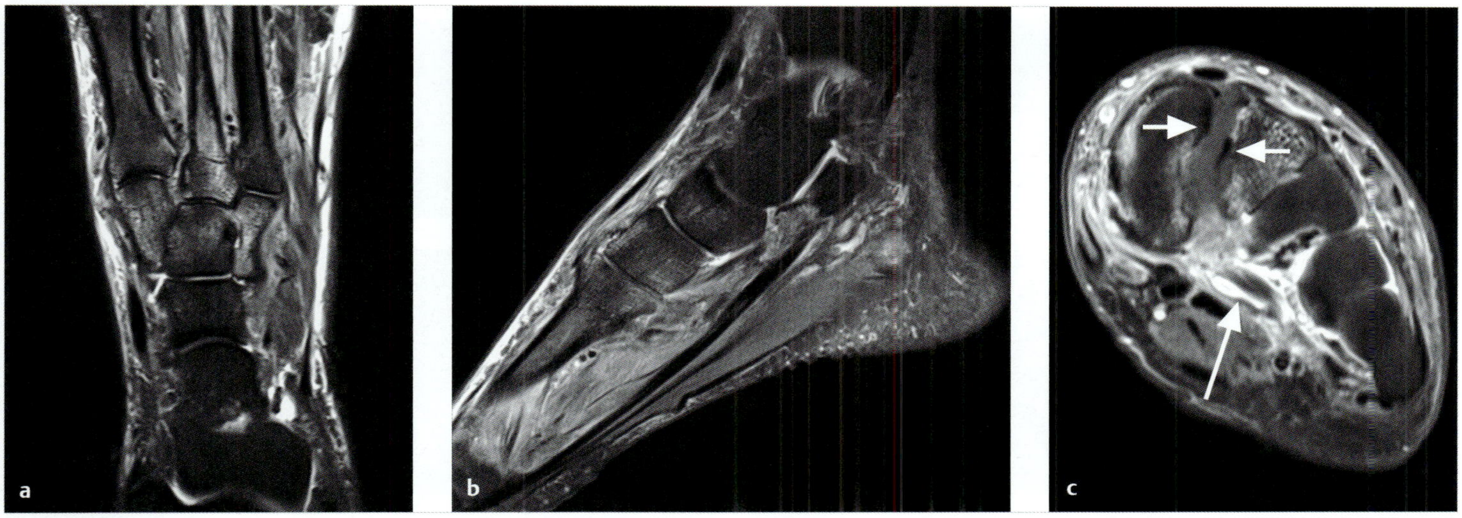

Abb. 4.32 Arthrose. 65-jähriger Patient mit Mittelfußtrauma vor 3 Monaten, persistierenden Schmerzen und Überwärmung sowie einem Gefühl des Einsinkens des Fußgewölbes. Aktivierte mediale Arthrose der Tarsometatarsalia bei nicht diagnostizierter Lisfranc-Ligamentruptur.

a Koronare STIR-MRT-Sequenz. Fehlende Abgrenzbarkeit des Lisfranc-Ligaments mit ausgedehnter Ödematisierung der Ossa cuneiformia und der Metatarsalia.

b Sagittale PDw fatsat MRT-Sequenz, Schicht durch den II. Strahl. Deutliche Ödembildung auch der gesamten Weichteile sowie des Os cuneiforme intermedius und des Metatarsale II.

c Schräg axiale T 1w fatsat MRT-Sequenz nach Kontrastmittelgabe (Sehnenkippung). Ausgeprägte fibrovaskuläre Aktivierung mit deutlicher Peritendinitis der langen Peronealsehne (langer Pfeil) als Ausdruck der akuten Dekompensation und Instabilität des Mittelfußgewölbes. Aktiviertes Lisfranc-Gelenk mit Instabilität und erweitertem Abstand zwischen dem Os cuneiforme mediale und der Basis von Metatarsale II (kurze Pfeile).

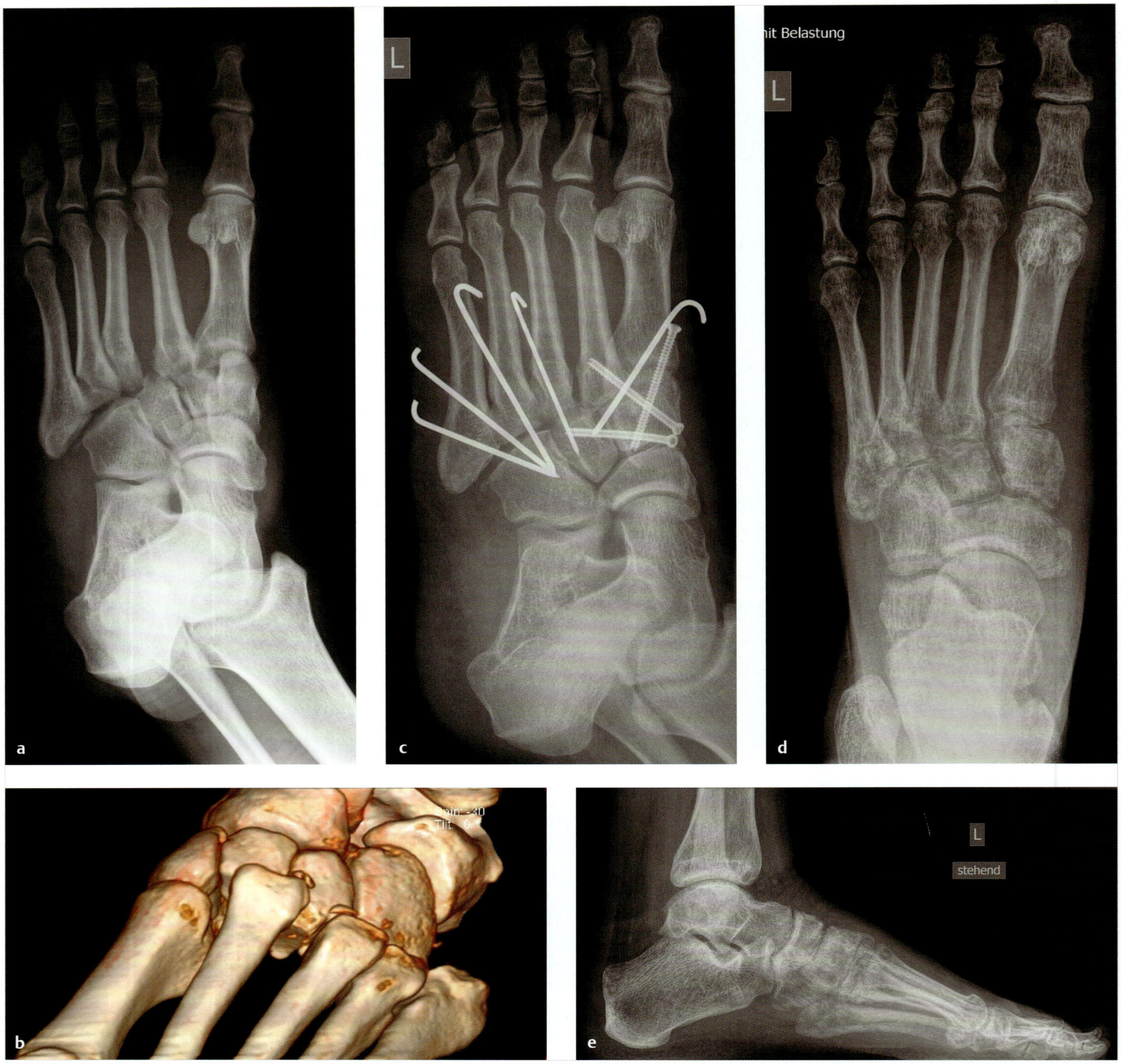

Abb. 4.33 Arthrose. 25-jähriger Patient mit Zustand nach Treppensturz. Verlauf über ein Jahr bei Lisfranc-Luxationsfraktur Typ B2.
Anmerkung: Posttraumatische Arthrosen in den Tarsometatarsalgelenken sind nicht nur bei nicht diagnostizierten und nicht adäquat behandelten Traumen, sondern auch mitunter bei regelrecht therapierten bzw. operierten Lisfranc-Luxationsfrakturen ein häufiger Befund.

a Röntgenaufnahme des Fußes schräg, Unfallbild. Desintegration der Lisfranc-Gelenkreihe.
b 3-D-CT des Mittelfußes, gleicher Untersuchungszeitpunkt wie **a**. Luxationsfrakturen der Tarsometatarsalia II–V.
c Röntgenaufnahme des Fußes schräg postoperativ.
d Röntgenaufnahme des Fußes d.-p., Zustand nach Metallentfernung nach 3 Monaten. Inaktivitätsosteopenie, weitgehend anatomische Rekonstruktion der tarsometatarsalen Gelenkreihe.
e Röntgenaufnahme des Fußes seitlich, Zustand nach Metallentfernung nach 3 Monaten, gleicher Untersuchungszeitpunkt wie **d**.

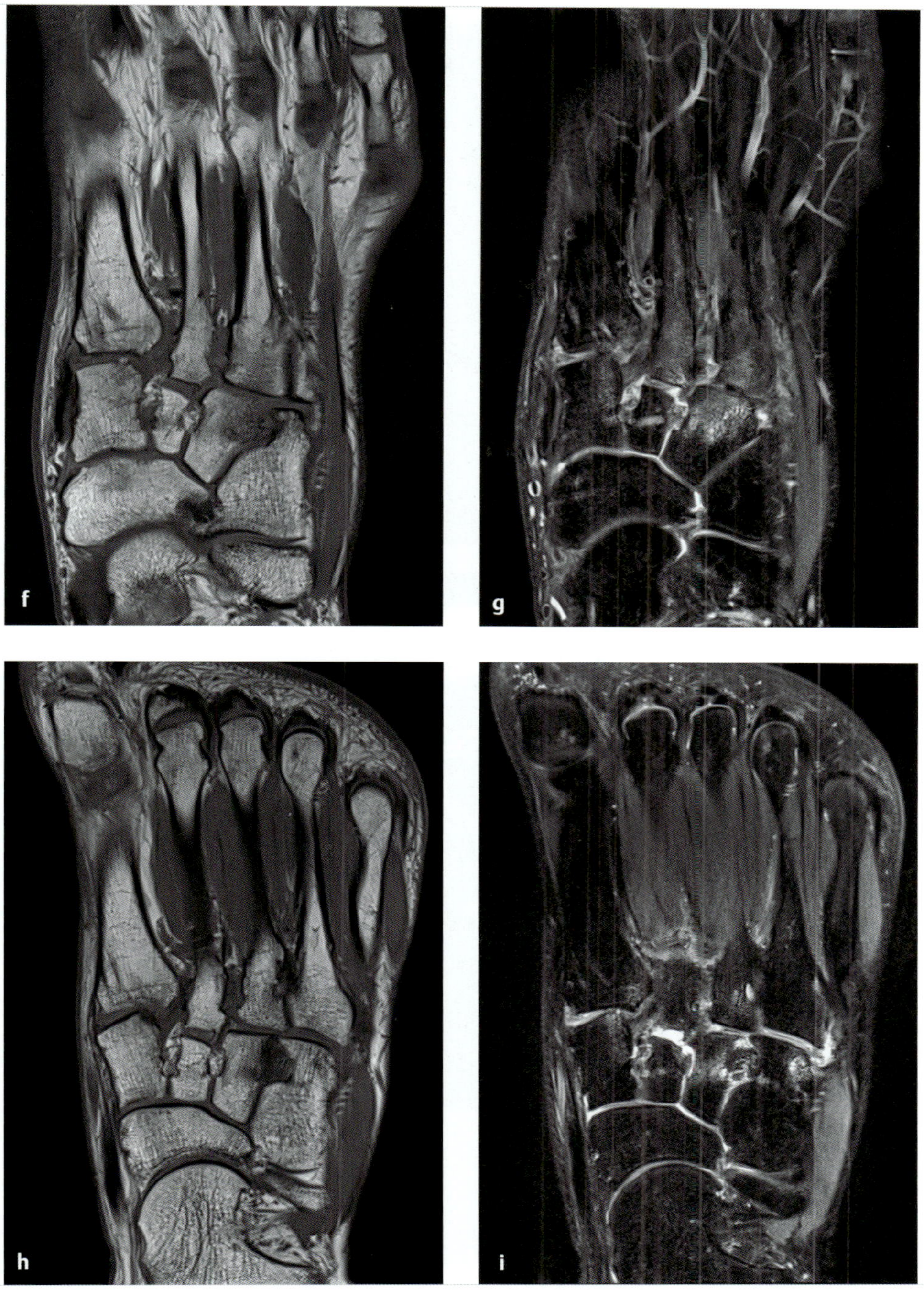

Abb. 4.33 Arthrose. Fortsetzung.

f Koronare T1w MRT-Sequenz des Mittelfußes nach 7 Monaten. Persistierende Schmerzen.

g Koronare PDw fatsat MRT-Sequenz nach 7 Monaten, gleicher Untersuchungszeitpunkt wie **f**. Konsolidierte Frakturen mit deutlicher Aktivierung der Gelenkpartner der Tarsometatarsalia, ödematisiertes Lisfranc-Ligament (Pfeil).

h Koronare T1w MRT-Sequenz des Mittelfußes nach 12 Monaten. Persistierende belastungsabhängige Schmerzen im Mittelfuß, anlaufende posttraumatische Arthrose bei gestörter Gelenkkongruenz der Tarsometatarsalia I und III.

i Koronare PDw fatsat MRT-Sequenz des Mittelfußes nach 12 Monaten, gleicher Untersuchungszeitpunkt wie **h**. Persistierende knöcherne Aktivierung mit Ergussbildung entlang der Tarsometatarsalgelenke, aktiviertes Lisfranc-Ligament.

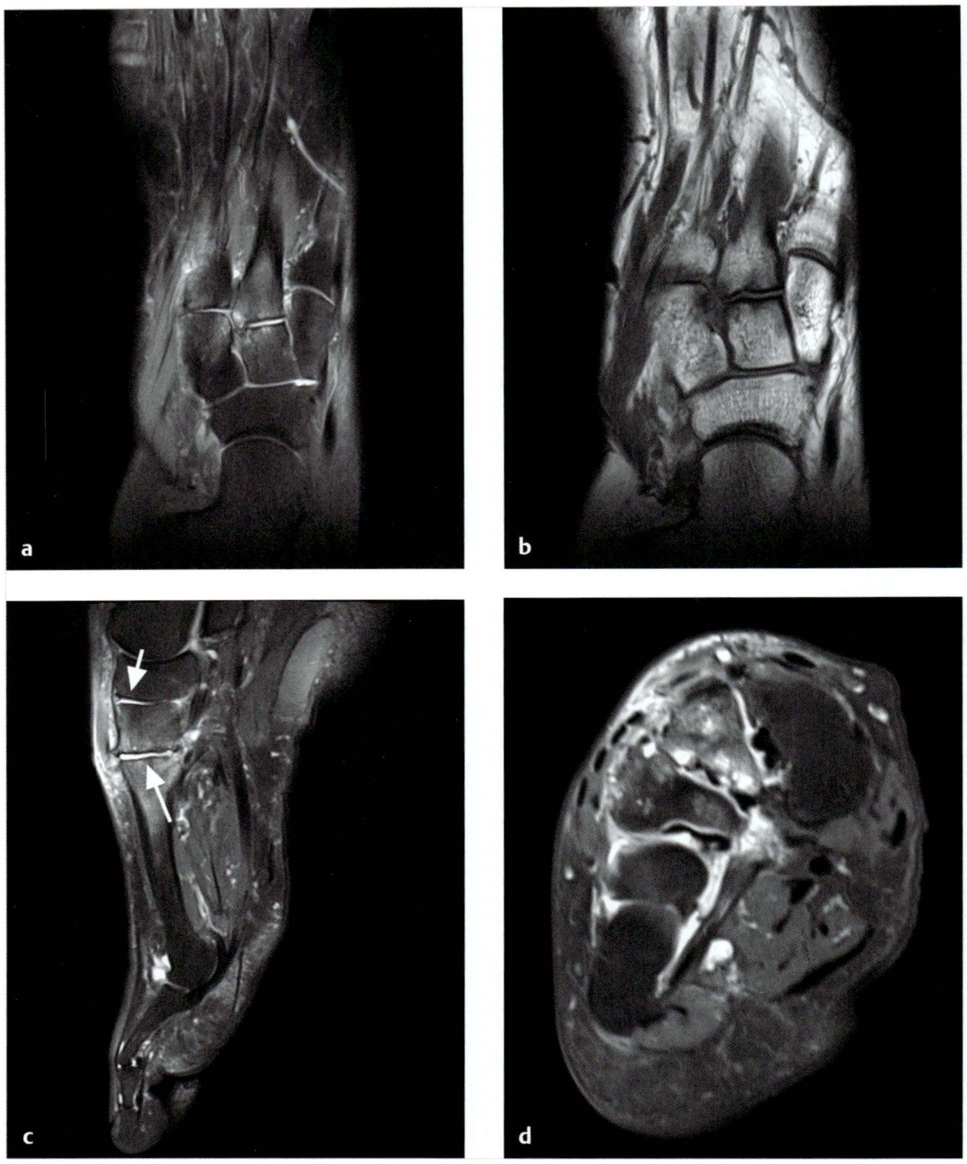

Abb. 4.34 Arthrose. 52-jährige Patientin mit Schmerzen und Schwellungen an der Fußwurzel seit 3 Jahren ohne erinnerliches Trauma. Tarsometatarsalearthrose.

a Koronare PDw fatsat MRT-Sequenz. Flächiger Knorpeldefekt im Tarsometatarsal-II-Gelenk mit ödematisierten Gelenkpartnern.

b Koronare T 1w MRT-Sequenz, korrespondierende Schicht zu **a**. Die Gelenkkontur ist noch erhalten, keine subchondralen Zysten.

c Sagittale PDw fatsat MRT-Sequenz. Typisch für die aktivierte Arthrose ist die gelenknahe flächige Ödematisierung beider Gelenkpartner bei fehlender Darstellung der Knorpeldecke. Statt im Knorpel findet sich Flüssigkeit im Gelenkspalt (Pfeil). Auch im Navikulokuneiformegelenk besteht ein anteriorer Knorpeldefekt (Pfeilspitze).

d Axiale T 1w fatsat MRT-Sequenz nach Kontrastmittelgabe. Für die Abschätzung der Arthrose ist primär keine Kontrastmittelgabe nötig. In diesem Fall erfolgte sie zur Beurteilung der Sehnensituation. Interessant ist die deutliche Kapselaktivierung auch der Tarsometatarsalgelenke III und IV, die in den nicht kontrastunterstützten Sequenzen in diesem Ausmaß nicht erkennbar ist.

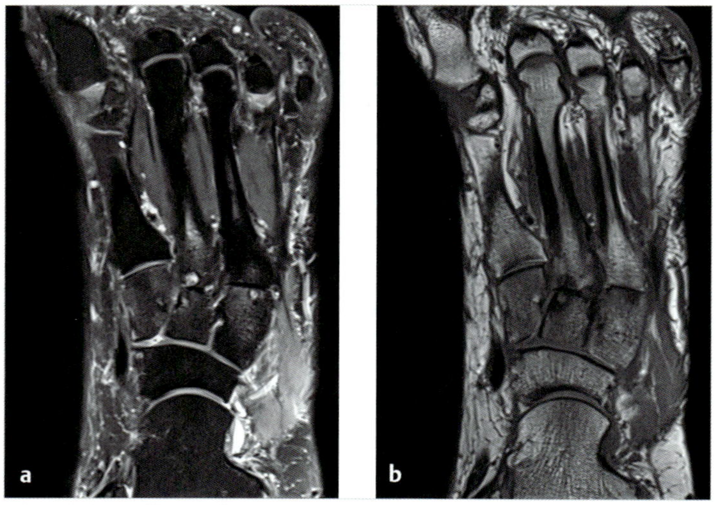

Abb. 4.35 Arthrose. 74-jähriger Patient mit zunehmenden Schmerzen am Fußrücken insbesondere unter Belastung. Typischer Befund einer Lisfranc-Arthrose.

a Koronare PDw fatsat MRT-Sequenz des Mittelfußes. Knöchern aktivierte Lisfranc-Gelenkreihe mit aufgebrauchtem Gelenkspalt der Tarsometatarsalia II und III sowie subchondralen Geröllzysten.

b Koronare T 1w MRT-Sequenz, korrespondierendes T 1w Bild zu **a**. Darstellung der typischen Arthrosezeichen.

Differenzialdiagnose

- Knöcherne Überlastung
- Stressfraktur
- Tibialis-anterior-Tendopathie
- Arthritis
- Charcot-Arthropathie
- Morbus Silfverskjöld (dorsaler Fußhöcker zwischen Os cuneiforme mediale und Metatarsale I, Exostose, schmerzhafte Druckstelle, Irritation durch Schuhwerk, angrenzende Peritendinitis der Extensorensehnen)

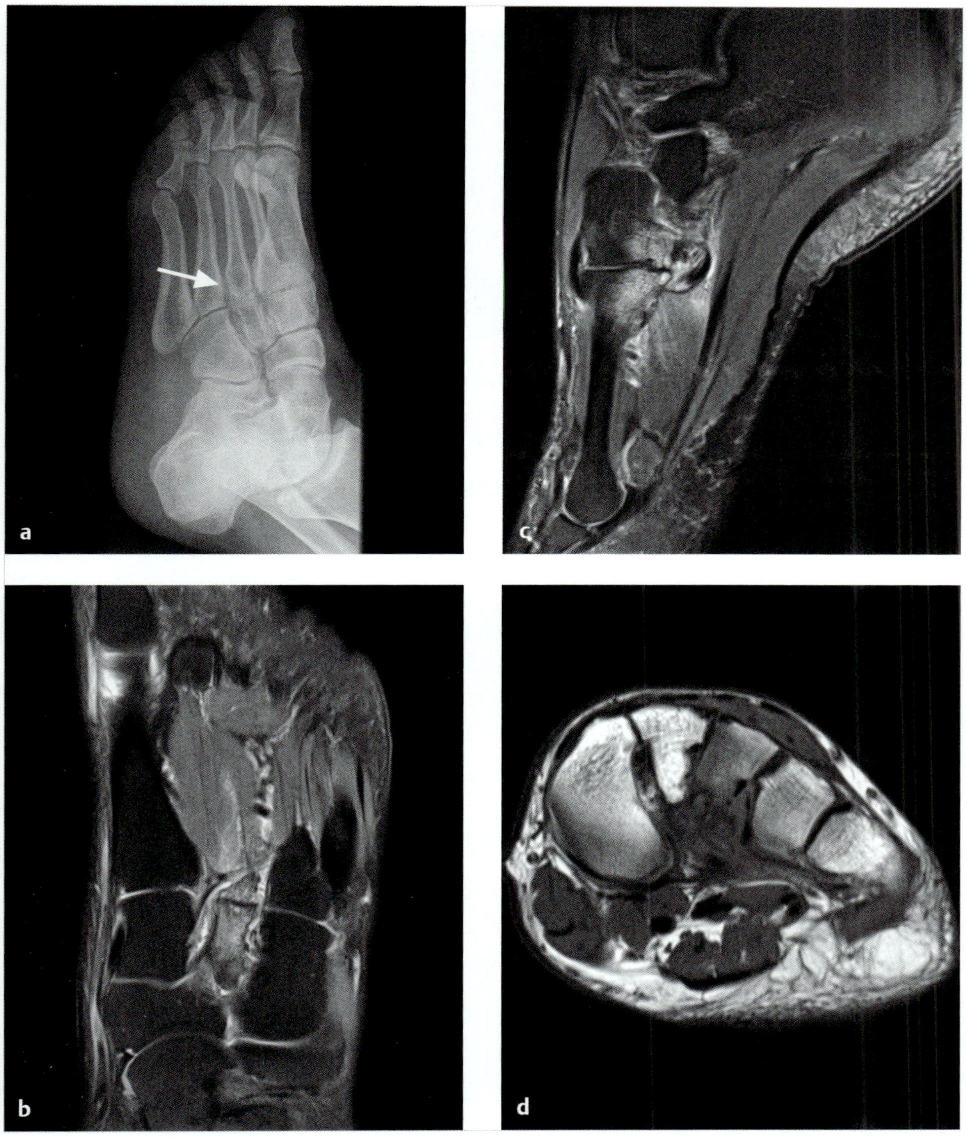

Abb. 4.36 Arthrose: Differenzialdiagnose aktivierte Koalition. 36-jähriger Patient mit Zustand nach Mittelfußtrauma in der Anamnese und zunehmenden Schmerzen in Ruhe und Belastung.

- **a** Röntgenaufnahme des Fußes schräg. Aufgehobener Gelenkspalt (Pfeil) des Tarsometatarsale III.
- **b** Koronare PDw fatsat MRT-Sequenz des Mittelfußes. Deutliche Aktivierung der plantaren Abschnitte des Os cuneiforme intermedium und der Basis des Metatarsale III.
- **c** Sagittale PDw fatsat MRT-Sequenz. Knöcherne Verbreiterung der plantaren Gelenkfläche mit irregulärer Konfiguration und kleiner Zyste am plantaren Gelenksockel des Metatarsale III. Die übrige Gelenkfläche ist unauffällig mit erhaltenem Gelenkknorpel.
- **d** Axiale T 1w MRT-Sequenz. Knöcherne plantare Irregularitäten. Die übrigen plantaren Abschnitte der Tarsometatarsalgelenke sind unauffällig.

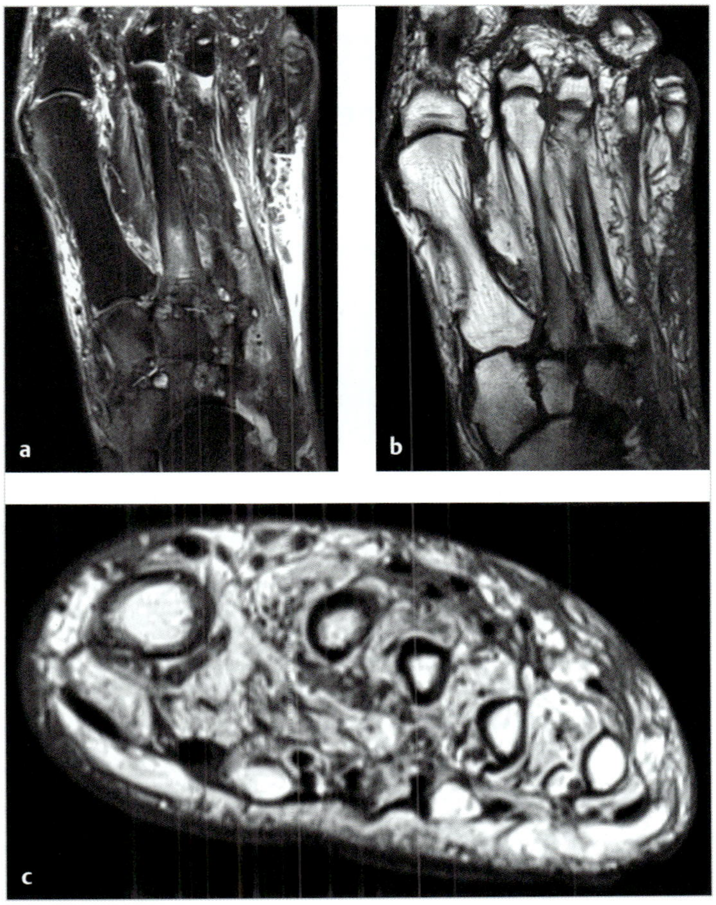

Abb. 4.37 Arthrose: Differenzialdiagnose Charcot-Arthropathie. 75-jährige Patientin mit Zuweisungsdiagnose „bekannte Fußwurzelarthrose" zum Ausschluss einer Ermüdungsfraktur bei zunehmenden Problemen beim Gehen.

Differenzialdiagnose: Lisfranc-Gelenkarthrose oder Charcot-Arthropathie.

In Zusammenschau mit den klinischen Befunden sind die Destruktionen des Navikulokuneiformegelenks und der Tarsometatarsalgelenke, die erosiven Veränderungen und das flächige Knochenmarködem bei lipomatös durchsetzter Fußmuskulatur hinweisend auf eine akut aktivierte Charcot-Arthropathie.

- **a** Koronare PDw fatsat MRT-Sequenz. Destruktion der Tarsometatarsalgelenke II–V (nicht abgebildet) mit flächigen Aktivierungsödemen der Tarsalia und Metatarsalia, vor allem der Basis des Metatarsale II.
- **b** Koronare T 1w MRT-Sequenz, entsprechendes T 1w Bild zu **a**. Subluxationsstellung des Tarsometatarsale II.
- **c** Axiale T 1w MRT-Sequenz. Auffällig ist die fortgeschrittene lipomatöse Involution der Fußmuskulatur.

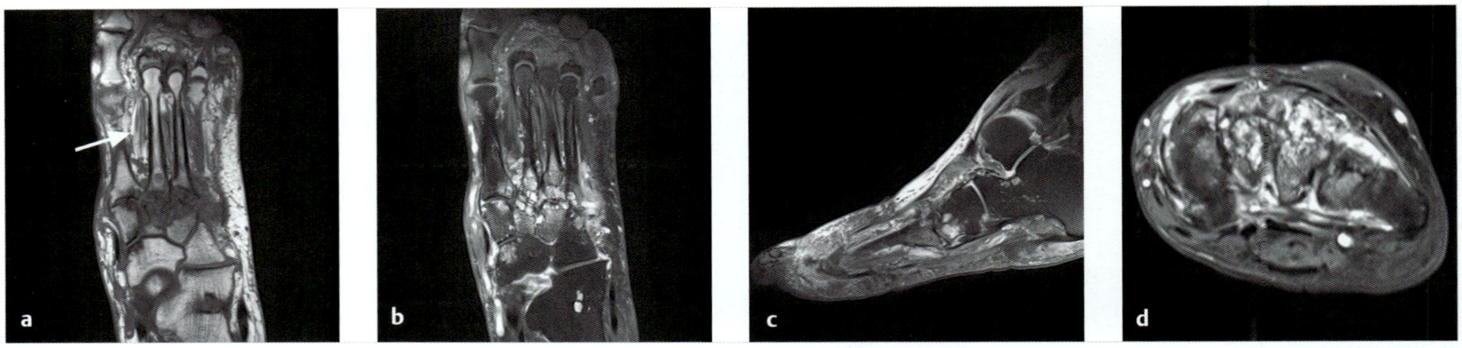

Abb. 4.38 Arthrose: Differenzialdiagnose Charcot-Arthropathie. 76-jährige Patientin mit Schmerzen im Mittelfuß, kein Diabetes bekannt. *Differenzialdiagnose:* Lisfranc-Gelenkarthrose oder Charcot-Arthropathie.
Die gesamten Befunde sind typisch für eine Charcot-Arthropathie, insbesondere das häufig zu beobachtende Missverhältnis zwischen dem Ausmaß der Aktivierung und der noch erträglichen Schmerzsymptomatik mit Gehfähigkeit der Patienten.
a Koronare T 1w MRT-Sequenz. Ausgeprägte Destruktionen der Tarsometatarsalgelenkreihe. Zusätzlich auffällig ist eine lipomatöse Durchsetzung der Mm. interossei (Pfeil).
b Koronare PDw fatsat MRT-Sequenz, korrespondierende Schicht zu **a**. Aktivierung der integrierten Gelenklinie mit deutlichem Knochenmarködem der Tarsalia- und Metatarsaliabasen.
c Sagittale PDw fatsat MRT-Sequenz über das Tarsometatarsale IV. Aufgehobene Gelenkkongruenz bei Luxation und fokalen Einbrüchen.
d Axiale PDw fatsat MRT-Sequenz. Deutliche Aktivierung der knöchernen Strukturen, Ergussbildung, Zeichen der chronischen Synovialitis mit verdickten Gelenkkapseln.

Therapie

- Einlagen
- Orthesen
- perkutane Schraubenarthrodese

Prognose/Komplikationen

Posttraumatische Instabilitäten führen oft rasch zur Arthrose, die dann nur noch mit einer Arthrodese der tarsometatarsalen Gelenke behandelt werden kann.

4.2.2 Instabilität

Instabilität des Kalkaneokuboidalgelenks

Definition

Eine Instabilität des Kalkaneokuboidalgelenks entwickelt sich nach Verletzung der Gelenkkapsel und der kalkaneokuboidalen Bänder.

Symptome

- Schmerzen am Fußaußenrand bei schnellen Richtungswechseln oder auf unebenem Boden
- lokaler Druckschmerz über dem Kalkaneokuboidalgelenk
- Instabilitätsgefühl

Prädisponierende Faktoren

Nicht ausgeheilte Kapsel-Band-Verletzung am Kalkaneokuboidalgelenk.

Anatomie/Pathologie

Eine Elongation der kalkaneokuboidalen Bänder und/oder der Gelenkkapsel kann zu einem vermehrten Gelenkspiel mit Schmerzsymptomatik führen.

Bildgebung

Ultraschall

Im lateralen Längsschnitt kann die Stabilität des Kalkaneokuboidalgelenks als äußerem Anteil des Chopart-Gelenks unter manuellem Adduktionsstress dargestellt und ggf. ausgemessen werden.

Röntgen

In der d.-p. gehaltenen Aufnahme des Fußes zeigt sich eine vermehrte Aufklappbarkeit (> 5°) im Kalkaneokuboidalgelenk.

Computertomografie

Für die primäre Diagnostik der Instabilität besteht für die CT keine Indikation. Auch die durch die Instabilität bedingten fortgeschrittenen Degenerationen sind im MRT besser erkennbar. Aufgrund der fokal vermehrten Krafteinwirkung auf die Gelenkpartner erkennt man die Gelenkinstabilität in der gehaltenen Röntgenaufnahme besser als in der DVT im Stehen.

Magnetresonanztomografie

Die MRT-Untersuchung ist indiziert für die Beurteilung der Arthrose.

Antworten im Befund

- Beurteilung der Knorpelqualität auch in den Anschlussgelenken
- Gelenkaktivierung (Erguss, Synovialitis, Knochenmarködem)
- Kontinuität des angrenzenden Bandapparats
- Beurteilung der Gelenkkapsel
- Narbengewebe
- Status der Peronealsehnen

Merke

Es sollten immer der gesamte Bandapparat des Rück- und Mittelfußes (insbesondere die Bänder im Sinus tarsi) sowie die einzelnen Sehnen beurteilt werden.

Untersuchungstechnik

- *Standarduntersuchung:* Bauchlage, hochauflösende Mehrkanalspule
- *Sequenztechnik:*
  - PDw fatsat sagittal und koronar
  - T 1w koronar
  - T 2w axial (Gelenkkippung auf oberes Sprunggelenk)
  - T 1w fatsat nach Kontrastmittelgabe schräg axial (Sehnenkippung auf Talonavikulargelenk) und sagittal

Befunde

Die MRT-Befunde sind oft diskret: Auch bei einer vermehrten Aufklappbarkeit des Kalkaneokuboidalgelenks im Röntgenbild kann im Frühstadium das MRT unauffällig sein, besonders, wenn der Patient den Fuß entlastet hat oder entzündungshemmende Schmerzmittel einnimmt. Meist sind die Bänder des Kalkaneokuboidalgelenks durchgängig intakt. Eine Bandlaxizität ist nur in schweren Fällen gut erkennbar (verdickt, unscharf abgrenzbar).

Ansonsten sind Zeichen der Kapsel-Band-Aktivierung mit verdickter Gelenkkapsel, leichter Reizsynovialitis, Reizerguss, verschmälerter Knorpeldecke, in fortgeschrittenen Stadien mit gestörtem Alignement, zu erkennen.

Empfehlung zur Bildgebung

Methode der Wahl: Röntgen.

Bildbeispiele

Mehrere Fallbeispiele sind in ▸ Abb. 4.39, ▸ Abb. 4.40, ▸ Abb. 4.41 und ▸ Abb. 4.42 zu sehen.

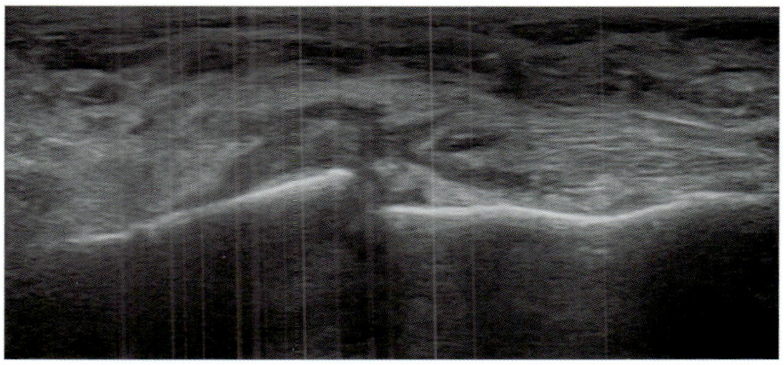

Abb. 4.39 Instabilität des Kalkaneokuboidalgelenks. Ultraschallaufnahme, lateraler Längsschnitt.

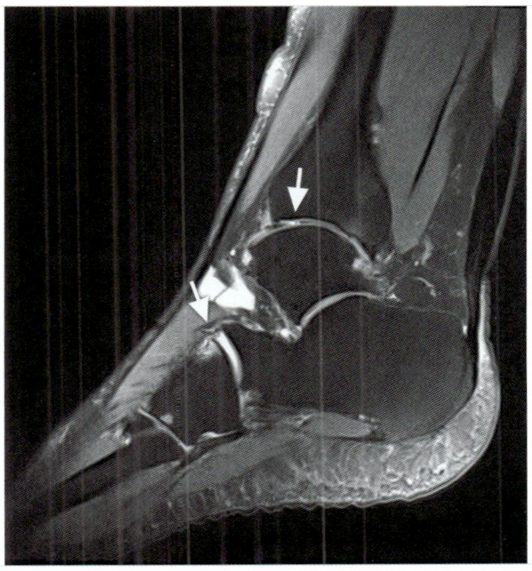

Abb. 4.40 Instabilität des Kalkaneokuboidalgelenks. 59-jährige Patientin mit lateralseitigen Schmerzen seit Sprunggelenktrauma mit distaler Fibulafraktur. Sagittale PDw fatsat MRT-Sequenz. Erweiterter Gelenkspalt im Kalkaneokuboidalgelenk, fokale knöcherne Aktivierung am dorsalseitigen Kuboidrand und elongierte Gelenkkapsel (kurzer Pfeil) als Ausdruck der Instabilität und der anlaufenden Degeneration. Zusätzlich fokaler Knorpelschaden an der Talusrolle (langer Pfeil).

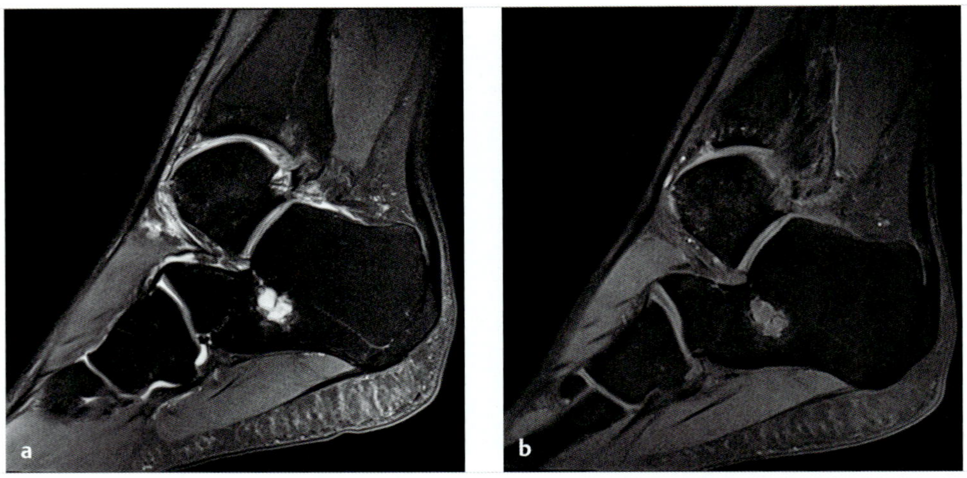

Abb. 4.41 Fragliche Instabilität des Kalkaneokuboidalgelenks. 28-jähriger Profifußballspieler mit unspezifischen Schmerzen nach Distorsionstrauma vor einigen Wochen. Ausschluss einer Gelenkinstabilität des Kalkaneokuboidalgelenks.

- **a** Sagittale PDw fatsat MRT-Sequenz. Erweiterte Gelenkkapsel des Kalkaneokuboidalgelenks mit Ergussbildung und erweitertem Gelenkspalt in den anterioren Abschnitten, intakte Knorpeldecke. In dieser Sequenz ist es unklar, ob das gestörte Offset des Kalkaneokuboidalgelenks eine pathologische Relevanz hat. Nebenbefundlich intraossäre Ganglionzysten ausgehend vom Gissane-Winkel im Kalkaneus als Nebenbefund ohne krankhafte Bedeutung.
- **b** Sagittale T 1w fatsat MRT-Sequenz nach Kontrastmittelgabe. Die fehlende pathologische Kontrastmittelaufnahme sowohl im Gelenkspalt als auch um die Gelenkkapsel macht eine klinisch relevante Gelenkinstabilität unwahrscheinlich. Auch klinisch war im Nachhinein kein Schmerz am Kalkaneokuboidalgelenk auszulösen.

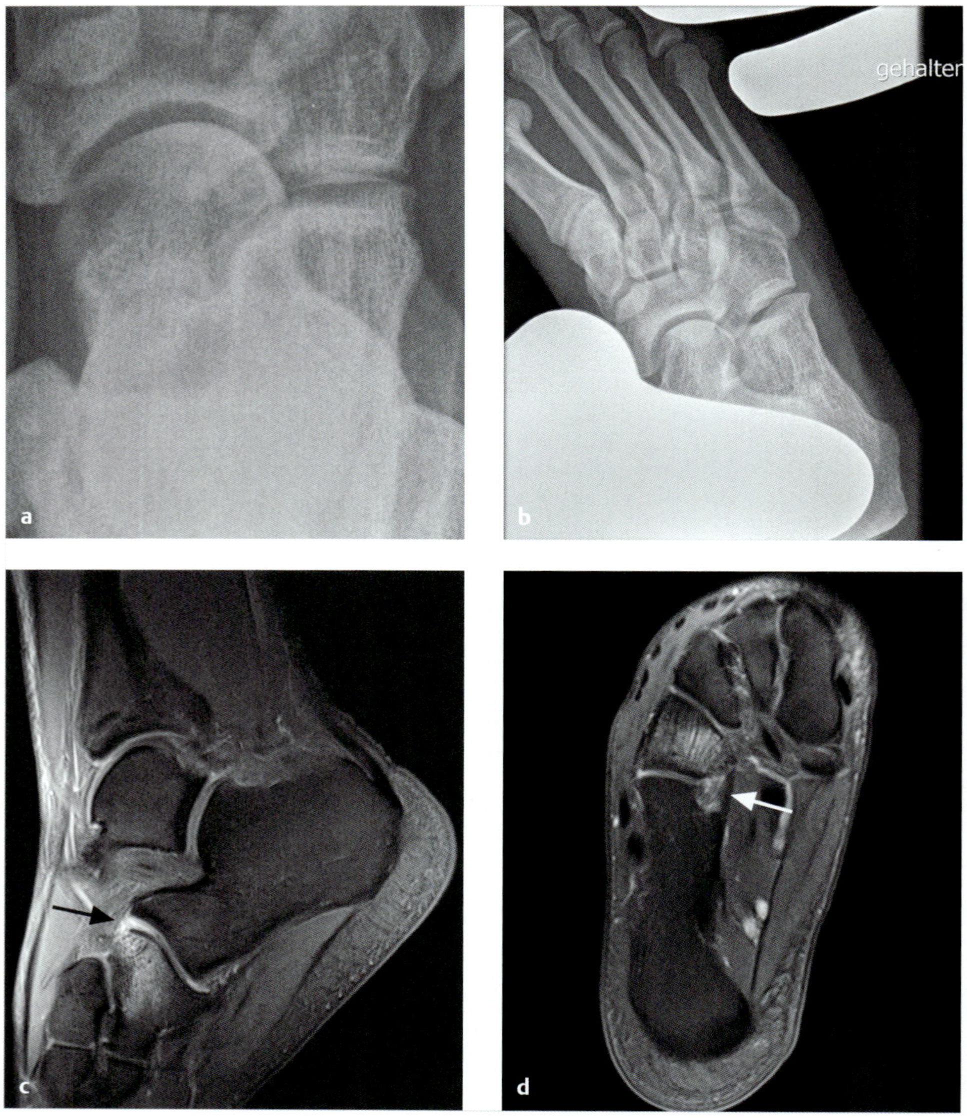

Abb. 4.42 Instabilität des Kalkaneokuboidalgelenks. 23-jähriger Patient mit Zustand nach Supinationstrauma des rechten Sprunggelenks und Mittelfußes vor einem Jahr und persistierenden Schmerzen lateral am Mittelfuß.

- **a** Gehaltene Röntgenaufnahme d.-p. der Chopart-Gelenklinie. Vermehrte laterale Aufklappbarkeit im Kalkaneokuboidalgelenk.
- **b** Gehaltene Röntgenaufnahmen schräg der Chopart-Gelenklinie, korrespondierende Aufnahme zu **a**.
- **c** Sagittale T 1w fatsat MRT-Sequenz nach Kontrastmittelgabe. Aktivierungszustand im gelenknahen Kuboid mit etwas vermehrter synovialitischer Kontrastmittelanreicherung (Pfeil).
- **d** Schräg axiale T 1w fatsat MRT-Sequenz nach Kontrastmittelgabe. Kontrastmittelaufnahme entlang des Lig. calcaneocuboideum plantare (Pfeil) ohne Nachweis einer Kontinuitätsunterbrechung.

Differenzialdiagnose

- Sinus-tarsi-Syndrom
- Verletzungen der Peronealsehnen
- Fraktur des Processus anterior calcanei

Therapie

- Stabilisierung des Fußes durch Physiotherapie, Orthesen und Tape
- Infiltration des Kalkaneokuboidalgelenks
- bei Beschwerdepersistenz Kapsel-Band-Plastik mit Plantaris-longus-Transplantat

Prognose/Komplikationen

Kann die mechanische Stabilisierung des Kalkaneokuboidalgelenks erreicht werden, ist die Prognose gut, insbesondere bei intaktem Knorpel.

Instabilität der medialen Säule (Tarsometatarsale-I-, Talonavikular- und Navikulokuneiformegelenk)

Definition

Instabilität von Gelenken der medialen Säule posttraumatisch oder degenerativ.

Symptome

- Schmerzen im betroffenen Gelenk
- abgeflachtes Längsgewölbe
- Vorfußabduktion

Prädisponierende Faktoren

Pes-planovalgus-Fehlstellung.

Anatomie/Pathologie

Die Stabilisierung der medialen Säule ist Folge des Zusammenspiels der Tibialis-posterior-Sehne, der Peroneus-longus-Sehne (Insertion plantar an der Metatarsale-I-Basis) und der Tibialis-anterior-Sehne. Zusätzlich wird das Tarsometatarsale-I-Gelenk durch den Lisfranc-Ligamentkomplex stabilisiert. Instabilitäten der medialen Säule entstehen durch Schädigung einer oder mehrerer dieser anatomischen Strukturen.

Bildgebung

Ultraschall

Teilweise kann das vermehrte Gelenkspiel im Seitenvergleich sonografisch dargestellt werden.

Röntgen

Aufnahmen des Fußes in 3 Ebenen unter Belastung, auch im Seitenvergleich, zeigen eine Abflachung des Längsgewölbes, einen vermehrten Abstand zwischen der Basis des Metatarsale II und dem Os cuneiforme mediale, ein plantares sog. Gapping im betroffenen Gelenk sowie eine Verkippung der Knochenachsen zueinander.

Computertomografie

Für die primäre Diagnostik der medialen Instabilität ohne Strukturschäden an den Gelenken besteht für die CT keine Indikation. Ähnlich wie das Röntgenbild, jedoch mit besserer überlagerungsfreier Auflösung, zeigt die DVT unter Belastung die Abflachung des Längsgewölbes mit gestörten Gelenkkongruenzen und einer Achsenverkippung.

Magnetresonanztomografie

Die Indikation zur MRT besteht meist in der Beurteilung der Ursache und der präoperativen Planung.

Antworten im Befund

- Beurteilung der Gelenke (Ergussbildung und Synovialitis als Frühzeichen der Instabilität, Knorpelqualität, aktivierte Arthrose, Knochenmarködem), der Kapsel-Band-Strukturen und der Sehnen des Rück- und Mittelfußes (Tendinose, Peritendinitis)
- Berücksichtigung sonstiger Systemerkrankungen (rheumatoide Arthritis, Charcot-Arthropathie)

Untersuchungstechnik

- *Standarduntersuchung:* Bauchlage, hochauflösende Mehrkanalspule
- *Sequenztechnik:*
  - PDw fatsat sagittal und koronar
  - T1w koronar
  - T2w axial (Gelenkkippung auf den Mittelfuß)
  - T1w fatsat nach Kontrastmittelgabe schräg axial (Sehnenkippung auf das Talonavikulargelenk) und sagittal

Befunde

- Aktivierungsprozess entlang der medialen Säule mit ödematisiertem, etwas verdickt imponierendem Kapsel-Band-Apparat
- Reizerguss und mäßige synovialitische Kontrastmittelanreicherung in den Gelenken
- mitunter Frühzeichen der Arthrose mit verschmälerter Knorpeldecke
- gestörtes Alignement mit reduzierter Überdeckung u. a. des Taluskopfs mit der navikularen Gelenkfläche
- knöcherne Aktivierungsödeme
- bei Sehneninsuffizienz (am häufigsten der Tibialis-posterior-Sehne) entsprechende Zeichen mit Tendinose und Peritendinitis

Empfehlung zur Bildgebung

Methoden der Wahl: Röntgen und ggf. weiterführend MRT.

Bildbeispiele

▸ Abb. 4.43 zeigt ein Fallbeispiel eines Patienten mit Instabilität der medialen Säule.

Differenzialdiagnose

- Ansatztendinose der Tibialis-anterior-Sehne
- Stressfraktur des Os naviculare
- Charcot-Neuroarthropathie
- Ruptur des Lisfranc-Ligaments

Therapie

- Behandlung der zugrunde liegenden Erkrankung
- konservativ symptomatisch mit rückfußfassender, medial abstützender Einlagenversorgung
- bei degenerativen Veränderungen auch Arthrodese des betroffenen Gelenks

Prognose/Komplikationen

Die Prognose ist von der Grunderkrankung abhängig.

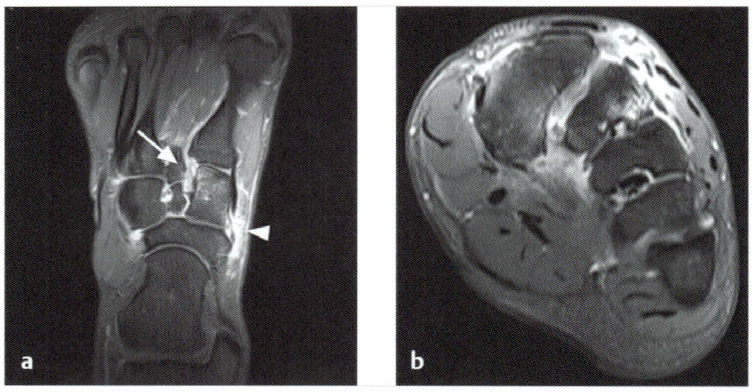

Abb. 4.43 Instabilität der medialen Säule. Zustand nach älterer Verrenkungsverletzung im Mittelfuß mit nicht diagnostizierter Distorsion des Lisfranc-Ligaments, unter Belastung Schmerzen der medialen Säule. Posttraumatische Instabilität im Tarsometatarsalgelenk I.

a Koronare T 1w fatsat MRT-Sequenz mit Kontrastmittelgabe. Ausgeprägte Aktivierungsreaktion entlang des Lisfranc-Ligaments (Pfeil) mit Aktivierung des Kapsel-Band-Apparats im Tarsometatarsalgelenk I (Pfeilspitze) sowie zwischen Os naviculare und Os cuneiforme mediale.

b Axiale T 1w fatsat MRT-Sequenz mit Kontrastmittelgabe. Kontrastmittelaufnehmende angrenzende Weichteile sowie aufgetriebenes Lisfranc-Ligament.

Literatur

4.2.3 Lisfranc-Fraktur und Lisfranc-Ligamentverletzung

[1] Anderson RB, Hunt KJ, McCormick JJ. Management of common sports-related injuries about the foot and ankle. J Am Acad Orthop Surg 2010; 18 (9): 546–556

[2] Aronow MS. Treatment of the missed Lisfranc injury. Foot Ankle Clin 2006; 11 (1): 127–142

[3] Baierlein SA. Frakturklassifikationen. Stuttgart: Thieme; 2011

[4] Bulut G, Yasmin D, Heybeli N et al. A complex variant of Lisfranc joint complex injury. J Am Podiatr Med Assoc 2009; 99 (4): 359–363

[5] Castro M, Melão L, Canella C et al. Lisfranc joint ligamentous complex: MRI with anatomic correlation in cadavers. AJR Am J Roentgenol 2010; 195 (6): W447–W455

[6] Chaney DM. The Lisfranc joint. Clin Podiatr Med Surg 2010; 27 (4): 547–560

[7] Clare MP. Lisfranc injuries. Curr Rev Musculoskelet Med 2017; 10 (1): 81–85

[8] Cochran G, Renninger C, Tompane T et al. Primary arthrodesis versus open reduction and internal fixation for low-energy Lisfranc injuries in a young athletic population. Foot Ankle Int 2017; 38 (9): 957–963. doi: 10.1177/1071100717711483

[9] Coetzee JC. Making sense of lisfranc injuries. Foot Ankle Clin 2008; 13 (4): 695–704

[10] Crim J. MR imaging evaluation of subtle Lisfranc injuries: the midfoot sprain. Magn Reson Imaging Clin N Am 2008; 16 (1): 19–27

[11] Della Rocca GJ, Sangeorzan BJ. Navicular and midfoot injuries. In: DiGiovanni C, Greisberg J, eds. Core knowledge in orthopaedics: foot and ankle. Philadelphia: Elsevier; 2007: 297–309

[12] DeOrio M, Erickson M, Usuelli FG et al. Lisfranc injuries in sport. Foot Ankle Clin 2009; 14 (2): 169–186

[13] de Palma L, Santucci A, Sabetta SP et al. Anatomy of the Lisfranc joint complex. Foot Ankle Int 1997; 18 (6): 356–364

[14] Gorbachova T. Midfoot and forefoot injuries. Top Magn Reson Imaging 2015; 24 (4): 215–221

[15] Granata JD, Philbin TM. The midfoot sprain: a review of Lisfranc ligament injuries. Phys Sportsmed 2010; 38 (4): 119–126

[16] Grivas TB, Vasiliadis ED, Koufopoulos G et al. Midfoot fractures. Clin Podiatr Med Surg 2006; 23 (2): 323–324

[17] Gupta RT, Wadhwa RP, Learch TJ et al. Lisfranc injury: imaging findings for this important but often-missed diagnosis. Curr Probl Diagn Radiol 2008; 37 (3): 115–126

[18] Haapamaki V, Kiuru M, Koskinen S. Lisfranc fracture-dislocation in patients with multiple trauma: diagnosis with multidetector computed tomography. Foot Ankle Int 2004; 25 (9): 614–619

[19] Hardcastle PH, Reschauer R, Kutscha-Lissberg E et al. Injuries to the tarsometatarsal joint. Incidence, classification and treatment. J Bone Joint Surg Br 1982; 64 (3): 349–356

[20] Hatem SF. Imaging of lisfranc injury and midfoot sprain. Radiol Clin North Am 2008; 46 (6): 1045–1060

[21] Heckmann JD, Rockwood CA Jr., Green DP. Fractures and dislocations of the foot. Fractures in adults. 2nd ed. Philadelphia: Lippincott; 1984: 1703–1832

[22] Johnson A, Hill K, Ward J et al. Anatomy of the Lisfranc ligament. Foot Ankle Spec 2008; 1 (1): 19–23

[23] Kaicker J, Zajac M, Shergill R et al. Ultrasound appearance of the normal Lisfranc ligament. Emerg Radiol 2016; 23 (6): 609–614

[24] Kalia V, Fishman EK, Carrino JA et al. Epidemiology, imaging, and treatment of Lisfranc fracture-dislocations revisited. Skeletal Radiol 2012; 41 (2): 129–136. doi:10.1007/s00256-011-1131-5

[25] Kitsukawa K, Hirano T, Niki H et al. MR imaging evaluation of the Lisfranc ligament in cadaveric feet and patients with acute to chronic Lisfranc injury. Foot Ankle Int 2015; 36 (12): 1483–1492

[26] Kummer B. Biomechanik. Form und Funktion des Bewegungsapparates. Köln: Deutscher Ärzte Verlag; 2005

[27] Lattermann C, Goldstein JL, Wukich DK et al. Practical management of Lisfranc injuries in athletes. Clin J Sport Med 2007; 17 (4): 311–315

[28] Li H, Chen Y, Qiang M et al. Evaluation of computed tomography post-processing images in postoperative assessment of Lisfranc injuries compared with plain radiographs. J Orthop Surg Res 2017; 12 (1): 91

[29] Llopis E, Carrascoso J, Iriarte I et al. Lisfranc injury imaging and surgical management. Semin Musculoskelet Radiol 2016; 20 (2): 139–153

[30] Macmahon PJ, Dheer S, Raikin SM et al. MRI of injuries to the first interosseous cuneometatarsal (Lisfranc) ligament. Skeletal Radiol 2009; 38 (3): 255–260

[31] Mantas JP, Burk RT. Lisfranc injuries in the athlete. Clin Sports Med 1994; 13 (4): 719–730

[32] Müller-Mai CM, Ekkernkamp A. Frakturen. Klassifikation und Behandlungsoptionen. Heidelberg: Springer; 2010

[33] Myerson M. The diagnosis and treatment of injuries to the Lisfranc joint complex. Orthop Clin North Am 1989; 20: 655–664

[34] Nunley JA, Vertullo CJ. Classification investigation, and management of midfoot sprains: Lisfranc injuries in the athlete. Am J Sports Med 2002; 30: 871–878

[35] Quenu E, Küss G. Etudes sur les luxations du metatarse. Rev Chir 1909; 39: 281, 720, 1093

[36] Raikin SM, Elias I, Dheer S et al. Prediction of midfoot instability in the subtle Lisfranc injury. Comparison of magnetic resonance imaging with intraoperative findings. J Bone Joint Surg Am 2009; 91 (4): 892–899

[37] Rhim B, Hunt JC. Lisfranc injury and Jones fracture in sports. Clin Podiatr Med Surg 2011; 28 (1): 69–86

[38] Schünke M, Schulte E, Schuhmacher U et al. Prometheus LernAtlas der Anatomie – Allgemeine Anatomie und Bewegungssystem. 4. Aufl. Stuttgart: Thieme; 2014

[39] Siddiqui NA, Galizia MS, Almusa E et al. Evaluation of the tarsometatarsal joint using conventional radiography, CT, and MR imaging. Radiographics 2014; 34 (2): 514–531

[40] Stoller DW, Tirman PFJ, Bredella MA. Diagnostic imaging: orthopedics. Salt Lake City, Utah: Amirsys; 2004

[41] Turco VJ. Injuries to the foot and ankle. In: Nicholas JA, Hershmann EB. The lower extremity & spine in sports medicine. St. Louis: Mosby; 1995: 1229–1250

[42] Valderrabano V, Engelhardt M, Küster HH, Hrsg. Fuß & Sprunggelenk und Sport. Empfehlungen von Sportarten aus orthopädischer und sportmedizinischer Sicht. Köln: Deutscher Ärzte Verlag; 2009

[43] Vosbikian M, O'Neil JT, Piper C et al. Outcomes after percutaneous reduction and fixation of low-energy Lisfranc injuries. Foot Ankle Int 2017; 38 (7): 710–715. doi:10.1177/1071100717706154

[44] Watson TS, Shurnas PS, Denker J. Treatment of Lisfranc joint injury: current concepts. J Am Acad Orthop Surg 2010; 18 (12): 718–728

[45] Woodward S, Jacobson JA, Femino JE et al. Sonographic evaluation of Lisfranc ligament injuries. J Ultrasound Med 2009; 28 (3): 351–357

[46] Wülker N, Stephens MM, Cracchiolo A, Hrsg. Operationsatlas Fuß und Sprunggelenk. 2. Aufl. Stuttgart: Thieme; 2007: 129–135

4.2.4 Os-naviculare-Fraktur

[1] Andermahr J, Jubel A, Rehm KE et al. Erkrankungen und Verletzungen des Rückfußes. Köln: Deutscher Ärzte Verlag; 2011

[2] Baierlein SA. Frakturklassifikationen. Stuttgart: Thieme; 2011

[3] Brockwell J, Yeung Y, Griffith JF. Stress fractures of the foot and ankle. Sports Med Arthrosc 2009; 17 (3): 149–159

[4] Della Rocca GJ, Sangeorzan BJ. Navicular and midfoot injuries. In: DiGiovanni C, Greisberg J, eds. Core knowledge in orthopaedics: foot and ankle. Philadelphia: Elsevier; 2007: 297–309

[5] DiGiovanni CW. Fractures of the navicular. Foot Ankle Clin 2004; 9 (1): 25–63

[6] Goulart M, O'Malley MJ, Hodgkins CW et al. Foot and ankle fractures in dancers. Clin Sports Med 2008; 27 (2): 295–304

[7] Heckmann JD, Rockwood CA Jr., Green DP. Fractures and dislocations of the foot. Fractures in adultes. 2nd ed. Philadelphia: Lippincott; 1984: 1703–1832

[8] Kummer B. Biomechanik. Form und Funktion des Bewegungsapparates. Köln: Deutscher Ärzte Verlag; 2005

[9] McCormick JJ, Bray CC, Davis WH et al. Clinical and computed tomography evaluation of surgical outcomes in tarsal navicular stress fractures. Am J Sports Med 2011; 39 (8): 1741–1748

[10] Mandell JC, Khurana B, Smith SE. Stress fractures of the foot and ankle, part 2: site-specific etiology, imaging, and treatment, and differential diagnosis. Skeletal Radiol 2017; 46 (9): 1165–1186. doi:10.1007/s00256-017-2632-7

[11] Miller T, Kaeding CC, Flanigan D. The classification systems of stress fractures: a systematic review. Phys Sportsmed 2011; 39 (1): 93–100

[12] Müller-Mai CM, Ekkernkamp A. Frakturen. Klassifikation und Behandlungsoptionen. Heidelberg: Springer; 2010

[13] Nazarenko A, Beltran LS, Bencardino JT. Imaging evaluation of traumatic ligamentous injuries of the ankle and foot. Radiol Clin North Am 2013; 51 (3): 455–478

[14] Nyska M, Margulies JY, Barbarawi M et al. Fractures of the body of the tarsal navicular bone: case reports and literature review. J Trauma 1989; 29 (10): 1448–1451

[15] Pegrum J, Dixit V, Padhiar N et al. The pathophysiology, diagnosis, and management of foot stress fractures. Phys Sportsmed 2014; 42 (4): 87–99

[16] Rammelt S, Biewener A, Grass R et al. Verletzungen des Fußes beim polytraumatisierten Patienten. Unfallchirurg 2005; 108: 858–865

[17] Schuler MK, Dammann F, Schewe B et al. Distinctive features of the os naviculare pseudarthrosis vs the os naviculare accessorius. Unfallchirurg 2003; 106 (1): 73–76

[18] Stoller DW, Tirman PFJ, Bredella MA. Diagnostic imaging: orthopedics. Salt Lake City, Utah: Amirsys; 2004

[19] Torg JS, Moyer J, Gaughan JP et al. Management of tarsal navicular stress fractures: conservative versus surgical treatment: a meta-analysis. Am J Sports Med 2010; 38 (5): 1048–1053

[20] Turco VJ. Injuries to the foot and ankle. In: Nicholas JA, Hershmann EB, eds. The lower extremity & spine in sports medicine. St. Louis: Mosby; 1995: 1229–1250

[21] Valderrabano V, Engelhardt M, Küster HH, Hrsg. Fuß & Sprunggelenk und Sport. Empfehlungen von Sportarten aus orthopädischer und sportmedizinischer Sicht. Köln: Deutscher Ärzte Verlag; 2009

[22] Wülker N, Stephens MM, Cracchiolo A, Hrsg. Operationsatlas Fuß und Sprunggelenk. 2. Aufl. Stuttgart: Thieme; 2007: 129–135

4.2.5 Os-cuboideum-Fraktur und -Luxation

[1] Andermahr J, Jubel A, Rehm KE et al. Erkrankungen und Verletzungen des Rückfußes. Köln: Deutscher Ärzte Verlag; 2011

[2] Baierlein SA. Frakturklassifikationen. Stuttgart: Thieme; 2011

[3] Della Rocca GJ, Sangeorzan BJ. Navicular and midfoot injuries. In: DiGiovanni C, Greisberg J, eds. Core knowledge in orthopaedics: foot and ankle. Philadelphia: Elsevier; 2007: 297–309

[4] Dodson NB, Dodson EE, Shromoff PJ. Imaging strategies for diagnosing calcaneal and cuboid stress fractures. Clin Podiatr Med Surg 2008; 25 (2): 183–201

[5] Fenton P, Al-Nammari S, Blundell C et al. The patterns of injury and management of cuboid fractures: a retrospective case series. Bone Joint J 2016; 98-B (7): 1003–1008

[6] Heckmann JD, Rockwood CA Jr., Green DP. Fractures and dislocations of the foot. Fractures in adultes. 2nd ed. Philadelphia: Lippincott; 1984: 1703–1832

[7] Hunter JC, Sangeorzan BJ. A nutcracker fracture: cuboid fracture with an associated avulsion fracture of the tarsal navicular. AJR Am J Roentgenol 1996; 166 (4): 888

[8] Kummer B. Biomechanik. Form und Funktion des Bewegungsapparates. Köln: Deutscher Ärzte Verlag; 2005

[9] Mihalich RM, Early JS. Management of cuboid crush injuries. Foot Ankle Clin 2006; 11 (1): 121–126

[10] Müller-Mai CM, Ekkernkamp A. Frakturen. Klassifikation und Behandlungsoptionen. Heidelberg: Springer; 2010

[11] Rammelt S, Grass R, Zwipp H. Nussknackerbrüche des Kahn- und Würfelbeines. Ther Umsch 2004; (61) 7: 451–457

[12] Rammelt S, Schepers T. Chopart injuries: when to fix and when to fuse? Foot Ankle Clin 2017; 22 (1): 163–180

[13] Ruffing T, Muhm M, Winkler H. Die kindliche Nussknackerfraktur. Unfallchirurg 2010; 113 (6): 495–500

[14] Sheahan K, Pomeroy E, Bayer T. An isolated cuboid dislocation. A case report. Int J Surg Case Rep 2017; 39: 1–4. doi:10.1016/j.ijscr.2017.06.052

[15] Wülker N, Stephens MM, Cracchiolo A, Hrsg. Operationsatlas Fuß und Sprunggelenk. 2. Aufl. Stuttgart: Thieme; 2007: 129–135

[16] Yu SM, Dardani M, Yu JS. MRI of isolated cuboid stress fractures in adults. AJR Am J Roentgenol 2013; 201 (6): 1325–1330

4.2.6 Os-cuneiforme-Frakturen

[1] Baierlein SA. Frakturklassifikationen. Stuttgart: Thieme; 2011

[2] Della Rocca GJ, Sangeorzan BJ. Navicular and midfoot injuries. In: DiGiovanni C, Greisberg J, eds. Core knowledge in orthopaedics: foot and ankle. Philadelphia: Elsevier; 2007: 297–309

[3] Harris G, Harris C. Imaging of tarsal navicular stress injury with a focus on MRI: a pictorial essay. J Med Imaging Radiat Oncol 2016; 60 (3): 359–364

[4] Heckmann JD, Rockwood CA Jr., Green DP. Fractures and dislocations of the foot. Fractures in adultes. 2nd ed. Philadelphia: Lippincott; 1984: 1703–1832

[5] Hensley CP, Dirschl DR. Diagnosis and rehabilitation of a middle cuneiform fracture in a hockey player. Am J Phys Med Rehabil 2016; 95 (7): e98–e102

[6] Miersch D, Wild M, Jungbluth P et al. A transcuneiform fracture-dislocation of the midfoot. Foot (Edinb) 2011; 21 (1): 45–47

[7] Müller-Mai CM, Ekkernkamp A. Frakturen. Klassifikation und Behandlungsoptionen. Heidelberg: Springer; 2010

[8] Olson RC, Mendicino SS, Rockett MS. Isolated medial cuneiform fracture: review of the literature and report of two cases. Foot Ankle Int 2000; 21 (2): 150–153

[9] Sener RN. Bilateral extra tarsal bones in Rubinstein-Taybi syndrome: the fourth cuneiform bones. Eur Radiol 1999; 9 (3): 483–484

[10] Shah K, Odgaard A. Fracture of the lateral cuneiform only: a rare foot injury. J Am Podiatr Med Assoc 2007; 97 (6): 483–485

[11] Singh AP, Singh AP, Garg V et al. Dislocation intermediate cuneiform with fracture medial cuneiform. J Orthop Case Rep 2016; 6 (5): 32–34

[12] Taylor SF, Heidenreich D. Isolated medial cuneiform fracture: a special forces soldier with a rare injury. South Med J 2008; 101 (8): 848–849

[13] Wülker N, Stephens MM, Cracchiolo A, Hrsg. Operationsatlas Fuß und Sprunggelenk. 2. Aufl. Stuttgart: Thieme; 2007: 129–135

4.2.7 Arthrose

Arthrose des Talonavikular-, Navikulokuneiforme- und Kalkaneokuboidalgelenks

[1] Camerer M, Ehrenstein B, Hoffstetter P et al. High-resolution ultrasound of the midfoot: Sonography is more sensitive than conventional radiography in detection of osteophytes and erosions in inflammatory and non-inflammatory joint disease. Clin Rheumatol 2017; 36 (9): 2145–2149. doi:10.1007/s10067-017-3658-x

[2] Dugarte A, Bharwani S, Yoo H et al. Calcaneocuboid joint arthritis of the midfoot precedes tibiotalar joint arthritis. Orthopedics 2016; 39 (6): e1112–e1116

[3] Fessell DP, Jacobson JA. Ultrasound of the hindfoot and midfoot. Radiol Clin North Am 2008; 46 (6): 1027–1043

[4] Halstead J, Martín-Hervás C, Hensor EMA et al. Development and reliability of a preliminary foot osteoarthritis magnetic resonance imaging score. J Rheumatol 2017; 44 (8): 1257–1264

[5] Mittlmeier T, Beck M. Injuries of the midfoot. Chirurg 2011; 82 (2): 169–186

[6] Randt T, Dahlen C, Schikore H et al. Dislocation fractures in the area of the middle foot – injuries of the Chopart and Lisfranc joint. Zentralbl Chir 1998; 123 (11): 1257–1266

[7] Richter M, Wippermann B, Krettek C et al. Fractures and fracture dislocations of the midfoot: occurrence, causes and long-term results. Foot Ankle Int 2001; 22 (5): 392–398

[8] Stollfuss JC, Freudenberg LS, Wieder H. 99mTc-DPD SPECT/CT for localisation of inflammatory and chronic osteoarthritis of the foot and ankle. Comparison with planar imaging and SPECT as a clinical adjunct in radiosynovectomy. Nuklearmedizin 2016; 55 (4): 145–150

[9] Swords MP, Schramski M, Switzer K et al. Chopart fractures and dislocations. Foot Ankle Clin 2008; 13 (4): 679–693

[10] van Dorp KB, de Vries MR, van der Elst M et al. Chopart joint injury: a study of outcome and morbidity. J Foot Ankle Surg 2010; 49 (6): 541–545

Arthrose des Tarsometatarsale-I- und -II-Gelenks und der Lisfranc-Gelenklinie

[1] Castro M, Melão L, Canella C et al. Lisfranc joint ligamentous complex: MRI with anatomic correlation in cadavers. AJR Am J Roentgenol 2010; 195 (6): W447–W455

[2] Chaney DM. The Lisfranc joint. Clin Podiatr Med Surg 2010; 27 (4): 547–560

[3] Coetzee JC. Making sense of lisfranc injuries. Foot Ankle Clin 2008; 13 (4): 695–704

[4] Crim J. MR imaging evaluation of subtle Lisfranc injuries: the midfoot sprain. Magn Reson Imaging Clin N Am 2008; 16 (1): 19–27

[5] Dihlmann W, Stäbler A. Gelenke – Wirbelverbindungen. Gelenke des Fußes einschließlich des oberen Sprunggelenks. 4. Aufl. Stuttgart: Thieme; 2010: 729

[6] Fessell DP, Jacobson JA. Ultrasound of the hindfoot and midfoot. Radiol Clin North Am 2008; 46 (6): 1027–1043

[7] Granata JD, Philbin TM. The midfoot sprain: a review of Lisfranc ligament injuries. Phys Sportsmed 2010; 38 (4): 119–126

[8] Gupta RT, Wadhwa RP, Learch TJ et al. Lisfranc injury: imaging findings for this important but often-missed diagnosis. Curr Probl Diagn Radiol 2008; 37 (3): 115–126

[9] Hatem SF. Imaging of lisfranc injury and midfoot sprain. Radiol Clin North Am 2008; 46 (6): 1045–1060

[10] Johnson A, Hill K, Ward J et al. Anatomy of the lisfranc ligament. Foot Ankle Spec 2008; 1 (1): 19–23

[11] Kaar S, Femino J, Morag Y. Lisfranc joint displacement following sequential ligament sectioning. J Bone Joint Surg Am 2007; 89 (10): 2225–2232

[12] Kalia V, Fishman EK, Carrino JA et al. Epidemiology, imaging, and treatment of Lisfranc fracture-dislocations revisited. Skeletal Radiol 2012; 41 (2): 129–136. doi:10.1007/s00256-011-1131-5

[13] Kalichman L, Hernández-Molina G. Midfoot and forefoot osteoarthritis. Foot (Edinb) 2014; 24 (3): 128–134

[14] Kapoor C, Patel A, Jhaveri M et al. Post-traumatic arthritis of the tarsometatarsal joint complex: a case report. Cureus 2016; 8 (12): e923

[15] Macmahon PJ, Dheer S, Raikin SM et al. MRI of injuries to the first interosseous cuneometatarsal (Lisfranc) ligament. Skeletal Radiol 2009; 38 (3): 255–260

[16] Menz HB, Munteanu SE, Zammit GV et al. Foot structure and function in older people with radiographic osteoarthritis of the medial midfoot. Osteoarthritis Cartilage 2010; 18 (3): 317–322

[17] Patel A, Rao S, Nawoczenski D et al. Midfoot arthritis. J Am Acad Orthop Surg 2010; 18 (7): 417–425

[18] Raikin SM, Elias I, Dheer S et al. Prediction of midfoot instability in the subtle Lisfranc injury. Comparison of magnetic resonance imaging with intraoperative findings. J Bone Joint Surg Am 2009; 91 (4): 892–899

[19] Rao S, Baumhauer JF, Becica L et al. Shoe inserts alter plantar loading and function in patients with midfoot arthritis. J Orthop Sports Phys Ther 2009; 39 (7): 522–531

[20] Russell DF, Ferdinand RD. Review of the evidence: surgical management of 4th and 5th tarsometatarsal joint osteoarthritis. Foot Ankle Surg 2013; 19 (4): 207–211

[21] Thomas MJ, Peat G, Rathod T et al. The epidemiology of symptomatic midfoot osteoarthritis in community-dwelling older adults: cross-sectional findings from the Clinical Assessment Study of the Foot. Arthritis Res Ther 2015; 17: 178

[22] Thomas MJ, Roddy E, Rathod T et al. Clinical diagnosis of symptomatic midfoot osteoarthritis: cross-sectional findings from the Clinical Assessment Study of the Foot. Osteoarthritis Cartilage 2015; 23 (12): 2094–2101

[23] Verhoeven N, Vandeputte G. Midfoot arthritis: diagnosis and treatment. Foot Ankle Surg 2012; 18 (4): 255–262

[24] Watson TS, Shurnas PS, Denker J. Treatment of Lisfranc joint injury: current concepts. J Am Acad Orthop Surg 2010; 18 (12): 718–728

[25] Woodward S, Jacobson JA, Femino JE et al. Sonographic evaluation of Lisfranc ligament injuries. J Ultrasound Med 2009; 28 (3): 351–357

[26] Wülker N, Stephens MM, Cracchiolo A, Hrsg. Operationsatlas Fuß und Sprunggelenk. 2. Aufl. Stuttgart: Thieme; 2007: 136

4.2.8 Instabilität

Instabilität des Kalkaneokuboidalgelenks

[1] Ahn JY, Lee HS, Kim CH et al. Calcaneocuboid joint subluxation after the calcaneal lengthening procedure in children. Foot Ankle Int 2014; 35 (7): 677–682

[2] Leland RH, Marymont JV, Trevino SG et al. Calcaneocuboid stability: a clinical and anatomic study. Foot Ankle Int 2001; 22 (11): 880–884

[3] Lohrer H, Nauck T, Arentz S et al. Observer reliability in ankle and calcaneocuboid stress radiography. Am J Sports Med 2008; 36 (6): 1143–1149

[4] Punwar S, Madhav R. Dislocation of the calcaneocuboid joint presenting as lateral instability of the ankle. J Bone Joint Surg Br 2007; 89 (9): 1247–1248

[5] Rammelt S, Schepers T. Chopart injuries: when to fix and when to fuse? Foot Ankle Clin 2017; 22 (1): 163–180

[6] van Dorp KB, de Vries MR, van der Elst M et al. Chopart joint injury: a study of outcome and morbidity. J Foot Ankle Surg 2010; 49 (6): 541–545

Instabilität der medialen Säule (Tarsometatarsale-I-, Talonavikular- und Navikulokuneiformegelenk)

[1] Granata JD, Philbin TM. The midfoot sprain: a review of Lisfranc ligament injuries. Phys Sportsmed 2010; 38 (4): 119–126

[2] Kadakia AR, Kelikian AS, Barbosa M et al. Did failure occur because of medial column instability that was not recognized, or did it develop after surgery? Foot Ankle Clin 2017; 22 (3): 545–562

[3] King DM, Toolan BC. Associated deformities and hypermobility in hallux valgus: an investigation with weightbearing radiographs. Foot Ankle Int 2004; 25 (4): 251–255

[4] Kutaish H, Stern R, Drittenbass L et al. Injuries to the Chopart joint complex: a current review. Eur J Orthop Surg Traumatol 2017; 27 (4): 425–431

[5] Melão L, Canella C, Weber M et al. Ligaments of the transverse tarsal joint complex: MRI-anatomic correlation in cadavers. AJR Am J Roentgenol 2009; 193 (3): 662–671

[6] Metzl JA. Naviculocuneiform sag in the acquired flatfoot: what to do. Foot Ankle Clin 2017; 22 (3): 529–544

[7] Myerson MS, Cerrato R. Current management of tarsometatarsal injuries in the athlete. Instr Course Lect 2009; 58: 583–594

[8] Patel A, Rao S, Nawoczenski D et al. Midfoot arthritis. J Am Acad Orthop Surg 2010; 18 (7): 417–425

[9] Raikin SM, Elias I, Dheer S et al. Prediction of midfoot instability in the subtle Lisfranc injury. Comparison of magnetic resonance imaging with intraoperative findings. J Bone Joint Surg Am 2009; 91 (4): 892–899

[10] Shazadeh Safavi P, Weiss W, Panchbhavi V. Gravity stress radiograph revealing instability at the first metatarso-cuneiform joint in Lisfranc injury. Cureus 2017; 9 (2): e1015

4

Kapitel 5

Pathologien am Vorfuß

5

5 Pathologien am Vorfuß

5.1 Trauma

Ulrike Szeimies, Markus Walther, Rüdiger Degwert

5.1.1 Frakturen der Ossa metatarsalia

Definition

Brüche der Ossa metatarsalia I–V entstehen durch direktes oder indirektes Trauma oder durch ein Missverhältnis zwischen Belastung und ossärer Belastbarkeit. Im letzteren Fall handelt es sich um eine Stressfraktur (S. 528). Weitere Informationen s. auch im Zusammenhang mit der Kalkaneusfraktur (S. 161) und der Os-naviculare-Fraktur (S. 360).

Symptome

- Schwellung und Hämatom am Fußrücken
- bei Fehlstellungen Verkürzung, Achsenabweichung, Fehlrotation (selten am Röntgenbild sichtbar, klinisch besser beurteilbar)
- belastungsabhängiger, gelegentlich auch punktueller Schmerz an der Frakturstelle bzw. unter der Fußsohle
- diffuser Schmerz über der Rückseite des Vorfußes (vor allem bei Belastung)
- gelegentlich Krepitation
- axialer Druckschmerz
- Klopfschmerz
- bei Stressfrakturen zunehmende Schmerzen unter Belastung

Prädisponierende Faktoren

- *Fitness-Level:*
  - Stressfrakturen bei jungen Läufern, Tänzern, Musikern
  - Stressfrakturen des Os metatarsale V bei meist jüngeren Profifußballspielern nach intensivem Training
  - sog. Marschfraktur, d. h. bei ungewohnten Laufbelastungen, klassisch beim Militärdienst oder bei rascher Intensivierung des Trainingsumfangs bei Langstreckenläufern
- *vorbestehende Fußfehlstellungen:* vor allem Rückfußvarus oder Vorfußadduktion, hohe vertikale Belastungsrate
- *nicht individuell angepasste Schuheinlagen:* durch Unterstützung des medialen Längsgewölbes Ansteigen der plantaren Kräfte und des Druckes auf das Os metatarsale V und damit erhöhtes Risiko für dessen Fraktur
- *Steroidtherapie*
- *Langzeittherapie mit Steroiden bei rheumatoider Arthritis:* spontane Serienfraktur

Anatomie/Pathologie

Anatomie

Der Mittelfuß wird von 5 Ossa metatarsalia gebildet. Sie werden in eine breite proximale Basis (mit Metaphyse), einen Korpus (Schaft bzw. Diaphyse) und ein distales, kugeliges Kaput (Köpfchen) unterteilt. An der Basis inserieren die festen plantaren Bänder (Lig. plantare longum). Die Diaphyse ist der Ursprung der intrinsischen Fußmuskulatur; am Hals der Ossa metatarsalia sitzen die Ligg. intermetatarsalia. Gewichtstragend sind die Köpfchen. Die Lastverteilung auf die Köpfchen ist von einer anatomisch korrekten Position abhängig. Bereits geringfügige Dislokationen in der Sagittal- oder Frontalebene können schmerzhafte und hartnäckige Metatarsalgien hervorrufen.

Die Basen sind zur Stabilisierung steif an die Ossa cuneiformia und das Os cuboideum angebunden (Amphiarthrosen). Die Metatarsalia I und V sind aufgrund ihrer weniger festen Fixation dabei etwas beweglicher und erlauben geringe Flexions- und Extensionsbewegungen. Dadurch tragen sie zur Supination und Pronation bei. Dies ermöglicht einen Ausgleich von Unebenheiten des Bodens beim Gehen. Die stabilste Verankerung ist bei Metatarsale II durch die Verzahnung zwischen den Ossa cuneiformia mediale und laterale zu finden. Das Metatarsale II ist das längste und am Fußrücken prominenteste Metatarsale.

Die Wachstumszone mit Epiphysenfuge des Metatarsale I ist proximal lokalisiert, die Wachstumszonen der Metatarsalia II–V befinden sich distal.

Das Metatarsale I ist deutlich kräftiger ausgebildet als die übrigen Metatarsalia. An der Unterseite seines Köpfchens finden sich 2 Rinnen für die Sesambeine. Das Metatarsale I und die beiden Sesambeine tragen etwa die Hälfte der Körperlast. Die Sesambeine sind in die Sehnen des M. abductor hallucis (medial) und des M. flexor hallucis brevis (lateral) eingelagert. Zusätzlich verstrebt wird der sesamoidale Bandkomplex plantarseitig durch das Lig. intersesamoideum. Die Metatarsale-I-Basis ist der Ansatz für den M. peroneus longus (Plantarflexion und Pronation) und den M. tibialis anterior (Supination).

Das Metatarsale V reicht am weitesten nach proximal. Angrenzend an die Gelenkfläche zum Kuboid bildet die Basis des Metatarsale V eine kräftige Tuberositas ostitis metatarsalis V aus, die den auslaufenden Endpunkt der Supinationslinie nach Hellpap darstellt. Deswegen besteht eine Frakturprädisposition bei Torsionstraumen. An der Tuberositas setzen die Sehne des M. peroneus brevis und die Zügel der Plantaraponeurose an.

> **Merke**
>
> Das Metatarsale V muss man bezüglich der Frakturheilung aufgrund seiner verminderten Perfusion am Übergang der Basis zum Schaft (Grenzzone) gesondert betrachten. Eine verzögerte Knochenheilung und die Ausbildung von Pseudarthrosen sind dabei zu beachten.

Beim normalen Gehen ist die vertikale Belastung des Fußes ungefähr gleich dem Körpergewicht. Beim Laufen wird die vertikale Belastung auf etwa das 2,5-fache Körpergewicht erhöht. Zusätzlich zur vertikalen Belastung besteht eine signifikante mediolaterale und „vorwärts-rückwärts"-gerichtete Scherbelastung.

Pathologie

Verletzungsmechanismus der Ossa metatarsalia

Mit 5–6 % aller Frakturen bzw. ⅓ aller Fußfrakturen kommen Frakturen der Ossa metatarsalia (Metatarsalefrakturen) häufig vor. Beim Fußballspieler betreffen 78 % der Frakturen der unteren Extremität nur das Os metatarsale V. Auslöser können direkte oder indirekte Traumen sein. Stressfrakturen des Fußes betreffen am häufigsten die Ossa metatarsalia: bei Profifußballspielern 0,04 Verletzungen pro 1000 gespielter Stunden. Die Häufigkeitsverteilung von Metatarsalefrakturen entspricht folgender Reihenfolge: Metatarsale V > Metatarsale II > Metatarsale III > Metatarsale I > Metatarsale IV. Häufig sind mehrere Knochen gleichzeitig frakturiert.

Unterschiedliche Pathomechanismen für Frakturen:

- Drehungen bzw. Rotation des Körpers bei fixierten Zehen mit der Folge von Frakturen des Metatarsaleschafts (Spiralfrakturen) und der mittleren Metatarsalia
- direkte Gewalteinwirkung bzw. Quetschung oder indirekte (axiale) Krafteinwirkung
- Überbeanspruchung (Laufen oder Tanzen) oder verminderte Knochendichte mit der Folge einer Stressfraktur

> **Merke** M!
>
> Frakturen der proximalen Metatarsalia I–IV sind selten, erfordern aber spezielle Aufmerksamkeit, weil sie oft mit Verletzungen des Lisfranc-Ligaments oder der tarsometatarsalen Gelenkreihe verbunden sind.

Spezifische Pathomechanismen der einzelnen Ossa metatarsalia

- *Os metatarsale I*: Hyperextension, Hyperflexion oder Abduktionskräfte können eine Fraktur im Bereich des Metatarsophalangealgelenks der großen Zehe verursachen. Bei Tänzern treten häufiger Avulsionsfrakturen seitlich am proximalen oder distalen Metatarsale I auf. Sie sind oft mit einer Kapselruptur vergesellschaftet. Aufgrund der dort ansetzenden Mm. tibialis anterior und peroneus longus kann es zu einer deutlichen Dislokation von Metatarsale-I-Frakturen kommen.
- *Ossa metatarsalia II–IV:* Die Ligg. interossea und die Mm. interossei verhindern bei Schaftfrakturen der Metatarsalia II–IV größere Dislokationen. Häufig liegen Stressfrakturen der Metatarsalia II und III im proximalen Abschnitt. Bei Köpfchenfrakturen kommt es zu einer plantaren Dislokation der Köpfchen durch den im Vergleich zu den Strecksehnen stärkeren Zug der oberflächlichen Beugesehnen.
- *Os metatarsale V:* Frakturen am Metatarsale V werden nach Lawrence und Botte 3 verschiedenen Zonen zugeordnet (► Abb. 5.1). Das Gelenk zwischen der Basis der Ossa metatarsalia IV und V ist die Landmarke zur Einteilung:
  - Zone I: An der Tuberositas des Os metatarsale V findet man häufig Avulsionsverletzungen (häufigste Verletzung des V. Strahles) infolge einer Inversion und Plantarflexion des oberen Sprunggelenks. Ursache ist weniger der Zug des M. peroneus brevis, vielmehr sind es die dort ansetzenden Zügel der Plantaraponeurose.
  - Zone II: Die sog. Jones-Fraktur wurde benannt nach dem walisischen Chirurgen Sir Robert Jones, einem frühen Befürworter des Einsatzes der Röntgendiagnostik, der an sich selbst diese Fraktur diagnostizierte und 1902 publizierte. Diese Fraktur ist eine Querfraktur distal der Tuberositas, aber proximal der Metaphyse. Sie resultiert aus vertikaler oder mediolateraler Krafteinwirkung auf die Basis des Os metatarsale V, während das Gewicht des Patienten über dem lateralen Anteil des plantarflektierten Fußes liegt (beispielsweise bei plötzlicher Richtungsänderung ohne Fersenkontakt).
  - Zone III: An der proximalen Diaphyse bestehen häufig Frakturen mit Gelenkbeteiligung des Kuboid-Metatarsale-V-Gelenks. Frakturen der Zone III sind aus anatomischen und mechanischen Gründen die schwierigsten Frakturen, da die Durchblutung der Os-metatarsale-V-Basis von proximal kommt. Die Heilung kann daher bei konservativer Therapie 2–21 Monate dauern und birgt eine große Gefahr der Entwicklung einer Pseudarthrose. Bei Athleten liegt in dieser Zone häufig eine Stressverletzung vor. Vor diesem Hintergrund sollte auch zwischen konservativem und operativem Vorgehen abgewogen werden.

> **Merke** M!
>
> Aufgrund des hohen Risikos einer verzögerten Knochenheilung besteht vor allem bei Typ-III-Frakturen die Indikation zur perkutanen, intramedullären Osteosynthese, unabhängig vom Ausmaß der Dislokation.

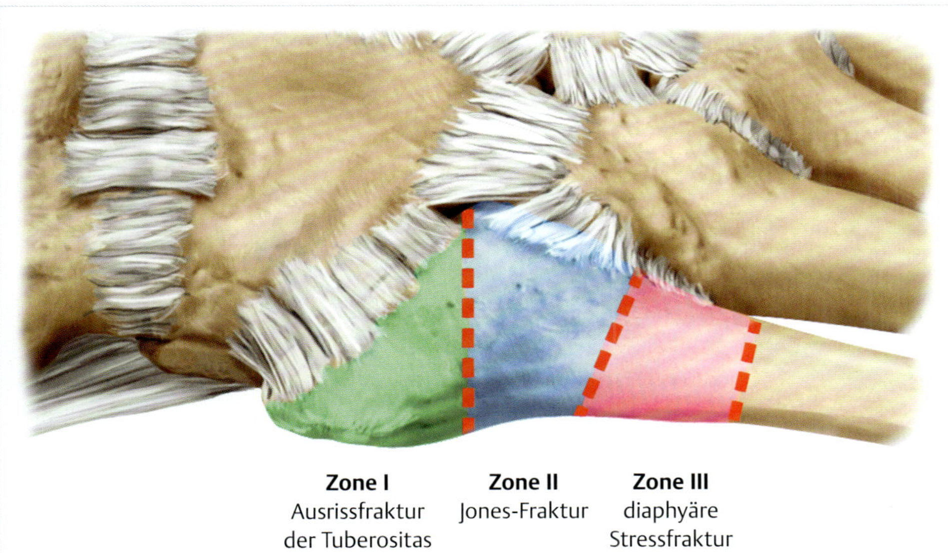

Abb. 5.1 Einteilung basisnaher Frakturen des Os metatarsale V nach Lawrence und Botte. Frakturen der Zone III haben ein hohes Risiko der Pseudarthrosenentwicklung.

Tab. 5.1 Klassifikation der proximalen Os-metatarsale-V-Fraktur nach Dameron und Quill.

Typen	Beschreibung
1	Abrissfraktur der Tuberositas
2	Bruch am Übergang von Meta- zu Diaphyse
3	Stressfraktur des proximalen Schaftes
4	distale Schaftfraktur einschließlich Kopf und Hals

Tab. 5.2 Klassifikation der Knochenheilung von basisnahen Frakturen des Os metatarsale V nach Torg.

Typen	Beschreibung
I	akute Frakturen, schmale Frakturlinie und keine intramedulläre Sklerose
II	verzögerte Knochenheilung, Erweiterung der Frakturlinie und intramedulläre Sklerose
III	Pseudarthrose mit vollständiger Verlegung des intramedullären Kanals

Klassifikation

Frakturklassifikation:

- *AO-Klassifikation der Os-metatarsale-Frakturen* (▶ Abb. 5.2 und ▶ Abb. 5.3): besondere Frakturbezeichnungen: Jones-Fraktur, Pseudo-Jones-Fraktur (Avulsionsfraktur der Tuberositas des Os metatarsale V)
- *Frakturen des Os metatarsale V:* Jones-Fraktur (nach Sir Robert Jones 1902); wie oben beschrieben
- *andere Klassifikationen:* Klassifikation der proximalen Os-metatarsale-V-Fraktur nach Dameron und Quill (▶ Tab. 5.1; gebräuchliche Einteilung; grundsätzlich wichtig ist im Befund aber die genaue Beschreibung der Frakturlokalisation)

Die Knochenheilung von basisnahen Frakturen des Os metatarsale V wird mit der Torg-Klassifikation beschrieben (▶ Tab. 5.2).

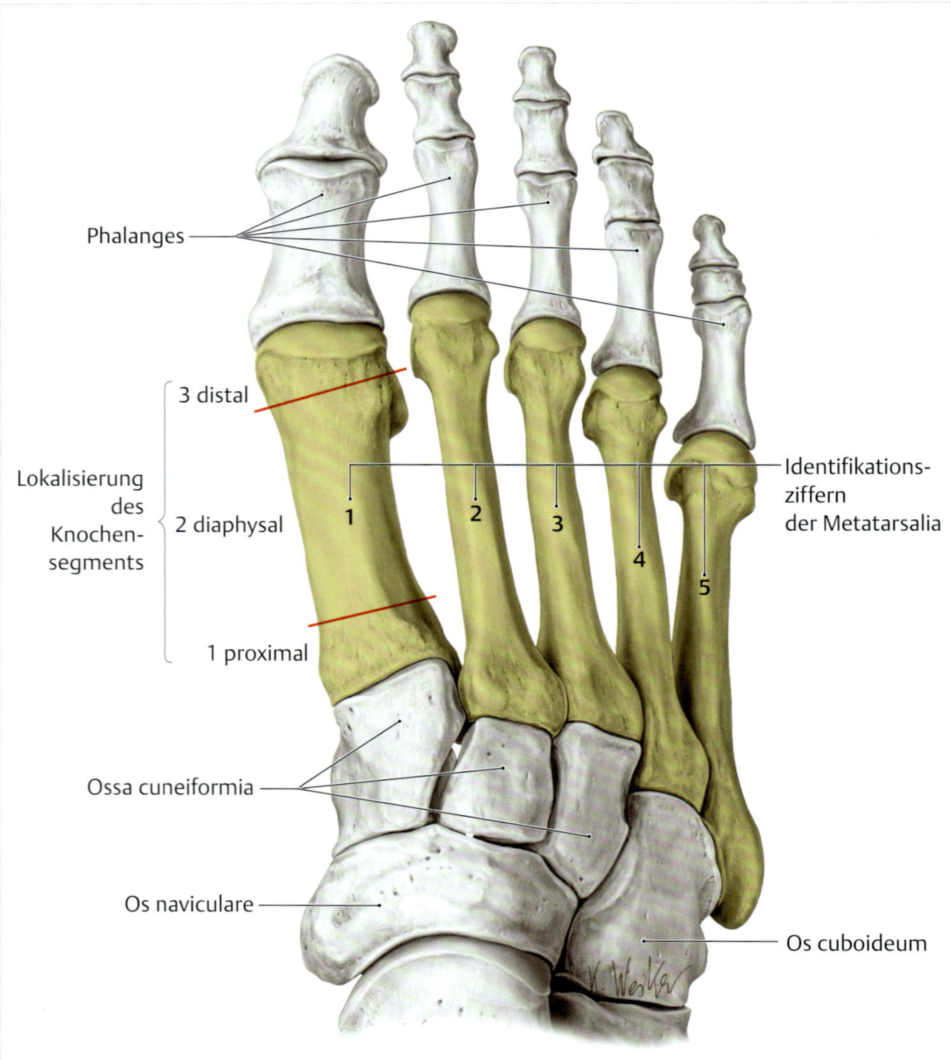

Abb. 5.2 AO-Klassifikation (2018) der anatomischen Region der Ossa metatarsalia in Bezug auf die Frakturen.

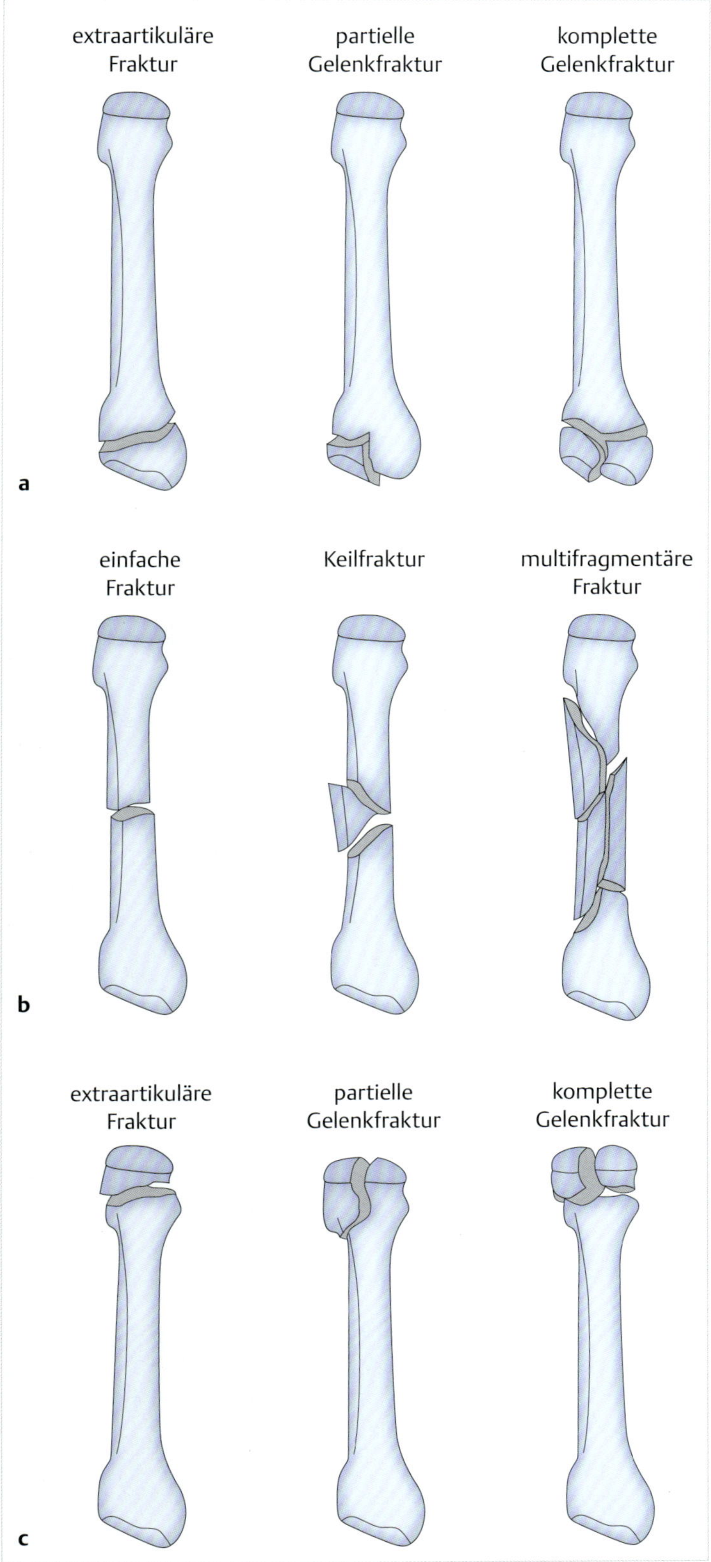

Abb. 5.3 AO-Klassifikation (2018) der Os-metatarsale-Frakturen am Beispiel des Os metatarsale III. Die Frakturen der Endsegmente (proximal oder distal) können jeweils einfach oder multifragmentär sein.
a Frakturen am proximalen Endsegment.
b Frakturen am diaphysealen Segment.
c Frakturen am distalen Endsegment.

Bildgebung

Ultraschall

Im Ultraschall ist die Darstellung von begleitender Weichteilverletzung, Hämatom und Gefäßverletzung möglich. Mithilfe einer dynamischen Untersuchung lässt sich die Stabilität der Lisfranc-Gelenklinie überprüfen. Stufen der Kortikalis der Ossa metatarsalia sind aufgrund der oberflächlichen Lage der Knochen regelmäßig sichtbar. Okkulte basisnahe Infraktionen des Metatarsale I treten im Kindesalter mitunter auf. Sonografisch findet sich im anterioren und medialen Längsschnitt ein periostales Hämatom oder eine Fissur und selten Stufenbildung. Beim peronealen Splitting zeigt sich im Transversalschnitt eine degenerative Teilschädigung einer der beiden Sehnen, in die sich die andere hineinfalzen kann. Bei basisnahen Metatarsale-V-Frakturen kann sonografisch die Intaktheit der dort inserierenden Peroneus-brevis-Sehne abgesichert werden.

Röntgen

Es werden Röntgenaufnahmen des Fußes in 3 Ebenen mit aufgestelltem Fuß angefertigt, ggf. zusätzlich eine Aufnahme in 45°-Inversion. Bei der Beurteilung der Röntgenbilder sollte auf Folgendes geachtet werden:

- *Metatarsaleköpfchen:* Winkelfehlstellung oder Rotation
- *Hals:* plantare und seitliche Verschiebung bzw. Dislokation
- *mittlerer Schaft:* Schräg-, Transversal-, Spiral- oder Trümmerfraktur
- *Basis:* Beurteilung von Lisfranc-Frakturen aufgrund der Überlagerung oft nicht leicht; in diesem Fall in der Regel weitere Abklärung mittels CT

Es sind multiple Frakturen möglich.

Praxistipp

Bei Verdacht auf eine Stressfraktur sind radiologische Zeichen häufig erst nach einer Schmerzpersistenz von 2–6 Wochen sichtbar. In diesem Fall müssen evtl. nach 10–14 Tagen erneut Röntgen- oder MRT-Aufnahmen angefertigt werden.

Stressfrakturen stellen sich dann meist quer verlaufend dar, evtl. mit Winkelbildung und periostaler Reaktion bzw. ausgeprägter Kallusbildung. Eine mögliche ausgeprägte Kallusossifikation kann im Röntgenbild den Eindruck eines malignen Tumors hervorrufen. Deshalb wurden früher solche Veränderungen mitunter biopsiert. Daher ist bei Unklarheit in solchen Fällen eine MRT indiziert.

Computertomografie

Bei Basisfrakturen der Metatarsalia ist eine CT zum Ausschluss einer Lisfranc-Luxationsfraktur indiziert. Ansonsten wird die CT zur Frakturklassifikation und bei radiologisch unsicheren Frakturzeichen herangezogen.

Szintigrafie

Die Szintigrafie kann bei Stressfrakturen eingesetzt werden, ist allerdings aufgrund der geringen Spezifität vom MRT ohne Strahlenexposition fast vollständig abgelöst worden.

Magnetresonanztomografie

Antworten im Befund

- Alignement der Gelenklinien
- Beteiligung der Gelenkflächen
- Angabe des Ausmaßes der Gelenkstufen
- Verschiebungen und Fragmentation
- Beurteilung der Flexoren- und Extensorensehnen
- Ausschluss von Begleiterkrankungen

Untersuchungstechnik

- *Standarduntersuchung:* hochauflösende Mehrkanalspule
- *Sequenztechnik:*
  - STIR und T 1w schräg koronar (doppelt anguliert)
  - PDw fatsat sagittal (ausgerichtet am Metatarsale mit der führenden Klinik)
  - T 2w axial
  - Kontrastmittelgabe nicht sinnvoll

Befunde

Frakturen und Knochenkontusionen bzw. spongiöse Frakturen verursachen Knochenödeme, die sehr sensitiv mit STIR-Sequenzen dargestellt werden. Daher kann eine genaue Beschreibung sämtlicher posttraumatischer Knochenödeme und Frakturen erfolgen. Eine Fraktur im eigentlichen Sinne besteht bei Nachweis einer signalarmen Linie und/oder bei Kortikalisunterbrechung bzw. Stufenbildung. Des Weiteren ist eine subtile Beschreibung aller Bandstrukturen möglich, explizit des Lisfranc-Ligaments und der Kapselbänder entlang der Lisfranc-Gelenklinie, sowie eine Beurteilung der Metatarsophalangealgelenke.

Empfehlung zur Bildgebung

Methode der Wahl: MRT zum Ausschluss einer Verletzung des Lisfranc-Ligaments oder anderer Weichteilverletzungen. Auch Stressfrakturen sind in der MRT frühzeitig sichtbar und gut erkennbar. Dabei ist der Nachweis einer signalarmen Frakturlinie in der Abgrenzung von einer Stressreaktion ohne Fraktur wichtig.

Bildbeispiele

▸ Abb. 5.4, ▸ Abb. 5.5, ▸ Abb. 5.6, ▸ Abb. 5.7, ▸ Abb. 5.8 und ▸ Abb. 5.9 zeigen verschiedene Fälle von Frakturen der Ossa metatarsalia.

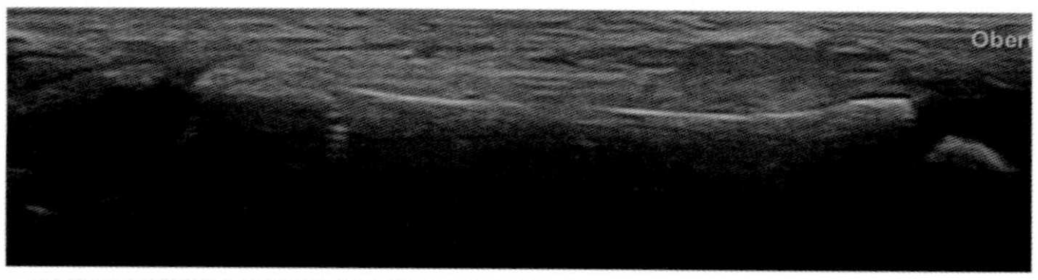

Abb. 5.4 Frakturen der Ossa metatarsalia. Dreijähriges Kind. Im Ultraschallbild basisnahe Infraktion der knöchernen Oberfläche des Metatarsale I.

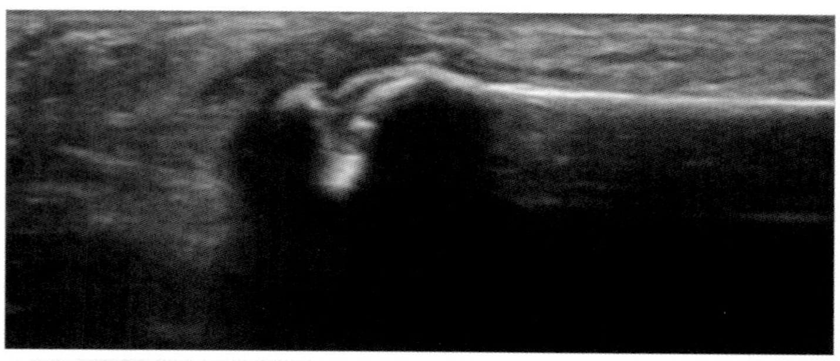

Abb. 5.5 Frakturen der Ossa metatarsalia. Im Ultraschallbild Querfraktur unterhalb des flachen Apophysenkerns.

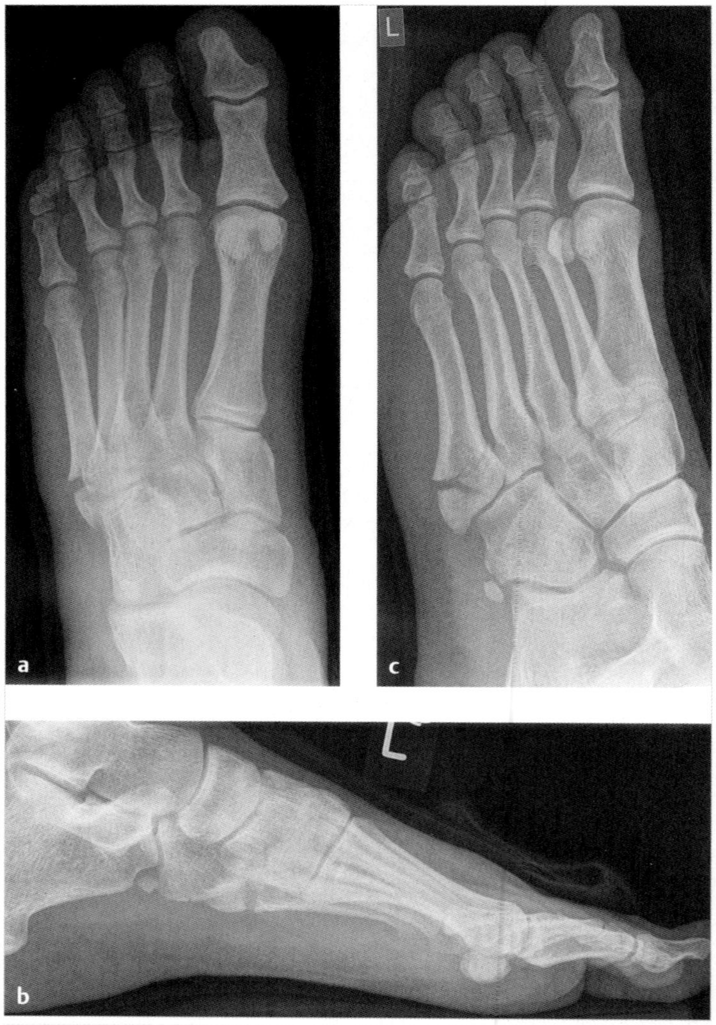

Abb. 5.6 Frakturen der Ossa metatarsalia. Metatarsale-V-Fraktur des Fußes (Jones-Fraktur).

a Röntgenaufnahme d.-p. Dehiszente Basisfraktur des Metatarsale V (Jones-Fraktur).

b Röntgenaufnahme seitlich. Klassifikation: Zone-II-Fraktur nach Lawrence und Botte.

c Röntgenaufnahme schräg. Darstellung der Fraktur der Metatarsale-V-Basis mit Gelenkbeteiligung. Bei diesem Frakturtyp besteht die erhöhte Gefahr einer Pseudarthrosenbildung aufgrund der vaskulären Versorgung.

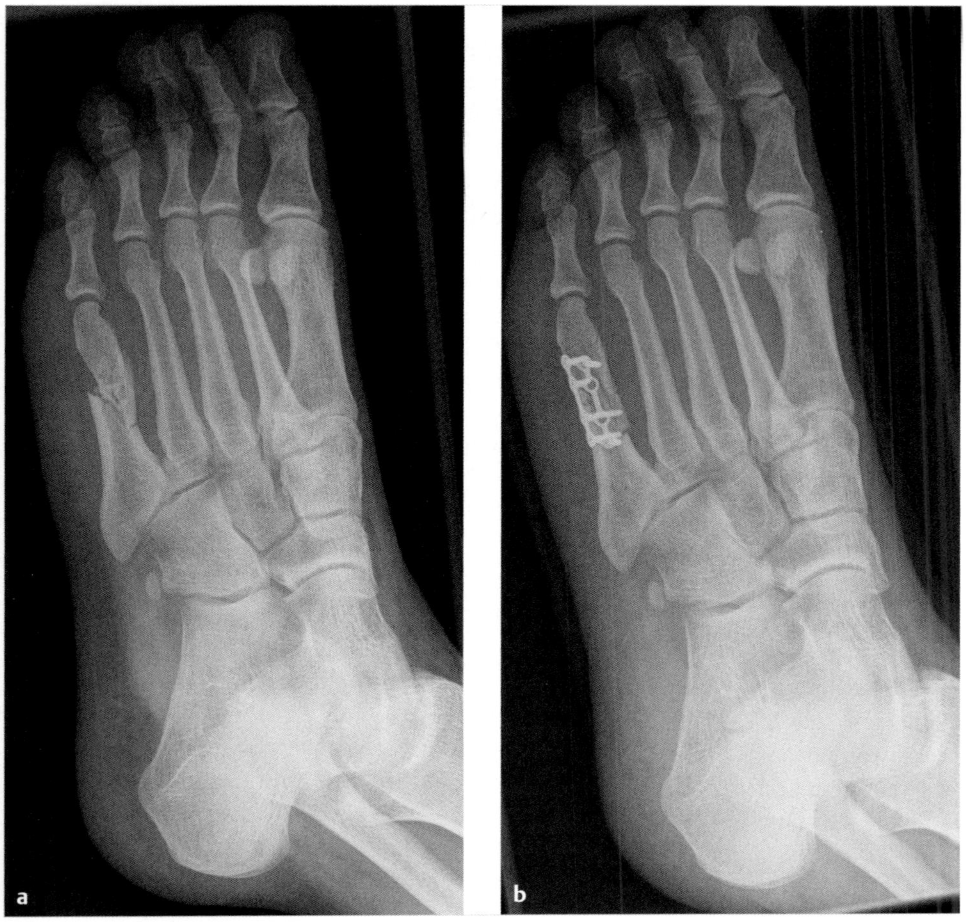

Abb. 5.7 Frakturen der Ossa metatarsalia. Metatarsale-V-Schaftfraktur.
a Röntgenaufnahme des Fußes, schräg. Schaftfraktur des Metatarsale V mit mehreren Fragmenten ohne Gelenkbeteiligung (AO-Klassifikation: Typ 87.5.2C).
b Röntgenaufnahme des Fußes, schräg. Postoperative Aufnahme der osteosynthetisch versorgten Fraktur.

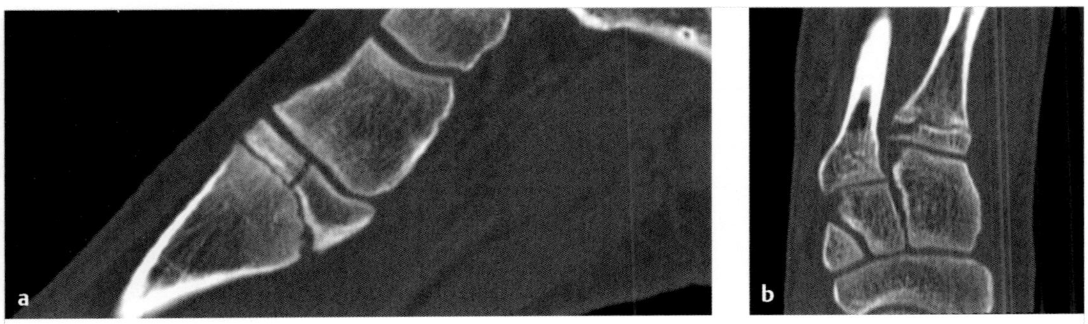

Abb. 5.8 Frakturen der Ossa metatarsalia. 15-jähriger Junge mit Zustand nach Trauma beim Fußballspielen. Metatarsale-I-Fraktur (Salter-Harris III).
a CT, sagittale Rekonstruktion. Quer verlaufende Epiphysenfraktur des Os metatarsale I mit Beteiligung der Epiphysenfuge ohne wesentliche Dislokation.
b CT, koronare Rekonstruktion. Keine Gelenkstufe.

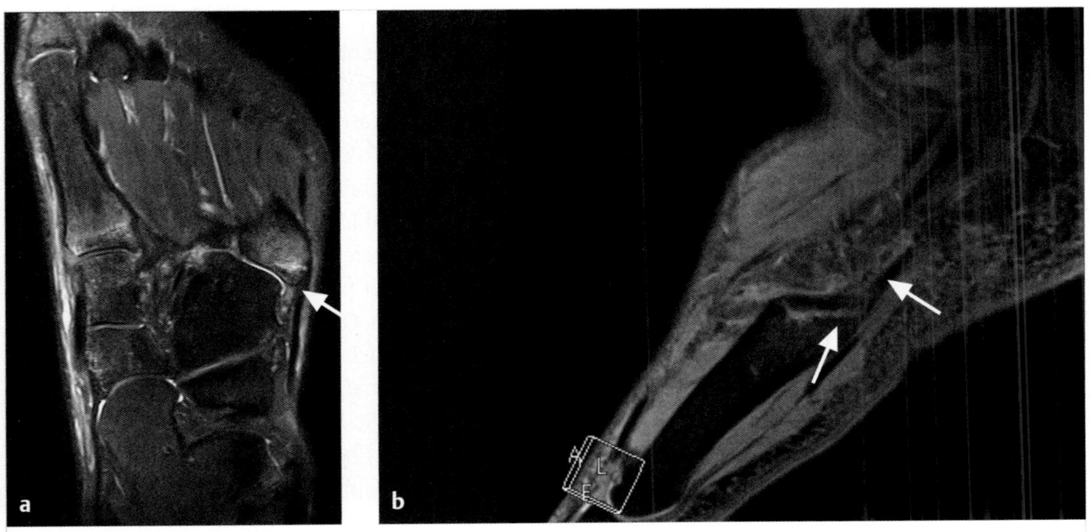

Abb. 5.9 Frakturen der Ossa metatarsalia. 19-jähriger Patient mit Quetschverletzung und lateralen Schmerzen. Metatarsale-V-Avulsionsfraktur (Zone-I-Fraktur nach Lawrence und Botte).
a Koronare PDw fatsat MRT-Sequenz. Nicht dislozierte Fraktur an der Tuberositas mit intakter Insertion der kurzen Peronealsehne (Pfeil).
b Sagittale Rekonstruktion einer 1-mm-3-D-DESS-MRT-Sequenz. Darstellung der nicht dislozierten Metatarsale-V-Avulsionsfraktur. Der lange Pfeil kennzeichnet die Frakturlinie, der kurze Pfeil die kurze Peronealsehne.

Differenzialdiagnose

- Lisfranc-Fraktur
- Os-naviculare-Fraktur
- Os-cuboideum- und Os-cuneiforme-Fraktur, gelegentlich auch zusammen mit tarsometatarsaler Dislokation
- Os-cuboideum-Fraktur zusammen mit Frakturen des Kalkaneus, des Os metatarsale V oder des Os naviculare
- Avulsionsfraktur des Os naviculare
- selten Begleitverletzungen des Gelenks mit dem Os cuboideum
- Turf Toe
- akzessorische Fußwurzelknochen (Os peroneum in der Sehne des M. peroneus longus oder Os vesalianum in der Sehne des M. peroneus brevis)
- Morbus Köhler II
- Morton-Neurom
- Joplins-Neurom
- Metatarsalgie

Therapie

Ziel der Behandlung ist eine anatomische Rekonstruktion, insbesondere von Gelenkflächen und Länge. Abweichungen der Achsen sind regelmäßig Folge von sekundären Beschwerden aufgrund einer gestörten plantaren Druckverteilung. Vor allem nach direktem Trauma besteht die Gefahr eines Kompartment-Syndroms.

Indikationen für eine sofortige Operation:

- begleitendes neurologisches Defizit
- Kompartment-Syndrom (5–9 Kompartimente)
- offene Frakturen
- Devitalisierung der Haut
- vaskuläre Kompression

> **Merke**
>
> Die Ossa metatarsalia I und V bilden den „Rahmen" des Vorfußes. Für sie gelten aufgrund der anatomischen Verhältnisse andere Therapieansätze als für die Ossa metatarsalia II–IV.

Letztere haben wegen der stabilen Verbindung der Ligg. intermetatarsalia ein geringes Risiko der sekundären Dislokation. Sofern man sich zu einer konservativen Therapie entschließt, sollten engmaschig Röntgenverlaufskontrollen durchgeführt werden, um eine sekundäre Dislokation nicht zu verpassen.

Konservativ

- Bei Metatarsale-I-Frakturen wird aufgrund der starken Belastung ein Unterschenkelgips für 6 Wochen mit Teilbelastung eingesetzt, bei Dislokation erfolgen eine offene Rekonstruktion und Osteosynthese.
- Frakturen eines einzelnen Metatarsaleknochenschafts mit lateraler oder medialer Dislokation bzw. mit < 2 mm Verkürzung heilen normalerweise mit Entlastung und Ruhigstellung in der Gipsschiene für 6 Wochen. Ein stabiles Os metatarsale I in Kombination mit einem stabilen Os metatarsale V wirkt wie ein stabilisierender Rahmen.
- Eine Operationsindikation besteht bei Trümmerfrakturen, starker Dislokation und hohem sportlichem Belastungsniveau sowie bei Frakturen mehrerer Metatarsalia.
- Bei nicht dislozierter Fraktur des Metatarsaleschafts kommt ein Schuh mit fester Sohle und schmerzadaptierter Vollbelastung zum Einsatz; im Verlauf werden regelmäßige radiologische Kontrollen durchgeführt.
- Frakturen der Metatarsalebasis werden mit Gips zur Entlastung für 6–8 Wochen behandelt.
- Für alle inkompletten oder wenig dislozierten Metatarsale-V-Brüche und Stressfrakturen sowie für nicht dislozierte Avulsionsfrakturen der Os-metatarsale-V-Basis gelten folgende Behandlungsansätze:
  - konservative Behandlung in Gipsschiene und Entlastung über 6–8 Wochen,
  - bei sekundärer Dislokation von > 2 mm Operationsindikation und
  - bei Stressfrakturen von Metatarsale V Ruhigstellung im Gips für 6–20 Wochen (bergen eine hohe Pseudarthrosen- und Dislokationsgefahr und benötigen ein lange Rehabilitationszeit; deshalb sind sie inzwischen eher Indikation für eine operative Therapie).
- Bei Kindern mit offenen Wachstumsfugen, sofern kein Rotationsfehler, kein Achsenfehler in der Frontalebene und keine Ante- und Rekurvation von mehr als 20° bestehen, wird eine Behandlung durch Ruhigstellung im Gips für 2–3 Wochen bei Frakturen metaphysär und für 3–5 Wochen bei Frakturen diaphysär durchgeführt.

Operativ

- *Kriterien für operatives Vorgehen:*
  - Verkürzung des betroffenen Strahles
  - proximale und distale Gelenkflächenbeteiligung (besonders bei Inkongruenzen)
  - Seitverschiebungen von ≥ 3 mm oder Achsenabweichungen von > 10°
  - subkapitale bzw. kapitale Frakturen
  - dislozierte intraartikuläre Frakturen der Mittelfußköpfchen
  - bei neurovaskulärer Beeinträchtigung
  - offene Frakturen
  - Frakturen mehrerer Metatarsalia
  - dislozierte Mehrfragment- und Trümmerfrakturen
  - bereits geringe Dislokation der Metatarsalia I und V
  - Avulsionsfrakturen der Metatarsale-V-Basis mit Dislokation um > 2 mm und Gelenkflächenbeteiligung von > 30 %
  - nicht zufriedenstellendes Resultat nach der konservativen Behandlung (sekundäre Dislokation)
- *grundsätzliches Ziel der operativen Versorgung:* geringe Fehlstellung vor allem in der Sagittalebene und Rekonstruktion der Lastsäulen bzw. der Achse und Länge der Knochen
- *Os metatarsale I:* im Schaftbereich Platten- und Schraubenosteosynthese, temporäre oder permanente Arthrodese bei Basis- oder Lisfranc-Frakturen, Osteosynthese mit Schrauben oder Kirschner-Draht bei Köpfchenfrakturen
- *Ossa metatarsalia II–IV:* im Schaftbereich Osteosynthese mit Kirschner-Draht, Platten und Schrauben, temporäre oder permanente Arthrodese bei Basis- oder Lisfranc-Frakturen, z. B. Osteosynthese mit Kirschner-Draht, Osteosynthese mit Schrauben oder Kirschner-Draht bei Köpfchenfrakturen

- *Os metatarsale V:* bei Avulsionsfrakturen mit Dislokation Cerclage oder bei größerem Fragment Schraubenosteosynthese, bei meta- und diaphysären Frakturen mit perkutan angebrachter intramedullärer Schraube; offene Reposition und Osteosynthese nur bei anders nicht zu reponierenden Frakturen
- *Plattenosteosynthese und Bonecraft*

Prognose/Komplikationen

Prognose

Grundsätzlich ist die Prognose günstig.

Mögliche Komplikationen

- Sekundäre Weichteilnekrosen und Kompartment-Syndrom bei komplexen Verletzungen möglich
- Osteomyelitis bei offenen Frakturen
- Dislokationstendenz der Köpfchen nach plantar aufgrund des Zuges der Flexoren mit der Folge einer Metatarsalgie bei gestörter plantarer Druckverteilung
- bei Os metatarsale V und Basis des Os metatarsale II häufig verzögerte Frakturheilung und Pseudarthrose
- posttraumatischer Spreiz- und Plattfuß
- Gefäß-, Nervenverletzung
- sympathische Reflexdystrophie (CRPS)
- selten Entrapment eines Astes des N. suralis mit positivem Tinel-Zeichen und resultierenden Dysästhesien digital bei Avulsionsfrakturen der Os-metatarsale-V-Basis mit Dislokation

5.1.2 Kapsel-Band-Verletzungen des Großzehengrundgelenks und Ruptur der plantaren Platte

Definition

Bei Hyperextension des Großzehengrundgelenks kann es zur Verletzung der plantaren Platte kommen. Es existiert ein breites Spektrum der Verletzungsschwere, von der Überdehnung der Kapsel bis zur vollständigen Ruptur, der Ruptur des Flexor hallucis brevis und einer Mitverletzung der Sesambeine.

> M!
> **Merke**
> Je nach Richtung der Krafteinwirkung liegt der Schwerpunkt der Verletzung in den plantaren Strukturen (Turf Toe mit Hyperextension im Großzehengrundgelenk) oder den dorsalen Strukturen (Sand Toe mit Hyperplantarflexion).

Symptome

- Schmerzen besonders bei Belastung
- Schwellung
- Hämatom
- Bewegungseinschränkung
- plantarer Druckschmerz
- Schmerzen bei Dorsalextension
- Krafteinschränkung bei Flexion gegen Widerstand
- metatarsalgiforme Schmerzen

Prädisponierende Faktoren

- Flexibel konstruierte Fußballschuhe, die eine starke Dorsalextension im Großzehengrundgelenk zulassen
- künstliche Bodenbeläge (härter als der normale Rasen)
- Hauptbelastung auf der Großzehe bei Dorsalextension der Zehen mit axialer Stauchung (die große Zehe trägt normalerweise das doppelte Gewicht im Vergleich zu den kleineren Zehen; die maximale Kraft, die auf das Großzehengrundgelenk wirkt, beträgt ca. 40–60 % des Körpergewichts)
- verminderte Beweglichkeit des Großzehengrundgelenks
- frühere Verletzungen

5

Anatomie/Pathologie

Anatomie

Die plantare Platte der Zehengrundgelenke ist eine eigenständige Struktur, die das Körpergewicht unterstützt. Sie besteht aus faserknorpelähnlicher Struktur wie die Menisken und kann damit auch Kompressionskräften standhalten. Sie ist der wichtigste Stabilisator des Großzehengrundgelenks und wird von den Ligg. metatarsosesamoidea mediale und laterale zentriert. Als weitere Stabilisatoren fungieren die Kollateralbänder und die Mm. abductor hallucis, adductor hallucis und flexor hallucis brevis. Der M. flexor hallucis brevis teilt sich in Höhe des Großzehengrundgelenks in eine mediale und eine laterale Sehne auf. In ihr liegen die beiden Sesambeine.

Pathologie

Verletzungsmechanismus

- Prägung des Begriffs „Turf Toe" durch Bowers und Martin im Jahre 1976 als Hyperextensionsverletzung des Großzehengrundgelenks beim American Football auf Kunstrasen; Verletzung am häufigsten bei American Football, Tanzen, Fußball; 83 % der Verletzungen aufgrund sportlicher Betätigung auf künstlichem Bodenbelag; 45 % der Spieler der National Football League hatten diese Verletzung in ihrer Karriere
- traumatische Rupturen der plantaren Platte der Ossa metatarsalia II–V sehr selten; unter Umständen mit der Folge einer dorsalen Subluxation der proximalen Phalanx
- forcierte Überschreitung des physiologischen Bewegungsumfangs des Großzehengrundgelenks; je nach Richtung der Kraft Verletzung einer Vielzahl von Strukturen
- bei Sand Toe dorsale Kapsel-Band-Verletzung des Metatarsophalangealgelenks I bei plantarer Hyperflexion; relativ häufige Verletzung unter professionellen Beach-Volleyball-Spielern; bei fehlender Ausheilung oft erhebliche Funktionseinschränkung

Klassifikation

Die Klassifikation der Kapsel-Band-Verletzungen des Großzehengrundgelenks ist in ▶ Tab. 5.3 dargestellt.

Tab. 5.3 Klassifikation der Kapsel-Band-Verletzungen des Großzehengrundgelenks (Turf-Toe-Verletzungen).

Grad	Verletzung	Symptomatik
1	Überdehnung oder kleine Teilruptur des kapsuloligamentären Komplexes des Großzehengrundgelenks	• lokalisierte plantare oder mediale Druckschmerzhaftigkeit • minimale Schwellung und kein Hämatom • geringe Verminderung der Beweglichkeit • normalerweise volle Belastung mit geringen Symptomen möglich (häufig bei chronischer Verletzung)
2	Teilruptur des kapsuloligamentären Komplexes des Großzehengrundgelenks	• vermehrte Druckschmerzhaftigkeit, teilweise diffus • moderate Schwellung und Hämatom • geringe bis mäßige Einschränkung der Beweglichkeit • mäßige Schmerzen und leichtes Hinken bei Belastung • Symptome innerhalb von 24 h stärker werdend
3	(nahezu) vollständiger Riss des kapsuloligamentären Apparats und Ruptur der plantaren Platte an ihrem Ursprung am Kopf-Hals-Bereich des Os metatarsale I (bei Hyperextensionsmechanismus) und Anprall der proximalen Phalanx in den dorsalen Bereich des Os-metatarsale-Köpfchens; unter Umständen Fraktur des medialen Sesambeins oder Trennung eines doppelt angelegten Sesambeins; selten Ruptur des kapsuloligamentären Komplexes distal und Verlagerung des Sesambeins nach proximal	• ausgeprägte Schmerzen und Druckschmerz sowohl plantar als auch dorsalseitig des Großzehengrundgelenks • ausgeprägte Schwellung und offensichtliches Hämatom • deutliche Bewegungseinschränkung • Belastung nicht möglich

Bildgebung

Ultraschall

Der Ultraschall ermöglicht die Darstellung eines Hämatoms, ggf. auch einer Sehnenruptur. Die dynamische Untersuchung erlaubt Aussagen zur Stabilität.

Röntgen

- *Aufnahme der Großzehe d.-p.:* Lage der Sesambeine
- *Aufnahme der Großzehe seitlich, ggf. seitlich in Dorsalextension:* Beurteilung der Sesambeinposition bzw. von Sesambeinfrakturen
- *Aufnahme des Vorfußes axial:* Darstellung der Sesambeine, sofern schmerzbedingt möglich

Computertomografie

Keine Indikation.

Magnetresonanztomografie

Antworten im Befund

- Alignement des Großzehengrundgelenks auf der sagittalen Aufnahme
- Beurteilung der Sesambeine (Ödem bzw. Nekrose, bipartites Sesambein, Fragmentation, Degeneration)

Untersuchungstechnik

- *Standarduntersuchung:* hochauflösende Mehrkanalspule
- *Sequenztechnik:*
  - PDw fatsat und T1w schräg koronar
  - PDw fatsat sagittal (dünnschichtig mit 2,0–2,5 mm Schichtdicke, ausgerichtet auf Metatarsale I)
  - T2w axial
  - Kontrastmittelgabe bei chronischer Verletzung sinnvoll: T1w fatsat mit i. v. Kontrastmittel koronar und sagittal

Praxistipp

Wichtig sind eine angepasste Untersuchungstechnik mit dünnen Schichten (2,0–2,5 mm) und ein kleines Field of View unter Verwendung einer Mehrkanaltechnik. Nur hochaufgelöste Aufnahmen erlauben eine korrekte Diagnostik der subtilen anatomischen Strukturen von Großzehengrundgelenk und plantarer Platte.

Befunde

- Gelenkstellung (bei Verletzung der plantaren Platte kommt es zur dorsalen bzw. streckseitigen Subluxation im Großzehengrundgelenk)
- Kapselverletzungen streckseitig am besten auf den sagittalen Aufnahmen beurteilbar, Kollateralbandverletzungen auf den koronaren Aufnahmen
- bei Verletzung bzw. Ruptur des kapsuloligamentären Apparats Signalerhöhung durch Einblutung auf wassersensitiven Aufnahmen
- Diskontinuität der plantaren Platte

Empfehlung zur Bildgebung

Methode der Wahl: MRT zur Darstellung der plantaren Platte, der Sesambeine und der Kollateralbänder.

Bildbeispiele

Normalbefunde des Großzehengrundgelenks sind in ▶ Abb. 5.10 und ▶ Abb. 5.11 zu sehen. Einige Fälle von Kapsel-Band-Verletzungen des Großzehengrundgelenks zeigen ▶ Abb. 5.12, ▶ Abb. 5.13, ▶ Abb. 5.14, ▶ Abb. 5.15 und ▶ Abb. 5.16. Frische Rupturen der plantaren Platte sind in ▶ Abb. 5.17 und ▶ Abb. 5.18 dargestellt.

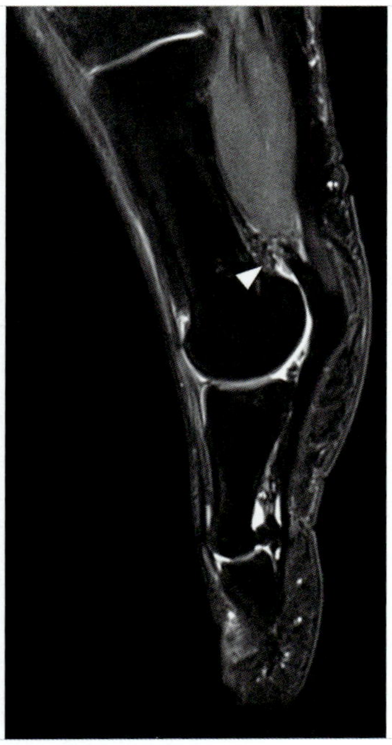

Abb. 5.10 Normalbefund des Großzehengrundgelenks. 58-jähriger Patient. Normale Kapselstruktur. Sagittale PDw fatsat MRT-Sequenz. *Anmerkung:* Aufgrund des relativ weiten proximalen Gelenkrezessus des Großzehengrundgelenks besteht immer eine erweitert imponierende Gelenkkapsel (Pfeilspitze) mit Nachweis von physiologischer Gelenkflüssigkeit. Das erschwert die Diagnose eines Turf Toe. Hinweisend ist die Anamnese mit Schmerzen und Instabilitätsgefühl.

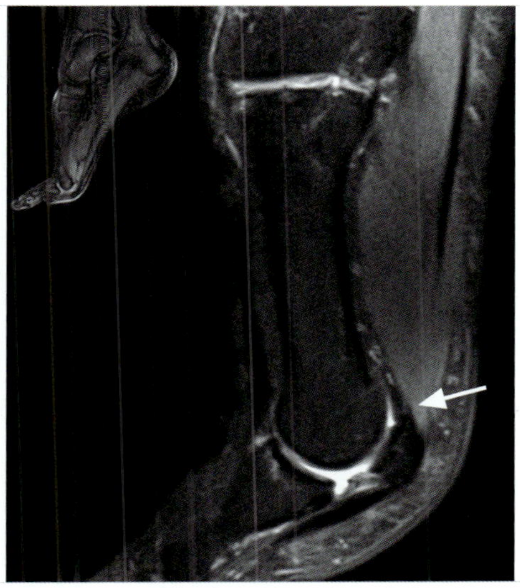

Abb. 5.11 Normalbefund des Großzehengrundgelenks. 28-jähriger Patient. Sagittale PDw fatsat MRT-Sequenz (Insert: Planungssequenz). Darstellung einer unauffälligen proximalen Gelenkkapsel (Pfeil). *Anmerkung:* Bei entsprechender Fragestellung kann eine vermehrt flektierte Lagerung im Großzehengrundgelenk hilfreich sein.

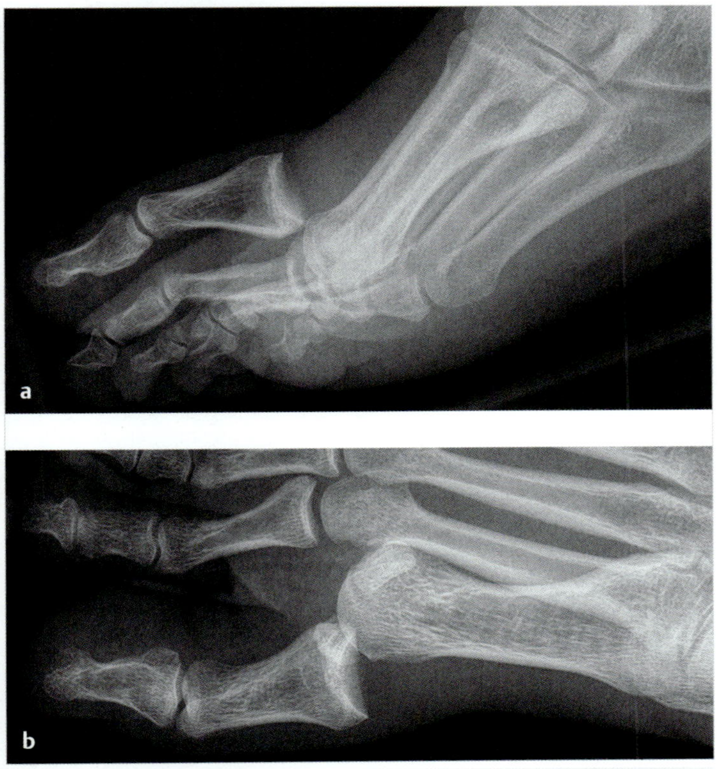

Abb. 5.12 Kapsel-Band-Verletzung des Großzehengrundgelenks. Luxiertes Großzehengrundgelenk mit vollständiger Zerreißung der Gelenkkapsel. Ursache war ein direktes Trauma beim Fußballspielen barfuß.

a Röntgenaufnahme des I. Strahles, sagittal.

b Röntgenaufnahme des I. Strahles, schräg.

Differenzialdiagnose

- Sehnenverletzungen
- Frakturen
- Morbus Freiberg-Köhler (Stressfraktur des Os-metatarsale-Köpfchens)
- Metatarsalgie
- Verletzungen der Sesambeine
- Sesambein bipartitum

Therapie

Konservativ

Das Ausmaß der Weichteilverletzung bestimmt das therapeutische Vorgehen und beeinflusst die Prognose:

- *Grad 1:* Tape und steife Sohlen; Sportpause nicht notwendig
- *Grad 2:* ebenfalls Tape und steife Sohlen; Sportpause für 3–14 Tage
- *Grad 3:* Entlastung für 1–3 Tage an 2 Unterarmgehstützen, Gehgips oder Walker für ca. eine Woche, Sportpause für ca. 6 Wochen

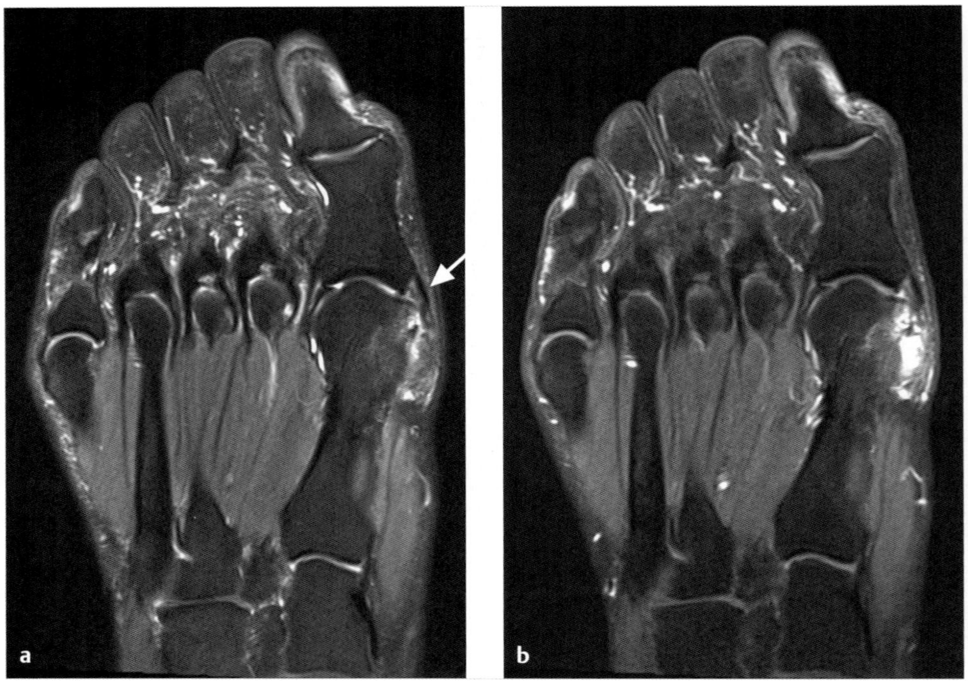

Abb. 5.13 Kapsel-Band-Verletzung des Großzehengrundgelenks. 45-jähriger Patient, Zustand nach Trauma. Anhaltende Schmerzen am medialen Großzehengrundgelenk, bis in den Mittelfuß ausstrahlend, mediale Kapselruptur des Großzehengrundgelenks.

a Koronare PDw fatsat MRT-Sequenz. Ruptur des tibiaseitigen Kapsel-Band-Apparats an der Basis des Metatarsale I (Pfeil).

b Koronare T1w fatsat MRT-Sequenz nach Kontrastmittelgabe, korrespondierende Schicht zu **a**. Nach Kontrastmittelgabe vermehrte Kontrastmittelanreicherung im Schmerzbereich, aktivierte Kapselruptur tibiaseitig am Metatarsaleköpfchen, klinisch kein Hallux valgus. *Anmerkung:* Traumatische Ausrisse der medialen Kapsel des Großzehengrundgelenks können zur Ausbildung eines sekundären Hallux valgus führen.

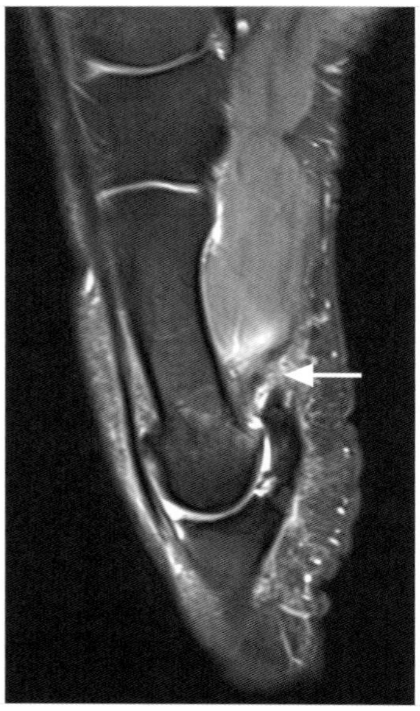

Abb. 5.14 Kapsel-Band-Verletzung des Großzehengrundgelenks: Turf-Toe-Verletzung. 39-jähriger Patient mit akutem Trauma vor 2 Wochen. Persistierender Schmerz am Großzehengrundgelenk, röntgenologisch unauffällig. Sagittale PDw fatsat MRT-Sequenz. Vollständige Ruptur des Kapsel-Band-Apparats im Großzehengrundgelenk einschließlich der plantaren Platte im Kopf-Hals-Bereich von Os metatarsale I (Pfeil).
Anmerkung: Verletzungen der plantaren Gelenkkapsel untersucht man am besten in sagittaler Schichtung. Bei klinischer Instabilität des Gelenks besteht die Indikation zur operativen Rekonstruktion.

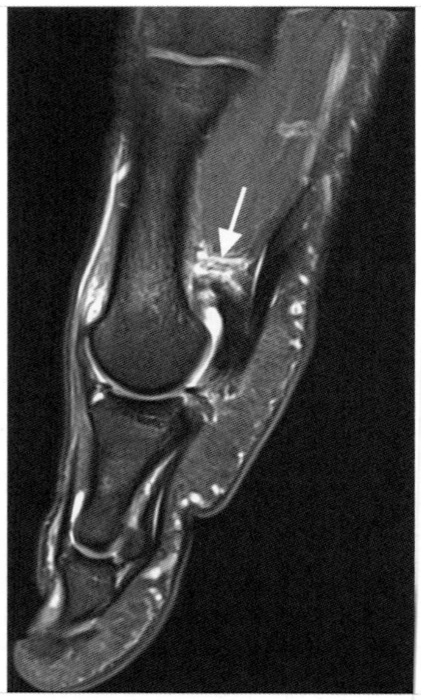

Abb. 5.15 Kapsel-Band-Verletzung des Großzehengrundgelenks: Turf-Toe-Verletzung. 18-jähriger Patient mit Verletzung am Großzehengrundgelenk beim Fußballspielen. Sagittale PDw fatsat MRT-Sequenz. Ausriss der plantaren Platte proximalseitig mit Kapselverletzung des plantarseitigen Großzehengrundgelenks (Pfeil).

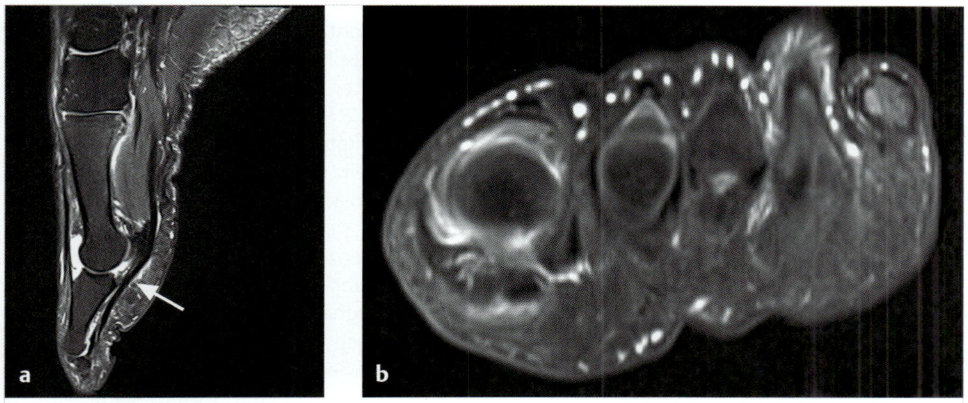

Abb. 5.16 Kapsel-Band-Verletzung des Großzehengrundgelenks. 40-jähriger Patient mit Trauma des Großzehengrundgelenks. Distale Kapsel-Band-Verletzung.

a Sagittale PDw fatsat MRT-Sequenz. Ruptur des Kapselapparats im distalen Abschnitt an der Basis der plantarseitigen Grundphalanx (Pfeil) mit proximaler Retraktion des Sesambeinkomplexes.

b Axiale T1w fatsat MRT-Sequenz nach Kontrastmittelgabe. Aktivierte Kapsel-Band-Verletzung mit Ruptur des distalen Kapselapparats und begleitender Ruptur des ligamentären Sesambeinkomplexes.

Operativ

Indikationen zur operativen Versorgung:

- große Kapselavulsion mit instabilem Gelenk
- Diastase eines 2-geteilten Sesambeins
- Sesambeinfraktur mit Dislokation
- Retraktion der Sesambeine (Hinweis auf Ausriss des Flexor hallucis brevis)
- traumatische Hallux-valgus-Deformität
- vertikale Instabilität (positiver Lachmann-Test)
- freier Gelenkkörper
- chondrale Verletzung
- persistierende Instabilität nach konservativem Vorgehen

Techniken:

- Rekonstruktion der Gelenkkapsel und der rupturierten Sehnen
- Entfernung von kleinen Fragmenten, Osteosynthese von größeren Knochenfragmenten, Osteosynthese eines frakturierten Sesambeins

Prognose/Komplikationen

Mögliche Komplikationen:

- verbleibende Instabilität
- Abschwächung der Funktion des M. flexor hallucis brevis mit abgeschwächtem Abdruck bei Sprung- und Laufbewegung
- Metatarsalgie
- posttraumatische Arthrose
- bei Verletzungen der plantaren Platte der kleineren Ossa metatarsalia ggf. Ausbildung einer Hammerzehe

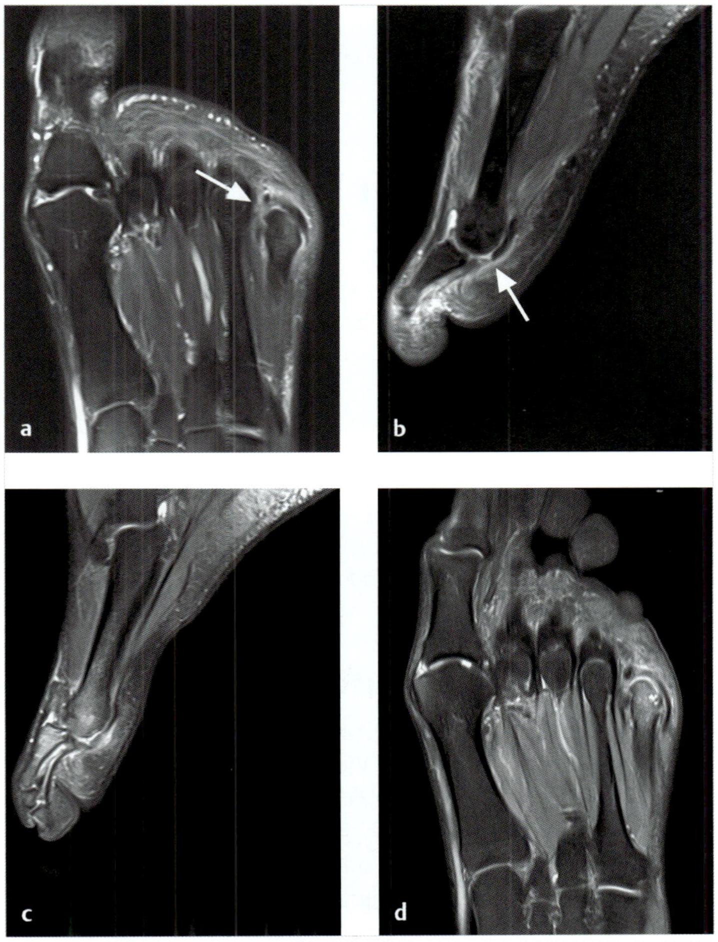

Abb. 5.17 Ruptur der plantaren Platte. 25-jähriger Patient mit Anpralltrauma der Kleinzehe. Verlauf einer nicht behandelten traumatischen Ruptur der plantaren Platte.

a Koronare PDw fatsat MRT-Sequenz. Kontusionsödem am Metatarsaleköpfchen V mit tibiaseitiger Ruptur der plantaren Platte (Pfeil).

b Sagittale PDw fatsat MRT-Sequenz, gleicher Untersuchungszeitpunkt wie **a**. Darstellung der rupturierten plantaren Platte an der Kleinzehe (Pfeil).

c Sagittale PDw fatsat MRT-Sequenz, Verlaufskontrolle 8 Monate später bei anamnestisch rezidivierenden Schmerzen. Zunehmende Desintegration der plantaren Platte mit luxiertem Metatarsophalangealgelenk V und deutlicher Aktivierung sowie Knochenmarködem der Gelenkpartner.

d Koronare PDw fatsat MRT-Sequenz, gleicher Untersuchungszeitpunkt wie **c**. Knochenmarködem mit initial zystischen Veränderungen am lateralen Metatarsaleköpfchen. Anschließend erfolgte eine stabilisierende Operation.

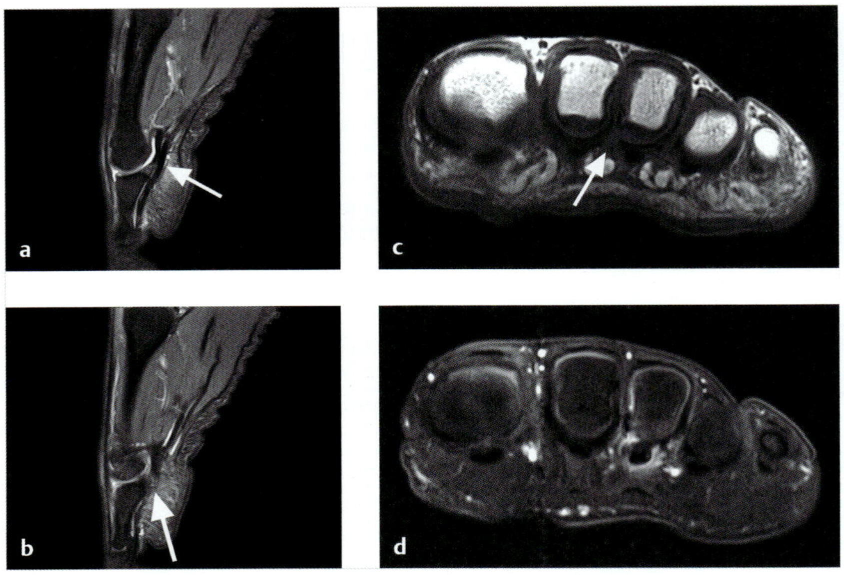

Abb. 5.18 Ruptur der plantaren Platte. 19-jähriger Patient mit Trauma beim Fußballspielen vor 6 Wochen. Akute Ruptur der plantaren Platte an D III.

a Sagittale PDw fatsat MRT-Sequenz. Ruptur der plantaren Platte mit proximaler Retraktion (Pfeil).

b PDw fatsat MRT-Sequenz eine Schicht weiter medial als **a**. Darstellung der aufgerissenen medialseitigen Kapselstrukturen (Pfeil).

c Axiale T1w MRT-Sequenz. Fokale Unterbrechung medialseitig in Höhe des Metatarsale III (Pfeil). Im Gegensatz dazu durchgängiger signalarmer Ring plantarseitig um das Metatarsaleköpfchen II mit normaler plantarer Platte.

d Axiale T1w fatsat MRT-Sequenz nach Kontrastmittelgabe. Entsprechendes Korrelat nach Kontrastmittelgabe mit Darstellung der fokalen traumatisch bedingten Läsion mit fibrovaskulärer Aktivierung unter Einbezug der Sehnenscheide der Beugesehne.

5.1.3 Frakturen der Phalangen

Definition

Frakturen können auch an den knöchernen Gliedern der Zehen (Phalanges, Ossa digitorum) D I–V auftreten.

Symptome

- Schmerzhafte Bewegungseinschränkung, insbesondere beim Abrollen
- Schwellung
- Hämatom
- Fehlstellung bei dislozierter Fraktur
- Druckschmerz

Prädisponierende Faktoren

Grundsätzlich existieren keine prädisponierenden Faktoren, jedoch gibt es für die Zehen eine Vielzahl von gefährdenden Sportarten wie Kontaktsportarten, z. B. Fußball, Rugby oder American Football, oder Sportarten mit hoher Krafteinwirkung auf die Zehen, z. B. Sprinten, Tanzen oder Skimboarding. Beim Skimboarding kommt es zum Dezelerationstrauma durch plötzliches Abstoppen des Skimboard am Übergang von Wasser zu Land oder durch Sturz in flaches Wasser.

> **Merke**
>
> Knochentumoren, insbesondere Enchondrome, befallen bevorzugt die Phalangen und können zu einer pathologischen Fraktur führen.

Anatomie/Pathologie

Anatomie

Die Zehen D II–V sind aus einem Grund-, einem Mittel- und einem Endglied zusammengesetzt (Phalanges proximalis, medialis und distalis). Bei der Großzehe fehlt das Mittelglied. Das jeweilige proximale Ende besitzt eine pfannenartige Gelenkfläche (Basis phalangis); das distale Ende einer Phalanx trägt den Gelenkkopf (Caput phalangis). Dazwischen liegt der Phalanxschaft (Corpus phalangis). Die Metatarsophalangeal- und Interphalangealgelenke sind durch die Kollateralbänder und eine plantare, bindegewebige Verstärkung der Gelenkkapsel (Ligg. plantaria) verbunden.

Pathologie

Verletzungsmechanismus

Zehenfrakturen kommen häufig vor. Am häufigsten betreffen sie die Groß- und die Kleinzehe durch direkte Traumen (Einklemmung, Quetschung, heftiges Anstoßen, Stolpern). Meist handelt es sich um nicht dislozierte Brüche (< 2 mm Dislokation) ohne Gelenkbeteiligung. Bei kleinen Kindern können durch Tragen von Gummi-Clogs (hinten offene Schuhe aus weichem Vollgummi) auf Rolltreppen schlimme Zehenfrakturen bis zu Amputationen auftreten.

Klassifikation

Die AO-Klassifikation der Frakturen der Phalangen aus dem Jahr 2018 ist in ▸ Abb. 5.19 und ▸ Tab. 5.4 wiedergegeben.

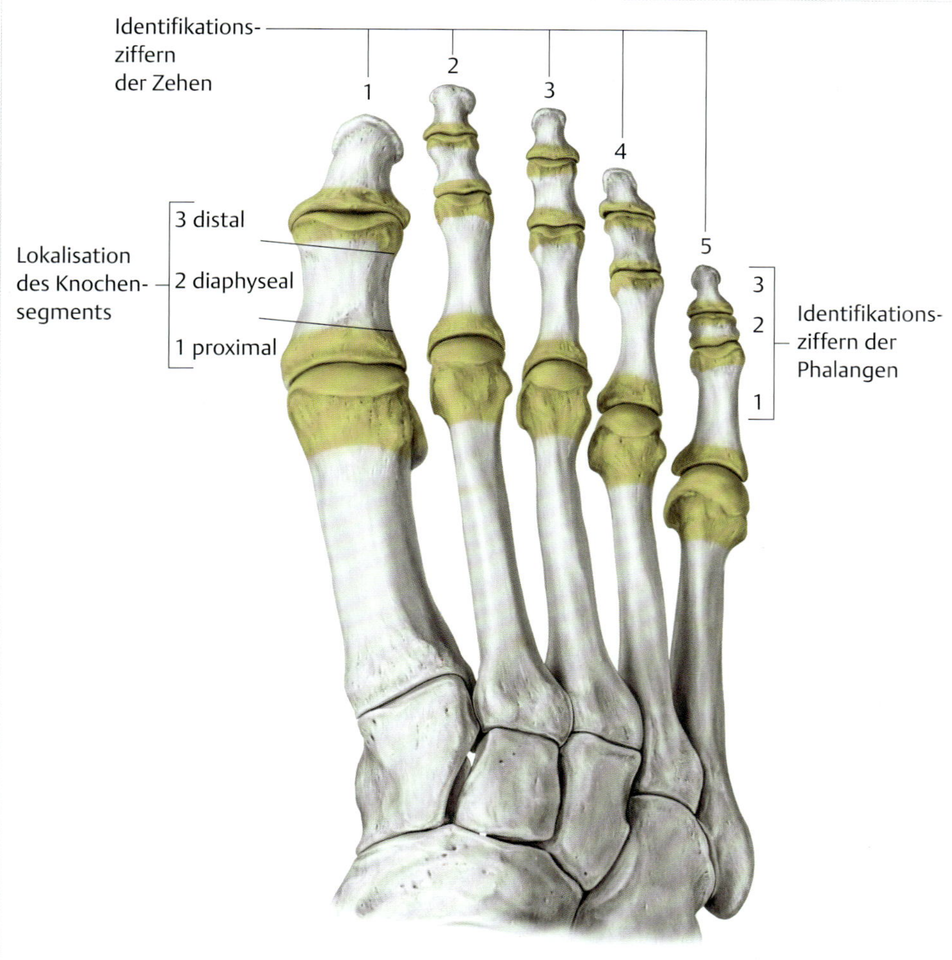

Abb. 5.19 AO-Klassifikation (2018) der anatomischen Region der Phalangen in Bezug auf die Frakturen.

Tab. 5.4 AO-Klassifikation (2018) der anatomischen Region der Phalanges in Bezug auf die Frakturen am Beispiel der Großzehe.

Typen	Beschreibung
88.1.2.1	Fraktur des proximalen Endsegments
• 88.1.2.1A	extraartikuläre Fraktur
• 88.1.2.1B	partielle Gelenkfraktur
• 88.1.2.1C	komplette Gelenkfraktur
88.1.2.2	Fraktur des diaphysealen Segments
• 88.1.2.2A	einfache Fraktur
• 88.1.2.2B	Keilfraktur
• 88.1.2.2C	multifragmentäre Fraktur
88.1.2.3	Fraktur des distalen Endsegments
• 88.1.2.3A	extraartikuläre Fraktur
• 88.1.2.3B	partielle Gelenkfraktur
• 88.1.2.3C	komplette Gelenkfraktur

Bildgebung

Ultraschall

Keine Indikation.

Röntgen

Röntgenaufnahmen des Vorfußes in 2 Ebenen:

- *Aufnahme der Großzehe d.-p:* Lage der Sesambeine
- *Aufnahme der Großzehe seitlich, ggf. seitlich in Dorsalextension:* Beurteilung der Sesambeinposition, Sesambeinfrakturen
- *Sesambeinaufnahme:* Darstellung der Sesambeine in der Gleitrinne (sofern schmerzbedingt möglich); beim Sesambein bipartitum meist abgerundete Kantenverläufe, während die Fraktur sich durch scharfe Ecken und Kanten auszeichnet

Computertomografie

Es besteht primär keine Indikation für die CT; ggf. kann sie zur präoperativen Planung bei komplexen Trümmerfrakturen im Großzehengrundgelenk eingesetzt werden.

Magnetresonanztomografie

Eine MRT wird bei Verdacht auf Sesambeinnekrose und zur Abgrenzung eines Sesambeins bipartitum sowie einer Sesambeinfraktur durchgeführt.

Bildbeispiele

► Abb. 5.20, ► Abb. 5.21 und ► Abb. 5.22 schildern verschiedene Fallbeispiele von Frakturen der Phalangen.

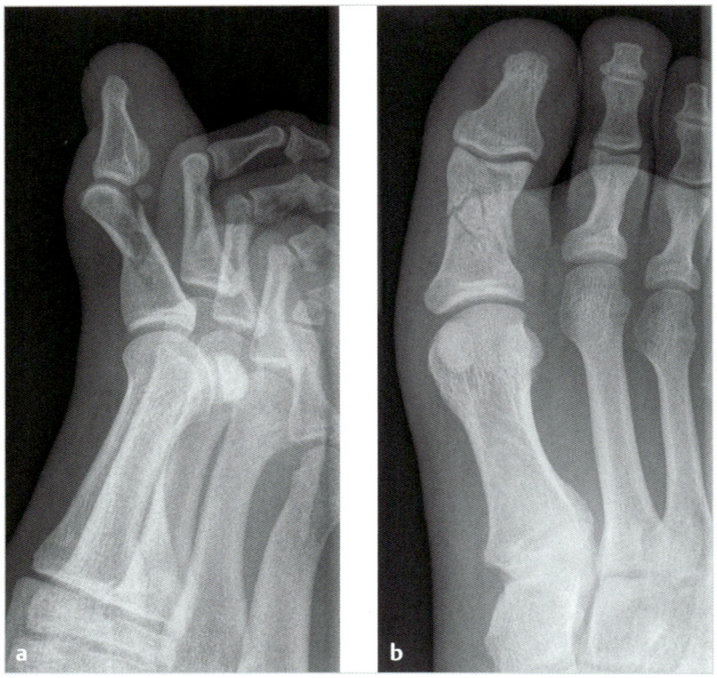

Abb. 5.20 Frakturen der Phalangen. Röntgenaufnahme der Großzehe in 2 Ebenen. Mehrfragmentfraktur des Grundglieds mit Dislokation nach dorsal und in Valgusstellung. Der akzessorische Knochen plantar im Bereich des Interphalangealgelenks ist ein Normalbefund.
a Röntgenaufnahme der Großzehe seitlich.
b Röntgenaufnahme der Großzehe d.-p.

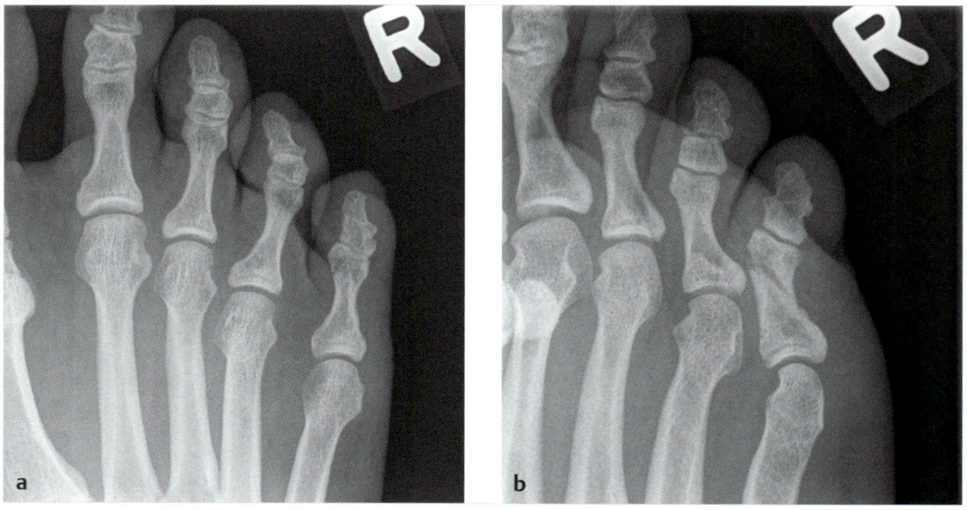

Abb. 5.21 Frakturen der Phalangen. Schaftfraktur der Grundphalanx D V.
a Röntgenaufnahme des Vorfußes d.-p. (Ausschnitt).
b Röntgenaufnahme des Vorfußes schräg. Distale, schräg verlaufende Fraktur, therapiert mit Pflasterzügelverband.

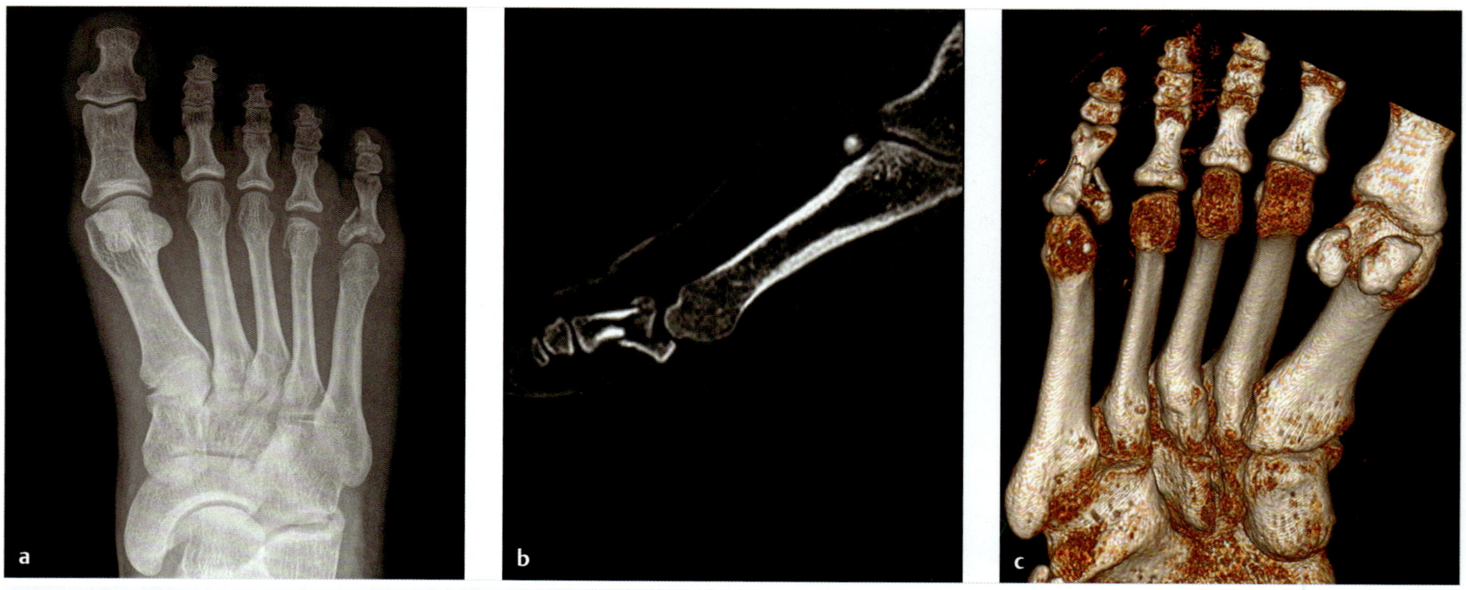

Abb. 5.22 Frakturen der Phalangen. 30-jährige Patientin, Zustand nach Fahrradsturz. Fraktur der Kleinzehe.
a Röntgenaufnahme des Fußes d.-p. Fraktur des Metatarsaleköpfchens IV sowie Fraktur des gelenkseitigen Grundglieds von D V, fragliche Konturunterbrechung der distalen Gelenkfläche des Grundglieds des proximalen Interphalangealgelenks.
b CT, sagittale Rekonstruktion. Darstellung der Mehrfragmentfraktur des Gelenksockels von Grundglied D V mit Desintegration der Gelenkfläche. Die distale Grundgliedfraktur bestätigte sich nicht.
c 3-D-CT. Darstellung der Fragmente der Basisfraktur vom Grundglied der Kleinzehe. *Anmerkung:* Die 3-D-CT ist für die therapeutische Planung eigentlich nicht nötig.

Differenzialdiagnose

- Sesambeinnekrose im Fragmentationsstadium
- Sesambein bipartitum
- akzessorische Sesambeine der Metatarsophalangealgelenke II–V

Therapie

Konservativ

Bewährt hat sich das Taping der frakturierten Zehe an die Nachbarzehe mit einer kleinen Kompresse im Zehenzwischenraum. Zur Entlastung des Vorfußes ist meist ein Vorfußentlastungsschuh ausreichend.

Operativ

Dislozierte Frakturen können in Lokalanästhesie reponiert werden. Dabei ist insbesondere auf eine korrekte Rotation zu achten.

Dislozierte instabile Frakturen sowie Frakturen mit Gelenkbeteiligung können mittels Spickdrahtosteosynthese oder Minischrauben bzw. Platten versorgt werden. Dies gilt insbesondere für die Großzehe. Auch knöcherne Ausrisse der Kollateralbänder werden reponiert und mit Schrauben oder Kirschner-Draht fixiert. Offene Frakturen des Großzehengrundgelenks können mit einem Mini-Fixateur externe behandelt werden.

Besteht bei Sesambeinfrakturen eine Dehiszenz von ≥ 3 mm, wird die Indikation zur Osteosynthese mit einer Doppelgewindeschraube inzwischen aggressiver gestellt. Gering dislozierte Sesambeinfrakturen können konservativ behandelt werden.

Prognose/Komplikationen

Das Risiko der Entwicklung einer Pseudarthrose an den Zehen ist gering. Frakturen mit Beteiligung der kleinen Zehengelenke führen regelmäßig zu einer dauerhaft reduzierten Beweglichkeit. Sesambeinfrakturen haben ein hohes Pseudarthroserisiko.

5.1.4 Sonstige Weichteiltraumen

Bildbeispiele

▶ Abb. 5.23 und ▶ Abb. 5.24 zeigen 2 Beispiele sonstiger Weichteiltraumen.

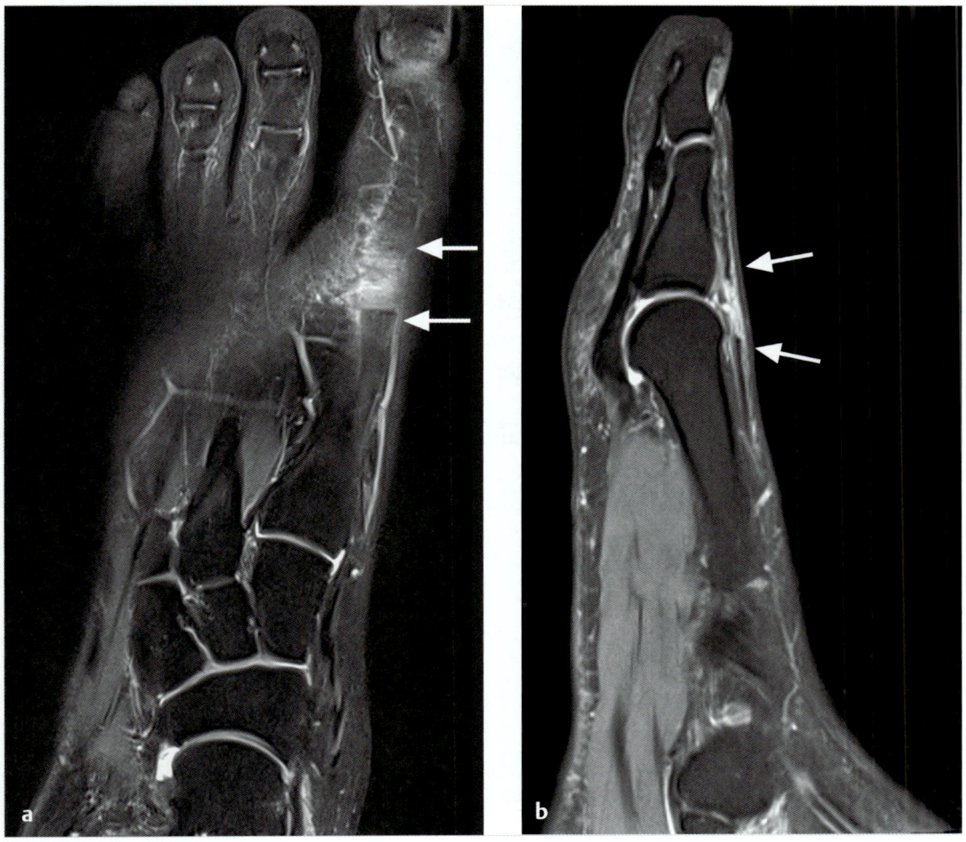

Abb. 5.23 Sonstige Weichteiltraumen des Vorfußes. 30-jährige Patientin mit vollständiger Durchtrennung der Extensor-hallucis-longus-Sehne durch eine Schnittverletzung. Dehiszente Sehnenenden (Pfeile) in Höhe des Großzehengrundgelenks.
a Koronare PDw fatsat MRT-Sequenz.
b Sagittale PDw fatsat MRT-Sequenz.

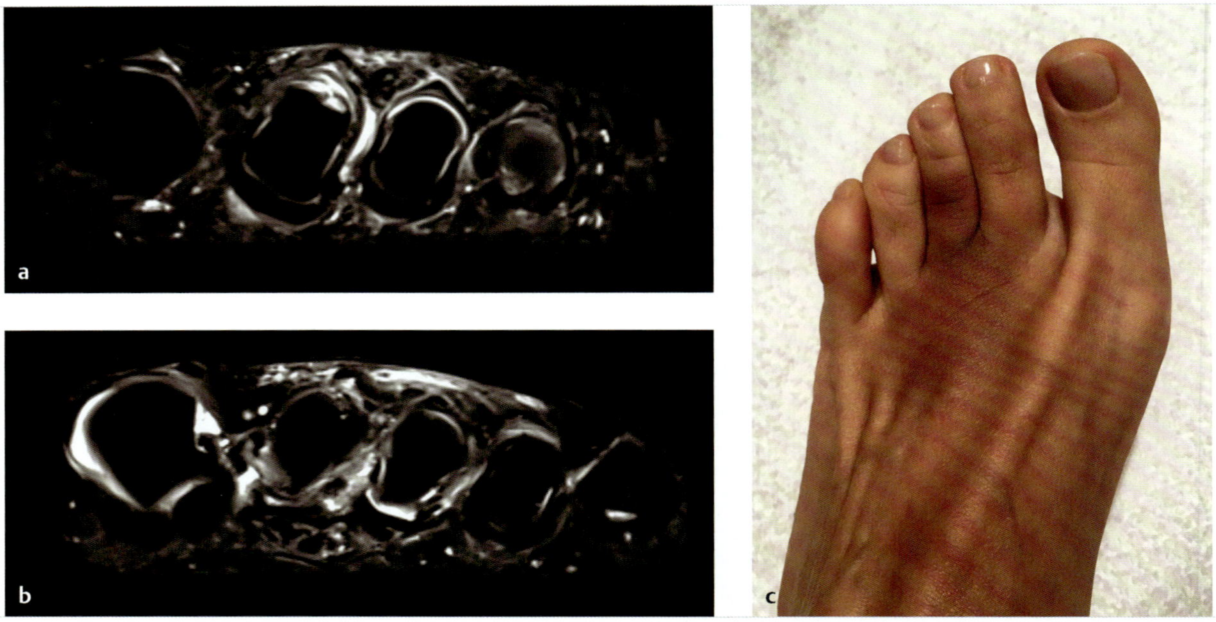

Abb. 5.24 Sonstige Weichteiltraumen des Vorfußes: spontane dorsale Kapselblutung. 52-jährige Patientin mit akut aufgetretenen immobilisierenden Vorfußschmerzen in Höhe der Grundgelenke ohne adäquates Trauma.

a Axiale PDw fatsat MRT-Sequenz 2 Tage nach dem Ereignis. MRT bei immobilisierenden Schmerzen zum Ausschluss einer Ermüdungsfraktur. Flächiger Flüssigkeitsnachweis entlang der dorsalen Metatarsophalangealgelenke II und III unter Einbezug der Streckerhaube ohne Nachweis einer strukturellen Läsion.

b Axiale PDw fatsat MRT-Sequenz weiter distal. Ausdehnung der Blutung nach interdigital sowie subkutanes, dorsales Hämatom.

c Klinisches Bild nach einer Woche. Das Hämatom trat mit einer Latenz von 2 Tagen an die Oberfläche, der Fuß war nach wenigen Tagen ohne Therapie wieder voll belastbar mit restitutio ad integrum.

5.2 Chronische, posttraumatische und degenerative Veränderungen

Markus Walther, Ulrike Szeimies

5.2.1 Hallux valgus

Definition

Unter einem Hallux valgus versteht man eine statische Subluxation des Großzehengrundgelenks in Verbindung mit einer Lateraldeviation der Großzehe und einer Medialdeviation des Metatarsale I. Weitere Komponenten können eine Pronationsstellung der Großzehe, ein Abkippen der Gelenkfläche des Metatarsale I nach lateral sowie eine Subluxation der Sesambeine nach lateral sein.

Symptome

Die Symptomatik erstreckt sich von Beschwerdefreiheit bis hin zu chronischen Entzündungen über der Pseudoexostose. Eine sekundäre mechanische Folge ist die Transfermetatarsalgie aufgrund der reduzierten Lastübertragung über die Großzehe.

Prädisponierende Faktoren

- Familiäre Belastung
- Bindegewebeerkrankungen
- 90 % Frauen
- Pes planovalgus
- entzündliche Gelenkerkrankungen

Anatomie/Pathologie

- Lateraldeviation der Großzehe in Verbindung mit einer Medialisierung des Os metatarsale I
- Dezentrierung der Sesambeine nach lateral bis zur vollständigen Luxation
- Pseudoexostose unterschiedlicher Ausprägung
- Pronationsfehlstellung der Großzehe bis zur Infraduktusstellung (teilweise Überlappung von I. und II. Zehe)

Bildgebung

Ultraschall

Nicht sinnvoll.

Röntgen

Es werden belastete Aufnahmen des Fußes in 3 Ebenen angefertigt. Darin lassen sich folgende Parameter bestimmen, die für die Therapie entscheidend sind:

- Hallux-valgus-Winkel (Norm: ≤ 15°; ► Abb. 5.25)
- Intermetatarsalwinkel (Norm: < 10°; ► Abb. 5.26)
- Position der Sesambeine (partiell oder vollständig luxiert)
- Stellung der Gelenkfläche
- Metatarsale I: DMAA (Distal metatarsal articular Angle; Norm: < 10°; ► Abb. 5.27)
- Grundphalanx: PASA (Proximal articular Set Angle; Norm: < 15°)
- Halluxinterphalangealwinkel (Winkel zwischen der Achse von Metatarsale I und der Grundphalanx; Norm: < 5°)

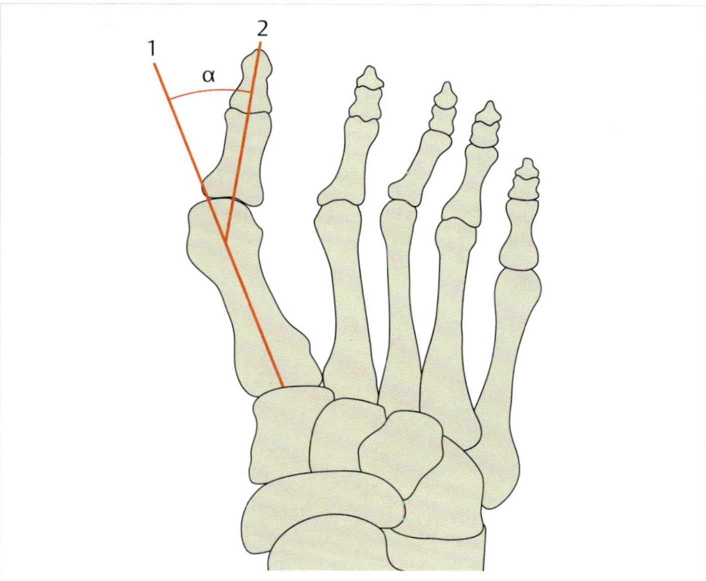

Abb. 5.25 Hallux-valgus-Winkel. Gemessen in der Röntgenaufnahme im Stehen. Normwert: α ≤ 15°, bei Hallux valgus: α > 15°. (Waldt S, Eiber M, Wörtler K. Messverfahren und Klassifikationen in der muskuloskelettalen Radiologie. Stuttgart: Thieme; 2011)
1 = Schaftachse des Os metatarsale I
2 = Schaftachse der proximalen Phalanx
α = Hallux-valgus-Winkel

- Pseudoexostose
- Hallux-valgus-interphalangeus-Winkel (Norm: < 10°)
- Länge der Metatarsalia
- Form des Metatarsophalangealgelenks
- Kongruenz
- Tarsometatarsale-I-Gelenk und Gelenk zum Os cuneiforme mediale: Formung der Gelenkfläche, Os intermetatarseum

Computertomografie/Magnetresonanztomografie

Es besteht keine Schnittbildindikation. Ausnahme: Verdacht auf degenerative Veränderungen des Tarsometatarsale-I-Gelenks als Ursache der Fehlstellung.

Empfehlung zur Bildgebung

Methode der Wahl: Röntgen des Fußes in 3 Ebenen unter Belastung.

Bildbeispiele

Verschiedene Hallux-valgus-Fälle sind in ▶ Abb. 5.28, ▶ Abb. 5.29 und ▶ Abb. 5.30 dargestellt.

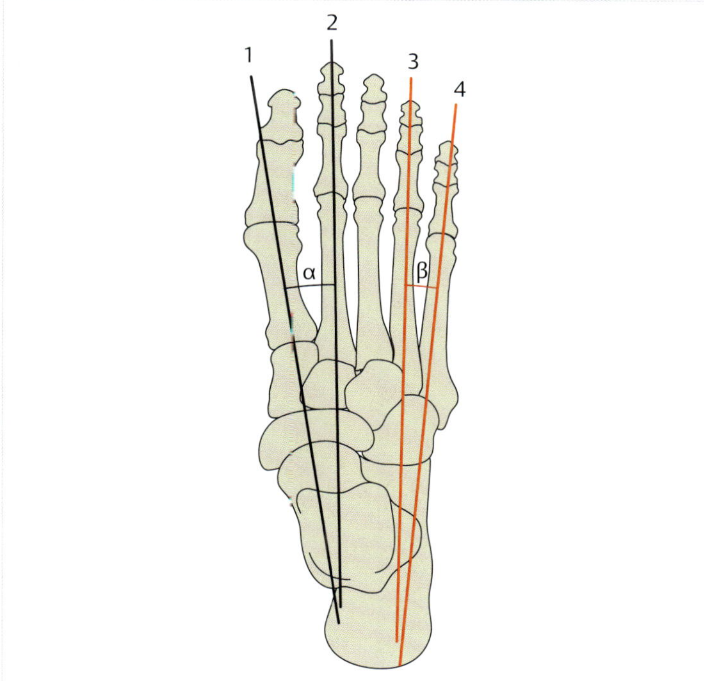

Abb. 5.26 Intermetatarsalwinkel D I/II und D IV/V. Gemessen in der Röntgenaufnahme im Stehen. Normwert: α < 10°, bei Metatarsus primus varus: α ≥ 10°. Der Intermetatarsalwinkel D I/II ist beim Hallux valgus therapieentscheidend: Ist der Winkel > 15°, wird eine basisnahe Osteotomie am Metatarsale I oder eine Korrektur am Tarsometatarsalgelenk durchgeführt. Ist der Winkel ≤ 15°, ist eine retrokapitale oder diaphysäre Osteotomie Therapieverfahren der Wahl. (Waldt S, Eiber M, Wörtler K. Messverfahren und Klassifikationen in der muskuloskelettalen Radiologie. Stuttgart: Thieme; 2011)
1 = Schaftachse des Metatarsale I
2 = Schaftachse des Metatarsale II
3 = Schaftachse des Metatarsale IV
4 = Schaftachse des Metatarsale V
α = Intermetatarsalwinkel D I/II
β = Intermetatarsalwinkel D IV/V

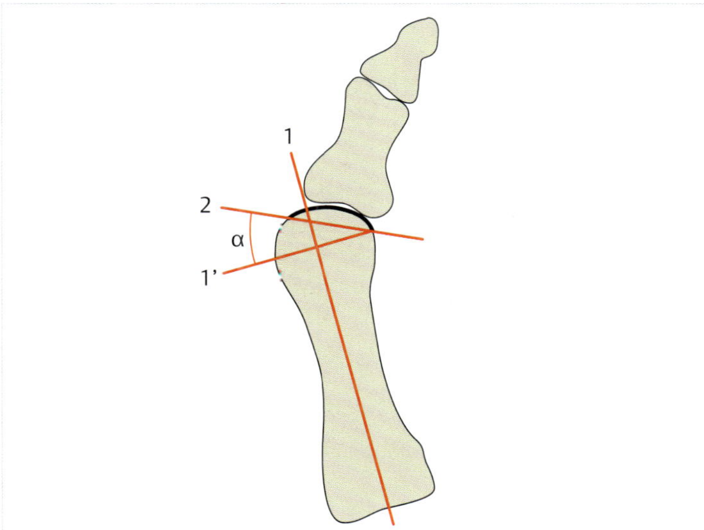

Abb. 5.27 DMAA. Gemessen in der Röntgenaufnahme im Stehen. Normwert: α < 10°. (Waldt S, Eiber M, Wörtler K. Messverfahren und Klassifikationen in der muskuloskelettalen Radiologie. Stuttgart: Thieme; 2011)
1 = Schaftachse des Metatarsale I
1' = Senkrechte zur Schaftachse des Metatarsale I
2 = Gerade durch die mediale und laterale Begrenzung der Gelenkfläche
α = DMAA

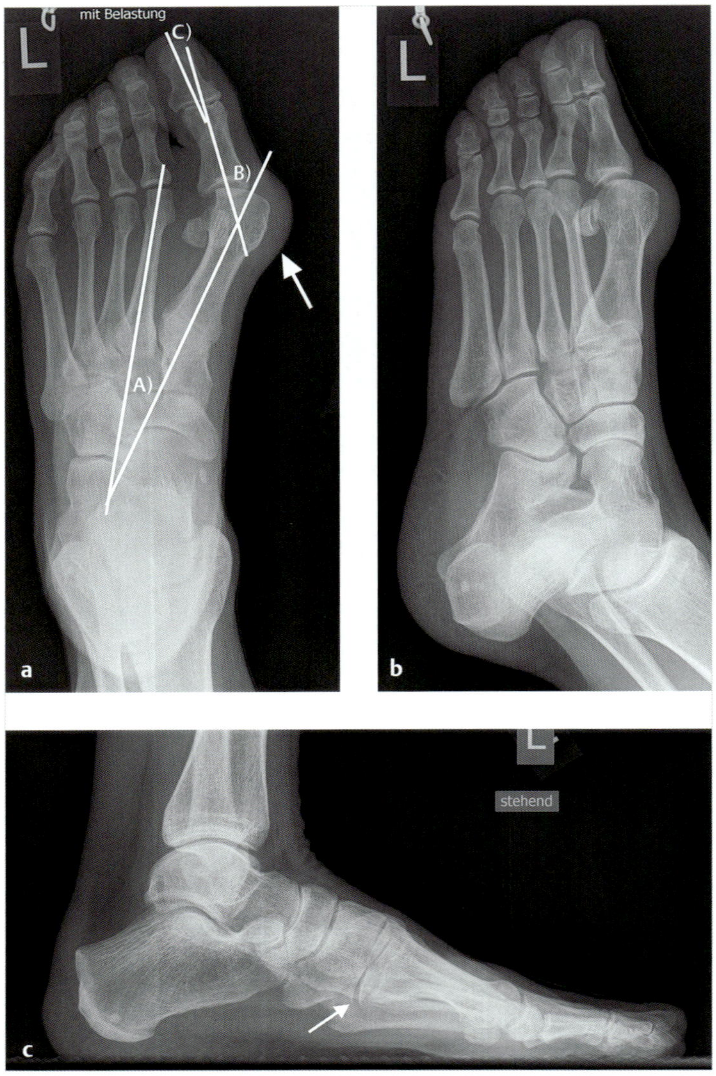

Abb. 5.28 **Hallux valgus.** Zur Beurteilung eines Hallux valgus und zur Planung einer operativen Korrektur werden belastete Röntgenaufnahmen des Fußes in 2 bzw. 3 Ebenen angefertigt.

- **a** Röntgenaufnahme d.-p. Beurteilt werden der Intermetatarsalwinkel (A) zwischen der Achse des Os metatarsale I und der Achse des Os metatarsale II, der Hallux-valgus-Winkel (B) zwischen der Achse des Os metatarsale I und der Achse des Grundglieds der Großzehe und der Interphalangealwinkel (C) zwischen Grundglied- und Endgliedachse. Teilweise ist der Weichteilschatten einer Bursa erkennbar (Pfeil) sowie eine Subluxation des Großzehengrundgelenks.
- **b** Röntgenaufnahme schräg. Die Schrägaufnahme erlaubt die Beurteilung der Fußwurzelgelenke. Im Bild fällt vor allem eine Gelenkspaltverschmälerung talonavikular auf, die sich auch auf der d.-p. Aufnahme nachvollziehen lässt. Insbesondere Luxationen und Subluxationen der Zehengrundgelenke sind in der Schrägaufnahme am besten erkennbar.
- **c** Röntgenaufnahme seitlich, belastet. Die belastete Seitaufnahme ermöglicht die Beurteilung des Tarsometatarsalgelenks I (Pfeil). Ein Klaffen des Gelenks ist Hinweis auf eine Instabilität. Dorsale Anbauten korrelieren klinisch mit einem metatarsalen Höcker.

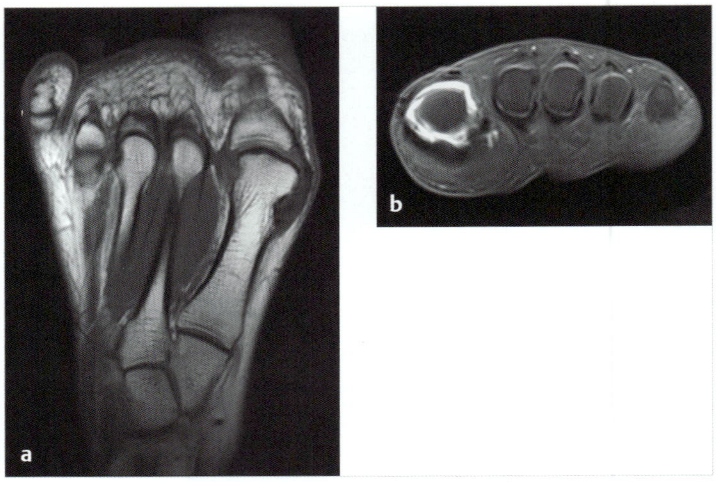

Abb. 5.29 **Hallux valgus.** 27-jährige Patientin mit aktiviertem Hallux valgus. Die Untersuchung erfolgte zum Ausschluss einer weiteren Pathologie; die Diagnostik des Hallux valgus ist primär keine MRT-Indikation.

- **a** Koronare T 1w MRT-Sequenz. Lateraldeviation der Großzehe mit Medialisierung des Os metatarsale I bei Subluxation im Großzehengrundgelenk.
- **b** Axiale T 1w fatsat MRT-Sequenz nach Kontrastmittelgabe. Intensive synovialitische Kontrastmittelanreicherung als Ausdruck der chronischen Aktivierung des Hallux valgus.

Differenzialdiagnose

- Hallux rigidus
- Gicht
- Pseudogicht
- Turf Toe

Therapie

Konservativ

Die Symptome des Hallux valgus können durch konservative Maßnahmen wie Krankengymnastik, Bewegungstherapie, Bandagen, Einlagen und entsprechend weites Schuhwerk reduziert werden. Die Möglichkeiten der konservativen Therapie zur Beeinflussung der Fehlstellung sind begrenzt. Das schlägt sich auch in der aktuellen Leitlinie der AWMF nieder.

Operativ

Eine Korrektur der Fehlstellung ist nur durch operative Maßnahmen möglich. Über 150 Operationsverfahren (S. 432) sind publiziert. Die häufigsten Korrekturen sind die Chevron-Osteotomie, die Scarf-Osteotomie, die Basisosteotomie und die korrigierende Fusion des Tarsometatarsale-I-Gelenks (sog. Lapidusarthrodese). In den letzten Jahren haben sich zusätzlich verschiedene minimalinvasive Techniken etabliert.

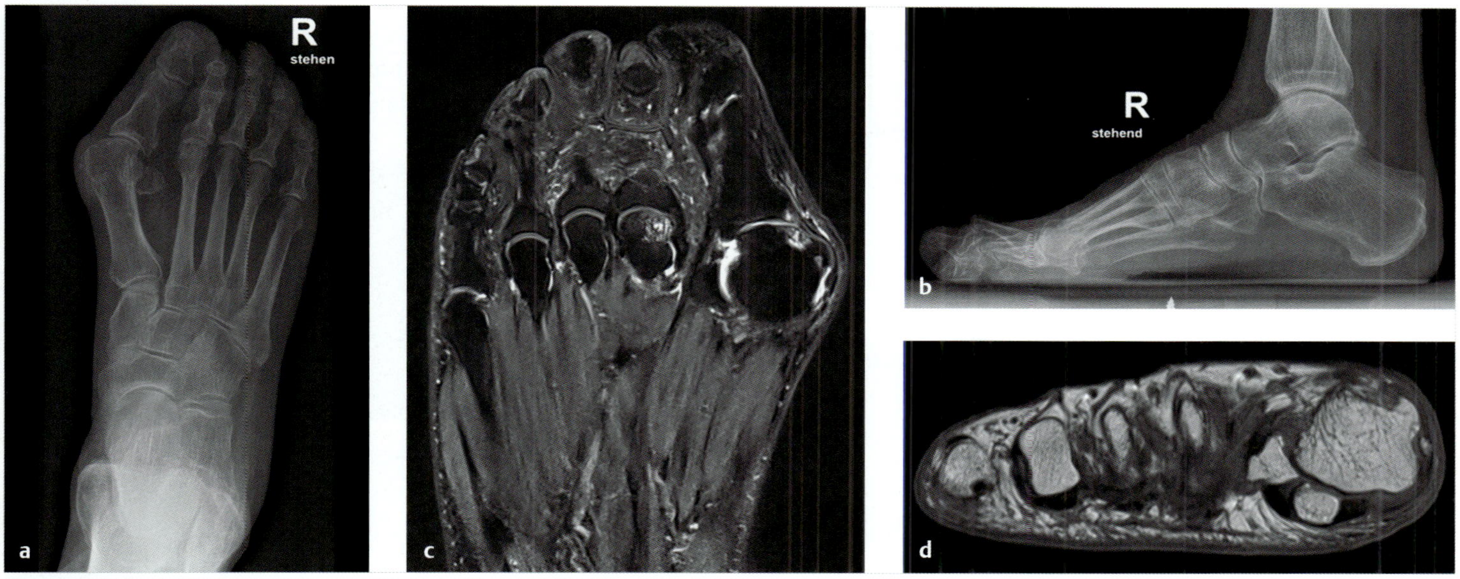

Abb. 5.30 Hallux valgus. 76-jährige Patientin mit Hallux valgus und Krallenzehe D II. Transfermetatarsalgie.
Anmerkung: Dieser Fall demonstriert den Ausfall der muskulären Verspannung des I. Strahles bei einer Hallux-valgus-Fehlstellung. Das Os metatarsale I liegt medial der langen Beuge- und Strecksehne. Die daraus resultierende verminderte Lastaufnahme führt regelmäßig zu einer Mehrbelastung der Metatarsalia II–IV (Transfermetatarsalgie). Ziel einer Hallux-valgus-Operation ist es, durch eine Korrektur der knöchernen Fehlstellung die muskuläre Verspannung des I. Strahles wiederherzustellen. Eine alleinige Korrektur einer Krallenzehenfehlstellung führt häufig zu Rezidiven.
a Röntgenaufnahme des Fußes d.-p., belastet. Hallux valgus mit degenerativen Veränderungen im Großzehengrundgelenk. Krallenzehe D II mit Subluxation im Metatarsophalangealgelenk als Hinweis auf eine Ruptur der plantaren Platte.
b Röntgenaufnahme des Fußes seitlich, korrespondierend zu **a**. Die Fehlstellung der II. Zehe mit Flexion im proximalen Interphalangealgelenk und dorsaler Subluxation im Metatarsophalangealgelenk ist im seitlichen Strahlengang besser erkennbar.
c Koronare PDw fatsat MRT-Sequenz. Flächiger Knorpeldefekt im Großzehengrundgelenk mit knöchernen Anbauten und subkortikalen Erosionen im Randbereich, Perfusionsstörung und medialer Knorpelverlust im Metatarsaleköpfchen II. Die Veränderungen im Kopf des Os metatarsale II waren in dieser Form im konventionellen Röntgen nicht sichtbar.
d Axiale T1w MRT-Sequenz. Luxationsstellung der Sesambeine beim Hallux valgus. Der Kopf des Os metatarsale I ist nach medial verschoben. Das führt zu einer lateralen Dezentrierung der Sesambeine.

> **Merke** M!
>
> Je größer beim Hallux valgus die Deformität, desto weiter proximal sollte die Osteotomie durchgeführt werden.

Prognose/Komplikationen

Prognose

Gute Prognose bei operativer Wiederherstellung des korrekten Alignement des I. Strahles. Limitierend auf das funktionelle Ergebnis wirken sich folgende Faktoren aus:
- vorbestehende Knorpelschäden
- Bewegungseinschränkung im Großzehengrundgelenk
- Kristallarthropathie, Rheuma

Komplikationen

Komplikationen umfassen die Rezidivfehlstellung, den Hallux varus, die progrediente Arthrose des Großzehengrundgelenks und die Osteonekrose des Metatarsale-I-Köpfchens.

5.2.2 Hallux rigidus

Definition

Der Hallux rigidus ist als schmerzhafte degenerative Bewegungseinschränkung des Großzehengrundgelenks in Verbindung mit dorsaler Osteophytenbildung definiert.

Symptome

- Schmerzhafte Bewegungseinschränkung
- Synovialitis und Schwellung
- dorsale Osteophyten an der Grundphalanx und am Metatarsale I
- in 80 % der Fälle beidseits
- Kombination mit einem Hallux valgus untypisch

Prädisponierende Faktoren

- Trauma (Turf-Toe-Verletzung)
- abgeflachter Metatarsalekopf
- elevierter I. Strahl
- positive Familienanamnese

Anatomie/Pathologie

Infolge einer Inkongruenz im Großzehengrundgelenk oder eines Traumas kommt es zu einer progredienten Arthrose mit Gelenkspaltverschmälerung, Osteophytenbildung und eingeschränkter Beweglichkeit.

Bildgebung

Ultraschall

Der Longitudinalschnitt über das Metatarsophalangealgelenk I zeigt Ausziehungen der echogenen knöchernen Linien (Osteophyten) von oftmals bizarrer Form, einen echoarmen Gelenkerguss und ggf. eine echoreiche Verdickung der Synovialis (Doppler-positiv). Das Gelenk kann sonografisch unterstützt injiziert werden.

Röntgen

Die Stadien gemäß klinischer und radiologischer Einteilung zeigt ▶ Tab. 5.5.

Computertomografie/Magnetresonanztomografie

Keine Schnittbildindikation.

Empfehlung zur Bildgebung

Methode der Wahl: Röntgen (Röntgenaufnahme des betroffenen Fußes in 3 Ebenen).

Tab. 5.5 Stadieneinteilung des Hallux rigidus anhand klinischer und radiologischer Befunde.

Grade	Beschreibung
0	Dorsalextension 40–60°, normales Röntgenbild, unauffällige klinische Befunde
1	Dorsalextension 30–40°, evtl. dorsale knöcherne Ausziehung mit minimaler Gelenkspaltverschmälerung; subjektives Steifigkeitsgefühl des Patienten mit Schmerzen bei forcierter Dorsalextension
2	Dorsalextension 10–30°, zirkuläre Osteophytenbildung mit Abflachung des Metatarsale-I-Köpfchens
3	Dorsalextension ≤ 10°, radiologisch Zystenbildung mit weitgehend aufgehobenem Gelenkspalt; Dauerschmerz mit erheblicher Einsteifung des Großzehengrundgelenks
4	Dorsalextension ≤ 10°, radiologisch weiter fortschreitende Gelenkspaltverschmälerung, Arthrose im Sesambeingleitlager und Zystenbildung

Bildbeispiele

▶ Abb. 5.31, ▶ Abb. 5.32, ▶ Abb. 5.33 und ▶ Abb. 5.34 illustrieren die bildgebenden Eigenschaften eines Hallux rigidus.

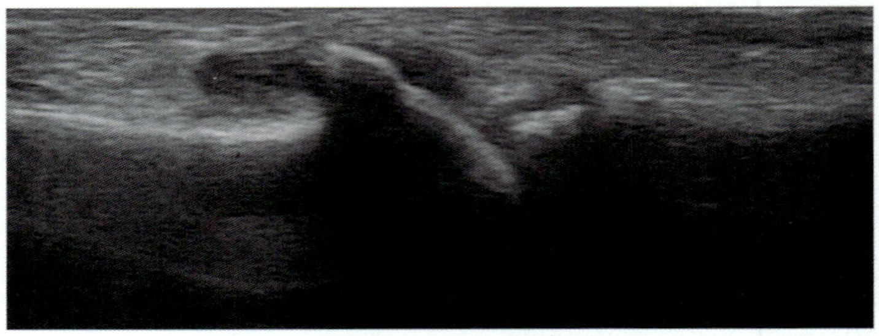

Abb. 5.31 Hallux rigidus. Ultraschallbild, Longitudinalschnitt.

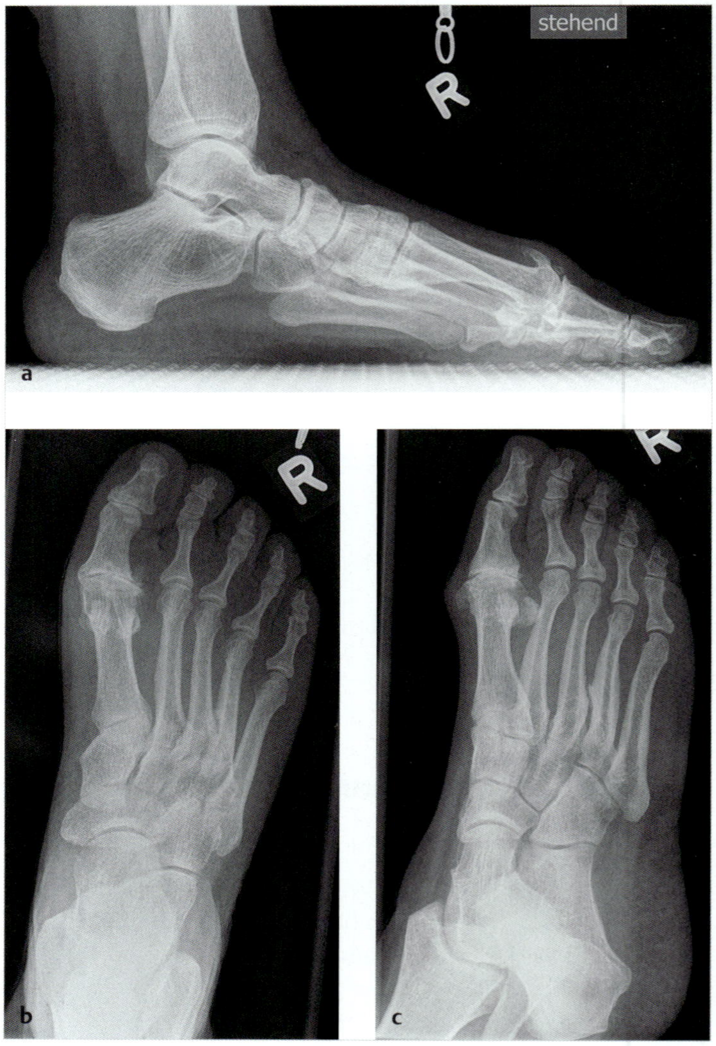

Abb. 5.32 Hallux rigidus. Zur Beurteilung des Hallux rigidus werden belastete Röntgenaufnahmen des Fußes in 3 Ebenen angefertigt.

a Röntgenaufnahme des Fußes seitlich. Dorsaler Osteophyt sowie freier Gelenkkörper im Metatarsophalangealgelenk. Der Gelenkspalt ist fast vollständig aufgehoben. Der I. Strahl steht eleviert.

b Röntgenaufnahme d.-p. Die d.-p. Aufnahme erlaubt die Beurteilung der Achse des I. Strahles.

c Röntgenaufnahme schräg. Die Aufnahme zeigt ebenfalls den aufgehobenen Gelenkspalt sowie den dorsalen Osteophyten am Großzehengrundgelenk.

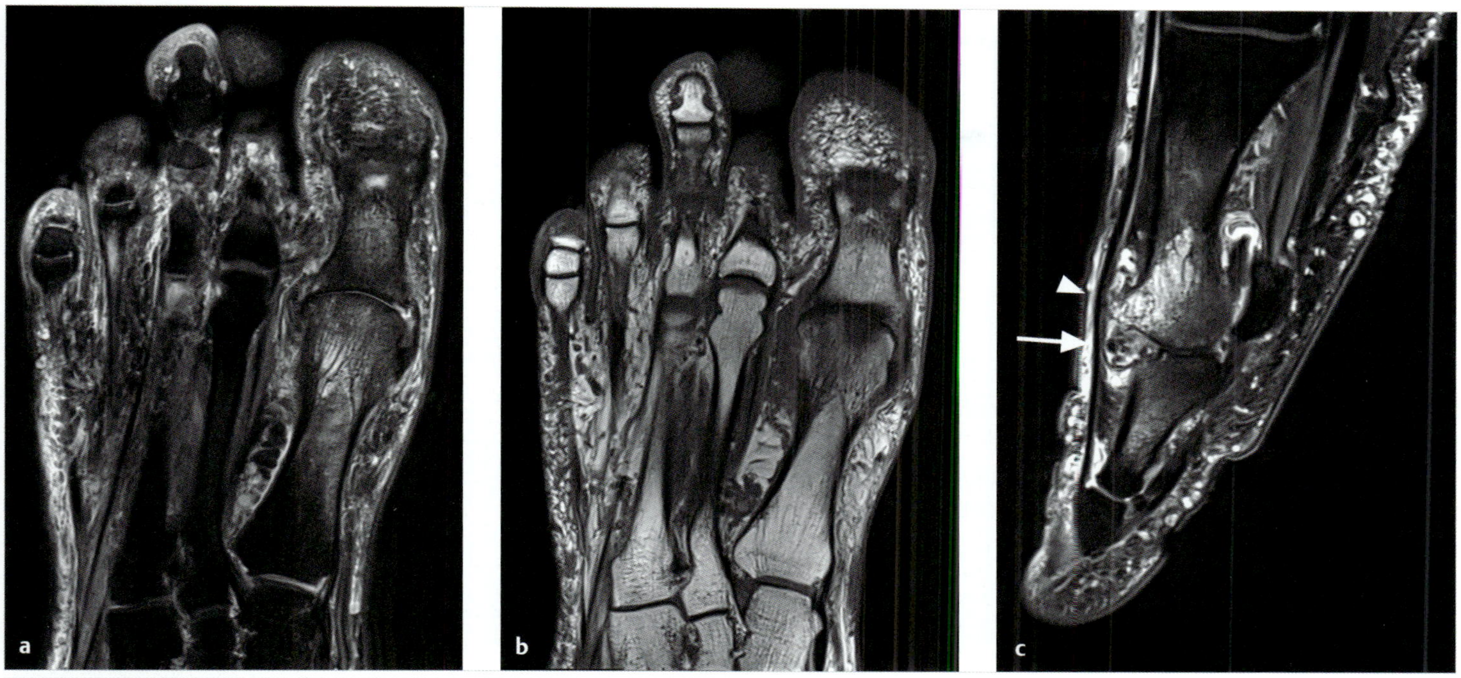

Abb. 5.33 Hallux rigidus. 75-jähriger Patient mit wechselnden, teilweise intensiven Schmerzen und eingeschränkter Beweglichkeit. Ausschluss eines Morton-Neuroms und einer Ermüdungsfraktur.

a Koronare PDw fatsat MRT-Sequenz. Vollständiger Knorpelverlust im Großzehengrundgelenk mit flächiger Ödematisierung des Metatarsale I sowie der Grundphalanx.

b Koronare T1w MRT-Sequenz. Initiale gelenkseitige Erweichungszone (signalarmes Areal) im Metatarsale-I-Köpfchen im Rahmen der Arthrose.

c Sagittale PDw fatsat MRT-Sequenz. Aktivierte knöcherne Anbauten am dorsalen Metatarsaleköpfchen mit leichter Verlagerung der Strecksehne (Pfeilspitze). Vollständiger Knorpelverlust im Großzehengrundgelenk, Gelenkdebris im dorsalen Rezessus (Pfeil).

Abb. 5.34 Hallux rigidus. 54-jähriger Patient mit seit Längerem ausgeprägten Schmerzen mit verminderter Beweglichkeit im Großzehengrundgelenk. Deutlich aktivierte Arthrose bzw. Hallux rigidus mit zystischer Komponente. ►

a Koronare PDw fatsat MRT-Sequenz. Deutliche Aktivierung des Metatarsaleköpfchens I mit subchondralen Geröllzysten sowie knöchernen Anbauten und ödematisierter Gelenkkapsel.

b Koronare T1w MRT-Sequenz. Fortgeschrittene Degeneration vor allem des proximalen Gelenkpartners mit großen Geröllzysten.

c Axiale T1w fatsat MRT-Sequenz nach Kontrastmittelgabe. Intensive Kontrastmittelanreicherung auch der Gelenkkapsel und Zeichen einer zusätzlichen knöchernen Stressreaktion des Metatarsaleköpfchens und des medialseitigen Sesambeins. Als Abgrenzung zur Uratarthropathie nicht im Bereich der Kapselinsertion, sondern subkortikal gelegene Zysten. Des Weiteren keine typische Klinik und normale Harnsäurewerte.

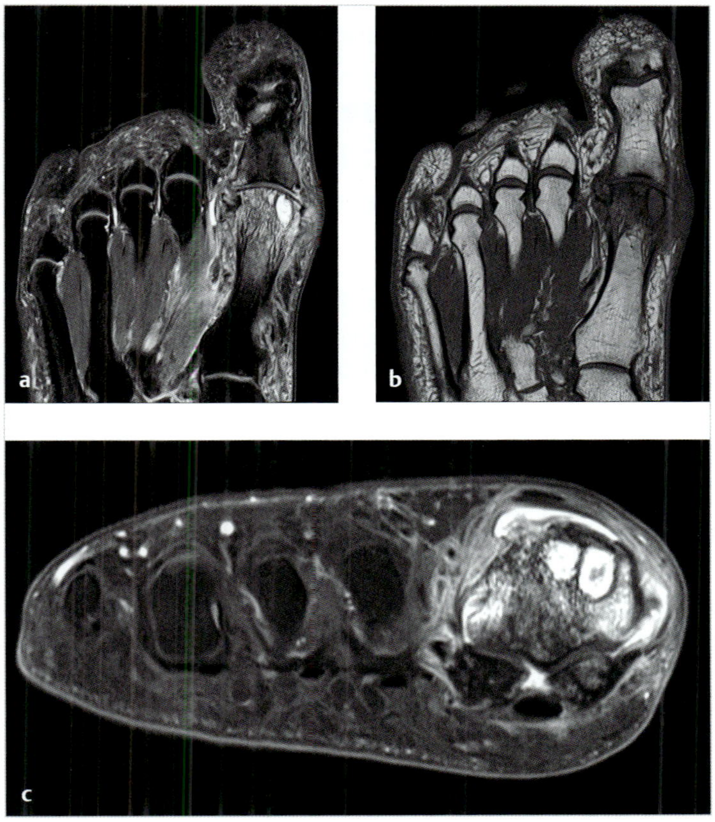

Differenzialdiagnose

- Freier Gelenkkörper
- Arthrofibrose
- Osteochondrosis dissecans
- rheumatoide Arthritis
- Sesambeinnekrose
- Arthritis urica

Therapie

Konservativ

- Einlagenversorgung mit Stahl- oder Karbonfeder unter dem I. Strahl (Rigidusfeder)
- Physiotherapie mit Mobilisation und Traktionen
- nicht steroidale Antirheumatika, lokal oder bei Bedarf systemisch
- Steroidinjektionen in das Gelenk
- Hyaluronsäureinjektionen

Operativ

- *Grad 1 und 2 (und 3):* Abtragung der Knochenkanten (Cheilektomie), ggf. plantarisierende Osteotomie
- *Grad (3 und) 4:* Arthrodese des Großzehengrundgelenks, Gelenkersatz, Resektionsarthroplastik

Prognose/Komplikationen

Etwa 75 % der Patienten profitieren von der Behandlung mit einer Verbesserung des Bewegungsumfangs. In 90 % der Fälle wird eine Besserung der Schmerzsymptomatik erreicht.

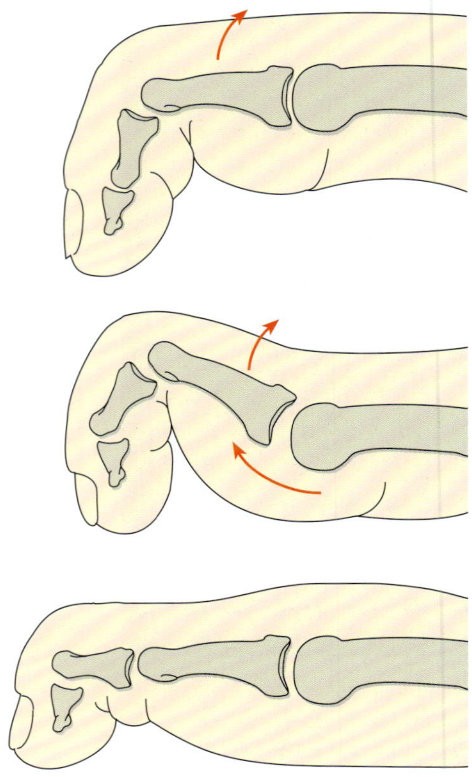

Abb. 5.35 Zehenfehlstellungen. (Waldt S, Eiber M, Wörtler K. Messverfahren und Klassifikationen in der muskuloskelettalen Radiologie. Stuttgart: Thieme; 2011)
a Hammerzehe.
b Krallen- oder Klauenzehe.
c Mallet-Zehe.

5.2.3 Krallen-, Klauen- und Hammerzehen, Insuffizienz und chronische Ruptur der plantaren Platte

Definition

Fehlstellungen der Zehen (▸ Abb. 5.35):

- *Hammerzehe:* isolierte Flexionskontraktur im proximalen Interphalangealgelenk; häufigste Kleinzehendeformität; anfangs noch flexibel, im weiteren Verlauf Ausbildung einer nicht reponierbaren Beugekontraktur
- *Krallenzehe:* Dorsalextension im Grundgelenk, Flexion im proximalen Interphalangealgelenk, ggf. Überstreckung im distalen Interphalangealgelenk; frühzeitiger Verlust des Bodenkontakts der Zehenkuppe
- *Klauenzehe:* Dorsalextension im Grundgelenk, Flexionskontraktur im proximalen und distalen Interphalangealgelenk; frühzeitiger Verlust des Bodenkontakts der Zehenkuppe
- *Mallet-Zehe:* isolierte Flexionskontraktur im distalen Interphalangealgelenk
- *Digitus-quintus-varus-Deformität:* Fehlstellung der V. Zehe im Metatarsophalangealgelenk mit Achsabweichung Richtung medial und supinatorischer Komponente

Symptome

- II. Zehe am häufigsten betroffen
- Klavus dorsal über dem proximalen Interphalangealgelenk
- Metatarsalgie
- initial flexible Fehlstellung
- im fortgeschrittenen Stadium zunehmende Kontraktur mit Subluxation oder Luxation im Metatarsophalangealgelenk
- bei der Hammerzehe schmerzhafte Verhornung unter dem Zehennagel

> **M!** **Merke**
>
> Typische klinische Zeichen der Ruptur der plantaren Platte sind eine massive Instabilität mit vermehrter Schublade (d.-p. Translation) und deutlichem Druckschmerz plantarseitig am Metatarsophalangealgelenk II. Die Luxation oder Subluxation der Zehe ist beweisend für eine Ruptur der plantaren Platte.

Prädisponierende Faktoren

- Überlänge der II. Zehe
- Hallux valgus
- Diabetes mellitus
- häufiges Tragen von zu engem Schuhwerk

- neuromuskuläre Erkrankungen
- selten Trauma
- entzündliche Gelenkerkrankungen

Anatomie/Pathologie

Anatomie

Der lange Extensor inseriert am Endglied der Zehe, kann aber nur bei Neutral- oder Flexionsstellung des Grundgelenks am proximalen und distalen Interphalangealgelenk als Extensor funktionieren. Der Extensor brevis inseriert am Mittelglied, ebenso der kurze Flexor, der lange Flexor dagegen am Endglied. Am Grundglied selbst inseriert kein Muskel. Stabilisierend wirken die intrinsischen Fußmuskeln (Mm. lumbricales und interossei). Die Funktion der intrinsischen Fußmuskeln hängt von der Stellung der Zehe im Grundgelenk ab: Bei Flexionsstellung wirken sie als Extensoren im proximalen Interphalangealgelenk, bei Dorsalextension im Grundgelenk werden sie zu Flexoren des proximalen Interphalangealgelenks. Der Stellung des Grundgelenks kommt daher eine besondere Bedeutung zu; die Kraftentfaltung der exzentrischen Muskeln ist stets größer als die der intrinsischen.

Ein zentrales stabilisierendes Element der Zehe ist die plantare Platte, die sich aus den Ausläufern der Plantaraponeurose und der plantaren Gelenkkapsel zusammensetzt (▶ Abb. 5.36). Die statische Stabilisierung der plantaren Platte in Kombination mit der dynamischen Kraft der intrinsischen Fußmuskeln führt zur Rückstellung der Grundphalanx nach der Abrollbewegung beim Gehen.

Pathologie

Sowohl durch das Gehen als auch durch Schuhwerk wird das Grundglied der Zehe in Richtung Dorsalextension gedrückt. Die muskuläre Kraftentwicklung in Richtung Plantarflexion ist an der Grundphalanx gering. Eine Aktivität des langen und des kurzen Flexors führt immer nur zu einer Beugung im proximalen und distalen Interphalangealgelenk. Das begünstigt die Entwicklung einer Krallenzehe als häufigster Deformität. Klauenzehen entstehen meist bei neuromuskulären Erkrankungen.

Bildgebung

Ultraschall

Defekte der plantaren Platte können im Längsschnitt mit einem hochfrequenten Schallkopf (> 13 MHz) dargestellt werden.

Röntgen

Röntgenaufnahmen des Vorfußes in 2 Ebenen zeigen folgende Befunde:

- Achsendeformität der Zehen vor allem in der Schrägaufnahme erkennbar
- teilweise Luxation der Zehe im Grundgelenk bei gleichzeitiger Ruptur der plantaren Platte
- degenerative Veränderungen der beteiligten Gelenke

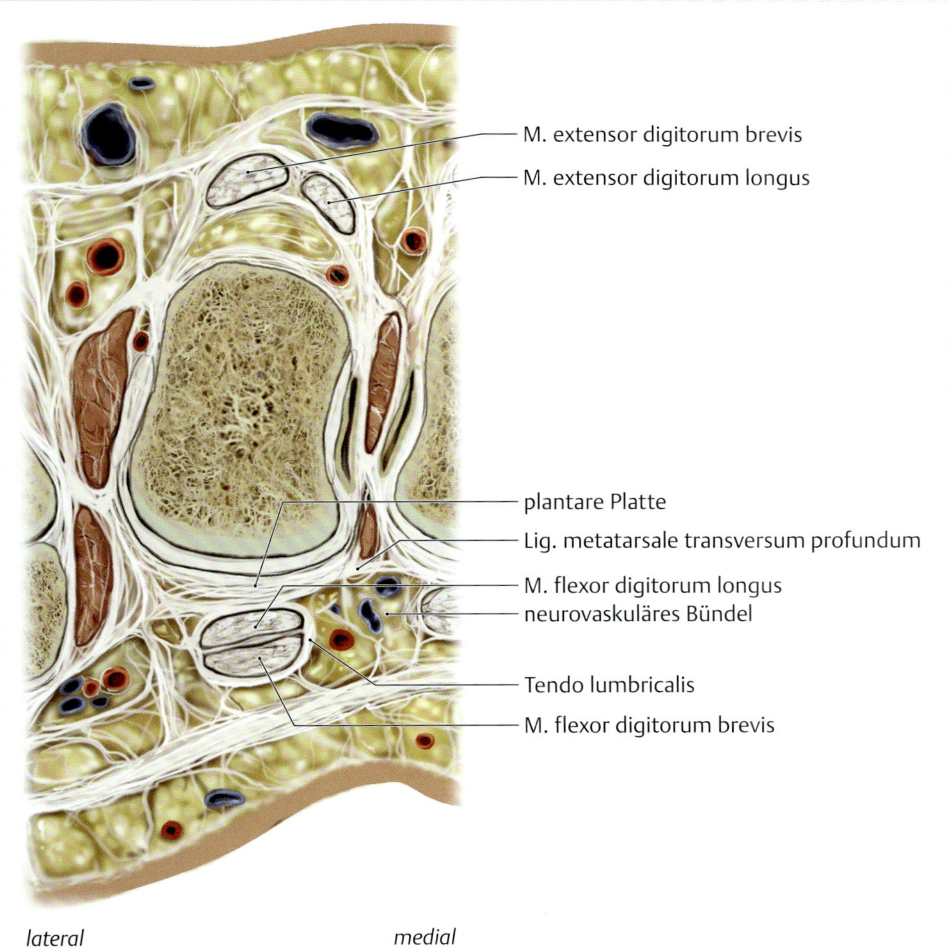

Abb. 5.36 Plantare Platte und benachbarte Strukturen. Querschnitt durch Metatarsale II auf Höhe des Metatarsaleköpfchens. (Schünke M, Schulte E, Schumacher U et al. Prometheus LernAtlas – Allgemeine Anatomie und Bewegungssystem. 4. Aufl. Stuttgart: Thieme; 2014)
Lig. = Ligamentum
M. = Musculus

Computertomografie

Bei Krallen-, Klauen- und Hammerzehen besteht keine Schnittbildindikation.

Magnetresonanztomografie

Bei Krallen-, Klauen- und Hammerzehen besteht keine Schnittbildindikation.

Untersuchung der plantaren Platte

Merke

Die Insuffizienz der plantaren Platte stellt eine der wichtigsten Differenzialdiagnosen bei der Metatarsalgie um den II. Strahl dar. Die pathologischen Bildmuster von der Insuffizienz über die Gelenkaktivierung bis zur vollständigen Ruptur sollten deshalb erkannt werden.

In der Vorfußdiagnostik bei Metatarsalgie gehört die Erwähnung der plantaren Platten in den Befundtext, zusammen mit den anderen Differenzialdiagnosen: knöchernen Überlastungen, Stressfrakturen, Morbus Köhler II, Morton-Neuromen, entzündlichen Gelenkerkrankungen, aktivierten Degenerationen, Fußmuskulatur usw.).

Für die hochauflösende Darstellung der plantaren Platten sollten alle Möglichkeiten des MRT-Systems (S. 16) ausgeschöpft werden, von der hochauflösenden Spule über die erweiterte Bildmatrix und eine dünne Schichtdicke bis zum auf den Vorfuß eingegrenzten Field of View. Die MRT kann gut das Ausmaß der Instabilität und den Grad sowie die Lokalisation der Ruptur abbilden. Gleichzeitig gelingt der Ausschluss anderer Ursachen. Am häufigsten ist bei einer Läsion an der plantaren Platte das Metatarsophalangealgelenk II betroffen.

Antworten im Befund

- Qualität der plantaren Platte
- Insuffizienz, vollständige Ruptur
- Gelenkkongruenz im Metatarsophalangealgelenk D II
- Qualität des Knorpels
- Synovialitis
- Gelenkerguss
- Überlastungsgewebe
- Knochenmarksignal am Mittel- und Vorfuß
- Beurteilung der Flexoren- und Extensorensehnen
- Ausschluss von Begleiterkrankungen

Spezielle Aspekte der postoperativen MRT nach operativer Rekonstruktion der plantaren Platte des Metatarsophalangealgelenks:

- Durchgängigkeit der plantaren Platte
- Tendinitis der Flexorensehnen
- Subluxation des Zehengrundgelenks
- dorsale Synovitis
- Knochenödem im Metatarsaleköpfchen
- plantares Überlastungsgewebe

Untersuchungstechnik

- *Standarduntersuchung:* hochauflösende Mehrkanalspule
- *Sequenztechnik:*
  - PDw fatsat koronar und sagittal (hochaufgelöst über Metatarsophalangealgelenk II)
  - T 1w koronar
  - T 1w axial
  - T 1w fatsat koronar und axial nach Kontrastmittelgabe

Befunde

Die plantare Platte am Metatarsophalangealgelenk II ist eine signalarme bindegewebige Verstärkung der plantarseitigen Gelenkkapsel zwischen dem Metatarsaleköpfchen und der Grundphalanxbasis. Eine Ruptur oder Degeneration liegt häufig bei der distalen Gelenkkapsel mehr im Abschnitt der Grundphalanx.

Praxistipp

Die plantare Platte ist besonders gut in 2 mm dünnen PDw fatsat Sequenzen zu erkennen.

Nach Kontrastmittelgabe oder chronischer Degeneration findet sich mitunter eine fokal vermehrte Kontrastmittelanreicherung im Rahmen einer degenerativen Vaskularisation. Bei chronischer Insuffizienz der plantaren Platte kommt es zu vermehrter Kontrastmittelanreicherung der Kapsel-Band-Strukturen am Metatarsophalangealgelenk D II. Weitere Befunde:

- Synovialitis
- Gelenkerguss
- gestörtes Alignement
- Subluxationsstellung
- mitunter knöcherne Überlastung mit Knochenmarködem an den Gelenkpartnern
- Knorpelschäden
- plantares Überlastungsgewebe über dem Metatarsale-II-Köpfchen
- evtl. plantares Überlastungsgewebe über dem Metatarsale-V-Köpfchen bei Ausweichbewegung über den Fußaußenrand

Empfehlung zur Bildgebung

Methode der Wahl: Röntgen, bei Metatarsalgie und zur Eingrenzung der Differenzialdiagnosen MRT.

Bildbeispiele

▸ Abb. 5.37, ▸ Abb. 5.38 und ▸ Abb. 5.39 zeigen verschiedene Beispiele für Zehenfehlstellungen.

Plantare Platte

Für die Beurteilung der plantaren Platte im MRT sind mehrere Sequenzen in unterschiedlichen Orientierungen hilfreich. Die erste Einschätzung erfolgt in einer hochaufgelösten (erhöhte Bildmatrix) wassersensitiven, fettunterdrückten Sequenz (PDw fatsat) mit sagittaler Schichtführung. Darin erkennt man am besten die vollständige Ruptur mit proximaler Luxation der plantaren Platte. Bei einer Ruptur schlüpft die signalarme halbmondförmige Verstärkung unter der plantaren Konvexität des Metatarsaleköpfchens nach proximal und es entsteht eine abnorm weite Lücke zur plantaren Gelenkkante der Grundphalanx. Bei einer chronischen Insuffizienz ohne Abriss und Luxation sind in koronaren oder axialen PDw fatsat Sequenzen die ödematisierten unscharfen Einrisse und Erweichungen gut beurteilbar. Ergänzend hilft die axiale T 1w Sequenz, die beim Vorfuß im Standardprogramm enthalten sein sollte (zur Abgrenzung vom Morton-Neurom). Darin grenzt sich im Normalfall der semizirkuläre, signalarme stabilisierende Ring um das Gelenk ab. Die zusätzliche Gabe von Kontrastmittel dient dazu, die Aktivierung abzuschätzen, die bis nach intraartikulär mit einer synovialitischen Kontrastmittelanreicherung reichen kann.

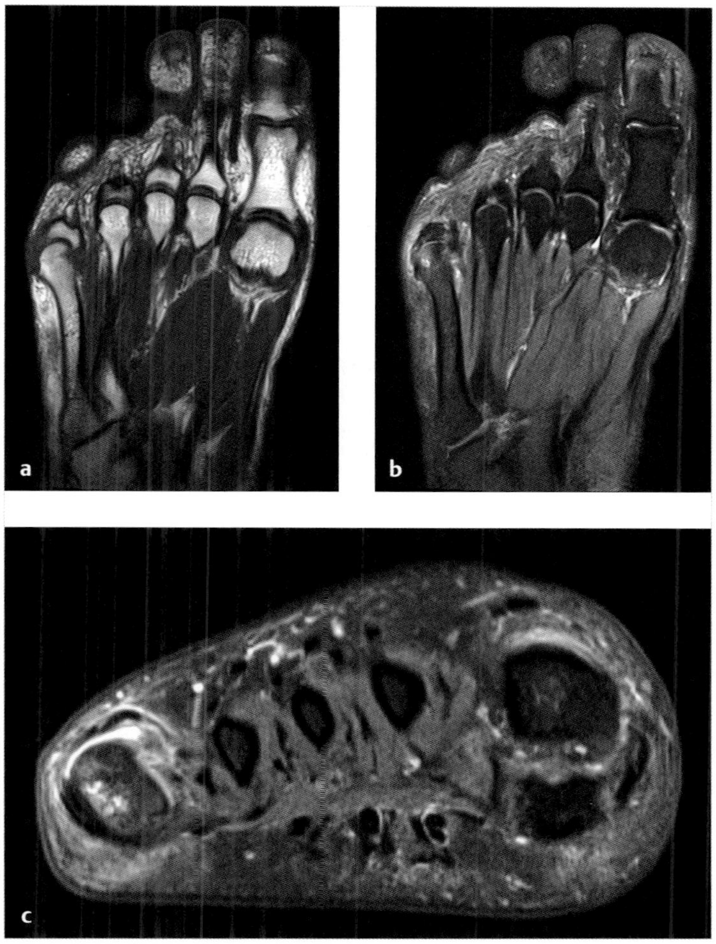

Abb. 5.37 Zehenfehlstellung: Digitus quintus varus. 46-jährige Patientin mit therapieresistenten Schmerzen am Metatarsale-V-Köpfchen rechts, kein Trauma.
Anmerkung: Der Digitus quintus varus stellt keine Indikation für eine MRT dar, die Diagnose wird klinisch gestellt. Im vorliegenden Fall ging es um den Ausschluss von weiteren Pathologien. Therapieoption: minimalinvasive Korrektur.

- **a** Koronare T 1w MRT-Sequenz. Anlagebedingte Achsendeformität am distalen Metatarsale V.
- **b** Koronare PDw fatsat MRT-Sequenz. Deutliche Kapsel-Band-Aktivierung des Metatarsophalangealgelenks V, lateral betontes Knochenmarködem vor allem am Metatarsale-V-Köpfchen und Zeichen der anlaufenden Degeneration.
- **c** Axiale PDw fatsat MRT-Sequenz. Aufgrund des Schuhkonflikts flächige subkutane Ödembildung in den lateralen Weichteilen, unter dem Metatarsale-V-Köpfchen plantares Überlastungsgewebe.

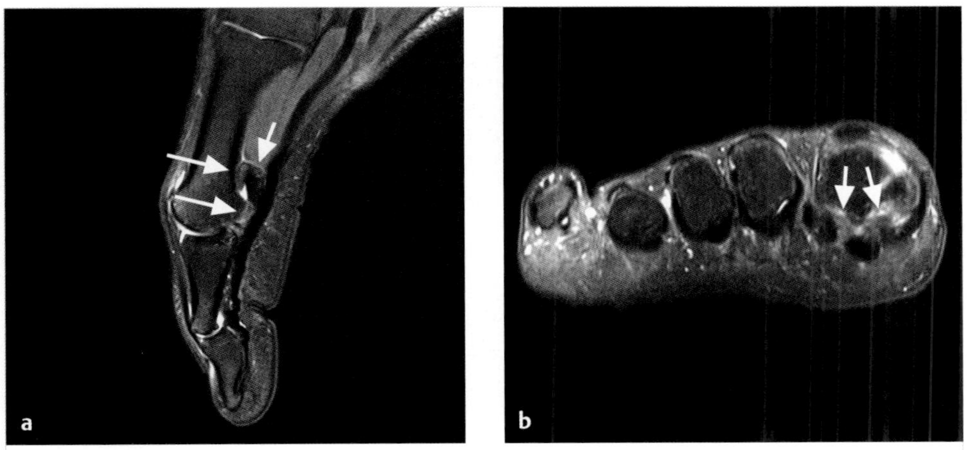

Abb. 5.38 Zehenfehlstellung: chronischer Turf Toe. 18-jähriger Fußballspieler, vor 6 Wochen mit der Großzehe hängen geblieben. Seitdem Instabilität im Großzehengrundgelenk, Abrollen über die Großzehe nicht mehr möglich. Chronische Instabilität des Großzehengrundgelenks.

- **a** Sagittale PDw fatsat MRT-Sequenz. Ruptur des proximalen Kapselapparats einschließlich der plantaren Platte (lange Pfeile), nach proximal retrahierte Sesambeine (kurzer Pfeil).
- **b** Axiale PDw fatsat MRT-Sequenz. Insuffiziente plantare Platte mit signalintensivem, elongiertem sesamoidalem Bandkomplex (Pfeile). Zusätzlich als Ausdruck der Inaktivitätsosteopenie punktförmige, subkortikal betonte Signalanhebungen.

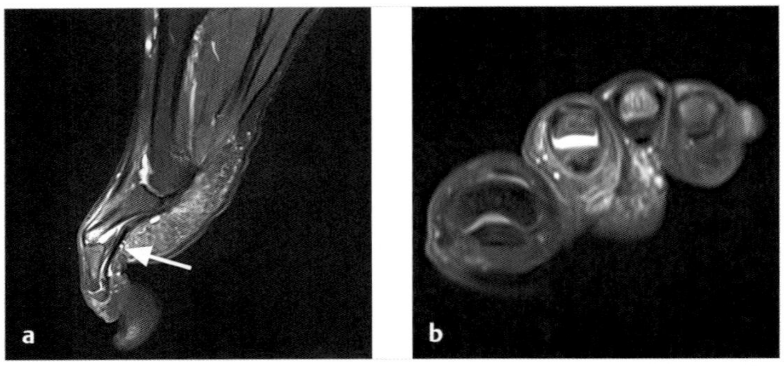

Abb. 5.39 Zehenfehlstellung: Ringbandverletzung der Beugesehne D II. 37-jähriger Patient mit Zustand nach Zehendistorsion vor 6 Monaten. Zunehmende Fehlstellung der II. Zehe mit Schmerzen.

a Axiale T 1w fatsat MRT-Sequenz nach Kontrastmittelgabe. Synovialitis im Gelenk mit Dehiszenz der Beugesehne. Der erweiterte Abstand zwischen Beugesehne und Knochen (Pfeil) ist ähnlich wie beim Finger ein Hinweis auf eine Ruptur bzw. Insuffizienz im Bereich des Ringbands.

b Sagittale PDw fatsat MRT-Sequenz. Subluxationsstellung im proximalen Interphalangealgelenk D II mit Dehiszenz der Beugesehne von der Gelenkkapsel des proximalen Interphalangealgelenks, Ergussbildung.

Den Normalbefund zeigt ▶ Abb. 5.40, verschiedene Fälle von Insuffizienz bzw. Ruptur der plantaren Platte sind in ▶ Abb. 5.41, ▶ Abb. 5.42, ▶ Abb. 5.43, ▶ Abb. 5.44, ▶ Abb. 5.45 und ▶ Abb. 5.46 dargestellt.

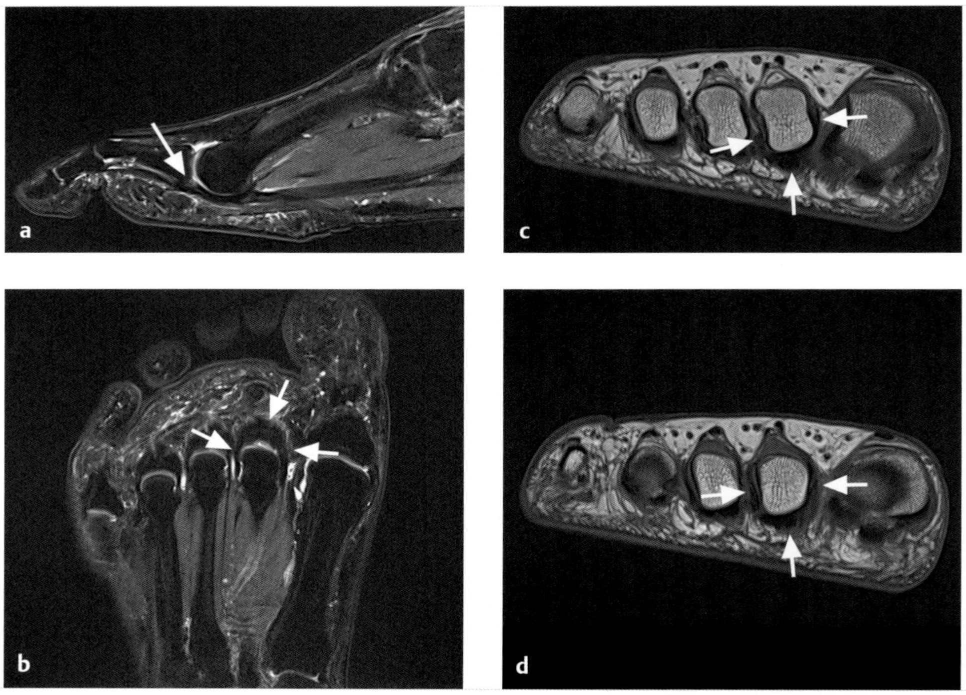

Abb. 5.40 Normalbefund der plantaren Platte. 55-jährige Patientin ohne Beschwerden.

a Sagittale PDw fatsat MRT-Sequenz des Metatarsophalangealgelenks D II. Oft erkennt man eine fokale helle Stelle in fettunterdrückten, wassersensitiven Sequenzen unmittelbar am Übergang der plantaren Platte zur plantaren Basis des Grundpfeilers. Diese entspricht einem kleinen Rezessus und Anteil von hyalinem Gelenkknorpel und sollte nicht als eine umschriebene Ruptur fehlinterpretiert werden (Pfeil).

b Koronare PDw fatsat MRT-Sequenz. Die signalarme plantare Platte umfasst halbmondförmig die plantare Konvexität des Metatarsaleköpfchens (Pfeile).

c Axiale T 1w MRT-Sequenz. In der T 1w Sequenz sollte man einen durchgängig signalarmen, halbmondförmigen Ring abgrenzen können (Pfeile). Auftreibungen und signalintensive Bereiche innerhalb dieses Ringes sind verdächtig auf Insuffizienzen und Rupturen.

d Axiale T 1w MRT-Sequenz. Beim Absuchen der plantaren Platte sollte man immer auch einen Blick auf die Interdigitalräume werfen, um ein Morton-Neurom abzugrenzen (Pfeile: normale plantare Platte).

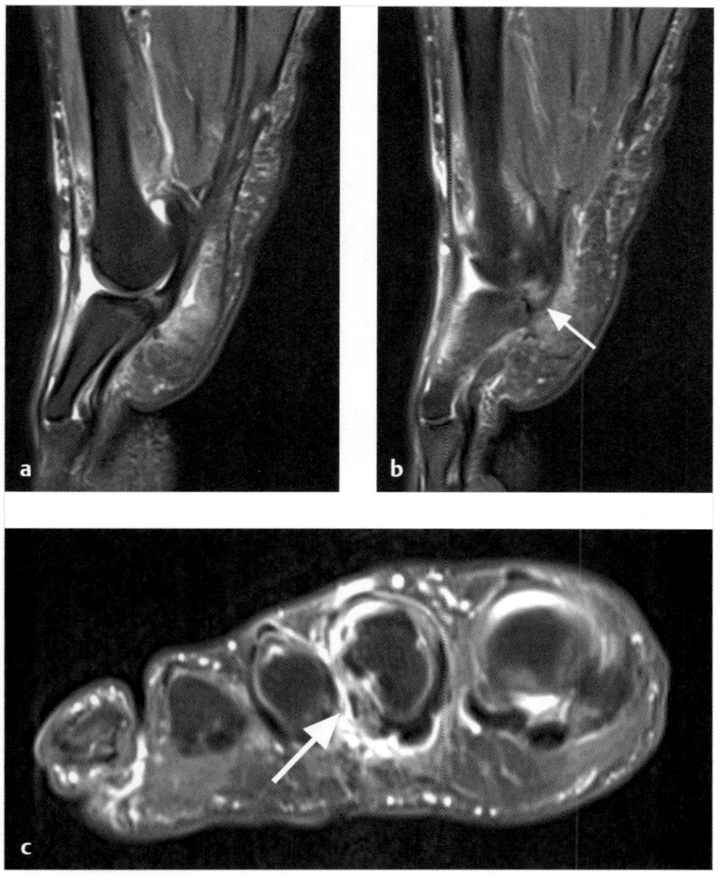

Abb. 5.41 Ruptur der plantaren Platte. 55-jährige Patientin mit Schmerzen an D II und Insuffizienz der plantaren Platte.

- **a** Sagittale PDw fatsat MRT-Sequenz. Fokale Signalanhebung im Kapsel-Band-Apparat, plantares Überlastungsgewebe und Reizerguss im Metatarsophalangealgelenk II als Zeichen der Instabilität mit zu erwartender Läsion an der plantaren Platte.
- **b** Sagittale PDw fatsat MRT-Sequenz, eine Schicht weiter lateral als **a**. Lateralseitige Läsion der plantaren Platte (Pfeil).
- **c** Axiale T 1w fatsat MRT-Sequenz nach Kontrastmittelgabe. Deutliche fibrovaskuläre Aktivierung um den Kapsel-Band-Apparat im Metatarsophalangealgelenk II bei fibulaseitiger Erweichung (Pfeil) der plantaren Platte im Übergang des lateralen Kapselapparats.

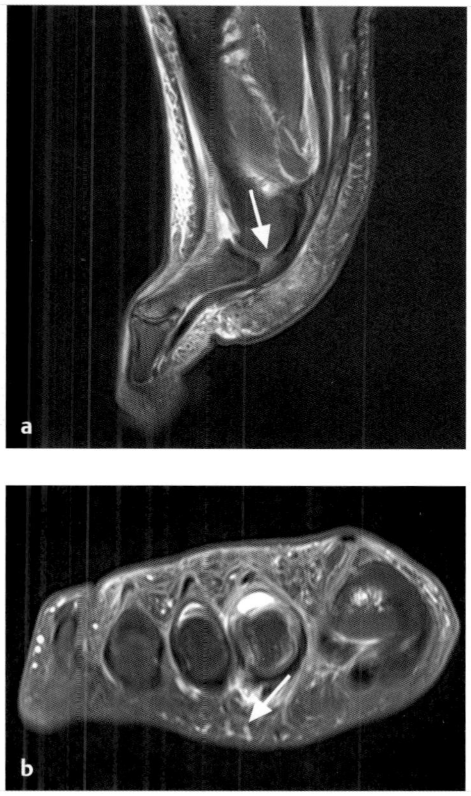

Abb. 5.42 Ruptur der plantaren Platte. 54-jähriger Patient mit belastungsabhängigen Schmerzen im Grundgelenk D II bei ausgeprägtem Hallux valgus und Weichteilschwellung.
Anmerkung: Der Übergang von einer Insuffizienz zur Ruptur ist oft fließend. Es kann auch bei einer fokalen Erweichung und fehlender Retraktion der plantaren Platte nach proximal bereits eine Ruptur vorliegen. Klinisch beweisend für die Ruptur ist die Instabilität des Tarsometatarsalgelenks mit positivem Schubladentest.

- **a** Sagittale PDw fatsat MRT-Sequenz. Sagittale Darstellung der Ruptur der plantaren Platte mit proximaler Retraktion (Pfeil). Beginnende Krallenzehendeformität.
- **b** Axiale T 1w fatsat MRT-Sequenz nach Kontrastmittelgabe. Aktiviertes Metatarsophalangealgelenk II mit fokaler Ruptur fibulaseitig (Pfeil).

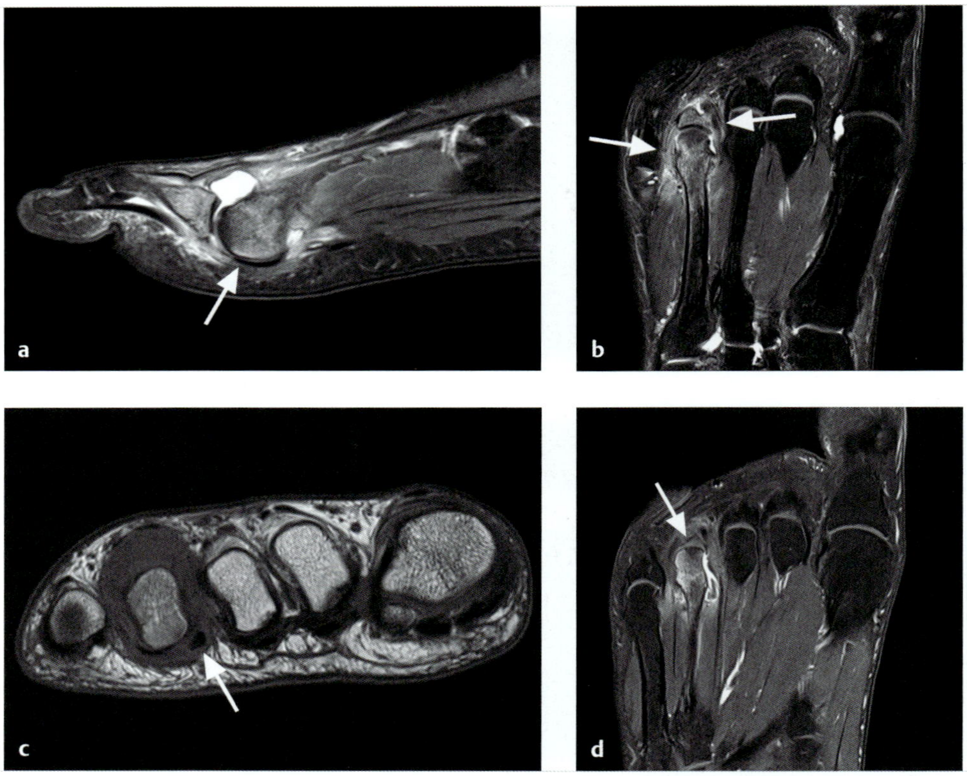

Abb. 5.43 Ruptur der plantaren Platte. 21-jähriger Profisportler mit primär übersehener traumatischer Ruptur der plantaren Platte von D IV im Rahmen eines Mehrfachtraumas. Im Verlauf der Rehabilitation zunehmende Schmerzen und Instabilität, chronisch aktivierte Kapsel-Band-Ruptur mit Instabilität des Tarsometatarsales IV. Aufgrund des lange persistierenden Ödems bei nicht erkannter Instabilität kam es offensichtlich zu einer Perfusionsstörung.
Therapie: operative Rekonstruktion der plantaren Platte, elevierende Osteotomie des Metatarsaleschafts IV mit Teilresektion. Regelrechter Heilverlauf mit Return to Activity.

a Sagittale PDw fatsat MRT-Sequenz. Luxationsstellung des Tarsometatarsales IV mit vollständiger Ruptur der plantaren Platte (Pfeil). Ausgeprägtes Spongiosaödem der Gelenkpartner mit erheblicher Ergussbildung.
b Koronare PDw fatsat MRT-Sequenz. Deutliche, aufgetriebene, insuffiziente Kapselbänder (Pfeile). In dem Knochenmarködem demarkiert sich eine keilförmige signalärmere Zone im Metatarsaleköpfchen IV.
c Axiale T 1w MRT-Sequenz. Massive zirkuläre Weichteilschwellung als Hinweis auf die instabile Kapselruptur, tibiaseitige Luxation der Beugesehne (Pfeil).
d Koronare T 1w fatsat MRT-Sequenz nach Kontrastmittelgabe. Keilförmige Minderperfusion (Pfeil) im Metatarsaleköpfchen ohne kortikale Impression oder Entrundung.

Die Rekonstruktion der plantaren Platte besteht üblicherweise aus einer Verkürzung durch Osteotomie des Metatarsales (z. B. Weil-Osteotomie; ▸ Abb. 5.47). Die plantare Platte kann von dorsal transartikulär rekonstruiert werden. Bei sehr ausgedehnten Defekten ist unter Umständen auch ein plantarer Zugang nötig. Je nach Ausmaß und Lokalisation der Ruptur besteht die Möglichkeit der direkten Naht, der transossären Refixation an der Grundphalanx, ggf. mit dem Einsatz von Knochenankern.

Differenzialdiagnose

- Morton-Neurom
- Arthritis
- Morbus Köhler
- Stressfraktur

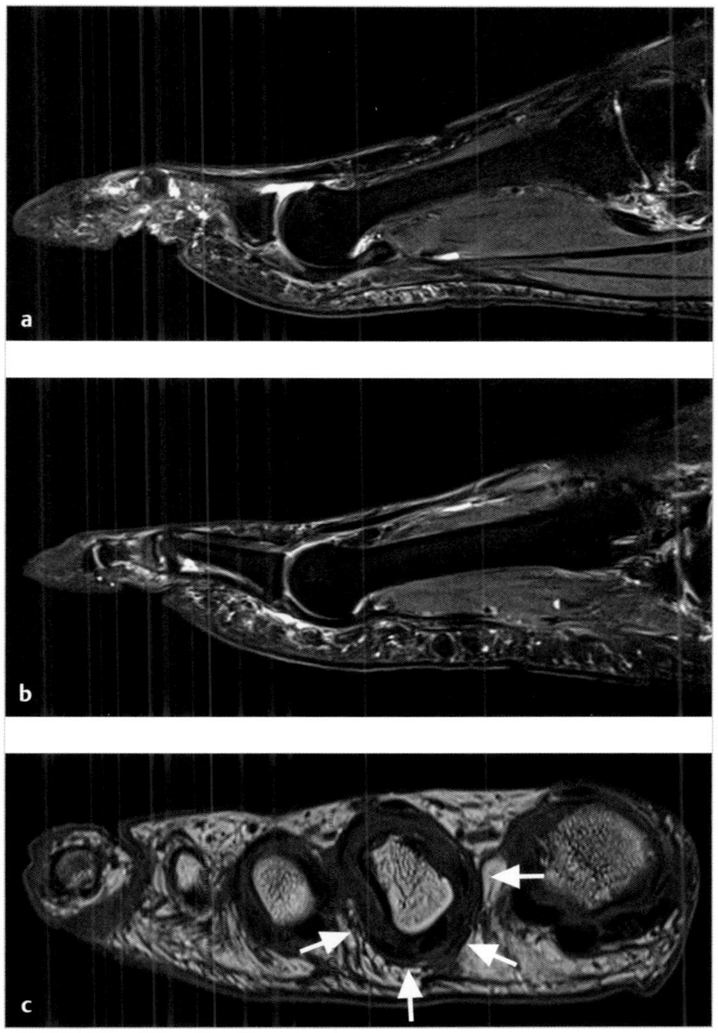

Abb. 5.44 Ruptur der plantaren Platte. 57-jährige Patientin mit chronisch-entzündlichem Kapselprozess des Metatarsophalangealgelenks II seit 1,5 Jahren. Frustrane antientzündliche konservative Therapie, Frage nach Morton-Neurom. Zunehmende Fehlstellung der II. Zehe. Vollständige Ruptur der plantaren Platte.

- **a** Sagittale PDw fatsat MRT-Sequenz. Metatarsophalangealgelenk II mit Darstellung der retrahierten Platte nach proximal. Plantare Subluxationsstellung des Metatarsaleköpfchens im Metatarsophalangealgelenk sowie Ergussbildung und hochgradige Ausdünnung des Gelenkknorpels an der Köpfchenkonvexität.
- **b** Sagittale PDw fatsat MRT-Sequenz, Schichtung durch das Metatarsophalangealgelenk III. Im Vergleich dazu intakte Darstellung der plantaren Platte mit regelrechter Gelenkstellung. Das Köpfchen ist regelrecht auf den Gelenksockel zentriert (im Liegen; Rückenlage).
- **c** Axiale T 1w MRT-Sequenz. Zirkuläre Verdickung des Kapselapparats des Metatarsophalangealgelenks II (Pfeile). In der Kommissur kein Korrelat eines Morton-Neuroms.

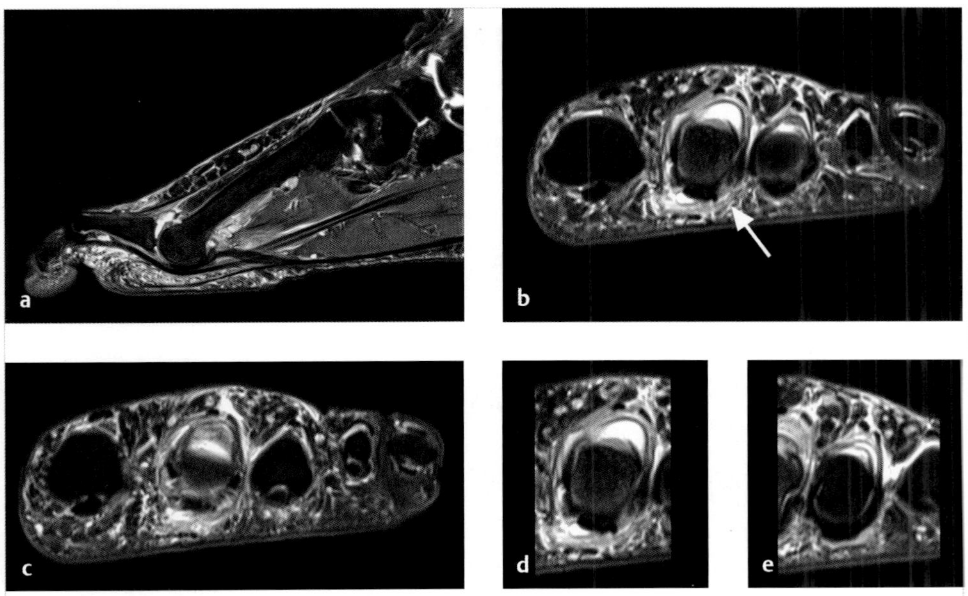

Abb. 5.45 Ruptur der plantaren Platte. 76-jährige Patientin mit chronischen Schmerzen an der II. Zehe. Vollständige Ruptur der plantaren Platte mit Subluxation im nativen MRT.

- **a** Sagittale PDw fatsat MRT-Sequenz. Ruptur mit Retraktion der plantaren Platte, Subluxation im Tarsometatarsale-II-Gelenk.
- **b** Axiale PDw fatsat MRT-Sequenz. Lateralseitige Ruptur (Pfeil) der plantaren Platte.
- **c** Axiale PDw fatsat MRT-Sequenz. Schichtung in Gelenkhöhe des Metatarsophalangealgelenks II. Ausgeprägte Aktivierung.
- **d** Axiale PDw fatsat MRT-Sequenz durch das Metatarsophalangealgelenk II. Im Vergleich zu **e** fehlende Darstellung der signalarmen ringähnlichen Verstärkung.
- **e** Axiale PDw fatsat MRT-Sequenz durch das Metatarsophalangealgelenk III (Ausschnitt). Unauffällige plantare Platte.

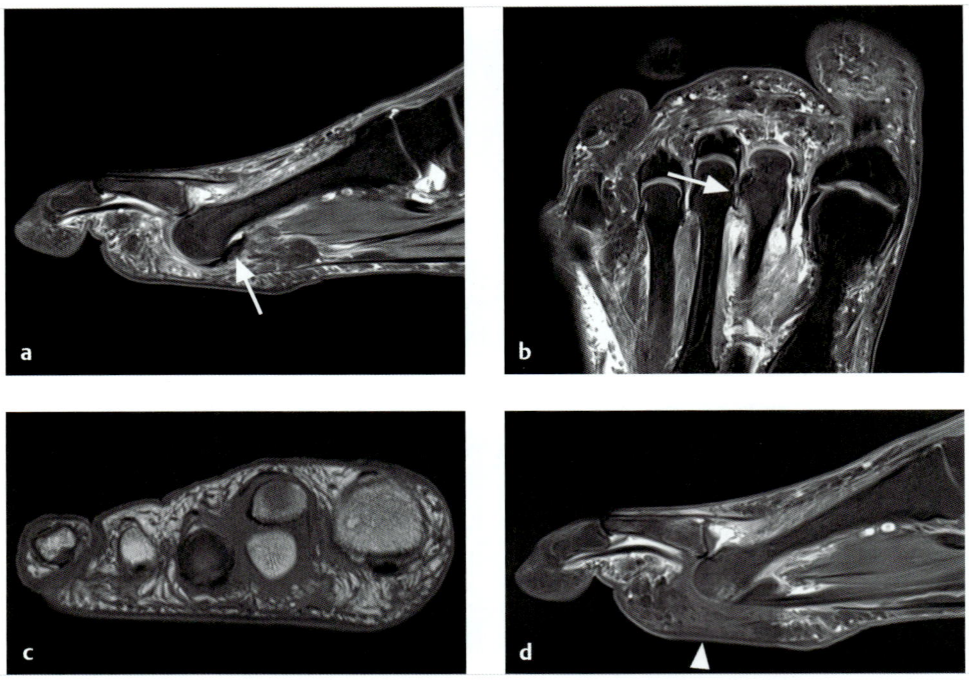

Abb. 5.46 Ruptur der plantaren Platte. 57-jährige Patientin mit Schmerzen dorsal und plantar seit Längerem. Präoperative Planung, Beurteilung der angrenzenden Gelenke und Sehnen. Ruptur der plantaren Platte mit dorsaler Luxation im Grundgelenk der II. Zehe.

a Sagittale PDw fatsat MRT-Sequenz. Vollständige Ruptur und proximale Retraktion der plantaren Platte (Pfeil: Reste der plantaren Platte) mit dorsaler Luxation des D-II-Grundglieds.

b Koronare PDw fatsat MRT-Sequenz. In der koronaren Schichtung fehlender Gelenkpartner im Metatarsophalangealgelenk II mit nur noch rudimentärer Darstellung des Kapselapparats (Pfeil) bei fortgeschrittener Desintegration.

c Axiale T1w Sequenz, Schichtung durch die Luxation. Darstellung des Metatarsale-II-Köpfchens plantar und der Gelenkfläche der Grundphalanx D II dorsal. Deutliche zirkuläre Weichgewebevermehrung als Ausdruck der chronischen Aktivierung bei Instabilität (signalarme Darstellung des Metatarsophalangealgelenks III bei Schichtung exakt durch das Gelenk).

d Sagittale T1w fatsat MRT-Sequenz nach Kontrastmittelgabe. Deutliche diffuse Kontrastmittelaufnahme entlang des II. Strahles, knöcherne Aktivierung an der plantaren auslaufenden Konvexität des Metatarsale-II-Köpfchens bei chronischer Druckbelastung, angrenzend signalarmes plantares Überlastungsgewebe (Pfeilspitze).

Therapie

Konservativ

- Weichbettende Einlagen
- Zehenpolster
- Physiotherapie
- Schuhe mit großem Zehenraum und weichem Obermaterial
- Steroidinjektionen in ein schmerzhaftes Zehengrundgelenk

Operativ

Die operative Korrektur orientiert sich am Ausmaß der Fehlstellung, an der Anzahl der betroffenen Gelenke und an der Rigidität. Meist werden Kombinationen aus verschiedenen Teileingriffen durchgeführt:

- *Grundgelenk:* Verlängerung der Strecksehnen, Arthrolyse, Weil-Osteotomie, Rekonstruktion der plantaren Platte
- *proximales Interphalangealgelenk:* Transposition des Flexor digitorum longus auf die Grundphalanx zur Stabilisierung des Grundgelenks, Resektionsarthroplastik, Arthrodese
- *distales Interphalangealgelenk:* Release der langen Beugesehne, Dermatotenodese ohne oder mit Resektion des Gelenks

Prognose/Komplikationen

Ziele der konservativen Behandlung sind die Reduktion von lokalen Druckbeschwerden und das Verhindern der Progredienz. Vorhandene Fehlstellungen sind normalerweise nicht reversibel. Ziel der operativen Behandlung ist eine Verbesserung der Zehenstellung; eine normale Beweglichkeit lässt sich nicht erreichen.

> **Merke**
>
> Wichtig ist, den Patienten mit Zehenfehlstellungen oder Insuffizienz bzw. Ruptur der plantaren Platte vor dem Eingriff über die funktionellen Limitationen aufzuklären, mit denen zu rechnen ist. Die Zehenstellung wird durch Operationen selten verbessert, die Gelenkfunktion aber durchaus.

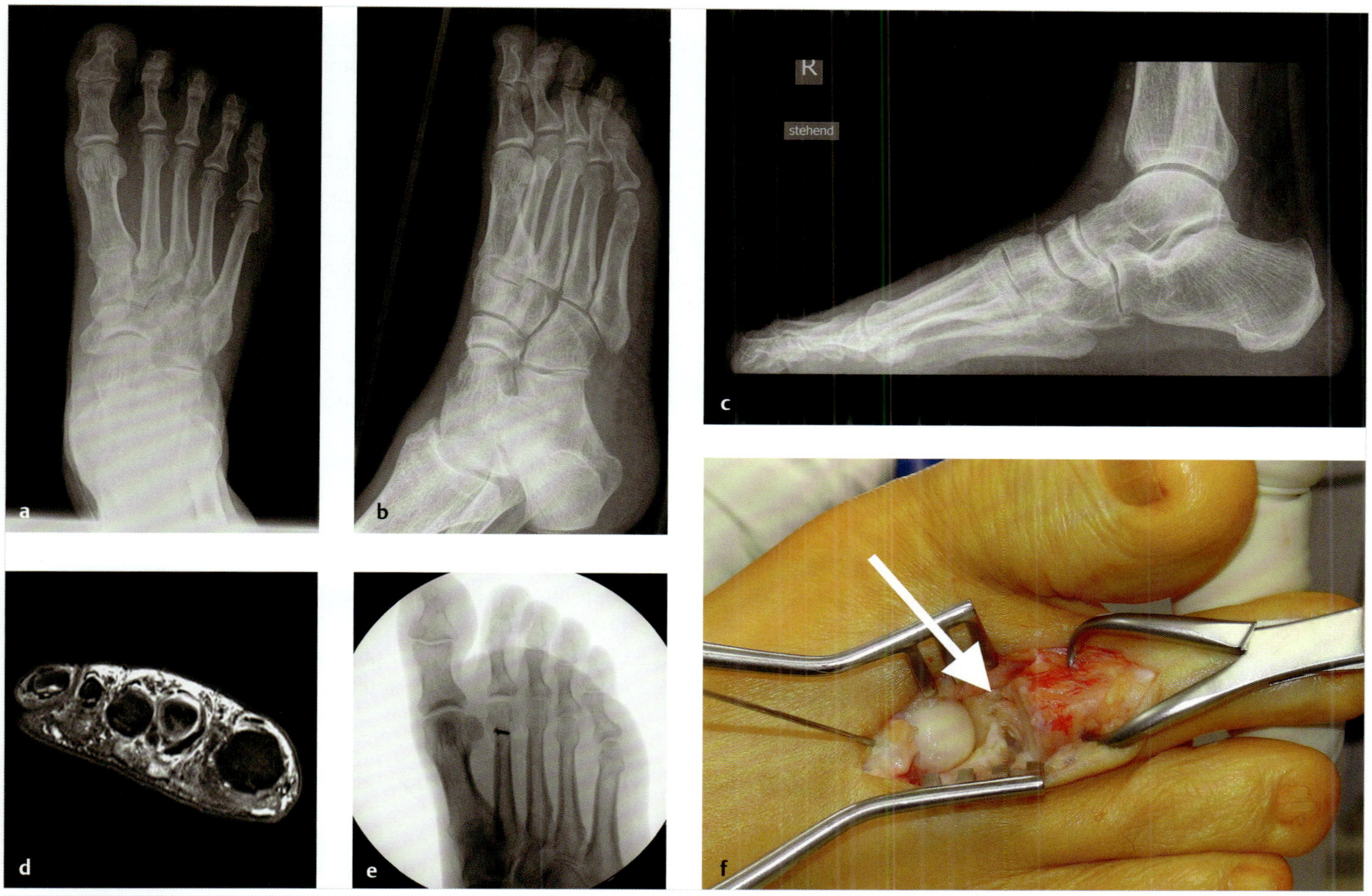

Abb. 5.47 Insuffizienz bzw. Ruptur der plantaren Platte. Die Ruptur der plantaren Platte (plantare Gelenkkapsel der Metatarsophalangealgelenke) findet sich am häufigsten am Grundgelenk der II. Zehe. Solange es zu keiner Subluxation oder Luxation im Metatarsophalangealgelenk gekommen ist, ist die konventionelle Röntgenaufnahme (**a–c**) unauffällig. Die MRT-Aufnahmen zeigen die Unterbrechung der plantaren Platte in der axialen Aufnahme (**d**). Intraoperativ fand sich der Einriss der plantaren Gelenkkapsel an typischer Stelle plantar des Metatarsaleköpfchens (**e**, Pfeil). Die operative Versorgung erfolgte in Form einer leichten Verkürzung des Os metatarsale II in Verbindung mit einer transartikulären Naht der plantaren Platte (**f**).

a Präoperative Röntgenaufnahme des Fußes d.-p.
b Präoperative Röntgenaufnahme des Fußes, schräg.
c Präoperative Röntgenaufnahme des Fußes, seitlich.
d Präoperative axiale PDw fatsat MRT-Sequenz.
e Intraoperative Röntgenaufnahme.
f Situs intraoperativ.

5.2.4 Osteonekrose (Morbus Köhler II)

Definition

Der Morbus Köhler II (engl.: Freiberg Infraction oder Freiberg Disease) ist eine aseptische Knochennekrose des Metatarsaleköpfchens II, selten III oder IV, mit progredienter subchondraler Infraktion. Synonym wird die Bezeichnung „Morbus Köhler-Freiberg“ verwendet.

Symptome

- Schmerzen und Schwellung
- im weiteren Verlauf Auftreibung des Gelenks mit Blockierung und Reduktion der Beweglichkeit
- Osteonekrose: Erkrankung des Jugendalters (Altersgipfel: 11–17 Jahre)
- Spätfolgen mit Arthrose oft erst im Erwachsenenalter symptomatisch
- ca. 10 % bilateral

Prädisponierende Faktoren

- Langes Metatarsale II
- Trauma in der Vorgeschichte (wiederholte Mikrotraumen oder isoliertes Ereignis)
- Tragen hoher Absätze

Anatomie/Pathologie

Ein langes Metatarsale II ist einer hohen mechanischen Belastung ausgesetzt. Infolge wiederholter Mikrotraumen kommt es zu trabekulären Frakturen, Gefäßokklusionen und lokalen Nekrosen. Die Revaskularisierung erfolgt vom Periost und aus der Metaphyse.

Bildgebung

Ultraschall

Die Sonografie hat in der Routine keine Bedeutung. Sie liefert folgende Befunde:

- Unregelmäßigkeiten des Knorpels
- Abflachung des Metatarsaleköpfchens im dorsalen Sektor
- Gelenkerguss
- freie Gelenkkörper
- Synovialitis
- im Longitudinalschnitt über das Metatarsophalangealgelenk II (III) im Akutstadium echoarmer Gelenkerguss und raue echogene Knochenoberfläche des Kopfes, bei Destruktion vermehrt

Röntgen

Typische Röntgenbefunde (▸ Tab. 5.6):

- *Frühstadium:* erweiterter Spalt des Metatarsophalangealgelenks
- *späteres Stadium:* zystische Veränderungen und Abflachung des Metatarsaleköpfchens
- *fortgeschrittenes Stadium:* zunehmende Abflachung und Deformierung, Defektbildung und Fragmentation des Metatarsaleköpfchens, vermehrte Sklerose, Kortikalisverdickung

Röntgenaufnahmen des Vorfußes in 2 Ebenen ermöglichen eine Einteilung gemäß der Klassifikation nach Bragard (▸ Tab. 5.7).

Tab. 5.6 Klassifikation der Stadien des Morbus Köhler nach Smillie.

Stadien	Beschreibung
I	Fissur der ischämischen Epiphyse
II–V	Stadien mit zunehmendem subchondralem Kollaps
IV	osteochondrales freies Fragment
V	arthrotische Veränderungen

Tab. 5.7 Klassifikation der Osteonekrose nach Bragard.

Stadien	Beschreibung
I	Abflachung des Metatarsaleköpfchens und Reduktion der subchondralen Knochendichte
II	Sklerose und Fragmentation, Verformung des Metatarsalekopfs, Verdickung der Kortikalis
III	Arthrose des Grundgelenks mit freien Gelenkkörpern, bevorzugt bei Frauen im 3. Dezennium, an Metatarsale II, ggf. auch III

Computertomografie

Grundsätzlich besteht bei bekannter Diagnose keine Indikation für ein Schnittbildverfahren.

Magnetresonanztomografie

Schnittbilddiagnostik grundsätzlich nicht indiziert. Für die MRT-Untersuchung gilt, dass im Rahmen der Abklärung einer unklaren Metatarsalgie und bei unauffälligem Röntgenbefund das Bildmuster bekannt sein sollte.

Antworten im Befund

- Beurteilung der Qualität des subchondralen Knochens
- Ausmaß der Osteonekrose
- Ausmaß der Aktivierung im Metatarsophalangealgelenk
- Zeichen der Frühharthrose

Untersuchungstechnik

- *Standarduntersuchung:* hochauflösende Mehrkanalspule
- *Sequenztechnik:*
  - PDw fatsat koronar und sagittal (hochaufgelöst über das Metatarsophalangealgelenk II)
  - T 1w koronar
  - T 1w axial
  - T 1w fatsat koronar und sagittal nach Kontrastmittelgabe

Befunde

- Initial Knochenmarködem (signalreich in wassersensitiven, fettunterdrückten Sequenzen, signalarm in der T 1w Sequenz) im Metatarsaleköpfchen
- mitunter girlandenförmige Demarkierungslinie in der Subchondralregion (bevorzugt an der zentralen Gelenkfläche)
- Befunde wie bei jeder Osteonekrose mit initialem Knochenmarködem (dabei Abgrenzung von der knöchernen Stressreaktion schwierig; oft bei knöcherner Überlastung unter Umständen D III mitbetroffen, mitunter zusätzlich plantares Überlastungsgewebe)
- Ergussbildung im Metatarsophalangealgelenk
- Synovialitis
- als Ausdruck der fortgeschrittenen Osteonekrose kortikale Infraktion am Metatarsaleköpfchen mit Entrundung, gestörter Gelenkkongruenz und in der T 1w Sequenz signalfreier Subchondralregion als Ausdruck der Nekrosezone
- später fortgeschrittene Deformierung des Metatarsaleköpfchens mit Sklerose (signalfrei in allen Pulssequenzen)
- im Vordergrund evtl. Sekundärdegenerationen mit möglicher aktivierter Arthrose

Empfehlung zur Bildgebung

Methode der Wahl: Röntgen, in unklaren Fällen MRT.

Bildbeispiele

In ► Abb. 5.48, ► Abb. 5.49, ► Abb. 5.50, ► Abb. 5.51 und ► Abb. 5.52 sind einige Fallbeispiele von Patienten mit Morbus Köhler II zu sehen.

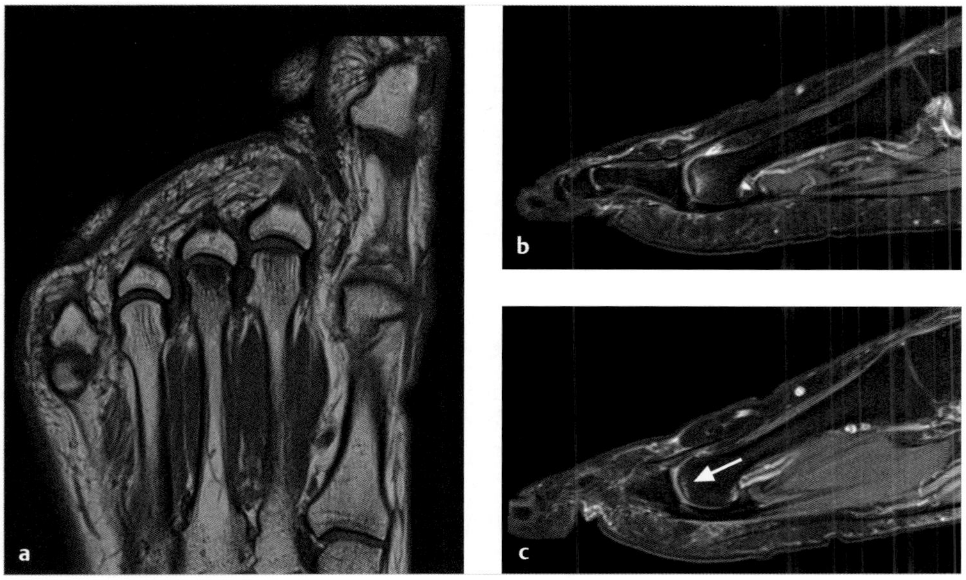

Abb. 5.48 Morbus Köhler II. 46-jährige Patientin mit Osteoporose und Schmerzen im Mittelfuß, insbesondere unter Belastung beim Abrollen. Initialer und fortgeschrittener Morbus Köhler II an D II und D III. In diesem Fall: Therapie mit Entlastung.

a Koronare T 1w MRT-Sequenz. Vitalitätsstörung an den Metatarsaleköpfchen D III mit beginnender Entrundung und initial am Metatarsale D II.

b Sagittale PDw fatsat MRT-Sequenz, Schichtung durch den III. Strahl. Subkortikale Nekrosezone am Köpfchen mit nach proximal auslaufendem Spongiosaödem und Abflachung der Konvexität.

c Sagittale PDw fatsat MRT-Sequenz, Schichtung durch den II. Strahl. Schmale Ödemzone (Pfeil) ohne Nachweis einer Nekrose oder Deformierung.

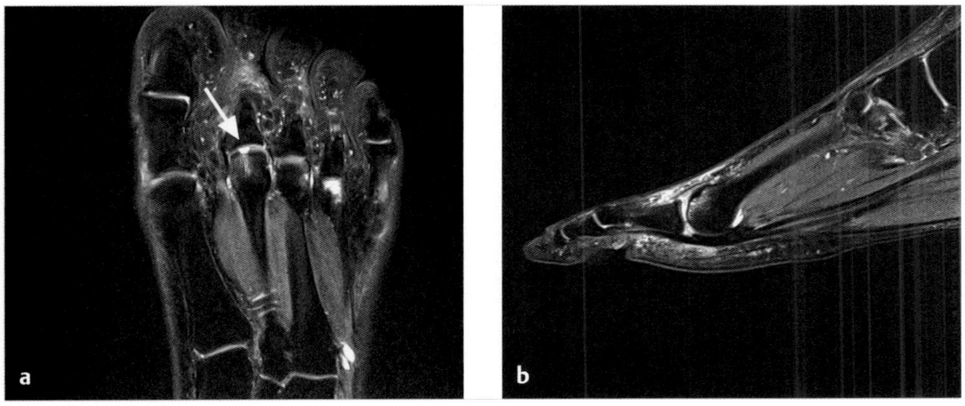

Abb. 5.49 Morbus Köhler II. 47-jährige Patientin mit Vorfußbeschwerden seit 8 Wochen ohne Trauma und Druckschmerz am Metatarsale II. Initialer Morbus Köhler II.

a Koronare PDw fatsat MRT-Sequenz. Fokaler Knorpeldefekt (Pfeil) am Metatarsaleköpfchen II mit initialer Abflachung der kranialen Konvexität der Gelenkfläche und flauem Spongiosaödem im Köpfchen.

b Sagittale PDw fatsat MRT-Sequenz. Initialer Morbus Köhler II mit umschriebenem Knorpelschaden als mögliche Folge der beginnenden Osteonekrose.

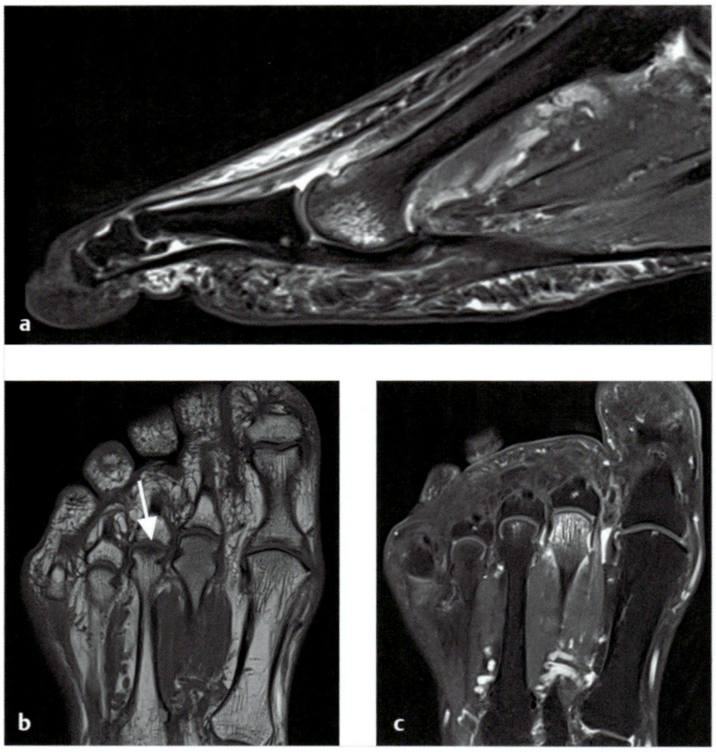

Abb. 5.50 **Morbus Köhler II.** 65-jährige Patientin mit Schmerzen im rechten Vorfuß. Keine vermehrte Belastung, kein akutes Trauma. Mischbild aus knöcherner Stressreaktion und Morbus Köhler II. *Anmerkung:* Die Vorstufe einer Insuffizienzfraktur kann bei fehlender Ausheilung zum klinischen Bild eines Morbus Köhler II führen (Deformierung, Sekundärarthrose usw.).

a Sagittale PDw fatsat MRT-Sequenz. Flächige Ödematisierung im Metatarsaleköpfchen II mit Hauptbefund an der plantarseitigen Unterfläche als Mischbild eines Morbus Köhler mit Vitalitätsstörung und knöcherner Stressreaktion. Der typische Morbus Köhler II tritt an der gelenkseitigen Konvexität auf.

b Koronare T1w MRT-Sequenz. Leichte Signalabsenkung entsprechend dem Spongiosaödem im Metatarsaleköpfchen II mit minimaler subchondraler, vermehrter Sklerosierung der Gelenkfläche. Dabei kein Nachweis einer kortikalen Infraktion oder Entrundung. Im Gegensatz dazu die sichelförmige signalarme Zone an der Gelenkkonvexität des Metatarsale III (Pfeil) als Ausdruck einer beginnenden Osteonekrose.

c Koronare T1w fatsat MRT-Sequenz nach Kontrastmittelgabe. Flächige Kontrastmittelaufnahme im Bereich der Ödemzone des Metatarsaleköpfchens II bislang ohne Nachweis einer Osteonekrose. Auch im Bereich der Ödemzone am Metatarsale III keine Perfusionsstörung im Sinne einer Kontrastaussparung erkennbar.

Differenzialdiagnose

- Stressfraktur
- nicht verheilte, chronisch aktive Fraktur
- Arthritis, rheumatoide Arthritis
- Neuroarthropathie
- Arthrose

Therapie

Konservativ

- Belastungsreduktion
- Steroidinjektionen
- weichbettende Einlagen
- Schuhe mit weitem Zehenraum

Operativ

- Entfernung freier Gelenkkörper und Synovektomie
- Cheilektomie
- Umstellungsosteotomie
- Resektionsarthroplastik (Operation nach Stainsby)

Prognose/Komplikationen

Die funktionellen Ergebnisse nach Gelenkresektion sind schlecht. Daher sollte, wenn möglich, der Gelenkerhalt versucht werden. Meist verbleiben Funktionsdefizite am Zehengrundgelenk.

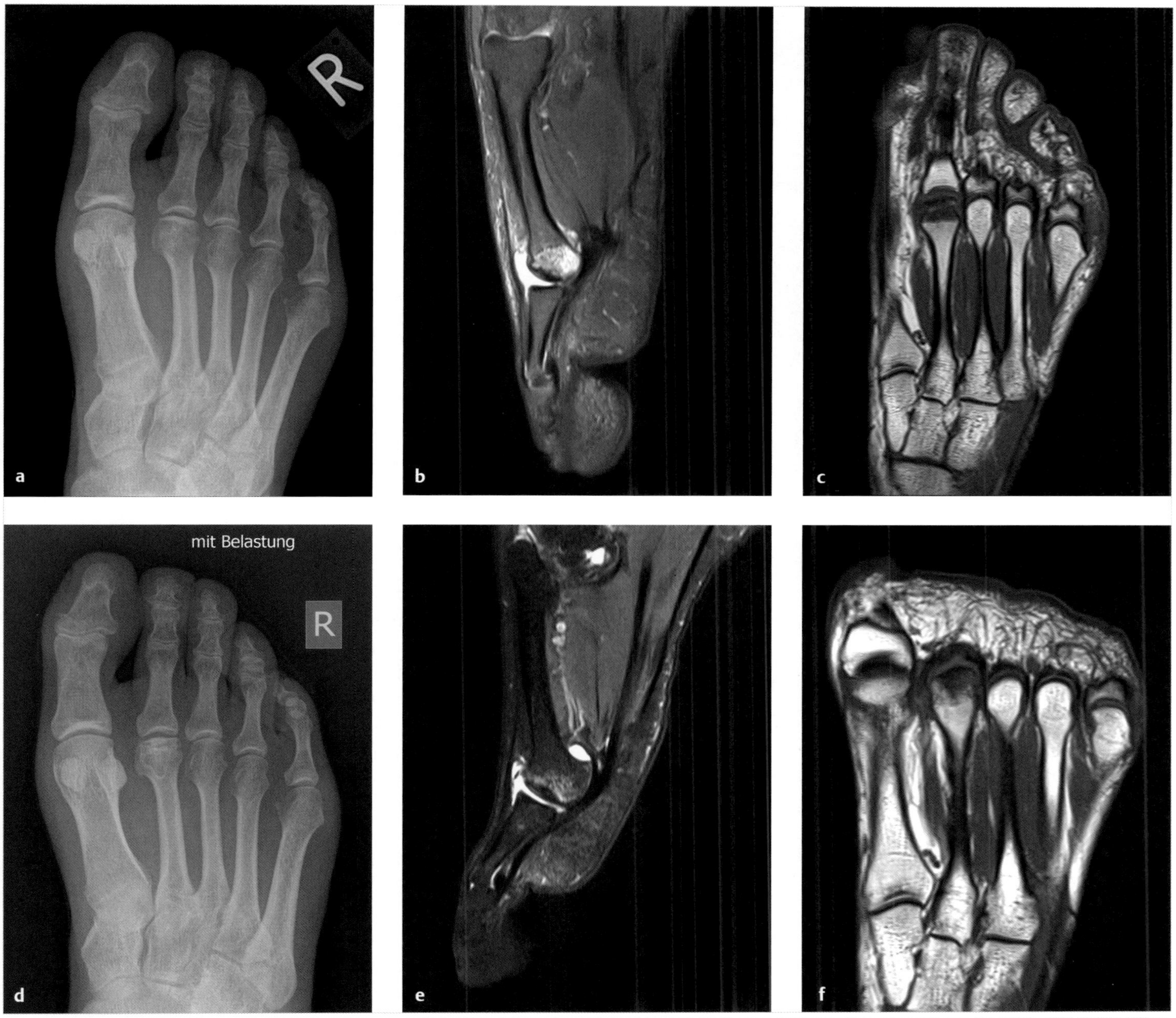

Abb. 5.51 Morbus Köhler II. 23-jährige Patientin mit Schmerzen im Metatarsophalangealgelenk II, rechts bis in den Mittelfuß ausstrahlend. Morbus Köhler II im Verlauf: weitere klinische Verschlechterung nach 4 Monaten (**b**, **c**). Nach 1,5 Jahren ist die Patientin nach Ilomedintherapie weitgehend beschwerdefrei (**d–f**).

- **a** Röntgenaufnahme des Vorfußes d.-p. Abflachung des Metatarsaleköpfchens II mit vermehrter subchondraler Sklerosierung und erweitertem Gelenkspalt bei Morbus Köhler II.
- **b** Sagittale PDw fatsat MRT-Sequenz nach 4 Monaten. Ausgedehnte Ödematisierung des Köpfchens, deutlicher Gelenkerguss.
- **c** Koronare T1w MRT-Sequenz nach 4 Monaten, gleicher Untersuchungszeitpunkt wie **b**. Weitere Abflachung und Deformierung des Metatarsaleköpfchens.
- **d** Röntgenaufnahme des Vorfußes d.-p. nach 1,5 Jahren. Subchondrale Sklerose und weitere Abflachung des Metatarsaleköpfchens.
- **e** Sagittale PDw fatsat MRT-Sequenz nach 1,5 Jahren, gleicher Untersuchungszeitpunkt wie **d**. Noch nachweisbares Spongiosaödem mit unverändert subchondraler Nekrosezone.
- **f** Koronare T1w MRT-Sequenz nach 1,5 Jahren, gleicher Untersuchungszeitpunkt wie **d**. Abflachung des Metatarsaleköpfchens mit keilförmiger Demarkierung des signalfreien Osteonekroseareals.

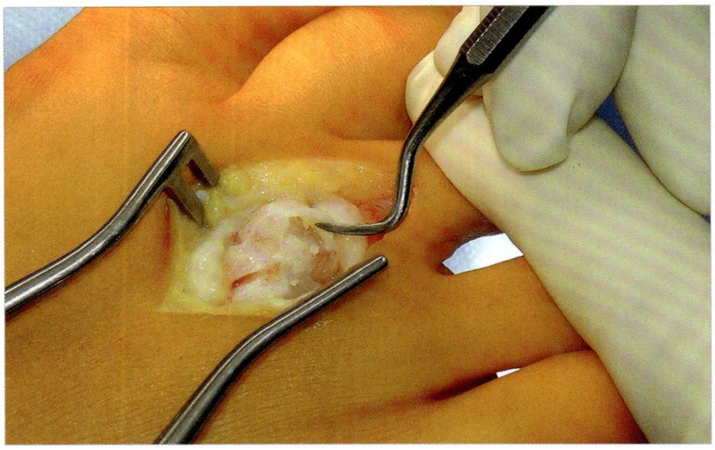

Abb. 5.52 Osteonekrose und Morbus Köhler II. Intraoperativer Situs. Der Knorpel hat sich vom Knochen abgelöst. Unter dem Knorpel findet sich nekrotischer Knochen.

5.2.5 Sesambeinpathologie

Definition

Sesambeinpathologien umfassen zahlreiche Erkrankungen wie Sesambeinfrakturen, Turf-Toe-Verletzungen, ein mobiles Sesambein bipartitum, Osteochondrose, Arthrose des Sesambeingleitlagers, Osteonekrose und die Ansatztendinose des Flexor hallucis longus.

Merke

M!

Die Sesambeinpathologien imponieren alle mit einer weitgehend identischen Symptomatik.

Symptome

- Schmerzen plantar unter dem Metatarsale-I-Köpfchen
- Schmerzen bei Dorsalextension im Großzehengrundgelenk
- bei Turf-Toe-Verletzung komplette Ruptur der plantaren Strukturen mit tastbarer Defektzone möglich

Prädisponierende Faktoren

- Plantarisiert stehendes Metatarsale I (Pes cavus anterior)
- Überaktivität des M. peroneus longus
- Atrophie des plantaren Fettpolsters
- Sesambein bipartitum
- Trauma
- Turf-Toe-Verletzung

Anatomie/Pathologie

Anatomie

Die Sesambeine und die Seitenbänder stabilisieren plantar das Metatarsophalangealgelenk der Großzehe. Die dorsale Fläche der Sesambeine artikuliert mit dem plantaren Metatarsale-I-Kopf. Die Blutversorgung der Sesambeine übernehmen die A. plantaris medialis und der Arcus plantaris. Die Sesambeine übertragen in ihrem Kapsel-Band-Komplex punktuell einen Großteil des Körpergewichts beim Abrollvorgang und sind somit erheblichen multidirektionalen Kräften ausgesetzt. Eine funktionelle oder strukturelle Störung dieses Komplexes hat erheblichen Einfluss auf die gesamte Mobilität des Patienten und verursacht hohen Leidensdruck.

Pathologie

- *Sesambein bipartitum:* Zweiteilig angelegtes Sesambein, medial und/oder lateral ohne Krankheitswert. Infolge von Trauma oder chronischer Überlastung kann sich die fibröse Verbindung zwischen den Knochenkernen lockern. Das führt zu Beschwerden.
- *Sesambeinfraktur:* Es handelt sich meist um eine Querfraktur nach Hyperextensionstrauma oder direktem Anpralltrauma.
- *Stressfraktur des Sesambeins:* Dazu kommt es durch chronische Überlastung insbesondere bei Sportlern (Zehenspitzenstand bei Balletttänzerinnen).
- *Turf Toe:* Dies ist meist eine Hyperextensionsverletzung, selten eine Flexionsverletzung mit Kapselläsionen unterschiedlicher Schweregrade bis hin zur kompletten Ruptur. Eine gleichzeitige Verletzung der Seitenbänder ist möglich.
- *Osteochondrose:* Dies entspricht einem Knorpeldefekt des Sesambeins.
- *Arthrose des Sesambeingleitlagers:* Diese tritt meist in Kombination mit Hallux valgus, Hallux rigidus, Osteonekrose oder nach Sesambeinfraktur mit Stufe in der Gelenkfläche auf. Es kommt zu zunehmendem Substanzverlust des Knorpels sowohl am Metatarsalekopf als auch am Sesambein.
- *Osteonekrose:* Dabei handelt es sich um eine aseptische Knochennekrose des Sesambeins. Mikrotraumen werden als Ursache diskutiert.
- *Ansatztendinose des Flexor hallucis brevis:* Das ist eine Insertionstendinose des kurzen Großzehenbeugers am Übergang zum Sesambein.

Bildgebung

Ultraschall

Der Ultraschall spielt in der Routinediagnostik keine Rolle. Gegebenenfalls kann ein instabiles Sesambein bipartitum in der dynamischen Untersuchung dargestellt werden.

Röntgen

Die Spezialaufnahme des Sesambeins (▶ Abb. 5.53) und die seitliche Aufnahme des Großzehengrundgelenks zeigen folgende Befunde:

- Dehiszenz bei Frakturen oder mobilem Sesambein bipartitum
- Gelenkspaltverschmälerung bei Arthrose

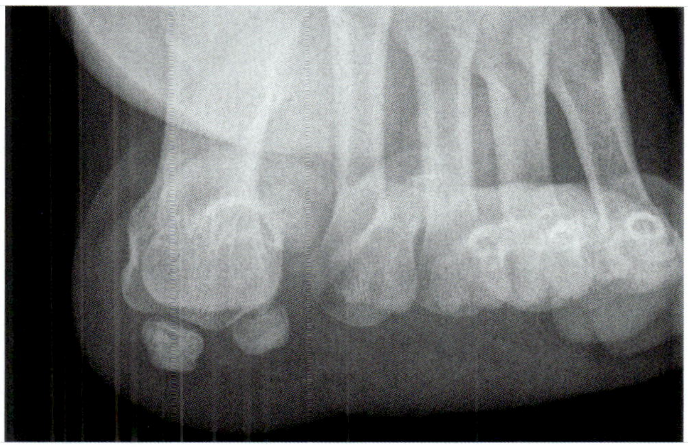

Abb. 5.53 Röntgenspezialaufnahme der Sesambeine. Unauffälliger Befund.

Computertomografie

Eine CT ist mitunter indiziert bei Verdacht auf eine Fraktur im Röntgenbild sowie zur Beurteilung der Fragmente bei Osteonekrose mit Fragmentation. Sie wird mit hochauflösender Schichtung mit 0,5 mm Schichtdicke und multiplanarer Reformation durchgeführt. Eine Unterscheidung zwischen akuter traumatischer Fraktur und Stressfraktur (bei unklarer Klinik) ist anhand des Ausmaßes der Sklerose möglich: Üblicherweise besteht eine vermehrte Spongiosasklerose als Ausdruck der chronischen Ödembildung bei einer Stressfraktur. Ein frisch frakturiertes Sesambein zeigt dies üblicherweise nicht.

Magnetresonanztomografie

Die Sesamoiditis ist im eigentlichen Sinne keine Diagnose, sondern beschreibt nur einen unspezifischen Reizzustand der Sesambeine bei unterschiedlicher Ätiologie. Oft liegt eine knöcherne Überlastung vor, die chronifiziert zur Osteonekrose mit nachfolgender Fragmentation und Affektion der Flexor-hallucis-brevis-Sehne und des Großzehengrundgelenks führen kann.

Antworten im Befund

- Ausmaß der Aktivierung der Sesambeine
- Knochenmarködem
- Kontrastmittelaufnahme
- Ausschluss oder Bestätigung einer Osteonekrose
- Form der Sesambeine
- Lage
- 2-geteiltes Sesambein
- Beurteilung des sesamoidalen Gleitlagers
- Arthrose
- Beurteilung der Flexor-hallucis-longus- und -brevis-Sehne
- Insertionstendinose
- Tendinose
- Peritendinitis
- Beurteilung der plantaren Platte
- Kapsel-Band-Apparat des Großzehengrundgelenks

Untersuchungstechnik

- *Standarduntersuchung:* Bauchlage, hochauflösende Mehrkanalspule
- *Sequenztechnik:*
  - PDw fatsat koronar und sagittal
  - T 1w koronar
  - T 2w axial
  - T 1w fatsat koronar und sagittal nach Kontrastmittelgabe

Befunde

- Knochenmarködem im tibia- oder fibulaseitigen Sesambein mit vermehrter Kontrastmittelaufnahme
- bei Osteonekrose in der T 1w Sequenz nativ dunkles Signal mit fehlendem Fettmark
- Formstörung
- Höhenminderung
- Ausbildung von Fragmenten mit möglicher angrenzender Aktivierung und Kontrastmittelaufnahme
- knöcherne Anbauten mit aktivierter Arthrose im sesamoidalen Gleitlager
- vermehrte Kontrastmittelanreicherung entlang der Sehnenscheide der Flexorensehnen mit Knochenmarködem und Kontrastmittelaufnahme am fibroossären Übergang der Flexor-hallucis-brevis-Sehne, mitunter gestörter Sehnenverlauf
- plantares Überlastungsgewebe lateralseitig unter den Metatarsaleköpfchen V und IV als Ausgleichs- bzw. Fehlbelastung

Empfehlung zur Bildgebung

Methode der Wahl: Röntgen, in unklaren Fällen MRT.

Bildbeispiele

Den Normalbefund zeigen ▶ Abb. 5.54 und ▶ Abb. 5.55, Sesambeinveränderungen ohne Krankheitswert ▶ Abb. 5.56 und ▶ Abb. 5.57. Mehrere Fälle von Sesambeinpathologien sind in ▶ Abb. 5.58, ▶ Abb. 5.59, ▶ Abb. 5.60, ▶ Abb. 5.61, ▶ Abb. 5.62, ▶ Abb. 5.63 und ▶ Abb. 5.64 zu sehen.

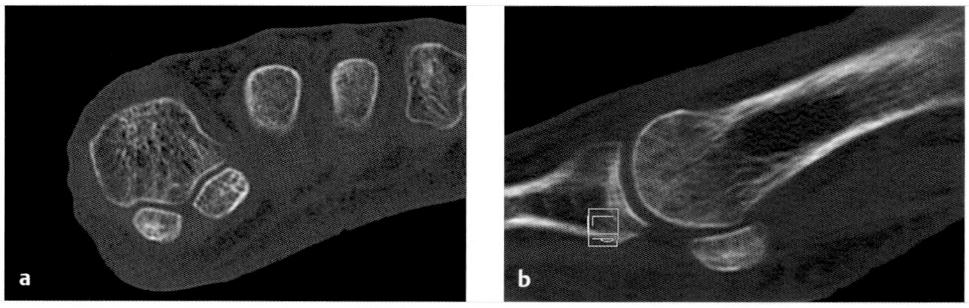

Abb. 5.54 Normalbefund der Sesambeine. 54-jährige Frau ohne Beschwerden im Sesambeinbereich. CT (Schichtdicke 0,5 mm), multiplanare Reformationen.

a CT mit axialer Rekonstruktion. Die CT kann mit hochaufgelösten Schichten und Sekundärrekonstruktionen in allen Ebenen am besten die Morphologie darstellen.

b CT mit sagittaler Rekonstruktion. Normale Sesambeine zeigen eine homogene Spongiosastruktur mit unauffälliger Morphologie. Auf Formstörungen oder eine vermehrte Spongiosasklerose ist zu achten.

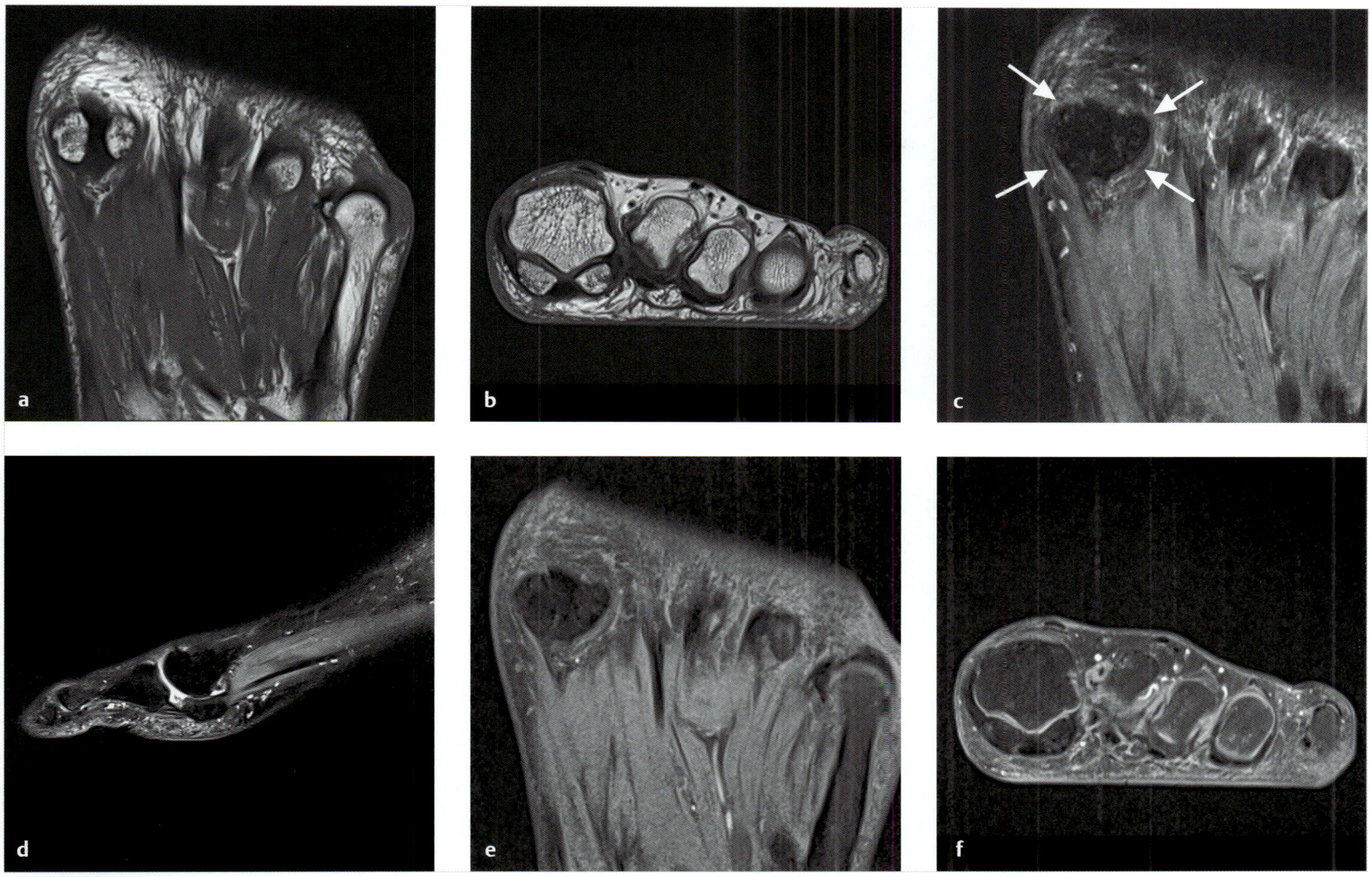

Abb. 5.55 Normalbefund der Sesambeine. 53-jähriger Mann ohne Beschwerden im Sesambeinbereich.

a Koronare T 1w MRT-Sequenz. Die T 1w Sequenz kann gut die Morphologie abbilden. In diesem Fall gelingt der Ausschluss eines frakturierten oder fragmentierten Sesambeins mit Darstellung der Fragmente oder eines bipartiten Sesambeins.

b Axiale T 1w MRT-Sequenz. Wichtig ist auch in dieser Sequenz die Beurteilung des Fettmarksignals als Hinweis auf eine Sesambeinnekrose bei einem „schwarzen" Sesambein. In diesem Fall normales Fettmarksignal beider Sesambeine.

c Koronare PDw fatsat MRT-Sequenz. Fettunterdrückte, wassersensitive Sequenzen eignen sich für die Beurteilung von Knochenmarködemen in den Sesambeinen und im umliegenden Weichgewebe zum Ausschluss einer Aktivierung bzw. Sesamoiditis. Normale Sesambeine (Pfeile) sollten in dieser Sequenz komplett signalarm sein, mit entsprechend schwieriger Abgrenzung von der zwischen den Sesambeinen verlaufenden Flexor-hallucis-longus-Sehne und dem Bandkomplex.

d Sagittale PDw fatsat MRT-Sequenz. Mit den Sesambeinen sollte auch das Großzehengrundgelenk beschrieben werden, mit sämtlichen Strukturen, der Stellung, dem Gelenkknorpel, der plantaren Platte bzw. der Kapsel-Band-Strukturen sowie dem sesamoidalen Gleitlager (in diesem Fall initiale Degenerationen).

e Koronare T 1w fatsat MRT-Sequenz nach Kontrastmittelgabe. Die Kontrastmittelgabe ist insbesondere wichtig bei der Beurteilung der Sesambeinnekrose und ihres Ausmaßes. In dieser Sequenz können avaskuläre Abschnitte gut dargestellt werden. Beim normalen Sesambein sind alle Abschnitte nach Kontrastmittelgabe gleichmäßig signalarm bzw. isointens zu den übrigen knöchernen Strukturen.

f Axiale T 1w fatsat MRT-Sequenz nach Kontrastmittelgabe. Nach Kontrastmittelgabe ist immer die Aufnahme von 2 Ebenen sinnvoll, um die mögliche Pathologie besser darzustellen. Angrenzende Entzündungsreaktionen, aktivierte Degenerationen oder auch Begleitbefunde (z. B. Instabilitäten an den Kleinzehengelenken) sind mit Kontrastmittelgabe besser abgrenzbar. Im Normalfall ist um die Sesambeine keine Kontrastmittelaufnahme zu beobachten.

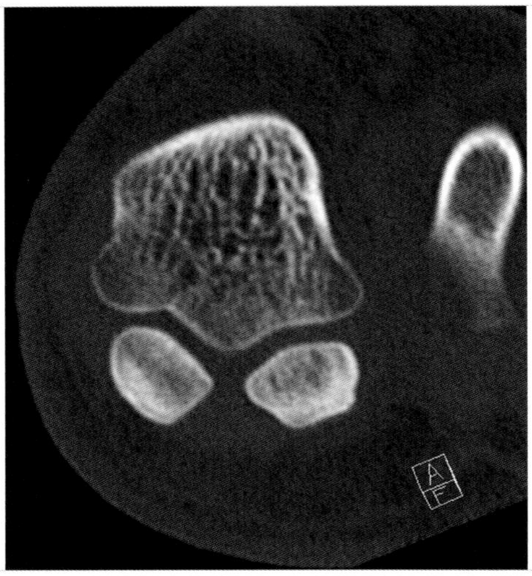

Abb. 5.56 Sesambeinveränderung ohne Krankheitswert. 30-jähriger Leistungssportler ohne Beschwerden im Sesambeinbereich. CT axial. Sesambeine können auch verglichen mit dem Metatarsaleköpfchen I eine homogen dichtere Spongiosastruktur als Knochenantwort auf eine vermehrte Belastung ohne pathologische Bedeutung aufweisen.

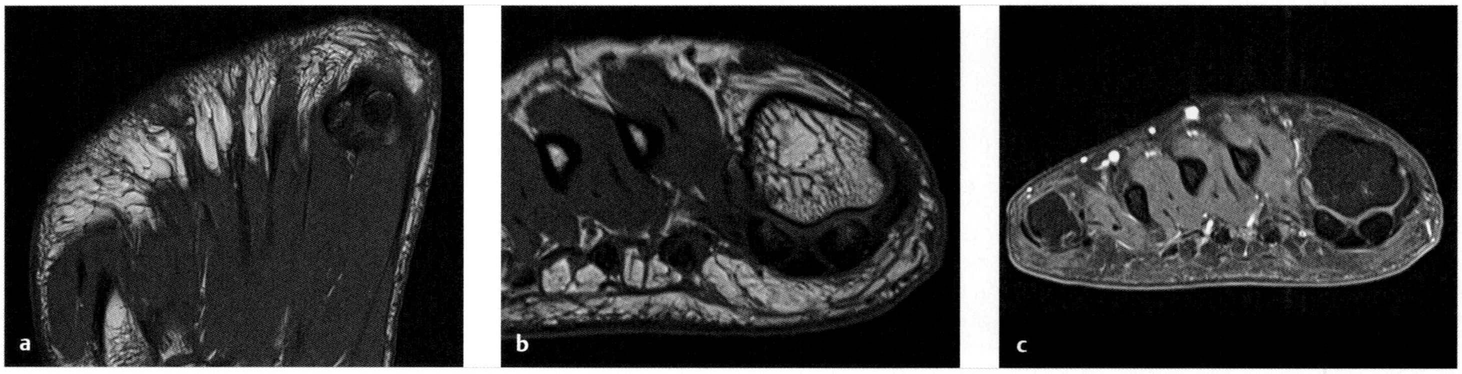

Abb. 5.57 Sesambeinveränderung ohne Krankheitswert. 39-jähriger, sportlich aktiver Patient ohne Beschwerden an der Großzehe, klinisch unauffälliges Großzehengrundgelenk. Sklerose ohne Beschwerden. Ähnlicher Fall wie in ▶ Abb. 5.56.

a Koronare T 1w MRT-Sequenz. Weite Abschnitte der Sesambeine in der belastungstragenden Zone sind signalfrei bzw. sklerosiert.

b Axiale T 1w MRT-Sequenz. Lediglich ein residuelles Fettmarksignal findet sich noch in den dem Gleitlager zugewandten Abschnitten.

c Axiale T 1w fatsat MRT-Sequenz nach Kontrastmittelgabe. „Schwarze" Sesambeine im Vergleich zum Knochenmarksignal des Metatarsaleköpfchens. Es besteht eine weitgehende Sklerose der Sesambeine ohne krankhafte Bedeutung.

Abb. 5.59 Sesambeinpathologie: Sesambeinarthrose. 54-jährige Patientin mit fibulaseitiger Sesamoiditis mit Arthrose im sesamoidalen Gleitlager. ▶

a Koronare T 1w MRT-Sequenz. Darstellung des verminderten Fettmarksignals im fibulaseitigen Sesambein (Pfeil). Zum Vergleich die normale Signalgebung im tibiaseitigen Sesambein.

b Axiale T 1w MRT-Sequenz. Umschriebene, relativ scharf abgrenzbare Signalabsenkung in der T 1w Sequenz im fibulaseitigen Anteil des lateralen Sesambeins. Ohne Kenntnis der übrigen Sequenzen (wassersensitiven und fettunterdrückten Sequenzen sowie Sequenzen nach Kontrastmittelgabe) ist die Unterscheidung zwischen Ödem und Nekrose schwierig.

c Sagittale PDw fatsat MRT-Sequenz. Darstellung des aktivierten Sesambeins bei Arthrose im sesamoidalen Gleitlager mit osteophytären Ausziehungen am Metatarsaleköpfchen, Spongiosaödem im Metatarsaleköpfchen in der belastungstragenden Zone sowie kleiner subchondraler Zyste im Sesambein.

d Axiale T 1w fatsat MRT-Sequenz nach Kontrastmittelgabe. Kein Nachweis einer Sesambeinnekrose bei vermehrter Kontrastmittelanreicherung des fibulaseitigen Sesambeins im Sinne einer Sesamoiditis mit aktivierter Arthrose.

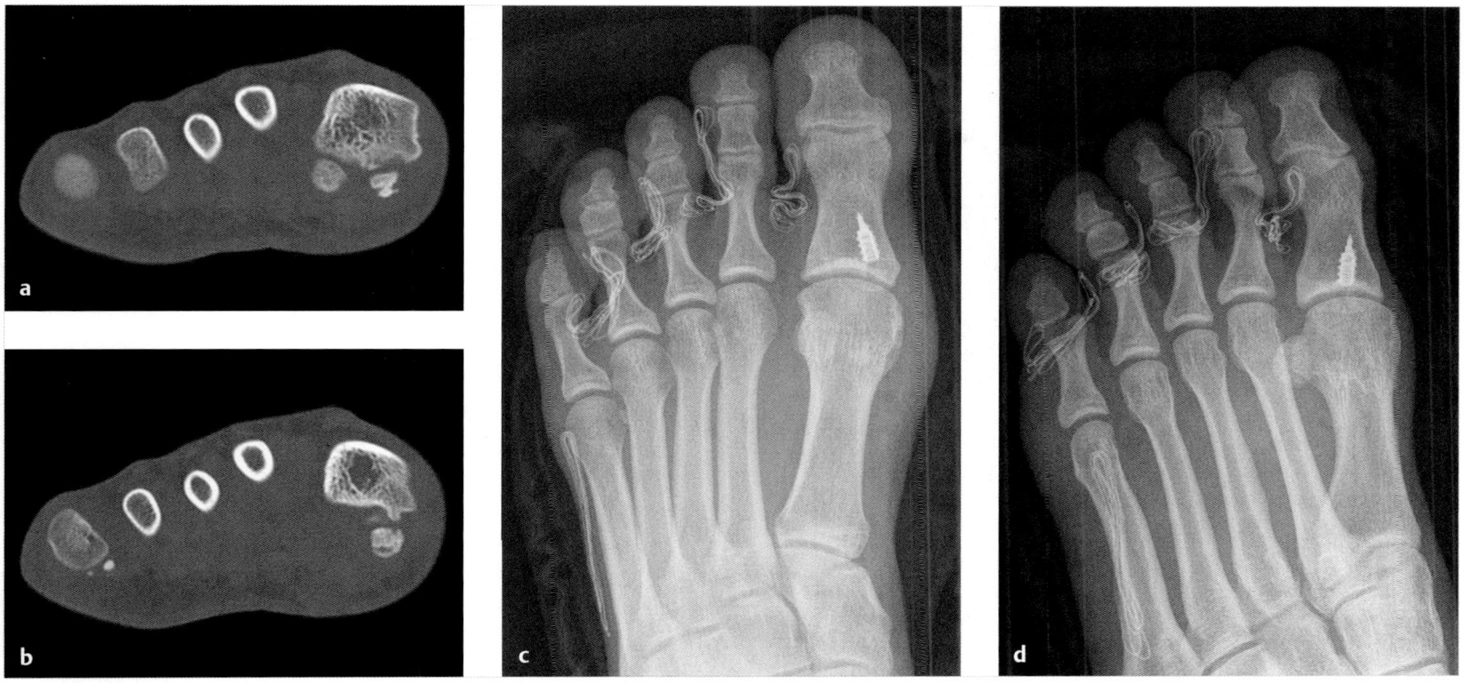

Abb. 5.58 Sesambeinpathologie. Arthrose des medialen Sesambeingleitlagers nach Turf-Toe-Verletzung. Die Gelenkoberfläche ist zerstört, sodass die Indikation zur Sesambeinresektion gegeben war.
Die konventionellen Röntgenbilder zeigen den Zustand nach Reinsertion des medialen Sesambeins und Refixation des Flexor hallucis brevis an der Grundphalanx der Großzehe mit einem Fadenanker.
a Axiale CT-Rekonstruktion des Vorfußes.
b Axiale CT-Rekonstruktion, weiter distal.
c Röntgenaufnahme des Fußes d.-p.
d Röntgenaufnahme des Fußes, schräg.

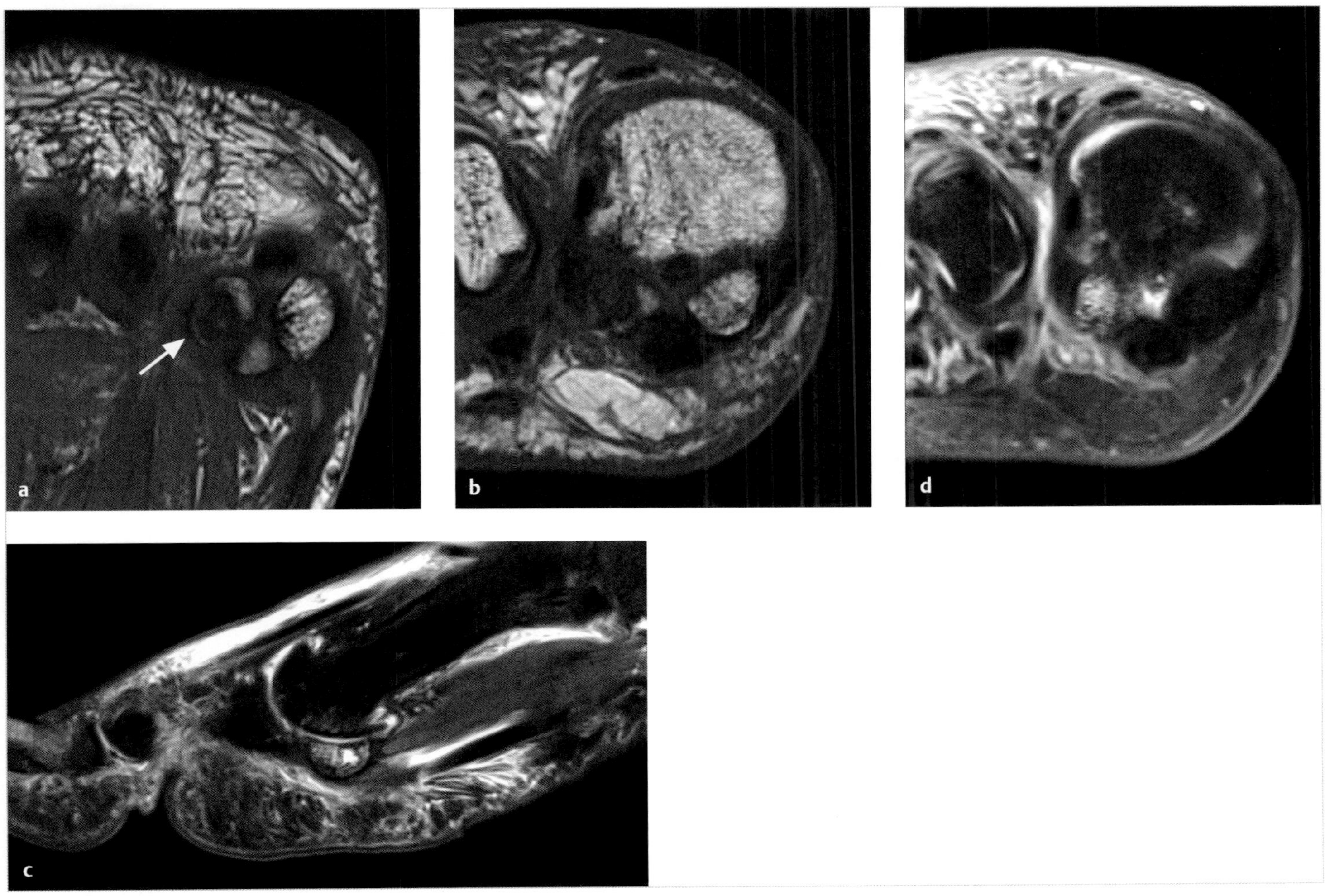

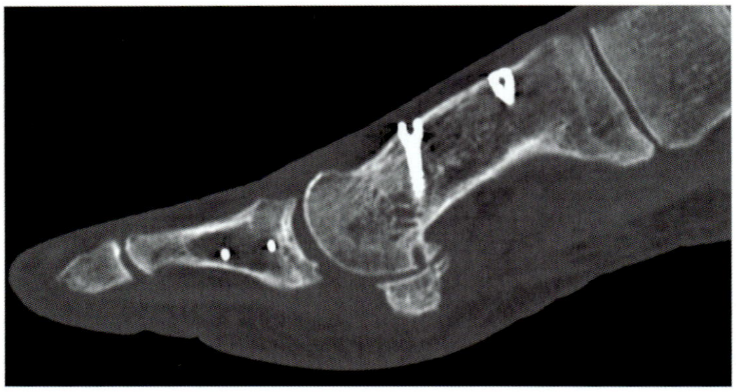

Abb. 5.60 Sesambeinpathologie: Sesambeinarthrose. 63-jährige Patientin mit Schmerzen im sesamoidalen Gleitlager. Zustand nach Hallux-valgus-Korrektur. CT, sagittale Rekonstruktion. Darstellung der fortgeschrittenen Arthrose im sesamoidalen Gleitlager mit subchondraler Geröllzyste, osteophytären Anbauten und hochgradig verschmälertem Gleitlager.

Differenzialdiagnose

- Stressfraktur des Metatarsale
- Synovitis
- plantare Fibromatose (Morbus Ledderhose)
- Morton-Neurom (medialer Metatarsale-I-Kopf: Joplins-Neurom)
- Hallux rigidus

Therapie

Konservativ

- *Fraktur ohne Dehiszenz:* Unterschenkelgips mit vorgezogener Sohle
- *Osteonekrose:* Druckentlastung, nicht steroidale Antirheumatika
- *Turf Toe:* je nach Schweregrad Tape, steife Einlage oder Unterschenkelgips mit vorgezogener Sohle
- *Arthrose, Sesambein bipartitum:* weichbettende Einlage, Steroidinjektion, nicht steroidale Antirheumatika

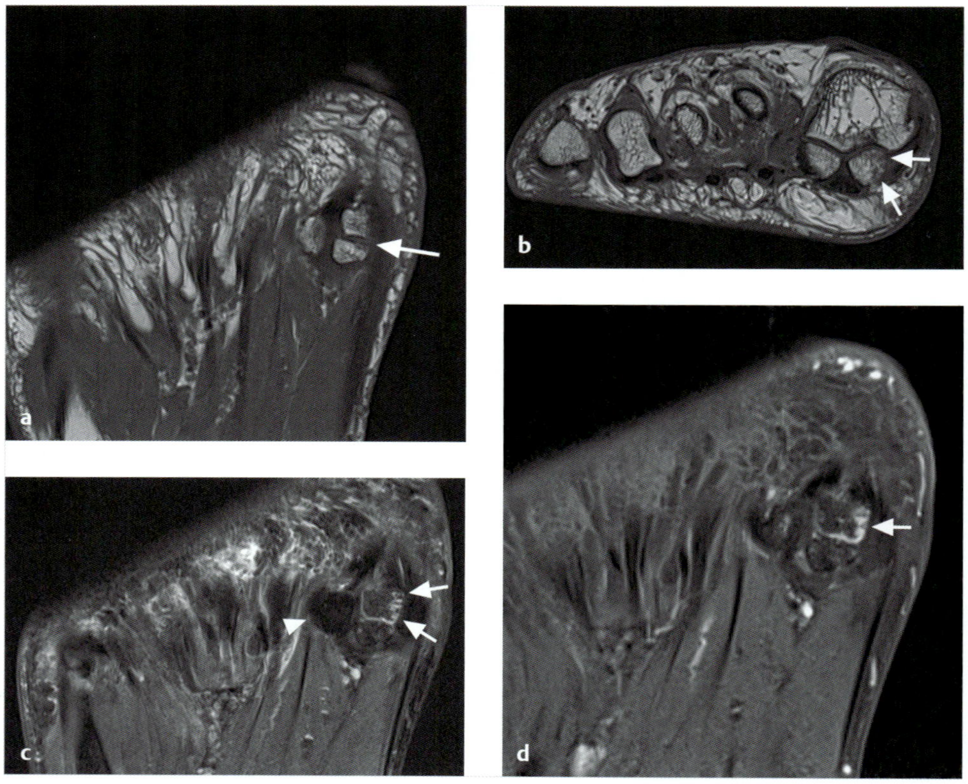

Abb. 5.61 Sesambeinpathologie. 65-jährige Patientin mit Sesamoiditis bei bipartitem Sesambein.

a Koronare T 1w MRT-Sequenz. Bipartites mediales Sesambein (Pfeil) mit erhaltenem Fettmarksignal.

b Axiale T 1w MRT-Sequenz, Schicht durch das distale tibiaseitige Sesambein. Fleckige Signalabsenkung im medialen Randbereich (Pfeile), keine vollständige Signalauslöschung des Fettmarksignals als Abgrenzung zur Nekrose.

c Koronare PDw fatsat MRT-Sequenz. Medialseitig Ödembildung entlang des distalen bipartiten Sesambeins (Pfeile). Insgesamt besteht eine flaue Signalsteigerung der Spongiosa im Vergleich zum fibulaseitigen Sesambein (Pfeilspitze).

d Koronare T 1w fatsat MRT-Sequenz nach Kontrastmittelgabe. Geringe knöcherne Aktivierung des distalen tibiaseitigen Abschnitts (Pfeil) mit entsprechender Kontrastmittelaufnahme im Rahmen der leichten mechanischen Aktivierung.

Operativ

- *Fraktur:* bei frischer Fraktur mit Dehiszenz Osteosynthese möglich (Interferenzschrauben, ggf. Spongiosaplastik); gleichzeitige Korrektur einer Achsfehlstellung, falls vorhanden
- *veraltete Fraktur, Sesambein bipartitum:* Resektion des kleineren Knochenfragments
- *Osteonekrose im Fragmentationsstadium, Arthrose des Sesambeingleitlagers:* Resektion des schmerzhaften Sesambeins

Prognose/Komplikationen

Die Erfolgsaussichten einer konservativen Behandlung sind abhängig von der Ursache der Beschwerden. Eine Beschwerdebesserung kann aber meist erreicht werden. In 90 % der Fälle kann durch die Resektion des betroffenen Sesambeins die Schmerzsymptomatik gebessert werden. Restbeschwerden und ein moderater Kraftverlust in der Plantarflexion der Großzehe sind möglich.

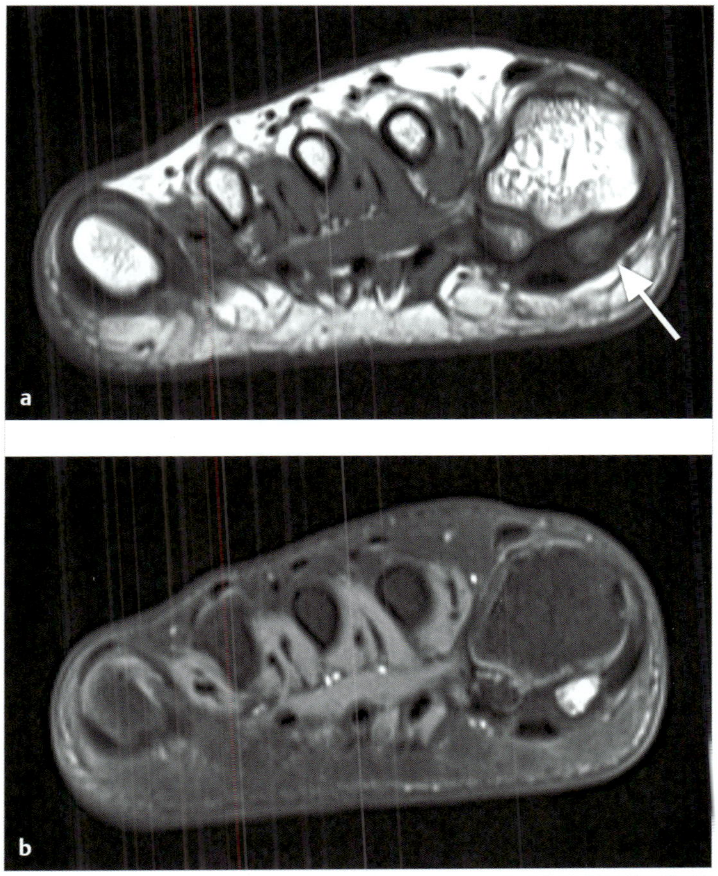

Abb. 5.62 Sesambeinpathologie. 15-jähriges Mädchen mit persistierenden Beschwerden an der Großzehe plantar. Sesamoiditis.

a Axiale T 1w MRT-Sequenz. Vermindertes Fettmarksignal im medialseitigen Sesambein (Pfeil).

b Axiale T 1w fatsat MRT-Sequenz nach Kontrastmittelgabe. Intensive Kontrastanreicherung ohne Nachweis einer Osteonekrose.

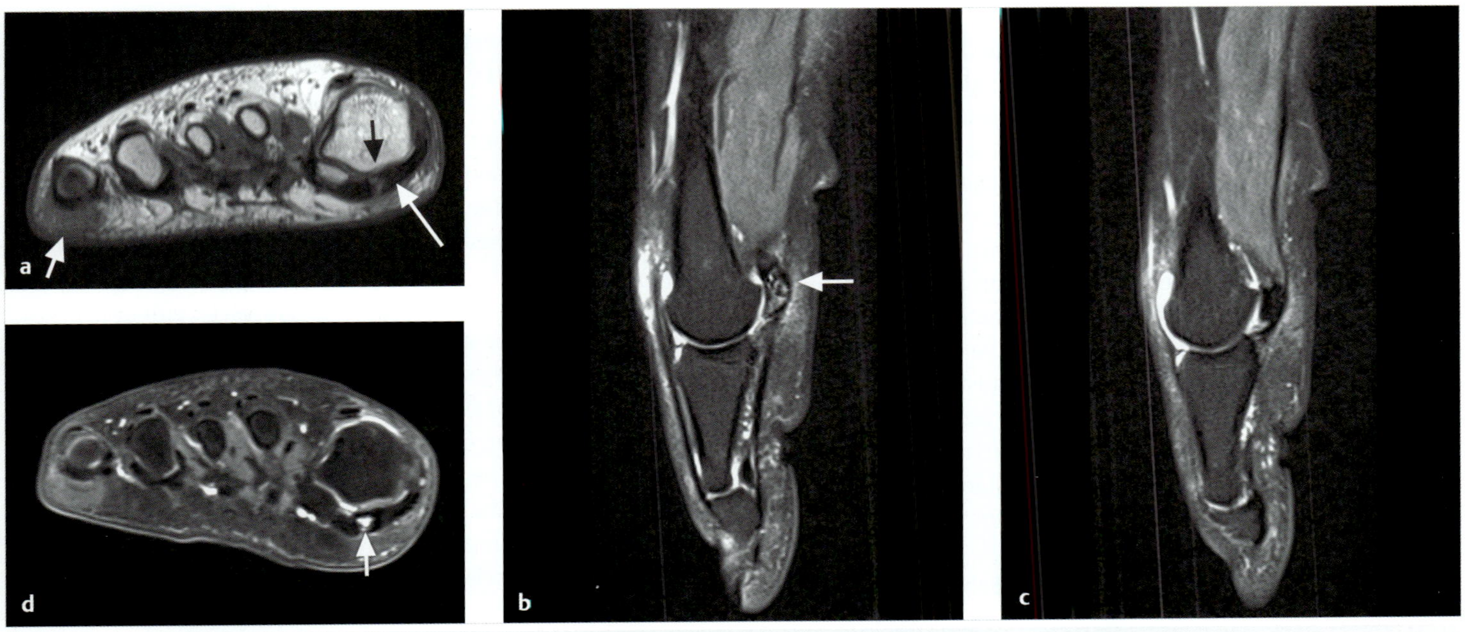

Abb. 5.63 Sesambeinpathologie: Sesambeinnekrose. 27-jährige Patientin mit chronischem Vorfußschmerz und persistierender Weichteilschwellung an der Großzehe.

Anmerkung: Wichtig ist die Beurteilung der Vitalität des Sesambeins. Bei einer Nekrose ist der Zustand irreversibel. Hinsichtlich der Prognose stellte der Eintritt in das Fragmentationsstadium einen Wendepunkt dar, bei dem eine restitutio ad integrum nicht mehr zu erwarten war.

a Axiale T 1w MRT-Sequenz. Fehlendes Fettmarksignal im medialseitigen Sesambein (langer weißer Pfeil) mit Abflachung und Entrundung. Lediglich die lateralen Abschnitte zeigen noch ein geringes Restsignal (kurzer weißer Pfeil). Plantares Überlastungsgewebe bei vermehrter schmerzbedingter Abrollbewegung über die Außenkante in Höhe des Metatarsophalangealgelenks V (schwarzer Pfeil).

b Sagittale PDw fatsat MRT-Sequenz, Schicht durch das restperfundierte Sesambein. Knochenmarködem (Pfeil).

c Sagittale PDw fatsat MRT-Sequenz, eine Schicht weiter nach medial als **b**. Schnitt durch den nekrotischen, schwarzen Anteil.

d Axiale T 1w fatsat MRT-Sequenz nach Kontrastmittelgabe. Die medialseitigen Anteile ohne Kontrastmittelaufnahme. Fokale Hyperperfusion des medialseitigen Abschnitts des betroffenen Sesambeins (Pfeil).

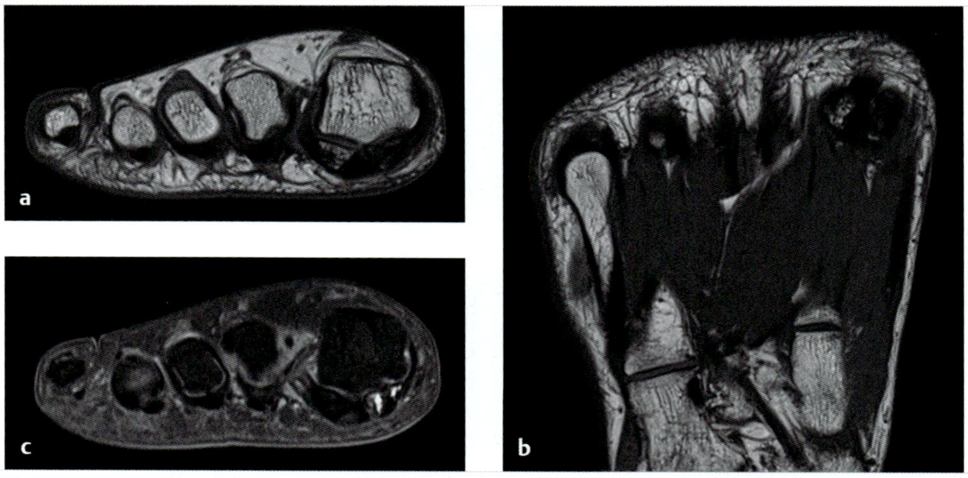

Abb. 5.64 Sesambeinpathologie. 29-jährige Patientin mit Zustand nach Sesambeinnekrose, beschwerdefrei nach Ilomedintherapie.
Anmerkung: Eine Sesambeinnekrose zeigt zeitlebens ein pathologisches Signalmuster. Dieser Fall zeigt, dass trotz Formstörung bei nicht zu fortgeschrittener Fragmentation ein klinisch befriedigendes Ergebnis erreicht werden kann.
a Axiale T1w MRT-Sequenz. Fehlendes Fettmarksignal im tibiaseitigen Sesambein mit Formstörung.
b Koronare T1w MRT-Sequenz. Medialseitig signalarme Abschnitte mit horizontaler Linienbildung bei Fragmentation.
c Axiale T1w fatsat MRT-Sequenz nach Kontrastmittelgabe. Signalfreie nekrotische Abschnitte neben hyperperfundierten Anteilen, keine Aktivierung im sesamoidalen Gleitlager, unauffälliger Kapsel-Band-Apparat, kein plantares Überlastungsgewebe.

5.2.6 Gängige Operationen am Vorfuß

Verschiedene Techniken

- *Chevron-Osteotomie (Syn.: Austin-Osteotomie):* V-förmige Osteotomie im metaphysären Bereich des Os metatarsale I. Der Metatarsalekopf wird zur Korrektur der Deformität 3–4 mm nach lateral geschoben. Die Osteosynthese erfolgt mit einer Schraube oder einem Draht. Möglich ist auch die Verwendung von resorbierbaren Osteosynthesematerialien wie Polylactid oder Magnesium.
- *Scarf-Osteotomie:* Langstreckige Z-förmige Osteotomie mit Verschiebung des plantaren Anteils nach lateral. Die Osteosynthese erfolgt mithilfe von 2 Schrauben oder Drähten. Die lange Auflagefläche und die Osteosynthese mit 2 Schrauben sorgen für eine hohe primäre Stabilität und ermöglichen größere Korrekturen als die Chevron-Osteotomie.
- *Akin-Osteotomie:* Die Akin-Osteotomie wird häufig in Kombination mit anderen Eingriffen am Os metatarsale I durchgeführt. Der Eingriff besteht aus einer medialbasigen Keilentnahme an der Grundphalanx der Großzehe. Durch die Entnahme des Keiles (Closing-Wedge-Technik) können Valgusfehlstellungen innerhalb der Großzehe korrigiert werden. Die Osteosynthese erfolgt mit einer Schraube oder Klammer. In der minimalinvasiven Ausführung wird teilweise auf die Osteosynthese verzichtet und die Zehe wird nur mit redressierenden Verbänden stabilisiert.
- *Weil-Osteotomie:* Operativer Eingriff zur Behandlung einer mechanisch bedingten Metatarsalgie. Im metaphysären Bereich des distalen Os metatarsale wird eine Scheibe entnommen. Dies führt zu einer Anhebung des Metatarsalekopfs und zu einer Verkürzung der Knochenlänge. Die Osteosynthese erfolgt mittels einer Schraube. In der minimalinvasiven Ausführung wird der scheibenförmige Knochendefekt mit einer Fräse gesetzt; es wird auf die Osteosynthese verzichtet. Häufig wird der Eingriff an mehreren Metatarsalia gleichzeitig durchgeführt.
- *Basisosteotomie:* Basisosteotomien werden als öffnende oder schließende Osteotomien bzw. in längenneutralen Techniken durchgeführt. Die Osteosynthese erfolgt meist mit einer winkelstabilen Platte. Bei den minimalinvasiven Verfahren kommt ausschließlich eine schließende Osteotomie zur Anwendung, die mit 1–2 Schrauben stabilisiert wird.
- *Lapidusarthrodese (Tarsometatarsale-I-Fusion):* Die Lapidusarthrodese findet bei ausgeprägten Fehlstellungen, bei degenerativen Veränderungen im Tarsometatarsale-I-Gelenk und auch bei Rezidiven nach Hallux-valgus-Korrektur Anwendung. Bei dem Eingriff wird eine Arthrodese des Tarsometatarsale-I-Gelenks durchgeführt und mit einer Platte oder gekreuzten Schrauben stabilisiert. Die Plattenlage kann plantar, medial oder auch dorsal des Gelenks sein.
- *Minimalinvasive Chevron-Osteotomie:* Die minimalinvasive Chevron-Osteotomie unterscheidet sich erheblich von der klassischen offenen Chevron-Osteotomie. Die V-förmige Osteotomie wird proximaler und damit extraartikulär des Großzehengrundgelenks mit einer Fräse durchgeführt. Der Metatarsale-I-Kopf wird teilweise um 70–100 % der Schaftbreite verschoben. Die Osteosynthese erfolgt mit schräg verlaufenden Schrauben, die langstreckig im Os metatarsale zu liegen kommen, bei spongiöser Verankerung im Metatarsalekopf. Bei der radiologischen Beurteilung ist zu beachten, dass aufgrund der radikalen Verschiebung häufig mehrere Monate bis zur vollständigen knöchernen Überbauung vergehen. Solange sich das Osteosynthesematerial nicht lockert und keine sekundäre Dislokation erkennbar ist, ist von einem regelhaften Befund auszugehen.

Bildbeispiele

▶ Abb. 5.65, ▶ Abb. 5.66, ▶ Abb. 5.67, ▶ Abb. 5.68, ▶ Abb. 5.69 und ▶ Abb. 5.70 zeigen das postoperative Erscheinungsbild nach Operation am Vorfuß bei verschiedenen Patienten.

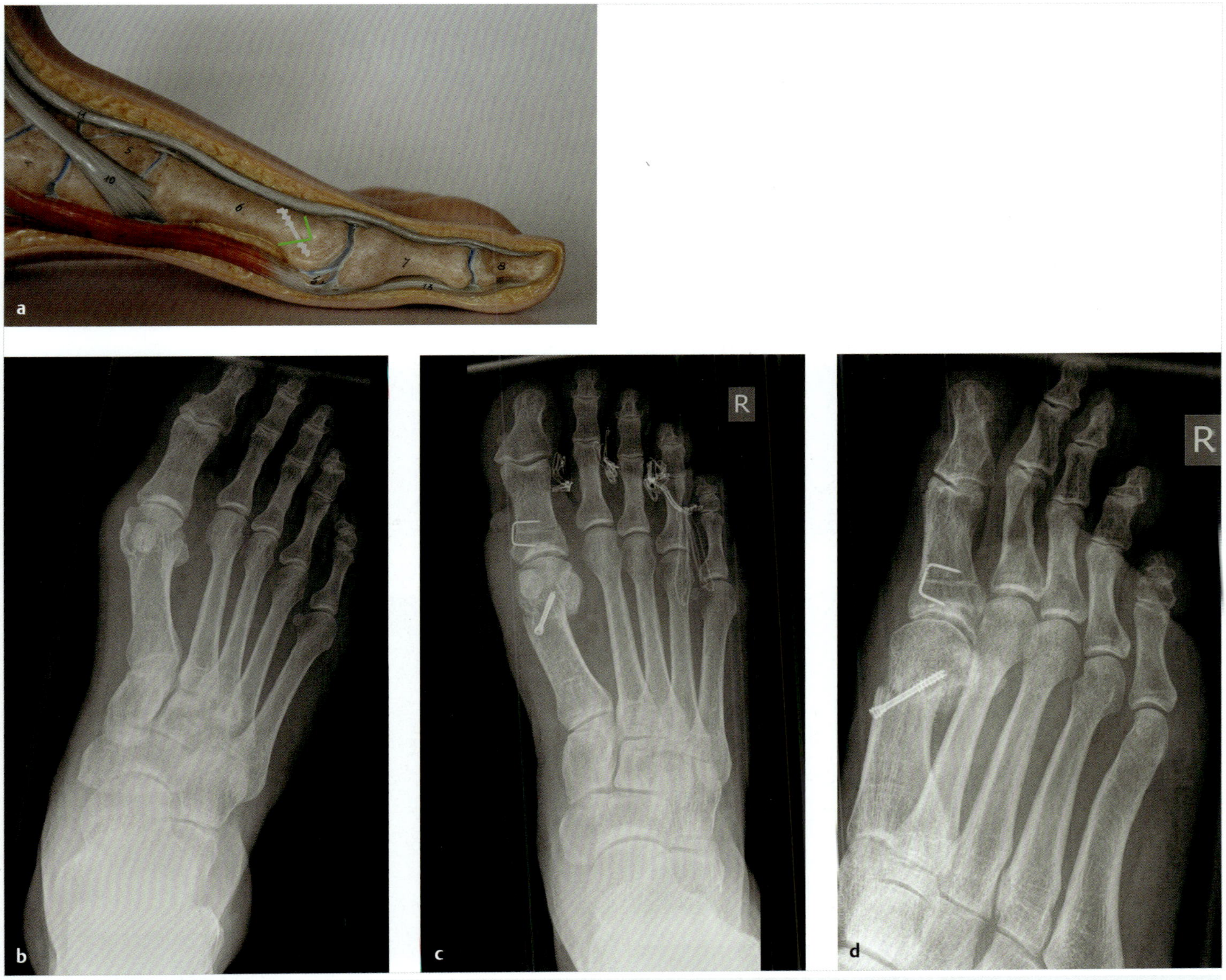

Abb. 5.65 Operationstechniken am Vorfuß. Chevron-Osteotomie.
a Darstellung der Ausrichtung der Osteotomie (grün) und der Schraube (weiß) am Modell.
b Röntgenaufnahme d.-p. präoperativ.
c Röntgenaufnahme d.-p. postoperativ.
d Röntgenaufnahme schräg postoperativ.

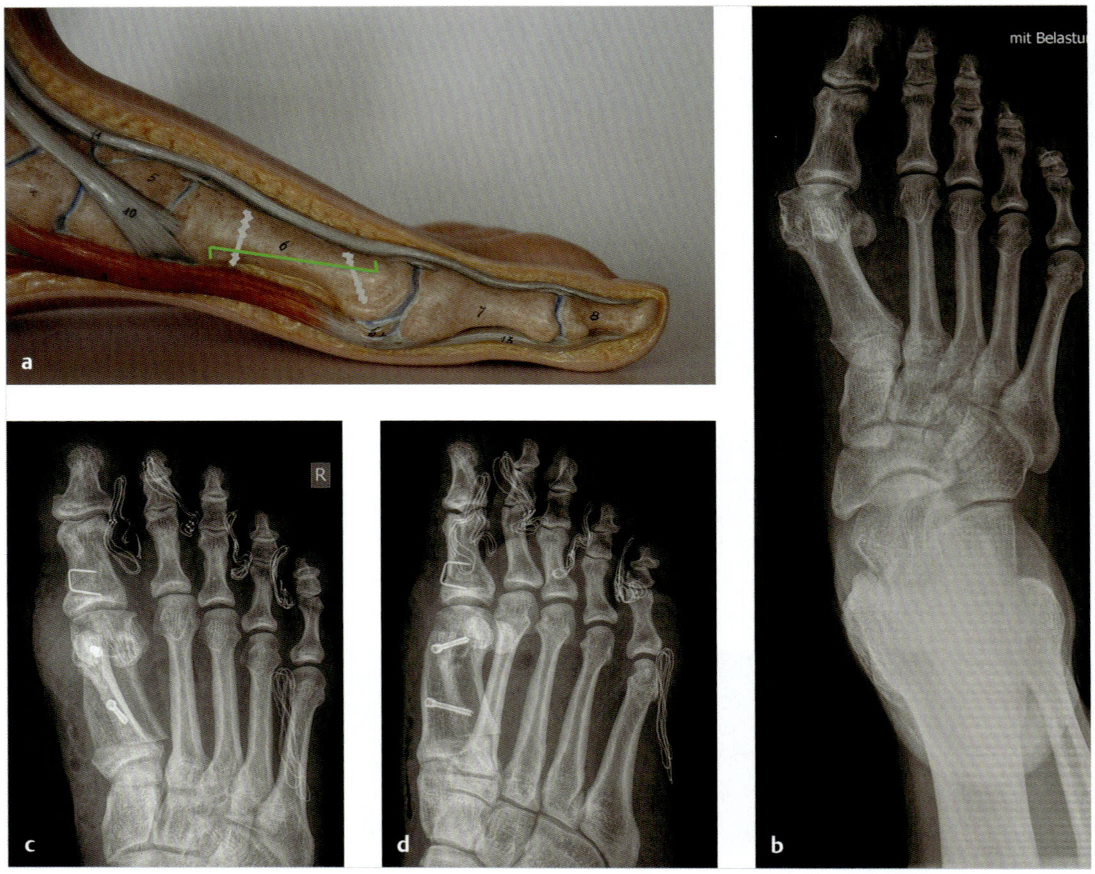

Abb. 5.66 Operationstechniken am Vorfuß. Scarf-Osteotomie.

a Darstellung der Ausrichtung der Osteotomie (grün) und der Schrauben (weiß) am Modell.
b Röntgenaufnahme d.-p. präoperativ.
c Röntgenaufnahme d.-p. postoperativ.
d Röntgenaufnahme schräg postoperativ.

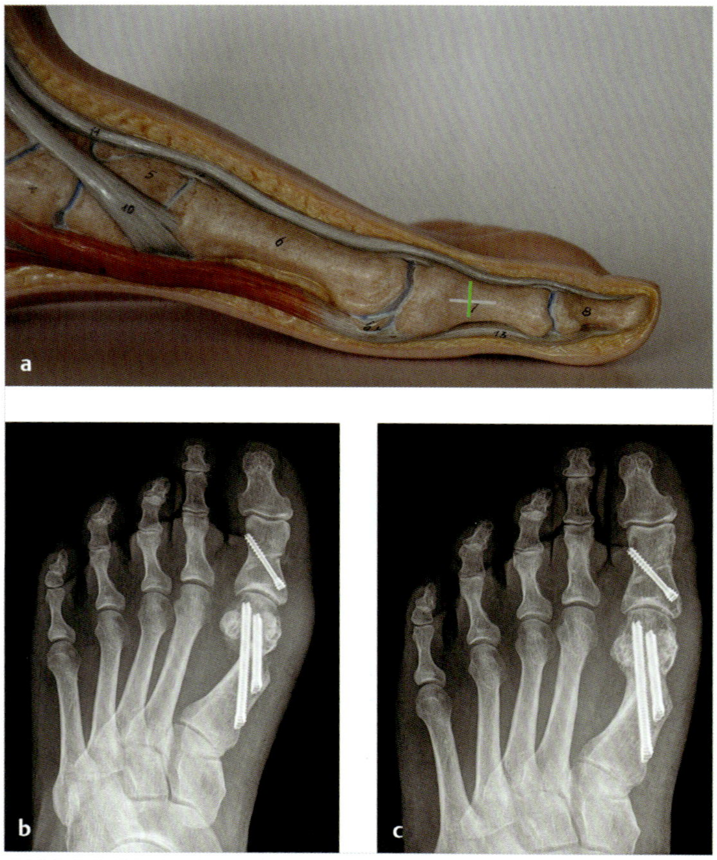

Abb. 5.67 Operationstechniken am Vorfuß. Akin-Osteotomie.

a Darstellung der Ausrichtung der Osteotomie (grün) und der Klammer (weiß) am Modell.
b Röntgenaufnahme 6 Wochen postoperativ.
c Röntgenaufnahme 6 Monate postoperativ.

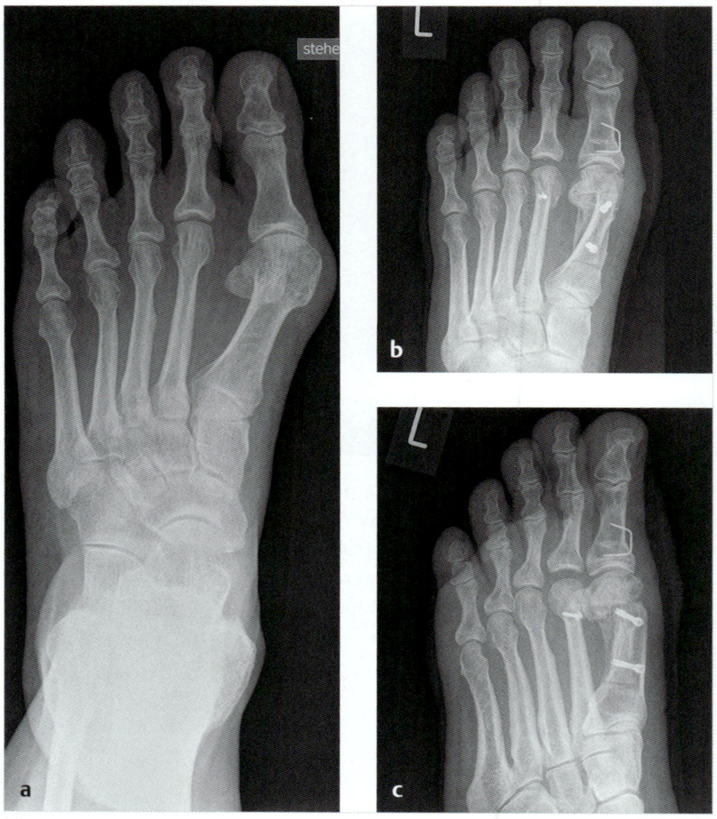

Abb. 5.68 Operationstechniken am Vorfuß. Weil-Osteotomie.

a Röntgenaufnahme d.-p. präoperativ.
b Röntgenaufnahme d.-p. postoperativ.
c Röntgenaufnahme schräg postoperativ.

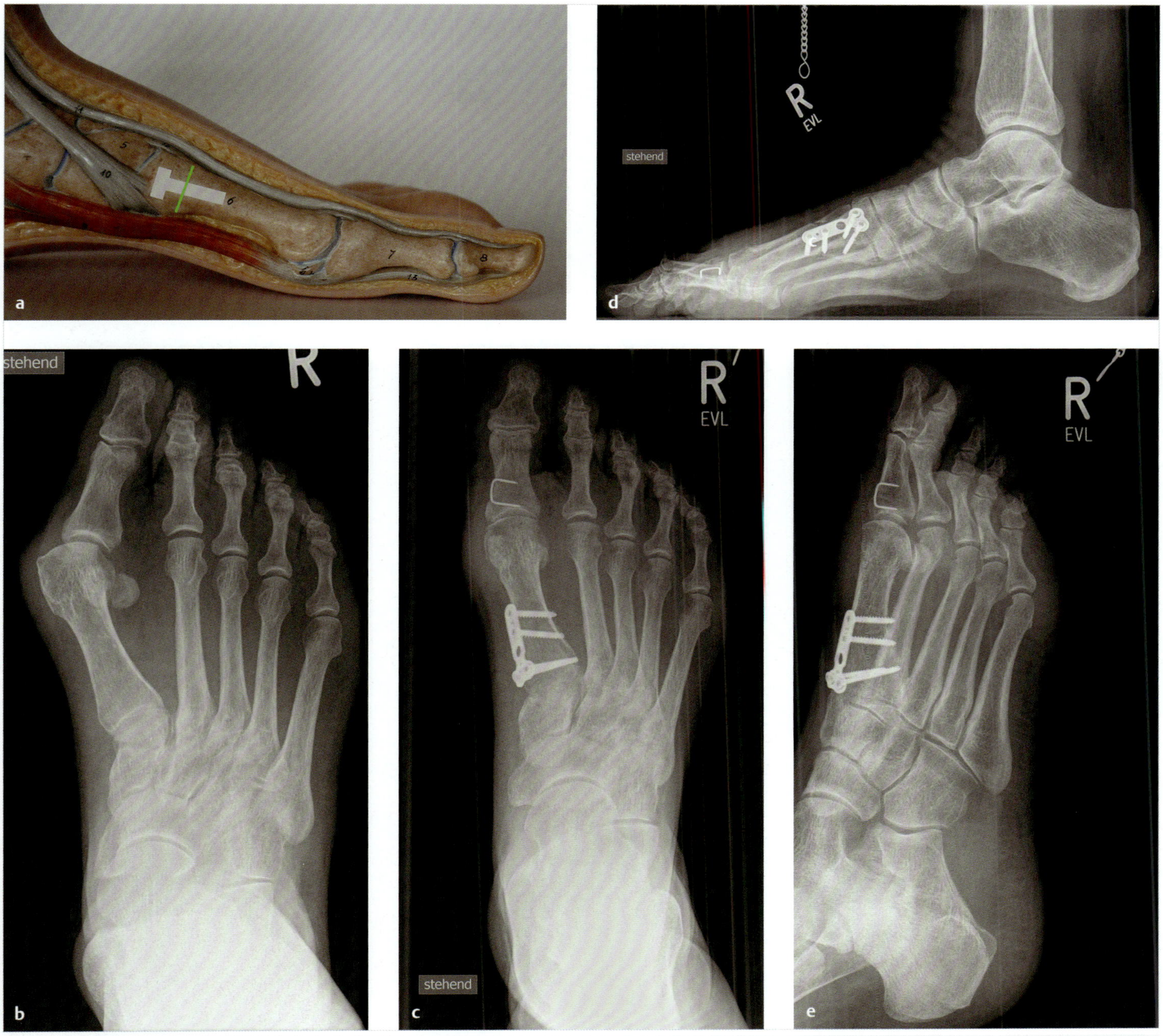

Abb. 5.69 Operationstechniken am Vorfuß. Basisosteotomie.
a Darstellung der Ausrichtung der Osteotomie (grün) und der Schraube (weiß) am Modell.
b Röntgenaufnahme d.-p. präoperativ.
c Röntgenaufnahme d.-p. postoperativ.
d Röntgenaufnahme seitlich postoperativ.
e Röntgenaufnahme schräg postoperativ.

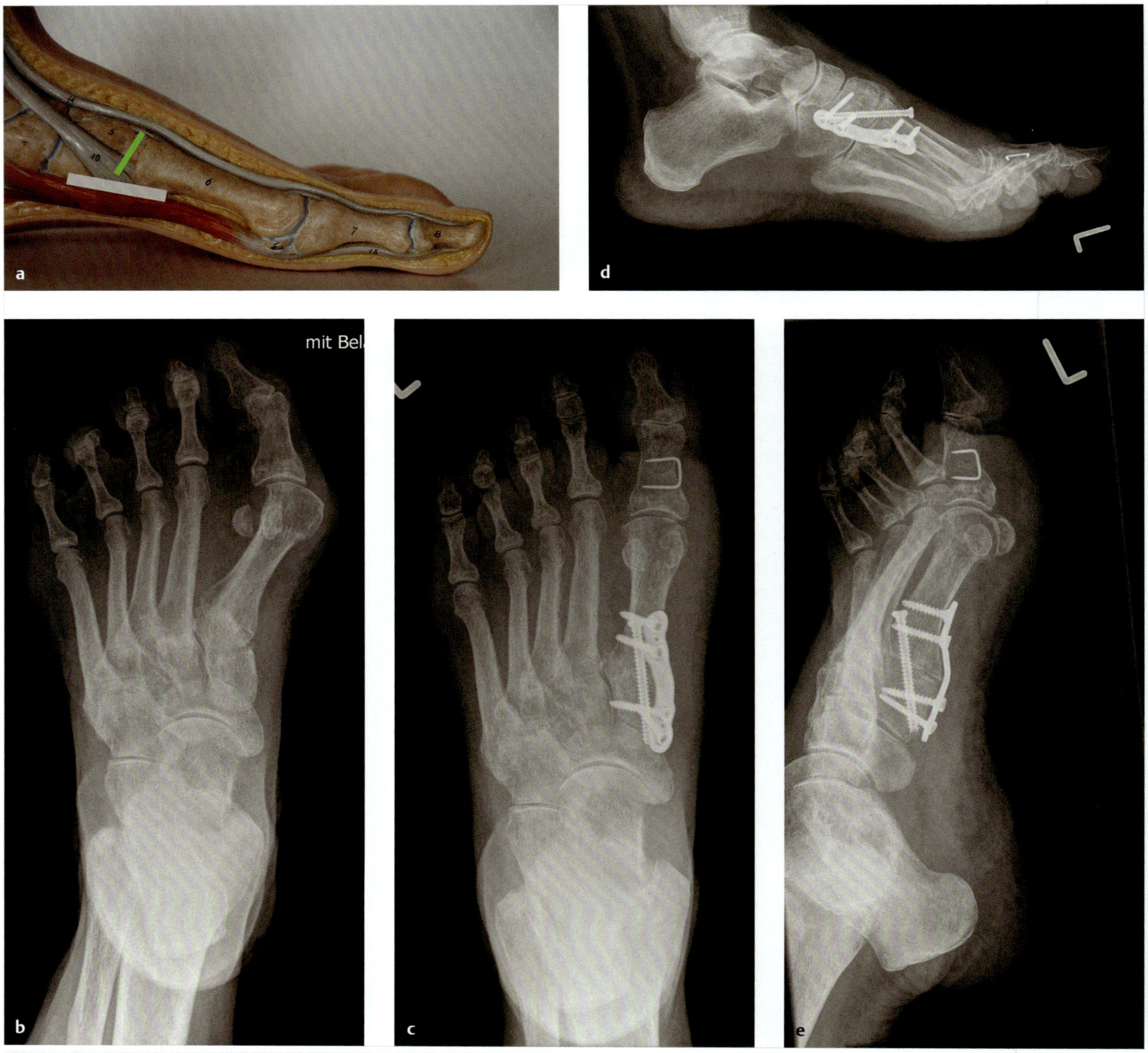

Abb. 5.70 Operationstechniken am Vorfuß. Lapidusarthrodese.
a Darstellung der Ausrichtung der Osteotomie (grün) und der Platte (weiß) am Modell.
b Röntgenaufnahme d.-p. präoperativ.
c Röntgenaufnahme d.-p. postoperativ.
d Röntgenaufnahme seitlich postoperativ.
e Röntgenaufnahme 45° schräg postoperativ in Supination.

Literatur

5.2.7 Frakturen der Ossa metatarsalia

[1] Baierlein SA. Frakturklassifikationen. Stuttgart: Thieme; 2011

[2] Beck M, Mittlmeier T. Metatarsale Frakturen. Unfallchirurg 2008; 111: 829–840

[3] Bowes J, Buckley R. Fifth metatarsal fractures and current treatment. World J Orthop 2016; 7 (12): 793–800. doi:10.5312/wjo.v7.i12.793

[4] Brogan K, Bellringer S, Akehurst H et al. Virtual fracture clinic management of fifth metatarsal, including Jones', fractures is safe and cost-effective. Injury 2017; 48 (4): 966–970

[5] Buddecke DE, Polk MA, Barp EA. Metatarsal fractures. Clin Podiatr Med Surg 2010; 27: 601–624

[6] Cakir H, Van Vliet-Koppert ST, Van Lieshout EM et al. Demographics and outcome of metatarsal fractures. Arch Orthop Trauma Surg 2011; 131: 241–245

[7] Dameron TB Jr. Fractures and anatomical variations of the proximal portion of the fifth metatarsal. J Bone Joint Surg Am 1975; 57: 788–792

[8] Dameron TB Jr. Fractures of the proximal fifth metatarsal: selecting the best treatment option. J Am Acad Orthop Surg 1995; 3: 110–114

[9] Goulart M, O'Malley MJ, Hodgkins CW et al. Foot and ankle fractures in dancers. Clin Sports Med 2008; 27 (2): 295–304

[10] Hatch RL, Alsobrook JA, Clugston JR. Diagnosis and management of metatarsal fractures. Am Fam Physician 2007; 76: 817–826

[11] Heckmann JD, Rockwood CA Jr., Green DP. Fractures and dislocations of the foot. Fractures in adults. 2nd ed. Philadelphia: Lippincott; 1984: 1703–1832

[12] Hong CC, Pearce CJ, Ballal MS et al. Management of sports injuries of the foot and ankle: an update. Bone Joint J 2016; 98-B (10): 1299–1311

[13] Jones R. Fracture of the base of the fifth metatarsal bone by indirect violence. Ann Surg 1902; 35: 697–700

[14] Le M, Anderson R. Zone II and III fifth metatarsal fractures in athletes. Curr Rev Musculoskelet Med 2017; 10 (1): 86–93. doi:10.1007/s12178-017-9388-5

[15] Lehman RC, Torg JS, Pavlov H et al. Fractures of the base of the fifth metatarsal distal to the tuberosity: a review. Foot Ankle 1987; 7: 245–252

[16] Mehlhorn AT, Zwingmann J, Hirschmüller A et al. Radiographic classification for fractures of the fifth metatarsal base. Skeletal Radiol 2014; 43 (4): 467–474

[17] Meurman KO. Less common stress fractures in the foot. Br J Radiol 1981; 54: 1–7

[18] Mitchell RJ, Duplantier NL, Delgado DA et al. Plantar plating for the treatment of proximal fifth metatarsal fractures in elite athletes. Orthopedics 2017; 40 (3): e563–e566

[19] Müller-Mai CM, Ekkernkamp A. Frakturen. Klassifikation und Behandlungsoptionen. Heidelberg: Springer; 2010

[20] Polzer H, Polzer S, Mutschler W et al. Acute fractures to the proximal fifth metatarsal bone: development of classification and treatment recommendations based on the current evidence. Injury 2012; 43 (10): 1626–1632

[21] Quill GE Jr. Fractures of the proximal fifth metatarsal. Orthop Clin North Am 1995; 26: 353–361

[22] Rhim B, Hunt JC. Lisfranc injury and Jones fracture in sports. Clin Podiatr Med Surg 2011; 28: 69–86

[23] Schünke M, Schulte E, Schumacher U. Allgemeine Anatomie und Bewegungssystem. Prometheus LernAtlas der Anatomie. Stuttgart: Thieme; 2005

[24] Shrivastava N, Greisberg C, DiGiovanni W et al. Metatarsal and phalangeal fractures. Foot and ankle: core knowledge in orthopaedics. Philadelphia: Elsevier; 2007: 310–320

[25] Soave RL, Bleazey S, Rudowsky A et al. A new radiographic classification for distal shaft fifth metatarsal fractures. J Foot Ankle Surg 2016; 55 (4): 803–807

[26] Stewart IM. Jones's fracture: fracture of base of fifth metatarsal. Clin Orthop 1960; 16: 190–198

[27] Thompson P, Patel V, Fallat LM et al. Surgical management of fifth metatarsal diaphyseal fractures: a retrospective outcomes study. J Foot Ankle Surg 2017; 56 (3): 463–467

[28] Torg JS, Balduini FC, Zelko RR et al. Fractures of the base of the fifth metatarsal distal to the tuberosity. Classification and guidelines for non-surgical and surgical management. J Bone Joint Surg Am 1984; 66: 209–214

[29] Tung TS. Metatarsal shaft fracture with associated metatarsophalangeal joint dislocation. Case Rep Orthop 2016; 2016: 9629585. doi:10.1155/2016/9629585

[30] Turco VJ. Injuries to the foot and ankle. In: Nicholas JA, Hershmann EB. The lower extremity & spine in sports medicine. St. Louis: Mosby; 1995: 1229–1250

[31] Van Laer L, Kraus R, Linhart WE. Frakturen der Metatarsalia. In: Van Laer L, Hrsg. Frakturen und Luxationen im Wachstumsalter. Stuttgart: Thieme; 2007: 411–414

[32] Vorlat P, Achtergael W, Haentjens P. Predictors of outcome of non-displaced fractures of the base of the fifth metatarsal. Int Orthop 2007; 31: 5–10

[33] Zwipp H., Rammelt S. Tscherne Unfallchirurgie Fuß. Berlin: Springer 2014: 545

5.2.8 Kapsel-Band-Verletzungen des Großzehengrundgelenks und Ruptur der plantaren Platte

[1] Ashman CJ, Klecker RJ, Yu JS. Forefoot pain involving the metatarsal region: differential diagnosis with MR imaging. Radiographics 2001; 21: 1425–1440

[2] Bowers KD Jr., Martin RB. Turf-toe: a shoe-surface related football injury. Med Sci Sports 1976; 8: 81–83

[3] Brophy RH, Gamradt SC, Ellis SJ et al. Effect of turf toe on foot contact pressures in professional American football players. Foot Ankle Int 2009; 30: 405–459

[4] Clanton TO, Ford JJ. Turf toe injury. Clin Sports Med 1994; 27 (2): 731–742

[5] Coker TP, Arnold JA, Weber DL. Traumatic lesions of the metatarsophalangeal joint of the great toe in athletes. Am J Sports Med 1978; 6: 326–334

[6] Coughlin MJ, Kemp TJ, Hirose CB. Turf toe: soft tissue and osteocartilaginous injury to the first metatarsophalangeal joint. Phys Sportsmed 2010; 38: 91–100

[7] Covell DJ, Lareau CR, Anderson RB. Operative treatment of traumatic hallux valgus in elite athletes. Foot Ankle Int 2017; 38 (6): 590–595

[8] Crain JM, Phancao JP, Stidham K. MR imaging of turf toe. Magn Reson Imaging Clin N Am 2008; 16: 93–103

[9] Crain JM, Phancao JP. Imaging of turf toe. Radiol Clin North Am 2016; 54 (5): 969–978

[10] Donnelly LF, Betts JB, Fricke BL. Skimboarder's toe: findings on high-field MRI. AJR Am J Roentgenol 2005; 184: 1481–1485

[11] Frey C, Andersen GD, Feder KS. Plantarflexion injury to the metatarsophalangeal joint ("sand toe"). Foot Ankle Int 1996; 17 (9): 576–581

[12] Heckmann JD, Rockwood CA Jr., Green DP. Fractures and dislocations of the foot. Fractures in adultes. 2nd ed. Philadelphia: Lippincott; 1984: 1703–1832

[13] Kim S, Lee M, Seok S. Intra-articular fracture of proximal phalanx of great toe accompanied by valgus deformity associated with sports activities. J Orthop Surg (Hong Kong) 2017; 25 (1): 2309499017690324

[14] Linklater JM, Hayter CL, Vu D. Imaging of acute capsuloligamentous sports injuries in the ankle and foot: sports imaging series. Radiology 2017; 283 (3): 644–662

[15] McCormick JJ, Anderson RB. The great toe: failed turf toe, chronic turf toe, and complicated sesamoid injuries. Foot Ankle Clin 2009; 14: 135–150

[16] McCormick JJ, Anderson RB. Rehabilitation following turf toe injury and plantar plate repair. Clin Sports Med 2010; 29: 313–323

[17] Nery C, Coughlin M, Baumfeld D et al. How to classify plantar plate injuries: parameters from history and physical examination. Rev Bras Ortop 2015; 50 (6): 720–728. doi:10.1016/j.rboe.2015 10.009

[18] Nery C, Umans H, Baumfeld D. Etiology, clinical assessment, and surgical repair of plantar plate tears. Semin Musculoskelet Radiol 2016; 20 (2): 205–213

[19] Nery C, Baumfeld D, Umans H et al. MR imaging of the plantar plate: normal anatomy, turf toe, and other injuries. Magn Reson Imaging Clin N Am 2017; 25 (1): 127–144

[20] Rao JP, Banzon MT. Irreducible dislocation of the metatarsophalangeal joints of the foot. Clin Orthop Relat Res 1979; 145: 224–226

[21] Rodeo SA, O'Brien S, Warren RF et al. Turf-toe: an analysis of metatarsophalangeal joint sprains in professional football players. Am J Sports Med 1990; 18: 280–285

[22] Schein AJ, Skalski MR, Patel DB et al. Turf toe and sesamoiditis: What the radiologist needs to know. Clin Imaging 2015; 39 (3): 380–389

[23] Schünke M, Schulte E, Schumacher U. Allgemeine Anatomie und Bewegungssystem. Prometheus LernAtlas der Anatomie. Stuttgart: Thieme; 2005

[24] Shrivastava N, Greisberg C, DiGiovanni W et al. Metatarsal and phalangeal fractures. Foot and ankle: core knowledge in orthopaedics. Philadelphia: Elsevier; 2007: 310–320

[25] Srinivasan R. The hallucal-sesamoid complex: normal anatomy, imaging, and pathology. Semin Musculoskelet Radiol 2016; 20 (2): 224–232

[26] Valderrabano V, Engelhardt M, Küster HH. Fuß & Sprunggelenk und Sport. Köln: Deutscher Ärzteverlag; 2009

[27] Wilson L, Dimeff R, Miniaci A et al. Radiologic case study. First metarsophalangeal plantar plate injury (turf toe). Orthopedics 2005; 28: 344: 417–419

[28] Yao L, Do HM, Cracchiolo A et al. Plantar plate of the foot: findings on conventional arthrography and MR imaging. AJR Am J Roentgenol 1994; 163: 641–644

[29] York PJ, Wydra FB, Hunt KJ. Injuries to the great toe. Curr Rev Musculoskelet Med 2017; 10 (1): 104–112. doi:10.1007/s12178-017-9390-y

5.2.9 Frakturen der Phalangen

[1] Dauber W. Feneis Bildlexikon der Anatomie. 10. Aufl. Stuttgart: Thieme; 2008

[2] Eves TB, Oddy MJ. Do broken toes need follow-up in the fracture clinic? J Foot Ankle Surg 2016; 55 (3): 488–491

[3] Lim KB, Tey IK, Lokino ES et al. Escalators, rubber clogs, and severe foot injuries in children. J Pediatr Orthop 2010; 30 (5): 414–419

[4] Merriman D, Carmichael K, Battle SC. Skimboard injuries. J Trauma 2008; 65 (2): 487–490

[5] Nihal A, Trepman E, Nag D. First ray disorders in athletes. Sports Med Arthrosc 2009; 17 (3): 160–166

[6] Pagenstert GI, Valderrabano V, Hintermann B. Medial sesamoid nonunion combined with hallux valgus in athletes: a report of two cases. Foot Ankle Int 2006; 27 (2): 135–140

[7] Petnehazy T, Schalamon J, Hartwig C et al. Fractures of the hallux in children. Foot Ankle Int 2015; 36 (1): 60–63

[8] Van Vliet-Koppert ST, Cakir H, Van Lieshout EM et al. Demographics and functional outcome of toe fractures. J Foot Ankle Surg 2011; 50 (3): 307–310

[9] Wolansky R. Krankheitsbilder in der Podologie. Stuttgart: Hippokrates; 2006

[10] Zwipp H, Baumgart F, Cronier P et al. Integral classification of injuries (ICI) to the bones, joints, and ligaments – application to injuries of the foot. Injury 2004; 35 (Suppl. 2): SB3–SB9

5.2.10 Hallux valgus

[1] Cong Y, Tak-Man Cheung J, Leung AK et al. Effect of heel height on in-shoe localized triaxial stresses. J Biomech 2011; 44 (12): 2267–2272

[2] Crevoisier X, Assal M, Stanekova K. Hallux valgus, ankle osteoarthrosis and adult acquired flatfoot deformity: a review of three common foot and ankle pathologies and their treatments. EFORT Open Rev 2017; 1 (3): 58-64. doi:10.1302/2058-5241.1.000015

[3] Fraissler L, Konrads C, Hoberg M et al. Treatment of hallux valgus deformity. EFORT Open Rev 2016; 1 (8): 295–302. doi:10.1302/2058-5241.1.000005

[4] Glasoe WM, Rodriguez MW, Pioske KE. An imaged-based three-dimensional study of first metatarsal protrusion distance in women with and without hallux valgus. J Am Podiatr Med Assoc 2017; 107 (6): 531–537. doi:10.7547/16-104

[5] Hogea LM, Hogea BG, Nussbaum LA et al. Health-related quality of life in patients with hallux valgus. Rom J Morphol Embryol 2017; 58 (1): 175–179

[6] Huang PJ, Lin YC, Fu YC et al. Radiographic evaluation of minimally invasive distal metatarsal osteotomy for hallux valgus. Foot Ankle Int 2011; 32 (5): S 503–S 507

[7] Isidro A, Malgosa A. Oldest mummified case of hallux valgus from ancient egypt. J Am Podiatr Med Assoc 2017; 107 (3): 261–263

[8] Kennedy JG, Collumbier JA. Bunions in dancers. Clin Sports Med 2008; 27 (2): 321–328

[9] Klugarova J, Hood V, Bath-Hextall F et al. Effectiveness of surgery for adults with hallux valgus deformity: a systematic review. JBI Database System Rev Implement Rep 2017; 15 (6): 1671–1710

[10] Lee M, Walsh J, Smith MM et al. Hallux valgus correction comparing percutaneous Chevron/Akin (PECA) and open Scarf/Akin osteotomies. Foot Ankle Int 2017; 38 (8): 838–846

[11] Nerlich AG, Zink A, Szeimies U et al. Ancient egyptian prosthesis of the big toe. Lancet 2000; 356 (9248): 2176–2179

[12] Park CH, Lee WC. Recurrence of hallux valgus can be predicted from immediate postoperative non-weight-bearing radiographs. J Bone Joint Surg Am 2017; 99 (14): 1190–1197

[13] Schuh R, Willegger M, Holinka J et al. Angular correction and complications of proximal first metatarsal osteotomies for hallux valgus deformity. Int Orthop 2013; 37 (9): 1771–1780

[14] Schweitzer ME, Maheshwari S, Shabshin N. Hallux valgus and hallux rigidus: MRI findings. Clin Imaging 1999; 23 (6): 397–402

[15] Shannak O, Sehat K, Dhar S. Analysis of the proximal phalanx size as a guide for an Akin closing wedge osteotomy. Foot Ankle Int 2011; 32 (4): 419–421

[16] Shibuya N, Roukis TS, Jupiter DC. Mobility of the first ray in patients with or without hallux valgus deformity: systematic review and meta-analysis. J Foot Ankle Surg 2017; 56 (5): 1070–1075

[17] Shirzad K, Kiesau CD, Deorio JK et al. Lesser toe deformities. J Am Acad Orthop Surg 2011; 19 (8): 505–514

[18] Srivastava S, Chockalingam N, El Fakhri T. Radiographic measurements of hallux angles: a review of current techniques. Foot (Edinb) 2010; 20 (1): 27–31

[19] Swanson JE, Stoltman MG, Oyen CR et al. Comparison of 2D-3D measurements of hallux and first ray sagittal motion in patients with and without hallux valgus. Foot Ankle Int 2016; 37 (2): 227–232

[20] Trnka HJ, Zembsch A, Easley ME et al. The chevron osteotomy for correction of hallux valgus. Comparison of findings after two and five years of follow-up. J Bone Joint Surg Am 2000; 82: 1373–1378

[21] Walther M. Malalignment of the first ray: clinical and radiological diagnostics. Orthopade 2017; 46 (5): 388–394

[22] Yamamoto Y, Yamaguchi S, Muramatsu Y et al. Quality of life in patients with untreated and symptomatic hallux valgus. Foot Ankle Int 2016; 37 (11): 1171–1177

[23] Zirngibl B, Grifka J, Baier C et al. Hallux valgus: etiology, diagnosis, and therapeutic principles. Orthopade 2017; 46 (3): 283–296

5.2.11 Hallux rigidus

[1] Botek G, Anderson MA. Etiology, pathophysiology, and staging of hallux rigidus. Clin Podiatr Med Surg 2011; 28 (2): 229–243

[2] Cullen B, Stern AL, Weinraub G. Rate of revision after cheilectomy versus decompression osteotomy in early-stage hallux rigidus. J Foot Ankle Surg 2017; 56 (3): 586–588

[3] DeCarbo WT, Lupica J, Hyer CF. Modern techniques in hallux rigidus surgery. Clin Podiatr Med Surg 2011; 28 (2): 361–383

[4] Fuhrmann RA. First metatarsophalangeal arthrodesis for hallux rigidus. Foot Ankle Clin 2011; 16 (1): 1–12

[5] Galli MM, Hyer CF. Hallux rigidus: What lies beyond fusion, resectional arthroplasty, and implants. Clin Podiatr Med Surg 2011; 28 (2): 385–403

[6] Ho B, Baumhauer J. Hallux rigidus. EFORT Open Rev 2017; 2 (1): 13-20. doi:10.1302/2058-5241.2.160031

[7] Lam A, Chan JJ, Surace MF et al. Hallux rigidus: How do I approach it? World J Orthop 2017; 8 (5): 364–371. doi:10.5312/wjo.v8.i5.364

[8] Lucas DE, Hunt KJ. Hallux rigidus: relevant anatomy and pathophysiology. Foot Ankle Clin 2015; 20 (3): 381–389

[9] Sanhudo JA, Gomes JE, Rodrigo MK. Surgical treatment of advanced hallux rigidus by interpositional arthroplasty. Foot Ankle Int 2011; 32 (4): 400–406

[10] Schweitzer ME, Maheshwari S, Shabshin N. Hallux valgus and hallux rigidus: MRI findings. Clin Imaging 1999; 23 (6): 397–402

[11] Zammit GV, Menz HB, Munteanu SE et al. Interventions for treating osteoarthritis of the big toe joint. Cochrane Database Syst Rev 2010; (9): CD007809

5.2.12 Krallen-, Klauen- und Hammerzehen, Insuffizienz und chronische Ruptur der plantaren Platte

[1] Ashman CJ, Klecker RJ, Yu JS. Forefoot pain involving the metatarsal region: differential diagnosis with MR imaging. Radiographics 2001; 21 (6): 1425–1440

[2] Baravarian B, Thompson J, Nazarian D. Plantar plate tears: a review of the modified flexor tendon transfer repair for stabilization. Clin Podiatr Med Surg 2011; 28 (1): 57–68

[3] Blazek CD, Brandão RA, Manway JM et al. Multiplanar correction of the lesser digital deviation and indirect plantar plate rupture repair using a braided polyethylene nylon suture: a technique guide. Foot Ankle Spec 2017: 1938640017724544
[4] Cong Y, Tak-Man Cheung J, Leung AK et al. Effect of heel height on in-shoe localized triaxial stresses. J Biomech 2011; 44 (12): 2267–2272
[5] Dinoá V, von Ranke F, Costa F et al. Evaluation of lesser metatarsophalangeal joint plantar plate tears with contrast-enhanced and fat-suppressed MRI. Skeletal Radiol 2016; 45 (5): 635–644
[6] Donegan RJ, Stauffer A, Heaslet M et al. Comparing magnetic resonance imaging and high-resolution dynamic ultrasonography for diagnosis of plantar plate pathology: a case series. J Foot Ankle Surg 2017; 56 (2): 371–374
[7] Duan X, Li L, Wei DQ et al. Role of magnetic resonance imaging versus ultrasound for detection of plantar plate tear. J Orthop Surg Res 2017; 12 (1): 14. doi:10.1186/s13018-016-0507-6
[8] Flint WW, Macias DM, Jastifer JR et al. Plantar plate repair for lesser metatarsophalangeal joint instability. Foot Ankle Int 2017; 38 (3): 234–242
[9] Jordan M, Thomas M, Fischer W. Nonoperative treatment of a lesser toe plantar plate tear with serial MRI follow-up: a case report. J Foot Ankle Surg 2017; 56 (4): 857–861
[10] Linklater JM, Bird SJ. Imaging of lesser metatarsophalangeal joint plantar plate degeneration, tear, and repair. Semin Musculoskelet Radiol 2016; 20 (2): 192–204
[11] Lui TH, Chan LK, Chan KB. Modified plantar plate tenodesis for correction of claw toe deformity. Foot Ankle Int 2010; 31 (7): 584–591
[12] Lui TH. Correction of crossover deformity of second toe by combined plantar plate tenodesis and extensor digitorum brevis transfer: a minimally invasive approach. Arch Orthop Trauma Surg 2011; 131 (9): 1247–1252. doi:10.1007/s00402-011-1293-6
[13] Lui TH. Correction of crossover toe deformity by arthroscopically assisted plantar plate tenodesis. Arthrosc Tech 2016; 5 (6): e1273–e1279. doi:10.1016/j.eats.2016.07.013
[14] Lui TH, LiYeung LL. Modified double plantar plate tenodesis. Foot Ankle Surg 2017; 23 (1): 62–67
[15] Maas NM, van der Grinten M, Bramer WM et al. Metatarsophalangeal joint stability: a systematic review on the plantar plate of the lesser toes. J Foot Ankle Res 2016; 9: 32. doi:10.1186/s13047-016-0165-2
[16] Malhotra K, Davda K, Singh D. The pathology and management of lesser toe deformities. EFORT Open Rev 2017; 1 (11): 409–419. doi: 10.1302/2058-5241.1.160017
[17] Nery C, Coughlin M, Baumfeld D et al. How to classify plantar plate injuries: parameters from history and physical examination. Rev Bras Ortop 2015; 50 (6): 720–728. doi:10.1016/j.rboe.2015.10.009
[18] Nery C, Umans H, Baumfeld D. Etiology, clinical assessment, and surgical repair of plantar plate tears. Semin Musculoskelet Radiol 2016; 20 (2): 205–213
[19] Nery C, Baumfeld D, Umans H et al. MR imaging of the plantar plate: normal anatomy, turf toe, and other injuries. Magn Reson Imaging Clin N Am 2017; 25 (1): 127–144
[20] Phisitkul P, Hosuru Siddappa V, Sittapairoj T et al. Cadaveric evaluation of dorsal intermetatarsal approach for plantar plate and lateral collateral ligament repair of the lesser metatarsophalangeal joints. Foot Ankle Int 2017; 38 (7): 791–796
[21] Prissel MA, Hyer CF, Donovan JK et al. Plantar plate repair using a direct plantar approach: an outcomes analysis. J Foot Ankle Surg 2017; 56 (3): 434–439
[22] Shirzad K, Kiesau CD, Deorio JK et al. Lesser toe deformities. J Am Acad Orthop Surg 2011; 19 (8): 505–514
[23] Umans H, Srinivasan R, Elsinger E et al. MRI of lesser metatarsophalangeal joint plantar plate tears and associated adjacent interspace lesions. Skeletal Radiol 2014; 43 (10): 1361–1368
[24] Umans RL, Umans BD, Umans H et al. Predictive MRI correlates of lesser metatarsophalangeal joint plantar plate tear. Skeletal Radiol 2016; 45 (7): 969–975
[25] Walther M, Simons P, Nass K et al. Fusion of the first tarsometatarsal joint using a plantar tension band osteosynthesis. Oper Orthop Traumatol 2011; 23 (1): 52–59
[26] Weil L Jr., Sung W, Weil LS Sr. et al. Anatomic plantar plate repair using the weil metatarsal osteotomy approach. Foot Ankle Spec 2011; 4 (3): 145–150
[27] Yamada AF, Crema MD, Nery C et al. Second and third metatarsophalangeal plantar plate tears: diagnostic performance of direct and indirect MRI features using surgical findings as the reference standard. AJR Am J Roentgenol 2017; 209 (2): W100–W108

5.2.13 Osteonekrose (Morbus Köhler II)

[1] Ashman CJ, Klecker RJ, Yu JS. Forefoot pain involving the metatarsal region: differential diagnosis with MR imaging. Radiographics 2001; 21 (6): 1425–1440
[2] Blitz NM, Yu JH. Freiberg's infraction in identical twins: a case report. J Foot Ankle Surg 2005; 44 (3): 218–221
[3] Carmont MR, Rees RJ, Blundell CM. Current concepts review: Freiberg's disease. Foot Ankle Int 2009; 30 (2): 167–176
[4] Cerrato RA. Freiberg's disease. Foot Ankle Clin 2011; 16 (4): 647–658
[5] Chun KA, Oh HK, Wang KH et al. Freiberg's disease: quantitative assessment of osteonecrosis on three-dimensional CT. J Am Podiatr Med Assoc 2011; 101 (4): 335–340
[6] Gregg JM, Schneider T, Marks P. MR imaging and ultrasound of metatarsalgia – the lesser metatarsals. Radiol Clin North Am 2008; 46 (6): 1061–1078
[7] Hefti F. Foot-pain. Orthopade 1999; 28 (2): 173–179
[8] Kilic A, Cepni KS, Aybar A et al. A comperative study between two different surgical techniques in the treatment of late-stage Freiberg's disease. Foot Ankle Surg 2013; 19 (4): 234–238
[9] Lin HT, Liu AL. Freiberg's infraction. BMJ Case Rep 2013; 2013: bcr2013010121. doi:10.1136/bcr-2013-010121
[10] Schade VL. Surgical management of Freiberg's infraction: a systematic review. Foot Ankle Spec 2015; 8 (6): 498–519
[11] Schuh A, Hönle W. „Minor foot curses": Kohler's disease II. MMW Fortschr Med 2009; 151 (5): 38
[12] Shane A, Reeves C, Wobst G et al. Second metatarsophalangeal joint pathology and freiberg disease. Clin Podiatr Med Surg 2013; 30 (3): 313–325
[13] Talusan PG, Diaz-Collado PJ, Reach JS Jr. Freiberg's infraction: diagnosis and treatment. Foot Ankle Spec 2014; 7 (1): 52–55

5.2.14 Sesambeinpathologie

[1] Ashman CJ, Klecker RJ, Yu JS. Forefoot pain involving the metatarsal region: differential diagnosis with MR imaging. Radiographics 2001; 21 (6): 1425–1440
[2] Boike A, Schnirring-Judge M, McMillin S. Sesamoid disorders of the first metatarsophalangeal joint. Clin Podiatr Med Surg 2011; 28 (2): 269–285
[3] Chou LB. Disorders of the first metatarsophalangeal joint: diagnosis of great-toe pain. Phys Sportsmed 2000; 28 (7): 32–45
[4] Cohen BE. Hallux sesamoid disorders. Foot Ankle Clin 2009; 14 (1): 91–104
[5] Kanatli U, Ozturk AM, Ercan NG et al. Absence of the medial sesamoid bone associated with metatarsophalangeal pain. Clin Anat 2006; 19 (7): 634–639
[6] Kane JM, Brodsky JW, Daoud Y. Radiographic results and return to activity after sesamoidectomy for fracture. Foot Ankle Int 2017: 1071100717717265
[7] Kennedy JG, Collumbier JA. Bunions in dancers. Clin Sports Med 2008; 27 (2): 321–328
[8] Lee S, James WC, Cohen BE et al. Evaluation of hallux alignment and functional outcome after isolated tibial sesamoidectomy. Foot Ankle Int 2005; 26 (10): 803–809
[9] Miltner O. Stress reactions in bones of the foot in sport: diagnosis, assessment and therapy. Unfallchirurg 2013; 116 (6): 512–516
[10] Nwawka OK, Hayashi D, Diaz LE et al. Sesamoids and accessory ossicles of the foot: anatomical variability and related pathology. Insights Imaging 2013; 4 (5): 581–593. doi:10.1007/s13244-013-0277-1
[11] Patel T, Song AJ, Lomasney LM et al. Acute fibular sesamoid fracture: one part of the spectrum of sesamoid pathologies. Orthopedics 2014; 37 (10): 650–711
[12] Saxena A, Yun A, Patel R et al. Radial soundwave for sesamoidopathy in athletes: a pilot study. J Foot Ankle Surg 2016; 55 (6): 1333–1335
[13] Schein AJ, Skalski MR, Patel DB et al. Turf toe and sesamoiditis: what the radiologist needs to know. Clin Imaging 2015; 39 (3): 380–389
[14] Sims AL, Kurup HV. Painful sesamoid of the great toe. World J Orthop 2014; 5 (2): 146–150
[15] Srinivasan R. The hallucal-sesamoid complex: normal anatomy, imaging, and pathology. Semin Musculoskelet Radiol 2016; 20 (2): 224–232
[16] Waldt S, Eiber M, Wörtler K. Messverfahren und Klassifikationen in der muskuloskelettalen Radiologie. Stuttgart: Thieme; 2011

Kapitel 6

Pathologien der plantaren Weichteile

6

6 Pathologien der plantaren Weichteile

Anke Röser, Ulrike Szeimies

6.1 Plantarfasziitis und Ruptur der Plantarfaszie

6.1.1 Definition

Eine Plantarfasziitis ist eine Überlastung des Ursprungs der Plantarfaszie am Tuber calcanei, einhergehend mit entzündlichen und degenerativen Veränderungen der Plantarfaszie und des Fersenfettpolsters. Auch findet sich häufig eine Mitreaktion des Knochens. Partialrupturen bei fortgeschrittenen degenerativen Veränderungen sind möglich, ebenso traumatische partielle bzw. komplette Rupturen.

6.1.2 Symptome

- Belastungsschmerz unter der Ferse
- morgendlicher Fersenanlaufschmerz
- Schmerzausstrahlung nach lateral um den dorsalen Tuber calcanei bei Irritation des N. plantaris lateralis (erster Ast Baxter-Nerv) möglich
- Hauptdruckschmerz in der Untersuchung meist am Kalkaneus ventromedial vom Hauptbelastungsareal unter der Ferse
- bei Ruptur plantares Hämatom mit Druckschmerz

6.1.3 Prädisponierende Faktoren

- Übergewicht
- repetitive Belastungen (Laufen, Sprünge, Ballsportarten)
- Pes planovalgus, Pes cavus

6.1.4 Anatomie/Pathologie

Die Plantarfaszie verspannt als mehrschichtige Aponeurose die Fußsohle in 3 Richtungen, hauptsächlich das Fußlängsgewölbe durch Längszügel (mit Aufteilung in 5 Zügel und Ansatz an den jeweiligen Grundphalangen; ▶ Abb. 6.1). Querfasern dienen zur distalen Verspannung der Längszügel. Vertikale Fasern verlaufen einerseits um die kurzen Zehenbeuger und unterteilen somit die Fußsohle in die bekannten 3 Kompartimente Großzehenballen, Kleinzehenballen und Mittelbereich. Andererseits verlaufen Fasern durch das Fettpolster zur Haut. Das Fettpolster wird gekammert, die Verschieblichkeit gegenüber der Haut wird verringert.

Der Ursprung der Plantarfaszie ist breitflächig am anterioren und medialen Tuber calcanei. Der Ansatz erfolgt an den Grundphalangen aller Zehen nach Aufteilung der Längszügel.

6.1.5 Bildgebung

Ultraschall

- Im plantaren Längsschnitt echoarme Verdickung der Plantarfaszie (Verdickungen > 6 mm gelten als sicher pathologisch)
- darunter ggf. echogene Ausziehung durch plantaren Fersensporn und echoarme Zone (Bursopathie)
- bei Chronifizierung zunehmende inhomogene Desintegration der Faszie mit verminderter Abgrenzbarkeit bei Teilläsion; dann ggf. auch Mitbeteiligung des Muskelbauchs der kurzen Zehenbeuger mit echoarmer Einblutung und Einriss des Perimysiums

Röntgen

- *Aufnahme des Kalkaneus seitlich:* knöcherner plantarer Fersensporn, evtl. Verkalkungen intramuskulär des M. flexor digitorum brevis
- *Belastungsaufnahmen des Fußes in 3 Ebenen:* zum Ausschluss einer Rückfußfehlstellung

Magnetresonanztomografie

Antworten im Befund

- Ausmaß der Entzündung
- exakte Lokalisation
- Beschreibung der Längsausdehnung
- Mitbeteiligung des fibroossären Übergangs
- Fibroostitis
- lokale Erweichungszonen in der Aponeurose
- Rupturgefahr
- Teilruptur
- Ausmaß der Entzündung im angrenzenden Fersenweichgewebe
- Begleitbefunde (andere Sehnen am Rückfuß, Gelenkdegenerationen, Knochenödeme)

> **Merke**
>
> Bei länger bestehender Plantarfasziitis an die Baxter-Neuropathie (S. 491) denken, mit Beurteilung des M. abductor digiti minimi (fettige Degeneration).

Untersuchungstechnik

Außer bei der akuten, frischen Ruptur empfiehlt sich die Gabe von i. v. Kontrastmittel zur besseren Beurteilung der akut- und chronisch-entzündlichen Komponente mit Sehnenvaskularisation, Peritendinitis und Fibroostitis.

- *Standarduntersuchung:* Bauchlage, hochauflösende Mehrkanalspule
- *Sequenztechnik:*
  - T 1w und PDw fatsat sagittal
  - T 2w und PDw fatsat axial
  - T 1w fatsat sagittal und koronar nach Kontrastmittelgabe

Befunde

- Ödematisierung und Kontrastmittelaufnahme der proximalen Plantarsehne, meist medial betont mit Kontrastmittelanreicherung im angrenzenden Fersenfettgewebe
- mukoide Erweichungszonen innerhalb der Sehne
- Partialruptur signalreich in der PDw fatsat Sequenz
- degenerative Sehnenvaskularisation mit vermehrter Kontrastmittelaufnahme

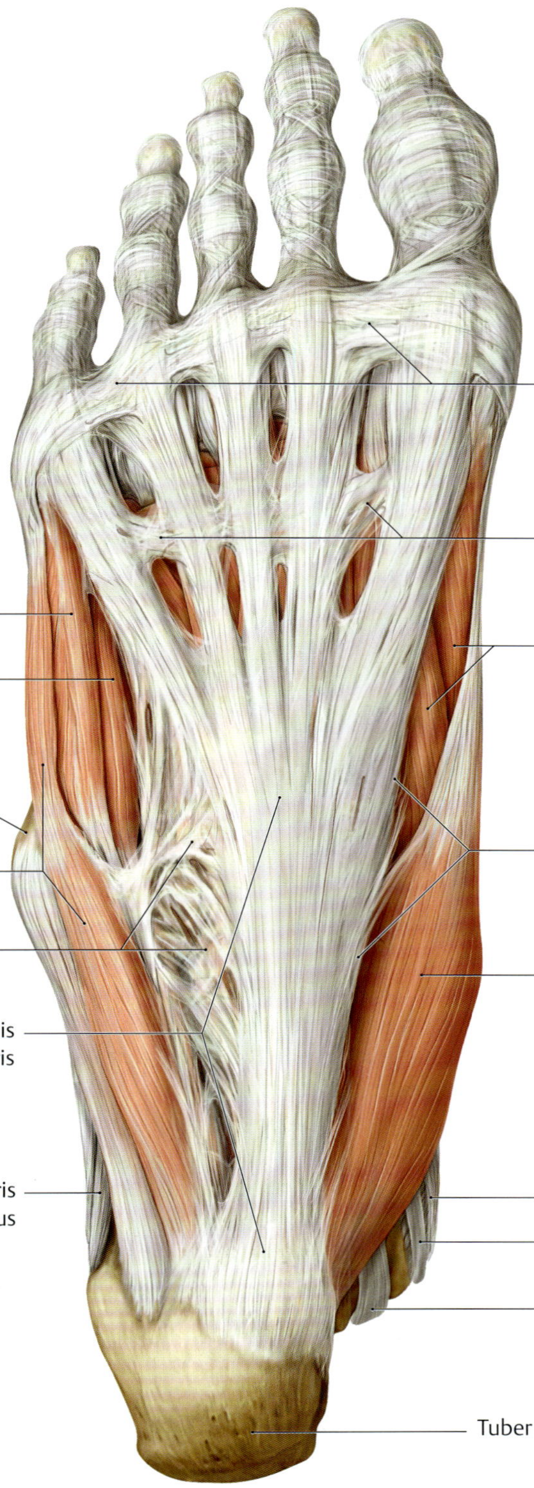

Abb. 6.1 Plantaraponeurose (Aponeurosis plantaris). Ansicht von plantar. Darstellung der mehrschichtigen, derben Aponeurose, die hauptsächlich mit ihren kräftigen mittleren Anteilen der passiven Verspannung des Längsgewölbes dient. (Schünke M, Schulte E, Schumacher U et al. Prometheus LernAtlas – Allgemeine Anatomie und Bewegungssystem. 4. Aufl. Stuttgart: Thieme; 2014)

6

> **Merke**
>
> M!
>
> Auch diskrete Befunde können oft erhebliche Beschwerden verursachen. Das Ausmaß der Aktivierung muss nicht mit dem Beschwerdebild korrelieren.

Empfehlung zur Bildgebung

Methode der Wahl: Sonografie, ggf. MRT.

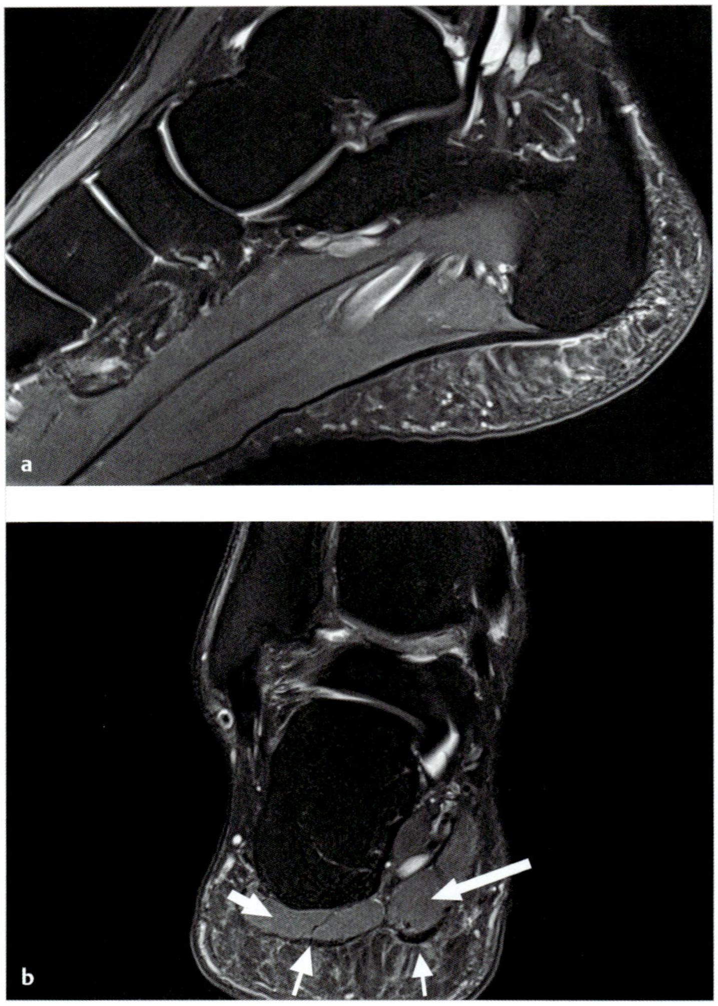

Abb. 6.2 **Normalbefund der Plantarfaszie.** Sportlich aktiver, 30-jähriger Mann ohne Beschwerden.

a Sagittale PDw fatsat MRT-Sequenz, Schicht durch den medialen Zügel der Plantaraponeurose. Die meisten Pathologien der Plantaraponeurose liegen am tibiaseitigen fibroossären Übergang des kalkanearen Ansatzes. Wichtig sind fettunterdrückte, wassersensitive Sequenzen in mindestens 2 Ebenen, in diesem Fall PDw fatsat Sequenzen. Die sagittale T 1w Sequenz ist hilfreich bei der Beurteilung eines zusätzlichen Fersensporns (falls kein Röntgenbild vorliegt). Die i. v. Kontrastmittelgabe (fettunterdrückte T 1w Sequenzen sagittal und koronar zum oberen Sprunggelenk, axial zum Mittelfuß) zeigt das eigentliche Ausmaß der Entzündung bzw. mukoiden Degeneration noch besser an.

b Koronare PDw fatsat MRT-Sequenz. Darstellung der 2 Zügel: lateralseitiger breiter und meist kaliberschwächerer Anteil (langer dünner Pfeil) und breiterer und kräftiger medialer Abschnitt (kurzer dünner Pfeil), der am häufigsten betroffen ist. Die angrenzenden Muskeln mit dem M. flexor digitorum brevis (langer dicker Pfeil) und dem M. abductor digiti minimi (kurzer dicker Pfeil) können im Randbereich in den Reizprozess miteinbezogen sein. Diese Muskeln sollten immer mitbeurteilt werden. Denn bei einer Baxter-Neuropathie (S. 491), die durch eine Entzündung am Plantarsehnenansatz ausgelöst werden kann, ist häufig ein Denervierungsödem oder eine lipomatöse Involution zu finden.

Bildbeispiele

Den Normalbefund zeigt ▸ Abb. 6.2. ▸ Abb. 6.3, ▸ Abb. 6.4, ▸ Abb. 6.5, ▸ Abb. 6.6 und ▸ Abb. 6.7 geben einige Beispiele für Fälle von Plantarfasziitis und Ruptur der Plantarfaszie.

6.1.6 Differenzialdiagnose

- Kalkaneusstressfraktur
- Tumoren
- Infektion
- Fettpolsteratrophie
- Plantarfaszienfibromatose
- Tendinitis des Flexor hallucis longus
- Kompression von N. tibialis bzw. N. plantaris lateralis (Baxter-Nerv)
- Radikulopathie S 1
- Erkrankungen mit chronisch-entzündlicher bzw. rheumatologischer Genese: seronegative Spondylarthritis (HLA-B27), Psoriasisarthritis, reaktive Arthritis (Titerbestimmung); meist beidseitiger Fersenschmerz

6.1.7 Therapie

Konservativ

Die Therapie der Plantarfasziitis ist eine Domäne der konservativen Therapie:

- Einlagen mit Abstützung bzw. Aufrichtung des medialen Längsgewölbes und kompletter Entlastung des Faszienbündels
- exzentrische Dehnungsübungen für die Waden- und Fußsohlenmuskulatur (eigenständiges Übungsprogramm 2–3 × täglich)
- Nachtlagerungsschienen in Dorsalextension im oberen Sprunggelenk, vor allem bei ausgeprägten Schmerzen am Morgen bei den ersten Schritten
- orale Gabe von nicht steroidalen Antirheumatika bzw. Cox-2-Hemmern
- Ultraschall, Querfriktionsmassagen
- Injektionstherapie
- Lokalanästhetikum, Platelet derived Growth Factor, einmalig 200 IE Botulinumtoxin A
- Röntgenreizbestrahlung
- Stoßwellentherapie
- bei akuter Ruptur bzw. Teilruptur Sportkarenz, Eis, nicht steroidale Antirheumatika, Einlagen, Ultraschall

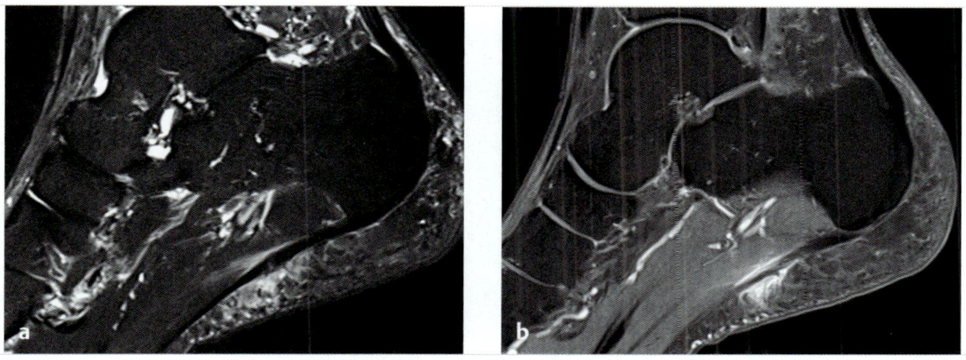

Abb. 6.3 Plantarfasziitis: Sequenzvergleich. 51-jähriger Patient mit persistierenden Schmerzen an der Fußsohle. Vergleich einer STIR- mit einer T 1w fatsat Sequenz nach Kontrastmittelgabe.

Anmerkung: Sehr wassersensitive Sequenzen wie die STIR-Sequenz zeigen zuverlässig die perifokale Ödematisierung, sind aber in der Feindiagnostik der Sehnenqualität im Vergleich zur PDw fatsat bzw. zu kontrastunterstützten, fettsupprimierten Sequenzen unterlegen.

a Sagittale STIR-MRT-Sequenz.

b Sagittale T 1w fatsat MRT-Sequenz nach Kontrastmittelgabe. Im Vergleich zu **a** sieht man in dieser Sequenz im Randbereich zarte Einrisse als Hinweis auf nicht ausgeheilte Mikrotraumen bzw. eine Überlastung beim Joggen.

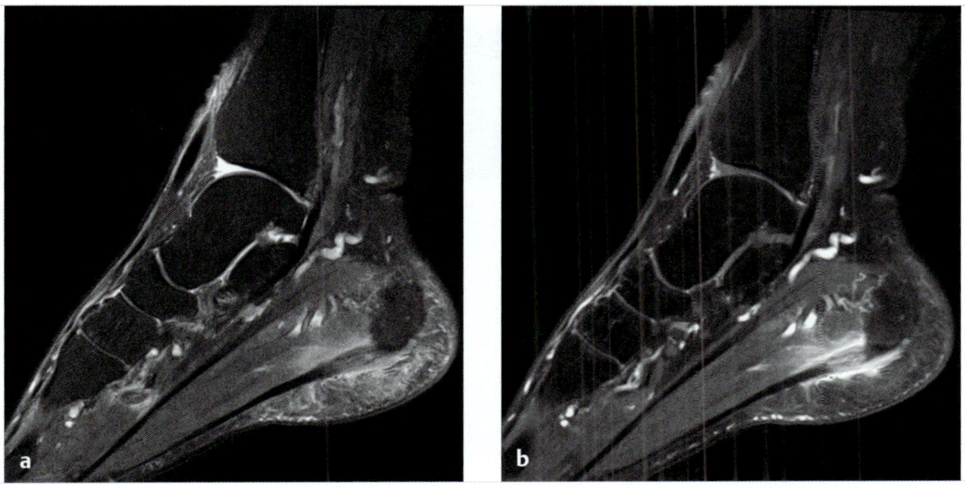

Abb. 6.4 Plantarfasziitis. 66-jährige Patientin mit plantarseitigem Fersenschmerz. Floride Plantarfasziitis.

Anmerkung: Die Kontrastmittelgabe zeigt oft deutlicher das wahre Ausmaß der Qualität der Plantaraponeurose. Die mukoide Sehnendegeneration mit der drohenden Gefahr einer Teilruptur kann mit Kontrastmittel besser abgeschätzt werden.

a Sagittale PDw fatsat MRT-Sequenz. Spindelförmige Auftreibung der proximalen Plantaraponeurose in den medialseitigen Abschnitten ohne Nachweis einer Partialruptur.

b Sagittale T 1w fatsat MRT-Sequenz nach Kontrastmittelgabe. Intensive fibrovaskuläre Aktivierung nach Kontrastmittelgabe mit degenerativer Sehnenvaskularisation. Angrenzende Kontrastmittelaufnahme auch im Fersenfettgewebe sowie im M. flexor digitorum brevis bzw. im M. quadratus plantae.

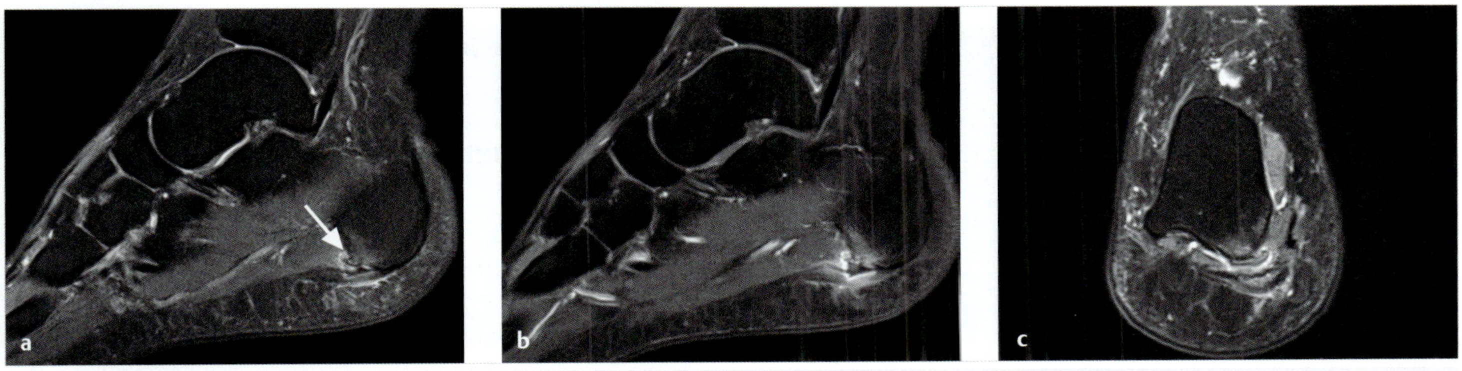

Abb. 6.5 Plantarfasziitis mit Fibroostose. 46-jährige Patientin mit wechselnden Schmerzen an der Ferse seit einem Jahr.

a Sagittale PDw fatsat MRT-Sequenz. Knochenmarködem im plantaren Kalkaneus mit kleinem knöchernem Fersensporn medialseitig (Pfeil).

b Sagittale T 1w fatsat MRT-Sequenz nach Kontrastmittelgabe. Nach Kontrastmittelgabe vermehrte Anreicherung an der fibroossären Einstrahlung sowie auch innerhalb der Sehne und der angrenzenden Weichteile. Kein Nachweis einer Baxter-Neuropathie.

c Koronare PDw fatsat MRT-Sequenz. Auftreibung und Verdickung des medialen Zügels der Plantaraponeurose mit umschriebener Fibroostitis und Darstellung des aktivierten knöchernen Fersensporns. Dabei ist der Fersensporn nicht die Ursache, sondern die Folge aufgrund der vermehrten Zugbelastung.

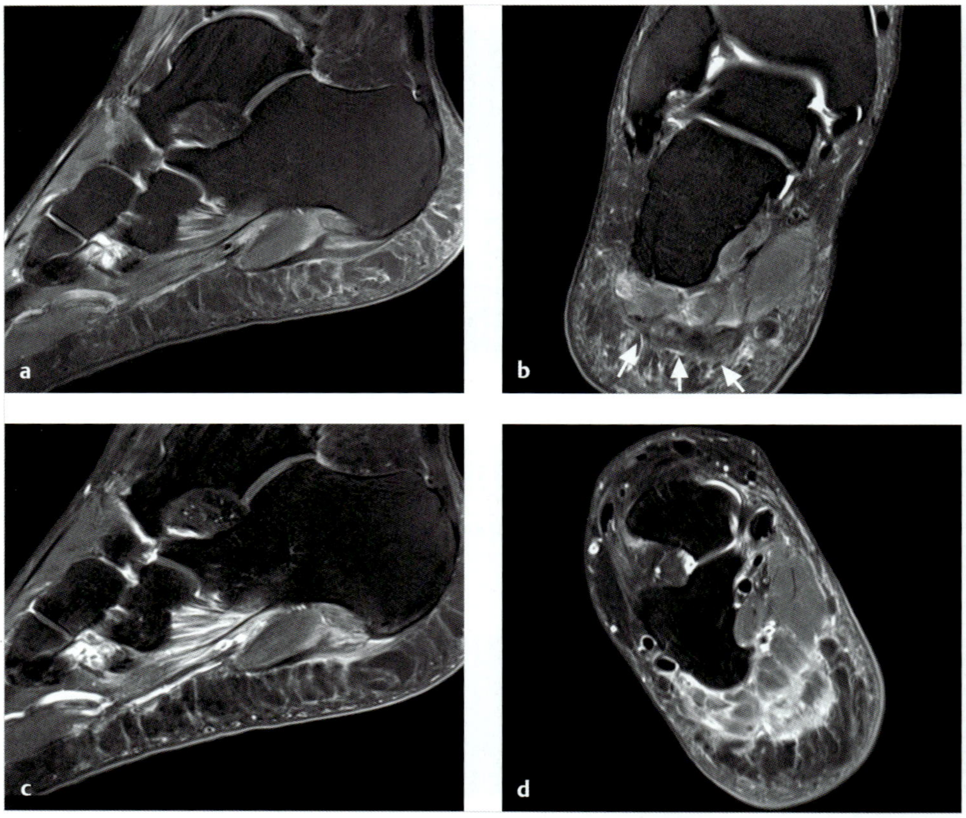

Abb. 6.6 Plantarfasziitis mit Partialruptur. 48-jähriger Tennisspieler mit chronischem Fersenschmerz.

a Sagittale PDw fatsat MRT-Sequenz. Floride Tendinose der Plantarsehne am Ansatz mit longitudinaler Teilruptur (helle Linie innerhalb der Aponeurose).

b Koronare PDw fatsat MRT-Sequenz. Deutliche Auftreibung sämtlicher Abschnitte der Plantaraponeurose unmittelbar vor dem Ansatz (Pfeile).

c Sagittale T 1w fatsat MRT-Sequenz nach Kontrastmittelgabe, gleiche Schicht wie **a** durch die längs verlaufende Teilruptur. Zusätzlich intensive Kontrastmittelaufnahme entlang des Kapsel-Band-Apparats des Kalkaneokuboidalgelenks und der Muskulatur (Lig. plantare longum, Lig. calcaneocuboideum plantare, M. quadratus plantae) als Ausdruck des gestörten Abrollverhaltens.

d Koronare T 1w fatsat MRT-Sequenz nach Kontrastmittelgabe. Intensive Kontrastmittelaufnahme um die Plantarsehne mit Beteiligung der angrenzenden Weichteile (M. abductor digiti minimi, M. quadratus plantae).

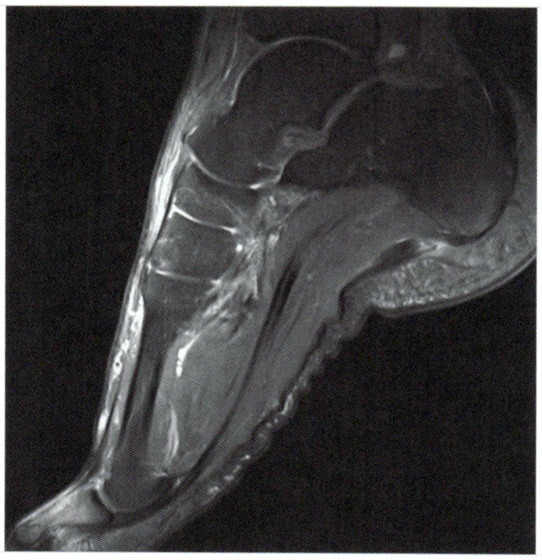

Abb. 6.7 Ruptur der Plantarfaszie. 55-jähriger Patient mit akutem stichartigem Schmerz ohne Trauma. Sagittale PDw fatsat MRT-Sequenz. Ansatznahe komplette Ruptur der Plantarfaszie mit leichter Retraktion des Sehnenendes.

Operativ

Nach Ausschöpfung aller konservativen Maßnahmen über 6 Monate besteht in seltenen Fällen die Indikation zur operativen Therapie:

- Dekompression und Neurolyse des ersten Astes des N. plantaris lateralis (Baxter-Nerv; präoperative neurologische Mitbeurteilung, Messung der Nervenleitgeschwindigkeit; fettige Degeneration des M. abductor digiti minimi im MRT)
- Einkerben des medialen Anteils der Plantarfaszie am Ursprung mit Resektion des knöchernen Fersensporns; keine vollständige Durchtrennung der Plantarfaszie
- endoskopisches Release der Plantarfaszie

6.1.8 Prognose/Komplikationen

Prognose

In ca. 80 % der Fälle ist der Krankheitsverlauf selbstlimitierend, aber oft langwierig.

Komplikationen

Nach Operation:

- Schmerzpersistenz
- oberflächliche oder tiefe Infektionen
- Narbenschmerz
- tiefe Venenthrombose
- Schmerztranslokation auf den Mittelfuß nach kompletter Plantarfasziendurchtrennung durch veränderte Verspannung des Längsgewölbes

6.2 Plantarer Fersensporn

6.2.1 Definition

Bei einem plantaren Fersensporn handelt es sich um eine knöcherne Ausziehung am medioplantaren Tuber calcanei.

6.2.2 Symptome

Klinisch imponiert ein Fersenschmerz im Sinne der oben beschriebenen Plantarfasziitis (S. 442). Das Vorhandensein eines plantaren Fersensporns ist nicht die Ursache des Fersenschmerzes. Vielmehr gelten die oben beschriebenen degenerativen Veränderungen der Plantarfaszie und des plantaren Fettpolsters als pathologisches Korrelat des Fersenschmerzes. Eine Schmerzverstärkung ist infolge des Abbrechens des knöchernen Fersensporns möglich.

6.2.3 Prädisponierende Faktoren

Siehe im Abschnitt zur Plantarfasziitis (S. 442).

6.2.4 Anatomie/Pathologie

Der Fersensporn ist eine intramuskuläre Verkalkung im M. flexor digitorum brevis ursprungsnah am plantaren Tuber calcaneus. Das kombinierte Auftreten eines plantaren und eines dorsalen Fersensporns kann auf die systemische Problematik einer Ansatztenopathie hinweisen.

6.2.5 Bildgebung

Ultraschall

Im plantaren Längsschnitt zeigt sich eine Ausziehung der echogenen knöchernen Oberfläche des palmaren Kalkaneus unterhalb der Plantarfaszie, weg von der Oberfläche. Gegebenenfalls ist zwischen Sporn und Faszie eine echoarme Bursopathie festzustellen.

Röntgen

- Sporn meist zum Fuß hin ziehend als Ausdruck der pathologischen Druckanpassung
- knöcherner plantarer Sporn am Kalkaneus, evtl. Darstellung eines abgebrochenen plantaren Spornes (s. ▶ Abb. 6.10)
- Belastungsaufnahmen des Fußes in 3 Ebenen zum Ausschluss einer Rückfußfehlstellung

Magnetresonanztomografie

Antworten im Befund

- Beurteilung der Aktivierung des Fersensporns
- Ausmaß des Knochenmarködems
- Mitbeteiligung der Plantarsehne (Verdickung, Teilruptur oder Ruptur)
- Entzündung im Fersenweichgewebe

Untersuchungstechnik

- *Standarduntersuchung:* hochauflösende Mehrkanalspule, Rückenlage
- *Sequenztechnik:*
  - T 1w und PDw fatsat sagittal
  - T 2w und PDw fatsat axial
  - T 1w fatsat sagittal und koronar nach Kontrastmittelgabe

Befunde

- Fersensporn in der sagittalen T 1w Sequenz gut erkennbar
- evtl. aktiviert mit Knochenmarködem und Kontrastmittelaufnahme am fibroossären Übergang
- Ödem im plantaren Fettpolster unter dem Fersensporn

Empfehlung zur Bildgebung

Methode der Wahl: Röntgen; MRT mit Kontrastmittelgabe zur Beurteilung der Aktivierung des Fersensporns und der Qualität der Plantaraponeurose.

Bildbeispiele

Die bildgebende Darstellung des plantaren Fersensporns im Röntgen und MRT illustrieren ▶ Abb. 6.8, ▶ Abb. 6.9 und ▶ Abb. 6.10. ▶ Abb. 6.11 zeigt die operative Therapie des plantaren Fersensporns.

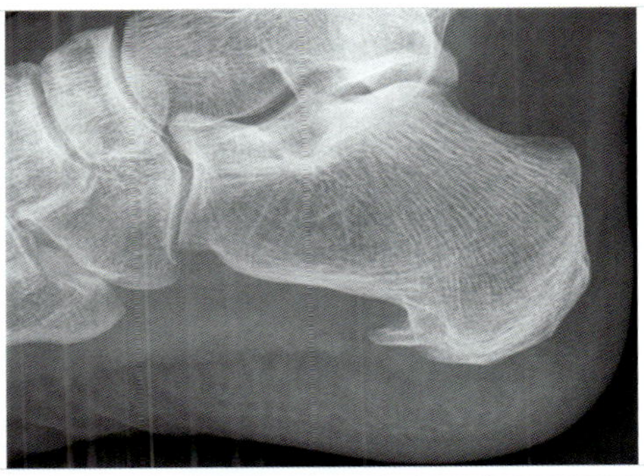

Abb. 6.8 Plantarer Fersensporn. Röntgenaufnahme des Kalkaneus seitlich. Plantarer knöcherner Fersensporn.

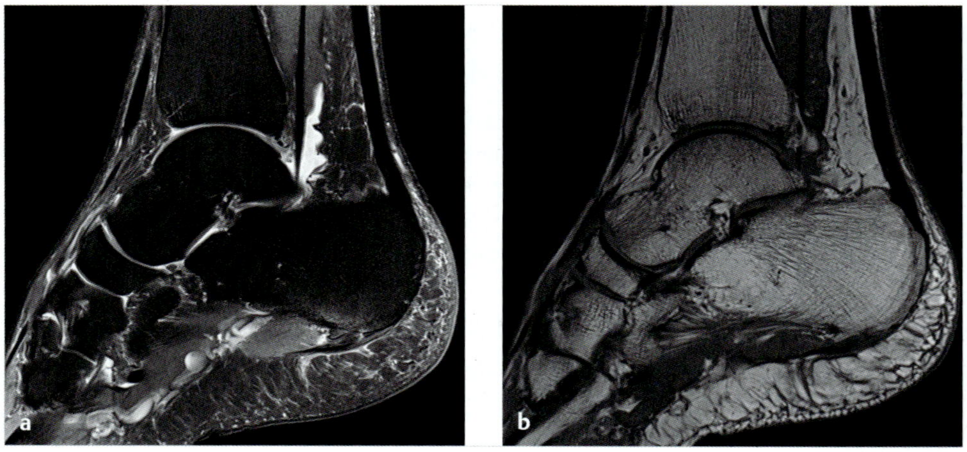

Abb. 6.9 Plantarer Fersensporn. 57-jähriger Patient mit aktiviertem plantarem Fersensporn.
a Sagittale PDw fatsat MRT-Sequenz. Spongiosaödem des Kalkaneus an der fibroossären Einstrahlung der Plantaraponeurose mit Ausbildung eines knöchern aktivierten Fersensporns. Angrenzende Ödematisierung um die Plantarsehne.
b Sagittale T 1w MRT-Sequenz. Darstellung der osteophytären Ausziehung als Folge der vermehrten Zugbelastung im T 1w Bild.

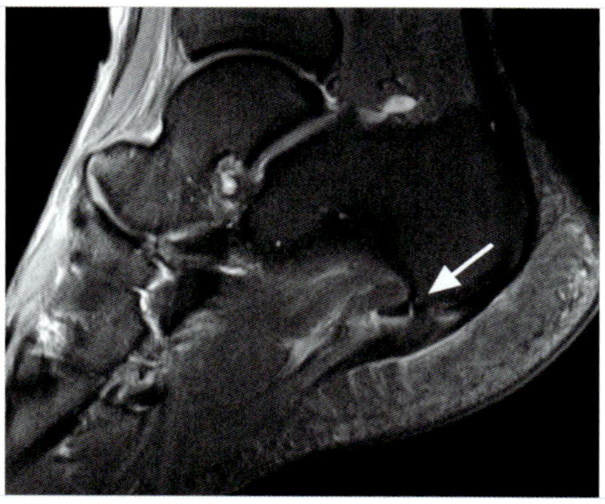

Abb. 6.10 Plantarer Fersensporn. 29-jährige Patientin mit Ausschluss eines Plantarfaszienabrisses bei Zustand nach Sturz auf die rechte Ferse und bekanntem Fersensporn. Fersenspornfraktur. Sagittale PDw fatsat MRT-Sequenz. Vertikal verlaufende Fraktur (Pfeil) durch einen Fersensporn mit angrenzender Plantarfasziitis.

6.2.6 Differenzialdiagnose

- Plantare Fasziitis
- Bursopathie
- Kalkaneusstressfraktur
- Tumoren
- Infektion
- Kompression von N. tibialis bzw. N. plantaris lateralis (Baxter-Nerv)
- Radikulopathie S 1
- Erkrankungen mit chronisch-entzündlicher bzw. rheumatologischer Genese: seronegative Spondylarthritis (HLA-B27), Psoriasisarthritis, reaktive Arthritis (Titerbestimmung); meist beidseitiger Fersenschmerz
- Plantarvenenthrombose

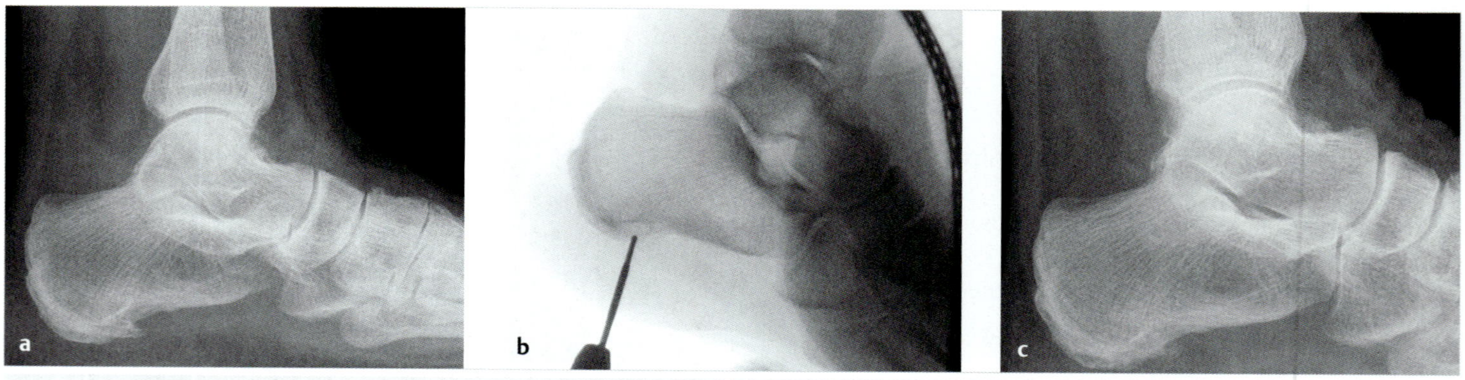

Abb. 6.11 Plantarer Fersensporn.
a Seitliche Röntgenaufnahme des Kalkaneus präoperativ.
b Intraoperative Spornabtragung mittels minimalinvasiver Fräse.
c Seitliche Röntgenaufnahme des Kalkaneus 6 Monate postoperativ.

6.2.7 Therapie

Konservativ

> **Merke**
>
> Bei der Therapieplanung ist zu beachten, dass der plantare Fersensporn meist die Folge einer plantaren Fasziitis und selten ein eigenständiges Krankheitsbild ist.

Der plantare Fersensporn ist die Domäne der konservativen Therapie. Der Stoßwellentherapie kommt dabei eine zunehmende Bedeutung zu.

Operativ

Bei akut abgebrochenem Sporn besteht nach Ausschöpfung der konservativen Therapie die Indikation zur Spornentfernung mit Plantarfaszieneinkerbung.

Die minimalinvasive Resektion des plantaren Fersensporns in Kombination mit einem Needling des medialen Anteils der Plantarfaszie stellt eine weitere Therapieoption bei persistierenden Beschwerden trotz umfassender konservativer Therapie über 6 Monate dar.

6.2.8 Prognose/Komplikationen

Siehe im Abschnitt zur Plantarfasziitis (S. 449).

6.3 Morbus Ledderhose (plantare Fibromatose)

6.3.1 Definition

Als „Morbus Ledderhose“ sind benigne, derbe, fibromatöse Veränderungen an der Fußsohle definiert, oft am medialen Rand der Plantarfaszie entlang lokalisiert.

6.3.2 Symptome

- Derbe, nicht verschiebliche Knoten entlang der Plantaraponeurose
- klinisches Beschwerdebild variierend vom Zufallsbefund bis zu massiven Schmerzen auch bei sehr kleinen Knoten
- häufig belastungsabhängige Schmerzen an der Fußsohle
- beidseitiger Befall auch mit zeitlicher Latenz möglich

6.3.3 Prädisponierende Faktoren

- Ätiologie unklar
- Männer bevorzugt
- Korrelation mit Morbus Dupuytren, aber bei Morbus Ledderhose keine Kontrakturen
- Assoziationen mit Diabetes mellitus
- vermehrter Alkoholkonsum als Prädisposition beschrieben

6.3.4 Anatomie/Pathologie

Es handelt sich um einen lokal aggressiven, intermediär fibroblastischen Tumor des Bindegewebestromas. Am häufigsten findet sich ein Befall des medialen Randes der Plantarfaszie, mitunter mit Infiltration der Kutis und Subkutis. Die Ausbildung der Knoten durchläuft verschiedene Phasen von der Proliferations- bis zur Reifungsphase. Es entstehen hoch differenzierte Fibroblasten, die invasiv die tiefen Weichteilstrukturen der Plantarfaszie oder oberflächlich die Haut infiltrieren. Die geringe kontraktile Aktivität der Myofibroblasten führt zu einer Verkürzung und Kontraktur der Plantarfaszie.

6.3.5 Bildgebung

Ultraschall

Im plantaren Longitudinal- und Transversalschnitt zeigen sich oberflächlich vereinzelte oder multiple echoarme Knoten in der Plantarfaszie. In der Duplexsonografie kann der Vaskularisierungsgrad abgeschätzt werden.

Röntgen

Mithilfe der Röntgenbildgebung ist keine Aussage hinsichtlich des Weichteiltumors möglich. Belastungsaufnahmen des Fußes können als Verlaufskontrollen nach operativer Plantarfaszienentfernung zur Beurteilung der sekundären Veränderung des medialen Längsgewölbes dienen.

Magnetresonanztomografie

Antworten im Befund

- Bestätigung der Verdachtsdiagnose
- präoperative Planung
- Anzahl, Größe und exakte Lokalisation der Knoten
- Abschätzen der Aktivierung (Proliferationsphase oder signalarmer ausgereifter Knoten) anhand der Kontrastmittelaufnahme
- Beurteilung der Qualität der Plantarfaszie
- Lagebeziehung der Knoten zu neurovaskulären Strukturen

Untersuchungstechnik

Bei angegebenen Schmerzen wird der Schmerzbereich mit einer Fischölkapsel markiert.

> **Cave**
>
> Kompression des Befunds vermeiden, deshalb Kapsel daneben positionieren.

Eine hochauflösende Diagnostik mit dünnen Schichten (2-mm-Schichtung, hohe Bildmatrix) ist nötig, da auch kleine Knoten massive Beschwerden verursachen können.

- *Standarduntersuchung:* Rückenlage, möglichst aufgespannte Plantarfaszie, hochauflösende Mehrkanalspule
- *Sequenztechnik:*
  - T1w und PDw fatsat sagittal
  - T2w und PDw fatsat axial
  - T1w fatsat sagittal und axial nach Kontrastmittelgabe

> **Praxistipp**
>
> Bei der bildgebenden Untersuchung bei Verdacht auf plantare Fibromatose ist die Rückenlage mit einer aufgespannten Plantarfaszie wichtig. Die Bauchlage provoziert Wellen und Verwerfungen der Sehne, in denen die Knoten untergehen (s. ► Abb. 6.13).

Befunde

- Bei der Fragestellung „unklarer plantarer Schmerz“ immer an die plantare Fibromatose denken, auch bei übrigen Fußuntersuchungen immer die Plantarfaszie auf Zufallsbefunde durchmustern
- häufig schwer zu erkennen, da sich die Knoten schlecht von der Plantarfaszie abgrenzen (aufgrund des Zellreichtums und des geringen Wassergehalts sind sie meist in allen Sequenzen signalarm)
- je nach Proliferationsphase nur geringe Vaskularisierung der Knoten mit schlechter Abgrenzung auch nach Kontrastmittelgabe
- eine oder mehrere knötchenartige Verdickungen innerhalb der Plantaraponeurose oder ihr plantarseitig aufsitzend, ebenso spindelförmige Verdickungen mit großen Tumorknoten möglich
- Knoten am besten in der PDw fatsat und der nativen T2w Sequenz zu sehen

Empfehlung zur Bildgebung

Methode der Wahl: MRT. Für die präoperative Bildgebung ist die MRT obligat.

Bildbeispiele

Verschiedene Fälle von Morbus Ledderhose sind in ▶ Abb. 6.12, ▶ Abb. 6.13, ▶ Abb. 6.14, ▶ Abb. 6.15 und ▶ Abb. 6.16 zu sehen.

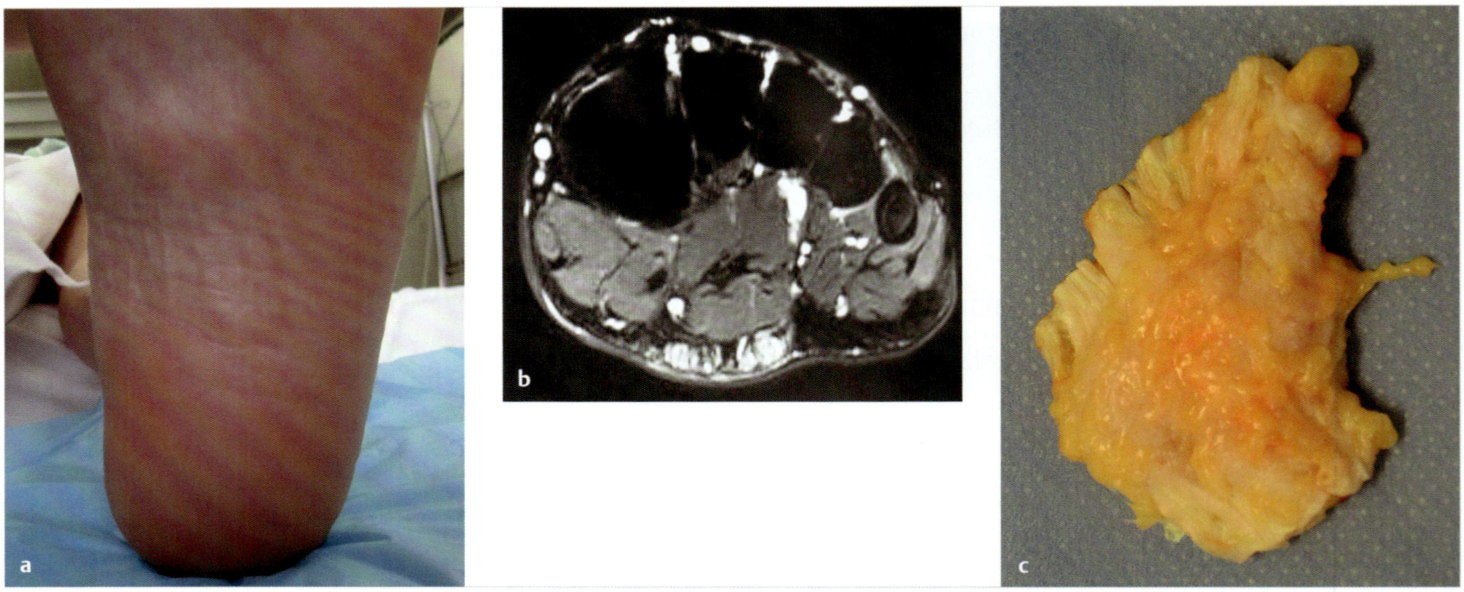

Abb. 6.12 Morbus Ledderhose. Plantare Fibromatose des mittleren medialen Drittels der Plantarfaszie.
a Klinischer Befund.
b MRT-Befund.
c Resektat des Plantarfibromatoseherds.

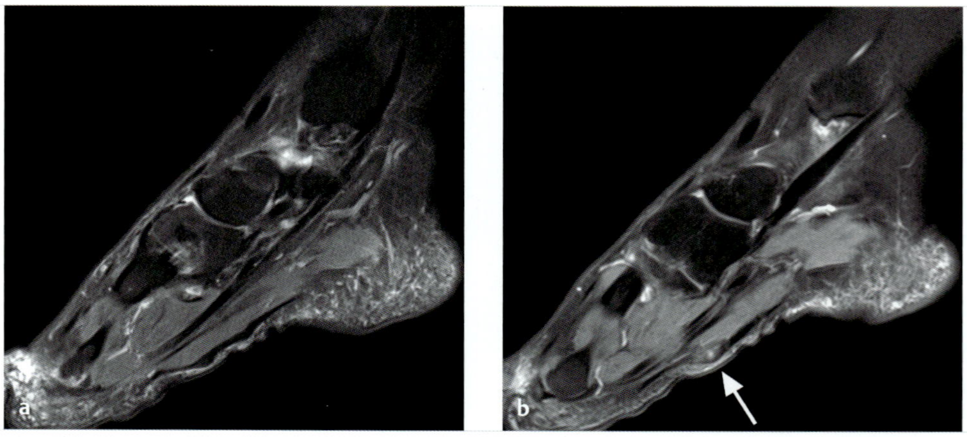

Abb. 6.13 Morbus Ledderhose: Untersuchungsposition. 52-jährige Patientin mit Knoten an der Fußsohle. Untersuchung in Bauchlage und Plantarflexion.
a Sagittale PDw fatsat MRT-Sequenz. Wichtig bei der Untersuchung der Plantarsehne ist eine nicht zu starke Plantarflexion, in der die Plantarsehne einen gewellten Verlauf zeigen kann. Somit können noduläre Veränderungen leicht übersehen werden. In diesem Fall umschriebene Verdickung der Plantaraponeurose in Höhe des mittleren Metatarsale.
b Sagittale T1w fatsat MRT-Sequenz nach Kontrastmittelgabe. Erst nach Kontrastmittelgabe grenzt sich die fokale noduläre Verdickung (Pfeil) besser ab. Die Plantaraponeurose untersucht man am besten in Rückenlage und verhindert so eine unerwünschte „Faltenbildung“.

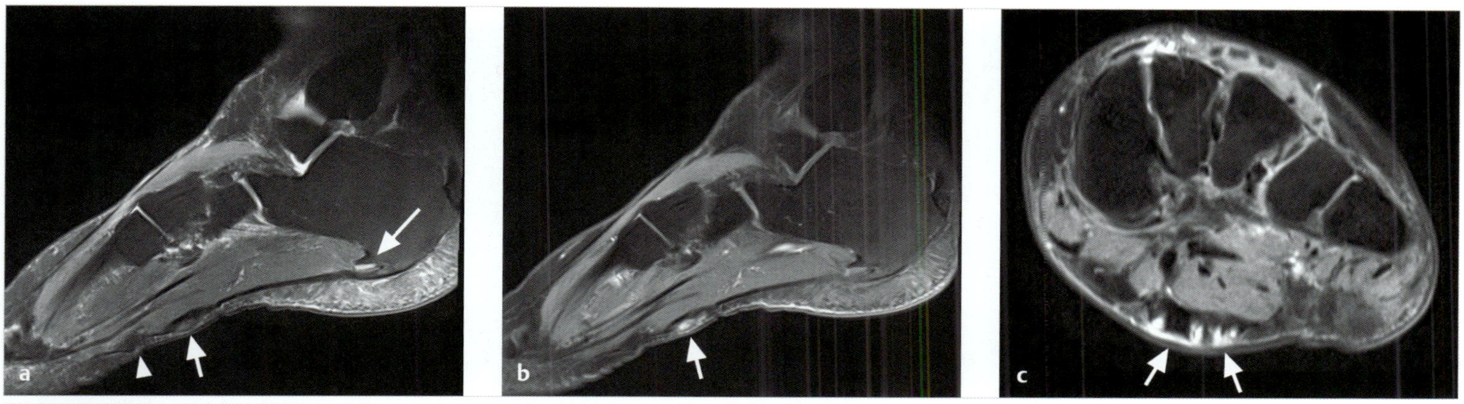

Abb. 6.14 Morbus Ledderhose. 53-jährige Patientin mit stehendem Beruf. Plantare Fibromatose an der Gegenseite und ipsilateral mit jeweils Zustand nach Operation. Jetzt Rezidiv mit schmerzhafter Schwellung an der Fußsohle.

a Sagittale PDw fatsat MRT-Sequenz. Darstellung eines spindelförmigen signalarmen Knotens in der Plantaraponeurose mit plantarseitig etwas hellerem Anteil (kurzer Pfeil). Zusätzlich nicht wesentlich aktivierter plantarer Fersensporn (langer Pfeil). Die weiter distal gelegene Struktur an der Plantaraponeurose (Pfeilspitze) entspricht Fettgewebe.

b Sagittale T 1w fatsat MRT-Sequenz nach Kontrastmittelgabe. Die kontrastmittelaufnehmenden Abschnitte entsprechen aktivem Gewebe in der Proliferationsphase (Pfeil).

c Axiale T 1w fatsat MRT-Sequenz nach Kontrastmittelgabe. Gut erkennbar der aktive Anteil in der Proliferationsphase nach Kontrastmittelgabe in den fibula- und tibiaseitigen Abschnitten der Plantarfaszie (Pfeile).

6.3.6 Differenzialdiagnose

- Fibrosarkom
- jedes andere Weichteilsarkom (epitheloides Sarkom), im Zweifel Histologie an referenzpathologisches Zentrum schicken

6.3.7 Therapie

Konservativ

- Einlagenversorgung mit lokaler Druckentlastung
- nicht steroidale Antirheumatika
- Strahlentherapie (10 × 3 Gy in 2 Serien bis zu 30 Gy Gesamtdosis)

Operativ

- Komplette Resektion oder Teilresektion der Plantarfaszie bei zunehmenden Druckbeschwerden und nach Ausschöpfung der Einlagenversorgung
- keine prophylaktische operative Herdentfernung

6.3.8 Prognose/Komplikationen

Mögliche Komplikationen:

- hohe Rezidivrate, wenn nur lokal der Knoten entfernt wird
- Narbenschmerz
- Verletzung des N. plantaris mit Dys- bzw. Hypästhesien, Neuromausbildung

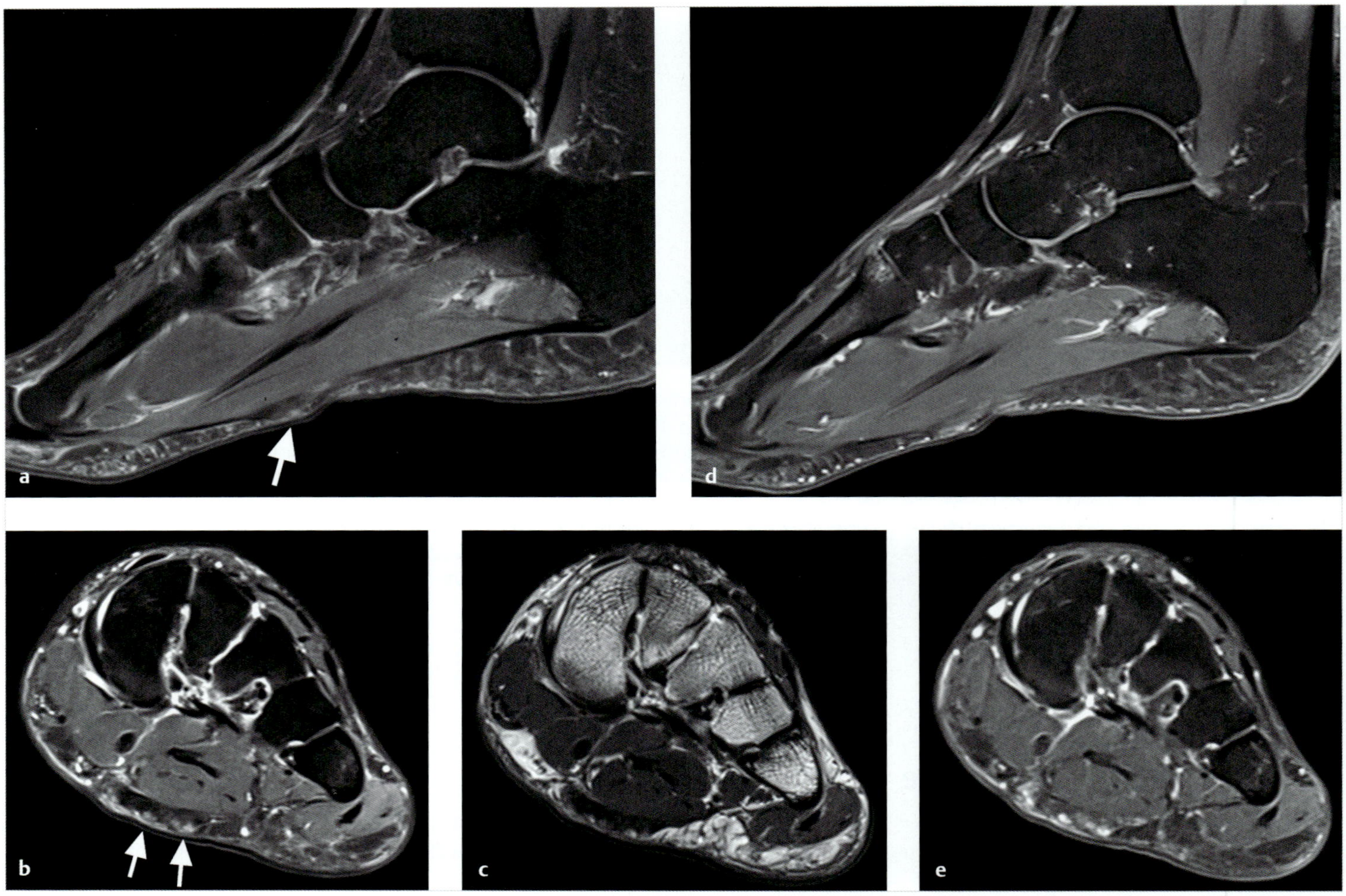

Abb. 6.15 Morbus Ledderhose. 55-jährige Patientin mit Schmerzen und tastbarer Schwellung an der Fußsohle. Plantare Fibromatose in den unterschiedlichen Standardsequenzen.

Anmerkung: Auch sehr kleine Knoten können erhebliche Schmerzen verursachen. Es empfiehlt sich auch in diesem Fall eine hochauflösende Bildgebung. Entscheidend für die Untersuchungsplanung sind die Anamnese und die Verdachtsdiagnose. Die Patienten können in aller Regel gut den Schmerzbereich fokussieren. Trotzdem sollte versucht werden, die Plantaraponeurose in ihrer vollen Länge abzubilden, ohne zu große Zugeständnisse an die Bildqualität zu machen.

a Sagittale PDw fatsat MRT-Sequenz. Spindelförmige Auftreibung des mittleren und distalen Abschnitts der Plantaraponeurose mit vereinzelten signalintensiven Anteilen (Pfeil).

b Axiale PDw fatsat MRT-Sequenz zum Mittelfuß. Irregulär aufgetriebener Aspekt der Plantarsehne mit inhomogenen, signalreichen kleinnodulären Veränderungen, eingebettet in die Oberfläche (Pfeile).

c Axiale T 2w MRT-Sequenz, korrespondierendes Bild zu **b**. Darstellung der kleinen Knoten.

d Sagittale T 1w fatsat MRT-Sequenz nach Kontrastmittelgabe. Flaue Kontrastmittelanreicherung in der tiefen Subkutis im Randbereich der Plantaraponeurose.

e Axiale T 1w fatsat MRT-Sequenz nach Kontrastmittelgabe. Kontrastmittelaufnehmende knotige Verdickungen der plantaren Fibromatose.

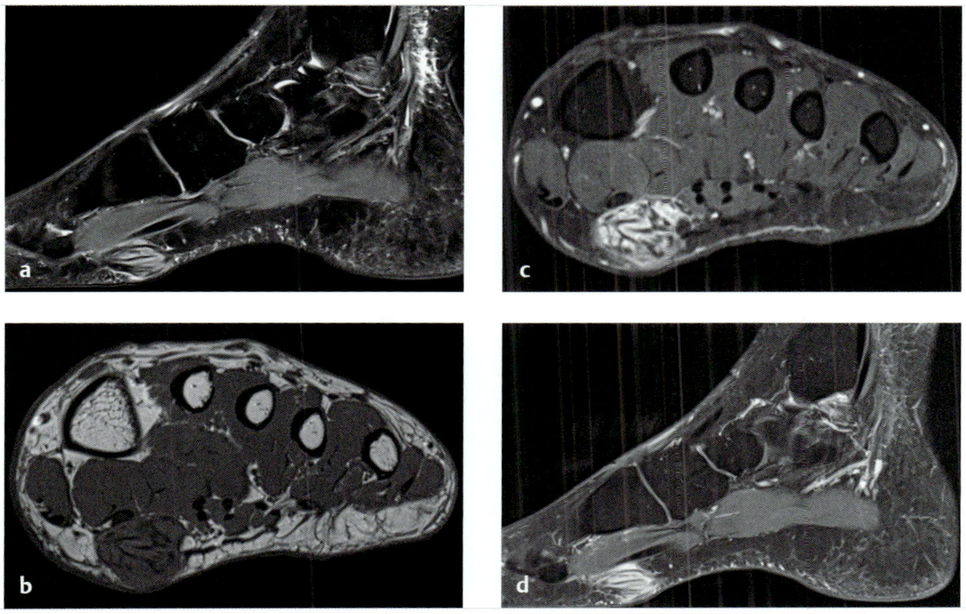

Abb. 6.16 Morbus Ledderhose. 39-jähriger Patient mit schmerzhaftem Knoten an der Fußsohle. Plantare Fibromatose.
Anmerkung: In die Differenzialdiagnose eines Tumors an der Plantaraponeurose sollte man grundsätzlich auch andere Weichteilsarkome miteinbeziehen, z. B. das epitheloide Sarkom mit ähnlich langsamem Wachstum, häufig mit ulzerierenden Hautläsionen. Vorsicht bei schlechter Abgrenzbarkeit mit infiltrativem Wachstum in die Tiefe. Prinzipiell ist ein präoperatives MRT bei einer vermuteten plantaren Fibromatose u. a. zur genauen Beurteilung der Ausdehnung in der Tiefe indiziert.
a Sagittale PDw fatsat MRT-Sequenz. Spindelförmige Auftreibung der distalen Plantaraponeurose mit Durchsetzung von signalreichem Tumorgewebe.
b Axiale T 1w MRT-Sequenz. Signalarmer Knoten innerhalb der Faszikel mit glatter Abgrenzbarkeit von den angrenzenden Strukturen.
c Axiale T 1w fatsat MRT-Sequenz nach Kontrastmittelgabe. Intensive Kontrastmittelanreicherung mit signalarmen Abschnitten, die Sehnengewebe und geringen vereinzelten Fettanteilen entsprechen.
d Sagittale T 1w fatsat MRT-Sequenz nach Kontrastmittelgabe. Korrelierend mit dem Befund war eine schmerzhafte knotige Schwellung zu tasten.

6.4 Atrophie des plantaren Fettpolsters und traumatisch bedingte Veränderungen

6.4.1 Definition

Degenerative Veränderungen des plantaren Fersenfettpolsters bzw. des Fettpolsters in Höhe der Metatarsaleköpfchen gehen mit Elastizitäts- und Wasserverlust sowie verminderter Dämpfungsfunktion einher.

6.4.2 Symptome

- Belastungsabhängiger Fersenschmerz bzw. Metatarsalgie
- sekundäre Kleinzehenfehlstellung

6.4.3 Prädisponierende Faktoren

- Spreizfußdeformität
- Pes planovalgus
- Übergewicht
- Diabetes mellitus
- wiederholte Kortisoninjektionen interdigital bzw. am Ursprung der Plantarfaszie

6.4.4 Anatomie/Pathologie

Anatomie

Dem plantaren Fettpolster kommt eine wichtige Funktion in der Abdämpfung der resultierenden Aufprallkräfte auf die Ferse beim Gehen zu. Der Ausgleich dieser massiven Aufprallkräfte ist durch das anatomische Design des Fettpolsters in Form der wabenförmigen Anordnung fibroelastischer Fasern möglich (U-förmige Anordnung der Septen um den Tuber calcanei mit jeweiliger Verankerung am Knochen und in der Haut).

Pathologie

Degenerative Veränderungen des Fettpolsters in Form von Elastizitäts- und Wasserverlust führen zu einer verminderten Dämpfungsfunktion und Mehrbelastung des Tuber calcanei. Des Weiteren können degenerative Veränderungen der Plantaraponeurose im distalen ansatznahen Bereich Veränderungen des Fettpolsters und der plantaren Platte in Höhe der Metatarsaleköpfchen bewirken. Sekundäre degenerative Veränderungen in den Grundgelenken, einhergehend mit sekundären Kleinzehenfehlstellungen, können resultieren.

Traumatische Veränderungen können die Folge eines Sturzes aus der Höhe auf den Rückfuß bzw. die Ferse sein. Sie liegen beim röntgenologischen Frakturausschluss und anhaltenden Beschwerden vor.

6.4.5 Bildgebung

Ultraschall

Im plantaren Longitudinal- und Transversalschnitt erkennt man die Verminderung des echogenen plantaren Fettpolsters.

Röntgen

Röntgenaufnahme des Fußes, belastet, in 3 Ebenen:

- Beurteilung des Längsgewölbes
- Vorhandensein einer Spreizfußdeformität
- Metatarsale-Alignement
- Ausschluss einer Kleinzehenfehlstellung

Magnetresonanztomografie

Meist wird die Diagnose klinisch gestellt und es ist keine MRT nötig. Eine MRT wird durchgeführt zum Ausschluss der Differenzialdiagnose (Plantarfasziitis, aktivierter Fersensporn, knöcherne Überlastung bzw. Ermüdungsfraktur des Kalkaneus).

Eine traumatische Veränderung kann im Rahmen einer MRT des Rückfußes zum Ausschluss von spongiösen Mikrofrakturen des Kalkaneus bildgebend dargestellt werden.

Antworten im Befund

- Beurteilung des plantaren Fettgewebes
- Ausmaß der Ödematisierung und Kontrastmittelaufnahme
- Ausmaß der Fibrosierung und Chronifizierung des entzündlichen Reizzustands
- Nachweis bzw. Ausschluss eines Knochenmarködems im Kalkaneus

Untersuchungstechnik

- *Standarduntersuchung:* hochauflösende Mehrkanalspule, Rückenlage
- *Sequenztechnik:*
  - T 1w und PDw fatsat sagittal
  - T 2w und PDw fatsat axial
  - T 1w fatsat sagittal und koronar nach Kontrastmittelgabe

Befunde

Die Atrophie des plantaren Fettpolsters kann folgende MRT-Befunde generieren:

- flächige Ödembildung mit teilweise irregulärem Bildmuster in einem abgeflacht imponierenden plantaren Fettpolster
- in der nativen T 1w Sequenz teilweise signalarme, fibrosierte Areale bei chronischem Zustand
- Kutisverdickung

Bei traumatisch bedingten Veränderungen zeigen sich in fettunterdrückten, wassersensitiven Sequenzen folgende Befunde:

- tief liegende lineare oder flächige Signalanhebungen
- Flüssigkeitsansammlungen entlang der Plantaraponeurose
- diffuse Ödematisierung im Interstitium des wabenähnlich konfigurierten Fersenfettgewebes
- angrenzende Muskelfaserverletzungen bzw. Quetschverletzungen möglich (M. abductor hallucis, M. flexor digitorum brevis)
- angrenzende spongiöse Knochenkontusionen des Kalkaneus möglich

> **Cave**
>
> Bei tief liegenden Einblutungen dürfen die Befunde nicht mit Affektionen der Plantaraponeurose verwechselt werden (genaue Anamnese wichtig).

Empfehlung zur Bildgebung

Methode der Wahl: klinische Untersuchung; ggf. MRT bei unklarer Symptomatik und zum Ausschluss von Differenzialdiagnosen.

Bildbeispiele

Eine Atrophie des plantaren Fettpolsters stellt sich bildgebend wie in ▶ Abb. 6.17 gezeigt dar, im Vergleich dazu der Normalbefund (▶ Abb. 6.18). Fallbeispiele für traumatisch bedingte Veränderungen des plantaren Fettpolsters zeigen ▶ Abb. 6.19, ▶ Abb. 6.20 und ▶ Abb. 6.21.

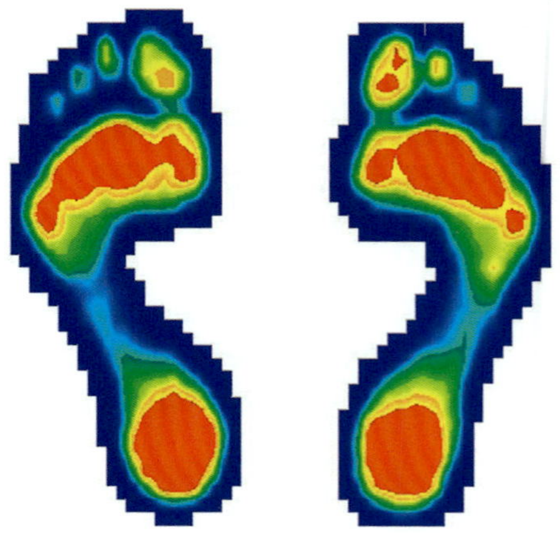

Abb. 6.17 Atrophie des plantaren Fettpolsters. Pathologische Druckverteilungsanalyse bei Atrophie des plantaren Fettpolsters einer 55-jährigen Ausdauersportlerin. Es zeigen sich Druckmaxima (rot) unter sämtlichen Knochen (Metatarsaleköpfchen, Tuber calcanei). Das Gewölbe ist stark ausgeprägt und von wenig Fettgewebe ausgefüllt.

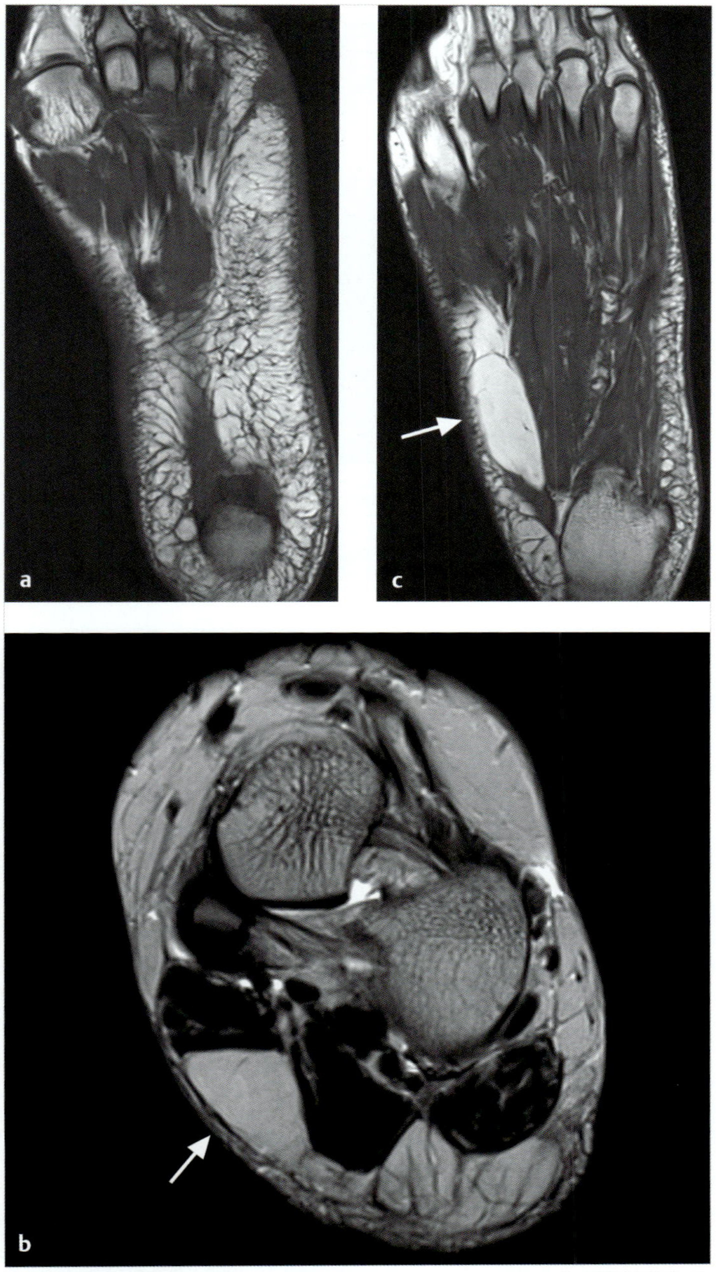

Abb. 6.18 Normalbefund des plantaren Fettpolsters. 52-jährige Patientin.

- **a** Koronare T1w MRT-Sequenz zum Mittelfuß. Darstellung der typisch wabenförmigen Struktur des plantaren Fettgewebes.
- **b** Axiale T2w MRT-Sequenz zum Mittelfuß. Häufig erkennt man zwischen dem M. flexor digitorum brevis und dem M. abductor hallucis eine umschriebene größere Fettansammlung (Pfeil), die nicht mit einem Lipom verwechselt werden sollte.
- **c** Axiale T1w MRT-Sequenz. Umschriebene, häufig zu findende Fettansammlung im medialen Fußgewölbe (Pfeil), die nicht als ein Lipom im Tarsaltunnel fehlinterpretiert werden sollte.

6.4.6 Differenzialdiagnose

- Plantarfasziitis
- Stressfrakturen des Kalkaneus bzw. der Metatarsalia
- Morton-Neurom
- periphere Polyneuropathie
- Tarsaltunnelsyndrom mit Atrophie der intrinsischen Muskulatur
- chronisch-entzündliche Gelenkerkrankungen

6.4.7 Therapie

Konservativ

Einlagenversorgung mit Druckentlastung in Höhe der Metatarsaleköpfchen und Fersenweichbettung.

Operativ

- Bei Spitzfußstellung Verlängerung der Achillessehne bzw. intramuskuläre Verlängerung des medialen Kopfes des M. gastrocnemius
- bei massiver Atrophie des Fettpolsters in Höhe der Metatarsaleköpfchen mit ausgeprägter Metatarsalgie und plantarer Prominenz der Metatarsaleköpfchen dorsalisierende distale Osteotomie der Metatarsalia (offen oder minimalinvasiv) bzw. Kondylektomie möglich
- postoperative weichbettende Einlagenversorgung meist unumgänglich
- Fetttransposition vom Oberschenkel bzw. Bauch; Unterspritzung des plantaren Fettpolsters

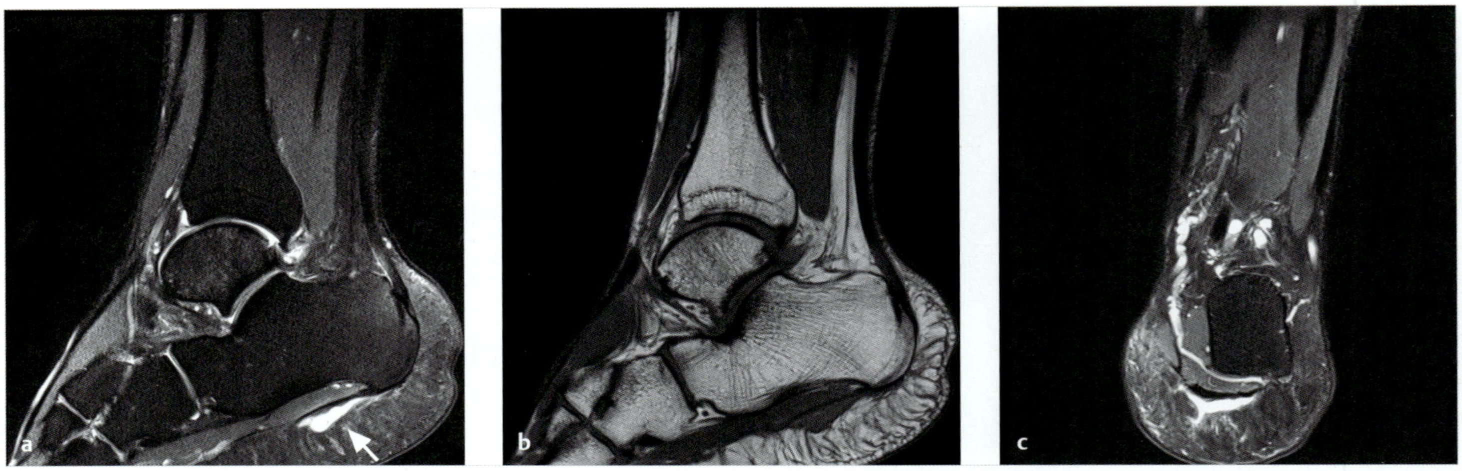

Abb. 6.19 Traumatisch bedingte Veränderung des plantaren Fettpolsters. 34-jähriger Patient mit Zustand nach Sturz aus dem ersten Stock, anamnestisch Schmerzen am Kalkaneus plantarseitig.

- **a** Sagittale PDw fatsat MRT-Sequenz. Darstellung eines umschriebenen Hämatoms (Pfeil) angrenzend an die Plantaraponeurose im plantaren Fettgewebe. Ausschluss einer Kalkaneusfraktur.
- **b** Sagittale T 1w MRT-Sequenz, korrespondierende Schicht zu **a**. Darstellung des signalarmen Hämatoms im ansonsten unauffälligen Fersenfettgewebe. Kein Nachweis einer Quetschverletzung. Gut zu sehen ist die wabenartige Struktur des Fersenfettgewebes.
- **c** Koronare PDw fatsat MRT-Sequenz. Koronare Darstellung des Hämatoms entlang der Plantaraponeurose ohne Nachweis einer Läsion der Plantarsehne oder einer angrenzenden Knochenkontusion im Kalkaneus.

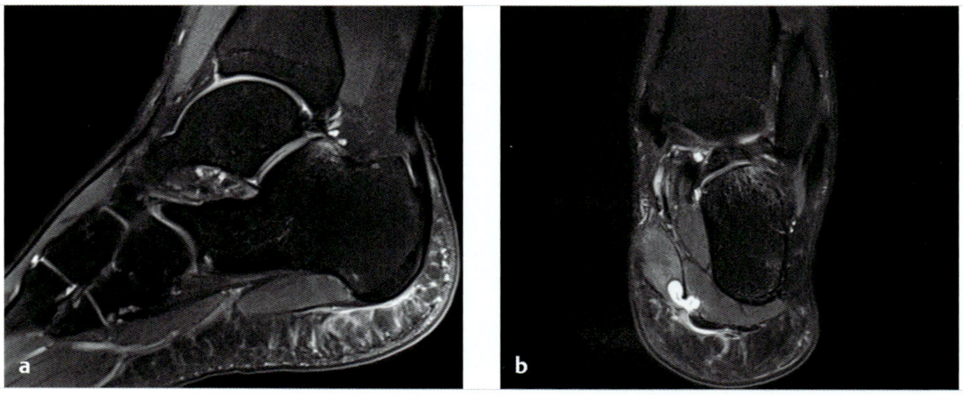

Abb. 6.20 Traumatisch bedingte Veränderung des plantaren Fettpolsters. 16-jähriger Fußballspieler mit Sturz vor einer Woche aus großer Höhe und Schmerzen an der linken Ferse.

- **a** Sagittale PDw fatsat MRT-Sequenz. Tiefergehende Weichteileinblutung im plantaren Fersenfettgewebe links angrenzend an den Tuber calcanei und die Plantaraponeurose ohne Nachweis eines Frakturgeschehens bei intakter Plantarsehne.
- **b** Koronare PDw fatsat MRT-Sequenz. Koronare Darstellung der flächigen Einblutungen angrenzend an die Plantaraponeurose. Angrenzende fokale Muskelfaserverletzungen (Quetschverletzungen) des M. flexor digitorum brevis und des M. abductor hallucis.

6.4.8 Prognose/Komplikationen

Prognose

Die Erkrankung nimmt einen chronischen Verlauf; sie ist Domäne der Einlagenversorgung und der operativen Therapie.

Kontusionsverletzungen des plantaren Fettgewebes können sehr hartnäckig sein.

Mögliche Komplikationen

- Fortbestehen der Metatarsalgie
- Bewegungseinschränkung in operierten Grundgelenken
- Entwicklung von sekundären Zehendeformitäten
- Ausbildung von plantaren Ulzera bei zusätzlich bestehender Polyneuropathie

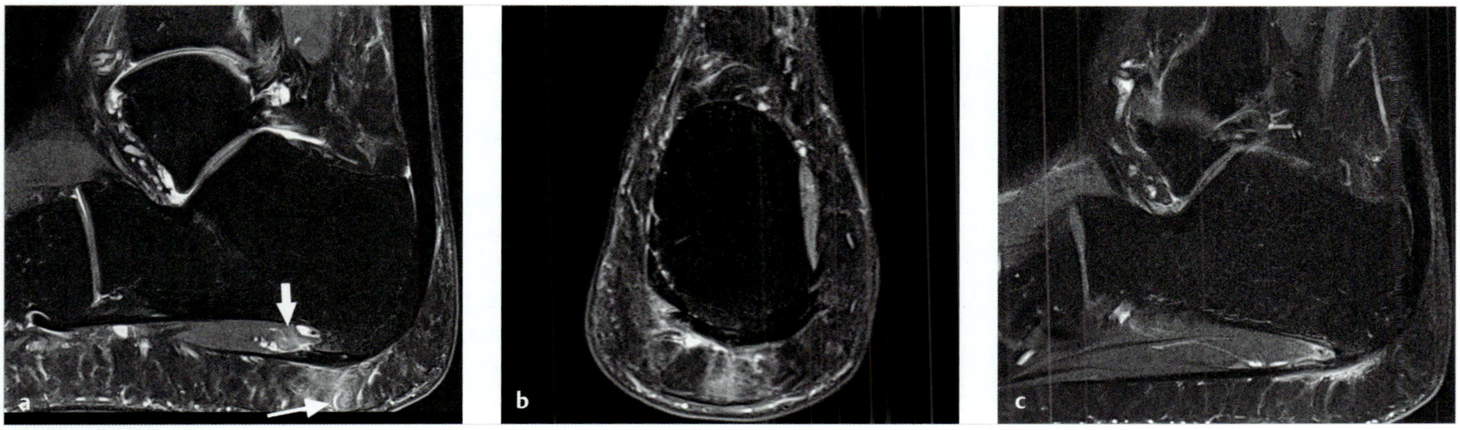

Abb. 6.21 Traumatisch bedingte Veränderung des plantaren Fettpolsters. 34-jähriger Fußballspieler nach Fersentrauma (Stoßverletzung der Fersensohle) vor 6 Wochen mit akutem einschießendem, seitdem persistierendem plantarem Fersenschmerz. Vorher keine Beschwerden. *Anmerkung:* Bei insbesondere anhaltenden Fersenschmerzen bei Zustand nach Stauchungstrauma (persistierende Hämatome, fokale Fettgewebsnekrosen) sollte nach Ausschluss einer spongiösen Kontusion des Kalkaneus an eine chronische Aktivierung des plantaren Fersenfetts gedacht werden. Differenzialdiagnostisch kann durch ein Trauma auch ein knöcherner Fersensporn aktiviert werden (s. ► Abb. 6.10).

a Sagittale PDw fatsat MRT-Sequenz. Flächige Ödematisierung des Fersenfettgewebes (langer Pfeil), angrenzend eine weitgehend reizlose Plantarsehne ohne Verdickung oder mukoide Degeneration. Gering aktivierter knöcherner Fersensporn. Ödembildung auch im M. quadratus plantae (kurzer Pfeil).

b Koronare PDw fatsat MRT-Sequenz. Darstellung des plantaren Fettgewebes mit Ödembildung sowohl in der subepidermalen Fettschicht als auch in der tiefen, mit großen Kammern versehenen Schicht. Unmittelbar angrenzend an die Plantarfaszie findet sich eine schmale Lage mit Flüssigkeit.

c Sagittale T 1w fatsat MRT-Sequenz nach Kontrastmittelgabe. Die Kontrastmittelgabe zeigt die aus einem Trauma hervorgegangene chronische Reizung der tiefen Fersenfettschicht bei fehlender Strukturauffälligkeit der Plantarsehne.

6.5 Plantarvenenthrombose

6.5.1 Definition

Bei einer Plantarvenenthrombose kommt es zum Verschluss des plantaren Venengeflechts durch einen Thrombus.

6.5.2 Symptome

- Schmerzen in der Fußsohle
- Schwellung der Fußsohle

6.5.3 Prädisponierende Faktoren

- Fußtrauma mit Weichteilschwellung
- Zustand nach Operationen mit Ruhigstellung
- Varikosis mit chronisch-venöser Insuffizienz
- Gerinnungsstörungen
- Neoplasmen
- Antikardiolipin-Antikörpersyndrom
- Östrogenpräparate

6.5.4 Anatomie/Pathologie

Anatomie

Der plantare venöse Plexus befindet sich zwischen den Tarsalknochen und dem M. flexor digitorum brevis.

Pathologie

Immobilisation und eine eingeschränkte Wadenmuskelpumpe führen zu einem verminderten venösen und lymphatischen Abfluss mit Veränderung der Blutströmung. Blutviskositätsveränderungen und Endothelalterationen gelten als weitere pathogenetische Faktoren für eine Thromboseentstehung.

6.5.5 Bildgebung

Ultraschall

In der Doppler-Sonografie ist die Darstellung des pathologischen Flusssignals in den plantaren Fußvenen möglich. Die Thromben verhindern eine Kompression der Venen.

Röntgen

Mithilfe der Röntgenbildgebung ist keine Aussage möglich. Die Plantarvenenthrombose ist Domäne der Ultraschall- und MRT-Diagnostik.

Magnetresonanztomografie

Der Untersucher sollte bei der MRT-Bildgebung an die Diagnose „Plantarvenenthrombose“ denken und sich das typische Bildmuster einprägen. Bei der Befundung von Rück- und Mittelfuß müssen immer auch die Weichteilstrukturen (Gefäße, Nervenverläufe, Muskulatur) mitbeurteilt werden.

> **Merke**
> An die Diagnose „Plantarvenenthrombose“ sollte man bei unklaren, diffusen Schmerzen, plantar betont, im Rück- und Mittelfuß denken.

Antworten im Befund

- Ausschluss der Differenzialdiagnosen
- Ausmaß der Thrombose
- Beurteilung der Organisation
- frisch oder älter
- Ausmaß der Rekanalisation

Untersuchungstechnik

- *Standarduntersuchung:* hochauflösende Mehrkanalspule, Rückenlage
- *Sequenztechnik:*
  - T 1w und PDw fatsat sagittal
  - T 2w und PDw fatsat axial
  - T 1w fatsat sagittal und axial nach Kontrastmittelgabe

Befunde

- Signalarmes thrombotisches Material in den tiefen Plantarvenen
- pathologisches bzw. fehlendes Flusssignal in den Nativsequenzen
- in der T 2w Sequenz normale Vene mit hellem Flusssignal, Thrombus signalarm bzw. dunkel
- erweiterte Venen
- nach Kontrastmittelgabe Abbruch der Kontrastmittelsäule mit signalarmem Thrombus und vermehrter Kontrastmittelaufnahme der Venenwand

> **Merke**
> Oft kann bei der Plantarvenenthrombose auch nur eine einzige Vene betroffen sein, die ursächlich für die Beschwerdesymptomatik ist.

Empfehlung zur Bildgebung

Methode der Wahl: Duplexsonografie.

Bildbeispiele

Die Plantarvenenthrombose kann aufgrund ihrer unterschiedlichen Ausprägung schwierig zu diagnostizieren sein und die klinische Symptomatik ist häufig unspezifisch. Deshalb kann die Thrombose wegen häufigerer möglicher Differenzialdiagnosen leicht übersehen werden (aktivierte Arthrosen, Sehneninsuffizienzen, entzündliche Gelenkerkrankungen, Stressfrakturen, neuropathische Schmerzen usw.). Deswegen wird an dieser Stelle ausführlich mit zahlreichen Fallbeispielen auf diese Entität eingegangen: Den Normalbefund zeigen ▶ Abb. 6.22 und ▶ Abb. 6.23, pathologische Befunde ▶ Abb. 6.24, ▶ Abb. 6.25, ▶ Abb. 6.26 und ▶ Abb. 6.27.

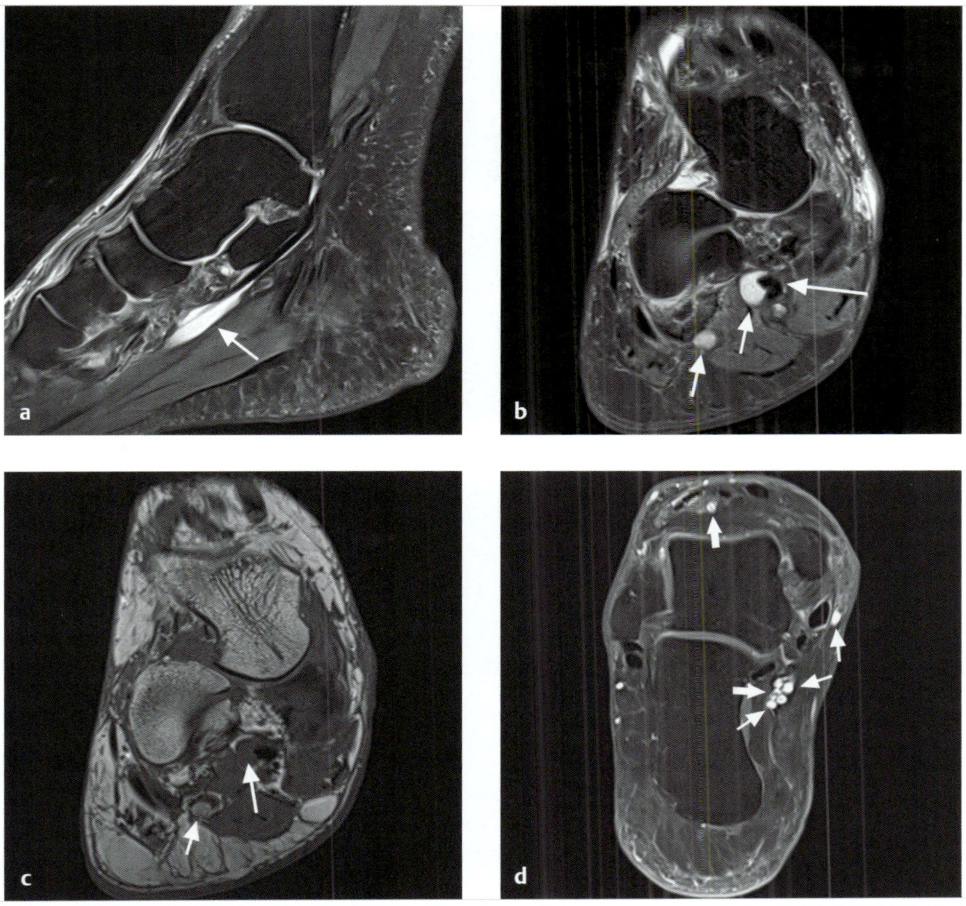

Abb. 6.22 Normalbefund der Plantarvenen. 70-jährige Patientin mit Tibialis-posterior-Insuffizienz.

a Sagittale PDw fatsat MRT-Sequenz. In fettunterdrückten, wassersensitiven Sequenzen meist signalreiche Darstellung von größeren Venen mit langsamem Fluss, hier der Vv.-tibiales-posteriores-Gruppe angrenzend an die Flexor-hallucis-longus-Sehne (Pfeil).

b Koronare PDw fatsat MRT-Sequenz. Koronare Darstellung von größeren gefüllten Venen (kurze Pfeile) mit signalintensivem Lumen. Kleinere Venen mit schnellerer Fließgeschwindigkeit stellen sich signalarm dar. Unmittelbar angrenzend der Kreuzungspunkt der Flexor-hallucis-longus- und der Flexor-digitorum-longus-Sehne (langer Pfeil).

c Koronare T 1w MRT-Sequenz, korrespondierende Schicht zu **b**. Intermediäres, muskelisointenses Signal der Plantarvenen mit größerem Lumen (kurzer Pfeil). Ein Thrombus würde sich bei kaliberstarken Venen in der T 1w Sequenz etwas signalärmer darstellen, ist aber ein unsicheres Bildkriterium. Kleinere Venen können ein helleres Signal aufweisen (langer Pfeil). Je nach Alter des Thrombus kann dessen Signalgebung variieren.

d Schräg axiale T 1w fatsat MRT-Sequenz nach Kontrastmittelgabe (Sehnenkippung). Kontrastierte gefüllte Plantarvenen der Tibialis-posterior-Gruppe (dünne Pfeile). Die Gefäßstrukturen mit zentralen Aussparungen entsprechen Arterien (Aa. tibiales anterior und posterior; dicke Pfeile) mit einem schnelleren zentralen Flusssignal als die Venen. Thrombosen treten hauptsächlich im tiefen Venennetz auf.

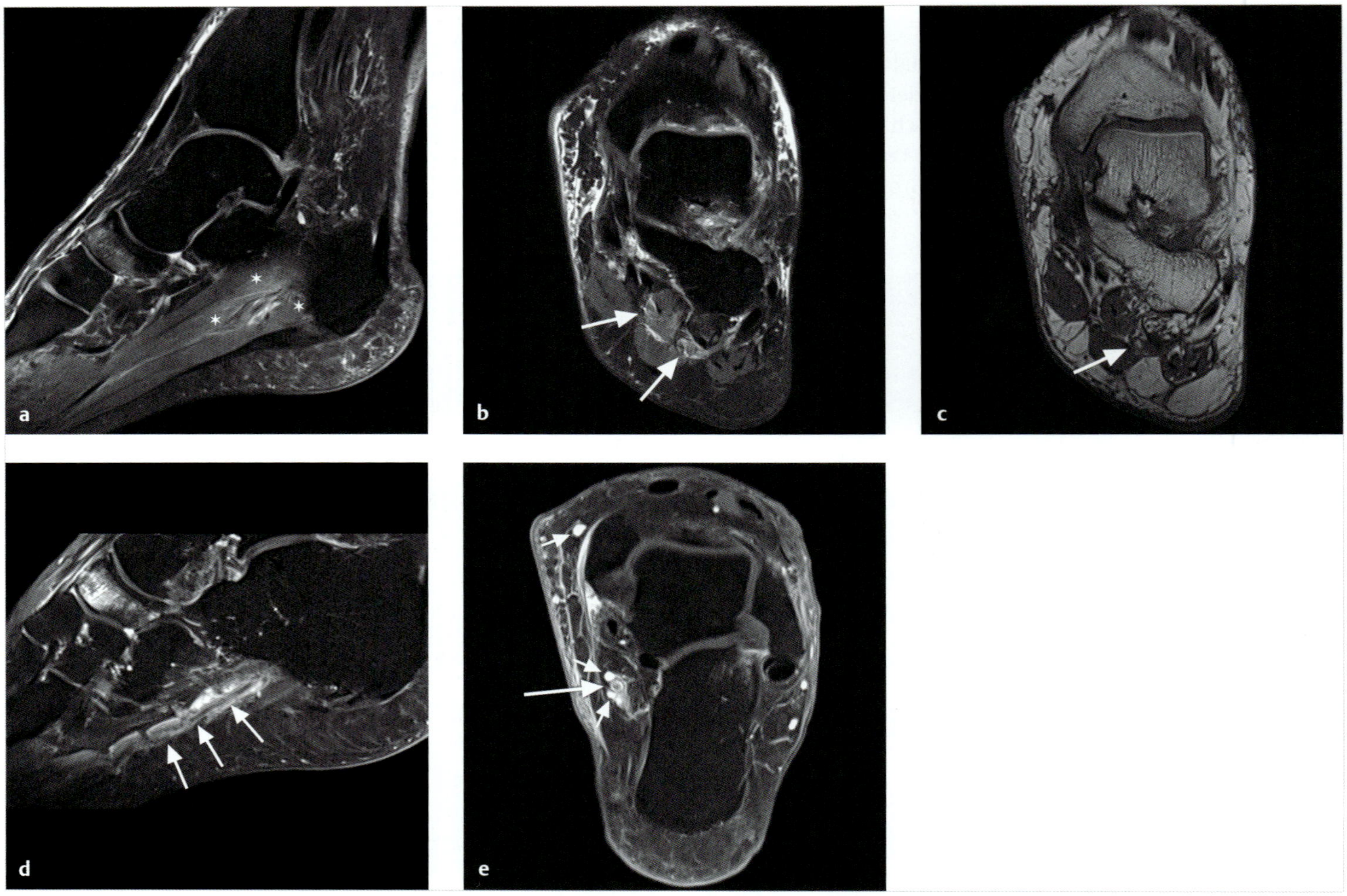

Abb. 6.23 Normalbefund der Plantarvenen. 53-jährige Patientin mit Pes planovalgus und unspezifischen Beschwerden mit vielen möglichen MRT-Differenzialdiagnosen; Normalbefund der Plantarvenen. Dies ist ein typischer Fall, wie er häufig in der Routine vorkommt. In dieser Situation gilt es, neben der Hauptdiagnose (Tibialis-posterior-Insuffizienz) auch wichtige Nebenbefunde wie eine mögliche Venenthrombose nicht zu übersehen.

a Sagittale PDw fatsat MRT-Sequenz. Häufig zeigen auch Patienten mit einer unklaren Mittelfußproblematik eine flächige Ödematisierung der Muskulatur im Sinus tarsi (Sterne), wie man sie auch bei der Plantarvenenthrombose findet. Weitere Differenzialdiagnosen wären eine muskuläre Überlastung oder angrenzende knöcherne oder tendinöse Aktivierungen. Grundsätzlich sollten flächige Ödematisierungen der Weichteile im Sinus tarsi an mehrere Differenzialdiagnosen denken lassen. In diesem Fall bestanden zu einer Tibialis-posterior-Insuffizienz auch ein aktivierter Fersensporn und ein knöchernes Stressödem am Os naviculare.

b Koronare PDw fatsat MRT-Sequenz. Ein eindeutiges Bildmuster von Plantarvenen (Pfeile) gibt es nicht aufgrund unterschiedlicher Größe bzw. Fließgeschwindigkeit und damit resultierender unterschiedlicher Signalgebung (langsame Fließgeschwindigkeit eher hell, schnelle Fließgeschwindigkeit eher dunkel) in der PDw fatsat Sequenz. Wichtig ist die Beurteilung des Weichgewebes um die Plantarvenen. Bei zirkulärer Ödematisierung und auffälligen linearen Signalanhebungen entlang der Plantarvenen ist dies verdächtig auf eine Plantarvenenthrombose und es sollte Kontrastmittel appliziert werden.

c Koronare T 1w MRT-Sequenz, korrespondierende Schicht zu **b**. Auch in der T 1w Sequenz gibt es keine zu verallgemeinernden Bildkriterien. Auffällig sollte eine dilatierte rundliche bzw. tubuläre Struktur mit signalarmem Inhalt im Verlauf der Plantarvenen sein. Der Pfeil kennzeichnet die normale Plantarvene in der T 1w Sequenz.

d Sagittale T 1w fatsat MRT-Sequenz nach Kontrastmittelgabe. Dieser Normalbefund sollte nicht mit einer Plantarvene verwechselt werden. Sagittaler Schnitt durch die A. tibialis posterior (Pfeile), die eine kontrastmittelaufnehmende Arterienwand mit einem zentral schnelleren Flusssignal als die Venen zeigt.

e Schräg axiale T 1w fatsat MRT-Sequenz nach Kontrastmittelgabe (Sehnenkippung). Vollständig kontrastierte Plantarvenen (kurze Pfeile). Im Gegensatz dazu die schießscheibenähnliche Struktur der Arterie mit kontrastmittelaufnehmender Wand und zentraler Signalabsenkung (langer Pfeil) bei schnellerem Fluss im Vergleich zu den Venen. *Anmerkung:* Für die Diagnostik von peripheren arteriellen Thrombosen werden spezielle kontrastunterstützte MR-Angiografien angewendet. Entscheidend ist aber die unterschiedliche klinische Symptomatik.

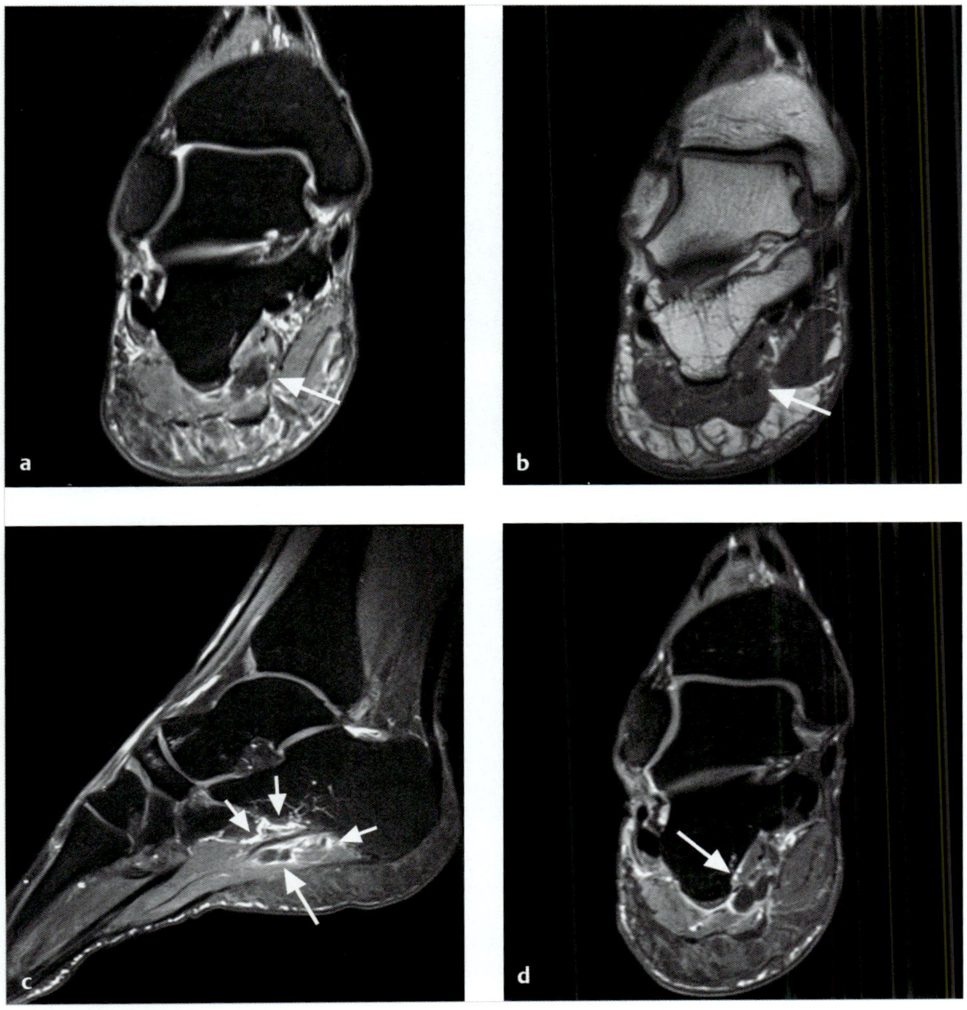

Abb. 6.24 Plantarvenenthrombose. 72-jährige Patientin mit Zuweisungsdiagnose „Ausschluss einer Plantarfasziitis“.

a Koronare PDw fatsat MRT-Sequenz. Darstellung der signalarmen Thromben (Pfeil) in den Plantarvenen im Sinus tarsi.

b Koronare T 1w MRT-Sequenz, korrellierende Schicht zu **a**. Die dunklen Thromben (Pfeil) sind sehr leicht zu übersehen.

c Sagittale T 1w fatsat MRT-Sequenz nach Kontrastmittelgabe. Kontrastmittelaufnahme um die Thromben (langer Pfeil). Auch die angrenzenden Venen sind dilatiert (kurze Pfeile).

d Koronare T 1w fatsat MRT-Sequenz nach Kontrastmittelgabe. Kontrastumspülte Thromben im Sinus tarsi (Pfeil).

6.5.6 Differenzialdiagnose

- Hämatom bzw. Abszess
- plantares Kompartment-Syndrom
- Tumoren

6.5.7 Therapie

Die Therapie besteht primär in der i. v. Heparinisierung und Mobilisation ähnlich wie bei der Muskelvenenthrombose des Unterschenkels. Konservativer Therapieansatz:

- Aktivierung der Muskelpumpe von Fuß und Wade
- Kompressionsstrumpf
- medikamentöse Thrombosetherapie

6.5.8 Prognose/Komplikationen

Prognose

Benigner und selbstlimitierender Verlauf.

Mögliche Komplikationen

Chronisch-venöse Insuffizienz.

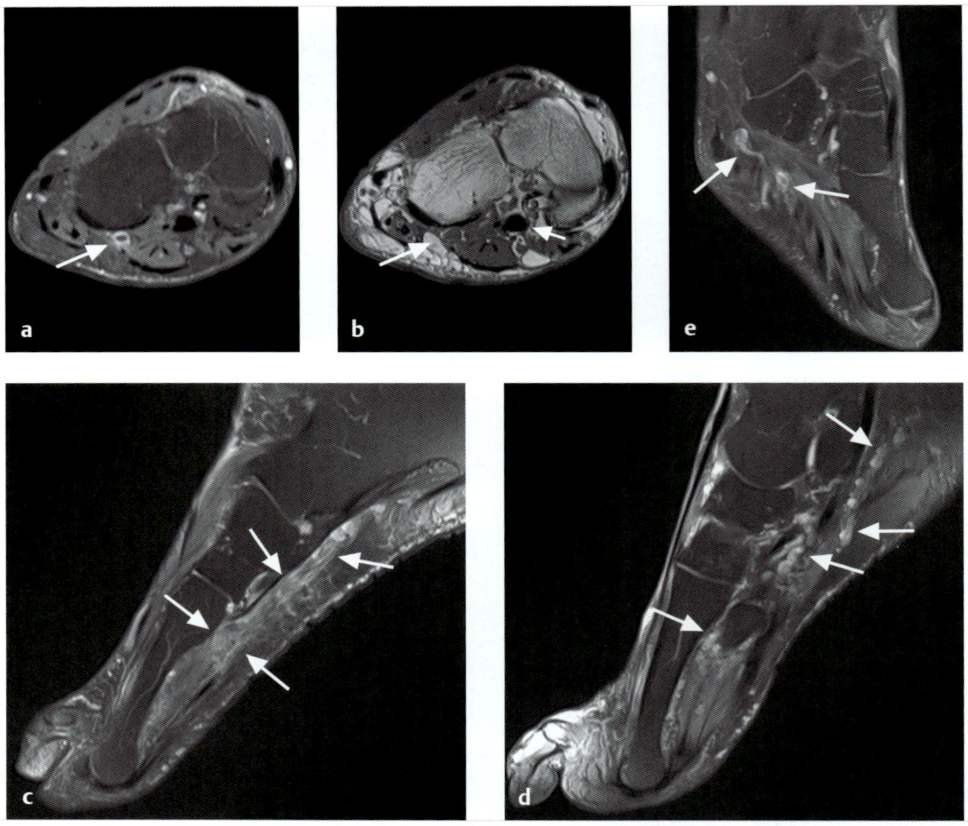

Abb. 6.25 Plantarvenenthrombose. 77-jährige Patientin mit Schmerzen im rechten Mittelfuß ohne Trauma, Frage: Osteoporose, Knochenödem, Fraktur? Thrombusnachweis in den tiefen plantaren Venen in Höhe des Kalkaneokuboidalgelenks mit langstreckiger Ausdehnung bis nach distal in Höhe der distalen Metatarsalia.

a Axiale T 1w fatsat MRT-Sequenz nach Kontrastmittelgabe zum Mittelfuß. Thrombus mit Kontrastmittelumspülung unterhalb des Kuboids (Pfeil).

b Axiale T 1w MRT-Sequenz, korrespondierende Schicht zu **a**. Muskelisointenser Thrombus (langer Pfeil). Ohne Kontrastmittelgabe kann man diesen Befund übersehen. Der kurze Pfeil kennzeichnet den Henry-Knoten.

c Sagittale PDw fatsat MRT-Sequenz in Höhe des Thrombus am Kuboid. In dieser Sequenz ist der Thrombus nicht zu erkennen. Allenfalls auffällig ist die diffuse Ödematisierung des umliegenden Gewebes (Pfeile).

d Sagittale PDw fatsat MRT-Sequenz. Insgesamt schwierige Befundungssituation aufgrund von multiplen, varikös erweiterten Venen mit unregelmäßigem Flussmuster (Pfeile). Diese Befundungssituation bietet sich sehr oft in der klinischen Routine insbesondere bei älteren Patienten mit unklaren Mittelfußschmerzen.

e Koronare T 1w fatsat MRT-Sequenz nach Kontrastmittelgabe. Darstellung von 2 teilthrombosierten Venen (Pfeile).

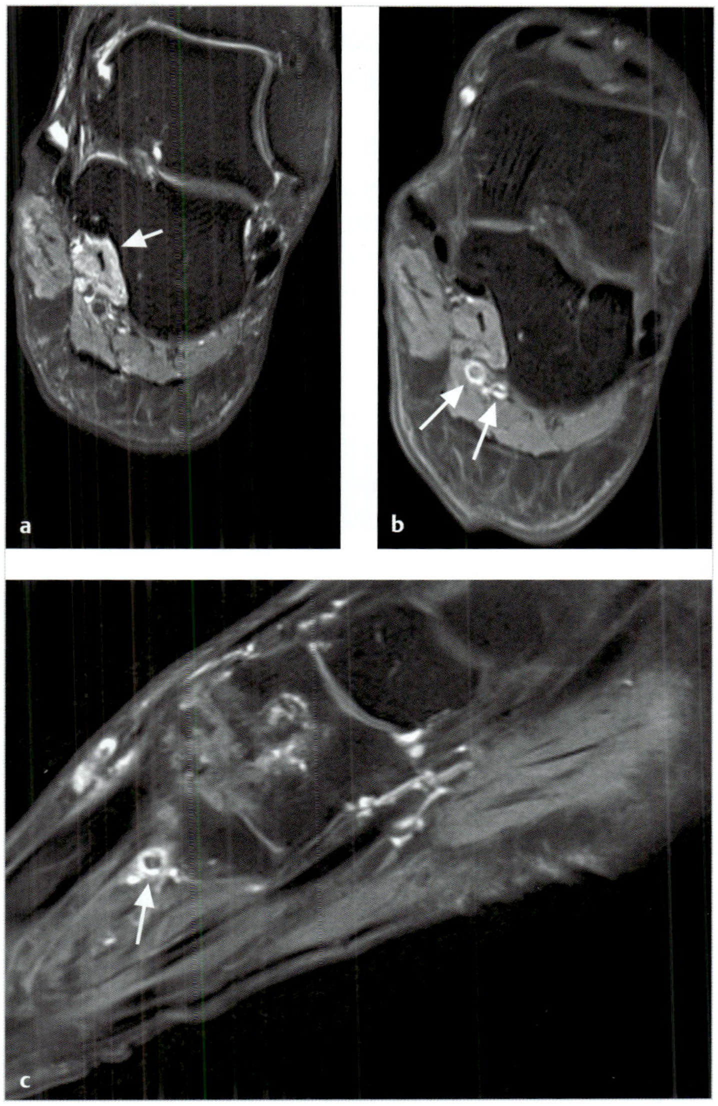

Abb. 6.26 Plantarvenenthrombose. 68-jähriger Patient mit Verdacht auf Verletzung der Plantarfaszie. Subakute Plantarvenenthrombose. *Anmerkung:* Auch bei Zusatzbefunden (in diesem Fall aktivierte Lisfranc-Gelenkarthrose mit Schmerzbereich im Mittelfuß) sollte immer an die Plantarvenenthrombose gedacht werden; man sollte sich in dieser Situation nicht mit der vordergründigen Diagnose zufriedengeben. Zudem geht die Plantarvenenthrombose häufig mit einer Ödematisierung im Tarsaltunnel einher. Deshalb sollte auf ein unregelmäßiges Signalmuster entlang der Plantarvenen geachtet werden, die sich üblicherweise signalintensiv in fettunterdrückten, wassersensitiven Sequenzen darstellen. Unbedingt nötig ist die Kontrastmittelgabe mit dem Einsatz von fettunterdrückten T 1w Sequenzen in 2 Ebenen. Die normale Plantarvene ist vollständig mit Kontrastmittel gefüllt. Eine Aussparung oder eine ringförmige Anreicherung sowie die Kontrastmittelaufnahme um die Venenwand im Weichgewebe sind typisch für die Plantarvenenthrombose.

a Koronare PDw fatsat MRT-Sequenz. Signalgesteigerte Muskulatur (M. quadratus plantae) im Bereich des Tarsaltunnels (Pfeil).
b Schräg axiale T 1w fatsat MRT-Sequenz nach Kontrastmittelgabe (Sehnenkippung) weiter distal. Darstellung von kontrastmittelumspülten Thromben (Pfeile).
c Sagittale T 1w MRT-Sequenz nach Kontrastmittelgabe. Typisches Bild einer partiell rekanalisierten Thrombose (Pfeil).

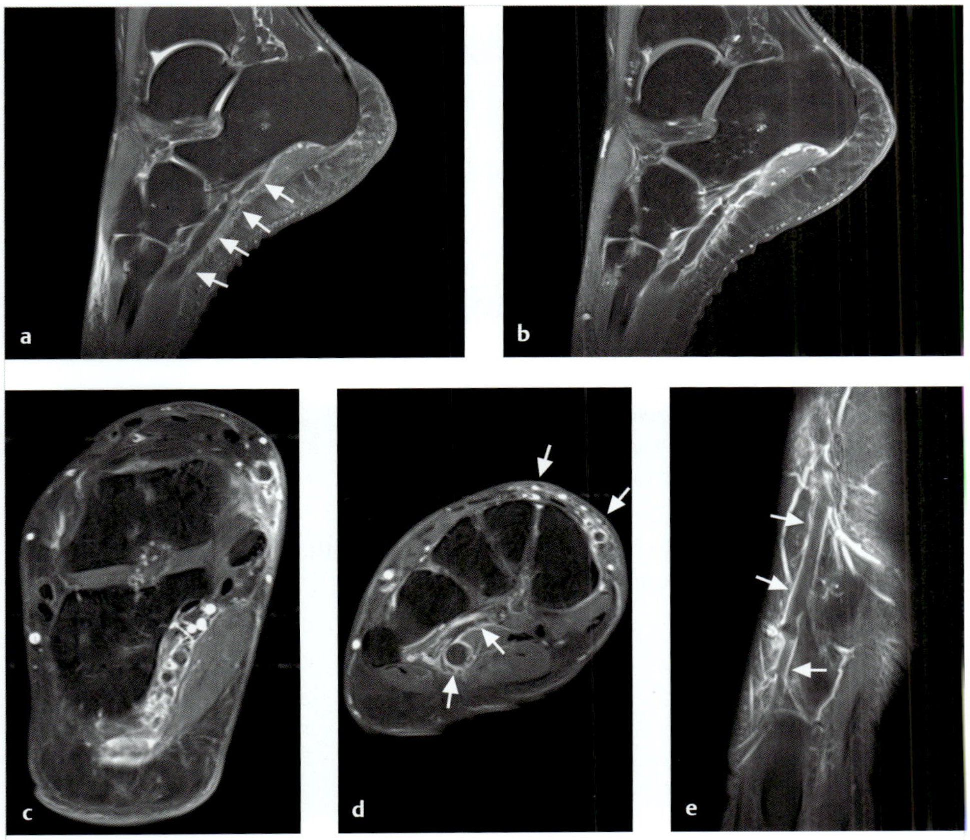

Abb. 6.27 Plantarvenenthrombose. 52-jähriger Patient mit Zuweisungsdiagnose „Ausschluss einer akuten Plantarsehnenpathologie“.

a Sagittale PDw fatsat MRT-Sequenz. Darstellung eines breiten, frischen Thrombus in der Plantarvene (Pfeile).
b Sagittale T 1w fatsat MRT-Sequenz nach Kontrastmittelgabe, korrespondierende Schicht zu **a**. Darstellung des breiten Thrombus entlang des Kuboids, vermehrte Kontrastmittelanreicherung der Venenwand und der angrenzenden Weichteile.
c Schräg axiale T 1w fatsat MRT-Sequenz nach Kontrastmittelgabe (Sehnenkippung). Ausgedehnte Thrombosierung der medialseitigen Plantarvenen.
d Schräg axiale T 1w fatsat MRT-Sequenz nach Kontrastmittelgabe (Sehnenkippung), Schichtung in Höhe des Mittelfußes. Im Bereich der Thrombosierung sind die angrenzenden Venen aufgrund der Kollateralisierung deutlich dilatiert und verdickt als indirekter Hinweis. Typisch ist auch die diffuse Ödematisierung. Kontrastanreicherung entlang der Faszien und übrigen Weichteile (Pfeile).
e Sagittale T 1w fatsat MRT-Sequenz nach Kontrastmittelgabe am medialen Fußrand. Darstellung der langstreckig verschlossenen Vene (Pfeile) mit kontrastmittelaufnehmender Wand und ausgedehnter Kollateralisierung.

6.6 Überkreuzungsphänomen Chiasma-plantare-Syndrom

6.6.1 Definition

Das Chiasma-plantare-Syndrom entspricht einer Irritation der Flexor-hallucis-longus-Sehne, seltener der Flexor-digitorum-longus-Sehne, plantar durch degenerative Sehnenveränderungen bis hin zur Ruptur (degenerativ oder traumatisch).

6.6.2 Symptome

- Bei Ruptur der Flexorensehnen distal des Chiasmas schmerzhafte Kraftaufhebung der aktiven Plantarflexion des Großzehenendglieds bzw. der Kleinzehenendglieder
- bei Ruptur der Flexorensehnen proximal des Chiasmas Schwellung und Druckschmerz in Höhe der Sehnenrupturstelle, da sich der proximale Sehnenstumpf retrahiert
- aktive Restfunktion der Plantarflexion des Großzehenendglieds bzw. der Kleinzehenendglieder aufgrund der sehnigen Querverbindungen in Höhe des Chiasmas trotz Ruptur möglich
- verminderte Kraft für das Abdrücken der Großzehe
- zunehmende Hyperextensionsfehlstellung im Großzehenendgelenk mit Schuhkonflikt bei alten Rupturen

6.6.3 Prädisponierende Faktoren

- Degenerative Sehnenveränderungen (Risikosportarten: Tänzer, Läufer, Sprungsportarten)
- selten traumatische Ruptur aufgrund von penetrierenden Stich- und Schnittverletzungen an der Fußsohle
- rheumatoide Arthritis, chronisch-entzündliche Erkrankungen

6.6.4 Anatomie/Pathologie

Die Irritation der Flexor-hallucis-longus-Sehne in Höhe des Sustentaculum tali imponiert klinisch ähnlich der eines schnellenden Daumens. Im Verlauf der Flexor-hallucis-longus-Sehne können hauptsächlich 3 Abschnitte unterschieden werden, in denen die Irritation bzw. Sehnenpathologie auftreten kann:

- in Höhe des Sustentaculum tali (Flexor-hallucis-longus-Sehne verläuft in einem fibroossären Tunnel)
- zwischen Sesambeinen und Chiasma
- ansatznahe Irritation distal der Sesambeine

In Höhe des Chiasma flexorum bestehen sehnige Querverbindungen zu der Flexor-digitorum-longus-Sehne, sodass distal der Überkreuzung beider Sehnen (Knot of Henry) eine aktive Endgliedflexion von Zehen und Großzehen von beiden Sehnen kombiniert gewährleistet wird. In diesem Abschnitt tritt bei einer Sehnenruptur keine weitreichende Retraktion der Sehnenstümpfe auf. Bei Rupturen proximal des Chiasmas kommt es zu einer deutlichen Retraktion des proximalen Sehnenstumpfs.

6.6.5 Bildgebung

Ultraschall

Das Ultraschallbild zeigt einen physiologischen echoarmen Ring um die Flexor-hallucis-longus-Sehne im Querschnitt sowie einen Flüssigkeitssaum im Längsschnitt. Bei Ruptur kann der Sehnenstumpf dargestellt werden. Dieser ist meist von Flüssigkeit umgeben. Der distale Stumpf wird durch passive Plantarflexion und Dorsalextension der Zehen bewegt.

Röntgen

- *Aufnahme des Fußes in 3 Ebenen:* zum Ausschluss von Frakturen, Instabilitäten und Sesambeinpathologien
- *Aufnahme des oberen Sprunggelenks in 2 Ebenen:* zum Ausschluss eines knöchernen Impingement am dorsomedialen Rückfuß in Höhe des Subtalargelenks und des oberen Sprunggelenks (Os trigonum, freie Gelenkkörper, periartikuläre Verkalkungen, Weichteilverkalkungen)

Magnetresonanztomografie

Als beweisend gilt das MRT mit Nachweis einer Tenosynovitis der Flexor-hallucis-longus-Sehne in Höhe der Irritation bzw. Ruptur:

- Sustentaculum tali
- zwischen Sesambeinen und Knot of Henry (Chiasma)
- distal der Sesambeine

> M!
>
> **Merke**
>
> Die sehr häufig als Nebenbefund nachweisbare Flüssigkeitsansammlung um die Flexor-hallucis-longus-Sehne im Verlauf zwischen Sustentakulum und Chiasma hat keinen Krankheitswert und bedarf keiner Therapie.

Antworten im Befund

- Zur präoperativen Planung Lokalisation und Ausmaß der Tenosynovitis
- Beurteilung der Sehnenqualität
- Partialruptur
- Dehiszenz

Untersuchungstechnik

- *Standarduntersuchung:* Bauchlage, hochauflösende Mehrkanalspule
- *Sequenztechnik:*
  - PDw fatsat koronar und sagittal
  - T1w koronar
  - T2w axial
  - T1w fatsat nach i. v. Kontrastmittelgabe schräg axial (Sehnenkippung) und sagittal

Befunde

Am besten sind die Befunde in der schräg axialen T 1w fatsat Sequenz nach Kontrastmittelgabe zu beurteilen. Es lassen sich abgeflacht imponierende Sehnen mit irregulärer Sehnenoberfläche darstellen. Diese typische Kontrastmittelaufnahme mit Peritendinitis ist aufgrund des fehlenden schützenden Paratenons deutlich geringer und darf nicht fehlinterpretiert werden. Im Vordergrund der Sehnenpathologie eines Überkreuzungsphänomens steht mehr die irreguläre Sehnenbeschaffenheit mit Abflachung und Ausdünnung als das Ausmaß der Peritendinitis.

Empfehlung zur Bildgebung

Methode der Wahl: MRT.

Bildbeispiel

Ein Fallbeispiel ist in ▶ Abb. 6.28 zu sehen.

6.6.6 Differenzialdiagnose

Proximale Irritation der Flexor-hallucis-longus-Sehne bzw. Tenosynovitis in Höhe des Sustentakulums durch Sehnenverdickungen bzw. tief reichenden Muskelbauch oder infolge eines Os trigonum.

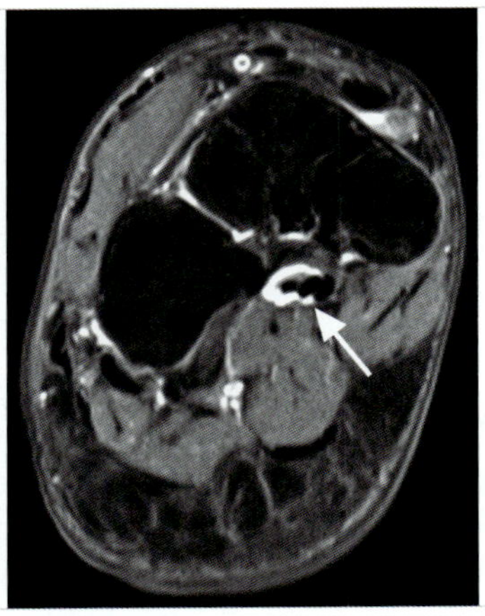

Abb. 6.28 Chiasma-plantare-Syndrom. Schräg axiale T 1w fatsat MRT-Sequenz nach Kontrastmittelgabe. Pathologische Kontrastanreicherung (Pfeil) bei Peritendinitis der Flexor-hallucis-longus- und der Flexor-digitorum-longus-Sehne an der Überkreuzung (Chiasma flexorum; Knot of Henry).
Anmerkung: In wassersensitiven Sequenzen findet man mitunter einen Flüssigkeitssaum um die Flexor-hallucis-longus-Sehne, der keinen aktuellen Krankheitswert besitzt. Die Kontrastmittelaufnahme ist hingegen als pathologisch zu werten.

6.6.7 Therapie

Konservativ

Bei guter Restfunktion der Zehen durch Querverbindungen zwischen Flexor hallucis longus und Flexor digitorum longus sind keine weiteren Maßnahmen erforderlich.

Operativ

Dekompression der Sehne durch Spaltung des fibrösen Kanals, Tenosynovektomie. Bei traumatischen Rupturen infolge von Stich- bzw. Schnittverletzungen und jungen, sportlich aktiven Patienten sind folgende Optionen zu erwägen:

- End-zu-End-Naht bei frischen Rupturen
- bei proximaler Ruptur Transposition des Flexor-hallucis-longus-Sehnenstumpfs auf den Flexor digitorum longus
- Sehnenrekonstruktion durch Interponate (Fascia lata o. Ä., Flexor digitorum longus von einer Kleinzehe, Flexor digitorum longus der II. Zehe)

6.6.8 Prognose/Komplikationen

Mögliche Komplikationen:

- hohes Risiko einer Tenodese mit Bewegungs- und Kraftminderung im Interphalangealgelenk
- bei Entwicklung einer Hyperextensionsfehlstellung des Interphalangealgelenks (Cock-up-Deformität) mit Schuhkonflikt Arthrodese des Interphalangealgelenks, ggf. in Kombination mit Proximalisierung der Flexor-hallucis-longus-Sehne auf das I. Metatarsale

6.7 Metatarsalgie

6.7.1 Definition

Eine Metatarsalgie ist definiert durch belastungsabhängige Schmerzen in Höhe des Mittelfußes. Die Metatarsalgie ist im eigentlichen Sinne kein Krankheitsbild, sondern Ausdruck einer Überlastung des Mittelfußes. Die Ursache ist multifaktoriell; dies gilt es weiter abzuklären (Vor- und Rückfußdeformitäten).

6.7.2 Symptome

- Klavi und hyperkeratotische Areale an mechanisch überlasteten Fußsohlenregionen
- belastungsabhängiger Mittelfußschmerz nach langer Geh- und Stehbelastung
- Beschwerderückläufigkeit in Ruhe

6.7.3 Prädisponierende Faktoren

- Am häufigsten Spreizfuß, aber auch andere Vor- und Rückfußdeformitäten
- Übergewicht
- nicht passendes Schuhwerk (im Vorfuß zu schmal)
- Schuhe mit hohen Absätzen
- Bindegewebsschwächen

6.7.4 Anatomie/Pathologie

Es entwickelt sich eine Spreizfußdeformität infolge einer Schwächung bzw. Insuffizienz der intrinsischen Muskulatur. Überlastung und Degeneration der Ligg. intermetatarsalia führen zur Absenkung der Metatarsaleköpfchen nach plantar mit vermehrter Druckbelastung über denselben und zur Ausbildung von hyperkeratotischen Arealen. Aufgrund der Plantarisierung der Metatarsaleköpfchen entsteht eine Überlastung und Überdehnung der plantaren Platte in Höhe der Grundgelenke. Die Folge sind Subluxationen bzw. Luxationen in den Grundgelenken (d.-p. Dislokation oder mediolaterale Fehlstellung) mit Ausbildung von fixierten Zehendeformitäten und von Klavi über den Mittel- und Endgelenken. Es kommt zu Ergussbildungen und synovitischen Schwellungen in den Grundgelenken, oft in Kombination mit Bursen und Exostosen am medialen und lateralen Fußrand (Hallux valgus, Tailors Bunion).

6.7.5 Bildgebung

Ultraschall

Indiziert zum Ausschluss von Differenzialdiagnosen (Gelenkerguss, Veränderung der Plantarfaszie, Morton-Neurom usw.).

Röntgen

Die Röntgenaufnahme des Fußes in 3 Ebenen unter Belastung dient dem Ausschluss von mechanischen Ursachen, die zu einem Klavus bzw. einem hyperkeratotischen Areal an der Fußsohle führen können:

- relative Überlänge einzelner Metatarsalia
- Instabilität des Tarsometatarsale-I-Gelenks
- prominente plantare Kondylen der Metatarsaleköpfchen
- Spreizfußdeformität
- Hallux valgus
- Digitus quintus varus
- Spitzfuß-, Pes-cavus-, Pes-planovalgus-Fehlstellung
- Valgus- bzw. Varusfußfehlstellungen des Kalkaneus

Magnetresonanztomografie

Primär ist eine Metatarsalgie keine MRT-Indikation; meist wird die MRT zur Beantwortung der Frage nach der auslösenden Ursache herangezogen.

Antworten im Befund

Das MRT dient der Beurteilung der Ursache, z. B.:

- indirekte Zeichen der Instabilität der Lisfranc-Gelenkreihe
- Instabilität bzw. Arthrose der Metatarsophalangeal- oder Interphalangealgelenke
- Instabilität bzw. Ruptur der plantaren Platte
- knöcherne Überlastungen der Metatarsalia und insbesondere der Metatarsaleköpfchen

Oft ist das plantare Überlastungsgewebe als Folge eines veränderten Belastungsverhaltens des Fußballens erkennbar, z. B.:

- aktivierte Arthrose des Großzehengrundgelenks
- Morton-Neurom
- Insuffizienz der plantaren Platte an D II mit konsekutivem Überlastungsgewebe unter dem Metatarsaleköpfchen V

Untersuchungstechnik

- *Standarduntersuchung:* hochauflösende Mehrkanalspule mit Einstellung des Mittel- und Vorfußes
- *Sequenztechnik:*
  - T 1w koronar und axial
  - PDw fatsat (oder STIR) koronar
  - PDw fatsat sagittal (ggf. hochaufgelöst über Tarsometatarsalgelenk II)
  - T 1w fatsat nach Kontrastmittelgabe koronar und axial

Befunde

Die MRT wird zur Darstellung der eigentlichen Befundursache verwendet (z. B. Morton-Neurom, Stressfrakturen, Gelenkinstabilitäten, aktivierte Arthrose). Plantares Überlastungsgewebe stellt sich in der T 1w Sequenz innerhalb des signalreichen Fettgewebes als signalarme, unscharf begrenzte Gewebeverdichtung dar. Nach Kontrastmittelgabe zeigt sich oft eine kräftige Kontrastmittelanreicherung.

Empfehlung zur Bildgebung

Methode der Wahl: klinischer Befund.

Bildbeispiele

Die Befunde dreier Patienten mit Metatarsalgie sind in ► Abb. 6.29, ► Abb. 6.30 und ► Abb. 6.31 wiedergegeben. Differenzialdiagnostisch zu berücksichtigen ist bei der Metatarsalgie u. a. die knöcherne Stressreaktion (► Abb. 6.32). Den Erfolg ei- ;ner distalen minimalinvasiven Metatarsaleosteotomie zeigt ► Abb. 6.33.

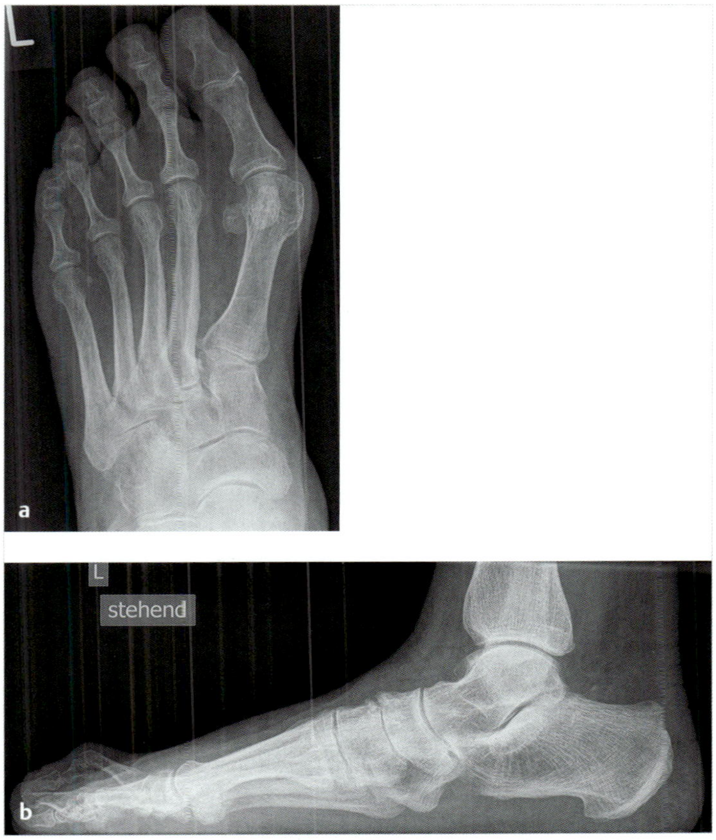

Abb. 6.29 Metatarsalgie. Klinische Metatarsalgie und fixierte Krallenzehe II mit Verdacht auf aktiviertes Metatarsophalangealgelenk II.
a Röntgenaufnahme des linken Fußes a.-p.
b Röntgenaufnahme des linken Fußes seitlich im Stehen.

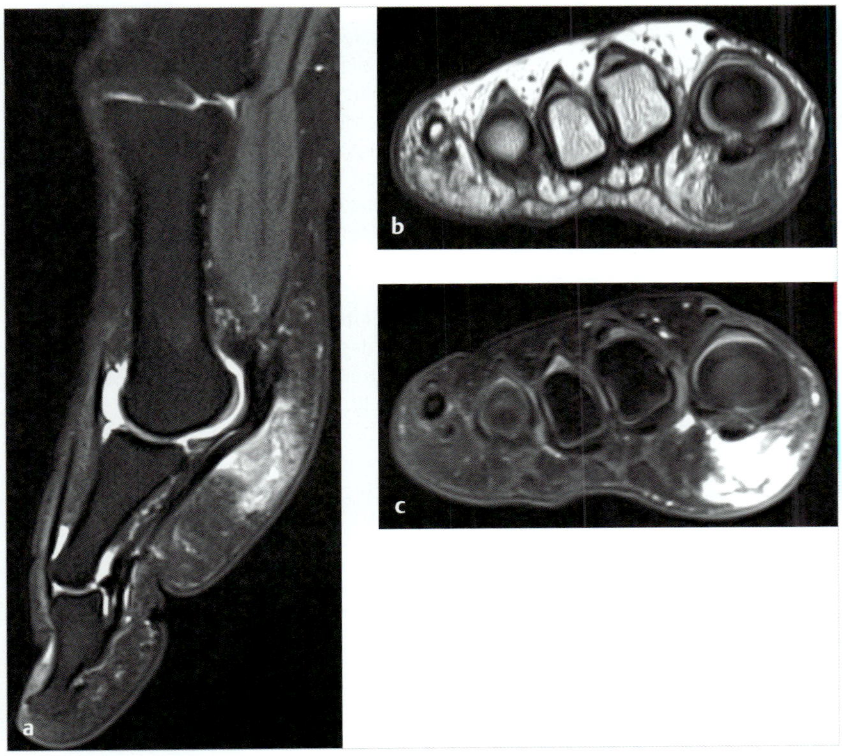

Abb. 6.30 Metatarsalgie: Differenzialdiagnose Pseudobursa. 42-jähriger Patient mit Metatarsalgie medial betont. Pseudobursa bzw. plantares Überlastungsgewebe.
a Sagittale PDw fatsat MRT-Sequenz. Subkutane Verdichtung mit deutlicher Ödematisierung im Fettgewebe am Fußballen unter dem Großzehengrundgelenk, zusätzlich Ergussbildung im Tarsometatarsal- und Interphalangealgelenk I als möglicher Ausdruck der vermehrten medialen Belastung.
b Axiale T 1w MRT-Sequenz. Verdicktes, signalarmes Weichgewebe unter dem Großzehengrundgelenk.
c Axiale T 1w fatsat MRT-Sequenz nach Kontrastmittelgabe. Nach Kontrastmittelgabe intensive Anreicherung im Sinne einer Pseudobursitis.

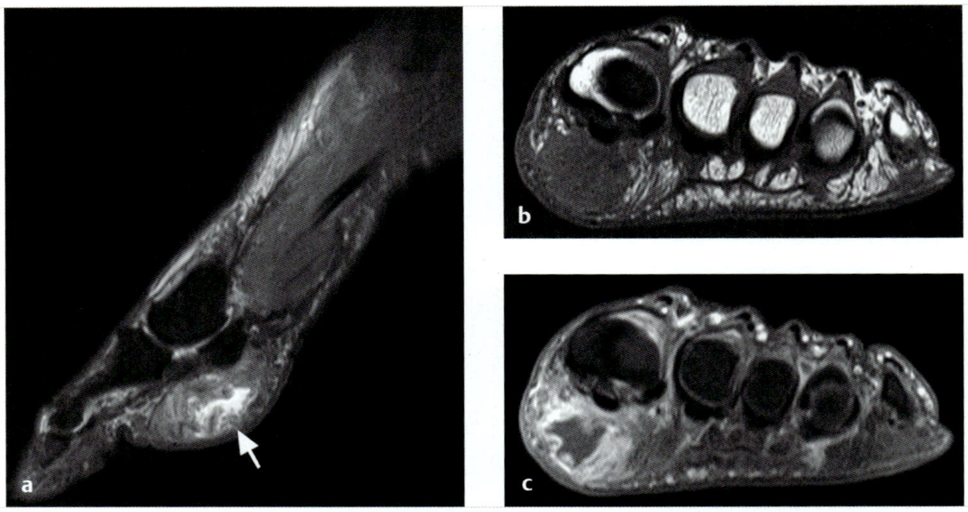

Abb. 6.31 Metatarsalgie: Differenzialdiagnose Pseudobursa. 70-jährige Patientin mit rezidivierenden Schmerzen und Schwellungen unter dem Großzehengrundgelenk. Verflüssigte Pseudobursa.

a Sagittale PDw fatsat MRT-Sequenz. Inhomogene Flüssigkeitsansammlung (Pfeil) mit Ödematisierung und deutlicher Verdickung unter dem Großzehengrundgelenk.

b Axiale T 1w MRT-Sequenz. Flächige signalarme Weichgewebevermehrung mit deutlicher Schwellung unter dem Großzehengrundgelenk, geringes Überlastungsgewebe auch unter dem Metatarsophalangealgelenk V und IV.

c Axiale T 1w fatsat MRT-Sequenz nach Kontrastmittelgabe. Zentraler Flüssigkeitsnachweis mit vermehrter Kontrastmittelanreicherung im angrenzenden plantaren Weichgewebe als Ausdruck einer Pseudobursa. *Anmerkung:* Bildmorphologisch ist auch an Rheumaknoten zu denken, die sich jedoch nicht nur in druckbelasteten Zonen finden.

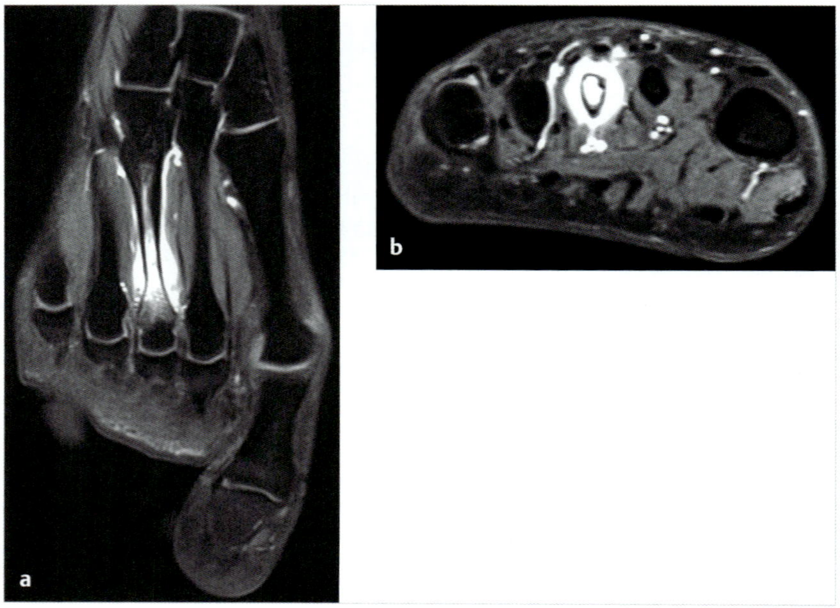

Abb. 6.32 Metatarsalgie: Differenzialdiagnose knöcherne Stressreaktion.
Anmerkung: Für diese Diagnose ist die Kontrastmittelgabe nicht nötig. Dafür sind üblicherweise fettunterdrückte, wassersensitive Sequenzen ausreichend, zusammen mit einer T 1w Sequenz zur Beurteilung einer inkompletten frühen Stressfraktur. In diesem Fall erfolgte die Kontrastmittelgabe zum Ausschluss von weiteren Pathologien.

a Koronare T 1w fatsat MRT-Sequenz nach Kontrastmittelgabe. Intensive Kontrastmittelaufnahme der Spongiosa und der angrenzenden Weichteile im mittleren und distalen Schaft des Metatarsale III. Typischer Befund einer knöchernen Stressreaktion ohne Nachweis einer Stressfraktur.

b Axiale T 1w fatsat MRT-Sequenz nach Kontrastmittelgabe. Gut zu sehen ist die intensive zirkuläre Kontrastmittelaufnahme nicht nur des Knochens, sondern auch der angrenzenden Weichteile bei der knöchernen Stressreaktion des Metatarsale III.

6.7.6 Differenzialdiagnose

- Prominente plantare Kondylen der Metatarsaleköpfchen
- Überlänge der Metatarsalia II/III
- Stressfrakturen der Metatarsalia
- posttraumatische Metatarsalefehlstellung
- Morton-Neurom
- rheumatische Vorfußdeformität
- Osteonekrose der Metatarsaleköpfchen
- Instabilität der Lisfranc-Gelenkreihe bzw. des Tarsometatarsalgelenks I
- Arthritis urica
- plantare Warzen
- Fehlstellungen in den Grundgelenken
- Valgus- bzw. Varusrückfußfehlstellungen
- Spitzfuß-, Hohlfuß-, Plattfußfehlstellung
- Transfermetatarsalgie nach Korrektur eines Hallux valgus oder nach Resektionsarthroplastik des Großzehengrundgelenks

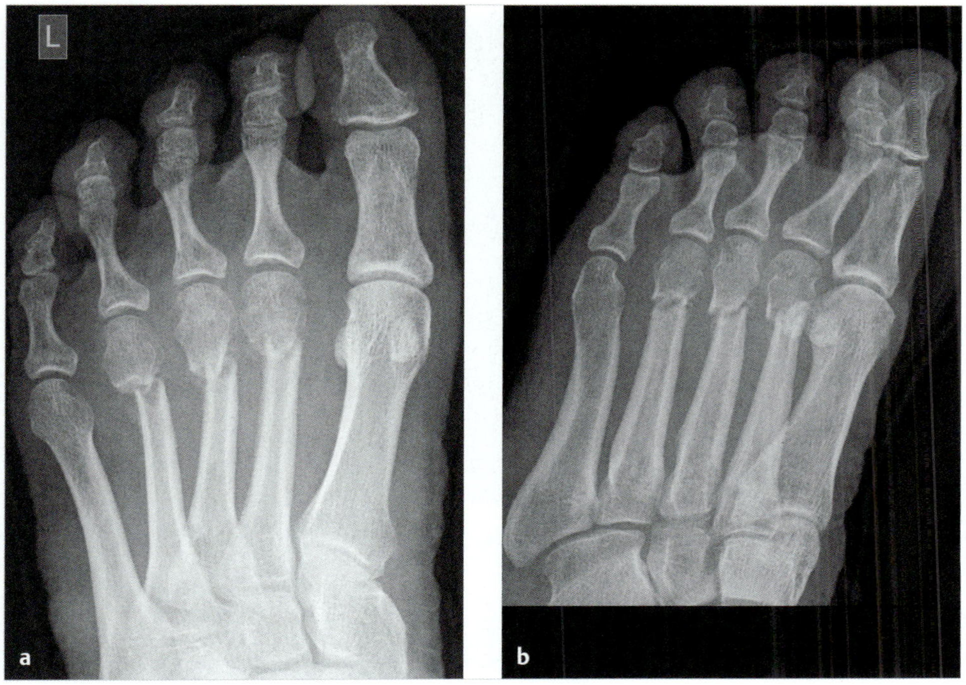

Abb. 6.33 Metatarsalgie. Postoperative Röntgenbilder nach distaler minimalinvasiver Metatarsaleosteotomie II–IV.
a Röntgenaufnahme a.-p.
b Röntgenaufnahme schräg.

6.7.7 Therapie

Die genaue Lokalisierung der mechanischen Überlastung nach detaillierter Untersuchung des Fußes ist der Grundstein für eine erfolgreiche Therapie.

Konservativ

Meist ergibt sich ein guter Therapieerfolg bei einer konservativen Therapie:

- druckentlastende und weichbettende Einlagen mit retrokapitaler Abstützung, Schmetterlingsrollen am Schuh
- Optimierung des Schuhwerks
- Infiltration der Grundgelenke mit einem Lokalanästhetikum und Kortisonzusatz
- tangentiale Abtragung bzw. Trimmen der Hornhautschwielen (Hobel, Skalpellklinge); medizinische Fußpflege bei bekanntem Diabetes mellitus bzw. diabetischem Fußsyndrom
- Kräftigung der intrinsischen Fußmuskulatur durch sensomotorische Einlagen
- nicht steroidale Antirheumatika

> **Merke** (M!)
>
> Wiederholte Steroidinjektionen in das plantare Fettpolster sind zu vermeiden, denn es besteht das Risiko der Atrophie!

Operativ

- Kondylektomie nach DuVries oder Coughlin: bei lokaler Druckbelastung unter einzelnen Metatarsalekopfkondylen
- Metatarsaleosteotomien distal, proximal oder diaphysär mit Elevation der Metatarsaleköpfchen offen oder minimalinvasiv
- Flexor-digitorum-longus-Transfer nach Girdlestone zur Korrektur von zusätzlichen Zehendeformitäten und zur Stabilisierung der Grundgelenke
- Resektionsarthroplastik mit Köpfchenresektion der Metatarsalia II–V, insbesondere bei rheumatischer Vorfußdeformität
- bei klinisch verkürztem Gastroknemiuskomplex zusätzliches operatives Adressieren des Gastroknemiuskomplexes durch einen Gastroknemius-Release

6.7.8 Prognose/Komplikationen

Prognose

Kann die mechanische Ursache konservativ oder operativ beseitigt werden, ist die Prognose gut. Limitierend bei der Therapie von plantaren Druckbeschwerden sind stets eine Atrophie des plantaren Fettpolsters sowie eine Verkürzung der Wadenmuskulatur.

Operative Komplikationen

- Pseudarthrosen
- Bewegungseinschränkung in den Grundgelenken
- Transfermetatarsalgie mit Verlagerung der Druckbelastung auf einen benachbarten Metatarsaleknochen
- Überkorrektur
- avaskuläre Köpfchennekrose

6.8 Dornwarze

6.8.1 Definition

Dornwarzen sind schmerzhafte, in die Tiefe wachsende Verrucae plantares. Es handelt sich um eine durch das Papillomvirus hervorgerufene benigne Epithelhyperplasie mit Gefäßeinschlüssen.

6.8.2 Symptome

- Schmerzhaftes, hyperkeratotisches Areal plantar
- zentraler Porus

6.8.3 Prädisponierende Faktoren

Virusinfektion über mazerierte Hautstellen.

6.8.4 Anatomie/Pathologie

Es findet sich ein hyperkeratotisches Areal an unterschiedlichen Stellen an der Fußsohle mit zentralem Porus. Nach Abtragung der Oberfläche sind schwarze Punkte auffällig, die thrombosierte Kapillaren darstellen. Die normale Hautkonturierung ist unterbrochen. Dornwarzen treten solitär oder in Form von Mosaikwarzen auf. Sie zeigen exophytisches Wachstum an nicht druckbelasteten Fußarealen, jedoch endophytisches an der druckbelasteten Fußsohle.

6.8.5 Bildgebung

Ultraschall

Nicht nötig.

Magnetresonanztomografie

Nicht nötig.

Empfehlung zur Bildgebung

Methode der Wahl: klinischer Befund.

Bildbeispiele

Das klinische Bild einer Dornwarze zeigt ▶ Abb. 6.34, den bildgebenden Befund im MRT ▶ Abb. 6.35.

6.8.6 Differenzialdiagnose

Die Dornwarze ist von einem Klavus (S. 465) unterschiedlichster Genese bei Fußdeformitäten und Überlastung zu differenzieren. Ein Klavus weist jedoch keine Gefäßeinschlüsse und keine Unterbrechung der Hautkontur auf.

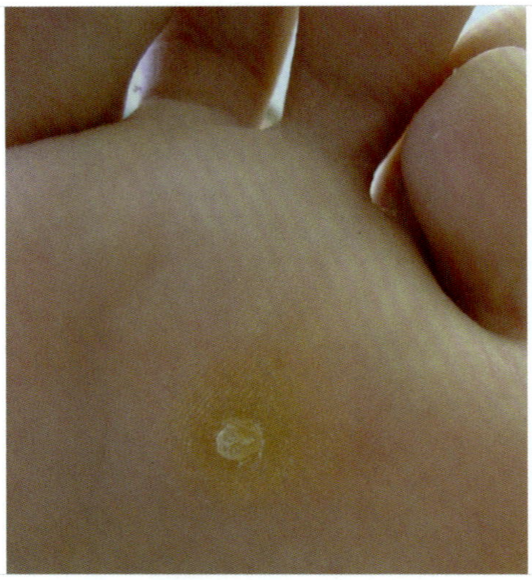

Abb. 6.34 Dornwarze. Schmerzhafte Dornwarze am Fußballen.

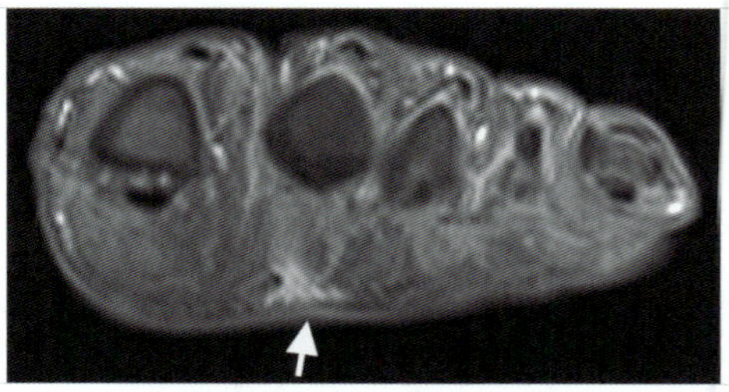

Abb. 6.35 Dornwarze. Axiale T 1w fatsat MRT-Sequenz nach Kontrastmittelgabe. Tiefe subkutane, umschriebene Kontrastmittelaufnahme in den plantaren Weichteilen bei einer Dornwarze (Pfeil). Die Beurteilung einer Dornwarze ist keine MRT-Indikation; in diesem Fall sollte bei ausgeprägten belastungsabhängigen Schmerzen zusätzlich eine knöcherne Stressreaktion ausgeschlossen werden.

6.8.7 Therapie

Die Therapie ist abhängig vom Alter des Patienten, von der Lokalisation der Dornwarze und von den Beschwerden sowie von der Anzahl und Größe der Warzen:

- Keratolyse (Salizylsäure)
- druckentlastende und weichbettende Einlagen, Schuhanpassung
- tangentiale Abtragung bzw. Trimmen der Hornhautschwielen (Hobel, Skalpellklinge); kontraindiziert bei bekanntem Diabetes mellitus bzw. diabetischem Fußsyndrom
- Virostatikum (5-Fluorouracil)
- Exzision
- Laservaporisation, Kryotherapie

6.8.8 Prognose/Komplikationen

- Bei Kindern oft spontane Rückbildung
- Rezidivgefahr

6.9 Kompartment-Syndrom der Musculi interossei

6.9.1 Definition

Ein Kompartment-Syndrom entsteht infolge von komplexen Mittelfuß- und Rückfußverletzungen durch Druckerhöhung in den Logen der Fußmuskulatur.

6.9.2 Symptome

- Mittelfußschwellung
- Fußsohlenhämatom
- Fußdeformität bzw. -verkürzung oder -verbreiterung
- intrakutane Einblutungen
- schmerzhafte passive Dorsalextension in den Zehengrundgelenken

Merke

Starke, auch durch Opiate nicht zu beherrschende Fußschmerzen sind immer verdächtig auf ein Kompartment-Syndrom.

Im Gegensatz zum Kompartment-Syndrom des Unterschenkels sind die neurologischen Ausfälle im Fuß klinisch schwer zu objektivieren. Bei Verdacht auf ein Kompartment-Syndrom sollte daher großzügig die Indikation zur Kompartment-Druckmessung gestellt werden. Im Zweifelsfall sollte eine operative Dekompression durchgeführt werden.

6.9.3 Prädisponierende Faktoren

- Schwere, komplexe Mittelfuß- und Rückfußverletzungen bzw. -frakturen
- komatöser, in der Vigilanz eingeschränkter, polytraumatisierter Patient

6.9.4 Anatomie/Pathologie

Anatomie

Man unterscheidet 5 Fußkompartimente:

- *Vorfußkompartiment:* 4 Mm. interossei, M. adductor hallucis
- *mediales Kompartiment:* M. abductor hallucis, M. flexor hallucis brevis
- *laterales Kompartiment:* M. flexor digiti minimi, M. abductor digiti quinti
- *oberflächliches Kompartiment:* M. flexor digitorum brevis, Mm. lumbricales
- *Kalkaneuskompartiment:* M. quadratus plantae

Pathologie

Es existiert eine Verbindung der tiefen dorsalen Unterschenkelloge mit dem oberflächlichen Fußkompartiment und dem Kalkaneuskompartiment. Somit besteht auch bei komplexen Rückfußverletzungen das Risiko eines Kompartment-Syndroms des Fußes.

Erhöhter Gewebedruck in einem Kompartiment infolge von Flüssigkeitsansammlungen bzw. Ödem der Muskulatur führt zu einer verminderten Perfusion der Muskulatur und der neurovaskulären Strukturen und dadurch zu deren ischämischer Schädigung. Aufgrund der unelastischen Muskelfaszien besteht nur ein schwacher Kompensationsmechanismus für die Druckerhöhung innerhalb des Kompartiments. Zeichen der Muskelzellzerstörung sind Myoglobinämie und eine Nierenfunktionsstörung.

6.9.5 Bildgebung

Ultraschall

Nicht sinnvoll.

Röntgen

- Aufnahmen des oberen Sprunggelenks in 2 Ebenen
- Aufnahmen des Fußes in 3 Ebenen
- ggf. Broden-Aufnahmen zur Frakturdiagnostik

Magnetresonanztomografie

Eine MRT-Untersuchung ist bei diesem Syndrom nicht sinnvoll; die Diagnose wird klinisch gestellt. Eine Verzögerung des Therapiebeginns durch zeitintensive Diagnostik sollte vermieden werden.

Empfehlung zur Bildgebung

Methode der Wahl: klinischer Befund mittels Gewebedruckmessung. Drücke > 30 mmHg oder > 10–30 mmHg unter dem diastolischen Blutdruckwert sind pathologisch (normal: 8 mmHg).

6.9.6 Differenzialdiagnose

- Akuter arterieller Verschluss
- Plantarvenenthrombose
- periphere Nervenläsion (N. peroneus, N. tibialis, N. plantaris)

6.9.7 Therapie

Merke

Eine rechtzeitige Diagnose vermeidet schwere Gewebeschäden und Spätschäden in Form von Zehen- bzw. Fußfehlstellungen.

Es gibt 2 dorsale Zugänge (zwischen dem I. und dem II. Metatarsale und zwischen dem III. und dem IV. Metatarsale) für die Entlastung des Vorfußkompartiments. Für die Dekompression des medialen, lateralen und oberflächlichen Kompartiments wird eine mediale Inzision durchgeführt.

6.9.8 Prognose/Komplikationen

Prognose

Bei frühzeitiger Diagnose und Spaltung besteht eine gute Prognose; Druckerhöhungen über > 6 h haben irreversible Muskel- und Nervenschäden zur Folge.

Mögliche Komplikationen

- Krallenzehen und Funktionseinschränkung in den Grundgelenken infolge von Kontrakturen
- selten Indikation zur Amputation bei ausgeprägten Durchblutungsstörungen mit Nekrosen
- Ulzera bei Sensibilitätsstörungen
- Tenodesen bzw. Adhäsiolysen nach Spalthautdeckungen der primären Hautinzisionen

Literatur

6.9.9 Plantarfasziitis und Ruptur der Plantarfaszie

[1] Ahmad J, Ahmad SH, Jones K. Treatment of plantar fasciitis with botulinum toxin. Foot Ankle Int 2017; 38 (1): 1–7

[2] Badakhshi H, Buadch V. Low dose radiotherapy for plantar fasciitis. Treatment outcome of 171 patients. Foot (Edinb) 2014; 24 (4): 172–175

[3] Buchanan KB, Kushner D. Plantar fasciitis. StatPearls Publishing LLC; 2018. Im Internet: https://www.ncbi.nlm.nih.gov/books/NBK431073/ (Stand: 13.09.2018)

[4] Chang CD, Wu JS. MR imaging findings in heel pain. Magn Reson Imaging Clin N Am 2017; 25 (1): 79–93

[5] Cheung RT, Sze LK, Mok NW et al. Intrinsic foot muscle volume in experienced runners with and without chronic plantar fasciitis. J Sci Med Sport 2016; 19 (9): 713–715

[6] Chiew SK, Ramasamy TS, Amini F. Effectiveness and relevant factors of platelet-rich plasma treatment in managing plantar fasciitis: a systematic review. J Res Med Sci 2016; 21: 38

[7] Chimutengwende-Gordon M, O'Donnell P, Singh D. Magnetic resonance imaging in plantar heel pain. Foot Ankle Int 2010; 31 (10): 865–870

[8] Draghi F, Gitto S, Bortolotto C et al. Imaging of plantar fascia disorders: findings on plain radiography, ultrasound and magnetic resonance imaging. Insights Imaging 2017; 8 (1): 69–78

[9] Drake M, Bittenbender C, Boyles RE. The short-term effects of treating plantar fasciitis with a temporary custom foot orthosis and stretching. J Orthop Sports Phys Ther 2011; 41 (4): 221–231

[10] Ehrmann C, Maier M, Mengiardi B et al. Calcaneal attachment of the plantar fascia: MR findings in asymptomatic volunteers. Radiology 2014; 272 (3): 807–814

[11] Fabrikant JM, Park TS. Plantar fasciitis (fasciosis) treatment outcome study: plantar fascia thickness measured by ultrasound and correlated with patient self-reported improvement. Foot (Edinb) 2011; 21 (2): 79–83

[12] Fleischer AE, Albright RH, Crews RT et al. Prognostic value of diagnostic sonography in patients with plantar fasciitis. J Ultrasound Med 2015; 34 (10): 1729–1735

[13] Gerdesmeyer L, Frey C, Vester J et al. Radial extracorporeal shock wave therapy is safe and effective in the treatment of chronic recalcitrant plantar fasciitis: results of a confirmatory randomized placebo-controlled multicenter study. Am J Sports Med 2008; 36: 2100–2109

[14] Gogna P, Gaba S, Mukhopadhyay R et al. Plantar fasciitis: a randomized comparative study of platelet rich plasma and low dose radiation in sportspersons. Foot (Edinb) 2016; 28: 16–19

[15] Hafner S, Han N, Pressman MM et al. Proximal plantar fibroma as an etiology of recalcitrant plantar heel pain. J Foot Ankle Surg 2011; 50 (2): 153–157

[16] Huffer D, Hing W, Newton R et al. Strength training for plantar fasciitis and the intrinsic foot musculature: a systematic review. Phys Ther Sport 2017; 24: 44–52

[17] Ibrahim MI, Donatelli RA, Schmitz C et al. Chronic plantar fasciitis treated with two sessions of radial extracorporeal shock wave therapy. Foot Ankle Int 2010; 31: 391–397

[18] Jeswani T, Morlese J, McNally EG. Getting to the heel of the problem: plantar fascia lesions. Clin Radiol 2009; 64 (9): 931–939

[19] Karimzadeh A, Raeissadat SA, Erfani Fam S et al. Autologous whole blood versus corticosteroid local injection in treatment of plantar fasciitis: a randomized, controlled multicenter clinical trial. Clin Rheumatol 2017; 36 (3): 661–669

[20] Lawrence DA, Rolen MF, Morshed KA et al. MRI of heel pain. AJR Am J Roentgenol 2013; 200 (4): 845–855

[21] League, AC. Current concepts review: plantar fasciitis. Foot Ankle Int 2008; 29: 358–366

[22] Lee HS, Choi YR, Kim SW et al. Risk factors affecting chronic rupture of the plantar fascia. Foot Ankle Int 2014; 35 (3): 258–263

[23] Louwers MJ, Sabb B, Pangilinan PH. Ultrasound evaluation of a spontaneous plantar fascia rupture. Am J Phys Med Rehabil 2010; 89 (11): 941–944

[24] McNally EG, Shetty S. Plantar fascia: imaging diagnosis and guided treatment. Semin Musculoskelet Radiol 2010; 14 (3): 334–343

[25] Metzner G, Dohnalek C, Aigner E. High-energy extracorporeal shock-wave therapy (ESWT) for the treatment of chronic plantar fasciitis. Foot Ankle Int 2010; 31 (9): 790–796

[26] Patel A, DiGiovanni B. Association between plantar fasciitis and isolated contracture of the gastrocnemius. Foot Ankle Int 2011; 32 (1): 5–8

[27] Petraglia F, Ramazzina I, Costantino C. Plantar fasciitis in athletes: diagnostic and treatment strategies. A systematic review. Musc Lig Tend J 2017; 7 (1): 107–118

[28] Razvan S, Walsh M. Operative treatment of plantar fasciitis preserving the function of the plantar fascia: technique tip. Foot Ankle Int 2009; 30: 1022–1025

[29] Saxena A, Hong BK, Yun AS et al. Treatment of plantar fasciitis with radial soundwave „Early“ is better than after 6 months: a pilot study. J Foot Ankle Surg 2017; 56 (5): 950–953

[30] Schünke M, Schulte E, Schuhmacher U et al. Prometheus LernAtlas der Anatomie – Allgemeine Anatomie und Bewegungssystem. 4. Aufl. Stuttgart: Thieme; 2014

[31] Soomekh DJ. Current concepts for the use of platelet-rich plasma in the foot and ankle. Clin Podiatr Med Surg 2011; 28 (1): 155–170

[32] Suzue N, Iwame T, Kato K et al. Plantar fascia rupture in a professional soccer player. J Med Invest 2014; 61 (3–4): 413–416

[33] Thompson JV, Saini SS, Reb CW et al. Diagnosis and management of plantar fasciitis. J Am Osteopath Assoc 2014; 114 (12): 900–906

[34] Ulusoy A, Cerrahoglu L, Orguc S. Magnetic resonance imaging and clinical outcomes of laser therapy, ultrasound therapy, and extracorporeal shock wave therapy for treatment of plantar fasciitis: a randomized controlled trial. J Foot Ankle Surg 2017; 56 (4): 762–767

[35] Walther M, Radke S, Kirschner S et al. Power Doppler findings in plantar fasciitis. Ultrasound Med Biol 2004; 30 (4): 435–440

[36] Watson TS, Anderson RB, Davis WH et al. Distal tarsal tunnel release with partial plantar fasciotomy for chronic heel pain: an outcome analysis. Foot Ankle Int 2002; 23: 530–537

6.9.10 Plantarer Fersensporn

[1] Chang CD, Wu JS. MR imaging findings in heel pain. Magn Reson Imaging Clin N Am 2017; 25 (1): 79–93

[2] Draghi F, Gitto S, Bortolotto C et al. Imaging of plantar fascia disorders: findings on plain radiography, ultrasound and magnetic resonance imaging. Insights Imaging 2017; 8 (1): 69–78

[3] Ehrmann C, Maier M, Mengiardi B et al. Calcaneal attachment of the plantar fascia: MR findings in asymptomatic volunteers. Radiology 2014; 272 (3): 807–814

[4] Gerdesmeyer L, Frey C, Vester J et al. Radial extracorporeal shock wave therapy is safe and effective in the treatment of chronic recalcitrant plantar fasciitis: results of a confirmatory randomized placebo-controlled multicenter study. Am J Sports Med 2008; 36: 2100–2109

[5] Ibrahim MI, Donatelli RA, Schmitz C et al. Chronic plantar fasciitis treated with two sessions of radial extracorporeal shock wave therapy. Foot Ankle Int 2010; 31: 391–397

[6] Kirkpatrick J, Yassaie O, Mirjalili SA. The plantar calcaneal spur: a review of anatomy, histology, etiology and key associations. J Anat 2017; 230 (6): 743–751

[7] Lawrence DA, Rolen MF, Morshed KA et al. MRI of heel pain. AJR Am J Roentgenol 2013; 200 (4): 845–855

[8] Lohrer H, Nauck T, Dor NV. Comparison of radial versus focused extracorporeal shock waves in plantar fasciitis using functional measures. Foot Ankle Int 2010; 31: 1–9

[9] Rodrigues RN, Lopes AA, Torres JM et al. Compressive neuropathy of the first branch of the lateral plantar nerve: a study by magnetic resonance imaging. Radiol Bras 2015; 48 (6): 368–372. doi:10.1590/0100–3984.2013.0028

[10] Zhou B, Zhou Y, Tao X et al. Classification of calcaneal spurs and their relationship with plantar fasciitis. J Foot Ankle Surg 2015; 54 (4): 594–600

6.9.11 Morbus Ledderhose (plantare Fibromatose)

[1] Adib O, Noizet E, Croue A et al. Ledderhose's disease: radiologic/pathologic correlation of superficial plantar fibromatosis. Diagn Interv Imaging 2014; 95 (9): 893–896. doi:10.1016/j.diii.2014.01.018

[2] Akdag O, Yildiran G, Karamese M et al. Dupuytren-like contracture of the foot: Ledderhose disease. Surg J (NY) 2016; 2 (3): e102–e104. doi:10.1055/s-0036-1593355

[3] Bancroft LW, Peterson JJ, Kransdorf MJ. Imaging of soft tissue lesions of the foot and ankle. Radiol Clin North Am 2008; 46 (6): 1093–1103

[4] de Palma L, Santucci A, Gigante A et al. Plantar fibromatosis: an immunohistochemical and ultrastructural study. Foot Ankle Int 1999; 20: 253–257

[5] Draghi F, Gitto S, Bortolotto C et al. Imaging of plantar fascia disorders: findings on plain radiography, ultrasound and magnetic resonance imaging. Insights Imaging 2017; 8 (1): 69–78

[6] Durr HR, Krodel A, Trouillier H et al. Fibromatosis of the plantar fascia: diagnosis and indications for surgical treatment. Foot Ankle Int 1999; 20: 13–17

[7] Griffith JF, Wong TY, Wong SM et al. Sonography of plantar fibromatosis. AJR Am J Roentgenol 2002; 179 (05): 1167–1172

[8] Gudmundsson KG, Jónsson T, Arngrímsson R. Association of Morbus Ledderhose with Dupuytren's contracture. Foot Ankle Int 2013; 34 (06): 841–845

[9] Heyd R, Dorn AP, Herkströter M et al. Radiation therapy for early stages of morbus Ledderhose. Strahlenther Onkol 2010; 186 (1): 24–29

[10] Jeswani T, Morlese J, McNally EG. Getting to the heel of the problem: plantar fascia lesions. Clin Radiol 2009; 64 (9): 931–939

[11] Kadir HKA, Chandrasekar CR. Partial fasciectomy is a useful treatment option for symptomatic plantar fibromatosis. Foot (Edinb) 2017; 31: 31–34

[12] Lui TH. Endoscopic subtotal fasciectomy of the foot. Arthrosc Tech 2016; 5 (6): e1387–e1393. doi:10.1016/j.eats.2016.08.005

[13] McNally EG, Shetty S. Plantar fascia: imaging diagnosis and guided treatment. Semin Musculoskelet Radiol 2010; 14 (3): 334–343

[14] Murphey MD, Ruble CM, Tyszko SM et al. From the archives of the AFIP: musculoskeletal fibromatoses: radiologic-pathologic correlation. Radiographics 2009; 29 (7): 2143–2173

[15] Omor Y, Dhaene B, Grijseels S et al. Ledderhose disease: clinical, radiological (ultrasound and MRI), and anatomopathological findings. Case Rep Orthop 2015; 2015: 741461. doi:10.1155/2015/741461

[16] Sammarco GJ, Mangone PG. Classification and treatment of plantar fibromatosis. Foot Ankle Int 2000; 21: 563–569

[17] Veith NT, Tschernig T, Histing T et al. Plantar fibromatosis – topical review. Foot Ankle Int 2013; 34 (12): 1742–1746

6.9.12 Atrophie des plantaren Fettpolsters und traumatisch bedingte Veränderungen

[1] Chang CD, Wu JS. MR imaging findings in heel pain. Magn Reson Imaging Clin N Am 2017; 25 (1): 79–93

[2] Cichowitz A, Pan WR, Ashton M. The heel: anatomy, blood supply, and the pathophysiology of pressure ulcers. Ann Plast Surg 2009; 62 (4): 423–429

[3] Coughlin MJ, Mann R, Saltzman C. Surgery of the foot and ankle. Volume I. 8. Aufl. Philadelphia, PA: Mosby Elsevier; 2007

[4] Fontanella CG, Nalesso F, Carniel EL et al. Biomechanical behavior of plantar fat pad in healthy and degenerative foot conditions. Med Biol Eng Comput 2016; 54 (4): 653–661. doi:10.1007/s11517-015-1356-x

[5] Grigoriadis G, Newell N, Carpanen D et al. Material properties of the heel fat pad across strain rates. J Mech Behav Biomed Mater 2017; 65: 398–407. doi:10.1016/j.jmbbm.2016.09.003

[6] Miller-Young JE, Duncan NA, Baroud G. Material properties of the human calcaneal fat pad in compression: experiment and theory. J Biomech (US) 2002; 35 (12): 1523–1531

[7] Nicoletti G, Brenta F, Jaber O et al. Lipofilling for functional reconstruction of the sole of the foot. Foot (Edinb) 2014; 24 (1): 21–27

[8] Snow SW, Bohne WH. Observations on the fibrous retinacula of the heel pad. Foot Ankle Int 2006; 27 (8): 632–635

[9] Waldecker U, Lehr HA. Is there histomorphological evidence of plantar metatarsal fat pad atrophy in patients with diabetes? J Foot Ankle Surg 2009; 48 (6): 648–652

[10] Wearing SC, Smeathers JE, Urry SR et al. Plantar enthesopathy: thickening of the enthesis is correlated with energy dissipation of the plantar fat pad during walking. Am J Sports Med 2010; 38 (12): 2522–2527

6.9.13 Plantarvenenthrombose

[1] Barros MV, Labropoulos N. Plantar vein thrombosis – evaluation by ultrasound and clinical outcome. Angiology 2010; 61 (1): 82–85

[2] Barros M, Nascimento I, Barros T et al. Plantar vein thrombosis and pulmonary embolism. Phlebology 2015; 30 (1): 66–69

[3] Bernathova B, Bein E, Bendix N et al. Sonographic diagnosis of plantar vein thrombosis: report of 3 cases. J Ultrasound Med (US) 2005; 24 (1): 101–103

[4] Czihal M, Röling J, Rademacher A et al. Clinical characteristics and course of plantar vein thrombosis: a series of 22 cases. Phlebology 2015; 30 (10): 714–718

[5] Elsner A, Schiffer G, Jubel A et al. The venous pump of the first metatarsophalangeal joint: clinical implications. Foot Ankle Int (US) 2007; 28 (8): 902–909

[6] Fabro M, Fabro SR, Sales RS et al. Plantar vein thrombosis: a rare differential diagnosis in patients with plantar pain. Radiol Bras 2015; 48 (6): 399–400

[7] Geiger C, Rademacher A, Chappell D et al. Plantar vein thrombosis due to busy night duty on intensive care unit. Clin Appl Thromb Hemost 2011; 17 (2): 232–234

[8] Karam L, Tabet G, Nakad J et al. Spontaneous plantar vein thrombosis: state of the art. Phlebology 2013; 28 (8): 432–437

[9] Siegal DS, Wu JS, Brennan DD et al. Plantar vein thrombosis: a rare cause of plantar foot pain. Skeletal Radiol 2008; 37 (3): 267–269

6.9.14 Überkreuzungsphänomen Chiasma-plantare-Syndrom

[1] Ali S, Griffin NL, Ellis W et al. Communication of contrast in the flexor hallucis longus tendon with other pedal tendons at the master knot of Henry. J Am Podiatr Med Assoc 2017; 107 (2): 166–170

[2] Buck FM, Gheno R, Nico MA et al. Chiasma crurale: intersection of the tibialis posterior and flexor digitorum longus tendons above the ankle. Magnetic resonance imaging-anatomic correlation in cadavers. Skeletal Radiol 2010; 39 (6): 565–573

[3] Coughlin MJ, Mann R, Saltzman C. Surgery of the foot and ankle. Volume I. 8. Aufl. Philadelphia, PA: Mosby Elsevier; 2007

[4] Lee RP, Hatem SF, Recht MP. Extended MRI findings of intersection syndrome. Skeletal Radiol 2009; 38: 157–163

[5] Lui TH, Chow FY. Intersection syndrome of the foot: treated by endoscopic release of master knot of Henry. Knee Surg Sports Traumatol Arthrosc 2011; 19 (5): 850–852

[6] Lui TH. Endoscopic release of master knot of Henry. Arthrosc Tech 2015; 4 (6): e847–e850. doi:10.1016/j.eats.2015.08.007

[7] Michelson J, Dunn L. Tenosynovitis of the flexor hallucis longus: a clinical study of the spectrum of presentation and treatment. Foot Ankle Int (US) 2005; 26 (4): 291–303

[8] Plaass C, Abuharbid G, Waizy H et al. Anatomical variations of the flexor hallucis longus and flexor digitorum longus in the chiasma plantare. Foot Ankle Int 2013; 34 (11): 1580–1587

[9] Pretterklieber B. The high variability of the chiasma plantare and the long flexor tendons: anatomical aspects of tendon transfer in foot surgery. Ann Anat 2017; 211: 21–32

[10] Veiga Sanhudo JA. Stenosing tenosynovitis of the flexor hallucis longus tendon at the sesamoid area. Foot Ankle Int (US) 2002; 23 (9): 801–803

6.9.15 Metatarsalgie

[1] Besse JL. Metatarsalgia. Orthop Traumatol Surg Res 2017; 103 (1S): S 29–S 39

[2] Coughlin MJ, Mann R, Saltzman C. Surgery of the foot and ankle. Volume I. 8. Aufl. Philadelphia, PA: Mosby Elsevier; 2007

[3] DiPreta JA. Metatarsalgia, lesser toe deformities, and associated disorders of the forefoot. Med Clin North Am 2014; 98 (2): 233–251

[4] Donegan RJ, Stauffer A, Heaslet M et al. Comparing magnetic resonance imaging and high-resolution dynamic ultrasonography for diagnosis of plantar plate pathology: a case series. J Foot Ankle Surg 2017; 56 (2): 371–374

[5] Espinosa N, Maceira E, Myerson MS. Current concept review: metatarsalgia. Foot Ankle Int (US) 2008; 29 (8): 871–879

[6] Matsubara K, Matsushita T, Tashiro Y et al. Repeatability and agreement of ultrasonography with computed tomography for evaluating forefoot structure in the coronal plane. J Foot Ankle Res 2017; 10: 17

[7] Redfern DJ, Vernois J. Percutaneous surgery for metatarsalgia and the lesser toes. Foot Ankle Clin 2016; 21 (3): 527–550

[8] Umans RL, Umans BD, Umans H et al. Predictive MRI correlates of lesser metatarsophalangeal joint plantar plate tear. Skeletal Radiol 2016; 45 (7): 969–975

6.9.16 Dornwarze

[1] Al Aboud A, Nigam P. Wart (plantar, Verruca vulgaris, Verrucae). StatPearls Publishing LLC; 2018. Im Internet: https://www.ncbi.nlm.nih.gov/books/NBK431047/ (Stand: 13.09.2018)

[2] Cengiz FP, Emiroglu N, Su O et al. Effectiveness and safety profile of 40 % trichloroacetic acid and cryotherapy for plantar warts. J Dermatol 2016; 43 (9): 1059–1061

[3] Coughlin MJ, Mann R, Saltzman C. Surgery of the foot and ankle. Volume I. 8. Aufl. Philadelphia, PA: Mosby Elsevier; 2007

[4] Lichon V, Khachemoune A. Plantar warts: a focus on treatment modalities. Dermatol Nurs 2007; 19 (4): 372–375

[5] Wirth CJ, Zichner L. Orthopädie und orthopädische Chirurgie – Fuß. Stuttgart: Thieme; 2002: 382

[6] Wortsman X, Sazunic I, Jemec GB. Sonography of plantar warts: role in diagnosis and treatment. J Ultrasound Med 2009; 28 (6): 787–793

6.9.17 Kompartment-Syndrom der Musculi interossei

[1] Bedigrew KM, Stinner DJ, Kragh JF Jr. et al. Effectiveness of foot fasciotomies in foot and ankle trauma. J R Army Med Corps 2017: jramc-2016–000734

[2] Fulkerson E, Razi A, Tejwani N. Review: acute compartment syndrome of the foot. Foot Ankle Int (US) 2003; 24 (2): 180–187

[3] Lollo L, Grabinsky A. Clinical and functional outcomes of acute lower extremity compartment syndrome at a Major Trauma Hospital. Int J Crit Illn Inj Sci 2016; 6 (3): 133–142

[4] Myerson MS. Management of compartment syndromes of the foot. Clin Orthop Relat Res 1991; 271: 239–248

[5] Ochman S, Evers J, Raschke MJ. Injuries of the midfoot. Unfallchirurg 2011; 114 (10): 883–892

[6] Wallin K, Nguyen H, Russell L et al. Acute traumatic compartment syndrome in pediatric foot: a systematic review and case report. J Foot Ankle Surg 2016; 55 (4): 817–820

[7] Wirth CJ, Zichner L. Orthopädie und orthopädische Chirurgie – Fuß. Stuttgart: Thieme; 2002: 382

[8] Zuchelli D, Divaris N, McCormack JE et al. Extremity compartment syndrome following blunt trauma: a level I trauma center's 5-year experience. J Surg Res 2017: S 0022–4804(17)30266–4

Kapitel 7

Erkrankungen der Nerven

7 Erkrankungen der Nerven

Markus Walther, Ulrike Szeimies

Erkrankungen der Nerven bzw. ihre Beschwerdesymptomatik stellen sowohl für den Kliniker als auch für den Radiologen eine besondere Herausforderung dar. Das Morton-Neurom lässt sich mit seinen relativ typischen Beschwerden, positiven klinischen Tests und pathognomonischen Befunden im MRT relativ gut diagnostizieren und auch behandeln. Hingegen sind nervale Irritationen und Kompressionen aufgrund der eher unspezifischen Symptomatik schwieriger zu erkennen. Wichtig ist deshalb die enge Zusammenarbeit des Fußchirurgen mit dem Radiologen: Die genaue Anamnese, die Übermittlung der klinischen Befunde, ggf. mit neurologischem Konsil, und eine hochauflösende Bildgebung sind entscheidende Eckpfeiler für die Diagnosestellung.

Aus radiologischer Sicht hat der Einsatz der Schnittbilddiagnostik 2 Intentionen: Zum einen sollen die Differenzialdiagnosen ausgeschlossen werden. Dies beinhaltet eine hochauflösende Darstellung sämtlicher knöcherner und weichteiliger Strukturen, optimalerweise mit der MRT. Aufgrund der topografisch oft schwierig zuzuordnenden Pathologie kann es nötig sein, den Patienten 2 Mal zu untersuchen (Vorfuß und Mittelfuß, Mittelfuß und Rückfuß). Die andere Intention ist die direkte Darstellung der Nerven und ihrer möglichen Kompressionen in dem nachgeschalteten Schmerzbereich wie z. B. beim N. plantaris medialis im Rahmen des Tarsaltunnelsyndroms (S. 500). Sind motorische Anteile des Nervs betroffen, können Denervierungsödeme der innervierten Muskulatur als indirekte Hinweise auf neurogene Schäden dienen. Sie sind in fettunterdrückten, wassersensitiven Sequenzen oder nach Kontrastmittelgabe mit T 1w Sequenzen und Fettunterdrückung gut zu erkennen. Die initiale lipomatöse Durchsetzung als weiterer Ausdruck einer fortschreitenden Schädigung der nervalen motorischen Innervation ist gut in nativen T 1w Sequenzen ohne Fettunterdrückung darstellbar.

Störungen der sensiblen Innervation gepaart mit Schmerzen können mitunter auch nicht in der MRT mit optimaler Bildqualität wiedergegeben werden. In diesem Fall ist es von entscheidender Bedeutung, nicht den falschen Schluss zu ziehen und dem Patienten zu kommunizieren: „Wir sehen nichts – Sie haben nichts!" Die Erkenntnis unter den Behandlern, dass auch bei modernster Bildgebung vorhandene Pathologien (noch) nicht dargestellt werden können und dem Patienten nicht primär „Einbildungen oder psychische Probleme" unterstellt werden sollten, hat sich erfreulicherweise in den letzten Jahren verbreitet.

Im Zuge der Verbesserungen der Hochfeld-MRT-Systeme mit ihren hochaufgelösten Sequenzen gelingt zunehmend die direkte Darstellung auch der peripheren Nerven. Das ermöglicht somit eine zunehmende diagnostische Sicherheit bezüglich sensibler Pathologien. In diesem Zusammenhang bestehen Erwartungen in die Ultra-Hochfeld-MRT, die in der Zukunft auch kleinste nervale Strukturen abbilden können wird. So wird sie dieser Patientengruppe bildmorphologische Korrelate ihrer Leiden mit gezielten Therapieansätzen liefern können. Trotzdem ist einschränkend festzustellen, dass bei eindeutiger klinischer Symptomatik und fehlendem Bildkorrelat eine nervale Kompression nicht ausgeschlossen werden kann. Diese Patienten sollen nach Ausschöpfung aller konservativen Methoden einer chirurgischen Exploration zugeführt werden.

7.1 Morton-Neurom

7.1.1 Definition

Unter einem „Morton-Neurom" versteht man eine benigne Auftreibung des plantaren, intermetatarsalen Nervs, meist zwischen den Metatarsale-III- und -IV-Köpfchen.

7.1.2 Symptome

- Plantarer Schmerz bei Belastung
- Schmerzverstärkung auf hartem Boden oder bei engem Schuhwerk
- Schmerz mit Ausstrahlung in die Zehen
- Dysästhesie im Interdigitalraum
- positiver Moulders' Klick
- positives Klingelknopfzeichen

7.1.3 Prädisponierende Faktoren

- Dünnes plantares Fettpolster
- Altersgipfel 40–60 Jahre
- bei Frauen gehäuft

7.1.4 Anatomie/Pathologie

Der plantare, intermetatarsale Nervenast wird im Bereich des Lig. intermetatarseum profundus komprimiert. Die normale Dicke des Nervs beträgt ca. 2 mm; eine Auftreibung auf > 5 mm gilt als sicher pathologisch. Histologisch findet sich eine Fibrosierung des Nervs und der Schwann-Zellen. Im Spätstadium kommt es zu einer peri- und epineuralen Fibrose mit Hypertrophie.

7.1.5 Bildgebung

Ultraschall

Im Longitudinal- und Transversalschnitt ist dorsal über den Mittelfußknochen, meist der Zehen III bzw. IV, eine ovale echoarme Raumforderung festzustellen.

Röntgen

Nicht sinnvoll.

Magnetresonanztomografie

Die MRT wird zur Bestätigung der klinischen Verdachtsdiagnose eingesetzt und zum Ausschluss von anderen Metatarsalgien (Stressfraktur, Morbus Köhler II, Insuffizienz der plantaren Platte).

Antworten im Befund

- Darstellung des Morton-Neuroms
- Ausschluss eines weiteren Morton-Neuroms
- Erkennen von Differenzialdiagnosen (z. B. Instabilität des Metatarsophalangeal-II-Gelenks, Morbus Köhler II usw.)

- Mitbeurteilung der übrigen Strukturen: Metatarsophalangeal-, Interphalangealgelenke (Degenerationen, plantare Platte, Aktivierungsprozesse), knöcherne Überlastungen insbesondere an den Metatarsaleköpfchen, plantares Überlastungsgewebe bei schmerzbedingt veränderter Gangart

Untersuchungstechnik

Eine Kontrastmittelgabe für die Darstellung des Morton-Neuroms ist nicht zwingend nötig, aber sie ist hilfreich zum Ausschluss von Differenzialdiagnosen. Wichtig sind hochaufgelöste Sequenzen mit dünner Schichtung (ca. 2 mm) und erhöhter Bildmatrix.

- *Standarduntersuchung:* Bauchlage (sehr wichtig; s. ▸ Abb. 7.2), hochauflösende Mehrkanalspule
- *Sequenztechnik:*
  - PDw fatsat koronar und sagittal
  - T 1w koronar und axial (wichtigste Sequenz!)
  - T 1w fatsat nach Kontrastmittelgabe koronar und axial

Befunde

- Interdigitale Weichgewebevermehrung, üblicherweise zwischen den Metatarsophalangealgelenken D II/III und/oder D III/IV
- Wachstum des Morton-Neuroms Richtung plantares Fettgewebe, da es seitlich von den Sehnenscheiden der Flexorensehnen und in der Tiefe vom Lig. intermetatarseum profundus begrenzt wird
- am besten zu sehen in der nativen koronaren und axialen T 1w Sequenz (der zellreiche, signalarme Gewebeknoten mit kolben- bzw. spindelförmiger Konfiguration grenzt sich gut gegen das helle Fettsignal des plantaren Weichgewebes ab)
- nach Kontrastmittelgabe je nach Vaskularisationsgrad unterschiedliche Kontrastmittelanreicherung von fast fehlender Kontrastmittelaufnahme bis zu intensiver Anreicherung
- kleine Morton-Neurome bei Untersuchung in Rückenlage (S. 28) im Interdigitalraum möglicherweise nur schwer erkennbar

Merke

M!

Bei auswärtigen Aufnahmen oder Zweitbefundung auf die Planungssequenz achten, die Rückschlüsse auf die Patientenlagerung (Bauch- oder Rückenlage) erlaubt, wenn der Patient nicht gefragt werden kann.

Empfehlung zur Bildgebung

Methode der Wahl: MRT.

Bildbeispiele

Der Normalbefund der Interdigitalräume ist in ▸ Abb. 7.1 zu sehen, im Vergleich dazu verschiedene Fälle von Morton-Neuromen in ▸ Abb. 7.2, ▸ Abb. 7.3, ▸ Abb. 7.4 und ▸ Abb. 7.5. Die operative Therapie ist in ▸ Abb. 7.6 dargestellt. Mögliche Differenzialdiagnosen zeigen ▸ Abb. 7.7, ▸ Abb. 7.8 und ▸ Abb. 7.9.

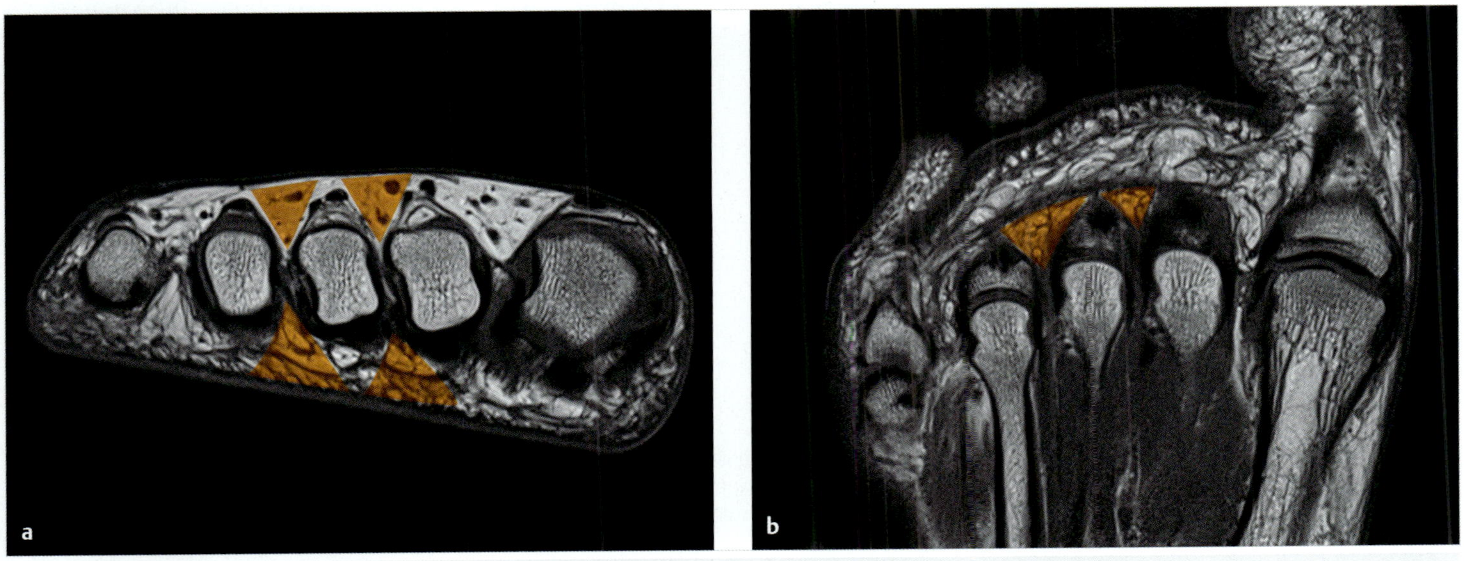

Abb. 7.1 Normalbefund der Interdigitalräume. 56-jährige Frau ohne Beschwerden mit unauffälligen Interdigitalräume. Wichtigste Sequenz der Vorfußstandarduntersuchung ist die native T 1w Sequenz axial und koronar. Um auch sehr kleine Morton-Neurome zu detektieren, empfiehlt sich eine hochauflösende Bildgebung, in diesem Fall mit 3-T-MRT, 18-Kanal-Spule, Schichtdicke 2,0 mm und Matrix 448 × 448.

a Axiale T 1w MRT-Sequenz. Die signalarmen Morton-Neurome grenzen sich gegenüber dem hellen Fettsignal in den Interdigitalräumen am besten in der nativen T 1w Sequenz ab. Ein Normalbefund der Kommissuren (insbesondere D II/III und D III/IV, in denen sich am häufigsten die Morton-Neurome befinden) zeigt nach plantarseitig erhaltene Fettdreiecke (farbige Einzeichnungen), die die Kapselstrukturen der Metatarsophalangealgelenke umgeben.

b Koronare T 1w fatsat MRT-Sequenz. Besonders größere Morton-Neurome wachsen nach distal plantar zwischen den Metatarsophalangealgelenken und lassen sich als kolbenförmige signalarme Strukturen innerhalb des Fettgewebes gut erkennen. Wie auch in der axialen Schichtung ist koronar das erhaltene normale Fettgewebe in einer dreieckig konfigurierten Form mit Spitze zum Interdigitalraum (sog. positives Fettdreieck; farbige Einzeichnungen) ein wichtiges Kriterium für den Ausschluss eines Morton-Neuroms.

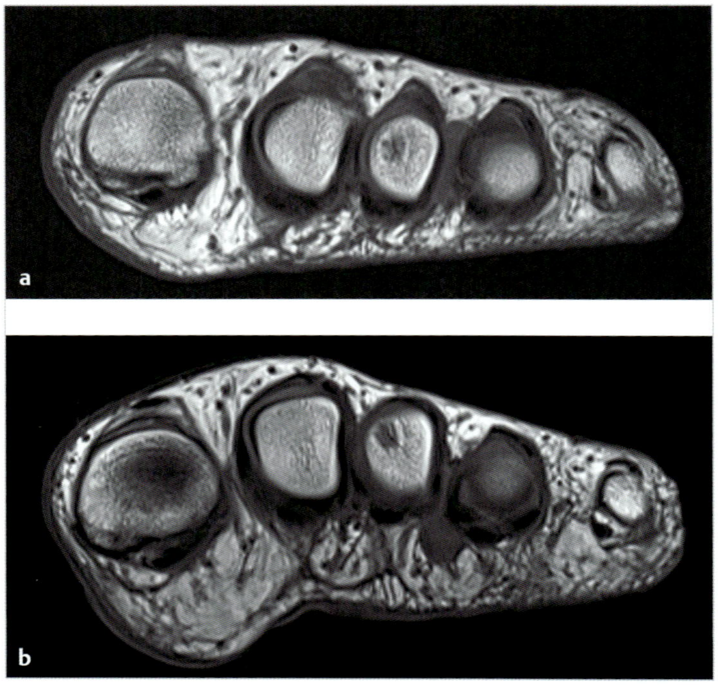

◄ **Abb. 7.2 Morton-Neurom.** 52-jähriger Patient mit Vorfußschmerzen seit 2 Jahren. Unterschiedliche Lage eines Morton-Neuroms in Bauch- und Rückenlage (s. ► Abb. 1.6).

Anmerkung: Sehr kleine Morton-Neurome können erhebliche klinische Beschwerden verursachen und sollten nicht übersehen werden. Im Falle einer Rückenlagerung ist das dorsale interdigitale Fettgewebe genau abzusuchen.

a Axiale T 1w MRT-Sequenz, Untersuchung in Rückenlage. Das Morton-Neurom im Interdigitalraum III/IV liegt zwischen den Metatarsaleköpfchen und grenzt sich gegen die signalarmen Kapsel-Band-Strukturen nur mäßig gut ab.

b Axiale T 1w fatsat MRT-Sequenz, Untersuchung in Bauchlage. Dadurch werden die Interdigitalräume I–IV eingeengt. Das Morton-Neurom drückt sich nach plantar durch und lässt sich nun besser abgrenzen.

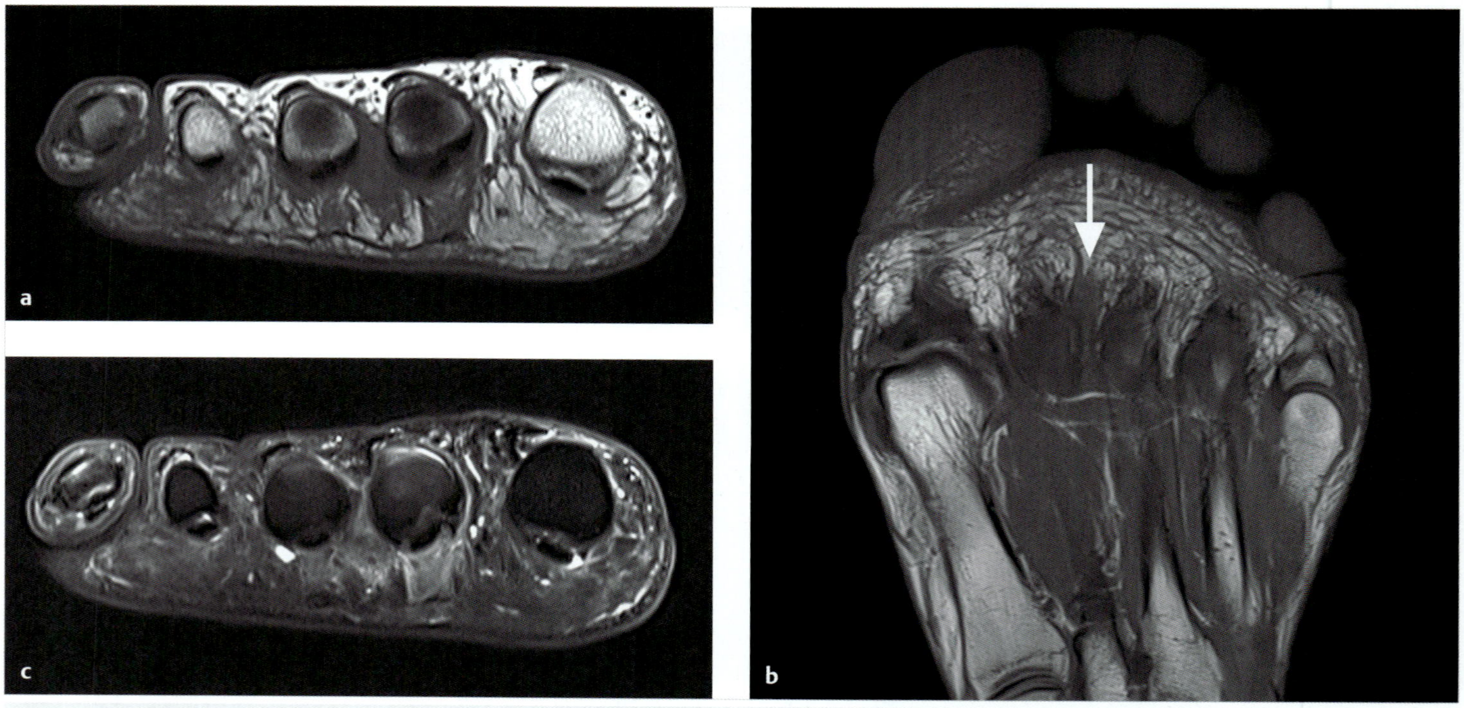

Abb. 7.3 Morton-Neurom. 41-jährige Patientin mit Schmerzen im Fußballen, in die II. und III. Zehe ausstrahlend. Morton-Neurom D II/III.

Anmerkung: Bei der Beurteilung eines Morton-Neuroms im Interdigitalraum II/III ist insbesondere auch auf die intakten Kapsel-Band-Strukturen einschließlich plantarer Platte des Metatarsophalangealgelenks II zu achten (s. auch ► Abb. 7.9). Häufiger findet man unter dem Metatarsaleköpfchen II plantares Überlastungsgewebe, das sich ähnlich signalarm in der T 1w Sequenz darstellt und mitunter Kontrastmittel aufnehmen kann. Als Abgrenzung zum Morton-Neurom gilt die Lagebeziehung zum interdigitalen Gefäß-Nerven-Bündel.

a Axiale T 1w MRT-Sequenz. Signalarme Weichgewebevermehrung zwischen den Metatarsophalangealgelenken II/III.

b Koronare T 1w MRT-Sequenz. Morton-Neurom D II/III im plantaren Fettgewebe (Pfeil). Im Gegensatz dazu erhaltenes Fettdreieck interdigital D III/IV.

c Axiale T 1w fatsat MRT-Sequenz nach Kontrastmittelgabe. Nur mäßige, inhomogene Kontrastmittelaufnahme des Morton-Neuroms, deutliche Anreicherung des plantaren Fettgewebes unter dem Metatarsaleköpfchen II und geringer auch III.

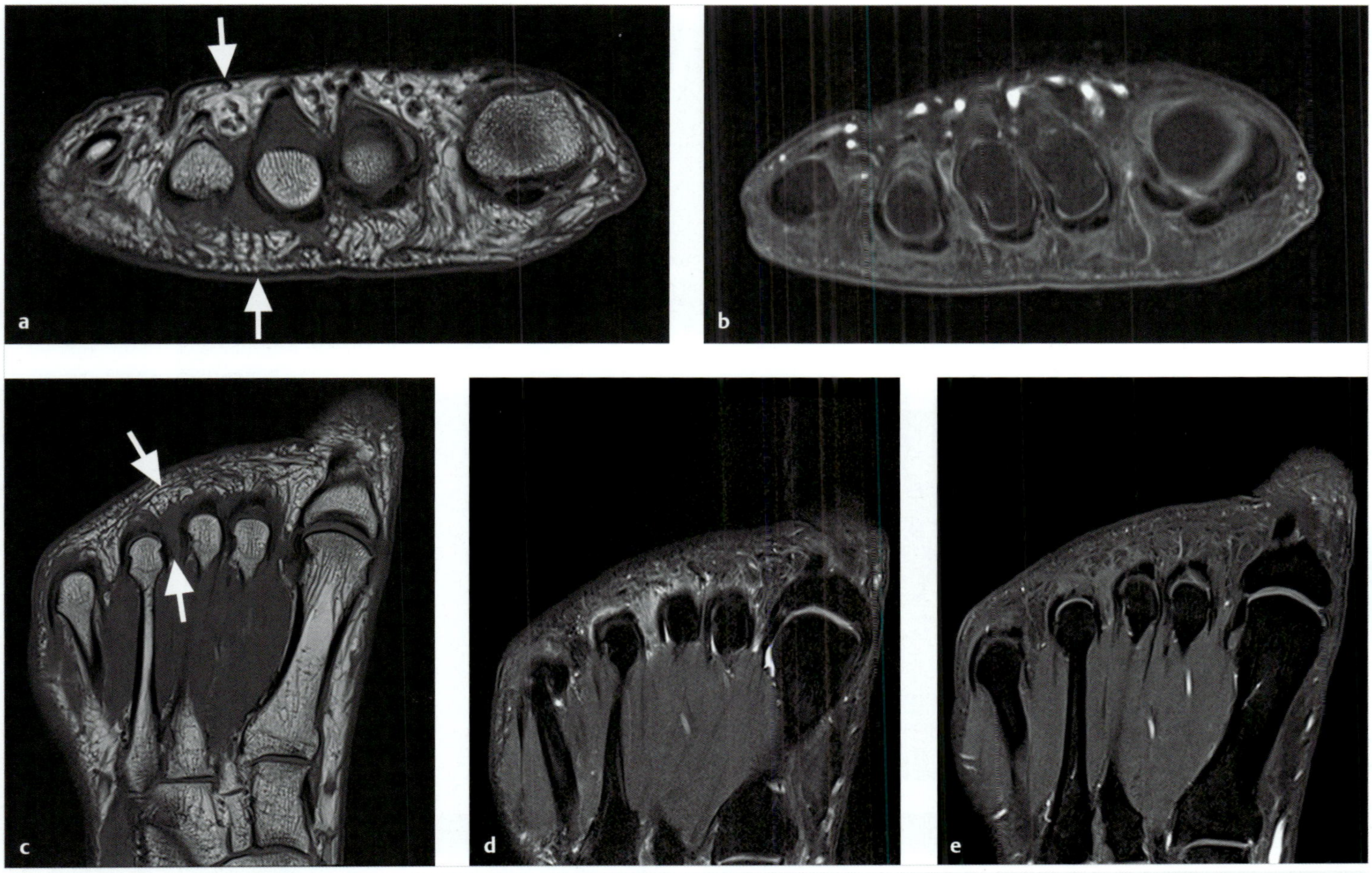

Abb. 7.4 Morton-Neurom. 39-jähriger Patient mit klinischen Zeichen eines Morton-Neuroms und Schmerzen sowie Dysästhesie interdigital und an den Zehen III/IV. Untersuchung in Rückenlage.

a Axiale T1w MRT-Sequenz. Spindelförmige Weichgewebevermehrung in der Kommissur interdigital III/IV. Typisch für das Morton-Neurom ist das verstrichene Fettdreieck plantar und dorsal in den Interdigitalräumen (Pfeile).

b Axiale T1w fatsat MRT-Sequenz nach Kontrastmittelgabe. Nur sehr geringe Kontrastmittelaufnahme des Morton-Neuroms insbesondere in den plantaren Abschnitten.

c Koronare T1w MRT-Sequenz. In dieser Sequenz schwierig zu erkennendes Morton-Neurom (Pfeile). Auffällig ist der erweiterte Abstand der Metatarsaleköpfchen II/III, der mit signalarmem Gewebe ausgefüllt ist. In Zusammenschau mit den übrigen Sequenzen stellt sich die Diagnose.

d Koronare PDw fatsat MRT-Sequenz, korrespondierende Schicht zu **c**. Flächige Ödematisierung in der Kommissur.
Anmerkung: Morton-Neurome können in fettunterdrückten, wassersensitiven Sequenzen unterschiedliches Signalverhalten aufweisen, je nach Wasser-, Gefäß- bzw. Zellgehalt. Mitunter ist kein pathologisches Signalverhalten zu sehen. Ein unauffälliger Befund in der PDw fatsat Sequenz schließt ein Morton-Neurom nicht aus.

e Koronare T1w fatsat MRT-Sequenz nach Kontrastmittelgabe, korrespondierende Schicht zu **c**. Flaue Kontrastmittelanreicherung des Morton-Neuroms.

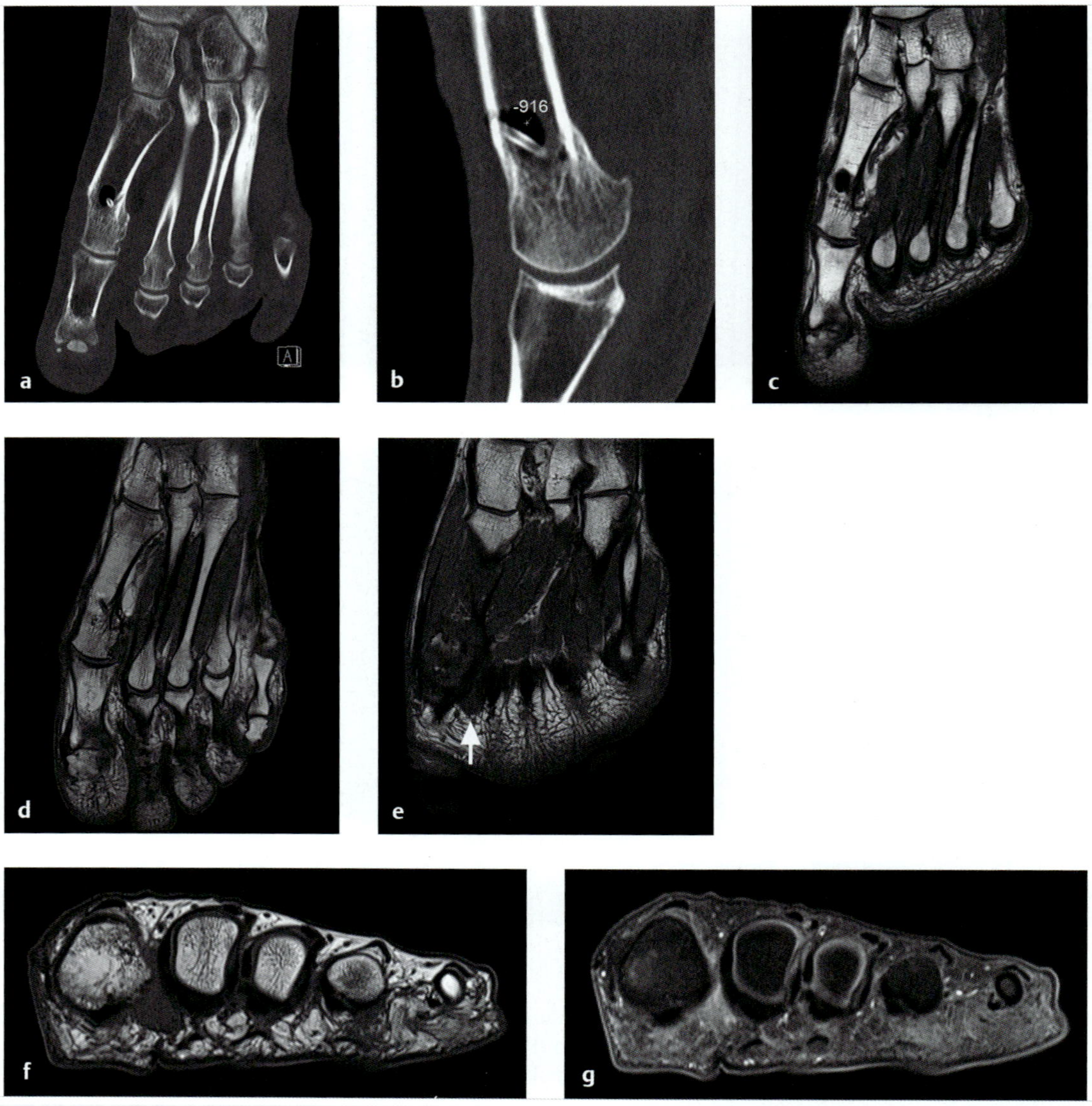

Abb. 7.5 Morton-Neurom. 36-jährige Patientin mit Zustand nach Hallux-valgus-Operation und neu aufgetretenen ausgeprägten Schmerzen interdigital D I/II. Ungewöhnliche Lokalisation eines postoperativ aufgetretenen Morton-Neuroms.

Anmerkung: Auszugehen ist von einer postoperativ veränderten anatomischen Situation mit engerem Interdigitalraum der Metatarsophalangen I/II und dadurch Ausbildung eines Morton-Neuroms.

a Koronare CT des Vorfußes. Zustand nach Hallux-valgus-Operation mit resorbierbarem Osteosynthesematerial, angrenzend um die magnesiumhaltige Schraube intraossärer Gaseinschluss.

b Sagittale CT des Vorfußes, gleicher Untersuchungszeitpunkt wie **a** (HU-Messpunkt innerhalb des Gaseinschlusses).

c Koronare T1w MRT-Sequenz, gleicher Untersuchungszeitpunkt wie **a** und **b**. Ovalärer Gaseinschluss bei knöchern konsolidierter Osteosynthese.

d Koronare T1w MRT-Sequenz. Im weiteren Verlauf vollständige Gasresorption, klinisch zunehmende interdigitale Schmerzen an D I/II.

e Koronare T1w MRT-Sequenz. Morton-Neurom-typische Weichgewebevermehrung im plantaren Fettgewebe in der Kommissur I/II (Pfeil).

f Axiale T1w MRT-Sequenz, korrespondierend zu **e**.

g Axiale T1w fatsat MRT-Sequenz nach Kontrastmittelgabe. Nur mäßige flaue Kontrastmittelanreicherung.

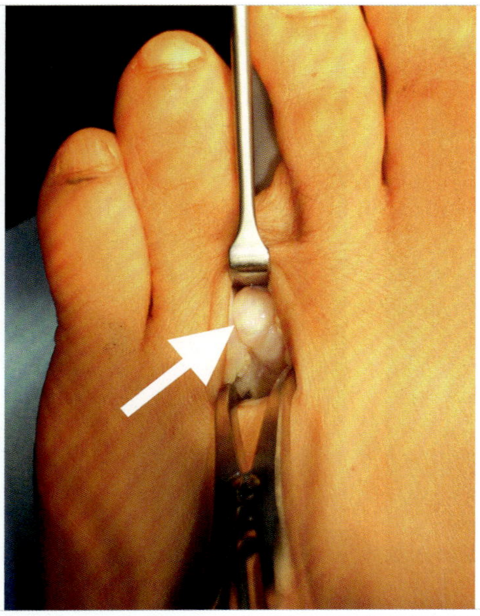

Abb. 7.6 **Morton-Neurom.** Operative Entfernung eines Morton-Neuroms. Über einen Zugang am Fußrücken wird das Morton-Neurom dargestellt. Die Verdickung des plantaren Nervs (Pfeil) lässt sich gegen die umliegenden Strukturen gut abgrenzen.

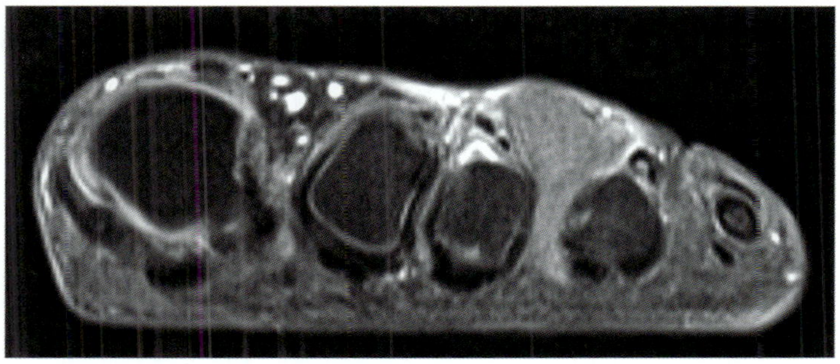

Abb. 7.7 **Morton-Neurom: Differenzialdiagnose rheumatoide Arthritis.** 63-jährige Patientin mit unklarer interdigitaler Raumforderung. Axiale T1w fatsat MRT-Sequenz nach Kontrastmittelgabe. Homogen kontrastmittelaufnehmende interdigitale Raumforderung, deren Hauptanteil sich jedoch nicht nach plantar, sondern nach dorsal erstreckt. Befund einer rheumatoiden Arthritis mit einem Weichteilknoten.
Anmerkung: Weitere wichtige Differenzialdiagnosen zum Morton Neurom sind die Stressfraktur bzw. die knöcherne Überlastung, die aktivierte Arthrose, der Morbus Köhler II und initiale Insuffizienzen der plantaren Platte. Bei klinisch mitunter schwer zu differenzierenden Beschwerden (insbesondere wenn mehrere Pathologien vorliegen) ist der Einsatz der MRT-Diagnostik zur gezielten Therapie sinnvoll.

7.1.6 Differenzialdiagnose

- Metatarsale Stressfraktur
- Atrophie des plantaren Fettpolsters
- Ruptur der plantaren Platte
- Osteonekrose (Morbus Köhler II)
- Tarsaltunnelsyndrom
- Neurofibrom
- intermetatarsale Bursitis
- Ganglion (s. ► Abb. 7.9)
- perikapsuläre Fibrose
- rheumatoide Arthritis (s. ► Abb. 7.7)
- Bursitis (s. ► Abb. 7.8)

7.1.7 Therapie

Konservativ

- Verzicht auf hohe Absätze
- ausreichend weite Schuhe
- Vorfußweichbettung
- lokale Injektionen (Steroid, Lokalanästhetikum-Alkohol-Gemisch)

Operativ

- Dekompression des Nervs durch Durchtrennung des Lig. intermetatarseum profundus
- Exzision des Neuroms

7.1.8 Prognose/Komplikationen

Mögliche Komplikationen:

- Atrophie von Haut und plantarem Fettpolster bei wiederholten Steroidinjektionen
- Stumpfneurom nach Exzision des Morton-Neuroms
- persistierender Schmerz bei Chronifizierung

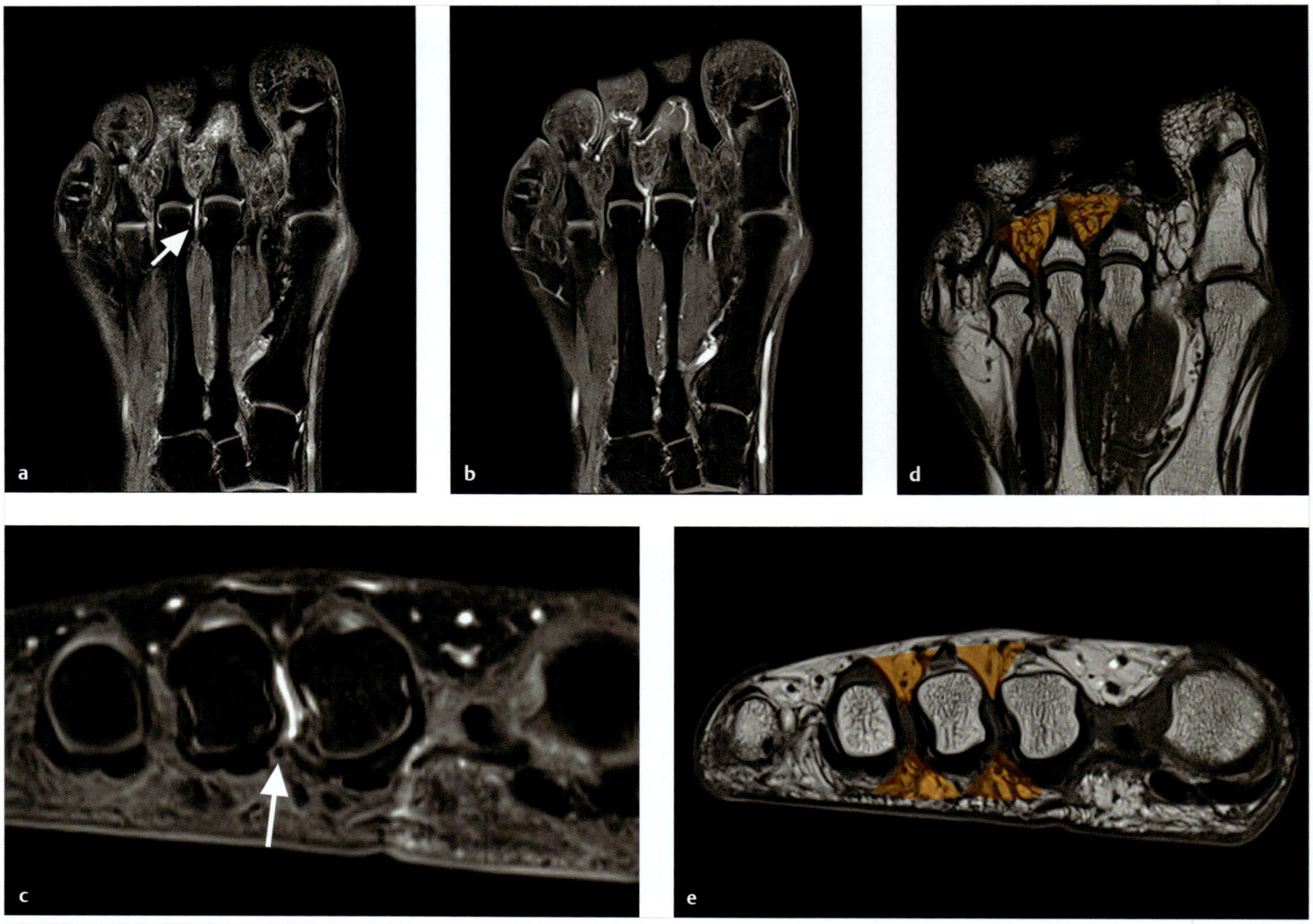

Abb. 7.8 Morton-Neurom: Differenzialdiagnose intermetatarsale (nicht rheumatoide) Bursitis. 59-jährige Patientin mit interdigitalem Schmerz D II/III.

Anmerkung: Zwischen den seitlichen Metatarsaleköpfchen liegen die intermetatarsalen Bursen, die sich ca. 1 cm nach distal erstrecken. Die reine intermetatarsale Bursitis ist eher eine seltene Entität. Häufig tritt sie im Rahmen einer rheumatoiden Arthritis oder von sonstigen Systemerkrankungen auf. Dabei kommt es aufgrund des Schwellungszustands der Bursa mit Ergussbildung zu einem Auseinanderweichen der Zehen (als klinisches Unterscheidungsmerkmal zur Arthritis des Metatarsophalangealgelenks; bei dieser weichen die Nachbarzehen nach plantar oder dorsal aus).

a Koronare PDw fatsat MRT-Sequenz. Schmaler Flüssigkeitsstreifen zwischen den Metatarsophalangealgelenken II/III in der Bursa (Pfeil).

b Koronare T1w fatsat MRT-Sequenz nach Kontrastmittelgabe. Vermehrte Kontrastmittelaufnahme in der intermetatarsalen Bursa, keine Raumforderung erkennbar.

c Axiale T1w fatsat MRT-Sequenz nach Kontrastmittelgabe. Axiale Darstellung der Kontrastanreicherung bei intermetatarsaler Bursitis der Metatarsophalangealgelenke II/III. Keine Verlagerung des Fettstreifens, keine Raumforderung vorhanden. Das neurovaskuläre Bündel (Pfeil) wird verlagert (im Gegensatz zum Morton-Neurom).

d Koronare native T1w fatsat MRT-Sequenz. Die zum Metatarsophalangealgelenk hin spitzwinklig zulaufende Konfiguration des plantaren Fettgewebes (positives Fettdreieckzeichen; farbige Einzeichnungen) macht ein Morton-Neurom unwahrscheinlich.

e Axiale native T1w fatsat MRT-Sequenz. Auch axial Darstellung der spitz zulaufenden Fettanteile des subkutanen Gewebes in den Interdigitalraum (farbige Einzeichnungen), die gegen ein Morton-Neurom sprechen.

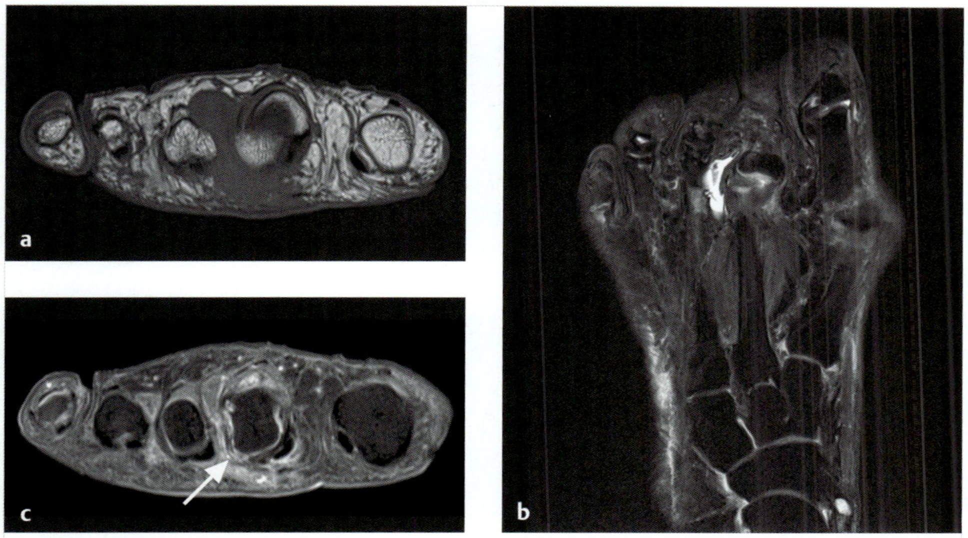

Abb. 7.9 Morton-Neurom: Differenzialdiagnose intermetatarsales Ganglion. 71-jährige Patientin mit Metatarsalgie und Schmerzen an D II/III. Instabilität des Metatarsophalangealgelenks II mit intermetatarsalem Ganglion.
a Axiale T 1w MRT-Sequenz. Signalarme Weichgewebevermehrung, die sich nach dorsal und plantar erstreckt, bildmorphologisch ähnlich einem Morton-Neurom.
b Koronare PDw fatsat MRT-Sequenz. Flüssigkeitsäquivalente Signalgebung im Wasserbild, für ein Morton-Neurom zu signalintensiv, zusätzlich Subluxationsstellung im Tarsometatarsalgelenk II mit insuffizienten Kapsel-Band-Strukturen.
c Axiale T 1w fatsat MRT-Sequenz nach Kontrastmittelgabe. Zirkuläre Kontrastmittelanreicherung (Pfeil) mit vollständiger Ruptur der fibulaseitigen plantaren Platte des Metatarsophalangealgelenks II.

7.2 Weitere Nervenkompressionssyndrome

7.2.1 Allgemeine Grundlagen

Insgesamt sind Nervenkompressionssyndrome eine eher seltene Entität, müssen aber aufgrund des hohen Leidensdrucks und der Funktionseinschränkung in die Differenzialdiagnosen miteinbezogen bzw. ausgeschlossen werden. Die Zusammenarbeit von Fußchirurg, Radiologen und Neurologen ist für die Diagnosestellung von entscheidender Bedeutung.

Definition

In ▸ Tab. 7.1 sind die häufigsten Kompressionssyndrome aufgeführt. Ein solches Kompressionssyndrom ist definiert als mechanisch bedingte Schädigungen der peripheren Nerven am Fuß durch Kompressionen unterschiedlicher Ursachen.

Symptome

- Schmerzausstrahlung entlang des Nervenverlaufs, sowohl nach proximal als auch nach distal
- Hyposensibilität in den Versorgungsgebieten
- Atrophie der innervierten Muskulatur
- Druckschmerz im Bereich der Nervenkompression
- positives Hoffmann-Tinel-Zeichen
- verzögerte Nervenleitgeschwindigkeit nicht regelhaft nachweisbar

Prädisponierende Faktoren

- *Kompression von innen:*
  - anatomische Varianten
  - Osteophyten oder sonstige Knochenkanten
  - Ganglien
  - Narben
  - hypertrophe Sehnen
  - Varikosis
  - Hyperpronation
- *Kompression von außen:*
  - enges Schuhwerk
  - zu enge Schnürung
  - Einlagen

Anatomie/Pathologie

Unter den Nervenkompressionssyndromen regelmäßig zu findende Krankheitsbilder sind Läsionen der Äste des N. tibialis wie die Baxter-Neuropathie und das hintere Tarsaltunnelsyndrom sowie postoperative nervale Irritationen (z. B. Vernarbungen des N. suralis nach Achillessehnen- oder Peronealsehnenoperation).

Nervenverlauf (▸ Abb. 7.10, ▸ Abb. 7.11 und ▸ Tab. 7.2):

- *N. tibialis:* Dieser zweigt aus dem N. ischiadicus ab, zieht zwischen den tief gelegenen Flexoren und dem M. soleus mit dem tibialen Gefäßbündel nach distal mit den tiefen Flexoren. Nach Durchtritt durch den Canalis malleolaris umkurvt er den Innenknöchel entlang des Tarsaltunnels unter dem Flexorenretinakulum. Die Aufzweigung in den N. plantaris medialis und den N. plantaris lateralis erfolgt vor dem Tarsaltunnel.
- *N. plantaris medialis:* Dieser Nerv verläuft innerhalb des Tarsaltunnels zwischen M. abductor hallucis und M. flexor digitorum brevis entlang der Flexor-hallucis-longus-Sehne. Er sichert die sensible Versorgung der medialen ⅔ der Fußsohle sowie die motorische Innervation des M. abductor hallucis, des Caput mediale des M. flexor hallucis brevis, der Mm. lumbricales I sowie des M. flexor digitorum brevis.

Tab. 7.1 Nervenkompressionssyndrome des Fußes.

Betroffene Nerven	Lokalisation der Kompression	Ursachen	Symptome	Anmerkungen
N. tibialis	im Bereich des Tarsaltunnels	• Trauma (Frakturen, Narbenbildungen) • tumorbedingte Kompression (Ganglion, Lipom, Varikosis, akzessorische Muskeln, z. B. akzessorischer Flexor digitorum longus) • Fußdeformitäten (Rückfußvalgus, Pes planus, Koalition) • systemische Erkrankungen (Diabetes mellitus, arterielle Verschlusskrankheit)	brennender Schmerz und Parästhesien plantarseitig bis zu den Zehen mit Verstärkung unter Belastung	Tarsaltunnelsyndrom (S. 500): beim Tarsaltunnelsyndrom überwiegend sensorische Schädigung des Nervs, selten Muskelausfälle
Baxter-Nerv (N. calcanearis inferior; erster Ast des N. plantaris lateralis)	unter der Faszie des M. abductor hallucis Kompression auf den Nerv im Sinne eines Entrapment an 3 Prädilektionsstellen: • angrenzend an die Faszie eines hypertrophierten M. abductor hallucis (z. B. bei Langstreckenläufern) • medialseitig des M. quadratus plantae • am medialen Kalkaneus in Höhe des fibroossären Übergangs der Plantaraponeurose	• Kompression durch angrenzende Enthesiophyten • Kompression durch das fibrovaskuläre Reizgewebe der Plantarfasziitis • manchmal auch Kompression durch einen knöchernen Fersensporn (S. 447)	Schmerzausstrahlung bis zum lateralen Fußrand weist auf eine Irritation des Baxter-Nervs hin; der Schmerz bei plantarer Fasziitis strahlt üblicherweise nicht nach lateral	Baxter-Neuropathie (S. 491): Baxter-Nerv innerviert den M. abductor digiti minimi sowie Anteile des M. quadratus plantae und des M. flexor digitorum brevis
N. plantaris medialis	im Bereich des Henry-Knotens (im Bereich der Tuberositas navicularis gelegene Kreuzungsstelle des M. flexor hallucis longus und des M. flexor digitorum longus)	• Patienten häufig mit ausgeprägtem Rückfußvalgus und Vorfußpronation • Schädigung des Nervs an dieser Prädilektionsstelle durch repetitive Traumen und Überlastungen (durch Joggen) • Kompression des Nervs durch Einlagen mit Längsgewölbestütze	• Schmerzen in Ferse und Mittelfuß • Parästhesien an der medialen Fußsohle • positives Hoffmann-Tinel-Zeichen	Jogger's Foot: möglicherweise erhöhtes Risiko einer vorzeitigen Arthrose des Großzehengrundgelenks bei Schädigung des N. plantaris medialis
R. calcanearis	im Abgangsbereich des Nervs im Tarsaltunnel	Druck durch Schuhe, Varikosis	Schmerzen, Hyposensibilität medialer Kalkaneus, keine Ausstrahlung nach distal oder lateral	sensibler Ast des N. tibialis, der vom N. tibialis im proximalen Bereich des Tarsaltunnels abzweigt und sensibel den medialen Kalkaneus versorgt
N. suralis	im gesamten Nervenverlauf	• Ganglien • Vernarbungen nach Operationen im Bereich der Peronealsehnen oder des Kalkaneus • Erkrankungen der Achillessehne • Operationsnarben im Nervenverlauf	Symptome oft schwer abzugrenzen von Restbeschwerden nach Pereonealsehnenrekonstruktion	N. suralis (S. 505)
N. peroneus superficialis	an der Austrittsstelle aus der tiefen Faszie am lateralen Unterschenkel, eine Handbreit proximal des oberen Sprunggelenks	• Muskelhernien • direkte Nervenkompression durch den Faszienrand an der Austrittsstelle am Unterschenkel • Schädigung durch Distorsionstraumen am lateralen Sprunggelenk • Vernarbungen im Bereich eines lateralen Arthroskopieportals	• Schmerzen am Fußrücken mit Ausstrahlung zum Unterschenkel • selten Hyposensibilität	–

Tab. 7.1 Fortsetzung

Betroffene Nerven	Lokalisation der Kompression	Ursachen	Symptome	Anmerkungen
N. peroneus profundus	• inferiores Retinakulum • Kreuzungsstelle mit der Sehne des M. extensor hallucis longus • Kreuzungsstelle mit der Sehne des M. extensor hallucis brevis	• meist ohne erkennbare Ursache • traumatische Schädigung durch Operationen im Intermetatarsalraum möglich (z. B. laterales Release bei Hallux valgus)	Hyposensibilität im Interdigitalraum D I/II dorsal	vorderes Tarsaltunnelsyndrom (S. 498)
N. saphenus	im gesamten Nervenverlauf	• direkte Traumen • operative Eingriffe	Schmerzen und Sensibilitätsstörungen des medialen Fußes, teils bis zur Großzehe	–
N. plantaris lateralis	zwischen der tiefen Faszie des M. abductor hallucis und dem medialen Rand des M. quadratus plantae	traumatische Schädigung bei sog. Fersenspornoperationen	• Schmerzausstrahlung zum Fußaußenrand • Atrophie der Mm. digiti minimi	–

M./Mm. = Musculus/Musculi
N. = Nervus
R. = Ramus

- *N. plantaris lateralis:* Der N. plantaris lateralis verläuft zwischen dem M. flexor digitorum brevis und dem M. quadratus plantae. Er sorgt für die sensible Innervation des lateralen Drittels der Fußsohle, der V. Zehe und der lateralen Hälfte der IV. Zehe. Zudem ist er für die motorische Innervation von M. abductor digiti minimi, M. quadratus plantae, Caput laterale des M. flexor hallucis brevis, M. flexor digiti minimi brevis, M. adductor hallucis, M. opponens digiti minimi, Mm. lumbricales II, III und IV, Mm. interossei plantares und interossi dorsales verantwortlich.

Die Empfindlichkeit der Nerven gegenüber lokalem Druck ist sehr unterschiedlich ausgeprägt. Intraoperativ findet sich bei chronischer Kompression teilweise eine sanduhrförmige Einengung des betroffenen Nervs.

Bildgebung

Ultraschall

Die Neurosonografie hat in den letzten Jahren eine bedeutende Weiterentwicklung erfahren. Mit den hochauflösenden Schallköpfen ist eine sehr detaillierte Darstellung des Nervs und seiner Umgebung möglich. Vorteile liegen vor allem in der funktionell-dynamischen Beurteilung der Pathologie. Auch gibt es typische und gut sichtbare Veränderungen bei entzündlichen Erkrankungen der peripheren Nerven (Autoimmunneuropathien). Gleiches gilt für die Beurteilung von Verklebungen von Nerven mit der Umgebung oder zur Darstellung einer mechanischen Irritation in einer speziellen Gelenkstellung. Dabei ist die Neurosonografie der MRT teilweise überlegen.

Röntgen

Die Röntgenbildgebung dient dem Ausschluss knöchern bedingter Kompressionen (Fersensporn).

Magnetresonanztomografie

Antworten im Befund

- Beschreibung der Lokalisation der Nervenschädigung
- Beurteilung der Ursache (Weichteilraumforderung, anatomischer Engpass, anatomische Variante, Koalition, akzessorischer Muskel, angrenzende Entzündung, Plantarfasziitis)
- Beurteilung der innervierten Muskeln (frühe Schädigung, Denervierungsödem, fortgeschrittenes Stadium, lipomatöse Involution)
- Ausschluss von Differenzialdiagnosen

Untersuchungstechnik

- *Standarduntersuchung:* hochauflösende Mehrkanalspule
- *Sequenztechnik:*
  - PDw fatsat koronar und sagittal
  - T1w koronar
  - T2w axial
  - T1w fatsat nach Kontrastmittelgabe sagittal und axial

Das Untersuchungsprotokoll muss bei gezielter Fragestellung nach einem speziellen Nerv adaptiert werden, mit hochauflösender Schichtung und kleinem Field of View.

Befunde

- *Tarsaltunnelsyndrom:*
  - akzessorischer Muskel innerhalb des Tarsaltunnels (akzessorischer M. flexor digitorum longus) oder außerhalb des Tarsaltunnels (akzessorischer M. soleus)
  - bei hochauflösender Schichtung direkte Darstellung des Nervs mit seiner Pathologie möglich (Ödematisierung, Schwellung, angrenzende Ödembildung im perineuralen Fettgewebe, mitunter Kontrastmittelaufnahme)
  - selten Denervierungsödeme in der Muskulatur, da überwiegend der sensorische Anteil geschädigt wird; auf eine distale Ödembildung der Vorfuß- und Mittelfußmuskulatur achten

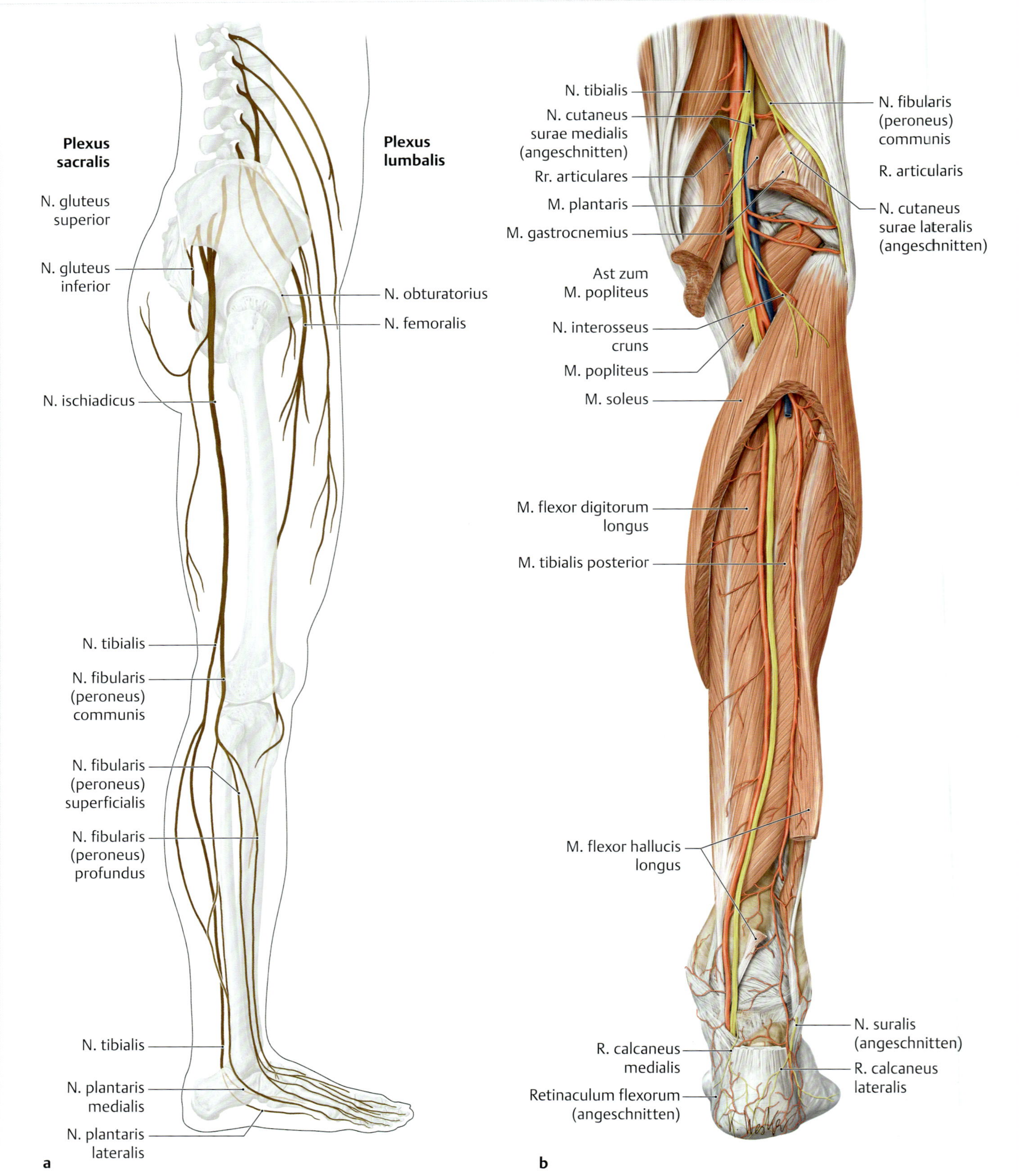

Abb. 7.10 Nervenverlauf in der unteren Extremität. (Schünke M, Schulte E, Schumacher U et al. Prometheus LernAtlas – Allgemeine Anatomie und Bewegungssystem. 4. Aufl. Stuttgart: Thieme; 2014)
A. = Arteria
M./Mm. = Musculus/Musculi
N./Nn. = Nervus/Nervi
R./Rr. = Ramus/Rami
V. = Vena
a Nervenverlauf des N. ischiadicus mit seinen Ästen an der unteren Extremität.
b Nervenverlauf des N. tibialis mit seinen Ästen an Unterschenkel und Fuß.

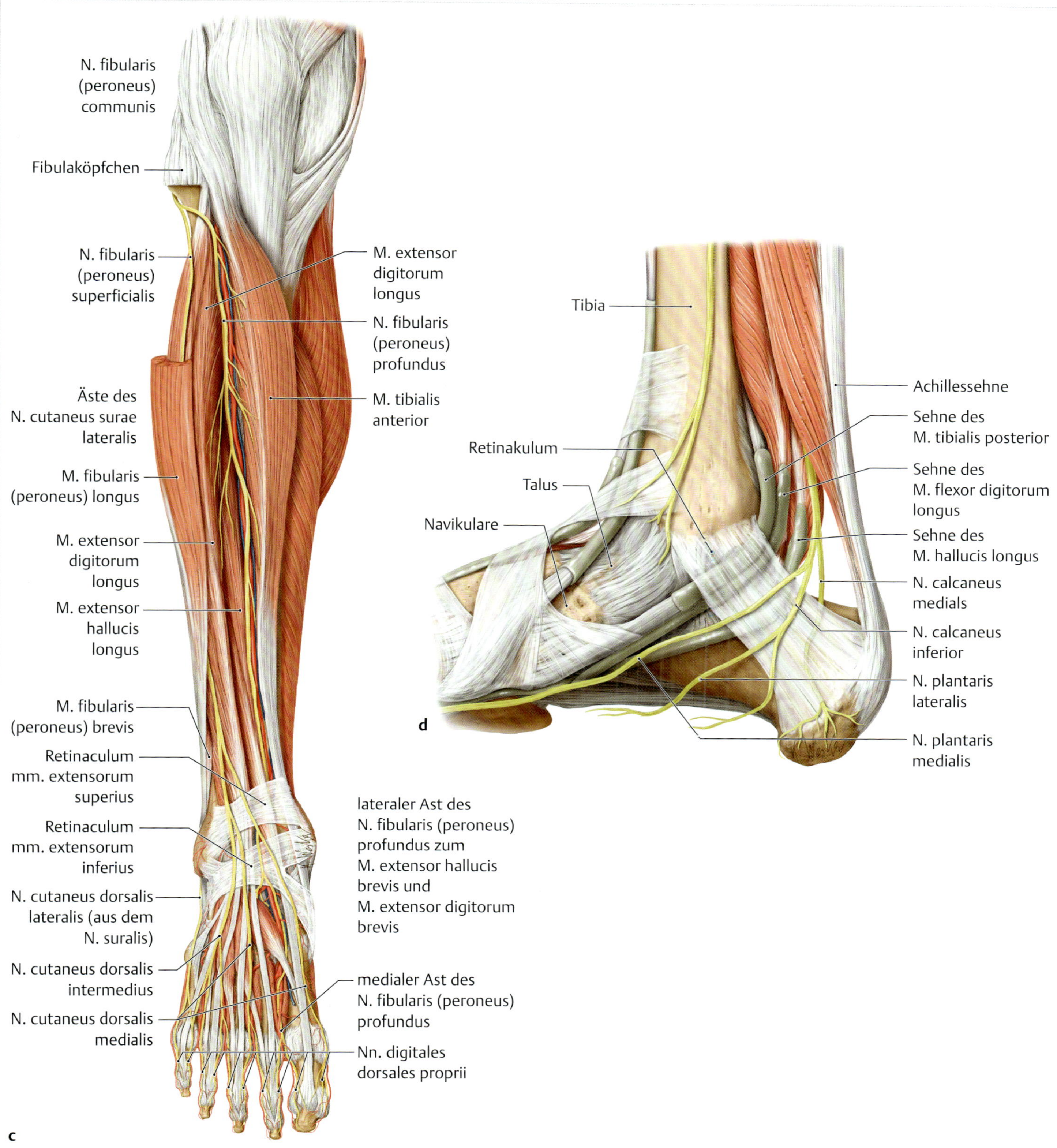

Abb. 7.10 Nervenverlauf in der unteren Extremität; Fortsetzung. (Schünke M, Schulte E, Schumacher U et al. Prometheus LernAtlas – Allgemeine Anatomie und Bewegungssystem. 4. Aufl. Stuttgart: Thieme; 2014)

c Nervenverlauf des N. fibularis communis mit seinen Ästen an Unterschenkel und Fuß.

d Verlauf des N. tibialis am Sprunggelenk.

Fortsetzung ►

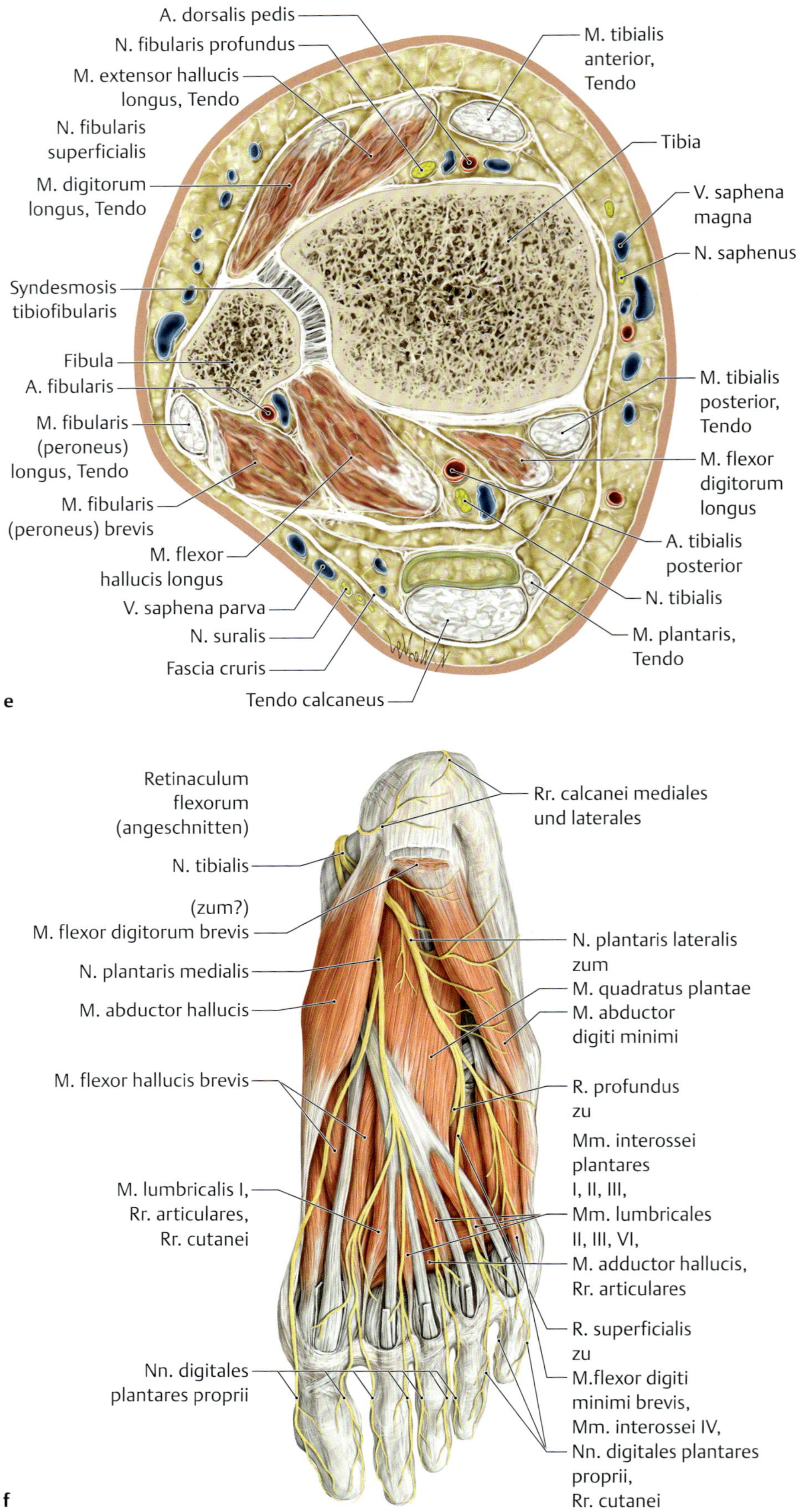

Abb. 7.10 Nervenverlauf in der unteren Extremität. Fortsetzung. (Schünke M, Schulte E, Schumacher U et al. Prometheus LernAtlas – Allgemeine Anatomie und Bewegungssystem. 4. Aufl. Stuttgart: Thieme; 2014)

e Nervenverlauf am Sprunggelenk (Querschnitt knapp oberhalb des oberen Sprunggelenks).

f Verlauf des N. tibialis in der Fußsohle.

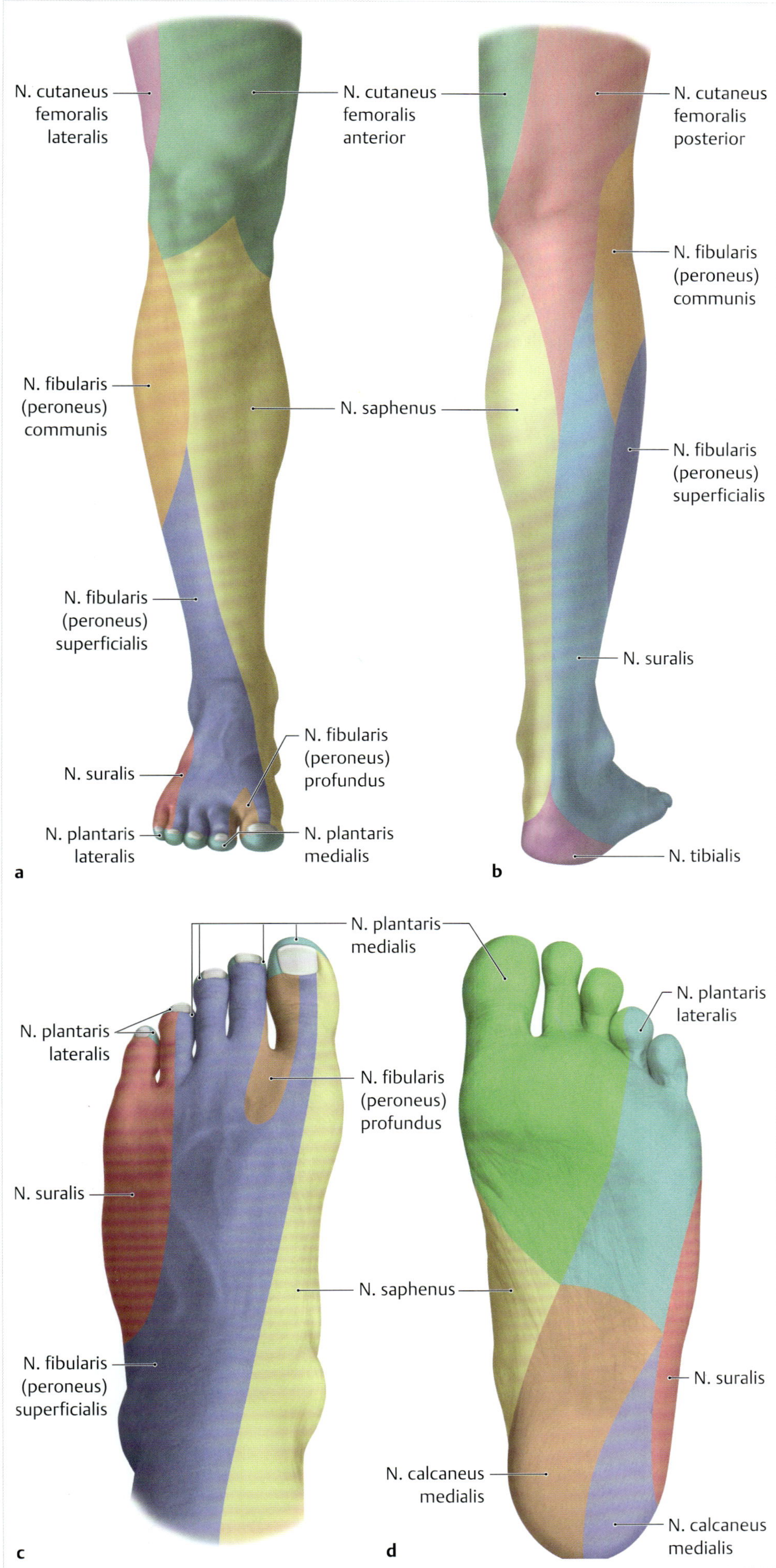

Abb. 7.11 Hautinnervation.
N. = Nervus
a Kutane Innervation des Beines (Ansicht von vorn).
b Kutane Innervation des Beines (Ansicht von hinten).
c Kutane Innervation des Fußes (Ansicht von plantar).
d Kutane Innervation des Fußes (Ansicht von dorsal).

7

Tab. 7.2 Übersicht über das sensible Innervationsgebiet des N. ischiadicus (Quelle: Schünke M, Schulte E, Schumacher U. Prometheus LernAtlas der Anatomie. Allgemeine Anatomie und Bewegungssystem. 1. Aufl. Stuttgart: Thieme; 2005).

Nerv	Segment	innervierter Muskel	Hauptäste
N. ischiadicus	L4–S3	• M. semitendinosus (Tib) • M. semimembranosus (Tib) • M. biceps femoris ○ Caput longum (Tib) ○ Caput breve (Fib) • M. adductor magnus (Tib), medialer Teil	–
N. fibularis* communis	L4–S2	–	• N. cutaneus surae lateralis • R. communicans fibularis
– N. fibularis superficialis		• M. fibularis longus • M. fibularis* brevis	• N. cutaneus dorsalis medialis • N. cutaneus dorsalis intermedius
– N. fibularis profundus		• M. tibialis anterior • M. extensor digitorum longus • M. extensor digitorum brevis • M. extensor hallucis longus • M. extensor hallucis brevis	• N. cutaneus hallucis lateralis • N. cutaneus digiti secundi medialis
N. tibialis	L4–S3	• M. triceps surae • M. plantaris • M. popliteus • M. tibialis posterior • M. flexor digitorum longus • M. flexor hallucis longus	• N. cutaneus surae medialis (→ N. suralis) • Rr. calcanei laterales • Rr. calcanei mediales • N. cutaneus dorsalis lateralis
– N. plantaris medialis		• M. adductor hallucis • M. flexor digitorum brevis • M. flexor hallucis brevis, Caput mediale • Mm. lumbricales I + II	• Nn. digitales plantares proprii
– N. plantaris lateralis		• M. adductor longus • M. flexor hallucs brevis, Caput laterale • M. quadratus plantae • M. abductor digiti minimi • M. flexor digiti minimi brevis • M. opponens digiti minimi • Mm. lumbricales III + IV • Mm. interossei plantares I–III • Mm. interossei dorsales I–IV	• Nn. digitales plantares proprii

* Anstelle der Bezeichnung „fibularis“ kann auch die Bezeichnung „peroneus“ verwendet werden.
→ = geht über in
Abkürzungen: M./Mm. = Musculus/Musculi; N./Nn. = Nervus/Nervi; R./Rr. Ramus/Rami.

- *N. plantaris medialis (Jogger's Foot):*
  - pathologische Kontrastmittelaufnahme der Sehnenscheiden im Bereich des Henry-Knotens
  - Denervierungsödem mit erhöhter Signalgebung in fettunterdrückten, wassersensitiven Sequenzen des M. abductor hallucis und des M. flexor digitorum brevis
  - in T 1w und T 2w Sequenzen lipomatöse Involution und fettige Degeneration
- *Baxter-Neuropathie:*
  - Denervierungsödem insbesondere des M. abductor digiti minimi
  - später lipomatöse Involution und Atrophie
  - Darstellung der floriden Plantarfasziitis (S. 442)

Praxistipp

Bei einer Plantarfasziitis muss immer in der T 1w Sequenz der M. abductor digiti minimi besonders beschrieben werden (Ödembildung im frühen Stadium der Baxter-Neuropathie).

Die klinischen Symptome der Baxter-Neuropathie sind oft unspezifisch und schwierig zuzuordnen; auch das Elektromyogramm ist nicht immer eindeutig.

Empfehlung zur Bildgebung

Methode der Wahl: MRT. Mittels hochauflösender Bildsysteme (3 T, hochauflösende Gelenkspulen, dünne Schichtführung) direkte Darstellung des Nervs und evtl. seiner Schädigung (Ödematisierung, Kontrastmittelaufnahme), Beurteilung der Ursachen der Kompression im Verlauf des Nervs sowie frühzeitige Detektion der Folgeschäden (Denervierungsödem der Muskulatur).

Cave

Das nervale Entrapment und seine Folgen werden häufig in der Fuß-MRT übersehen. Grundsätzlich ist es wichtig, in der Differenzialdiagnose eines unklaren Fußschmerzes an die periphere Nervenläsion, ausgelöst durch Kompression bzw. Entrapment, überhaupt zu denken.

Differenzialdiagnose

- Weiter proximal gelegene Erkrankungen der Nerven
- andere lokale Pathologien in den schmerzhaften Arealen

Therapie

- Vermeidung von externer Kompression
- Steroidinjektionen
- bei persistierenden Beschwerden und klarer mechanischer Ursache operative Nervendekompression

Prognose/Komplikationen

Gelingt es, die Ursache der Nervenkompression zu beseitigen, werden gute Ergebnisse in bis zu 80 % der Fälle berichtet. Allerdings dauert die Regeneration des Nervs bei 50 % der Patienten ≥ 6 Monate.

7.2.2 Baxter-Neuropathie

Definition

Kompression oder Entrapment des N. calcanearis inferior (Syn.: Baxter-Nerv, R. calcanearis inferior).

Symptome

- Medialer Fersenschmerz
- Taubheit am medialen Fußrand
- in chronischen Fällen Muskelschwäche (abgeschwächte bzw. fehlende Abduktion von D V), dabei Schwäche des Muskels schwierig klinisch zu erkennen, Elektromyografie invasiv und mitunter nicht immer pathologisch

Prädisponierende Faktoren

- Plantarfasziitis
- Fersensporn
- muskuläre Kompression bei Sportlern (hypertrophe Muskelbäuche)
- Übergewicht, degenerative Fehlstellungen, höheres Alter

Anatomie/Pathologie

Anatomie

Der Baxter-Nerv besitzt gemischt sensorische und motorische Anteile. Es handelt sich um den ersten Ast des N. plantaris lateralis aus dem N. tibialis (▶ Abb. 7.12**a**). Er verläuft zwischen der tiefen Faszie des M. abductor hallucis und des M. quadratus plantae. Im Bereich der Ferse beschreibt der Nerv eine 90°-Kurve nach horizontal, verläuft unter dem Kalkaneus und gibt seine Äste in den M. abductor digiti minimi nach lateral ab. Er innerviert sensibel das kalkaneare Periost, die lateralen plantaren Ligamente (Lig. plantare longum) und angrenzende Haut. Motorisch werden von ihm der M. abductor digiti minimi, der M. flexor digitorum brevis und laterale Anteil des M. quadratus plantae innerviert.

Pathologie

Merke

Es wird angenommen, dass in 20 % der Fälle von medialem Fersenschmerz eine Neuropathie des N. calcanearis inferior mitbeteiligt ist.

Kompression an folgenden Lokalisationen:

- Verlauf zwischen der tiefen Faszie des M. abductor hallucis und dem medialen Rand des M. quadratus plantae (z. B. bei Sportlern Muskelhypertrophie mit Entrapment)
- häufiger weiter distal medialer Kalkaneus im Bereich der fibroossären Einstrahlung der Plantaraponeurose bzw. von Fersenspornen (▶ Abb. 7.12**b**)

Bildgebung

Ultraschall

Vor allem die in der Tiefe gelegenen Anteile sind der hochauflösenden Neurosonografie schlecht zugänglich.

Röntgen

Darstellung einer knöchern bedingten Kompression insbesondere des plantaren Fersensporns.

Magnetresonanztomografie

Antworten im Befund

Die MRT kann häufig den Nerv direkt abschnittsweise darstellen, ein normaler Befund schließt aber ein funktionelles Entrapment nicht aus. Wichtiger ist es, das Ausmaß der Denervierung des M. abductor digiti minimi nicht invasiv zu beurteilen und die Prognose abzuschätzen (Denervierungsödem: reversibel; vollständige lipomatöse Atrophie: irreversibel). Zudem müssen diese Veränderungen in die Therapieplanung miteinbezogen werden. Des Weiteren ermöglicht die MRT die Beurteilung der Ursache, z. B. einer floriden Plantarfasziitis oder komprimierter Tumoren im Nervenverlauf.

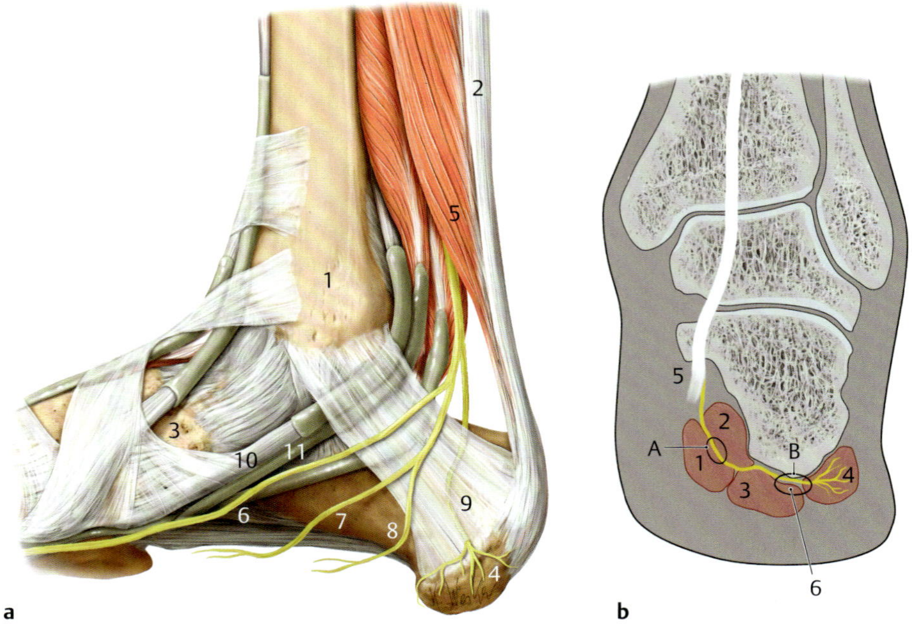

Abb. 7.12 Baxter-Nerv.

a Mediale Ansicht des oberen Sprunggelenks. Unter dem M. abductor hallucis freigelegt verläuft der N. tibialis posterior mit seinen Ästen: Nach Abzweigung von medialen kalkanearen Ästen (R. calcanearis medialis) Aufzweigung im Tarsaltunnel in den N. plantaris medialis und den N. plantaris lateralis. Der erste Ast des N. plantaris lateralis ist der Baxter-Nerv, auch bekannt als „N. calcanearis inferior". (Schünke M, Schulte E, Schumacher U et al. Prometheus LernAtlas – Allgemeine Anatomie und Bewegungssystem. 4. Aufl. Stuttgart: Thieme; 2014)

1 = Innenknöchel
2 = Achillessehne
3 = Talus
4 = Kalkaneus
5 = N. tibialis posterior
6 = N. plantaris medialis
7 = N. plantaris lateralis
8 = N. calcanearis inferior (Baxter-Nerv)
9 = N. calcanearis medialis
10 = Tibialis-posterior-Sehne
11 = Flexor-digitorum-longus-Sehne

b Kompression des Baxter-Nervs am Rückfuß, Ansicht von vorne.

1 = M. abductor hallucis
2 = M. quadratus plantae
3 = M. flexor digitorum brevis
4 = M. abductor digiti minimi
5 = Baxter-Nerv
6 = Fersensporn
A = Kompression durch Faszie und Muskelrand von 1 und 2
B = Kompression durch Fersensporn oder floride Plantarfasziitis

Untersuchungstechnik

- *Standarduntersuchung:* hochauflösende Mehrkanalspule, Lagerung je nach Fragestellung
- *Sequenztechnik:*
  - PDw fatsat koronar und sagittal
  - T 1w koronar
  - T 2w axial (in dieser Sequenz ist der Nerv besonders gut in dem signalreichen Fettgewebe abzugrenzen)
  - T 1w fatsat nach Kontrastmittelgabe sagittal und schräg axial (Sehnenkippung)

Wichtig sind eine hochauflösende Untersuchung mit einer hohen Matrix (mindestens 448 × 448) bei kleinem Field of View sowie eine Schichtdicke von etwa 2 mm.

Befunde

Unterschiedliche Stadien der Muskelschädigung des M. abductor digiti minimi zeigen sich im MRT initial mit einem flauen Denervierungsödem in der PDw fatsat Sequenz oder einer flauen Kontrastmittelanreicherung in der kontrastunterstützten fettsupprimierten T 1w Sequenz. In späteren Stadien reichen die Befunde bis zur vollständigen lipomatösen Involution, gut zu sehen in der koronaren T 1w Sequenz.

Der M. flexor digitorum brevis und der laterale Anteil des M. quadratus plantae können mitbetroffen sein. Eine inhomogene fettige Durchsetzung des am häufigsten betroffenen M. abductor digiti minimi spricht für eine aberrierende Innervation (Zusatzversorgung durch andere Äste als Normvariante).

Das Entrapment an der ersten Prädilektionsstelle durch einen hypertrophen M. abductor hallucis zwischen M. abductor hallucis und M. quadratus plantae ist schwierig zu identifizieren. Auf kräftige Muskelbäuche bei einem Denervierungsödem des M. abductor digiti minimi sollte geachtet werden. Die 2. Prädilektionsstelle der Affektion des Baxter-Nervs am medialen Kalkaneus an der Einstrahlung der Plantaraponeurose ist einfacher bezüglich der Beurteilung einer floriden Plantarfasziitis oder eines Fersensporns.

Bildbeispiele

Wie der normale Baxter-Nerv sich bildgebend darstellt, ist in ► Abb. 7.13 und ► Abb. 7.14 zu sehen. Mehrere Fälle von Baxter-Neuropathie zeigen ► Abb. 7.15, ► Abb. 7.16, ► Abb. 7.17 und ► Abb. 7.18.

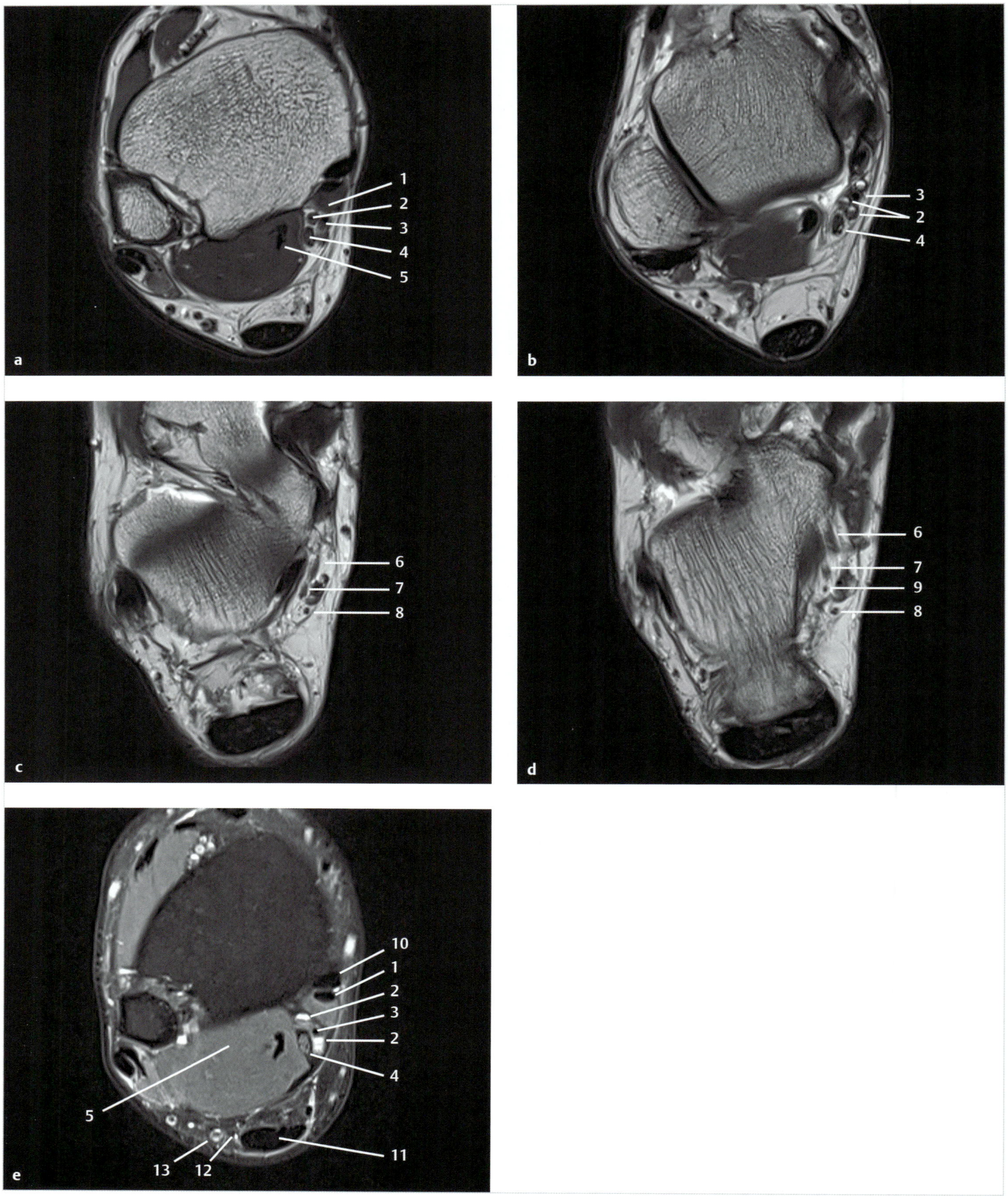
a
1
2
3
4
5
b
3
2
4
c
6
7
8
d
6
7
9
8
e
10
1
2
3
2
4
5
11
13
12

◂ **Abb. 7.13 Normalbefund des Baxter-Nervs.** 50-jähriger Patient mit Achillodynie.
1 = M. flexor digitorum longus
2 = V. tibialis posterior
3 = A. tibialis posterior
4 = N. tibialis
5 = M. flexor hallucis longus
6 = N. plantaris medialis
7 = N. plantaris lateralis
8 = N. calcaneus medialis
9 = Baxter-Nerv
10 = M. tibialis posterior
11 = Achillessehne
12 = V. suralis
13 = V. saphena parva

a Axiale T 2w MRT-Sequenz des distalen Unterschenkels. Darstellung des N. tibialis unmittelbar angrenzend an den Muskelbauch des M. flexor hallucis longus anterior. Medial des Nervs die Vv. tibialis und schräg anteromedial die A. tibialis posterior. Anteriore Begrenzung des Gefäß-Nerven-Bündels ist der M. flexor digitorum longus.
b Axiale T 2w MRT-Sequenz weiter kaudal als **a** in Höhe des Sprunggelenks. Posterior von 2 Venen gelegen der N. tibialis.
c Axiale T 2w MRT-Sequenz weiter kaudal als **b**. Aus dem N. tibialis Abgabe des N. calcanearis medialis, der nach medial entlang des Tuber calcanei führt. Dann Aufzweigung in den N. plantaris medialis (anteriorer Verlauf) und den N. plantaris lateralis, weiter posterior gelegen. Medial der nervalen Bifurkation Arterie und Vene.
d Axiale T 2w MRT-Sequenz weiter kaudal als **c** am medialen Kalkaneusrand. Schön zu sehen im Fettgewebe der posterior gelegene N. calcanearis medialis, dann als erster Ast aus dem N. plantaris lateralis der Baxter-Nerv (N. calcanearis inferior). Anterior gelegen der N. plantaris medialis.
e Axiale PDw fatsat MRT-Sequenz des distalen Unterschenkels (ähnliche Höhe wie **a**). Bei Schwierigkeiten in der Unterscheidung zwischen Nerv, Arterie und Vene kann die PDw fatsat Sequenz hilfreich sein. Der Nerv zeigt mit seinen Faszikeln ein etwas gesprenkeltes, muskelisointenses Muster. Die Venen mit langsamem Fluss sind signalintensiv, die Arterien mit schnellem Fluss zeigen Signalauslöschungen.

Differenzialdiagnose

- Plantarfasziitis
- Atrophie des Fersenfettgewebes
- Stressfraktur des Kalkaneus
- Apophysitis calcanei bei Kindern bzw. Jugendlichen
- Arthritis (Rheuma, seronegative Spondylarthropathie)

Therapie

Konservativ

- Schonung
- nicht steroidale Antirheumatika
- Steroidinjektionen
- Orthesen

Operativ

- Neurolyse des Baxter-Nervs (Release der tiefen Faszie des M. abductor hallucis)
- Neurolyse am Fersensporn bzw. an der Plantaraponeurose

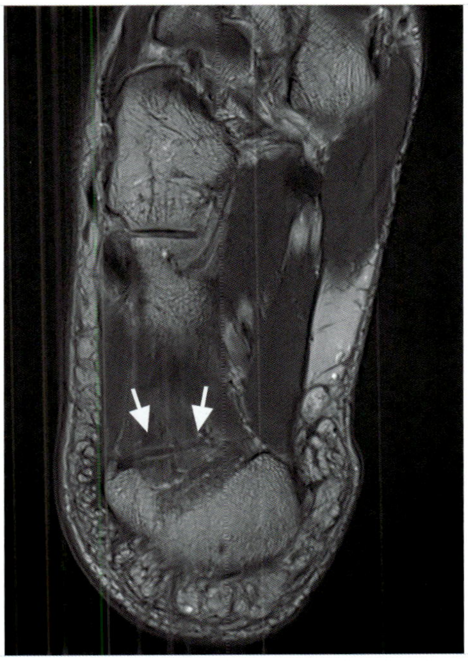

Abb. 7.14 Normalbefund des Baxter-Nervs. AxialeT 2w MRT-Sequenz. Darstellung des peripheren Anteils des N. calcanearis inferior (Pfeile), der unter dem Kalkaneus und auf der Plantaraponeurose horizontal von medial nach lateral verläuft. Der enge Lagebezug zur Plantarsehne erklärt die begleitende Affektion bei einer Fasziitis.

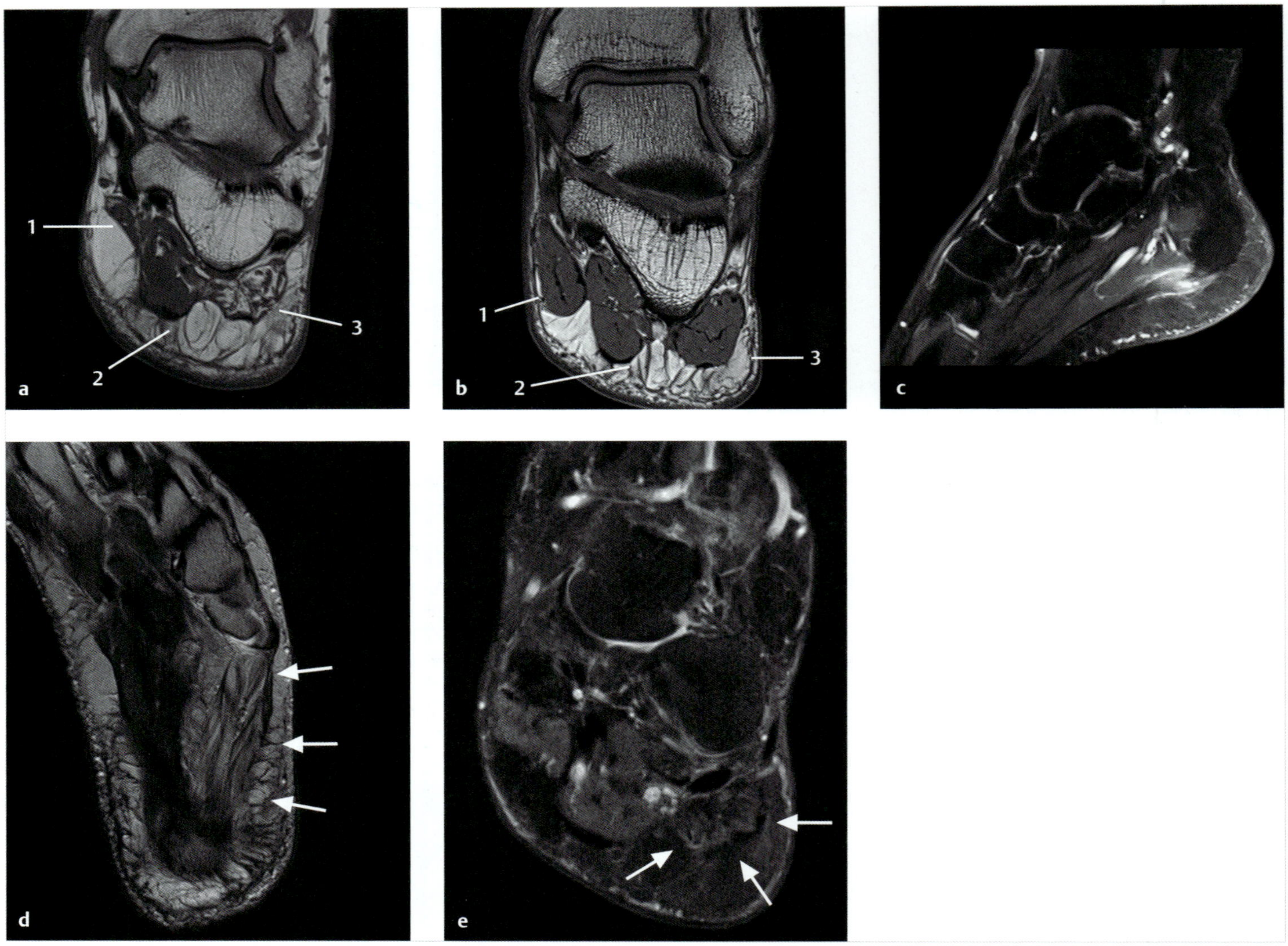

Abb. 7.15 Baxter-Neuropathie. 68-jährige Patientin mit chronischen Fersenschmerzen bei Plantarfasziitis.
1 = M. abductor hallucis
2 = M. flexor digiti brevis
3 = M. abductor digiti minimi
a Koronare T 1w MRT-Sequenz. Atrophie und lipomatöse Involution des M. abductor digiti minimi.
b Koronare T 1w MRT-Sequenz. Im Vergleich zu **a** koronare T 1w Aufnahme eines 34-jährigen Fußballprofis zur Veranschaulichung einer normalen plantaren Fußmuskulatur im Gegensatz zur Baxter-Neuropathie.
c Sagittale T 1w fatsat MRT-Sequenz nach Kontrastmittelgabe. Deutlich floride Plantarfasziitis.
d Axiale T 2w MRT-Sequenz. Darstellung der fettigen Durchsetzung des M. abductor digiti minimi (Pfeile).
e Koronare PDw fatsat MRT-Sequenz. Im Bereich der Muskelatrophie (Pfeile) kein Denervierungsödem als Ausdruck der bereits abgelaufenen Muskelschädigung ohne Hinweis auf ein akutes Geschehen.

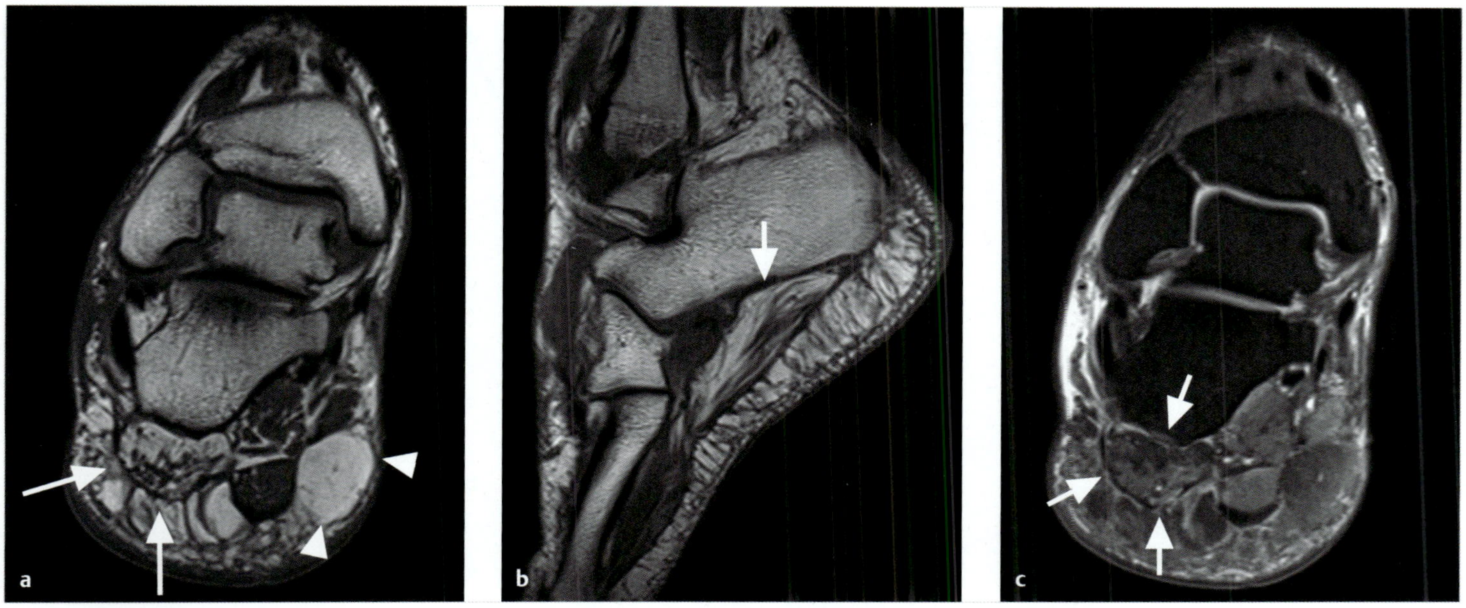

Abb. 7.16 Baxter-Neuropathie. 38-jährige Patientin mit Trauma am lateralen Fußrand und an der Ferse vor 8 Wochen, seitdem persistierende Schmerzen. Muskeldenervierung durch Nervenschädigung.

- **a** Koronare T1w MRT-Sequenz. Lipomatöse Involution des M. abductor digiti minimi (Pfeile). *Anmerkung:* Ähnlich wie in ▶ Abb. 7.15 und ▶ Abb. 7.17 kann das mediale plantare Fettgewebe im Fußgewölbe oft eine umschriebene rundliche Form annehmen wie hier plantarseitig angrenzend an den M. flexor digitorum brevis und den M. abductor hallucis (Pfeilspitzen). Diese Veränderung sollte nicht mit einem Lipom verwechselt werden.
- **b** Sagittale T1w MRT-Sequenz. Darstellung der lipomatösen Involution des M. abductor minimi (Pfeil) in sagittaler Schichtung.
- **c** Koronare PDw fatsat MRT-Sequenz. Als Ausdruck der abgelaufenen irreversiblen Läsion keine Flüssigkeitseinlagerungen oder Zeichen eines Denervierungsödems im Bereich des vollständig lipomatös veränderten Muskels (Pfeile). Ursächlich für die laterale Beschwerdesymptomatik war ein ausgedehntes komprimierendes Weichteilhämatom am lateralen Fußrand, das anamnestisch lange bestand und vermutlich eine nervale Druckschädigung verursachte.

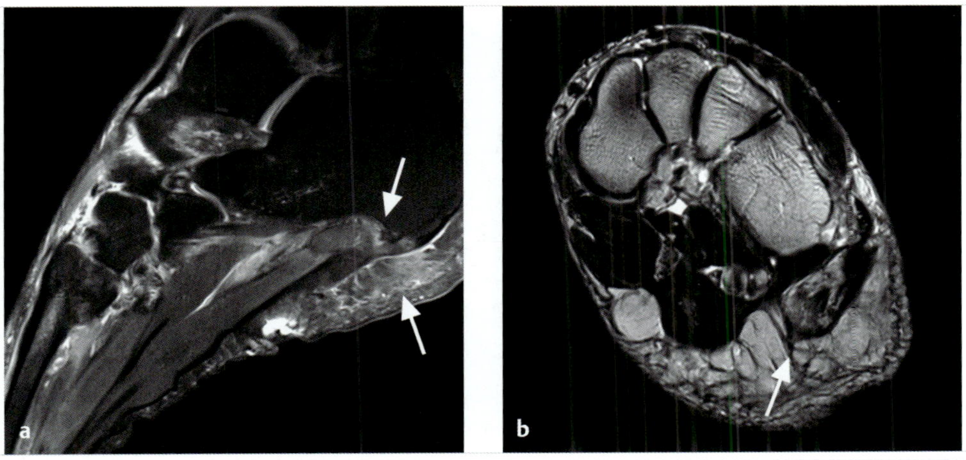

Abb. 7.17 Baxter-Neuropathie. 49-jähriger Patient mit Schmerzen am lateralen Mittelfuß. Plantarfasziitis mit Baxter-Neuropathie.
Anmerkung: Eine mechanische Irritation des N. calcanearis inferior (N. plantaris lateralis) durch einen knöchernen Fersensporn oder eine stark verdickte Plantarfaszie kann durch eine mikrochirurgische Dekompression des Nervs behoben werden. Ziel der Operation ist es, einengende Strukturen zu resezieren.

- **a** Sagittale PDw fatsat MRT-Sequenz. Darstellung einer floriden Plantarfasziitis (Pfeile) mit Ödematisierung der angrenzenden Weichteile und fokaler ansatznaher Erweichungszone sowie umschrieben aktiviertem plantarem Fersensporn.
- **b** Axiale T2w MRT-Sequenz. Lipomatöse Involution des M. abductor digiti minimi (Pfeil; Schnitt in Höhe des Kuboids).

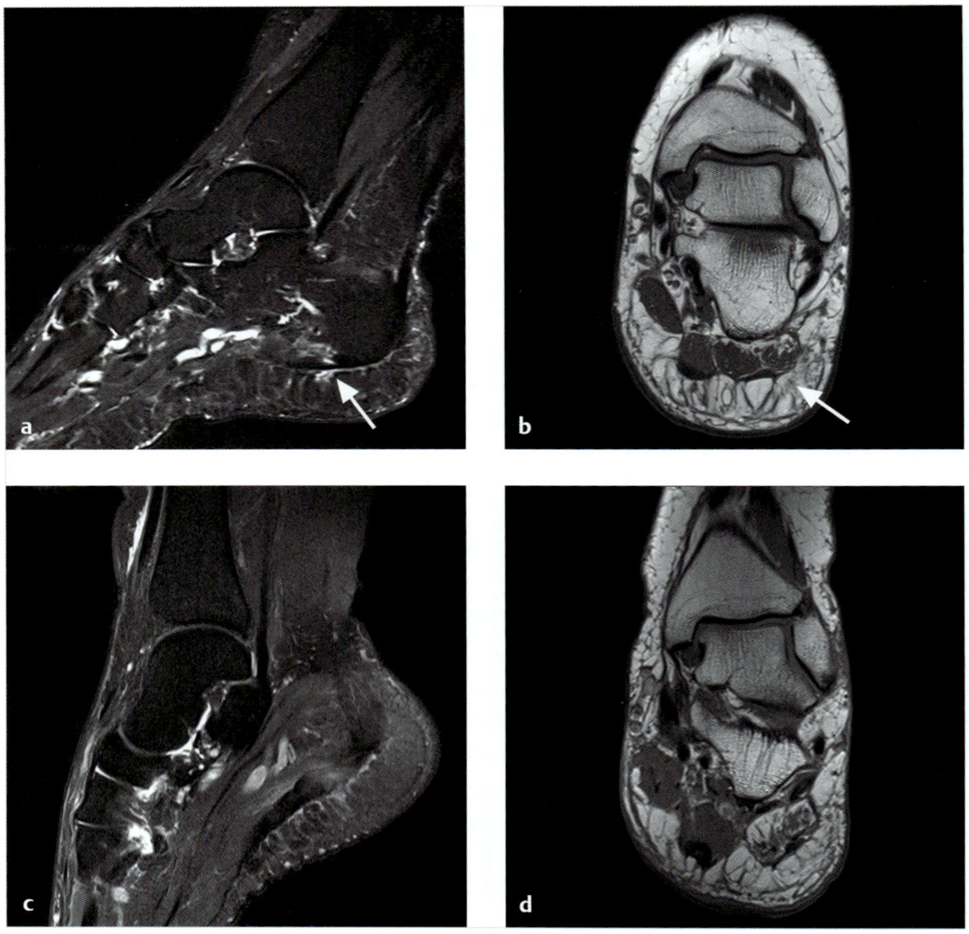

Abb. 7.18 Baxter-Neuropathie. 53-jährige Patientin mit Schmerzen an der Außenseite der Fußsohle und im Mittelfußbereich, zunehmende Symptomatik mit zunehmender Plantarfasziitis und Baxter-Neuropathie im Verlauf. *Anmerkung:* Die T1w Sequenz ist gut geeignet, um Volumenasymmetrien der Fußmuskulatur mit initialer lipomatöser Durchsetzung zu erfassen. Zusammen mit der wassersensitiven PDw fatsat Sequenz bei hoher anatomischer Auflösung sollte bei jeder Fußdiagnostik auch die Fußmuskulatur sorgfältig in sämtlichen Sequenzen beurteilt werden.

a Sagittale STIR-MRT-Sequenz. Floride Plantarfasziitis mit fokaler Ödematisierung an der fibroossären Einstrahlung (Pfeil).

b Koronare T1w MRT-Sequenz. Initiale lipomatöse Durchsetzung mit Volumenminderung des M. abductor digiti minimi (Pfeil).

c Sagittale PDw fatsat MRT-Sequenz, Verlauf nach 2 Monaten. Progrediente Beschwerdesymptomatik, zunehmende aktivierte Plantarfasziitis mit aufgetriebener und mukoid degenerierter Sehne.

d Koronare T1w MRT-Sequenz, Verlauf nach 2 Monaten, gleicher Untersuchungszeitpunkt wie **c**. Konsekutiv progrediente Baxter-Neuropathie mit zunehmender lipomatöser Durchsetzung des M. abductor digiti minimi.

7.2.3 Vorderes Tarsaltunnelsyndrom

Definition

Kompression des N. fibularis (peroneus) profundus (Syn.: anteriores Tarsaltunnelsyndrom, Fibularissyndrom; mit dem Ausdruck „Tarsaltunnelsyndrom" ist üblicherweise das hintere Tarsaltunnelsyndrom gemeint).

> **Cave**
>
> Trotz der Namensähnlichkeit darf das vordere Tarsaltunnelsyndrom (Kompression des N. fibularis profundus) nicht mit dem Tarsaltunnelsyndrom (Kompression des N. tibialis) verwechselt werden.

Symptome

- Schmerzen am Fußrücken, mitunter auch in Ruhephasen
- lokaler Druckschmerz
- Parästhesien von D I/II

Prädisponierende Faktoren

- Kompression von außen (zu enges Schuhwerk, enge Schnürung)
- Kompression funktionell (Tragen von hohen Schuhen mit Sehnenüberlastung)
- Kompression von innen (Ganglien, Peritendinitis, Narbenbildung)
- anatomische Variante (akzessorische Sehne bzw. akzessorischer Muskelbauch, abnormer Nerven- oder Flexorensehnenverlauf)
- Diabetes mellitus

Anatomie/Pathologie

Der N. fibularis profundus (▶ Abb. 7.19) entspringt aus dem N. ischiadicus und dem N. fibularis communis und teilt sich in Höhe des Fibulaköpfchens auf in den N. fibularis superficialis und den N. fibularis profundus. Er wird vom inferioren Extensorenretinakulum komprimiert. Er sorgt für die motorische Innervation von M. tibialis anterior, M. extensor hallucis longus, M. extensor hallucis brevis, M. extensor digitorum longus, M. extensor digitorum brevis und M. fibularis tertius. Zudem ist er für die sensible Innervation der Haut zwischen der I. und II. Zehe zuständig.

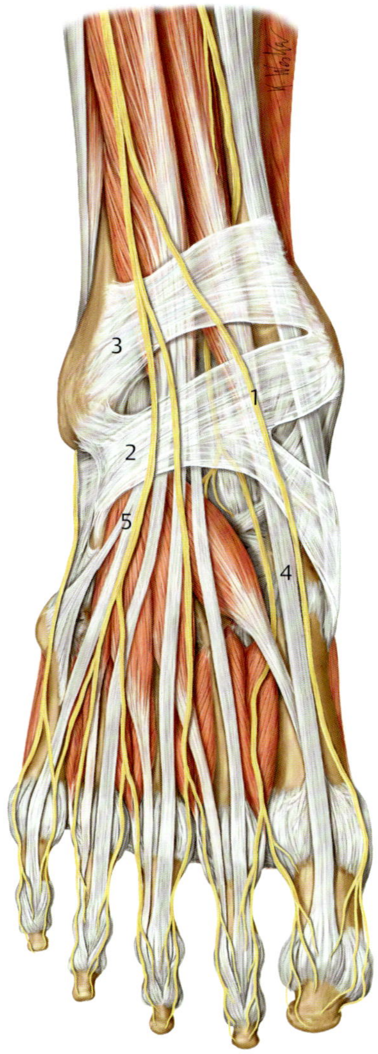

Abb. 7.19 Verlauf des N. fibularis profundus am Sprunggelenk und Fuß. (Schünke M, Schulte E, Schumacher U et al. Prometheus LernAtlas – Allgemeine Anatomie und Bewegungssystem. 4. Aufl. Stuttgart: Thieme; 2014)
1 = N. fibularis (peroneus) profundus
2 = inferiores Extensorenretinakulum (mögliche Kompression für 1)
3 = superiores Extensorenretinakulum
4 = Sehne des M. extensor hallucis longus
5 = Sehnen des M. extensor digitorum longus

Bildgebung

Ultraschall

Teilweise können Veränderungen im Sehnenverlauf mithilfe einer hochauflösenden Neurosonografie dargestellt werden. Dies betrifft insbesondere Adhäsionen des Nervs in Narbengewebe (z. B. nach Verletzungen oder Operationen).

Röntgen

Ausschluss knöcherner Ursachen (Kompression durch Ossifikationen, Osteophyten, Koalition usw.).

Magnetresonanztomografie

Antworten im Befund

- Beschreibung des N. fibularis profundus im Verlauf, ggf. Verdickung bzw. Ödematisierung, Kontrastmittelaufnahme des Nervs
- Beurteilung der angrenzenden Strukturen (Extensorensehne, Extensorenretinakulum)
- Identifikation einer komprimierenden Ursache (Ganglion, knöcherne Ursachen, angrenzende Entzündung [Peritendinitis], akzessorische Sehne bzw. akzessorischer Muskelbauch usw.)
- Beurteilung der beteiligten Muskulatur, die kein pathologisches Signalmuster zeigen muss (Stadien der Muskelschädigung: Denervierungsödem, lipomatöse Durchsetzung, fettige Atrophie, vollständige Lipomatose; distal der Kompression liegen der M. extensor hallucis brevis und der M. extensor digitorum brevis, die hinsichtlich Sekundärveränderungen beurteilt werden müssen)
- Ausschluss von Differenzialdiagnosen

Untersuchungstechnik

Wichtig ist eine hochauflösende Untersuchung mit einer hohen Matrix (mindestens 448 × 448) bei kleinem Field of View sowie einer Schichtdicke von ca. 2 mm.

- *Standarduntersuchung:* Empfehlung der Bauchlagerung, um den Magic-Angle-Effekt mit Signalauslöschungen innerhalb der Sehnen zu reduzieren
- *Sequenztechnik:*
  - PDw fatsat koronar und sagittal
  - T 1w koronar
  - T 2w axial (es kann mitunter schwierig sein, den Nerv zwischen der Muskulatur direkt abzugrenzen)
  - T 1w fatsat nach Kontrastmittelgabe sagittal und schräg axial (Sehnenkippung)

Befunde

Es zeigt sich eine Kompression des N. fibularis profundus z. B. durch eine Weichteilraumforderung (Ganglion, variköse Venenerweiterungen) oder knöcherne Strukturen. Der Nerv kann dabei fokal ödematisiert sein, mit vermehrter Kontrastmittelaufnahme. Bei Kompression ist er abschnittsweise hochgradig ausgedünnt und kaum abgrenzbar.

Differenzialdiagnose

- Polyneuropathie
- knöcherne Pathologien (Stressödeme, Ermüdungsfrakturen)
- Peritendinitis der Flexorensehnen
- höher gelegene nervale Pathologie (lumbaler Bandscheibenvorfall)
- Mittelfußarthrose
- Stressfraktur der Os-metatarsale-II-Basis

Therapie

- Lokalanästhesie als Bestätigung der Diagnose
- Beseitigung der komprimierenden Ursache (Kompression von außen: angepasstes Schuhwerk; Kompression von innen: Exzision der komprimierenden Raumforderungen (Ganglien, Osteophyten usw.)
- Steroidinjektionen
- Neurolyse

Prognose/Komplikationen

Häufige Ursachen sind Osteophyten der Fußwurzel, eng geschnürte Schuhe, Kompressionsstrümpfe, zu enge Bandagen oder zu enge Tapes. Wichtig ist deshalb bei deren Benutzung, an dieses Krankheitsbild zu denken. Oft ist es ausreichend, den Druck auf den Nerv zukünftig zu vermeiden. Sind Osteophyten die Ursache, kann der Nervenschmerz durch Abtragung der Osteophyten oft gut behandelt werden. Bestehende Ausfälle des Nervs sind häufig nicht rückläufig.

7.2.4 Tarsaltunnelsyndrom

Definition

Kompression des N. tibialis im Tarsaltunnel unter dem Flexorenretinakulum (Syn.: hinteres Tarsaltunnelsyndrom; mit dem Ausdruck „Tarsaltunnelsyndrom" verbindet man üblicherweise das eigentliche hintere Tarsaltunnelsyndrom).

Symptome

- Neuropathischer Schmerz typisch (Brennen, einschießender Schmerz, wechselnde Beschwerden, Schmerzzunahme unter Belastung und nachts, zum Teil Restless-Legs-ähnlich)
- Schmerzlokalisation plantarseitig bis zu den Zehen und an der medialen Fersenhaut, aber auch Ausstrahlung in den gesamten Fuß und Unterschenkel
- Parästhesien im Versorgungsgebiet, Taubheit, „Ameisenlaufen"
- lokaler Druckschmerz, Klopfschmerzhaftigkeit in Höhe der Nervenkompression (Hoffmann-Tinel-Zeichen positiv)
- in fortgeschrittenen Stadien Muskelatrophie
- neurologische Untersuchungen (Nervenleitgeschwindigkeit, Elektromyografie) möglicherweise ohne Befund
- mitunter reduzierte Schweißsekretion an der Fußsohle (Ninhydrintest)

Prädisponierende Faktoren

- Fehlstellung (Pes planovalgus, degenerative Tibialis-posterior-Insuffizienz)
- Arthrose
- posttraumatisch (Fehlstellung, Narbenbildung, Osteophyten)
- vaskuläre Degeneration (Varikosis)
- Ganglien
- Arthritis
- Diabetes mellitus

Anatomie/Pathologie

Der N. tibialis zweigt sich im Tarsaltunnel in den N. plantaris medialis und den N. plantaris lateralis auf (s. ► Abb. 7.12). Der Tarsaltunnel ist eine anatomisch beengte Zone, die vom Kalkaneusrand und vom Flexorenretinakulum begrenzt wird. Darin verlaufen die Flexorensehnen und das Gefäß-Nerven-Bündel. Der N. plantaris lateralis zweigt sich relativ früh im Tarsaltunnel auf und verläuft weiter nach lateral hinter dem N. plantaris medialis. Innervation:

- *N. plantaris medialis:*
  - sensorische Innervation von ⅔ der medialen Fußsohle
  - motorische Innervation des M. flexor digitorum brevis, des M. abductor hallucis, des M. flexor hallucis brevis und des M. lumbricalis I
- *N. plantaris lateralis:*
  - sensorische Innervation des lateralen Drittel der Fußsohle und des lateralen Fußrands, der Kleinzehe und der laterale Hälfte der IV. Zehe
  - motorische Innervation des M. quadratus, der Mm. interossei und weiterer Fußmuskeln

Häufiger wird der N. plantaris medialis komprimiert.

Bildgebung

Ultraschall

Die hochauflösende Neurosonografie ermöglicht eine Darstellung des Nervs besonders bei oberflächlichem Verlauf um den Innenknöchel.

Röntgen

Ausschluss knöcherner Ursachen (Kompression durch Ossifikationen, Osteophyten, Koalition usw.).

Magnetresonanztomografie

Antworten im Befund

- Beschreibung des N. tibialis sowie der Nn. plantares medialis und lateralis im Verlauf, ggf. Verdickung bzw. Ödematisierung, Kontrastmittelaufnahme des Nervs
- Beurteilung der angrenzenden Strukturen (Flexorensehnen, Venen, A. tibialis posterior)
- Identifikation einer komprimierenden Ursache (Ganglion, Varizen, knöcherne Ursachen, angrenzende Entzündung usw.)
- Beurteilung der Muskulatur, die aber häufig unauffällig ist; Schädigung möglich bei einem Mischbild eines Tarsaltunnelsyndroms mit Polyneuropathie (unterschiedliche Stadien einer Schädigung der innervierten Muskeln: Denervierungsödem, lipomatöse Durchsetzung, fettige Atrophie, vollständige Lipomatose)
- Ausschluss von Differenzialdiagnosen

Merke

Bei einem Tarsaltunnelsyndrom ist das Muskelsignal in der MRT meistens unauffällig.

Untersuchungstechnik

Wichtig ist eine hochauflösende Untersuchung mit einer hohen Matrix (mindestens 448 × 448) bei kleinem Field of View sowie einer Schichtdicke von ca. 2 mm.

- *Standarduntersuchung:* Empfehlung zur Bauchlagerung, um den Magic-Angle-Effekt bei Beurteilung der Flexorensehnen zu reduzieren
- *Sequenztechnik:*
  - PDw fatsat koronar und sagittal
  - T 1w koronar
  - T 2w axial (in dieser Sequenz ist der Nerv besonders gut in dem signalreichen Fettgewebe abzugrenzen)
  - T 1w fatsat nach Kontrastmittelgabe sagittal und schräg axial (Sehnenkippung)

Befunde

Es zeigt sich eine Kompression des N. plantaris medialis im Tarsaltunnel durch eine Weichteilraumforderung (häufiger Ganglion, variköse Venenerweiterungen) oder knöcherne Strukturen. Der Nerv kann dabei fokal ödematisiert geschwollen sein, mit vermehrter Kontrastmittelaufnahme. Bei Kompression ist er abschnittsweise hochgradig ausgedünnt und kaum abgrenzbar.

Zur Bildanalyse (s. ► Abb. 7.20) sucht man am besten den N. tibialis in der T 2w Sequenz axial in Höhe des Sprunggelenks medial auf und verfolgt ihn weiter durch den Tarsaltunnel nach distal. Dabei zeigt sich in Höhe des Kalkaneusrands die Aufzweigung in den medialen und lateralen Ast des N. plantaris. Den N. plantaris medialis verfolgt man dann weiter bis zum Henry-Knoten. Dort können Irritationen einen sog. Jogger's Foot auslösen. Ist der Nerv identifiziert, sucht man in den unterschiedlichen Sequenzen die Region nach lokal angrenzenden Raumforderungen ab. Dabei ist die sagittale PDw fatsat Sequenz am besten zum Erkennen von Ganglionzysten geeignet, die koronare T 1w Sequenz zum Erkennen von Lipomen und schließlich die schräg axiale T 1w fatsat Sequenz nach Kontrastmittelgabe (Sehnenkippung) zur Darstellung von Varizen, Sehnenpathologien oder sonstigen kontrastmittelaufnehmenden Raumforderungen.

Bei der vorwiegend sensiblen Schädigung des Nervs sind muskuläre Denervierungsödeme bei Mischformen mit Polyneuropathien zu beobachten.

Cave

Eine fehlende Raumforderung schließt ein Tarsaltunnelsyndrom nicht aus. Auch bei fehlendem Nachweis einer Raumforderung im Tarsaltunnel kann trotzdem eine Kompression des Nervs durch Venenkonvolute oder Faszienstränge vorliegen.

Bildbeispiele

Den normalen bildgebenden Befund des Tarsaltunnels zeigt ▶ Abb. 7.20. Zwei Fälle sind in ▶ Abb. 7.21 und ▶ Abb. 7.22 dargestellt.

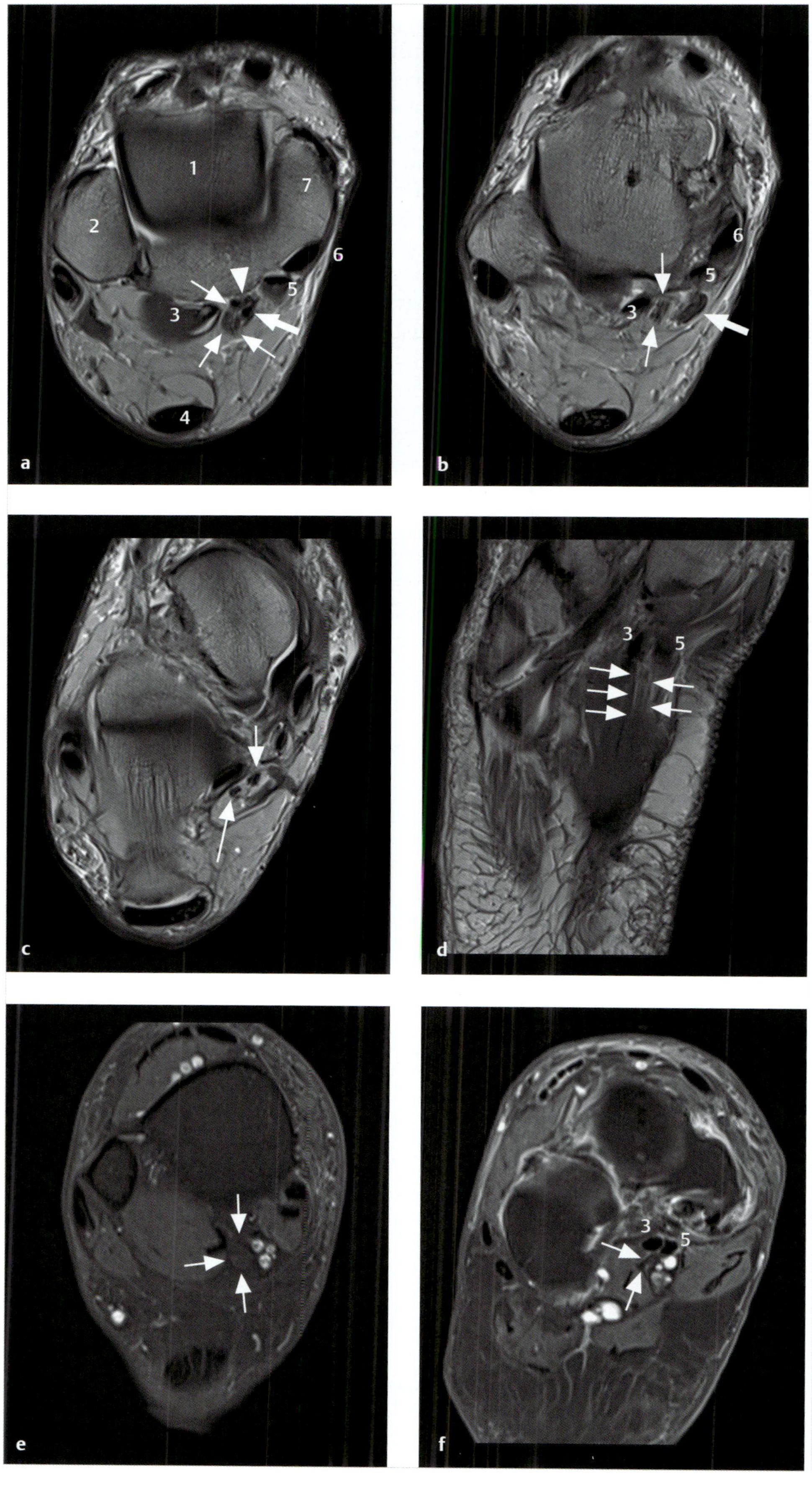

Abb. 7.20 Normalbefund des Tarsaltunnels. 70-jährige Patientin. Darstellung des N. tibialis mit seiner Aufzweigung in den N. plantaris medialis und den N. plantaris lateralis. Bei jungen, sportlich aktiven Patienten bzw. schlanken Patienten mit viel Muskulatur ist der Nerv aufgrund des wenigen umgebenden Fettgewebes und der unmittelbar angrenzenden Muskulatur etwas schwieriger zu identifizieren.
1 = Talus
2 = Außenknöchel
3 = Flexor-hallucis-longus-Sehne
4 = Achillessehne
5 = Flexor-digitorum-longus-Sehne
6 = Tibialis-posterior-Sehne
7 = Innenknöchel

- **a** Axiale T 2w MRT-Sequenz in Höhe des oberen Sprunggelenks. Darstellung des N. tibialis mit seinen Faszikeln. Der Nerv bietet eine morphologische Varianz von einer sehr zarten Kordel bis zu einem breiten Faszikelgeflecht. Er verläuft posterolateral entlang der Tibialis-posterior-Gefäßbahn zwischen Flexor-digitorum-longus- und Flexor-hallucis-longus-Sehne. Die dünnen Pfeile kennzeichnen den N. tibialis, der dicke Pfeil die A. tibialis posterior und die Pfeilspitze Venen.
- **b** Axiale T 2w MRT-Sequenz in Höhe der Talusrolle. N. tibialis unmittelbar vor der Aufzweigung. Die dünnen Pfeile markieren den N. tibialis, der dicke Pfeil die A. tibialis posterior.
- **c** Axiale T 2w MRT-Sequenz entlang des medialen Kalkaneusrands. Der lange Pfeil weist auf den N. plantaris lateralis. Unmittelbar angrenzend ist der Anschnitt des N. calcanearis inferior zu sehen. Der kurze Pfeil markiert den N. plantares medialis.
- **d** Axiale T 2w MRT-Sequenz weiter distal. Längs angeschnitten der N. plantaris medialis (Pfeile) unmittelbar vor dem Henry-Knoten (Kreuzungspunkt der Flexor-hallucis-longus- und der Flexor-digitorum-longus-Sehne).
- **e** Schräg axiale T 1w fatsat MRT-Sequenz nach Kontrastmittelgabe (Sehnenkippung), Schicht über dem oberen Sprunggelenk. Nach Kontrastmittelgabe unauffällige Darstellung des N. tibialis (Pfeile), keine Kontrastmittelanreicherung, medial angrenzend das kontrastierte Gefäßbündel.
- **f** Schräg axiale T 1w fatsat MRT-Sequenz nach Kontrastmittelgabe (Sehnenkippung), Schichtung weiter distal in Höhe des Henry-Knotens. Unauffällige Darstellung des N. plantaris medialis (Pfeile), angrenzend die sich überkreuzende Flexor-hallucis-longus- und Flexor-digitorum-longus-Sehne sowie medial das Gefäßbündel. Dieser Bereich ist insbesondere beim Jogger's Foot zu beachten.

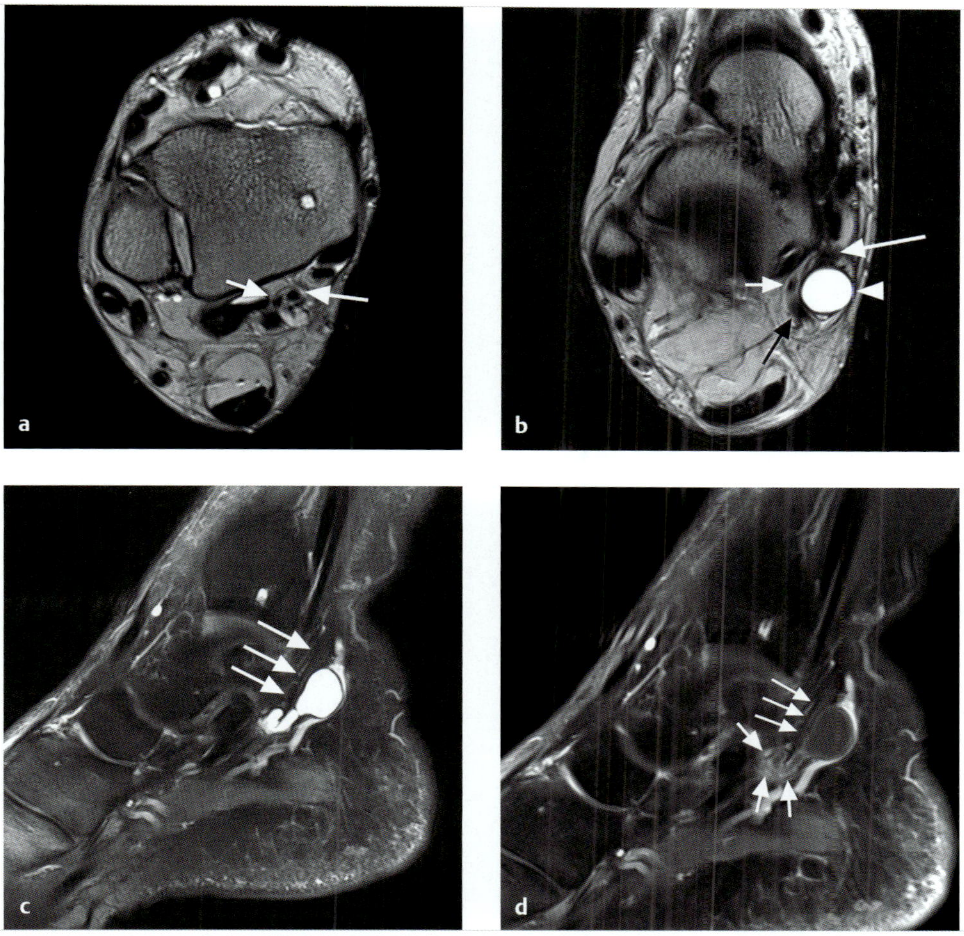

Abb. 7.21 Tarsaltunnelsyndrom. 51-jährige Patientin, anamnestisch Taubheit der I. und II. Zehe. Tarsaltunnelsyndrom aufgrund eines Ganglions. *Anmerkung:* Bei Ganglionzysten ist es immer wichtig, den Ausgangsort zu identifizieren. Häufig liegen gestielte Ganglien von degenerativ veränderten Gelenkkapseln vor, deren Hauptanteil einen entfernten Lagebezug zum eigentlichen Gelenk aufweisen kann und nur über den Stiel verbunden ist.

a Axiale T 2w MRT-Sequenz. Aufzweigung in den N. plantaris medialis etwas weiter medial und anterior (langer Pfeil) sowie etwas weiter lateral und posterior in den N. plantaris lateralis (kurzer Pfeil) etwas oberhalb des Sprunggelenkspalts; die Höhe der Aufzweigung variiert.

b Axiale T 2w MRT-Sequenz weiter distal. Darstellung der zystischen, komprimierenden Raumforderung, die von posterior den N. plantaris medialis (weißer langer Pfeil) einengt. Lateral gelegen ist der N. plantaris lateralis (weißer kurzer Pfeil), unmittelbar angrenzend posterior an das Ganglion (Pfeilspitze) verläuft die Flexor-hallucis-longus-Sehne (schwarzer Pfeil).

c Sagittale PDw fatsat MRT-Sequenz. Darstellung des Ganglions von sagittal, unmittelbar langstreckig angrenzend aufsitzend der komprimierte N. plantaris medialis (Pfeile).

d Sagittale T 1w fatsat MRT-Sequenz nach Kontrastmittelgabe. Geringe Kontrastmittelaufnahme der Ganglionzyste im Randbereich bei ansonsten wasseräquivalenten Binnenstrukturen. Weiter distal erkennt man die zystischen Ausläufer und den geschlängelten Stiel (Pfeilspitzen) der Ganglionzyste, vermutlich ausgehend vom Subtalargelenk. Der N. plantaris medialis zeigt trotz der Kompression keine vermehrte Kontrastmittelanreicherung (Pfeile).

Differenzialdiagnose

- Polyneuropathie
- knöcherne Überlastungen (Stressödeme, Ermüdungsfrakturen)
- Plantarfasziitis, Peritendinitis der Flexorensehnen
- höher gelegene nervale Pathologie (lumbaler Bandscheibenvorfall)
- lokaler Druck durch schlecht positionierte Einlagen

Therapie

- Lokalanästhesie als Bestätigung der Diagnose
- Steroidinjektionen
- operative Dekompression

Prognose/Komplikationen

Das Tarsaltunnelsyndrom beschreibt einen Symptomenkomplex, hinter dem sich eine Vielzahl von Pathologien verbergen kann. Umso wichtiger ist eine adäquate Diagnostik vor Einleitung der Behandlung. Liegt eine mechanische Irritation des Nervs vor und kann diese beseitigt werden, hat das in den meisten Fällen eine signifikante Reduktion der Beschwerden zur Folge. Faktoren, die mit einer guten Prognose korrelieren, sind eine kurze Dauer der Beschwerden zwischen Auftreten und operativer Therapie, eine klar diagnostizierte mechanische Ursache und ein positives Hoffmann-Tinel-Zeichen im Nervenverlauf.

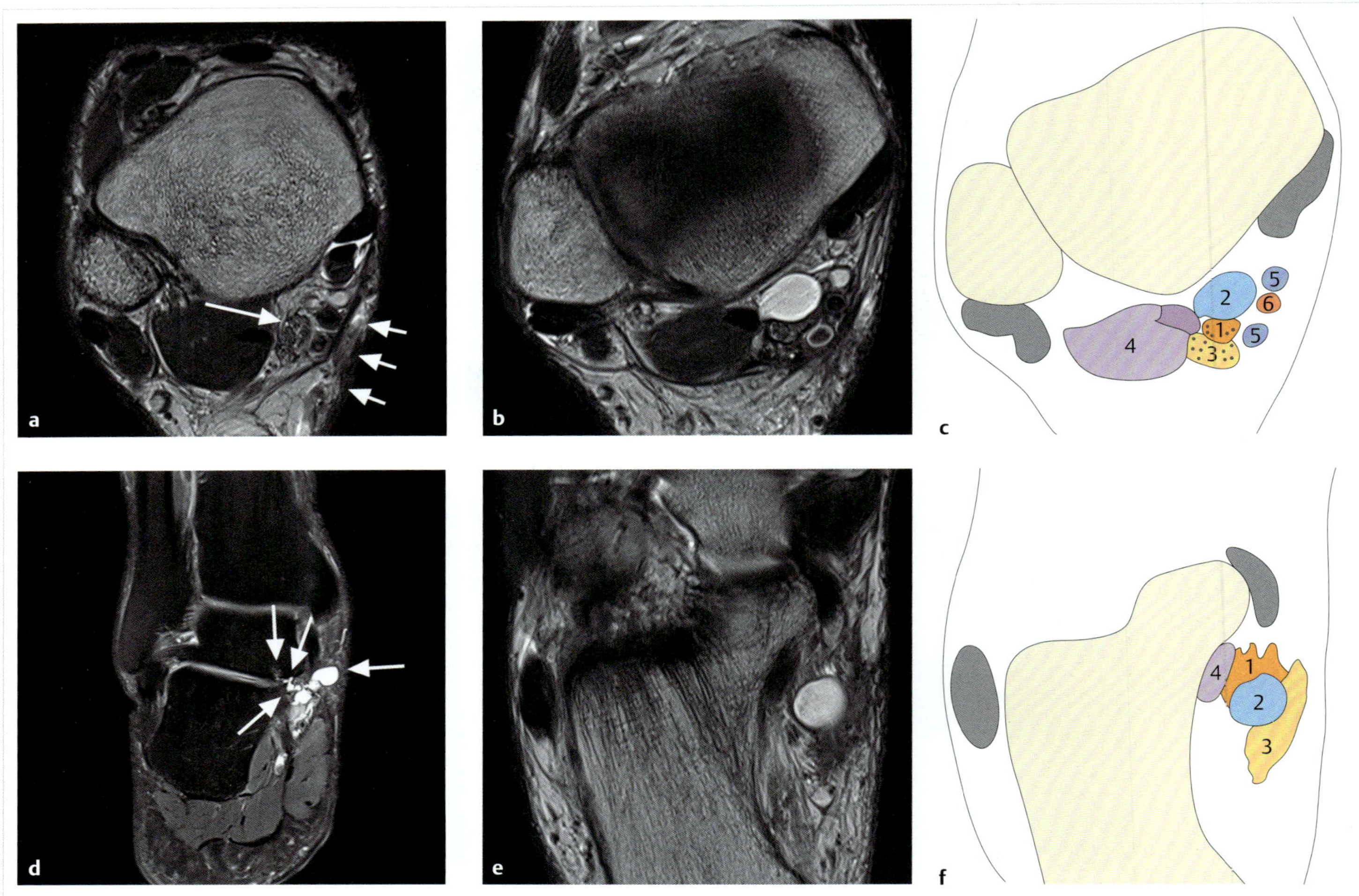

Abb. 7.22 Tarsaltunnelsyndrom. 38-jähriger Patient mit Schmerzen retromalleolär medial rechts. Zustand nach Ganglionentfernung im Tarsaltunnel, Verdacht auf Rezidiv.

a Axiale T2w MRT-Sequenz (3-T-MRT, 18-Kanal-Spule, Schichtdicke 2,5 mm, Matrix 560 × 512). N. tibialis (langer Pfeil) in Höhe der Aufzweigung in den N. plantaris medialis und den N. plantaris lateralis. Angrenzend subkutane narbige Veränderungen in der Subkutis (kurze Pfeile).

b Axiale T2w MRT-Sequenz, Schichtung in Höhe des oberen Sprunggelenks. Abflachung des N. plantaris medialis durch Kompression der anterior gelegenen Ganglionzyste gegen die A. und V. tibialis posterior und die Flexor-hallucis-longus-Sehne.

c Schematische Darstellung der MRT-Sequenz aus **b**.
1 = N. plantaris medialis
2 = komprimierende Ganglionzyste
3 = N. plantaris lateralis
4 = M. flexor hallucis longus
5 = Venen
6 = A. tibialis posterior

d Koronare PDw fatsat MRT-Sequenz. Darstellung der bizarr konfigurierten, gestielten Ganglionzyste, deren Stiel bis an die subtalare mediale Gelenkkapsel reicht (Pfeile).

e Axiale T2w MRT-Sequenz weiter distal am medialen Kalkaneusrand. Weitere Kompression eines inferior gelegenen Anteils der Ganglionzyste mit Abflachung des N. plantaris medialis, der zwischen Ganglionzyste und Flexor-hallucis-longus-Sehne eingeengt wird. Posterior der Ganglionzyste der N. plantaris lateralis. Medial angrenzend an die zystische Raumforderung sind signalarme narbige Veränderungen (Pfeile) zu erkennen.

f Schematische Darstellung der MRT-Sequenz aus **e**.
1 = N. plantaris medialis
2 = komprimierende Ganglionzyste
3 = Narbengewebe
4 = Flexor-hallucis-longus-Sehne

7.2.5 Kompression des Nervus suralis

Definition

Einengungen des sensiblen N. suralis in seinem gesamten Verlauf (eher seltene Entität).

Symptome

Parästhesien, Taubheit und möglicherweise Schmerzen an der Haut des posterioren und posterolateralen Unterschenkels, des lateralen Fußrands und der Ferse.

Prädisponierende Faktoren

- Narbige Veränderungen im Nervenverlauf bei Zustand nach Operation (z. B. Achillessehnenoperation, Operation bei Frakturen oder Entzündungen, andere operative Eingriffe)
- Pathologien der Achillessehne (Tendinose, Peritendinitis)
- Ganglien
- akzessorischer Muskel

Anatomie/Pathologie

Anatomie

Der Nerv innerviert sensibel die posterolaterale Wadenhaut, die Ferse und den lateralen Fußrand. Er ist ein Zusammenschluss aus dem N. cutaneus surae medialis und dem N. cutaneus surae lateralis (R. communicans). Er verläuft vom mittleren Unterschenkel Richtung Außenknöchel posterolateral neben der Achillessehne. In Höhe des Sprunggelenks zieht der Nerv nach ventral und verläuft d.-p. der Peronealsehnen (N. cutaneus dorsalis lateralis) bis zum D V. Er liegt subkutan, besitzt relativ viele Faszikel und ist rein sensibel. Deswegen ist er auch geeignet als Nerveninterponat oder zur Biopsie.

Pathologie

Zu Funktionseinschränkungen kommt es bei einer direkten Kompression. Begleitende Affektionen entstehen durch angrenzende Entzündung oder im Rahmen einer sensomotorischen Neuropathie.

Bildgebung

Ultraschall

Beurteilung der Weichteilsituation und von Ganglien sowie von Hinweisen auf Narbenbildung.

Röntgen

Ausschluss von knöchernen Ursachen mit Nervenkompression.

Magnetresonanztomografie

Antworten im Befund

- Beschreibung des N. suralis, Beschreibung der Lokalisation der Nervenläsion
- Beurteilung der Kompression mit seinen Ursachen
- bei Pathologien der Achillessehne Beschreibung der Veränderung
- bei Narbenbildung exakte Beschreibung der kraniokaudalen Ausdehnung mit Lagebeziehung der fibrösen Narbenstränge zum Nerv

Untersuchungstechnik

- *Standarduntersuchung der Achillessehne bei Zustand nach Achillessehnenoperation oder sonstigen Unterschenkeloperationen:*
    - T 1w und PDw fatsat sagittal
    - T 2w und PDw fatsat axial
    - T 1w fatsat sagittal und axial nach Kontrastmittelgabe
- *Standarduntersuchung der Rückfußsehnen bei Verdacht auf Narbenbildung in Höhe des Sprunggelenks:*
    - PDw fatsat sagittal und koronar
    - T 1w koronar
    - T 2w axial (Gelenkkippung)
    - T 1w fatsat nach Kontrastmittelgabe schräg axial (Sehnenkippung) und sagittal
- *bei Verdacht auf Kompression in Höhe der Austrittsstelle im fibrösen Tunnel im Bereich der Austrittstelle des Nervs durch die Fascia cruris:* MRT des Unterschenkels

Befunde

Der N. suralis ist eine tubuläre, relativ prominente und gerade verlaufende Struktur im subkutanen Fettgewebe lateral neben der Achillessehne im distalen Drittel und wird von der V. saphena parva begleitet. Oft liegen Vene und Nerv sehr eng beieinander. Bei hochauflösenden Sequenzen kann man gut die einzelnen Faszikel des Nervs abgrenzen. Die Vene ist meist kaliberstärker als der Nerv und kann medial oder lateral des Nervs verlaufen. Sie zeigt häufig einen semizirkulären Randsaum oder eine siegelringähnliche Konfiguration aufgrund von Flussphänomenen. Weitere Befunde:

- signalarme Narbenstränge mit narbigen Verziehungen des Subkutangewebes im Nervenverlauf lateral der Achillessehne
- verzogener Nervenverlauf mit im Narbengewebe fehlender oder erschwerter Abgrenzbarkeit des N. suralis
- bei ausgeprägter Tendinose mit Peritendinitis Affektion des N. suralis im lateralen Randbereich
- umschriebene nervale Kompression durch Ganglienbildung
- nach Distorsionstraumen und eventueller Operation posterolaterale Vernarbungen am Außenknöchel bzw. Tuber calcanei
- knöcherne Appositionen bzw. heterotope Ossifikationen am Tuber calcanei im Nervenverlauf
- den Nerv komprimierender akzessorischer Muskel
- nach iatrogener Verletzung Amputationsneurom

Empfehlung zur Bildgebung

Methode der Wahl: MRT zum Ausschluss anderer Ursachen.

Bildbeispiele

Normalbefunde sind in ▸ Abb. 7.23, ▸ Abb. 7.24, ▸ Abb. 7.25 und ▸ Abb. 7.26 zu sehen.

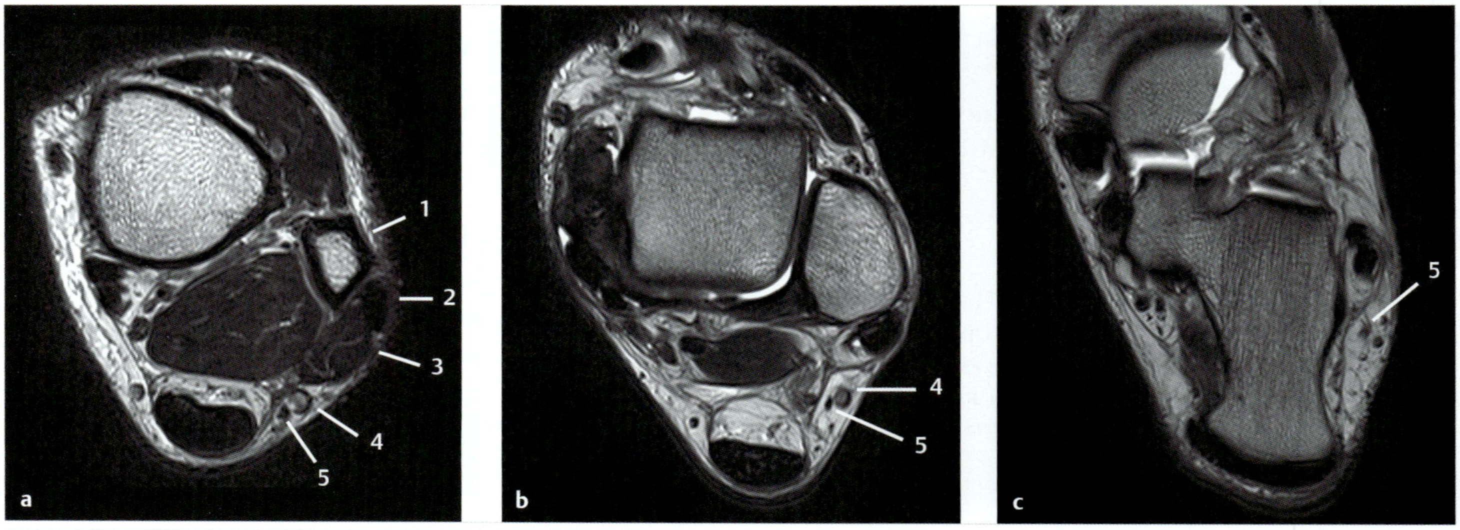

Abb. 7.23 Normalbefund des N. suralis. Nervenverlauf medial der Vene.
1 = Fibula
2 = Sehne des M. peroneus brevis
3 = Sehne des M. peroneus longus
4 = V. saphena parva
5 = N. suralis

a Axiale T 2w MRT-Sequenz des distalen Unterschenkels. Lage des N. suralis bilateral neben der Achillessehne und medial neben der V. saphena parva.

b Axiale T 2w MRT-Sequenz auf Höhe des Sprunggelenks. Im subkutanen Fettgewebe liegt der N. suralis unmittelbar angrenzend an die V. saphena parva.

c Axiale T 2w MRT-Sequenz am lateralen Kalkaneusrand. Im lateralseitigen Fettgewebe Darstellung des N. suralis, weiter anterior die kurze und die lange Peronealsehne.

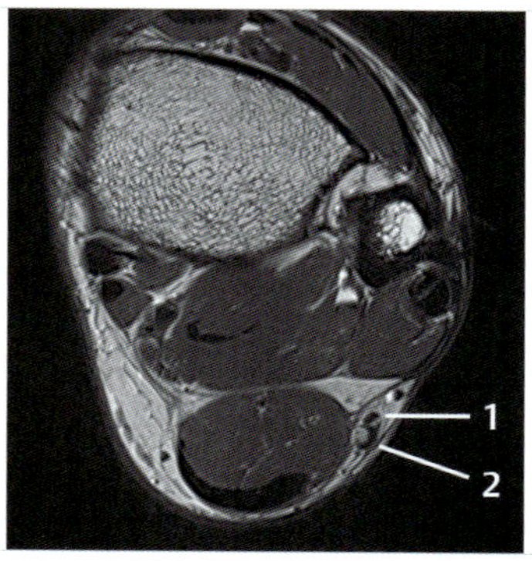

Abb. 7.24 Normalbefund des N. suralis. Nervenverlauf lateral der Vene.
1 = N. suralis
2 = V. saphena parva

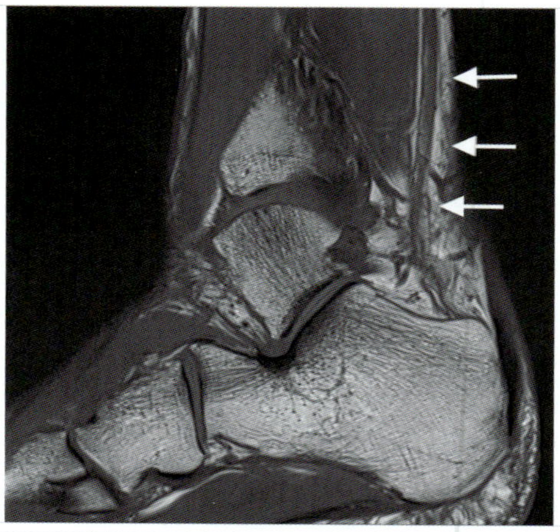

Abb. 7.25 Normalbefund des N. suralis. Nerv im sagittalen Verlauf (Pfeile). Sagittale T 1w MRT-Sequenz.

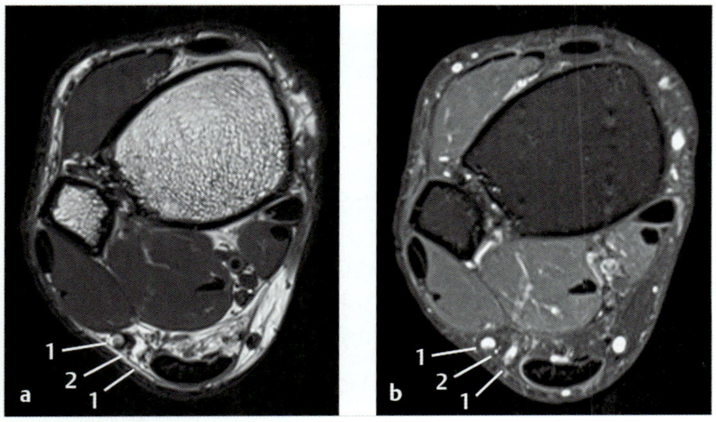

Abb. 7.26 Normalbefund des N. suralis.
1 = V. saphena parva
2 = N. suralis
a Axiale T2w MRT-Sequenz des distalen Unterschenkels. Unmittelbar angrenzend an die V. saphena parva Darstellung des N. suralis, weiterer Venenast zwischen Nerv und Achillessehne.
b Axiale T1w fatsat MRT-Sequenz nach Kontrastmittelgabe. Kontrastierte Venen, dazwischen der schlecht abgrenzbare, zum Fettgewebe hypointense N. suralis.

Differenzialdiagnose

- Neuropathie
- Peritendinitis der Achillessehne
- ausstrahlende Schmerzen mit Ursache im Bereich der Lendenwirbelsäule

Therapie

- Dekompression des Nervs bei lokalisierbarer Kompression
- bei neuropathischen Beschwerden Gabe von Gabapentin
- selten Resektion des Nervs und Versenken des Stumpfes in der Wadenmuskulatur

Prognose/Komplikationen

Das Kompressionssyndrom des N. suralis ist selten; in der Literatur finden sich nur Fallberichte. Wesentlich häufiger sind Schädigungen des Nervs im Rahmen von operativen Eingriffen im Bereich der Achillessehne. Liegt tatsächliche eine Kompression des Nervs im fibrösen Austrittskanal der Wade vor, ist eine operative Dekompression erfolgversprechend. Deutlich schlechter hinsichtlich einer Nervenregeneration sind iatrogene Schädigungen im paraachillären Verlauf.

7.3 Polyneuropathie

7.3.1 Definition

Systemisch bedingte periphere Nervenschädigung, die sowohl motorische und sensible als auch vegetative Anteile betreffen kann. Das Krankheitsbild der peripheren Polyneuropathie ist aufgrund der multiplen unterschiedlichen Ursachen sehr komplex und soll an dieser Stelle nicht detailliert dargestellt werden. Aufgrund der diffusen Symptomatik wird die Polyneuropathie häufig primär nicht erkannt oder fehlinterpretiert.

7.3.2 Symptome

- Missempfindungen (Kribbelparästhesien, Schweregefühl, Taubheit, gestörtes Temperatur- und Schmerzempfinden)
- Schmerzen (brennende, stechende Schmerzen, elektrisierende Schmerzen)
- Muskelkrämpfe, Muskelzuckungen, Muskelschwäche und Paresen, Ataxie
- trophische Hautveränderungen, Ulzerationen, Hypohidrose
- Atrophie der Fußmuskulatur

Die Patienten berichten über eine herabgesetzte bis fehlende Sensibilität von „strumpfförmiger" Ausbreitung. Die Zehen sind zuerst betroffen. Häufig findet sich ein Kribbeln, Ameisenlaufen oder Brennen. Das Temperaturempfinden ist gestört oder aufgehoben. Aufgrund dieser Störung des sympathischen Nervensystems wird die Haut trocken. In fortgeschrittenen Stadien kommt es zu einem Ausfall des Patellarsehnen- und Achillessehnenreflexes. Die klinische Beurteilung der Sensibilität (S. 71) erfolgt mit dem Monofilamenttest nach Semmes-Weinstein und dem Stimmgabeltest:

- *Test der Berührungssensibilität mit dem Semmes-Weinstein-Monofilament:* Verwendet wird ein Nylonfaden, der durch Verbiegen einen definierten Druck von 0,1 N ausübt. Das Filament wird z. B. auf den Fußballen zwischen dem I. und II. Zehengrundgelenk aufgesetzt. Der Patient wird zunächst aufgefordert, die Augen zu schließen und die Lokalisation der Berührung anzugeben. Bei 5 Berührungspunkten sollten mindestens 3 korrekt angegeben werden.
- *Test des Vibrationsempfindens mit der Stimmgabel nach Rydel und Seiffer:* Die Metallstimmgabel nach Rydel und Seiffer hat eine Frequenz von 128 Hz, die durch 2 aufschraubbare Metallblöcke auf 64 Hz reduziert ist. Auf den Metallblöcken befinden sich 2 spitzwinklige Dreiecke, die sich beim Schwingen der Gabel überschneiden. Sie erlauben, mithilfe einer Skala mit 8 Unterteilungen, die Stärke der Schwingung zu ermitteln, bis zu der der Patient die Vibration noch wahrnimmt. Während der Schwingung wandert ein virtuelles Dreieck von 0/8 nach 8/8. Normal ist bis zum 50. Lebensjahr ein Wert bis 6/8, über dem 50. Lebensjahr bis 5/8. Bei geringerer oder fehlender Wahrnehmung besteht der Verdacht einer Polyneuropathie.

Weitere geeignete diagnostische Maßnahmen sind die Elektroneurografie und eine Probeentnahme des N. suralis.

7.3.3 Prädisponierende Faktoren

Häufigste Ursachen sind die diabetische Polyneuropathie (S. 565) und die alkoholtoxische Polyneuropathie. Ursachen:

- *metabolisch:* Diabetes mellitus, Malabsorptionsstörungen des Darmes mit Vitaminmangel (Thiamin), Schilddrüsenerkrankungen, Leber- und Nierenerkrankungen, Vaskulitis, Amyloidose, Morbus Refsum, Morbus Fabry usw.
- *entzündlich:* Lyme-Borreliose, Varizelleninfektion, Typhus, Diphtherie, Mononukleose, Lepra, AIDS (erworbenes Immundefizienzsyndrom), Lues usw.
- *autoimmun:* Guillain-Barré-Syndrom, Churg-Strauss-Syndrom, chronisch-inflammatorische demyelinisierende Polyradikuloneuropathie usw.

- *neurotoxisch:* Schwermetalle (z. B. Blei, Quecksilber, Thallium), zyklische Kohlenwasserstoffe (z. B. Benzol, Phenol), Medikamente, Chemotherapeutika usw.
- *genetisch:* z. B. Morbus Charcot-Marie-Tooth

7.3.4 Anatomie/Pathologie

Die längsten Nervenfasern werden am ehesten betroffen. Prädilektionsstelle ist der Fuß. Unterscheidung je nach Ursache:
- *demyelinisierende Polyneuropathie:* Schädigung der Myelinscheide mit verringerter Nervenleitgeschwindigkeit, häufig bei Stoffwechselerkrankungen und gestörter Myelinsynthese
- *axonale Polyneuropathie:* Schädigung der Axone, häufiger bei neurotischen und hereditären Ursachen
- *neuronale Polyneuropathie:* Schädigung des Neurons, häufig bei hereditären Ursachen, keine eigentliche periphere Polyneuropathie

Folge der gestörten Innervation ist die Muskelschädigung mit Abnahme von Muskelkraft, -volumen und -funktion. Die intrinsischen Fußmuskeln sind für die Flexion der Metatarsophalangealgelenke wichtig und üben einen entscheidenden Einfluss auf die Balance und Stabilität der Längsachse des Fußes aus. In erster Linie sind dafür die Mm. interossei dorsales und plantares, die Mm. lumbricales sowie der M. flexor digiti minimi verantwortlich. Der Gegenpart ist der relativ kräftige M. extensor digitorum longus. Bei einem Ungleichgewicht erfolgt eine Hyperextension der Metatarsophalangealgelenke mit erhöhter Druckbelastung an den Metatarsaleköpfchen und der Gefahr von Ulzera und Infektionen.

7.3.5 Bildgebung

Ultraschall

Nicht indiziert.

Röntgen

Radiologische Veränderungen finden sich erst in fortgeschrittenen Stadien als Neuroarthropathie (S. 565). Die Polyneuropathie selbst führt zu keinen im Röntgenbild sichtbaren Veränderungen.

Magnetresonanztomografie

Die periphere Polyneuropathie ist eine klinisch-neurologische Diagnose und primär keine MRT-Indikation. Häufig wird sie bei einer gezielten Fragestellung einer anderen Entität als Verdachtsdiagnose gestellt. Da die Polyneuropathie auch unerkannt sekundär vorliegen kann, ist es wichtig, daran zu denken und dieses Krankheitsbild in die Differenzialdiagnose oder Zweitdiagnose miteinzubeziehen. Entscheidend sind dafür T 1w Sequenzen, in denen das Muskelvolumen in Abgrenzung zum Fettgewebe besonders gut dargestellt werden kann.

Eine Quantifizierung der Fußmuskelatrophie ist mittels der MR-Spektroskopie und Bestimmung des ^{31}P-Phosphormetabolismus der Muskulatur möglich. Dieses bislang noch aufwendige Verfahren hat sich jedoch noch nicht in der klinischen Routine durchgesetzt.

Antworten im Befund

- Beurteilung der Fußmuskulatur (wichtigstes bildmorphologisches Kriterium)
- Beurteilung der Volumenminderung und des Verlusts an Muskelmasse
- lipomatöse Durchsetzung, Infiltration von intermuskulärem Fettgewebe
- Denervierungsödeme der Muskulatur als Frühzeichen
- Hinweise auf knöcherne Stressreaktionen in den belastungstragenden Zonen bei Fehlbelastungen bzw. Überlastungen, Stressfrakturen
- Hinweise auf eine Neuroarthropathie (Aktivierungen der Gelenke, Ergussbildung, erosive Veränderungen, Gefügestörungen)

Untersuchungstechnik

Die Untersuchungstechnik richtet sich häufig nach der ursprünglichen Fragestellung. Bei unspezifischen Mittelfußbeschwerden:
- *Standarduntersuchung:* Bauch- oder Rückenlage, hochauflösende Mehrkanalspule
- *Sequenztechnik:*
  - T 1w zum Mittelfuß koronar und axial
  - PDw fatsat koronar oder sagittal und axial
  - bei Indikation für die Kontrastmittelgabe T 1w fatsat nach Kontrastmittelgabe axial und koronar oder sagittal

Bei unspezifischen Beschwerden empfiehlt es sich, bereits die ersten Sequenzen auszuwerten, um dann evtl. die Untersuchung umzustellen.

> **Merke** M!
>
> Bei unspezifischen Mittelfuß- und Vorfußbeschwerden sollte immer eine genaue Analyse der Fußmuskulatur in der T 1w und wassersensitiven Sequenz erfolgen.

Befunde

- In den T 1w Sequenzen lipomatöse Durchsetzung der intrinsischen Fußmuskulatur, Volumenminderung, Zeichen der Atrophie
- beim Denervierungsödem in den fettunterdrückten, wassersensitiven Sequenzen Flüssigkeitseinlagerungen und flaue Ödematisierung, nach Kontrastmittelgabe flaue, diffuse Kontrastmittelanreicherung
- auf Zeichen der knöchernen Überlastung achten (abgeheilte oder aktive Stressfrakturen, knöcherne Überlastungen mit Spongiosaödem und kortikaler Verdickung im Metatarsaleschaft bzw. -köpfchen und lateralen Kuboidrand, flaues Ödem im Fußgewölbe)
- initiale Hinweise auf eine Charcot-Arthropathie mit Ergussbildung entlang der Lisfranc-Gelenkreihe oder im Chopart-Gelenk, subchondrale Erosionen, flaue Ödeme mit angrenzenden Weichteilödemen, geringes Offset der Gelenkverbindungen, gestörtes Alignement

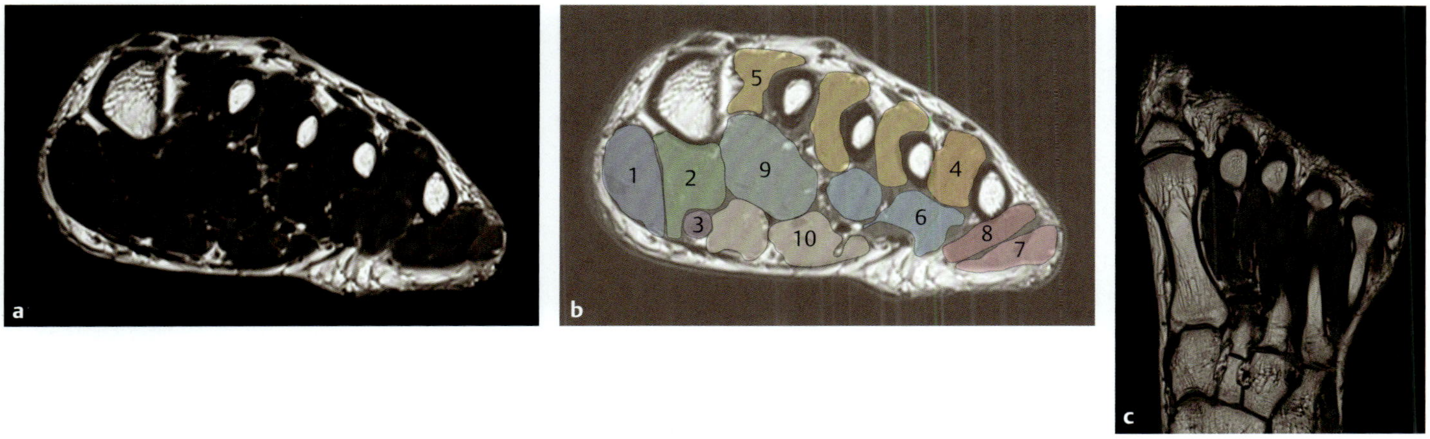

Abb. 7.27 Normalbefund der Fußmuskulatur. 27-jährige Profitennisspielerin.
a Axiale T 1w MRT-Sequenz. Kräftige Darstellung der Muskeln.
b Schematische Darstellung der MRT-Sequenz aus **a**.
1 = M. abductor hallucis
2 = M. flexor hallucis brevis
3 = Sehne des M. flexor hallucis longus
4 = M. interosseus dorsalis
5 = M. interosseus
6 = M. interosseus plantaris
7 = M. abductor digiti minimi
8 = M. opponens digiti minimi bzw. M. flexor digiti minimi brevis
9 = M. adductor hallucis Caput obliquum
10 = Mm. lumbricales
c Koronare T 1w MRT-Sequenz. Unauffällige Darstellung der Fußmuskulatur.

Empfehlung zur Bildgebung

Die Primärdiagnose erfolgt klinisch-neurologisch. Konventionelles Röntgen wird zum Ausschluss einer Neuroarthropathie eingesetzt.

Bildbeispiele

Normalbefunde der Fußmuskulatur sind in ▶ Abb. 7.27 und ▶ Abb. 7.28 zu sehen, verschiedene Ursachen der Polyneuropathie in ▶ Abb. 7.29, ▶ Abb. 7.30, ▶ Abb. 7.31, ▶ Abb. 7.32, ▶ Abb. 7.33 und ▶ Abb. 7.34.

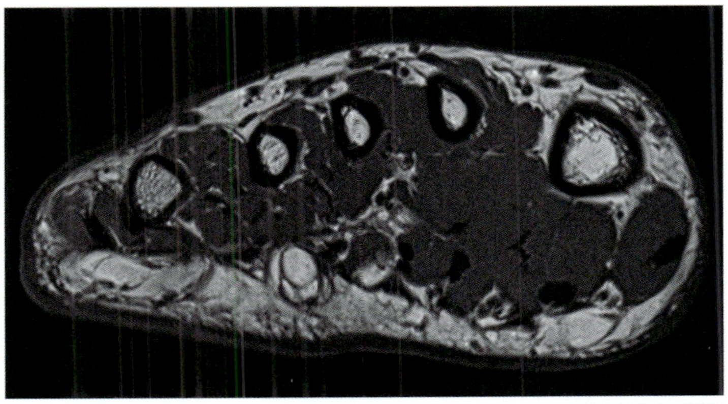

Abb. 7.28 Normalbefund der Fußmuskulatur. 57-jährige Probandin mit altersentsprechender Darstellung der Fußmuskulatur.

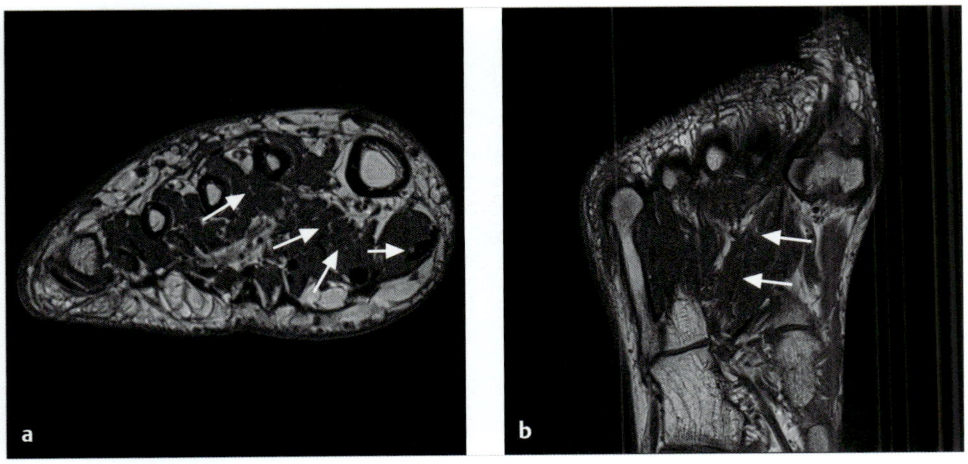

Abb. 7.29 Polyneuropathie. 66-jährige Patientin mit unspezifischem Mittelfußschmerz, initiale Atrophie der Fußmuskulatur.
a Axiale T 1w MRT-Sequenz. Im Unterschied zu ▶ Abb. 7.28 zeigen sich vermehrte Fetteinlagerungen zwischen den Septen und eine zarte streifige Durchsetzung der Muskelbäuche (Pfeile).
b Koronare T 1w MRT-Sequenz. Fettige Einlagerungen zwischen den Mm. interossei (Pfeile).

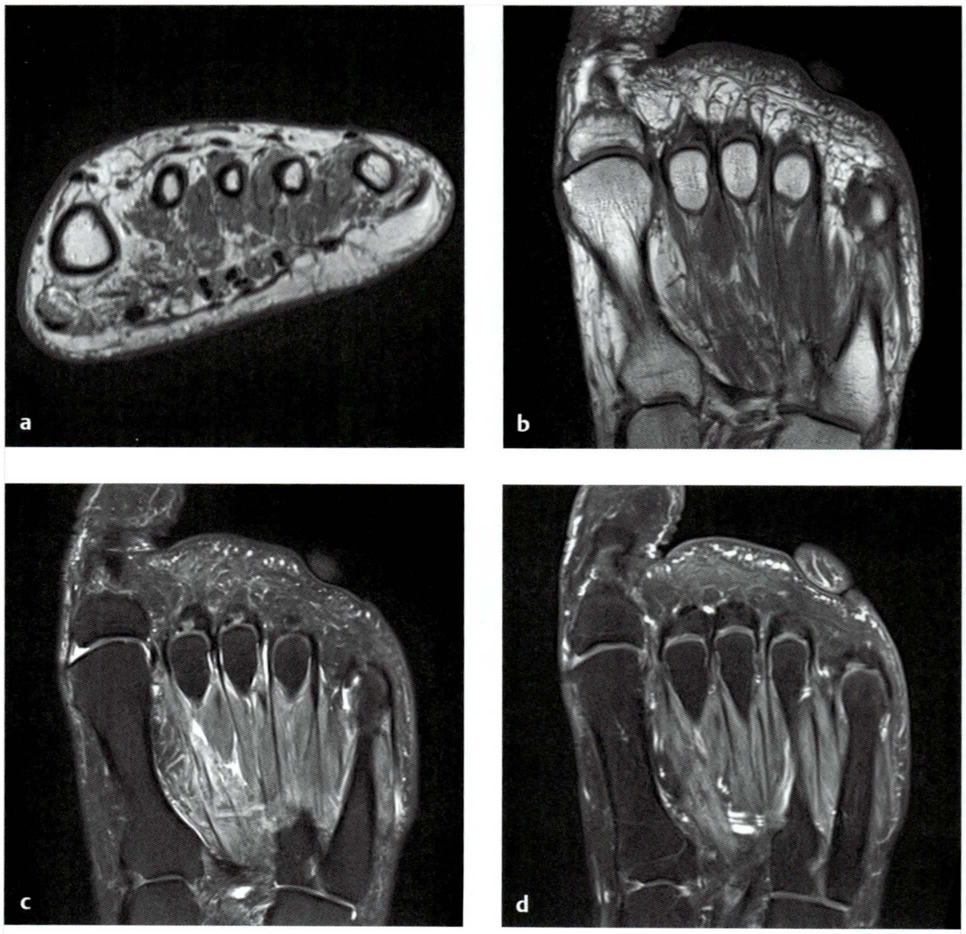

Abb. 7.30 Polyneuropathie. 63-jähriger Patient mit Schmerzen im Bereich der Fußsohle bei D II/III bei Metatarsalgie. Bekannter Diabetes mellitus Typ 2, muskuläres Denervierungsödem.

Anmerkung: Das Denervierungsödem, das überall auftreten kann (z. B. am M. supraspinatus und M. infraspinatus bei Kompression des N. suprascapularis in der Incisura scapulae), betrifft homogen den gesamten Muskel oder die gesamte Muskelgruppe und weist noch auf einen funktionierenden Restanteil des Muskels hin.

a Axiale T 1w MRT-Sequenz. Fettige Durchsetzung der einzelnen Muskelbäuche der Fußmuskulatur.

b Koronare T 1w MRT-Sequenz. Die Mm. interossei sind noch nachvollziehbar, aber in der koronaren Schichtung mit einem fettigstreifig durchsetzten Bildmuster.

c Koronare PDw fatsat MRT-Sequenz. Diffuse Ödematisierung der Mm. interossei bei angrenzend unauffälligem Knochenmarksignal ohne Hinweis auf eine knöcherne Stressreaktion. Typisches Bild eines muskulären Denervierungsödems.

d Koronare T 1w fatsat MRT-Sequenz nach Kontrastmittelgabe. Nur minimale flächige Kontrastmittelanreicherung entlang der Muskulatur bei Denervierungsödem. Kontrastmittelgabe ist für die Beurteilung der Fußmuskulatur eigentlich nicht nötig; in diesem Fall erfolgte sie zum Ausschluss anderer Ursachen.

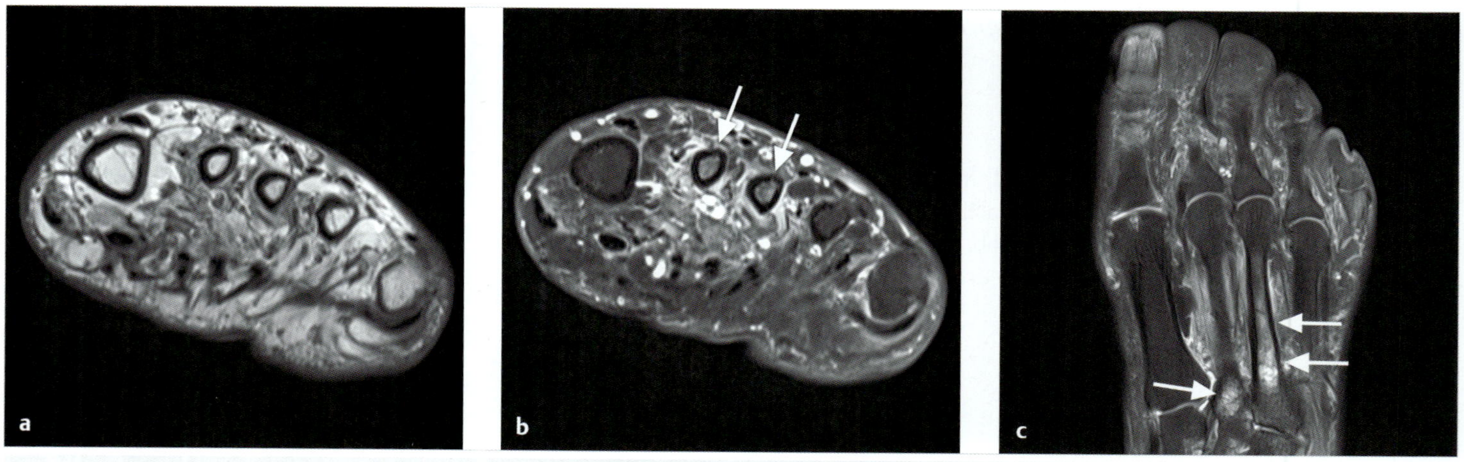

Abb. 7.31 Polyneuropathie. 65-jähriger Patient, Abklärung unklarer Schwellungen im Mittelfuß ohne wesentliche Schmerzen. Atrophie der Fußmuskulatur mit Überlastungsödem.

a Koronare T 1w MRT-Sequenz. Vollständige Atrophie der kleinen Fußmuskulatur bei Verdacht auf Polyneuropathie (Diabetes mellitus bislang nicht bekannt).

b Axiale PDw fatsat MRT-Sequenz. Diffuse Ödematisierung der Fußmuskulatur insbesondere am II. und III. Strahl (Differenzialdiagnose Denervierungsödem der Muskeln?). Die Signalsteigerung der Metatarsalia II und III (Pfeile) lässt auf eine angrenzende Weichteilreaktion bei knöcherner Überlastung schließen. Auch die fortgeschrittene fettige Atrophie macht das Denervierungsödem unwahrscheinlich.

c Koronare PDw fatsat MRT-Sequenz. Spongiosaödem im proximalen und mittleren Metatarsaleschaft II und III (Pfeile) mit angrenzender Weichteilaktivierung im Rahmen der Mittelfußüberlastung bei fehlender intrinsischer Fußmuskulatur bei später gesicherter Polyneuropathie im Rahmen eines Diabetes mellitus.

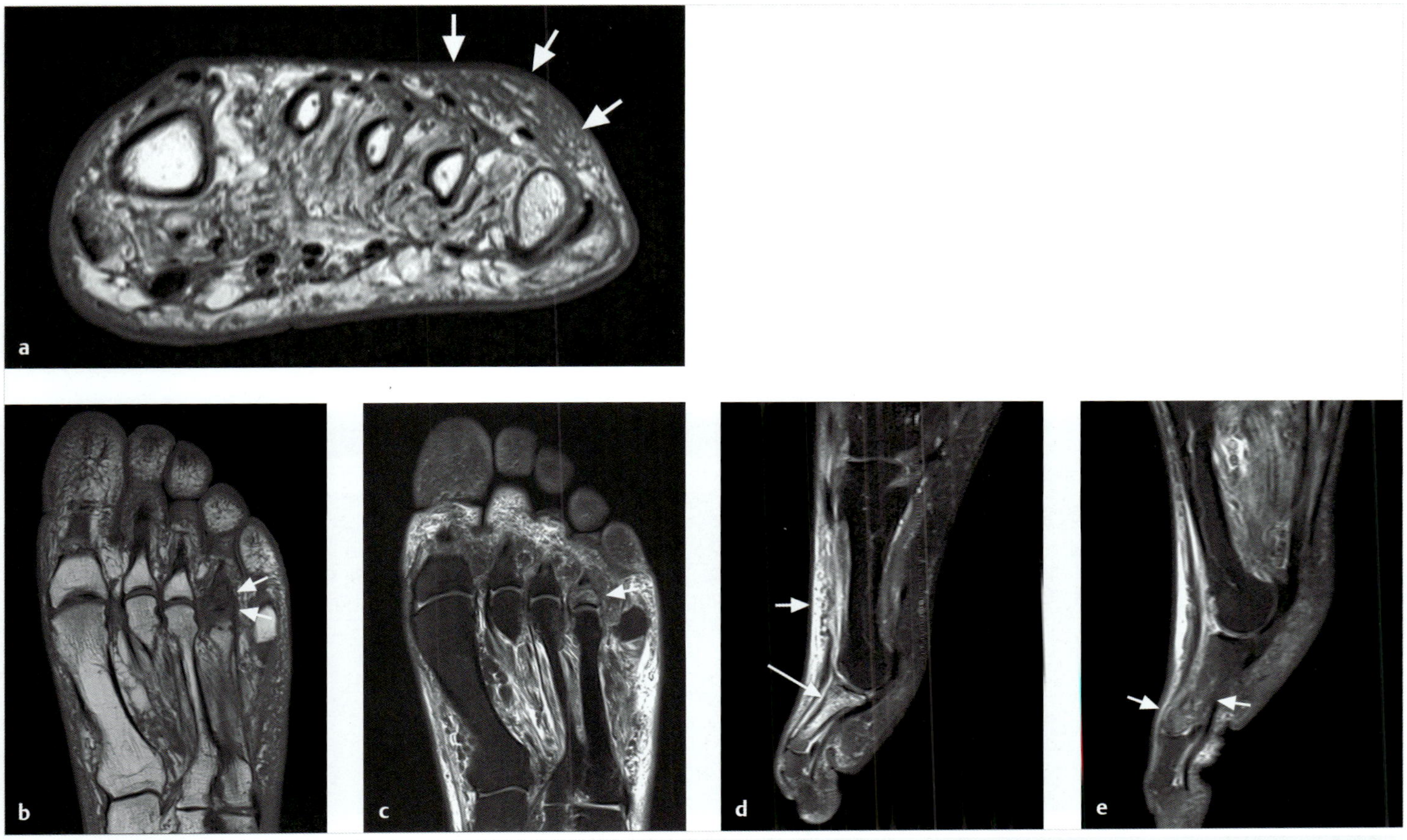

Abb. 7.32 **Polyneuropathie.** 71-jähriger Patient mit gesicherter Polyneuropathie ohne fassbare Ursache. Aktuell unklarer Schwellungszustand am Fußrücken, fortgeschrittene Muskelatrophie mit knöcherner Überlastung und Frakturen.
Anmerkung: Bei unklaren Schwellungszuständen und fehlenden oder nur wenigen Schmerzen bei bekannter oder vermuteter Polyneuropathie ist an eine knöcherne Überlastung mit drohender Ermüdungsfraktur zu denken, die im Röntgenbild bei fehlender Frakturlinie nicht erkannt werden kann.

- **a** Axiale T 1w MRT-Sequenz. Fortgeschrittene fettige Degeneration der gesamten Fußmuskulatur im dargestellten Mittelfuß, zusätzlich subkutanes Ödem und Schwellung am Fußrücken, lateral betont (Pfeile).
- **b** Koronare T 1w MRT-Sequenz. Darstellung der involutierten Mm. interossei, Signalabsenkung der Basis von Grundphalanx D IV (Pfeile).
- **c** Koronare PDw fatsat MRT-Sequenz. Diffuses Weichteilödem, überlastungsbedingtes Spongiosaödem am proximalen Gelenksockel der Grundphalanx IV koronar (Pfeil).
- **d** Sagittale PDw fatsat MRT-Sequenz. Nicht dislozierte Spongiosafraktur der Grundphalanx IV (langer Pfeil), angrenzend flächiges subkutanes Ödem am Fußrücken (kurzer Pfeil).
- **e** Sagittale PDw fatsat MRT-Sequenz. Dorsal abgekippte Grundphalanx mit Fraktur an DII (Pfeile).

7.3.6 Differenzialdiagnose

- Bandscheibenvorfall
- Stressfraktur
- nervale Kompressionssyndrome
- Knochenmarködemsyndrom
- Osteonekrosen

7.3.7 Therapie

Eine kausale Therapie der Polyneuropathie ist nur in seltenen Fällen möglich (z. B. Vitamin-B_{12}-Mangel). Die Therapie zielt auf die Grunderkrankung ab, ggf. ergänzt durch eine symptomatische Behandlung. Eingesetzt werden u. a. Antikonvulsiva, Antidepressiva sowie physikalische Maßnahmen wie transkutane elektrische Nervenstimulation. Nicht steroidale Antirheumatika zeigen bei der Polyneuropathie wenig Wirkung.

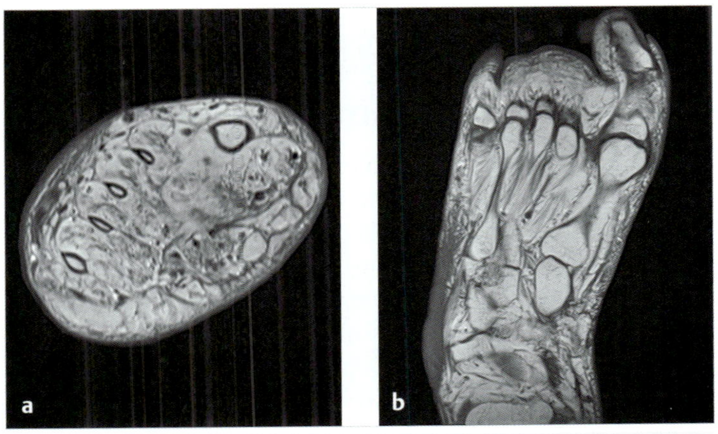

Abb. 7.33 **Polyneuropathie.** 21-jähriger Patient mit neurogener Muskelatrophie bei Zustand nach Verkehrsunfall.

- **a** Axiale T 1w MRT-Sequenz. Fortgeschrittene neurogene Muskelatrophie sämtlicher dargestellter Fußmuskeln.
- **b** Koronare T 1w MRT-Sequenz. Nahezu vollständige Aufhebung des Muskelsignals mit Ersatz durch Fettgewebe.

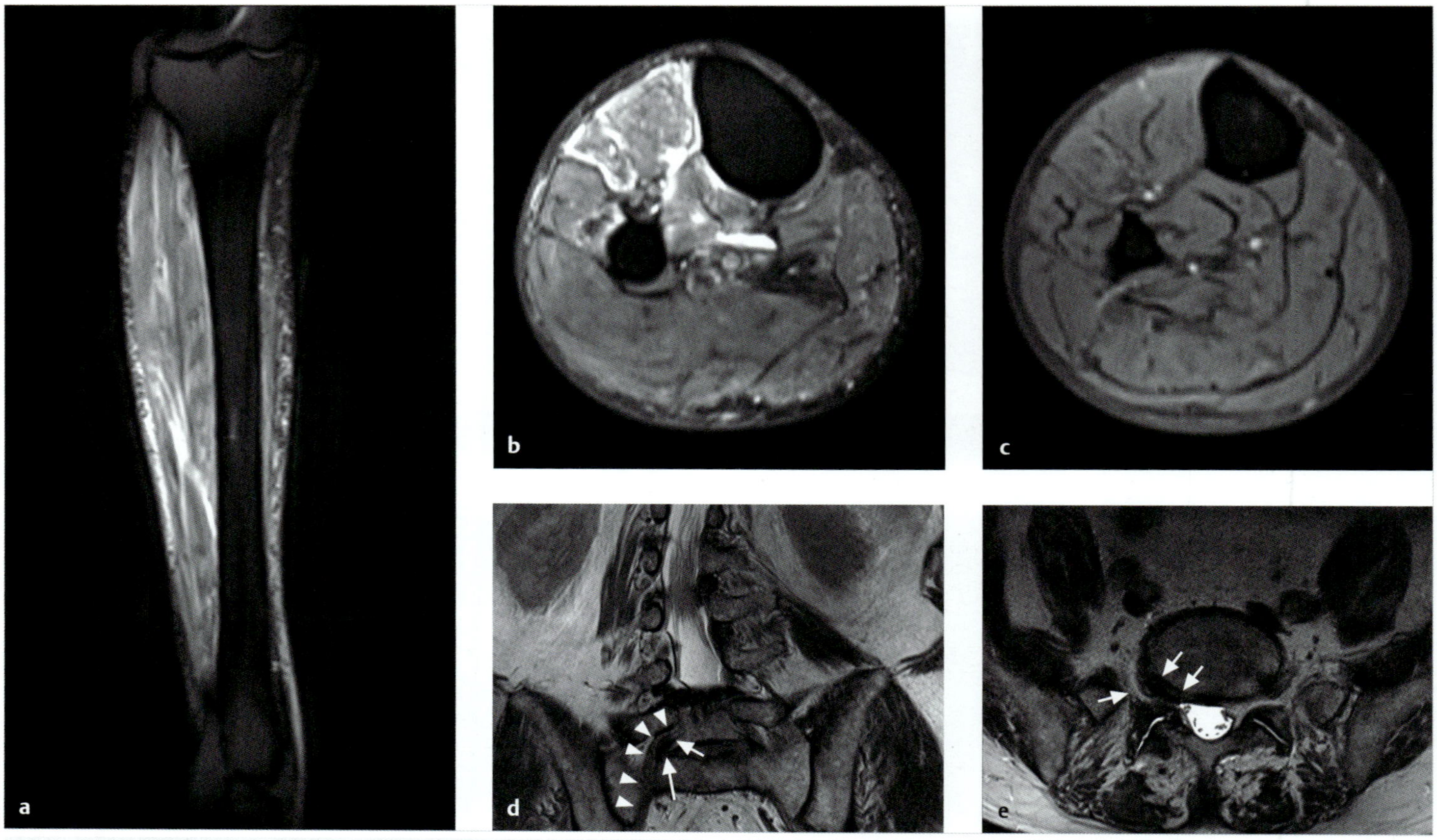

Abb. 7.34 Denervierungsödem. 74-jähriger Patient mit brennenden Schmerzen am rechten seitlichen Unterschenkel vom Fibulaköpfchen bis zum Außenknöchel. Denervierungsödem nicht polyneuropathischer Ursache.

Anmerkung: Bei Unterschenkel- und Sprunggelenkschmerzen immer auch an eine vertebragene Ursache denken wie z. B. einen lumbalen Bandscheibenvorfall. Das Befundmuster einer flächigen Ödematisierung mit Einbezug der gesamten innervierten Muskelabschnitte ohne vermehrte Kontrastmittelaufnahme spricht für ein akutes Denervierungsödem, in diesem Fall diskogen bedingt mit Kompression der Wurzel L 5 rechts. Die akuten Denervierungsödeme sind vollständig reversibel.

a Koronare STIR-MRT-Sequenz. Flächige Ödematisierung im M. tibialis anterior rechts.

b Axiale PDw fatsat MRT-Sequenz des rechten Unterschenkels. Flächige Ödematisierung im proximalen M. tibialis anterior mit Flüssigkeitseinlagerung um die Faszien der Tibialis-anterior-Loge.

c Axiale T 1w fatsat MRT-Sequenz nach Kontrastmittelgabe. Keine vermehrte Kontrastmittelaufnahme im Bereich der Ödematisierung.

d Koronare PDw MRT-Sequenz der Lendenwirbelsäule. Foraminale bzw. extraforaminale Raumbeschränkung der Wurzel L 5 (kurze Pfeile) rechts durch Bandscheibengewebe (lange Pfeile). Die ovaläre signalarme Struktur am Pedikel des Lendenwirbelkörpers 4 rechts entspricht einem Anschnitt der verdickten Facettengelenkkapsel.

e Axiale T 2w MRT-Sequenz auf Höhe L 5/S 1. Foraminaler bzw. extraforaminaler Bandscheibenvorfall mit Raumbeschränkung der Wurzel L 5 rechts (Pfeile).

7.3.8 Prognose/Komplikationen

Der Ausfall des Schmerzempfindens erhöht das Risiko für Hautverletzungen mit nachfolgenden Infekten. Neuropathische Veränderungen sind neben der peripheren arteriellen Verschlusskrankheit die häufigsten Ursachen für Amputationen in Deutschland. Bei langjähriger Polyneuropathie entwickelt sich eine fettige Degeneration der plantaren Muskulatur mit Ausfall der Verspannungen des Längsgewölbes. Dieser Ausfall der Muskulatur ist möglicherweise ein Faktor bei der Entstehung der Neuroarthropathie.

Literatur

7.3.9 Morton-Neurom

[1] Adams WR 2nd. Morton's neuroma. Clin Podiatr Med Surg 2010; 27 (4): 535–545

[2] Beltran LS, Bencardino J, Ghazikhanian V et al. Entrapment neuropathies III: lower limb. Semin Musculoskelet Radiol 2010; 14 (5): 501–511

[3] Bignotti B, Signori A, Sormani MP et al. Ultrasound versus magnetic resonance imaging for Morton neuroma: systematic review and meta-analysis. Eur Radiol 2015; 25 (8): 2254–2262

[4] Giannini S, Bacchini P, Ceccarelli F et al. Interdigital neuroma: clinical examiniation and histopathologic results in 63 cases treated with excision. Foot Ankle Int 2004; 25 (2): 79–84

[5] Hernández-Díaz C, Saavedra MÁ, Navarro-Zarza JE et al. Clinical anatomy of the ankle and foot. Rheumatol Clin 2012; 8 (Suppl. 2): 46–52

[6] Hughes RJ, Ali K, Jones H et al. Treatment of Morton's neuroma with alcohol injection under sonographic guidance: follow-up of 101 cases. AJR Am J Roentgenol 2007; 188 (6): 1535–1539

[7] Jain S, Mannan K. The diagnosis and management of Morton's neuroma: a literature review. Foot Ankle Spec 2013; 6 (4): 307–317

[8] Lee KS. Musculoskeletal ultrasound: how to evaluate for Morton's neuroma. AJR Am J Roentgenol 2009; 193 (3): W172

[9] LiMarzi GM, Scherer KF, Richardson ML et al. CT and MR imaging of the postoperative ankle and foot. Radiographics 2016; 36 (6): 1828–1848

[10] Markovic M, Crichton K, Read JW et al. Effectiveness of ultrasound-guided corticosteroid injection in the treatment of Morton's neuroma. Foot Ankle Int 2008; 29 (5): 483–487

[11] Matsumoto T, Chang SH, Izawa N et al. Interdigital neuroma in the second intermetatarsal space associated with metatarsophalangeal joint instability. Case Rep Orthop 2016; 2016: 9575917. doi:10.1155/2016/9575917

[12] Pace A, Scammell B, Dhar S. The outcome of Morton's neurectomy in the treatment of metatarsalgia. Int Orthop 2010; 34 (4): 511–515

[13] Sharp RJ, Wade CM, Hennessey MS et al. The role of MRI and ultrasound imaging in Morton's neuroma and the effect of size of lesion on symptoms. J Bone Joint Surg Br 2003; 85 (7): 999–1005

[14] Stamatis ED, Karabalis C. Interdigital neuromas: current state of the art – surgical. Foot Ankle Clin 2004; 9 (2): 287–296

[15] Theumann NH, Pfirrmann CW, Chung CB et al. Intermetatarsal spaces: analysis with MR bursography, anatomic correlation, and histopathology in cadavers. Radiology 2001; 221: 478–484

[16] Villas C, Florez B, Alfonso M. Neurectomy vs neurolysis for Morton's neuroma. Foot Ankle Int 2008; 29 (6): 578–580

[17] Walker EA, Fenton ME, Salesky JS et al. Magnetic resonance imaging of benign soft tissue neoplasms in adults. Radiol Clin North Am 2011; 49 (6): 1197–1217

[18] Womack JW, Richardson DR, Murphy GA et al. Long-term evaluation of interdigital neuroma treated by surgical excision. Foot Ankle Int 2008; 29 (6): 574–577

[19] Zanetti M, Saupe N, Espinosa N. Postoperative MR imaging of the foot and ankle: tendon repair, ligament repair, and Morton's neuroma resection. Semin Musculoskelet Radiol 2010; 14 (3): 357–364

[20] Zelent ME, Kane RM, Neese DJ et al. Minimally invasive Morton's intermetatarsal neuroma decompression. Foot Ankle Int 2007; 28 (2): 263–265

7.3.10 Weitere Nervenkompressionssyndrome

[1] Aktan Ikiz ZA, Ucerler H, Bilge O. The anatomic features of the sural nerve with an emphasis on its clinical importance. Foot Ankle Int 2005; 26: 560–567

[2] Allen JM, Greer BJ, Sorge DG et al. MR imaging of neuropathies of the leg, ankle, and foot. Magn Reson Imaging Clin N Am 2008; 16 (1): 117–131

[3] Beard NM, Gousse RP. Current ultrasound application in the foot and ankle. Orthop Clin North Am 2018; 49 (1): 109–121

[4] Beltran LS, Bencardino J, Ghazikhanian V et al. Entrapment neuropathies III: lower limb. Semin Musculoskelet Radiol 2010; 14 (5): 501–511

[5] Chhabra A, Subhawong TK, Williams EH et al. High-resolution MR neurography: evaluation before repeat tarsal tunnel surgery. AJR Am J Roentgenol 2011; 197 (1): 175–183

[6] Daniels TR, Lau JT, Hearn TC. The effects of foot position and load on tibial nerve tension. Foot Ankle Int 1998; 19: 73–78

[7] De Maeseneer M, Madani H, Lenchik L et al. Normal anatomy and compression areas of nerves of the foot and ankle: US and MR imaging with anatomic correlation. Radiographics 2015; 35 (5): 1469–1482

[8] Dirim B, Resnick D, Ozenler NK. Bilateral Baxter's neuropathy secondary to plantar fasciitis. Med Sci Monit 2010; 16 (4): CS 50–CS 53

[9] Donovan A, Rosenberg ZS, Cavalcanti CF. MR imaging of entrapment neuropathies of the lower extremity. Part 2: The knee, leg, ankle, and foot. Radiographics 2010; 30 (4): 1001–1019

[10] Ghosh SK, Raheja S, Tuli A. Potential sites of compression of tibial nerve branches in foot: a cadaveric and imaging study. Clin Anat 2013; 26 (6): 768–779

[11] Gondring WH, Shields B, Wenger S. An outcomes analysis of surgical treatment of tarsal tunnel syndrome. Foot Ankle Int 2003; 24: 545–550

[12] Iborra A, Villanueva M, Barrett SL et al. Anatomic delineation of tarsal tunnel innervation via ultrasonography. J Ultrasound Med 2018; 37 (6): 1325–1334. doi:10.1002/jum.14499

[13] Peck E, Finnoff JT, Smith J. Neuropathies in runners. Clin Sports Med 2010; 29 (3): 437–457

[14] Prasad N, Amrami KK, Yangi K et al. Occult isolated articular branch cyst of the lateral plantar nerve. J Foot Ankle Surg 2017; 56 (1): 78–81

[15] Takakura Y, Kumai T, Takaoka T et al. Tarsal tunnel syndrome caused by coalition associated with a ganglion. J Bone Joint Surg Br 1998; 80: 130–133

[16] Watson TS, Anderson RB, Davis WH et al. Distal tarsal tunnel release with partial plantar fasciotomy for chronic heel pain: an outcome analysis. Foot Ankle Int 2002; 23: 530–537

Baxter-Neuropathie

[1] Chang CD, Wu JS. MR imaging findings in heel pain. Magn Reson Imaging Clin N Am 2017; 25 (1): 79–93

[2] Cheung Y. Normal variants: accessory muscles about the ankle. Magn Reson Imaging Clin N Am 2017; 25 (1): 11–26

[3] Delfaut EM, Demondion X, Bieganski A et al. Imaging of foot and ankle nerve entrapment syndromes: from well-demonstrated to unfamiliar sites. Radiographics 2003; 23 (3): 613–623

[4] Del Sol M, Olave E, Gsabrielli C et al. Innervation of the abductor digiti minimi muscle of the human foot: anatomical basis of the entrapment of the abductor digiti minimi nerve. Surg Radiol Anat 2002; 24: 18–22

[5] De Maeseneer M, Madani H, Lenchik L et al. Normal anatomy and compression areas of nerves of the foot and ankle: US and MR imaging with anatomic correlation. Radiographics 2015; 35 (5): 1469–1482

[6] Donovan A, Rosenberg ZS, Cavalcanti CF. MR imaging of entrapment neuropathies of the lower extremity. Part 2. The knee, leg, ankle, and foot. Radiographics 2010; 30: 1001–1019

[7] Lareau CR, Sawyer GA, Wang JH et al. Plantar and medial heel pain: diagnosis and management. J Am Acad Orthop Surg 2014; 22 (6): 372–380. doi:10.5435/JAAOS-22-06-372

[8] Mesmar M, Amarin Z, Shatnawi N et al. Chronic heel pain due to the entrapment of the first branch of the lateral plantar nerve: analysis of surgical treatment. Eur J Orthop Surg Traumatol 2010; 20: 563–567

[9] Presley JC, Maida E, Pawlina W et al. Sonographic visualization of the first branch of the lateral plantar nerve (baxter nerve): technique and validation using perineural injections in a cadaveric model. J Ultrasound Med 2013; 32 (9): 1643–1652

[10] Recht MP, Groof P, Ilaslan H et al. Selective atrophy of the abductor digiti quinti: an MRI study. AJR Am J Roentgenol 2007; 189: 123–127

[11] Rodrigues RN, Lopes AA, Torres JM et al. Compressive neuropathy of the first branch of the lateral plantar nerve: a study by magnetic resonance imaging. Radiol Bras 2015; 48 (6): 368–372

[12] Thomas JL, Christensen JC, Kravitz SR et al., American College of Foot and Ankle Surgeons heel pain committee. The diagnosis and treatment of heel pain: a clinical practice guideline-revision 2010. J Foot Ankle Surg 2010; 49 (3 Suppl.): S 1–S 19

[13] Toye LR. MRI Web Clinic. Baxter's Nerve (First Branch of the Lateral Plantar Nerve) Impingement, 2012. Im Internet: http://radsource.us/baxters-nerve/ (Status 18.09.2018)

[14] Wong GNL, Tan TJ. MR imaging as a problem solving tool in posterior ankle pain: a review. Eur J Radiol 2016; 85 (12): 2238–2256

[15] Yang Y, Du ML, Fu YS et al. Fine dissection of the tarsal tunnel in 60 cases. Sci Rep 2017; 7: 46351

Vorderes und hinteres Tarsaltunnelsyndrom

[1] Alaia EF, Rosenberg ZS, Bencardino JT et al. Tarsal tunnel disease and talocalcaneal coalition: MRI features. Skeletal Radiol 2016; 45 (11): 1507–1514

[2] Boehm J, Scheidl E, Bereczki D et al. High-resolution ultrasonography of peripheral nerves: measurements on 14 nerve segments in 56 healthy subjects and reliability assessments. Ultraschall Med 2014; 35 (5): 459–467

[3] Brestas P, Protopsaltis I, Drossos C. Role of sonography in the diagnosis and treatment of a ganglion cyst compressing the lateral branch of deep peroneal nerve. J Clin Ultrasound 2017; 45 (2): 108–111

7

[4] Chang CD, Wu JS. MR imaging findings in heel pain. Magn Reson Imaging Clin N Am 2017; 25 (1): 79–93

[5] Cheung Y. Normal variants: accessory muscles about the ankle. Magn Reson Imaging Clin N Am 2017; 25 (1): 11–26

[6] Coraci D, Ioppolo F, Di Sante L et al. Ultrasound in tarsal tunnel syndrome: correct diagnosis for appropriate treatment. Muscle Nerve 2016; 54 (6): 1148–1149

[7] Doneddu PE, Coraci D, Loreti C et al. Tarsal tunnel syndrome: still more opinions than evidence. Status of the art. Neurol Sci 2017; 38 (10): 1735–1739. doi:10.1007/s10072-017-3039-x

[8] Fantino O. Role of ultrasound in posteromedial tarsal tunnel syndrome: 81 cases. J Ultrasound 2014; 17 (2): 99–112. doi:10.1007/s40477-014-0082-9

[9] Ferkel E, Davis WH, Ellington JK. Entrapment neuropathies of the foot and ankle. Clin Sports Med 2015; 34 (4): 791–801

[10] Kawakatsu M, Ishiko T, Sumiya M. Tarsal tunnel syndrome due to three different types of ganglion during a 12-year period: a case report. J Foot Ankle Surg 2017; 56 (2): 379–384

[11] Kim BS, Choung PW, Kwon SW et al. Branching patterns of medial and inferior calcaneal nerves around the tarsal tunnel. Ann Rehabil Med 2015; 39 (1): 52–55

[12] LiMarzi GM, Scherer KF, Richardson ML et al. CT and MR imaging of the postoperative ankle and foot. Radiographics 2016; 36 (6): 1828–1848

[13] Lin D, Williams C, Zaw H. A rare case of an accessory flexor hallucis longus causing tarsal tunnel syndrome. Foot Ankle Surg 2014; 20 (3): e37–e39

[14] Lui TH. Endoscopic resection of the tarsal tunnel ganglion. Arthrosc Tech 2016; 5 (5): e1173–e1177

[15] McSweeney SC, Cichero M. Tarsal tunnel syndrome – a narrative literature review. Foot (Edinb) 2015; 25 (4): 244–250

[16] Manske MC, McKeon KE, McCormick JJ et al. Arterial anatomy of the posterior tibial nerve in the tarsal tunnel. J Bone Joint Surg Am 2016; 98 (6): 499–504

[17] Meadows JR, Finnoff JT. Lower extremity nerve entrapments in athletes. Curr Sports Med Rep 2014; 13 (5): 299–306

[18] Morinaga K, Shimizu T. Diagnosing bilateral tarsal tunnel syndrome. Am J Med 2017; 130 (10): e437–e438. doi:10.1016/j.amjmed.2017.05.009

[19] Mufty H, Matricali GA, Thomis S. Venous malformation as source of a tarsal tunnel syndrome: treat the source or the cause of the complaints? A case report. Acta Chir Belg 2017: 1–4

[20] Reichert P, Zimmer K, Wnukiewicz W et al. Results of surgical treatment of tarsal tunnel syndrome. Foot Ankle Surg 2015; 21 (1): 26–29

[21] Samarawickrama D, Therimadasamy AK, Chan YC et al. Nerve ultrasound in electrophysiologically verified tarsal tunnel syndrome. Muscle Nerve 2016; 53 (6): 906–912

[22] Skaf AY, Olivotti B, Pecci-Neto L et al. Symptomatic osseous abnormalities at the posteromedial tubercle of the talus: magnetic resonance imaging features. J Foot Ankle Surg 2015; 54 (5): 978–984

[23] Tan ET, Tan TJ, Poon KB. Entrapment of the deep peroneal nerve and anterior tibial vessels by a spiral tibial fracture causing partial non-union: a case report. Skeletal Radiol 2016; 45 (4): 551–554

[24] Willis AR, Samad AA, Prado GT et al. Heterotopic ossification and entrapment of the tibial nerve within the tarsal tunnel: a case report. J Foot Ankle Surg 2016; 55 (5): 1106–1109

[25] Wong GNL, Tan TJ. MR imaging as a problem solving tool in posterior ankle pain: a review. Eur J Radiol 2016; 85 (12): 2238–2256

[26] Yang Y, Du ML, Fu YS et al. Fine dissection of the tarsal tunnel in 60 cases. Sci Rep 2017; 7: 46351

[27] Yoneda A, Sugimoto K, Tsukada N et al. Glomus tumor in the tarsal tunnel: a case report. J Foot Ankle Surg 2017; 56 (4): 865–867

Kompression des Nervus suralis

[1] Paraskevas GK, Natsis K, Tzika M et al. Fascial entrapment of the sural nerve and its clinical relevance. Anat Cell Biol 2014; 47 (2): 144–147

[2] Üçeyler N, Schäfer KA, Mackenrodt D et al. High-resolution ultrasonography of the superficial peroneal motor and sural sensory nerves may be a non-invasive approach to the diagnosis of vasculitic neuropathy. Front Neurol 2016; 7: 48

7.3.11 Polyneuropathie

[1] Andreassen CS, Jakobsen J, Ringgaard S et al. Accelerated atrophy of lower leg and foot muscles – a follow-up study of long-term diabetic polyneuropathy using magnetic resonance imaging (MRI). Diabetologia 2009; 52 (6): 1182–1191

[2] Carcia CA, Martin RL, Drouin JM. Validity of the foot and ankle ability measure in athletes with chronic ankle instability. J Athl Train 2008; 43: 179–183

[3] Cheuy VA, Hastings MK, Commean PK et al. Muscle and joint factors associated with forefoot deformity in the diabetic neuropathic foot. Foot Ankle Int 2016; 37 (5): 514–521. doi:10.1177/1071100715621544

[4] Chmelík M, Považan M, Jírů F et al. Flip-angle mapping of 31 P coils by steady-state MR spectroscopic imaging. J Magn Reson Imaging 2014; 40 (2): 391 – 397. doi:10.1002/jmri.24401

[5] Deutsche Gesellschaft für Neurologie. S 1-Leitlinie „Diagnostik bei Polyneuropathien", 2012 [Leitlinie wird zurzeit überarbeitet]. In: https://www.awmf.org/uploads/tx_szleitlinien/030-067l_S 1_Polyneuropathien_Diagnostik_2012_abgelaufen.pdf (Stand: 18.09.2018)

[6] Dikici AS, Ustabasioglu FE, Delil S et al. Evaluation of the tibial nerve with shear-wave elastography: a potential sonographic method for the diagnosis of diabetic peripheral neuropathy. Radiology 2017; 282 (2): 494–501

[7] Feger M, Donovan L, Hart J et al. Lower extremity muscle activation in patients with and without chronic ankle instability. J Athl Train 2015; 50: 350–357

[8] Feger MA, Snell S, Handsfield GG et al. Diminished foot and ankle muscle volumes in young adults with chronic ankle instability. Orthop J Sports Med 2016; 4 (6): 2325967116653719. doi:10.1177/2325967116653719

[9] Greenman RL. Quantification of the 31 P metabolite concentration in human skeletal muscle from RARE image intensity. Magn Reson Med 2004; 52 (5): 1036–1042

[10] Lin YC, Wu J, Baltzis D et al. MRI assessment of regional differences in phosphorus-31 metabolism and morphological abnormalities of the foot muscles in diabetes. J Magn Reson Imaging 2016; 44 (5): 1132–1142; erratum in J Magn Reson Imaging 2017; 45 (3): 938

[11] Moore CW, Allen MD, Kimpinski K et al. Reduced skeletal muscle quantity and quality in patients with diabetic polyneuropathy assessed by magnetic resonance imaging. Muscle Nerve 2016; 53 (5): 726–732

[12] Ormeci T, Mahirogulları M, Aysal F. Tarsal tunnel syndrome masked by painful diabetic polyneuropathy. Int J Surg Case Rep 2015; 15: 103–106

[13] Parasoglou P, Xia D, Chang G et al. Three-dimensional saturation transfer 31P-MRI in muscles of the lower leg at 3.0 T. Sci Rep 2014; 4: 5219. doi:10.1038/srep05219

[14] Rota E, Morelli N. Entrapment neuropathies in diabetes mellitus. World J Diabetes 2016; 7 (17): 342–353

[15] Schmid DT, Hodler J, Mengiardi B et al. Fatty muscle atrophy: prevalence in the hindfoot muscles on MR images of asymptomatic volunteers and patients with foot pain. Radiology 2009; 253 (1): 160–166

[16] Wang X, Chen L, Liu W et al. Early detection of atrophy of foot muscles in Chinese patients of type 2 diabetes mellitus by high-frequency ultrasonography. J Diabetes Res 2014; 2014: 927069

Kapitel 8

Knochenödeme am Fuß und Sprunggelenk

8 Knochenödeme am Fuß und Sprunggelenk

Ulrike Szeimies

Im Folgenden werden Entitäten ohne spezifische anatomische Lokalisation dargestellt, die den Knochenstoffwechsel im weitesten Sinn betreffen. Das Hauptsymptom ist der Schmerz, das führende frühe Bildkorrelat das Knochenmarködem im MRT. Erst später treten röntgenologisch erfassbare Veränderungen auf (Demineralisation, trabekuläre Spongiosararefizierung, vermehrte Sklerose bei Stressfrakturen).

Es gibt unterschiedliche Einteilungen des Knochenmarködems, z. B. primäre Knochenmarködeme mit unbekannter Ursache und sekundäre Knochenmarködeme als Begleitphänomen von unterschiedlichen bekannten Ursachen. Diese umfassen nahezu sämtliche Pathologien am Fuß und Sprunggelenk vom Trauma über die Arthrose bis zu Infektionen und systemischen Erkrankungen. Eine weitere Einteilung beruht auf der Ätiologie:

- *Gruppe 1:* ischämisch bedingte Knochenödeme (z. B. Osteochondrosis dissecans, Osteonekrose)
- *Gruppe 2:* mechanisch bedingte Knochenödeme (z. B. Stressfrakturen, Überlastungsödeme, Mikrofrakturen, Spongiosakontusionen)
- *Gruppe 3:* reaktiv bedingte Knochenödeme (z. B. Arthrose, Tumoren, Entzündungen, postoperative Ödeme usw.)

> **Merke** M!
>
> Das Knochenödem ist keine Diagnose, sondern das Korrelat eines akut oder chronisch gestörten Knochenstoffwechsels mit einer erhöhten Gefäßpermeabilität und interstitieller Flüssigkeitsansammlung.

Meist findet sich histologisch je nach Ätiologie ein Mischbild aus Hämorrhagie mit Hyperämie und entzündlichen bzw. fibrosierenden Veränderungen. Dem Knochenmarködem liegt immer eine Ursache zugrunde, die es zu diagnostizieren gilt. Dafür sind die klinischen Angaben und die Anamnese unerlässlich. Das Knochenmarködem wird im MRT in fettunterdrückten, wassersensitiven Sequenzen diagnostiziert (PDw fatsat Sequenz, STIR-Sequenz) und zeigt sich signalintensiv, je nach Entität flächig, fleckig oder regionär. Im T1w Bild findet man eine dem entsprechende Signalabsenkung des Knochenmarksignals. Es gilt, die teilweise typischen Bildmuster des Knochenmarködems zu identifizieren und in Zusammenschau mit der Klinik bzw. Anamnese eine Diagnose zu erstellen (▶ Tab. 8.1).

8.1 Chronisch-regionales Schmerzsyndrom

8.1.1 Definition

Synonyme: CRPS, Morbus Sudeck, Reflexdystrophie.

8.1.2 Symptome

▶ Tab. 8.2 erläutert die Stadien des CRPS.

> **Merke** M!
>
> Typisch ist für das CRPS die Symptomtrias aus sensorischen, sympathischen und motorischen Fehlfunktionen.

8.1.3 Prädisponierende Faktoren

- Posttraumatisch in ca. 90 % der Fälle, sowohl Weichteilverletzung als auch Fraktur oder Kontusion
- aber auch nicht traumatisch bedingt (am häufigsten Myokardinfarkt und Apoplex)
- Korrelation von Traumaschwere und CRPS-Risiko

Tab. 8.1 Knochenmarködeme im MRT.

Parameter	CRPS	Transientes Knochenmarködem	Stress/Überlastung	Charcot-Arthropathie	Aktivierte Arthrose
Lokalisation	diffus, alle Abschnitte betroffen	monostotisch bzw. eine Region (z. B. Taluskopf)	meist Metatarsale in gewichtsbelasteten Zonen	diffus, meist entlang der Chopart-Gelenklinie oder Lisfranc-Gelenk	gelenkbezogen oder Gelenkreihe, posttraumatisch überall
Gelenkpartner betroffen	ja	nein	eher nein, entlang einer Belastungslinie ja	ja	ja
Weichteilbeteiligung	ja, stark	ja, stark	ja, geringer	gering, nur bei Akutfällen stark	gering
vollständige Ausheilung, keine morphologischen Veränderungen	ja	ja	Stressreaktion: ja Stressfraktur: je nach Dauer Metatarsale: Kortikalisverdickung	nein, Gelenkdestruktion	nein, Gelenkveränderungen
Ödemmuster	diffus, fleckig	intensiv, homogen	intensiv, an den Rändern auslaufend	diffus, eher homogen	bandförmig entlang der Gelenklinie

CRPS = komplexes regionales Schmerzsyndrom

Tab. 8.2 Stadieneinteilung des CRPS nach der Symptomatik.

Stadien	Beschreibung	Symptomatik
I	hyperämisch-entzündliche Phase	• akuter Beginn nach einigen Tagen • brennender Schmerz • Hautveränderungen (rötlich-livide, feucht und warm) • Weichteilschwellungen • Steifigkeit • Überempfindlichkeit der Haut • Ruhe- bzw. Bewegungsschmerz • Hautulkus • Überwärmung • lokales Hitzegefühl • Weichteilödem • nach mindestens 4 Wochen erneute persistierende Schmerzen • pathologische Hautbefunde nicht zwingend vorhanden • keine Entzündungsparameter • fleckiges, subkortikal betontes Knochenmarködem
II	dystrophische Phase	• Beginn nach Wochen bis Monaten nach Trauma • eingeschränkte Beweglichkeit • Haut kühl, blass und trocken • Hautveränderungen mit trophischen Störungen (Haare, Nägel, Fibrosebildung) • Kontrakturen • abnehmende Schmerzen • Kältegefühl • grobfleckige Spongiosa, inhomogen, strahlentransparent
III	atrophe Phase	• Fibrose • Kontrakturen • Lederhaut • Atrophie des subkutanen Fettgewebes • Glanzhaut • Muskelatrophie • Glasknochenaspekt

- weibliche Dominanz
- gehäuft ca. im 5. Lebensjahrzehnt, aber in jedem Alter möglich
- systemische Knochenerkrankungen (Osteoporose, Osteomalazie, Hyperparathyreoidismus, Osteogenesis imperfecta)
- Zustand nach Operation
- Arthroskopie
- Infektionen
- Elektrounfall
- Kälte- bzw. Hitzeschäden
- neurologische Schäden
- Gefäßerkrankungen
- Medikamente (Tuberkulostatika, Thyreostatika, Phenobarbital, Cyclosporin)
- Stoffwechselerkrankungen (Diabetes mellitus, Hyperlipidämie, Gicht)
- Alkoholabusus

8.1.4 Anatomie/Pathologie

Nach Dihlmann handelt es sich um eine vasomotorische Fehlsteuerung mit Dysfunktion des Sympathikus. Ein nozizeptiver Reiz (ausgelöst durch Fraktur, Kontusion usw.) aktiviert über sensible Fasern das Hinterhorn des Rückenmarks und das wiederum das Sympathikussystem im Seitenhorn des Rückenmarks. Über efferente sympathische Leitungsbahnen der Spinalnerven und Gefäße erreicht die Fehlsteuerung die Peripherie. Als Folge treten Duchblutungs- und Permeabilitätsstörungen auf, mit all den Folgen für Knochen und Weichgewebe (Ödem, Kutisverdickung, Atrophie, Fibrose, Knochendefizit).

8.1.5 Bildgebung

Ultraschall

Nicht sinnvoll.

Röntgen

Das Röntgenbild ist im Frühstadium unauffällig. Nach Wochen zeigt sich ein Substanzverlust der Spongiosa mit erhöhter Transparenz und fleckiger Mineralsalzminderung sowie betonten Knochenkonturen. Später kommt es zum Verlust der subchondralen Grenzlamelle, zur Ausdünnung der Kortikalis und zu subperiostalen Resorptionen. Als Abgrenzung zur Arthritis findet sich bei der Reflexdystrophie ein normal weiter Gelenkspalt. Die Veränderungen sind bis zum Stadium II reversibel. Im Stadium III zeigt das Röntgenbild Glasknochen und mitunter eine hypertrophe Knochenatrophie mit verdickten, rarefizierten Trabekeln.

Computertomografie

Das CT ist in der Frühphase unauffällig. Später zeigen sich, ähnlich wie im Röntgenbild, eine fleckige Mineralsalzminderung und eine Spongiosararefizierung. Die Abgrenzung von der Inaktivitätsosteopenie ist schwierig.

Magnetresonanztomografie

Antworten im Befund

- Diagnosestellung
- Früherkennung bei unklaren Schmerzzuständen
- Ausschluss von Differenzialdiagnosen

Untersuchungstechnik

Zur MRT-Untersuchung der Reflexdystrophie ist keine Kontrastmittelgabe nötig. Die Sequenzplanung erfolgt nach der Schmerzlokalisation (Rück-, Mittel-, Vorfuß).

- *Standarduntersuchung:* hochauflösende Mehrkanalspule
- *Sequenztechnik:*
  - am besten erkennbar mit STIR- und PDw fatsat Sequenzen
  - Rückfuß:
    - STIR sagittal
    - T 1w sagittal
    - T 2w axial
    - PDw fatsat koronar
  - Mittel-, Vorfuß:
    - STIR schräg koronar
    - T 1w schräg koronar
    - T 2w axial
    - PDw fatsat sagittal

Befunde

- Typisches Ödemmuster (diffus-fleckiges Knochenmarködem über alle Knochen verteilt, subkortikale Ödembildung in Form von zarten subchondralen bzw. subkortikalen Linien oder Punkten)
- begleitendes Weichteilödem, mäßige Ergussbildung, teilweise auch verdickte und ödematisierte Synovialis
- Abgrenzung zur Inaktivitätsosteopenie: bei der Reflexdystrophie zusätzlich flächige Spongiosaödeme, mehr Erguss und Weichteilödem
- Abgrenzung vom transienten Knochenmarködem: Knochenmarködem regional auf einen Knochen beschränkt, deutlich intensiver und homogener als bei CRPS
- Abgrenzung von der Charcot-Arthropathie Grad 0: Ödem bei Reflexdystrophie diffuser und über die Fußwurzel verteilt, beim Charcot-Fuß Gelenkbezug mit fokalem Ödem

Praxistipp

Die Diagnose eines CRPS oder Morbus Sudeck sollte durch den Kliniker erfolgen. Als radiologischer Befund eignet sich die Bezeichnung „Reflexdystrophie“. Die klinische Diagnose erfolgt anhand der Budapester Kriterien.

Empfehlung zur Bildgebung

Methode der Wahl: MRT zur Früherkennung und Differenzialdiagnostik.

Bildbeispiele

Die bildgebenden Befunde verschiedener Patienten mit CRPS bzw. entsprechenden Differenzialdiagnosen sind in ▶ Abb. 8.1, ▶ Abb. 8.2, ▶ Abb. 8.3, ▶ Abb. 8.4, ▶ Abb. 8.5, ▶ Abb. 8.6, ▶ Abb. 8.7 und ▶ Abb. 8.8 zu sehen.

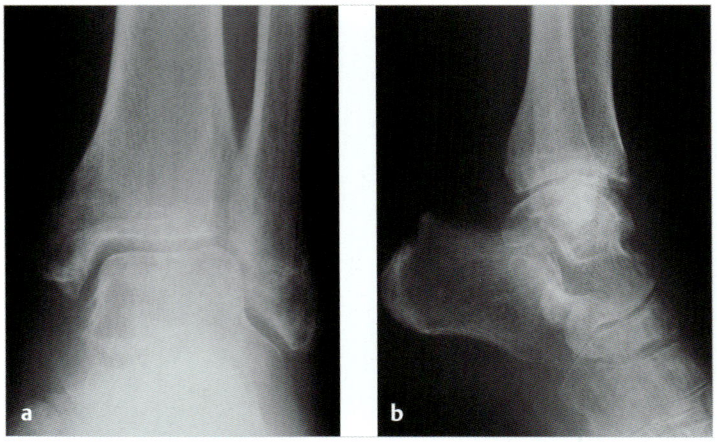

Abb. 8.1 CRPS. Röntgenaufnahme des Sprunggelenks in 2 Ebenen. Die diffuse, fleckige Entkalkung des Knochens im gesamten abgebildeten Fußskelett lässt sich gut erkennen. Bei hohem Schmerzniveau war eine belastete Aufnahme nicht möglich.
a Röntgenaufnahme a.-p.
b Röntgenaufnahme seitlich.

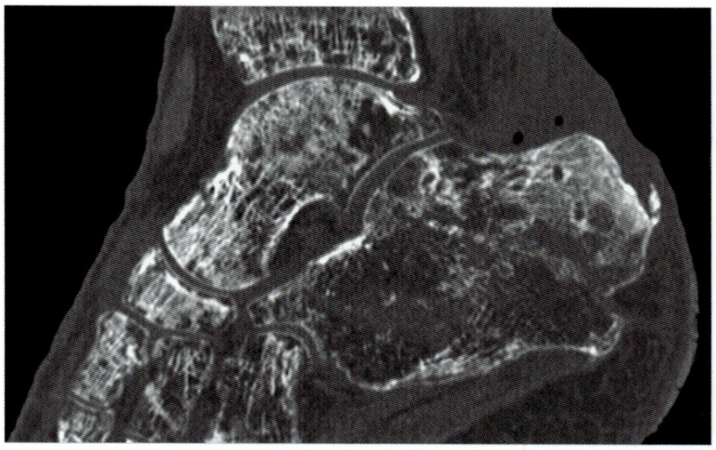

Abb. 8.2 CRPS. Sagittale CT-Rekonstruktion des Rückfußes. Massive, fortgeschrittene Reflexdystrophie mit ausgeprägter Entkalkung.

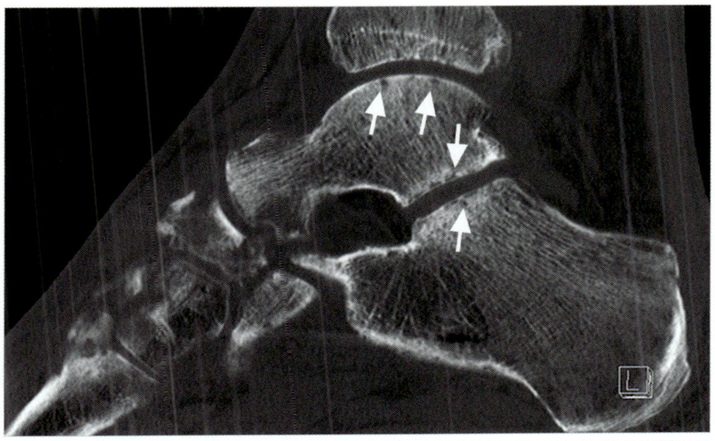

Abb. 8.3 **CRPS: Differenzialdiagnose Inaktivitätsosteopenie.** Sagittale CT-Rekonstruktion. Inaktivitätsosteopenie nach 4-wöchiger Entlastung, klinisch keine Hinweise auf ein CRPS. Typische fleckförmige subchondrale Entkalkungen über alle Abschnitte verteilt (Pfeile).

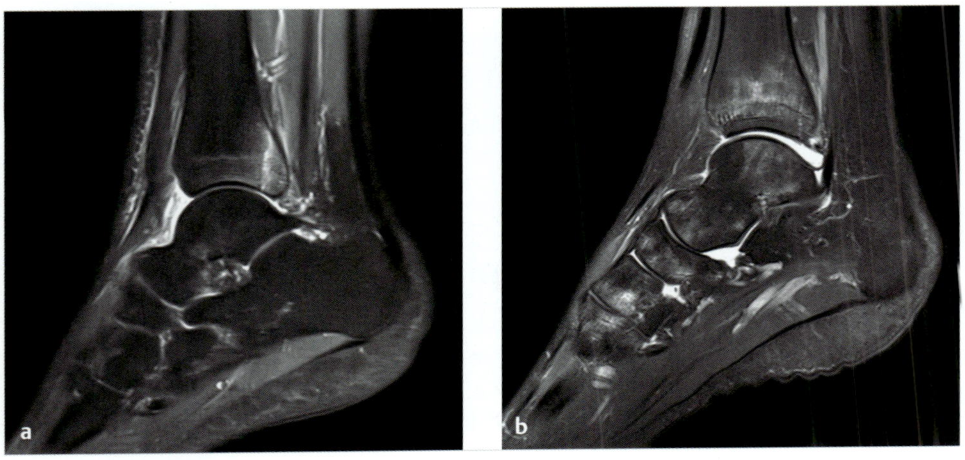

Abb. 8.4 **CRPS.** Patientin mit Reflexdystrophie. Zunehmende Schmerzen und Schwellungen am Sprunggelenk bei Zustand nach Fraktur der hinteren Tibiakante.

- **a** Sagittale PDw fatsat MRT-Sequenz. Vertikale, nicht dislozierte Fissur am Volkmann-Dreieck ohne Stufenbildung.
- **b** Sagittale PDw fatsat MRT-Sequenz nach 8 Wochen. Weitgehende Konsolidierung der Fraktur, deutliche fleckige Knochenödeme über alle Abschnitte verteilt mit deutlichen Gelenkergüssen. Persistierende Schmerzen, klinisch und radiologisch Zeichen der Reflexdystrophie.

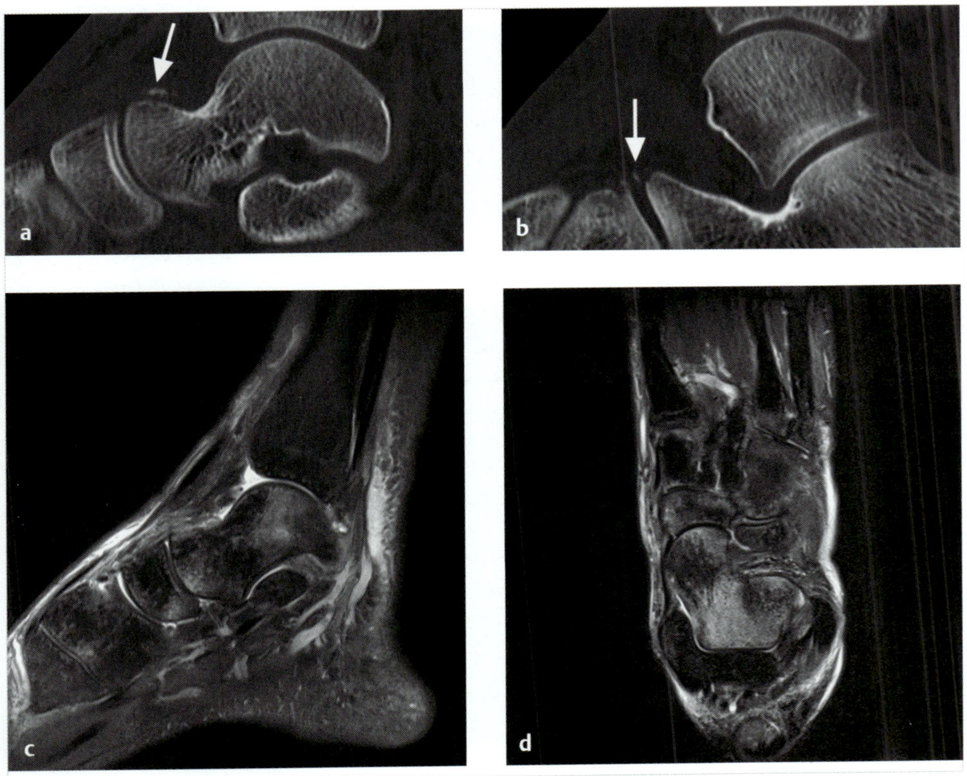

Abb. 8.5 **CRPS.** 27-jähriger Patient mit Zustand nach Chopart-Luxationsverletzung und anschließender Reflexdystrophie (**a**, **b**). Persistierende Schmerzen und Schwellungen nach konservativer Therapie mit Ruhigstellung (**c**, **d**).

- **a** Sagittale CT-Rekonstruktion. Knöcherner Kapselausriss am Talonavikulargelenk (Pfeil).
- **b** Sagittale CT-Rekonstruktion. Knöcherner Kapselausriss am Kalkaneokuboidalgelenk (Pfeil).
- **c** Sagittale PDw fatsat MRT-Sequenz nach 7 Wochen. Flächiges Ödem im Talus, subkortikal betonte lineare und fleckige Signalanhebungen in den dargestellten Tarsalia und der distalen Tibia, Ergussbildung, subkutanes Ödem. Zeichen der Reflexdystrophie.
- **d** Koronare STIR-MRT-Sequenz, gleicher Untersuchungszeitpunkt wie **c**. Typisch sind die diffusen flächigen Knochenödeme unterschiedlicher Intensität mit teilweise subkortikaler Betonung und das begleitende Weichteilödem. Im Unterschied zum transienten Knochenmarködem sind bei der Reflexdystrophie alle knöchernen Anteile betroffen.

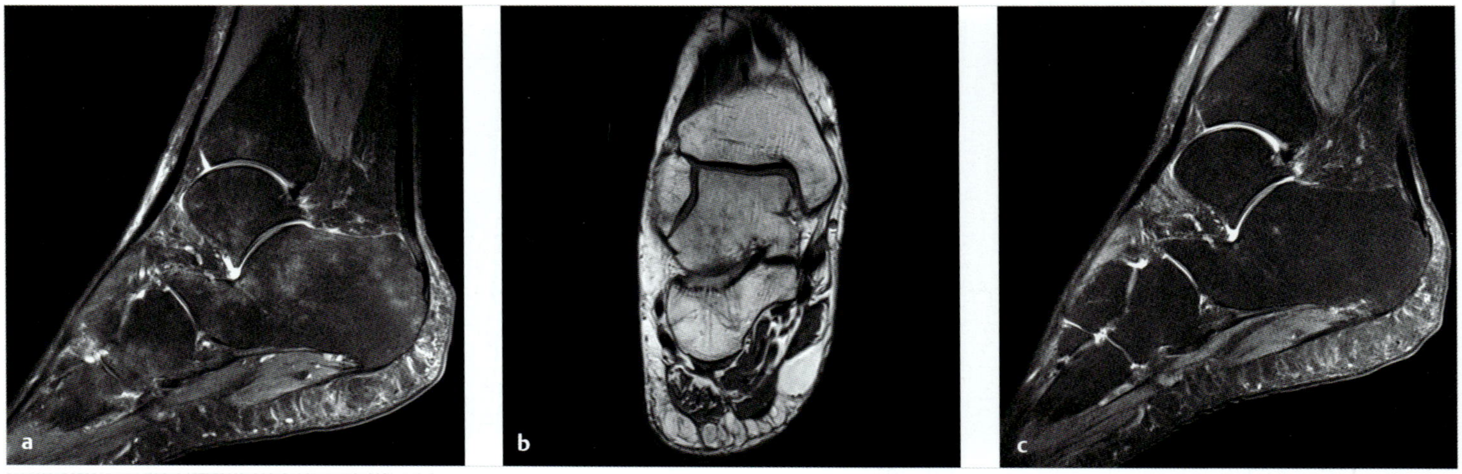

Abb. 8.6 CRPS. 62-jährige Patientin mit Schmerzen im Sprunggelenk und Mittelfuß seit 5 Monaten ohne erinnerliches Trauma, klinisch CRPS. Beispiel einer rückläufigen Reflexdystrophie unter Therapie.
Anmerkung: Die Bildgebung erfolgte 5 Monate nach Symptombeginn unter Therapie und zunehmender Beschwerdebesserung. Auch wenn die akute Phase mit Gelenkerguss, Weichteilschwellung und intensiven Knochenmarködemen rückläufig ist, können sich die Knochenödeme noch über viele Wochen nachweisen lassen.
a Sagittale PDw fatsat MRT-Sequenz. Inhomogenes Knochenmarksignal, fleckige Knochenmarködeme über alle Abschnitte verteilt mit mäßiger Ödematisierung der angrenzenden Weichteile. Die Ödeme sind teilweise flau und konfluierend, teilweise schärfer abgrenzbar und auch subkortikal gelegen.
b Koronare T 1w MRT-Sequenz, korrespondierendes T 1w Bild zu **a**. Signalarme flächige Verdichtungen in der Spongiosa. Im Gegensatz zur Osteonekrose vollständig erhaltenes Fettmarksignal.
c Sagittale PDw fatsat MRT-Sequenz, Verlaufskontrolle 4 Monate später. Vollständige Normalisierung des Knochenmarkbefunds.

8.1.6 Differenzialdiagnose

- Arthritis (Entzündungsparameter)
- Inaktivitätsosteopenie (als Differenzierung geringere Weichteilkomponente)
- diabetischer Charcot-Fuß Stadium 0 (Unterscheidungsmerkmal Schmerz)
- transientes Knochenmarködemsyndrom (eher fokaler Befund)
- Osteomyelitis (Verlust des Fettmarksignals)

8.1.7 Therapie

Neben Physiotherapie und Analgetika haben Bisphosphonate in den letzten Jahren an Bedeutung gewonnen. Je nach Schmerzcharakter kommen u. a. nicht steroidale Antirheumatika, Gabapentinderivate; selektive Serotonin-Reuptake-Inhibitoren und Opiate zum Einsatz. Auch topische Applikationen von Lidocain und Capsaicin werden verwendet. Die Behandlungsempfehlungen haben sich in den letzten Jahren mehrfach geändert und viele neue Substanzen befinden sich aktuell in der Erprobung.

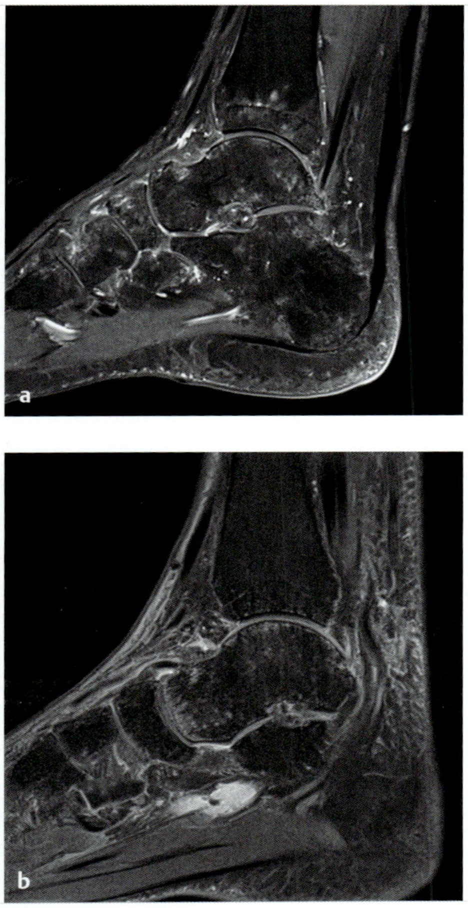

Abb. 8.7 CRPS. 52-jähriger Patient mit Zustand nach Außenknöchelfraktur mit Peronealsehnenluxation und anschließender Rekonstruktion. Nach postoperativer Ruhigstellung jetzt zunehmende diffuse Schmerzen am gesamten Fuß mit Schwellneigung. Ähnliche Symptomatik schon nach einer Meniskusoperation am Kniegelenk. Mischbild aus Reflexdystrophie und Inaktivitätsosteopenie.
Anmerkung: Häufig zeigt das MRT eine Mischung aus Inaktivitätsosteopenie mit kleinen, punktförmigen subkortikalen Aufhellungen entlang der belasteten Knochenabschnitte bei nur wenigen flächigen Spongiosaödemen und geringer Weichteilödematisierung sowie Ergussbildung. Der Übergang von einer milden Form der Reflexdystrophie zur Inaktivitätsosteopenie ist bildmorphologisch fließend. Häufig sind auch nur abgeschwächte Varianten des typischen klinischen Bildes mit Schmerz, Schwellung, livider Verfärbung, Überwärmung und Bewegungseinschränkung zu finden. Die endgültige Diagnose wird vom Kliniker gestellt.
a Sagittale PDw fatsat MRT-Sequenz.
b Sagittale T1w fatsat MRT-Sequenz nach Kontrastmittelgabe. Diffuse Ödematisierung und Kontrastmittelaufnahme im Subkutangewebe mit inhomogen fleckigen Spongiosaödemen, subkortikal betont über alle Knochenabschnitte.

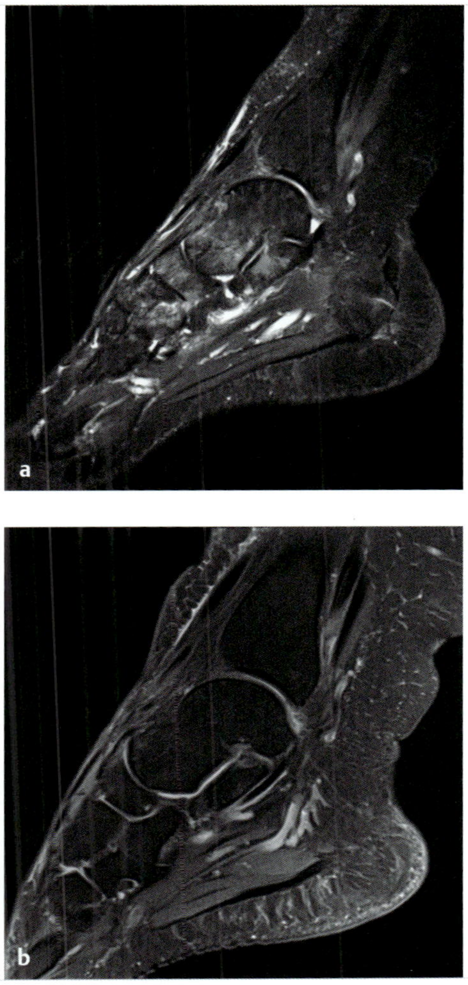

Abb. 8.8 CRPS: Differenzialdiagnose Überlastungsödeme. 60-jährige Patientin mit Zustand nach Verschiebeosteotomie. Klinisch kein CRPS, Schmerzen unter intensiver Wiederaufbelastung.
Anmerkung: Eine weitere Differenzierung von der Reflexdystrophie sind knöcherne Überlastungsödeme, die man nicht selten nach posttraumatischer bzw. postoperativer Ruhigstellung in der Phase der Wiederaufbelastung sieht. Klinisch findet sich ein Schwellungszustand mit Ruhe- und Belastungsschmerzen.
a Sagittale PDw fatsat MRT-Sequenz. Diffuse Knochenödeme am Sprunggelenk und am dargestellten Mittelfuß.
b Sagittale PDw fatsat MRT-Sequenz, Verlaufskontrolle. Vollständige Rückbildung der Ödeme mit Normalisierung des Knochenmarksignals.

8.1.8 Prognose/Komplikationen

Der Verlauf der Erkrankung ist häufig selbstlimitierend mit reversiblen Funktionsausfällen. Irreversible Schäden sind möglich (Gelenkkontrakturen, sekundäre Fehlstellungen, Funktionsverlust), bis hin zur weitgehenden Invalidisierung.

8.2 Transientes Knochenmarködem

8.2.1 Definition

Das transiente Knochenmarködem ist eine transitorische Osteoporose, eine schmerzhafte gelenknahe Knochenerkrankung mit reversiblem Knochenmarködem. Syn.: transiente Osteoporose, transientes Knochenmarködemsyndrom, regionale migratorische Osteoporose.

8.2.2 Symptome

- Belastungs-, Ruhe-, Druckschmerz
- Schwellung, mitunter Gelenkerguss
- Schwäche, Bewegungseinschränkung

8.2.3 Prädisponierende Faktoren

- Meist spontan ohne Auslöser
- Schwangerschaft (letztes Trimenon)
- häufig nach inadäquatem Trauma, Mikrotraumen
- niedrige Knochendichte, Vitamin-D-Mangel
- Risikofaktoren: Kortisontherapie, Alkohol- und Nikotinabusus, Fettstoffwechselstörungen
- mittlere Altersverteilung, Frauen etwas jünger (prämenopausal), Männer im Verhältnis zu Frauen 3 Mal häufiger betroffen

8.2.4 Anatomie/Pathologie

- Ätiologie nicht abschließend geklärt; in der Diskussion:
  - metabolisch aus dem Formenkreis der Reflexdystrophien (vasomotorische Dysfunktion führt zur Ausschüttung von Entzündungsmediatoren und Störung der Gefäßpermeabilität)
  - Assoziation mit spongiösen Insuffizienzfrakturen im Rahmen einer systemischen Osteoporose (Zusammenhänge mit erniedrigter Knochendichte und Vitamin-D-Mangel)
  - vaskuläre Veränderungen bei Schwangeren (verminderte Fibrinolyse mit erhöhtem Spiegel des Plasminogenaktivatorinhibitors 1 und vermindertem Antithrombin-III-Spiegel)
- Histologie: intraossäre, interstitielle Flüssigkeit, reduzierter Hydroxylapatitgehalt, Zerstörung der Fettzellen, irregulärer Geflechtknochen mit Knochenneuformationen und fibrovaskulären Rekonstruktionen als Abgrenzung zur Osteonekrose
- spontane Heilungstendenz, selbstlimitierende Erkrankung
- nahezu immer an gewichtsbelasteten Abschnitten, am häufigsten in Femurkopf, Knie und Fuß
- am Fuß in absteigender Häufigkeit Talus, Os naviculare, Ossa cuneiformia und Metatarsalia betroffen
- typischerweise begleitend Weichteilschwellung und Gelenkerguss
- 3 Erkrankungsphasen:
  - Phase 1: Schmerzexazerbation und Bewegungseinschränkung (Monat 1)
  - Phase 2: maximaler Schmerz (Monate 1–2)
  - Phase 3: Rückgang der Symptome (Monate 3–4)
- Schmerz vermutlich ausgelöst durch vermehrten intraossären Druck auf sensorische Rezeptoren im Knochenmark sowie Nervenirritation durch intraossären Verschluss der Arteriolen und gestörten venösen Rückfluss

8.2.5 Bildgebung

Ultraschall

Nicht sinnvoll.

Röntgen

Das Röntgenbild bleibt in der Frühphase unauffällig. Nach einigen Wochen ist ein Knochendefizit mit erhöhter Strahlentransparenz zu erkennen. Röntgen ist sinnvoll zum Ausschluss von Differenzialdiagnosen (z. B. Frakturen, Arthrose).

Magnetresonanztomografie

Antworten im Befund

- Beurteilung der Ausdehnung der Ödemzonen
- Beschreibung der begleitenden Weichteile
- genaue Beurteilung der subchondralen Region und der kortikalen Grenzlamelle (drohende kortikale Infraktion mit kleinen Insuffizienzfrakturen bzw. frühe Demarkierung von Nekroseareaalen)

> **Merke** M!
>
> Das transiente Knochenmarködem zeigt ein relativ typisches Ödemmuster mit homogener Ausdehnung über einen Knochen oder eine Knochenregion.

Untersuchungstechnik

Zur MRT-Untersuchung des transienten Knochenmarködems ist keine Kontrastmittelgabe nötig. Die Sequenzplanung erfolgt entsprechend der Schmerzlokalisation (Rückfuß/Mittelfuß und Mittelfuß/Vorfuß).

- *Standarduntersuchung:* Rückenlage möglich, hochauflösende Mehrkanalspule
- *Sequenztechnik:*
  - am besten erkennbar mit STIR- und PDw fatsat Sequenzen
  - Rückfuß:
    - STIR sagittal
    - T 1w sagittal
    - T 2w axial
    - PDw fatsat koronar
  - Mittel-, Vorfuß:
    - STIR schräg koronar
    - T 1w schräg koronar
    - T 2w axial
    - PDw fatsat sagittal

Befunde

- In der PDw fatsat oder STIR-Sequenz flächiges, intensives Knochenmarködem, homogen einen Knochen oder eine Knochenregion ausfüllend, meist beschränkt auf einen Knochen (z. B. Navikulare, Talusdom), mit allenfalls nur minimalem Ödem der angrenzenden Knochen
- begleitende Weichteilödematisierung, Lymphödem, mäßiger Gelenkerguss
- in der T 1w Sequenz entsprechende flächige Signalabsenkung mit noch nachweisbarem Fettmarksignal
- Differenzierung von transientem Knochenmarködem und Überlastungsödem:
  - beim transienten Knochenmarködem intensive Ödembildung meist des gesamten Knochens bzw. der Tarsalia mit angrenzender Ödematisierung der Weichteile und Gelenkerguss
  - bei Stressreaktion Knochenmarködem entlang der biomechanischen Überlastungslinie, mehr fokal
- Differenzierung von transientem Knochenmarködem und Knochennekrose: im nativen T 1w Bild vollständiger Verlust des Fettmarksignals in einer umschriebenen (meist gelenknahen) Zone, des Weiteren eher girlandenförmiges Ödem mit Demarkierungszone

Empfehlung zur Bildgebung

Methode der Wahl: MRT.

Bildbeispiele

Das transiente Knochenmarködem stellt sich bildgebend z. B. wie in ▸ Abb. 8.9, ▸ Abb. 8.10, ▸ Abb. 8.11 und ▸ Abb. 8.12 gezeigt dar.

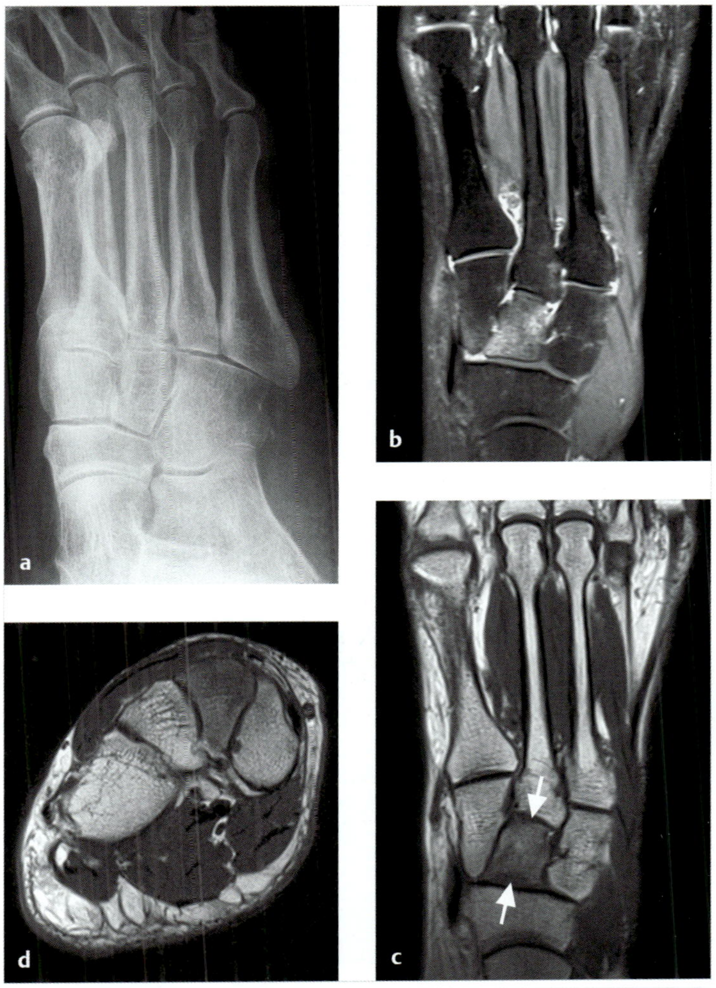

Abb. 8.9 Transientes Knochenmarködem. 70-jährige Patientin mit unklarem Mittelfußschmerz. Typischer Befund eines transienten Knochenmarködems.

a Röntgenaufnahme des Fußes schräg. Im Bereich der Ossa cuneiformia keine röntgenologischen Auffälligkeiten.

b Koronare STIR-MRT-Sequenz. Flächige, nahezu vollständige Ödematisierung des Os cuneiforme intermedium mit geringer Ergussbildung in den angrenzenden Gelenken. Kein Hinweis auf eine angrenzende aktivierte Arthrose (Bild in der Vertikalachse gespiegelt).

c Koronare T 1w MRT-Sequenz. Entsprechend dem Wasserbild flächige Signalabsenkung des Os cuneiforme intermedium mit diskreten subkortikalen, bandförmigen Hypointensitäten (Pfeile).

d Axiale T 1w MRT-Sequenz. Weitgehend homogene Signalabsenkung des Knochenmarksignals des Os cuneiforme intermedius bei unauffälliger Darstellung der übrigen knöchernen Strukturen.

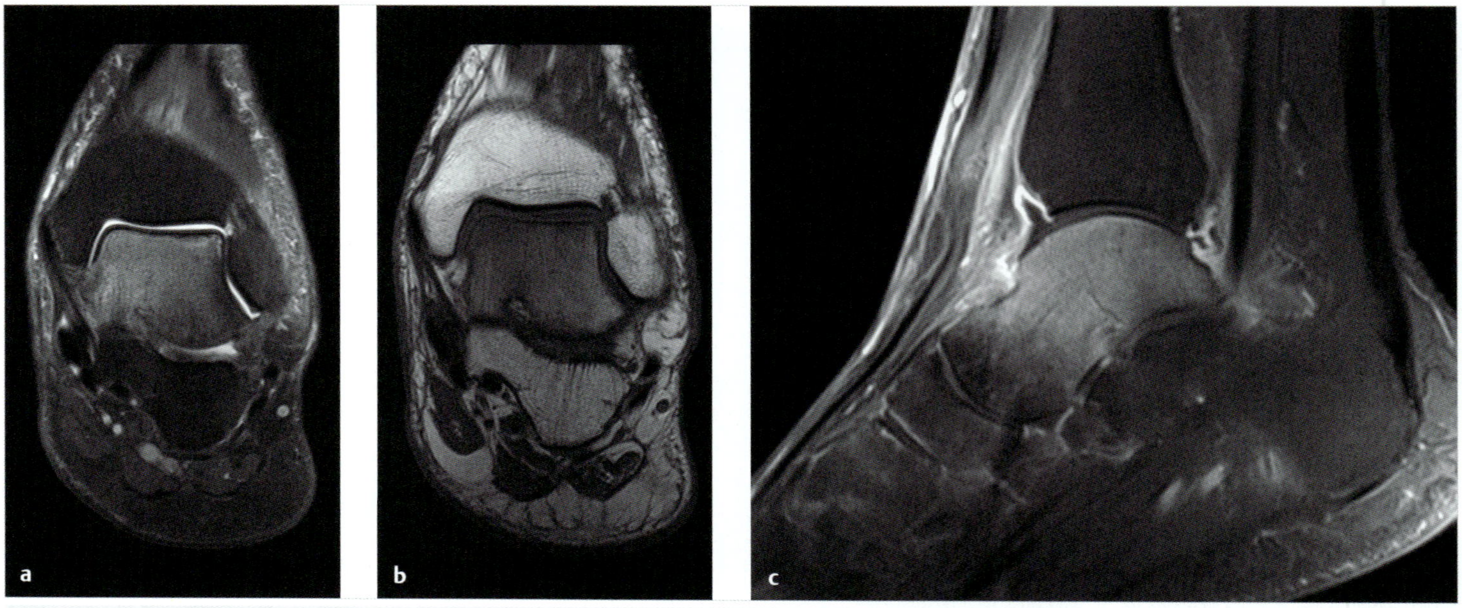

Abb. 8.10 Transientes Knochenmarködem. 54-jährige Patientin mit Ruhe- und belastungsabhängigen Schmerzen ohne Trauma. Typischer Befund eines transienten Knochenmarködems des Talus.

a Koronare PDw fatsat MRT-Sequenz. Typisches homogenes Knochenmarködem eines knöchernen Abschnitts (hier: Talusrolle) bei unauffälliger Signalgebung der angrenzenden knöchernen Strukturen. Geringe Signalirregularitäten in der Subchondralregion an der lateralen Talusschulter. Keine kortikale Infraktion, mäßiger Begleiterguss und Lymphödem in der Knöchelregion.

b Koronare T 1w MRT-Sequenz. Flächige Signalabsenkung des Talus mit noch durchscheinendem Fettmarksignal. Ausschluss einer Osteonekrose.

c Sagittale T 1w fatsat MRT-Sequenz nach Kontrastmittelgabe. Kräftige, homogene Kontrastmittelanreicherung der Talusrolle und des Talushalses mit Aussparung des Taluskopfs sowie typischerweise vermehrte Kontrastmittelaufnahme auch in den angrenzenden Weichteilen.

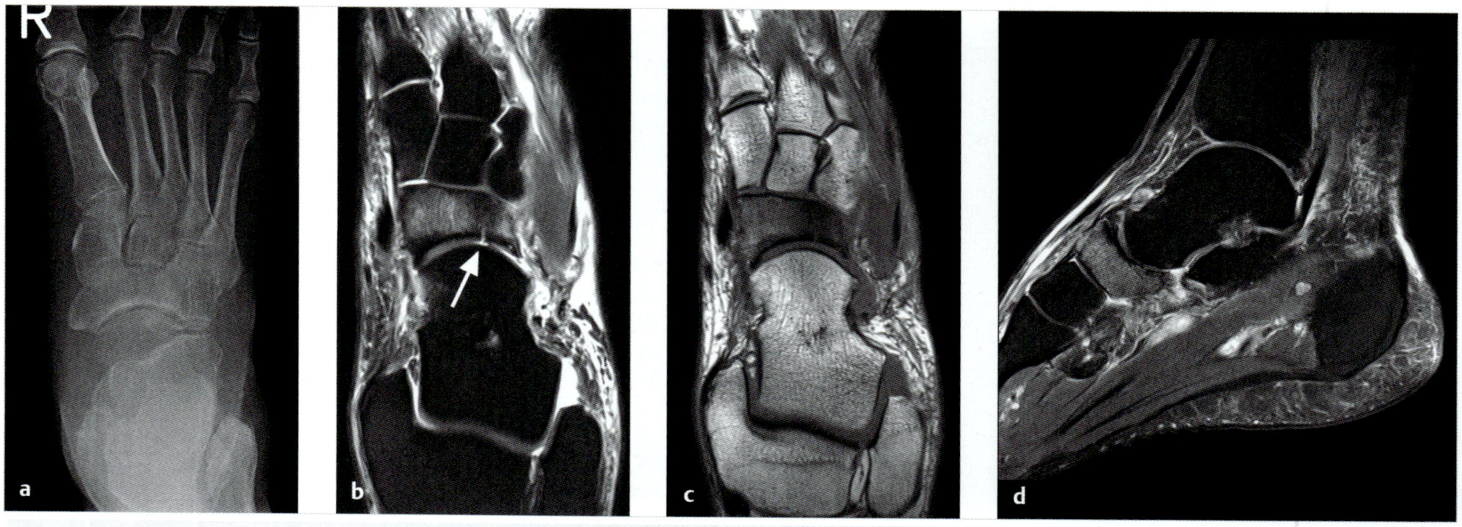

Abb. 8.11 Transientes Knochenmarködem. 57-jähriger Patient mit spontan aufgetretener Schwellung und Schmerzen ohne Trauma, Untersuchung nach 6 Wochen. Befund eines transienten Knochenmarködems mit Fissur des Os naviculare. Der Patient wurde konservativ behandelt, mit vollständiger Ausheilung nach 3 Monaten.

a Axiale Röntgenaufnahme des Fußes. Zarte, vertikal verlaufende Aufhellungslinie im lateralen Drittel des Os naviculare.

b Koronare PDw fatsat MRT-Sequenz. Darstellung der inkompletten, vertikal verlaufenden Knochenfissur bei diffuser, vollständiger Ödematisierung des Os naviculare (Pfeil), deutliche Weichteilschwellung. Bei fehlender Ruhigstellung kann es zu Fissuren und subchondralen Infraktionen kommen (Bilder in der Vertikalachse gespiegelt).

c Koronare T 1w MRT-Sequenz, korrespondierende Schicht zu **b**. Vollständige Signalabsenkung bei regelrechtem Knochenmarksignal der Gelenkpartner und erhaltenen Gelenkspaltweiten.

d Sagittale PDw fatsat MRT-Sequenz. Typisch für das transiente Knochenmarködemsyndrom sind eine vollständig den gesamten Knochen betreffende Ödematisierung bei normaler Signalgebung der angrenzenden Gelenkpartner (im Gegensatz zur aktivierten Arthrose) sowie die deutliche Weichteilödematisierung.

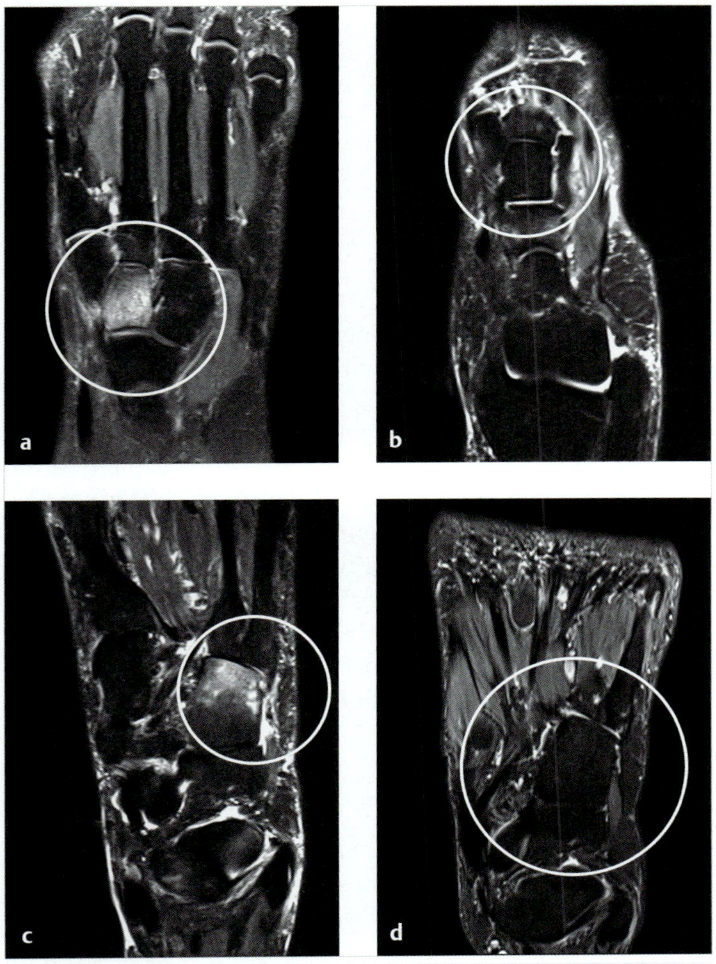

Abb. 8.12 Transientes Knochenmarködem. 66-jährige Patientin mit rezidivierenden Mittelfußschmerzen. Transientes Knochenmarködem im Verlauf.
Anmerkung: Das transiente Knochenmarködemsyndrom kann springen. Häufig berichten die Patienten über ähnliche Schmerzen vor einigen Monaten an anderen Lokalisationen oder über ähnliche Ereignisse vor mehreren Jahren an Knie oder Hüfte. Die Erkrankung tritt überwiegend an belastungstragenden Extremitäten auf.
a Koronare STIR-MRT-Sequenz. Flächiges Knochenmarködem im Os cuneiforme intermedium (eingekreist).
b Koronare STIR-MRT-Sequenz, Verlaufskontrolle nach 3 Monaten. Vollständige Rückbildung des Ödems (eingekreist).
c Neu aufgetretenes transientes Knochenmarködem im distalen Kuboid (eingekreist).
d Koronare STIR-MRT-Sequenz, Verlaufskontrolle nach 5 Monaten. Vollständige Rückbildung des Ödems (eingekreist).

8.2.6 Differenzialdiagnose

- Monarthritis
- Knochennekrose
- Knocheninfarkt
- Osteomyelitis
- mechanische Überlastung
- okkultes Trauma, nicht ausgeheilte Fraktur
- CRPS, Reflexdystrophie
- Neuropathie, Systemerkrankungen (z. B. Rheuma)
- Osteoidosteom

8.2.7 Therapie

- Spontane Heilungstendenz nach 3–6 Monaten
- Entlastung und Schmerztherapie (Analgetika, nicht steroidale Antirheumatika)
- Kalzitonin, Bisphosphonate, Ilomedin, Iloprost
- Anhebung des Vitamin-D-Spiegels

8.2.8 Prognose/Komplikationen

- Protrahierter Verlauf über 12–18 Monate möglich
- infolge chronischer Ödembildung Insuffizienzfraktur
- Wanderung der Krankheit (saltatorische bzw. migratorische Ödeme) und Befall anderer Knochenregionen möglich
- selten Rezidiv

8.3 Überlastungsödem

8.3.1 Definition

Ein Überlastungsödem ist ein Knochenmarködem im Rahmen einer Überlastung oder Fehlbelastung.

8.3.2 Symptome

- Bewegungsabhängiger Schmerz
- lokaler Druckschmerz
- Schwellung

8.3.3 Prädisponierende Faktoren

- Einseitige repetitive Überlastung ohne Erholungsphase
- Übergewicht
- Osteoporose
- posttraumatisch nach längerer Ruhephase
- Fußdeformität

8.3.4 Anatomie/Pathologie

Überlastungsödeme treten in Knochenabschnitten mit erhöhter mechanischer oder punktueller Belastung auf. Sie können die Vorstufe einer Stressfraktur sein, oft auch als kompensatorische Reaktion auf eine veränderte Biomechanik (z. B. bei aktivierter Arthrose des Großzehengrundgelenks, zur Schmerzvermeidung vermehrte Abrollbewegung über den lateralen Fußrand und knöcherne Überlastung des Metatarsaleköpfchens V).

8.3.5 Bildgebung

Ultraschall

Nicht sinnvoll.

Röntgen

Unauffällig.

Magnetresonanztomografie

Antworten im Befund

- Genaue anatomische Zuordnung
- Abgrenzung des Überlastungsödems von der Stressfraktur
- Beurteilung der Gelenklamelle, gelenknahe Infraktionen
- Ausschluss von Differenzialdiagnosen
- ggf. Ursache der knöchernen Überlastung (Sehnenpathologie, Bandinsuffizienz)

Untersuchungstechnik

Zur MRT-Untersuchung des Überlastungsödems ist keine Kontrastmittelgabe nötig. Die Sequenzplanung erfolgt entsprechend der Schmerzlokalisation (Rück-, Mittel-, Vorfuß).

- *Standarduntersuchung:* Rückenlage möglich, hochauflösende Mehrkanalspule
- *Sequenztechnik:*
  - am besten erkennbar mit STIR- und PDw fatsat Sequenzen
  - Rückfuß:
    - STIR sagittal
    - T 1w sagittal
    - T 2w axial
    - PDw fatsat koronar
  - Mittel-, Vorfuß:
    - STIR schräg koronar
    - T 1w schräg koronar
    - T 2w schräg axial
    - PDw fatsat sagittal

Befunde

- Eher flächiges Knochenmarködem, an den Rändern unscharf auslaufend, von Gelenkpartnern oder einem oder mehreren Ossa metatarsalia
- in gewichtsbelasteten bzw. überlasteten Zonen
- am Mittelfuß ggf. auch im Strahl entlang der Belastung (z. B. Tarsalia und angrenzendes Metatarsale)
- nur geringe bis fehlende angrenzende Weichteilödematisierung
- bei länger anhaltenden Überlastungsödemen initiale Insuffizienzfrakturen (signalarme Doppelkontur parallel zur signalarmen Kortikalis)
- erhaltenes Fettmarksignal in der T 1w Sequenz
- unauffälliger Gelenkknorpel als Abgrenzung von der aktivierten Arthrose

Praxistipp

Die Anamnese ist wichtig, da sie häufig Hinweise auf abnorme Überlastung (z. B. ungewöhnliche sportliche Aktivitäten, Heimwerken, Operationen mit veränderter Belastung und Laufverhalten) oder auf Fehlbelastung bei anderer Problematik am Fuß enthält.

Empfehlung zur Bildgebung

Methode der Wahl: MRT.

Bildbeispiele

► Abb. 8.13, ► Abb. 8.14 und ► Abb. 8.15 zeigen einige Beispiele von Überlastungsödemen.

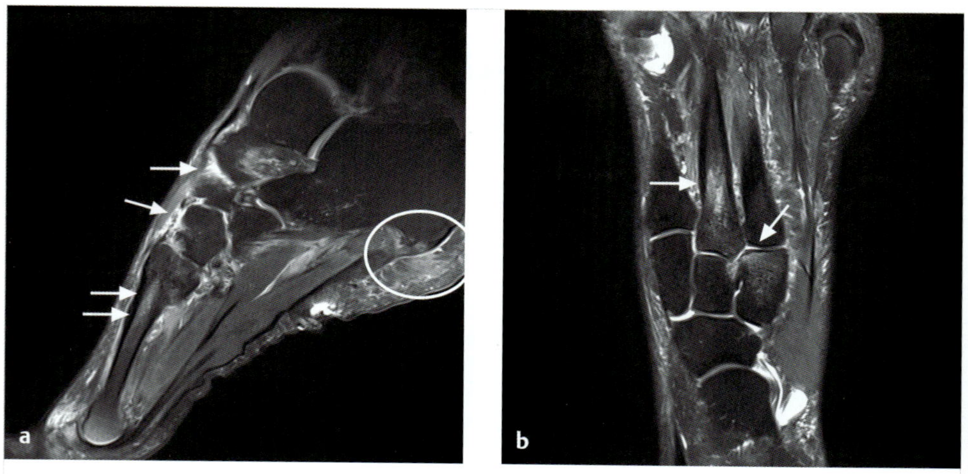

Abb. 8.13 Überlastungsödem. 49-jähriger Patient mit langer Anamnese einer Plantarfasziitis, jetzt zunehmende Schmerzen im Mittelfuß mit Überlastungsödemen im Mittelfuß.
a Sagittale PDw fatsat MRT-Sequenz. Darstellung der floriden Plantarfasziitis (eingekreist). Zusätzlich flaues Spongiosaödem im proximalen Schaft des Metatarsale II und ödematisierte Kapsel-Band-Verbindungen im Mittelfuß sowie geringe Gelenkergüsse (Pfeile).
b Koronare PDw fatsat MRT-Sequenz. Spongiosaödem im proximalen Schaft des Metatarsale II und des Os cuneiforme laterale (Pfeile) als Ausdruck der Fehlbelastung im Mittelfuß.

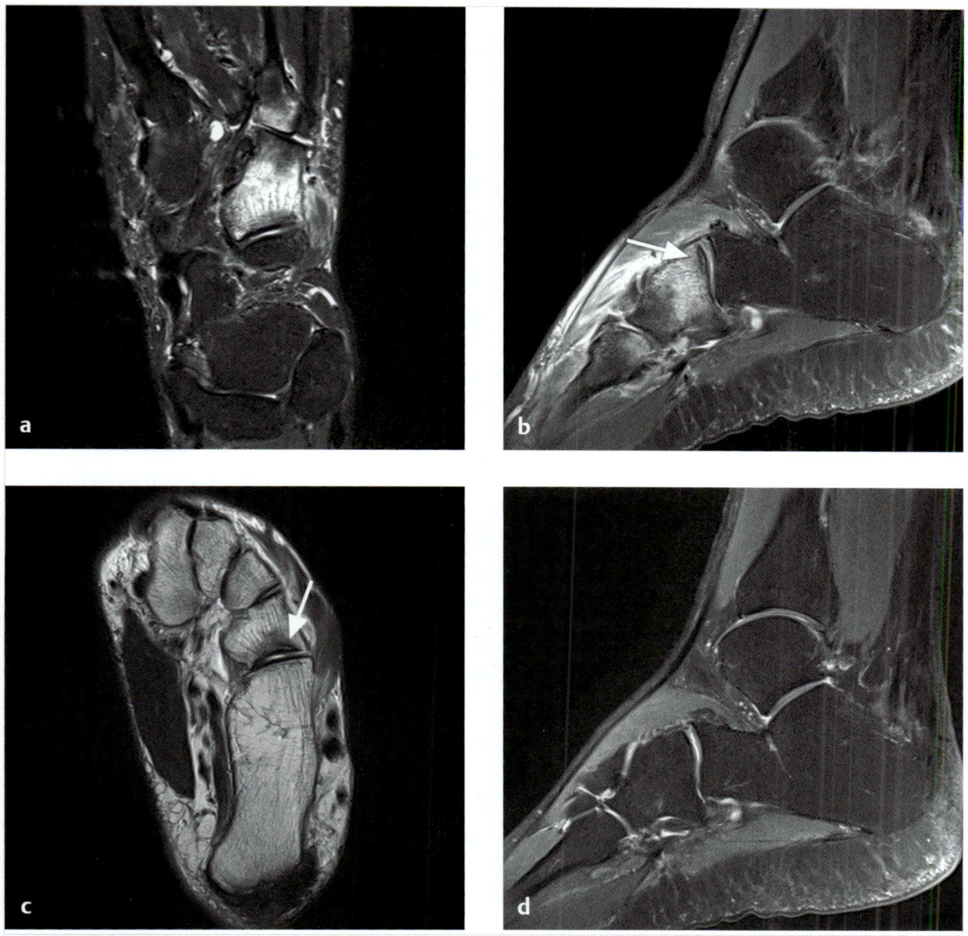

Abb. 8.14 Überlastungsödem. 67-jähriger Patient mit knöcherner Überlastung nach Vollbelastung bei Zustand nach Operation einer Haglund-Exostose, nachfolgend Belastungsschmerzen im lateralen Mittelfuß.

a Koronare STIR-MRT-Sequenz. Flächiges Spongiosaödem im Kuboid und angrenzend an der Basis von Metatarsale IV.

b Sagittale PDw fatsat MRT-Sequenz. Im lateralen Kuboid subkortikal gelenkseitig am Kalkaneokuboidalgelenk horizontal zur Gelenkfläche verlaufende signalarme Linie (Pfeil). In der Ödemzone inkomplette Spongiosafraktur (Insuffizienzfraktur).

c Axiale T2w MRT-Sequenz. Darstellung der gelenkseitigen signalarmen Linie (Pfeil), typisch für eine subkortikale inkomplette Insuffizienzfraktur. Häufig ist das Knochenmarködem konzentrisch bezogen auf diese zarten Frakturlinien und füllt nicht den kompletten Knochen aus wie beim transienten Knochenmarködem. Auch angrenzende Ödeme entlang der Belastungskette machen die knöcherne Überlastung im Sinne einer Stressreaktion wahrscheinlich. Dort gibt es fließende Übergänge vom Überlastungsödem zur frühen Stressfraktur (S. 528).

d Sagittale PDw fatsat MRT-Sequenz, Verlaufskontrolle nach 3 Monaten. Vollständige Rückbildung der flächigen Ödeme im Kuboid und an der Basis des Metatarsale IV.

8

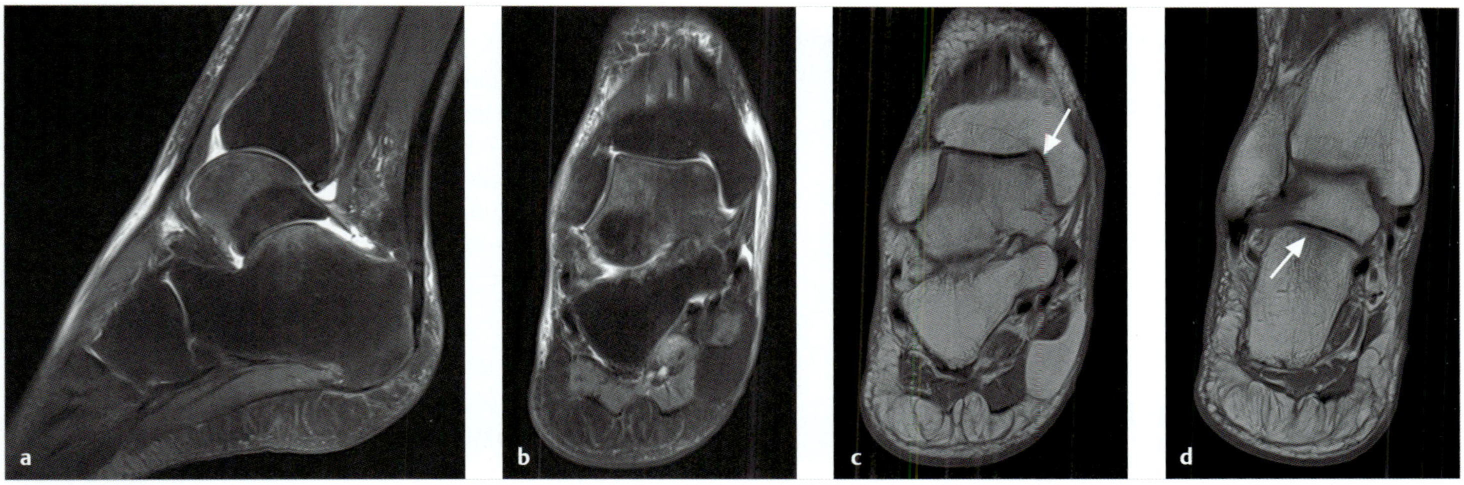

Abb. 8.15 Überlastungsödem. 71-jährige Patientin mit bekannter Osteoporose (T-Score: -3), Zustand nach Umzug mit vermehrter Belastung. Schmerzen im gesamten Sprunggelenk in Ruhe und bei Belastung.

Anmerkung: Beim knöchernen Überlastungsödem trifft eine abnorme Überlastung auf eine normale oder reduzierte Knochensubstanz. Das flächige und teilweise flaue Spongiosaödem in belastungstragenden Abschnitten ist typisch für das Überlastungsödem. Es finden sich fließende Übergänge zur initialen inkompletten Stress- bzw. Insuffizienzfraktur (S. 528) mit kleinen fokalen, subkortikalen Infraktionen, die sich als signalarme Linien horizontal zur Gelenkfläche darstellen.

a Sagittale PDw fatsat MRT-Sequenz. Flächige Knochenödeme in der Talusrolle und subtalar im Kalkaneus mit deutlicher Ergussbildung im oberen und unteren Sprunggelenk.

b Koronare PDw fatsat MRT-Sequenz. Darstellung der flächigen Ödematisierung koronar bei erhaltener Gelenkkontur.

c Koronare T1w MRT-Sequenz. Kleine subchondrale, signalarme Linien an der medialen Taluschulter (Pfeil) im Sinne von kleinen inkompletten Insuffizienzfrakturen.

d Koronare T1w MRT-Sequenz. Kleine subchondrale signalarme Linien subtalar an der kalkanearen Gelenkfläche (Pfeil).

8.3.6 Differenzialdiagnose

- Stressfraktur
- transientes Knochenmarködem
- aktivierte Arthrose
- Osteonekrose
- Osteomyelitis

8.3.7 Therapie

- Entlastung
- Ruhigstellung
- lokale Druckentlastung durch individuell gefertigte Einlagen
- Modifikation der Abrollbewegung durch medialen oder lateralen Keil
- ggf. operative Korrektur von Fehlstellungen

8.3.8 Prognose/Komplikationen

Es besteht eine gute Prognose; bei entsprechender Entlastung ist eine vollständige Rückbildung möglich.

8.4 Stressfraktur und Insuffizienzfraktur

8.4.1 Definition

Bei einer Stressfraktur handelt es sich um eine Fraktur, deren Ursache nicht ein direktes Trauma, sondern eine abnorme Belastung ist. Unterschieden werden folgende Formen:

- *Stress- bzw. Ermüdungsfraktur:* normaler Knochen bei abnormer Belastung
- *Insuffizienzfraktur:* normale Belastung bei abnormer Knochenstabilität (z. B. bei Osteoporose, Osteomalazie, Charcot-Arthropathie, rheumatoider Arthritis)

8.4.2 Symptome

- Belastungsabhängiger Schmerz
- Ruheschmerz
- Schwellung
- mitunter Überwärmung

8.4.3 Prädisponierende Faktoren

- Übermäßige Belastung (sog. Marschfraktur, Marathonläufer, Balletttänzer)
- Übergewicht
- Fehlstellungen
- Fehlbelastungen

8.4.4 Anatomie/Pathologie

Prädilektionsstellen sind die Metatarsalia (am häufigsten die Metatarsalia II und III, bei Sportlern, speziell Fußball- und Tennisspielern, das Metatarsale V), die distale Tibia, der Kalkaneus, der Talushals, die Sesambeine und das Os naviculare:

- *Metatarsale V:* Das Metatarsale V ist bei Fußballspielern aufgrund unterschiedlicher Kräfte mit Biegestress bei Beschleunigungsmanövern gefährdet. Die stärksten Biegekräfte wirken auf die Basis gegenüber dem Metatarsale-V-Köpfchen bei Richtungswechseln. Es wirkt Stress auf den Metatarsale-V-Schaft ein.
- *Metatarsale II:* Dieses weist 2 Prädilektionsstellen auf, proximal in Basisnähe und distal im Schaft:
  - Die proximalen Frakturen zeigen häufiger einen chronischen Verlauf mit verdickter Kortikalis und sind mehr im Bereich der Insuffizienzfrakturen anzusiedeln.
  - Distal finden sich häufiger „echte" Stressfrakturen bei einer abnormen Belastung (erhöhtes Trainingspensum).

Die Ursachen werden unterschieden in intrinsische (Knochendichte, Knochenvaskularisation usw.) und extrinsische (repetitive Mikrotraumen, Fehlbelastung usw.).

Es erfolgt eine Unterscheidung der Frakturen je nach auftretenden Zugkräften und Gefäßversorgung (sog. Wasserscheide, ähnlich dem Skaphoid) mit unterschiedlicher Heilungstendenz:

- *High-Risk-Frakturen:* hohes Risiko für verzögerte Frakturheilung und Refraktur; Talus, Kortikalis der anterioren Tibia, Os naviculare, Metatarsale-II-Basis, proximales Metatarsale V, Sesambeine und medialer Malleolus; häufigere Operationsindikation bei Nichtheilung
- *Low-Risk-Frakturen:* Kalkaneus und distale Metatarsalia

Bei länger andauernden Überlastungen zeigen sich reparative Veränderungen (kortikale Verdickung, Remodellierungen) neben akuten Knochenerweichungen. Oft finden sich eine niedrige Knochendichte, eine verkürzte Achillessehne, ein Längenunterschied von Metatarsale II und I sowie multiple Stressfrakturen.

8.4.5 Bildgebung

Ultraschall

Der Longitudinalschnitt über dem betroffenen Knochen (oft Metatarsale II, Talus) zeigt eine echoarme Verdickung über der echogenen, ggf. unterbrochenen Knochenlinie im Sinne eines periostalen Hämatoms oder Ödems. Im Verlauf lässt sich eine zunehmende echogene Kallusbildung erkennen. Das Ultraschallbild ist früher positiv als die Röntgenveränderungen.

Röntgen

Das Röntgenbild ist initial unauffällig. Später zeigen sich eine periostale Verdickung als Knochenantwort mit Sklerosierungszone, eine sklerosierte Frakturlinie und eine Weichteilschwellung.

Magnetresonanztomografie

Antworten im Befund

- Stadium der Stressfraktur (initial im Randbereich oder durchgängig)
- Ausmaß der Aktivierung und Heilung
- Ausschluss von Differenzialdiagnosen

Es gibt eine Vielzahl von Klassifikationen der Stressfrakturen; eine allgemein gültige, die klinische und MRT-Kriterien miteinbezieht, hat sich bislang nicht durchgesetzt. Entscheidend sind die Differenzierung zwischen Überlastungsödem und Fraktur, das Ausmaß der Aktivierung und die Abgrenzung von anderen Entitäten mit Knochenmarködemen.

Untersuchungstechnik

Zur MRT-Untersuchung der Stressfraktur ist keine Kontrastmittelgabe nötig. Die Sequenzplanung erfolgt entsprechend der Schmerzlokalisation (Rück-, Mittel-, Vorfuß).

- *Standarduntersuchung:* Bauch- oder Rückenlagerung, hochauflösende Mehrkanalspule
- *Sequenztechnik:*
  - am besten erkennbar mit STIR- und T 1w Sequenzen
  - Rückfuß:
    - STIR sagittal
    - T 1w sagittal
    - T 2w axial
    - PDw fatsat koronar
  - Mittel-, Vorfuß:
    - STIR schräg koronar
    - T 1w schräg koronar
    - T 2w schräg axial
    - PDw fatsat sagittal

Befunde

- Initial intensives Knochenmarködem mit Flüssigkeitseinlagerungen in die angrenzende Muskulatur und subkutanes Ödem insbesondere am Fußrücken
- Durchführung der MRT meist in einem späteren Stadium (nach 2–3 Wochen oder noch später)
- besonders an den Metatarsalia Nebeneinander von Knochenstress (intensives Ödem) und Zeichen der Reparatur und Remodellierung mit periostaler Verdickung
- typisch für das Ödem: intensives Zentrum mit Auslaufen in die Peripherie als Abgrenzung vom transienten Knochenmarködem (dort gesamter Knochen relativ gleich intensiv betroffen)
- Stressfraktur: wenn in der T 1w Sequenz eine oder mehrere (z. B. am Kalkaneus lokalisierte) signalarme, leicht gewellte Linien zu erkennen sind (Unterscheidung einer inkompletten von einer vollständig durchgängigen Stressfraktur)
- Abgrenzung zur Osteomyelitis und pathologischen tumorbedingten Fraktur: in der T 1w Sequenz inmitten des signalarmen Knochenmarksignals bei einer Stressfraktur noch Fettmark erkennbar

Empfehlung zur Bildgebung

Methoden der Wahl: Röntgen und Sonografie, bei Verdacht MRT, da es sensitiv in der Frühphase ist, und zur Abgrenzung eines Überlastungsödems von der eigentlichen Stressfraktur.

Bildbeispiele

Die Entität Stressfraktur ist in der Praxis relativ häufig. Der persistierende Schmerz erfordert bei primär unauffälligem Röntgenbild eine weiterführende Bildgebung. Da oft bei kräftigem Spongiosaödem und noch fehlender Frakturlinie die Differenzialdiagnose „Tumor“ fällt (z. B. ▶ Abb. 8.22), folgen mehrere Fallbeispiele ▶ Abb. 8.16, ▶ Abb. 8.17, ▶ Abb. 8.18, ▶ Abb. 8.19, ▶ Abb. 8.20, ▶ Abb. 8.21 und ▶ Abb. 8.22) und weitere Differenzialdiagnosen (▶ Abb. 8.23, ▶ Abb. 8.24 und ▶ Abb. 8.25).

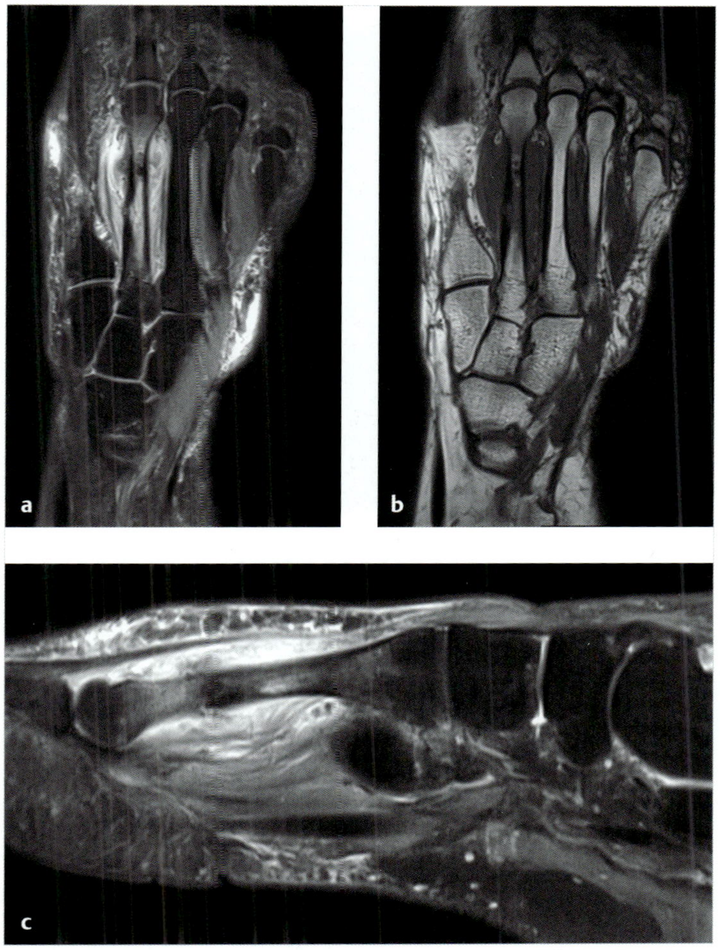

Abb. 8.16 Stressfraktur. 59-jährige Patientin mit akut einsetzenden Mittelfußschmerzen ohne Trauma. Vor einem Jahr Stressfraktur kontralateral, Stressfraktur im Metatarsale II.

a Koronare PDw fatsat MRT-Sequenz. Intensives flächiges Spongiosaödem entlang des Metatarsaleschafts II mit angrenzender Ödematisierung der Mm. interossei.

b Koronare T 1w MRT-Sequenz. Entsprechende Signalabsenkung im T 1w Bild mit tibiaseitig ausgedünnter Kortikalis.

c Sagittale PDw fatsat MRT-Sequenz. Stressfraktur durch das mittlere Drittel des Metatarsaleschafts mit ausgeprägter angrenzender Ödematisierung und subkutanem Lymphödem.

8

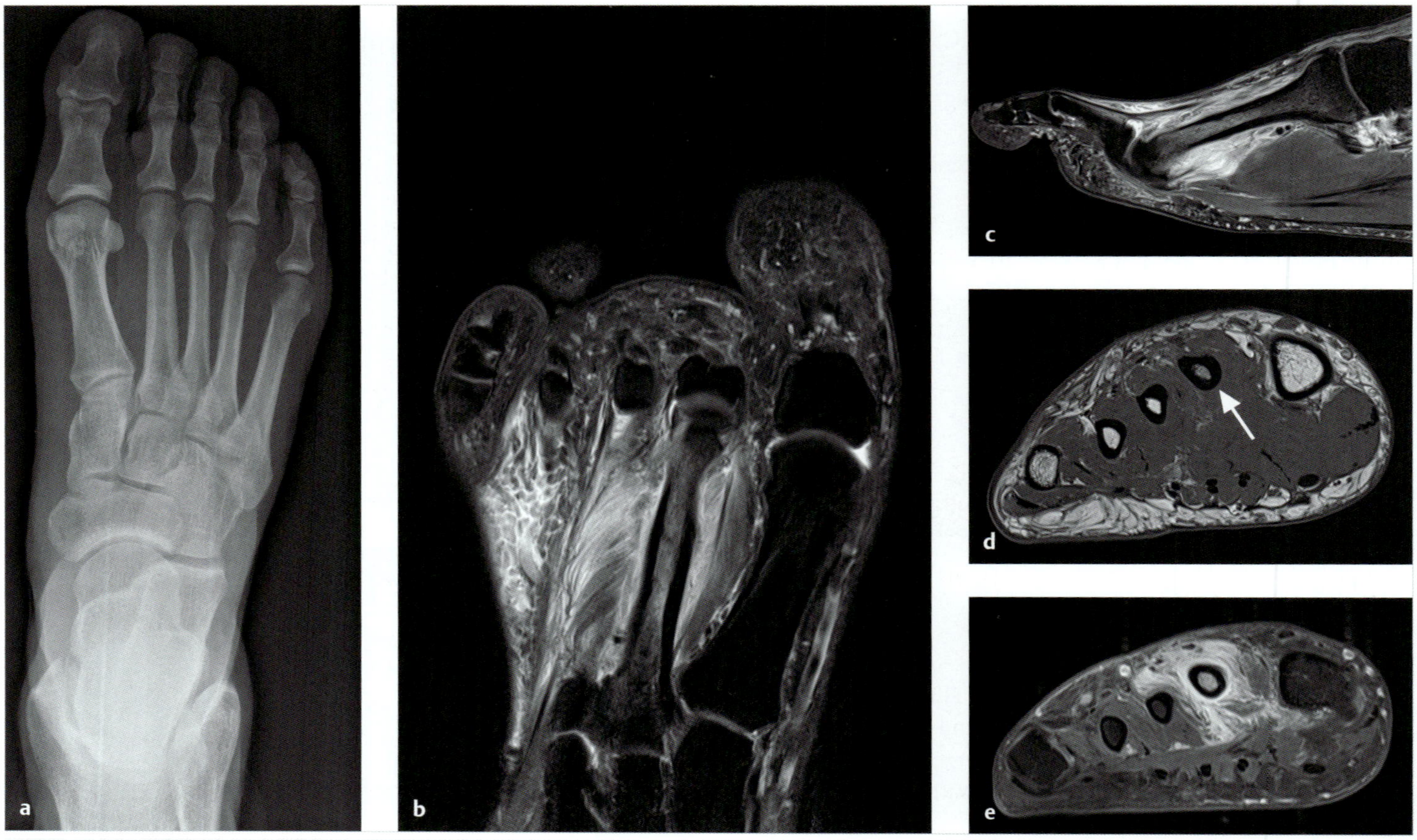

Abb. 8.17 Stressfraktur. 40-jähriger Patient mit unklaren Schmerzen an Metatarsale II/III. Ausschluss eines Morton-Neuroms, typische Stressreaktion an Metatarsale II.

a Röntgenaufnahme des Fußes d.-p. im Stehen unter Belastung. Kein Frakturnachweis der Metatarsalia, fragliche Kortikalisverdickung fibulaseitig im mittleren Drittel von Metatarsale III.

b Koronare PDw fatsat MRT-Sequenz. Flächiges Knochenmarködem entlang des Metatarsale II mit deutlicher begleitender Weichteilreaktion.

c Sagittale PDw fatsat MRT-Sequenz. Neben dem knöchernen Überlastungsödem typisch die ausgeprägte Flüssigkeitseinlagerung in der Muskulatur und in den subkutanen Weichteilen.

d Axiale T 1w MRT-Sequenz. Signalabsenkung im Markraum des Metatarsale-II-Schaftes im Vergleich zu den übrigen Metatarsalia. Als Initialzeichen der Knochenantwort geringfügige zirkuläre Verdickung der Kortikalis (Pfeil).

e Axiale T 1w fatsat MRT-Sequenz nach Kontrastmittelgabe. Gut zu sehen die Mitbeteiligung der Weichteilstrukturen zirkulär um die knöcherne Überlastung. Für die Stressfraktur ist keine Kontrastmittelgabe nötig; in diesem Fall erfolgte sie zum Ausschluss anderer Pathologien.

8.4.6 Differenzialdiagnose

- Aktivierte Arthrose
- idiopathisches, transientes Knochenmarködem
- Arthritis
- Osteomyelitis
- pathologische Fraktur
- Metatarsale V: Jones-Fraktur (Fraktur des Metatarsale V im proximalen metadiaphysären Übergang ohne Beteiligung des Tarsometatarsalgelenks)
- Metatarsale II: Morbus Köhler II

8.4.7 Therapie

- Entlastung, Ruhigstellung für 6 Wochen, danach Belastungsaufbau
- Training im schmerzfreien Bereich meist möglich (z. B. bei Laufsportlern Ausdauertraining am Fahrradergometer oder im Wasser)
- bei Hinweis auf reduzierte Knochendichte Osteoporosediagnostik und Einleitung einer medikamentösen Therapie
- bei High-Risk-Stressfrakturen möglicherweise Indikation zur Osteosynthese (Os metatarsale V, Os naviculare)
- Prophylaxe durch Trainingsmodifikation und ggf. Einlagenversorgung

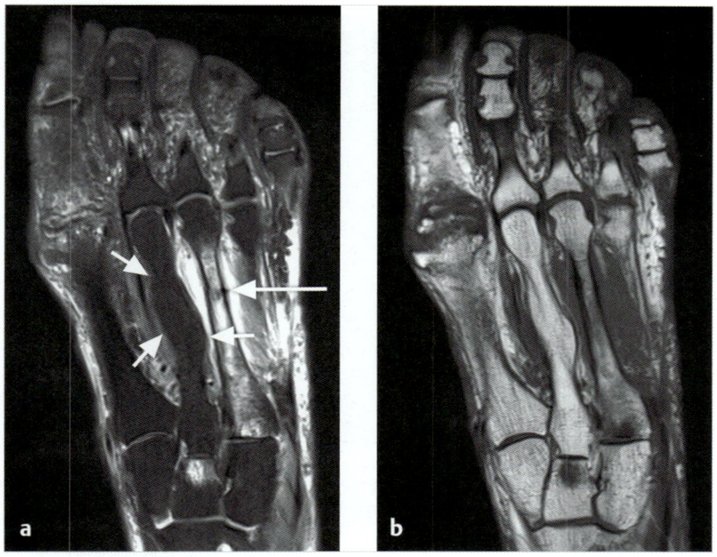

Abb. 8.18 Stressfraktur. 61-jährige Patientin mit rezidivierenden Mittelfußschmerzen mit Weichteilschwellung. Frische und alte Stressfraktur.

- **a** Koronare PDw fatsat MRT-Sequenz. Flächiges Spongiosaödem im Schaft von Metatarsale III mit inkompletter Fraktur (langer Pfeil). Verdickung des Schaftes von Metatarsale II bei ausgeheilter knöcherner Stressreaktion (kurze Pfeile).
- **b** Koronare T1w MRT-Sequenz. Signalabsenkung im Metatarsaleschaft III, langstreckige Kallusbildung an Metatarsale II. Nebenbefundlich aktivierte Degenerationen in den Tarsometatarsalgelenken II und III.

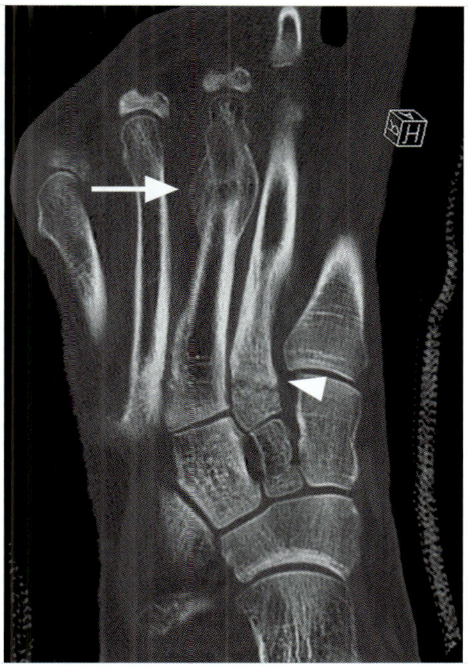

Abb. 8.19 Stressfraktur. 55-jährige Patientin mit Metatarsalgie, subakuter und alter Stressfraktur. CT, koronare Rekonstruktion. Alte konsolidierte Stressfraktur mit Kallusbildung an Metatarsale III (Pfeil) und subakute Stressfraktur mit verwaschener Frakturlinie ohne Kallus in der Basis von Metatarsale II (Pfeilspitze).

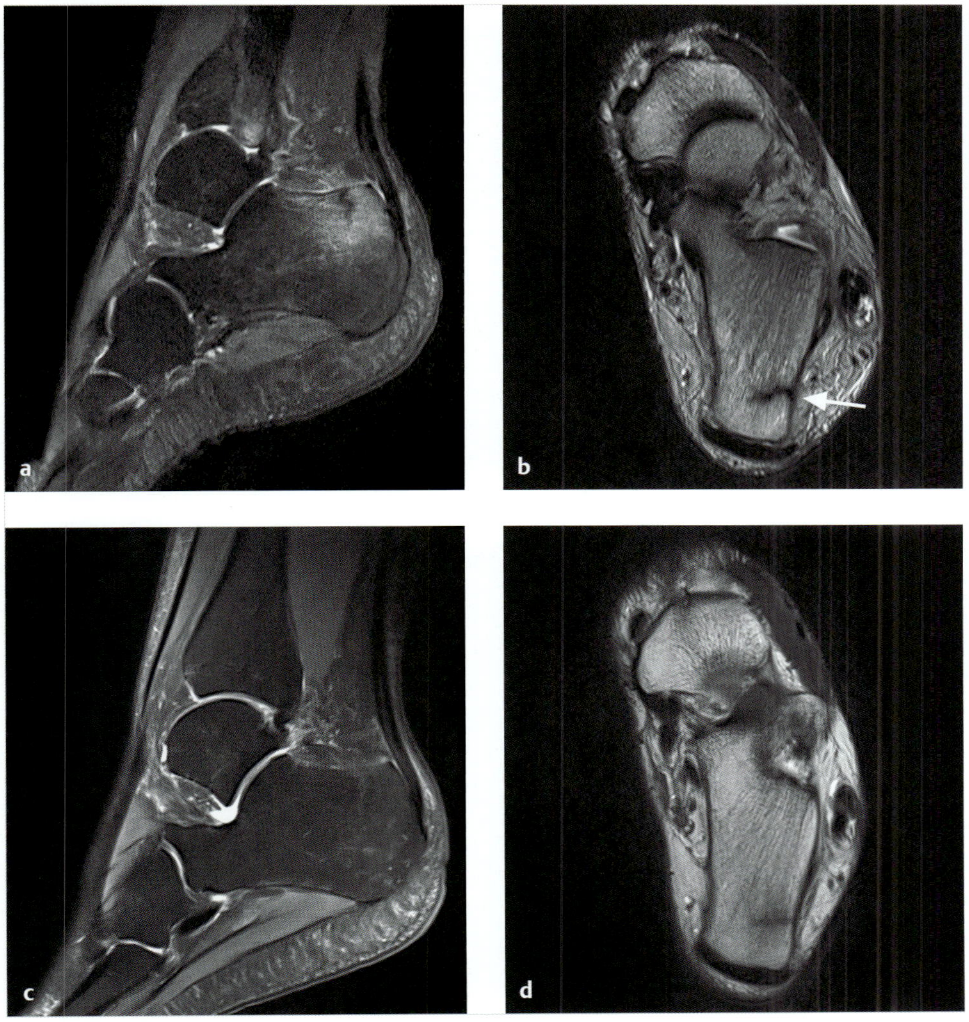

Abb. 8.20 Stressfraktur. 44-jährige Patientin mit plötzlichen Fersenschmerzen beim Joggen vor 3 Wochen, keine Besserung. Inkomplette Ermüdungsfraktur des Kalkaneus (**a**, **b**). Neun Wochen später Verlaufskontrolle vor Belastungsaufbau nach Ruhigstellung, keine Beschwerden mehr (**c**, **d**).

- **a** Sagittale PDw fatsat MRT-Sequenz. Inkomplette Ermüdungsfraktur am Tuber calcanei kranial des Achillessehnenansatzes mit umgebendem Weichteilödem und perifokalem Spongiosaödem.
- **b** Axiale T2w MRT-Sequenz, gleicher Untersuchungszeitpunkt wie **a**. Inkomplette Stressfraktur des Kalkaneus. Darstellung der signalarmen, horizontal verlaufenden Linie, lateralseitig eintretend am Tuber calcanei (Pfeil).
- **c** Sagittale PDw fatsat MRT-Sequenz, 9 Wochen später. Vollständige Rückbildung des Knochenmarködems.
- **d** Axiale T2w MRT-Sequenz, gleicher Untersuchungszeitpunkt wie **c**. Die Frakturlinie ist verwaschener, lässt sich aber noch nachvollziehen.

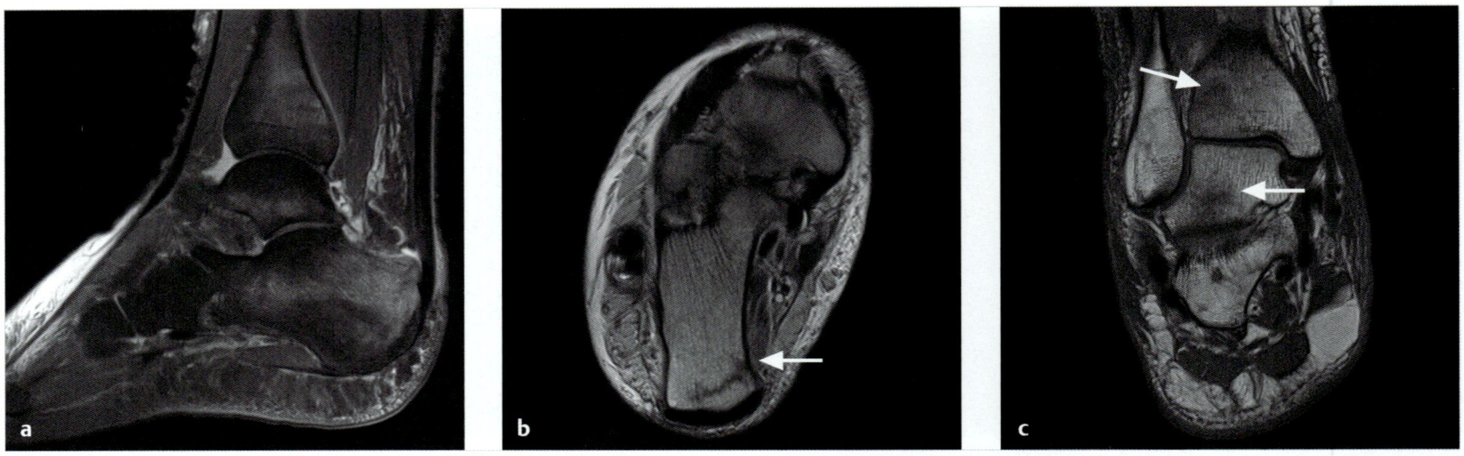

Abb. 8.21 Insuffizienzfraktur. 48-jährige Patientin mit anhaltenden Schmerzen und Weichteilschwellung. Stressreaktion mit inkompletten Insuffizienzfrakturen.

a Sagittale PDw fatsat MRT-Sequenz. Flächige Spongiosaödeme am distalen Unterschenkel, Sprunggelenk und Rückfuß mit deutlicher Ödematisierung der angrenzenden Weichteile, Lymphödem am Fußrücken.

b Axiale T2w MRT-Sequenz. Darstellung der inkompletten Stressfraktur loco typico am Kalkaneus in der Belastungszone (Pfeil).

c Koronare T1w MRT-Sequenz. Darstellung der flachen signalarmen Linien im Kalkaneus und in der lateralseitigen posterioren Tibia (Pfeile). *Anmerkung:* Bei einem flächigen Ödemmuster von mehreren Knochenabschnitten in einer belastungstragenden Zone in den fettunterdrückten, wassersensitiven Sequenzen sollte besonderes Augenmerk auf zentral in der Ödemzone lokalisierte zarte, inkomplette signalarme Linien in T1w und T2w Sequenzen gelegt werden. Dieses Bildmuster ist pathognomonisch für Überlastungsödeme mit inkompletten Stressfrakturen. Zum Ausschluss einer Osteoporose sollten eine Osteodensitometrie und die Bestimmung des Vitamin-D-Spiegels vorgenommen werden.

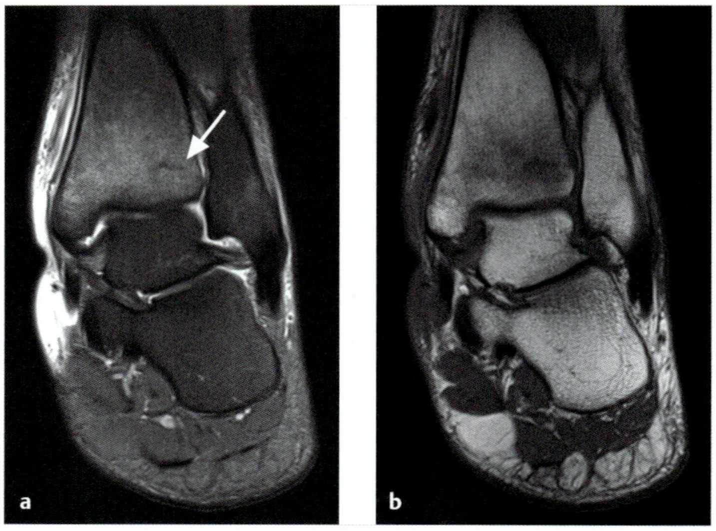

Abb. 8.22 Insuffizienzfraktur. 30-jährige Patientin mit Schmerzen und Schwellung am distalen Unterschenkel. Verdacht auf Tumor, typischer Befund einer inkompletten Ermüdungsfraktur.

a Koronare PDw fatsat MRT-Sequenz. Flächiges Spongiosaödem in der distalen Tibia mit horizontal verlaufender verwaschener, signalarmer Linie (Pfeil) in Höhe der Meta- bzw. Epiphyse fibulaseitig, deutliches Weichteilödem.

b Koronare T1w MRT-Sequenz. Korrelierende Schicht in der T1w Sequenz mit signalarmer Linie zentral in der Ödemzone. Insgesamt typischer Befund für eine inkomplette Insuffizienzfraktur, Ausschluss eines Tumors.

8.4.8 Prognose/Komplikationen

Bei adäquater Ruhigstellung kommt es meist zur vollständigen knöchernen Konsolidierung. Ein Übergang in eine instabile Fraktur bzw. Pseudarthrose ist möglich, insbesondere bei fortgeführter Belastung.

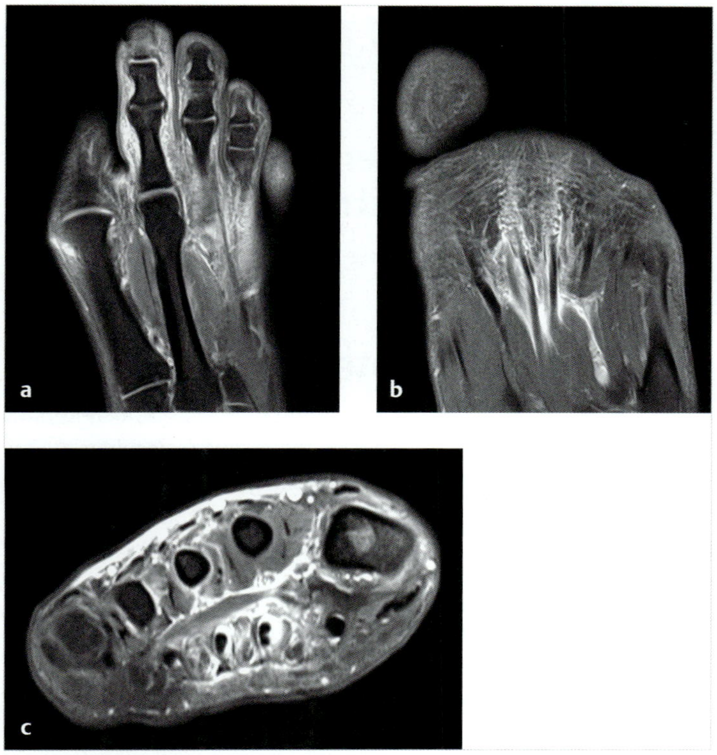

Abb. 8.23 Stressfraktur: Differenzialdiagnose akute Tendinitis. 21-jähriger Patient mit Verdacht auf Stressreaktion bzw. Ermüdungsbruch an Metatarsale II und III, anamnestisch Schmerzen im Mittelfuß nach einem Monat mit erheblicher Laufbelastung.
Anmerkung: Für die Diagnostik einer Ermüdungsfraktur ist keine Kontrastmittelgabe nötig. In diesem Fall wurde während der Untersuchung nach Ausschluss der Ermüdungsfraktur entschieden, Kontrastmittel zu verabreichen, um das Ausmaß der Sehnenentzündung besser beurteilen zu können.

- **a** Koronare T1w fatsat MRT-Sequenz nach Kontrastmittelgabe. Deutliche Ödembildung und Kontrastmittelaufnahme vor allem entlang des II. Strahles, kein Spongiosaödem. Ausschluss einer Ermüdungsfraktur.
- **b** Koronare T1w fatsat MRT-Sequenz nach Kontrastmittelgabe, Schichtung weiter plantar als **a**.
- **c** Axiale T1w fatsat MRT-Sequenz nach Kontrastmittelgabe. Deutliche Peritendinitis der Flexoren- und Extensorensehnen mit Begleitreaktion um die intrinsische Fußmuskulatur als Ausdruck einer Überlastungssituation, Beschwerdefreiheit nach Trainingspause.

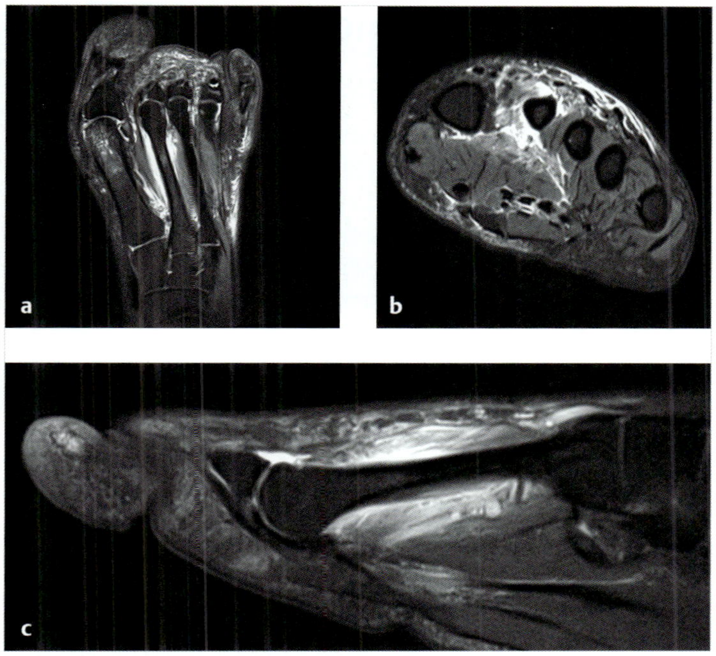

Abb. 8.24 Stressfraktur: Differenzialdiagnose Muskelüberlastungsödem. 45-jährige Patientin mit Verdacht auf Ermüdungsfraktur an D II/III und akuten Mittelfußschmerzen.
Anmerkung: Das Muskelödem kann bei entsprechend anhaltender Kompression bei der Lokalisation um D II–IV auch zu einem lokalen Kompartment-Syndrom der Mm. interossei führen.

- **a** Koronare PDw fatsat MRT-Sequenz. Flächige Ödematisierung in den Mm. interossei und am Metatarsale II, nur geringe Signalanhebung in der Spongiosa im mittleren Drittel ohne Nachweis einer Stressfraktur. Keine Kortikalisverdickung als Hinweis auf eine chronische knöcherne Stressreaktion. Nebenbefundlich Spongiosaödem am distalen Metatarsale I bei Verdacht auf kompensatorisch vermehrte Abrollbewegung über die Großzehe.
- **b** Axiale PDw fatsat MRT-Sequenz. Flächige subkutane Ödematisierung am Fußrücken in die Tiefe um die Mm. interossei und um das Metatarsale II als Ausdruck einer akuten muskulären Überlastung, kein Nachweis einer Stressfraktur.
- **c** Sagittale PDw fatsat MRT-Sequenz. Darstellung des Muskelödems um das Metatarsale II.

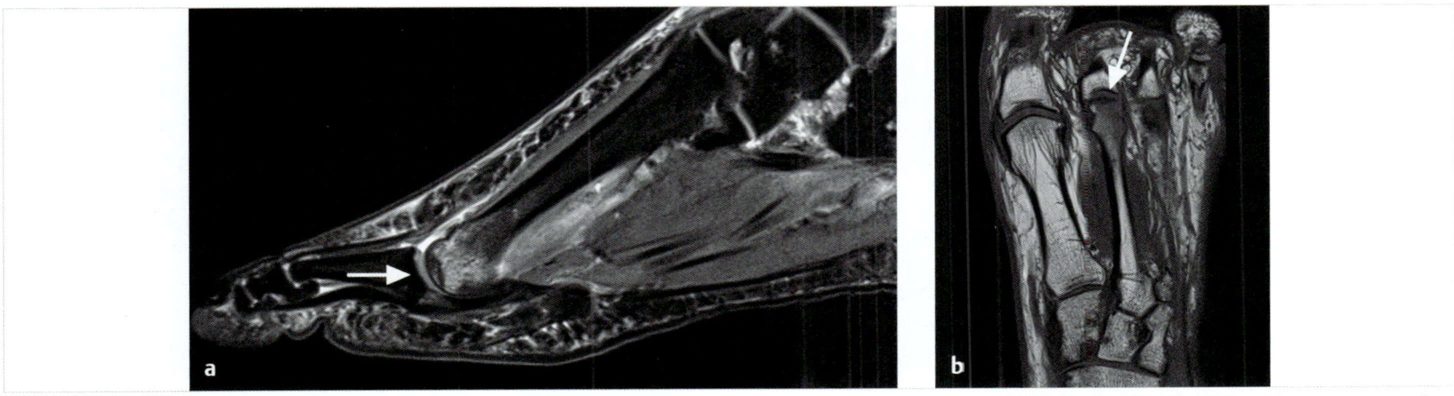

Abb. 8.25 Stressfraktur: Differenzialdiagnose Morbus Köhler II. 58-jährige Patientin mit zunehmenden Schmerzen an Metatarsale II.
Anmerkung: Anders als beim knöchernen Stressödem bzw. der Stressfraktur der Metatarsalia ist das Ödem beim Morbus Köhler II hauptsächlich auf das Metatarsaleköpfchen beschränkt und kaum im Schaft nachweisbar. In der Frühphase kann die subkortikale Demarkierungszone fehlen. Anders als beim Überlastungsödem bei Instabilität des Metatarsophalangealgelenks II (Ruptur bzw. Insuffizienz der plantaren Platte) findet sich kein Spongiosaödem am Gelenkpartner (Gelenksockel der Grundphalanx).

- **a** Sagittale PDw fatsat MRT-Sequenz. Spongiosaödem im distalen Metatarsale II mit halbmondförmiger Demarkierung an der Konvexität des Metatarsaleköpfchens (Pfeil).
- **b** Koronare T1w MRT-Sequenz. Entsprechende Signalabsenkung (Pfeil) als Ausdruck der initialen Osteonekrose ohne wesentliche kortikale Infraktion oder Entrundung am Metatarsale-II-Köpfchen bei typischem Befund eines Morbus Köhler II.

8.5 Kindliches Knochenmarksignal

Die Beurteilung des Knochenmarksignals bei Kindern kann mitunter schwierig sein. Aus Strahlenschutzgründen erfolgt zum Ausschluss einer strukturellen Ursache die Zuweisung zum MRT bei unspezifischen Schmerzen am kindlichen Fuß. In diesem Fall sind Kenntnisse des normalen hämatopoetischen Knochenmarksignals in Abgrenzung von echten pathologischen Knochenödemen wichtig.

Ein häufiger Befund ist das typisch rundlich-fleckige, teilweise auch konfluierende Spongiosamuster (ähnlich einem Gepardenfell; s. ► Abb. 8.26a), das sich in den fettunterdrückten, wassersensitiven Sequenzen relativ signalintensiv darstellt (s. ► Abb. 8.27), mit entsprechender Signalabsenkung in der T 1w Sequenz. Bei einer disseminierten Verteilung ist dieser Befund typisch für das noch erhaltene blutbildende Knochenmark. Mitunter können die Flecken auch zu kleineren Gruppen konfluieren, dies bevorzugt in belasteten Abschnitten, z. B. in der medialen Säule (Taluskopf, Os naviculare, Os cuneiforme mediale). Bei fehlendem klinischem Korrelat und unauffälligem T 1w Bild (erhaltenes Fettmarksignal) besitzt dieses Bildmuster keine aktuell krankhafte Bedeutung.

Bei umschriebenen flächigen Ödemzonen insbesondere im Zusammenhang mit einem Trauma und entsprechender Schmerzsymptomatik in diesem Bereich liegen Knochenkontusionszonen bzw. spongiöse Mikrofrakturen vor. Posttraumatisch kann man diffuse Knochenmarködeme mit springendem Charakter und unterschiedlicher Intensität beobachten (insbesondere nach Ruhigstellung). Diese sind bei entsprechendem klinischem Befund dem Formenkreis der Reflexdystrophie zuzuordnen (s. ► Abb. 8.32).

Schwieriger wird es, wenn größere konfluierende, intensive Ödemzonen ohne vorangegangenes Trauma mit diffusen oder fokalen Knochenschmerzen zu beobachten sind. Migratorische Spongiosaödeme, die nach entsprechender Entlastung an unterschiedlichen Stellen neu auftreten, stellen eine Herausforderung für den Behandler dar, da zwischen den unterschiedlichen Therapien sowie Belastung und Entlastung gewählt werden muss. Das ist oft eine schwierige Gratwanderung bei bewegungsfreudigen Kindern, die sehr unter dieser schmerzhaften Bewegungseinschränkung leiden. Diese Veränderungen sind auch dem regionalen Schmerzsyndrom zuzuordnen. Häufig ist aber zu beobachten, dass sich diese Veränderungen irgendwann (zum Teil nach vielen Monaten) „auswachsen". Entscheidend ist in diesem Fall die souveräne klinische Führung der Patientinnen bzw. Patienten und ihrer Eltern.

8.5.1 Definition

Das normale kindliche Knochenmarksignal beschreibt ein fleckiges, disseminiert verteiltes Knochenmarkmuster, insbesondere am Rückfuß und an den Tarsalia mit medialer Betonung.

8.5.2 Symptome

- Meist Zufallsbefund ohne entsprechende Schmerzen, z. B. im Rahmen einer anderen Indikation
- fokale Schmerzen nach Trauma hinweisend auf spongiöse Mikrofrakturen
- anhaltende Schmerzen posttraumatisch mit diffusem intensivem Ödem und Weichteilschwellung hinweisend auf Reflexdystrophie bzw. CRPS

8.5.3 Prädisponierende Faktoren für kindliche Reflexdystrophie

- Nach Trauma und Ruhigstellung
- spontan

8.5.4 Anatomie/Pathologie

Bis ca. zum 15. Lebensjahr ist hämatopoetisches Knochenmark im Rückfuß (am häufigsten am Kalkaneus, etwas geringer an Talus und Navikulare) als Normalbefund zu beobachten. Wichtig ist die Differenzierung zwischen normalem Knochenmark und pathologischen Ödemen in der MRT.

8.5.5 Bildgebung

Ultraschall

Nicht sinnvoll.

Röntgen

Unauffällig.

Magnetresonanztomografie

Antworten im Befund

- Versuch der Einordnung des Knochenmarködems
- Intensität
- Verteilungsmuster
- subchondrale Betonung
- Weichteilkomponente

Untersuchungstechnik

Zur MRT-Untersuchung ist keine Kontrastmittelgabe nötig; die Sequenzplanung erfolgt entsprechend der Schmerzlokalisation (Rück-, Mittel-, Vorfuß).

> **Merke**
>
> Wichtig bei Kindern ist die angstfreie (bewegungsartefaktfreie) Untersuchung, da bei Bewegungsartefakten eine exakte Diagnose nicht möglich ist. Bei einem schlechten Erleben werden Verlaufsuntersuchungen nur schwer toleriert. Kinder gegen ihren Willen in der MRT zu untersuchen, ist nicht möglich.

Die Untersuchung in Sedierung ist aufwendig und erfordert einen Kinderanästhesisten mit anschließender Überwachung.

- *Standarduntersuchung:* Rückenlagerung möglich (bei kleineren Kindern mit einem Elternteil, das bei der Untersuchung anwesend sein sollte, ggf. Mitnahme eines metallfreien Lieblingsspielzeugs oder Kuscheltiers), hochauflösende Mehrkanalspule

- *Sequenztechnik:*
  - am besten erkennbar mit STIR- und T 1w Sequenzen
  - Rückfuß:
    - STIR sagittal
    - T 1w sagittal
    - T 2w axial
    - PDw fatsat koronar
  - Mittel-, Vorfuß:
    - STIR schräg koronar
    - T 1w schräg koronar
    - T 2w schräg axial
    - PDw fatsat sagittal

Befunde

- *Hämatopoetisches Knochenmark:*
  - typischer Gepardenfellaspekt diffus verteilt, mitunter auch konfluierende Areale möglich
  - in der wassersensitiven, fettunterdrückten Sequenz signalintensive Areale, entsprechende Signalabsenkungen mit noch erhaltenem Fettmarksignal in der T 1w Sequenz
  - geringe Ergussbildung im oberen und unteren Sprunggelenk bei Kindern nicht pathologisch wertbar
- *traumatisches spongiöses Kontusionsödem:*
  - intensive, relativ regionär begrenzte Ödemzone
  - mitunter angrenzende Weichteilödematisierung (Anprallhämatom)
  - auf subperiostale Einblutung oder kortikale Impressionen achten
  - gezielte klinische Korrelation des Schmerzes mit der Ödemzone nach Untersuchung
- *reflexdystrophisches Knochenmarködem bzw. CRPS:*
  - deutliche Ödeme, konfluierend flächig, diffus verteilt
  - Weichteilödeme, geringe Ergüsse
  - streifige Signalanhebungen in der Subchondralregion

Empfehlung zur Bildgebung

Methode der Wahl bei Kindern: MRT.

Bildbeispiele

Normales kindliches Knochenmark zeigen ▶ Abb. 8.26, ▶ Abb. 8.27, ▶ Abb. 8.28, ▶ Abb. 8.29 und ▶ Abb. 8.30; pathologische Veränderungen sind in den beiden Fallbeispielen in ▶ Abb. 8.31 und ▶ Abb. 8.32 zu sehen.

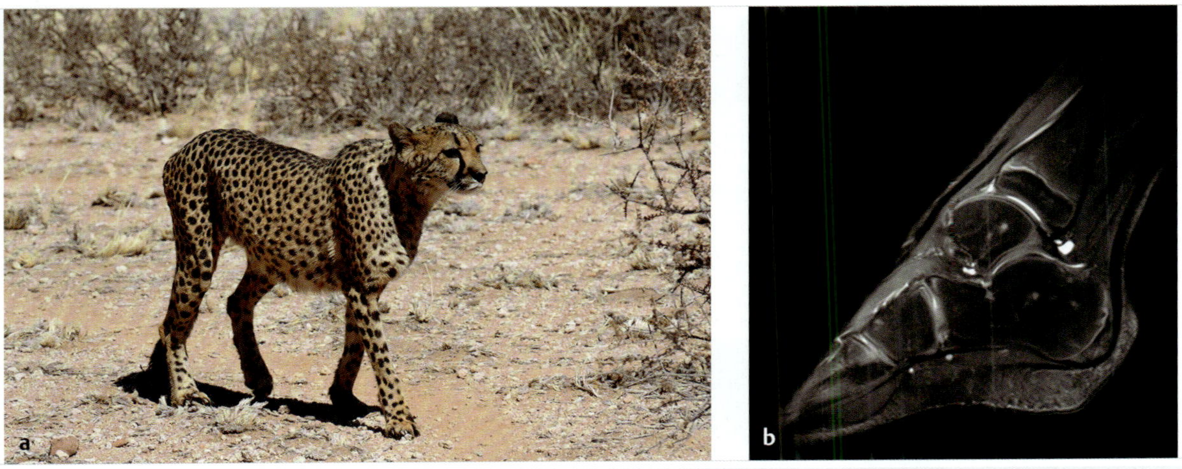

Abb. 8.26 Normales kindliches Knochenmarksignal.
a Das physiologische Signalmuster des kindlichen Knochenmarks am Fuß mit seinen rundlich-fleckförmigen Signalintensitäten in wassersensitiven bzw. fettunterdrückten Sequenzen ähnelt dem Gepardenfell (Quelle: Prof. Markus Walther, München).
b Sechsjähriges Mädchen mit nächtlichen epiphysennahen Schmerzen an der distalen Tibia, am ehesten Wachstumsschmerzen. Sagittale PDw fatsat MRT-Sequenz. Normales hämatopoetisches Knochenmarksignal bei Kindern (Gepardenfell) mit fleckförmigem Muster.

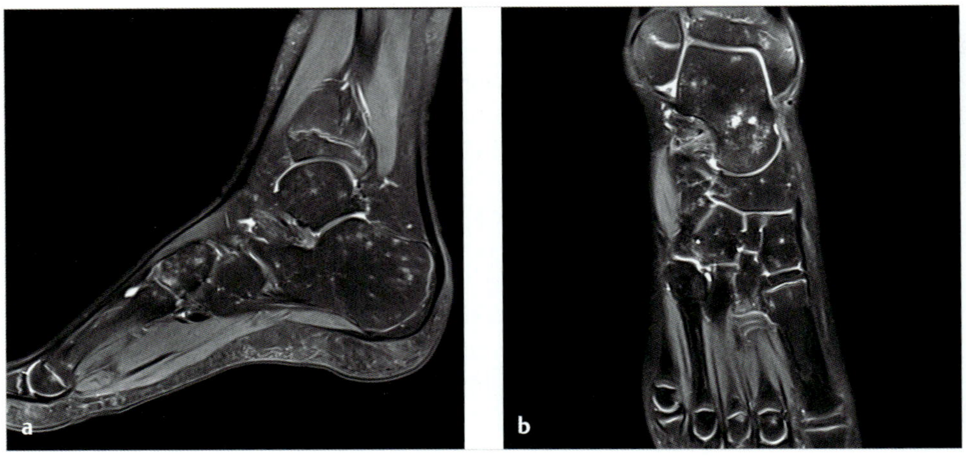

Abb. 8.27 Normales kindliches Knochenmarksignal. Zwölfjähriges Mädchen. Normales hämatopoetisches Knochenmarksignal bei Kindern (Gepardenfell) mit fleckförmigem Muster.
a Sagittale PDw fatsat MRT-Sequenz.
b Koronare PDw fatsat MRT-Sequenz.

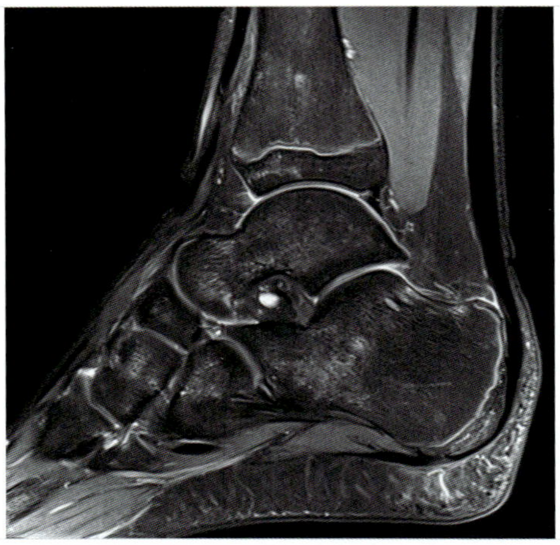

Abb. 8.28 Normales kindliches Knochenmarksignal. 13-jähriger, sportlich aktiver Junge. Sagittale PDw fatsat MRT-Sequenz. Normales hämatopoetisches Knochenmarksignal bei Kindern mit konfluierendem Muster.

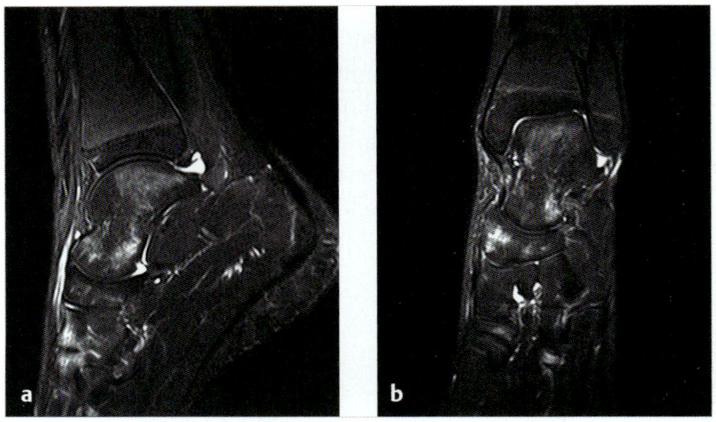

Abb. 8.30 Normales kindliches Knochenmarksignal. Sechsjähriger Junge. Normales hämatopoetisches Knochenmarksignal bei Kindern mit konfluierendem Muster mit Signalanhebungen im lateralseitigen Taluskopf und im medialen Os naviculare sowie in der Epiphyse bzw. der Basis des Metatarsale I.
a Sagittale PDw fatsat MRT-Sequenz.
b Koronare STIR-MRT-Sequenz.

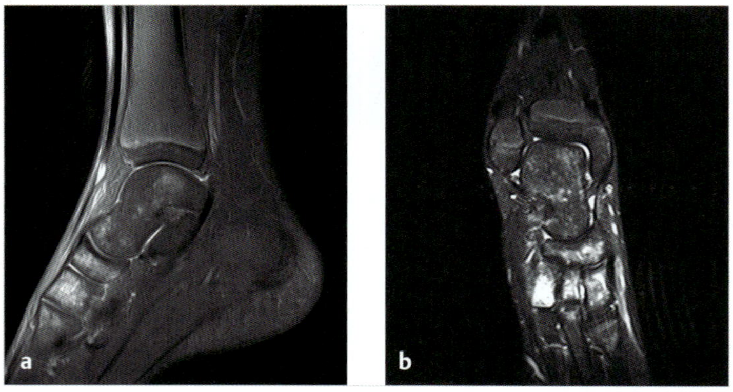

Abb. 8.29 Normales kindliches Knochenmarksignal. Elfjähriges Mädchen. Normales hämatopoetisches Knochenmarksignal bei Kindern mit konfluierendem Muster, deutliche Signalanhebungen im Navikulare und in den Ossa cuneiformia. In diesem Bereich keine Beschwerden, klinisch unauffälliger Befund.
Anmerkung: Konfluierende, teilweise sehr signalintensive Veränderungen im kindlichen Knochenmark insbesondere entlang der medialen Säule im Wasserbild bei erhaltenem Fettmarksignal im T 1w Bild haben bei fehlendem klinischem Korrelat bei ansonsten gesunden Kindern (keine Schmerzen, kein Trauma) keine aktuell krankhafte Bedeutung.
a Sagittale PDw fatsat MRT-Sequenz.
b Koronare STIR-MRT-Sequenz.

8.5.6 Differenzialdiagnose

- Kontusionsödem
- chronisch-rekurrierende multifokale Osteomyelitis
- Osteonekrose
- Überlastungsödem
- aktivierte Koalition

8.5.7 Therapie

- Ruhigstellung (wird kontrovers diskutiert)
- symptomatische Schmerzbekämpfung
- Physiotherapie
- temporäre Belastungsreduktion

8.5.8 Prognose/Komplikationen

Die Prognose ist unterschiedlich, je nach eigentlicher Ätiologie. Von vollständiger Ausheilung bis hin zum chronischen Schmerzsyndrom und zu rekurrierenden Verläufen ist alles möglich.

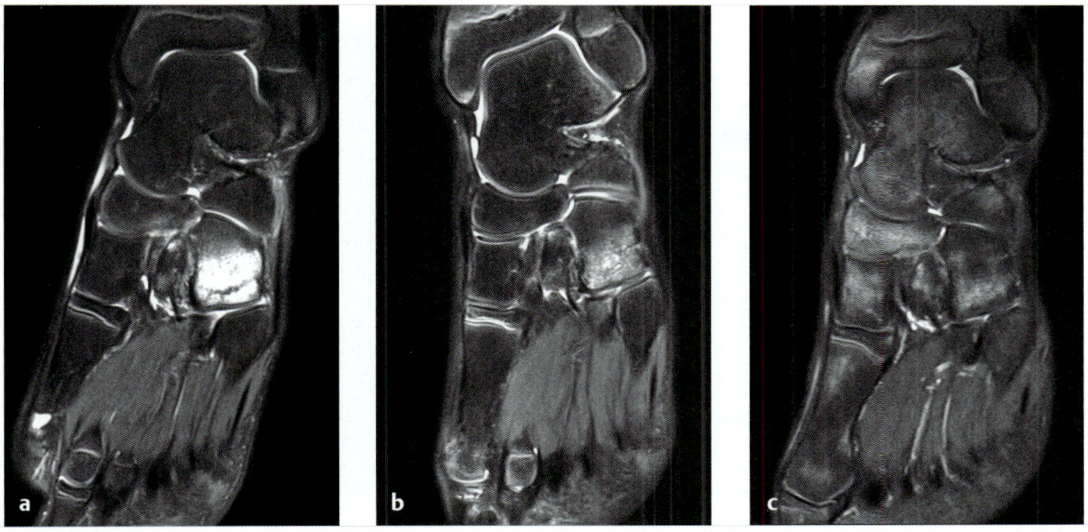

Abb. 8.31 Pathologisches kindliches Knochenmarksignal. 14-jähriges Mädchen mit Zustand nach Distorsionstrauma nach Herabspringen vom Schwebebalken, nicht dislozierte Kuboidfraktur. Zeichen der Reflexdystrophie.

a Koronare STIR-MRT-Sequenz, Unfallbild. Spongiosafraktur des distalen Kuboids.

b Koronare STIR-MRT-Sequenz, Verlaufskontrolle nach 4 Wochen. Rückläufiges Ödem mit zunehmender Konsolidierung der Fraktur.

c Koronare STIR-MRT-Sequenz, Verlaufskontrolle nach weiteren 8 Wochen. Persistierende Schwellung und Schmerzen, weitgehende Ausheilung der Kuboidfraktur. Reaktive Knochenödeme mit diffuser Signalanhebung und flauen fleckigen Ödemen im Rahmen einer Reflexdystrophie.

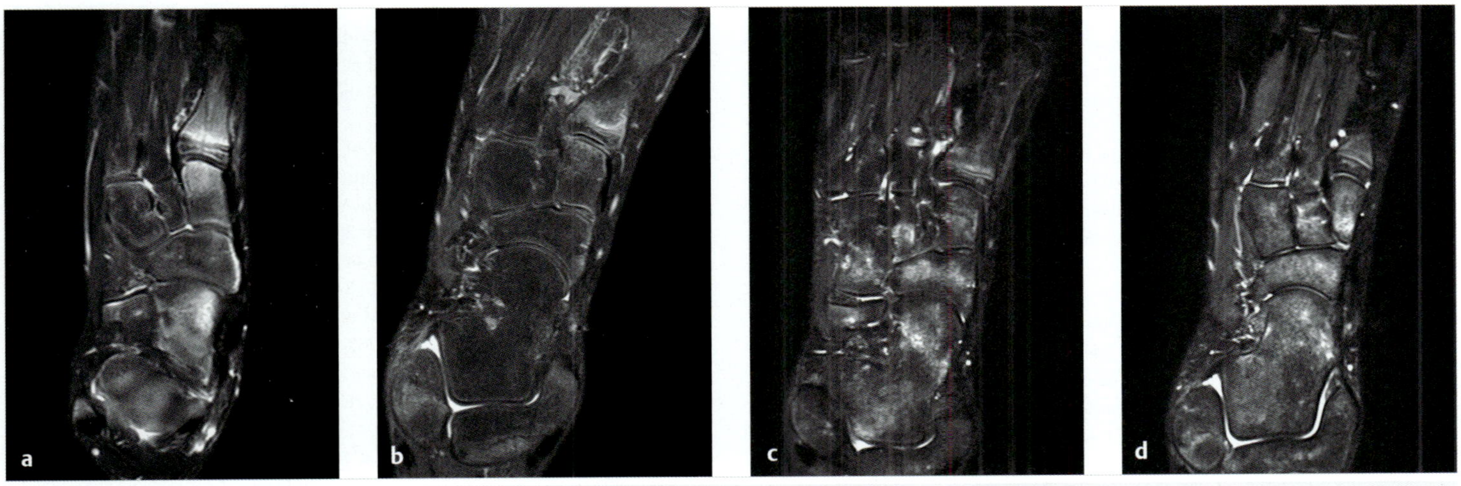

Abb. 8.32 Pathologisches kindliches Knochenmarksignal. 13-jähriger Junge mit Zustand nach Kontusion. Chronisch-reflexdystrophisches Muster mit persistierenden Schmerzen, Bewegungseinschränkung bei Zustand nach Trauma.

Anmerkung: Eine seltene Komplikation bei Kindern nach Trauma sind die wiederkehrenden schmerzhaften Knochenödeme, die sich bei Ruhigstellung bessern, bei Belastung aber wieder auftreten. Ein einheitliches Therapiekonzept existiert bislang nicht. Neben einer medikamentösen Unterstützung des Knochenstoffwechsels empfiehlt sich eine individuelle, vorsichtige Gratwanderung zwischen Reduktion der Belastung und leichten Knochenreizen mit vorsichtiger Mobilisation. Entscheidend ist auch die Führung des Patienten und seiner Eltern.

a Koronare STIR-MRT-Sequenz, 4 Wochen nach Kontusion. Persistierende Schmerzen. Flächige Ödeme entlang der medialen Säule, aufgrund der korrelierenden Schmerzen pathologisch zu wertendes Knochenmarködem, möglicherweise persistierende Kontusionen.

b Koronare STIR-MRT-Sequenz, Verlaufskontrolle nach 4 Wochen Ruhigstellung vor Belastung. Rückbildung der Ödeme an der medialen Säule, lediglich Restödem im Bereich des Metatarsophalangealgelenks I.

c Koronare STIR-MRT-Sequenz, Verlaufskontrolle 7 Wochen später. Nach Belastung erneut diffuse Schmerzen. Diffuse fleckige Knochenödeme entlang der medialen Säule, aber auch im Kalkaneus, Kuboid und Os cuneiforme laterale. Erneute Ruhigstellung und konservative Therapie.

d Koronare STIR-MRT-Sequenz, Kontrolle nach Ruhigstellung und vorsichtiger Wiederaufbelastung. Erneute belastungsabhängige Schmerzen medial. Wieder diffuse Knochenmarködeme am Rück- und Mittelfuß ohne Nachweis von Stressfrakturen. Klinisch kein Nachweis eines CRPS. Im Vordergrund steht der belastungsabhängige Schmerz.

Literatur

[1] Hofmann S, Kramer J, Breitenseher M et al. Bone marrow edema in the knee. Differential diagnosis and therapeutic possibilities. Orthopäde 2006; 35 (4): 463–477

[2] Hungerford MW, Koo KH. Distinguishing bone marrow edema syndrome from osteonecrosis. In: Koo KH, Mont MA, Jones LC, eds. Osteonecrosis. Berlin: Springer; 2014: 235–238

[3] Meizer R, Radda C, Stolz G et al. MRI-controlled analysis of 104 patients with painful bone marrow edema in different joint localizations treated with the prostacyclin analogue iloprost. Wien Klin Wochenschr 2005; 117 (7–8): 278–286

[4] Mirghasemi SA, Trepman E, Sadeghi MS et al. Bone marrow edema syndrome in the foot and ankle. Foot Ankle Int 2016; 37 (12): 1364–1373

[5] Patel S. Primary bone marrow oedema syndromes. Rheumatology (Oxford) 2014; 53 (5): 785–792

8.5.9 Chronisch-regionales Schmerzsyndrom

[1] Bohndorf K, Imhoff H, Fischer W. Radiologische Diagnostik der Knochen und Gelenke. 2. Aufl. Stuttgart: Thieme; 2006: 26

[2] Bussa M, Mascaro A, Cuffaro L et al. Adult complex regional pain syndrome type I: a narrative review. PM R 2017; 9 (7): 707–719

[3] Darbois H, Boyer B, Dubayle P et al. MRI symptomology in reflex sympathetic dystrophy of the foot. J Radiol 1999; 80: 849–854

[4] de Mos M, de Bruijn AG, Huygen FJ et al. The incidence of complex regional pain syndrome: a population-based study. Pain 2007; 129 (1–2): 12–20

[5] Dihlmann W, Stäbler A. Gelenke – Wirbelverbindungen. 4. Aufl. Stuttgart: Thieme; 2010: 46

[6] Gatti D, Rossini M, Adami S. Management of patients with complex regional pain syndrome type I. Osteoporos Int 2016; 27 (8): 2423–2431

[7] Goh EL, Chidambaram S, Ma D. Complex regional pain syndrome: a recent update. Burns Trauma 2017; 5: 2

[8] Mackey S, Feinberg S. Pharmacologic therapies for complex regional pain syndrome. Curr Pain Headache Rep 2007; 11: 38–43

[9] Poll LW, Weber P, Böhm HJ et al. Sudeck's disease stage 1, or diabetic Charcot's foot stage 0? Case report and assessment of the diagnostic value of MRI. Diabetol Metab Syndr 2010; 2: 60

[10] Schmid MR, Hodler J, Vienne P et al. Bone marrow abnormalities of foot and ankle: STIR versus T1-weighted contrast-enhanced fat-suppressed spin-echo MR imaging. Radiology 2002; 224: 463–469

[11] Schürmann M, Zaspel J, Löhr P et al. Imaging in early posttraumatic complex regional pain syndrome: a comparison of diagnostic methods. Clin J Pain 2007; 23: 449–457

[12] Smart KM, Wand BM, O'Connell NE. Physiotherapy for pain and disability in adults with complex regional pain syndrome (CRPS) types I and II. Cochrane Database Syst Rev 2016; 2: CD010853. doi:10.1002/14651858.CD010853.pub2

8.5.10 Transientes Knochenmarködem

[1] Aigner N, Petje G, Steinboeck G et al. Treatment of bone-marrow oedema of the talus with the prostacyclin analogue iloprost. An MRI-controlled investigation of a new method. J Bone Joint Surg Br 2001; 83 (6): 855–858

[2] Aigner N, Petje G, Schneider W et al. Bone marrow edema syndrome of the femoral head: treatment with the prostacyclin analogue iloprost versus core decompression: an MRI-controlled study. Wien Klin Wochenschr 2005; 117 (4): 130–135

[3] Aigner N, Radda C, Meizer R et al. Bone marrow edema in the foot – MRI findings after conservative therapy. Foot Ankle Surg 2005; 11 (2): 87–91

[4] Aigner N, Meizer R, Petje G et al. Natural course of intra-articular shifting bone marrow edema syndrome of the knee. BMC Musculoskelet Disord 2008; 11 (9): 45

[5] Arazi M, Kiresi D. Bone marrow edema syndrome of the third metatarsal bone: a rare cause of metatarsalgia treated with iloprost. Eur J Orthop Surg Traumatol 2011; 21 (1): 59–62

[6] Bartl C, Imhoff A, Bartl R. Treatment of bone marrow edema syndrome with intravenous ibandronate. Arch Orthop Trauma Surg 2012; 132 (12): 1781–1788

[7] Dihlmann W, Stäbler A. Gelenke – Wirbelverbindungen. 4. Aufl. Stuttgart: Thieme; 2010: 53

[8] Fernandez-Canton G, Casado O, Capelastegui A et al. Bone marrow edema syndrome of the foot: one year follow-up with MR imaging. Skeletal Radiol 2003; 32: 273–278

[9] Gigena LM, Chung CB, Lektrakul N et al. Transient bone marrow edema of the talus: MR imaging findings in five patients. Skeletal Radiol 2002; 31 (4): 202–207

[10] Hayes CW, Conway WF, Daniel WW. MR imaging of bone marrow edema pattern: transient osteoporosis, transient bone marrow edema syndrome, or osteonecrosis. Radiographics 1993; 13: 1001–1011

[11] Hofmann S, Engel A, Neuhold A et al. Bone-marrow oedema syndrome and transient osteoporosis of the hip. An MRI-controlled study of treatment by core decompression. J Bone Joint Surg Br 1993; 75: 210–216

[12] Hofmann S, Kramer J, Breitenseher M et al. Bone marrow edema in the knee. Differential diagnosis and therapeutic possibilities. Orthopade 2006; 35 (4): 463–475

[13] Horas K, Fraissler L, Maier G et al. High prevalence of vitamin D deficiency in patients with bone marrow edema syndrome of the foot and ankle. Foot Ankle Int 2017; 38 (7): 760–766

[14] Judd DB, Kim DH, Hrutkay JM. Transient osteoporosis of the talus. Foot Ankle Int 2000; 21: 134–137

[15] Kim HK, Sanders M, Athavale S et al. Local bioavailability and distribution of systemically (parenterally) administered ibandronate in the infarcted femoral head. Bone 2006; 39 (1): 205–212

[16] Kim YM, Oh HC, Kim HJ. The pattern of bone marrow oedema on MRI in osteonecrosis of the femoral head. Bone Joint Surg Br 2000; 82: 837–841

[17] Korompilias AV, Karantanas AH, Lykissas MG et al. Bone marrow edema syndrome. Skeletal Radiol 2009; 38 (5): 425–436

[18] Limaye R, Tripathy SK, Pathare S et al. Idiopathic transient osteoporosis of the talus: a cause for unexplained foot and ankle pain. J Foot Ankle Surg 2012; 51 (5): 632–635

[19] Miltner O, Niedhart C, Piroth W et al. Transient osteoporosis of the navicular bone in a runner. Arch Orthop Trauma Surg 2003; 123: 505–508

[20] Mirghasemi SA, Trepman E, Sadeghi MS et al. Bone marrow edema syndrome in the foot and ankle. Foot Ankle Int 2016; 37 (12): 1364–1373

[21] Orr JD, Sabesan V, Major N et al. Painful bone marrow edema syndrome of the foot and ankle. Foot Ankle Int 2010; 31 (11): 949–953

[22] Radke S, Vispo-Seara J, Walther M et al. Transient bone marrow oedema of the foot. Int Orthop 2001; 25 (4): 263–267

[23] Ringe JD, Body JJ. A review of bone pain relief with ibandronate and other bisphosphonates in disorders of increased bone turnover. Clin Exp Rheumatol 2007; 25 (5): 766–774

[24] Röhner E, Zippelius T, Steindl D et al. Effects of intravenous iloprost therapy in patients with bone marrow oedema of the foot and ankle. Eur J Orthop Surg Traumatol 2014; 24 (8): 1609–1616

[25] Singh D, Ferrero A, Rose B et al. Bone marrow edema syndrome of the foot and ankle: mid- to long-term follow-up in 18 patients. Foot Ankle Spec 2016; 9 (3): 218–226

[26] Sprinchorn AE, O'Sullivan R, Beischer AD. Transient bone marrow edema of the foot and ankle and its association with reduced systemic bone mineral density. Foot Ankle Int 2011; 32 (5): S508–S512. doi:10.3113/FAI.2011.0508

[27] Starr AM, Wessely MA, Albastaki U et al. Bone marrow edema: pathophysiology, differential diagnosis, and imaging. Acta Radiol 2008; 49 (7): 771–786

[28] Toms AP, Marshall TJ, Becker E et al. Regional migratory osteoporosis: a review illustrated by five cases. Clin Radiol 2005; 60: 425–438

[29] Tonino RP, Meunier PJ, Emkey R et al. Skeletal benefits of alendronate: 7-year treatment of postmenopausal osteoporotic women. Phase III osteoporosis treatment study group. J Clin Endocrinol Metab 2000; 85 (9): 3109–3115

[30] Vanhoenacker FM, Snoeckx A. Bone marrow edema in sports: general concepts. Eur J Radiol 2007; 62 (1): 6–15

[31] Walther M, Stäbler A. Das Knochenödem am Fuß. Fuß Sprunggelenk 2006; 4: 174–183

[32] Wilson AJ, Murphy WA, Hardy DC et al. Transient osteoporosis: transient bone marrow edema? Radiology 1988; 167: 757–760

[33] Zubler V, Agten CA, Pfirrmann CW et al. Frequency of arthritis-like MRI findings in the forefeet of healthy volunteers versus patients with symptomatic rheumatoid arthritis or psoriatic arthritis. AJR Am J Roentgenol 2017; 208 (2): W45–W53

8.5.11 Überlastungsödem

[1] Elias I, Zoga AC, Raikin SM et al. Bone stress injury of the ankle in professional ballet dancers seen on MRI. BMC Musculoskelet Disord 2008; 9: 39
[2] Kornaat PR, Van de Velde SK. Bone marrow edema lesions in the professional runner. Am J Sports Med 2014; 42 (5): 1242–1246
[3] Niva MH, Sormaala MJ, Kiuru MJ et al. Bone stress injuries of the ankle and foot: an 86-month magnetic resonance imaging-based study of physically active young adults. Am J Sports Med 2007; 35: 643–649
[4] Ridge ST, Johnson AW, Mitchell UH et al. Foot bone marrow edema after a 10-wk transition to minimalist running shoes. Med Sci Sports Exerc 2013; 45 (7): 1363–1368
[5] Schweitzer ME, White LM. Does altered biomechanics cause marrow edema? Radiology 1996; 198: 851–853
[6] Sormaala MJ, Ruohola JP, Mattila VM et al. Comparison of 1.5 T and 3 T MRI scanners in evaluation of acute bone stress in the foot. BMC Musculoskelet Disord 2011; 12: 128
[7] Sprinchorn AE, O'Sullivan R, Beischer AD. Transient bone marrow edema of the foot and ankle and its association with reduced systemic bone mineral density. Foot Ankle Int 2011; 32 (5): S 508–S 512
[8] Weishaupt D, Schweitzer ME. MR imaging of the foot and ankle: patterns of bone marrow signal abnormalities. Eur Radiol 2002; 12: 416–426
[9] Zanetti M, Steiner CL, Seifert B et al. Clinical outcome of edema-like bone marrow abnormalities of the foot. Radiology 2002; 222: 184–188

8.5.12 Stressfraktur und Insuffizienzfraktur

[1] Arni D, Lambert V, Delmi M et al. Insufficiency fracture of the calcaneum: sonographic findings. J Clin Ultrasound 2009; 37: 424–427
[2] Banal F, Gandjbakhch F, Foltz V et al. Sensitivity and specificity of ultrasonography in early diagnosis of metatarsal bone stress fractures: a pilot study of 37 patients. J Rheumatol 2009; 36: 1715–1719
[3] Boden BP, Osbahr DC. High-risk stress fractures: evaluation and treatment. J Am Acad Orthop Surg 2000; 8: 344–353
[4] Brockwell J, Yeung Y, Griffith JF. Stress fractures of the foot and ankle. Sports Med Arthrosc 2009; 17: 149–159
[5] Bui-Mansfield LT, Thomas WR. Magnetic resonance imaging of stress injury of the cuneiform bones in patients with plantar fasciitis. J Comput Assist Tomogr 2009; 33: 593–596
[6] Chuckpaiwong B, Cook C, Pietrobon R et al. Second metatarsal stress fracture in sport: comparative risk factors between proximal and non-proximal locations. Br J Sports Med 2007; 41: 510–514
[7] Ekstrand J, Torstveit MK. Stress fractures in elite male football players. Scand J Med Sci Sports 2012; 22 (3): 341–346. doi:10.1111/j.1600-0838.2010.01171.x
[8] Fujitaka K, Taniguchi A, Isomoto S et al. Pathogenesis of fifth metatarsal fractures in college soccer players. Orthop J Sports Med 2015; 3 (9): 2325967115603654. doi:10.1177/2325967115603654
[9] Greaser MC. Foot and ankle stress fractures in athletes. Orthop Clin North Am 2016; 47 (4): 809–822
[10] Gregg JM, Schneider T, Marks P. MR imaging and ultrasound of metatarsalgia – the lesser metatarsals. Radiol Clin North Am 2008; 46: 1061–1078
[11] Hetsroni I, Nyska M, Ben-Sira D et al. Analysis of foot structure in athletes sustaining proximal fifth metatarsal stress fracture. Foot Ankle Int 2010; 31: 203–2011
[12] Kim YS, Lee HM, Kim JP et al. Fatigue stress fracture of the talar body: an uncommon cause of ankle pain. J Foot Ankle Surg 2016; 55 (5): 1113–1116
[13] Mandell JC, Khurana B, Smith SE. Stress fractures of the foot and ankle, part 1: biomechanics of bone and principles of imaging and treatment. Skeletal Radiol 2017; 46 (8): 1021–1029
[14] Mandell JC, Khurana B, Smith SE. Stress fractures of the foot and ankle, part 2: site-specific etiology, imaging, and treatment, and differential diagnosis. Skeletal Radiol 2017; 46 (9): 1165–1186
[15] Mann JA, Pedowitz DI. Evaluation and treatment of navicular stress fractures, including nonunions, revision surgery, and persistent pain after treatment. Foot Ankle Clin 2009; 14: 187–204
[16] Matsuda S, Fukubayashi T, Hirose N. Characteristics of the foot static alignment and the plantar pressure associated with fifth metatarsal stress fracture history in male soccer players: a case-control study. Sports Med Open 2017; 3 (1): 27
[17] Miller T, Kaeding CC, Flanigan D. The classification systems of stress fractures: a systematic review. Phys Sportsmed 2011; 39: 93–100
[18] Muthukumar T, Butt SH, Cassar-Pullicino VN. Stress fractures and related disorders in foot and ankle: plain films, scintigraphy, CT, and MR imaging. Semin Musculoskelet Radiol 2005; 9: 210–226
[19] Orendurff MS, Rohr ES, Segal AD et al. Biomechanical analysis of stresses to the fifth metatarsal bone during sports maneuvers: implications for fifth metatarsal fractures. Phys Sportsmed 2009; 37: 87–92
[20] Pelletier-Galarneau M, Martineau P, Gaudreault M et al. Review of running injuries of the foot and ankle: clinical presentation and SPECT-CT imaging patterns. Am J Nucl Med Mol Imaging 2015; 5 (4): 305–316
[21] Rossi F, Dragoni S. Talar body fatigue stress fractures: three cases observed in elite female gymnasts. Skeletal Radiol 2005; 34: 389–394
[22] Shimasaki Y, Nagao M, Miyamori T et al. Evaluating the risk of a fifth metatarsal stress fracture by measuring the serum 25-hydroxyvitamin D levels. Foot Ankle Int 2016; 37 (3): 307–311
[23] Spitz DJ, Newberg AH. Imaging of stress fractures in the athlete. Radiol Clin North Am 2002; 40: 313–331
[24] Tenforde AS, Yin A, Hunt KJ. Foot and ankle injuries in runners. Phys Med Rehabil Clin N Am 2016; 27 (1): 121–137
[25] Welck MJ, Hayes T, Pastides P et al. Stress fractures of the foot and ankle. Injury 2015: S 0020-1383(15)00343-5
[26] Yu JS, Solmen J. Stress fractures associated with plantar fascia disruption: two case reports involving the cuboid. J Comput Assist Tomogr 2001; 25: 971–974
[27] Yu SM, Dardani M, Yu JS. MRI of isolated cuboid stress fractures in adults. AJR Am J Roentgenol 2013; 201 (5): 1325–1330

8.5.13 Kindliches Knochenmarksignal

[1] Chan BY, Gill KG, Rebsamen SL et al. MR imaging of pediatric bone marrow. Radiographics 2016; 36 (6): 1911–1930
[2] Iyer RS, Thapa MM. MR imaging of the paediatric foot and ankle. Pediatr Radiol 2013; 43 (Suppl. 1): S 107–S 119
[3] Kellenberger CJ, Epelman M, Miller SF et al. Fast STIR whole-body MR imaging in children. Radiographics 2004; 24: 1317–1330
[4] Kröger L, Arikoski P, Komulainen J et al. Transient bone marrow oedema in a child. Ann Rheum Dis 2004; 63: 1528–1529
[5] Orr JD, Sabesan V, Major N et al. Painful bone marrow edema syndrome of the foot and ankle. Foot Ankle Int 2010; 31: 949–953
[6] Petje G, Radler C, Aigner N et al. Aseptic osteonecrosis in childhood: diagnosis and treatment. Orthopade 2002; 31 (10): 1027–1038
[7] Shabshin N, Schweitzer ME, Morrison WB et al. High-signal T 2 changes of the bone marrow of the foot and ankle in children: red marrow or traumatic changes? Pediatr Radiol 2006; 36: 670–676
[8] Shabshin N, Schweitzer ME. Age dependent T 2 changes of bone marrow in pediatric wrist MRI. Skeletal Radiol 2009; 38: 1163–1168
[9] Zanetti M, Steiner CL, Seifert B et al. Clinical outcome of edema-like bone marrow abnormalities of the foot. Radiology 2002; 222: 184–188

Kapitel 9

Systemerkrankungen mit Beteiligung des Fußes und Sprunggelenks

9

9 Systemerkrankungen mit Beteiligung des Fußes und Sprunggelenks

9.1 Entzündliche Gelenkerkrankungen

Anke Röser, Axel Stäbler

9.1.1 Rheumatoide Arthritis

Definition

Die rheumatoide Arthritis ist eine chronisch-entzündliche Systemerkrankung. Die Proliferation von entzündlichem Gewebe führt zu einer Synovitis mit Ergussbildung in Gelenken, zu Tenosynovitis bzw. zu Bursitiden. Die Erkrankung nimmt einen schubweisen progredienten Verlauf mit Destruktion von Gelenken und Sehnen und Ausbildung typischer Fehlstellungen. Extraartikuläre Organmanifestationen sind möglich (Auge, Blutgefäße, Haut, Nägel, Niere, Lunge, Herz, Nerven).

Symptome

- ACR-Kriterien (Kriterien des American College of Rheumatology), seit 2010 modifizierte ACR/EULAR-Kriterien
- Gelenkschwellungen, Erguss, Achsfehlstellungen
- Tenosynovitis, Sehnenrupturen, Entwicklung von sekundären Fehlstellungen
- am Rückfuß Pes planovalgus, Schwiele medioplantar unter dem Taluskopf
- am Vorfuß Hallux valgus, Digitus quintus varus, Bursitis des distalen Metatarsale I bzw. V, fibulare Deviation der Kleinzehen, dorsale Subluxation bzw. Luxation der Kleinzehen in den Grundgelenken, fixierte Krallenzehen, plantare Schwielen, Ulzerationen, fehlender Bodenkontakt der Zehen, Kompressionsschmerz der Metatarsalia (Gaenslen-Test)

Prädisponierende Faktoren

- 1–2 % der Bevölkerung betroffen, Frauen häufiger als Männer (Verhältnis 3:1)
- positive Familienanamnese
- laborchemischer Nachweis von Anti-CCP-Antikörpern (von Antikörpern gegen zyklisch zitrullinierte Peptide) mit einer Spezifität von 96–98 %

Anatomie/Pathologie

Bei der rheumatoiden Arthritis handelt es sich um eine Autoimmunreaktion; auslösende Faktoren sind noch ungeklärt. Infolge der Antigenpräsentation kommt es zur Aktivierung von T-Helferzellen (bei gleichzeitiger verminderter T-Suppressorzellaktivität). B-Zellen differenzieren sich zu immunglobulinproduzierenden Plasmazellen. Die Folge ist die Bildung von Autoantikörpern (u. a. Rheumafaktoren).

Die chronische Synovitis (Pannusgewebe) führt über die Komplement- und Zytokinaktivierung (Interleukin I, Lymphokine) zur Freisetzung von Entzündungsmediatoren und Kollagenasen. Dies verursacht die Knorpel- und Sehnendestruktion sowie die Zerstörung von Sehnenscheiden, Bändern und Gelenkkapseln.

Bildgebung

Ultraschall

Die Arthritis der Zehengrundgelenke (vor allem der Metatarsophalangealgelenke II und V) wird vor allem im Rahmen einer idiopathischen juvenilen Arthritis beobachtet. Für alle von einer Arthritis befallenen Gelenke gilt das Gleiche: In Longitudinal- und Transversalschnitten zeigt sich (wie bei einer aktivierten Arthrose) bei exsudativem Verlauf früh eine echoarme Ergussbildung mit Aufweitung der Gelenkkapsel. Der synoviale Randstreifen unterhalb der echogenen fibrösen Kapsel kann echoarm bis mäßig echogen verbreitert sein und ein positives Doppler-Signal zeigen. Aufgrund von flottierenden Zotten und fibrosierten Anteilen ergibt sich bei Kompression ein sog. Aquariumeffekt. Bei chronischem Verlauf kann die fibröse Gelenkkapsel zunehmend echogen und unregelmäßig konfiguriert erscheinen. Bei proliferativem Verlauf ist die Synovialis ebenfalls zunehmend echogen und teilweise inhomogen verbreitert. Sie ist schlecht von der Gelenkkapsel abgrenzbar, insbesondere bei Übergreifen auf Knorpel und Knochen. Knöcherne Veränderungen finden sich in Form gelenknaher Erosionen und Usuren, ggf. mit positivem Power-Doppler-Signal. Knöcherne Spätzeichen sind sekundär-arthrotisch bedingte echogene Osteophyten sowie eine Destruktion der echogenen Gelenkflächen.

> **Praxistipp**
>
> Ergussbildung ist in anterioren, Erosionen sind in lateralen und plantaren Längsschnitten am sensitivsten nachweisbar.

Die Differenzialdiagnose zur infektbedingten Arthritis lässt sich sonografisch nicht ausreichend sicher stellen. Eine Gelenkpunktion kann sonografisch kontrolliert oder unterstützt erfolgen. Dies erleichtert es, tiefe oder stark degenerativ veränderte Gelenke sicher zu treffen. Auch Gelenkinjektionen können sonografisch unterstützt erfolgen. Dies steigert die Therapiesicherheit und die Compliance des Patienten.

Röntgen

Die stadiengerechte Einteilung der Gelenkdestruktion erfolgt nach Larsen, Dale und Eek (1977) in die LDE-Stadien 0–V mit Referenztafeln für Vor-, Mittel- und Rückfuß.

- *Aufnahme des Fußes in 3 Ebenen unter Belastung:* Bestimmung des Ausmaßes der Destruktion, der Entkalkung und der Fehlstellung
- *Aufnahme des Sprunggelenks in 2 Ebenen unter Belastung, Saltzman-Aufnahme:* Bestimmung des Ausmaßes der Destruktion, der Entkalkung und der Fehlstellung

Magnetresonanztomografie

Antworten im Befund

- Vorliegen einer Synovialitis
- Bestehen von soliden, kontrastmittelaufnehmenden synovialen Proliferationen

- Verschmälerung des Gelenkknorpels
- Bestehen von knöchernen Defekten oder Erosionen
- typisches Befallsmuster einer rheumatoiden Arthritis

Untersuchungstechnik

Sequenztechnik z. B. für den Rückfuß:

- T 1w und PDw fatsat koronar
- PD fatsat sagittal
- T 2w axial
- T 1w fatsat sagittal und axial nach i. v. Kontrastmittelgabe

Die axialen Aufnahmen nach Kontrastmittelgabe sollten senkrecht auf den Sehnenverlauf (Sehnenkippung) ausgerichtet sein; die Untersuchung in Bauchlage führt zu einem gestreckten Verlauf der Rückfußsehnen. Synovialitische Proliferationen und Pannusgewebe werden am besten in den fettsignalunterdrückten Aufnahmen nach Kontrastmittelgabe dargestellt.

Befunde

Eine rheumatische Synovialitis führt zum Gelenkerguss und zur Kontrastmittelaufnahme in synovialen Proliferationen. Der entzündliche Pannus ist entweder im akuten Entzündungsstadium signalreich auf wassersensitiven Sequenzen oder bei längerem Verlauf von geringerer Signalintensität bei fibrotischen Anteilen. Dringt entzündlicher Pannus in den Knochen ein, wird das signalreiche Fettmarksignal verdrängt und die Erosionen stellen sich signalarm in T 1w Aufnahmen dar. Der Gelenkknorpel wird konzentrisch gleichförmig verschmälert.

Am Rückfuß wird besonders das Talonavikulargelenk von der rheumatoiden Arthritis befallen. Es besteht eine Gelenkspaltverschmälerung ohne wesentliche osteophytäre Anbauten mit Nachweis zahlreicher Signalzysten und Erosionen. Bei langem Verlauf überlagern sekundär-degenerative Veränderungen die arthritischen Befunde.

Eine Synovialitis in einer Sehnenscheide führt zur Ergussbildung in der Sehnenscheide und zur randständigen Kontrastmittelaufnahme. Solide Proliferationen nehmen intensiv Kontrastmittel auf. Beteiligungen des Lisfranc-Gelenks und der Metatarsophalangealgelenke sind ebenfalls am besten in den T 1w fatsat Aufnahmen nach Kontrastmittelgabe anhand der Anreicherung erkennbar.

Empfehlung zur Bildgebung

Methoden der Wahl: Röntgen und Sonografie, kontrastmittelverstärkte MRT präoperativ vor Synovektomie zur genauen Abschätzung und Lokalisation von synovialen Proliferationen.

Bildbeispiele

Ein typischer klinischer Befund bei rheumatoider Arthritis ist in ▸ Abb. 9.1 wiedergegeben, den bildgebenden Befund zeigen ▸ Abb. 9.2, ▸ Abb. 9.3, ▸ Abb. 9.4, ▸ Abb. 9.5, ▸ Abb. 9.6, ▸ Abb. 9.7, ▸ Abb. 9.8, ▸ Abb. 9.9, ▸ Abb. 9.10, ▸ Abb. 9.11, ▸ Abb. 9.12 und ▸ Abb. 9.13. Verschiedene therapeutische Optionen illustrieren ▸ Abb. 9.14, ▸ Abb. 9.15, ▸ Abb. 9.16, ▸ Abb. 9.17 und ▸ Abb. 9.18.

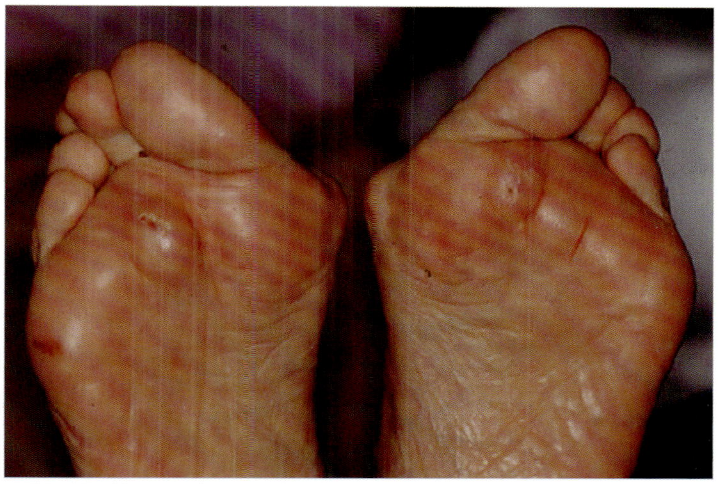

Abb. 9.1 Rheumatoide Arthritis. Plantarer klinischer Befund einer rheumatischen Vorfußdeformität.

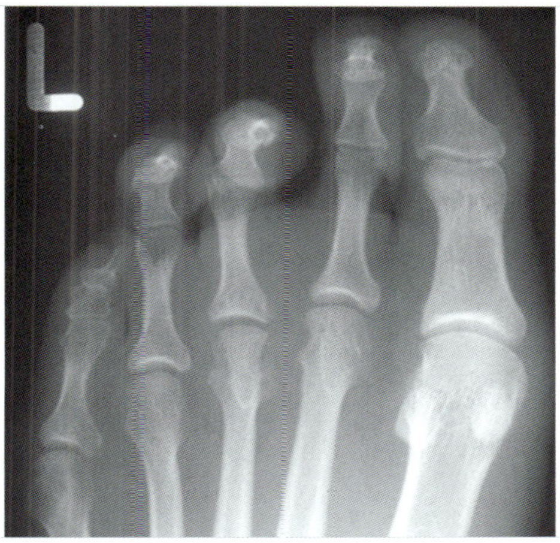

Abb. 9.2 Rheumatoide Arthritis. Destruktion der Grundgelenke II und III, LDE-Stadium II. Indikation zur gelenkerhaltenden Therapie; Synovektomie mit distaler Umstellungsosteotomie II und III.

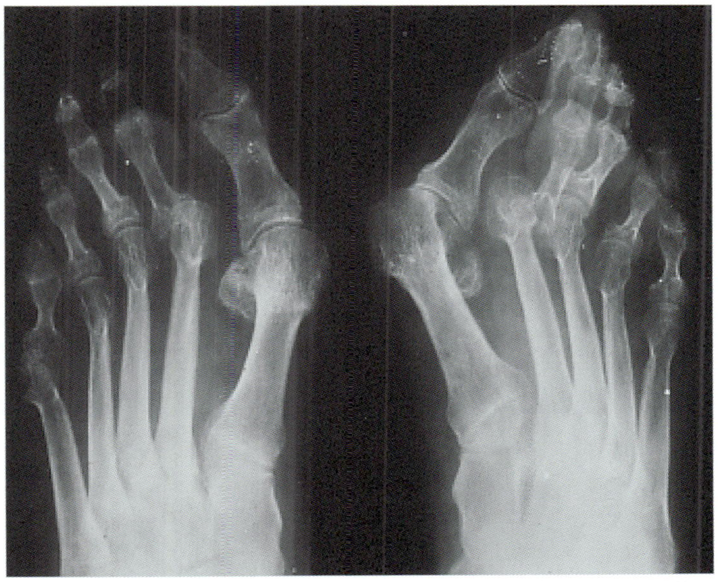

Abb. 9.3 Rheumatoide Arthritis. Rheumatische Vorfußdeformität, fortgeschrittene Destruktion, LDE-Stadium IV. Indikation zur Resektionsarthroplastik der Grundgelenke I–V.

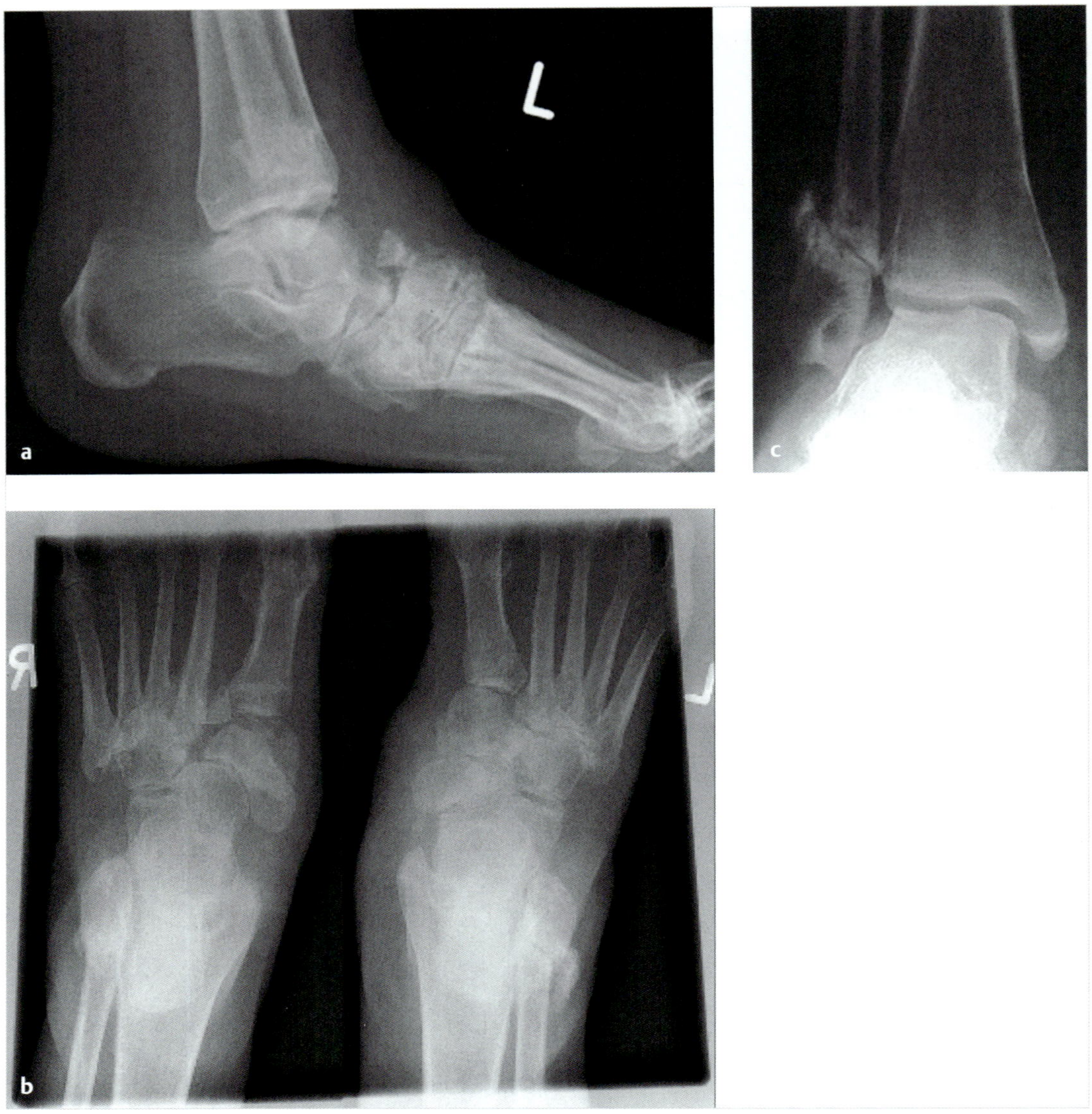

Abb. 9.4 Rheumatoide Arthritis. Destruktion des oberen und des unteren Sprunggelenks und der Lisfranc-Reihe, LDE-Stadium IV. Pathologische Fibulafraktur, Indikation zur reorientierenden Rückfuß- und Lisfranc-Arthrodese.

a Röntgenaufnahme, seitlicher Strahlengang. Instabilität im Chopart-Gelenk.

b Röntgenaufnahme, d.-p. Strahlengang. Nach medial luxiertes Os naviculare.

c Röntgenaufnahme des Sprunggelenks a.-p. Valgusfehlstellung. Defektzone am lateralen Talus und Insuffizienzfraktur der Fibula.

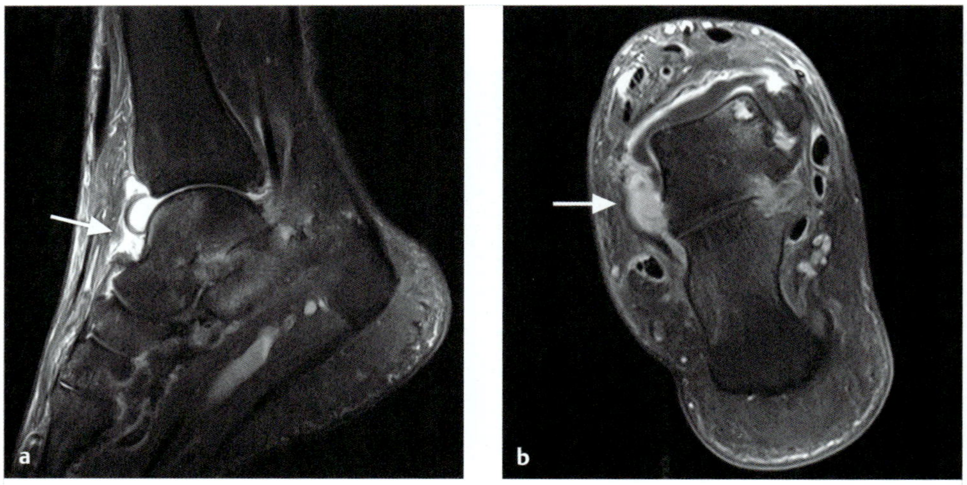

Abb. 9.5 Rheumatoide Arthritis. 65-jähriger Patient mit bekannter rheumatoider Arthritis. Rheumatoide Synovialitis im oberen Sprunggelenk.

a Sagittale T 1w fatsat MRT-Sequenz nach Kontrastmittelgabe. Ausdünnung des hyalinen Gelenkknorpels im oberen Sprunggelenk, nach Kontrastmittelgabe intensive Anreicherung von entzündlichem Pannusgewebe (Pfeil). Typisch auch die flächigen, flauen Knochenmarködeme mit entsprechenden Kontrastmittelanreicherungen.

b Axiale T 1w fatsat MRT-Sequenz nach Kontrastmittelgabe. Darstellung der Ergussbildung, der synovialen Proliferationen im Randbereich sowie des entzündlichen Pannusgewebes (Pfeil).

Merke

Bei unspezifischen Fußschmerzen mit unklaren Ödemen ist es im MRT schwierig, eine frühe rheumatoide Arthritis von Überlastungsödemen zu unterscheiden. Wichtig ist die Anamnese: Patienten mit Überlastungsödemen haben vor allem unter und nach der Belastung Schmerzen. Bei einer rheumatoiden Arthritis treten die Schmerzen auch nachts auf.

Differenzialdiagnose

Aktivierte Arthrose, reaktive Arthritiden, Gicht- und Infektarthritis:

- Nachweis von antinukleären Antikörpern: Kollagenosen
- HLA-B27: Morbus Bechterew
- reaktive Arthritis (Chlamydien, Yersinien, Shigellen, Borrelien), Morbus Reiter
- Kristallarthropathien (Kalziumpyrophosphat)
- Arthritis urica (Gicht)
- Psoriasisarthritis: Strahlbefall
- Hämochromatose, Ochronose
- aktivierte Arthrose, Polyarthrose
- eitrige Arthritis (Erregernachweis, in der Regel Monarthritis)

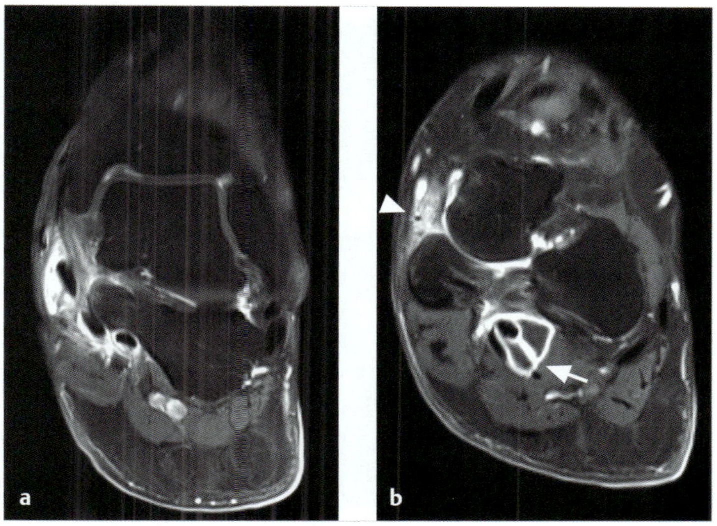

Abb. 9.6 Rheumatoide Arthritis. Befall der Sehnenscheiden.

a Koronare T 1w fatsat MRT-Sequenz nach Kontrastmittelgabe. Synovialitis der Sehnenscheiden der Flexorensehnen mit soliden Proliferationen, die intensiv Kontrastmittel aufnehmen.

b Koronare T 1w fatsat MRT-Sequenz nach Kontrastmittelgabe weiter distal. Entzündliche Veränderungen im Talonavikulargelenk (Pfeilspitze). Ergussbildung mit randständiger synovialitischer Kontrastmittelanreicherung entlang der Sehnenscheide der Flexor-hallucis-longus- und der Flexor-digitorum-longus-Sehne (Pfeil).
Anmerkung: Ein in die Sehnenscheide auslaufender Erguss entlang der Flexor-hallucis-longus-Sehne ist nicht pathologisch wertbar, im Gegensatz zur intensiven randständigen Kontrastmittelanreicherung wie in diesem Fall.

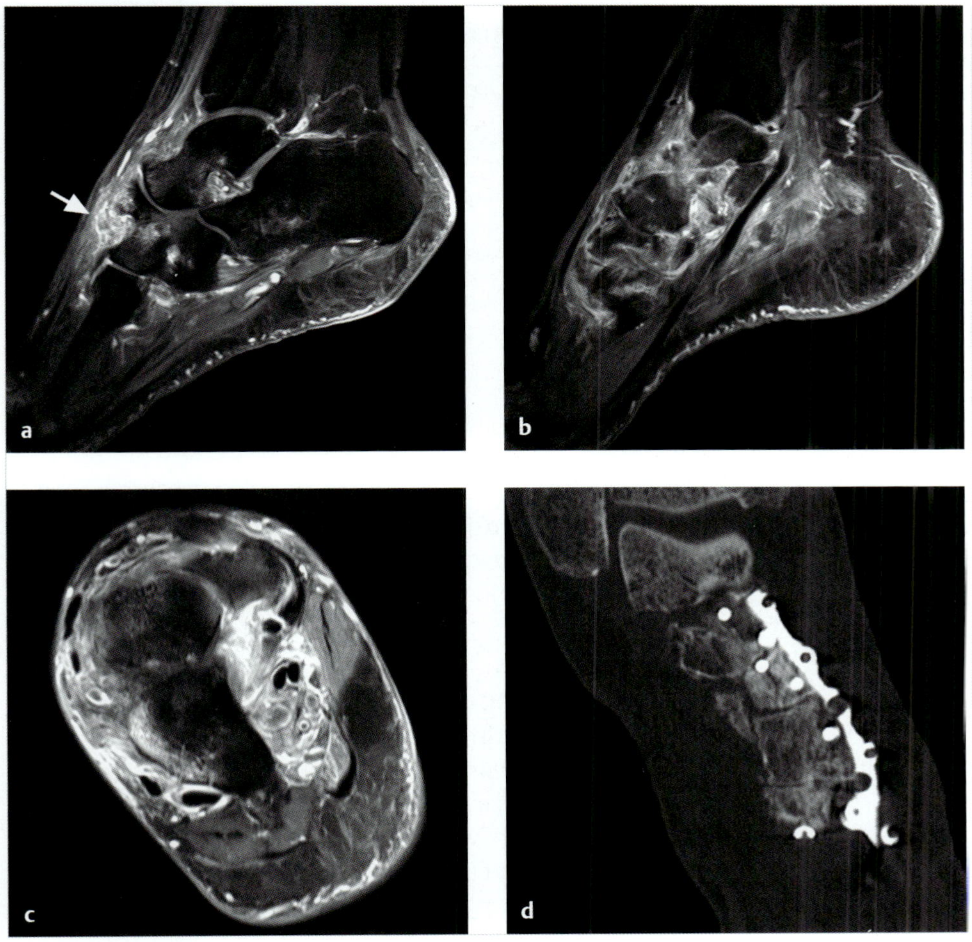

Abb. 9.7 Rheumatoide Arthritis. 75-jährige Patientin mit persistierenden Schmerzen im Sprunggelenk und Mittelfuß und gesicherter rheumatoider Arthritis.
Anmerkung: Der entzündliche Pannus weist oft eine intensive Kontrastmittelaufnahme auf. Bei längerem Verlauf zeigen sich aufgrund der zunehmenden fibrotischen Anteile signalarme Veränderungen mit geringerer Anreicherung.

a Sagittale T 1w fatsat MRT-Sequenz nach Kontrastmittelgabe. Kontrastmittelaufnehmendes entzündliches Pannusgewebe (Pfeil) mit Befall der Kapsel des Talonavikulargelenks.

b Sagittale T 1w fatsat MRT-Sequenz nach Kontrastmittelgabe, Schichtung weiter medial. Intensive Kontrastmittelanreicherung von diffusem entzündlichem Pannusgewebe, deutliche Synovialitis entlang der Flexorensehnenscheiden.

c Schräg axiale T 1w fatsat MRT-Sequenz nach Kontrastmittelgabe (Sehnenkippung), Schichtung in Höhe des Chopart-Gelenks. Ausgeprägte Kontrastmittelaufnahme um die Gelenkverbindungen und die Sehnen sowie im Sinus tarsi.

d CT, schräg koronare Rekonstruktion 6 Monate später. Arthrodese der medialen Säule.

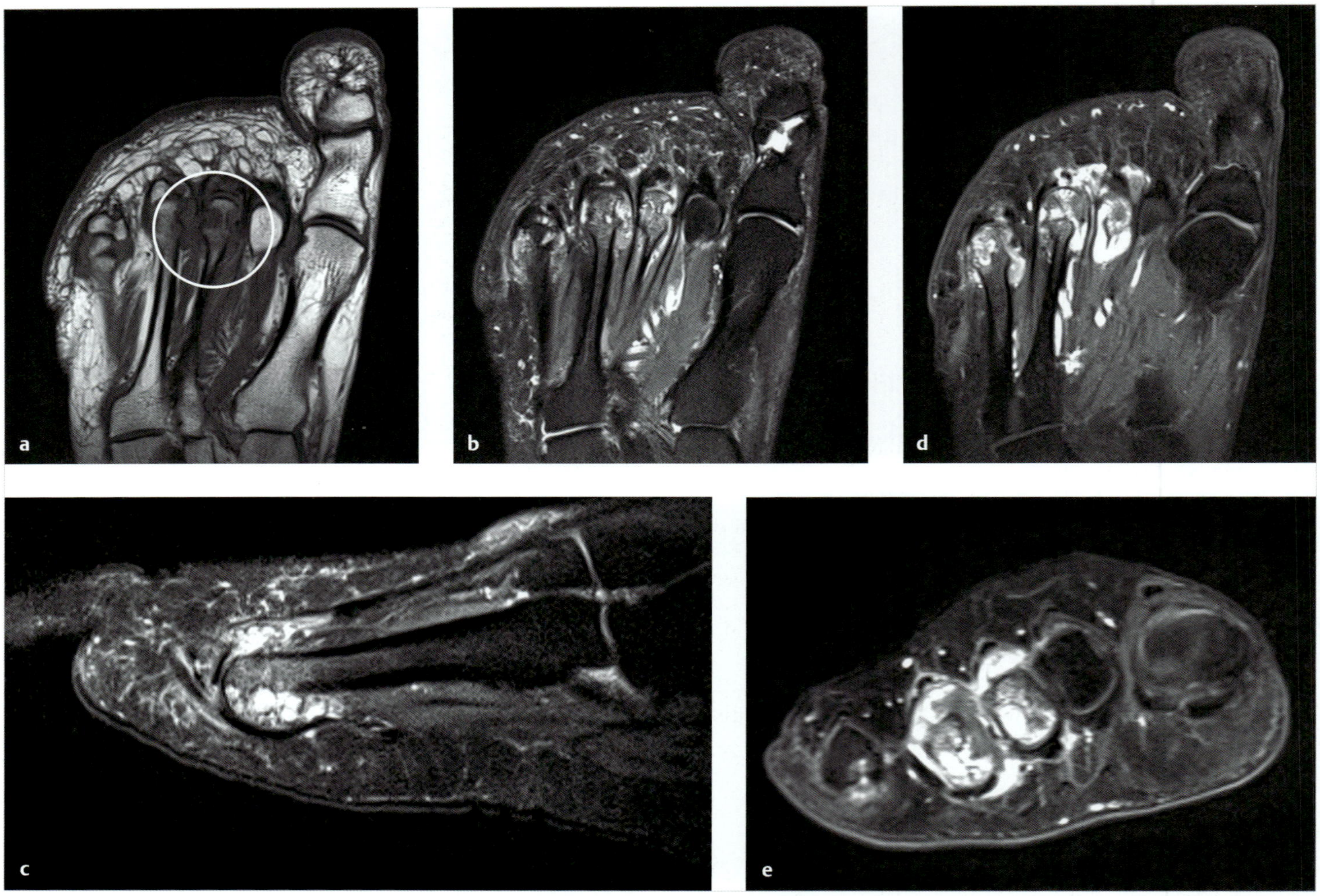

Abb. 9.8 Rheumatoide Arthritis. 46-jährige Patientin, rheumatoide Arthritis seit 7 Jahren bekannt, Schmerzen an den Zehengrundgelenken.

a Koronare T 1w MRT-Sequenz. Osteolysen durch druckbedingte Usuren in den Metatarsaleköpfchen (Kreis), weichteilige Raumforderung (Pannusgewebe) zwischen den Metatarsophalangealgelenken.

b Koronare PDw fatsat MRT-Sequenz. Entzündliche Usurierungen an den Metatarsaleköpfchen. Dort dringt entzündlicher Pannus an den Kapselansätzen (sog. Bare Areas) in den Knochen ein.

c Sagittale PDw fatsat MRT-Sequenz. Das signalreiche Entzündungsgewebe mit synovialen Proliferationen zerstört den Kapsel-Band-Apparat. Es kommt zu Subluxationen und Gefügestörungen.

d Koronare T 1w fatsat MRT-Sequenz nach Kontrastmittelgabe. Intensive Kontrastmittelanreicherung der synovialen Proliferationen sowohl periartikulär als auch im befallenen Knochen.

e Axiale T 1w fatsat MRT-Sequenz nach Kontrastmittelgabe. Typischer Befund der rheumatoiden Arthritis mit kontrastmittelaufnehmendem, lokal raumforderndem Pannusgewebe bei Befall der Metatarsophalangealgelenke.

Therapie

Therapiert wird mit einer Kombination aus systemisch-medikamentösen, rheumaorthopädischen und präventiven Maßnahmen (Krankengymnastik, Orthopädieschuhmacher, Ergotherapeuten).

Konservativ

- Einlagen
- Schuhversorgung
- Krankengymnastik

Operativ

Bei Befall und Deformierung mehrerer Gelenke der unteren Extremität wird von proximal nach distal vorgegangen. Es wird zwischen präventiven und rekonstruktiven Maßnahmen unterschieden.

Präventiv

Im Zuge der DMARD-Behandlung (Behandlung mit krankheitsmodifizierenden antirheumatischen Medikamenten) ist ein abgeschwächter Krankheitsverlauf bzw. eine verminderte Progression der Destruktionen zu verzeichnen. Radiologische Gelenkerosionen werden jedoch weiterhin häufig in den Frühstadien der Krankheit beobachtet (< 2 Jahre nach Erstdiagnose).

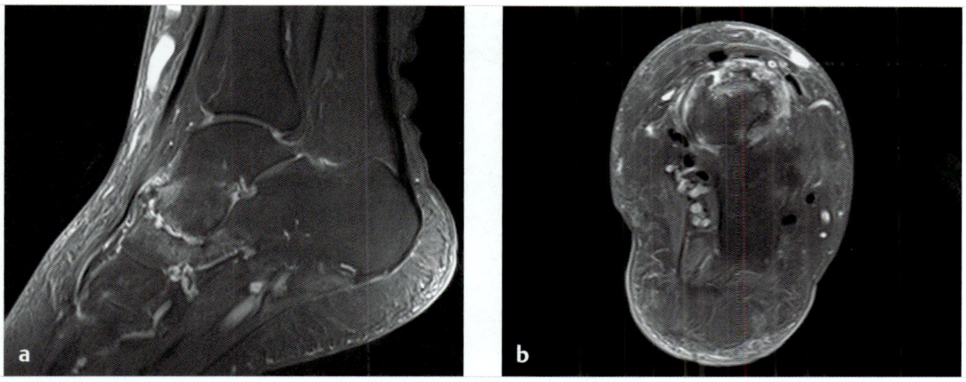

Abb. 9.9 Rheumatoide Arthritis. 69-jährige Patientin, typischer Befund einer rheumatoiden Arthritis mit Befall des Talonavikulargelenks.
Anmerkung: Das Talonavikulargelenk wird bevorzugt von der rheumatoiden Arthritis betroffen. Typisch sind der verschmälerte Gelenkknorpel bei nur geringen osteophytären Anbauten sowie multiple Signalzysten und Erosionen. Erst im weiteren Verlauf kommt es zu Sekundärdegenerationen mit Destruktionen und Gefügestörungen, die bildmorphologisch von einer Charcot-Arthropathie schwierig zu unterscheiden sind (s. ► Abb. 9.11).

a Sagittale T 1w fatsat MRT-Sequenz nach Kontrastmittelgabe. Fortgeschrittene arthritische Destruktion des Talonavikulargelenks bei geringer Mitbeteiligung der übrigen angrenzenden Gelenke. Es besteht eine Gelenkspaltverschmälerung mit im Verhältnis zur Aktivierung und Destruktion der Gelenkfläche nur wenigen osteophytären Anbauten. Zusätzlich finden sich erosive Veränderungen entlang der Gelenkfläche mit flauem angrenzendem Spongiosaödem.

b Schräg axiale T 1w fatsat MRT-Sequenz nach Kontrastmittelgabe. Rheumatische Synovialitis mit Gelenkerguss und Kontrastmittelaufnahme mit geringen synovialen Proliferationen.

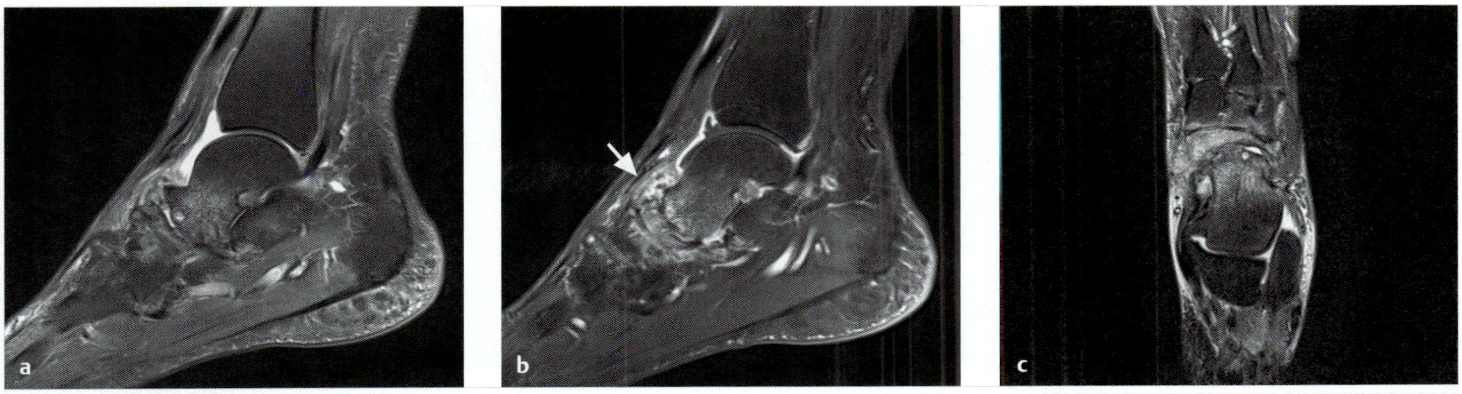

Abb. 9.10 Rheumatoide Arthritis. 49-jährige Patientin mit bekannter rheumatoider Arthritis und Schmerzen im unteren Sprunggelenk. Entzündliche Destruktion des Talonavikulargelenks, typisches Bildmuster.

a Sagittale PDw fatsat MRT-Sequenz. Fortgeschrittene Gelenkdestruktion im Talonavikulargelenk mit Erosionen, subkortikalen Zysten, Gelenkspaltverschmälerung und arthritischen Knochenödemen.

b Sagittale T 1w fatsat MRT-Sequenz nach Kontrastmittelgabe. Verdickte vaskularisierte Gelenkkapsel mit entzündlichem Pannusgewebe (Pfeil) im Talonavikulargelenk.

c Koronare STIR-MRT-Sequenz. Arthritische talonavikulare Fußwurzeldestruktionen.

Bei nicht ausreichender medikamentöser Reduktion der Entzündungsaktivität mit persistierender Synovitis oder Tenosynovitis über 3–6 Monate nach Beginn einer DMARD-Therapie bzw. bei radiologischen Veränderungen LDE 0–II bzw. III ist die Indikation zur Frühsynovektomie bzw. Frühtenosynovektomie gegeben (offen oder arthroskopisch). Für 6–8 Wochen postoperativ ist eine Radiosynoviorthese empfehlenswert. Die Spätsynovektomie erfolgt offen oder arthroskopisch, mit Radiosynoviorthese 6–8 Wochen postoperativ.

Rekonstruktiv

- *Ziel:* belastungsfähiger, stabiler, plantigrader Fußauftritt
- *Maßnahme je nach betroffenem Gelenk:*
  - Resektionsarthroplastiken: Metatarsophalangealgelenke I–V (nach Hoffmann, Tillmann, Lelievre), Metatarsalekopfresektion nach Hoffmann, Tillmann, Lelievre oder Grundgliedbasisresektion mit Interposition der langen Strecksehne nach Stainsby
  - Arthrodesen: oberes und unteres Sprunggelenk, Fußwurzel, proximale und distale Interphalangealgelenke, Metatarsophalangealgelenk I

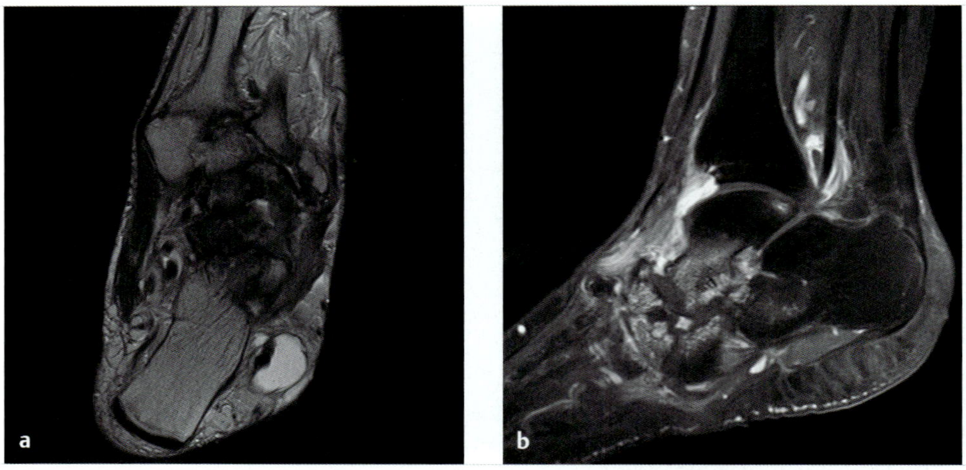

Abb. 9.11 Rheumatoide Arthritis. 54-jähriger Patient mit langjähriger rheumatoider Arthritis, Dauereinnahme von Kortison und ubiquitären Schmerzen.
Anmerkung: Rein bildmorphologisch ist die Unterscheidung von der Charcot-Arthropathie schwierig. Die Differenzierung ergibt die Anamnese: deutliche Schmerzen bei der rheumatoiden Arthritis im Gegensatz zum Charcot-Fuß.
a Axiale T 2w MRT-Sequenz. Gelenkdestruktionen mit fortgeschrittenem gestörtem Alignement der Lisfranc-Gelenkreihe, erschwerte Abgrenzbarkeit der Ossa cuneiformia und der Metatarsalebasen. Malrotation des Os naviculare mit aufgehobener Gelenkkongruenz in der Chopart-Gelenklinie, ausgeprägte Flüssigkeitsansammlung entlang der Peronealsehnen.
b Sagittale T 1w fatsat MRT-Sequenz nach Kontrastmittelgabe. Deutlich aktivierte, fortgeschrittene Desintegration der Chopart-Gelenklinie, der navikulokuneiformen und der Tarsometatarsalgelenkreihe. Zusätzlich Peritendinitis der Flexor-hallucis-longus-Sehne, entzündliches Pannusgewebe anterior im oberen Sprunggelenk.

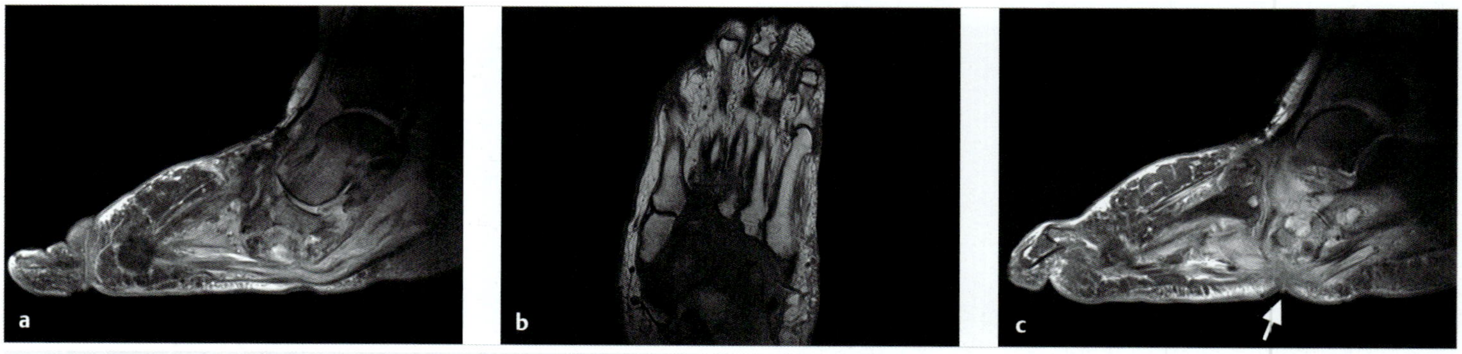

Abb. 9.12 Rheumatoide Arthritis. 75-jährige Patientin mit seit Jahren bekannter rheumatoider Arthritis unter Mehrfachtherapie, aktuell Rötung und Schmerzen im Mittelfuß bei plantarem Ulkus. Zustand nach minimalinvasiver Abtragung einer Exostose am Kuboid bzw. an der Metatarsalebasis V. Beispiel einer langjährigen, destruierenden rheumatoiden Arthritis mit Osteomyelitis.
Anmerkung: Kutane tiefe Ulzera mit angrenzendem Knochenkontakt bei intensivem Knochenmarködem und aufgehobenem Fettmarksignal in der T 1w Sequenz sind hochverdächtig für eine Osteomyelitis.
a Sagittale PDw fatsat MRT-Sequenz. Ausgeprägte Ödembildung der Tarsalia und im angrenzenden Weichteil mit fortgeschrittener Desintegration der Gelenkflächen im Chopart-Gelenk und in den Mittelfußgelenken. Zerstörung des Fußlängsgewölbes mit Plantarrotation des Os naviculare.
b Koronare T 1w MRT-Sequenz. Osteodestruktion der Gelenkpartner entlang der Lisfranc-Gelenkreihe, aufgehobenes Fettmarksignal der Ossa cuneiformia bei nachgewiesener Osteomyelitis.
c Sagittale PDw fatsat MRT-Sequenz. Darstellung des plantaren Ulkus (Pfeil), entzündliche gelenknahe Erosionen.

  - Arthroplastik: Metatarsophalangealgelenk I, oberes Sprunggelenk
- *Maßnahme je nach LDE-Stadium:*
  - oberes Sprunggelenk:
    - LDE 0–II/III: Synovektomie
    - LDE III–V: Arthrodese oder Arthroplastik (3. Generation, zementfrei)
  - unteres Sprunggelenk:
    - LDE 0–II: Schuhversorgung
    - LDE III–V: reorientierende Arthrodesen, in Abhängigkeit des Befalls und der Fehlstellung (talonavikular oder subtalar isoliert, Double-Arthrodese talonavikular und subtalar, Triple-Arthrodese talonavikular, subtalar und kalkaneokuboidal)

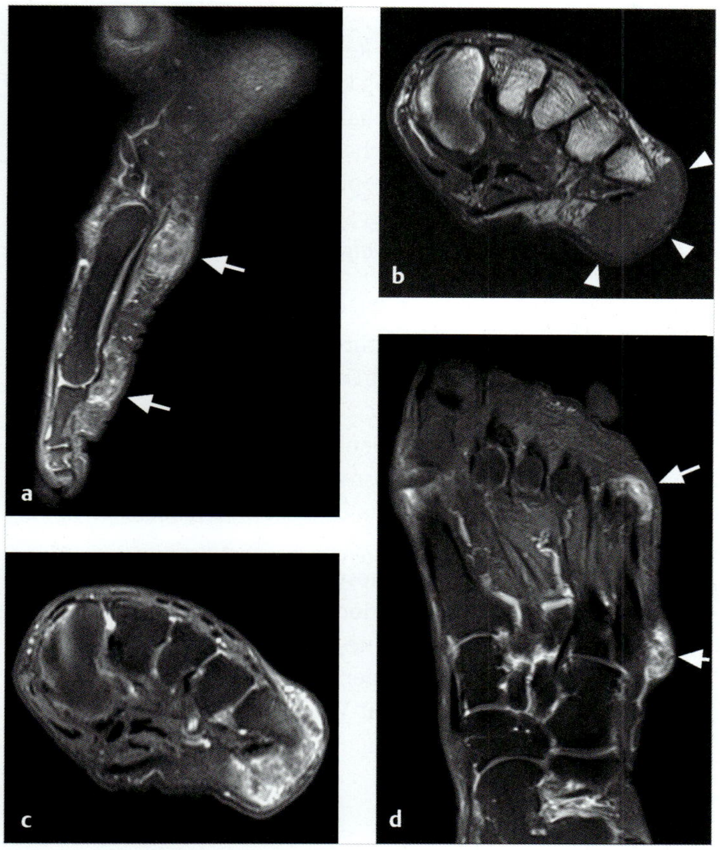

Abb. 9.13 Rheumatoide Arthritis. 71-jährige Patientin mit bekannter rheumatoider Arthritis, Untersuchung wegen Verdacht auf Ganglion am lateralen Fußrand. Beispiel für Rheumaknoten.
Anmerkung: Ein seltener Befund für die rheumatoide Arthritis sind inhomogen kontrastmittelaufnehmende Rheumaknoten.

a Sagittale PDw fatsat MRT-Sequenz. Inhomogene, teilweise signalintensive, unscharf begrenzte Weichteilraumforderungen (Pfeile) plantarseitig unter der Basis von Metatarsale V und am Metatarsophalangealgelenk V.
b Axiale T1w MRT-Sequenz, Schicht durch die Basis des Metatarsale V. Ausgedehnte Weichgewebevermehrung (Pfeile) entlang der lateralseitigen Weichteile am Mittelfuß mit klinisch deutlicher Schwellung.
c Axiale T1w fatsat MRT-Sequenz nach Kontrastmittelgabe. Kräftige, inhomogene Kontrastmittelaufnahme. Die Raumforderung reicht bis an die Sehnenscheide der Beugesehne sowie an den lateralseitigen Knochen.
d Koronare T1w fatsat MRT-Sequenz nach Kontrastmittelgabe. Vermehrte Kontrastmittelanreicherung der Weichteilknoten (Pfeile).

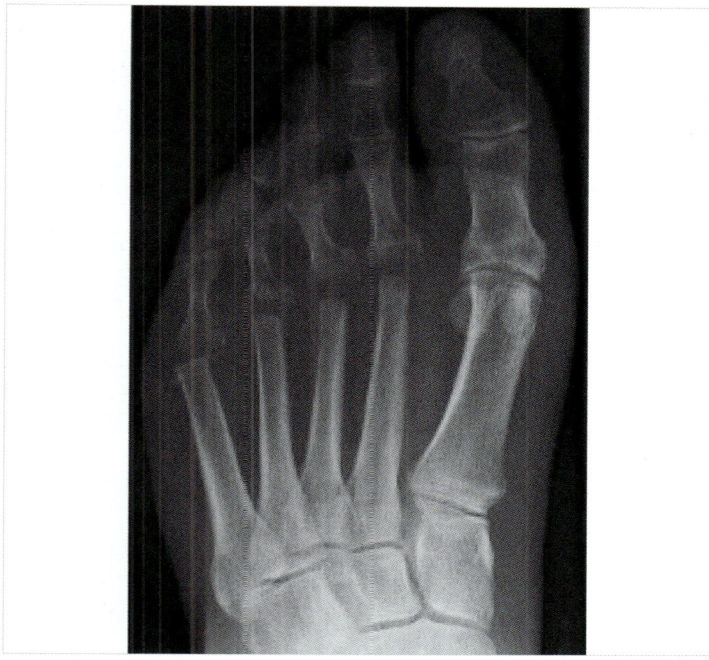

Abb. 9.14 Rheumatoide Arthritis. Rheumatische Vorfußdeformität, Zustand nach Resektionsarthroplastik der Grundgelenke I–V.

- Lisfranc-Gelenkreihe:
  - LDE III–V: Arthrodese
  - LDE 0–II: Schuhversorgung
- Grundgelenke, LDE 0–III:
  - Metatarsophalangealgelenke I–V: Synovektomie
  - Metatarsale I: Hallux-valgus-Korrektur gelenkerhaltend (distale, diaphysäre, proximale Osteotomie, bei Instabilität im Tarsometatarsale-I-Gelenk Lapidusarthrodese)
  - Metatarsalia II–V: distale Korrekturosteotomie bei Subluxation bzw. Metatarsalgie
  - Metatarsale V: Korrektur der Digitus-quintus-varus-Fehlstellung mittels distaler, diaphysärer, proximaler Osteotomie

    - Grundgelenke, LDE IV und V:
        - Metatarsale II–V oder I–V: Resektionsarthroplastik
        - Metatarsophalangealgelenk I: alternativ Arthrodese oder Arthroplastik (Silikonplatzhalter)
    - proximale und distale Interphalangealgelenke:
        - LDE III–V: Resektionsarthroplastik oder Arthrodese
        - LDE 0–II: Schuhversorgung, Synovektomie
- *Maßnahme je nach Pes-planovalgus-Grad:*

Pes planovalgus IV. Grades mit Destruktion des oberen und unteren Sprunggelenks: plantare Arthrodese (Nagel)

- Pes planovalgus III. Grades mit Destruktion des unteren Sprunggelenks: Double-Arthrodese
- Pes planovalgus II. Grades: gelenkerhaltende Rückfußkorrektur mittels Kalkaneusverschiebeosteotomie, ggf. in Kombination mit einer lateralen Verlängerungsosteotomie und Flexor-digitalis-longus-Transfer
- Pes planovalgus I. Grades: Tenosynovektomie der Tibialis-posterior-Sehne, ggf. in Kombination mit einer medialisierenden Kalkaneusverschiebeosteotomie
- *Vorfuß:* Kombination mit Sehnenverlängerungen bzw. -transpositionen, passagerer K-Draht-Weichteilschienung oder Transfixierung

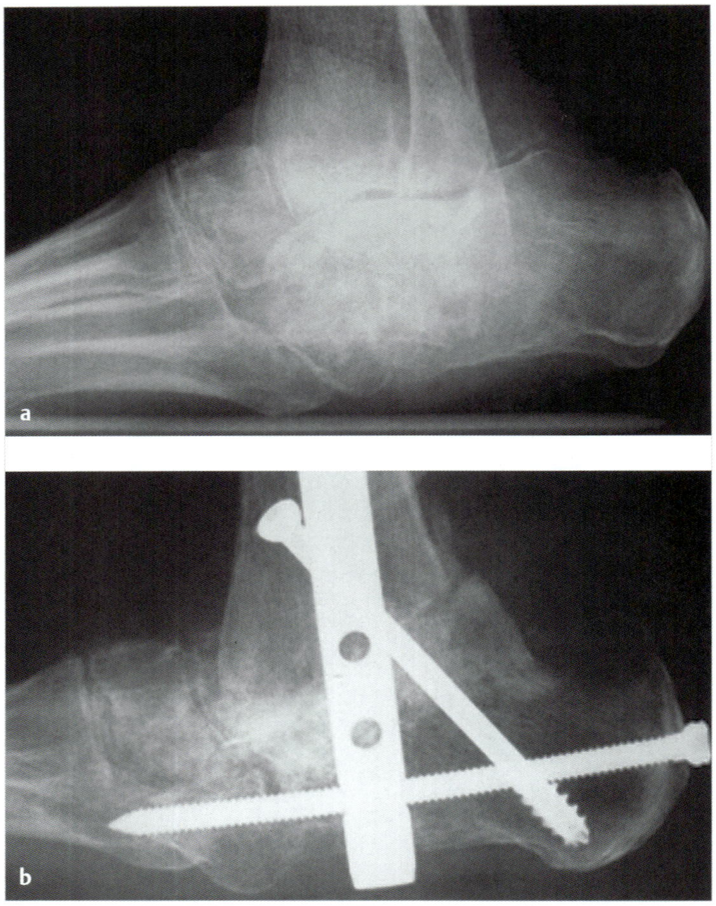

Abb. 9.15 Rheumatoide Arthritis. Rheumatische Rückfußdeformität.
a Luxation subtalar.
b Plantare Arthrodese mittels retrograder Nagelosteosynthese.

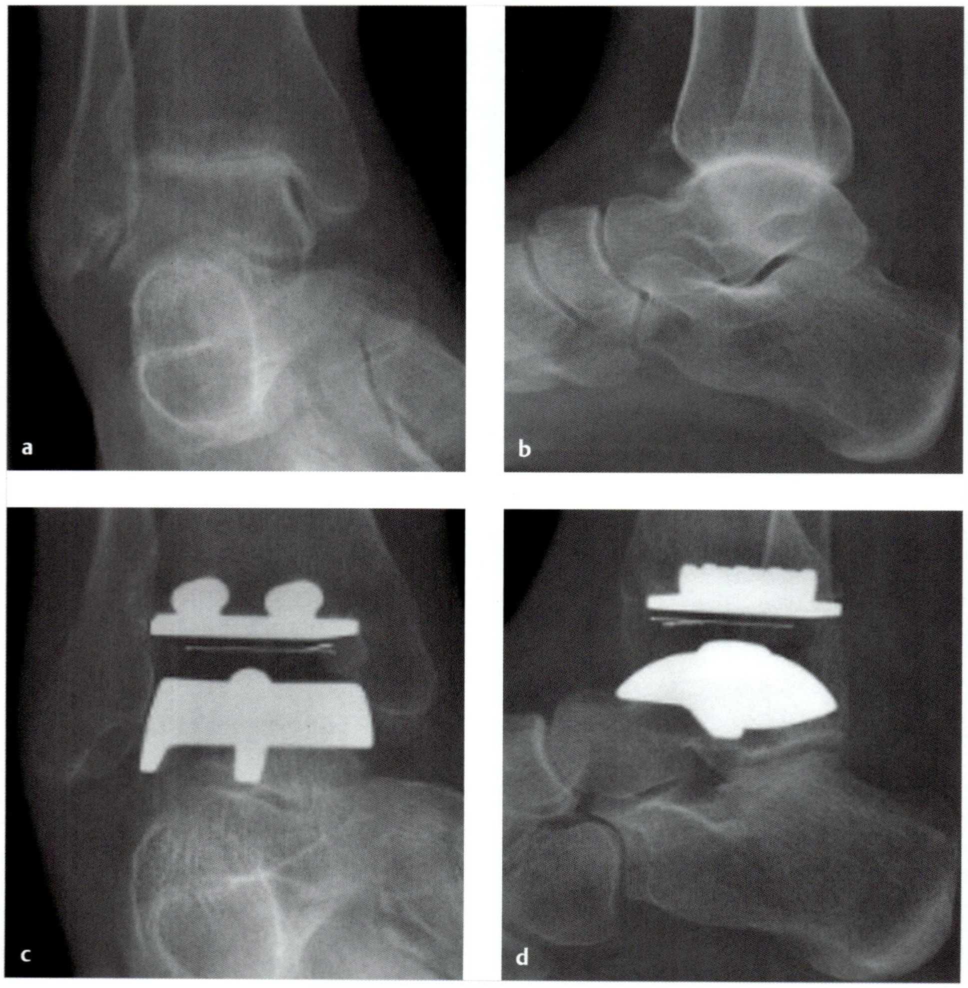

Abb. 9.16 Rheumatoide Arthritis. Postarthritische Arthrose des oberen Sprunggelenks, LDE-Stadium IV. Implantation einer Prothese des oberen Sprunggelenks.
a Röntgenaufnahme des Sprunggelenks a.-p. LDE-Stadium IV, aufgehobener Gelenkspalt.
b Röntgenaufnahme des Sprunggelenks seitlich, gleicher Untersuchungszeitpunkt wie **a**.
c Röntgenaufnahme des Sprunggelenks a.-p. Nach Implantation einer STAR-Sprunggelenkprothese.
d Röntgenaufnahme des Sprunggelenks seitlich, gleicher Untersuchungszeitpunkt wie **c**.

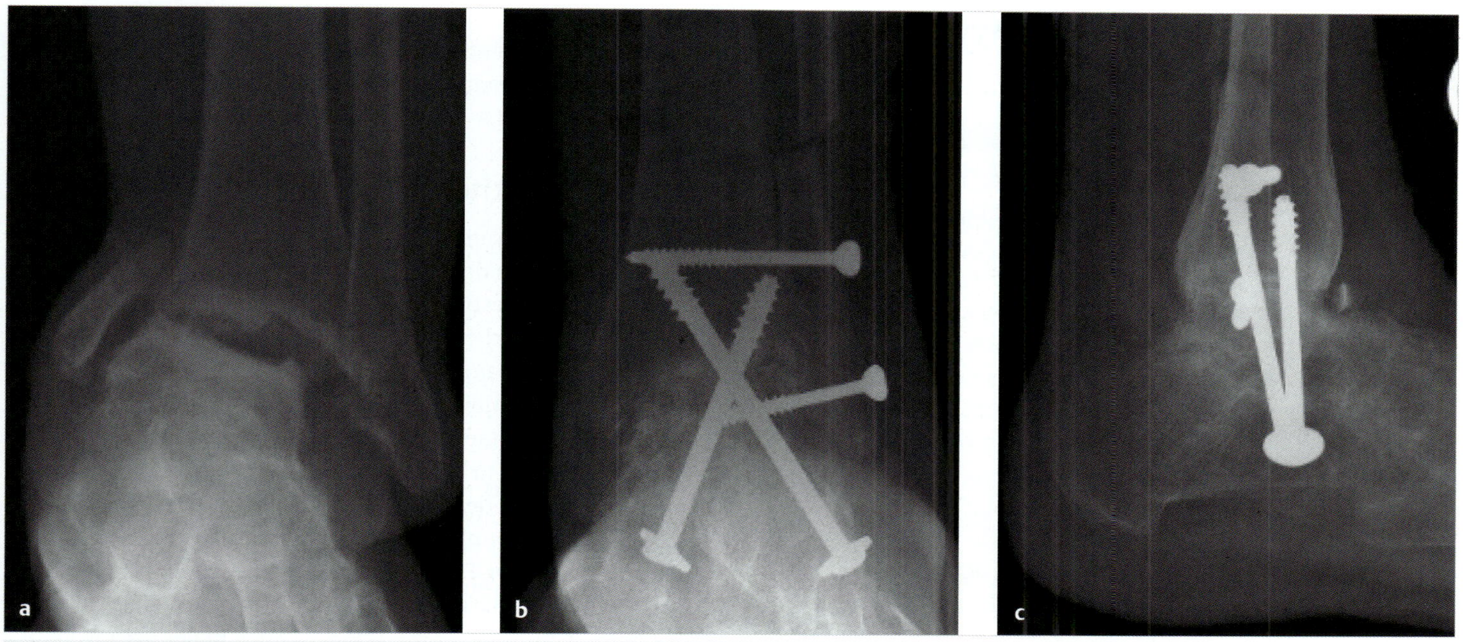

Abb. 9.17 Rheumatoide Arthritis. Postarthritische Arthrose des oberen Sprunggelenks, LDE-Stadium IV. Kontraindikation zur Implantation einer Prothese des oberen Sprunggelenks, Indikation zur Arthrodese.
a Röntgenaufnahme des Sprunggelenks a.-p. Postarthritische Arthrose (LDE-Stadium IV).
b Röntgenaufnahme des Sprunggelenks a.-p. Nach Arthrodese des oberen und unteren Sprunggelenks.
c Röntgenaufnahme des Sprunggelenks lateral, gleicher Untersuchungszeitpunkt wie **b**. Auch das Chopart-Gelenk ist nicht mehr abgrenzbar.

9

Prognose/Komplikationen

Es muss eine perioperative Pause der DMARD-Gabe zur Vermeidung von Wundheilungsstörungen und Infektionen eingeplant werden. Es besteht die Gefahr von Pseudarthrosen, von sekundärer Dislokation infolge der Osteoporose aufgrund der Langzeitkortisontherapie und von Immobilität. Eine postoperative Schuhversorgung ist meist unumgänglich.

M!

Merke

Eine Heilung der rheumatoiden Arthritis ist nicht möglich. Ziele sind eine frühe Erstdiagnosestellung und eine Teilremission (ACR-20-, ACR-50-, ACR-70-Response-Kriterien).

Teilremission bedeutet eine mindestens 20 %ige Verbesserung bestimmter Parameter, z. B. der Anzahl von geschwollenen oder schmerzhaften Gelenken und der Reduktion von Akute-Phase-Parametern (z. B. C-reaktives Protein). Eine Teilremission kann nur mit einer komplexen Therapie der systemischen Krankheit erreicht werden, möglichst in Rheumazentren bzw. -einheiten.

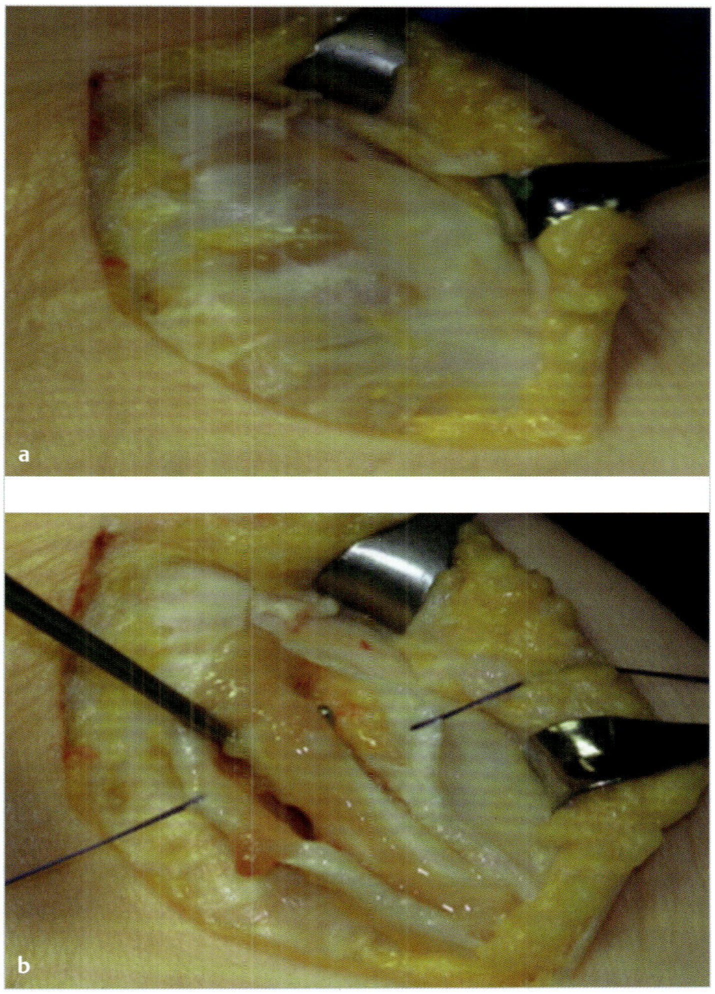

Abb. 9.18 Rheumatoide Arthritis. Intraoperativer Befund einer Tenosynovitis der Tibialis-posterior- und der Flexor-digitorum-longus-Sehne. ▶
a Aufgequollenes Sehnengleitlager bei ausgedehnter Tenosynovialitis.
b Nach Eröffnen der Sehnenscheide zeigt sich die Tenosynovialitis, die die Tibialis-posterior- und die Flexor-digitorum-longus-Sehne umgibt.

9.1.2 Seronegative Spondylarthropathien

Definition

Unter einer seronegativen Spondylarthropathie versteht man eine chronisch-entzündliche Gelenkerkrankung mit seronegativem Laborbefund.

Etwa 20 % der chronisch-entzündlichen Gelenkerkrankungen weisen eine seronegative Laborkonstellation auf. Das heißt, Rheumafaktoren fehlen, dafür ist das Histokompatibilitätsantigen HLA-B27 oft positiv und es besteht eine genetische Disposition. Meist zeigen die seronegativen Spondylarthropathien einen benigneren Verlauf als die seropositive Arthritis. Zur Gruppe der seronegativen Spondylarthropathien zählen folgende Erkrankungen:

- Spondylitis ankylosans (Morbus Bechterew) mit peripherem Gelenkbefall
- Psoriasisarthritis mit und ohne Hautveränderungen
- infektreaktive Arthritiden (Sonderform Morbus Reiter: Enteritis, Urethritis, Konjunktivitis, Arthritis)
- enteropathische Arthritiden (bei Morbus Crohn und Colitis ulcerosa)
- juvenile Oligoarthritis Typ II
- undifferenzierte Spondylarthropathien

Symptome

- *Spondylitis ankylosans:* chronische Fersenschmerzen im Sinne einer Enthesiopathie; Monarthritis des Sprunggelenks bei Jugendlichen möglicherweise arthritisches Vorstadium einer Spondylitis ankylosans
- *Psoriasis:*
  - Hautveränderungen im Sinne einer Psoriasis vulgaris:
    - trockene, scharf abgegrenzte Hautrötungen, besonders an den Streckseiten von Ellenbogen- und Kniegelenk
    - Kopfhaut
  - Nagelveränderungen:
    - weiße Tüpfelungen
    - Querfurchen
    - Verdickungen
  - Gelenke:
    - Strahlbefall, kein symmetrischer Befall wie bei der rheumatoiden Arthritis
    - Wurstzehe: Befall des End-, Mittel- und Grundgelenks mit Weichteilschwellung und Rötung
    - Transversalbefall aller Endgelenke ohne Symptome an Mittel- und Grundgelenken
    - derbe Gelenkkapselschwellung (bei rheumatoider Arthritis: weiche, teigige Schwellung)
    - Ansatztendinosen am Fersenbein

Prädisponierende Faktoren

- *Spondylitis ankylosans:*
  - Männer häufiger als Frauen betroffen
  - positive Familienanamnese
  - HLA-B27-Assoziation
- *Psoriasis:*
  - 6–39 % aller Patienten mit einer Psoriasis vulgaris
  - 20 % aller seronegativen Polyarthritiden
  - Nachweis von HLA-B13 oder HLA-B17

Anatomie/Pathologie

- *Spondylitis ankylosans:* Dabei handelt es sich hauptsächlich um Veränderungen an den Iliosakralgelenken und der Wirbelsäule. Es zeigt sich ein destruktiver peripherer Gelenkbefall im Endstadium des Krankheitsverlaufs, am häufigsten am Hüft- und Kniegelenk sowie am Sprunggelenk möglich. Typischerweise besteht eine Affektion des fibroossären Übergangs (Enthesitis).
- *Psoriasis:* Das ist eine chronisch-entzündliche Gelenkerkrankung, in der Regel in Kombination mit einer Psoriasis vulgaris auftretend. Neben destruktiven Gelenkveränderungen sind häufig knöcherne Anbauten und proliferative Gewebeneubildungen vorhanden. Eine seronegative Polyarthritis kann vorausgehen. Ebenso ist der Befall der Iliosakralgelenke und der Wirbelsäule möglich. Eine besondere Rolle in der Pathogenese kommt dem Zytokin TNF-α (Tumornekrosefaktor α) und aktivierten T-Zellen zu. Gleichzeitig treten gelenkdestruktive (Usuren) und proliferative Veränderungen (Protuberanzen, sog. Mäuseohren) auf. Verlaufsformen:
  - bevorzugte Beteiligung der Interphalangealgelenke und Nägel;
  - schwere Gelenkdestruktionen mit Ankylose bzw. Mutilationen;
  - symmetrische Polyarthritis ähnlich einer rheumatoiden Arthritis; benigner Verlauf;
  - Mon- oder Oligoarthritis;
  - Wirbelsäulenbeteiligung (Spondylarthritis psoriatica).

> **Merke** M!
>
> Am Fuß ist bei der Psoriasis im Wesentlichen der Rückfuß betroffen, besonders die Bursa tendinis calcanei (Bursa subachillea) und die Ansätze der Achillessehne und der Plantarfaszie sowie die Achillessehne selbst. Die große Mehrheit asymptomatischer Psoriasispatienten zeigt im MRT eine Beteiligung des Rückfußes.

Bildgebung

Ultraschall

Betroffen sind meist die kleinen Gelenke der Finger und Zehen, aber auch die Sternoklavikular- und die Kniegelenke. Sonografisch findet sich ein Nebeneinander von Proliferation und Destruktion.

Röntgen

Bei den seronegativen Spondylarthropathien besteht eine grundsätzliche Neigung zur Knochenneubildung mit Sklerosierung. Es finden sich ansatznahe Verkalkungen und Verknöcherungen am Fersenbein. Es kommen aber auch charakteristische Erosionen, z. B. ausgehend von der Bursa subachillea, in den kranialen Tubera calcanei vor. Während sich der Morbus Bechterew typischerweise an der distalen Achillessehne manifestiert, betrifft die Psoriasisarthritis häufiger die Metatarsophalangeal- und die Interphalangealgelenke.

Bei der Psoriasis zeigen sich folgende Röntgenbefunde:

- am Vorfuß Strahl- bzw. Transversalbefall
- gleichzeitiges Vorhandensein von Usuren und Protuberanzen (sog. Mäuseohren)
- Pencil-in-Cup-Phänomen
- selten gelenknahe Osteoporose

Magnetresonanztomografie

Antworten im Befund

- Bestehen eines arthritischen Knochenödems
- Gelenkknorpel und Gelenksockel intakt
- Vorhandensein einer Weichteilreaktion mit Verdickung und Ödem

Untersuchungstechnik

Wassersensitive Aufnahmen zur Darstellung von Weichteilveränderungen sind wichtig. Eine Kontrastmittelgabe ist sinnvoll zur Darstellung einer Synovialitis, einer Bursitis und ggf. einer Enthesitis.

Befunde

- *Spondylitis ankylosans mit peripherem Gelenkbefall, infektreaktive, enteropathische Arthritiden:*
  - Knochenödeme
  - akutes Bild einer Arthritis mit Erguss und Synovialitis
  - Affektion des fibroossären Übergangs bei Enthesitis (Achillessehne, Plantarsehne)
  - deutliche Tenosynovialitiden mit im Verhältnis kaum Binnendegeneration der Sehnen sowie begleitende Weichteilödeme
- *Psoriasis:*
  - Knochenödem als typischer Befund einer Psoriasisarthritis, im Gegensatz zur rheumatoiden Arthritis, die selten Knochenödeme verursacht
  - erosive Veränderungen der Zehenendgelenke, Osteolysen am Processus uncinatus (Akroosteolysen), juxtaartikuläre Knochenproliferationen (sog. Mäuseohren), diffuse Weichteilschwellung
  - Tenosynovialitis und Weichteilödeme häufiger bei Psoriasisarthritis als bei rheumatoider Arthritis
  - Strahlbefall (sog. Wurstzehe); kein symmetrischer Befall wie bei der rheumatoiden Arthritis
  - auf Rückfuß achten: Bursitis subachillea, Achillessehnenansatz und Ansatz der Plantaraponeurose (Enthesitis)

M!

Merke

Ausgeprägtes Pannusgewebe in den Sehnenscheiden am Sprunggelenk, insbesondere einer Sehnengruppe, ist untypisch für eine biomechanische Ursache. Es sollte eine Systemerkrankung ausgeschlossen werden.

Empfehlung zur Bildgebung

Methoden der Wahl: Röntgen, Sonografie, Szintigrafie, MRT.

Bildbeispiele

Beispiele der seronegativen Spondylarthropathie am Sprunggelenk zeigen ▶ Abb. 9.19, ▶ Abb. 9.20 und ▶ Abb. 9.21, Beispiele der Psoriasisarthropathie ▶ Abb. 9.22, ▶ Abb. 9.23, ▶ Abb. 9.24, ▶ Abb. 9.25, ▶ Abb. 9.26, ▶ Abb. 9.27, ▶ Abb. 9.28, ▶ Abb. 9.29.

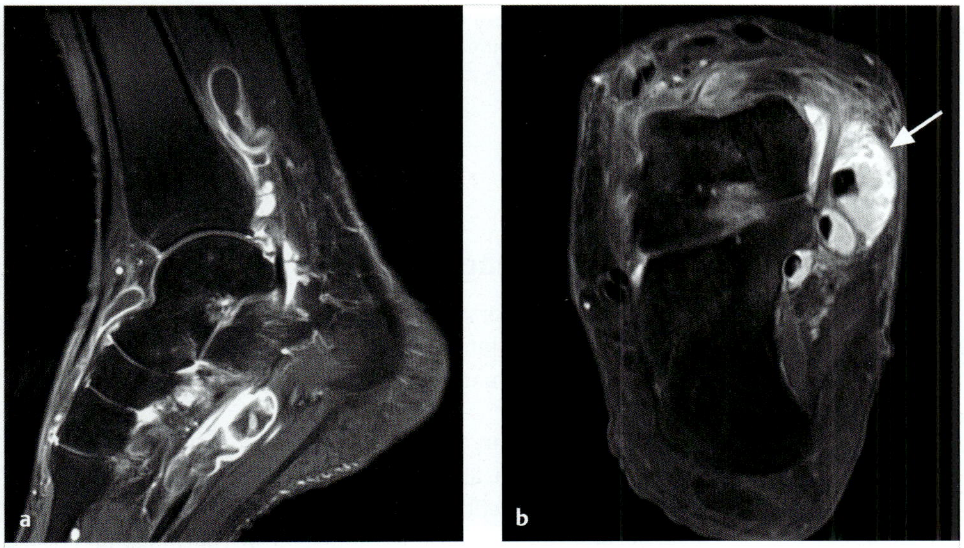

Abb. 9.19 Seronegative Spondylarthropathie. 57-jährige Patientin mit seit 4 Jahren medialen Schwellungen am Sprunggelenk, initial Verdacht auf rheumatoide Arthritis, letztendliche Diagnose „seronegative Spondylarthropathie".

a Sagittale T1w fatsat MRT-Sequenz nach Kontrastmittelgabe. Nach Kontrastmittelgabe deutliche Anreicherung bei massiver Tenosynovitis der Flexorensehnen, am ausgeprägtesten entlang der Tibialis-posterior-Sehne, Sehnenbefall im Rahmen einer seronegativen Spondylarthropathie.

b Schräg axiale T1w fatsat MRT-Sequenz nach Kontrastmittelgabe (Sehnenkippung). Kontrastmittelaufnehmendes entzündliches Pannusgewebe entlang der Flexorensehnen mit inhomogenen Binnenstrukturen (Pfeil), flaue Kontrastmittelaufnahme von Talus und Kalkaneus sowie vermehrte periartikuläre Anreicherung um den Talus.

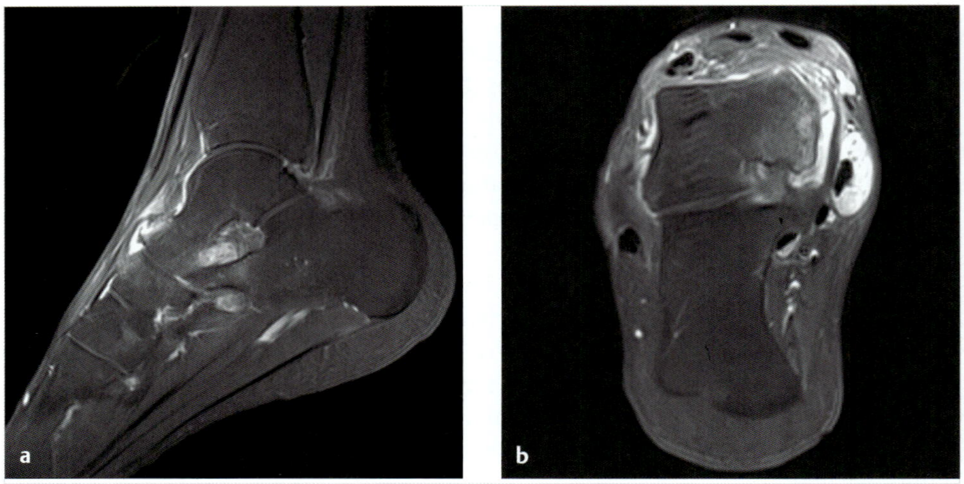

Abb. 9.20 Seronegative Spondylarthropathie. 40-jährige Patientin mit seronegativer Spondylarthropathie mit Befall der Sehnen.

a Sagittale T 1w fatsat MRT-Sequenz nach Kontrastmittelgabe. Arthritis im Talonavikulargelenk mit aufgebrauchtem Gelenkknorpel, entzündlicher Pannusbildung und typischem flauem Knochenmarködem im Taluskopf, Navikulare und Processus anterior calcanei.

b Schräg axiale T 1w fatsat MRT-Sequenz nach Kontrastmittelgabe. Ausgeprägte synovialitische Kontrastmittelanreicherung insbesondere entlang der Sehnenscheide der Tibialis-posterior-Sehne, geringer auch an den übrigen Flexorensehnen.

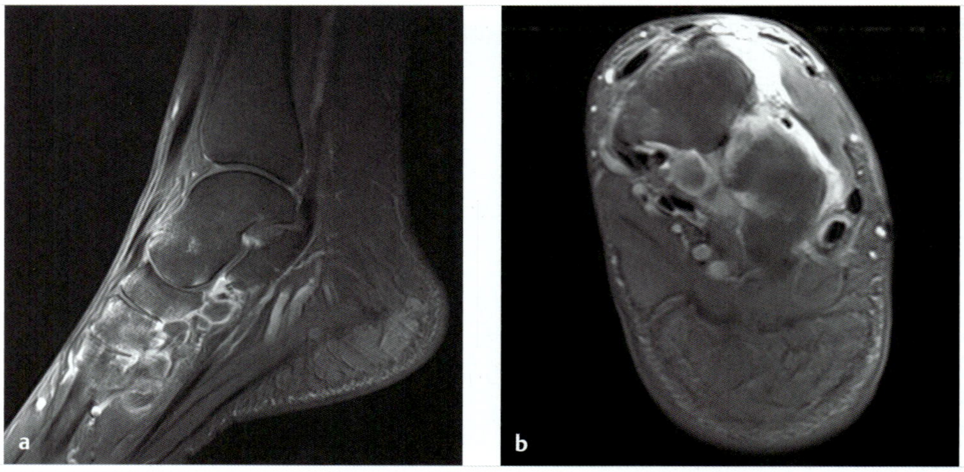

Abb. 9.21 Seronegative Spondylarthropathie. 70-jährige Patientin mit chronischen Fußschmerzen und frustraner Arthrosetherapie. Erst nach Monaten wurde eine seronegative Spondylarthropathie festgestellt.

a Sagittale T 1w fatsat MRT-Sequenz nach Kontrastmittelgabe. Massiver Reizzustand im Mittelfuß mit fleckigem Knochenmarködem und Kontrastmittelaufnahme in den Tarsalia, Ergussbildung in den Intertarsalgelenken und tarsometatarsal sowie im unteren Sprunggelenk. Nach Kontrastmittelgabe massive synovialitische Anreicherung im gesamten Mittelfußbereich, insbesondere plantarseitig, mit Darstellung von entzündlichem Pannusgewebe. Typische Knochenmarködeme zur Differenzierung von der rheumatoiden Arthritis.

b Schräg axiale T 1w fatsat MRT-Sequenz nach Kontrastmittelgabe. Ausgeprägte synovialitische Kontrastmittelanreicherung und Pannusgewebe im Talonavikulargelenk.

Tab. 9.1 Typische Befunde bei rheumatoider Arthritis und seronegativer Spondylarthropathie.

Rheumatoide Arthritis	Seronegative Spondylarthropathie
• Befall des Talonavikulargelenks • Tenosynovialitis • Entkalkung, arthritische Kollateralphänomene • Osteodestruktionen • Signalzysten • wenig Knochenödeme	• Enthesitis, Bursitis • Weichteilödeme • Sklerose • Knochenödeme • Weichteil- bzw. Gelenkbefall im Strahl (Wurstzehe) bei Psoriasis • juxtaartikuläre Knochenproliferationen (Mäuseohren) bei Psoriasis

Differenzialdiagnose

- Fersenschmerz (dorsaler Fersensporn, chronische Achillessehnentenopathie, Plantarfasziitis, plantarer Fersensporn)
- seropositive rheumatoide Arthritis

Jede Erkrankung aus der Gruppe der seronegativen Spondylarthropathien kann ähnliche Röntgenbefunde am Fuß hervorrufen. ▸ Tab. 9.1 stellt die typischen Befunde bei rheumatoider Arthritis und seronegativer Spondylarthropathie einander gegenüber.

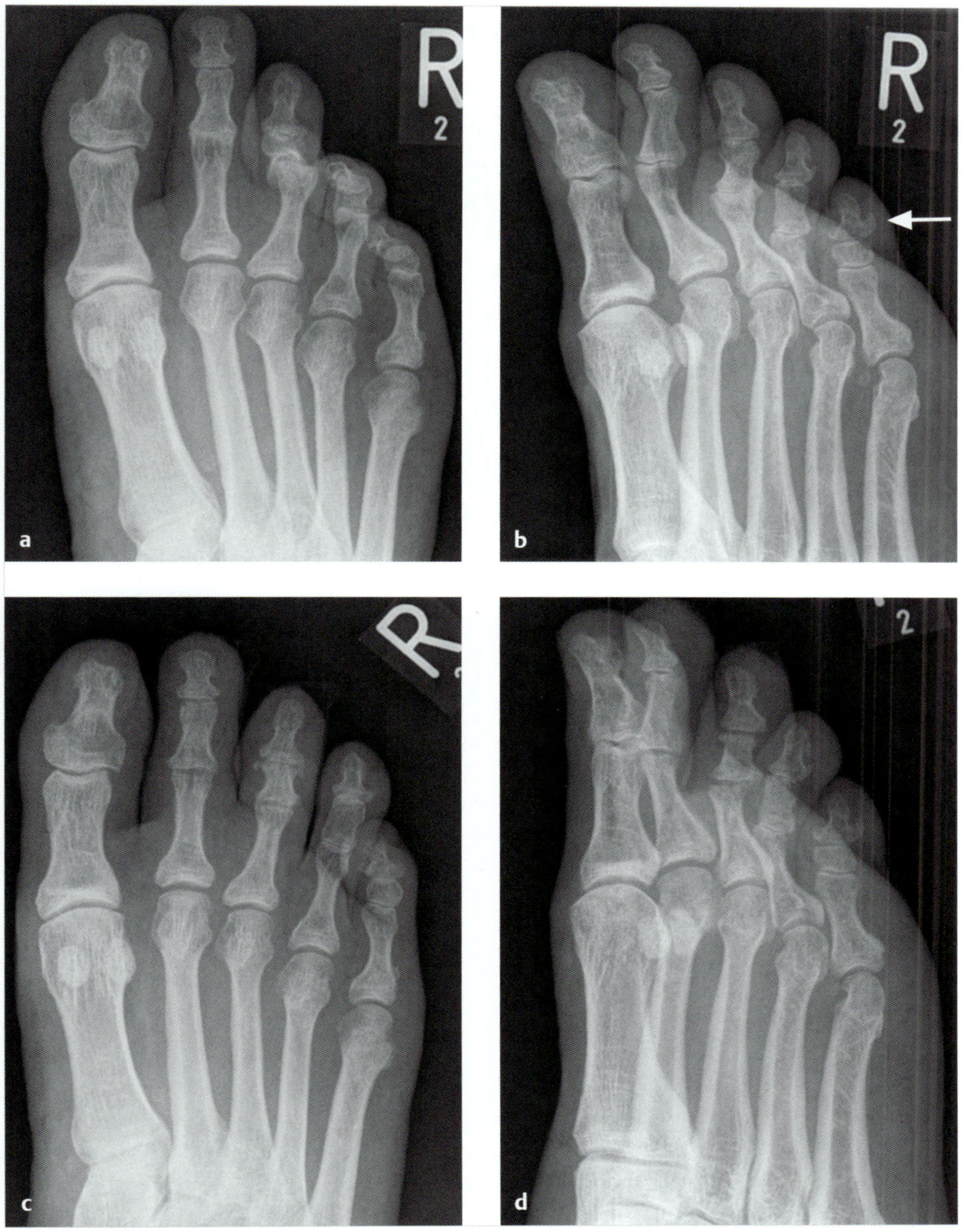

Abb. 9.22 Seronegative Spondylarthropathie: Psoriasisarthritis. Knopflochdeformität D III, postarthritische Arthrose am proximalen Interphalangealgelenk II mit pathologischem Weichteilschatten (**a**, **b**) und Protuberanzen der Endglieder IV und V (**b**, Pfeil; Mäuseohr). Korrektur mittels Resektionsarthroplastik an den proximalen Interphalangealgelenken II und III und am distalen Interphalangealgelenk III (**c**, **d**).

a Röntgenaufnahme d.-p. präoperativ
b Röntgenaufnahme schräg präoperativ.
c Röntgenaufnahme d.-p. postoperativ
d Röntgenaufnahme schräg postoperativ.

Therapie

- *Spondylitis ankylosans:*
  - DMARD
  - physikalische Therapie, Krankengymnastik zum Erhalt der Beweglichkeit
  - selten Synovektomie an Gelenken des Fußes und am Sprunggelenk
- *Psoriasis:*
  - DMARD
  - distale und proximale Interphalangealgelenke: Arthrodese bzw. Resektionsarthroplastik in Kombination mit einer Synovektomie
  - Lisfranc- bzw. unteres Sprunggelenk: Arthrodese
  - oberes Sprunggelenk: Arthrodese oder Arthroplastik
  - konservativ: Schuhversorgung, Einlagen
  - Mitbehandlung der Haut- und Nagelaffektionen

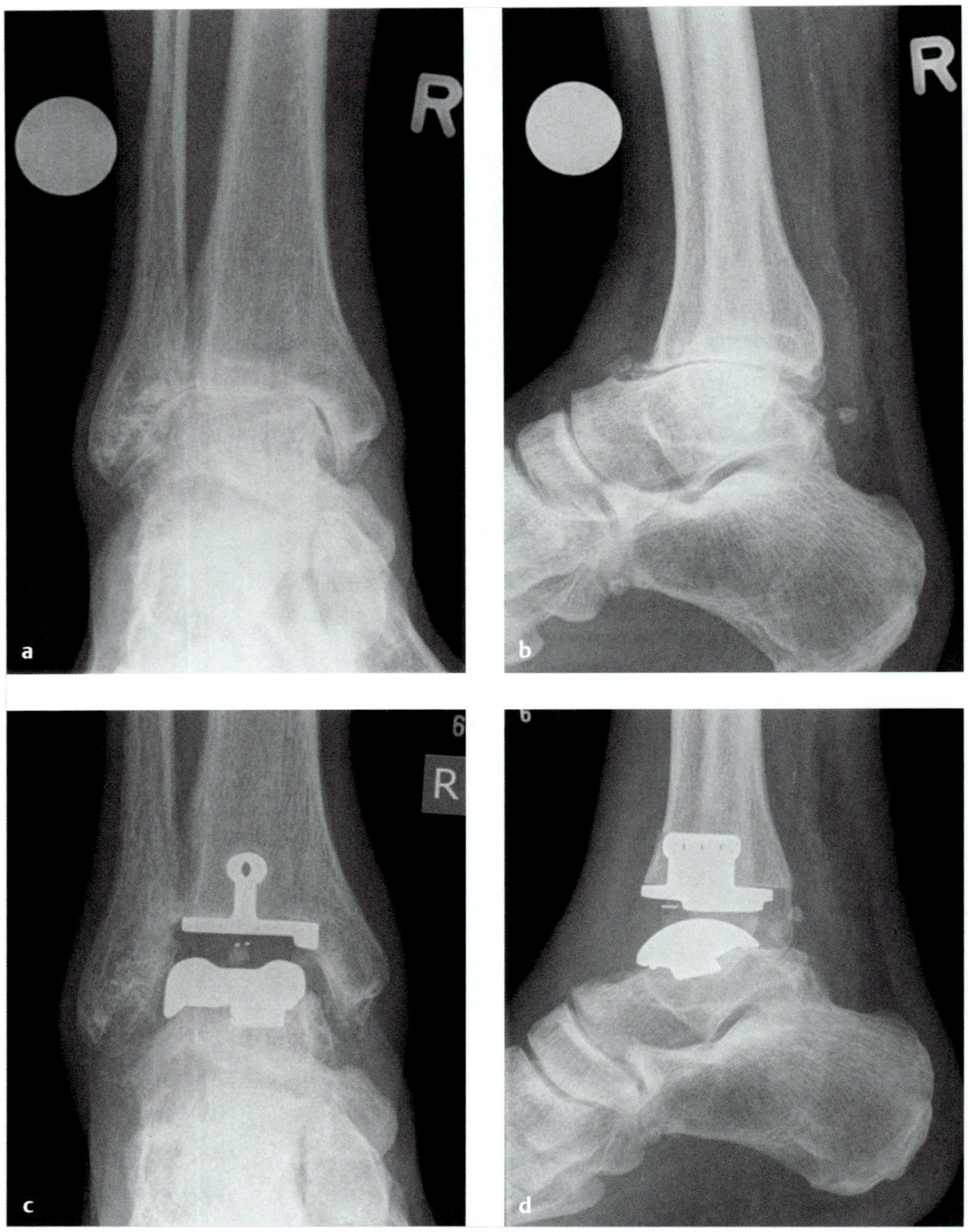

Abb. 9.23 Seronegative Spondylarthropathie: Psoriasisarthrose. Postarthritische Psoriasisarthrose des oberen Sprunggelenks (**a**, **b**). Prothesenversorgung des oberen Sprunggelenks (**c**, **d**).

a Röntgenaufnahme a.-p. präoperativ.
b Röntgenaufnahme seitlich präoperativ.
c Röntgenaufnahme a.-p. postoperativ.
d Röntgenaufnahme seitlich postoperativ.

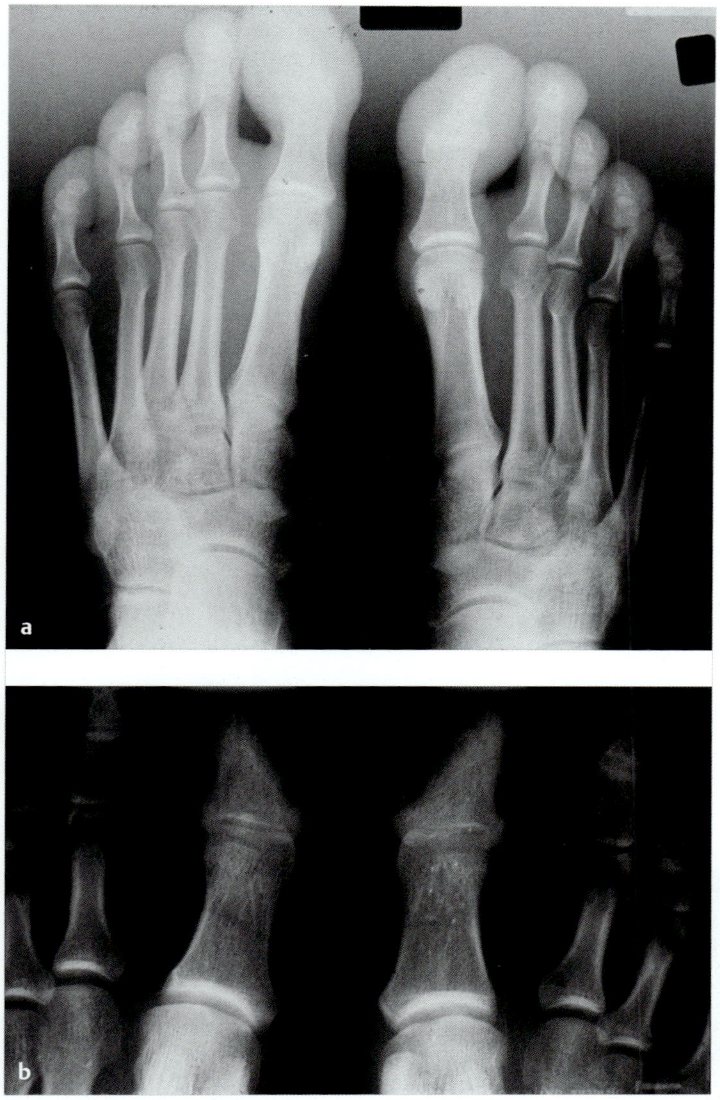

Abb. 9.24 Seronegative Spondylarthropathie: Psoriasisarthropathie. Befall beider Großzehen, Osteolysen am Processus uncinatus.

a Röntgenaufnahme d.-p. beider Vorfüße. Ausgeprägte Weichteilschwellungen beider Großzehen als typischer Befund der Psoriasisarthropathie (Wurstzehen).

b Darstellung der knöchernen Usurierung der tibiaseitigen Großzehenendglieder (Akroosteolysen). *Anmerkung:* Typisch für die Psoriasis ist die Sklerosierung der betroffenen Knochenabschnitte im Gegensatz zur Entkalkung bei der rheumatoiden Arthritis.

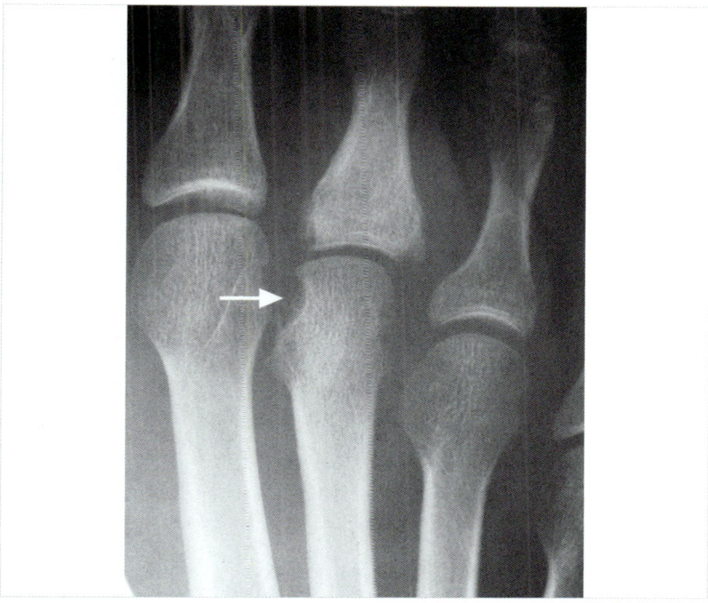

Abb. 9.25 Seronegative Spondylarthropathie: Psoriasisarthritis. Darstellung von typischen randständigen, knöchernen Usurierungen am Metatarsaleköpfchen im Röntgenbild an D III (Pfeil). Als Zeichen des chronischen Knochenmarködems vermehrte flächige Sklerosierung.

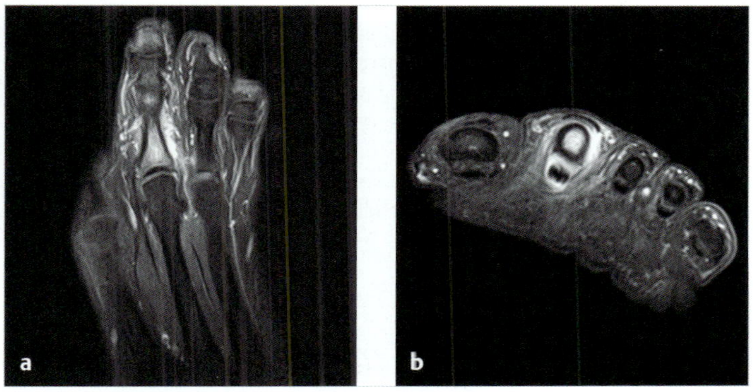

Abb. 9.26 Seronegative Spondylarthropathie: Psoriasisarthropathie. Typisches Bild einer Wurstzehe (Befall im Strahl) in der MRT, Weichteilbefall der II. Zehe bei Psoriasisarthropathie.

a Koronare T 1w fatsat MRT-Sequenz nach Kontrastmittelgabe. Kontrastmittelaufnehmendes Weichgewebe mit für die Psoriasis typischem Knochenmarködem bzw. typischer Kontrastmittelanreicherung bevorzugt in der Grundphalanx D II.

b Axiale T 1w fatsat MRT-Sequenz nach Kontrastmittelgabe. Synovialitis mit Beteiligung der Sehnenscheide der Beugesehne.

Prognose/Komplikationen

- *Morbus Bechterew:* Bewegungseinschränkung der Wirbelsäule und Beeinträchtigung der Atemfunktion sind limitierend beim Morbus Bechterew. Daher sind die Ziele eine frühzeitige Erstdiagnose und eine Teilremission.
- *Psoriasis:* Diese nimmt meist einen schleichend progredienten Verlauf. Selten ist ein Verlauf in Schüben wie bei der rheumatoiden Arthritis. Ziele sind eine frühzeitige Diagnose und Therapieeinleitung zur Vermeidung fortgeschrittener destruktiver Gelenkveränderungen. Die Beurteilung der Teilremission erfolgt anhand der Psoriatic Arthritis Response Criteria. Es wird eine perioperative Pause der DMARD-Gabe zur Vermeidung von Wundheilungsstörungen, Infektionen, Pseudarthrosen, sekundärer Dislokation infolge der Osteoporose durch Langzeitkortisontherapie und Immobilität empfohlen.

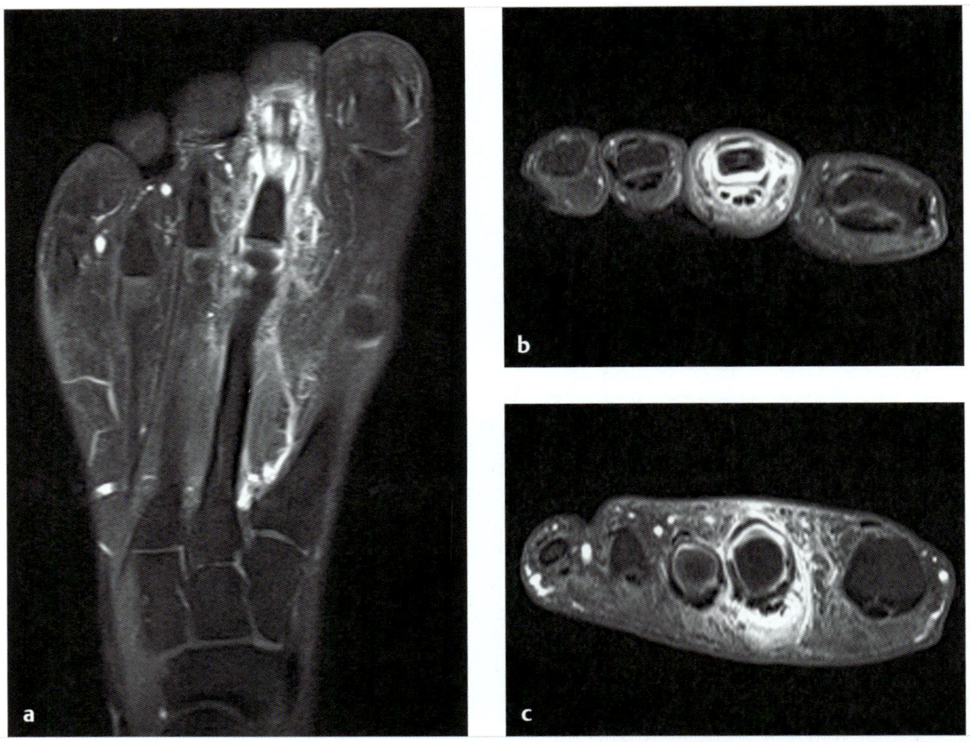

Abb. 9.27 Seronegative Spondylarthropathie: Psoriasis. 42-jährige Patientin mit Schmerzen und Schwellungen der II. Zehe seit 4 Wochen. Sakroiliitis, HLA-B27-positiv, bekannte Psoriasis, Wurstzehe in der MRT.
Anmerkung: Der Befall im Strahl ist typisch für die Psoriasis, im Gegensatz zum symmetrischen Befall wie bei der rheumatoiden Arthritis. Des Weiteren ist der Transversalbefall aller Endgelenke mit derben Kapselgelenkschwellungen zu beobachten.
a Koronare T 1w fatsat MRT-Sequenz nach Kontrastmittelgabe. Flächige Kontrastmittelaufnahme entlang der Weichteile und Sehnenscheide einschließlich Kapsel-Band-Apparat im Strahl der II. Zehe.
b Axiale T 1w fatsat MRT-Sequenz nach Kontrastmittelgabe, Schichtung in Höhe des proximalen Interphalangealgelenks. Zirkuläre Kontrastmittelanreicherung unter Einbezug der Flexoren- und Extensorensehnen sowie der Gelenkkapsel und der angrenzenden Weichteile bei deutlicher Schwellung (ähnlich dem Wurstfinger).
c Axiale T 1w fatsat MRT-Sequenz nach Kontrastmittelgabe, Schichtung in Höhe des Grundgelenks. Typisch ist die ausgedehnte Beteiligung der Weichteile sowie der Sehnenscheiden und des Kapsel-Band-Apparats im gesamten Strahl bei Psoriasis.

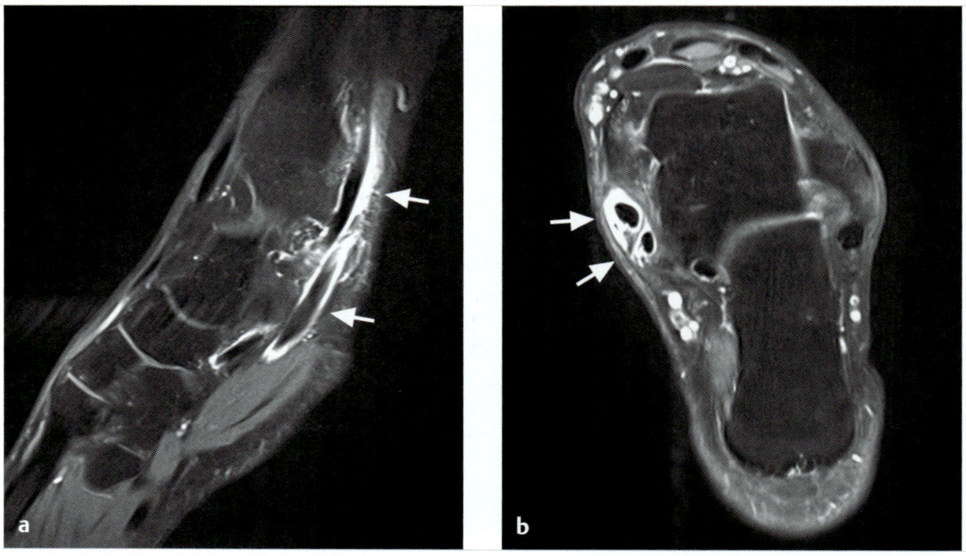

Abb. 9.28 Seronegative Spondylarthropathie: Psoriasis. 51-jähriger Patient mit Psoriasis. Chronische unklare Schmerzen am medialen Sprunggelenk mit morgendlichem Anlaufschmerz, Besserung auf Kortison. Gesicherte seronegative Spondylarthropathie mit Beteiligung der Tibialis-posterior- und der Flexor-digitorum-longus-Sehne.
a Sagittale T 1w fatsat MRT-Sequenz nach Kontrastmittelgabe. Deutliche Kontrastmittelaufnahme entlang der Sehnenscheide der Tibialis-posterior- und der Flexor-digitorum-longus-Sehne (Pfeile), kein Nachweis einer Binnendegeneration der Sehnen, keine Gelenkaffektionen.
b Schräg axiale T 1w fatsat MRT-Sequenz nach Kontrastmittelgabe (Sehnenkippung). Peritendinitis der Flexorensehnen (Tibialis-posterior- und Flexor-digitorum-longus-Sehne; Pfeile) im Rahmen einer seronegativen Spondylarthropathie.

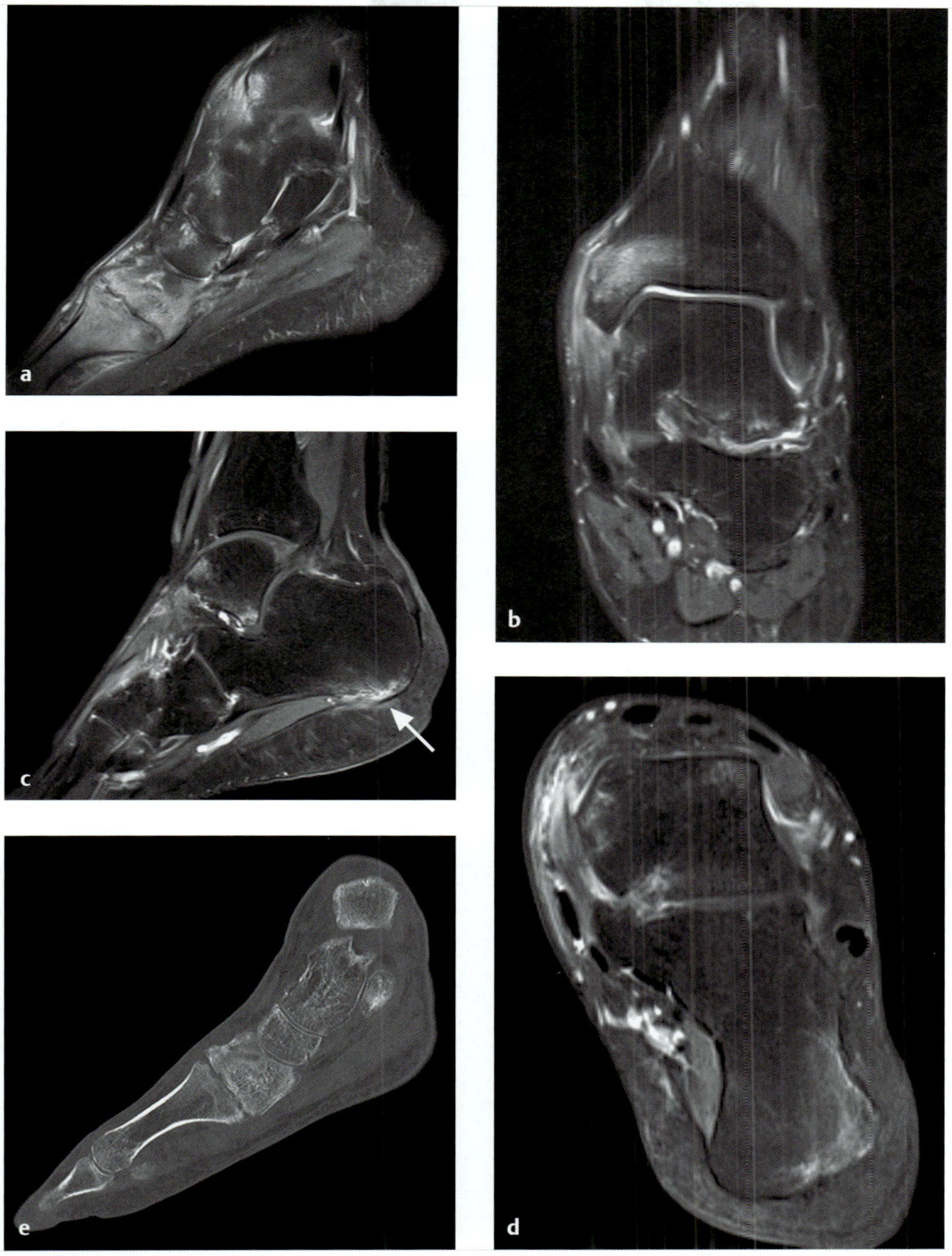

Abb. 9.29 Seronegative Spondylarthropathie: Psoriasis. 20-jähriger Patient mit bekannter Psoriasis sowie mit Schmerzen im Mittelfuß und Außenknöchel sowie an der Ferse.

Anmerkung: Bei entzündlichen Gelenkveränderungen oder Tenosynovitiden sollte immer auch auf die Ansätze der Achillessehne und der Plantarfaszie geachtet werden, um eine begleitende Enthesitis und Bursitis als typische Befunde für die Psoriasisarthritis zu beurteilen. Weitere typische Befunde sind das Knochenödem, juxtaartikuläre Knochenproliferationen und charakteristische Weichteilschwellungen am Strahl (Wurstzehe). Eine Psoriasisarthropathie kann auch vorliegen, wenn keine Hauteffloreszenzen vorhanden sind (Psoriasisarthritis ohne Hautveränderung).

a Sagittale PDw fatsat MRT-Sequenz. Deutliches Knochenmarködem im Tarsometatarsalgelenk I mit becherförmiger Verbreiterung der Gelenkpartner und aufgebrauchtem Gelenkspalt. Die ungewöhnlich ausgeprägte Ödematisierung, die Kontrastmittelaufnahme und das Patientenalter sprechen gegen eine biomechanisch bedingte Veränderung. Fokales Ödem auch an der anteromedialen Tibiakante sowie am Talonavikulargelenk.

b Koronare PDw fatsat MRT-Sequenz. Weitere schmerzhafte Knochenödeme finden sich am Innenknöchel.

c Sagittale T1w fatsat MRT-Sequenz nach Kontrastmittelgabe. Enthesitis im Ansatzbereich der Plantaraponeurose (Pfeil).

d Axiale T1w fatsat MRT-Sequenz nach Kontrastmittelgabe. Die Kontrastmittelaufnahme am fibroossären Übergang mehr im Knochen als an der Plantaraponeurose spricht für die Enthesitis einer seronegativen Spondylarthropathie. Bei einer Plantarfasziitis würde man die Entzündung mehr im Bereich der Plantarsehne erwarten.

e Sagittale CT-Rekonstruktion des Tarsometatarsalgelenks I. Fortgeschrittene Psoriasisarthropathie. Typisch für die seronegative Spondylarthropathie ist die vermehrte Sklerosierung im Gegensatz zur rheumatoiden Arthritis (Entkalkung; arthritisches Kollateralphänomen).

9.2 Gichtarthropathie

Axel Stäbler

9.2.1 Definition

Die Gichtarthropathie geht mit Ablagerungen von Harnsäurekristallen mit nachfolgender Gelenkentzündung bis zur Knorpelzerstörung und Arthrose einher. Die Gicht ist eine Erkrankung des Purinstoffwechsels mit Erhöhung der Harnsäurewerte im Blut (Hyperurikämie) auf > 6,5 mg/dl. Es kommt zur Ablagerung von Harnsäurekristallen in bradytrophem Gewebe, besonders im Kapsel-Band-Apparat, im Knorpel, im Schleimbeutel und in den Sehnen. Wegen der Gelenkbeteiligung spricht man von „Arthritis urica". Neben der Hydroxylapatit- und der Kalziumpyrophosphatdihydrat-Ablagerungserkrankung zählt die Gicht zu den Kristallarthropathien.

9.2.2 Symptome

Ein erhöhter Harnsäurespiegel führt nicht notwendigerweise zu Symptomen (asymptomatische Phase). Symptomatisch wird die Gicht in der Regel durch einen akuten Gichtanfall. In den meisten Fällen ist das Großzehengrundgelenk betroffen (Podagra). Auch andere Gelenke am Fuß einschließlich Sprunggelenk können betroffen sein. Das Gelenk ist gerötet und geschwollen sowie äußerst schmerzhaft. Neben erhöhtem Harnsäurewert und Anstieg der Leukozytenzahl lässt sich eine Beschleunigung der Blutsenkungsgeschwindigkeit feststellen. Nach einem Gichtanfall ist ein symptomfreies Intervall über Jahre möglich. Im Rahmen der chronischen Gicht kommt es bei fehlender Behandlung letztlich zur Nierenschädigung und zur Ausbildung von Gichttophi, die unmittelbar unter der Haut liegen und nach Aufbrechen eine weiße Harnsäuremasse entleeren können.

9.2.3 Prädisponierende Faktoren

- Verhältnis Männer zu Frauen von 20:1
- in Wohlstandsregionen 1–2 % der Männer zwischen 40 und 60 Jahren von Gicht betroffen
- Alkohol und fleisch- bzw. purinreiches Essen in großen Mengen

9.2.4 Anatomie/Pathologie

Es wird eine primäre und eine sekundäre Gicht unterschieden. Dabei macht die primäre, angeborene Gicht < 1 % der Fälle aus. Die Diagnostik erfolgt über Laborparameter. Ein einziger im Normbereich liegender Harnsäurewert schließt eine Gicht nicht aus. Der Nachweis wird mithilfe von Röntgenaufnahmen und ggf. über direkten Nachweis von Uratkristallen im Gelenkpunktat geführt.

9.2.5 Bildgebung

Ultraschall

Am oberen Sprunggelenk, am Metatarsophalangealgelenk I bzw. am Kniegelenk, den am häufigsten betroffenen Gelenken, findet sich im ventralen Longitudinalschnitt eine echoarme Raumforderung mit Vorwölbung der Gelenkkapsel und ggf. echoarmem synovialem Saum. Dieser ruft ein positives Power-Doppler-Signal hervor.

Röntgen

Beim akuten Gichtanfall ist das Röntgenbild unauffällig. Bei der chronischen Gicht führen die Ablagerungen von Kalziumuratkristallen zur Bildung von Tophi mit röntgendichten Weichteilschatten. Beim Gichtbefall eines Gelenks bleibt der Gelenkspalt verhältnismäßig lange respektiert und es kommt zu submarginalen Erosionen und Osteolysen. Über einer Osteolyse kann sich eine Knochenapposition ausbilden, ein sog. Gichtstachel bzw. Tophusstachel. Typische Befunde sind Tophusstachel, überhängende Knochenränder, artikuläre Mutilationen und Lochdefekte.

Computertomografie

- *CT:* Damit gelingt der Nachweis von Osteolysen und Kalziumuratablagerungen (Tophi). Die mittlere Dichte der Ablagerungen beträgt ca. 160 HE (Hounsfield-Einheiten).
- *3-D-CT:* Mit schwellenwertbasierten und farbkodierten 3-D-Rekonstruktionen können die Ablagerungen im CT gut dargestellt werden.
- *Variante Dual-Energy-CT:* Diese ermöglicht eine nicht invasive Diagnostik und Volumenquantifikation der Uratkristalle. Dabei rotieren 2 Röntgenröhren mit unterschiedlich starker Röntgenstrahlung um den Patienten.

Magnetresonanztomografie

Antworten im Befund

- Vorliegen einer Gicht
- nur Synovialitis oder Vorhandensein tophusbedingten Gewebes
- Erosion bzw. Osteodestruktion
- Zustand des Gelenks
- Hinweise auf weitere Gelenkdestruktionen
- Schädigung der Gelenkkapsel

Untersuchungstechnik

Bei z. B. Befall der Großzehe hochauflösende Mehrkanalspule mit Darstellung des Vorfußes:

- T1w und PDw fatsat koronar
- PDw fatsat sagittal
- T1w axial
- T1w fatsat koronar und axial nach i. v. Kontrastmittelgabe
- ggf. suszeptibilitätssensitive GRE-Sequenz koronar

Befunde

Die akute Gicht bietet das unspezifische Bild einer inflammatorischen Reaktion der Weichteile mit Signalsteigerung in den wassersensitiven Aufnahmen und vermehrter Kontrastmittelaufnahme im periartikulären Weichteil und in der begleitenden Synovialitis. Die tophöse Gicht mit Ablagerungen von Uratkristallen im Gewebe (Gichttophus) zeigt auf T1w Aufnahmen eine weichteilisointense Signalgebung. Auf wassersensitiven Aufnahmen ist die Signalintensität unterschiedlich: Sie reicht von Signalminderungen bei starken Kalkeinlagerungen bis zu Signalsteigerung. Nach Kontrastmittelgabe zeigt sich eine inhomogene, umschrieben deutlich vermehrte und in Verkalkungsbezirken erniedrigte Signalintensität.

Empfehlung zur Bildgebung

Methoden der Wahl: Röntgen, Sonografie, CT, MRT.

Bildbeispiele

Mehrere Fallbeispiele zeigen ▶ Abb. 9.30, ▶ Abb. 9.31, ▶ Abb. 9.32, ▶ Abb. 9.33, ▶ Abb. 9.34 und ▶ Abb. 9.35.

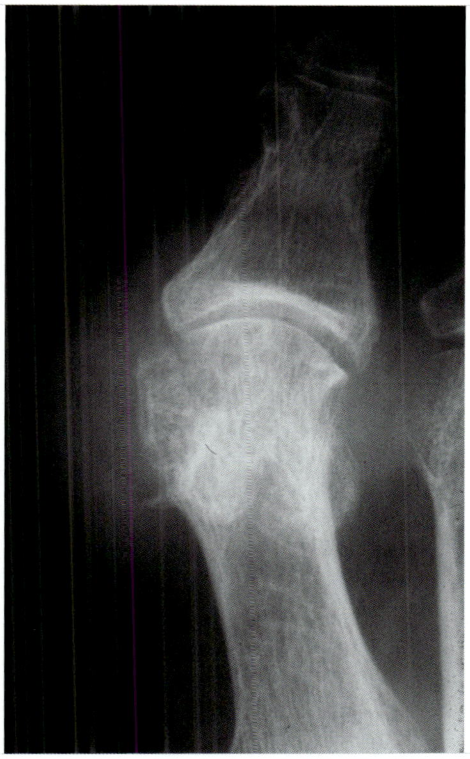

Abb. 9.30 Gichtarthropathie. Gichttophus. Röntgenaufnahme der Großzehe d.-p. Typischer Befund einer Gichtarthropathie des Großzehengrundgelenks mit röntgendichtem Weichteilschatten (Ablagerung von Kalziumuratkristallen). Tibiaseitig submarginale Erosionen und Osteolyse, im proximalen Randbereich Ausbildung eines Tophusstachels. Typisch für die Gichtarthropathie ist der noch relativ gut erhaltene Gelenkspalt trotz der ausgeprägten arthritischen Veränderungen.

9

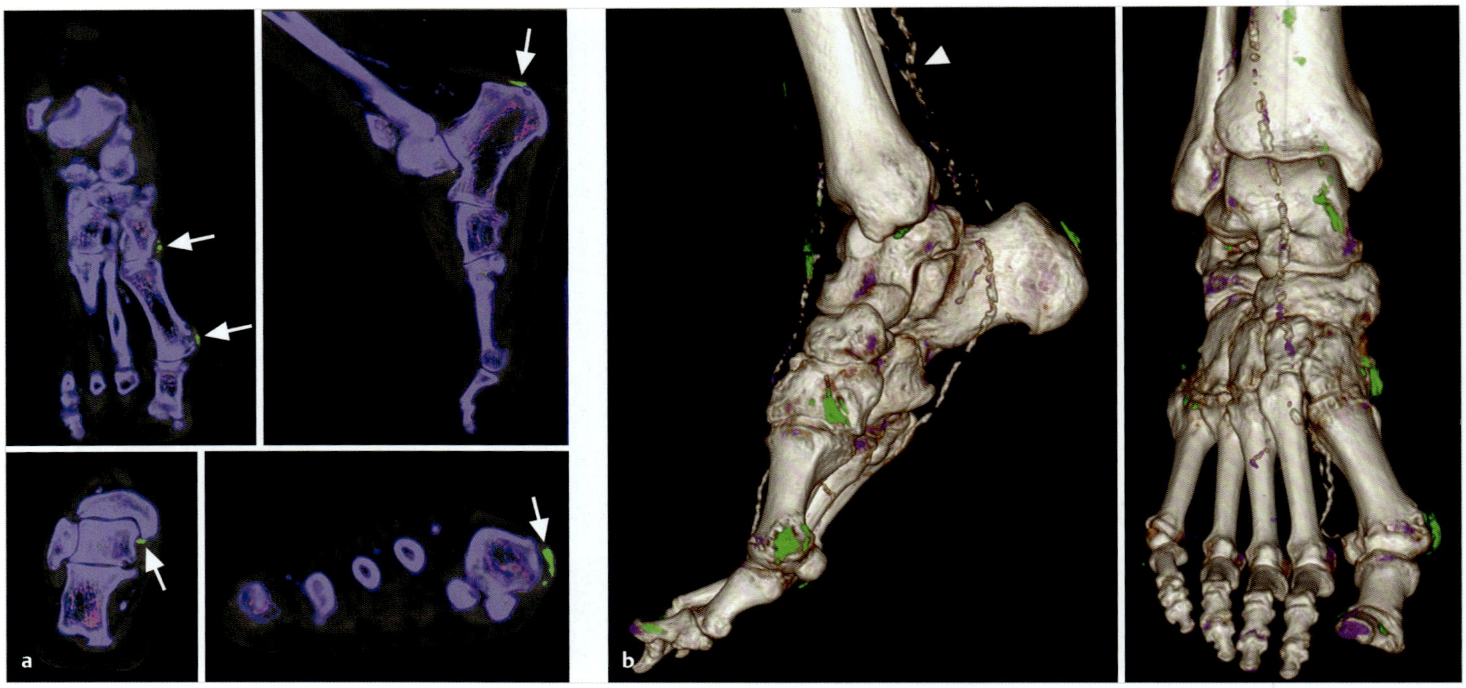

Abb. 9.31 Gichtarthropathie. Diagnose der Gicht (Uratablagerungen) mittels Dual-Energy-CT eines 79-jährigen Patienten. (Mit freundlicher Genehmigung Prof. Dr. med. Marco Zanetti, Radiologie, Klinik Hirslanden, Zürich)

a Rekonstruktion der multiplanaren Reformationen mit Farbcodierung. Gute Differenzierung der grün dargestellten Uratkristallansammlungen an der medialen Kapsel des Großzehengrundgelenks, Insertion der Achillessehne, Insertion der Tibialis-anterior-Sehne und in der Pars tibiotalaris posterior des Deltabands (Pfeile).

b Oberflächenbasierte 3D-Darstellung mit schwellwertbasierter Farbzuordnung. Die grün gekennzeichneten Bereiche stellen Kalziumuratablagerungen dar, die sich dreidimensional gut veranschaulichen lassen. Die linearen weißlichen Veränderungen (Pfeilspitze) entsprechen einer fortgeschrittenen Gefäßsklerose.

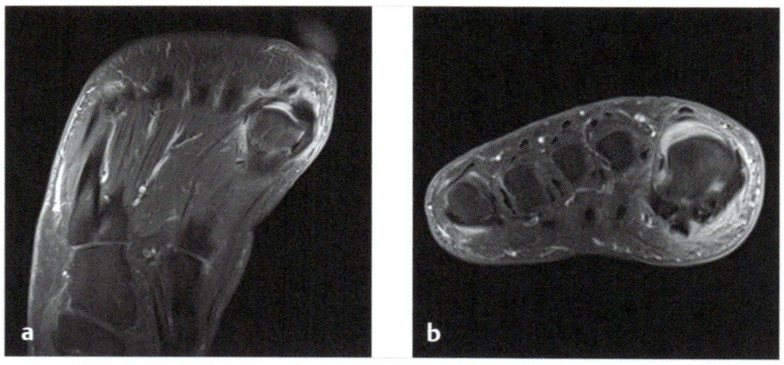

Abb. 9.32 Gichtarthropathie. 57-jähriger Patient mit starken Schmerzen am Großzehengrundgelenk und akutem Gichtanfall (bei eindeutiger Klinik keine MR-Indikation).

Anmerkung: Akute Gichtanfälle sind ein seltener Befund in der MRT, da sie oft klinisch eindeutig sind. Im akuten Stadium besteht eine unspezifische Arthritis mit inflammatorischer Gelenk- und Weichteilreaktion bei intensiver Kontrastmittelaufnahme der Kapsel-Band-Strukturen, bis in das Subkutangewebe reichend. In Abgrenzung zur aktivierten Arthrose des Großzehengrundgelenks ist der Knorpel meist erhalten.

a Koronare T 1w fatsat MRT-Sequenz nach Kontrastmittelgabe. Weichteilödematisierung und vermehrte Kontrastmittelaufnahme periartikulär um das Großzehengrundgelenk sowie entlang des Kapsel-Band-Apparats.

b Axiale T 1w fatsat MRT-Sequenz nach Kontrastmittelgabe. Nach Kontrastmittelgabe deutliche zirkuläre Synovialitis bei akuter Gicht.

9.2.6 Differenzialdiagnose

- Ablagerung von Kalziumpyrophosphatdihydrat (Pseudogicht, tumoröse Kalzinose)
- infektiöse Arthritis
- rheumatoide oder andere Arthritis aus dem rheumatischen Formenkreis
- seronegative Spondylarthropathie
- Hautphlegmone

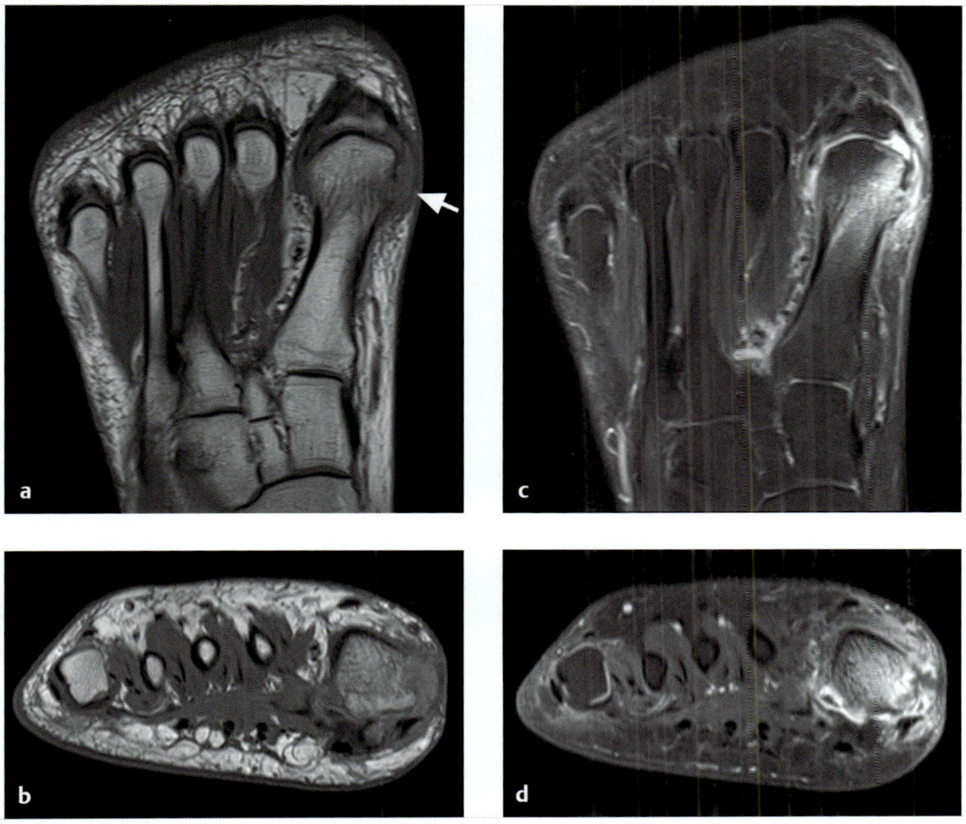

Abb. 9.33 Gichtarthropathie. 50-jähriger Patient mit länger bestehenden Schmerzen im Großzehengrundgelenk. Kein Trauma, typischer Befund einer Uratarthropathie.
Anmerkung: Die tophöse Gicht mit Ablagerung von Uratkristallen im bradytrophen Gewebe (Kapsel-Band-Apparat, Schleimbeutel, Sehnen) kann ein unterschiedliches Signalmuster und Kontrastverhalten zeigen: Bei länger bestehenden Krankheitsverläufen überwiegt die Fibrose, hingegen nehmen die Ödemkomponente und die Kontrastmittelaufnahme ab. Das klinische Korrelat sind oft akute Gichtattacken mit asymptomatischen Perioden, die in eine chronisch-symptomatische tophöse Uratarthropathie übergehen können.
a Koronare T1w MRT-Sequenz. Typischer Befund einer Arthritis urica mit entzündlicher Erosion am Kapsel-Band-Ansatz von Metatarsale I (Pfeil).
b Axiale T1w MRT-Sequenz. Darstellung der knöchernen Usurierungen am tibiaseitigen Metatarsaleköpfchen mit Verlust der kortikalen Grenzlamelle.
c Koronare T1w fatsat MRT-Sequenz nach Kontrastmittelgabe. Nach Kontrastmittelgabe intensive Anreicherung von fibrovaskulärem Entzündungsgewebe mit Ergussbildung und Synovialitis im Großzehengrundgelenk. Im Zentrum des Knochenmarködems am Kapselansatz von Metatarsale I Darstellung der entzündlichen Erosion.
d Axiale T1w fatsat MRT-Sequenz nach Kontrastmittelgabe. Akuter entzündlicher Kapsel-Band-Prozess mit knöcherner Usurierung bzw. entzündlicher Osteodestruktion.

9.2.7 Therapie

- *Akuter Gichtanfall:*
  - nicht steroidale Antirheumatika
  - Kortikosteroide
  - Kolchizin
- *chronische Gicht:*
  - Ernährungsumstellung
  - Gewichtsreduktion
  - Alkoholrestriktion
  - Urikosurika
  - Urikostatika

9.2.8 Prognose/Komplikationen

Bei medikamentöser Therapie und Ernährungsumstellung ist die Prognose gut.

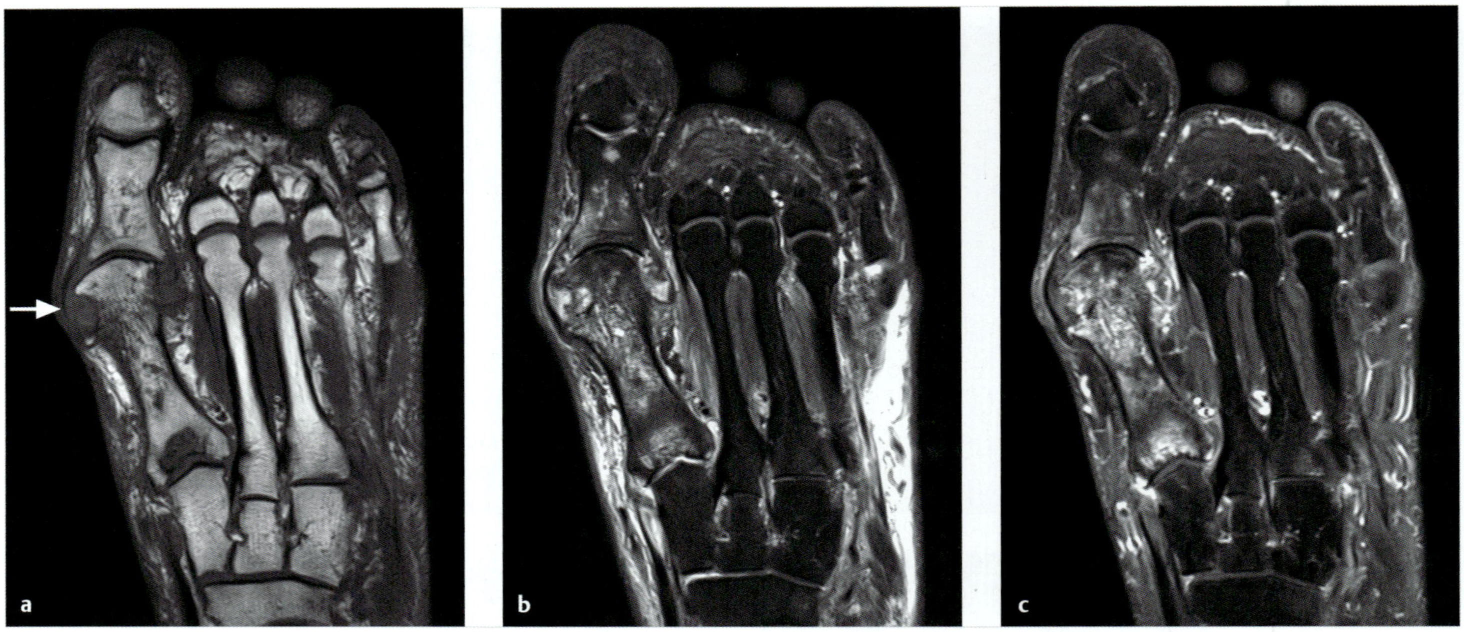

Abb. 9.34 Gichtarthropathie. 77-jähriger Patient mit Schmerzen am I. Strahl, erhöhte Entzündungsparameter (Blutkörperchensenkungsgeschwindigkeit und Spiegel des C-reaktiven Proteins). Diagnose „Uratarthropathie" (Harnsäure 8,0, nach Allopurinolgabe vollständig beschwerdefrei). Eine MRT wurde gewünscht zur Ausschlussdiagnostik anderer Ursachen.

a Koronare T 1w MRT-Sequenz. Darstellung der Gichttophi im Großzehengrundgelenk im Insertionsbereich der Kapsel am Metatarsale-I-Köpfchen (Pfeil) mit knöchernen Usurierungen und weichteiligen entzündlichen Osteodestruktionen. Weitere Manifestation auch an der Basis von Metatarsale I.

b Koronare PDw fatsat MRT-Sequenz. Diffuse Ödematisierung an Metatarsale bzw. I. Strahl sowie relativ typisch das diffuse Lymphödem am Vorfuß bis zum Mittelfuß.

c Koronare T 1w fatsat MRT-Sequenz nach Kontrastmittelgabe. Nur mäßige Kontrastmittelaufnahme der Gichtablagerungen um den Kapsel-Band-Apparat am Großzehengrundgelenk als Ausdruck einer schon länger bestehenden Gelenkaffektion.

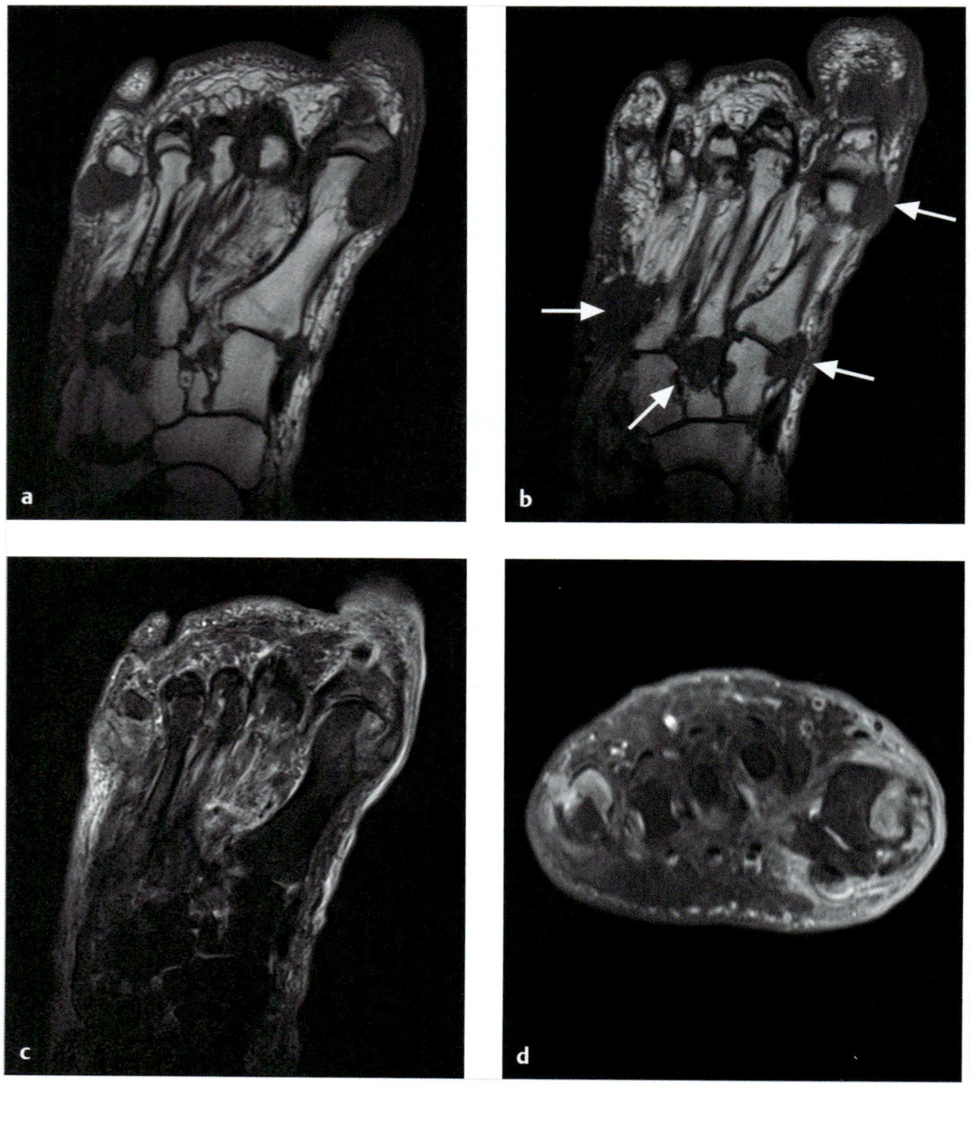

Abb. 9.35 Gichtarthropathie. 74-jähriger Patient mit Phlegmone an der rechten Großzehe bei akutem Gichtanfall. Beispiel einer chronisch-symptomatischen tophösen Gicht.

a Koronare T 1w MRT-Sequenz. Erosiver Defekt des Metatarsaleköpfchens I tibiaseitig, hervorgerufen durch einen Gichttophus. Weitere zahlreiche Gichttophi entlang der Lisfranc-Gelenkreihe und zwischen den Basen der Metatarsalia und den übrigen Tarsalia.

b Koronare T 1w MRT-Sequenz. Typisches Befallsmuster einer tophösen Gicht. In der T 1w Sequenz lassen sich die signalarmen Gichttophi gut von dem Fettsignal des Knochenmarks und des Weichgewebes abgrenzen (Pfeil). Zusätzlich besteht eine lipomatöse Involution der Fußmuskulatur.

c Koronare STIR-MRT-Sequenz, korrelierende Schicht zu **a**. Die mäßig signalreichen Gichttophi sind in einer wassersensitiven, fettunterdrückten Sequenz schlechter zu differenzieren als in einer T 1w Sequenz. Insgesamt nur flaues Knochenmarködem bei diffusem Lymphödem.

d Axiale T 1w MRT-Sequenz nach Kontrastmittelgabe. Vermehrte Kontrastmittelaufnahme der zahllosen Gichttophi einschließlich der Kapsel-Band-Strukturen und des Weichgewebes.

9.3 Charcot-Fuß (Neuroosteoarthropathie)

Alexander T. Mehlhorn, Ulrike Szeimies, Sigurd Kessler, Axel Stäbler

9.3.1 Definition

Der Charcot-Fuß bezeichnet eine akute oder subakute Destruktion der knöchernen Anteile und der osteotendinösen Übergänge insbesondere des Fußes und des Sprunggelenks. Diese ist auf eine eingeschränkte Tiefensensibilität und eine nervale Fehlregulation des Knochenstoffwechsels im Rahmen einer peripheren Polyneuropathie zurückzuführen. Es wird vermutet, dass die Zerstörung des Knochens durch eine gestörte Propriozeption, eine erhöhte vaskuläre Zirkulation und eine gesteigerte Aktivität der Osteoklasten verursacht wird. Es kommt so zu pathologischen Frakturen und knöchernen Ausrissen von Bändern, die Luxationen, Fehlstellungen und konsekutiv Ulzerationen hervorrufen können. Die Erkrankung ist mit einem hohen Risiko einer Amputation verbunden.

Im angloamerikanischen Sprachraum werden die Begriffe „Charcot Foot“, „Charcot Neuroarthropathy“ oder „Neuropathic Osteoarthropathy“ verwendet. Im Deutschen sind neben „Charcot-Fuß“ auch die Ausdrücke „neuropathische Osteoarthropathie“ bzw. „diabetisch-neuropathische Osteoarthropathie“ und „Charcot-Arthropathie“ gebräuchlich.

> **Merke**
>
> Es wird darauf hingewiesen, dass es sich bei der Charcot-Arthropathie weniger um eine Erkrankung des Knochens als eine des Gelenks handelt.

9.3.2 Symptome

Die Verdachtsdiagnose „Charcot-Fuß“ ist bei einer unklaren, meist einseitigen Rötung und Schwellung des Fußes ohne relevantes Trauma zu stellen. In der Hälfte der Fälle ist das Beschwerdebild schmerzlos. Anamnestisch besteht eine periphere Polyneuropathie, die häufig auf einen Diabetes mellitus, eine toxische oder eine idiopathische Genese zurückzuführen ist. Die Diagnose der Polyneuropathie ergibt sich häufiger als Erstdiagnose im Rahmen der weiteren Ursachenforschung.

> **Merke**
>
> Die Diagnose der Polyneuropathie kann schwierig sein, da Elektromyografie und Elektroneurografie zwar bei der klassischen Polyneuropathie positiv, aber bei der Small-Fiber-Polyneuropathie unauffällig sein können. Eine endgültige Diagnosestellung kann dann z. B. mittels einer Hautbiopsie erzielt werden.

Wird das Initialstadium der Erkrankung nicht erkannt oder ignoriert und der betroffene Fuß weiter belastet, kann es zur drastischen Deformierung des Fußes kommen. Der Krankheitseintritt ist atraumatisch. Häufig wird der Krankheitseintritt von den Patienten durch ein Bagatelltrauma erklärt. Differenzialdiagnostisch ist die Erkrankung gelegentlich schwierig von einer Osteomyelitis abzugrenzen. Jedoch fehlt beim Charcot-Fuß die äußere Eintrittspforte für Bakterien, was anamnestisch nicht immer sicher abzugrenzen ist. Eine hämatogene Bakterieninvasion ist bei der Osteomyelitis zwar möglich, aber sehr selten.

9.3.3 Prädisponierende Faktoren

Die Ätiologie ist bisher nicht endgültig geklärt. Ein wesentlicher, ursächlicher Faktor ist die periphere Polyneuropathie, die z. B. bei Diabetes mellitus auf eine dauerhafte Hyperglykämie oder andere zelltoxische Substanzen wie Ethanol zurückzuführen ist. Viele Patienten leiden zusätzlich an schwerwiegenden, teilweise diabetesassoziierten Erkrankungen, die einen entscheidenden Einfluss auf den Verlauf der Charcot-Krankheit haben können:

- periphere arterielle Verschlusskrankheit
- Niereninsuffizienz
- koronare Herzkrankheit
- chronisch-obstruktive Lungenerkrankung u. a.

9.3.4 Anatomie/Pathologie

Primärveränderungen

- *Phase des Knochenödems:* Das Initialstadium wird durch ein Ödem in einem oder mehreren Knochen und in den umgebenden Weichteilen charakterisiert. Dabei kann das Ödem auch nur einen Teil des Knochens betreffen.
- *Phase der Osteopenie:* In dieser Phase kommt es zu einer Entmineralisierung und Osteoklastenaktivierung. Diese Prozesse können beträchtliche Knochenanteile zerstören.
- *Phase der Knochenrestitution:* Ödem und Osteopenie bilden sich wieder zurück. Solange noch keine Knochendefekte oder Gelenkluxationsdefekte aufgetreten sind, verbleiben keine Residuen. Voraussetzung ist, dass der Fuß frühzeitig und ausreichend lange entlastet wird.

Sekundärveränderungen

Die Sekundärveränderungen bezeichnen die Veränderungen der anatomischen Knochenstruktur und der Gelenkstellung und treten in der Phase der Osteopenie auf. Infolge der Knochenerweichung bzw. -destruktion kommt es bei Belastung des Fußes zu pathologischen Frakturen bzw. Luxationen. Dies hat dann Fehlstellungen (Pes planus, Pes varus oder Pes valgus) und Knochenprominenzen zur Folge und kann zu erhöhten Druckspitzen in Belastungszonen der Fußsohle führen. Aufgrund der Polyneuropathie und der fehlenden Schmerzempfindung belasten die Patienten dort voll. Das führt zum Untergang der lokalen Kutis und zur Ausbildung von Ulzera.

Bei Luxationen im Subtalargelenk tritt als weitere Sekundärveränderung die Talusnekrose auf. Ursächlich dafür ist die Kompromittierung der A. canalis tarsi und der Gefäße aus dem Deltaband, die u. a. für die Durchblutung des Talus verantwortlich sind.

Klassifikationen

Es wurden zahlreiche Versuche unternommen, eine Klassifikation des Charcot-Fußes zu entwickeln, keine konnte sich jedoch endgültig durchsetzen. Im Rahmen der radiologischen Befundung erscheint zunächst eine Klassifikation basierend auf dem anatomischen Fokus der Charcot-Erkrankung sinnvoll.

Anatomisch-radiologische Klassifikation nach Brodsky

Brodsky entwickelte 1986 basierend auf einer Analyse von Röntgenbildern von 120 Charcot-Patienten eine Klassifikation, die sich nach der anatomischen Lokalisation der maximalen Destruktion richtet. Je weiter proximal der Fokus der Erkrankung ist, desto instabiler ist das betroffene Gelenk und desto größer ist die Gefahr des Fortschreitens der Erkrankung. Damit steigt auch die Notwendigkeit einer operativen Intervention. Die Klassifikation wurde später von Trepman um die Typen IV und V ergänzt. Die Klassifikation beinhaltet derzeit die in ▶ Tab. 9.2 aufgeführten Typen (▶ Abb. 9.36).

Magnetresonanztomografiebasierte Klassifikation nach Chantelau

Ernst Chantelau schlug 2014 eine MRT-basierte Klassifikation des Charcot-Fußes vor, die 2 Schweregrade (0 und 1, nach Abwesenheit bzw. Vorhandensein von kortikalen Frakturen) und 2 Stadien (aktiv und inaktiv, nach Vorhandensein bzw. Fehlen von Entzündungen des Knochens) umfasst (▶ Tab. 9.3). Sie ist im Zeitalter der MRT als Weiterentwicklung der von Sidney Eichenholtz 1966 anhand von nativen Röntgenaufnahmen beschriebenen 3 Stadien der Erkrankung zu sehen.

Tab. 9.2 Anatomisch-radiologische Klassifikation des Charcot-Fußes nach Brodsky.

Typen	Betroffene Gelenke	Häufigkeit	Bemerkungen
I	Lisfranc- und/oder navikulo-kuneiformes Gelenk	ca. 60 % der Fälle	• Patienten stellen sich typischerweise erst nach Ablauf des akuten Anfangsstadiums (Ödemphase) vor; meist bestehen dann schon fixierte Fehlstellungen (z. B. Rocker-Bottom-Deformität mit Valgusfehlstellung) • nach Einbruch des Mittelfußes verstärken sich der Zug des Triceps surae und der Zug der Fußheber; dadurch verstärken sich die Fehlstellung und die Luxationstendenz • Fehlstellungen führen häufiger zu plantaren Exostosen, die das Risiko eines Ulkus tragen
II	Subtalar- und/oder Chopart-Gelenk	ca. 30–35 % der Fälle	• typischerweise mit einer Instabilität verbunden; dabei entwickeln sich seltener als beim Typ I Ulzera • bei konservativer Therapie verbleibt der Rückfuß häufig in einer (subluxierten) Valgusfehlstellung; die Kippung des Kalkaneus kann röntgenologisch übersehen werden und das Subtalargelenk scheint in der Seitaufnahme deswegen nicht dargestellt zu sein; eine Fehlstellung kann in der a.-p. Aufnahme des Sprunggelenks und in der Rückfußachsaufnahme (Saltzman-Aufnahme) sowie in der CT erkannt werden
IIIA	oberes Sprunggelenk	ca. 20 % der Fälle	• es ist mit einem verlängerten Stadium I und einer hochgradigen Instabilität zu rechnen • meist chronisch geschwollenes oberes Sprunggelenk mit Varus- bzw. Valgusfehlstellung und Ulzerationen über dem lateralen bzw. medialen Malleolus • Frakturen des Talus möglich, dadurch Beginn einer Talusnekrose • atypische Frakturen des oberen Sprunggelenks ohne Schmerzen und ohne adäquates Trauma möglich
IIIB	Abrissfraktur der Tuberositas calcanei	< 1 % der Fälle	• Avulsionsfraktur der Tuberositas calcanei mit unter Zug der Achillessehne zunehmender Dislokation des Frakturstücks nach proximal • Weichteilnekrose infolge des Druckes des Frakturstücks möglich
IV	Mischtyp (Kombination aus Typ I–IIIB)	–	• verschiedene Lokalisationen in unterschiedlichen Stadien möglich • meist Kombination von Typ II und IIIA
V	Vorfuß	Vorkommen sehr selten	Frakturen der Phalangen und Metatarsalia, selten mit Weichteilkompromittierung

a.-p. = anteroposterior
CT = Computertomografie

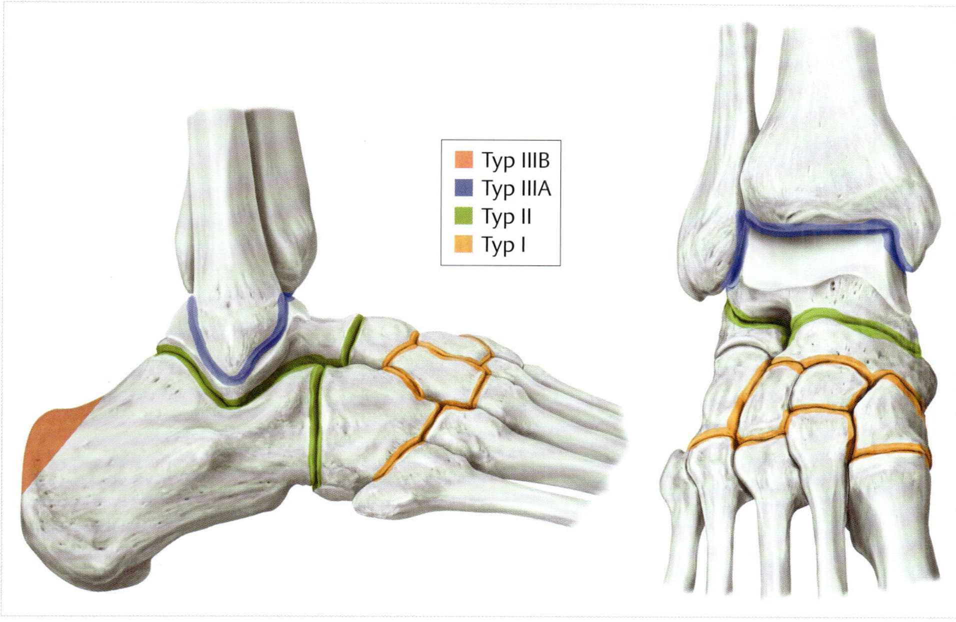

Abb. 9.36 Klassifikation des Charcot-Fußes nach Brodsky mit Ergänzung der Typen IV und V durch Trepman. Bestimmung der anatomischen Lokalisation der maximalen Destruktion des Fußes durch die Charcot-Arthropathie. Dabei gilt: Je weiter proximal der Fokus sich befindet, desto instabiler ist das betroffene Gelenk.
Typ I = Lisfranc-Gelenk und/oder navikulokuneiformes Gelenk
Typ II = Subtalargelenk und/oder Chopart-Gelenk
Typ IIIA = oberes Sprunggelenk
Typ IIIB = Abrissfraktur der Tuberositas calcanei

Tab. 9.3 MRT-basierte Klassifikation des Charcot-Fußes nach Chantelau.

Aktivität	Grade	Klinische Zeichen	MR-radiologische Zeichen
aktives Stadium	0 (A0)	geringe Schwellung und Überwärmung ohne relevante Deformierung des Fußes	diffuse Knochenmark- oder Weichteilödeme bei intakten kortikalen Strukturen und regelrechten Artikulationen
	1 (A1)	starke Schwellung und Überwärmung mit relevanter Deformierung des Fußes	Frakturen des Fußes mit eindeutiger Unterbrechung der kortikalen Strukturen und ausgedehnten Knochenmark- oder Weichteilödemen; des Weiteren sind Gelenkluxationen, Knochenzysten, ausgedehnte Osteolysen und knöcherne Bandausrisse möglich
inaktives Stadium	0 (I0)	keinerlei Entzündungszeichen oder relevante Deformierungen des Fußes	allenfalls residuelle Knochenmark- oder Weichteilödeme sowie angedeutete Knochenzysten und Gelenkdestruktionen
	1 (I1)	keinerlei Entzündungszeichen bei relevanter Deformierung des Fußes	allenfalls residuelle Knochenmark- oder Weichteilödeme mit Kallusbildung im Bereich der Frakturen, Knochen-Remodelling im Bereich von Osteolysen, Zysten und Gelenkdestruktionen

MR- = Magnetresonanz-

9.3.5 Bildgebung

Röntgen

Ein entscheidender Bestandteil der Bildgebung im Rahmen der Erst- und der Verlaufsdiagnostik ist die native Röntgenaufnahme in 3 Ebenen unter Belastung (Belastung soweit möglich). So können Instabilitäten, Luxationen und Frakturen dargestellt und pathologische plantare Druckzonen lokalisiert werden. Eine Bestätigung der klinisch erkannten Fehlstellung wie Planus, Valgus, Varus, Abduktus und Adduktus ist möglich. Standardisierte Winkelbestimmungen können Hinweise auf die Schwere der Fehlstellung sowie der Instabilität und auf das Risiko zur Entwicklung eines plantaren Ulkus geben: Lew Schon konnte einen radiologischen Score entwickeln, der die Schwere der Fehlstellung infolge der Charcot-Erkrankung einschätzt. Folgende Winkel finden dabei Berücksichtigung (▶ Abb. 9.37):

- lateraler talo-I-metatarsaler Winkel
- lateraler kalkaneo-V-metatarsaler Winkel
- d.-p. talo-I-metatarsaler Winkel

Basierend auf der Messung dieser 3 Winkel werden geringe bis moderate Fehlstellungen als „α-Stadium" eingestuft, während die schwereren Fehstellungen als „β-Stadium" bezeichnet werden. Im β-Stadium sollten eines oder mehrere der folgenden Kriterien zutreffen:

- Dislokation eines Gelenks im seitlichen, d.-p. oder schrägen Strahlengang
- lateraler talo-I-metatarsaler Winkel ≥ 30°
- lateraler kalkaneo-V-metatarsaler Winkel ≤ 0°(entspricht einer Vorfußabduktion)
- d.-p. talo-I-metatarsaler Winkel ≥ 35°

Nach Wukich verschlechtert sich die Prognose des Charcot-Fußes, sofern die laterale Säule betroffen ist. Radiologisch kann die Beteiligung der lateralen Säule an der Verminderung des kalkanearen Neigungswinkels sowie an einem verminderten lateralen kalkaneo-V-metatarsalen Winkel erkannt werden. Des Weiteren scheint ein lateraler talo-I-metatarsaler Winkel ≥ 27° das Risiko für ein plantares Ulkus deutlich zu erhöhen.

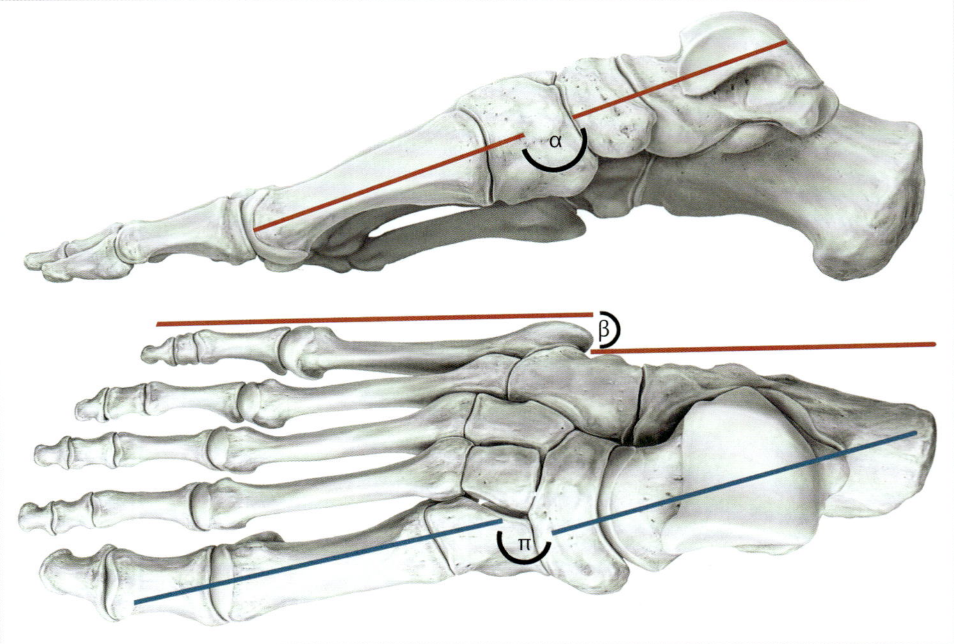

Abb. 9.37 Radiologische Winkelbestimmung beim Charcot-Fuß. Die Schwere der Fehlstellung des Fußes infolge der Neuroosteoarthropathie kann mit folgenden Winkeln abgeschätzt werden:
α = lateraler talo-I-metatarsaler Winkel
β = lateraler kalkaneo-V-metatarsaler Winkel
π = d.-p. talo-I-metatarsaler Winkel

Beobachtet man den Charcot-Fuß während der beschriebenen Stadien (S. 565), zeigen sich in der Ödemphase keinerlei Veränderungen. Dagegen ist die fortgeschrittene Osteopenie im Röntgenbild klar zu sehen.

Praxistipp

Initialstadien einer Osteopenie oder von nicht dislozierten Frakturen entgehen häufig dem Röntgen und bedürfen einer CT. Frühformen von Frakturen und Gelenkdestruktionen sowie Dislokationen und Luxationen zeigen sich ebenfalls besser im CT oder MRT.

Computertomografie

- Früh Nachweis einer Entmineralisierung
- Ausmaß der Osteoklastenaktivität (Erosionen, Osteolysen)
- überlagerungsfreie (3-D-)Darstellung von Dislokationen bzw. Luxationen und Fehlstellungen
- Beurteilung von Frakturen und ossären Desintegrationen
- Nachweis von diskreter Knochenneubildung bzw. von knöcherner Überbrückung z. B. nach spontaner Fusion
- knöcherner Durchbau nach Fusionsoperationen, Beurteilung der mechanischen Belastbarkeit
- Weichteilbeurteilung besser mit MRT

Magnetresonanztomografie

- Bereits im Frühstadium detaillierte Darstellung der intra- und extraossären Weichteilveränderungen, von initialen Erosionen, Knochenmarködemen, Weichteilödemen, lipomatöser Involution der Fußmuskulatur (S. 508)
- entzündliche Veränderungen, Phlegmone, Fistelgänge, Weichteilabszesse usw.
- Bestimmung der Knochenvitalität, Nachweis von Knochennekrosen
- Ausschluss bzw. Nachweis von Differenzialdiagnosen, z. B. von Osteomyelitis, Malignomen
- Beurteilung von gestörtem Alignement, Luxationen, Dislokationen, Knorpelschäden
- exakte Beurteilung der knöchernen Durchbauung und ossäre Feindiagnostik besser mit CT

Empfehlung zur Bildgebung

- *Konventionelles Röntgen unter Belastung in 3 Ebenen:*
  - Primärdiagnostik zum Nachweis von Luxationen, Fehlstellungen und Osteolysen unter Belastung
  - Verlaufsdiagnostik zur Beurteilung der Stabilität und Progression der Erkrankung anhand der genannten radiologischen Parameter (S. 567)
- *MRT:*
  - Nachweis des Charcot-Fußes in der Phase des Ödems (Akutphase bzw. Initialstadium)
  - Anzeichen von Abszessen
  - Knochenvitalität
  - Ausmaß der Osteoklastenaktivität bzw. Osteolyse
  - Details der Knochenverschiebung und -destruktion
  - knöcherner Durchbau nach Fusionsoperation

Bildbeispiele

Primärveränderungen bei Neuroosteoarthropathie sind in ▶ Abb. 9.38, ▶ Abb. 9.39 und ▶ Abb. 9.40, Sekundärveränderungen in ▶ Abb. 9.41 und ▶ Abb. 9.42 zu sehen. Beispiele für die anatomisch-radiologisch bestimmten Brodsky-Klassen zeigen ▶ Abb. 9.43, ▶ Abb. 9.44, ▶ Abb. 9.45, ▶ Abb. 9.46, ▶ Abb. 9.47 und ▶ Abb. 9.48; s. auch ▶ Abb. 9.41. ▶ Abb. 9.49, ▶ Abb. 9.50, ▶ Abb. 9.51 und ▶ Abb. 9.52 demonstrieren Bildbefunde der Stadien gemäß der MRT-basierten Chantelau-Klassifikation. Weitere Fallbeispiele mit klinischen, radiologischen und MRT-Befunden sind in ▶ Abb. 9.53, ▶ Abb. 9.54, ▶ Abb. 9.55, ▶ Abb. 9.56, ▶ Abb. 9.57, ▶ Abb. 9.58, ▶ Abb. 9.59, ▶ Abb. 9.60, ▶ Abb. 9.61, ▶ Abb. 9.62, ▶ Abb. 9.63, ▶ Abb. 9.64 und ▶ Abb. 9.65 dargestellt.

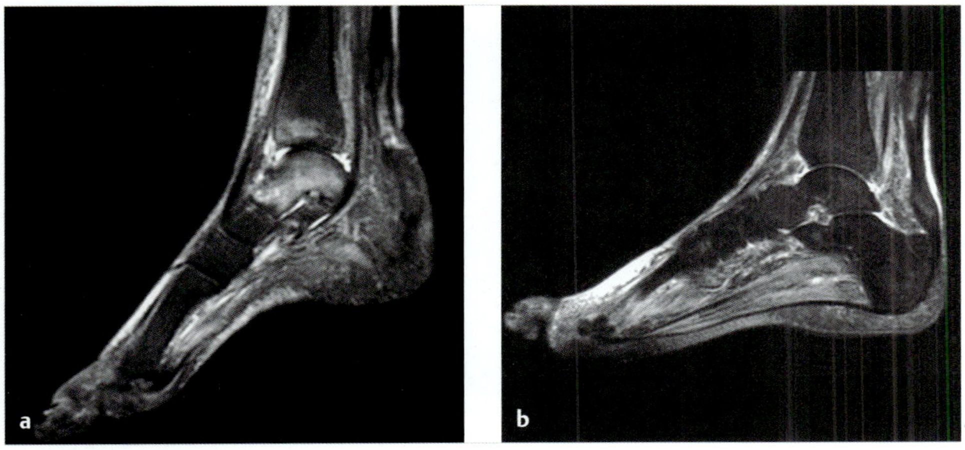

Abb. 9.38 Neuroosteoarthropathie. Frühstadium der diabetischen Osteoarthropathie, Phase des Knochenödems.
a Die MRT zeigt ein Ödem im gesamten Talus.
b Nach 7 Monaten ist das Ödem wieder vollständig abgeklungen.

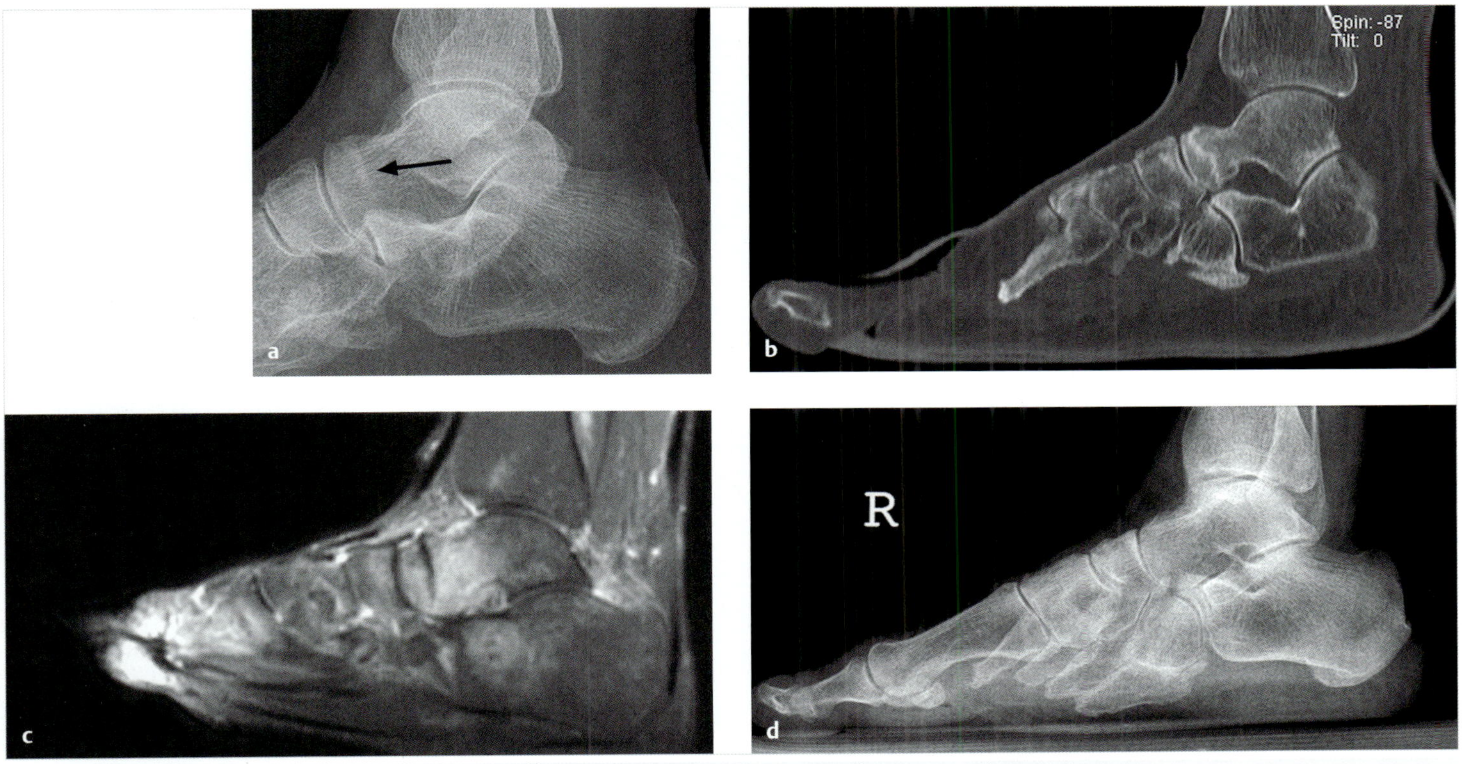

Abb. 9.39 Neuroosteoarthropathie. Frühstadium der diabetischen Osteoarthropathie, Verlauf von Phase 1 bis Phase 3.
a Röntgenaufnahme seitlich. Eine Sklerosierungslinie ist im dorsalen Bereich des Caput tali zu erkennen (Pfeil).
b CT. Die Fissur zieht durch den gesamten Taluskopf; eine Knochenresorption ist nicht dargestellt.
c MRT-Sequenz. Perifokales Ödem neben der Fissur.
d Nach 3 Monaten ist die Fissur in der konventionellen Radiografie nicht mehr nachweisbar.

9

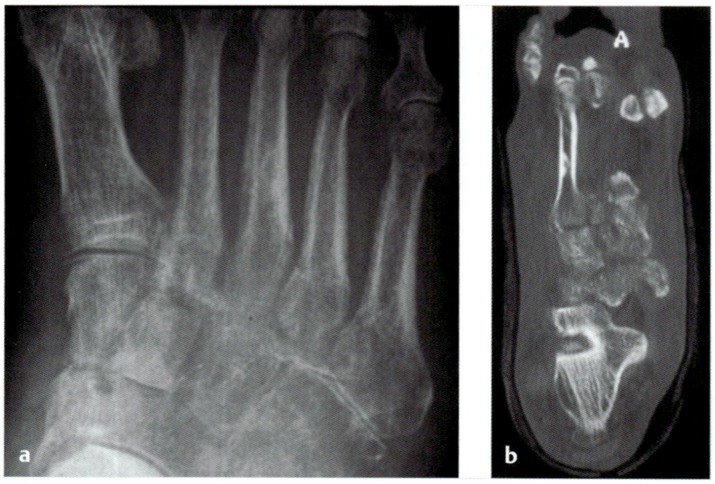

Abb. 9.40 Neuroosteoarthropathie. Frühstadium der diabetischen Osteoarthropathie, Phase der Osteopenie, Entmineralisierung.

a Konventionelle Röntgenaufnahme. Erhebliche Entmineralisierung, die am Kuboid, im lateralen Keilbein und im lateralen Anteil des Navikulare am weitesten fortgeschritten ist. Eine Reihe von Gelenkspalten ist aufgehoben bzw. verschmälert. Das zeigt, dass in diesem Bereich die Entwicklung über die reine Entmineralisierung bereits hinausgegangen ist. Auf dem kleinen dargestellten Anteil des Taluskopfs erscheint der Mineralgehalt unverändert.

b CT. Entsprechender Befund mit Entmineralisierung im Navikulare und im mittleren und lateralen Keilbein sowie Verschmälerung von mehreren Gelenkspalten bei im Wesentlichen normalem Kalziumgehalt im Kalkaneus.

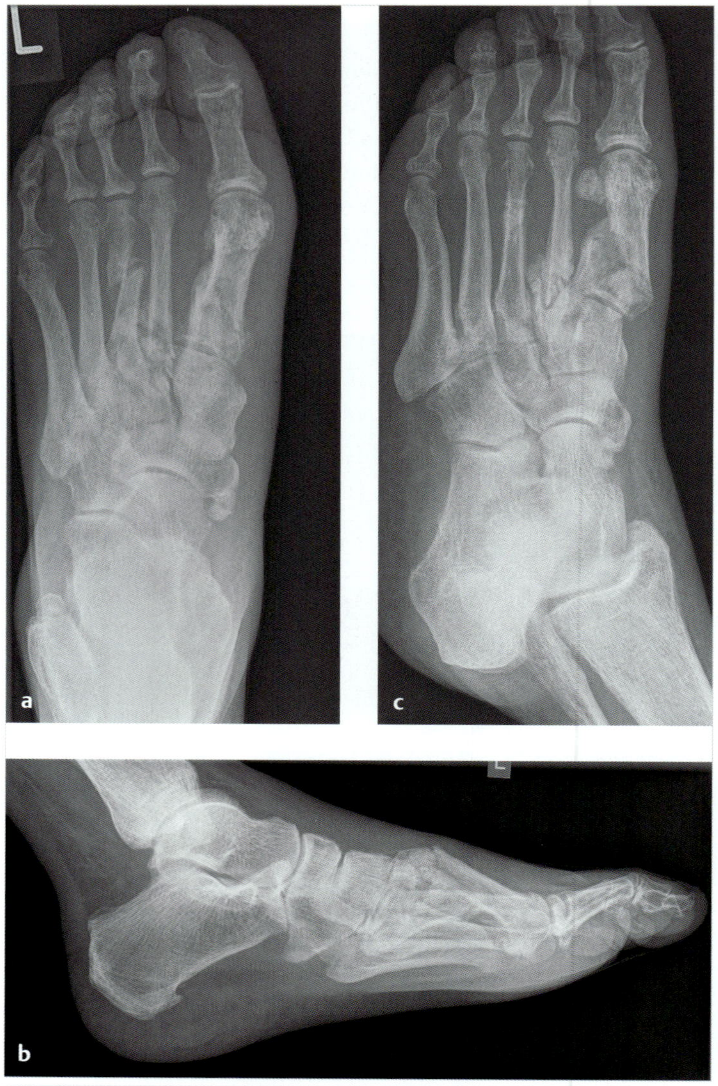

Abb. 9.41 Neuroosteoarthropathie. 63-jährige Patientin mit Sekundärveränderungen (Frakturen der Metatarsalia). Seit Monaten besteht ohne Trauma eine schmerzlose Schwellung am linken Vorfuß bei intakten Weichteilen und normalen Entzündungswerten im Labor. Die Diagnose „Osteomyelitis“ war aufgrund eines MRT-Befunds – unzutreffenderweise – gestellt worden. Es wurde mit Antibiotika behandelt, worunter keine Änderung des klinischen Befunds zu verzeichnen war.

a Röntgenaufnahme d.-p. Frakturen der Metatarsalia I–III: Die Schrägfraktur des Metatarsale I im proximalen Drittel läuft bis in die Gelenkfläche; Fraktur des Metatarsale II in der proximalen Epimetaphyse bis nahe an den Gelenkbereich; Fraktur des Metatarsale III in Schaftmitte mit Verschiebung um Schaftbreite. Alle Frakturen zeigen reichlich Knochenneubildung, sodass eine fortgeschrittene Konsolidierung anzunehmen ist. Eine derartige Knochenneubildung schließt eine Osteomyelitis aus.

b Röntgenaufnahme schräg. Der fortgeschrittene knöcherne Durchbau ist besonders an den Metatarsalia I und II noch deutlicher zu sehen. Die Gelenkspalten der Tarsometatarsalgelenke IV und V sind verschmälert. Am Kopf des Metatarsale I finden sich mehrere zystenähnliche Lysen, die der Charcot-typischen Osteoklastenaktivierung entsprechen. Wenn derartige Lysezonen größer werden und konfluieren, führen sie im Rahmen alltäglicher Belastung zu Frakturen.

c Röntgenaufnahme seitlich. Dorsoflexion in der Metatarsale-I-Fraktur. Eine wesentliche Veränderung des Belastungsmusters ist dadurch nicht eingetreten. Therapeutisch wurde mit der Belastung im Maßschuh begonnen. Die Kontrolle nach 3 Monaten ergab ein weiteres Fortschreiten der Durchbauung ohne Änderung der Knochenstellung.

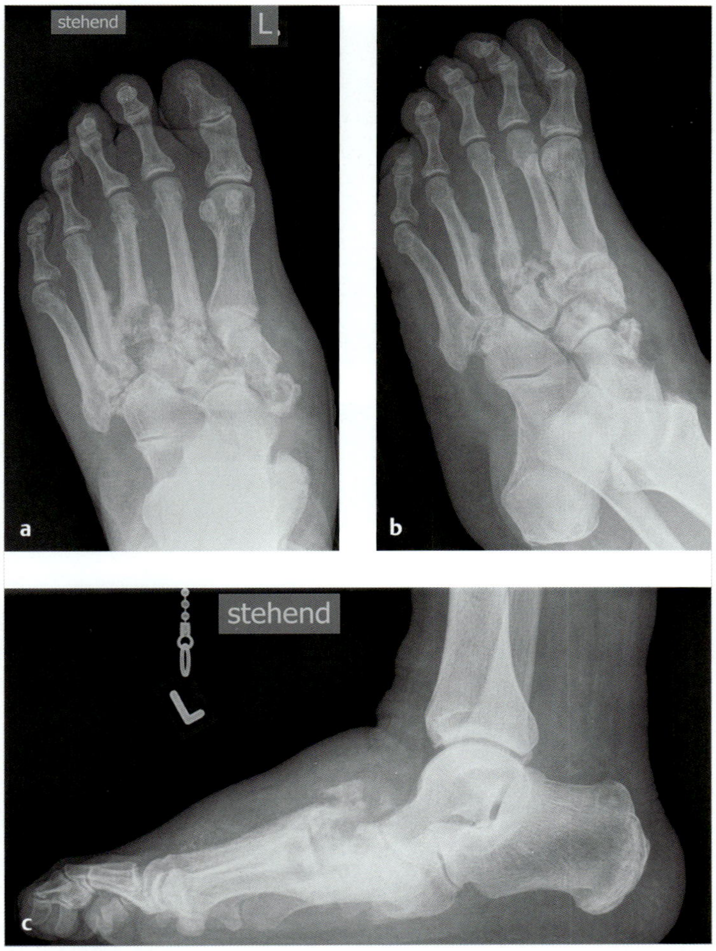

Abb. 9.42 Neuroosteoarthropathie. 68-jähriger Patient mit schmerzloser Schwellung am linken Mittelfuß ohne Schwiele; keine Instabilität. Der Fuß wurde vorgezeigt, als eine stationäre Behandlung wegen einer anderen Krankheit erfolgte. Sekundärveränderungen: Mittelfußeinbruch Grad 1.

- **a** Röntgenaufnahme d.-p. Es finden sich Destruktionen mit Dislokation am Navikulare medial, am mittleren und lateralen Kuneiforme und an der Basis des 3. Mittelfußknochens. Es bestehen Dissoziationen besonders im III. Tarsometatarsalgelenk und oberflächliche Destruktionen am IV. und V. Tarsometatarsalgelenk. Periostale Knochenneubildungen zeigen, dass der Einbruch schon mehrere Wochen besteht.
- **b** Röntgenaufnahme schräg.
- **c** Röntgenaufnahme seitlich. Man sieht den Einbruch im Bereich der kleinen Tarsalia. Dabei ist der Rückfuß wie immer in Equinusstellung verschoben – in diesem Fall um die halbe Schaftbreite. Es besteht kein pathologischer Knochenkontakt zur Fußsohle. Nebenbefund: Als Resultat aus motorischer Neuropathie und Plattfuß bestehen Krallenzehen an allen Zehen, die ein Ulkusrisiko darstellen. Die Weichteile sind nach radiologischem (und klinischem) Befund nicht gefährdet. Eine knöcherne Überbrückung der Frakturzone ist im konventionellen Röntgenbild nicht nachzuweisen, allerdings auch nicht auszuschließen. Es besteht die Indikation zur konservativen Behandlung mit orthopädischen Schuhen.

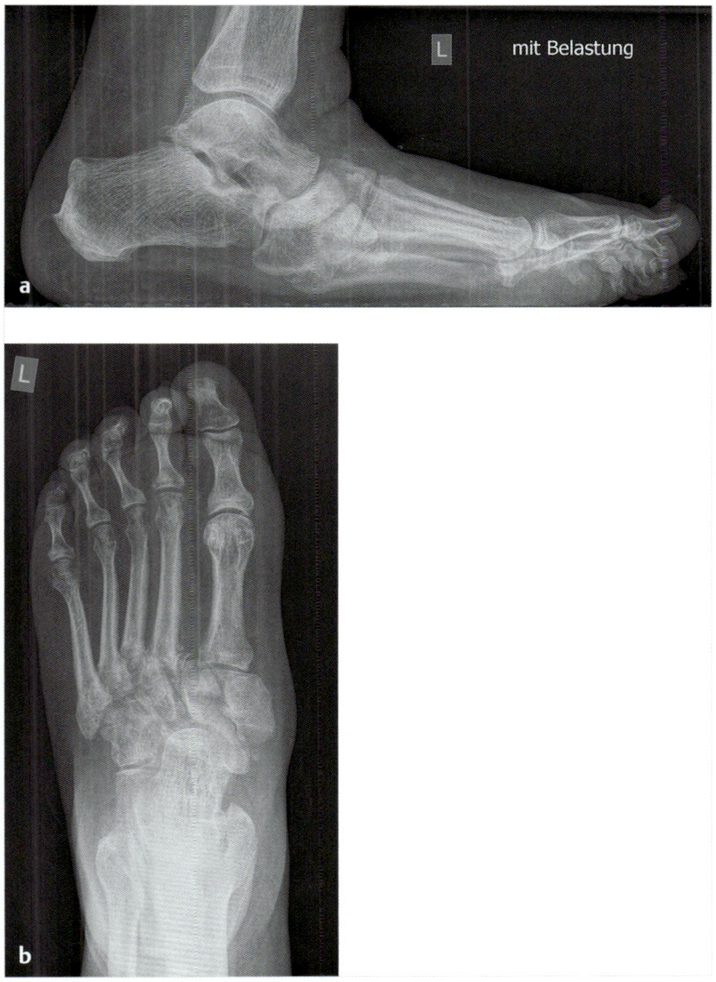

Abb. 9.43 Neuroosteoarthropathie. Typ I nach Brodsky: Lisfranc-Gelenk und/oder navikulokuneiformes Gelenk.

- **a** Native Röntgenaufnahme des Fußes links seitlich.
- **b** Native Röntgenaufnahme des Fußes links d.-p.

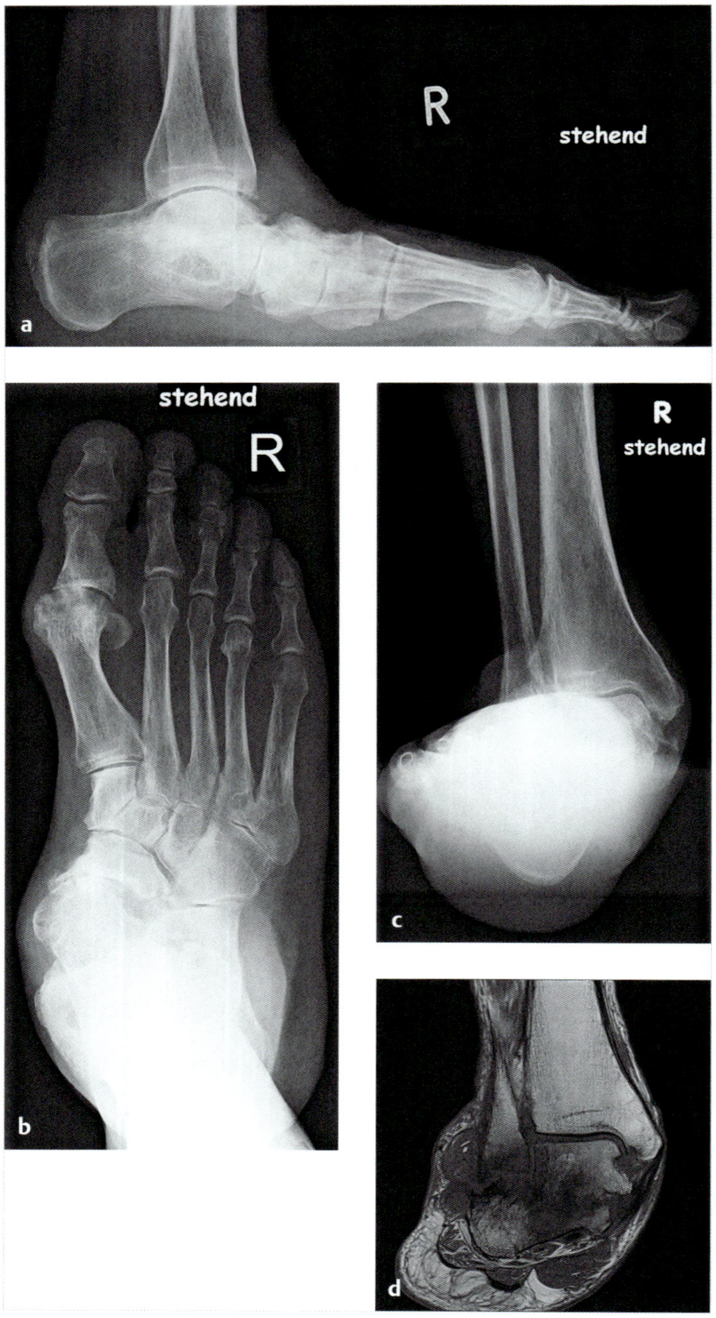

Abb. 9.44 Neuroosteoarthropathie. Typ II nach Brodsky: Destruktion im Subtalargelenk.
a Native Röntgenaufnahme des Fußes rechts seitlich.
b Native Röntgenaufnahme des Fußes rechts d.-p.
c Saltzman-Röntgenaufnahme zur Bestimmung der Rückfußachse.
d T1w MRT-Sequenz des rechten Sprunggelenks.

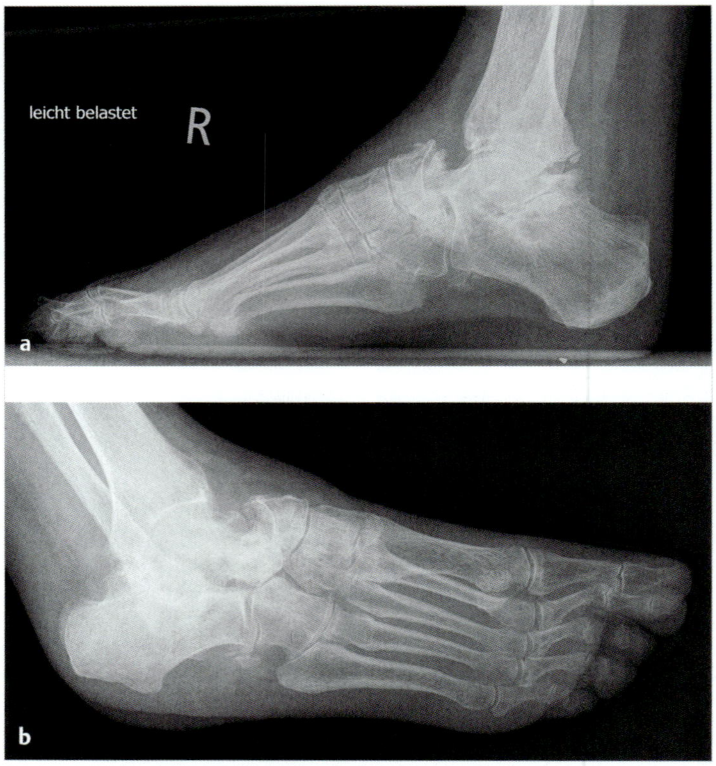

Abb. 9.45 Neuroosteoarthropathie. Typ II nach Brodsky: Chopart-Gelenk.
a Native Röntgenaufnahme des Fußes rechts seitlich.
b Native Röntgenaufnahme des Fußes rechts schräg.

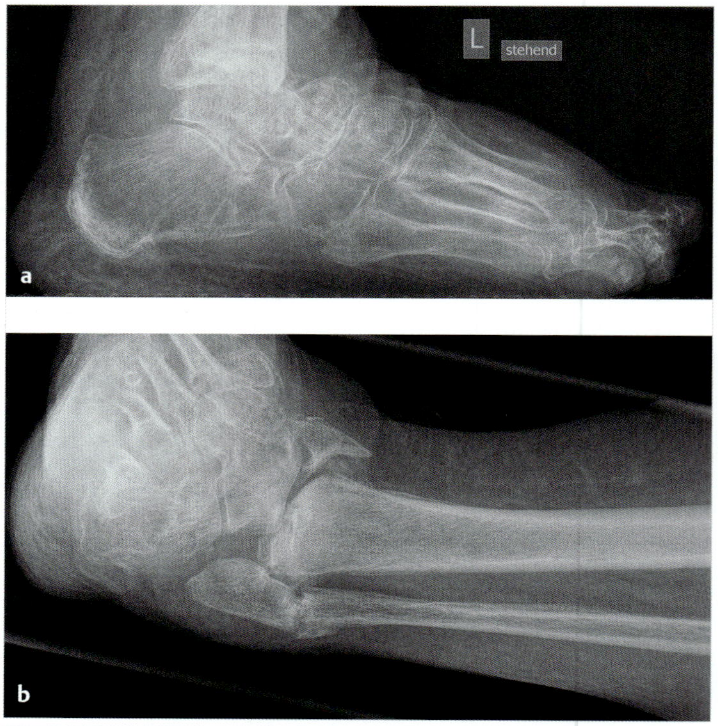

Abb. 9.46 Neuroosteoarthropathie. Typ IIIA nach Brodsky: pathologische Frakturen des oberen Sprunggelenks.
a Native Röntgenaufnahme des Fußes links belastet, seitlich.
b Native Röntgenaufnahme des oberen Sprunggelenks links.

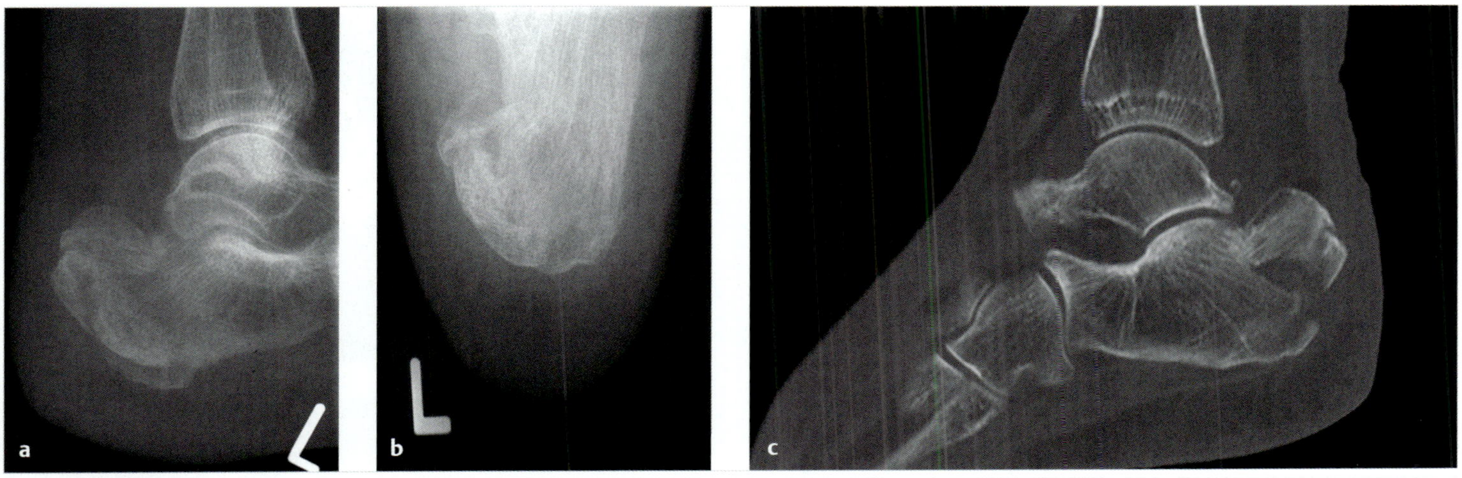

Abb. 9.47 Neuroosteoarthropathie. Typ IIIB nach Brodsky: Abrissfraktur der Tuberositas calcanei.
a Native Röntgenaufnahme des Fußes links seitlich.
b Native Röntgenaufnahme des Kalkaneus axial links.
c CT des linken Fußes.

9.3.6 Differenzialdiagnose

- Osteoklastische Metastase
- Osteomyelitis

9.3.7 Therapie

Konservativ

Im akuten Initialstadium ist eine Ruhigstellung im Gips oder einer Entlastungsorthese erforderlich, um einen Einbruch des Fußlängsgewölbes zu vermeiden. Im Idealfall sollte so die Phase der Knochenrestitution erreicht werden. Die Reposition eines stattgehabten Einbruchs sollte zunächst im orthopädischen Maßschuh erfolgen.

Operativ

Je nach Stadium, Ausmaß der Fehlstellung und Lokalisation kommen Weichteileingriffe, partielle Knochenresektionen und Teilarthrodesen bis hin zu Amputationen infrage. Ziel einer operativen Behandlung ist ein stabiler Rückfuß mit plantigradem Auftritt, der sich gut mit einem Therapieschuh für Neuropathiker oder im orthopädischen Maßschuh versorgen lässt.

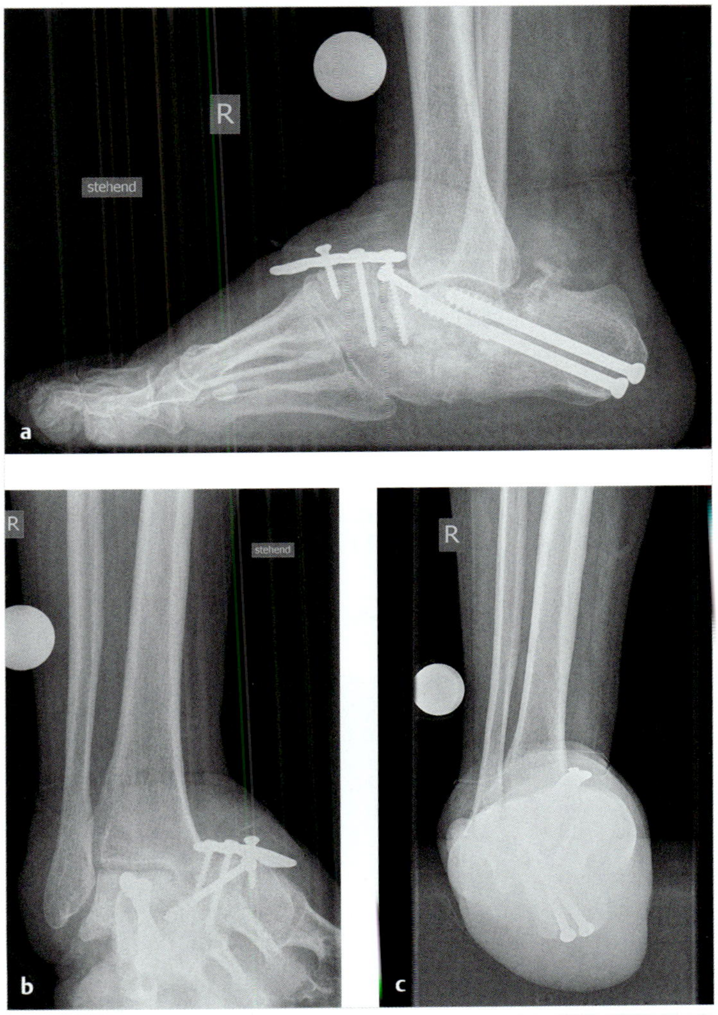

Abb. 9.48 Neuroosteoarthropathie. Typ IV nach Brodsky und Trepman: Mischtyp (Kombination aus I und II), Instabilität nach Versuch der Arthrodese des navikulokuneiformen Gelenks mit dislozierter Platte sowie schwerer subtalarer Luxation und Talusnekrose.
a Native Röntgenaufnahme des Fußes links seitlich.
b Native Röntgenaufnahme des Fußes links d.-p.
c Saltzman-Röntgenaufnahme zur Bestimmung der Rückfußachse links.

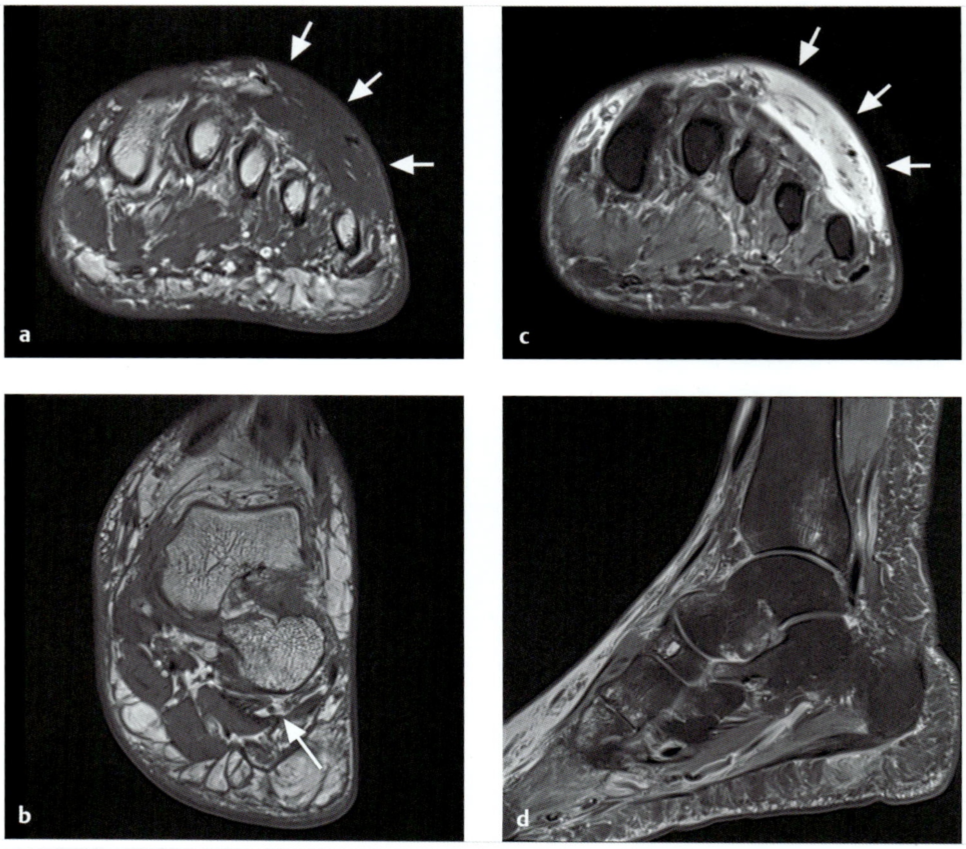

Abb. 9.49 Neuroosteoarthropathie: aktives Stadium Grad 0 nach Chantelau. 75-jähriger Patient mit unklarem Schwellungszustand am Fußrücken ohne Schmerzen. Frühstadium einer diabetischen Osteoarthropathie. Es zeigen sich diffuse Knochenmark- oder Weichteilödeme bei intakten kortikalen Strukturen und regelrechten Artikulationen.

Anmerkung: Diffuse, disseminiert verteilte, gelenknahe Knochenödeme mit initialen subchondralen Erosionen sowie ein begleitendes Lymphödem findet man auch bei älteren Patienten mit aktivierten multifokalen Arthrosen. Der entscheidende klinische Unterschied ist der fehlende oder nur geringe Schmerz.

a Axiale T1w MRT-Sequenz. Lipomatöse Involution der plantarseitigen Fußmuskulatur, zusätzlich deutliches subkutanes Ödem am Fußrücken (Pfeile).

b Koronare T1w MRT-Sequenz des oberen Sprunggelenks. Auch am Rückfuß atrophe Fußmuskulatur, fortgeschrittene Involution des M. abductor digiti minimi (Pfeil).

c Koronare PDw fatsat MRT-Sequenz, korrelierende Schicht zu **a**. Kein Denervierungsödem erkennbar, flächiges subkutanes Ödem (Pfeile)

d Sagittale PDw fatsat MRT-Sequenz. Diffuse, verteilte Ödemzonen in Sprunggelenk und Fuß, gelenkseitig subchondrale kleine Erosionen und Zystenbildung bei regelrechten Artikulationen, subkutanes Ödem am Fußrücken und mäßig ausgeprägtes Lymphödem am distalen Unterschenkel. Das sind zusammen mit der atrophen Fußmuskulatur typische Befunde, die bei gleichzeitiger Polyneuropathie an eine beginnende diabetische Arthropathie denken lassen. Die zusätzliche Plantarfasziitis kann die Involution des M. abductor digiti minimi verstärken.

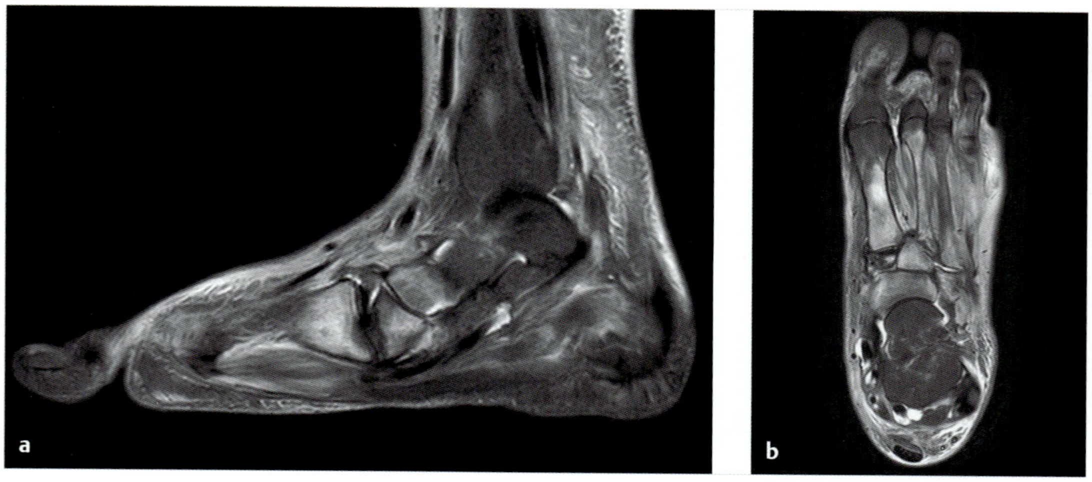

Abb. 9.50 Neuroosteoarthropathie: aktives Stadium Grad 1 nach Chantelau. Es zeigen sich Frakturen des Mittelfußes mit eindeutiger Unterbrechung der kortikalen Strukturen und ausgedehnte Knochenmark- oder Weichteilödeme sowie Gelenkluxationen.

a Sagittale PDw fatsat MRT-Sequenz. Flächige Ödeme und Luxationen.

b PDw fatsat MRT-Sequenz koronar zum Mittelfuß.

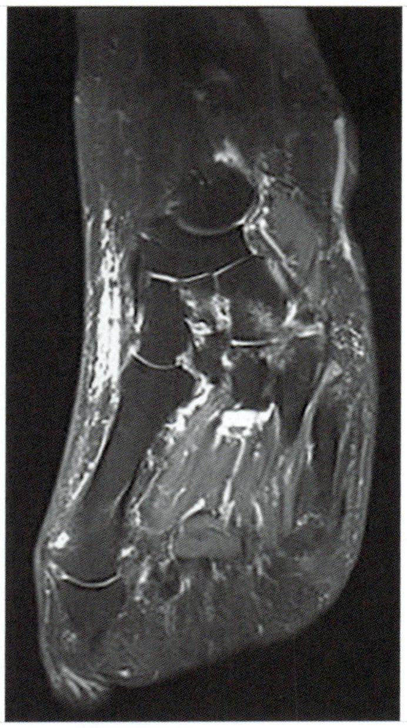

Abb. 9.51 **Neuroosteoarthropathie: inaktives Stadium Grad 0 nach Chantelau.** Es zeigen sich residuelle Knochenmark- oder Weichteilödeme sowie angedeutete Knochenzysten und Gelenkdestruktionen ohne Luxation der Gelenke.

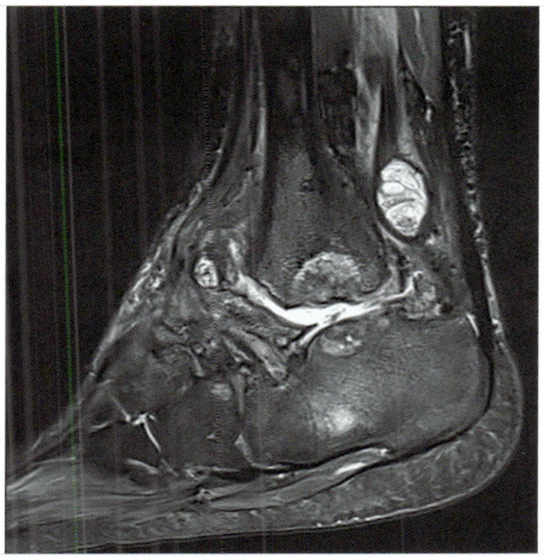

Abb. 9.52 **Neuroosteoarthropathie: inaktives Stadium Grad 1 nach Chantelau.** Es zeigen sich residuelle Knochenmark- oder Weichteilödeme mit Kallusbildung im Bereich der Frakturen, Knochen-Remodelling im Bereich von Osteolysen, Zysten und Gelenkdestruktionen.

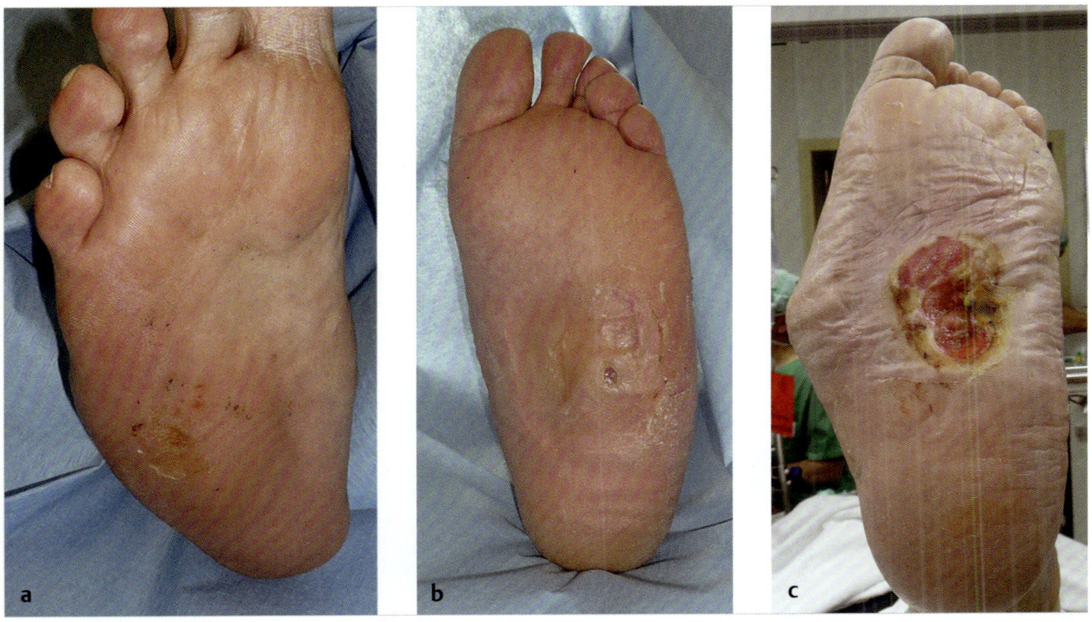

Abb. 9.53 **Neuroosteoarthropathie.** Weichteilschäden an der Fußsohle nach Einbruch im Mittelfuß; klinischer Befund.
a Schwiele.
b Kleines Ulkus.
c Großes Ulkus.

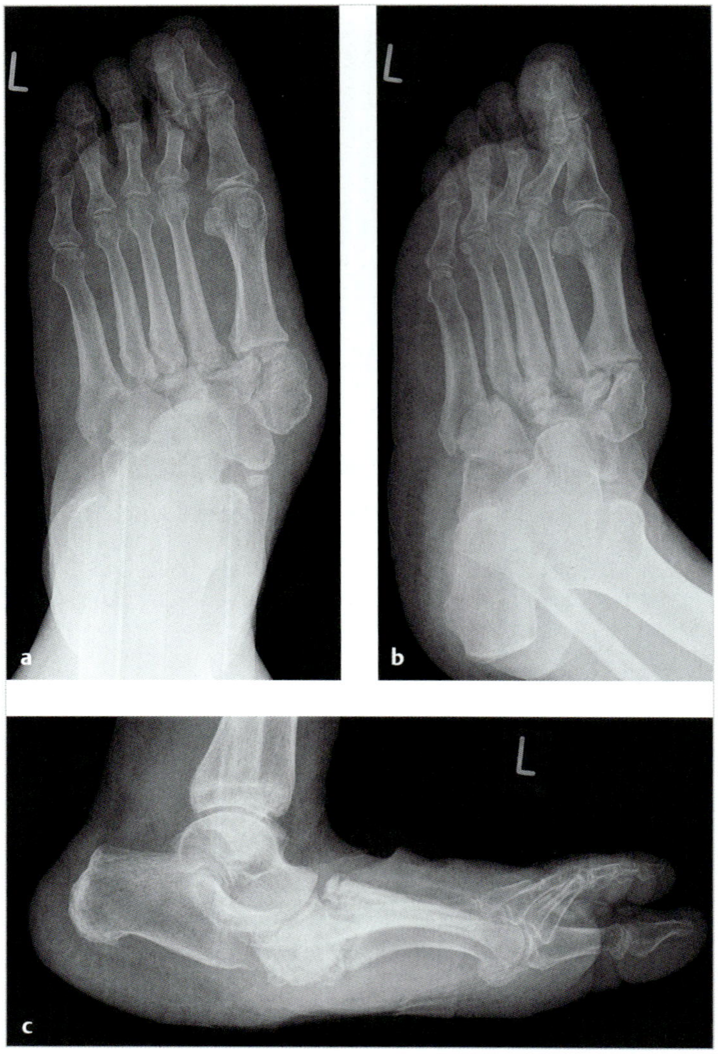

Abb. 9.54 Neuroosteoarthropathie. Mittelfußeinbruch Grad 3 mit Ulkus. Bei dem 70-jährigen Patienten besteht ein Fußulkus seit einem Jahr (s. ► Abb. 9.53c).

a Röntgenaufnahme des Fußes d.-p. unter Belastung. Vorfußabduktion mit einem Tarsometatarsale-I-Winkel von 30°. Frakturen und weitgehender Verlust von mittlerem und lateralem Keilbein. Das talonavikulare Gelenk ist nicht korrekt dargestellt – es erscheint verschmälert. Das Gelenk zwischen dem Kuboid und den Metatarsalia IV und V ist subluxiert. Die gelenkbildenden Knochenanteile der Lisfranc-Reihe sind in unterschiedlicher Weise geschädigt.

b Röntgenaufnahme schräg. Die Schrägaufnahme liefert in diesem Fall keine zusätzliche Information.

c Der seitliche Tarsometatarsale-I-Winkel beträgt 25°. Entsprechend ist der Kalkaneus abgeflacht. Die Keilbeine sind im Tarsometatarsalgelenk nach plantar luxiert und drücken auf die Fußsohle. Der Weichteildefekt darunter ist erkennbar.

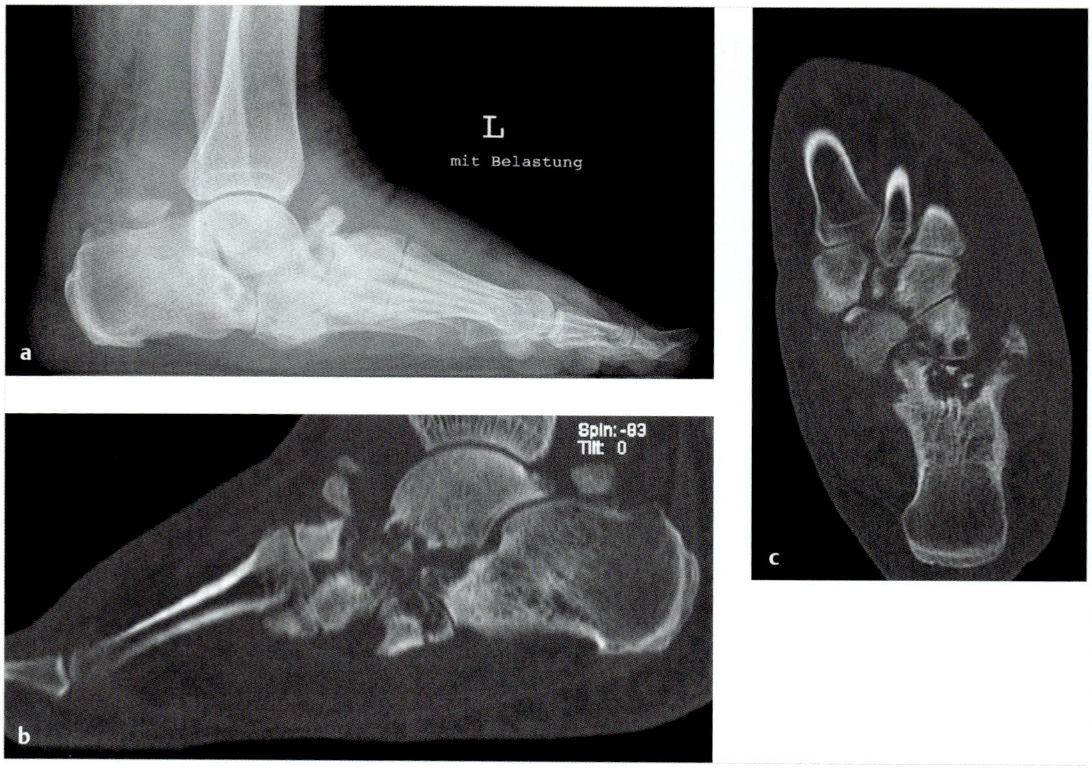

Abb. 9.55 Neuroosteoarthropathie. Osteolyse im Chopart-Gelenk.

a Röntgenübersichtsaufnahme. Einbruch des Fußgewölbes aufgrund eines Knochenverlusts am Taluskopf und am Navikulare. Dabei bleibt offen, wie viel Knochen zur Verankerung der Implantate bei der Fusionsoperation noch vorhanden ist.

b CT, sagittale Rekonstruktion. Ausmaß der Osteolyse am Taluskopf und am Navikulare.

c CT, horizontale Rekonstruktion. Knochenverlust am ventralen Kalkaneus und am Kuboid.

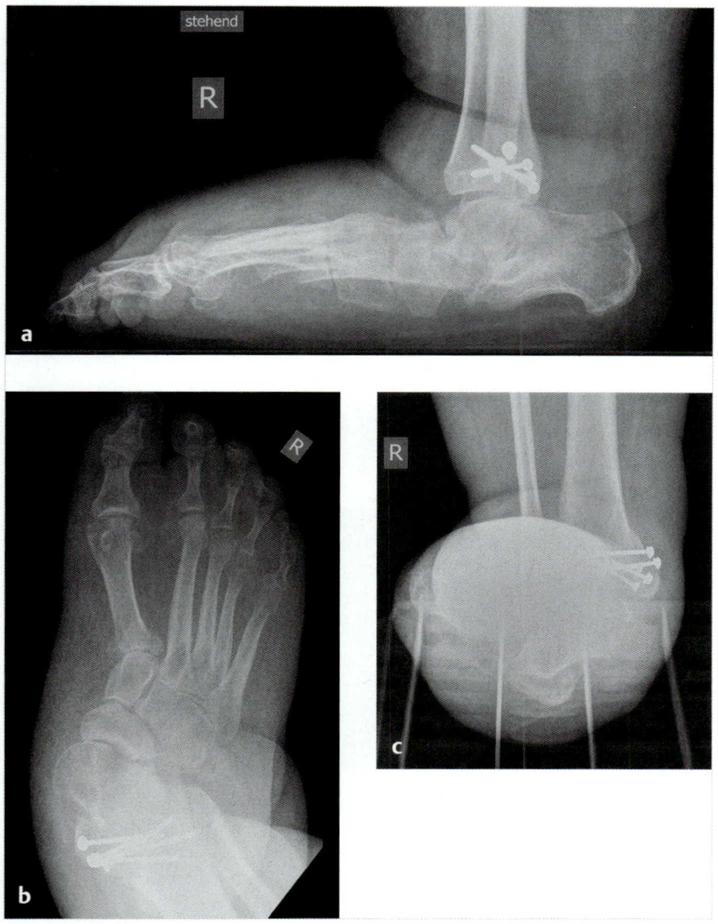

Abb. 9.56 Neuroosteoarthropathie. Luxation des unteren Sprunggelenks.

a Röntgenaufnahme seitlich. Es besteht ein Einbruch mit Abflachung des Fußgewölbes, die im Wesentlichen im Navikulokuneiformegelenk erfolgt ist. Der Tarsometatarsale-I-Winkel beträgt 45°. Als Folge der Plattfußbildung stehen die Zehen in Flexion, sodass der Metatarsale-I-Kopf keinen Bodenkontakt hat und die Kleinzehen in Krallenstellung stehen. Das talokalkaneare Gelenk (Subtalargelenk, unteres Sprunggelenk) ist nicht dargestellt. Das ist als erhebliche Kippung des Rückfußes zu werten, die in den anderen Projektionen deutlicher wird.

b Röntgenaufnahme d.-p. Nahezu vollständige Dissoziation des Talonavikulargelenks. Die Vorfußabduktion kann wegen der gegenläufigen Adduktion im Tarsometatarsale-I-Gelenk nicht sinnvoll im Tarsometatarsale-I-Winkel wiedergegeben werden. Bezogen auf das Metatarsale II beträgt die Vorfußabduktion 55°.

c Saltzman-Röntgenaufnahme. Valgisierung des Kalkaneus von 45°.

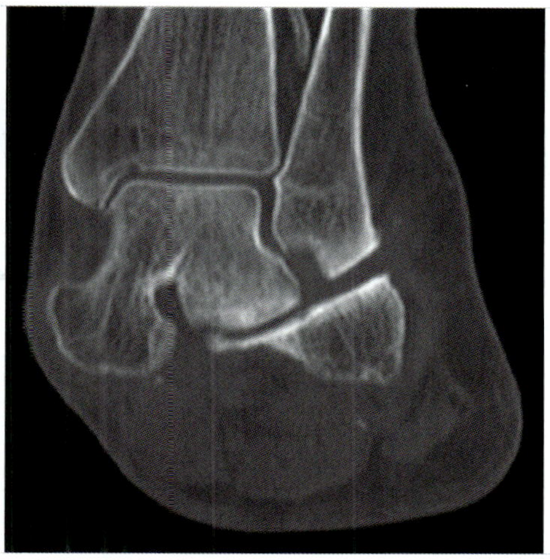

Abb. 9.57 Neuroosteoarthropathie. Luxation des unteren Sprunggelenks. CT. Fortgeschrittene Kippung und Translation des Kalkaneus nach lateral.

9

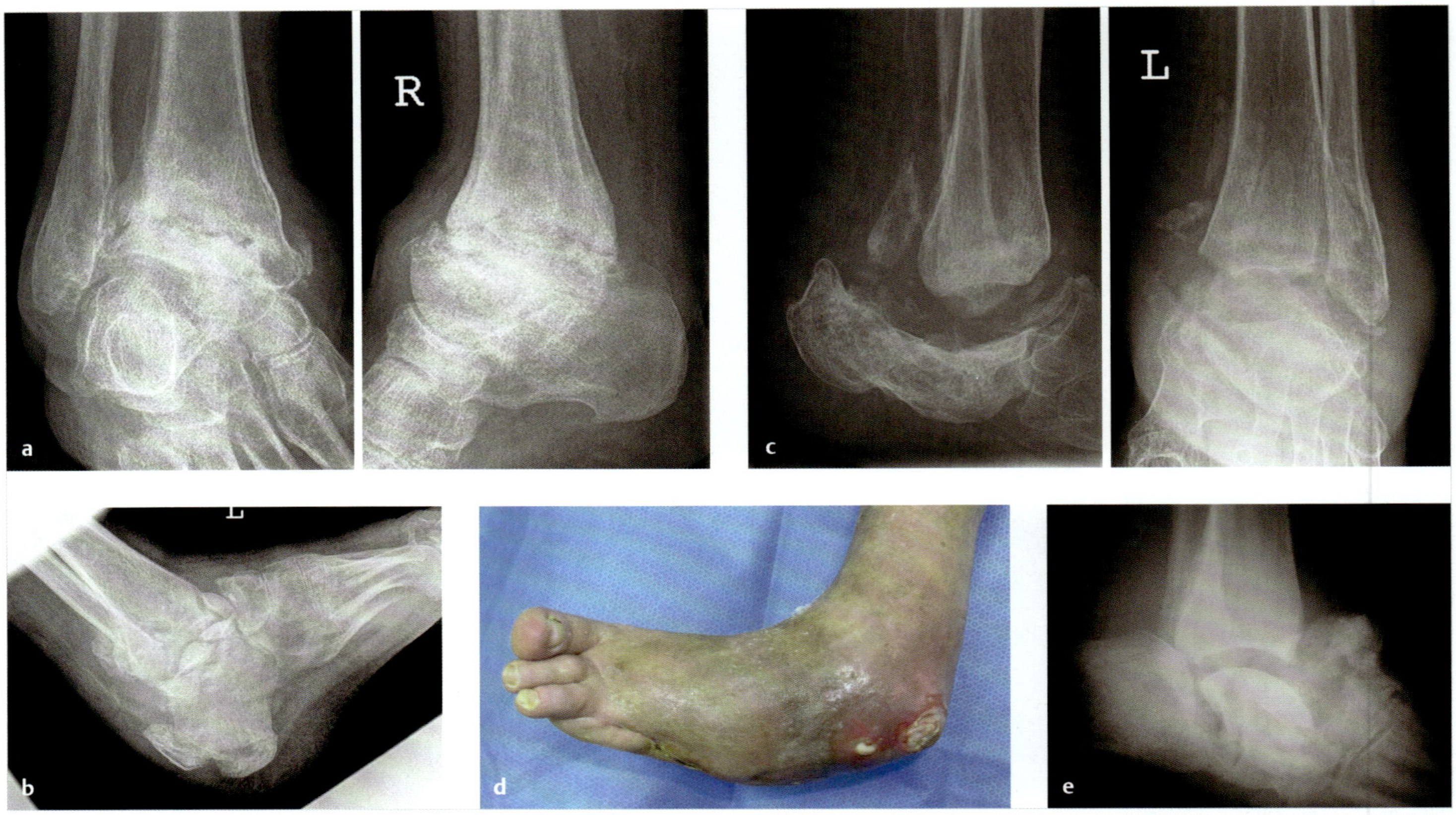

Abb. 9.58 Neuroosteoarthropathie. Frakturen des Talus bei verschiedenen Patienten.

a Bei diesem Patienten ist ein großer Teil des Corpus tali eingebrochen, womit die Zerstörung des oberen Sprunggelenks einhergegangen ist. Der Taluskopf und damit das Talonavikulargelenk sind erhalten.

b Der Talus ist bei diesem Patienten weitgehend bis auf einige kleine Knochenreste einer Kompressionsfraktur zum Opfer gefallen. Außerdem findet sich eine Abrissfraktur am dorsokranialen Kalkaneus, dem Ansatz der Achillessehne. In dieser Position scheint eine knöcherne Überbrückung eingetreten zu sein.

c Die Patientin kann den Fuß wegen hoher Instabilität nicht belasten. Konventionelles Röntgenbild. Der gesamte Talus und große Teile des Kalkaneus sind verschwunden. Nebenbefund: Es besteht eine allgemeine nephrogene Osteoporose.

d Dieser Patient geht bei extremem Varus auf der Außenseite des Fußes bzw. auf dem Außenknöchel. Dadurch sind Ulzera mit frei liegenden Sehnen und infizierten Sehnennekrosen entstanden.

e Klinisch liegt bei diesem Patienten ein erworbener Plattfuß mit Schwellung und Fistel mit eitriger Sekretion vor. Neben dem Einbruch im Chopart-Bereich mit Verlust des Taluskopfs, des Navikulare und von Teilen der Keilbeine sowie reaktiver Knochenneubildung findet sich eine Dislokation des Talus nach ventral und plantar. Mit dieser Dislokation ist eine Ruptur der A. canalis tarsi verbunden und damit ein Ausfall der Durchblutung des Talus. Der Talusnekrose entspricht die vermehrte Strahlendichte des Knochens.

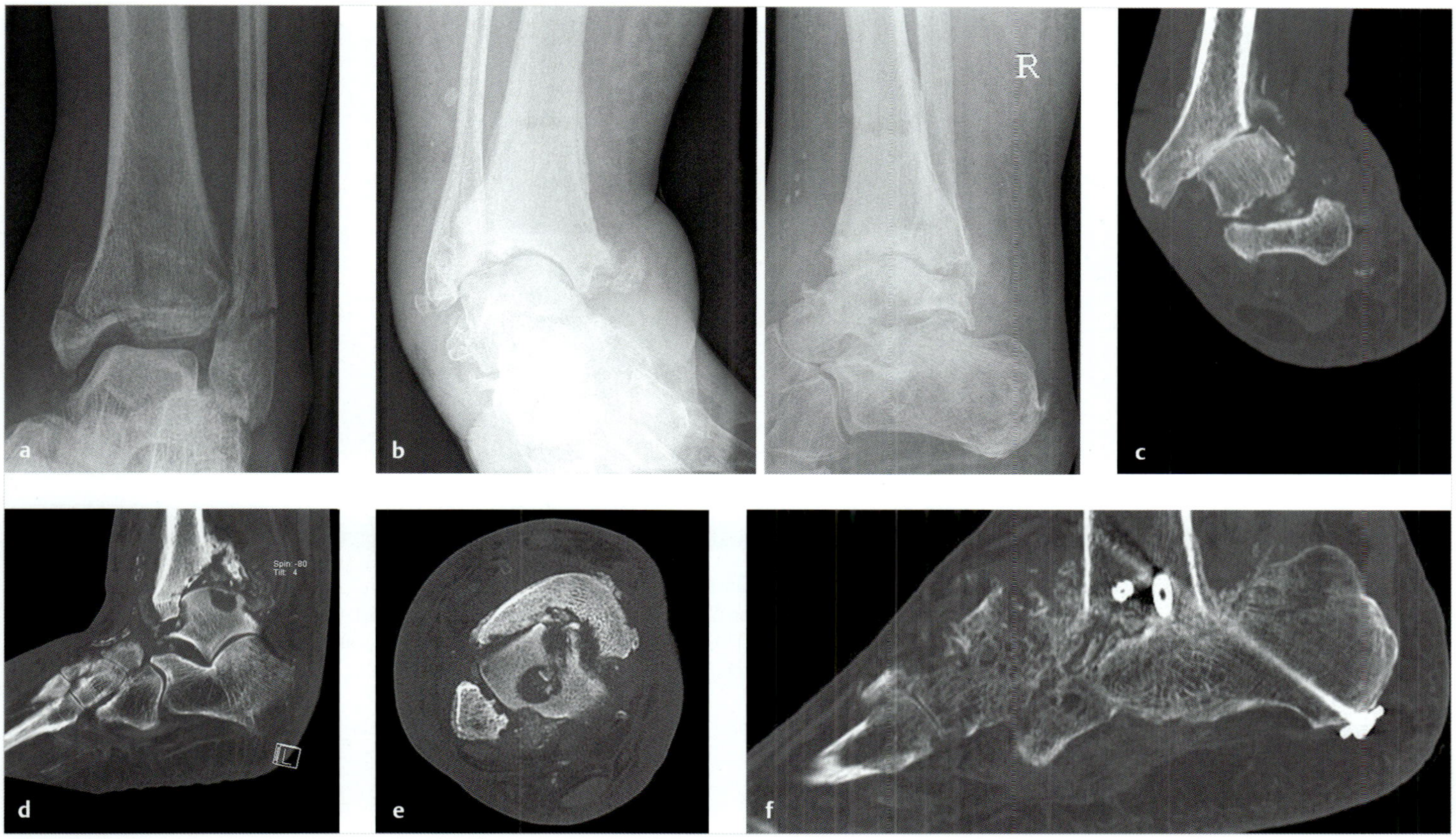

Abb. 9.59 Neuroosteoarthropathie. Frakturen von Sprunggelenk und Pilon verschiedener Patienten.

a Die bimalleolare Fraktur dieses Patienten hat ein Innenknöchelfragment, das einen Teil der Tibiagelenkfläche und der distalen Metaphyse miteinbezieht und eine Gelenkstufe am medialen Drittelpunkt hervorgerufen hat. Die Außenknöchelfraktur verläuft quer zur Achse der Fibula. Die Frakturformen kommen bei traumatischen Frakturen nicht vor. Bei derartig atypisch verlaufenden Frakturen sollte unbedingt der Verdacht auf eine Charcot-Fraktur aufkommen.

b Mediales Pilon eines anderen Patienten a.-p. und seitlich. Einbruch an der medialen Gelenkfläche der Tibia mit nachfolgender Varuskippung von Talus und Fuß. Der Gelenkspalt ist verschmälert. Die reaktive Knochenbildung zeigt, dass die Fraktur bereits längere Zeit besteht.

c Laterales Pilon. Infolge der Osteolyse am lateralen Tibiaplateau dieses Patienten resultiert eine erhebliche Valgusstellung im oberen Sprunggelenk.

d Ausgedehnte Osteolyse am dorsalen Pilon. Die CT in sagittaler Rekonstruktion zeigt bei diesem Patienten den Verlust der dorsalen Anteile des Pilons. Der Talus ist nach dorsal und proximal disloziert. Auch im Corpus tali besteht eine Osteolyse. Im dorsalen Bereich des oberen Sprunggelenks ist es zu geringer Knochenneubildung gekommen, die allerdings keine Belastungsstabilität gewährleistet.

e Axiales CT des Patienten aus **d**. Neben der zentralen auch laterale Osteolyse. Dennoch ist die Mehrheit des Knochens am Talus noch erhalten. Das ist für die Planung zur operativen Versorgung von Bedeutung.

f CT 8 Wochen nach Fusionsoperation zwischen Tibia, Kalkaneus, Navikulare und Kuboid. Knöcherner Durchbau bei einem anderen Patienten. Die knöcherne Überbrückung zwischen Tibia und Kalkaneus ist im dorsalen Bereich sowie zwischen Kalkaneus und Kuboid weit fortgeschritten. Hingegen ist der Durchbau zwischen Tibia und Kalkaneus im ventralen Bereich sowie zwischen Tibia und Navikulare noch unvollständig.

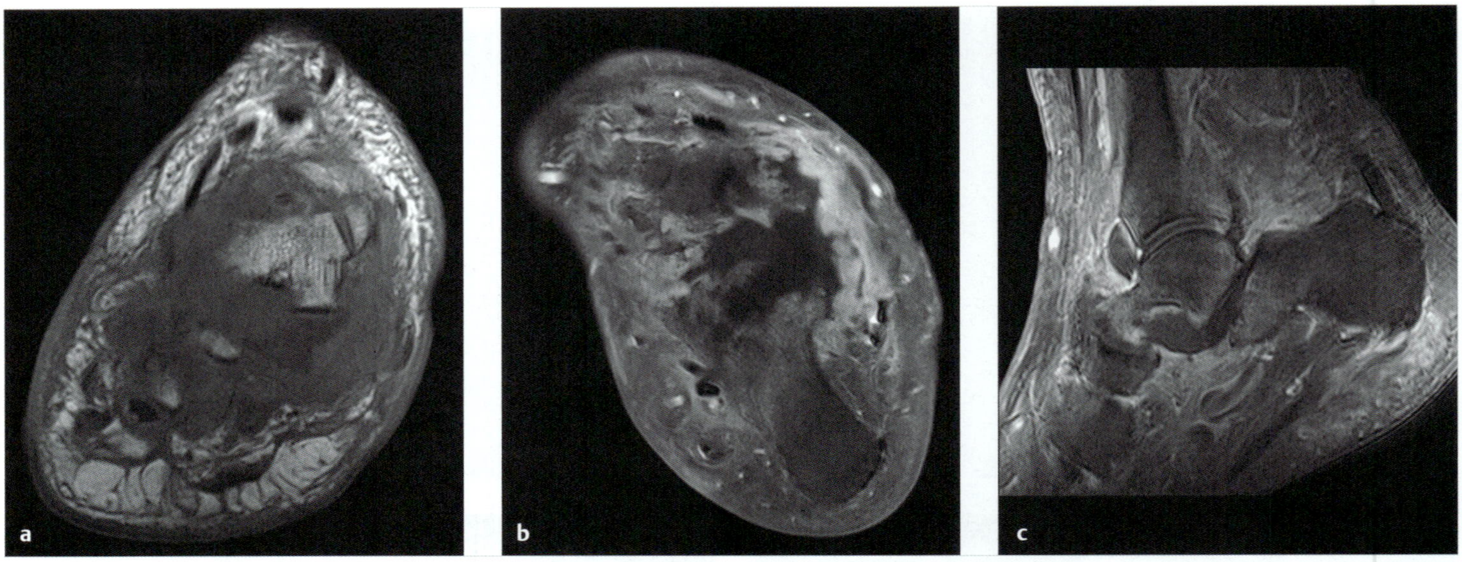

Abb. 9.60 Neuroosteoarthropathie. Fortgeschrittene diabetische Osteoarthropathie (Charcot-Arthropathie).
a Koronare T 1w MRT-Sequenz. Aufgehobene Anatomie mit Destruktion der rechten Fußwurzel in der Chopart-Gelenklinie.
b Axiale T 1w fatsat MRT-Sequenz nach Kontrastmittelgabe. Deutliche Flüssigkeitseinschlüsse in den Gelenkspalten sowie intensives Granulationsgewebe. Zeichen der mechanischen Instabilität als typische Befunde einer Charcot-Arthropathie. Kein Hinweis für Osteomyelitis. Keine Zeichen der Knochennekrose.
c Sagittale T 1w fatsat MRT-Sequenz nach Kontrastmittelgabe. Destruktion des unteren Sprunggelenks mit Absenkung des ventralen Kalkaneus und Destruktion der Artikulation zwischen Talus, Navikulare, Kalkaneus und Os cuboideum. Deutliches plantares Überlastungsgewebe mit Plantarfasziitis.

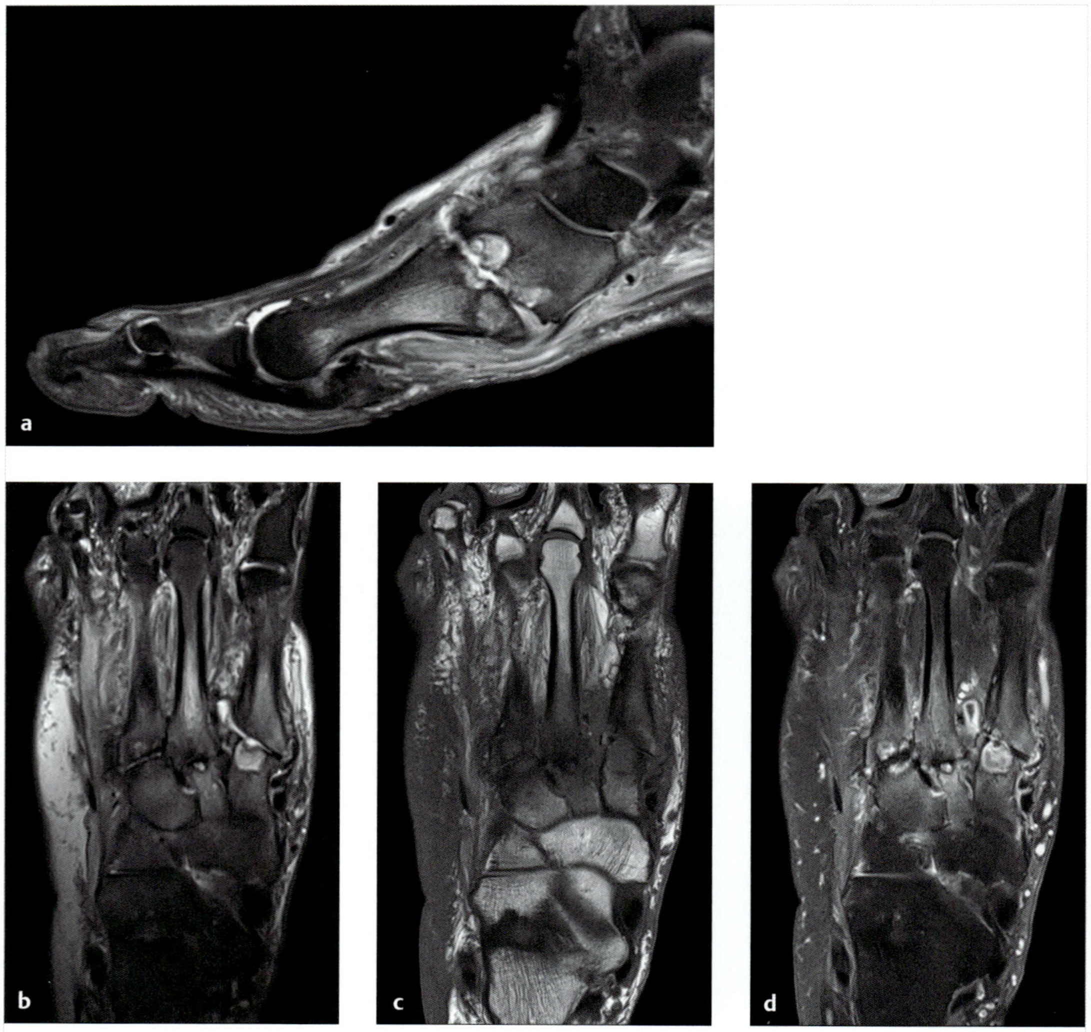

Abb. 9.61 Neuroosteoarthropathie. 73-jähriger Patient mit typischem Befund einer diabetischen Osteoarthropathie.
a Sagittale PDw fatsat MRT-Sequenz. Flächiges Knochenmarködem der Tarsalia und Metatarsalia mit zystischen Osteodestruktionen am Tarsometatarsalgelenk I sowie diffuser Ödematisierung in den angrenzenden Weichteilen.
b Koronare STIR-MRT-Sequenz. Flächiges Knochenmarködem der Ossa cuneiformia und Metatarsalia mit gestörtem Alignement am Tarsometatarsalgelenk I.
c Koronare T 1w MRT-Sequenz, korrespondierendes T 1w Bild zu **b**. Herabgesetztes Fettmarksignal mit zystischen Osteodestruktionen. Dabei kein eindeutiger Nachweis eines vollständigen Verlusts des Fettmarksignals. Lipomatöse Involution der Fußmuskulatur.
d Koronare T 1w fatsat MRT-Sequenz nach Kontrastmittelgabe. Entsprechend den Ödemen diffuse Kontrastmittelanreicherung ohne Nachweis einer Osteonekrose. Bei zusätzlich fehlendem Nachweis eines Hautdefekts oder Fistelgangs kein Hinweis auf eine Osteomyelitis.

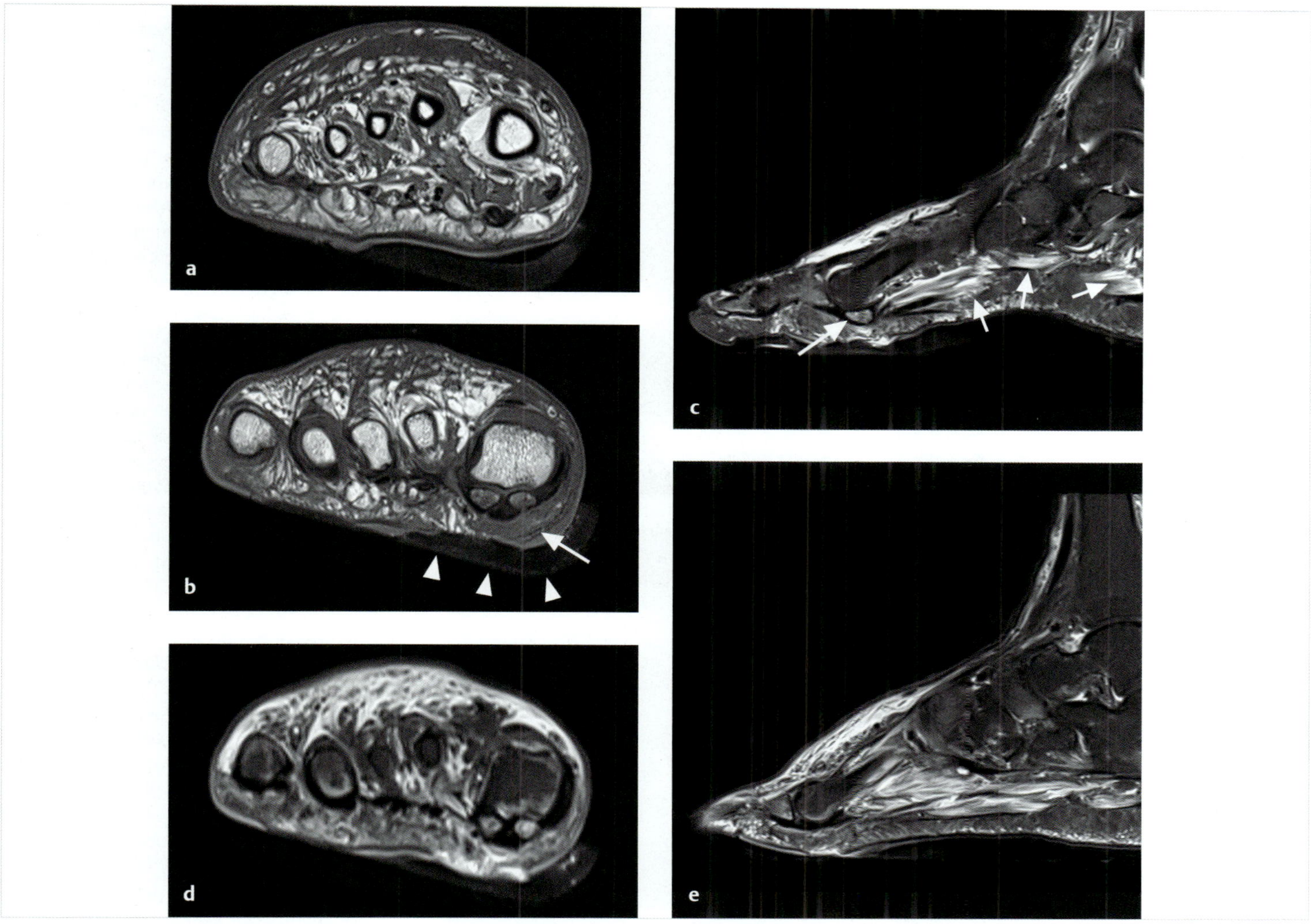

Abb. 9.62 Neuroosteoarthropathie. 47-jährige Patientin mit Diabetes mellitus. Neuropathische Ulzera unter den Metatarsaleköpfchen I–V rechts. Geplant ist die operative Sanierung mit verkürzender Osteotomie der Metatarsaleköpfchen und deflektierender Osteotomie an Metatarsale I. Klinisch reduzierte Wahrnehmung der Sensibilität bzw. des Semmes-Weinstein-Filaments. Aufgrund des erhöhten Kreatininwerts Verzicht auf die Kontrastmittelgabe.

Anmerkung: Häufig erlauben erhöhte renale Retentionswerte bei Diabetikern keine i. v. Kontrastmittelgabe. In diesem Fall empfiehlt sich ein Protokoll mit fettunterdrückten, wassersensitiven Sequenzen (zum Ausschluss eines Abszesses) und nativen T 1w Sequenzen (zum Ausschluss einer Osteomyelitis bei erhaltenem Fettmarksignal). Kleinere Fistelstraßen sind im diffus ödematisierten Gewebe jedoch schlechter zu erkennen.

a Axiale T 1w MRT-Sequenz. Fortgeschrittene lipomatöse Involution der intrinsischen Fußmuskulatur. Insbesondere die Mm. interossei plantaris und dorsalis sowie die Mm. lumbricales sind volumenreduziert mit fettiger Durchsetzung.

b Axiale T 1w MRT-Sequenz. Breitflächiger Hautdefekt plantarseitig (Pfeilspitzen) unter Metatarsale I und den Metatarsalia II–IV. Knöcherne Aktivierungsödeme der Sesambeine mit homogener Signalabsenkung, aber als Abgrenzung zur Osteomyelitis noch durchscheinendes Fettmarksignal (langer Pfeil).

c Sagittale PDw fatsat MRT-Sequenz. Spongiosaödem im Sesambein im Sinne einer überlastungsbedingten Sesamoiditis (langer Pfeil). Knochenödeme auch in der Grund- und Endphalanx von D I. Ödematisierte Fußmuskeln (kurze Pfeile).

d Axiale PDw fatsat MRT-Sequenz. Bei plantarseitigen Ulzera flächige Ödematisierung des plantaren Fettgewebes und diffuse knöcherne Aktivierung insbesondere der plantaren Metatarsaleköpfchen. Kein Nachweis eines Abszesses oder einer Osteomyelitis.

e Sagittale PDw fatsat MRT-Sequenz. Typischer Befund eines neuropathischen Fußes: ausgeprägte Denervierungsödeme der Fußmuskulatur, subkutanes Lymphödem, flaue diffuse Spongiosaödeme als Mischbild der mechanischen Überlastung und anlaufenden Osteoarthropathie.

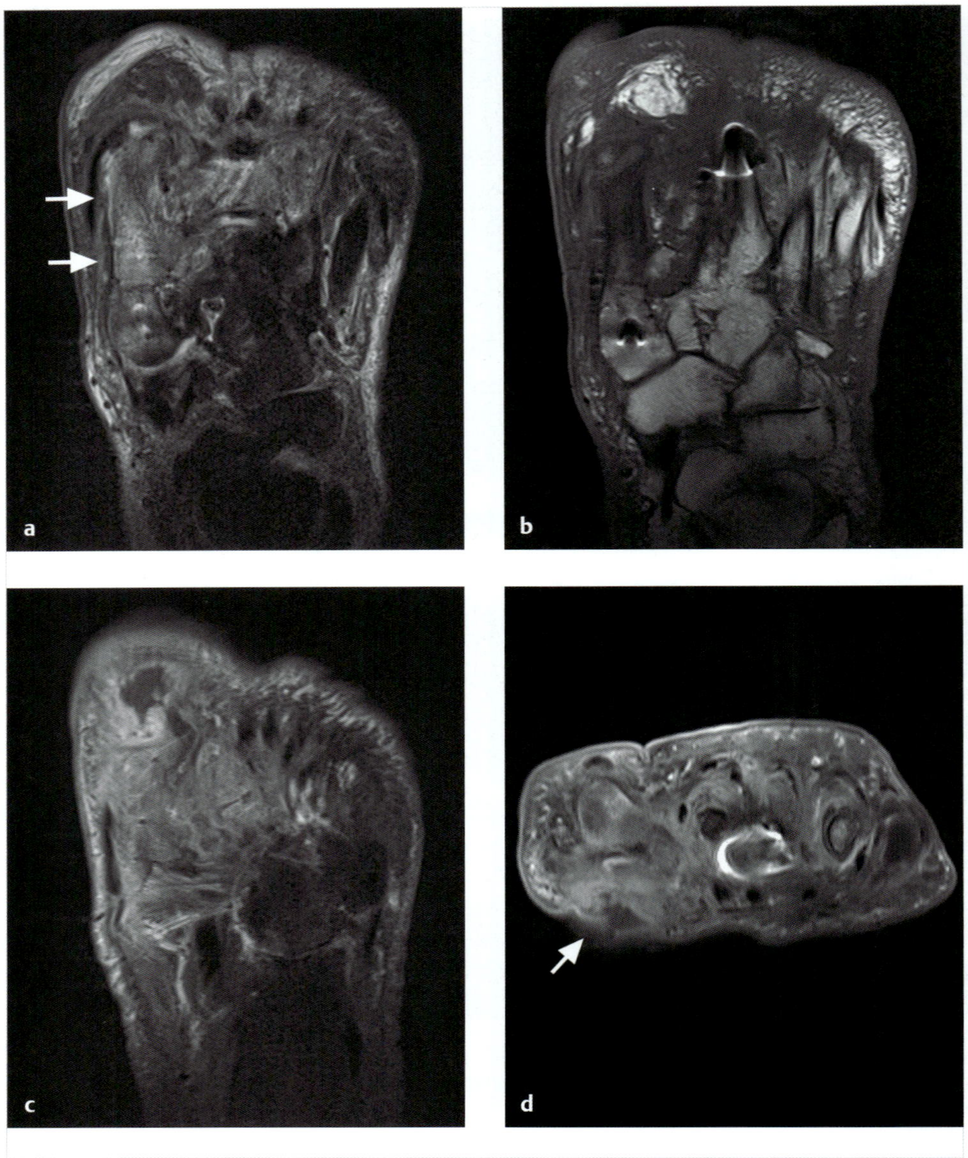

Abb. 9.63 Neuroosteoarthropathie: Osteomyelitis. 63-jähriger Patient mit bekannter Charcot-Arthropathie und Osteomyelitis. *Anmerkung:* Die MRT-Diagnostik von fortgeschrittenen Charcot-Arthropathien mit mehreren Voroperationen stellt oft aufgrund der schwierigen Anatomie sowie von Metallartefakten und diffusen Knochen- und Weichteilödemen eine Herausforderung dar. Wichtig sind Aussagen bezüglich Weichteilabszessen und Osteomyelitis. Bei vollständig fehlendem Fettmarksignal des Knochens kann man von einer Osteomyelitis ausgehen, insbesondere wenn angrenzende Abszesse oder Fistelstraßen mit Verbindung zu Hautulzera vorliegen. Kleinere Abszesse und Fistelstraßen sind am besten in kontrastunterstützten T 1w Sequenzen erkennbar.

a Koronare PDw fatsat MRT-Sequenz. Bei Zustand nach mehreren Operationen schwieriger anatomischer Überblick, fast vollständige Ödematisierung von Metatarsale I (Pfeile).

b Koronare T 1w MRT-Sequenz. Fehlendes Fettmarksignal des distalen und mittleren Metatarsale I am linken Vorfuß, vereinbar mit Osteomyelitis.

c Koronare T 1w fatsat MRT-Sequenz nach Kontrastmittelgabe. Demarkierung einer Abszessformation um das resezierte Metatarsaleköpfchen I, die nach plantar über ein Weichteilulkus abfließt bzw. drainiert.

d Axiale T 1w fatsat MRT-Sequenz nach Kontrastmittelgabe. Osteomyelitis des distalen und mittleren Metatarsale I am linken Vorfuß mit Fistelgang nach plantar bei Hautdefekt plantar (Pfeil), Destruktion und Subluxation im Großzehengrundgelenk und umgebender Abszessflüssigkeit um das resezierte Köpfchen des Metatarsale I.

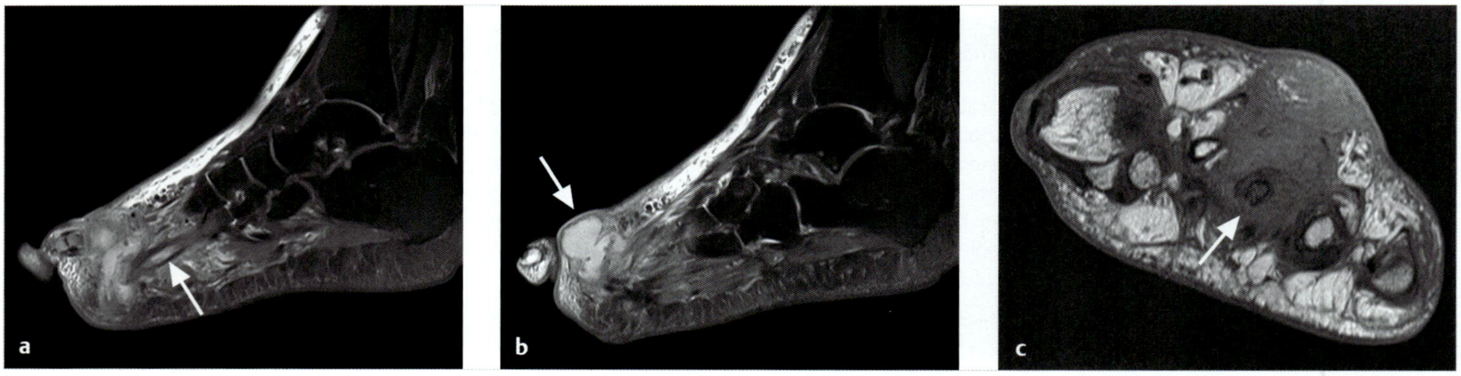

Abb. 9.64 Neuroosteoarthropathie: Osteomyelitis. 59-jährige Patientin mit diabetischer Osteoarthropathie. Osteomyelitis mit Abszess.

a Sagittale PDw fatsat MRT-Sequenz. Ödematisierter Schaft von Metatarsale III (Pfeil) bei Zustand nach Köpfchenresektion, Flüssigkeitsverhalt entlang der tiefen plantaren Weichteile.

b Sagittale PDw fatsat MRT-Sequenz weiter medial. Darstellung eines in die Tiefe reichenden Abszesses (Pfeil).

c Axiale T 1w MRT-Sequenz. Im Vergleich zu den übrigen Metatarsalia Signalauslöschung des fetthaltigen Knochenmarksignals an Metatarsale III (Pfeil) bei Osteomyelitis.

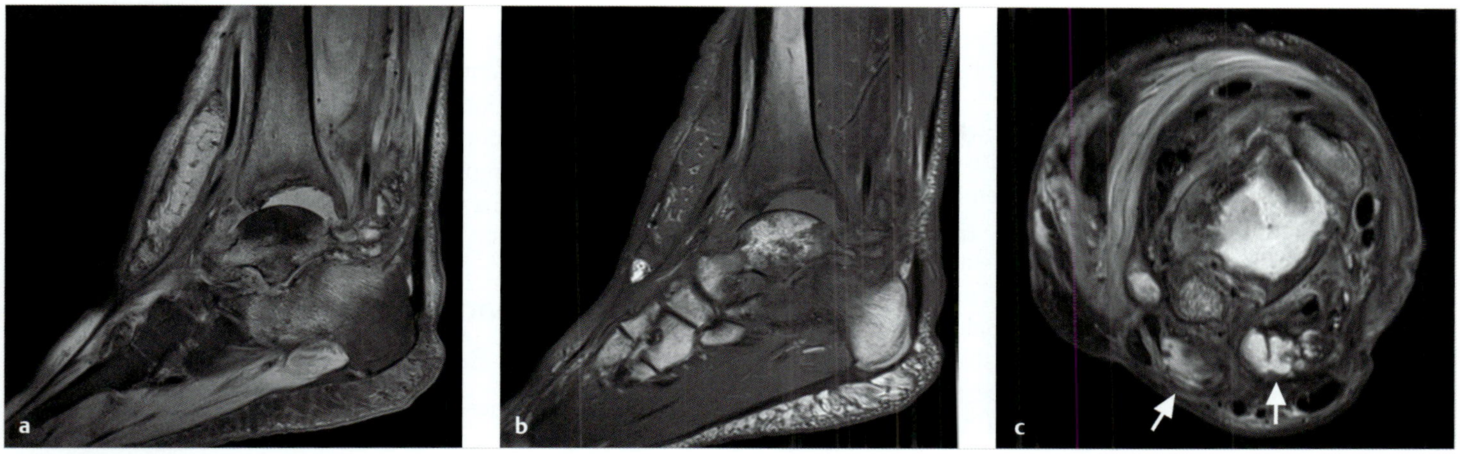

Abb. 9.65 Neuroosteoarthropathie: Osteomyelitis. 59-jähriger Patient mit mehrfachen Revisionen und Lappendeckungen. Osteomyelitis bei Charcot-Arthropathie.

a Sagittale PDw fatsat MRT-Sequenz. Ausgeprägte Weichteilschwellung des distalen Unterschenkels mit diffuser Ödematisierung und multiplen kleinen Verhalten am dorsalen oberen Sprunggelenk, die Kontakt zum Gelenk zeigen. Zeichen der phlegmonösen, abszedierenden Entzündung.

b Sagittale T1w MRT-Sequenz, korrespondierende Schicht zu **a**. Kortikale Destruktion der subtalaren Gelenkfläche am Kalkaneus und fortgeschrittene Erosionen der tibialen Gelenkfläche. Sowohl in der distalen Tibia als auch subtalar im Kalkaneus fehlendes Fettmarksignal mit entzündlichen Osteodestruktionen.

c Axiale STIR-MRT-Sequenz, Schicht durch das obere Sprunggelenk. Darstellung der posterioren Abszesse (Pfeile).

9.4 Osteitis und Osteomyelitis

Axel Stäbler

9.4.1 Definition

Die Osteomyelitis ist eine Entzündung des Knochenmarks, hervorgerufen durch Erreger. Ein besserer Ausdruck für „Knochenentzündung“ ist „Osteitis“, da neben der Markhöhle alle Anteile des Knochens einschließlich Kortikalis, Periost und Gelenksockel beteiligt sein können.

9.4.2 Symptome

Nach dem zeitlichen Verlauf werden eine akute, eine subakute und eine chronische Osteomyelitis unterschieden:

- *Akute Osteomyelitis:* Die akute Osteomyelitis ist gekennzeichnet durch Schwellung, Rötung, Überwärmung und Schmerzen sowie Entzündungszeichen mit erhöhtem Spiegel des C-reaktiven Proteins und erhöhten Leukozytenzahlen.
- *Subakute Osteomyelitis:* Ein partiell abgekapseltes Entzündungsgeschehen, z. B. ein Brodie-Abszess bei Kindern und Jugendlichen und eine Wirbelkörperosteomyelitis, zeigen häufig einen subakuten Verlauf; die Entzündungszeichen müssen nicht notwendigerweise deutlich erhöht sein.
- *Chronische Osteomyelitis:* Die chronische Osteomyelitis kann über Jahre und Jahrzehnte schleichend verlaufen, mit Exazerbationen sowie mit Sequester-, Fistel- und Abszessbildung in der Markhöhle oder in den angrenzenden Weichteilen.

9.4.3 Prädisponierende Faktoren

- Bakterieller Infektfokus, z. B. Sinusitis, Endokarditis, urogenitale Infektion, Weichteil- oder Organabszess
- offene Fraktur, Operation
- schlechte Abwehrlage, z. B. bei Diabetes mellitus, Immunsuppression, Mangelernährung, Alkoholismus

9.4.4 Anatomie/Pathologie

Unterschieden werden folgende Formen:

- *Hämatogene Osteomyelitis:* Erreger gelangen auf dem Blutweg in den Knochen.
- *Exogene Osteomyelitis:* Bei dieser Form erfolgt eine direkte Kontamination mit Erregern durch eine Verletzung bzw. eine Wunde oder eine Operation, per continuitatem von einem angrenzenden Weichteilabszess oder Infekt.

Erreger sind in den meisten Fällen Staphylococcus aureus (75–80 % der Fälle) und β-hämolysierende Streptokokken. Bei Erwachsenen können Enterobakterien wie Escherichia coli, Serratia marcescens und Pseudomonas aeruginosa oder Klebsiella die Erreger sein. In östlichen und afrikanischen Ländern kann eine Osteomyelitis durch das Mycobacterium tuberculosis und atypische Mykobakterien, Bruzellen und Aktinomyzeten ausgelöst werden. Bei Kindern kommen Haemophilus influenzae und bei Sichelzellanämie enteritische Salmonellen hinzu.

9.4.5 Bildgebung

Ultraschall

Bei einer akuten Osteomyelitis im Sprunggelenkbereich können im Longitudinal- und im Transversalschnitt über dem betroffenen Skelettabschnitt echoarme Abhebungen des Periosts zu finden sein. Die darunter liegende, echogene knöcherne Oberfläche kann stippchenartig aufgebrochen erscheinen oder auch lamelläre Verdichtungen und Verkalkungen zeigen, die die sonografische Darstellbarkeit erschweren. Das Power-Doppler-Signal ist positiv.

Kortikale Destruktionen können ggf. darstellbar sein, sind aber nicht immer zuverlässig diagnostizierbar. Deshalb wird der Ultraschall nicht routinemäßig eingesetzt. Der Markraum bzw. die Markhöhle sind im Ultraschall nicht ausreichend gut beurteilbar.

Röntgen

Bei der akuten Osteomyelitis ist das Röntgenbild zunächst unauffällig. Über eine Entkalkung kommt es dann zu Destruktionen, die mottenfraßähnlich oder permeativ im Bereich der Markhöhle und der Kortikalis und/oder umschrieben destruierend sein können.

> **Merke** M!
>
> Eine Destruktion der Kortikalis gilt besonders am Fuß als wichtigstes Röntgenkriterium.

Nach längerem Verlauf einer Osteitis bzw. Osteomyelitis kommt es zu Sklerosierungen. Sterben Knochenanteile im Rahmen einer Sequesterbildung ab, kann der betroffene Knochen nicht mehr am Knochenstoffwechsel teilnehmen, besonders am osteoklastären Knochenabbau – die Knochendichte erhöht sich. Auch eine chronisch-reaktive Hyperthermie führt zur vermehrten Sklerosierung. Darüber hinaus kommt es durch reaktive Knochenneubildungen im Rahmen von Destruktionen ebenfalls zu Sklerosierungen.

Gefäßverkalkungen der kleinen Fußarterien bei Mediasklerose deuten auf einen Diabetes mellitus hin und sind ein häufiger Befund bei Osteomyelitis im Rückfußbereich.

Computertomografie

Die CT als hochaufgelöste Mehrschicht-CT mit Volumenakquisition, überlappender Rekonstruktion und Anfertigung von multiplanaren Reformationen stellt in unklaren Fällen Destruktionen des Knochens und der Kortikalis überlagerungsfrei sehr sensitiv dar. Auch für den Nachweis von Knochensequestern ist die CT vorteilhaft. Sequester sind vermehrt sklerosierte Knochenfragmente ohne Kontakt zum übrigen Knochenverbund.

Szintigrafie

Szintigrafische Verfahren, einschließlich ^{99m}Technetium-Methylendiphosphonat-Szintigrafie, Leukozytenszintigrafie und sequenzieller ^{18}F-Fluordesoxyglukose-PET/CT (Positronenemissionstomografie/Computertomografie), haben nur eine untergeordnete Bedeutung bei der diagnostischen Aufarbeitung bei Osteomyelitisverdacht am Fuß.

Magnetresonanztomografie

Antworten im Befund

- Vorhandensein einer Osteomyelitis oder anderer Ursachen für die Knochenödembildung, z. B. reaktiv bei mechanischem Stress bzw. Überlastung oder bei Reflexdystrophie oder im Rahmen einer tumorähnlichen Läsion, z. B. Osteoidosteom
- genaue Ausdehnung der Veränderung im Markraum
- Anzeichen für Abszessbildung im Knochen oder in den Weichteilen
- bereits Eintritt von Signalauslöschungen der signalarmen Kortikalis im nativen T 1w Bild
- Sequesterbildungen oder Nekrosen

Untersuchungstechnik

- *Standarduntersuchung:* hochauflösende Mehrkanalspule in Rückenlage oder hochauflösende Mehrkanalspule in Bauchlage
- *Sequenztechnik:*
  - T 1w und STIR schräg koronar
  - PDw fatsat sagittal und schräg axial
  - T 1w fatsat schräg koronar und axial nach i. v. Kontrastmittelgabe
  - wichtigste Sequenz: native T 1w Aufnahme

Befunde

- Fehlendes Fettmarksignal in der T 1w Sequenz, intensives Knochenmarködem
- Lokalisation oft angrenzend an fokale Belastungszonen (Knöchelregion, Metatarsaleköpfchen) oder in Kontinuität zu Weichteildefekten
- wichtiges Kriterium: Signalauslöschung der Kortikalis auf nativen T 1w Aufnahmen und Kortikalisdestruktion
- Abszesse, Fistelbildungen, randständige Kontrastmittelaufnahme in den angrenzenden Weichteilen

> **Merke** M!
>
> Bei einer akuten bzw. perakuten Osteomyelitis kann es zu Fettgewebenekrosen mit Ausbildung von runden Fetttröpfchen (Fettglobuli) mit sehr hoher Signalintensität im nativen T 1w Bild kommen. Dieses Befundmuster ist pathognomonisch für eine sehr akute bakterielle Osteomyelitis.

Empfehlung zur Bildgebung

Methoden der Wahl: Röntgen und MRT.

Bildbeispiele

► Abb. 9.66 zeigt einen Fall von Klavusinfektion mit Osteomyelitis, ► Abb. 9.67 einen ähnlichen Fall ohne. Andere Fallbeispiele sind in ► Abb. 9.68, ► Abb. 9.69, ► Abb. 9.70, ► Abb. 9.71, ► Abb. 9.72 und ► Abb. 9.73 zu sehen.

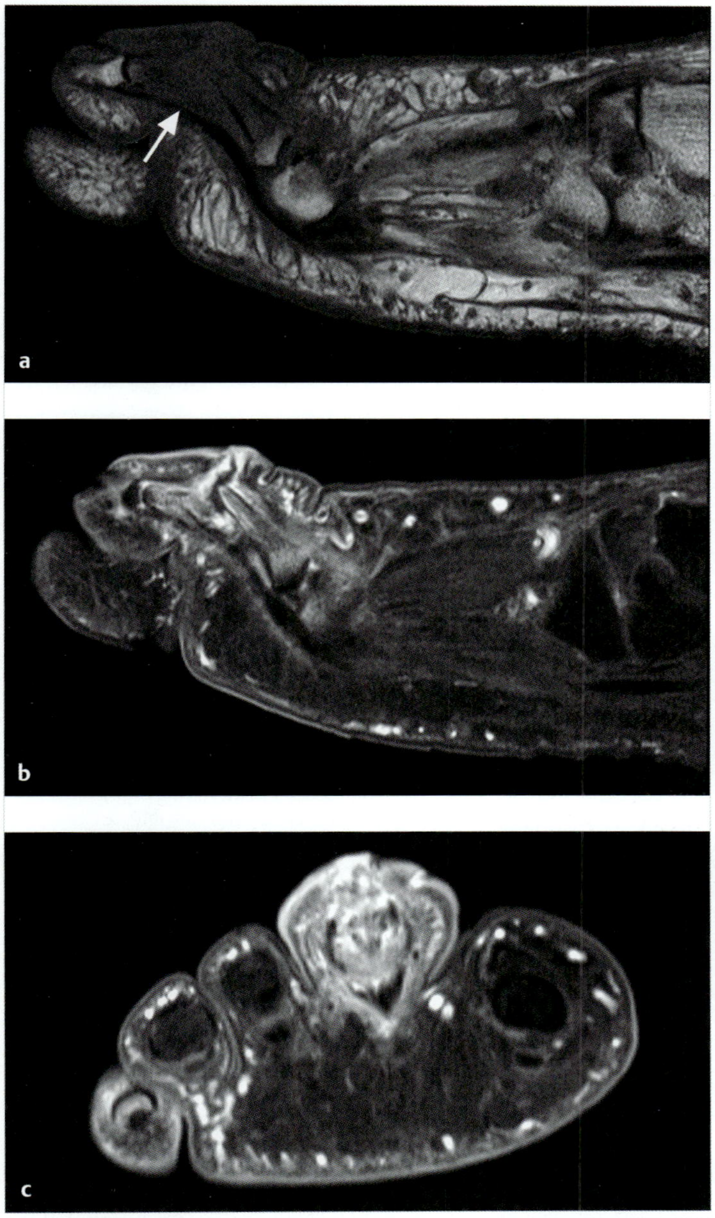

Abb. 9.66 Osteomyelitis. 69-jährige Patientin mit infiziertem Klavus und Osteomyelitis im proximalen Interphalangealgelenk D II.

a Sagittale T 1w MRT-Sequenz. Fehlendes Fettmarksignal der Gelenkpartner (Pfeil) im proximalen Interphalangealgelenk sowie im angrenzenden Grundphalanx- und Mittelgliedschaft.

b Sagittale T 1w fatsat MRT-Sequenz nach Kontrastmittelgabe. Darstellung der Osteomyelitis mit streckseitigem Hautinfekt sowie entzündlicher Osteodestruktionen mit Subluxation im proximalen Interphalangealgelenk.

c Axiale T 1w fatsat MRT-Sequenz nach Kontrastmittelgabe. Ausgeprägte Weichteilschwellung mit diffuser phlegmonöser Entzündung der gesamten Zehe.

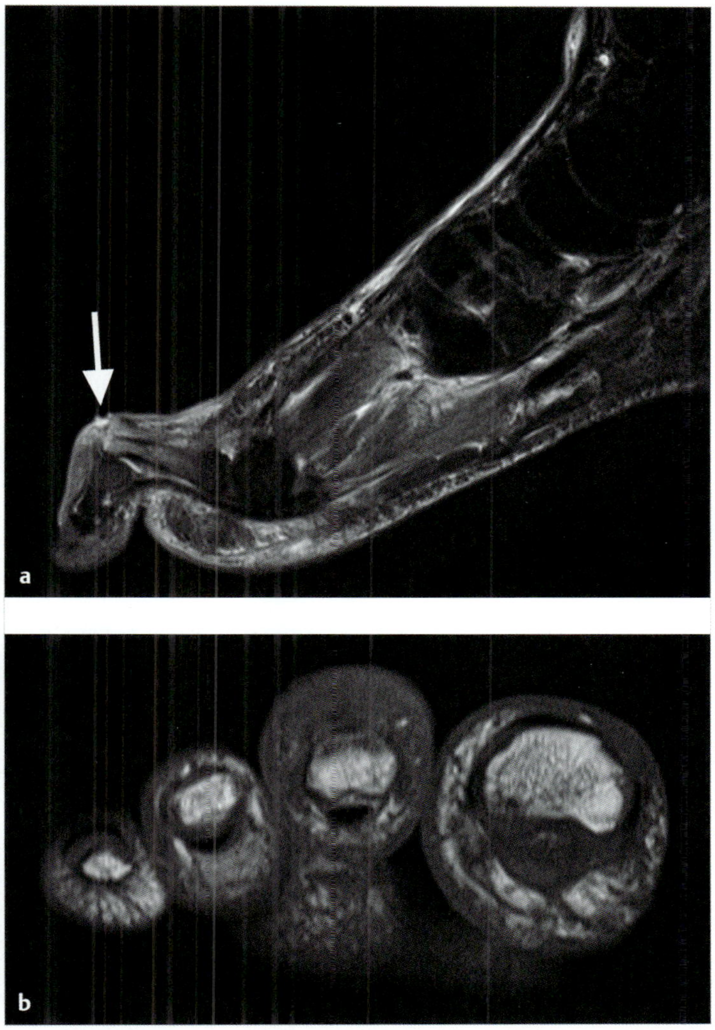

Abb. 9.67 Klavusinfektion ohne Osteomyelitis. 69-jähriger Patient mit infiziertem Klavus an D II streckseitig.

Anmerkung: Das erhaltene, normale Fettmarksignal in der nativen T 1w Sequenz ist ein gutes Ausschlusskriterium für die Osteomyelitis.

a Sagittale PDw fatsat MRT-Sequenz. Fokaler Hautdefekt (Pfeil) mit ödematisiertem Subkutangewebe und Knochenmarködem im distalen Grundglied.

b Axiale T 1w MRT-Sequenz in Höhe des distalen Grundglieds. Regelrechtes Fettmarksignal in der Grundphalanx, kein Hinweis auf Osteomyelitis.

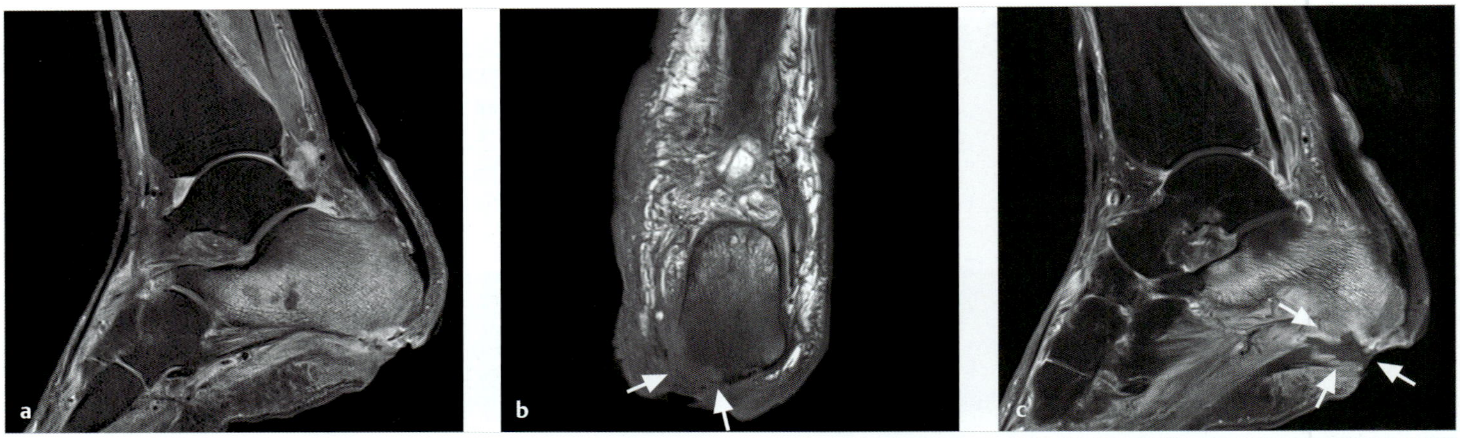

Abb. 9.68 Osteomyelitis. 58-jähriger Patient mit chronischem Ulkus plantarseitig an der linken Ferse. Osteomyelitis des Kalkaneus bei chronischem Ulkus.

Anmerkung: Typisch für eine Osteomyelitis ist ein vollständiger Verlust des Fettmarksignals in der T 1w Sequenz. Weitere Bildkriterien wie der Verlust der kortikalen Grenzlamelle und unmittelbar angrenzende Abszesse sowie Fistelbildungen machen eine Osteomyelitis hoch wahrscheinlich.

a Sagittale PDw fatsat MRT-Sequenz. Intensives Knochenödem, fast den gesamten Kalkaneus einnehmend, mit plantarseitig in die Tiefe reichendem Weichteilulkus mit Kontakt zur Knochenoberfläche sowie angrenzender Ulzeration des Knochens.

b Koronare T 1w MRT-Sequenz. Tiefes Weichteilulkus mit Kontakt zum Tuber calcanei, destruierte kortikale Grenzlamelle sowie aufgehobenes Fettmarksignal als Ausdruck der Osteomyelitis (Pfeile).

c Sagittale T 1w fatsat MRT-Sequenz nach Kontrastmittelgabe. Flächige Kontrastmittelaufnahme des Kalkaneus mit umschriebenem Weichteildefekt mit Fistel (Pfeile) an der Insertion der Plantaraponeurose. Der Abszess zeigt unmittelbaren Knochenkontakt.

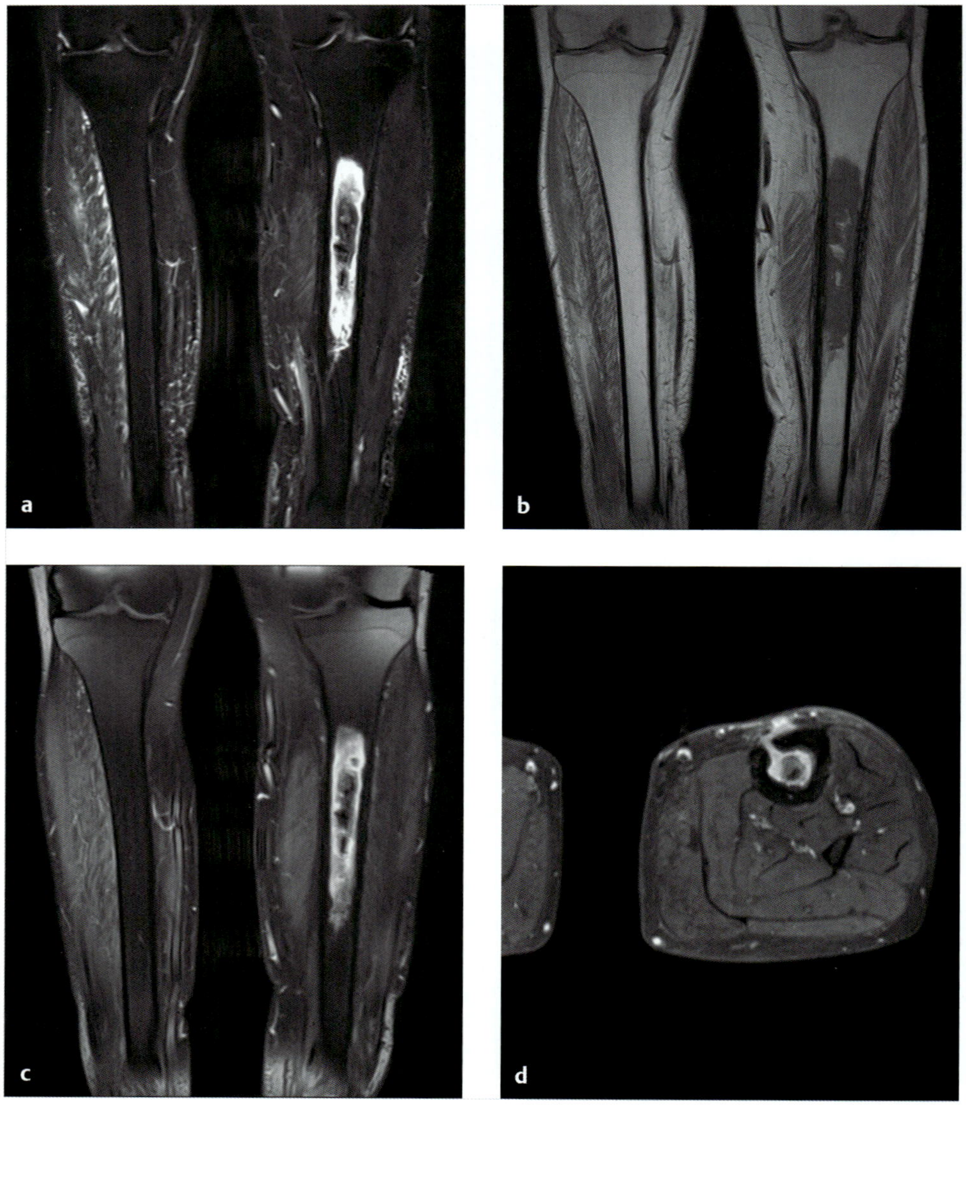

Abb. 9.69 Osteomyelitis. 68-jähriger Patient mit Osteomyelitis. Diabetische Osteoarthropathie mit Wundheilungsstörung im Bereich der Schraube bei Zustand nach entferntem Ringfixateur.

a Koronare STIR-MRT-Sequenz. Langstreckige signalintensive Markraumläsion im proximalen und mittleren Drittel der linken Tibiadiaphyse.

b Koronare T 1w MRT-Sequenz, korrespondierendes Bild zu **a**. Vollständige Auslöschung des Fettmarksignals innerhalb des Markraums sowie signalintensive Areale im Sinne von Knochensequestern.

c Koronare T 1w fatsat MRT-Sequenz nach Kontrastmittelgabe. Intensive, relativ scharf abgrenzbare Kontrastmittelaufnahme des osteomyelitischen Fokus, fehlende Kontrastmittelaufnahme der Sequester.

d Axiale T 1w fatsat MRT-Sequenz nach Kontrastmittelgabe. Unterbrechung der Kortikalis entlang des Bohrkanals der Schraube mit angrenzender Fistelstraße in die subkutanen Weichteile.

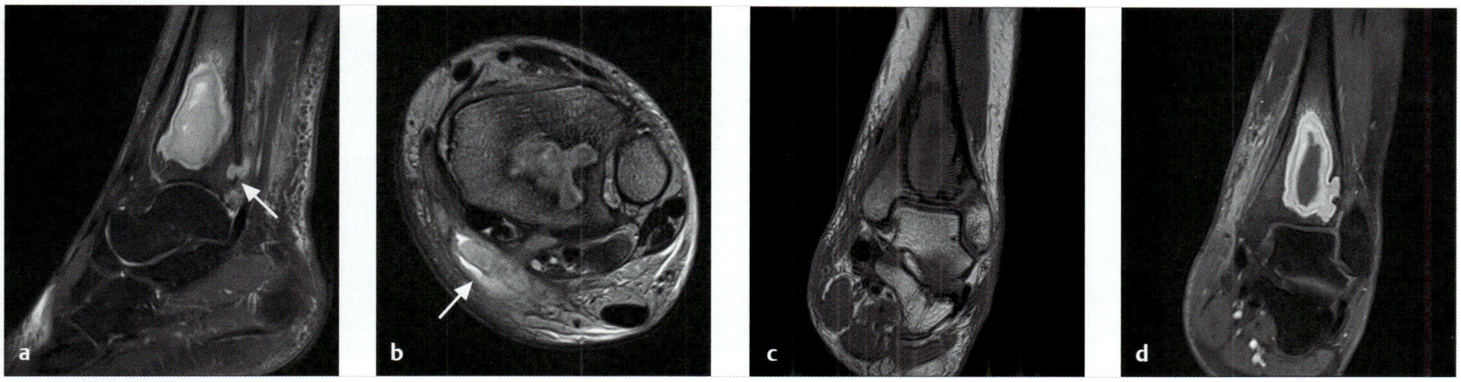

Abb. 9.70 Osteomyelitis: Brodie-Abszess. 15-jährige Patientin mit Trauma vor 6 Monaten, erhöhter Konzentration des C-reaktiven Proteins und Brodie-Abszess.

- **a** Sagittale PDw fatsat MRT-Sequenz. In der distalen Tibia irregulär begrenzter Verhalt mit schmalem Sklerosesaum. An der dorsalen Kortikalis umschriebene Destruktion (Pfeil) mit Kommunikation zu einem posteromedialen Weichteilabszess.
- **b** Axiale T 2w MRT-Sequenz. Diffuser Weichteilabszess in den dorsalen Abschnitten (Pfeil).
- **c** Koronare native T 1w MRT-Sequenz. Darstellung der Abszesshöhle mit unterschiedlicher Schichtung. Der zentral signalarme Anteil entspricht dem liquiden Abszess. Die vertikal verlaufenden Streifen durch die distale Tibia entsprechen Bewegungsartefakten.
- **d** Koronare T 1w fatsat MRT-Sequenz nach Kontrastmittelgabe, gleiche Schicht wie **c**. Ausgedehnte Kontrastmittelaufnahme des entzündlichen Randsaums bei zentraler Einschmelzung des Brodie-Abszesses.

9

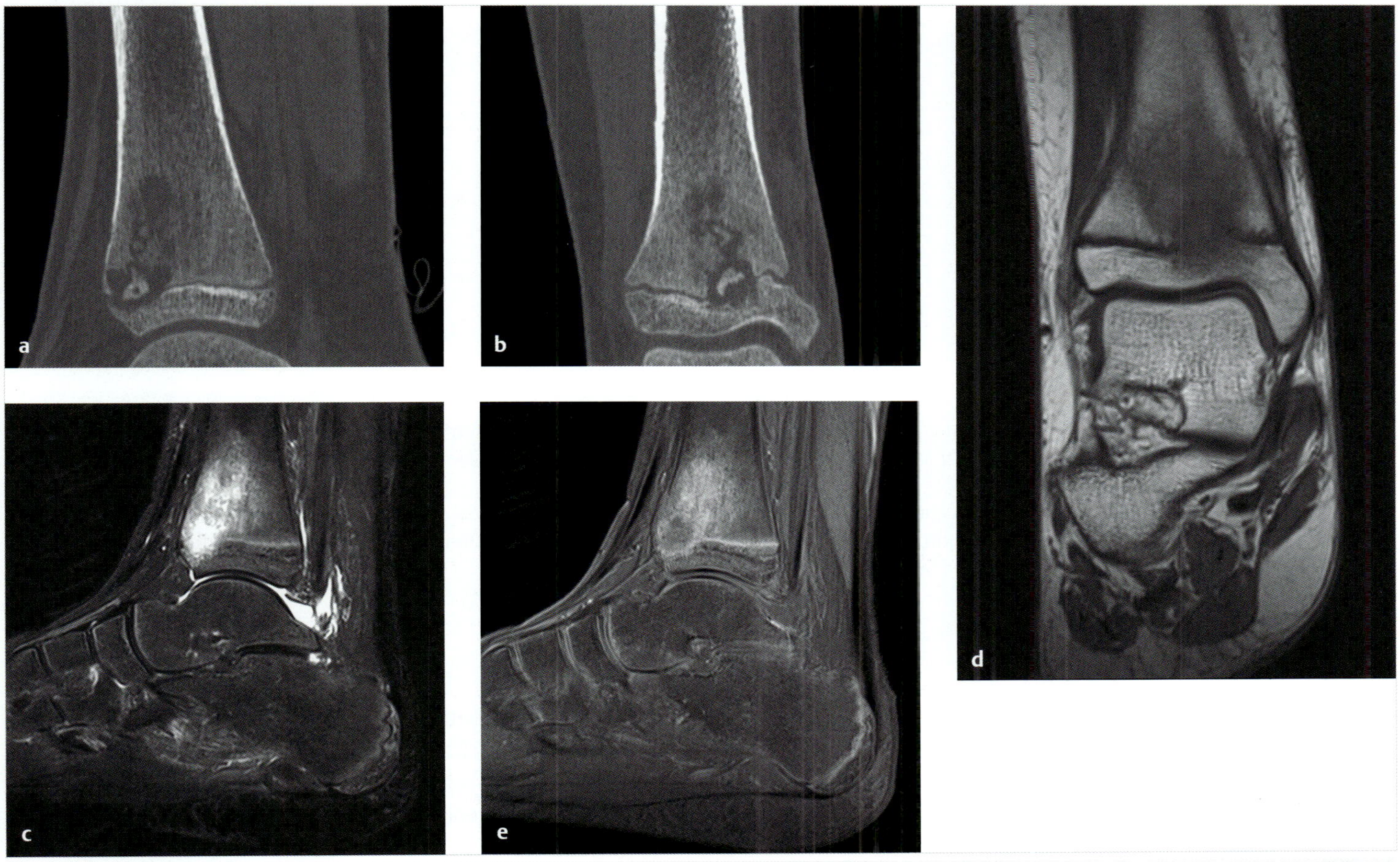

Abb. 9.71 Osteomyelitiss: Sequesterbildung. 14-jähriger Junge mit akuter Osteomyelitis und Sequesterbildung.
Anmerkung: Für die Beurteilung eines entzündlichen Markraumprozesses reichen oft schon die STIR- und T 1w Sequenz, insbesondere wenn kein Kontrastmittel appliziert werden kann. Die Kontrastmittelgabe ist sinnvoll zum Ausschluss einer Gelenk- oder Weichteilbeteiligung.

- **a** Sagittale CT-Rekonstruktion. Akute Osteomyelitis mit meta- bzw. epiphysärer Knochendestruktion. Der Prozess verläuft durch die anteriore Epiphysenfuge an der distalen Tibia rechts mit Knochensequester.
- **b** Koronare CT-Rekonstruktion. Ausbildung multipler Knochensequester, von denen der Größte einen umgebenden Osteolysesaum aufweist und vermehrt sklerosiert ist.
- **c** Sagittale STIR-MRT-Sequenz 2 Monate nach CT. Zustand nach Sequesterentfernung, noch floride Osteomyelitis. Intensive Ödembildung im Bereich der Osteomyelitis.
- **d** Koronare T 1w MRT-Sequenz 2 Monate nach CT, gleicher Untersuchungszeitpunkt wie **c**. Wichtigste Sequenz für die Diagnose der Osteomyelitis ist die T 1w Sequenz mit der Darstellung des abschnittsweise vollständigen Verlusts des signalreichen Fettmarksignals, in diesem Fall mit Auslöschung der Kontur der Epiphysenfuge.
- **e** Sagittale T 1w fatsat MRT-Sequenz nach Kontrastmittelgabe 2 Monate nach CT, gleicher Untersuchungszeitpunkt wie **c**. Kontrastmittelaufnahme des osteomyelitischen Herdbefunds.

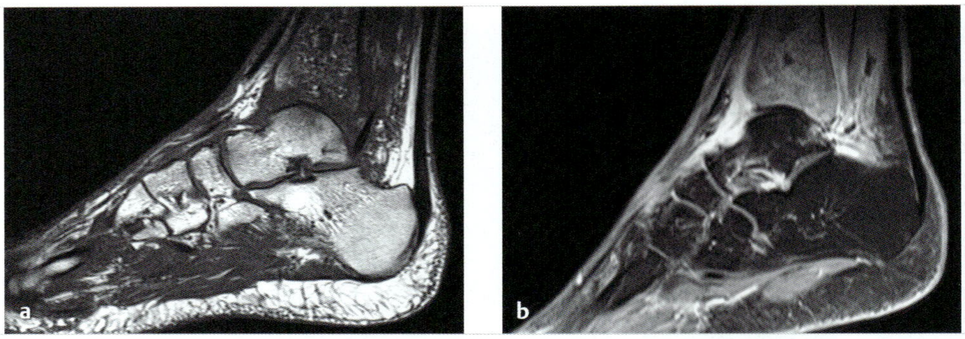

Abb. 9.72 Osteomyelitis. 64-jähriger Patient mit akuter Osteomyelitis mit Fettgewebenekrosen.
a Sagittale T 1w MRT-Sequenz. Ausbildung von runden Fetttröpfchen (Fettglobuli) in der distalen Tibia mit sehr hoher Signalintensität. Diese Fettgewebenekrosen sind pathognomonisch für eine akute Osteomyelitis.
b Sagittale T 1w MRT-Sequenz nach Kontrastmittelgabe. Intensive Kontrastmittelaufnahme der Tibia und der angrenzenden Weichteile mit einem fleckig-granulierten Bildmuster des Markraums der Tibia und Nachweis von einzelnen größeren, signalarmen Fettgewebenekrosen.

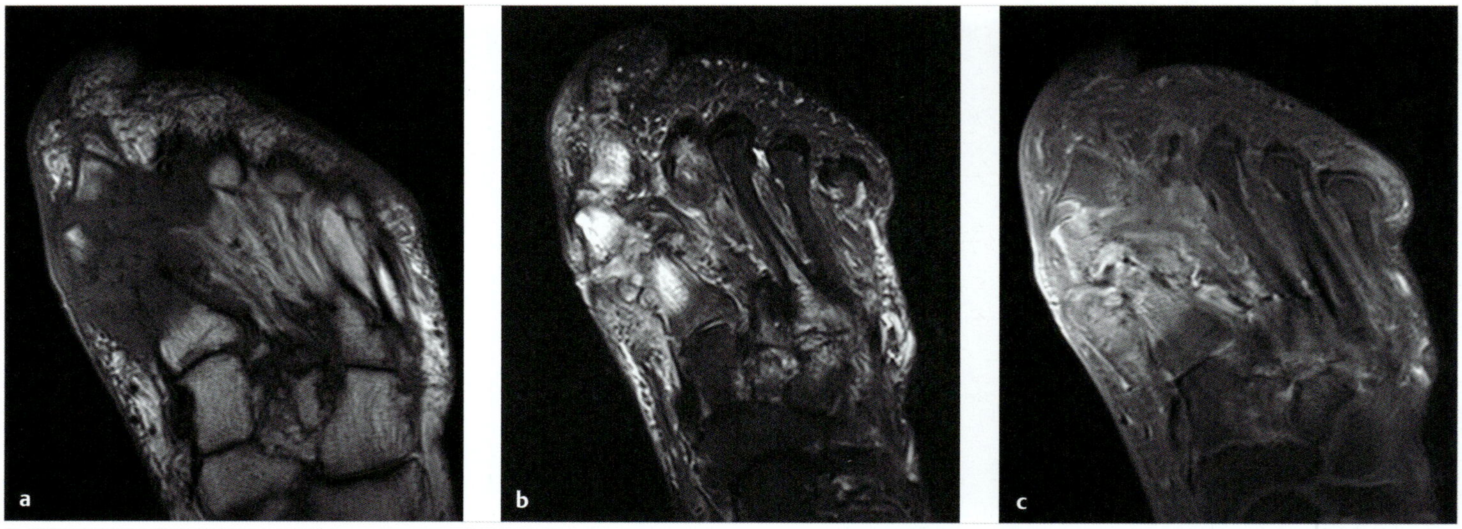

Abb. 9.73 Osteomyelitis. 58-jähriger Patient mit Infekt und akuter Osteomyelitis nach Hallux-valgus-Operation.
a Koronare T 1w MRT-Sequenz. Im Bereich der Metatarsaleosteotomie Osteomyelitis im proximalen Fragment mit Verlust des Fettmarksignals, beginnend auch distal.
b Koronare STIR-MRT-Sequenz. Intensives Knochenmarködem in den luxierten Metatarsaleanteilen und im Rest der Grundphalanx.
c Koronare T 1w fatsat MRT-Sequenz nach Kontrastmittelgabe. Deutliche phlegmonöse Kontrastmittelanreicherung in den angrenzenden Weichteilen.

9.4.6 Differenzialdiagnose

- Neurogene bzw. Charcot-Arthropathie
- Osteoidosteom
- stress- bzw. überlastungsbedingte reaktive Knochenödeme, Überlastungs- bzw. Ermüdungsfrakturen
- Ewing-, Osteosarkom

Am schwierigsten ist die Unterscheidung zwischen Neuropathie und Osteomyelitis. Für die Neuropathie gilt:

- Gefügestörung der Gelenklinien
- anfänglich geringe Dislokation, Subluxation und später schwere Luxation
- Valgusfehlstellung im Rückfuß
- Aufhebung der Chopart- oder Lisfranc-Gelenklinie
- subchondrale Erosionen und Zysten
- Knochenfragmente
- freie Gelenkkörper
- mehrere Gelenke betroffen
- flächiges reaktives Knochenmarködem mit noch etwas erhaltenem Fettmarksignal in der T 1w Sequenz
- bisweilen weitgehend verlorengehendes Fettmarksignal durch reaktive Sklerose in das Fettmarksignal auch beim Charcot-Gelenk

9.4.7 Therapie

- Meist Amputation im Bereich der Zehen und im Vorfußbereich
- operatives Entfernen aller osteomyelitisch veränderten Knochenmarkbezirke, in der Regel kombiniert mit lokaler Antibiotikatherapie (Gentamyzinketten)
- Ruhigstellung, ggf. mit Fixateur externe

9.4.8 Prognose/Komplikationen

Es kann die Amputation von Zehen, des Mittelfußes oder des gesamten Fußes erforderlich werden. Möglich sind auch septische Komplikationen. Während die akute und die subakute Osteomyelitis in der Regel zur Ausheilung kommen, werden bei der chronischen Osteomyelitis lebenslange Verläufe beobachtet.

9.5 Chronisch-rezidivierende multifokale Osteomyelitis

Ulrike Szeimies

9.5.1 Definition

Die CRMO ist eine benigne, nicht infektiöse autoinflammatorische Erkrankung des Knochens bei Kindern und Jugendlichen (Syn.: chronische nicht bakterielle Osteitis).

9.5.2 Symptome

- Ruhe- und Belastungsschmerz der betroffenen Extremität, mitunter Gelenkschwellung mit Arthritis
- geringe Allgemeinsymptomatik mit subfebrilen Temperaturen möglich
- uni- oder multifokale, initial osteolytische, später sklerotische Läsionen
- Prädilektionsort: metaphysär bis epiphysär (am Fuß am häufigsten Tibia), grundsätzlich aber in jedem Skelettabschnitt möglich
- Spätsymptome: Hyperostose der befallenen Region, selten Frakturen
- Mischbild mit Psoriasisarthritis oder anderen enthesitisassoziierten Arthritiden möglich
- in einigen Fällen Assoziationen mit folgenden Organen:
  - Haut (palmoplantare Pustulose in ca. 10–20 % der Fälle); aber auch andere Formen der Psoriasis oder Akne conglobata bzw. fulminans
  - Auge: sehr selten Uveitis
  - Gastrointestinaltrakt: chronisch-entzündliche Darmerkrankung
- Erscheinungsformen ähnlich dem SAPHO-Syndrom (Syndrom aus Synovitis, Akne, Pustulosis, Hyperostosis, Osteitis) bei Erwachsenen (manche Autoren betrachten die CRMO als juvenile Form des SAPHO-Syndroms)
- episodischer Verlauf mit Spontanremission oder zumindest Besserungen typisch, aber auch schubartiges Auftreten und primär chronische Verläufe möglich

> **Merke** (M!)
>
> Die Diagnose „CRMO" ergibt sich aus der Kombination klinischer, radiologischer und ggf. histologischer Befunde. Liegt ein typischer MRT-Befund zusammen mit der oben beschriebenen Hautmanifestation vor, ist die Diagnose „CRMO" hoch wahrscheinlich.

9.5.3 Prädisponierende Faktoren

Assoziationen mit Autoimmunerkrankungen, insbesondere chronisch-entzündlichen Darmerkrankungen, sind beschrieben. Es gibt keine eindeutig positiven Prädiktoren.

9.5.4 Anatomie/Pathologie

- Inzidenz 0,4 von 100 000 Kindern in Deutschland
- Erkrankungsgipfel im Alter von 7–12 Jahren
- Ätiologie und Pathomechanismus bislang nicht geklärt (diskutiert wird die These einer Autoimmunerkrankung aufgrund eines Missverhältnisses zwischen Prointerleukin 6 und TNF-α sowie antiinflammatorischen Zytokinen)
- häufig leicht erhöhte Konzentrationen von Entzündungsmarkern
- wahrscheinlich Zusammenhang mit enthesitisassoziierter Arthritis und Psoriasisarthritis

9.5.5 Bildgebung

Ultraschall

Gegebenenfalls ergänzend zum Ausschluss eines Weichteilprozesses.

Röntgen

Erster Schritt zum Ausschluss einer röntgenologischen Pathologie des betroffenen Skelettabschnitts.

Computertomografie

Aufgrund der Strahlenbelastung nicht indiziert.

Magnetresonanztomografie

Antworten im Befund

> **Merke** (M!)
>
> Die Beschreibung des Bildmusters und Kontrastverhaltens bei CRMO insbesondere in Abgrenzung von einer malignen oder bakteriell-infektiösen Erkrankung kann schwierig sein.

- Auf multifokalen Befall achten
- genaue Anamnese wichtig, Hautveränderungen, ggf. zur Erfassung mehrerer Herde erneuter Untersuchungstermin oder Ganzkörper-MRT vorschlagen

Untersuchungstechnik

- *Standarduntersuchung:* hochauflösende Mehrkanalspule in Rücken- oder Bauchlage
- *Sequenztechnik:*
  - Routineprotokolle je nach Schmerzbereich (Unterschenkel, Sprunggelenk/Mittelfuß, Mittelfuß/Vorfuß)
  - ggf. Ganzkörper-MRT mit STIR-Sequenzen und ggf. diffusionsgewichteten Sequenzen zur Sicherung der benignen Entität

9

Praxistipp

Wichtig bei Kindern: Um Bewegungsartefakte zu vermeiden, ist die Untersuchungssituation angstfrei zu gestalten und es ist genügend Zeit einzuplanen. Hilfreich sind die Anwesenheit eines Elternteils während der Untersuchung, ggf. Lieblingsmusik bzw. Hörspiel und ein Kuscheltier. Bei Kontrastmittelgabe darf nur der Geübte den Zugang legen.

Befunde

- In fettunterdrückten, wassersensitiven Sequenzen (STIR, PDw fatsat) umschriebene, teilweise intensive Ödemzonen epiphysennah, die meta- und epiphysär auslaufen
- entsprechend in der T 1w Sequenz deutliche Signalabsenkungen
- nach Kontrastmittelgabe vermehrte Kontrastmittelanreicherung
- kein extraossärer Weichteilanteil erkennbar, flächiges angrenzendes Ödem oder Flüssigkeitseinlagerungen jedoch möglich
- am Fuß Osteodestruktionen ungewöhnlich (im Gegensatz zur Wirbelsäule: Vertebra plana)
- ggf. beim Ganzkörper-MRT auf die Klavikula achten (kann ein inaktiver Herdbefund sein)

Empfehlung zur Bildgebung

Methode der Wahl: MRT des betroffenen Gelenkabschnitts. Zur Beurteilung eines multifokalen Befalls Ganzkörper-MRT (keine Skelettszintigrafie wegen der Strahlenbelastung).

Bildbeispiele

Zwei Fallbeispiele s. in ▶ Abb. 9.74 und ▶ Abb. 9.75.

9.5.6 Differenzialdiagnose

- Akute und chronische bakterielle Osteomyelitis, Brodie-Abszess
- juvenile idiopathische Arthritis
- maligne Erkrankungen (Osteo-, Ewing-Sarkom u. a.)
- Langerhans-Zell-Histiozytose
- Hypophosphatasie

9.5.7 Therapie

- Nicht steroidale entzündungshemmende Medikamente
- als Ergänzung symptomatische Maßnahmen (Kühlung, Physiotherapie)
- bei häufigen Rezidiven orale Steroide, ggf. Bisphosphonate, Sulfasalazin und TNF-α-blockierende Biologika

9.5.8 Prognose/Komplikationen

Spontanheilungen sind beschrieben. Eine mögliche Komplikation sind Sinterungen von Wirbelkörpern mit Vertebra plana.

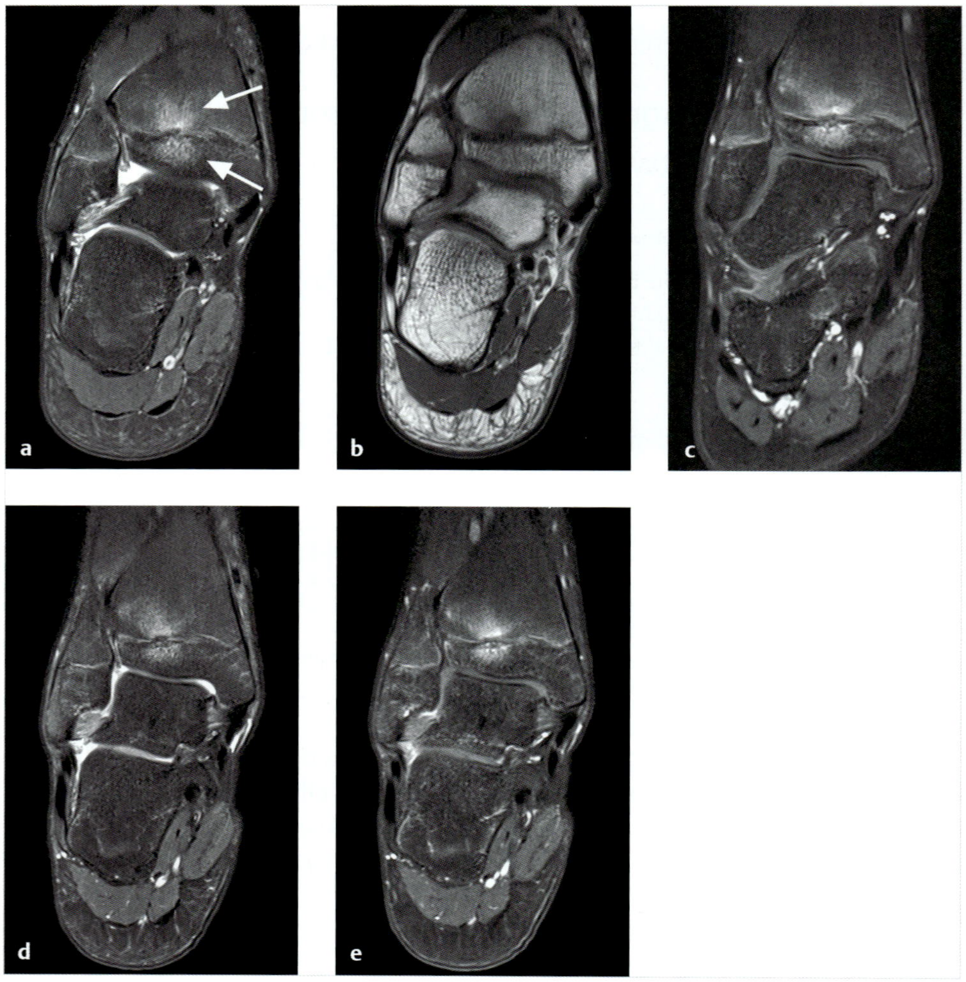

Abb. 9.74 CRMO. 14-jähriger Junge mit anhaltenden Schmerzen mittig im oberen Sprunggelenk vor allem beim Abrollen. Vor 3 Wochen starker Infekt, Untersuchung zum Ausschluss einer Osteochondrosis dissecans. Diagnose „CRMO".

a Koronare PDw fatsat MRT-Sequenz. Darstellung der umschriebenen epiphysären Ödemzone (Pfeile).

b Koronare T 1w MRT-Sequenz, korrelierende Schicht zu **a**. Fokale Signalabsenkung in der T 1w Sequenz.

c Koronare T 1w fatsat MRT-Sequenz nach Kontrastmittelgabe. Umschriebene, fokal kontrastmittelaufnehmende Läsion mit perifokalem Spongiosaödem in der distalen Tibiametaphyse mit Einbezug der distalen Epiphysenfuge ohne Nachweis einer Abszessbildung.

d Koronare PDw fatsat MRT-Sequenz. Verlauf nach 2 Monaten mit rückläufigen Schmerzen, keine wesentliche Befundänderung bezüglich der Ödembildung.

e Koronare T 1w fatsat MRT-Sequenz nach Kontrastmittelgabe. Allenfalls nur geringfügig abnehmende Kontrastierung. *Anmerkung:* Die Ödembildung und die Kontrastmittelaufnahme können noch lange nach Beschwerdebesserung oder Remission persistieren.

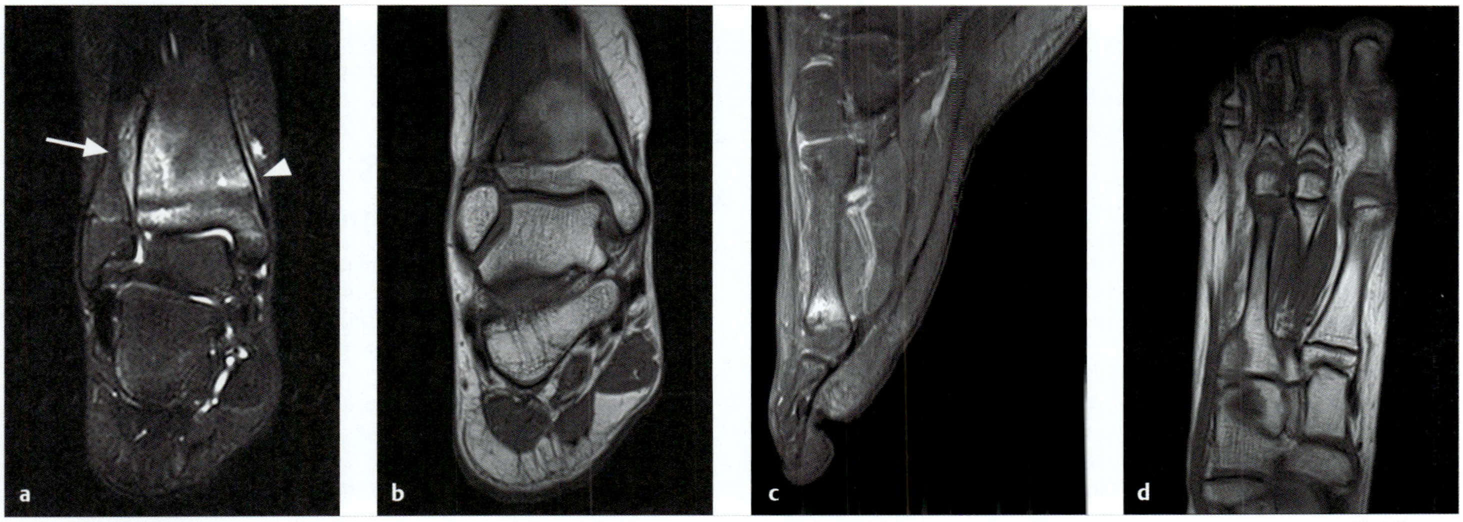

Abb. 9.75 CRMO. Elfjähriges Mädchen, Zuweisungsdiagnose „Verdacht auf Ermüdungsfraktur". Typisches Befundmuster einer CRMO.
a Koronare STIR-MRT-Sequenz. Flächige meta- und epiphysäre Ödemzonen in der distalen Tibia lateral, geringer auch medial. Geringes angrenzendes Weichteilödem (Pfeil), Signalanhebung entlang des Periosts (Pfeilspitze) sowie minimaler Gelenkerguss.
b Koronare T1w MRT-Sequenz. Korrespondierende Signalabsenkungen mit noch durchscheinendem Fettmarksignal.
c Sagittale PDw fatsat MRT-Sequenz. Ödemzone an der distalen Metaphyse bis zum Epiphysenspalt des Metatarsale III. Aufgrund der angegebenen Schmerzen in der Anamnese auch in diesem Bereich erfolgt eine zusätzliche Untersuchung des Vorfußes.
d Koronare T1w MRT-Sequenz. Korrelierendes flächiges Knochenmarködem im Schaft des Os metatarsale D III nach distal bis in die Metaphyse unter Mitbeteiligung der Wachstumsfuge.

Literatur

9.5.9 Entzündliche Gelenkerkrankungen

Rheumatoide Arthritis

[1] Baker JF, Conaghan PG, Emery P et al. Validity of early MRI structural damage end points and potential impact on clinical trial design in rheumatoid arthritis. Ann Rheum Dis 2016; 75 (6): 1114–1119
[2] Buchbender C, Scherer A, Miese F et al. Patterns of magnetic resonance imaging of the foot in rheumatoid arthritis: Which joints are most frequently involved? Rheumatol Int 2013; 33 (7): 1731–1736
[3] Burgers LE, Nieuwenhuis WP, van Steenbergen HW et al. Magnetic resonance imaging-detected inflammation is associated with functional disability in early arthritis-results of a cross-sectional study. Rheumatology (Oxford) 2016; 55 (12): 2167–2175
[4] Egerer K, Feist E, Burmester GR. Serologische Diagnostik der rheumatoiden Arthritis. Dtsch Arztebl Int 2009; 106: 159–163
[5] Jevtic V, Lingg G. Differential diagnosis of rheumatoid and psoriatic arthritis at an early stage in the small hand and foot joints using magnetic resonance imaging. Handchir Mikrochir Plast Chir 2012; 44 (3): 163–170
[6] Larsen A, Dale K, Eek M. Radiografic evaluation of rheumatoid arthritis and related conditions by standard reference films. Acta Radiol Diag 1977; 18: 481–491
[7] Nieuwenhuis WP, van Steenbergen HW, Mangnus L et al. Evaluation of the diagnostic accuracy of hand and foot MRI for early rheumatoid arthritis. Rheumatology (Oxford) 2017; 56 (8): 1367–1377. doi:10.1093/rheumatology/kex167
[8] Prati C, Brion BB, Leclerc G et al. Spacing of toes reveals rheumatoid nodulosis. J Rheumatol 2014; 41 (5): 973–974
[9] Rondina RG, de Mello RAF, Valim V et al. Discordance between clinical and imaging criteria: assessment by magnetic resonance imaging of the foot of patients with rheumatoid arthritis. Rheumatol Int 2017; 37 (8): 1357–1364. doi:10.1007/s00296-017-3754-x
[10] Siddle HJ, Hodgson RJ, Redmond AC et al. MRI identifies plantar plate pathology in the forefoot of patients with rheumatoid arthritis. Clin Rheumatol 2012; 31 (4): 621–629. doi:10.1007/s10067-011-1899-7
[11] Siddle HJ, Hensor EM, Hodgson RJ et al. Anatomical location of erosions at the metatarsophalangeal joints in patients with rheumatoid arthritis. Rheumatology (Oxford) 2014; 53 (5): 932–936
[12] Siddle HJ, Hodgson RJ, Hensor EMA et al. Plantar plate pathology is associated with erosive disease in the painful forefoot of patients with rheumatoid arthritis. BMC Musculoskelet Disord 2017; 18 (1): 308
[13] Stomp W, Krabben A, van der Heijde D et al. Are rheumatoid arthritis patients discernible from other early arthritis patients using 1.5 T extremity magnetic resonance imaging? A large cross-sectional study. J Rheumatol 2014; 41 (8): 1630–1637
[14] Taljanovic MS, Melville DM, Gimber LH et al. High-resolution US of rheumatologic diseases. Radiographics 2015; 35 (7): 2026–2048
[15] Wilkinson VH, Rowbotham EL, Grainger AJ. Imaging in foot and ankle arthritis. Semin Musculoskelet Radiol 2016; 20 (2): 167–174
[16] Zubler V, Agten CA, Pfirrmann CW et al. Frequency of arthritis-like MRI findings in the forefeet of healthy volunteers versus patients with symptomatic rheumatoid arthritis or psoriatic arthritis. AJR Am J Roentgenol 2017; 208 (2): W45–W53

Seronegative Spondylarthropathien

[1] Erdem CZ, Tekin NS, Sarikaya S et al. MR imaging features of foot involvement in patients with psoriasis. Eur J Radiol 2008; 67: 521–525
[2] Feletar M, Hall S, Bird P. Evaluation of magnetic resonance imaging responsiveness in active psoriatic arthritis at multiple timepoints during the first 12 weeks of antitumor necrosis factor therapy. J Rheumatol 2016; 43 (1): 75–80
[3] Ghanem N, Uhl M, Pache G et al. MRI in psoriatic arthritis with hand and foot involvement. Rheumatol Int 2007; 27: 387–393
[4] Gladman DD, Abufayyah M, Salonen D et al. Radiological characteristics of the calcaneal spurs in psoriatic arthritis. Clin Exp Rheumatol 2014; 32 (3): 401–403
[5] Glinatsi D, Bird P, Gandjbakhch F et al. Validation of the OMERACT Psoriatic Arthritis Magnetic Resonance Imaging Score (PsAMRIS) for the hand and foot in a randomized placebo-controlled trial. J Rheumatol 2015; 42 (12): 2473–2479
[6] Hettenkofer HJ. Rheumatologie: Diagnostik – Klinik – Therapie. 5. Aufl. Stuttgart: Thieme; 2003

[7] Ichikawa N, Taniguchi A, Kobayashi S et al. Performance of hands and feet radiographs in differentiation of psoriatic arthritis from rheumatoid arthritis. Int J Rheum Dis 2012; 15 (5): 462–467

[8] Laasonen L, Gudbjornsson B, Ejstrup L et al. Radiographic development during three decades in a patient with psoriatic arthritis mutilans. Acta Radiol Open 2015; 4 (7): 2058460115588098

[9] McQueen F, Lassere M, Østergaard M. Magnetic resonance imaging in psoriatic arthritis: a review of the literature. Arthritis Res Ther 2006; 8: 207

[10] Maldonado-Ficco H, Sheane BJ, Thavaneswaran A et al. Magnetic resonance imaging in psoriatic arthritis: a descriptive study of indications, features and effect on treatment change. J Clin Rheumatol 2017; 23 (5): 243–245

[11] Müller-Ladner U. Evidenzbasierte Therapie in der Rheumatologie. 2. Aufl. Bremen: UNI-MED; 2007

[12] Tan AL, McGonagle D. Psoriatic arthritis: correlation between imaging and pathology. Joint Bone Spine 2010; 77: 206–211

[13] Wassenberg S. Radiographic scoring methods in psoriatic arthritis. Clin Exp Rheumatol 2015; 33 (5 Suppl. 93): S 55–S 59

[14] Weiner SM, Jurenz S, Uhl M et al. Ultrasonography in the assessment of peripheral joint involvement in psoriatic arthritis: a comparison with radiography, MRI and scintigraphy. Clin Rheumatol 2008; 27: 983–989

[15] Zubler V, Agten CA, Pfirrmann CW et al. Frequency of arthritis-like MRI findings in the forefeet of healthy volunteers versus patients with symptomatic rheumatoid arthritis or psoriatic arthritis. AJR Am J Roentgenol 2017; 208 (2): W45–W53

9.5.10 Gichtarthropathie

[1] Ahmad Z, Gupta AK, Sharma R et al. Dual energy computed tomography: a novel technique for diagnosis of gout. Int J Rheum Dis 2016; 19 (9): 887–896

[2] Baer AN, Kurano T, Thakur UJ et al. Dual-energy computed tomography has limited sensitivity for non-tophaceous gout: a comparison study with tophaceous gout. BMC Musculoskelet Disord 2016; 17: 91

[3] Bevis M, Marshall M, Rathod T et al. The association between gout and radiographic hand, knee and foot osteoarthritis: a cross-sectional study. BMC Musculoskelet Disord 2016; 17: 169

[4] Carter JD, Kedar RP, Anderson SR et al. An analysis of MRI and ultrasound imaging in patients with gout who have normal plain radiographs. Rheumatology (Oxford) 2009; 48: 1442–1446

[5] Dalbeth N, Doyle A, Boyer L et al. Development of a computed tomography method of scoring bone erosion in patients with gout: validation and clinical implications. Rheumatology (Oxford) 2011; 50: 410–416

[6] Doyle AJ, Dalbeth N, McQueen F et al. Gout on CT of the feet: a symmetric arthropathy. J Med Imaging Radiat Oncol 2016; 60 (1): 54–58

[7] Emad Y, Ragab Y, El-Naggar A et al. Gadolinium-enhanced MRI features of acute gouty arthritis on top of chronic gouty involvement in different joints. Clin Rheumatol 2015; 34 (11): 1939–1947

[8] Fritz J, Henes JC, Fuld MK et al. Dual-energy computed tomography of the knee, ankle, and foot: noninvasive diagnosis of gout and quantification of monosodium urate in tendons and ligaments. Semin Musculoskelet Radiol 2016; 20 (1): 130–136

[9] Gerster JC, Landry M, Dufresne L et al. Imaging of tophaceous gout: computed tomography provides specific images compared with magnetic resonance imaging and ultrasonography. Ann Rheum Dis 2002; 61: 52–54

[10] Kiefer T, Diekhoff T, Hermann S et al. Single source dual-energy computed tomography in the diagnosis of gout: diagnostic reliability in comparison to digital radiography and conventional computed tomography of the feet. Eur J Radiol 2016; 85 (10): 1829–1834

[11] Lagoutaris ED, Adams HB, DiDomenico LA et al. Longitudinal tears of both peroneal tendons associated with tophaceous gouty infiltration. A case report. J Foot Ankle Surg 2005; 44: 222–224

[12] Morrison WB, Ledermann HP, Schweitzer ME. MR imaging of inflammatory conditions of the ankle and foot. Magn Reson Imaging Clin N Am 2001; 9: 615–637

[13] Poratt D, Rome K. Surgical management of gout in the foot and ankle: a systematic review. J Am Podiatr Med Assoc 2016; 106 (3): 182–188

[14] Sapsford M, Gamble GD, Aati O et al. Relationship of bone erosion with the urate and soft tissue components of the tophus in gout: a dual energy computed tomography study. Rheumatology (Oxford) 2017; 56 (1): 129–133

[15] Wilkinson VH, Rowbotham EL, Grainger AJ. Imaging in foot and ankle arthritis. Semin Musculoskelet Radiol 2016; 20 (2): 167–174

[16] Yu JS, Chung C, Recht M et al. MR imaging of tophaceous gout. AJR Am J Roentgenol 1997; 168: 523–527

9.5.11 Charcot-Fuß (Neuroosteoarthropathie)

[1] Brodsky J, Wagner F, Kwong P. Paterns of breakdown in the Charcot trasus of diabetes and relation to treatment. Foot Ankle 1986; 5: 353

[2] Chantelau EA, Richter A. The acute diabetic Charcot foot managed on the basis of magnetic resonance imaging – a review of 71 cases. Swiss Medical Weekly 2013; 143

[3] Charcot JM. Sur quelques arthropathies. Qui paraissent dependre d'une lesion. Du cerveau ou de la moelle epiniere. Arch Physiol Norm Pathol 1868; 1: 161–178

[4] Donovan A, Schweitzer ME. Use of MR imaging in diagnosing diabetes-related pedal osteomyelitis. Radiographics 2010; 30 (3): 723–736

[5] Duryea D, Bernard S, Flemming D et al. Outcomes in diabetic foot ulcer patients with isolated T2 marrow signal abnormality in the underlying bone: Should the diagnosis of „osteitis" be changed to „early osteomyelitis"? Skeletal Radiol 2017; 46 (10): 1327–1333. doi:10.1007/s00256-017-2666-x

[6] Ergen FB, Sanverdi SE, Oznur A. Charcot foot in diabetes and an update on imaging. Diabet Foot Ankle 2013; 4

[7] Fujii M, Terashi H, Tahara S. Efficacy of magnetic resonance imaging in diagnosing osteomyelitis in diabetic foot ulcers. J Am Podiatr Med Assoc 2014; 104 (1): 24–29

[8] Höpfner S, Krolak C, Kessler S et al. Preoperative imaging of Charcot neuroarthropathy in diabetic patients: comparison of ring PET, hybrid PET, and magnetic resonance imaging. Foot Ankle Int 2004; 25 (12): 890–895

[9] Jbara M, Gokli A, Beshai S et al. Does obtaining an initial magnetic resonance imaging decrease the reamputation rates in the diabetic foot? Diabet Foot Ankle 2016; 7: 31240

[10] Ledermann HP, Morrison WB. Differential diagnosis of pedal osteomyelitis and diabetic neuroarthropathy: MR imaging. Semin Musculoskelet Radiol 2005; 9 (3): 272–283

[11] Leone A, Cassar-Pullicino VN, Semprini A et al. Neuropathic osteoarthropathy with and without superimposed osteomyelitis in patients with a diabetic foot. Skeletal Radiol 2016; 45: 735–754

[12] Low KT, Peh WC. Magnetic resonance imaging of diabetic foot complications. Singapore Med J 2015; 56 (1): 23–33

[13] McCarthy E, Morrison WB, Zoga AC. MR imaging of the diabetic foot. Magn Reson Imaging Clin N Am 2017; 25 (1): 183–194

[14] Martín Noguerol T, Luna Alcalá A, Beltrán LS et al. Advanced MR imaging techniques for differentiation of neuropathic arthropathy and osteomyelitis in the diabetic foot. Radiographics 2017; 37 (4): 1161–1180

[15] Peterson N, Widnall J, Evans P et al. Diagnostic imaging of diabetic foot disorders. Foot Ankle Int 2017; 38: 86–95

[16] Ranachowska C, Lass P, Korzon-Burakowska A et al. Diagnostic imaging of the diabetic foot. Nucl Med Rev Cent East Eur 2010; 13 (1): 18–22

[17] Roug IK, Pierre-Jerome C. MRI spectrum of bone changes in the diabetic foot. Eur J Radiol 2012; 81 (7): 1625–1629

[18] Rozzanigo U, Tagliani A, Vittorini E et al. Role of magnetic resonance imaging in the evaluation of diabetic foot with suspected osteomyelitis. Radiol Med 2009; 114 (1): 121–132

[19] Schon LC, Weinfeld SB, Horton GA et al. Radiographic and clinical classification of acquired midtarsus deformities. Foot Ankle Int 1998;, 19: 394–404

[20] Sella EJ. Current concepts review: diagnostic imaging of the diabetic foot. Foot Ankle Int 2009; 30: 568–576

[21] Short DJ, Zgonis T. Medical imaging in differentiating the diabetic Charcot foot from osteomyelitis. Clin Podiatr Med Surg 2017; 34: 9–14

[22] Strotman PK, Reif TJ, Pinzur MS. Charcot arthropathy of the foot and ankle. Foot Ankle Int 2016; 37: 1255–1263

[23] Trepman E, Nihal A, Pinzur MS. Current topics review: Charcot neuroarthropathy of the foot and ankle. Foot Ankle Int 2005; 26: 46–63

[24] Trieb K. The Charcot foot: pathophysiology, diagnosis and classification. Bone Joint J 2016; 98-B: 1155–1159

[25] Wukich DK, Raspovic KM, Hobizal KB et al. Radiographic analysis of diabetic midfoot Charcot neuroarthropathy with and without midfoot ulceration. Foot Ankle Int 2014; 35: 1108–1115

[26] Zampa V, Bargellini I, Rizzo L et al. Role of dynamic MRI in the follow-up of acute Charcot foot in patients with diabetes mellitus. Skeletal Radiol 2011; 40 (8): 991–999

9.5.12 Osteitis und Osteomyelitis

[1] Abdel Razek AA, Samir S. Diagnostic performance of diffusion-weighted MR imaging in differentiation of diabetic osteoarthropathy and osteomyelitis in diabetic foot. Eur J Radiol 2017; 89: 221–225

[2] Ahmadi ME, Morrison WB, Carrino JA et al. Neuropathic arthropathy of the foot with and without superimposed osteomyelitis: MR imaging characteristics. Radiology 2006; 238: 622–631

[3] Aiyenuro O, Shariff S. Acute staphylococcal hind foot osteomyelitis in a healthy adult: a case report. Foot Ankle Surg 2012; 18 (1): e12–e15

[4] Collins MS, Schaar MM, Wenger DE et al. T1-weighted MRI characteristics of pedal osteomyelitis. AJR Am J Roentgenol 2005; 185: 386–393

[5] Donovan A, Schweitzer ME. Use of MR imaging in diagnosing diabetes-related pedal osteomyelitis. Radiographics 2010; 30: 723–736

[6] Hwang HJ, Jeong WK, Lee DH et al. Acute primary hematogenous osteomyelitis in the epiphysis of the distal tibia: a case report with review of the literature. J Foot Ankle Surg 2016; 55 (3): 600–604

[7] Jeong JJ, Lee HS, Choi YR et al. Surgical treatment of non-diabetic chronic osteomyelitis involving the foot and ankle. Foot Ankle Int 2012; 33 (2): 128–132

[8] Johnson PW, Collins MS, Wenger DE. Diagnostic utility of T1-weighted MRI characteristics in evaluation of osteomyelitis of the foot. AJR Am J Roentgenol 2009; 192: 96–100

[9] Kear S, Smith C, Mirmiran R et al. Staphylococcus lugdunensis: a rare pathogen for osteomyelitis of the foot. J Foot Ankle Surg 2016; 55 (2): 255–259

[10] Ledermann HP, Morrison WB, Schweitzer MR. MR image analysis of pedal osteomyelitis: distribution, patterns of spread, and frequency of associated ulceration and septic arthritis. Radiology 2002; 223: 747–755

[11] McCarthy E, Morrison WB, Zoga AC. MR imaging of the diabetic foot. Magn Reson Imaging Clin N Am 2017; 25 (1): 183–194

[12] Mooney ML, Haidet K, Liu J et al. Hematogenous calcaneal osteomyelitis in children. Foot Ankle Spec 2017; 10 (1): 63–68

[13] Short DJ, Zgonis T. Medical imaging in differentiating the diabetic Charcot foot from osteomyelitis. Clin Podiatr Med Surg 2017; 34 (1): 9–14

[14] Toledano TR, Fatone EA, Weis A et al. MRI evaluation of bone marrow changes in the diabetic foot: a practical approach. Semin Musculoskelet Radiol 2011; 15: 257–268

[15] Uslu M, Okur M, Gonen I. Low-grade osteomyelitis of the fifth metatarsal with possible concomitant Freiberg's disease of the metatarsal head. J Foot Ankle Surg 2012; 51 (6): 798–800

[16] Wintrich S, Horneff G. Characteristics and outcomes of chronic non-bacterial osteitis in children. Eur J Rheumatol 2015; 2 (4): 139–142

9.5.13 Chronisch-rezidivierende multifokale Osteomyelitis

[1] Arnoldi AP, Schlett CL, Douis H et al. Whole-body MRI in patients with non-bacterial osteitis: radiological findings and correlation with clinical data. Eur Radiol 2017; 27 (6): 2391–2399

[2] Chan BY, Gill KG, Rebsamen SL et al. MR imaging of pediatric bone marrow. Radiographics 2016; 36 (6): 1911–1930

[3] Damasio MB, Magnaguagno F, Stagnaro G. Whole-body MRI: non-oncological applications in paediatrics. Radiol Med 2016; 121 (5): 454–461

[4] Ferrari J, Pilkington C. Chronic recurrent multifocal osteomyelitis: the prevalence of lower-limb and foot involvement. J Am Podiatr Med Assoc 2014; 104 (6): 583–587

[5] Fritz J, Tzaribatchev N, Claussen CD et al. Chronic recurrent multifocal osteomyelitis: comparison of whole-body MR imaging with radiography and correlation with clinical and laboratory data. Radiology 2009; 252 (3): 842–851

[6] Girschick HJ, Raab P, Surbaum S et al. Chronic non-bacterial osteomyelitis in children. Ann Rheum Dis 2005; 64: 279–285

[7] Girschick HJ, Zimmer C, Klaus G et al. Chronic recurrent multifocal osteomyelitis: What is it and how hould it be treated? Nat Clin Pract Rheumatol 2007; 3: 733–738

[8] Girschick HJ, Jansson AF. Leitlinie der Gesellschaft für Kinder- und Jugendrheumatologie und der Deutschen Gesellschaft für Kinder- und Jugendmedizin „Chronisch nicht-bakterielle Osteomyelitis", 2013. AWMF Register-Nr. 027/055. Im Internet: https://www.yumpu.com/de/document/view/20650711/chronisch-nicht-bakterielle-osteomyelitis-awmf (Stand: 19.09.2018)

[9] Greenwood S, Leone A, Cassar-Pullicino VN. SAPHO and recurrent multifocal osteomyelitis. Radiol Clin North Am 2017; 55 (5): 1035–1053

[10] Hofmann SR, Schwarz T, Möller JC et al. Chronic non-bacterial osteomyelitis is associated with impaired Sp1 signaling, reduced IL10 promoter phosphorylation, and reduced myeloid IL-10 expression. Clin Immunol 2011; 141: 317–327

[11] Hofmann SR, Schnabel A, Rösen-Wolff A et al. Chronic nonbacterial osteomyelitis: pathophysiological concepts and current treatment strategies. J Rheumatol 2016; 43 (11): 1956–2196

[12] Jansson AF, Grote V; ESPED Study Group. Nonbacterial osteitis in children: data of a German Incidence Surveillance Study. Acta Paediatr 2011; 100 (3): 1150–1157

[13] Leclair N, Thörmer G, Sorge I et al. Whole-body diffusion-weighted imaging in chronic recurrent multifocal osteomyelitis in children. PLoS One 2016; 11 (1): e0147523

[14] Merlini L, Carpentier M, Ferrey S et al. Whole-body MRI in children: Would a 3D STIR sequence alone be sufficient for investigating common paediatric conditions? A comparative study. Eur J Radiol 2017; 88: 155–162

[15] Morbach H, Hedrich CM, Beer M et al. Autoinflammatory bone disorders. Clin Immunol 2013; 147: 185–196

[16] Schaub S, Sirkis HM, Kay J. Imaging for synovitis, acne, pustulosis, hyperostosis, and osteitis (SAPHO) syndrome. Rheum Dis Clin North Am 2016; 42 (4): 695–710

[17] Schnabel A, Range U, Hahn G et al. Treatment response and longterm outcomes in children with chronic nonbacterial osteomyelitis. J Rheumatol 2017; 44 (7): 1058–1065. doi:10.3899/jrheum.161255

[18] Sharma M, Ferguson PJ. Autoinflammatory bone disorders: update on immunologic abnormalities and clues about possible triggers. Curr Opin Rheumatol 2013; 25: 658–664

[19] Wintrich S, Horneff G. Characteristics and outcomes of chronic non-bacterial osteitis in children. Eur J Rheumatol 2015; 2 (4): 139–142

Kapitel 10

Tumoren und tumorähnliche Läsionen am Fuß und Sprunggelenk

10

10 Tumoren und tumorähnliche Läsionen am Fuß und Sprunggelenk

Andreas Toepfer, Axel Stäbler

Tumoren des Bewegungsapparats sind selten. Fuß und Sprunggelenk (▶ Abb. 10.1) werden, bezogen auf die anteilige Körpermasse, jedoch überproportional häufig von Neubildungen betroffen: Die Masse des Fußes beträgt ca. 3 %, bezogen auf alle muskuloskelettalen Neoplasien finden sich in dieser Region jedoch mindestens 3–8 % aller Knochen- und Weichteiltumoren. Pseudotumoren und tumorähnliche Läsionen sind deutlich häufiger anzutreffen als echte Neoplasien. Der Anteil benigner Tumoren ist dabei um ein Vielfaches höher als der maligner Tumoren.

Zu unterscheiden sind echte Tumoren von tumorähnlichen Läsionen (Tumor-like Lesions) bzw. Pseudotumoren. Eine strikte Differenzierung zwischen diesen beiden Begriffen ist nicht möglich, allgemein gültige Definitionen für diese Begriffe existieren nicht.

M!

Merke

Generell bieten tumorähnliche Läsionen und Pseudotumoren zwar den klinischen und zum Teil auch radiologischen Aspekt einer echten Neoplasie, nicht aber das biologische Verhalten.

Konkret werden zu den tumorähnlichen Läsionen und Pseudotumoren u. a. Ganglien (weichteilig und intraossär; ▶ Abb. 10.2 und ▶ Abb. 10.3) und Fremdkörpergranulome (weichteilig), aber auch akzessorische Muskeln wie z. B. der M. soleus accessorius (▶ Abb. 10.4), Gichttophi und Abszessformationen gezählt. Andere Vertreter dieser Art, insbesondere am Fuß lokalisiert, beinhalten u. a. Warzen und Hyperkeratosen, aber auch das Morton-Neurom.

Die WHO-Klassifikation (Klassifikation der World Health Organisation) muskuloskelettaler Tumoren unterscheidet außerdem „Tumours of undefined neoplastic Nature“. Das sind Knochenläsionen, die im Allgemeinen als nicht neoplastisch betrachtet werden, in der Differenzialdiagnose echter Knochentumoren aber dringend berücksichtigt werden müssen. Einige verfügen dabei wiederum über den Aspekt und sogar zytogenetische Merkmale echter Neoplasien, obwohl das klinische Verhalten eher eine nicht neoplastische Natur unterstützt. Häufigste Beispiele dafür sind die juvenile (simple) Knochenzyste und die fibröse Dysplasie.

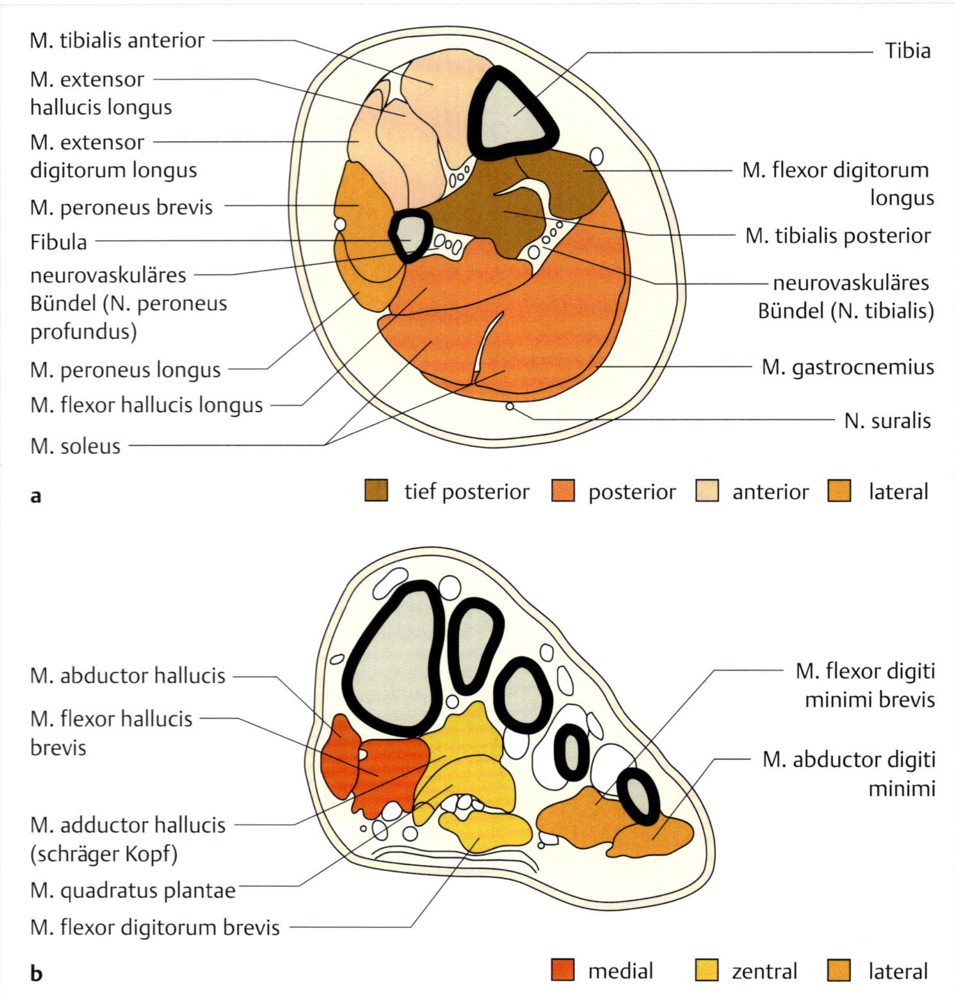

Abb. 10.1 Anatomische Kompartimente des distalen Unterschenkels und des Fußes. (Waldt S, Eiber M, Wörtler K. Messverfahren und Klassifikationen in der muskuloskelettalen Radiologie. Stuttgart: Thieme; 2011)
a Kompartimente des oberen Sprunggelenks.
b Kompartimente des Fußes.

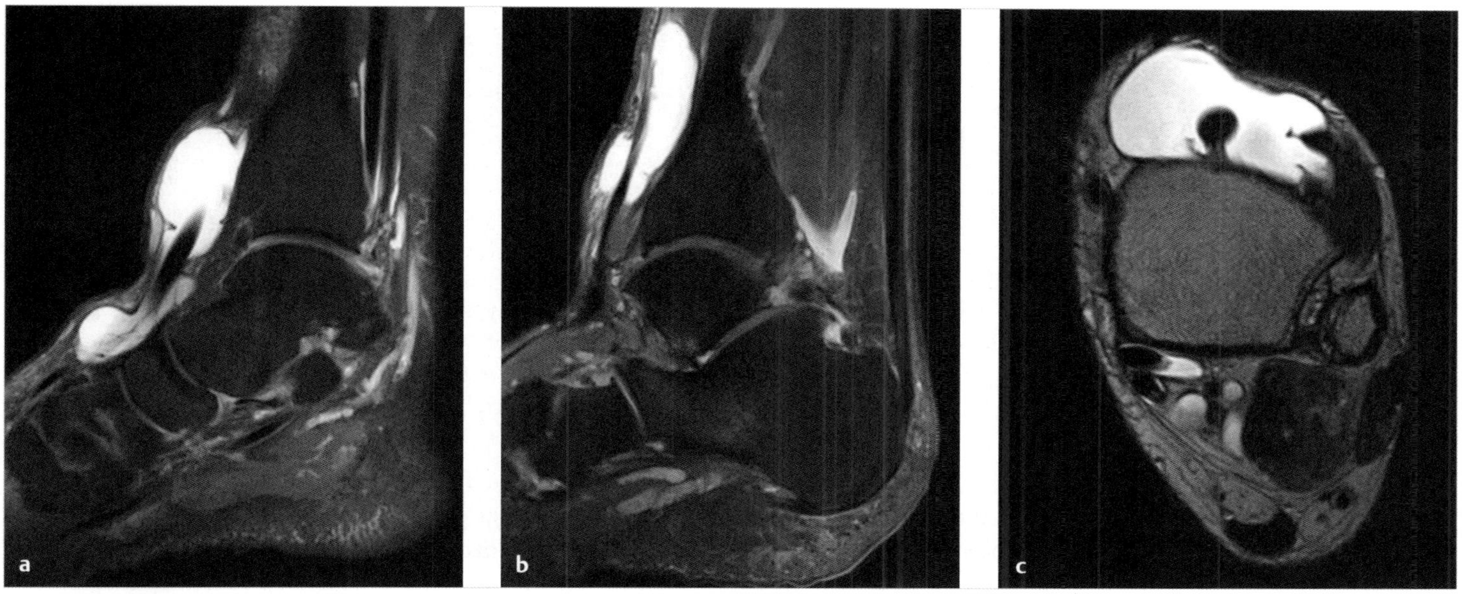

Abb. 10.2 Tumorähnliche Läsion (Ganglion). Großes, weichteiliges Ganglion, ausgehend von der Sehnenscheide des M. tibialis anterior. Die beiden sagittalen Schichtungen (a, b) demonstrieren eindrucksvoll die kraniokaudale Ausdehnung der pseudotumorösen Veränderung. Die transversale Untersuchung (c) zeigt, wie die zentral gelegene Sehne vom Ganglion umschlossen wird.
a MRT-Sequenz, sagittale Schichtung anteromedial.
b MRT-Sequenz, sagittale Schichtung anterolateral.
c MRT-Sequenz, axiale Schichtung.

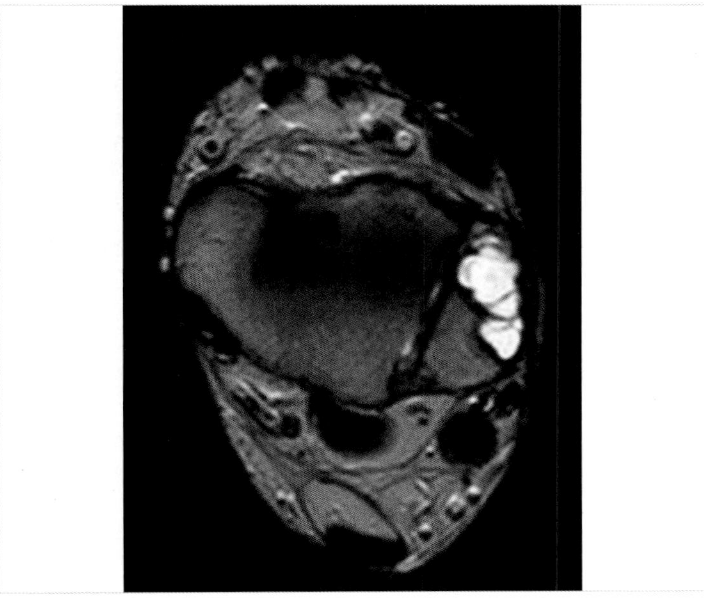

Abb. 10.3 Tumorähnliche Läsion (Ganglionzyste). 52-jähriger männlicher Patient mit intraossärer Ganglionzyste der distalen Fibula links. Axiale T 2w MRT-Sequenz. Bei Ganglien, unabhängig davon, ob diese weichteilig oder intraossär zu finden sind, handelt es sich um typische Pseudotumoren und nicht um echte Neoplasien. Sie können aber insbesondere bei intraossärer Lage eine differenzialdiagnostische Herausforderung darstellen und müssen von echten Knochenzysten (juvenile bzw. simple Knochenzyste, aneurysmatische Knochenzyste) sicher unterschieden werden.

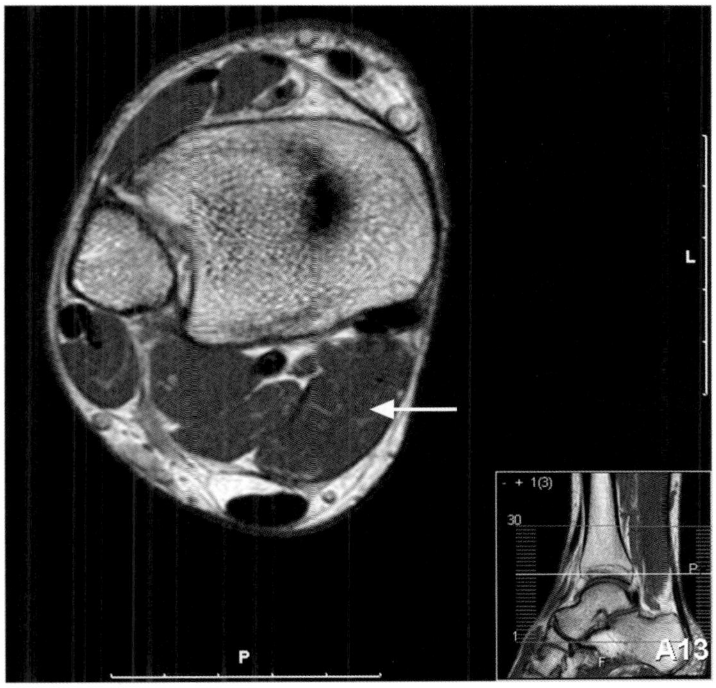

Abb. 10.4 Tumorähnliche Läsion (akzessorischer Muskel). Axiale T 1w MRT-Sequenz auf Höhe des oberen Sprunggelenks. M. soleus accessorius (Pfeil). Seltenes Erscheinungsbild einer pseudotumorösen Raumforderung im Bereich des Sprunggelenks. Der Patient klagte über belastungsabhängige Beschwerden (Schmerzen, Verhärtung und Schwellung beim Fußballspielen), typisch für ein funktionelles Kompartment-Syndrom. Die MRT zeigt die muskelisointense Raumforderung.

Merke

Insbesondere im Patientengespräch ist darauf zu achten, die Begrifflichkeiten verständlich zu erklären und nahezubringen, dass die Diagnose eines „Tumors" nicht zwangsweise, sondern nur im seltensten Fall einer Krebserkrankung entspricht.

Besonders häufige und interessante Entitäten benigner und maligner Knochen- und Weichteiltumoren sowie deren (pseudotumoröse) Differenzialdiagnosen werden im Folgenden detailliert diskutiert:

- *Knochentumoren:*
  - benigne Knochentumoren:
    - juvenile Knochenzyste
    - Enchondrom
    - Osteochondrom
    - aneurysmatische Knochenzyste
    - Osteoidosteom
  - maligne Knochentumoren:
    - Chondrosarkom
    - Osteosarkom
    - Ewing-Sarkom
- *Weichteiltumoren:*
  - benigne Weichteiltumoren:
    - Hämangiom
    - PVNS
    - Lipom
  - maligne Weichteiltumoren: Synovialsarkom
- *Pseudotumoren:* Ganglion

10.1 Diagnostische Verfahren in der Tumordiagnostik

10.1.1 Sonografie

- Geeignetes Mittel zur Differenzierung solider und flüssigkeitsgefüllter Weichteilformationen
- spezifische Diagnosestellung ausschließlich mit sonografischer Untersuchung kaum möglich
- zusätzlicher Stellenwert bei sonografisch gesteuerter Feinnadelpunktion

10.1.2 Konventionelles Röntgen

- Wichtigstes diagnostisches Werkzeug
- einfach, kostengünstig und im Vergleich zum CT strahlungsärmer

Informationen der Bildgebung

- Topografie der Läsion (Lokalisation im Fußskelett und im individuellen Knochenbereich)
- Begrenzungen der Knochenläsion
- Art der Osteodestruktion und Periostreaktion
- radiologische Erscheinung der Tumormatrix (Zusammensetzung des Tumorgewebes, z. B. dystrophe Verkalkungen)

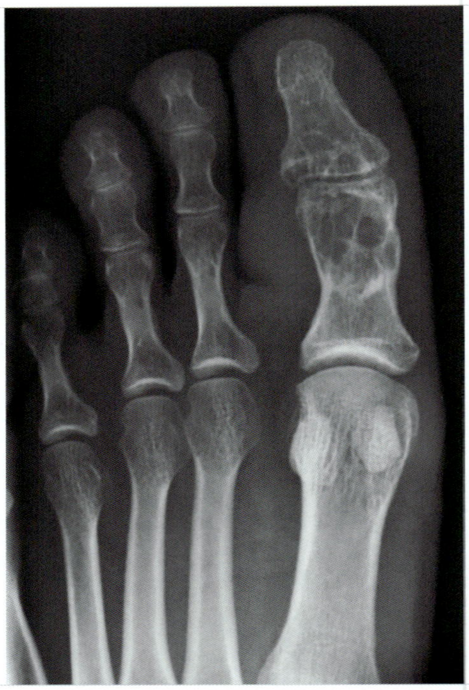

Abb. 10.5 Tumordiagnostik mit konventionellem Röntgen. Rezidiv einer PVNS (diffuse Form des tenosynovialen Riesenzelltumors) in die Phalangen der Großzehe. Es zeigt sich ein Nebeneinander von sklerotischer Begrenzung der intraossären Läsionen, Arrosionen und Osteolysen.

- Verhalten und Ausmaß der Weichteilbeteiligung, z. B.:
  - bei langsam wachsenden Weichteiltumoren sklerotisch abgrenzbare Druckarrosionen des Knochens (z. B. bei PVNS)
  - Einbruch des weichteiligen Tumors in den Knochen (► Abb. 10.5)
  - Kalzifikationen und Ossifikationen des Tumorgewebes

Technische Durchführung

- Aufnahmen der abzubildenden Knochen einschließlich der benachbarten Strukturen und angrenzenden Gelenke
- Aufnahmen in 3 Ebenen (einschließlich Schrägaufnahme)
- je nach Beschwerden belastete Aufnahmen im Stehen (liefert zusätzliche Aussagen zur Statik)
- ggf. Ziel- und Spezialaufnahmen

Röntgenbasierte Klassifikation

Eine wichtige, weil unmittelbar therapierelevante Einteilung tumorassoziierter Knochenläsionen bietet die Klassifikation von Lodwick an (► Tab. 10.1, ► Abb. 10.6, ► Abb. 10.7, ► Abb. 10.8 und ► Abb. 10.9). Die auf dem Röntgenbild sichtbaren Reaktionen sind dabei ein Index für die Wachstumsgeschwindigkeit sowohl benigner als auch maligner Knochenläsionen. Damit bietet die Lodwick-Klassifikation eine direkte Entscheidungshilfe zur Einleitung weiterer diagnostischer Maßnahmen (z. B. Schnittbildgebung, Biopsie) und der daraus folgenden Therapie, auch wenn definitive Aussagen zur Dignität nicht getroffen werden können.

Tab. 10.1 Lodwick-Klassifikation tumorassoziierter Knochenläsionen.

Stadien	Radiologisches Erscheinungsbild der Knochenläsion im konventionellen Röntgenbild	Beispiele
Ia	rein geografisches, scharf abgrenzbares Destruktionsmuster; obligater Sklerosesaum (sehr langsam wachsend)	nicht ossifizierendes Fibrom; Osteoidosteom
Ib	geografisches Destruktionsmuster mit Knochenauftreibung > 1 cm und/oder fehlender Sklerosesaum (langsam wachsend)	juvenile Knochenzyste
Ic	geografisches Destruktionsmuster und obligate vollständige Penetration der Kortikalis	Riesenzelltumor
II	Kombination aus geografischem und mottenfraßartigem bzw. permeativem Destruktionsmuster (schnell wachsend)	Knochensarkom
III	rein mottenfraßartige und/oder permeative Osteodestruktion (sehr schnell wachsend)	Knochensarkom, z. B. Ewing-Sarkom

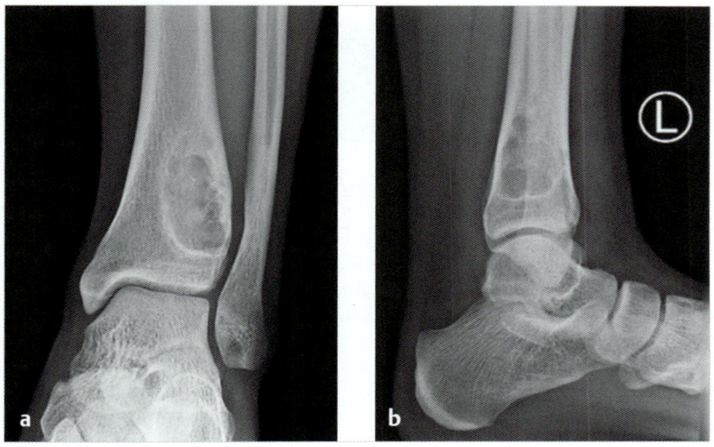

Abb. 10.6 Tumordiagnostik (Lodwick-Klassifikation). Nicht ossifizierendes Fibrom (Syn.: fibröser Kortikalisdefekt) der distalen, metaphysären Tibia als klassisches Beispiel einer Lodwick-Ia-Läsion, die durch eine sklerotische Demarkierung der Tumorgrenzen charakterisiert ist. Typisch für das nicht ossifizierende Fibrom ist neben dem Sklerosesaum die exzentrische Lage im metaphysären Knochen und eine sog. Grape-like Lucency, also die multilokuläre Erscheinung, die an eine Rebe Weintrauben erinnern kann.

a Konventionelles Röntgenbild a.-p. des linken oberen Sprunggelenks. Die langsame Wachstumsgeschwindigkeit lässt sich einerseits an dem kräftigen Sklerosesaum der Läsion erkennen, andererseits an der tumorbedingten varischen Achsabweichung.

b Seitliches Röntgenbild des linken oberen Sprunggelenks. Eine die Knochengrenzen überschreitende Tumorexpansion kann nicht festgestellt werden.

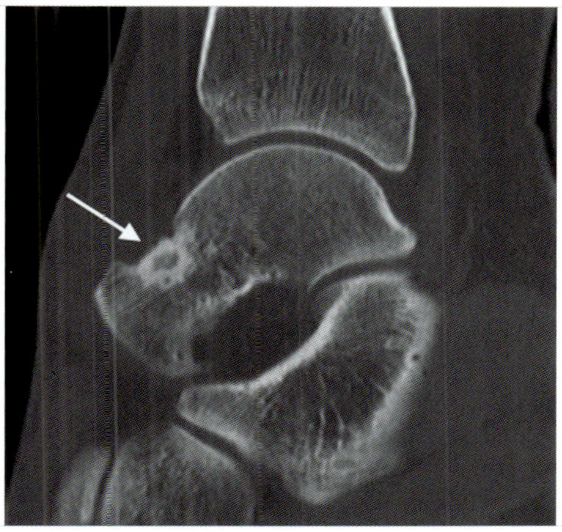

Abb. 10.7 Tumordiagnostik (Lodwick-Klassifikation). Sagittale CT-Rekonstruktion des Sprunggelenks. Osteoidosteom des Talushalses (Pfeil) mit zentralem Nidus und perifokaler Sklerose als Beispiel einer Lodwick-Ia-Läsion.

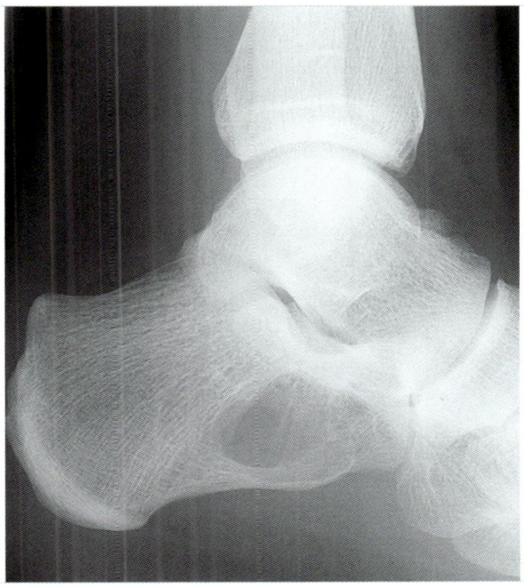

Abb. 10.8 Tumordiagnostik (Lodwick-Klassifikation). Lodwick-Ib-Läsion mit klar abgrenzbarer Osteolyse ohne Randsklerose bei juveniler bzw. simpler Knochenzyste des Kalkaneus. Seitliches Röntgenbild des oberen Sprunggelenks.

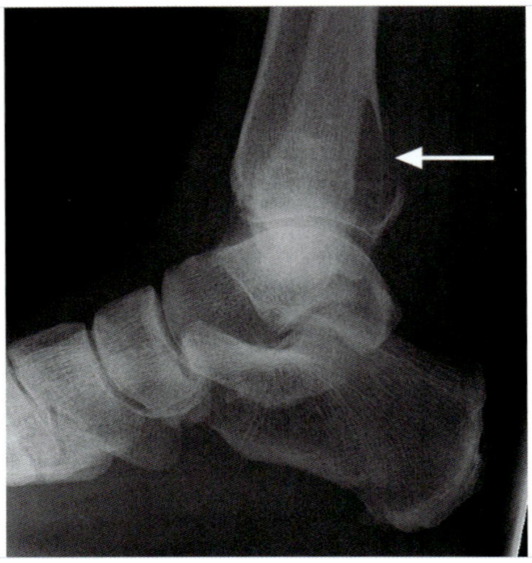

Abb. 10.9 Tumordiagnostik (Lodwick-Klassifikation). Beispiel einer Lodwick-Ic-Läsion (Pfeil) mit Penetration der dorsalen Tibiakortikalis im lateralen Strahlengang des Sprunggelenks. Bei dem Tumor handelt es sich um einen Riesenzelltumor (typische epiphysäre Lage) bei einem 45-jährigen Mann.

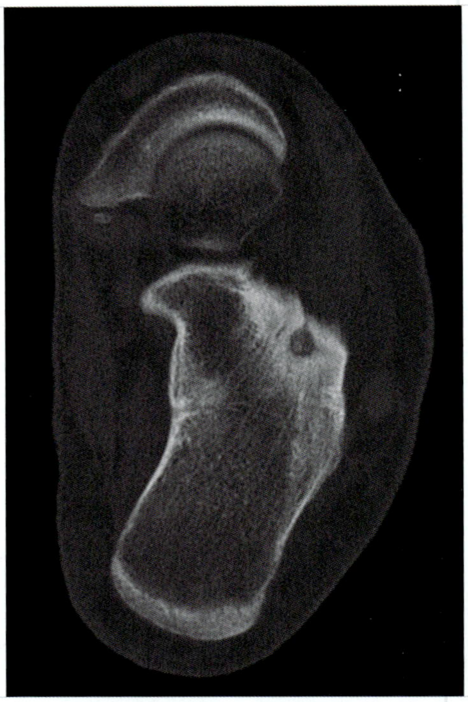

Abb. 10.10 Tumordiagnostik mit CT. Osteoidosteom des Kalkaneus. Die CT ist neben der MRT das Mittel der Wahl in der Diagnostik des Osteoidosteoms. Im CT imponiert das Osteoidosteom mit zentralem Nidus und perifokalem Skleroserand. Häufig kann in der CT ein zuführendes Gefäß (Feeding Vessel) im Sinne eines positiven Vessel Sign detektiert werden, das die Blutversorgung des benignen Knochentumors darstellt.

10.1.3 Computertomografie

Informationen der Bildgebung

- Informationen zur Kortikalisbeschaffenheit (Kontinuität, Stärke, enostale Arrosion)
- Informationen zu Matrixverkalkungen
- 3-D-Rekonstruktionen zur Darstellung komplexer anatomischer Strukturen, präoperative Planung (z. B. Exostosen)
- Abgrenzung sehr kleiner Knochenläsionen
- Mittel der Wahl bei der Diagnose des Osteoidosteoms (► Abb. 10.10; s. auch ► Abb. 10.7).
- hilfreich in der Beurteilung (okkulter) pathologischer Frakturen
- Aussagemöglichkeit zur Gewebebeschaffenheit von weichteiligen Tumoren durch Dichtemessung; damit eindeutige Bestimmung von Fettgewebe (negative Dichtewerte bis -100 HE) und Flüssigkeit (0–10 HE)
- Mittel der Wahl für onkologisches Staging maligner Erkrankungen (► Abb. 10.11).

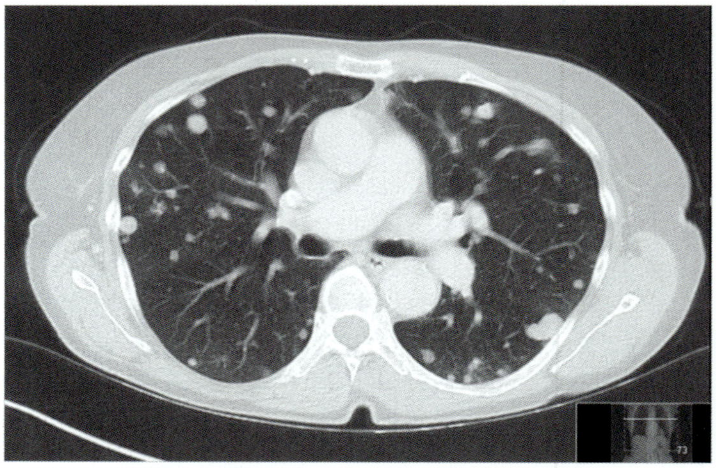

Abb. 10.11 Tumordiagnostik mit CT. CT-Staging-Aufnahme mit Nachweis einer disseminierten pulmonalen Metastasierung bei malignem Melanom. Die Grunderkrankung fiel erst durch eine pathologische Fraktur im Rückfußbereich auf.

10.1.4 Magnetresonanztomografie

Informationen der Bildgebung

- Exakte Beurteilung der intramedullären und extraossären Tumorausdehnung einschließlich reaktiver Zone
- genaue Lagebeziehung zu neurovaskulären Strukturen (► Abb. 10.12)
- Differenzierung zwischen vitalen versus nekrotischen Tumoranteilen (für die Biopsie)

Merke

Einige Tumorentitäten können allein mit der MRT-Untersuchung aufgrund ihres typischen Signalverhaltens so sicher eingegrenzt werden, dass keine weiteren diagnostischen Maßnahmen (z. B. Probebiopsie) notwendig sind (z. B. Lipom, simple Knochenzyste).

Technische Durchführung

- *T 1w Sequenz:* operative Planung bzw. Tumorausdehnung und Beziehung zum Gelenk
- *T 2w Sequenz:* extraossäre Tumorausdehnung
- *STIR-, PDw fatsat Sequenz:* Tumorödem, Skip-Metastasen innerhalb des Knochenkompartiments
- *T 1w fatsat Sequenz nach Kontrastmittelgabe axial und koronar bzw. sagittal:* Kontrastmittelverhalten des Tumors, angrenzende Gefäßstrukturen
- *ggf. zusätzliche Sequenzen:* z. B. hämosiderinsensitive GRE-Sequenzen bei z. B. PVNS, Diffusionsbildgebung

Die bei Verdacht auf einen Knochen- oder Weichteiltumor vom Radiologen durchzuführenden Standardprotokolle der MRT wurden im Jahr 2006 von der Arbeitsgemeinschaft Muskuloskelettale Diagnostik der Deutschen Röntgengesellschaft veröffentlicht:

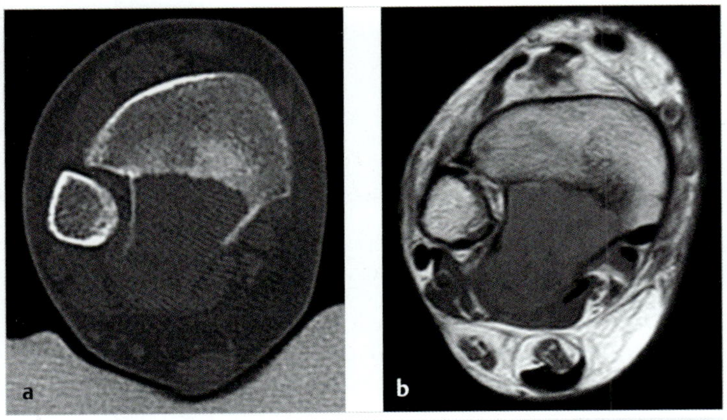

Abb. 10.12 Tumordiagnostik mit CT und MRT. Vergleich einer transversalen CT- und MRT-Darstellung des Riesenzelltumors aus ► Abb. 10.9. Der Tumor durchbricht die dorsale Kortikalis der distalen Tibia und weist eine erhebliche extraossäre Komponente auf. Insbesondere die Nähe zu den neurovaskulären Strukturen kann mittels MRT deutlich genauer beurteilt werden.
a Axiale CT.
b Axiale MRT-Sequenz.

- *Schichtung bzw. Wichtung:*
  - koronare oder sagittale T 1w Spin-Echo-Sequenz
  - axiale fettgesättigte T 2w Fast-Spin-Echo-Sequenz (Knochentumor) bzw. axiale T 2w Fast-Spin-Echo-Sequenz (Weichteiltumor)
  - sagittale oder koronare T 1w Spin-Echo-Sequenz nach Gadoliniumgabe (gleiche Ebene wie nativ)
  - axiale fettgesättigte T 1w Spin-Echo-Sequenz nach Gadoliniumgabe
- *Parameter:*
  - Field of View angepasst
  - Schichtdicke angepasst
  - Spulenwahl nach Lokalisation und Ausdehnung des Tumors (vor der MRT muss zur Sequenzplanung das Röntgenbild vorliegen), z. B. bei Osteo- oder Ewing-Sarkom Übersichtssequenz mit großem Field of View zum Ausschluss von Skip-Läsionen, dann mit hochauflösendem Protokoll weiter für die Tumordarstellung

Die Standardprotokolle gemäß Deutscher Röntgengesellschaft gewähren bei entsprechender Umsetzung eine qualitativ hochwertige Untersuchung. Aufgrund der Seltenheit und der großen Heterogenität muskuloskelettaler Tumoren sind spezielle Fragestellungen zu diesem Thema aber auch für eine Vielzahl von Radiologen nicht alltäglich. Es empfiehlt sich deshalb, im Zweifelsfall die Zweitmeinung eines tumororthopädischen Zentrums einzuholen.

10.1.5 Nuklearmedizinische Verfahren

Nuklearmedizinische Verfahren wie Szintigrafie, PET oder Hybridsysteme (SPECT [Single-Photon-Emissionstomografie], PET/CT, PET/MRT) spielen in der primären Artdiagnostik muskuloskelettaler Tumoren meist nur eine untergeordnete Rolle. Sie sind aber für das Staging maligner Tumoren und die Metastasensuche disseminierter Tumorerkrankungen wichtige Werkzeuge der bildgebenden Diagnostik.

Skelettszintigrafie

- Hohe Sensitivität für Knochenmetastasen (95 %)
- geringe Spezifität
- keine Dignitätszuordnung möglich

Positronenemissionstomografie mit Computertomografie oder Magnetresonanztomografie

PET-Verfahren können den Knochen- und Glukosestoffwechsel hervorragend darstellen. In Kombination mit den klassischen Schnittbildverfahren können außerdem die Knochenmorphologie (PET/CT) und ein Knochenmarksbefall (PET/MRT) beurteilt werden:

- Beurteilung des Knochenstoffwechsels
- Darstellung des Glukosestoffwechsels
- ergänzende Methode bei der Suche okkulter Metastasen

10.1.6 Biopsie

Sofern eine spezifische, eindeutig benigne Diagnose klinisch und radiologisch nicht gestellt werden kann, ist eine Biopsie anzustreben. Die definitive Diagnosesicherung liegt immer in den Händen des Pathologen und in der Analyse von Biopsiematerial. Ort und Art der Biopsie werden durch die Lokalisation und das biologische Verhalten des Tumors vorgegeben. Grundlegende Hinweise zur Biopsieentnahme:

- vor der Biopsieentnahme definitiven operativen Zugangsweg für die anschließende Tumorresektion festlegen (entscheidend für die Lokalisation der Probebiopsie ist nicht zwangsläufig eine möglichst kurze Wegstrecke zum Tumor, sondern vielmehr die Schonung tumorfreier Kompartimente und der für den Extremitätenerhalt relevanten Strukturen)
- knöcherne Läsionen prinzipiell vom Fußrücken her biopsieren
- direkten Zugang für alle Weichteilläsionen wählen
- stets auch Proben für eine mikrobiologische Analyse gewinnen (Differenzialdiagnose Osteomyelitis, Abszess)
- nach knöcherner Biopsie in Abhängigkeit der Knochenqualität postoperative Entlastung anordnen, um eine pathologische Fraktur zu vermeiden (zusätzliche Schwächung der strukturellen Integrität des Knochens durch Biopsie!)

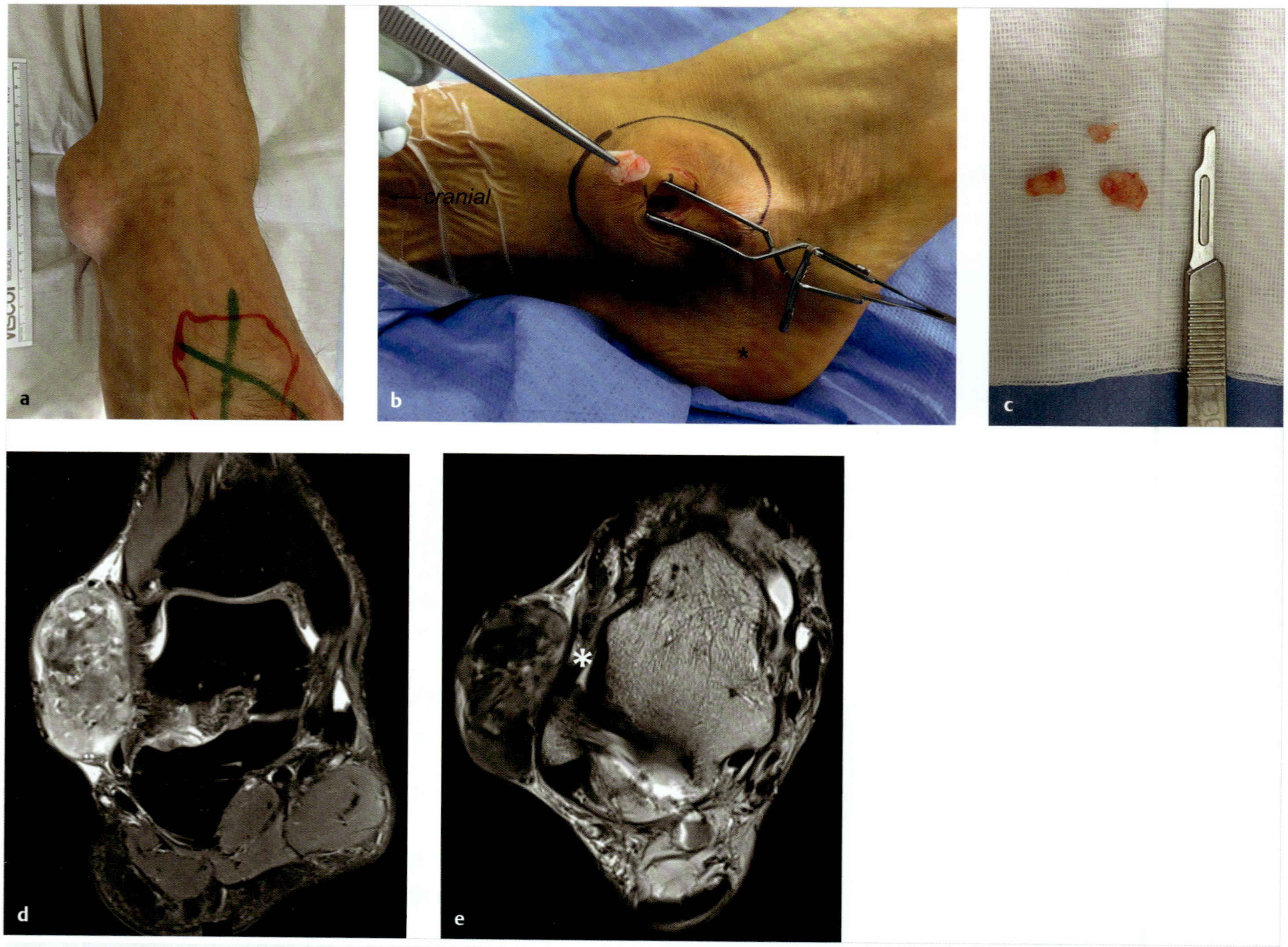

Abb. 10.13 Tumordiagnostik mit Biopsie. 45-jähriger Patient mit Weichteiltumor, der über mehrere Jahre besteht und lediglich einen Schuhkonflikt verursacht. Die präoperative Bildgebung (**d**, **e**) zeigt einen gut begrenzten, inhomogenen Weichteiltumor. Bildgebend ist weder eine Aussage zur Entität noch zur Dignität mit ausreichender Sicherheit möglich. Ein 2-zeitiges Vorgehen mit initialer Inzisionsbiopsie (**a–c**) war deshalb einer Exzisionsbiopsie vorzuziehen. Diagnose „G2 pleomorphes Leiomyosarkom". Der Tumor wurde nach Diagnosesicherung zunächst weit (R0) reseziert und anschließend plastisch-chirurgisch mittels freien Grazilislappens gedeckt. Dabei wurde auch das mit dem Tumor initial entfernte Lig. fibulotalare anterius mittels Grazilissehne rekonstruiert.

a Präoperativer klinischer Befund.
b Intraoperativer Situs, Blick von lateral auf den Außenknöchel. Ferse mit Stern gekennzeichnet.
c Biopsat eines unklaren Weichteiltumors, über dem Malleolus lateralis des rechten oberen Sprunggelenks gelegen. Auch der makroskopische Befund der Gewebeproben (gräulich-weiße Schnittfläche) ist unspezifisch und lässt keine weiteren Rückschlüsse auf die Tumorart zu.
d Präoperative koronare PDw fatsat MRT-Sequenz.
e Präoperative axiale T2w MRT-Sequenz. Der weiße Stern markiert das Lig. fibulotalare anterius. Der Tumor zeigt unmittelbaren Kontakt zu den kapsuloligamentären Strukturen des oberen Sprunggelenks.

- Durchführung der Biopsie durch den Operateur bzw. die Klinik, die auch die definitive Versorgung fachgerecht durchführen kann (Studien zeigen, dass sich die Rate an Komplikationen in Diagnose und Behandlung muskuloskelettaler Tumoren verdoppelt, wenn die Biopsie nicht an einem spezialisierten Tumorzentrum durchgeführt wird)

Für die Biopsiegewinnung stehen dabei unterschiedliche Methoden wie die Feinnadelaspirationszytologie, die perkutane Stanzbiopsie (Core Needle Biopsy, z. B. CT-gesteuert) oder offen-chirurgische Biopsieformen zur Verfügung. Diese weisen unterschiedliche Vor und Nachteile auf:

- *Offen-chirurgische Inzisionsbiopsie* (▶ Abb. 10.13): Alle mithilfe entsprechender Bildgebung nicht ausreichend identifizierbaren Raumforderungen sollten mittels Probebiopsie weiterführend abgeklärt werden (z. B. bei Verdacht auf Sarkom). Die chirurgische Inzisionsbiopsie erlaubt in der Regel die Gewinnung von ausreichendem Biopsiematerial, sodass die Diagnosestellung mit größerer Sicherheit erfolgen kann. Nachteile liegen in einem größeren Aufwand und höheren Kosten sowie der Notwendigkeit einer Narkose und zudem den allgemeinen Risiken einer (offenen) Operation (Infektion, Hämatom, pathologische Fraktur).
- *Exzisionsbiopsie:* Der Befund wird mit der Biopsie komplett entfernt. Präoperativ muss durch die Bildgebung die Diagnose als gesichert gelten (Beispiel: juvenile Knochenzyste, Lipom).
- *Perkutane, bildgesteuerte Biopsie* (z. B. sonografisch gesteuerte Feinnadelbiospie, CT-Stanze): Vor- und Nachteile s. Inzisionsbiopsie.

10.2 Benigne Knochentumoren

10.2.1 Simple bzw. juvenile Knochenzyste

Definition

Die juvenile Knochenzyste (Syn.: solitäre Knochenzyste) wird entsprechend der WHO-Klassifikation als „Tumour of undefined neoplastic Nature" definiert. Sie ist charakterisiert durch eine intramedulläre, meist einkammerige Knochenhöhle, die mit seröser, seltener serosanguiner Flüssigkeit gefüllt ist. Die Höhle wird von einer dünnen, fibrösen Membran von weißlicher Farbe ausgekleidet. Die juvenile Knochenzyste findet sich am Fuß fast ausschließlich am Kalkaneus im Bereich des Ward-Dreiecks im ventralen triangulären Bereich zwischen den Haupttrabekelgruppen (Diard's Area 6; ▶ Abb. 10.14). Eine physiologische Rarefizierung der Trabekelstrukturen in diesem Bereich muss jedoch strikt von tumorösen Raumforderungen differenziert werden.

Symptome

- Häufig radiologischer Zufallsbefund (ca. ⅓ der Fälle)
- belastungsabhängige Schmerzen
- pathologische Fraktur als Erstmanifestation möglich, aber selten

Prädisponierende Faktoren

- Männliches Geschlecht (Verhältnis Männer zu Frauen: 3:1)
- 1. und 2. Dezennium (85 % aller Fälle)

Anatomie/Pathologie

Die Ursache juveniler Knochenzysten bleibt weiterhin unklar. Eine venöse Abflussbehinderung und intraossäre Druckerhöhung sind wahrscheinlich. Die kalkaneare, simple Knochenzyste unterscheidet sich histopathologisch nicht von anderen Lokalisationen. Die Einlagerung von Cholesterinkristallen scheint in den Zystenwandanteilen kalkanearer Zysten häufiger nachweisbar zu sein als in Zysten nicht belasteter Skelettabschnitte. Dies scheint auf eine mögliche Traumatisierung und Hämorrhagie des belasteten Knochens zurückzuführen sein. Das Alter der Patienten mit juvenilen Knochenzysten am Kalkaneus liegt mit im Mittel 19,1 Jahren im eigenen Patientengut ca. 10 Jahre über dem Altersdurchschnitt der Lokalisationen an den langen Röhrenknochen (Humerus, Femur, Tibia).

Bildgebung

Ultraschall

- Durch Sonografie bei intraossär gelegenen Tumoren in der Regel kein wesentlicher Informationsgewinn, da der Ultraschall die knöcherne Begrenzung der Kortikalis nicht durchdringen kann
- extraossäre Tumorkomponente weder bei der juvenilen Knochenzyste noch beim intraossären Lipom

10

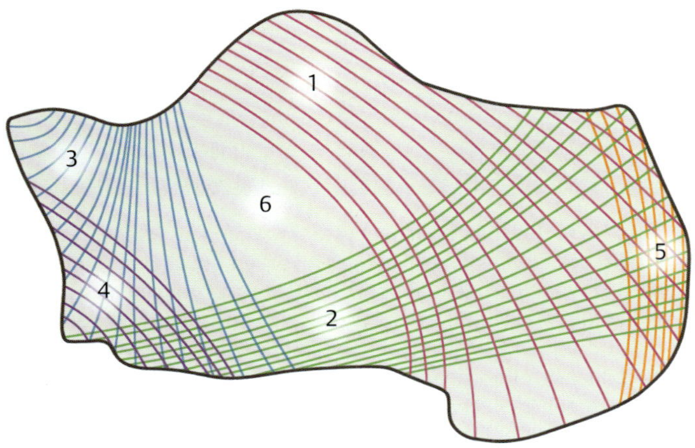

Abb. 10.14 Kalkaneare Trabekelstrukturen entsprechend der Einteilung nach Diard und Mitarbeitern. Die trabekuläre Knochenarchitektur wird von 5 Trabekelgruppen gebildet. Dabei grenzen die ersten 3 Haupttrabekelgruppen ein zentrales Areal ab, das durch eine verminderte Knochendichte und eine erhöhte Röntgentransparenz gekennzeichnet ist (Diard's Area 6).
1 = primäre Drucktrabekel (Thalamusgruppe)
2 = primäre Zugtrabekel (inferiore plantare Gruppe)
3 = sekundäre Drucktrabekel (anteriore apophysäre Gruppe)
4 = sekundäre Zugtrabekel (anteriore plantare Gruppe)
5 = posteriore achilläre Gruppe (Tendotuberositas)
6 = Ward-Dreieck (Diard's Area 6)

Röntgen

- Vermehrt röntgentransparente Knochenläsion bzw. Osteolyse, meist metadiaphysär gelegen
- keine oder nur geringe Randsklerose (Typ Lodwick Ib)
- optionale Expansion des betroffenen Röhrenknochens
- am Fuß in der absoluten Mehrzahl der Fälle im zentralen Bereich zwischen den Haupttrabekelgruppen des Kalkaneus gelegen (Diard's Area 6)
- Kortikalis am Kalkaneus häufig ausgedünnt, aber intakt, solange keine pathologische Fraktur eingetreten ist
- Kalkaneus nach den proximalen Abschnitten von Humerus, Femur und Tibia einer der am häufigsten betroffenen Knochen

Merke

Sobald eine osteolytische Knochenläsion des Kalkaneus im konventionellen Röntgenbild auffällt, ist eine weiterführende Abklärung mittels MRT indiziert.

Das intraossäre Lipom des Kalkaneus lässt sich im Röntgenbild nur dann von der simplen Knochenzyste unterscheiden, wenn zentrale, dystrophe Verkalkungen vorliegen. Diese auch als „Nidus“ oder „Sequestrum“ bezeichneten Kalzifikationen sind typisch, jedoch nicht obligat für das intraossäre Lipom.

Computertomografie

- Homogen hypodenser Inhalt (10–20 HE) bei ausgedünnter und zumeist frakturierter Kompakta
- für pathologisch frakturierte Knochenzysten (des Kalkaneus) exakteste Darstellung der Fragmente mittels CT und hilfreich für die präoperative Planung
- in allen anderen Fällen MRT Methode der Wahl für eine Schnittbildgebung juveniler Knochenzysten

Skelettszintigrafie

- Nur untergeordnete Rolle in der primären Artdiagnostik muskuloskelettaler Tumoren
- Indikationsstellung mit Bedacht und nur bei einer gezielten Fragestellung
- in der weiterführenden Abklärung unklarer Knochenläsionen in der Regel deutliche Überlegenheit von Schnittbildverfahren wie MRT und CT

Magnetresonanztomografie

Antworten im Befund

- Ausdehnung der Knochenzyste, exakte Lage, Frakturgefahr
- gelegentlich intraläsionale partielle Verfettung als Zeichen einer Übergangsform zum intraossären Lipom erkennbar
- Kontrastmittelaufnahme, Abgrenzung von anderen Entitäten, insbesondere von der aneurysmatischen Knochenzyste, falls möglich

Untersuchungstechnik

Prinzipiell orientiert sich die MRT-Diagnostik muskuloskelettaler Tumoren und tumorähnlicher Läsionen, spezielle Fragestellungen ausgenommen, an dem im Jahr 2006 von der Arbeitsgemeinschaft Muskuloskelettale Diagnostik der Deutschen Röntgengesellschaft veröffentlichten Protokoll (S.601).

Befunde

- Keine Kontrastmittelaufnahme des flüssigen Inhalts einer einkammerigen Knochenhöhle
- gelegentlich feine Septierung der flüssigkeitsgefüllten Knochenhöhle
- multiple Spiegelbildungen der serösen Flüssigkeit nicht typisch und nur bei frakturierten oder eingebluteten simplen Knochenzysten zu erwarten (Differenzialdiagnose aneurysmatische Knochenzyste)

Empfehlung zur Bildgebung

Methode der Wahl: MRT mit Standardprotokoll der Deutschen Röntgengesellschaft (S.601).

Bildbeispiele

Das Erscheinungsbild juveniler Knochenzysten in der Bildgebung zeigen ▶ Abb. 10.15, ▶ Abb. 10.16, ▶ Abb. 10.17, ▶ Abb. 10.18 und ▶ Abb. 10.19. Juvenile Knochenzysten können auch lipomatöse Veränderungen zeigen wie in ▶ Abb. 10.20 und ▶ Abb. 10.21. Mögliche Differenzialdiagnosen sind in ▶ Abb. 10.22 und ▶ Abb. 10.23 zu sehen.

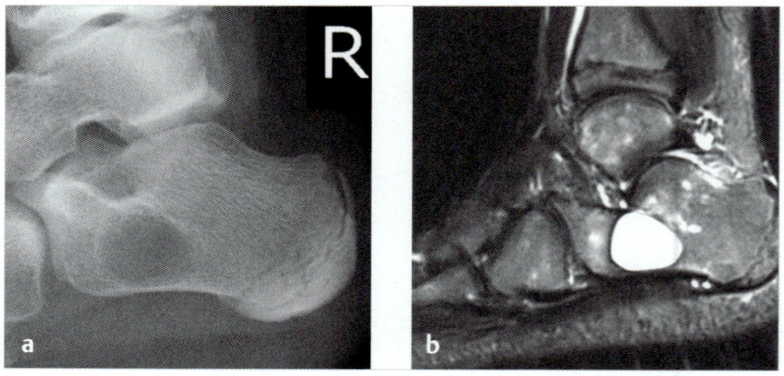

Abb. 10.15 Juvenile Knochenzyste. Zwölfjähriger Patient. Pathognomonisches Erscheinungsbild einer juvenilen Knochenzyste des Kalkaneus in typischer Lokalisation. Es handelte sich um einen Zufallsbefund in der MRT-Abklärung einer Distorsion des oberen Sprunggelenks. Die punktförmigen Signalanhebungen in diesem Fall entsprechen Arealen blutbildenden Knochenmarks.

a Röntgenbild. Osteolyse vom Typ Lodwick Ib.

b Sagittale PDw fatsat MRT-Sequenz. Flüssigkeitsgefüllte Knochenläsion ohne perifokales Ödem.

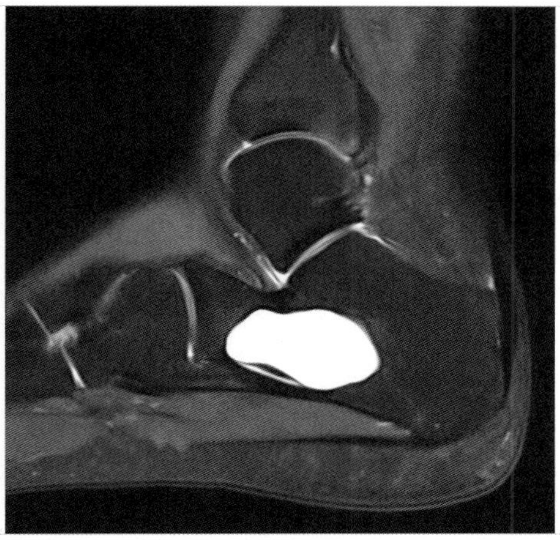

Abb. 10.16 Juvenile Knochenzyste. Asymptomatischer Zufallsbefund einer juvenilen kalkanearen Knochenzyste. Sagittale PDw fatsat MRT-Sequenz. In Zusammenschau der Befunde (Klinik, Aktivitätsanspruch des Patienten, Größe der Läsion zu bemessen im MRT sagittal und frontal) ist eine prophylaktische Stabilisierung entsprechend den Pogoda-Kriterien zu diskutieren.

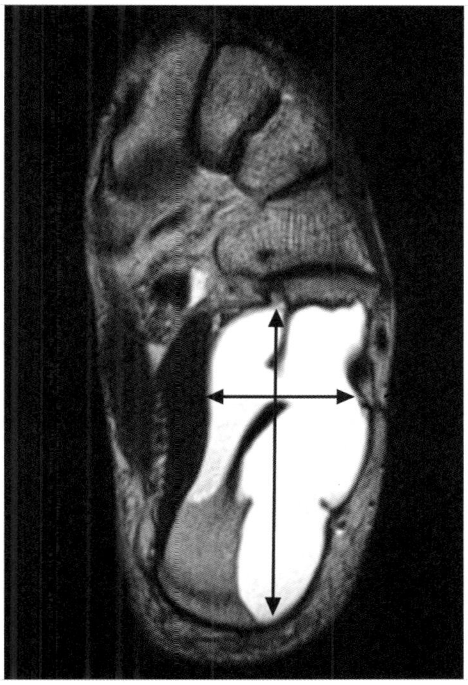

Abb. 10.17 Juvenile Knochenzyste. 29-jährige Profibaletttänzerin. Axiale T2w MRT-Sequenz. Nachweis einer großen, frakturgefährdeten Kalkaneuszyste. Entsprechend der Analyse von Pogoda und Mitarbeitern besteht ein erhöhtes Risiko einer pathologischen Fraktur, sobald die Knochenzyste den vollen mediolateralen und mindestens ⅓ des a.-p. Durchmessers einnimmt. In diesem Fall sind beide Kriterien erfüllt. Es besteht die Indikation zur Zystenausräumung und Stabilisierung durch Auffüllung (Ossoskopie und Plombage mit Knochen oder Knochenersatzmaterial).

10

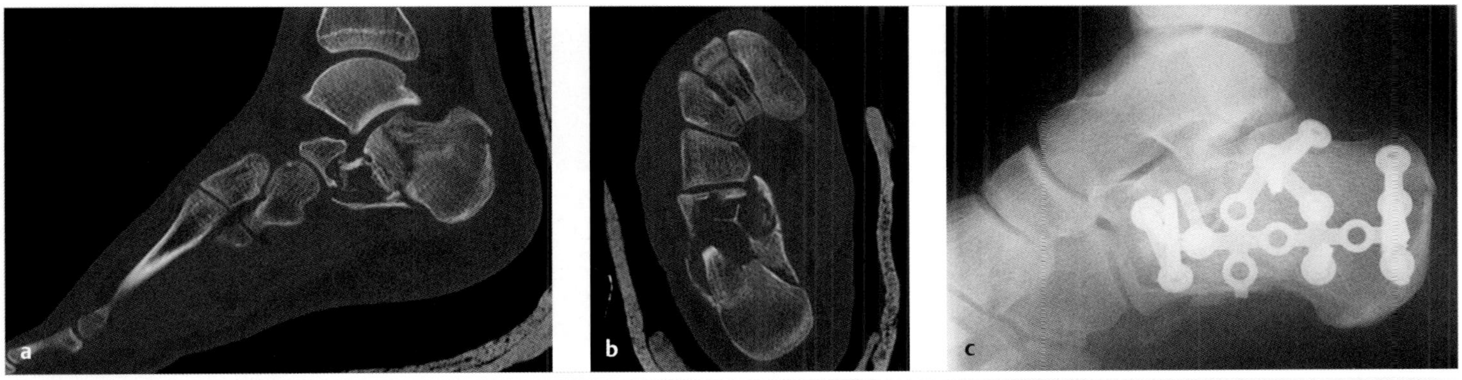

Abb. 10.18 Juvenile Knochenzyste. Pathologische Fraktur auf dem Boden einer asymptomatischen, juvenilen Knochenzyste des Kalkaneus. Der jugendliche Patient hüpfte eine 40 cm hohe Stufe hinab und zog sich dabei ohne adäquates Trauma eine schwer zu rekonstruierende Fraktur des krankhaft geschwächten Knochens zu.

a Sagittale CT-Rekonstruktion.

b Axiale CT-Rekonstruktion.

c Laterales Röntgenbild nach aufwendiger offener Reposition, Zystenauffüllung mit allogener Spongiosa und winkelstabiler Plattenosteosynthese.

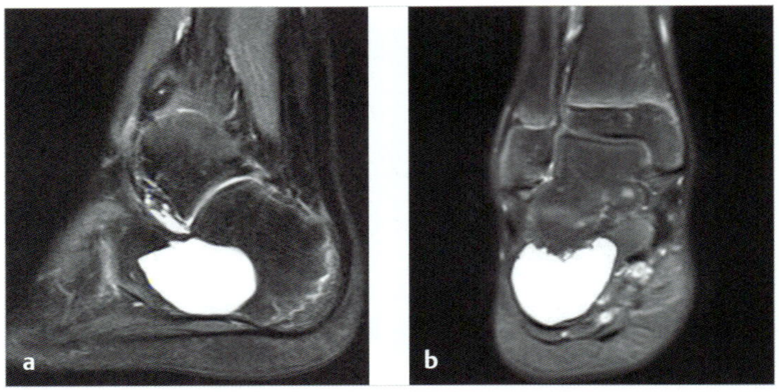

Abb. 10.19 Juvenile Knochenzyste. 14-jähriger Patient. Symptomatische juvenile (simple) Knochenzyste des rechten Kalkaneus. Belastungsabhängige Schmerzen ohne ursächliches Trauma führten zu einer MRT-Abklärung, die eine große, potenziell frakturgefährdete, flüssigkeitsgefüllte Osteolyse als Auslöser der Beschwerden identifizieren konnte.
a Sagittale PDw fatsat MRT-Sequenz.
b Koronare PDw fatsat MRT-Sequenz.

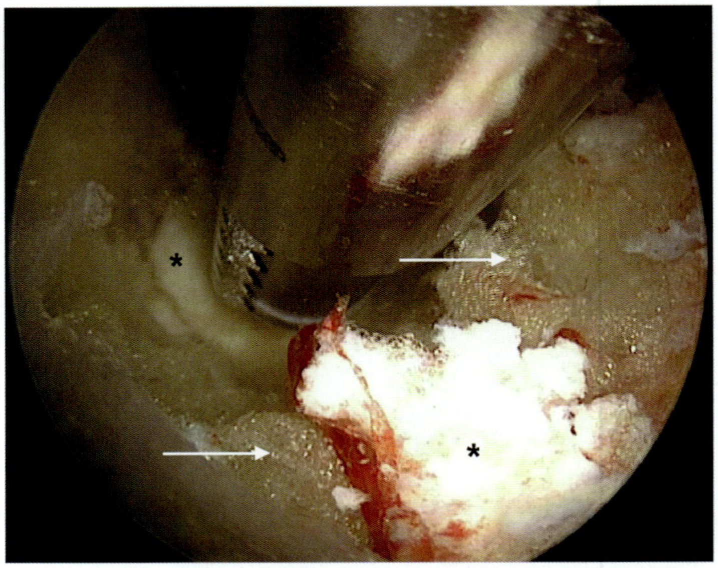

Abb. 10.21 Juvenile Knochenzyste. In der Ossoskopie kalkanearer Knochenzysten zeigt sich gelegentlich eine Übergangsform aus simpler Knochenzyste und intraossärem Lipom. Die Pfeile markieren die lipomatösen Anteile des Tumors, die Sterne die eindeutig zu identifizierenden Kalzifikationen.

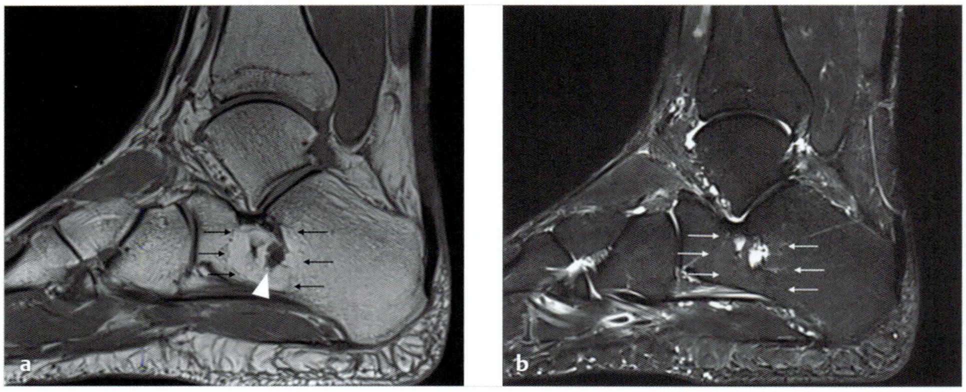

Abb. 10.20 Juvenile Knochenzyste. 52-jähriger Patient. Lipomatös regressiv veränderte, simple Knochenzyste des rechten Kalkaneus. Die Pfeile markieren jeweils die Begrenzung der Läsion, die Pfeilspitze in **a** den residuellen flüssigen Anteil der verfetteten Zyste.
a Sagittale T1w MRT-Sequenz.
b Sagittale STIR-MRT-Sequenz.

Differenzialdiagnose

- Physiologische Rarefizierung der Trabekelstruktur im Ward-Dreieck
- Vakatfett (Differenzialdiagnose intraossäres Lipom)
- intraossäres Lipom
- aneurysmatische Knochenzyste (kalkaneare Lokalisation sehr selten)
- jede andere potenzielle Ursache einer Osteolyse (Sarkom, Metastase, Osteomyelitis usw.)

Das intraossäre Lipom stellt wohl lediglich eine regressive Entwicklungsstufe der simplen Knochenzyste dar. Unterschiedliche Untersuchungen verschiedener Autoren kommen zu diesem Schluss. Histologische Analysen von Pogoda und Mitarbeitern zeigten, dass Läsionen, die radiologisch als intraossäre Lipome eingeschätzt werden, in der Tat simple Knochenzysten des Kalkaneus sind. Die für simple Knochenzysten typischen gitter- bzw. tennisnetzartigen Zystenwandanteile lassen sich regelmäßig auch bei intraossären Lipomen finden. Umgekehrt zeigten eigene Untersuchungen sowie Ergebnisse von Amling und Mitarbeitern, dass simple Knochenzysten des Kalkaneus häufig zentrale Kalzifikationen aufweisen und nicht selten intraoperativ lipomatöse Anteile in der Knochenhöhle gefunden werden können. Ein Nebeneinander von Lipom und flüssigkeitsgefüllter Zyste ist bei einer hochauflösenden Ossoskopie nicht ungewöhnlich. Auch andere Autoren beobachteten die Ablagerung von Fett in degenerierten einfachen Knochenzysten. Diese Erkenntnisse legen nahe, dass 2 Begriffe für ein und dieselbe Entität verwendet werden. Je nach Alter der Läsion lassen sich regelmäßig typische degenerative Veränderungen mit intraläsionalen Verkalkungen und einer lipomatösen Transformation feststellen. So lag im eigenen Patientengut das durchschnittliche Alter von Patienten mit juvenilen Knochenzysten des Kalkaneus bei 19,4 Jahren, das von Patienten mit intraossären Lipomen bei 39,4 Jahren.

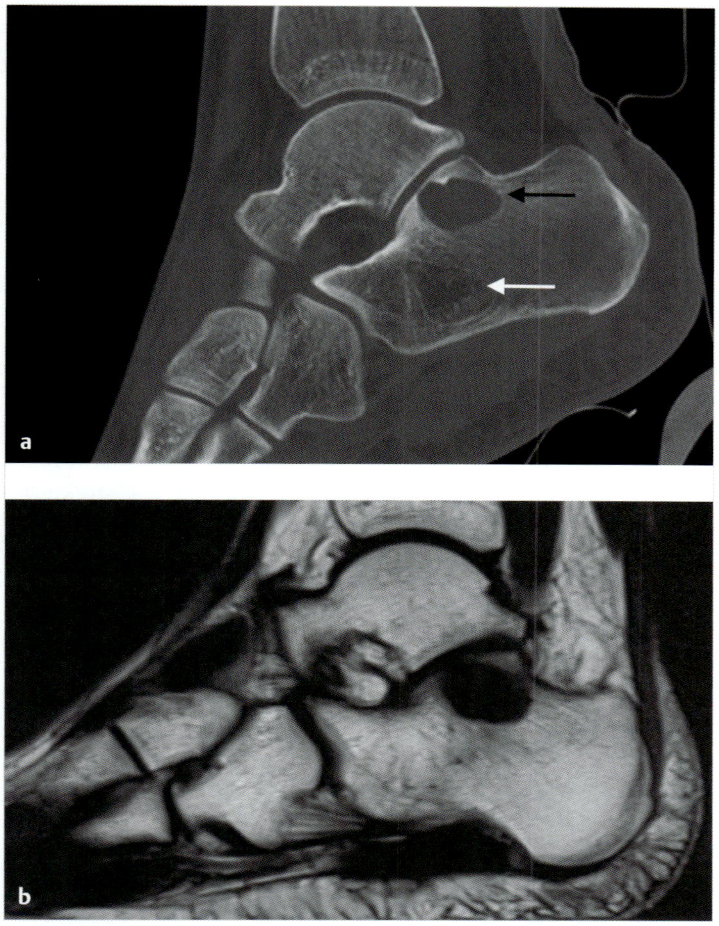

Abb. 10.22 Juvenile Knochenzyste: Differenzialdiagnose physiologische Rarefizierung der Trabekelstrukturen.

a Sagittale CT des rechten Kalkaneus. Physiologische Rarefizierung des Knochens zwischen den Haupttrabekelgruppen (weißer Pfeil; Diard's Area 6) und, simultan, atypisch gelegene simple Knochenzyste unterhalb der posterioren Facette des Subtalargelenks (schwarzer Pfeil).

b Sagittale T 1w MRT-Sequenz desselben Fußes. Das MRT-Bild kann lediglich den flüssigkeitsgefüllten Knochentumor hervorheben.

> **Merke**
>
> Differenzialdiagnostisch muss, wenn sie auch selten vorkommt, immer eine aneurysmatische Knochenzyste ausgeschlossen werden. Diese benötigt aufgrund ihres unterschiedlichen biologischen Verhaltens und relevanter anderer Differenzialdiagnosen (teleangiektatisches Osteosarkom!) eine andere Therapie.

Die aneurysmatische Knochenzyste findet sich am Fuß vorzugsweise am Talus lokalisiert und simple (juvenile) Knochenzysten typischerweise am Kalkaneus. Ausnahmen der Regel sind jedoch möglich und umso kritischer zu analysieren. Bei Verdacht auf eine aneurysmatische Knochenzyste sollte der definitiven Therapie aufgrund der relevanten Differenzialdiagnosen eine Probebiopsie vorausgehen. Die aneurysmatische Knochenzyste ist durch eine multilokuläre Septierung der Zyste gekennzeichnet. Innerhalb der Zyste befindet sich serosanguine Flüssigkeit. Die MRT zeigt aufgrund des Sedimentationsphänomens klassische Flüssigkeitsspiegel. Lediglich die Zystenwände nehmen üblicherweise Kontrastmittel auf, nicht der Zysteninhalt.

Therapie

Eine Therapieindikation besteht in folgenden Fällen:

- Schmerzen (differenzialdiagnostische Abklärung weiterer Ursachen des Fersenschmerzes!)
- drohende Fraktur (Pogoda-Kriterien!)
- Tumorangst des Patienten
- Kalkaneuszysten, die in der Koronarebene 100 % des Querschnitts erreichen und 30 % der Sagittalebene einnehmen (gelten als potenziell frakturgefährdet und sollten auch bei Symptomfreiheit prophylaktisch operiert werden)

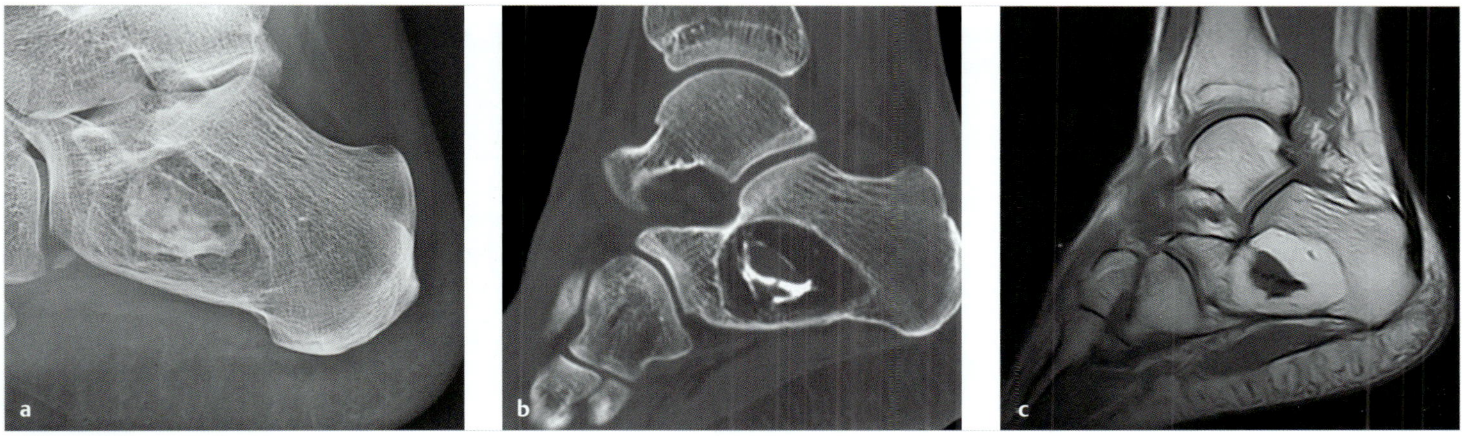

Abb. 10.23 Juvenile Knochenzyste: Differenzialdiagnose intraossäres Lipom. Typische bildgebende Darstellung eines intraossären Lipoms im Bereich des Kalkaneus. Die Bilder zeigen eine osteolytische Läsion mit zentralen Kalzifikationen (Sequestrum), die von fettisointensem Gewebe umgeben werden.

a Röntgenaufnahme lateral.

b Sagittale CT-Rekonstruktion.

c Sagittale T 1w MRT-Sequenz.

Die Hauptindikation einer operativen Therapie stellen Schmerzen und eine drohende pathologische Fraktur dar. Da simple Knochenzysten nicht selten als radiologischer Zufallsbefund auffallen, kann auch die Tumorangst des Patienten eine Indikation darstellen. Eine differenzierte Aufklärung des betroffenen Patienten (und seiner Eltern) ist in diesem Fall umso mehr erforderlich.

Es existiert eine Vielzahl an möglichen Behandlungsmethoden der juvenilen Knochenzyste. Diese reichen von perkutanen Kortison- oder Knochenmarkaspiratinjektionen bis hin zu offener Kürettage und autologer Spongiosatransplantation.

Praxistipp

Wesentlicher Bestandteil der Therapie einer juvenilen Knochenzyste sollte stets eine mechanische oder chemische Zerstörung der Zystenwand bzw. der membranartigen Auskleidung der Knochenhöhle sein, um die Rezidivgefahr zu senken.

Diverse Studien konnten zeigen, dass die minimalinvasive, endoskopische Therapie kalkanearer Knochenzysten sehr gute Ergebnisse liefert. Die vom Autor verwendete Technik verbindet die Vorteile perkutaner, endoskopischer Verfahren mit der Transplantation von allogenem, spongiösem Knochen (▶ Abb. 10.24).

Prognose/Komplikationen

- Die Prognose der einkammerigen juvenilen Knochenzyste ist gut. Eigene Beobachtungen weisen darauf hin, dass die Rezidivneigung für kalkaneare simple Knochenzysten bei gleicher Therapie im Vergleich zu anderen Lokalisationen geringer zu sein scheint.
- Die Angaben der Rezidivwahrscheinlichkeit sind in Abhängigkeit der angewandten Prozeduren sehr unterschiedlich und schwanken, auf das gesamte Skelett bezogen, zwischen 20 und 50 %.
- Das Rezidivrisiko kann nach Meinung zahlreicher Autoren durch unterschiedliche Maßnahmen reduziert werden:
  - mechanische Zerstörung der inneren Zystenwand (z. B. durch Curette, scharfen Löffel),
  - Applikation chemischer oder thermischer intraoperativer Adjuvanzien (95 % Ethanol, Phenol, Kryotherapie) und
  - Schaffung eines Abflusses (kanülierte Schraube, Eröffnung des benachbarten Markraums).
- Von anderen, nicht lasttragenden Körperregionen (z. B. Humerus) ist bekannt, dass Spontanfrakturen juveniler Knochenzysten den Selbstheilungsvorgang beschleunigen können. Bei Lokalisation am Kalkaneus stellt eine pathologische Fraktur jedoch eine schwerwiegende und häufig kaum rekonstruierbare Verletzung dar, die frühzeitig in einer sekundären Arthrose und Fehlstellung enden kann. Insofern stellt die prophylaktische Therapie bei Erreichen einer kritischen Größe der Läsion die Therapie der Wahl dar.

10.2.2 Enchondrom

Definition

Das Enchondrom ist ein benigner Tumor des Knochenmarkraums, der reifen Knochen bildet, ohne dabei histologische Charakteristika des Chondrosarkoms aufzuweisen (Zellreichtum, Pleomorphie der Zellen und Anwesenheit von großen Zellen mit Doppelkernen und Mitosen). Die meisten Tumoren sind solitär, doch können sie selten mehr als einen Knochen (Morbus Ollier) oder mehrere Stellen in einem Knochen involvieren.

Symptome

Dieser chondrogene Tumor verhält sich meist asymptomatisch, kann aber durch eine Knochenexpansion und Schwellung sowie Spontanfrakturen auffallen:
- Schmerzen (Cave: Differenzialdiagnose Chondrosarkom)
- pathologische Fraktur
- Zufallsbefund

Prädisponierende Faktoren

- Ausgeglichene geschlechtliche Verteilung
- Patientenalter meist zwischen 20 und 40 Jahren

Anatomie/Pathologie

- Häufigster Knochentumor von Hand und Fuß und nach dem Osteochondrom zweithäufigster benigner Knochentumor
- Lage von Enchondromen im Gegensatz zu Osteochondromen nicht auf die Metaphyse beschränkt, sondern auch im Bereich der Epi- und Diaphysen

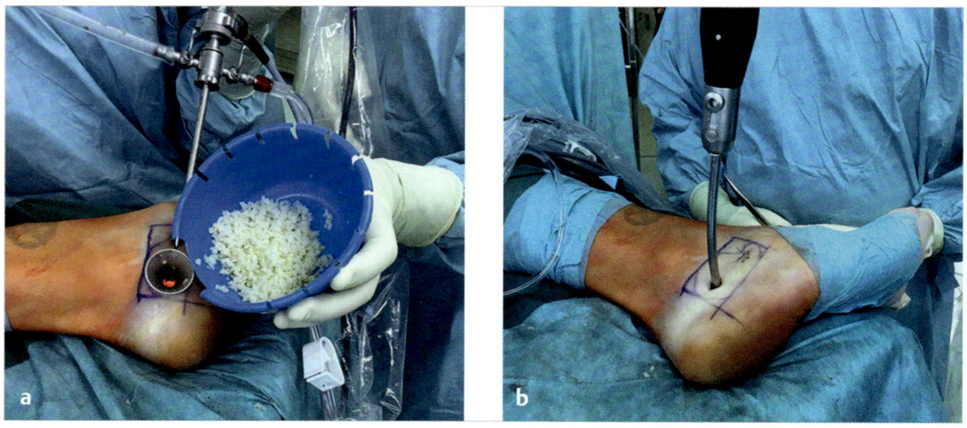

Abb. 10.24 Juvenile Knochenzyste: Therapie.
a Nach der Tumorresektion und Reinigung der Knochenhöhle erfolgt die Auffüllung (Plombage) mit allogener Spongiosa.
b Die Verdichtung mit einem gebogenen Stößel (Impaction Grafting) kann dazu beitragen, die Rezidivrate zu reduzieren.

- kurze tubuläre Knochen der Metatarsalia und Phalangen bevorzugt betroffen; dort typischerweise im Bereich der proximalen Phalangen oder distalen Metatarsalia lokalisiert; Ausbreitung auf die gesamte Diaphyse von dort aus jedoch nicht ungewöhnlich
- makroskopisch knorpeliger lobulärer Aufbau mit gut abgegrenzten Knorpelbezirken innerhalb der Spongiosa oder in der Markhöhle
- intraoperativ meist grießbreiartiger Aspekt, der von stippchenhaften Kalzifizierungen durchsetzt sein kann
- Arrosionen der Kortikalis (Scalloping) möglich; Kortikalisperforation nur bei Enchondromen der Hand und des Fußes erlaubt und nicht zwingend malignitätssuspekt, im Bereich der langen Röhrenknochen dagegen Zeichen eines aggressiven Wachstumsmusters (Differenzialdiagnose Chondrosarkom)

Je nach Klinik (Intensität und Dauer der Symptome, Wachstumsgeschwindigkeit der Läsion), Lokalisation und radiologischem Verhalten können Enchondrome entsprechend ihrem biologischen Verhalten unterschiedlich klassifiziert werden:

- *G0, Stage 1:* Häufig finden sich inaktive bzw. latente Erscheinungsformen, die lediglich als Zufallsbefund registriert werden.
- *G0, Stage 2:* Bei Größenprogredienz und Schmerzen ist von einem aktiven Verhalten auszugehen.
- *G0, Stage 3:* Enchondrome sollten die Knochengrenze üblicherweise nicht überschreiten (Ausnahme: Enchondroma protuberans). Dies käme einem aggressiven Wachstumsmuster gleich.

Bildgebung

Ultraschall

Keine Relevanz.

Röntgen

- Gut abgrenzbare Osteolyse, zumeist scharf begrenzt (Lodwick Ib)
- nur selten Sklerosesaum
- Tumorgrenzen glatt, wellig, lobuliert oder auch unregelmäßig
- Erscheinungsbild mit popkornartigem Muster möglich
- Matrixossifikationen und stippchenhafte Kalzifizierungen bei etwa der Hälfte aller Enchondrome

Computertomografie

- Exakte Darstellung des endostalen Scalloping (spiegelt das lobuläre Wachstumsmuster des knorpeligen Tumors wider)
- endostale Ausdünnung der Kortikalis insbesondere an den kurzen Röhrenknochen von Hand und Fuß; in dieser Lokalisation im Gegensatz zu den langen Röhrenknochen nicht als strenges Malignitätskriterium zu werten
- der MRT in der Darstellung von Matrixverkalkungen und feinen Stressfrakturen überlegen

Skelettszintigrafie

Keine Relevanz.

Magnetresonanztomografie

Antworten im Befund

- Lokalisation, Bezug zu angrenzenden Gelenken, Beurteilung der Gelenkfläche
- Frakturgefährdung
- Versuch der artdiagnostischen Zuordnung, chondrogener Tumor
- Beschreibung der typischen Bildkriterien (scharf abgrenzbar, in wassersensitiven Sequenzen helle Tumormatrix lobuliert mit ring- oder bogenförmigen Kalzifikationen, keine periostale Reaktion, kein Weichteilanteil)
- Kontrastmittelverhalten

> **Cave**
>
> Es muss auf die Differenzialdiagnose atypischer chondrogener Tumor (vormals G1-Chondrosarkom) hingewiesen werden.

Untersuchungstechnik

Prinzipiell orientiert sich die MRT-Diagnostik muskuloskelettaler Tumoren und tumorähnlicher Läsionen, spezielle Fragestellungen ausgenommen, an dem im Jahr 2006 von der Arbeitsgemeinschaft Muskuloskelettale Diagnostik der Deutschen Röntgengesellschaft veröffentlichten Protokoll (S. 601).

Befunde

- Aufgrund des hohen Wasseranteils der Knorpelproliferate niedrige Signalintensitäten in T1w und hohe Signalgebung in T2w Sequenzen
- Binnenstruktur mit für chondrogene Tumoren typischer Lobulierung mit Kontrastmittelaufnahme
- nach Kontrastmittelgabe bei aktiven Enchondromen septale Kontrastmittelanreicherung (entspricht vaskularisiertem Stroma); teilweise kurvenförmige signalintensive Bänder (Cave: auch bei niedrigmalignen Chondrosarkomen)
- ältere Enchondrome mit zum Teil starken Verkalkungen
- fleckige Signalauslöschungen (entsprechen Matrixverkalkungen)

Empfehlung zur Bildgebung

Methode der Wahl: MRT mit Standardprotokoll der Deutschen Röntgengesellschaft (S. 601).

Bildbeispiele

Bildgebende Befunde bei Enchondrom zeigen ▶ Abb. 10.25, ▶ Abb. 10.26, ▶ Abb. 10.27 und ▶ Abb. 10.28. Beispiele für pathologische Frakturen eines Enchondroms sind in ▶ Abb. 10.29 und ▶ Abb. 10.30 wiedergegeben. Eine maligne Entartung ist möglich, wie ▶ Abb. 10.31 zeigt. Die Differenzialdiagnose Morbus Ollier ist in ▶ Abb. 10.32 und ▶ Abb. 10.33 dargestellt.

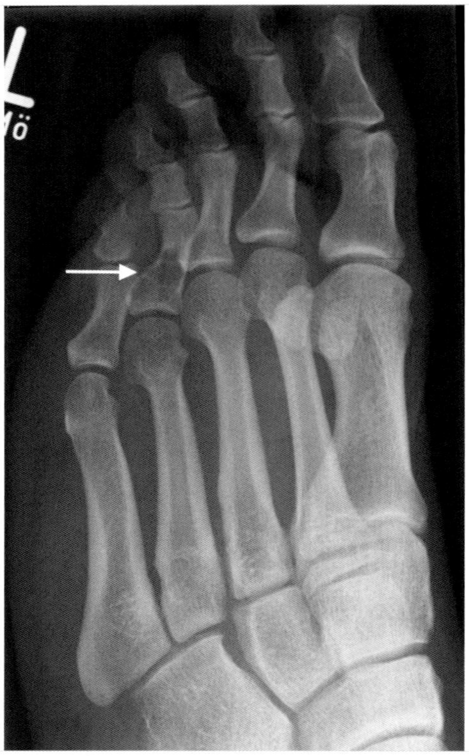

Abb. 10.25 Enchondrom. 35-jährige Patientin. Enchondrom der Grundphalanx der IV. Zehe des linken Fußes (Pfeil). Anhaltende Schmerzen führten zu einer radiologischen Abklärung, die die Osteolyse der proximalen Hälfte des Grundglieds mit einer Ausdünnung der Kortikalis aufzeigen konnte.

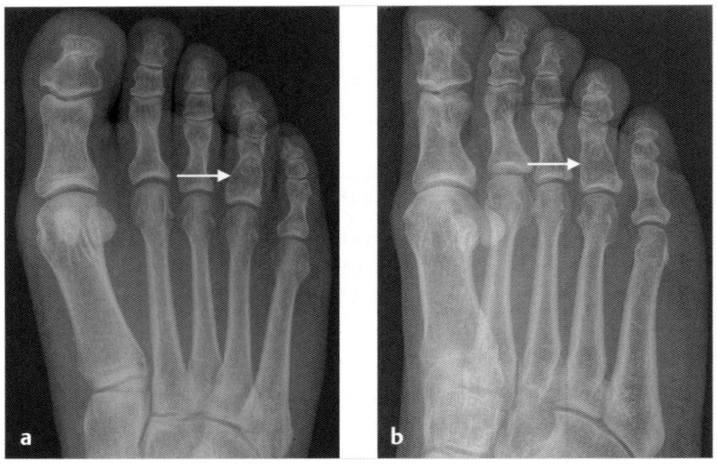

Abb. 10.26 Enchondrom. 42-jährige Patientin. Enchondrom der proximalen Phalanx der IV. Zehe rechts (Pfeile). Das Enchondrom weist häufig ein expansives Wachstum unter gleichzeitiger Ausdünnung der umgebenden Kortikalis auf. Bei genauer Betrachtung lassen sich regelmäßig Matrixverkalkungen innerhalb der Osteolyse erkennen.
a Röntgenaufnahme des Vorfußes d.-p.
b Röntgenaufnahme des Vorfußes schräg.

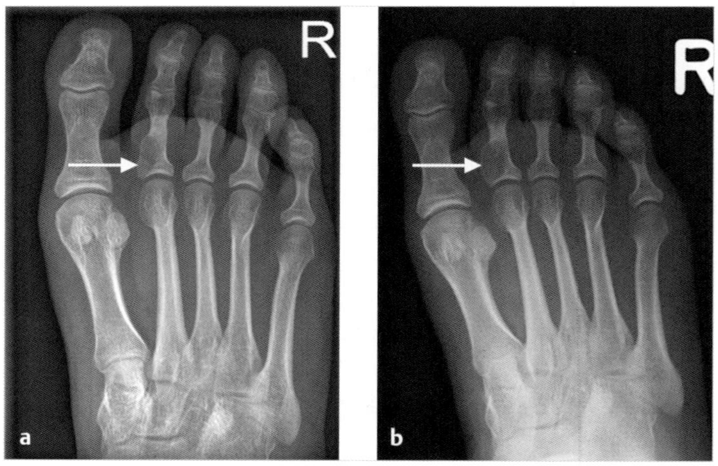

Abb. 10.27 Enchondrom. Größenprogredienter, chondrogener Tumor der Grundphalanx der II. Zehe (Pfeile). Aufgrund der Größenzunahme und belastungsabhängigen Schmerzen wurde die Indikation zur Operation mit Kürettage und Plombage gestellt (intraläsionale Tumorresektion, Reinigung der Knochenhöhle mit der Diamantkopf-Hochfrequenzfräse und Auffüllung mit allogener Spongiosa).
a Initiale Röntgenaufnahme.
b Verlaufskontrolle mit Röntgenaufnahme 2 Jahre später. Größenprogredienz des Tumors.

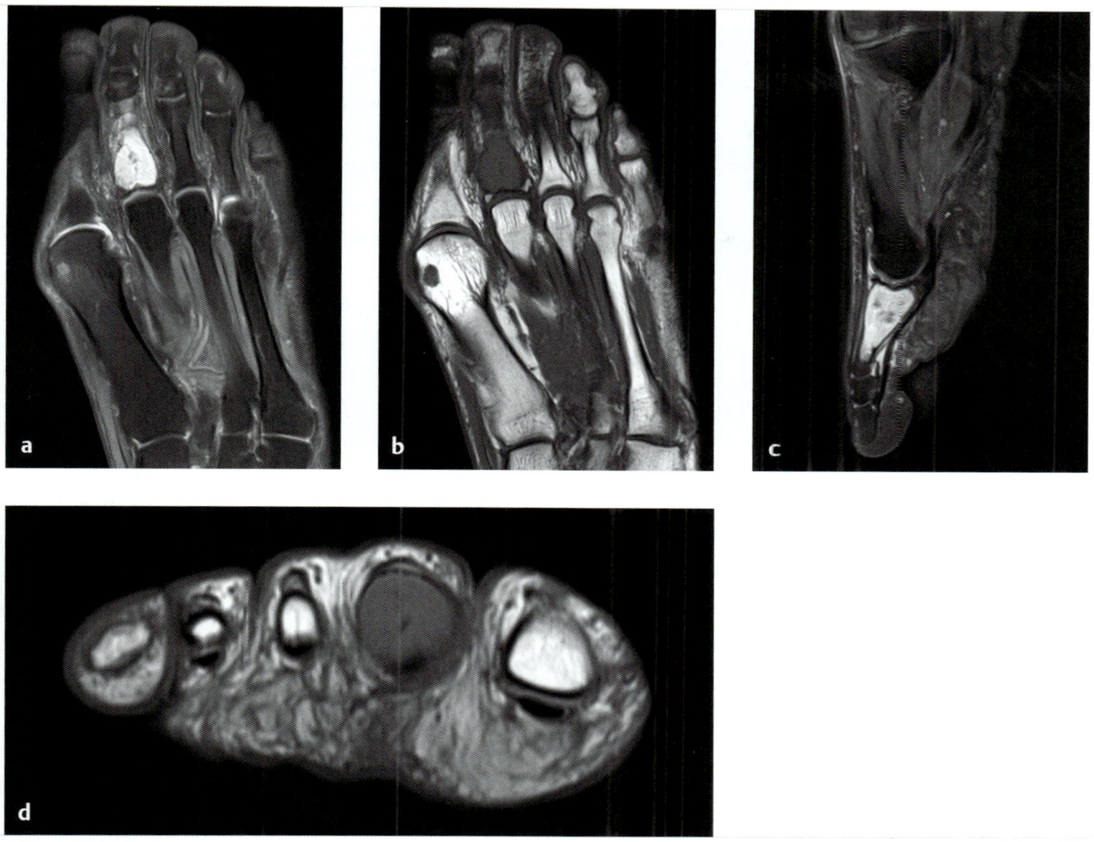

Abb. 10.28 Enchondrom. 40-jährige Patientin mit länger bestehenden Schmerzen an D II. Histologisch gesichertes Enchondrom.
Anmerkung: Charakteristisch für das Enchondrom ist aufgrund seines hohen Wassergehalts des hyalinen Knorpels die erhöhte Signalintensität in wassersensitiven, fettunterdrückten Sequenzen. Weitere typische Merkmale sind die punktförmigen Signalauslöschungen, die den Matrixverkalkungen im Röntgenbild entsprechen, sowie der lobulierte, popkornartige Bildaspekt. Schwierig ist die Abgrenzung von einem Chondrosarkom Grad I. Eine Kortikalisdestruktion, Periostreaktionen, ein Ödem in den angrenzenden Knochen und Weichteilen sowie ein extraossärer Tumoranteil können hinweisend sein.
a Koronare PDw fatsat MRT-Sequenz. Signalreicher, am ehesten knorpelbildender Tumor, den gesamten Markraum der Grundphalanx D II ausfüllend. Expansives Wachstum, hochgradige Ausdünnung der Kortikalis des Gelenksockels.
b Koronare T 1w MRT-Sequenz, entsprechende Schichtung wie **a**. Signalarme Tumormatrix, zusätzlich kleine Ganglionzyste an der Kapselinsertion des Metatarsaleköpfchens I.
c Sagittale PDw fatsat MRT-Sequenz. Gut erkennbar ist das expansive Knochenwachstum mit Ausdünnung der Kortikalis ohne extraossären Tumoranteil. Zentrale Signalauslöschungen durch Matrixkalzifikationen.
d Axiale T 1w MRT-Sequenz. Hochgradige Ausdünnung der Kortikalis bei expansivem Tumorwachstum, zentrale Matrixverkalkung.

Differenzialdiagnose

- *Enchondromatose:* disseminierte Enchondrome der Extremitäten und des Achsskeletts (Morbus Ollier, Maffuci-Syndrom); Entartungsrisiko deutlich erhöht (bis zu 25 %)
- *klassisches, zentrales Chondrosarkom:* klinische und radiologische Hinweise für eine Entartung mit Schmerzen, rascher Größenprogredienz, Kortikalisveränderungen, -verdickung, -destruktion und enossale Kortikalisarrosion

M!

Merke

Differenzialdiagnostisch ist immer an das Vorliegen eines Low-Grade-Chondrosarkoms bzw. an die Transformation in ein solches zu denken (gut differenziert, niedrigmaligne, G1), das nach neuer Nomenklatur als „atypischer chondromatöser Tumor" (häufig abgekürzt als „ACT") bezeichnet wird. Die Therapie ist dem biologischen Verhalten entsprechend anzupassen.

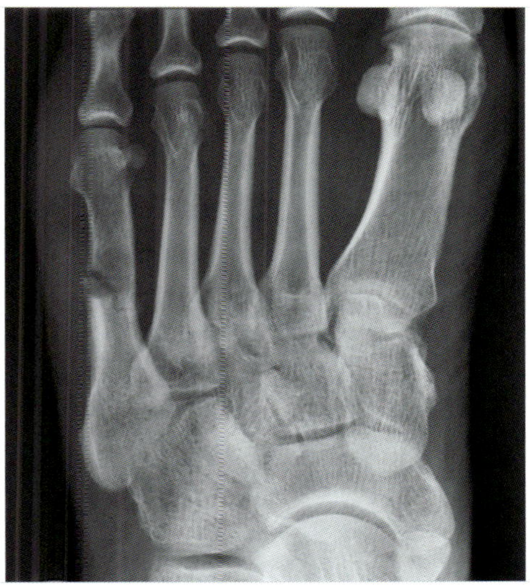

Abb. 10.29 Enchondrom. Röntgenaufnahme. Pathologische Fraktur der Metatarsale-V-Diaphyse bei Enchondrom.

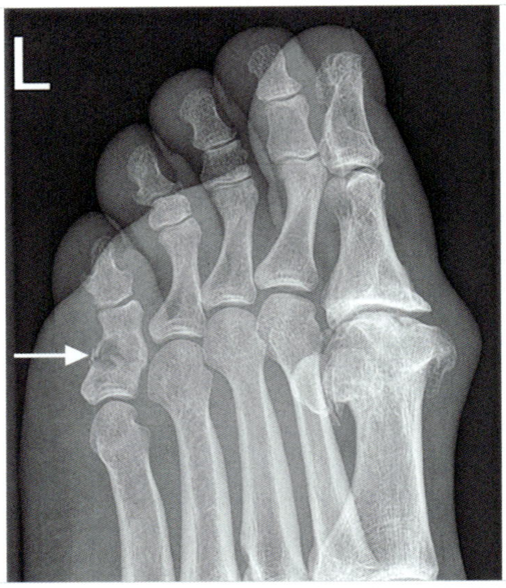

Abb. 10.30 Enchondrom. Röntgenaufnahme. Pathologische Fraktur der proximalen Phalanx von D V (Pfeil) auf dem Boden eines hochdifferenzierten chondrogenen Tumors. In Zusammenschau der Klinik, der Bildgebung und der histopathologischen Analyse konnte die Diagnose eines Enchondroms bestätigt werden.

Einige Autoren vermuten, dass sich Chondrosarkome aus einer präexistenten benignen Knorpelläsion heraus entwickeln. Die Schwierigkeit in der histopathologischen Diagnosesicherung liegt darin, dass praktisch in allen Fällen von hoch differenzierten Chondrosarkomen Grad I (atypischer chondromatöser Tumor) die histologischen Malignitätskriterien nur herdförmig ausgebildet sind und an vielen Stellen das histologische Bild sich nicht von einem Enchondrom unterscheidet. Dies macht die interdisziplinäre Analyse der Befunde zwischen Radiologen und Tumororthopäden bzw. Fußchirurgen und die Auswahl der Biopsieregion so wichtig bzw. führt zur Frage, ob solche Tumoren überhaupt biopsiert oder – bei entsprechender Klinik und Radiologie – primär reseziert werden sollten. Für atypische chondromatöse Tumoren der langen Röhrenknochen gilt, dass eine intraläsionale Tumorresektion (Kürettage) unter Einsatz einer Hochfrequenzfräse keine Nachteile gegenüber einer weiten Tumorresektion mit Kontinuitätsunterbrechung des befallenen Knochenabschnitts aufweist. Falls die Diagnose Enchondrom versus atypischer chondromatöser Tumor also keine therapeutische Konsequenz hat, so kann über das Unterlassen einer Biopsie zu Recht diskutiert werden.

Therapie

- Standardtherapie: gründliche Kürettage
- optional Auffüllung (Plombage) mit autologem oder allogenem Knochen bzw. Knochenersatzmaterial bei kleinen Defekten (unterliegt den Präferenzen des Operateurs; Vor- und Nachteile der unterschiedlichen Füllmaterialien wie Donor-Site-Morbidität, Verfügbarkeit, Biokompatibilität usw. gegeneinander abwägen)
- Reduktion des Rezidivrisikos durch adjuvante Maßnahmen wie die Reinigung der Knochenhöhle mit einer Diamantkopf-Hochfrequenzfräse und die Spülung mit einem chemischen Adjuvans (z. B. 95 %iger Ethanol); empfehlenswert insbesondere bei klinisch und radiologisch suspekten Läsionen, die nicht klar von einem atypischen chondromatösen Tumor (ACT, vormals G1-Chondrosarkom) differenziert werden können
- je nach Größe des Defekts und Schwächung der Kortikalis Transplantation eines stabilisierenden kortikospongiösen Spans notwendig; zusätzliche osteosynthetische Verfahren nur selten erforderlich (z. B. bei pathologischen Frakturen)

Prognose/Komplikationen

- Pathologische Fraktur
- maligne Entartung (Chondrosarkom): im Bereich der Metatarsalia und Phalangen im Vergleich zu den langen Röhrenknochen und platten Knochen extrem selten, aber nicht unmöglich

Merke

M!

Jedes Enchondrom, das trotz gründlicher Kürettage rezidiviert, muss besonders gründlich analysiert und als potenzielles Chondrosarkom betrachtet werden.

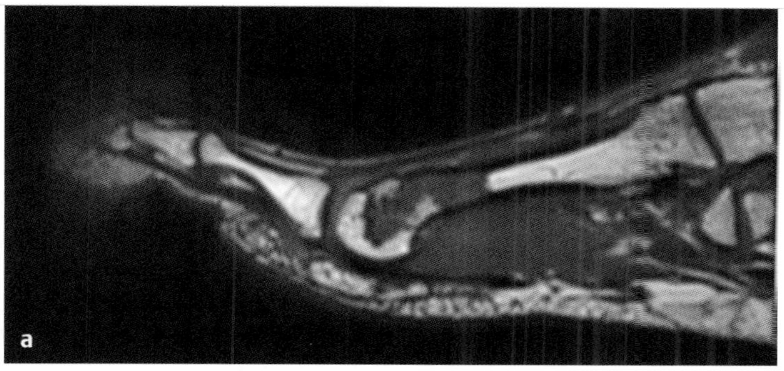

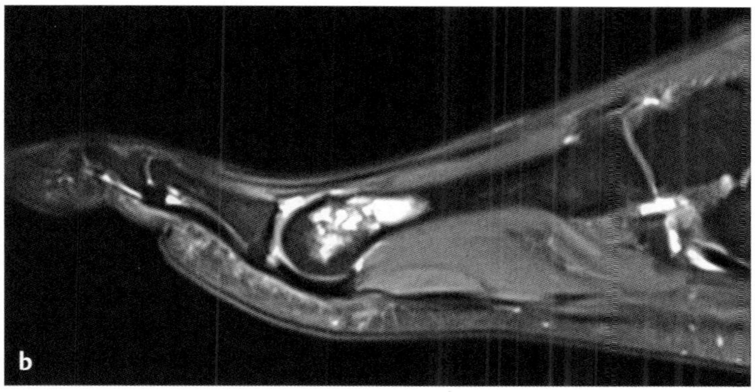

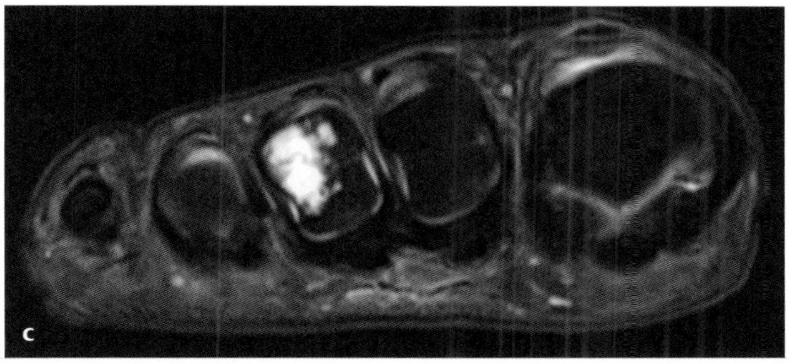

Abb. 10.31 Enchondrom. 39-jähriger Patient. Chondrogener Tumor des III. Metatarsaleknochens des rechten Fußes. Maligne Entartung (Chondrosarkom). Das initiale Röntgenbild (nicht gezeigt) zeigte eine expansive Osteolyse der distalen Hälfte des Metatarsale III mit deutlicher Ausdünnung der Kortikalis. Bei Verdacht auf einen hochdifferenzierten chondrogenen Tumor (**d–f**, Pfeile; Enchondrom versus atypischer chondrogener Tumor bzw. Low-Grade-G1-Chondrosarkom) nach MRT- und CT-Untersuchung wurde die Indikation zur Exzisionsbiopsie gestellt: intraläsionale Tumorresektion (Kürettage), Reinigung der Knochenhöhle mit der Diamantkopf-Hochfrequenzfräse, intraoperative adjuvante chemische Therapie mittels 95 %-Ethanolapplikation und Auffüllung mit allogener Spongiosa (Plombage). Die histopathologische Analyse nach intraläsionaler Tumorresektion des chondrogenen Tumors mit referenzpathologischer Begutachtung erbrachte die unerwartete Diagnose eines G2-Chondrosarkoms. Deshalb musste die Indikation zur operativen Revision mit weiter Resektion des malignen Tumors gestellt werden. Nach innerer Amputation von Os metatarsale III bei G2-Chondrosarkom zeigte sich ein wünschenswertes funktionelles und ästhetisches Ergebnis: Die erhaltene Zehe des III. Strahles kann nicht mehr aktiv bewegt werden, übt aber eine wichtige Platzhalterfunktion aus und verhindert eine Deviation der benachbarten Zehen.

a Sagittale T 1w MRT-Sequenz, präoperativ.

b Sagittale PDw fatsat MRT-Sequenz, präoperativ.

c Axiale PDw fatsat MRT-Sequenz, präoperativ.

Fortsetzung ►

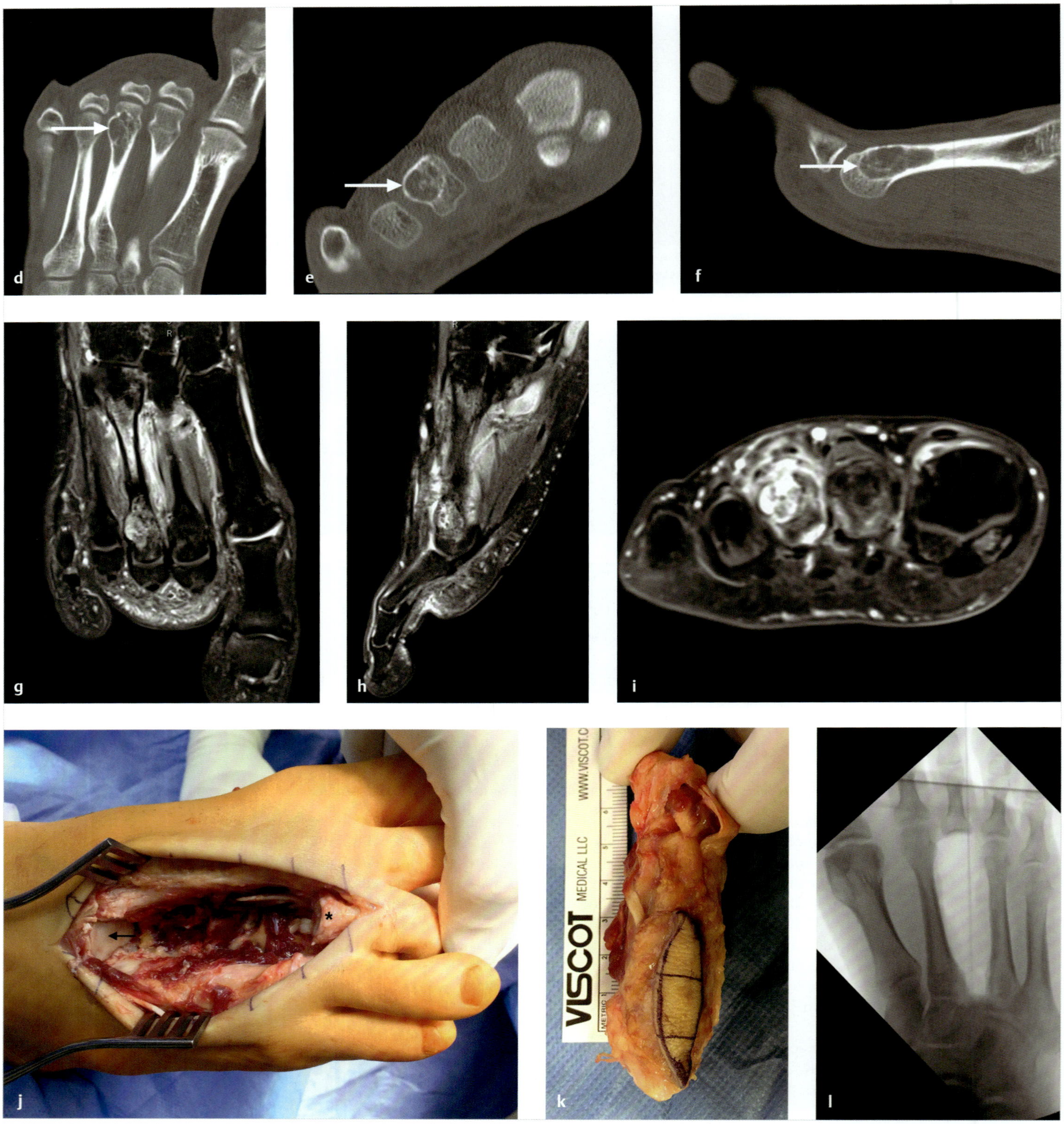

Abb. 10.31 Enchondrom. Fortsetzung

d Koronare CT-Rekonstruktion, präoperativ.

e Axiale CT-Rekonstruktion, präoperativ.

f Sagittale CT-Rekonstruktion, präoperativ.

g Koronare PDw fatsat MRT-Sequenz nach intraläsionaler Tumorresektion des chondrogenen Tumors.

h Sagittale PDw fatsat MRT-Sequenz nach Kontrastmittelgabe, gleicher Untersuchungszeitpunkt wie **g**.

i Axiale T 1w fatsat MRT-Sequenz nach Kontrastmittelgabe, gleicher Untersuchungszeitpunkt wie **g**.

j Blick von dorsal auf den intraoperativen Situs nach innerer Amputation des Os metatarsale III, entsprechend einer weiten Tumorresektion an dieser Lokalisation. Der Pfeil zeigt auf die noch erhaltene distale Gelenkfläche des Os cuneiforme laterale, der Stern auf die Basis der proximalen Phalanx von D III.

k Fotodokumentation des Resektats, bestehend aus Os metatarsale III, dem umgebenden Weichteilgewebe einschließlich Streck- und Beugesehnen, interossärer Muskulatur und streckseitiger Hautspindel. Der gesamte operative Zugangsweg der vorausgegangenen Operation musste ohne akzidentelle Eröffnung des Tumors mit einem ausreichenden Sicherheitsabstand vollständig mit dem darunter liegenden Knochen entfernt werden.

l Intraoperative Durchleuchtungskontrolle und Dokumentation der makroskopisch vollständigen Tumorresektion.

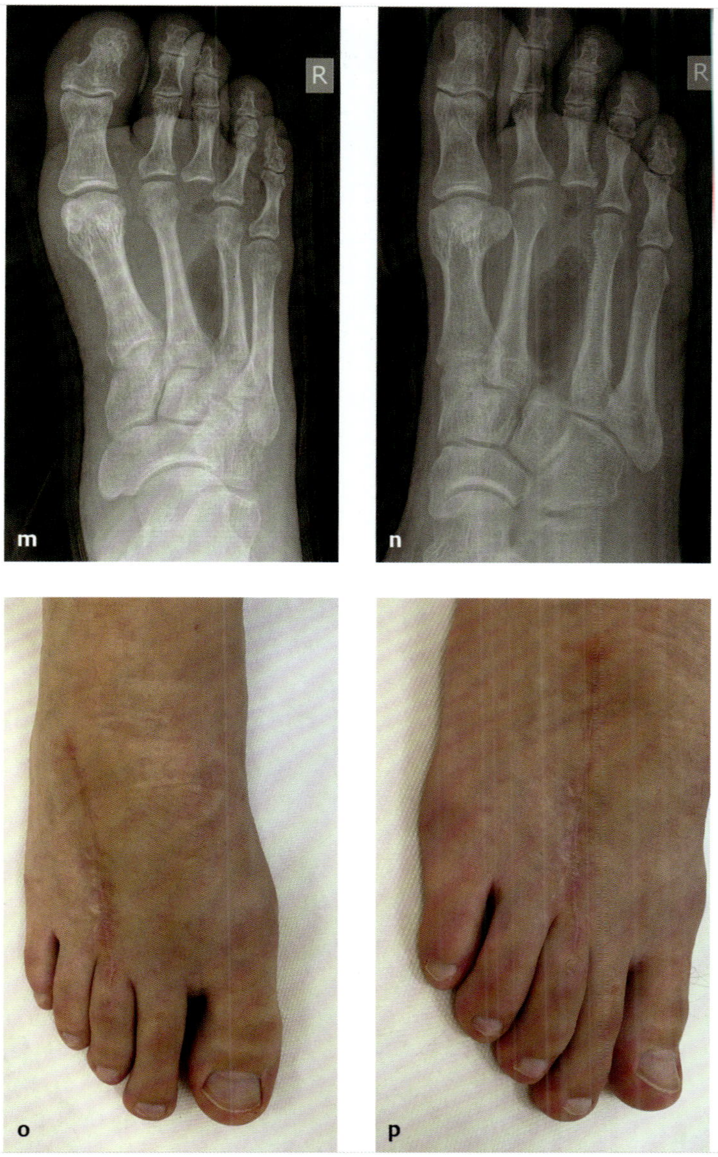

Abb. 10.31 Enchondrom. Fortsetzung.
m Röntgenaufnahme rechter Vorfuß d.-p. Postoperative Verlaufskontrolle nach innerer Amputation von Metatarsale III bei G2-Chondrosarkom.
n Röntgenaufnahme schräg, gleicher Untersuchungszeitpunkt wie **m**.
o Fuß d.-p. Klinisches Ergebnis nach innerer Amputation von Os metatarsale III bei G2-Chondrosarkom.
p Fuß schräg, gleicher Untersuchungszeitpunkt wie **o**.

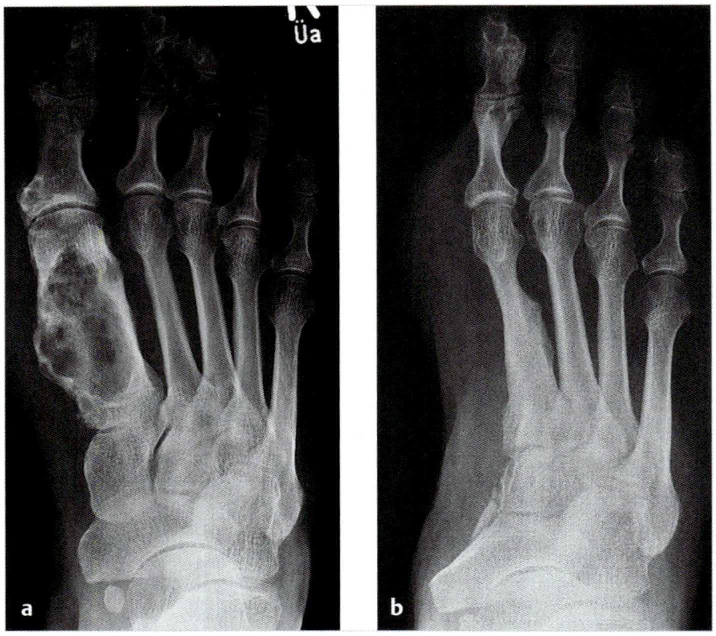

Abb. 10.32 Enchondrom: Differenzialdiagnose Morbus Ollier. 55-jähriger männlicher Patient mit Morbus Ollier des I. Strahles mit maligner Entartung und sekundärem Chondrosarkom.
a Vor Amputation des I. Strahles.
b Nach Amputation des I. Strahles.

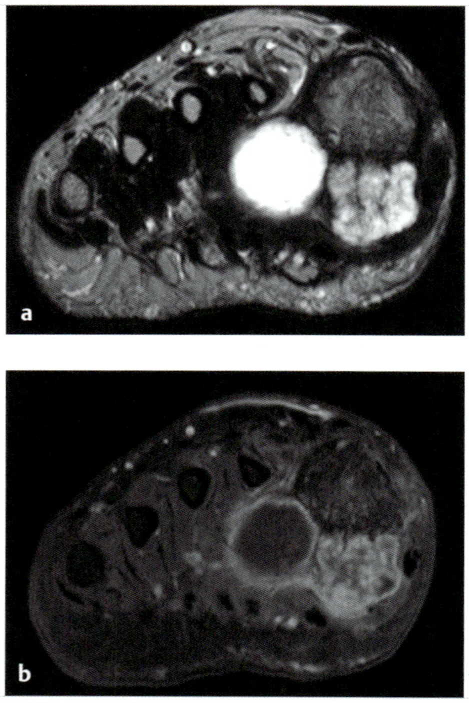

Abb. 10.33 Enchondrom: Differenzialdiagnose Morbus Ollier.
a AxialeT 2w MRT-Sequenz. Plantar des I. Os metatarsale extraossärer Tumoranteil, plantar-lateral eine flüssigkeitsgefüllte, zystenartige Raumforderung.
b Axiale T 1w fatsat MRT-Sequenz nach Kontrastmittelgabe. Die zystenartige Raumforderung zeigt nach Kontrastmittelgabe eine nur randständige Signalsteigerung. Der Tumor nimmt diffus Kontrastmittel auf.

10.2.3 Osteochondrom

Definition

Das Osteochondrom (kartilaginäre Exostose) ist ein kappenartig mit Knorpelgewebe überzogener knöcherner Vorsprung auf der Außenfläche des Knochens, der einen mit dem betroffenen Knochen kommunizierenden Markraum besitzt.

Symptome

- Meist indolente, gelenknahe Raumforderung bzw. Vorwölbung oder umschriebene Umfangsvermehrung
- Sehnenschnappen und andere mechanische Beeinträchtigungen wie eingeschränkte Beweglichkeit und Kompromittierung von neurovaskulären Strukturen als mögliche Erstmanifestationen
- ästhetische Beeinträchtigung
- bei der seltenen hereditären bzw. multiplen Exostosenerkrankung bereits im Kindesalter häufig Wachstumsdeformitäten der Extremitäten

Prädisponierende Faktoren

- Junge Patienten im 1. oder 2. Dezennium
- ausgeglichenes Geschlechterverhältnis

Anatomie/Pathologie

- Charakteristischer, von der Metaphyse ausgehender Knochenauswuchs mit Knorpelkappe
- prinzipiell gestielte (pedunculated) und breitbasige Form (sessile) möglich (beide Varianten können am Fuß auftreten; die gestielte Form ist häufiger vorzufinden)
- Exostose mit Überzug aus Periost oder Perichondrium; knollenartige Aufzweigung der Oberfläche in mehrere Köpfe nicht ungewöhnlich
- Wachstumsrichtung der gestielten Form stets weg von dem benachbarten Gelenk, im Gegensatz zur Differenzialdiagnose einer Dysplasia hemimeletica epiphysalis (Trevor's Disease), einer Exostosenerkrankung der Epiphysen im Kindesalter mit in der Regel umgekehrter Wachstumsrichtung zum Gelenk hin

Bildgebung

Ultraschall

- Bemessung der Dicke der Knorpelkappe
- im klinischen Alltag weniger relevant, da nicht geeignet, knöcherne Komponenten der Läsion zu bewerten

Röntgen

- Typischer blumenkohlartiger Aspekt der gestielten Version
- häufig Verbreiterung der Metaphyse, aus der die Exostose hervorgeht
- ununterbrochene Kortikalis
- bei der breitbasigen (sessilen) Form Länge der Basis in der Regel größer als Höhe der Exostose; bei der gestielten Form umgekehrt

Computertomografie

Nicht indiziert, da die MRT insbesondere bezüglich der Dicke der Knorpelkappe aussagekräftiger und strahlenfrei ist (Strahlenhygiene bei Kindern und Jugendlichen).

Szintigrafie

Nicht indiziert.

Magnetresonanztomografie

Antworten im Befund

- Beurteilung der Knorpelkappe, Abmessen der Knorpeldicke
- Ödematisierung des angrenzenden Knochens oder der Weichteile
- ggf. Beurteilung der angrenzenden neurovaskulären Strukturen (Kompression)

Untersuchungstechnik

Prinzipiell orientiert sich die MRT-Diagnostik muskuloskelettaler Tumoren und tumorähnlicher Läsionen, spezielle Fragestellungen ausgenommen, an dem im Jahr 2006 von der Arbeitsgemeinschaft Muskuloskelettale Diagnostik der Deutschen Röntgengesellschaft veröffentlichten Protokoll (S. 601).

Befunde

- In die Läsion hineinreichender Markraum
- Dicke der Knorpelkappe < 2 cm (Differenzialdiagnose exophytäres bzw. exostotisches Chondrosarkom)

Empfehlung zur Bildgebung

Methode der Wahl: MRT mit Standardprotokoll der Deutschen Röntgengesellschaft (S. 601).

Bildbeispiele

► Abb. 10.34 zeigt ein maligne entartetes Osteochondrom. Zwei mögliche Differenzialdiagnosen sind in ► Abb. 10.35 und ► Abb. 10.36 dargestellt.

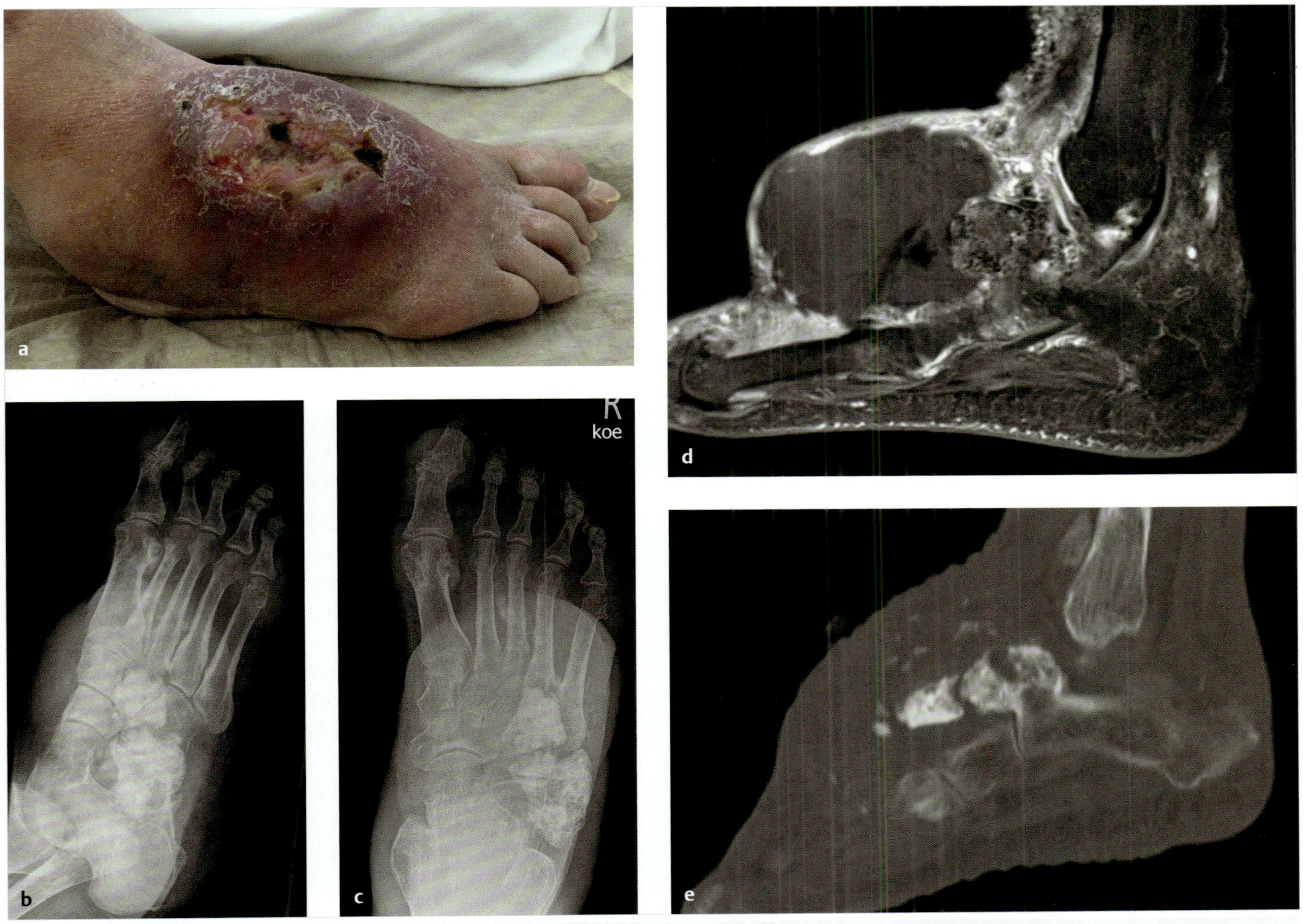

Abb. 10.34 Osteochondrom: Chondrosarkom G3. 76-jähriger Patient. Maligne Entartung des Osteochondroms zum exophytären (exostotischen), schlecht differenzierten Chondrosarkom G3, ausgehend vom Processus anterior calcanei. Der Tumor wurde initial als Gichttophus interpretiert und in einer anderen Klinik voroperiert. Die Ausdehnung des Tumors und Begleiterkrankungen des Patienten machten letztendlich eine distale Unterschenkelamputation notwendig.

a Klinischer Aspekt.
b Röntgenaufnahme schräg.
c Röntgenaufnahme d.-p.
d Sagittale T 1w fatsat MRT-Sequenz nach Kontrastmittelgabe.
e Sagittale CT-Rekonstruktion.

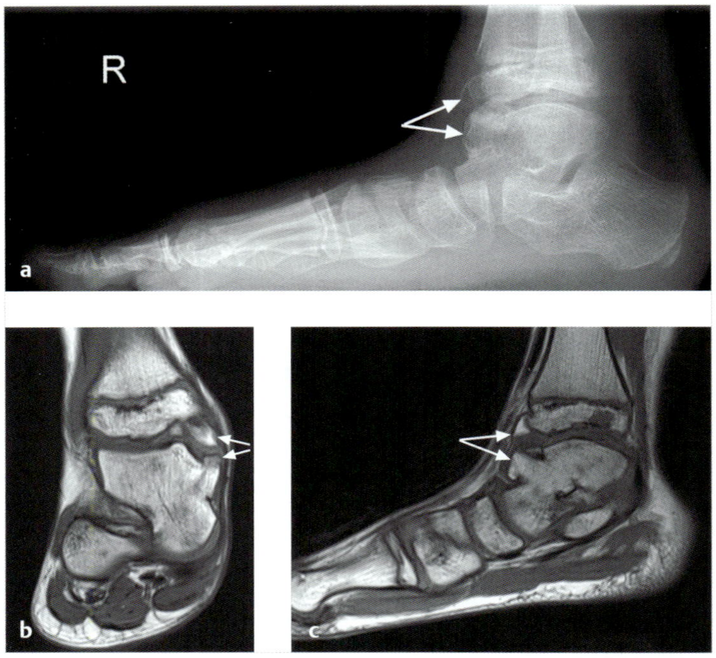

Abb. 10.35 Osteochondrom: Differenzialdiagnose Dysplasia epiphysealis hemimeletica (Trevor's Disease). Neunjähriger Junge mit ausgeprägter, sekundärer Knick-Senkfuß-Deformität aufgrund der knöchernen Fehlbildungen und tumorösen Anbauten im Bereich des medialen unteren und oberen Sprunggelenks (Pfeile).

a Röntgenaufnahme lateral.
b Koronare T1w MRT-Sequenz.
c Sagittale T1w MRT-Sequenz.

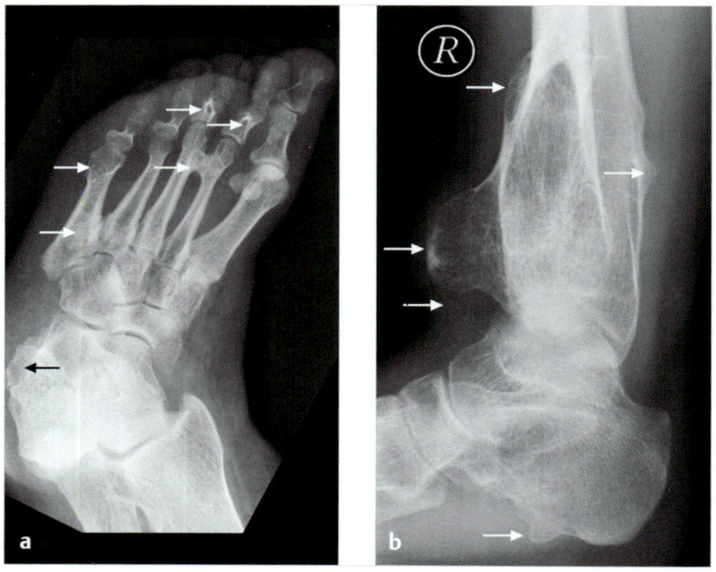

Abb. 10.36 Osteochondrom: Differenzialdiagnose hereditäre Exostosenkrankheit. 35-jähriger Patient mit zahlreichen Exostosen an beiden Füßen (Pfeile). Es zeigen sich sowohl die gestielte (engl.: pedunculated) als auch die breitbasige (engl.: sessile) Erscheinungsform.

a Schräges Röntgenbild des linken Fußes. Darstellung zahlreicher Exostosen.
b Seitliches Röntgenbild des rechten Sprunggelenks. Große, teils breitbasige Exostosen der abgebildeten Knochen.

Differenzialdiagnose

- Periostales Chondrom
- Enchondroma protuberans
- Nora Lesion (BPOP [bizarre periostale osteochondromatöse Proliferation]
- exophytäres bzw. exostotisches Chondrosarkom
- parossales und periostales Osteosarkom
- Dysplasia hemimeletica epiphysalis
- hereditäre Exostosenkrankheit

Bizarre periostale osteochondromatöse Proliferation

Die BPOP zählt zu den reaktiven heterotopen Ossifikationen und weist eine besondere Prädilektion für Hände und Füße auf. Der Altersgipfel liegt in der 3. Lebensdekade. Zu beachten ist eine starke Neigung zur Entwicklung lokaler Rezidive. Dabei wurden Raten von bis zu 50 % beobachtet. BPOP zeigen histologisch 3 Komponenten in unterschiedlichem Ausmaß, nämlich Knorpel, Knochen und spindelzelliges Stroma. Zelluläre Malignitätskriterien liegen naturgemäß nicht vor. Der Knorpel bildet eine Kappe an der Oberfläche, kann aber auch in Lobuli vorliegen, die in dichtes Fasergewebe eingebettet sind. Die Ossifikationen sind sehr viel unregelmäßiger als im Osteochondrom und das spindelzellige Stroma ist eine wesentliche Hilfe in der Differenzialdiagnose.

Dysplasia hemimeletica epiphysalis

Eine für den Fußchirurgen interessante, weil im Bereich des Sprunggelenks bevorzugt anzutreffende, jedoch sehr seltene Differenzialdiagnose zum Osteochondrom bietet die sog. Dysplasia hemimeletica epiphysalis (Trevor's Disease). Dabei handelt es sich um eine Exostosenkrankheit der Epiphysen, gekennzeichnet durch lokale Proliferation von osteochondralem Gewebe, die bevorzugt die untere Extremität betrifft. Typisch ist die unilaterale Manifestation an einer Körperhälfte.

Hereditäre Exostosenkrankheit

Liegen mehrere Exostosen simultan vor, so ist eine hereditäre Exostosenkrankheit hochwahrscheinlich. Eine genetisch bedingte Störung der Chondrozytenreifung führt per autosomal-dominantem Erbgang (mit inkompletter Penetranz bei weiblichen Individuen) zu einer Deformation und asymmetrischen Wachstumsverzögerung vor allem der langen Röhrenknochen sowie zur Ausbildung multipler Exostosen. Das männliche Geschlecht ist doppelt so häufig betroffen. Das Entartungsrisiko wird mit 5–25 % angegeben, betroffen sind davon aber hauptsächlich stammnahe Lokalisationen und platte Knochen. Auch bei dieser Erkrankung sind die Dicke der Knorpelkappe und eine Größenprogredienz der Läsion nach Wachstumsabschluss Hinweise für eine maligne Transformation.

Therapie

- Operationsindikation bei mechanischer Irritation, Funktionseinschränkung sowie neurovaskulärer Kompromittierung und selten auch aus kosmetischen Gründen
- Resektion einschließlich des Periosts; prophylaktische Resektion bei Knorpelkappe ≥ 2 cm auch bei asymptomatischen bzw. oligosymptomatischen Exostosen

Prognose/Komplikationen

- Entartungsgefahr zum exostotischen Chondrosarkom im Bereich der distalen Extremitäten äußerst gering; Malignitätsverdacht bei im MRT nachweisbarer Knorpelkappendicke von > 2 cm und einer Größenzunahme nach Wachstumsabschluss
- Rezidivwahrscheinlichkeit sehr gering

Praxistipp

Die Exostose sollte bei der chirurgischen Entfernung in toto reseziert und nicht in situ zerkleinert werden. Sonst besteht die Gefahr der Versprengung von kartilaginären Anteilen, die im umgebenden Weichteilgewebe weiterwachsen und rezidivieren können.

10.2.4 Aneurysmatische Knochenzyste

Definition

Laut WHO ist die aneurysmatische Knochenzyste ein „Tumor of undefined neoplastic Nature", definiert als eine destruktiv und expansiv wachsende, benigne Neoplasie des Knochens. Häufig zeigt sich eine deutliche Auftreibung des Knochens ähnlich einem Aneurysma. Nach Enneking wird die aneurysmatische Knochenzyste als aggressive benigne Läsion (G0, Stage 3) klassifiziert, vom biologischen Verhalten her vergleichbar mit einem Riesenzelltumor.

Symptome

- Schmerzen und Schwellung
- Kompromittierung benachbarter neurovaskulärer Strukturen möglich
- selten pathologische Fraktur

Prädisponierende Faktoren

- Über 80 % der Fälle innerhalb der ersten beiden Lebensdekaden
- keine geschlechtsspezifischen Unterschiede

Anatomie/Pathologie

- Seltener Tumor (nur ca. 1,0–3,4 % der biopsierten Knochentumoren)
- Talus häufigste Lokalisation am Fuß
- stark vaskularisiert, typische Spiegelbildung durch Blut und seröse Flüssigkeit (Absetzen der korpuskulären Bestandteile)
- blutgefüllte kavernöse Hohlräume, untereinander kommunizierend, teilweise getrennt durch dünne Septen mit Bindegewebe aus Fibroblasten, Riesenzellen und Osteoid
- charakteristische Translokation des USP6-Gens bei 70 % der primären aneurysmatischen Knochenzysten nachgewiesen
- in ca. 30 % der Fälle Entstehung auf dem Boden einer anderen, vorbestehenden Knochenläsion, meist in Assoziation mit einem Riesenzelltumor, Osteo- oder Chondroblastom oder einer fibrösen Dysplasie; dann Bezeichnung als „sekundäre aneurysmatische Knochenzyste"; dabei fast vollständige Verdrängung des ursprünglichen Tumors durch die aneurysmatische Knochenzyste (kann die radiologische und histopathologische Diagnose erschweren)
- Verlassen des Knochens möglich; zum Teil relevante extraossäre Komponenten vorhanden

Merke

Eine primär extra- bzw. paraossäre Lage ist äußerst selten.

Der Tumor kann dann als subperiostale aneurysmatische Knochenzyste oder aneurysmatische Knochenzyste der Weichteile in Erscheinung treten. Das Wachstumsmuster dieser Läsion ist gekennzeichnet durch ein lokal aggressives und invasives Verhalten, das die Begrenzung des Knochens, des Periosts und benachbarter Faszien nicht respektiert.

Bildgebung

Ultraschall

Keine Relevanz.

Röntgen

- Zystische Osteolyse mit expansivem Wachstum (Aspekt des aufgeblasenen Knochens: sog. Blow-out), teilweise Randsklerose
- Arrosion und Destruktion der Kortikalis, Auflösung der knöchernen Grenzlamelle, mitunter Verbleib einer dünnen Periostschale
- Lage exzentrisch metaphysär und zentral diaphysär
- septierte Zysten mit Trabekel innerhalb der Osteolyse, teils mit vollständiger Auflösung der knöchernen Begrenzung, ggf. Verbleib einer dünnen Periostschale

Computertomografie

- Ergänzend zum MRT
- hochauflösende Darstellung und weitere Charakterisierung der Knochenläsion
- Beurteilung der Grenzlamellen, Ausmaß der Osteodestruktion, Befall der angrenzenden Gelenklamelle
- bei durchbrochener subchondraler Lamelle und Kortikalis gemeinsamer Einsatz von MRT und CT erforderlich, um einen Einbruch des Tumors in das Gelenk beurteilen zu können (ein im MRT sichtbarer vermehrter Gelenkerguss kann Hinweise für einen Gelenkbefall liefern)
- Befunde wie im Röntgen, Knochenantwort bei weniger aggressiven Läsionen mit zarter Randsklerose besser beurteilbar

Skelettszintigrafie

Keine Relevanz.

Magnetresonanztomografie

Antworten im Befund

- Exakte Lokalisation im Knochen
- Bezug zu den angrenzenden Gelenken
- Frakturgefährdung (ggf. Korrelation mit CT)

Untersuchungstechnik

Prinzipiell orientiert sich die MRT-Diagnostik muskuloskelettaler Tumoren und tumorähnlicher Läsionen, spezielle Fragestellungen ausgenommen, an dem im Jahr 2006 von der Arbeitsgemeinschaft Muskuloskelettale Diagnostik der Deutschen Röntgengesellschaft veröffentlichten Protokoll (S. 601).

- *Standarduntersuchung:* hochauflösende Mehrkanalspule
- *Sequenztechnik:*
  - PDw fatsat sagittal, axial und koronar
  - T 1w koronar
  - T 2w axial (Gelenkkippung auf oberes Sprunggelenk)
  - T 1w fatsat nach Kontrastmittelgabe axial und sagittal
- T 2w und PDw fatsat Sequenz für die Darstellung der typischen Flüssigkeitsspiegel am wichtigsten
- in T 1w Sequenzen nicht so gute Darstellung der Sedimentationseffekte in den blutgefüllten Hohlräumen wie in T 2w Sequenzen
- Darstellung in allen 3 Ebenen hilfreich für die Gelenkbeurteilung
- Kontrastmittelgabe wichtig für die Darstellung der soliden Tumoranteile, z. B. in der Abgrenzung gegen einen Riesenzelltumor; kontrastmittelverstärkte Aufnahmen möglichst mit frequenzselektiver Fettsignalunterdrückung

> **Cave**
>
> Vorsicht bei der Beurteilung der Flüssigkeitsspiegel in den unterschiedlichen Orientierungen: Bei einer Schichtung parallel zu den Flüssigkeitsspiegeln, z. B. koronar beim Sprunggelenk in Rückenlage, werden sie nicht erfasst.

Befunde

- Typisch zystische Hohlräume, Spiegelbildung, innere Septierungen, meist scharfe Begrenzung gegenüber dem Knochen und dem umgebenden Weichteil mit signalärmerem Saum
- typisch polyzyklische Begrenzung, kortikale Expansion, divertikelartige Aussackungen der Zystenwände
- seltener Ödem im angrenzenden Weichteil
- in der MRT-Bildgebung charakteristische Flüssigkeitsspiegel aufgrund unterschiedlicher Dichtewerte des Zysteninhalts, verursacht durch die schwerkraftbedingte Sedimentation der korpuskulären Anteile im Blut
- Zysteninhalt üblicherweise nicht kontrastmittelaufnehmend, Anreicherung lediglich in den Zystenwandanteilen
- solide Anteile sowohl bei primären als auch bei sekundären Erscheinungsformen der aneurysmatischen Knochenzyste in unterschiedlicher Ausprägung zu finden

Empfehlung zur Bildgebung

Methode der Wahl: multiplanare MRT mit T 2w Sequenzen und Kontrastmittelgabe. Zur Abschätzung der Frakturgefährdung und Deformierung der subchondralen Grenzlamelle kann eine dünnschichtige CT hilfreich sein.

Bildbeispiele

Einige Beispiels für aneurysmatische Knochenzysten s. ► Abb. 10.37, ► Abb. 10.38 und ► Abb. 10.39. Wie die Spätfolge einer aneurysmatischen Knochenzyste mit irreversibler Deformierung aussehen kann, zeigt ► Abb. 10.40. Differenzialdiagnostisch sind u. a. die in ► Abb. 10.41 und ► Abb. 10.42 illustrierten Läsionen zu berücksichtigen.

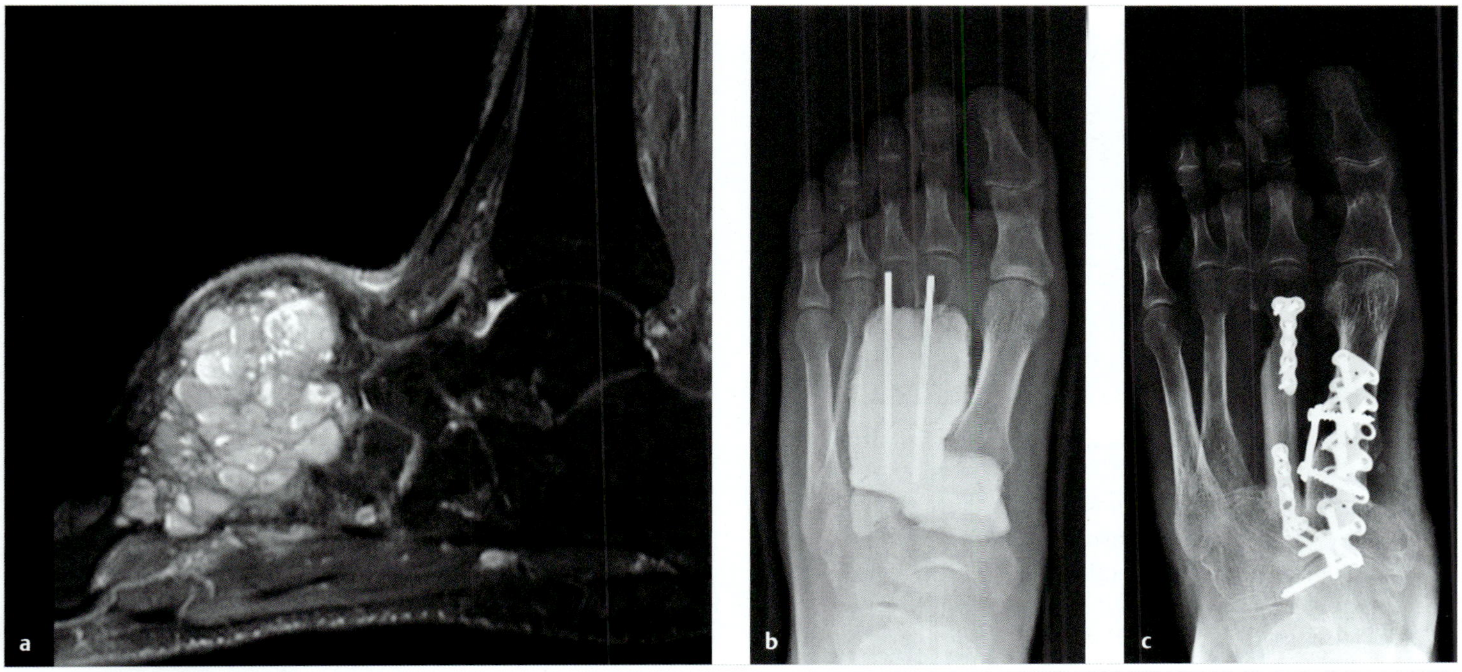

Abb. 10.37 Aneurysmatische Knochenzyste. Aneurysmatische Knochenzyste der Ossa cuneiformia I und II mit Beteiligung von Metatarsale II und III. Die Tumorresektion erfolgte nach offener Probebiospie und histopathologischer Diagnosesicherung. Die biologische Rekonstruktion mit autologem trikortikalem Beckenkammspan und freier, nicht gefäßgestielter Fibula wurde nach zwischenzeitlicher Polymethylmethacrylat-Spacer-Implantation 2-zeitig durchgeführt. Eine schlechte Compliance des Patienten mit dehiszenter Wundheilungsstörung nach Biopsie machte diesen Schritt notwendig.

a Präoperatives MRT. Typische Spiegelbildung in der multipel gekammerten, blutgefüllten Zyste.

b Röntgenbild d.-p. des linken Fußes nach Tumorresektion und temporärer Polymethylmethacrylat-Spacer-Implantation bis zur Konsolidierung der Weichteile und Erhalt der definitiven Histopathologie.

c Röntgenbild d.-p. nach Defektrekonstruktion mit Beckenkammspan und freier, nicht gefäßgestielter Fibulatransplantation. Das Metatarsale-II-Köpfchen wurde auf die angespitzte Fibula aufgefädelt.

Differenzialdiagnose

- Riesenzelltumor
- reparatives Riesenzellgranulom (Giant Cell reparative Granuloma)
- brauner Tumor
- teleangiektatisches Osteosarkom

Riesenzelltumor

Patienten mit aneurysmatischer Knochenzyste sind in der Regel jünger als solche mit Riesenzelltumor (Patienten mit aneurysmatischer Knochenzyste: 1. und 2. Lebensdekade, Patienten mit Riesenzelltumor: 3. und 4. Lebensdekade). Riesenzelltumoren können gelegentlich auch Flüssigkeitsspiegel aufweisen. Charakteristisch sind jedoch solide, kontrastmittelaufnehmende Tumoranteile, die bei der aneurysmatischen Knochenzyste in der Regel nicht vorkommen. Die sekundäre aneurysmatische Knochenzyste bildet sich am häufigsten auf dem Boden eines Riesenzelltumors, sodass sowohl radiologisch als auch histopathologisch beide Entitäten nachweisbar sein können. Bei einem gleichzeitigen oder zeitlich versetzten Auftreten mehrerer Riesenzelltumoren ist immer ein hyperparathyreoidismusbedingter brauner Tumor serologisch auszuschließen (sehr selten), da eine alleinige histopathologische Differenzierung nicht möglich ist. Ein vermeintlicher Riesenzelltumor ist stets mit einer Biopsie histopathologisch zu sichern. Maligne Differenzialdiagnosen können allein mit bildgebenden Verfahren nicht sicher ausgeschlossen werden.

> **M!**
> **Merke**
> Bei der Diagnose „aneurysmatische Knochenzyste“ sollte immer ein anderer begleitender benigner oder maligner Tumor ausgeschlossen bzw. in die Differenzialdiagnose aufgenommen werden (sekundäre aneurysmatische Knochenzyste).

Reparatives Riesenzellgranulom

Entsprechend der aktuellen Nomenklatur der WHO von 2013 werden das reparative Riesenzellgranulom und die riesenzellreiche Läsion der kurzen Röhrenknochen (Giant Cell Lesion of the small Bones) als Synonyme verwendet. Es handelt sich um eine benigne reaktive Läsion, die hauptsächlich in den Kieferknochen lokalisiert ist. Bei Lokalisation außerhalb der Kieferregion sind vor allem das Hand- und Fußskelett betroffen. Sehr selten kommt es zu einer Knochenveränderung. Mehr als 50 % der riesenzellreichen Läsionen der kurzen Röhrenknochen finden sich bei Patienten, die jünger als 30 Jahre alt sind. Die geschlechtliche Verteilung ist ausgeglichen. Die Phalangen und Metatarsalia sind häufiger als die Fußwurzelknochen betroffen.

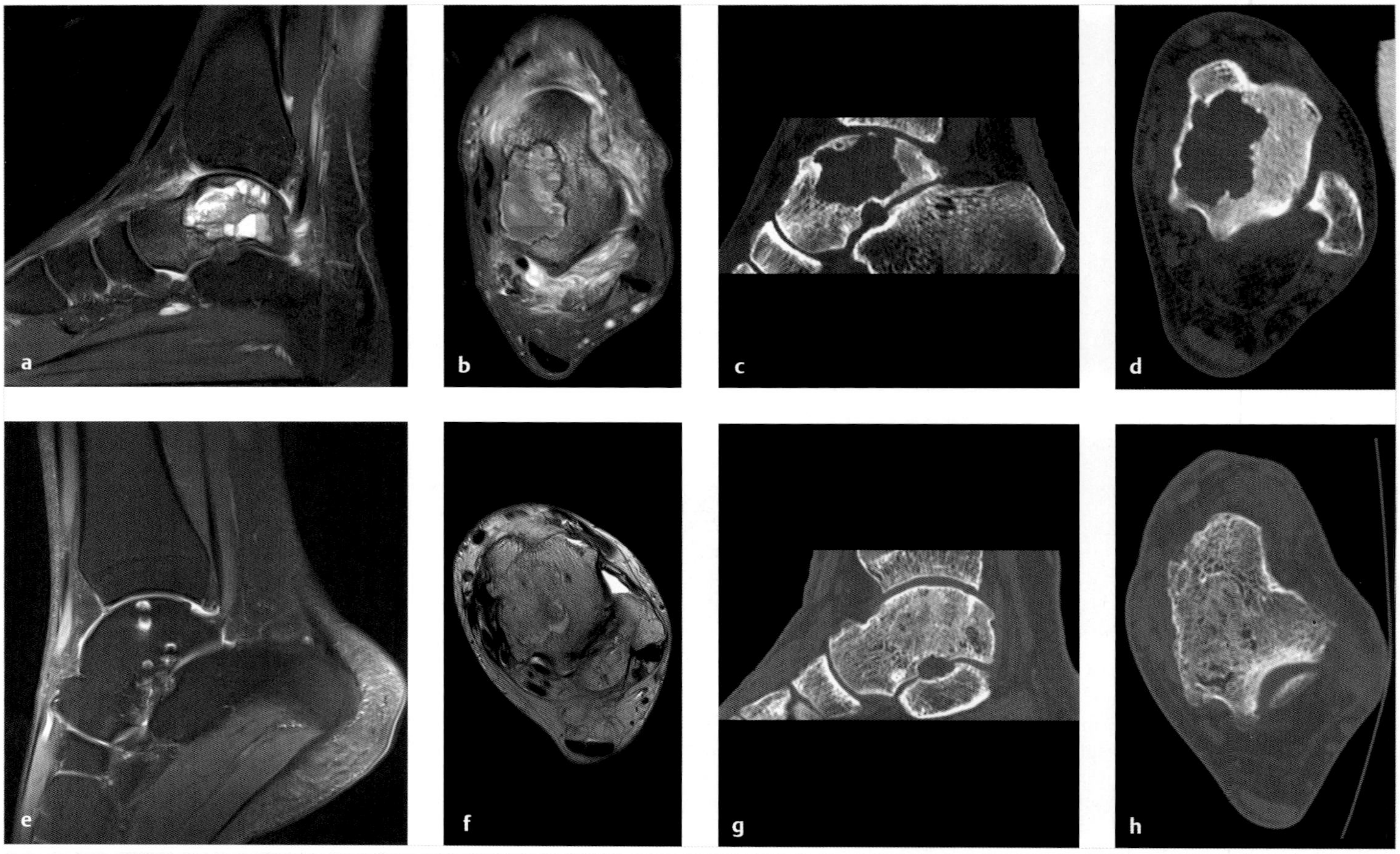

Abb. 10.38 Aneurysmatische Knochenzyste. 24-jähriger Patient mit seit 2 Monaten bestehenden Sprunggelenkschmerzen. CT und MRT einer aneurysmatischen Knochenzyste im Verlauf; in den ersten Jahren erfolgten engmaschige Verlaufskontrollen.
Anmerkung: Es ist immer daran zu denken, dass die aneurysmatische Knochenzyste auch sekundär auf dem Boden eines vorbestehenden Knochentumors entstehen kann (sekundäre aneurysmatische Knochenzyste).
a Sagittale PDw fatsat MRT-Sequenz. Subtotale Durchsetzung der Talusrolle durch einen zystischen, multipel gekammerten Prozess mit Blut-Flüssigkeit-Spiegeln, typisch für eine aneurysmatische Knochenzyste.
b Axiale T1w fatsat MRT-Sequenz nach Kontrastmittelgabe. Nach Kontrastmittelgabe erfolgt eine Anreicherung im Bereich der Zystenwand ohne vermehrte Anreicherung von soliden Gewebeanteilen.
c Präoperatives CT des oberen Sprunggelenks, sagittale Rekonstruktion. Destruktion der kortikalen Grenzlamelle der talaren Gelenkfläche.
d Axiale CT des oberen Sprunggelenks. Darstellung der Osteolyse mit zarter Randsklerose und hochgradiger Ausdünnung der Kortikalis.
e Sagittale PDw fatsat MRT-Sequenz, Kontrolle nach 4 Jahren. Zustand nach intraläsionaler Tumorresektion und Auffüllung mit resorbierbarem Knochenzement.
f Axiale T2w MRT-Sequenz, gleicher Untersuchungszeitpunkt wie **e**.
g Sagittale CT des oberen Sprunggelenks, gleicher Untersuchungszeitpunkt wie **e**. Einheilung des Knochenzements mit Remodellierung der Gelenkfläche. Der Patient ist weitgehend beschwerdefrei.
h Axiale CT des oberen Sprunggelenks, gleicher Untersuchungszeitpunkt wie **e**.

Brauner Tumor

Braune Tumoren im Rahmen eines Hyperparathyreoidismus kommen nur noch sehr selten vor und sind am Fuß u. a. an den Metatarsalia und am Kalkaneus beschrieben. Bei Verdacht auf eine aneurysmatische Knochenzyste muss ein brauner Tumor bei Hyperparathyreoidismus serologisch ausgeschlossen werden, da eine rein histopathologische Differenzierung oft nicht möglich ist. Von einigen Autoren wird diese Läsion auch als „solide aneurysmatische Knochenzyste“ bezeichnet. Die kausale Therapie der Grunderkrankung steht im Vordergrund. Operative Maßnahmen sind nur bei (drohenden) pathologischen Frakturen indiziert. Die Kürettage ist die Therapie der Wahl, Lokalrezidive sind mit 15–50 % häufig und mit einer erneuten operativen Revision meist erfolgreich zu beherrschen.

Teleangiektatisches Osteosarkom

Das teleangiektatische Osteosarkom als seltener Subtyp (2–4 %) des Osteosarkoms kann ein zum Verwechseln ähnliches radiologisches Erscheinungsbild bieten wie die aneurysmatische Knochenzyste. Eine Manifestation am Fuß wurde bislang in nur wenigen Fallberichten beschrieben. Dennoch macht nicht zuletzt diese relevante Differenzialdiagnose die Biopsie einer vermeintlichen aneurysmatischen Knochenzyste vor der definitiven Therapie notwendig.

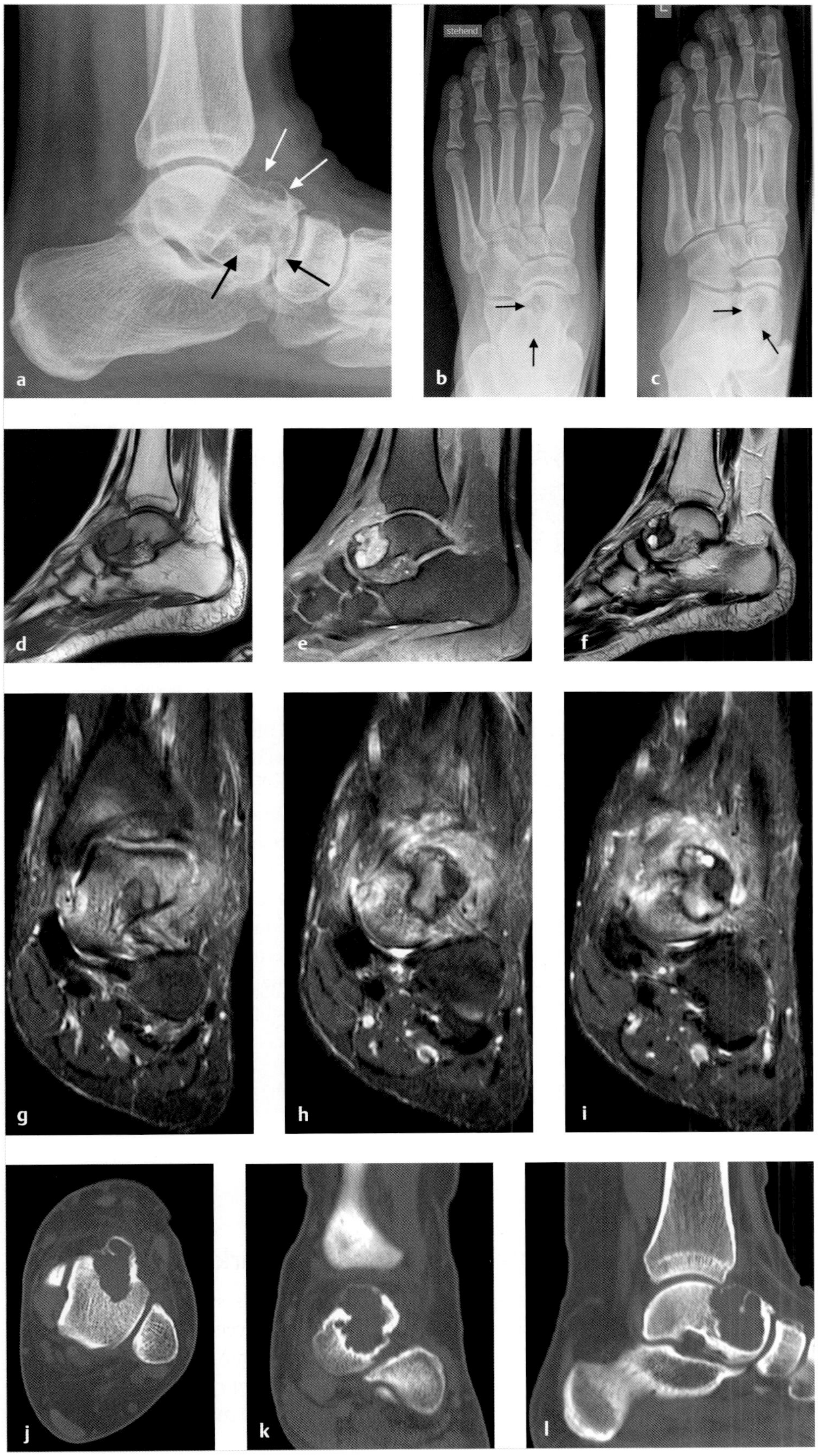

Abb. 10.39 Aneurysmatische Knochenzyste. 27-jähriger Patient. Solide aneurysmatische Knochenzyste des linken Talus. In der MRT zeigt sich nicht der typische Befund einer multilobulären Knochenzyste mit Spiegelbildung und Sedimentationsmuster, sondern vielmehr die seltene Form einer überwiegend soliden aneurysmatischen Knochenzyste. **a–c** zeigen die konventionelle Röntgendiagnostik mit einer unscharf begrenzten Osteolyse und expansiver Osteodestruktion (Pfeile). Dabei durchbricht der Tumor die Kortikalis (entsprechend einer Lodwick-Ic-Läsion). Die sagittalen (**d–f**) und koronaren Schichtungen (**g–i**) stellen die teils soliden, teils flüssigkeitsgefüllten Tumoranteile dar. Erst die CT (**j–l**) kann aufzeigen, dass noch eine eierschalendünne Knochenlamelle den Tumor vor einem Einbruch in das Gelenk bewahrt.

a Röntgenaufnahme seitlich.
b Röntgenaufnahme a.-p.
c Röntgenaufnahme schräg.
d Sagittale T1w MRT-Sequenz.
e Sagittale PDw fatsat MRT-Sequenz.
f Sagittale T2w MRT-Sequenz.
g Koronare STIR-MRT-Sequenz, Schicht ventral des Talushalses und -kopfs.
h Koronare STIR-MRT-Sequenz, Schicht weiter dorsal.
i Koronare STIR-MRT-Sequenz, Schicht dorsal des Talushalses und -kopfs.
j Axiale CT-Rekonstruktion präoperativ.
k Koronare CT-Rekonstruktion präoperativ.
l Sagittale CT-Rekonstruktion präoperativ.

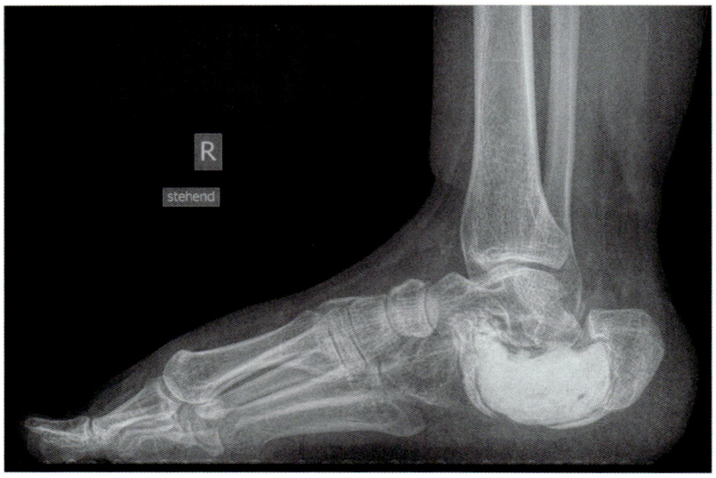

Abb. 10.40 Aneurysmatische Knochenzyste. 24-jährige Patientin nach initialer Resektion einer aneurysmatischen Knochenzyste im Alter von 6 Jahren. Hochgradig deformierte Fußwurzel. Der initialen Operation mit Kürettage und Beckenkammspongiosaplastik folgte bei Rezidiv eine Revision und Auffüllung des verformten und wachstumsgestörten Kalkaneus mit Polymethylmethacrylatplombe.

Therapie

Merke

Aufgrund relevanter Differenzialdiagnosen, die einen unterschiedlichen therapeutischen Ansatz verlangen, sind eine Probebiopsie und histopathologische Diagnosesicherung bei Knochenläsionen dieser Art dringend indiziert.

- Operative Therapie unverändert Therapie der Wahl der aneurysmatischen Knochenzyste
- gründliche intraläsionale Resektion unter vollständiger Entfernung aller intra- und extraossären Tumoranteile; anschließend sorgfältige Reinigung der Knochenhöhle mit einer Diamantkopf-Hochfrequenzfräse und vor dem Auffüllen Behandlung mit einem intraoperativen chemischen Adjuvans (z. B. Ethanol, Phenol), um das Rezidivrisiko zu senken
- in seltenen Fällen, insbesondere im Rezidivfall, auch En-Bloc-Resektionen oder Amputationen notwendig, um eine weitere Tumorausbreitung zu verhindern
- bei aneurysmatischer Knochenzyste und Riesenzelltumor aufgrund der hohen Rezidivrate primär kein Auffüllen mit autologem Knochen; stattdessen bei gut zugänglichen Läsionen (temporäre) Plombage mit Knochenzement (Polymethylmethacrylat), bis ein Rezidiv ausgeschlossen werden kann (bietet nicht nur unübertroffen hohe Primärstabilität und zusätzliche adjuvante thermische Wirkung auf die Tumorhöhle, sondern erleichtert auch die bildgebenden Verlaufskontrollen und die Abgrenzung eines möglichen Rezidivs enorm)
- für schwer zugängliche Läsionen (z. B. Becken, Wirbelsäule) perkutane Sklerotherapie mit wiederholten Polidocanol- oder Alkoholinjektionen (z. B. Sclerogel) als valide Alternative
- andere Therapieformen wie Bestrahlung oder Embolisierung mit eher experimentellem Charakter und als Stand-alone-Verfahren meist nicht ausreichend
- medikamentöse Therapie, wie sie z. B. beim Riesenzelltumor mit Denosumab im Off-Label-Use mit gemischten Ergebnissen durchgeführt wird, bei der aneurysmatischen Knochenzyste ebenfalls keine etablierte Therapieform

Prognose/Komplikationen

- Rezidivrate bei 20–70 % der Patienten; große Spannbreite aufgrund des aggressiven Verhaltens dieser Läsion, möglicherweise aber auch aufgrund der uneinheitlichen und oft unzureichenden initialen Therapie
- bei verzögerter Diagnosestellung und jungem Patientenalter insbesondere an lasttragenden Skelettabschnitten irreversible Deformitäten möglich
- insbesondere bei jungen Patienten Knochenzement nur als temporäre Lösung geeignet, da dadurch langfristige Ausdünnung des Knochens möglich; außerdem negative Auswirkungen des thermischen Effekts auf den meist in unmittelbarer Nachbarschaft liegenden Gelenkknorpel möglich

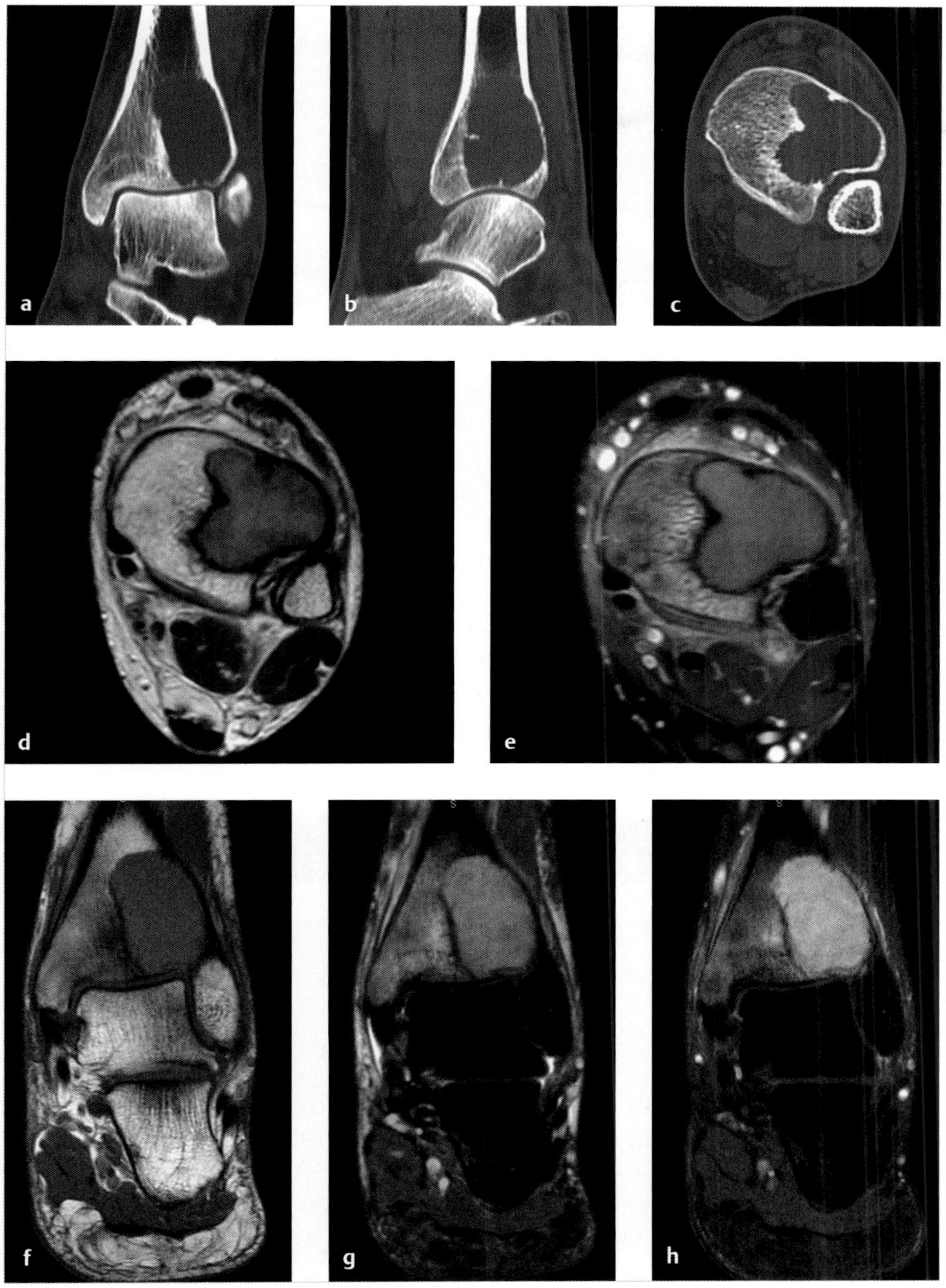

Abb. 10.41 Aneurysmatische Knochenzyste: Differenzialdiagnose Riesenzelltumor. 40-jähriger Patient. CT und MRT eines Riesenzelltumors der distalen Tibia. Der Riesenzelltumor ist typischerweise epiphysär lokalisiert und weist ein lokal aggressives Wachstumsmuster auf (meist Typ Lodwick Ic). In diesem Fall begrenzt lediglich eine dünne Pseudokapsel den Tumor, die subchondrale Knochenlamelle zum oberen Sprunggelenk ist durch den Tumor bereits aufgelöst.

a Koronare CT-Rekonstruktion.
b Sagittale CT-Rekonstruktion.
c Axiale CT-Rekonstruktion.
d Axiale T2w MRT-Sequenz.
e Axiale PDw fatsat MRT-Sequenz.
f Koronare PDw MRT-Sequenz.
g Koronare PDw fatsat MRT-Sequenz.
h Koronare T1w fatsat MRT-Sequenz nach Kontrastmittelgabe.

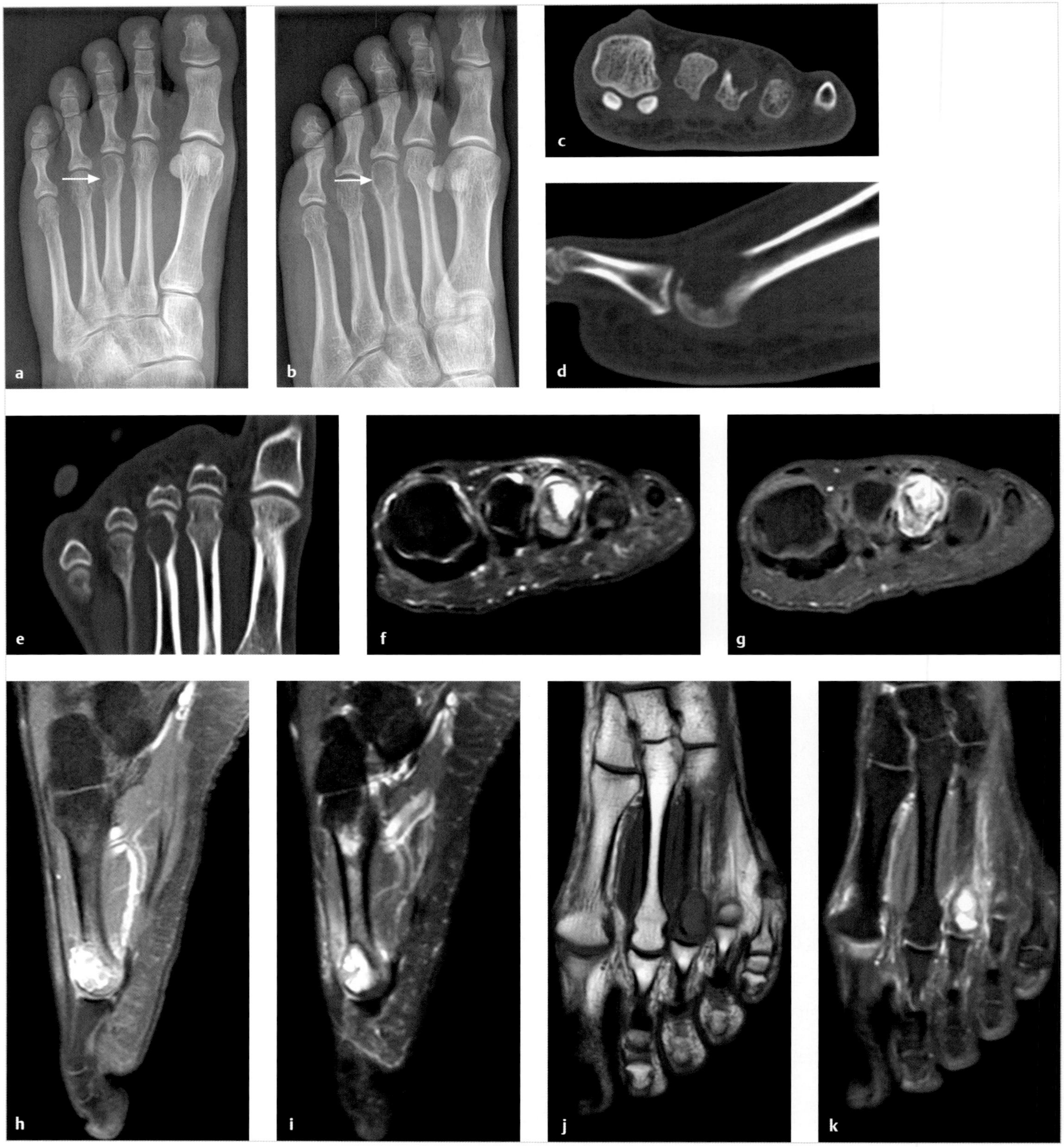
a
b
c
d
e
f
g
h
i
j
k

◄ **Abb. 10.42 Aneurysmatische Knochenzyste: Differenzialdiagnose reparatives Riesenzellgranulom.** 31-jährige Patientin. Riesenzellreiche Läsion der kurzen Röhrenknochen des Mittelfußköpfchens von Metatarsale III mit vollständiger Destruktion der dorsolateralen Kortikalis. Das Röntgenbild (**a, b**) erlaubt keine eindeutige Unterscheidung zwischen reparativem Riesenzellgranulom und einer anderen Ursache der Osteolyse (Pfeile) wie dem Enchondrom. Die CT (**c–e**) ermöglicht die exakteste Darstellung von Art und Ausmaß der Osteodestruktion. In diesem Fall liegt ein reparatives Riesenzellgranulom zugrunde. Mit der MRT (**f–k**) ist eine genaue Beurteilung der Knochenläsion und der umgebenden Weichteile möglich. Das aggressive Wachstumsmuster mit Auflösung der dorsolateralen Kortikalis legt nahe, dass es sich nicht um ein Enchondrom handelt. Die genaue Diagnose kann allerdings erst die histopathologische Analyse liefern.
a Röntgenaufnahme d.-p.
b Röntgenaufnahme schräg.
c Axiale CT-Rekonstruktion.
d Sagittale CT-Rekonstruktion.
e Koronare CT-Rekonstruktion.
f Axiale PDw SPAIR-MRT-Sequenz (Spectral attenuated Inversion Recovery).
g Axiale T1w fatsat MRT-Sequenz nach Kontrastmittelgabe.
h Sagittale T1w fatsat MRT-Sequenz nach Kontrastmittelgabe.
i Sagittale PDw SPAIR-MRT-Sequenz.
j Koronare T1w MRT-Sequenz.
k Koronare PDw SPAIR-MRT-Sequenz.

10.2.5 Osteoidosteom

Definition

Das Osteoidosteom ist ein benigner, knochenbildender Tumor, der durch seine geringe Größe, sein limitiertes Wachstumspotenzial und unverhältnismäßig starken Schmerz charakterisiert ist. Aufgrund seines selbstlimitierenden Größenwachstums entspricht das Osteoidosteom in der Einteilung nach Enneking einer inaktiven bzw. latenten Stage-1-Läsion.

Symptome

- Im Vergleich zur Tumorgröße hohe Schmerzhaftigkeit
- typischer Nachtschmerz
- charakteristisches Ansprechen des Schmerzes auf Salizylate (positiver Aspirintest)

Prädisponierende Faktoren

- Jugendlicher und junger Erwachsener
- 50 % der Fälle in der 2. Lebensdekade, je 20 % in der 1. und der 3. Lebensdekade (90 % aller Osteoidosteome treten vor dem 40. Lebensjahr auf)
- Männer doppelt so häufig betroffen wie Frauen

Anatomie/Pathologie

- „Kleiner Bruder" des Osteoblastoms; bei starker Vergrößerung im Mikroskop identische Bilder beider Tumoren; Osteoidosteom in der Regel < 2 cm und mit typischem Aufbau aus Nidus und Randsklerose (s. ► Abb. 10.7)
- in der Regel monostotisches und unizentrisches Auftreten
- Fußskelett dritthäufigste Lokalisation; 11 % aller Osteoidosteome am Fuß, typische Lokalisationen am Talushals (periostal), am Kalkaneus (s. ► Abb. 10.10) und am Kuboid
- eigentlicher Tumor (Nidus) aus Osteoidgewebe, das unterschiedlich stark verkalkt bzw. verknöchert sein kann
- Lokalisation überwiegend intrakortikal, aber auch periostal oder in der Spongiosa
- Unterscheidung in intra- und extraartikuläre Osteoidosteome; intraartikuläre Osteoidosteome mit der Folge von reaktiver bzw. begleitender Synovialitis und Monarthritis, ggf. mit Wachstumsstimulation und Gelenkdeformierungen (z. B. der Hüfte); ca. 13 % der Osteoidosteome intraartikulär

Bildgebung

Ultraschall

Keine Relevanz. Die Sonografie zeigt bei gelenknahen Herden ggf. einen begleitenden Gelenkerguss.

Röntgen

- Häufig exzentrische reaktive Sklerose bzw. Hyperostose mit Verdickung der Kompakta
- dia- oder metaphysäre Lage an einem Röhrenknochen
- Nidus konventionell-radiologisch nicht immer erkennbar

Computertomografie

- Häufig ergänzend zum MRT bei massiven Knochenmark- und Weichteilödemen ohne eindeutige Darstellung des Nidus
- Darstellung des Ausmaßes der Nidusverkalkung; weicher Nidus unterschiedlich stark ossifiziert, deshalb Darstellung als rundliche, relativ gut begrenzte Osteolyse; Ähnlichkeit mit einem Knochensequester bei chronischer Osteomyelitis, allerdings beim Osteoidosteom kleiner Nidus mit erheblicher umgebender Knochenneubildung bzw. Sklerose
- Vessel Sign oder Feeding Vessel: CT-morphologisch nachweisbarer Gefäßkanal, der den Nidus oder seine unmittelbare Umgebung versorgt und der sich in nahezu 80 % der Osteoidosteome nachweisen lässt; damit Unterscheidung des Osteoidosteoms (insbesondere mit solider Periostreaktion) von anderen Knochenläsionen wie Stressfrakturen oder chronischer Osteomyelitis

10

Skelettszintigrafie

Keine Relevanz.

Magnetresonanztomografie

Antworten im Befund

- Osteoidosteom mit erkennbarem Nidus
- genaue Lokalisation des Nidus mit Zugänglichkeit für eine Radiofrequenzsonde
- Lagebeziehung zu neurovaskulären Strukturen
- Synovialitis im angrenzenden Gelenk
- sekundäre Veränderungen wie z. B. Wachstumsstörung oder sekundäre Arthrose

Merke

Bei massiven Ödemen und entsprechender klinischer Symptomatik muss die Verdachtsdiagnose „Osteoidosteom" geäußert werden, mit Empfehlung eines ergänzenden CT zum Nidusbeweis. Dabei ist die Untersuchungsregion aus Gründen des Strahlenschutzes der jungen Patienten eng einzugrenzen.

Untersuchungstechnik

- *Standarduntersuchung*: hochauflösende Mehrkanalspule
- *Sequenztechnik:*
  - wassersensitive Sequenzen zum Nachweis des reaktiven Knochenödems
  - Kontrastmittelgabe mit frequenzselektiver Fettsignalunterdrückung zur Lokalisation des Nidus und zur Darstellung reaktiver Gewebeveränderungen wie eines kontrastmittelaufnehmenden Knochenödems und einer Synovialitis
  - PDw fatsat sagittal und koronar
  - T1w koronar
  - T2w axial (Gelenkkippung auf oberes Sprunggelenk)
  - T1w fatsat nach Kontrastmittelgabe axial und sagittal

Befunde

- Intensives rundliches oder hemisphärisches reaktives Knochenmarködem mit ausgeprägter Ödematisierung auch der Weichteile typisch
- im virtuellen Zentrum des Ödems sitzender Nidus mit je nach Grad der Vaskularisation und der Verknöcherung unterschiedlichen Signalintensitäten, von signalarm bis signalreich
- bei intraartikulärer bzw. periostaler Lage häufig begleitende Synovialitis
- vermehrter Knochenwuchs bei noch nicht abgeschlossener Skelettreife (z. B. Coxa magna) aufgrund der reaktiven Hyperämie möglich

Empfehlung zur Bildgebung

Methoden der Wahl: Zur Abklärung unklarer Schmerzzustände bei jüngeren Patienten zunächst MRT, bei Verdacht auf Osteoidosteom bei intensivem, lokalisiertem Knochenödem ohne eindeutigen Nachweis eines Nidus CT zum Nidusnachweis.

Bildbeispiele

▶ Abb. 10.43 und ▶ Abb. 10.44 zeigen die bildgebenden Befunde zweier Patienten mit Osteoidosteom.

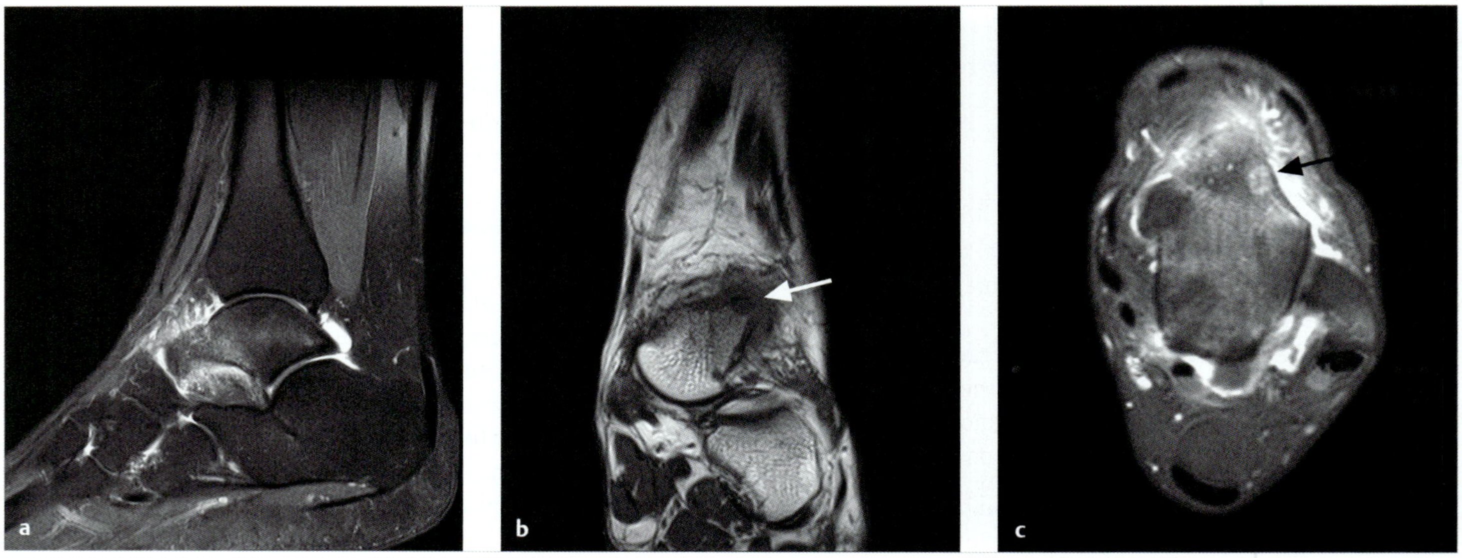

Abb. 10.43 Osteoidosteom. 26-jährige Patientin mit Sprunggelenkschwellung seit ca. 6 Jahren und vor allem nächtlichen Schmerzen mit Linderung auf Aspirin. Typischer Befund eines Osteoidosteoms.

a Sagittale PDw fatsat MRT-Sequenz. Knochenmarködem im Talushals mit deutlicher Flüssigkeitseinlagerung in den angrenzenden Weichteilen.

b Koronare T1w MRT-Sequenz. Am anterolateralen Talushals ist auf der Knochenoberfläche (fast periostal) eine ca. 6 mm große signalarme, linsenförmige Läsion nachweisbar (Pfeil).

c Axiale T1w fatsat MRT-Sequenz nach Kontrastmittelgabe. Vermehrte Kontrastmittelaufnahme der linsenförmigen Läsion sowie erhebliche Synovialitis im gesamten oberen Sprunggelenk. Zudem diffuse Kontrastmittelaufnahme in den umgebenden Weichteilen ventrolateral am oberen Sprunggelenk (Pfeil). *Anmerkung:* Typisch für das Osteoidosteom ist die massive Ödematisierung auch der angrenzenden Weichteile mit einem virtuellen Zentrum, in dem der Nidus zu suchen ist.

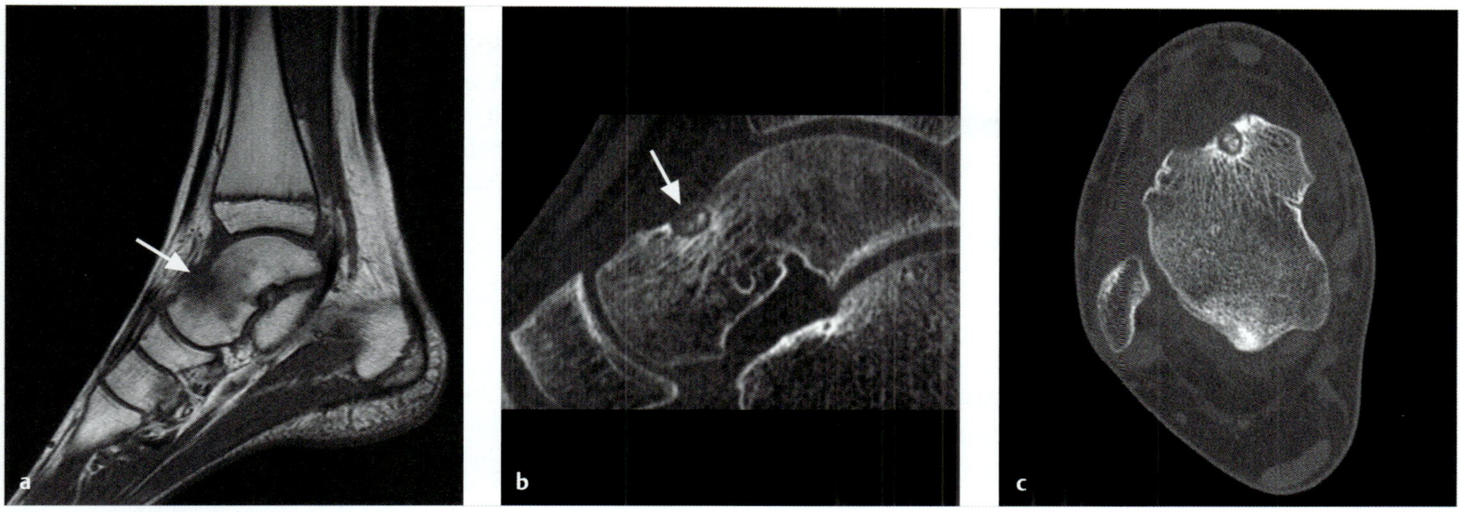

Abb. 10.44 Osteoidosteom. Zwölfjähriger Junge mit Sprunggelenksschmerzen.
a Sagittale T1w MRT-Sequenz. Darstellung der Signalabsenkung (Pfeil) am Übergang von Talushals zu Taluskörper, die einem flächigen Spongiosaödem entspricht.
b CT mit sagittaler Rekonstruktion. Im Bereich der Ödemzone Nachweis eines Osteoidosteoms (Pfeil) am dorsalen Talushals mit einer ovalären Osteolyse in der Kortikalis, umgebender Randsklerose und zentral sklerotischem Nidus.
c CT mit axialer Rekonstruktion. Subperiostale Lokalisation des sklerosierten Nidus.

Differenzialdiagnose

- Subakute bzw. chronische Osteomyelitis, Brodie-Abszess
- Oberflächenosteosarkome (periostales Osteosarkom, parossales Osteosarkom, hochmalignes Oberflächenosteosarkom)
- Ewing-Sarkom
- Ermüdungs- bzw. Überlastungsfraktur
- subchondrale Arthrosezyste
- kortikales Hämangiom (extrem selten)

Therapie

- CT-gesteuerte Radiofrequenzablation (in der Regel ohne Biopsieentnahme und somit keine Möglichkeit der histopathologischen Bestätigung der Arbeitsdiagnose)
- offen-chirurgische Resektion (durch En-Bloc-Resektion, Kürettage oder Überbohrung)

Prognose/Komplikationen

Die große Hitzeentwicklung bei Radiofrequenzablation ist insbesondere bei unmittelbarer Nähe des Osteoidosteoms zu neurovaskulären Strukturen sowie zum Gelenkknorpel zu berücksichtigen und kann eine Kontraindikation für das perkutane Verfahren darstellen. Bei einer vollständigen Resektion sind keine Rezidive zu erwarten.

10.2.6 Riesenzelltumor

Definition

Der Riesenzelltumor des Knochens ist eine benigne, lokal aggressive Neoplasie, die sich aus ovalen bis spindelförmigen mononukleären Stromazellen und großen, osteoklastenähnlichen, mehrkernigen Riesenzellen zusammensetzt. Der Riesenzelltumor verhält sich in der Regel wie ein benigner Tumor, hat aber eine Tendenz zu lokalen Rezidiven und kann selten Lungenmetastasen bilden. Diese haben die gleichen histologischen Merkmale wie der Primärtumor und sind häufig heilbar. Selten kann sich ein Riesenzelltumor in ein hochgradiges Sarkom verwandeln [7].

Der synonyme Begriff „Osteoklastom" wird weniger häufig verwendet, beschreibt aber dieselbe Entität. Aufgrund der seltenen pulmonalen Metastasierung wird der Riesenzelltumor gelegentlich auch als „semimaligne" bezeichnet. Das ist aber inkorrekt. Gemäß Definition der WHO handelt es sich um einen benignen, aber lokal aggressiv wachsenden Knochentumor [12].

Der Riesenzelltumor des Knochens stellt eine andere Tumorentität als der tenosynoviale Riesenzelltumor der Weichteile dar und erfordert sowohl in der Diagnostik als auch in der Therapie eine andere Herangehensweise.

Symptome

- Mäßige, gelenknahe Schmerzen sind häufig initiales Symptom.
- Aufgrund der juxtaartikulären Lage des Tumors werden die Schmerzen häufig auf eine Pathologie des Gelenks bezogen.
- In den oberflächlicheren Knochen oder bei großer Tumorausdehnung zeigen sich Schwellung, Schmerzen und eine erhöhte lokale Temperatur.
- Ein Gelenkerguss und/oder eine Kontraktur sowie eine eingeschränkte Gelenkbewegung sind Anzeichen eines fortgeschrittenen destruktiven Geschehens.

- Muskelatrophie und erweiterte subkutane Venen können in einem fortgeschrittenen Stadium vorhanden sein.
- Eine pathologische Fraktur (mit Hämarthros) ist in etwa 5–10 % der Fälle anzutreffen.

Prädisponierende Faktoren

- Die Natur der Zelllinie des Riesenzelltumors und damit sein histogenetischer Ursprung bleiben unklar.
- Der Riesenzelltumor ist selten und macht etwa 4–5 % aller primären Knochentumoren aus.
- Die absolute Häufigkeit beträgt etwa 1:1 000 000 und Jahr und somit etwa die Hälfte der Häufigkeit des Osteosarkoms.
- Etwa 2–5 % der Riesenzelltumoren des Knochens metastasieren in die Lunge Die Risikofaktoren für die Lungenmetastasierung werden kontrovers diskutiert. Als eindeutig gilt aber, dass eine erhöhte Zahl von Lokalrezidiven des Primärtumors einen Risikofaktor darstellt. Eine Lungenmetastasierung ist beim Riesenzelltumor des Knochens, anders als bei primären malignen Knochensarkomen, weniger prognoserelevant.
- Echte maligne Riesenzelltumoren des Knochens sind äußerst selten. Sie können in primäre maligne Riesenzelltumoren (ohne Vorläuferläsion oder stattgehabte Therapie) und sekundäre maligne Riesenzelltumoren unterteilt werden. Letztere Form beschreibt ein Sarkom, das im Bereich eines vorher dokumentierten Riesenzelltumors entstanden ist. Meist ist in derartigen Fällen eine Bestrahlung vorausgegangen, weniger häufig aber auch eine längere Latenzzeit oder mehrfache Resektionen [21].
- Das weibliche Geschlecht scheint etwas häufiger betroffen zu sein.
- Die Hauptinzidenz liegt zwischen dem 20. und 45. Lebensjahr.
- Im Wachstum (etwa 2 % der Fälle) und nach dem 50. Lebensjahr ist der Riesenzelltumor des Knochens selten.

Anatomie/Pathologie

- Der Riesenzelltumor des Knochens konzentriert sich im Bereich von Fuß und Sprunggelenk auf den Rückfuß und die Sprunggelenksregion, insbesondere die distale Tibia und den Talus [4] [19].
- Distal der Fußwurzelknochen ist der Riesenzelltumor sehr selten. Im Bereich der Zehen wurde er in keiner der beiden größten Studien zu Fuß- und Sprunggelenkstumoren angetroffen [22] [27] und sollte in den Metatarsalia und Phalangen der Zehen nicht mit dem reparativen Riesenzellgranulom verwechselt werden (Syn.: riesenzellreiche Läsion der kleinen Röhrenknochen).
- Bei dem Riesenzelltumor des Knochens handelt es sich entsprechend der Klassifizierung nach Enneking um eine aggressive benigne Läsion (G0, Stage 3) [11], die vom biologischen Verhalten her mit einer aneurysmatischen Knochenzyste vergleichbar ist. Das Wachstumsmuster dieser Läsion ist gekennzeichnet durch ein lokal aggressives und invasives Verhalten, das die Begrenzung des Knochens, des Periosts und benachbarter Faszien nicht respektiert.
- Charakteristisch ist die epiphysäre Ausgangslage bei Befall der Röhrenknochen.
- Auch wenn das radiologische Erscheinungsbild typisch erscheint, so ist dennoch stets eine Biopsie angezeigt, da maligne Prozesse einen Riesenzelltumor imitieren können.
- Das hypervaskuläre Stroma enthält sinusförmige Gefäße, die zu Blutungen neigen. Die phagozytierten Erythrozyten führen zu Eisenablagerungen in Form von Hämosiderin. Riesenzelltumoren weisen deshalb oft eine ausgedehnte Hämosiderinablagerung im Tumorgewebe auf, die eine charakteristische Signalgebung im MRT (S. 631) zeigt.

Bildgebung

Ultraschall

Keine Relevanz.

Röntgen

- In der Epimetaphyse der Röhrenknochen ist der Tumor meist exzentrisch gelegen, in einigen Fällen liegt er zentral. Diaphysäre und subperiostale Riesenzelltumoren sind praktisch nicht existent.
- Der Tumor erscheint im konventionellen Röntgen als eine intramedulläre, rundliche, rein osteolytische Läsion. Die Abgrenzung zur gesunden Spongiosa imponiert meist gut definiert. In der Epiphyse erreicht die Osteolyse häufig den subchondralen Knochen und grenzt an den Gelenkknorpel an.
- Die epimetaphysäre Kortikalis ist häufig erweitert und besteht aus einer dünnen, aber durchgehenden Hülle aus reaktivem Knochen. Gelegentlich bleibt die ursprüngliche Kortikalis erhalten oder fehlt vollständig, sodass sich der Tumor in die Weichteile vorwölbt.
- Bei den seltenen Riesenzelltumoren im Wachstumsalter hat der Tumor seinen Ursprung in der Metaphyse. Die metaphysäre Osteolyse respektiert die Wachstumsfuge häufig nicht und dringt per continuitatem in die Epiphyse ein.
- Die Begrenzung zum gesunden Knochen und der Erhalt der Knochengrenzen kann variieren, sodass Campanacci den Riesenzelltumor gemäß dem radiologischen Erscheinungsbild klassifiziert [6].
    - *Stage 1* (inaktiv, latent): Das Röntgenbild zeigt einen ausgedünnten, aber erhaltenen Kortex, der Tumor ist durch eine dünne Linie sklerotischen Knochens gut abgegrenzt, gelegentlich mit trabekulärem Aussehen. Dieses Stadium macht ca. 10 % der Fälle aus.
    - *Stage 2* (aktiv): Die Bildgebung zeigt eine Osteolyse mit genau definierbaren Grenzen, aber ohne Sklerosesaum. Die ursprüngliche Kortikalis ist durch eine durchgehende Schicht reaktiven Knochens ersetzt. Dieses Stadium entspricht ca. 70 % der Fälle.
    - *Stage 3* (aggressiv): Die Bildgebung zeigt in der Regel eine ausgedehnte Osteolyse mit unklarer Begrenzung, Destruktion der Kortikalis und Vorwölbung des Tumors in die Weichteile.
- Die Campanacci-Klassifikation des Riesenzelltumors des Knochens orientiert sich im Prinzip an der allgemeinen Einteilung benigner Knochentumoren nach Enneking [11]. Auch darin wird das Erscheinungsbild der Osteolysen unterschiedlicher benigner Tumorentitäten im konventionellen Röntgenbild beurteilt und in inaktiv bzw. latent, aktiv und aggressiv eingeteilt (G0, Stage 1–3). Das Muster der Osteodestruktion erlaubt indirekt Rückschlüsse auf die Wachstumsgeschwindigkeit und das biologische Verhalten des Tumors.

Computertomografie

- Ergänzende Untersuchung zur MRT
- hochauflösende Abgrenzung zu benachbarten Gelenkflächen
- Beurteilung der strukturellen Integrität und der Stabilität des Knochens
- bei Destruktion der subchondralen Lamelle und Kortikalis Durchführung von sowohl MRT als auch CT erforderlich, um einen Einbruch des Tumors in das Gelenk zu beurteilen (Gelenkerguss im MRT kann Hinweise auf einen Gelenkbefall liefern)
- CT-Thoraxuntersuchung bei rezidivierenden Riesenzelltumoren des Knochens, um eine mögliche pulmonale Metastasierung auszuschließen; im Einzelfall auch bereits initiale CT-Thoraxuntersuchung bei histopathologisch auffälligen Befunden (hohe Mitoserate, zahlreich Zellatypien) zur Erhebung eines Ausgangsbefunds

Skelettszintigrafie

Keine Relevanz.

Magnetresonanztomografie

- Die MRT ist wegen des überlegenen Weichteilkontrasts die am besten geeignete Untersuchungsmethode für die Darstellung des Riesenzelltumors.
- Sie dient zur Beurteilung der extraossären Ausdehnung, der möglichen Nähe zu neurovaskulären Strukturen und der Beteiligung der Gelenkflächen. Die subtile kortikale Arrosion kann mittels CT besser dargestellt werden.
- Riesenzelltumoren zeigen üblicherweise eine niedrige Signalintensität in T1w und eine heterogene hohe Intensität in T2w Bildern. Daher ist ein intramedullärer Tumor am besten in der T1w Sequenz zu sehen, während sein extraossärer Anteil auf T2w Bildern am besten zu erkennen ist [20].
- Bei Anwendung von suszeptibilitätssensiblen GRE-Sequenzen zeigen die Hämosiderinablagerungen im Tumorgewebe auffallend niedrige (nahezu schwarze) Signalintensitäten. Auch in den übrigen Pulssequenzen sind diese Bereiche signalarm. Das wird in bis zu 60 % der Fälle beobachtet [2].
- Nach Kontrastmittelgabe sind eine vermehrte Kontrastmittelanreicherung in hypervaskularisierten Bereichen und Signalanhebungen mit einem sehr heterogenen Signalmuster zu erkennen.

Antworten im Befund

- Exakte Lokalisation im Knochen
- Bezug zu den angrenzenden Gelenken, Einbruch in das Gelenk
- Frakturgefährdung
- bei extraossärer Tumorkomponente Tumorausdehnung und Nähe zu neurovaskulären Strukturen

Untersuchungstechnik

Prinzipiell orientiert sich die MRT-Diagnostik muskuloskelettaler Tumoren und tumorähnlicher Läsionen, spezielle Fragestellungen ausgenommen, an dem im Jahr 2006 von der Arbeitsgemeinschaft Muskuloskelettale Diagnostik der Deutschen Röntgengesellschaft veröffentlichten Protokoll (S. 601).

Befunde

- Die wichtigsten Sequenzen sind T2w und PDw fatsat Aufnahmen zur Darstellung von Flüssigkeitsspiegeln; diese müssen zuverlässig dargestellt werden. Bei einer Schichtung parallel zu den Flüssigkeitsspiegeln, z. B. koronar beim Sprunggelenk in Rückenlage, werden sie nicht erfasst. Auch T1w Sequenzen stellen die Sedimentationseffekte in den blutgefüllten Hohlräumen nicht so gut dar wie T2w Sequenzen.
- Eine Darstellung in allen 3 Ebenen ist hilfreich für die Gelenkbeurteilung.
- Eine Kontrastmittelgabe sollte erfolgen, um solide Tumoranteile zu kontrastieren, z. B. in der Abgrenzung gegen einen Riesenzelltumor. Im Bereich der Septen findet eine randständige Kontrastmittelanreicherung statt. Der flüssige Septeninhalt nimmt kein Kontrastmittel auf. Die kontrastmittelverstärkten Aufnahmen sollten mit frequenzselektiver Fettsignalunterdrückung erstellt werden.

Empfehlung zur Bildgebung

- Methode der Wahl:
  - multiplanare MRT mit T2w Sequenzen und Kontrastmittelgabe mit Fettsättigung; MRT nach Standardprotokoll der Deutschen Röntgengesellschaft (S. 601)
  - zur Abschätzung der Frakturgefährdung und Deformierung der subchondralen Grenzlamelle evtl. dünnschichtige CT hilfreich

Bildbeispiele

Ein Fallbeispiel zeigt ▶ Abb. 10.45.

Differenzialdiagnose

- *Aneurysmatische Knochenzyste* (S. 619)
- *Chondroblastom:*
  - seltener (< 1 % aller primären Knochentumoren), benigner Knochentumor
  - bevorzugt junge Patienten im 2. Lebensjahrzehnt betroffen
  - Fußskelett nur selten befallen
  - leichte, oft jahrelang bestehende Schmerzsymptomatik, Schmerz häufig gelenksnah, schmerzbedingte Bewegungseinschränkungen möglich
  - charakteristische, fast ausschließlich epi- bzw. apophysäre Lage; während des Tumorwachstums Überschreiten der angrenzenden Epiphysenfuge möglich, mit Ausbreitung in die Metaphyse
  - im konventionellen Röntgen epi- oder apophysär gut abgrenzbare, rundliche Osteolyse, häufig zarte Randsklerose; große Tumoren mit Ausdünnung der Kortikalis bis großflächige epiphysäre Destruktion und metaphysäre Beteiligung unter Verletzung der Wachstumsfuge, gelegentlich aggressivere Röntgenzeichen (Stage 3 nach Enneking)
  - in der CT scharf begrenzte Osteolyse und mögliche intratumorale Hyperdensitäten (Knorpelinseln und Kalzifikationen); zystische Erweiterungen mit Flüssigkeitsspiegel wie bei Riesenzelltumor möglich

10

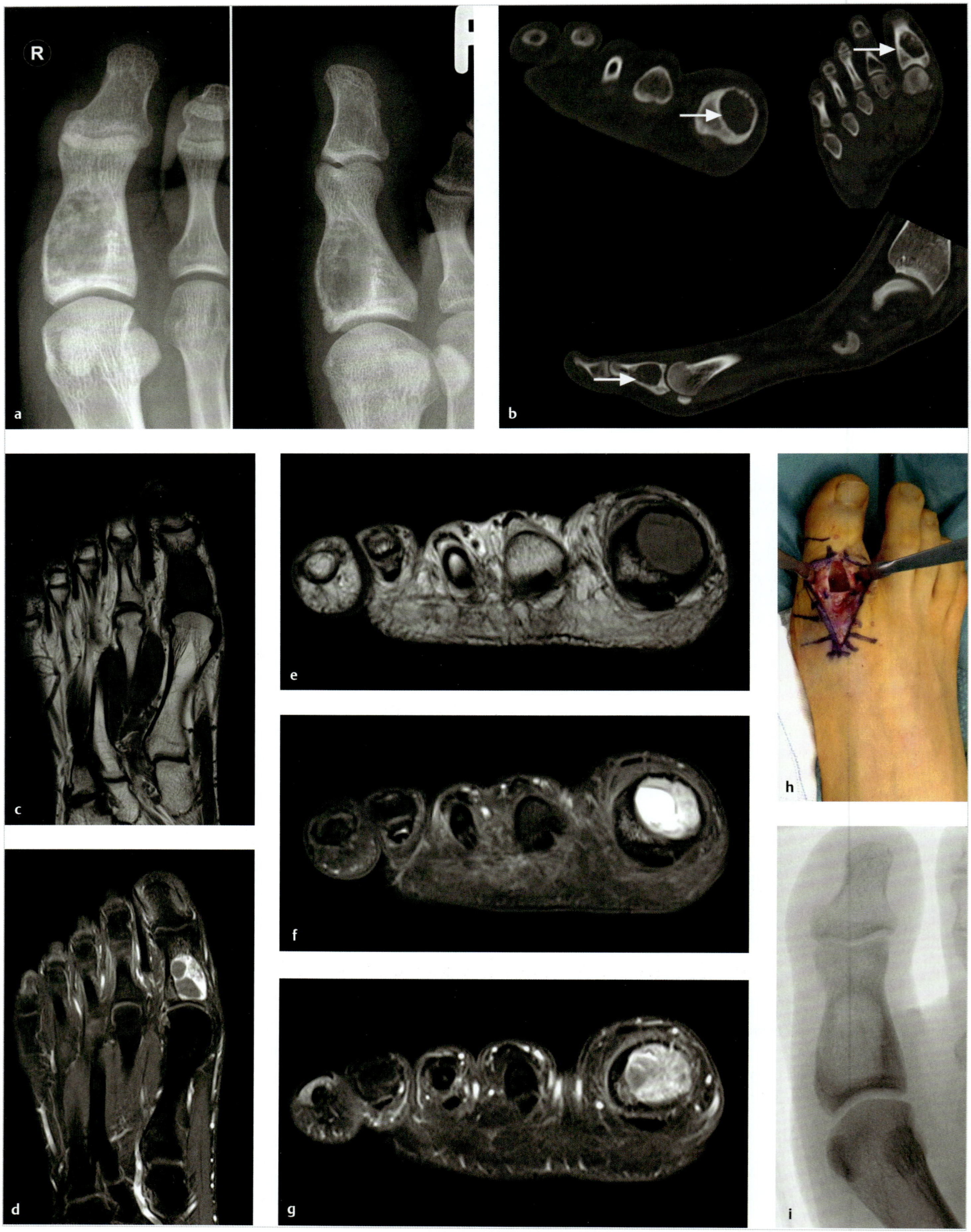
R
a
b
c
d
e
f
g
h
i

◀ **Abb. 10.45 Reparatives Riesenzellgranulom.** 17-jähriger junger Mann.
a Röntgenbild der Großzehe rechts in 2 Ebenen. Nach persistierenden Schmerzen beim Fußballspielen wurde vom Hausarzt ein Röntgenbild angefertigt. Darauf zeigt sich eine Osteolyse der Grundphalanx mit vermeintlichen Matrixverkalkungen. Deshalb wurde zunächst ein Enchondrom vermutet.
b CT-Rekonstruktion in 3 Ebenen. Die ergänzend durchgeführte CT zeigt eine exzentrisch gelegene Osteolyse der Epimetaphyse, die bis weit in die Diaphyse hineinreicht (Pfeile). Die mediale Kortikalis ist ausgedünnt und enostal arrodiert. Das lässt eine Läsion vom Typ Lodwick Ib–c vermuten. Intraläsional zeigen sich Matrixverkalkungen. Im Bereich der Phalangen können Enchondrome radiologisch ein aggressiveres Bild bieten als an den langen Röhrenknochen, ohne die entsprechende Biologie (Entartung) aufzuweisen. Insofern wurde auch nach der CT-Untersuchung in Zusammenschau der Befunde ein Enchondrom vermutet.
c Koronare T 1w MRT-Sequenz. Erst die MRT-Bildgebung zeigt, dass sich die Tumormatrix aus soliden und teilweise zystischen Bereichen zusammensetzt. Ein typisch chondroides Muster fehlt.
d Koronare T 1w fatsat MRT-Sequenz nach Kontrastmittelgabe, korrespondierend zu **c**.
e Axiale T 1w MRT-Sequenz. Differenzialdiagnostisch wurde nach gemeinsamer Analyse von Radiologie und Tumororthopädie bzw. Fußchirurgie die Arbeitsdiagnose „solide aneurysmatische Knochenzyste" gestellt. Es wurde die Indikation zur Exzisionsbiopsie mittels gründlicher intraläsionaler Tumorresektion gestellt.
f Axiale PDw fatsat MRT-Sequenz, korrespondierend zu **e**.
g Axiale T 1w fatsat MRT-Sequenz nach Kontrastmittelgabe, korrespondieren zu **e** und **f**.
h Dorsomediale Hautinzision über der Basis der proximalen Phalanx. Die Strecksehne wird nach lateral gehalten. Die Eckpunkte des Knochendeckels werden mit K-Drähten markiert, bevor die Osteotomie mit der oszillierenden Säge erfolgt. Der Tumor wird gründlich intraläsional kürettiert. Die Knochenhöhle wird mit der Diamantkopf-Hochfrequenzfräse gereinigt und anschließend mit 95 % Ethanol adjuvant chemisch behandelt. Intraoperativer Blick in die gereinigte Knochenhöhle. Die Auffüllung erfolgte in diesem Fall mit demineralisierter Knochenmatrix.
i Status nach Auffüllung mit demineralisierter Knochenmatrix.

  - in der MRT in der T 1w Sequenz geringe bis mittelgradige Signalintensität des Tumors mit fokal-zentralen Signalminderungen; in der T 2w Sequenz hauptsächlich signalreiche Bereiche, typisch perifokales Begleitödem und Gelenkerguss
- *Klarzellchondrosarkom:*
  - 2 % aller Chondrosarkome
  - Auftreten im Alter zwischen 25 und 50 Jahren
  - Männern 2- bis 3-mal häufiger als Frauen betroffen
  - Großteil an Epiphysenenden der langen Röhrenknochen lokalisiert
  - 70 % Rezidivrate, trotz vollständiger Tumorresektion (R0) Lungen- oder Skelettmetastasen möglich, bei unvollständiger Exzision (≥ R1) Mortalitätsrate bis 15 %
- *riesenzellhaltiges Osteosarkom* (S. 638):
  - seltener Subtyp des Osteosarkoms; viele klassische radiologische Merkmale konventioneller Osteosarkome nicht vorhanden, aber häufig Nachahmung nicht mineralisierter benigner oder maligner osteolytischer Tumoren
  - mitunter schwierige histologische Differenzierung von benignen oder malignen Riesenzelltumoren [14]
- *reparatives Riesenzellgranulom* (S. 621)
- *brauner Tumor* (S. 621)
- *Knochenmetastasen:* selten am Fuß (< 1 % der Fälle), z. B. bei Lungenkarzinom, Prostata- und Mammakarzinom, des Weiteren Knochenmetastasen von Karzinomen der Schilddrüse, Niere, Lunge, Leber und Bauchspeicheldrüse sowie des Melanoms

Therapie

- Die Behandlung des Riesenzelltumors besteht im Wesentlichen aus einer chirurgischen Sanierung. Die intraläsionale Tumorresektion zeigt naturgemäß höhere Rezidivraten als eine En-Bloc-Resektion oder eine weite Tumorresektion, geht aber in der Regel mit geringeren funktionellen Einbußen und Risiken operationsassoziierter Komplikationen einher.
- Die operative Therapie umfasst deshalb in der Regel die gründliche intraläsionale Resektion unter vollständiger Entfernung aller intra- und extraossären Tumoranteile. Die Knochenhöhle wird anschließend mit einer Diamantkopf-Hochfrequenzfräse sorgfältig gereinigt und vor der Auffüllung mit einem intraoperativen chemischen oder thermischen Adjuvans (z. B. Ethanol, Phenol, Kryotherapie) behandelt, um das Rezidivrisiko zu senken [13] [25]. In seltenen Fällen kann die Therapie, insbesondere im Rezidivfall, auch En-Bloc-Resektionen oder Amputationen notwendig machen, um eine weitere Tumorausbreitung zu verhindern.
- Der Riesenzelltumor sollte ebenso wie die aneurysmatische Knochenzyste aufgrund der hohen Rezidivrate primär nicht mit autologem Knochen aufgefüllt werden. Stattdessen empfiehlt sich bei gut zugänglichen Läsionen die (temporäre) Plombage mit Knochenzement (polymerem Methylmethacrylat), bis ein Rezidiv ausgeschlossen werden kann. Der Knochenzement bietet nicht nur eine unübertroffen hohe Primärstabilität und eine zusätzliche adjuvante thermische Wirkung auf die Tumorhöhle, sondern erleichtert auch die bildgebenden Verlaufskontrollen und die Abgrenzung eines möglichen Rezidivs enorm [26].
- Die Chemotherapie hat sich nicht als wirksam erwiesen. Die Bestrahlung ist nur bei Dosen > 40 Gy wirksam. Diese gehen aber mit einem erheblichen Risiko der Entstehung eines sekundären Sarkoms bzw. einer sarkomatösen Entartung einher.

- Die medikamentöse Therapie mit Denosumab im Off-Label Use wird mit gemischten Ergebnissen durchgeführt [5] [17]. Sie kann als präoperative Konditionierung großer oder andernfalls inoperabler Tumoren diskutiert werden. Dadurch konsolidiert die Tumorbegrenzung und erlaubt möglicherweise eine bessere Abgrenzung z. B. von neurovaskulären Strukturen. In der medikamenteninduzierten sklerotischen Abgrenzung können sich möglicherweise aber Tumorreste verstecken und sich einer gründlichen Kürettage entziehen [1] [23]. Ein Absetzen der Therapie mit Denosumab, z. B. aufgrund der gefürchteten Nebenwirkung einer Kiefernekrose, kann außerdem zu einem ausgeprägten Rezidiv führen. Deshalb wird der Einsatz dieser Therapie bei Riesenzelltumoren in letzter Zeit kritischer beurteilt [21].

Prognose/Komplikationen

- Bei korrekter Indikation und Technik sowie der Verwendung wirksamer lokaler Adjuvanzien hat die Kürettage eine Inzidenz lokaler Rezidive von 5–10 %. Wenn keine lokalen Adjuvanzien verwendet werden, steigt die Inzidenz vermutlich auf 10–20 % [7].
- Bei der En-Bloc-Resektion liegt die Inzidenz lokaler Rezidive unter 5 %. Sie kann praktisch auf 0 % reduziert werden, wenn weite Resektionsränder erzielt wurden.
- Meistens treten Lokalrezidive in den ersten 3 Jahren nach der Indexoperation auf. Lokalrezidive sollten wie Primärtumoren eingeteilt und behandelt werden.
- Bei ca. 2–5 % der Riesenzelltumoren des Knochens treten Lungenmetastasen auf. Histologisch ist die Metastase vom Primärtumor nicht zu unterscheiden, sodass keine Merkmale eines Sarkoms erkennbar sind.
- In der Mehrzahl der metastasierenden Fälle befindet sich der Riesenzelltumor des Knochens im Stadium Campanacci 3 (S. 630), entweder primär oder rezidivierend [6].
- Das Intervall zwischen Krankheitsbeginn und Metastasierung liegt zwischen 1 und 10 Jahren, im Mittel bei 3 Jahren.
- Metastasen sind häufig durch eine Keilresektion der Lunge heilbar. In etwa 20 % der Fälle sind die Metastasen jedoch tödlich. Extrapulmonale Metastasen sind sehr selten.
- Die Frage nach einer möglichen Malignität des Riesenzelltumors wird immer wieder diskutiert. Relativ häufig handelt es sich dabei um riesenzellhaltige Osteosarkome oder hochmaligne pleomorphe Sarkome mit Riesenzellen, also von vornherein um andere Tumorentitäten [21].

10.3 Maligne Knochentumoren

10.3.1 Chondrosarkom

Definition

Bei der Gruppe der Chondrosarkome handelt es sich um maligne Tumoren mit hyalinknorpeliger Differenzierung. Neben der chondroiden Matrix können zusätzlich myxoide Veränderungen, Kalzifikationen oder Ossifikationen vorliegen. Wichtig ist die Abgrenzung vom chondroblastischen Osteosarkom (Nachweis von Tumorosteoid). Chondrosarkome können einerseits entsprechend ihrer Genese als primär oder sekundär, andererseits basierend auf ihrer histologischen Differenzierung klassifiziert werden. Primäre Chondrosarkome entwickeln sich de novo im Knochen. Sekundäre Chondrosarkome gehen aus präexistenten Enchondromen oder Osteochondromen hervor. Dabei ist unklar, ob diese nicht a priori maligne sind. Der häufigste Vertreter ist das primäre, zentrale Chondrosarkom.

Symptome

Klinisch steht der Schmerz im Vordergrund. Dies kann auch ein entscheidendes Kriterium in der Differenzialdiagnose zwischen Enchondrom und G1-Chondrosarkom sein. Beim periostalen Chondrosarkom kann die lokale Schwellung lange auch ohne Schmerz dominieren.

Prädisponierende Faktoren

- Mit etwa 20 % aller malignen Knochengeschwülste zweithäufigstes Malignom des Knochens nach dem Osteosarkom
- kleine Knochen der Hand und des Fußes beim primären Chondrosarkom nur extrem selten betroffen (s. ▸ Abb. 10.31)
- Lokalisation innerhalb der Röhrenknochen überwiegend metaphysär
- Hauptmanifestationsalter für das primäre, zentrale Chondrosarkom in der 6. Lebensdekade, beim sekundären Chondrosarkom auch Menschen unter 40 Jahren betroffen

Anatomie/Pathologie

Die Ätiologie des primären Chondrosarkoms ist unklar. Sekundäre Chondrosarkome entwickeln sich aus benignen Primärläsionen: Enchondromen, Osteochondromen oder Chondromatose. Die Rate der malignen Transformation für solitäre Osteochondrome liegt bei etwa 1 %. Multiple Osteochondrome, die meist Ausdruck einer hereditären Exostosenerkrankung sind, weisen mit etwa 5 % ein deutlich höheres Entartungsrisiko auf. Die maligne Transformation eines solitären Enchondroms ist äußerst selten und umstritten. Ein hohes Entartungsrisiko (25–30 %) besteht jedoch bei der Enchondromatose (Morbus Ollier; s. ▸ Abb. 10.32 und ▸ Abb. 10.33) sowie beim Maffucci-Syndrom. Das sehr seltene synoviale Chondrosarkom kann seinen Ursprung in einer synovialen Chondromatose haben.

Bildgebung

Ultraschall

Keine Relevanz.

Röntgen

- Bei zentralem Chondrosarkom Osteolyse der Metadiaphyse, mit einem von der histologischen Graduierung abhängigen, variablen radiologischen Erscheinungsbild (Lodwick IA/B–III)
- oft ausgedünnte oder destruierte Kortikalis, gelegentlich auch Kortikalisverdickung
- periostale Reaktion in der Regel leicht bis mittelstark ausgeprägt
- meist punkt-, fleck- oder ringförmige Matrixkalzifikationen als Ausdruck einer chondroiden Tumormatrix zu erkennen (Rings and Arcs)
- läppchenartiges Wachstum je nach Tumorart und Aggressivität ebenso möglich wie Periostreaktionen
- Osteolyse ohne Matrixkalzifizierung nicht sicher als Chondrosarkom bzw. chondroider Tumor identifizierbar
- Wachstum des zentralen Chondrosarkoms überwiegend expansiv entlang des Knochenmarkkanals des betroffenen Röhrenknochens

Computertomografie

- Lokale medulläre, enostale Kortikalisarrosion von > 60 % der Wandstärke (Scalloping) in der Abgrenzung zwischen Low-Grade-Chondrosarkom und Enchondrom hinweisend auf Entartung
- unscharfe oder mottenfraßartige Begrenzung, Periostreaktionen und fortgeschrittene Kortikalisdestruktion bei höhergradig malignen Chondrosarkomen wegweisend

Szintigrafie

Keine Relevanz.

Magnetresonanztomografie

Antworten im Befund

- Lokales Staging, Versuch der Klassifizierung
- Beurteilung des Weichteiltumoranteils
- Ausmaß der Osteodestruktion (drohende pathologische Fraktur?)
- Art der Matrixverkalkungen (Rings and Arcs usw.)
- extraossäre Tumoranteile
- Lagebeziehung zum benachbarten Gelenk und zu neurovaskulären Strukturen
- Skip Lesions
- Ausdehnung des Tumors und des reaktiven Ödems

Untersuchungstechnik

Prinzipiell orientiert sich die MRT-Diagnostik muskuloskelettaler Tumoren und tumorähnlicher Läsionen, spezielle Fragestellungen ausgenommen, an dem im Jahr 2006 von der Arbeitsgemeinschaft Muskuloskelettale Diagnostik der Deutschen Röntgengesellschaft veröffentlichten Protokoll (S. 601).

Befunde

- Beim zentralen Chondrosarkom typischerweise lobulierter Aufbau der Läsion mit hoher Signalintensität in T2w Sequenzen als Zeichen eines hohen Flüssigkeitsgehalts der knorpeligen Tumoranteile
- signalfreie Tumorkalzifikationen

Praxistipp

Die reelle intramedulläre Tumorausdehnung und das reaktive Knochenmarködem sind auf T1w und fettunterdrückten wassersensitiven Sequenzen voneinander zu differenzieren (Relevanz für die Therapieplanung).

Empfehlung zur Bildgebung

Methode der Wahl: MRT mit Standardprotokoll der Deutschen Röntgengesellschaft (S. 601).

Bildbeispiele

Zwei Fallbeispiele von Patienten mit Chondrosarkom werden in ▶ Abb. 10.46 und ▶ Abb. 10.47 geschildert.

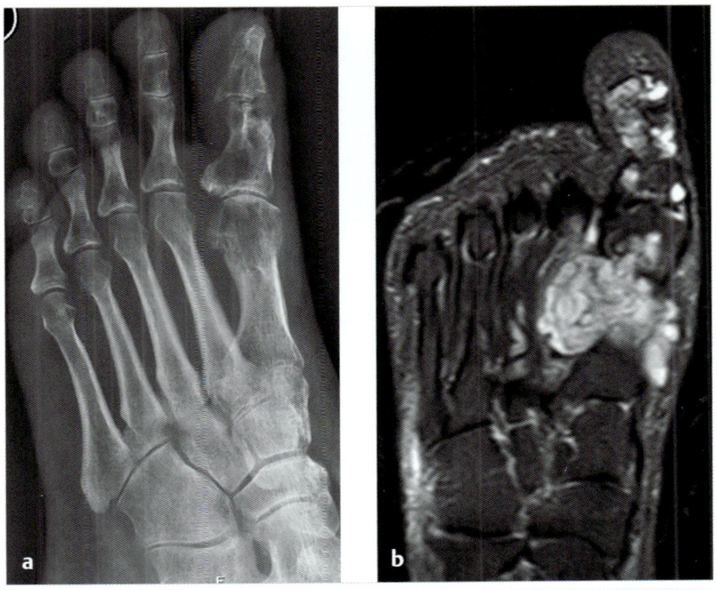

Abb. 10.46 Chondrosarkom. 47-jähriger Patient. G1-Chondrosarkom mit großem, extraossärem Weichteilanteil, ausgehend von Os metatarsale I. Trotz der ausgeprägten extraossären Tumoranteile wurde aufgrund der guten Differenzierung (G1) bei diesem Patienten eine atypische marginale bzw. intraläsionale Resektion durchgeführt. Der Patient war zunächst 3 Jahre rezidivfrei. Die weite Resektion des Rezidivs mit Strahlamputation des I. und II. Strahles ergab schließlich ein G2-Grading. Es ist zu vermuten, dass entweder eine Konversion des ursprünglichen Tumors in eine aggressivere Form oder ein sog. Sampling-Error der histopathologischen Analyse erfolgte.
a Röntgenaufnahme schräg.
b Koronare T2w MRT-Sequenz.

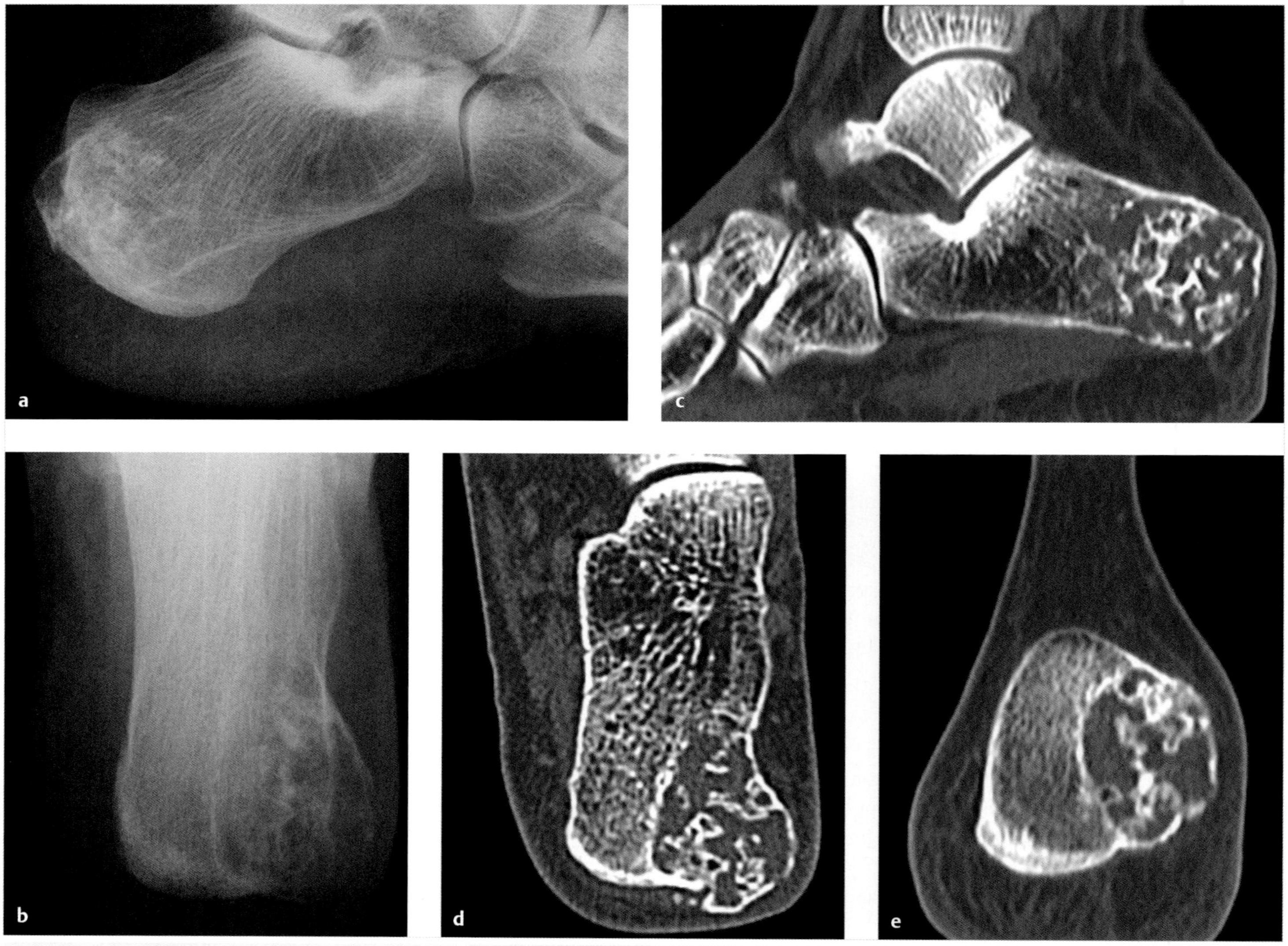

Abb. 10.47 Chondrosarkom. 45-jährige Patientin. Low-Grade-Chondrosarkom (G1) des Tuber calcanei. Die Röntgenaufnahmen (**a**, **b**) zeigen neben einem expansiven Wachstumsmuster mit Ausdünnung, Ausbuchtung und Überschreitung der lateralen Kortikalis des linken Kalkaneus (Typ-Lodwick-1c-Läsion) eine deutliche Matrixverkalkung. Die CT (**c–e**) verdeutlicht gut das irreguläre Wachstumsmuster innerhalb der Läsion. Dies erinnert an das sog. Rings and Arcs Pattern bei Befall langer Röhrenknochen durch einen chondrogenen Tumor. Die MRT in axialer Schichtung (**f–h**) zeigt eindrücklich, wie flüssigkeitsreich hochdifferenzierte chondrogene Tumoren sind. Je höher das Grading, also je schlechter die Differenzierung, desto inhomogener erscheint der Tumor meist in der Bildgebung. Bei dedifferenzierten Chondrosarkomen lässt sich die ursprüngliche Zelllinie häufig nur noch rudimentär erkennen. In diesem Fall nimmt der gut differenzierte Tumor (G1, Low Grade) nur teilweise Kontrastmittel auf (**h**). Die Zusammenschau aus Klinik und Bildgebung (expansives Wachstum, enossales Scalloping, also die Ausdünnung der Kortikalis) ist für die spätere Sicherung der Diagnose eines G1-Chondrosarkoms ebenso essenziell wie die histopathologische Analyse. Auffällig ist in der sagittalen MRT mit Kontrastmittelgabe (**k**) die randständige und septale Kontrastmittelanreicherung. Intraoperativer Situs nach bereits erfolgter intraläsionaler Tumorresektion mittels gründlicher Kürettage und Reinigung der Knochenhöhle mit der Diamantkopf-Hochfrequenzfräse (**l–n**). Für schlechter differenzierte Chondrosarkome (G2 und schlechter) verbietet sich eine derartige Therapie. In diesen Fällen muss stets eine weite Tumorresektion erfolgen.

a Röntgenaufnahme im lateralen Strahlengang.
b Röntgenaufnahme des linken Kalkaneus axial.
c Sagittale CT-Rekonstruktion.
d Axiale CT-Rekonstruktion.
e Koronare CT-Rekonstruktion.

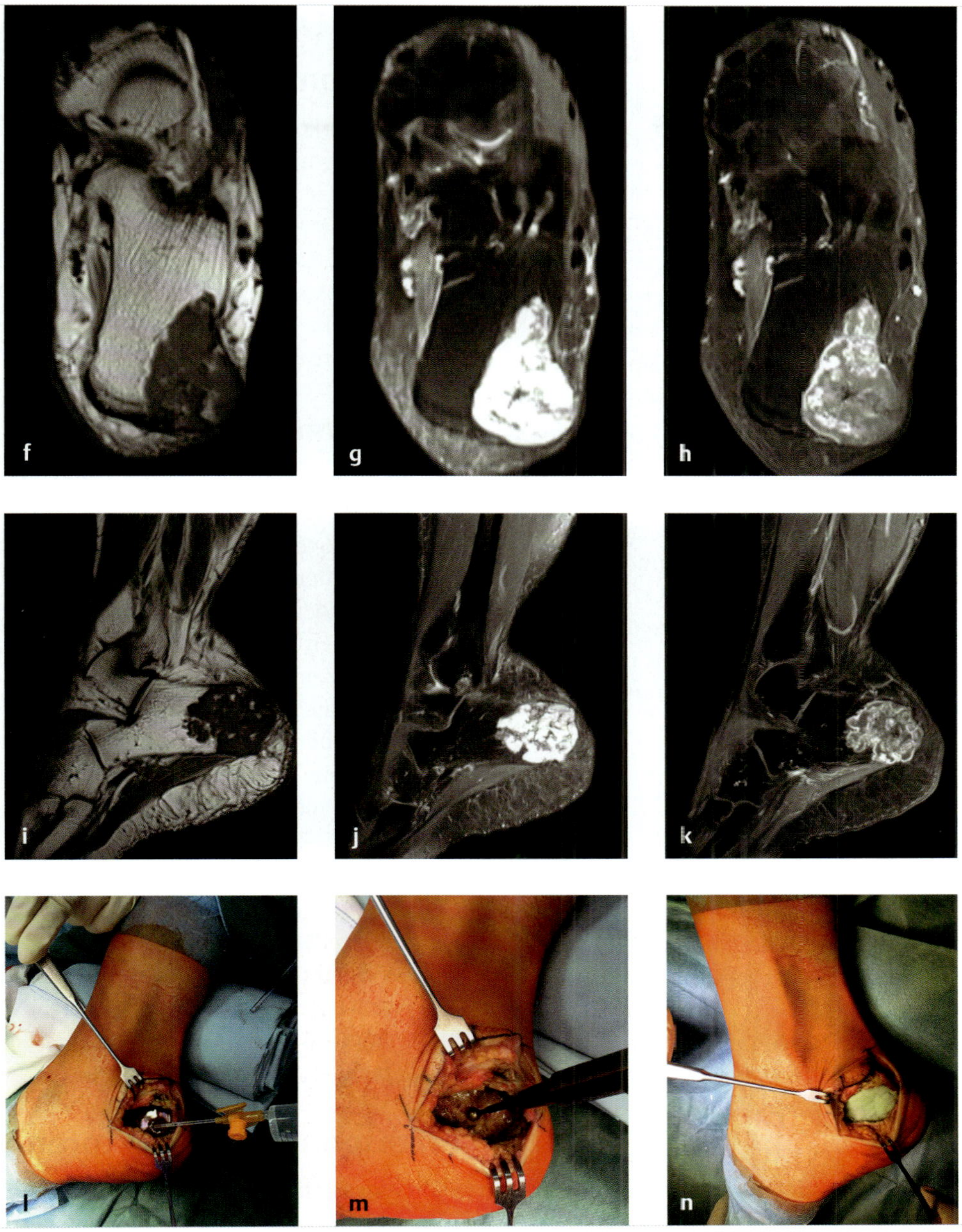

Abb. 10.47 Chondrosarkom. Fortsetzung.
f Axiale T 1w MRT-Sequenz.
g Axiale PDw fatsat MRT-Sequenz.
h Axiale T 1w fatsat MRT-Sequenz nach Kontrastmittelgabe.
i Sagittale T 1w MRT-Sequenz.
j Sagittale PDw fatsat MRT-Sequenz.
k Sagittale T 1w fatsat MRT-Sequenz nach Kontrastmittelgabe.
l Intraoperative adjuvante chemische Therapie mit 95 % Ethanol.
m Zusätzlich wird das Tumorbett thermisch mit dem Monopolarelektrokauter denaturiert.
n Zementplombe aus Polymethylmethacrylat, die die Tumorhöhle ausfüllt, stabilisiert und während des Aushärtungsprozesses zusätzlich thermisch adjuvant therapiert.

Differenzialdiagnose

- Enchondrom
- Klarzellchondrosarkom (Differenzialdiagnose Chondroblastom)
- sekundäre Chondrosarkome (kartilaginäre Exostose, Enchondrom, Chondromatose)

Bildmorphologisch ist es nicht immer möglich, ein niedrigmalignes Chondrosarkom von einem benignen Enchondrom zu unterscheiden. Dies gilt, auch wenn beispielsweise eine ausgeprägte Kortikalisausdünnung (Scalloping) und fehlendes intraläsionales gelbes Knochenmark das Augenmerk Richtung Chondrosarkom lenken sollten. An dieser Stelle ist es wichtig anzumerken, dass die histologischen Richtlinien, die für die Diagnose eines Chondrosarkoms im Bereich der kurzen Röhrenknochen von Hand und Fuß herangezogen werden, anderen Kriterien unterliegen: Eine gesteigerte Zellularität, binukleäre Zellen, Hyperchromasie und myxoide Veränderungen können bei Enchondromen von Hand und Fuß allesamt vorliegen. Die wichtigsten histologischen Merkmale des Chondrosarkoms der kurzen Röhrenknochen stellen die Permeation des Tumors durch die Kortikalis in die umgebenden Weichteile und ein permeatives Wachstumsmuster in den spongiösen Knochen dar.

Therapie

- In Abhängigkeit der Lokalisation und Graduierung des Tumors geeignete operative Therapie von intraläsionaler Kürettage (G1) bis hin zur Amputation (G3; s. ▸ Abb. 10.34)
- Chondrosarkom nicht strahlen- oder chemotherapiesensibel
- vollständige chirurgische Resektion deshalb einzig sinnvolle Therapiemöglichkeit
- bei inoperablen oder nicht im Gesunden resezierten hochmalignen Tumoren Strahlentherapie zur lokalen Tumorkontrolle hilfreich (Strahlenquelle: Photonen oder Schwerionen verwenden)

Prognose/Komplikationen

Entscheidend ist vor allem das histologische Grading der Tumoren, da dieses eine enge Korrelation mit dem biologischen Verhalten und der Prognose aufweist:

- *G1-Sarkom:* hochdifferenziert; 60 % der Chondrosarkome; gut differenziertes Knorpelgewebe, das in erster Linie lokal expansiv wächst und nicht metastasiert; 5-Jahres-Überlebensrate von 90 %
- *G2-Sarkom:* mittelgradig differenziert; 35 % der Chondrosarkome
- *G3-Sarkom:* schlecht differenziert; 5 % der Chondrosarkome; undifferenziertes Sarkom mit hoher Metastasierungspotenz und infiltrativem Wachstum; 5-Jahres-Überlebensrate von 29 %; Prognose insgesamt schlecht (90 % der Patienten sterben bereits innerhalb der ersten 2 Jahre)

Die Metastasierung von Chondrosarkomen betrifft fast ausschließlich die Lunge und bestimmt letztlich die Prognose.

10.3.2 Osteosarkom

Definition

Das Osteosarkom ist ein maligner Knochentumor, der durch eine Produktion von Osteoid durch die Tumorzellen charakterisiert ist. Innerhalb der Familie des Osteosarkoms existieren zahlreiche Subtypen mit einer großen Vielfalt an histologischen Merkmalen. So kann das Osteosarkom u. a. anhand seiner vorwiegenden Zelllinie (z. B. osteo-, fibro-, chondroblastisch), seiner Lokalisation (intramedullär bzw. zentral, oberflächlich, extraskelettal) und seiner Genese (primär, sekundär) differenziert werden.

Symptome

Die Symptome des Osteosarkoms sind, wie bei den meisten anderen Knochentumoren auch, bis auf wenige Ausnahmen sehr unspezifisch: Schmerzen, Schwellung und Bewegungseinschränkungen können auch von zahllosen anderen krankhaften Prozessen ausgehen. Obwohl die Symptome maligner Knochentumoren zunächst meist intermittierend und in Ruhe auftreten, nehmen die Schmerzen in der Regel an Intensität und Dauer kontinuierlich zu, bis auch regelmäßige Nachtschmerzen bestehen und der Schmerz in benachbarte Gelenke ausstrahlt. Da die meisten Knochentumoren im Knocheninneren entstehen, zeigt sich eine Schwellung meist erst dann, wenn die Kortikalis durchbrochen wird und der Tumor sich unter dem oder durch das Periost ausweitet. Aufgrund der sehr unspezifischen Anamnese und Symptome vergeht jedoch häufig eine lange Zeit, bis ein aggressiver Tumor korrekt diagnostiziert wird. Eine Verzögerung in der spezifischen Diagnostik und Therapie dieser Läsionen kann folgenschwere Konsequenzen nach sich ziehen, da die Größe des Tumors einen prognostisch wichtigen Faktor für das rezidivfreie Überleben darstellt.

Prädisponierende Faktoren

- Mit einer geschätzten Inzidenz von 2–5 Fällen pro 1 Mio. Einwohner und Jahr häufigster maligner primärer Knochentumor
- Altersgipfel in der 2. Lebensdekade zwischen dem 15. und 25. Lebensjahr (55 % der Fälle); in weiteren 30 % der Fälle Patientenalter jedoch über 40 Jahre
- prädisponierende Faktoren beispielsweise Morbus Paget oder stattgehabte Strahlenexposition (sekundäre Osteosarkome)
- insgesamt männliches Geschlecht mit 1,5:1,0 etwas häufiger betroffen
- Auftreten von Osteosarkomen im Bereich des Fußes im Vergleich zu den typischen Lokalisationen (kniegelenknah) durchschnittlich ca. 10 Jahre später

Anatomie/Pathologie

- Kalkaneus als bevorzugte Lokalisation für Osteosarkome des Fußskeletts
- Großteil der Osteosarkome am Fuß schlecht differenziert (G3)
- Erscheinungsbild des Osteosarkoms am Fuß bunter und weniger charakteristisch als loco typico (kniegelenknah)

Bildgebung

> **Merke**
>
> Nach dem lokalen Staging mit Röntgen und MRT ist die Biopsie die wichtigste und zentrale Maßnahme zur Diagnostik.

Ultraschall

Keine Relevanz.

Röntgen

- In der Frühphase häufig Unschärfen und Strukturauflockerungen der Kompakta sowie unspezifische Periostreaktion wie beispielsweise auch bei einer Stressfraktur
- im weiteren Verlauf im Wesentlichen Mischung von Osteodestruktion mit tumoreigener Knochenneubildung und unscharf begrenzten Randzonen sowie verschiedene Formen periostaler Reaktionen (Codman-Dreieck, Sunburst-Phänomen)
- Kortikalisunterbrechung und im weiter fortgeschrittenen Stadium auch extraossäre Tumoranteile als weitere Malignitätszeichen

> **Merke**
>
> Insgesamt bleibt festzuhalten, dass das Osteosarkom in seinem übersichtsradiografischen Erscheinungsbild je nach Subtyp eine große Variabilität aufweist und es differenzialdiagnostisch auch als Zufallsbefund im Hinterkopf behalten werden muss, um fatale Verläufe mit notwendigen Amputation zu vermeiden.

Computertomografie

- Abhängig vom Ergebnis der Biopsie Ganzkörper-Staging in Form einer CT-Untersuchung von Thorax, Abdomen und Becken zur Metastasensuche
- bessere Eignung der hochauflösenden MRT im Vergleich zur CT in der Primärdiagnostik des Osteosarkoms

Skelettszintigrafie

Keine Relevanz in der Primärdiagnostik.

Magnetresonanztomografie

Antworten im Befund

- Tumorausdehnung
- intra- und extraossäre Tumoranteile
- intraartikulärer Tumoreinbruch
- Nähe zu neurovaskulären Strukturen
- Skip-Läsionen
- Frakturgefahr

Untersuchungstechnik

Prinzipiell orientiert sich die MRT-Diagnostik muskuloskelettaler Tumoren und tumorähnlicher Läsionen, spezielle Fragestellungen ausgenommen, an dem im Jahr 2006 von der Arbeitsgemeinschaft Muskuloskelettale Diagnostik der Deutschen Röntgengesellschaft veröffentlichten Protokoll (S. 601). Zur Darstellung von Skip-Läsionen wird in einer ergänzenden Sequenz der gesamte tumortragende Knochen mit beiden angrenzenden Gelenken dargestellt.

Befunde

- Häufig inhomogenes Signalverhalten mit muskelisointensem Signal in T1w und hyperintensem Signal in T2w Sequenzen
- je nach Osteoidproduktion des Tumors Signalabsenkungen in allen Pulssequenzen in unterschiedlichem Ausmaß
- in T2w Sequenzen signalintensive Anteile aufgrund chondroblastischer Elemente, lokaler Blutungen oder zystischer Areale bzw. Nekrosen
- reaktive Synovitiden und Gelenkergüsse bei gelenknahen Tumoren nicht als sicheres Zeichen einer Gelenkbeteiligung zu deuten

Empfehlung zur Bildgebung

Standardprotokoll der Deutschen Röntgengesellschaft (S. 601), bei Osteo- und Ewing-Sarkom zunächst koronare T1w Spin-Echo-Sequenzen über den gesamten tumortragenden Knochen (Body-Spule, Body-phased-Array-Spule) zum Ausschluss bzw. Nachweis von Skip-Läsionen, dann möglichst auf höher auflösende Spule wechseln und nach oben aufgeführtem Protokoll untersuchen.

10

Bildbeispiele

Fallbeispiele zum Osteosarkom s. in ► Abb. 10.48, ► Abb. 10.49 und ► Abb. 10.50.

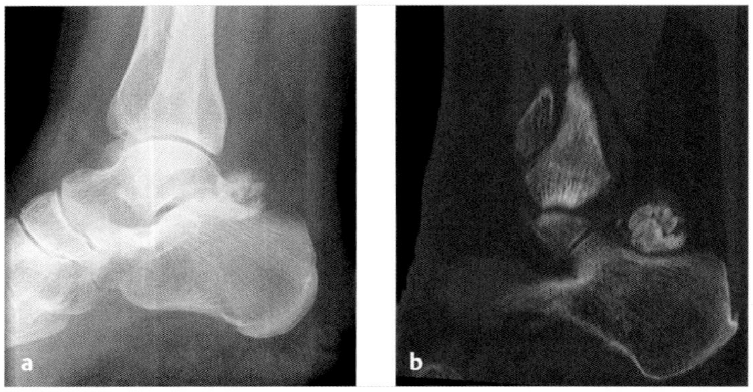

Abb. 10.48 Osteosarkom. 55-jährige Patientin. Extraskelettales, hochdifferenziertes Osteosarkom nach Art eines parossalen Osteosarkoms im Bereich des linken Kalkaneus. In diesem Fall war eine weite En-Bloc-Resektion ausreichend, um eine vollständige Tumorresektion zu gewährleisten.
a Röntgenaufnahme lateral.
b Sagittale CT-Rekonstruktion.

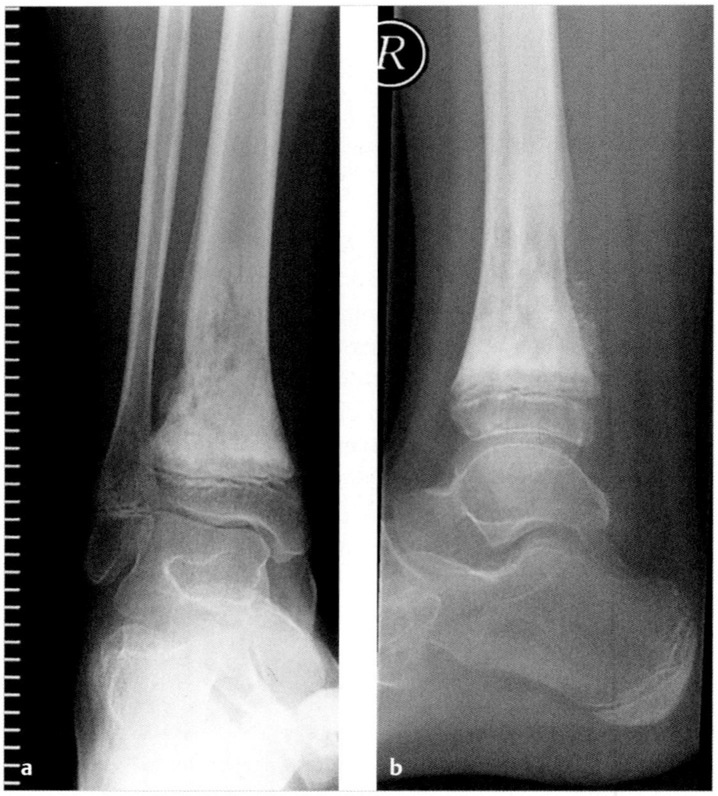

Abb. 10.49 Osteosarkom. 13-jähriger Patient. Schlecht differenziertes, osteoblastisches Osteosarkom G3 der distalen Tibiametaphyse. Man beachte die deutliche Periostreaktion als Indiz für ein schnelles, aggressives Tumorwachstum. Der Tumor zeigt konventionell-radiologisch ein Nebeneinander von Osteodestruktion mit Osteolysen und osteoblastischen Anteilen mit erhöhter Röntgendichte auf.
a Röntgenaufnahme des oberen Sprunggelenks a.-p.
b Röntgenaufnahme des oberen Sprunggelenks lateral.

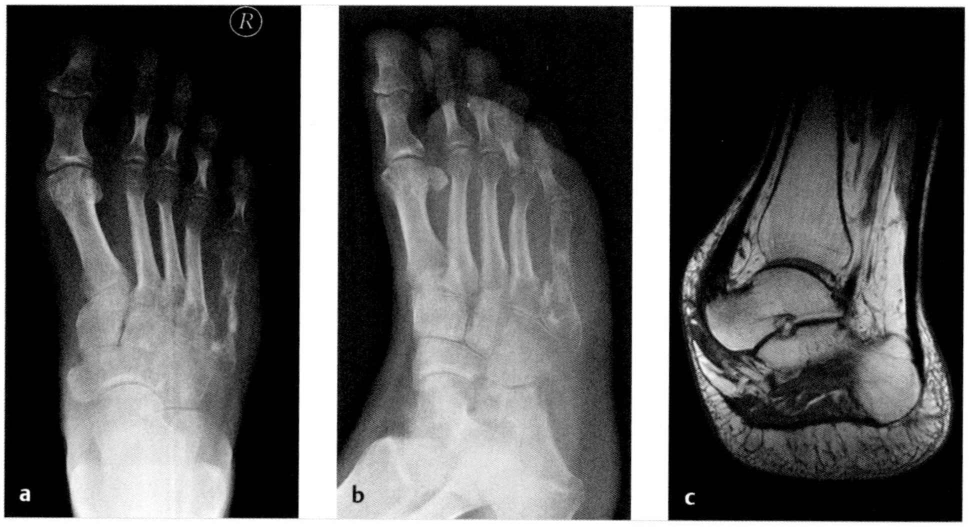

Abb. 10.50 Osteosarkom. 43-jähriger Patient mit Osteosarkom des rechten Fußes mit Zentrum im Bereich der Basis der Metatarsalia IV und V unter Beteiligung der benachbarten Knochen. Das im Rahmen der üblichen Tumornachsorge durchgeführte MRT zeigt die lokale Tumorfreiheit nach Chopart-Amputation. Die Sehne des M. tibialis anterior wurde transossär am Talus refixiert.
a Präoperative Röntgenaufnahme a.-p.
b Präoperative Röntgenaufnahme schräg.
c Postoperative sagittale T 1w MRT-Sequenz.

Differenzialdiagnose

Differenzialdiagnostisch muss das Osteosarkom mit seinen zahlreichen Subtypen selbst bei scheinbar benignen Veränderungen wie einer Myositis ossificans oder einer aneurysmatischen Knochenzyste in Betracht gezogen werden. Relevante Differenzialdiagnosen u. a.:

- teleangiektatisches Osteosarkom (Differenzialdiagnose aneurysmatische Knochenzyste)
- osteoblastomähnliches Osteosarkom (Differenzialdiagnose Osteoblastom)
- chondroblastomähnliches Osteosarkom (Differenzialdiagnose Chondroblastom)
- riesenzellreiches Osteosarkom (Differenzialdiagnose Riesenzelltumor)
- Oberflächensarkome (Osteoidosteom, Periostitis)
- parossales Osteosarkom (Giant extraskeletal Ostoechondroma, Myositis ossificans)
- kleinzelliges Osteosarkom (Ewing-Sarkom)
- epitheloides Osteosarkom (Metastase eines schlecht differenzierten Karzinoms)
- extraskelettales Osteosarkom (zu den Weichteilsarkomen zugehörig; Myositis ossificans)

Therapie

- Histologische Sicherung der Diagnose per Biopsie
- bei High-Grade-Osteosarkomen sequenzielle Reihenfolge einer neoadjuvanten Chemotherapie; darauf folgend Tumorresektion mit weiten Resektionsrändern; anschließend Fortführung einer adjuvanten Chemotherapie
- Osteosarkome wenig strahlensensibel, daher generell keine Indikation zur Bestrahlung
- in der Wahl des Operationsverfahrens Zugeständnisse an einen Funktionserhalt zu Lasten der Radikalität der Operation nicht zulässig
- weite Resektionen für mittel- oder schlecht differenzierte Malignome aufgrund des geringen Weichteilmantels über dem knöchernen Skelett im Bereich des Fußes und Sprunggelenks mit onkologisch ausreichendem Abstand selten sinnvoll durchführbar; deshalb am Fuß weite Tumorresektionen maligner, hochaggressiver Knochentumoren häufig mit einer Amputation einhergehend
- bei gut differenzierten Osteosarkomen G1 (z. B. parossales Osteosarkom) nach individueller Analyse in einer interdisziplinären Tumorkonferenz gelegentlich weniger aggressives therapeutisches Vorgehen möglich (z. B. weite En-Bloc-Resektion ohne Chemotherapie)

Prognose/Komplikationen

- 5-Jahres-Überlebensrate durch Einführung (neo-)adjuvanter chemotherapeutischer Maßnahmen auf heutzutage etwa 70 % verbessert
- Ansprechen auf die Chemotherapie (Responder: > 90 % Tumornekrose versus Nonresponder), Vorliegen von Metastasen, Grading des Tumors sowie Tumorgröße als wesentliche prognostische Faktoren
- periphere Lage, vollständige Resektion (R0) sowie Tumorvolumen < 200 ml als günstige relevante prognostische Faktoren.

10.3.3 Ewing-Sarkom

Definition

Ewing-Sarkome gehören zu der Gruppe der klein-, blau- und rundzelligen Tumoren bzw. PNET (der primitiven neuroektodermalen Tumoren) und sind stets hochmaligne, schlecht differenzierte Malignome.

Symptome

- Unspezifische klinische Symptome wie Schmerz, Schwellung, Überwärmung der Extremität, Funktionsverlust
- im Gegensatz zum Osteo- und Chondrosarkom beim Ewing-Sarkom aber auch regelmäßig Allgemeinsymptome (in ca. ¼ der Fälle) mit reduziertem Allgemeinzustand, Unwohlsein, Fieber und laborchemischen Entzündungszeichen (Leukozytose, erhöhtem Spiegel des C-reaktiven Proteins und erhöhter Blutkörperchensenkungsgeschwindigkeit)
- vermeintliches Entzündungsgeschehen, deshalb häufig nicht nur klinisch und serologisch, sondern auch radiologisch Differenzialdiagnose einer floriden Osteomyelitis
- bei Ewing-Sarkombefall des Fußes auffällig oft erhebliche Diagnoseverzögerung (durchschnittlich 14 Monate vom Beginn der Symptome bis zur korrekten Diagnosestellung, bei Lokalisation im Rückfuß sogar 22 Monate)

Prädisponierende Faktoren

- Nach dem Osteo- und Chondrosarkom dritthäufigster primärer maligner Knochentumor im Erwachsenen- und zweithäufigster maligner Knochentumor im Kindes- und Jugendalter
- in Deutschland jährlich ca. 120 Neuerkrankungen
- in der Regel in der 2. Lebensdekade
- meistens bei Erstmanifestation Patientenalter von 10–15 Jahren; Auftreten vor dem 5. Lebensjahr sehr selten
- durchschnittliches Patientenalter bei Manifestation am Fuß gleich wie bei den herkömmlichen Lokalisationen

Anatomie/Pathologie

- In ca. 70 % der Fälle im Bereich des Beckens oder an langen Röhrenknochen lokalisiert, dabei in ca. 50 % der Fälle an den unteren Extremitäten
- in 10–20 % der Fälle auch extraskelettal
- Verteilungsmuster am Fuß im Vergleich zum Osteosarkom noch heterogener
- erster solider Tumor, für den eine tumorspezifische Translokation nachgewiesen werden konnte (EWSR1-Gen auf Chromosom 22)
- molekularpathologischer Nachweis der für ein Ewing-Sarkom spezifischen Translokationen beweisend für das Vorliegen eines Ewing-Sarkoms, vor allem auch in der Abgrenzung von anderen klein-, blau- und rundzelligen Tumoren

> **Merke** M!
>
> Die Mitbeurteilung durch eine Referenzpathologie gehört wegen der Seltenheit der Erkrankung zum Standard und ist bei Behandlung im Rahmen kooperativer Therapiestudien vorgegeben.

Bildgebung

Ultraschall

Keine Relevanz.

Röntgen

- Röntgenmorphologisch durch aggressives Wachstumsmuster, meist vom Grad Lodwick II oder III, charakterisiert
- im Gegensatz zum Osteosarkom keine ossifizierende Tumormatrix; gelegentliche amorphe Verkalkungen nicht mit der Knochenneubildung beim Osteosarkom zu verwechseln
- im konventionellen Röntgen sowie in der CT im Knochenfenster permeative oder mottenfraßartige knöcherne Destruktionen mit kortikaler Infiltration und aggressive Periostreaktionen mit teils lamellärem Erscheinungsbild (Sunburst-, Zwiebelschalenphänomen, Codman-Dreieck)
- vermehrt sklerotisches Erscheinungsbild lediglich bei ca. 15 % der Fälle

Computertomografie

Ist der Tumor in der konventionellen Röntgenaufnahme nicht frei projizierbar, wird zur Erfassung der Matrix und Periostreaktion eine native CT-Untersuchung ergänzt. Die Bedeutung der CT in der Primärdiagnostik des Ewing-Sarkoms hat innerhalb der letzten Jahre zugunsten der MRT deutlich abgenommen. Eingesetzt wird die CT im Staging (u. a. in der Detektion und in der Verlaufsbeurteilung etwaiger pulmonaler Metastasen).

Skelettszintigrafie

Keine Relevanz. Die Knochenszintigrafie wurde zur Detektion ossärer Metastasen eingesetzt. Da aber insbesondere beim Ewing-Sarkom auch extraossäre Metastasen keine Seltenheit sind, stellt ein Staging mittels CT (von Thorax, Abdomen und Becken) bzw. PET/CT den Goldstandard dar.

Magnetresonanztomografie

Antworten im Befund

- Initiale MRT-Diagnostik Grundlage der späteren operativen Planung und Basis für die Verlaufskontrollen unter Chemotherapie
- Methode der Wahl zur Evaluierung der Ausdehnung des Primärtumors
- intra- und extraossäre Tumoranteile
- intraartikulärer Tumoreinbruch
- Nähe zu neurovaskulären Strukturen
- Skip-Läsionen
- Frakturgefahr

Untersuchungstechnik

Prinzipiell orientiert sich die MRT-Diagnostik muskuloskelettaler Tumoren und tumorähnlicher Läsionen, spezielle Fragestellungen ausgenommen, an dem im Jahr 2006 von der Arbeitsgemeinschaft Muskuloskelettale Diagnostik der Deutschen Röntgengesellschaft veröffentlichten Protokoll (S. 601).

Befunde

- In der T 1w Sequenz Verlust des Fettmarksignals
- in der T 2w Sequenz hyperintens zur Skelettmuskulatur, hohe Signalintensität in PDw fatsat bzw. STIR-Bildern
- nach Kontrastmittelgabe heterogene Kontrastmittelanreicherung der vom Knochen ausgehenden destruktiven Raumforderung mit deutlichem Weichteilanteil

Empfehlung zur Bildgebung

Standardprotokoll der Deutschen Röntgengesellschaft (S. 601). Bei Osteo- und Ewing-Sarkom zunächst koronare T 1w Spin-Echo-Sequenz über den gesamten tumortragenden Knochen (Body-Spule, Body-phased-Array-Spule) zum Ausschluss bzw. Nachweis von Skip-Läsionen, dann möglichst auf höher auflösende Spule wechseln und nach dem oben aufgeführten Protokoll untersuchen.

Bildbeispiele

▶ Abb. 10.51 und ▶ Abb. 10.52 zeigen bildgebende Befunde beim Ewing-Sarkom.

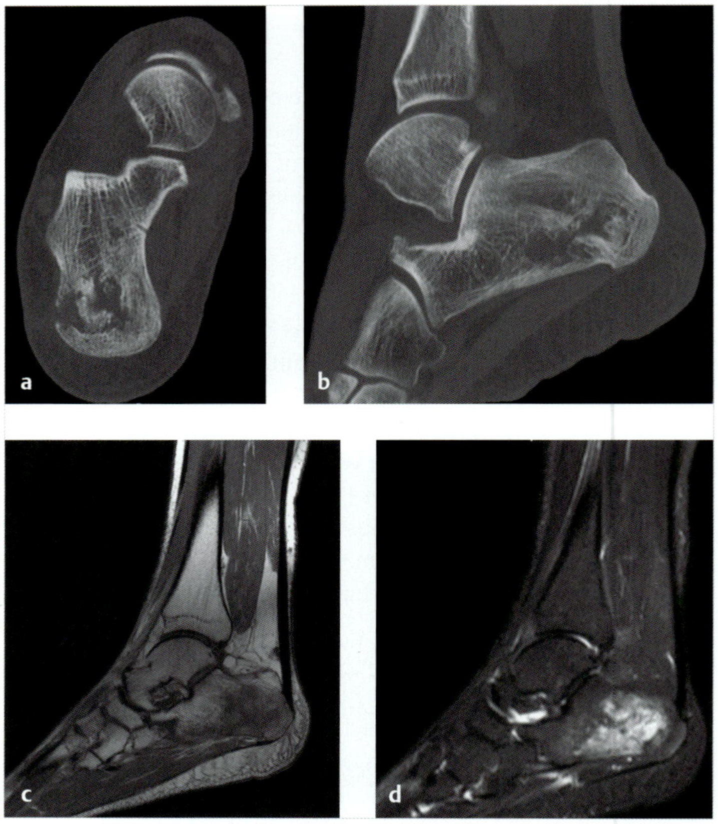

Abb. 10.51 Ewing-Sarkom. 31-jähriger Patient. Ewing-Sarkom des rechten Kalkaneus. Die CT (**a**, **b**) zeigt ein klar erkennbares, aber weitgehend unspezifisches Osteodestruktionsmuster. Auch eine Osteomyelitis kann in der Lage sein, ein ähnliches Bild zu hinterlassen. Auch in der MRT (**c**, **d**) sind deutliche, aber unspezifische Signalalterationen des betroffenen Knochenabschnitts zu sehen. Im Vergleich zu den langen Röhrenknochen weist das Ewing-Sarkom bei Lokalisation am Fußskelett ein noch heterogeneres Erscheinungsbild auf. Darum ist selbst die moderne Schnittbildgebung nicht immer in der Lage, die Diagnose exakt einzugrenzen. Erst die histopathologische Analyse kann in solchen Fällen eine definitive Diagnose sichern.
a CT, axiale Schichtung durch das Fersenbein.
b CT, sagittale Rekonstruktion.
c Sagittale T 1w MRT-Sequenz.
d Sagittale STIR-MRT-Sequenz.

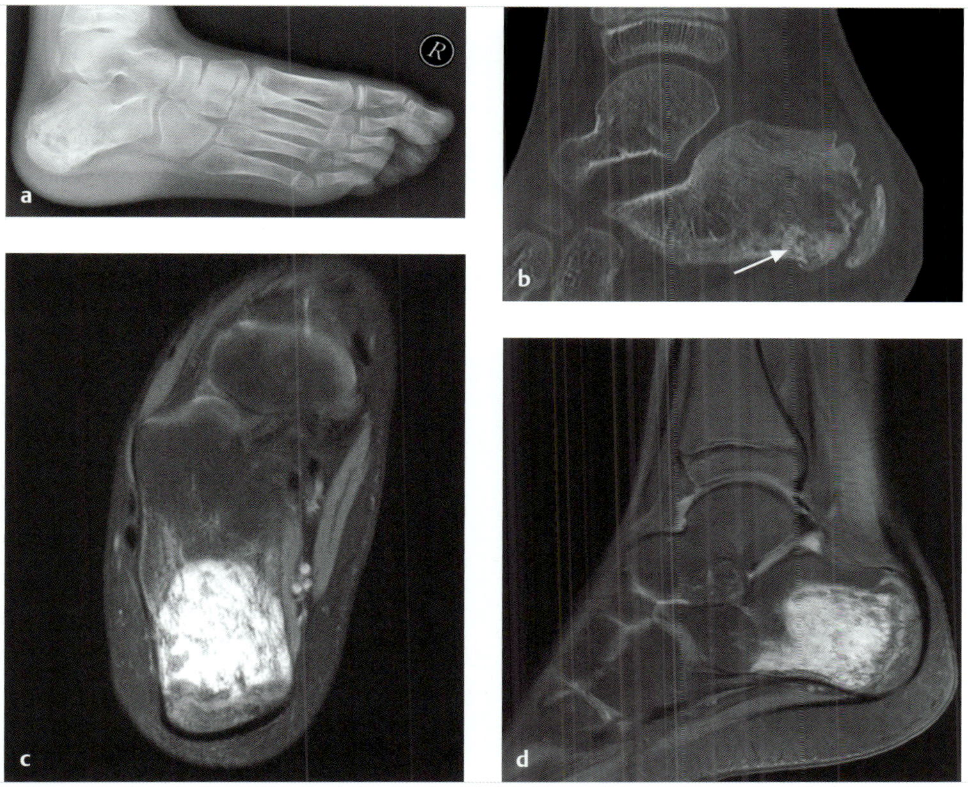

Abb. 10.52 Ewing-Sarkom. Elfjähriger Junge. Trotz typischer Altersverteilung weckt das laterale Röntgenbild des rechten Fußes (**a**) auch beim erfahrenen Tumororthopäden nicht sofort Assoziationen mit einem Ewing-Sarkom. Die unspezifische Erscheinungsform erklärt u. a. die lange Diagnoseverzögerung von Ewing-Sarkomen am Fußskelett. Eine großzügige Indikation zur zielführenden Abklärung mittels MRT, CT und, falls nötig, Probebiopsie mit histopathologischer und mikrobiologischer Analyse durch ein entsprechendes Tumorzentrum kann eine Verzögerung der korrekten Diagnose und der Therapieeinleitung verhindern. Die CT zeigt neben den mottenfraßartigen Osteolysen auch amorphe Verkalkungen und ein teilweise sklerotisches Erscheinungsbild (**b**, Pfeil), wie es in ca. 15 % der Fälle von Ewing-Sarkomen auftreten kann. Die MRT ist heute unbestritten die Methode der Wahl zur Evaluierung der Ausdehnung des Tumors mit Anwendung der unterschiedlichen Sequenzen (T 1w, T 2w, PDw fatsat, T 1w fatsat nach Kontrastmittelgabe in mehreren Ebenen). Flüssigkeitsintense fettsupprimierte Sequenzen wie in **c** und **d** zeigen auch sekundäre Veränderungen wie reaktive Ödemzonen hochsensitiv an.
a Röntgenaufnahme lateral.
b Sagittale CT-Rekonstruktion.
c Axiale PDw fatsat MRT-Sequenz.
d Sagittale PDw fatsat MRT-Sequenz.

Differenzialdiagnose

- Osteomyelitis (häufiger bei Kindern < 5 Jahren)
- Osteosarkom (klassisch metaphysär mit Osteoidproduktion)
- eosinophiles Granulom bzw. Langerhans-Zell-Histiozytose
- Neuroblastom(-metastasen), am Fuß kaum zu erwarten
- Non-Hodgkin-Lymphom
- embryonales Rhabdomyosarkom
- Retikulosarkom, multiples Myelom, Metastasen (andere Altersverteilung)

Therapie

M!

Merke

Die bioptische Sicherung der Diagnose ist vor Einleitung der spezifischen Therapie immer unbedingt notwendig. Die Biopsie kann als offene Biopsie oder bildgesteuerte Hohlnadelbiopsie (mittels CT oder Sonografie) zur Gewinnung ausreichender und repräsentativer Gewebeanteile für die histologische Begutachtung und die molekularbiologische Untersuchung erfolgen. Die Vor- und Nachteile der beiden Biopsiearten sind nach interdisziplinärer Analyse individuell abzuwägen.

10

Die Therapie des Ewing-Sarkoms des Fußes unterscheidet sich ebenso wie die Behandlung des Osteosarkoms prinzipiell nicht von der etablierten Behandlungsstrategie dieser Tumoren. Sie umfasst in der Regel die neoadjuvante Chemotherapie, eine weite Tumorresektion und anschließend die Fortführung der adjuvanten Chemotherapie. Die Strahlentherapie besitzt in der Behandlung des Ewing-Sarkoms unverändert einen hohen Stellenwert. Ewing-Sarkome sind definitionsgemäß stets schlecht differenziert, also hochmaligne. Das operative Vorgehen ist dieser Tatsache anzupassen. Eine weite Tumorresektion ist am Fuß aufgrund limitierter anatomischer Verhältnisse oftmals gleichbedeutend mit einer Amputation.

Prognose/Komplikationen

Patienten, die bei initialer Diagnosestellung keine sichtbaren Metastasen aufweisen, können heutzutage zu ca. 65 % mit einer multimodalen Therapie dauerhaft geheilt werden. Diese Therapie besteht üblicherweise aus einer Radiochemotherapie und einer weiten Tumorresektion,. Wichtigstes prognostisches Kriterium scheint das Fehlen oder Vorhandensein einer Metastasierung zu sein. Patienten mit anfänglichen Metastasen haben eine 5-Jahres-Überlebensrate von durchschnittlich 25 %.

10.4 Benigne Weichteiltumoren

10.4.1 Hämangiom

Definition

Laut WHO gefäßbildende Neoplasie oder endotheliale entwicklungsgeschichtliche Störung. Die benignen Läsionen bestehen aus Kapillaren oder kavernösen Blutgefäßen und kommen im Knochen und in den Weichteilen vor.

Symptome

- Lokalisation sowohl oberflächlich in der Haut bzw. der Unterhaut als auch in der Muskulatur
- lokale, meist unspezifische Raumforderung
- Druckdolenz, Schmerzverstärkung bei Belastung
- lediglich bei High-Flow-Hämangiomen auskultatorisch ggf. pulssynchrones Strömungsgeräusch über der Läsion

Prädisponierende Faktoren

Keine bekannt.

Anatomie/Pathologie

> **Cave**
>
> Unabhängig von ihrer Lokalisation ist es bei benignen Gefäßläsionen sowohl klinisch und bildgebend als auch histopathologisch häufig schwierig zu unterscheiden, ob es sich um echte Neoplasien, Malformationen oder reaktive Prozesse handelt.

Die Läsionen bestehen aus Hohlräumen mit Endothelauskleidung ohne Zellatypien und ohne Proliferationen mit fibröser Wand. Die Hohlräume sind meist mit Blut gefüllt. Es erfolgt eine Unterscheidung in subkutane (tiefe), kapilläre, kavernöse, arteriovenöse, venöse, intramuskuläre und synoviale Hämangiome (sehr selten); typische Vertreter an Fuß und Sprunggelenk sind venöse, arteriovenöse oder intramuskuläre Hämangiome:

- *intramuskuläre Hämangiome:* charakterisiert durch eine Proliferation von benignen Gefäßkanälen innerhalb eines Muskels in Verbindung mit einem unterschiedlichen Ausmaß von reifem Fettgewebe; Zusammensetzung fast ausschließlich aus Venen möglich
- *venöse Hämangiome:* Venen unterschiedlichen Kalibers, die häufig durch kräftige Muskelschichten gekennzeichnet sind; entweder subkutan oder tief gelegen mit einer Prädilektion für die Extremitäten; in venösen Ektasien Ausbildung von Phlebolithen möglich
- *arteriovenöse Hämangiome:* nicht neoplastische Läsionen, die durch die Ausbildung von arteriovenösen Shunts gekennzeichnet sind; Unterscheidung in tiefe und kutane Formen, Letztere auch als „akraler Typ" bezeichnet; im Gegensatz zu juvenilen, kutanen Hämangiomen keine Tendenz zur spontanen Regression

Bildgebung

Ultraschall

- In Doppler-sonografischer Untersuchung Darstellung der Ausmaße der Läsion einschließlich Tiefe und Beteiligung unterschiedlicher Gewebeschichten
- Differenzierung von High-Flow-Malformationen (arteriovenösen Malformationen) von Low-Flow-Malformationen (venösen Malformationen); entscheidende Bedeutung für die Therapiefindung (präoperative Embolisation)
- Sonografie zum Therapie-Monitoring

Röntgen

Weichteilhämangiome können sich durch Phlebolithen und einen Weichteilschatten im Röntgenbild indirekt darstellen.

Computertomografie

Keine Relevanz in der primären Diagnostik weichteiliger Tumoren.

Szintigrafie

Keine Relevanz.

Magnetresonanztomografie

Antworten im Befund

- Ausdehnung des Weichteiltumors
- Beteiligung der bzw. Infiltration in die Muskulatur
- Beteiligung von Gefäßen und/oder Nerven

Untersuchungstechnik

Prinzipiell orientiert sich die MRT-Diagnostik muskuloskelettaler Tumoren und tumorähnlicher Läsionen, spezielle Fragestellungen ausgenommen, an dem im Jahr 2006 von der Arbeitsgemeinschaft Muskuloskelettale Diagnostik der Deutschen Röntgengesellschaft veröffentlichten Protokoll (S.601).

- *Standarduntersuchung:* hochauflösende Mehrkanalspule
- *Sequenztechnik:*
  - PDw fatsat sagittal und koronar
  - T 1w koronar
  - T 2w axial
  - T 1w fatsat nach Kontrastmittelgabe axial und sagittal

Befunde

- Mit nativen T 1w Aufnahmen spezifische Diagnose durch Nachweis von Fett und Blutbestandteilen mit hohem Signal möglich
- Verbesserung der Abgrenzbarkeit und Einordnung des Befunds in T 2w Aufnahmen, in fettsignalunterdrückten Aufnahmen sowie in kontrastmittelverstärkten, fettsignalunterdrückten T 1w Aufnahmen
- im T 1w Bild umschriebene oder diffus durchsetzende Weichteilformation mit niedriger Signalintensität
- auf wassersensitiven und T 2w Sequenzen typischerweise sehr hohes Signal
- zum Teil Signalauslöschungen aufgrund von Phlebolithen

Empfehlung zur Bildgebung

Methode der Wahl: MRT mit Kontrastmittelgabe zur Darstellung der Ausdehnung, der Infiltration bzw. Durchsetzung von Muskulatur sowie der Beteiligung von Gefäßen bzw. Nerven vor einer möglichen Operation.

Bildbeispiele

Verschiedene Formen von Hämangiomen sind in ▸ Abb. 10.53, ▸ Abb. 10.54, ▸ Abb. 10.55 und ▸ Abb. 10.56 dargestellt.

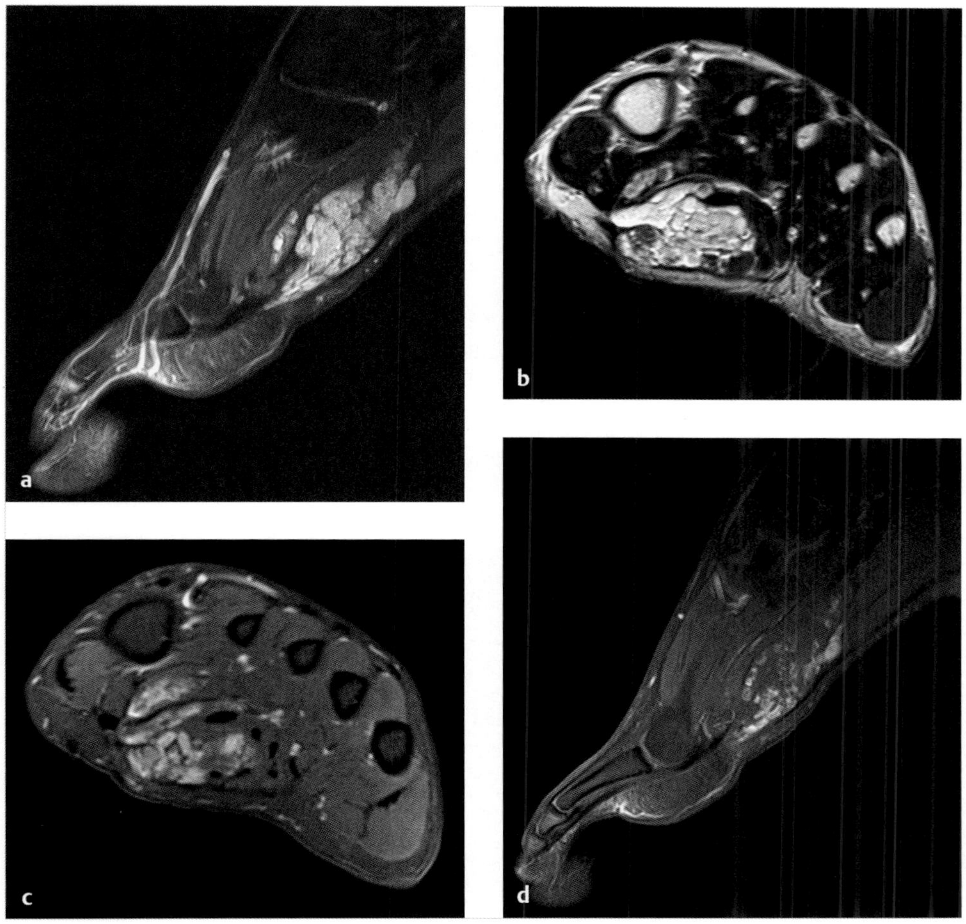

Abb. 10.53 Hämangiom. 20-jähriger Patient mit Abklärung eines unklaren Tumors in den plantaren Weichteilen. Intramuskuläres Hämangiom im Muskelbauch des M. flexor digitorum brevis.

a Sagittale PDw fatsat MRT-Sequenz. Diffuser signalreicher Tumor in den plantaren Weichteilen links entlang der Metatarsalia D I–III innerhalb des M. flexor digitorum brevis.

b Axiale T 2w MRT-Sequenz. Typischerweise hohes Signal aufgrund der Fettanteile und Blutbestandteile.

c Axiale T 1w fatsat MRT-Sequenz nach Kontrastmittelgabe. Hyperperfundierte kavernenartige Weichteilformation mit lokal raumfordernder Ausdehnung.

d Sagittale T 1w fatsat MRT-Sequenz nach Kontrastmittelgabe. Die Fettunterdrückung zeigt den relativ großen lipomatösen Anteil des Hämangioms (signalarme Areale) zwischen den kontrastmittelaufnehmenden Kavernen.

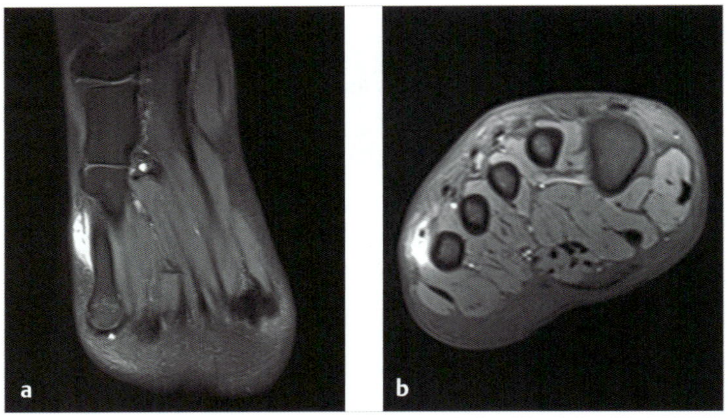

Abb. 10.54 Hämangiom. Beispiel für ein Weichteilhämangiom ohne Fettanteil.

a Koronare PDw fatsat MRT-Sequenz. Dorsolaterales Hämangiom unter partiellem Einbezug der Strecksehne entlang des Os metatarsale D V mit deutlicher Signalintensität.

b Axiale T 1w fatsat MRT-Sequenz nach Kontrastmittelgabe. Nach Kontrastmittelgabe intensive Anreicherung.

Differenzialdiagnose

- *Lymphangiom*: Bei einem Lymphangiom handelt es sich um eine zystenartige, häufig lobulierte Raumforderung mit wasseräquivalenter Signalintensität auf allen Pulssequenzen ohne Kontrastmittelaufnahme.
- *Ganglionzysten:* Diese Zysten zeigen eine wasseräquivalente Signalintensität in allen Pulssequenzen und geringe randständige Kontrastmittelaufnahme ohne solide Gewebeanteile. Ganglionzysten entstehen möglicherweise aus einer mukoiden Degeneration einer Kapsel-Band-Struktur und entwickeln sich in die Weichteile oder nach intraossär.

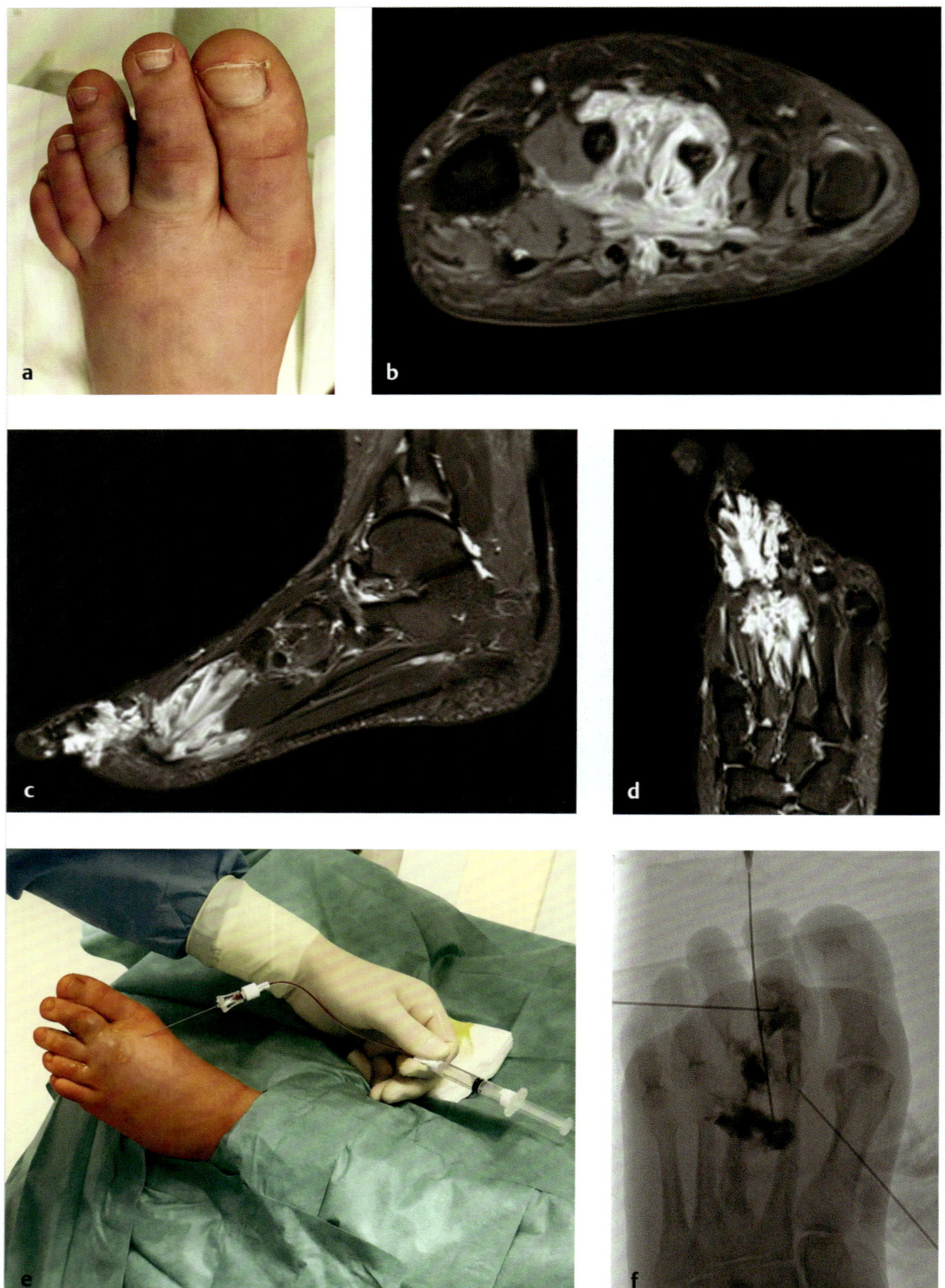

Abb. 10.55 Hämangiom. 25-jährige Patientin. Venöses (Low-Flow-)Hämangiom des II. und III. Strahles des linken Fußes. Das klinische Erscheinungsbild des linken Vorfußes (**a**) mit einem makrodaktylieähnlichen Aspekt der II. Zehe erinnert an das Klippel-Trenaunay-Syndrom. Dieses Syndrom ist durch ein Fehlbildungssyndrom der Gefäße und örtlichen Riesenwuchs gekennzeichnet. Ausgangsbefund des ausgedehnten venösen Hämangioms des II. und III. Strahles im MRT (**b–d**).

a Klinisches Erscheinungsbild.

b Axiale MRT-Sequenz.

c Sagittale MRT-Sequenz.

d Koronare MRT-Sequenz.

e Da ein offen-chirurgisches Vorgehen in diesem Fall ein großes Risiko der Amputation der betroffenen Zehen bedeutet hätte, wurde eine perkutane, bildgesteuerte Sklerosetherapie als therapeutische Prozedur gewählt.

f Fluoroskopie während der interventionellen Behandlung mit Sklerosetherapie des venösen Hämangioms mit geliertem Ethylakohol (Sclerogel).

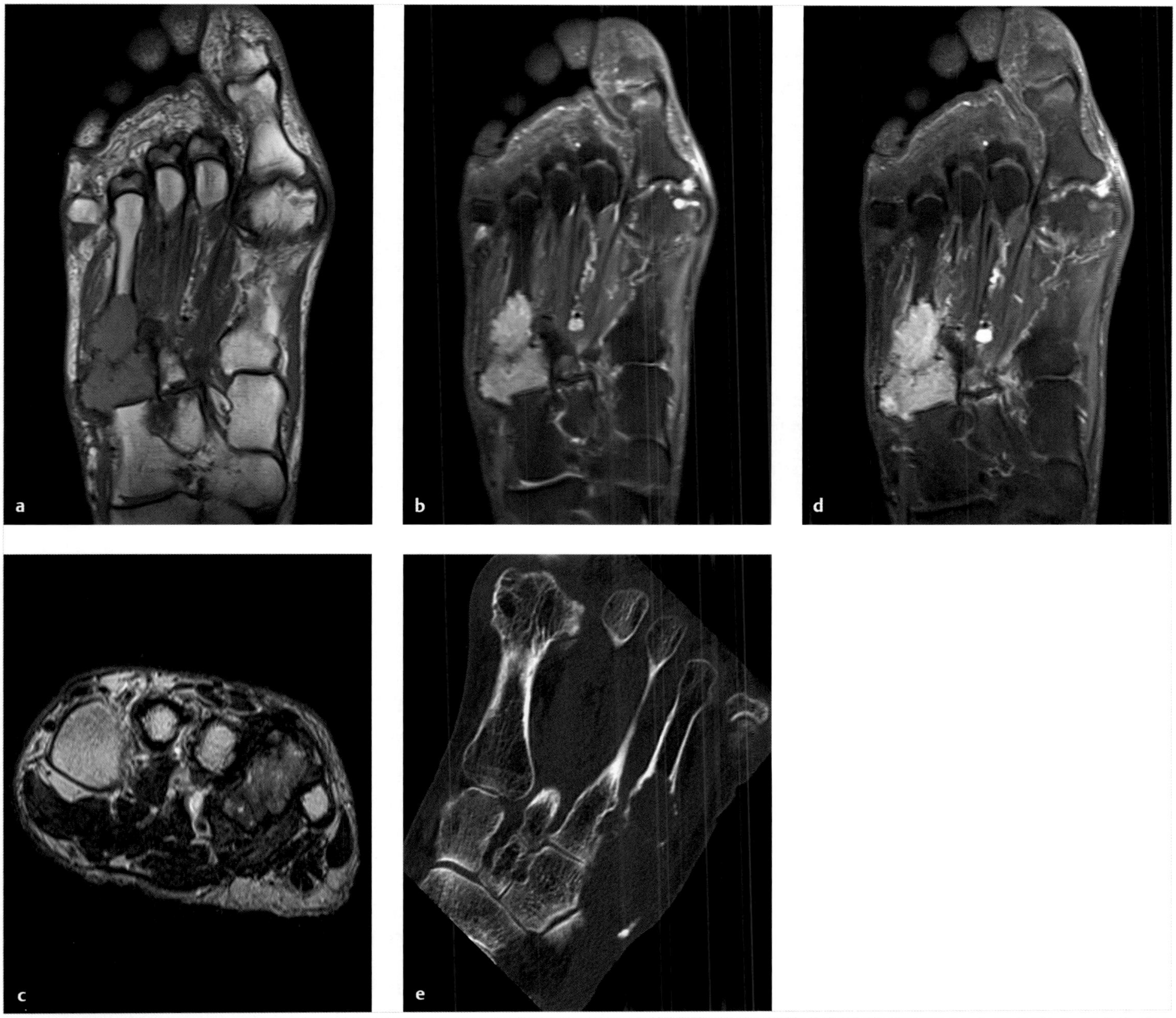

Abb. 10.56 Hämangiom. 67-jährige Patientin mit Beurteilung einer unklaren Raumforderung an Metatarsale IV; histologisch gesichertes intraossäres Hämangiom.

Anmerkung: Typische Hinweise auf ein Hämangiom wie Matrixverkalkungen, Phlebolithen oder Fettanteile fehlen. Die ausgeprägte, reaktionslose Knochendestruktion lässt vom Bildmuster her eher an einen malignen Tumor denken. Histologisch fand sich ein intraossäres Hämangiom.

a Koronare T 1w MRT-Sequenz. Vollständige Durchsetzung eines expansiv wachsenden, lokal aggressiven Tumors im proximalen Os metatarsale IV, vollständig aufgehobenes Fettmarksignal, keine Fettanteile erkennbar.

b Koronare PDw fatsat MRT-Sequenz. In wassersensitiven Bildern signalreicher osteodestruktiver Tumor mit knochenüberschreitendem Wachstum, im Randbereich Affektion des Tarsometatarsalgelenks IV.

c Axiale T 2w MRT-Sequenz. Im T 2w Bild inhomogenes intermediäres Signal mit Darstellung der lokalen Verdrängung. Die relative Signalarmut spricht für einen geringen Fettanteil.

d Koronare T 1w fatsat MRT-Sequenz nach Kontrastmittelgabe. Intensive Kontrastmittelanreicherung ohne größere Signalaussparungen im Sinne von Verkalkungen oder Fetteinlagerungen.

e Koronare CT. Darstellung der expansiv wachsenden, destruierenden Knochenläsion mit weitgehend homogener Matrix.

Therapie

Je nach Symptomatik, Größe der Läsion und Progredienz:

- abwartendes Verhalten (klinische und bildgebende Verlaufskontrollen)
- Resektion (ggf. nach präoperativer Embolisierung)
- lokale interventionelle Behandlung mit Sklerosierungstherapie, Alkoholinjektion oder interstitieller Lasertherapie

Prognose/Komplikationen

- Lokal oft nicht vollständig therapierbar
- keine sekundäre Entartung
- Komplikationen ggf. infolge von lokaler Therapie mit Gewebeschädigung

10.4.2 Pigmentierte villonoduläre Synovitis

Definition

- Nach WHO zu den sog. fibrohistiozytären Tumoren zählend
- auch als „diffuser Typ des tenosynovialen Riesenzelltumors" bezeichnet

Symptome

- Häufig lange bestehende unspezifische Gelenkbeschwerden mit Ergussbildung bzw. Schwellung
- Funktionsstörungen mit Bewegungseinschränkungen bei ausgeprägten Befunden

Prädisponierende Faktoren

- Sehnenscheiden- und gelenkkapselreiche Lokalisation des Fußes prädestinierend für die Entstehung einer PVNS
- weibliches Geschlecht doppelt so häufig betroffen
- bevorzugtes Alter zwischen 30 und 50 Jahren
- als einzige Entität in allen größeren Studien zu Fußtumoren auf einem der 3 vorderen Plätze in der Häufigkeitsverteilung

Anatomie/Pathologie

Der Riesenzelltumor der Sehnenscheiden umfasst eine Gruppe von tumorösen Läsionen, die üblicherweise von den Sehnenscheiden, vom Synovium der Gelenke oder von Bursen ausgeht. Diese Tumoren werden entsprechend ihrer Lokalisation in intra- und extraartikuläre sowie entsprechend ihrem Wachstumsmuster in lokalisierte und diffuse Erscheinungsformen unterschieden. Bei der PVNS handelt sich um einen fibrohistiozytären Tumor (echte Neoplasie) und nicht wie ehemals angenommen um ein inflammatorisches oder posttraumatisches Geschehen. Für die intraartikuläre Form, die wiederum in eine noduläre bzw. lokalisierte und eine diffuse Form unterteilt werden kann, stellt das Sprunggelenk die dritthäufigste Lokalisation am gesamten Körper dar. Der makroskopische Befund zeigt häufig eine kupferfarben bis rostbraun verfärbte Raumforderung. Das lässt sich mit Hämosiderinablagerungen erklären.

Bildgebung

Ultraschall

Gelegentlich können eine Ergussbildung sowie synoviale Proliferationen im Gelenk dargestellt werden.

Röntgen

- Im Röntgen gelegentlich gut abgrenzbare Weichteilformation (bei nodulärer Form) und knöcherne Druckarrosionen der angrenzenden Knochen zu erkennen
- ähnlich wie bei Einblutungen bei Hämophilie und bei Gicht röntgendichte Weichteilverschattungen möglich
- bei ossärem Befall gelegentlich gelenkspaltnahe Osteolysen mit Randsklerose, die durch Druck entstehen und häufig beide Gelenkpartner beteiligen
- sekundäre arthrotische Veränderungen der angrenzenden Gelenke möglich

Computertomografie

In der Primärdiagnostik der PVNS keine Relevanz.

Szintigrafie

Keine Relevanz.

Magnetresonanztomografie

Antworten im Befund

- Beschreibung der typischen signalarmen bis signalfreien synovialen Proliferationen
- genaue Beschreibung der Lokalisationen der Herdbefunde, sind weitere Gelenke betroffen; wichtig für die präoperative Planung
- Beeinträchtigung des Gelenkknorpels
- Infiltrationen in den Knochen

Untersuchungstechnik

- *Standarduntersuchung:* Bauchlage, hochauflösende Mehrkanalspule
- *Sequenztechnik:*
  - PDw fatsat sagittal und koronar
  - T1w koronar
  - T2w axial (Gelenkkippung auf oberes Sprunggelenk)
  - T1w fatsat nach Kontrastmittelgabe axial und sagittal
  - Hämsequenz (stark T2w GRE-Sequenz)
  - zusätzlich Verwendung von suszeptibilitätssensitiven GRE-Sequenzen
  - Kontrastmittelgabe für die Darstellung der vaskularisierten synovialen Proliferationen

> **Cave**
>
> Aufgrund der Affektion der Sehnen kann es zu Magic-Angle-Effekten kommen, die zu vermeiden sind.

Befunde

- Darstellung der synovialen Proliferationen entweder nodulär, zum Teil als polypöse, zottenartige Proliferate, oder diffus im Gelenk verteilt als rasenförmige Gewebeverdickung
- Darstellung von synovialen Proliferationen in der suszeptibilitätsempfindlichen GRE-Sequenz mit auffallend niedriger Signalintensität, bedingt durch Eisen- und Hämosiderinablagerungen
- bei intraossärem Befall praktisch immer Darstellung einer Verbindung der Knochenläsion zur Knochenoberfläche und zum Gelenk
- i. v. Kontrastmittelgabe nötig, da die synovialen Proliferationen bei PVNS durchblutet sind und unter Anwendung frequenzselektiv fettsignalgesättigter Aufnahmen signalreich auch in entlegenen Gelenkanteilen dargestellt werden
- Ergussbildung
- gelenknahe Knochendestruktionen bzw. -arrosionen

Empfehlung zur Bildgebung

Methode der Wahl: multiplanare MRT mit hoher Auflösung, Verwendung von suszeptibilitätssensitiven GRE-Sequenzen und i. v. Kontrastmittelgabe.

Bildbeispiele

Wie sich die PVNS bildgebend darstellt, zeigen ▸ Abb. 10.57, ▸ Abb. 10.58 und ▸ Abb. 10.59.

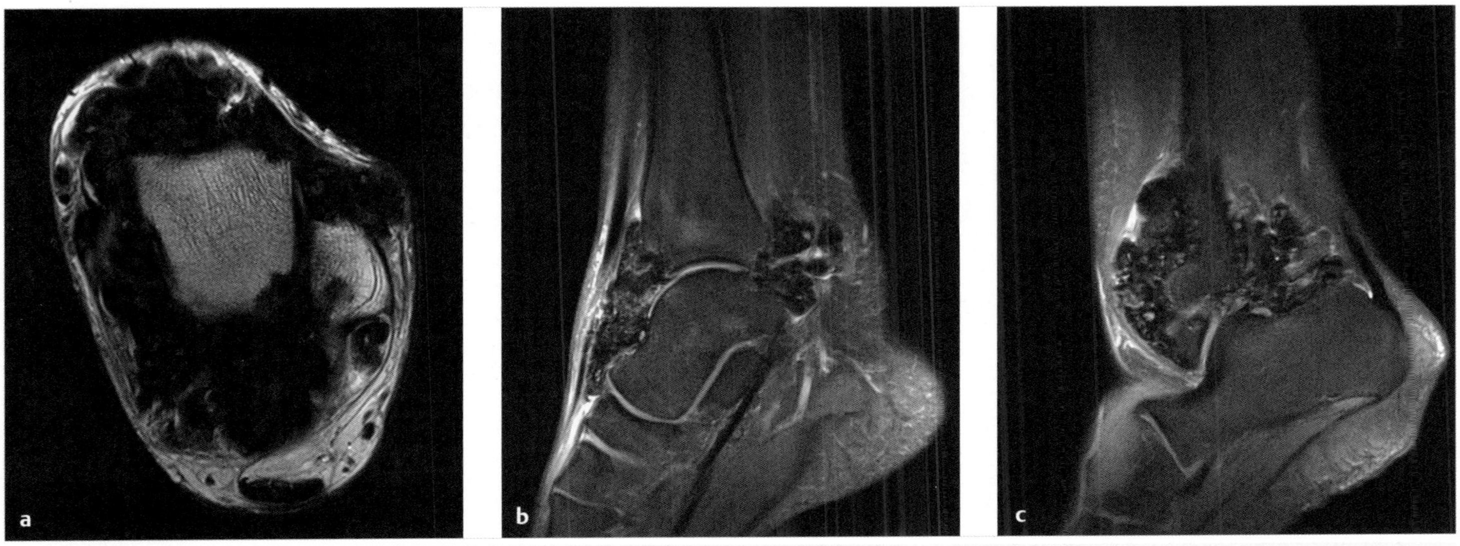

Abb. 10.57 PVNS. 32-jähriger Patient mit seit Jahren bestehender Schwellung und Schmerzen am oberen Sprunggelenk. Typischer Befund einer PVNS mit ausgedehntem Befall des Sprunggelenks.

a Axiale T 2w MRT-Sequenz. Rasenförmige Weichteilvermehrung zirkulär um das obere Sprunggelenk mit ausgeprägten synovialen Proliferationen niedriger Signalintensität.

b Sagittale T 1w fatsat MRT-Sequenz nach Kontrastmittelgabe. Diffuse, noduläre Proliferate mit mäßiger Kontrastmittelaufnahme.

c Sagittale T 1w fatsat MRT-Sequenz nach Kontrastmittelgabe. Die PVNS zeigt eine auffällig niedrige Signalintensität in allen Pulssequenzen aufgrund der Hämosiderinablagerungen.

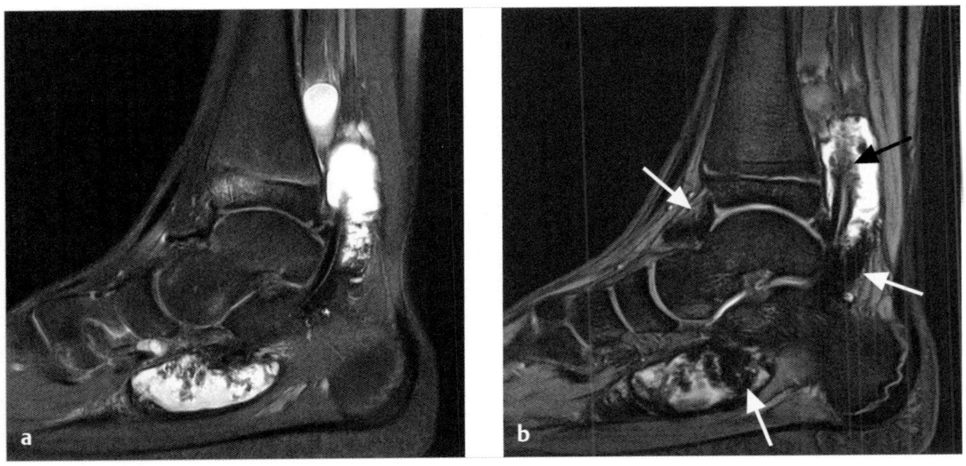

Abb. 10.58 PVNS. 14-jähriger Junge.

a Sagittale PDw fatsat MRT-Sequenz. Polypöse, zottenartige synoviale Proliferationen entlang der Sehnenscheiden der Flexorensehnen.

b Sagittale T 2w MEDIC (Multi-Echo Data Image Combination) MRT-Sequenz. Typisch für die PVNS mit großen Hämosiderinanteilen zeigen suszeptibilitätsempfindliche GRE-Sequenzen vollständige Signalauslöschungen (Pfeile).

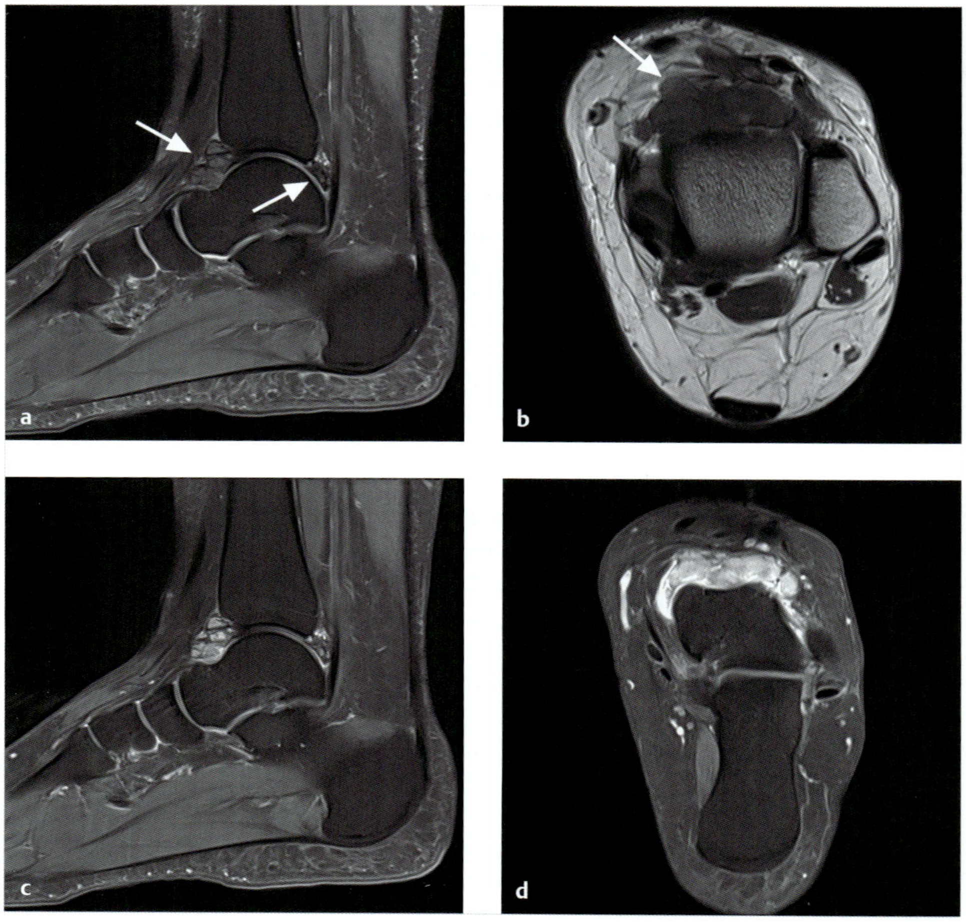

Abb. 10.59 PVNS. 34-jährige Patientin mit diffusen Schmerzen des gesamten Sprunggelenks ohne Trauma.

- **a** Sagittale PDw fatsat MRT-Sequenz. Im anterioren und posterioren Gelenkrezessus Nachweis von signalarmen polyzyklischen Gewebemassen (Pfeile). Die signalarmen bis signalfreien Tumoranteile lassen an eine PVNS denken.
- **b** Axiale T 2w MRT-Sequenz. Signalarme synoviale Proliferationen (Pfeil) in der T 2w Sequenz.
- **c** Sagittale T 1w fatsat MRT-Sequenz nach Kontrastmittelgabe, korrespondierende Schicht zu **b**. Vermehrte Kontrastmittelanreicherung der polypösen zottenartigen Proliferate.
- **d** Schräg axiale T 1w fatsat MRT-Sequenz nach Kontrastmittelgabe. Gut erkennbar ist die intraartikuläre Lage der gut perfundierten Weichgewebevermehrung.

Differenzialdiagnose

- Proliferierende Synovialitis
- Chondromatose mit begleitender Synovialitis
- synoviales Hämangiom (im Gegensatz zur PVNS signalreich auf T 2w Aufnahmen)
- Synovialsarkom (sehr heterogenes Erscheinungsbild)
- intrakapsuläres Osteoidosteom mit reaktiver Synovialitis
- Amyloidose bei intraossären Läsionen

Therapie

- *Vollständige offene Resektion:* Indizierte Therapieform. Dieser Tumor sollte, wenn möglich, marginal und nicht intraläsional reseziert werden (keine Tumoreröffnung bzw. -zerkleinerung in situ!). Abzuraten ist von einer arthroskopische Resektion der intraartikulären, lokalisierten PVNS. Eine arthroskopische Zerkleinerung mit dem Shaver birgt das Risiko einer Transformation von der nodulären in die diffuse Form mit Erhöhung der Rezidivwahrscheinlichkeit. Die offen-chirurgische Resektion scheint arthroskopischen Verfahren im Hinblick auf Rezidivraten überlegen zu sein.
- *Radiosynoviorthese:* Von dieser Therapieoption ist bei Vorliegen einer nodulären Variante abzuraten, da diese Variante chirurgisch heilbar ist. Die Radiosynoviorthese stellt im Allgemeinen kein adjuvantes Verfahren für eine zeitgleich durchgeführte Synovektomie dar. Denn die natürliche Begrenzung des Gelenkraums wird dabei entfernt und die applizierten β-Strahler könnten trotz geringer Eindringtiefe ausgedehnte Nekrosen im umgebenden Gewebe produzieren.
- *Strahlentherapie:* Diese ist bei nicht resezierbaren und wiederholt rezidivierenden Verlaufsformen als adjuvantes Reserveverfahren zu betrachten. Sie führt häufig zu erheblichen Funktionseinschränkungen aufgrund einer strahlenbedingten Arthrofibrose.

Prognose/Komplikationen

Häufig kann die diffuse Form operativ nicht vollständig entfernt werden. Deshalb besteht eine verhältnismäßig hohe Rezidivrate. Die Rezidivrate wird sowohl für intra- als auch für extraartikuläre, diffuse Formen mit bis zu 50 % angegeben. Letztlich kann der Prozess zur Gelenkzerstörung führen. Maligne Entartungen sind extrem selten.

Praxistipp

Resektable Befunde sollten nicht unbegrenzt im Verlauf kontrolliert, sondern reseziert werden, da langfristig eine irreversible Zerstörung des Gelenks drohen kann.

10.4.3 Lipom

Definition

Gemäß WHO benigne Neoplasie aus Adipozyten, die sich im Knochenmarkraum, in der Kortikalis, auf der Oberfläche des Knochens oder am häufigsten in den Weichteilen (z. B. inter- bzw. intramuskulär, subkutan bzw. epifaszial) entwickelt.

Symptome

- Intraossäre Lipome häufig Zufallsbefunde
- Weichteillipome meist durch ihre lokale Raumforderung und eine mögliche Größenprogredienz auffallend, ebenso durch eine mechanische Irritation z. B. durch Druck auf Gefäße und Nerven
- infolge des chronischen Druckes des Weichteiltumors Knochenarrosion und in seltenen Fällen Beschwerden möglich

> **Merke**
>
> Falls Schmerzen vorliegen, sind diese stets differenzialdiagnostisch abzuklären (z. B. unklarer Fersenschmerz; Differenzialdiagnose intraossäres Lipom).

Prädisponierende Faktoren

- *Weichteiliges, solitäres Lipom:* keine Risikofaktoren bekannt
- *intraossäres Lipom:* Genese kontrovers diskutiert, am ehesten regressive Veränderung einer vorbestehenden simplen bzw. juvenilen Knochenzyste

Anatomie/Pathologie

Das Weichteillipom ist der häufigste Tumor des Bewegungsapparats. Sowohl das Lipom der Weichteile als auch das intraossäre Lipom bestehen aus reifen Adipozyten sowie lobuliertem Fettgewebe und weisen ggf. Verdichtungsherde, Verknöcherungen und Septierungen auf. Intraossär finden sich häufig Verkalkungen und Ossifikationen sowie Residuen der vorbestehenden Knochenzyste mit entsprechenden charakteristischen Zystenwandanteilen. Intraossäre Lipome werden ebenso wie die solitären Knochenzysten gemäß WHO-Einteilung zu den echten Tumoren (intraossäres Lipom) bzw. zu den Tumours of undefined neoplastic Nature (solitäre bzw. juvenile Knochenzyste) gezählt. Intraossäre Lipome kommen am Fuß nahezu ausschließlich im Kalkaneus im Bereich zwischen den Haupttrabekelzügen vor (Diard's Area 6; s. ► Abb. 10.14).

Bildgebung

Ultraschall

Für weichteilige Lipome eignet sich die Ultraschalluntersuchung, ergänzend ist jedoch stets eine MRT zur Abklärung relevanter Differenzialdiagnosen (z. B. Liposarkom) zu empfehlen. Sonografisch ist insbesondere die feine Pseudokapsel zur Abgrenzung vom ortsständigen Fettgewebe das entscheidende Kriterium.

Röntgen

Das Röntgenbild zeigt für das intraossäre Lipom eine gut begrenzte, häufig randständig sklerosierte, ovaläre Osteolyse mit typischer zentraler Kalzifikation oder Ossifikation (Nidus, Sequestrum, s. ► Abb. 10.23).

Computertomografie

Die CT zeigt für intraossäre Lipome die Osteolyse mit intraläsionalen fettäquivalenten Dichtewerten (-100 HE). Diese ist meist gut abgegrenzt und zum Teil von einer deutlichen Sklerose umgeben. Zentral können Verkalkungen bzw. Ossifikationen und zystische Anteile nachweisbar sein (s. ► Abb. 10.23). Die CT eignet sich insbesondere dazu, okkulte Frakturen und Fissuren darzustellen. Prinzipiell stellt sie aber weder für das weichteilige noch für das intraossäre Lipom das Mittel der Wahl in der primären Diagnostik dar. Im Weichteil imponiert die Raumforderung mit fettäquivalenten Dichtewerten und zum Teil mit Septierungen.

Szintigrafie

Keine Relevanz.

Magnetresonanztomografie

In seltenen Fällen lässt sich bei subkutanen Lipomen gegensätzlich zum klinischen Inspektions- und Palpationsbefund und bei fehlender Tumorkapsel kein eindeutiger lipomatöser Tumor abgrenzen. Lipome lassen sich klinisch nicht immer eindeutig von ortsständigem Fettgewebe differenzieren. Eine Bilateralität spricht in der Regel gegen ein echtes tumoröses Geschehen (z. B. habituelle Vermehrung des ortsständigen Fettgewebes ventral des Malleolus lateralis).

Antworten im Befund

- Größe und Ausdehnung der Fettgeschwulst
- Homogenität, Septierung, zentrale Nekrose, Kontrastmittelaufnahme (Differenzialdiagnose Liposarkom)
- Kompression benachbarter Strukturen (z. B. im Tarsaltunnel)
- Verkalkungen bzw. Ossifikationen (für intraossäre Lipome)
- Größe der Osteolyse (für intraossäre Lipome)
- Frakturgefährdung spontan oder iatrogen (Pogoda-Kriterien)

Untersuchungstechnik

T1w und frequenzselektiv fettsignalunterdrückte Sequenzen sind obligat. Sollte in der nativen Bildgebung ein Anhalt für die Existenz von solidem, nicht Fett entsprechendem Gewebe in der Läsion bestehen, muss eine i. v. Kontrastmittelgabe zum Nachweis solider kontrastmittelaufnehmender Tumorformationen erfolgen. Am besten wird sie mit frequenzselektiver Fettsignalunterdrückung durchgeführt.

- *Standarduntersuchung:* hochauflösende Mehrkanalspule
- *Sequenztechnik* (je nach Lokalisation):
  - PDw fatsat sagittal und koronar
  - T1w koronar
  - T2w axial
  - T1w fatsat nach Kontrastmittelgabe axial und sagittal

Befunde

- Typisches Signalverhalten in der MRT wie Fettgewebe: signalreich in T 1w und T 2w Sequenzen, signalfrei in frequenzselektiv fettsignalunterdrückenden Sequenzen (Cave: auf homogene Fettsuppression der Raumforderung achten; Vorsicht im Randbereich wegen inhomogener Fettsättigung)
- keine Kontrastmittelaufnahme, kein Nachweis eines kontrastmittelaufnehmenden Weichteilanteils
- teilweise Darstellung einer kapselartigen Begrenzung
- bei intraossären Lipomen mitunter zystisch-regressive Veränderungen, Verkalkungen, Ossifikationen (signalfrei)

Empfehlung zur Bildgebung

Methode der Wahl: MRT, insbesondere bei Wachstumstendenz oder symptomatischem Befund. Konventionell-radiologisch kann die simple, solitäre bzw. juvenile Knochenzyste bei fehlenden Kalzifikationen nicht sicher von einem intraossären Lipom differenziert werden. Deshalb wird auch in diesem Fall die MRT empfohlen.

Bildbeispiele

Lipome können sich bildgebend wie in ▶ Abb. 10.60 und ▶ Abb. 10.61 gezeigt darstellen. Eine mögliche Differenzialdiagnose ist ortsständiges Fettgewebe (▶ Abb. 10.62).

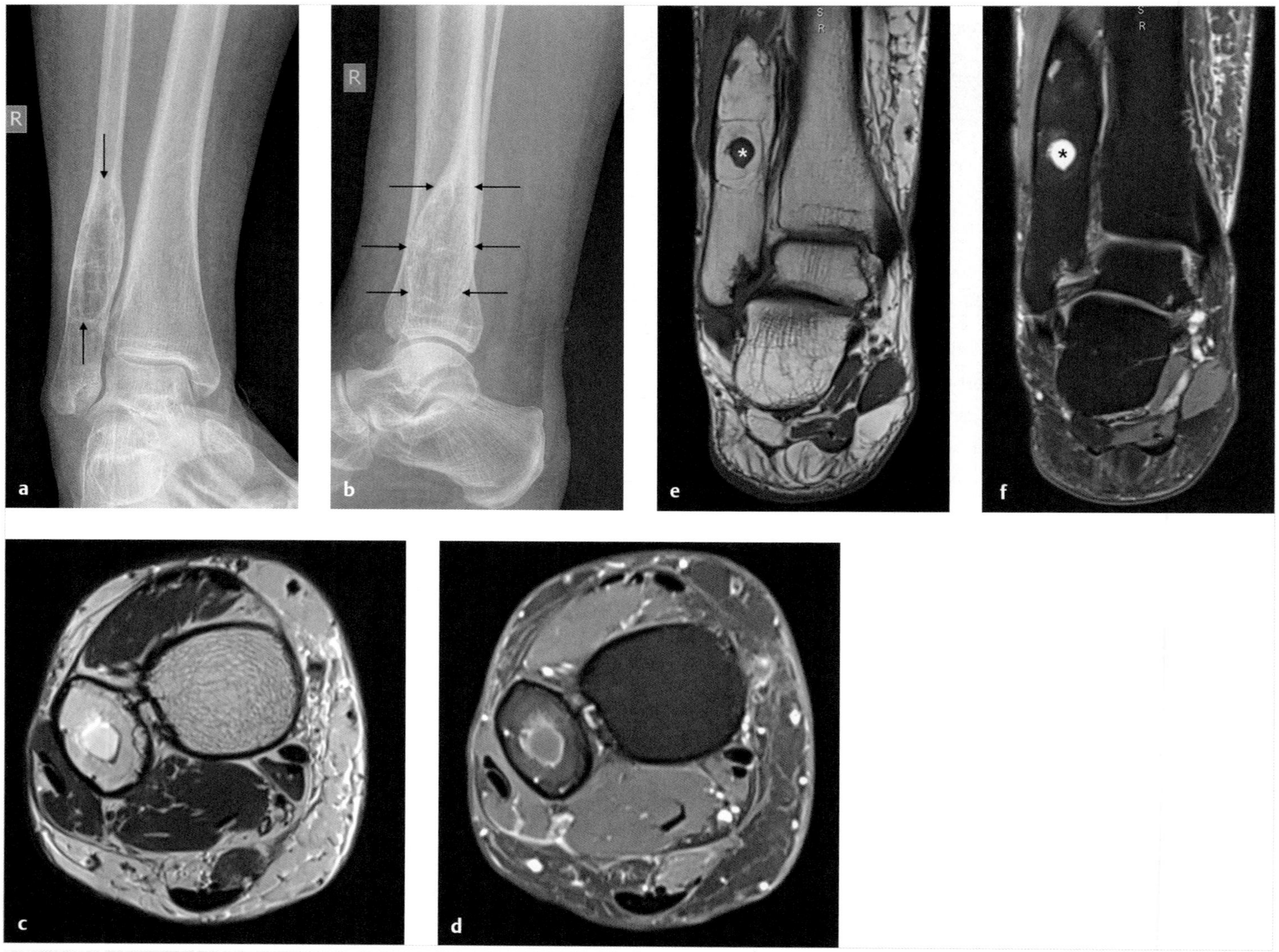

Abb. 10.60 Lipom. 60-jährige Patientin. Intraossäres Lipom der distalen Fibula rechts. Die Raumforderung war schmerzlos, führte jedoch zu einer Umfangsvermehrung und einem Schuhkonflikt in knöchelhohem Schuhwerk. Im Röntgenbild zeigt sich eine deutliche Auftreibung des betroffenen Knochenabschnitts (**a**, **b**, Pfeile). Die Osteolyse ist gut abgrenzbar, weist jedoch kaum Sklerosesaum auf (Typ Lodwick Ia–b). Die MRT-Untersuchung (**c**, **d**) zeigt einen fettisointensen Inhalt der Knochenläsion. In den koronaren Rekonstruktionen stellt sich der residuelle flüssige Zysteninhalt (**e**, **f**, Sterne) dar, umgeben von reifem Fettgewebe.

a Röntgenaufnahme a.-p.
b Röntgenaufnahme lateral.
c Axiale T 2w MRT-Sequenz.
d Axiale T 1w fatsat MRT-Sequenz nach Kontrastmittelgabe.
e Koronare T 1w MRT-Sequenz.
f Koronare PDw fatsat MRT-Sequenz.

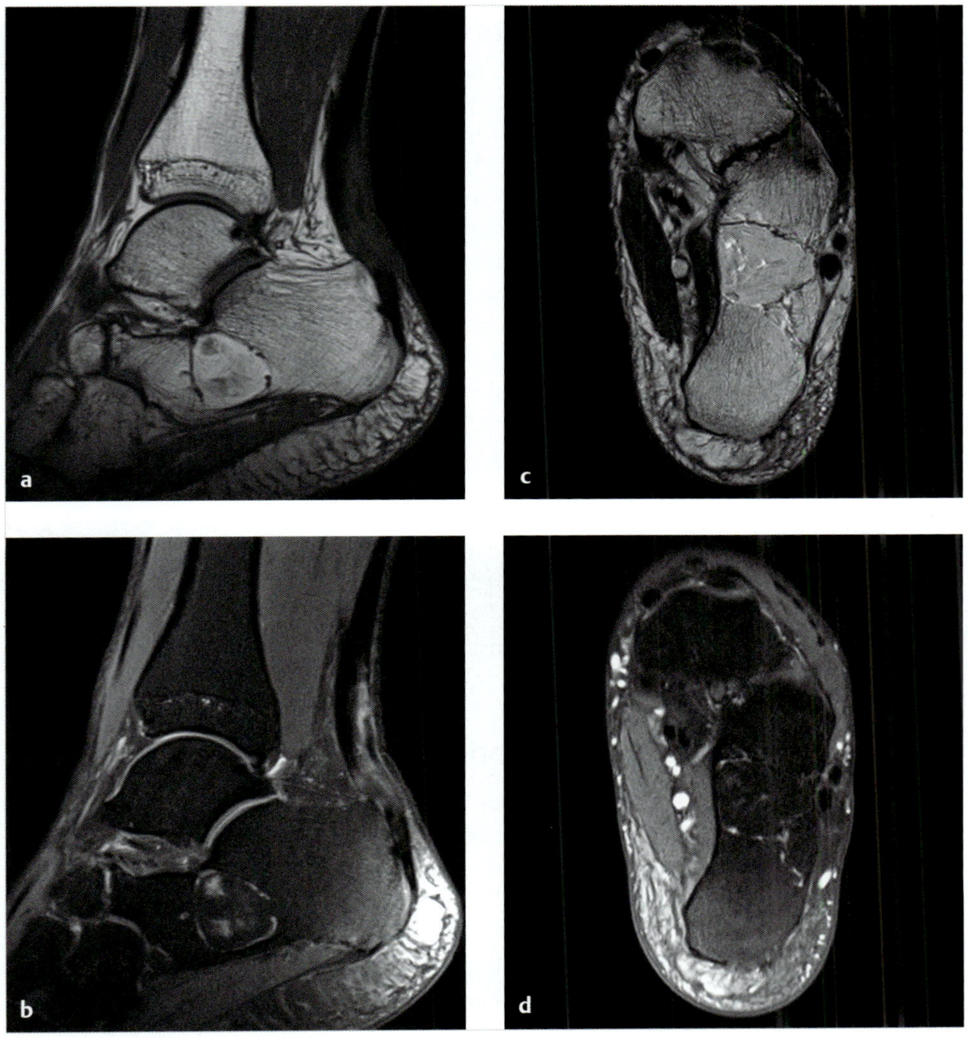

Abb. 10.61 Lipom. 54-jähriger Patient mit Achillodynie; Lipom im Kalkaneus als Zufallsbefund.

a Sagittale T 1w MRT-Sequenz. Intraossäre Läsion im Kalkaneus mit fettäquivalenten Binnensignalen und teilweise inhomogener Matrix.

b Sagittale PDw fatsat MRT-Sequenz. In der Fettsuppression Nachweis von Fettgewebe. Die signalintensiven Abschnitte entsprechen am ehesten zystisch regressiven Veränderungen (im Gegensatz zu signalfreien Anteilen, die Kalzifikationen oder Verknöcherungen entsprechen). Mitabgebildet sind eine fibröse kalkaneonavikulare Koalition sowie eine Partialruptur der dorsalen Achillessehne.

c Axiale T 2w MRT-Sequenz. Fettäquivalente Binnensignale. Die Raumforderung reicht bis an die Kortikalis ohne erkennbare Ausdünnung (in diesem Fall wurde ein ergänzendes CT empfohlen).

d Axiale T 1w fatsat MRT-Sequenz nach Kontrastmittelgabe. Kein kontrastmittelaufnehmender Weichteilanteil, keine periostale Reaktion erkennbar.

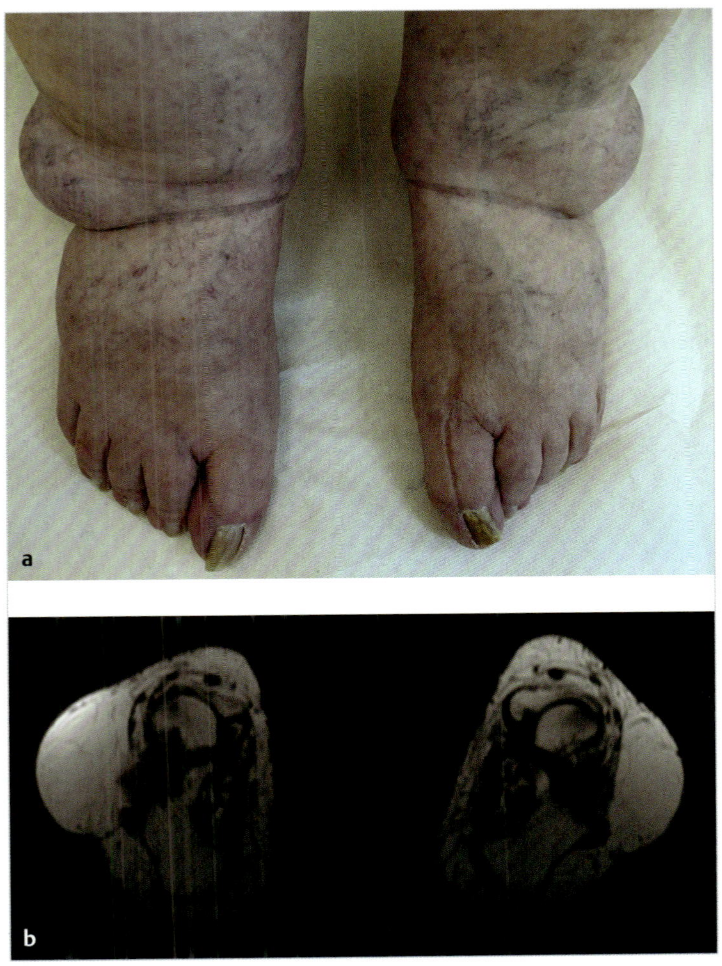

Abb. 10.62 Lipom: Differenzialdiagnose ortsständiges Fettgewebe. ▶ Bilaterale, subkutane lipomatöse Raumforderung im Bereich beider Außenknöchel (**a**). Eine Tumorkapsel lässt sich im MRT (**b**) nicht sicher abgrenzen. Das bilaterale Auftreten spricht gegen einen echten Tumor und lässt sich eher auf eine Vermehrung von ortsständigem Fettgewebe zurückführen.

a Klinisches Erscheinungsbild.

b Axiale T 1w MRT-Sequenz.

Differenzialdiagnose

- *Weichteilig:* Liposarkom und andere Weichteilsarkome, Schwannom (fehlende Fettisointensität)
- *knöchern:* (Kalkaneus-)Zyste bzw. juvenile Knochenzyste, jede andere Osteolyse

Therapie

- *Weichteilige Lipome ohne Beschwerdesymptomatik und ohne Größenprogredienz:* keine unmittelbare Therapie erforderlich
- *intraossäre Lipome:* Behandlung analog der bei juvenilen Knochenzysten; Operationsindikation mit offen-chirurgischer oder perkutaner bzw. minimalinvasiver Kürettage und Plombage bei symptomatischen Läsionen, potenzieller Frakturgefahr und Tumorangst des Patienten
- *kleine, asymptomatische intraossäre Lipome:* Behandlung nicht notwendig

Prognose/Komplikationen

- *Weichteilige Lipome:* Transformation in (niedrig-)maligne Formen lipomatöser Tumoren, z. B. einen atypischen lipomatösen Tumor (G1-Liposarkom) selten möglich
- *intraossäre Lipome:* keine Entartung zu befürchten, Risiko einer pathologischen Fraktur sehr gering

10.5 Maligne Weichteiltumoren

Stellvertretend für die große Gruppe der Weichteilsarkome mit über 50 unterschiedlichen Subtypen soll an dieser Stelle das Synovialsarkom diskutiert werden. Letztendlich lassen sich Weichteilsarkome weder klinisch noch bildgebend sicher eingrenzen. Darum muss immer die histopathologische Diagnosesicherung mittels immunhistochemischer, molekularbiologischer und/oder genetischer Untersuchung erfolgen, um Entität und Subtyp festzulegen.

Die Region von Fuß und Sprunggelenk ist am häufigsten von folgenden Entitäten betroffen:

- Synovialsarkom
- Fibrosarkom
- Myxofibrosarkom
- undifferenziertes pleomorphes Sarkom
- Leiomyosarkom

Die Gruppe der Liposarkome, am restlichen Bewegungsapparat häufigstes Weichteilsarkom, findet sich in dieser Lokalisation vergleichsweise selten.

10.5.1 Synovialsarkom

Definition

Das Synovialsarkom ist eine morphologisch, klinisch und genetisch eindeutig differenzierbare Entität, die an jeder Lokalisation des Körpers auftreten kann. Es entsteht nicht aus Synovium und entwickelt sich auch nicht zu synovialem Gewebe, das im Gegensatz zum Synovialsarkom keine epitheliale Differenzierung und eine unterschiedliche Histochemie aufweist. Aufgrund seiner epithelialen Merkmale wurde vorgeschlagen, das Synovialsarkom in „Karzinosarkom" oder „Spindelzellkarzinom der Weichteile" umzubenennen.

Symptome

- Variabler, unspezifischer klinischer Verlauf mit zum Teil langsamem (Monate bis Jahre) oder auch schnellem Wachstum
- Imitation zahlreicher anderer Entitäten
- Zeitdauer wischen Beginn der Symptome und endgültiger Diagnosestellung durchschnittlich 21 Monate, mit erheblichen Konsequenzen für die weitere Prognose

Prädisponierende Faktoren

- Häufigster maligner Weichteiltumor im Bereich des Fußes; vorderster Platz in der Häufigkeitsverteilung in allen größeren Studien zu Verteilungsmustern von Fuß- und Sprunggelenktumoren
- insgesamt eines der 3 häufigsten Weichteilsarkome
- typischerweise Adoleszente und Erwachsene in der 2.–5. Lebensdekade betroffen

Anatomie/Pathologie

- Wachstum oft langsam, durchschnittlich über 2–4 Jahre (aber bis zu 20 Jahre dokumentiert)
- typischer Durchmesser 3–10 cm
- verhältnismäßig gut abgrenzbar (falls langsam wachsend) oder das umliegende Gewebe infiltrierend (falls schnell wachsend)
- bräunlich-graue Schnittfläche des Tumors und meist weiche Konsistenz; häufig multinodulär und multizystisch; Nekrosen in schlecht differenzierten Synovialsarkomen
- histopathologisch Unterscheidung in mono- und biphasische Formen; biphasische Synovialsarkome mit sowohl epithelialer als auch spindelzelliger Differenzierung

Bildgebung

> **Merke**
>
> Bei Verdacht auf einen aggressiven Weichteilprozess sowie in der Differenzierung von benignen Weichteiltumoren und Pseudotumoren ist die Indikation zur MRT-Untersuchung großzügig zu stellen, um Verzögerungen und Fehldiagnosen vorzubeugen.

Ultraschall

Die Ultraschalluntersuchung besitzt in der Differenzialdiagnostik maligner Weichteiltumoren nur eine untergeordnete Rolle. Sie kann aber im Rahmen der Erstvorstellung Informationen zur Lage (epi- bzw. subfaszial) und zur Ausdehnung liefern und somit helfen, weitere diagnostische Schritte einzuleiten.

Röntgen

- Bei Vorliegen eines Weichteiltumors Darstellung von Arrosion und Invasion der benachbarten Knochenabschnitte ebenso wie von Kalzifikationen und Ossifikationen der Tumormatrix
- im Fall des Synovialsarkoms Weichteilverkalkungen in bis zu 33 % der Fälle, meist peripher und exzentrisch gelegen und in der MRT Untersuchung nicht immer eindeutig darstellbar
- 11–20 % der Synovialsarkome mit Knochenarrosionen mit oder ohne Periostreaktion

Computertomografie

- In der Primärdiagnostik von Weichteilsarkomen nicht relevant
- für das Staging Mittel der Wahl, ggf. als PET/CT zum Ausschluss einer lymphogenen Metastasierung

Skelettszintigrafie

Nicht relevant.

Magnetresonanztomografie

Weichteilsarkome bieten in der MR-Bildgebung häufig ein wenig aggressives Erscheinungsbild und liegen als gut abgrenzbare Raumforderung vor.

Antworten im Befund

- Ausmaß des Tumors
- Nähe zu neurovaskulären Strukturen
- Infiltration des benachbarten Knochens
- Anzahl der von Tumor infiltrierten Kompartimente und Umfang des Tumoreinbruchs
- Vorhandensein und Lokalisation von Nekrosen (Vorsicht bei Biopsie: falsch-negativer Histologiebefund!)

Untersuchungstechnik

Prinzipiell orientiert sich die MRT-Diagnostik muskuloskelettaler Tumoren und tumorähnlicher Läsionen, spezielle Fragestellungen ausgenommen, an dem im Jahr 2006 von der Arbeitsgemeinschaft Muskuloskelettale Diagnostik der Deutschen Röntgengesellschaft veröffentlichten Protokoll (S. 601).

Befunde

Wichtige Merkmale, die dabei helfen können, maligne von benignen Neubildungen zu unterscheiden:

- Größe der Läsion > 5 cm und subfasziale bzw. tiefe Lage suspekt für malignes Geschehen
- inhomogene Signalintensität
- intraläsionale Einblutungen und Nekrosen
- frühzeitige und inhomogene Kontrastverstärkung
- unregelmäßige Begrenzungen
- umgebende Weichgewebeödeme
- Invasion benachbarter Strukturen einschließlich Knochen und neurovaskulärer Strukturen

Bei der MR-Bildgebung treten Synovialsarkome als lobulierte Weichgewebemassen auf, die eine heterogen isointense oder etwas höhere Signalintensität als Muskeln und eine heterogene Signalanhebung auf T2w Bildern bieten können. Einige Autoren beschreiben das Erscheinungsbild einer Triple-Signalintensität. Das bezieht sich auf das gemischt niedrige, mittlere und hohe T2w Signal innerhalb eines Synovialsarkoms, resultierend aus einer Kombination von zystischen (Hämorrhagie und Nekrose) und festen Komponenten. Flüssigkeit-Flüssigkeit-Spiegel sind in etwa 10–25 % der Fälle zu sehen.

> **Merke**
>
> Obwohl nicht pathognomonisch, sollte die Triple-Signalintensität zusammen mit Flüssigkeit-Flüssigkeit-Spiegeln, tiefer, subfaszialer Lage und dem entsprechenden Patientenalter die Diagnose eines Synovialsarkoms erhärten.

Empfehlung zur Bildgebung

Methode der Wahl: MRT mit Standardprotokoll der Deutschen Röntgengesellschaft (S. 601).

Bildbeispiele

► Abb. 10.63 und ► Abb. 10.64 geben 2 Beispiele der bildgebenden Darstellung eines Synovialsarkoms.

10

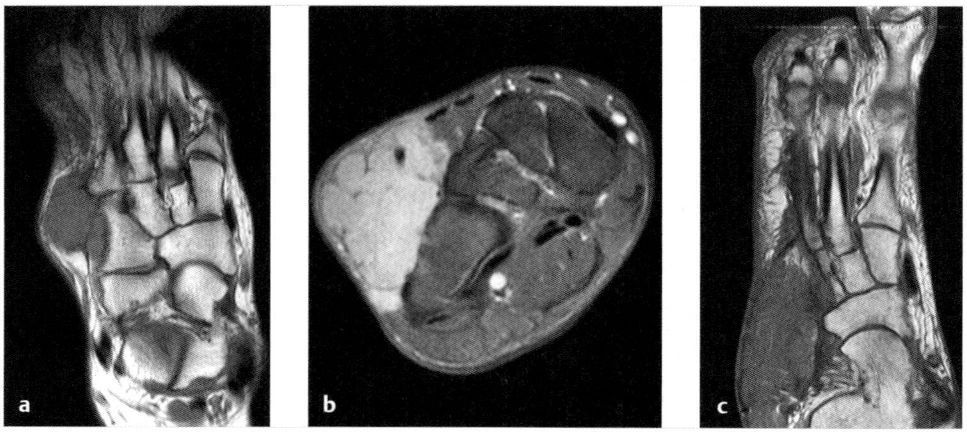

Abb. 10.63 Synovialsarkom. MRT-Darstellung einer unspezifischen weichteiligen Raumforderung im Bereich des dorsolateralen Rückfußes. Die offene Probebiopsie ergab schließlich die Diagnose eines hochmalignen Synovialsarkoms.
a Koronare T 1w MRT-Sequenz.
b Axiale PDw fatsat MRT-Sequenz.
c Parasagittale T 1w MRT-Sequenz.

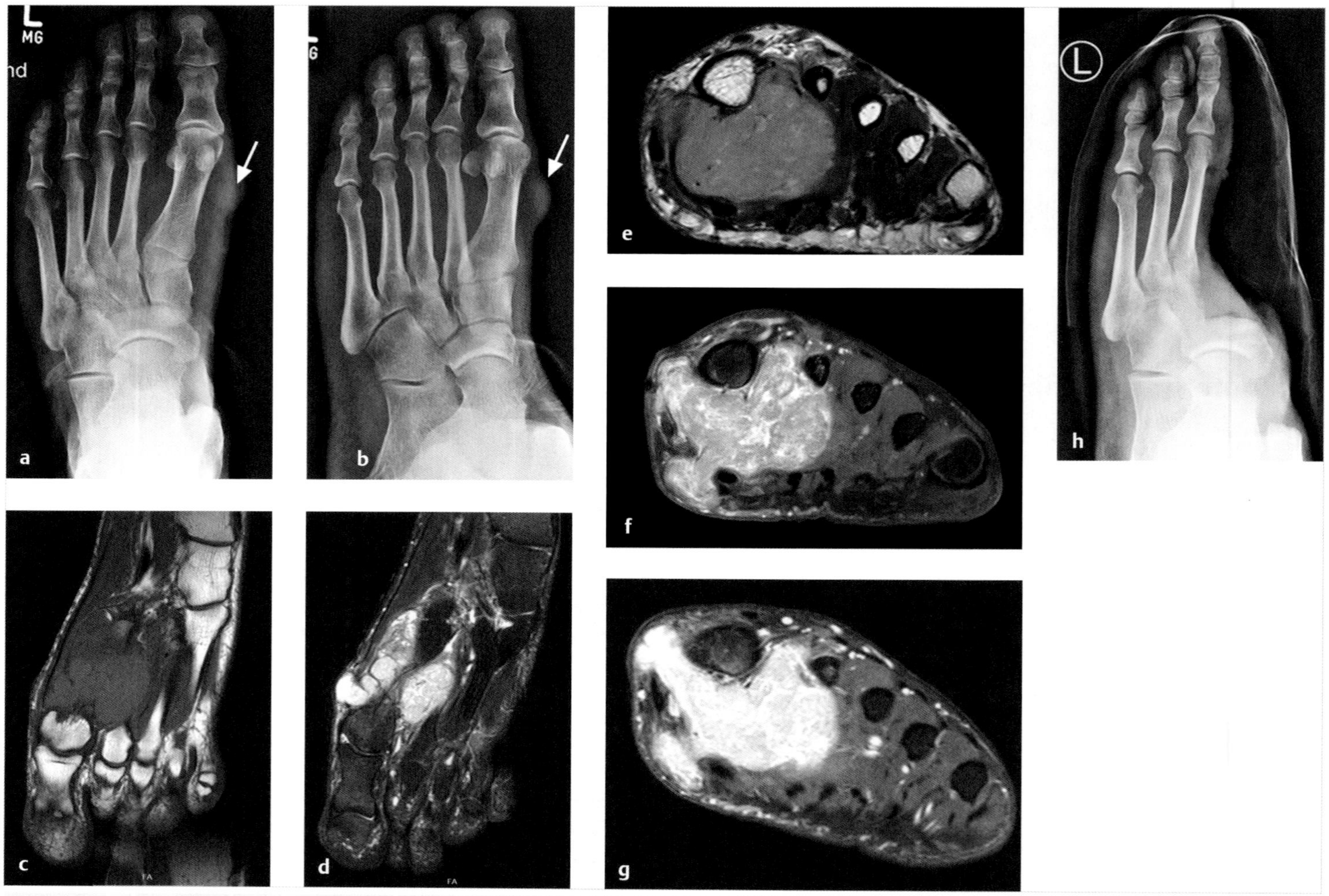

Abb. 10.64 Synovialsarkom. Biphasisches Synovialsarkom G2 (teils spindelzelliger, teils epithelialer Aufbau) im Bereich der medialen Säule des linken Mittelfußes. Das Röntgenbild lässt die weichteilige Raumforderung erahnen (**a**, **b**, Pfeile). Die koronare MRT veranschaulicht gut die genaue Tumorausdehnung (**c**, **d**). Die axialen Schichtungen (**e–g**) zeigen, wie der Tumor in diesem Fall die knöchernen Grenzen weitgehend respektiert und weichteilig teils verdrängend, teils infiltrativ und permeativ wächst. Er ist insbesondere medial und plantar-medial bereits bis unter die Haut vorgedrungen. Die Wachstumsgeschwindigkeit spiegelt häufig das biologische Verhalten und damit die Aggressivität eines Tumors wider. Trotz schlechter Differenzierung zeigt das Synovialsarkom oftmals ein vergleichsweise langsames Wachstum. Das kann die Abgrenzung von benignen Läsionen zusätzlich erschweren. Die Resektion des schlecht differenzierten Synovialsarkoms erfolgte mit entsprechendem Sicherheitsabstand im Sinne einer weiten Tumorresektion. Dafür wurde eine Strahlamputation des I. und II. Strahles notwendig (**h**).
a Röntgenaufnahme d.-p.
b Röntgenaufnahme schräg.
c Koronare T 1w MRT-Sequenz.
d Koronare PDw fatsat MRT-Sequenz.
e Axiale T 2w MRT-Sequenz.
f Axiale T 1w SPIR-MRT-Sequenz (Spectral Presaturation with Inversion Recovery) nach Gadoliniumgabe.
g Axiale T 1w fatsat MRT-Sequenz nach Kontrastmittelgabe.
h Röntgenaufnahme d.-p. nach der Amputation.

Differenzialdiagnose

- *Für das monophasische Synovialsarkom:*
  - Fibrosarkom
  - Leiomyosarkom
  - epitheloides Sarkom
  - Klarzellsarkom
  - superfizielle Fibromatose (Plantarfibromatose, Morbus Ledderhose)
- *für das biphasische Synovialsarkom:*
  - maligner peripherer Nervenscheidentumor
  - PVNS (diffuse Form des tenosynovialen Riesenzelltumors)
  - Karzinome (sowohl Metastasen als auch primäre Karzinome)
  - malignes Mesotheliom

Dabei ist zu beachten, dass die beiden letztgenannten Entitäten keine typischen Vertreter an Fuß und Sprunggelenk darstellen.

Therapie

- Primärtherapie in Form einer weiten Resektion, falls nötig, Amputation
- adjuvante Therapieformen u. a. (neo-)adjuvante Strahlentherapie, Hyperthermie und isolierte Extremitätenperfusion

Prognose/Komplikationen

- Prognose nicht vom histopathologischen Subtyp beeinflusst (mono- versus biphasisch)
- Rezidive bei bis zu 50 % der Synovialsarkome, meist innerhalb der ersten 2 Jahre, gelegentlich aber auch noch 30 Jahre nach Erstdiagnose
- Metastasierung bei ca. 40 % der Patienten, gewöhnlich in Lunge, Skelett oder Lymphknoten
- 5-Jahres-Überlebensrate von 36–76 %, 10-Jahres-Überlebensrate von 20–63 %
- beste Prognose bei Patienten im Kindesalter und mit einer Tumorgröße < 5 cm

10.6 Pseudotumoren

10.6.1 Ganglion

Definition

Ganglien kommen intraossär und in den Weichteilen vor. Sie gehen von einer mukoiden Degeneration einer Faser-Band-Struktur aus und sind von einer fibrösen Wand begrenzt.

Symptome

Intraossäre Ganglionzysten können Schmerzen verursachen, besonders wenn im MRT angrenzend ein kontrastmittelaufnehmendes Knochenödem zu erkennen ist und wenn eine skelettszintigrafische Mehranreicherung erfolgt.

Prädisponierende Faktoren

- Männer häufiger betroffen als Frauen
- Entstehung von Ganglionzysten begünstigt durch mechanische Belastung

Anatomie/Pathologie

Intraossäre Ganglionzysten sowie Ganglionzysten in den Weichteilen entwickeln sich vermutlich aus einer Überlastung und mukoiden Degeneration von Faser-Band-Strukturen. Eine Hypothese besagt, dass über eine Vaskularisation eines am Knochen ansetzenden Bandes abgelagerte Flüssigkeit vermutlich durch intraligamentären Druck zur initialen Knochenresorption führt. Bei eingetretener intraossärer Läsion erfolgt die Entwicklung der intraossären Ganglionzysten dann selbstständig. Intraossäre Ganglionzysten sind in der Regel selbstlimitierend und überschreiten den Knochen nicht. In jedem Fall muss eine Verbindung der Ganglionzyste zur Oberfläche des Knochens nachweisbar sein. Die Verbindung reicht in einen Ansatz einer Kapsel-Band-Struktur. Eine andere Hypothese geht davon aus, dass subchondrale Ganglionzysten auf dem Boden einer osteochondralen Läsion mit Ventildefekt des darüberliegenden Knorpels entstehen. Gelenkflüssigkeit wird in den lädierten, subchondralen Knochen gedrängt und führt dort zu einer Störung der Mikroarchitektur der Knochenbälkchen mit konsekutiver Resorption (z. B. Innenknöchelganglion ohne Kontakt zur Knochenoberfläche).

M!

Merke

Ganglionzysten an der Fußwurzel kommen intraossär vor allem im Talus vor; bevorzugte Lokalisation in den Weichteilen sind der Sinus tarsi, der Tarsaltunnel und die plantare Fußwurzel im Bereich des Lisfranc-Gelenks.

Bildgebung

Ultraschall

Das Ultraschallbild zeigt eine lokale, vom Gelenk oder von der Sehnenscheide ausgehende rundliche, echofreie Raumforderung mit echofreiem Inhalt und dorsaler Schallvermehrung. Oft ist sie wenig kompressibel, aber dennoch punktierbar, ggf. sonografisch unterstützt.

Röntgen

Intraossär besteht eine Osteolyse mit Randsklerose. Häufig ist die Verbindung zur ansetzenden Bandstruktur im Röntgenbild oder eine angrenzende osteochondrale Läsion in der MRT erkennbar

Magnetresonanztomografie

Antworten im Befund

- Exakte Beschreibung und Ausdehnung der Ganglionzyste, möglichst mit Bestimmung des Ursprungsorts (kann mitunter schwierig sein, wenn langer Stiel vorhanden), für die präoperative Planung
- Vorhandensein von intraossären Ganglionzysten (s. ► Abb. 10.3)
- Druck der Zysten auf angrenzende Strukturen, insbesondere Nerven (Tarsaltunnelsyndrom)
- Ausmaß der Kapsel-Band-Pathologie bzw. Grad der Vaskularisation
- Ausschluss einer anderen Raumforderung

Untersuchungstechnik

- *Standarduntersuchung:* hochauflösende Mehrkanalspule, ggf. erweiterte Matrix, Schichtdicke 2 mm
- *Sequenztechnik:*
  - PDw fatsat sagittal und koronar
  - T 1w koronar
  - T 2w axial (Gelenkkippung auf oberes Sprunggelenk)
  - T 1w fatsat nach Kontrastmittelgabe axial und sagittal
- *T 2w und PDw fatsat Sequenzen:* flüssigkeitsgefüllte Zysten mit hoher Signalintensität (s. ▶ Abb. 10.2); Durchführung dünnschichtig mit erweiterter Matrix zur verbesserten Auflösung, um die Verbindung der intraossären Ganglionzyste zur ansetzenden Bandstruktur darzustellen
- *kontrastmittelverstärkte Sequenzen:* Durchführung mit frequenzselektiver Fettsignalunterdrückung zur sensitiven Darstellung von randständigen, nur geringen bis mäßigen Kontrastmittelanreicherungen
- *hochaufgelöste Knorpeldarstellung:* für die differenzialdiagnostische Abgrenzung gegenüber Geröllzysten erforderlich

Befunde

- Ganglionzysten intraossär und in den Weichteilen wasseräquivalent in allen Pulssequenzen mit nur randständiger, insgesamt geringer Kontrastmittelaufnahme
- infolge des chronischen Druckes Ausbildung einer Osteosklerose im Randbereich der Zyste; im angrenzenden Knochenmark bei symptomatischen Ganglionzysten Knochenödem mit Kontrastmittelaufnahme möglich
- häufig umschriebene Vaskularisation am fibroossären Übergang in der ansetzenden Bandstruktur, die Ausgangspunkt für die Ausbildung der intraossären Ganglionzysten war

Empfehlung zur Bildgebung

Methoden der Wahl: Ultraschall zum Nachweis von Weichteilganglien; intraossäre Ganglionzysten werden am besten mit der hochaufgelösten MRT dargestellt. Eine Kontrastmittelgabe ist für die Differenzierung zwischen symptomatischer und asymptomatischer Ganglionzyste gelegentlich hilfreich; bei unklaren Fällen kann dadurch die Differenzialdiagnose erleichtert werden.

Bildbeispiele

Die bildgebende Darstellung von Ganglien zeigen ▶ Abb. 10.65, ▶ Abb. 10.66 und ▶ Abb. 10.67.

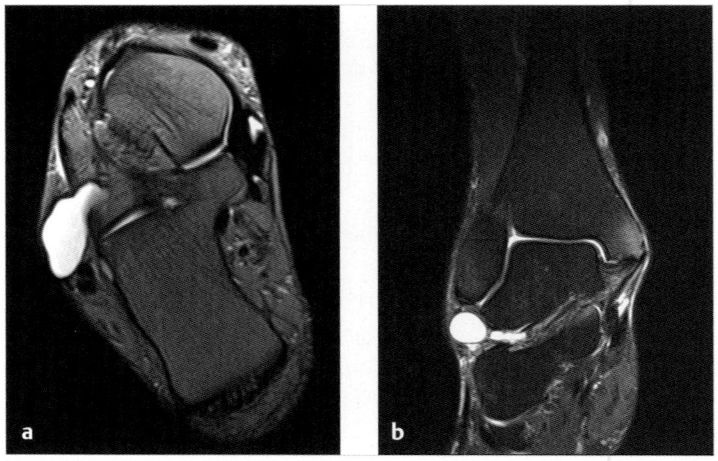

Abb. 10.65 Ganglion. 52-jährige Patientin mit rezidivierender Schwellung und Schmerzen am unteren Sprunggelenk.

a Axiale T 2w MRT-Sequenz. Zystische Raumforderung in den lateralen Weichteilen anterior der Peronealsehnen ohne Flüssigkeit in der Peronealsehnenscheide.

b Koronare PDw fatsat MRT-Sequenz. Ganglion am unteren Sprunggelenk. Der Stiel reicht in den Sinus tarsi, am ehesten ausgehend vom Lig. cervicale.

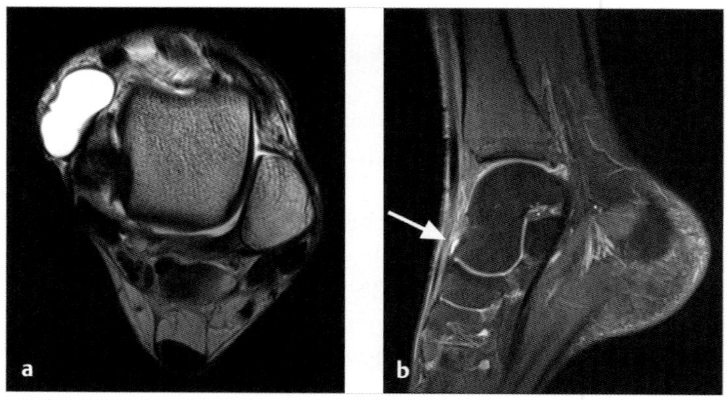

Abb. 10.66 Ganglion. 34-jährige Patientin mit unklaren Schwellungen am linken Innenknöchel; typisches Ganglion.

Anmerkung: Wie beim Handgelenk ist es wichtig, den Ursprung der Ganglionzyste zu verfolgen. Oft erkennt man nur eine schmale Flüssigkeitsstraße oder winzige, perlschnurartig angeordnete, kleine Zysten zu einer (mukoid veränderten) Kapsel-Band-Struktur.

a Axiale T 2w MRT-Sequenz. Große zystische Raumforderung mit zarter Pseudokapsel.

b Sagittale PDw fatsat MRT-Sequenz. Darstellung des Ursprungs des Ganglions (Pfeil) mit kleiner länglicher, zystischer Aussackung in der talonavikularen Gelenkkapsel.

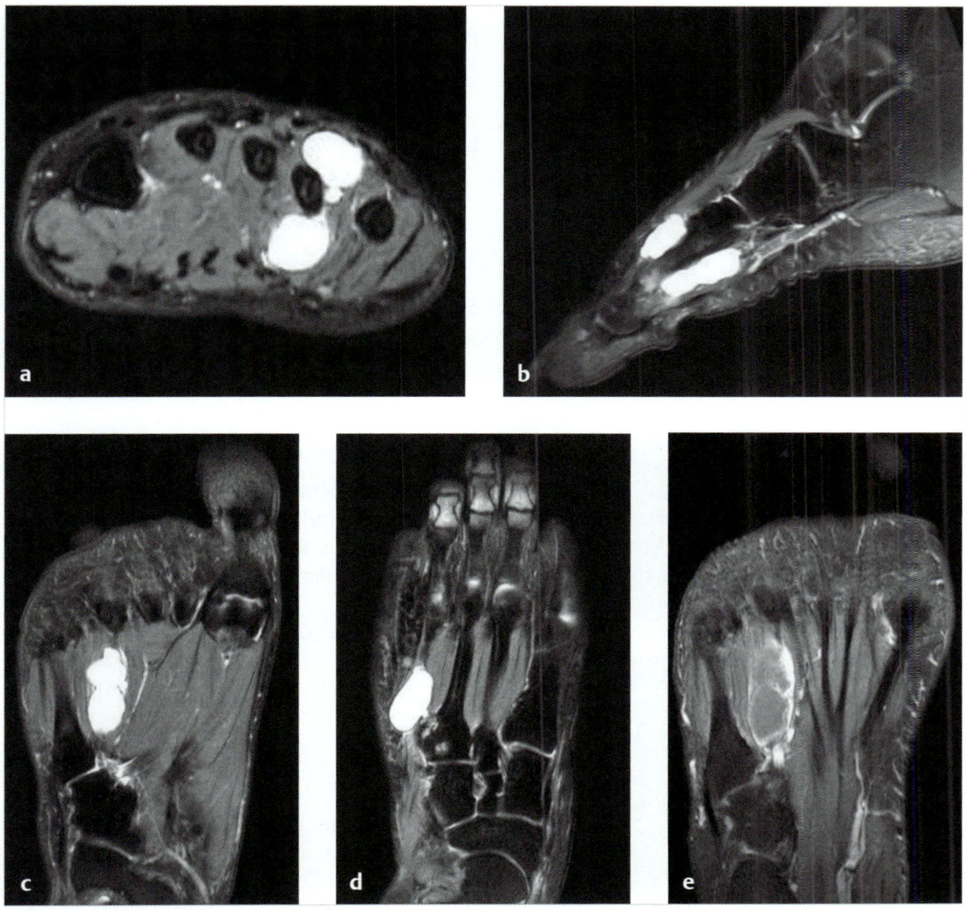

Abb. 10.67 Ganglion. Intermetatarsal gelegene, weichteilige Ganglionzyste mit sanduhrförmiger Konfiguration. Da die Ursache dieser pseudotumorösen Raumforderung oftmals unklar bleibt, sind Rezidive nicht selten und sowohl für den Patienten als auch für den behandelnden Arzt in der Therapie undankbar. Ganglionzysten zeigen typischerweise lediglich eine randständige Kontrastmittelaufnahme in der kapsulären Begrenzung und den feinen Septen.

a Axiale PDw fatsat MRT-Sequenz.
b Sagittale PDw fatsat MRT-Sequenz.
c Koronare PDw fatsat MRT-Sequenz, plantar von **d**.
d Koronare PDw fatsat MRT-Sequenz, dorsal von **c**.
e Koronare T1w fatsat MRT-Sequenz nach Kontrastmittelgabe. Lediglich die Kapsel des Ganglions zeigt eine kräftige Kontrastmittelanreicherung.

Differenzialdiagnose

- Juvenile Knochenzyste
- aneurysmatische Knochenzyste
- Hämangiom
- Lymphangiom

Therapie

- Exzision bis in das Ursprungsgebiet
- Spongiosaauffüllung und Impaction Grafting intraossärer Ganglionzysten
- kausale Therapie der primären Läsion (z. B. osteochondrale Läsion)

Prognose/Komplikationen

Es kann zur Nervenkompression durch Weichteilganglien kommen.

10.7 Weitere Tumorentitäten

10.7.1 Bildbeispiele

Bildbeispiele einiger weiterer Tumorentitäten sind in ▶ Abb. 10.68, ▶ Abb. 10.69, ▶ Abb. 10.70, ▶ Abb. 10.71 und ▶ Abb. 10.72 zu sehen.

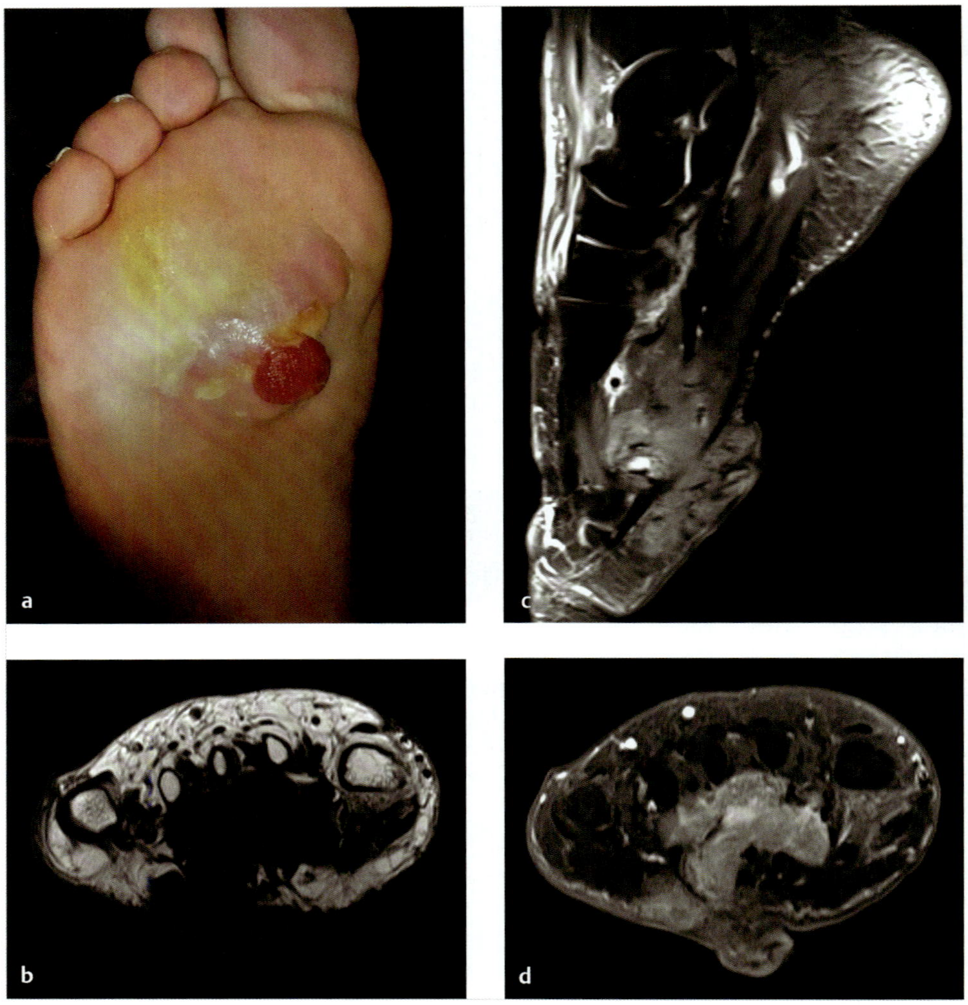

Abb. 10.68 Riesenzelltumor. 55-jährige Patientin mit exulzerierend wachsendem Tumor an der Fußsohle, histologisch Riesenzelltumor.

- **a** Makroskopischer Befund.
- **b** Axiale T 1w MRT-Sequenz. Signalarme, lokal infiltrierende Weichteilraumforderungen um die Flexorensehnen mit Infiltration der Kutis und exophytischem Wachstum.
- **c** Sagittale PDw fatsat MRT-Sequenz. Intermediär signalreiche Tumorknoten mit schlechter Abgrenzbarkeit.
- **d** Axiale T 1w fatsat MRT-Sequenz nach Kontrastmittelgabe, korrespondierende Schicht zu **b**. Vermehrte inhomogene Kontrastmittelanreicherung mit flächiger Infiltration der Kutis und Subkutis.

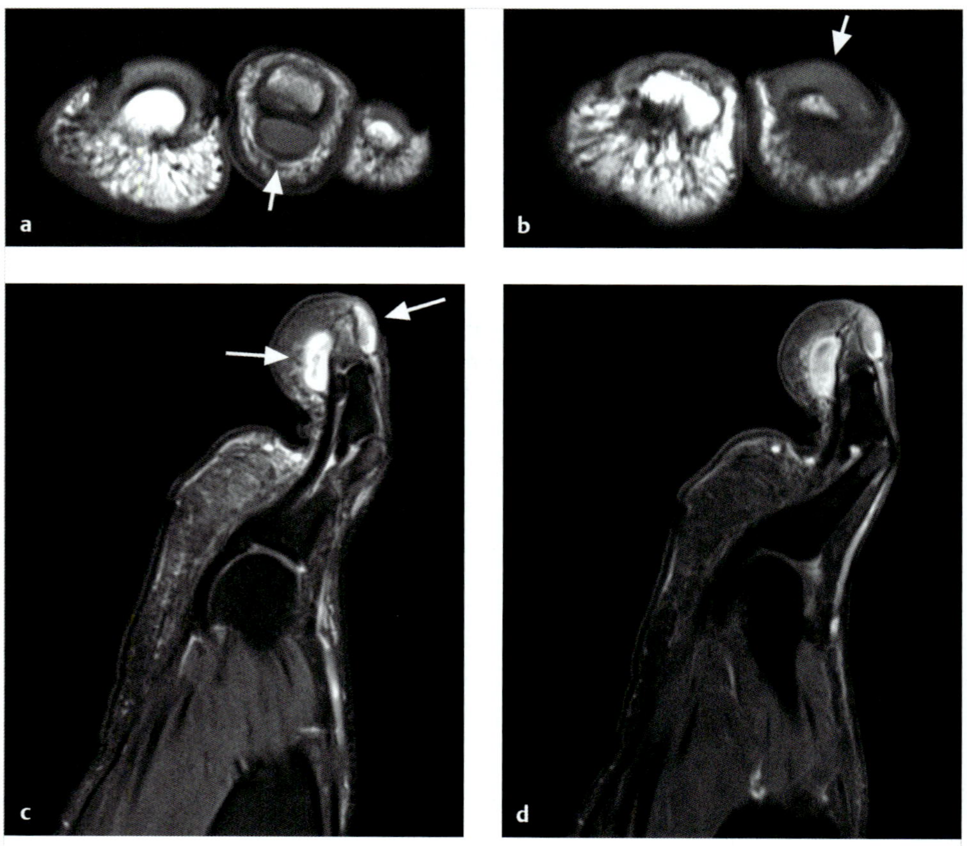

Abb. 10.69 Glomustumor. 37-jähriger Patient mit deutlich schmerzhafter weichteiliger Schwellung am Endglied D II, histologisch Glomustumor (Glomangiom).
Anmerkung: Die subunguale Lage und die deutliche Schmerzhaftigkeit sind typisch für einen Glomustumor, eher untypisch ist die Lokalisation an der Beugesehne. Histologisch ergaben beide in der Bildgebung gefundenen Tumoren einen Glomustumor. Der beugeseitig gelegene Knoten zeigte myxoid-regressive Veränderungen.

- **a** Axiale T 1w MRT-Sequenz. Nachweis einer homogenen signalarmen, ovalären Raumforderung (Pfeil) in den plantaren Weichteilen des Zehenendglieds D II, unmittelbar der Beugesehne angrenzend.
- **b** Axiale T 1w MRT-Sequenz. Weitere ovaläre Raumforderung (Pfeil) mit ähnlichem Signalverhalten breitflächig subungual am streckseitigen Endglied.
- **c** Sagittale PDw fatsat MRT-Sequenz. In der wassersensitiven Sequenz signalreiche Tumormatrix (Pfeile). Keine knöcherne Infiltration oder Usurierung erkennbar, die Strecksehne ist frei nachvollziehbar.
- **d** Sagittale T 1w fatsat MRT-Sequenz nach Kontrastmittelgabe. Intensive Kontrastmittelanreicherung der Tumorknoten.

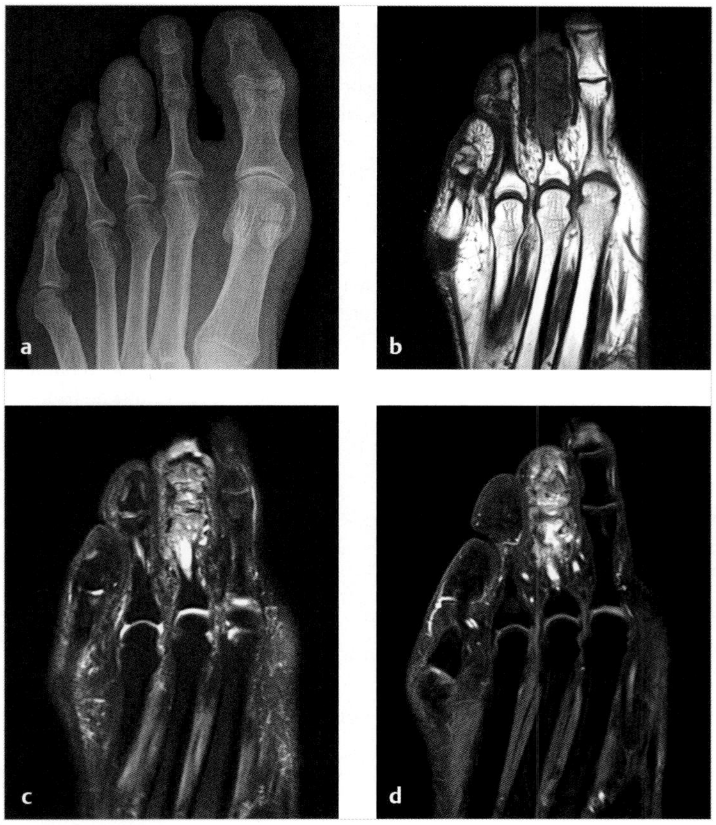

Abb. 10.70 Ossäre Sarkoidose (Morbus Jüngling). 36-jähriger Patient mit Trauma vor 7 Jahren mit Zehenfraktur und mehreren Anpralltraumen. Vorstellung wegen zunehmender Deformierung von D III. Gesicherte ossäre Sarkoidose (Morbus Jüngling; Ostitis zystoidides Jüngling).

Anmerkung: Der Skelettbefall im Rahmen einer Sarkoidose ist selten (in 1–13 % der Fälle). Häufig sind die Phalangen von Händen und Füßen betroffen, mitunter multilokulär. Oft findet sich eine zusätzliche Weichteilschwellung der betroffenen Zehen, unter Umständen kommt es auch zu pathologischen Frakturen. In diesem Fall wurde zusätzlich ein pulmonaler Befall durch die Sarkoidose mit vergrößerten Lymphknoten gefunden. Der Patient wurde entsprechend systemisch behandelt.

a Röntgenaufnahme des Fußes p.-d. im Stehen. Auffällige Weichteilschwellung der III. Zehe, Deformierung der Mittel- und Endphalanx mit Vergröberung der Trabekel, typische zystische, honigwabenähnliche Spongiosastruktur.

b Koronare T 1w MRT-Sequenz. Verlust des Fettmarksignals als Hinweis auf eine tumoröse Durchsetzung, aufgehobene Gelenkmorphologie. Der Tumorbefall reicht bis in die Grundphalanx.

c Koronare PDw fatsat MRT-Sequenz. Inhomogen hyperintense Signalgebung im wassersensitiven Bild, expansiv wachsende Raumforderung mit fehlender Abgrenzbarkeit der Kortikalis.

d Koronare T 1w fatsat MRT-Sequenz nach Kontrastmittelgabe. Teilweise intensive inhomogene Kontrastmittelanreicherung.

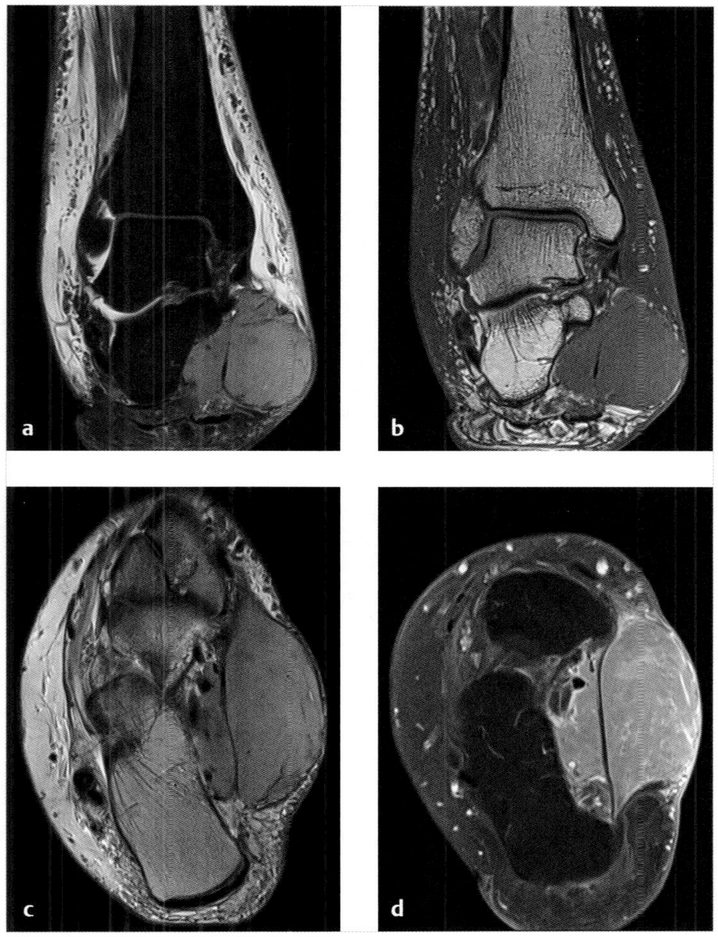

Abb. 10.71 Non-Hodgkin-Lymphom. 85-jähriger Patient mit relativ schnell wachsendem Tumor seit 3 Wochen; großzelliges diffuses B-Non-Hodgkin-Lymphom.

Anmerkung: Hochmaligne Non-Hodgkin-Lymphome zeigen trotz des relativ schnellen Tumorwachstums eine homogene (fischfleischartige) Binnenstruktur mit vermehrter Kontrastmittelaufnahme. Der extranoduläre und extraossäre Befall kann prinzipiell in allen Weichteilregionen vorkommen.

a Koronare PDw fatsat MRT-Sequenz. Medial angrenzend an den Kalkaneus posterior der Tibialis-posterior-Sehne großer Weichteiltumor, ausgeprägtes Lymphödem des Unterschenkels.

b Koronare T 1w MRT-Sequenz. Muskelisointense Tumorbildung in der T 1w Sequenz mit weitgehend homogener Tumormatrix ohne Nekrosen. Unauffälliges Knochenmarksignal, keine ossäre Infiltration.

c Axiale T 2w MRT-Sequenz. Intermediäre Signalgebung des Lymphoms, das den Tarsaltunnel mit seinen Gefäßen infiltriert.

d Axiale T 1w fatsat MRT-Sequenz nach Kontrastmittelgabe. Nach Kontrastmittelgabe mittelgradige bis deutliche Anreicherung.

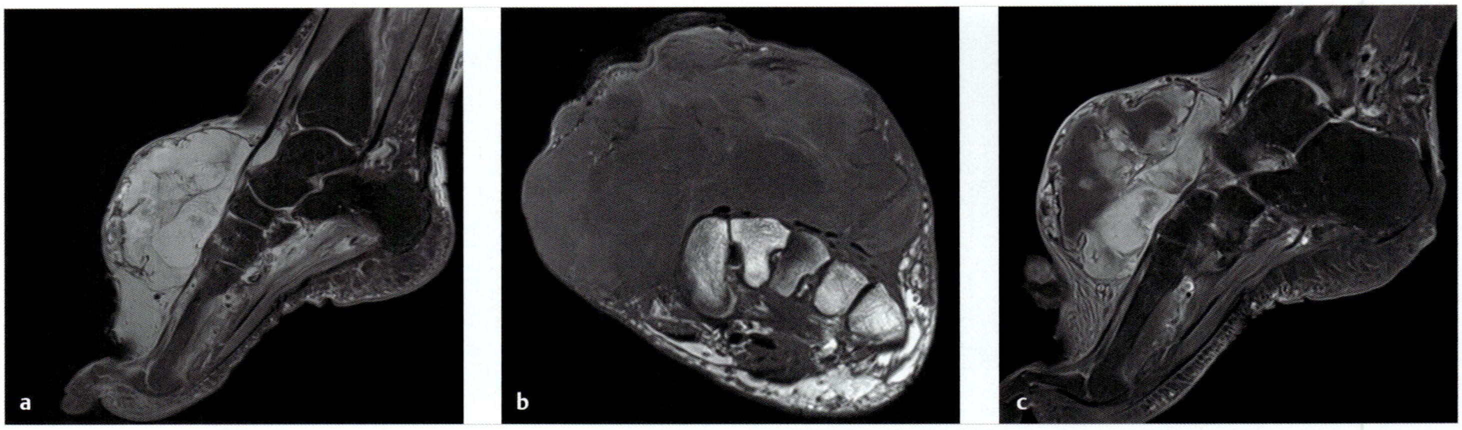

Abb. 10.72 Rezidiv eines Myxofibrosarkoms. 78-jährige Patientin mit Rezidiv eines Myxofibrosarkoms G2. Zustand nach malignem Histiozytom vor 11 Jahren, jetzt schnell wachsender Tumor am Fußrücken. Bei klinisch innerhalb von wenigen Tagen größenprogredientem, superinfiziertem, ulzerierend-blutendem Tumor sowie nicht beherrschbaren Schmerzen musste der Unterschenkel amputiert werden.

a Sagittale PDw fatsat MRT-Sequenz. Ausgedehnte Tumormassen entlang der Weichteile am Fußrücken mit hoher Signalintensität. Die Patientin lehnte zunächst Therapie und adäquate Diagnostik ab. Bei rasch zunehmendem Wachstum und Spontaneröffnung mit unbeherrschbaren Schmerzen Vorstellung im Fußzentrum.

b Axiale T1w MRT-Sequenz. Inhomogene Tumormassen ohne Nachweis einer knöchernen Infiltration.

c Sagittale T1w fatsat MRT-Sequenz nach Kontrastmittelgabe. Ausgedehnte nekrotische Tumorareale (signalarme Abschnitte).

10.8 Zusammenfassung

- Die genaue Kenntnis des jeweiligen Tumors, die korrekte Diagnostik und die zeitnahe Therapie tragen insbesondere bei aggressiven Tumoren maßgeblich zum Therapieerfolg und zu einer guten Prognose bei.
- Inadäquat voroperierte Tumoren (Unplanned Resection, Whoops Procedure) zeigen eine deutlich schlechtere Prognose.
- Bereits bei der Biopsie können Fehler eine primär vollständige Tumorresektion deutlich erschweren oder gar unmöglich machen.
- Die definitive Diagnosestellung beruht auf der histopathologischen Analyse des Biopsiematerials oder Resektats.
- Die konventionelle Röntgenaufnahme ist erstes und wichtigstes Werkzeug in der bildgebenden Stufendiagnostik knöcherner Läsionen. Die MRT liefert in der weiterführenden Abklärung essenzielle Informationen zu Tumorbeschaffenheit und -umgebung.
- Aufgrund der Seltenheit dieses heterogenen und breiten Krankheitsbilds sollte im Interesse des Patienten im Zweifelsfall für Diagnose und Therapie die entsprechende Expertise eines muskuloskelettalen Tumorspezialisten oder Tumorzentrums mit spezialisierten Radiologen und Tumororthopäden bzw. Fußchirurgen herangezogen werden.

Literatur

[1] Adkins CD, Kitaoka HB, Seidl RK et al. Ewing's sarcoma of the foot. Clin Orthop Rel Res 1997; 343: 173–182

[2] Amling M, Werner M, Posl M et al. Calcifying solitary bone cyst: morphological aspects and differential diagnosis of sclerotic bone tumours. Virchows Arch 1995; 426 (3): 235–242

[3] Amling M, Werner M, Posl M et al. Solitary bone cysts. Morphologic variation, site, incidence and differential diagnosis. Pathologe 1996; 17 (1): 63–67

[4] Arbeitsgemeinschaft der Wissenschaftlichen Medizinischen Fachgesellschaften e. V. (AWMF), Deutschen Krebsgesellschaft e. V. (DKG), Deutschen Krebshilfe (DKH). S3-Leitlinie zur Diagnostik, Therapie und Nachsorge des Melanoms, 2018. AWMF Registernr. 032/024OL. Im Internet: https://www.awmf.org/uploads/tx_szleitlinien/032-024OL_l_S3_Melanom-Diagnostik-Therapie-Nachsorge_2018-07_01.pdf (Stand: 21.09.2018)

[5] Bacci G, Longhi A, Versari M et al. Prognostic factors for osteosarcoma of the extremity treated with neoadjuvant chemotherapy: 15-year experience in 789 patients treated at a single institution. Cancer 2006; 106 (5): 1154–1161. doi:10.1002/cncr.21724

[6] Baker KS, Gould ES, Patel HB et al. Soft tissue aneurysmal bone cyst: a rare case in a middle aged patient. J Radiol Case Rep 2015; 9 (1): 26–35. doi:10.3941/jrcr.v9i1.2157

[7] Bakri A, Shinagare AB, Krajewski KM et al. Synovial sarcoma: imaging features of common and uncommon primary sites, metastatic patterns, and treatment response. AJR Am J Roentgenol 2012; 199 (2): W208–W215. doi:10.2214/AJR.11.8039

[8] Baratti D, Pennacchioli E, Casali PG et al. Epithelioid sarcoma: prognostic factors and survival in a series of patients treated at a single institution. Ann Surg Oncol 2007; 14 (12): 3542–3551. doi:10.1245/s10434-007-9628-9

[9] Batisse F, Schmitt A, Vendeuvre T et al. Aneurysmal bone cyst: a 19-case series managed by percutaneous sclerotherapy. Orthop Traumatol Surg Res 2016; 102 (2): 213–216. doi:10.1016/j.otsr.2015.11.016

[10] Bertoni F, Unni KK, Beabout JW et al. Malignant giant cell tumor of the tendon sheaths and joints (malignant pigmented villonodular synovitis). Am J Surg Pathol 1997; 21 (2): 153–163

[11] Biazzo A, Confalonieri N. Synovial chondrosarcoma. Ann Transl Med 2016; 4 (15): 280. doi:10.21037/atm.2016.06.23

[12] Bierry G, Kerr DA, Nielsen GP et al. Enchondromas in children: imaging appearance with pathological correlation. Skeletal Radiol 2012; 41 (10): 1223–1229. doi:10.1007/s00256-012-1377-6

[13] Bishop JN, Bataille V, Gavin A et al. The prevention, diagnosis, referral and management of melanoma of the skin: concise guidelines. Clin Med (Lond) 2007; 7 (3): 283–290

[14] Bovee JV. Multiple osteochondromas. Orphanet J Rare Dis 2008; 3: 3. doi:10.1186/1750-1172-3-3

[15] Boye K, Jebsen NL, Zaikova O et al. Denosumab in patients with giant-cell tumor of bone in Norway: results from a nationwide cohort. Acta Oncol 2017: 1–5. doi:10.1080/0284186X.2016.1278305

[16] Breckwoldt M, Bendszus M. Zerebrale MR-Bildgebung beim malignen Melanom. Radiologe 2015; 55 (2): 113–119. doi:10.1007/s00117-014-2761-0

[17] Brien EW, Mirra JM, Kerr R. Benign and malignant cartilage tumors of bone and joint: their anatomic and theoretical basis with an emphasis on radiology, pathology and clinical biology. I. The intramedullary cartilage tumors. Skeletal Radiol 1997; 26 (6): 325–353

[18] Bristow IR, de Berker DA, Acland KM et al. Clinical guidelines for the recognition of melanoma of the foot and nail unit. J Foot Ankle Res 2010; 3: 25. doi:10.1186/1757-1146-3-25

[19] Brosjo O, Pechon P, Hesla A et al. Sclerotherapy with polidocanol for treatment of aneurysmal bone cysts. Acta Orthop 2013; 84 (5): 502–505. doi:10.3109/17453674.2013.850013

[20] Bruns J, Delling G, Henne-Bruns D et al. Biopsy of tumors of the musculoskeletal system. Dtsch Arztebl Int 2008; 105 (27): 492–497. doi:10.3238/arztebl.2008.0492

[21] Buchner M, Bernd L, Zahlten-Hinguranage A et al. Bone and soft-tissue tumors of the foot and ankle. Chirurg 2005; 76 (4): 391–397. doi:10.1007/s00104-004-0963-0

[22] Chigira M, Maehara S, Arita S et al. The aetiology and treatment of simple bone cysts. J Bone Joint Surg Br 1983; 65 (5): 633–637

[23] Choong PF, Qureshi AA, Sim FH et al. Osteosarcoma of the foot: a review of 52 patients at the Mayo Clinic. Acta Orthop Scand 1999; 70 (4): 361–364

[24] Chou LB, Ho YY, Malawer MM. Tumors of the foot and ankle: experience with 153 cases. Foot Ankle Int 2009; 30 (9): 836–841. doi:10.3113/FAI.2009.0836

[25] Clauser CE, McConville JT, Young JW. Weight, volume, and center of mass of segments of the human body, 1969. Im Internet: https://ntrs.nasa.gov/archive/nasa/casi.ntrs.nasa.gov/19700027497.pdf (Stand: 21.09.2018)

[26] de Camargo OP, Baptista AM, Atanasio MJ et al. Chondrosarcoma of bone: lessons from 46 operated cases in a single institution. Clin Orthop Rel Res 2010; 468 (11): 2969–2975. doi:10.1007/s11999-010-1368-7

[27] De Wilde V, De Maeseneer M, Lenchik L et al. Normal osseous variants presenting as cystic or lucent areas on radiography and CT imaging: a pictorial overview. Eur J Radiol 2004; 51 (1): 77–84. doi:10.1016/S0720-048X(03)00180-3

[28] Diard F, Hauger O, Moinard M et al. Pseudo-cysts, lipomas, infarcts and simple cysts of the calcaneus: Are there different or related lesions? JBR-BTR 2007; 90 (5): 315–324

[29] Do TD, Renker EK, Weber MA. Simulation of teleangiectactic osteosarcoma by aneurysmatic bone cyst. Orthopade 2013; 42 (12): 1067–1070. doi:10.1007/s00132-013-2199-5

[30] Dogan A, Algun E, Kisli E et al. Calcaneal brown tumor with primary hyperparathyroidism caused by parathyroid carcinoma: an atypical localization. J Foot Ankle Surg 2004; 43 (4): 248–251. doi:10.1053/j.jfas.2004.05.001

[31] Dolmans GH, de Bock GH, Werker PM. Dupuytren diathesis and genetic risk. J Hand Surg Am 2012; 37 (10): 2106–2111. doi:10.1016/j.jhsa.2012.07.017

[32] Donati D, Colangeli S, Colangeli M et al. Surgical treatment of grade I central chondrosarcoma. Clin Orthop Relat Res 2010; 468 (2): 581–589. doi:10.1007/s11999-009-1056-7

[33] Durbec F, Martin L, Derancourt C et al. Melanoma of the hand and foot: epidemiological, prognostic and genetic features. A systematic review. Br J Dermatol 2012; 166 (4): 727–739. doi:10.1111/j.1365-2133.2011.10772.x

[34] Eigentler TK, Mugge LO, Bembenek A et al. Kutanes Melanom. Hautarzt 2007; 58 (10): 885–897; quiz 898. doi:10.1007/s00105-007-1418-6

[35] von Eisenhart-Rothe R, Toepfer A, Salzmann M et al. Primary malignant bone tumors. Orthopade 2011; 40 (12): 1121–1142. doi:10.1007/s00132-011-1866-7

[36] Enneking WF. A system of staging musculoskeletal neoplasms. Clin Orthop Relat Res 1986; 204: 9–24

[37] Enzinger FM. Epitheloid sarcoma. A sarcoma simulating a granuloma or a carcinoma. Cancer 1970; 26 (5): 1029–1041

[38] Erlemann R. Basic diagnostics of bone tumors. Radiologe 2009; 49 (4): 355–370. doi:10.1007/s00117-008-1749-z

[39] Erlemann R. MRI morphology of bone tumors and tumor-like lesions. Radiologe 2010; 50 (1): 61–80; quiz 81. doi:10.1007/s00117-009-1845-8

[40] Evans S, Boffano M, Chaudhry S et al. Synovial chondrosarcoma arising in synovial chondromatosis. Sarcoma 2014; 2014: 647939. doi:10.1155/2014/647939

[41] Fletcher C, Unni K, Mertens F. World Health Organization classification of tumours: pathology and genetics of tumours of soft tissue and bone. Malignant fibrous histiocytoma of bone. Lyon: IARC Press; 2002

[42] Fletcher C, Nielsen GP, Oliviera AM. WHO classification of tumours of soft tissue and bone. Lyon: IARC Press; 2013

[43] Freyschmidt J. Tumorähnliche Knochenläsionen („tumor-like lesions“). In: Freyschmidt J, Hrsg. Knochentumoren mit Kiefertumoren: Klinik – Radiologie – Pathologie. Berlin Springer; 2010

[44] Gajewski DA, Burnette JE, Murphey MD et al. Differentiating clinical and radiographic features of enchondroma and secondary chondrosarcoma in the foot. Foot Ankle Int 2006; 27 (4): 240–244

[45] Gasparini P, Facchinetti F, Boeri M et al. Prognostic determinants in epithelioid sarcoma. Eur J Cancer 2011; 47 (2): 287–295. doi:10.1016/j.ejca.2010.09.003

[46] Geirnaerdt MJ, Bloem JL, Eulderink F et al. Cartilaginous tumors: correlation of gadolinium-enhanced MR imaging and histopathologic findings. Radiology 1993; 186 (3): 813–817. doi:10.1148/radiology.186.3.8430192

[47] Golfieri R, Baddeley H, Pringle JS et al. The role of the STIR sequence in magnetic resonance imaging examination of bone tumours. Br J Radiol 1990; 63 (748): 251–256. doi:10.1259/0007-1285-63-748-251

[48] Gollwitzer HTA, Gerdesmeyer L, Gradinger R et al. Tumors and tumor-like lesions of the foot and ankle: diagnosis and treatment. In: Saxena A, ed. International advances in foot and ankle surgery. London: Springer; 2011. doi:10.1007/978-0-85729-609-2_44

[49] Gudmundsson KG, Jonsson T, Arngrimsson R. Association of Morbus Ledderhose with Dupuytren's contracture. Foot Ankle Int 2013; 34 (6): 841–845. doi:10.1177/1071100713475352

[50] Guimaraes JB, Rigo L, Lewin F et al. The importance of PET/CT in the evaluation of patients with Ewing tumors. Radiol Bras 2015; 48 (3): 175–180. doi:10.1590/0100-3984.2013.1887

[51] Hantschke M, Mentzel T, Rutten A et al. Cutaneous clear cell sarcoma: a clinicopathologic, immunohistochemical, and molecular analysis of 12 cases emphasizing its distinction from dermal melanoma. Am J Surg Pathol 2010; 34 (2): 216–222. doi:10.1097/PAS.0b013e3181c7d8b2

[52] Harrasser N, Toepfer A, Kirchhoff C et al. Tumoral calcinosis: a case report. MMW Fortschr Med 2011; 153 (39): 40–42

[53] Heindel W, Gubitz R, Vieth V et al. The diagnostic imaging of bone metastases. Dtsch Arztebl Int 2014; 111 (44): 741–747. doi:10.3238/arztebl.2014.0741

[54] Henk CB, Grampp S, Wiesbauer P et al. Ewing sarcoma. Diagnostic imaging. Radiologe 1998; 38 (6): 509–522

[55] Hochman MG, Wu JS. MR imaging of common soft tissue masses in the foot and ankle. Magn Reson Imaging Clin N Am 2017; 25 (1): 159–181. doi:10.1016/j.mric.2016.08.013

[56] Hoffend J. CT-Staging kutaner maligner Melanome. Radiologe 2015; 55 (2): 105–110, 112. doi:10.1007/s00117-014-2760-1

[57] Holzapfel BM, Ludemann M, Holzapfel DE et al. Open biopsy of bone and soft tissue tumors: guidelines for precise surgical procedures. Oper Orthop Traumatol 2012; 24 (4–5): 403–415; quiz 416–407. doi:10.1007/s00064-012-0190-7

[58] Hou HY, Wu K, Wang CT et al. Treatment of unicameral bone cyst: a comparative study of selected techniques. J Bone Joint Surg Am 2010; 92 (4): 855–862. doi:10.2106/JBJS.I.00607

[59] Hou HY, Wu K, Wang CT et al. Treatment of unicameral bone cyst: surgical technique. J Bone Joint Surg Am 2011; 93 (Suppl. 1): 92–99. doi:10.2106/JBJS.J.01123

[60] Huch K, Werner M, Puhl W et al. Calcaneal cyst: a classical simple bone cyst?. Z Orthop Ihre Grenzgeb 2004; 142 (5): 625–630. doi:10.1055/s-2004-820424

[61] Innami K, Takao M, Miyamoto W et al. Endoscopic surgery for young athletes with symptomatic unicameral bone cyst of the calcaneus. Am J Sports Med 2011; 39 (3): 575–581. doi:10.1177/0363546510388932

[62] Jacquot C, Szymanska J, Nemana LJ et al. Soft-tissue aneurysmal bone cyst with translocation t(17;17)(p13;q21) corresponding to COL1A1 and USP6

10

loci. Skeletal Radiol 2015; 44 (11): 1695–1699. doi:10.1007/s00256-015-2205-6
[63] Jones BC, Sundaram M, Kransdorf MJ. Synovial sarcoma: MR imaging findings in 34 patients. AJR Am J Roentgenol 1993; 161 (4): 827–830. doi:10.2214/ajr.161.4.8396848
[64] Jong B, Shahabpour M, Spruyt D et al. Imaging and differential diagnosis of synovial sarcoma. J Belge Radiol 1992; 75 (4): 335–339
[65] Kaufman RA, Towbin RB. Telangiectatic osteosarcoma simulating the appearance of an aneurysmal bone cyst. Pediatr Radiol 1981; 11 (2): 102–104
[66] Klein MJ, Siegal GP. Osteosarcoma: anatomic and histologic variants. Am J Clin Pathol 2006; 125 (4): 555–581. doi:10.1309/UC6K-QHLD-9LV2-KENN
[67] Krämer JA, Gubitz R, Beck L et al. Bildgebende Diagnostik der Knochensarkome. Unfallchirurg 2014; 117 (6): 491–500. doi:10.1007/s00113-013-2470-6
[68] Kransdorf MJ. Malignant soft-tissue tumors in a large referral population: distribution of diagnoses by age, sex, and location. AJR Am J Roentgenol 1995; 164 (1): 129–134. doi:10.2214/ajr.164.1.7998525
[69] Kransdorf MJ. Benign soft-tissue tumors in a large referral population: distribution of specific diagnoses by age, sex, and location. AJR Am J Roentgenol 1995; 164 (2): 395–402. doi:10.2214/ajr.164.2.7839977
[70] Kuchenbauer F, Biberthaler P, Stoger H et al. Teutschlander disease. A rare benign differential diagnosis in proliferating space-occupying lesions of soft tissues. Unfallchirurg 2002; 105 (6): 572–575
[71] Lang S. Differential diagnosis of giant cell-rich lesions of bone. Pathologe 2008; 29 (Suppl. 2): 245–249. doi:10.1007/s00292-008-1090-3
[72] Lanting R, van den Heuvel ER, Westerink B et al. Prevalence of Dupuytren disease in The Netherlands. Plast Reconstr Surg 2013; 132 (2): 394–403. doi:10.1097/PRS.0b013e3182958a33
[73] Levy DM, Gross CE, Garras DN. Treatment of unicameral bone cysts of the calcaneus: a systematic review. J Foot Ankle Surg 2015; 54 (4): 652–656. doi:10.1053/j.jfas.2014.10.014
[74] Llauger J, Palmer J, Monill JM et al. MR imaging of benign soft-tissue masses of the foot and ankle. Radiographics 1998; 18 (6): 1481–1498. doi:10.1148/radiographics.18.6.9821196
[75] Lodwick GS, Wilson AJ, Farrell C et al. Determining growth rates of focal lesions of bone from radiographs. Radiology 1980; 134 (3): 577–583. doi:10.1148/radiology.134.3.6928321
[76] Ludwig K. Tumoren des Fußskeletts. Radiologe 2007; 47 (3): 240, 242–249. doi:10.1007/s00117-006-1446-8
[77] Malchau SS, Hayden J, Hornicek F et al. Clear cell sarcoma of soft tissues. J Surg Oncol 2007; 95 (6): 519–522. doi:10.1002/jso.20730
[78] Mascard E, Gomez-Brouchet A, Lambot K. Bone cysts: unicameral and aneurysmal bone cyst. Orthop Traumatol Surg Res 2015; 101 (1 Suppl.): S119–S127. doi:10.1016/j.otsr.2014.06.031
[79] Meneses MF, Unni KK, Swee RG. Bizarre parosteal osteochondromatous proliferation of bone (Nora's lesion). Am J Surg Pathol 1993; 17 (7): 691–697
[80] Mirra JM, Picci P, Gold RH. Bone tumors: clinical, radiologic, and pathologic correlations. Simple bone cyst. Philadelphia: Lea & Febiger; 1989
[81] Mollon B, Lee A, Busse JW et al. The effect of surgical synovectomy and radiotherapy on the rate of recurrence of pigmented villonodular synovitis of the knee: an individual patient meta-analysis. Bone Joint J 2015; 97-B (4): 550–557. doi:10.1302/0301-620X.97B4.34907
[82] Muller DA, Beltrami G, Scoccianti G et al. Risks and benefits of combining denosumab and surgery in giant cell tumor of bone-a case series. World J Surg Oncol 2016; 14 (1): 281. doi:10.1186/s12957-016-1034-y
[83] Murphey MD, Walker EA, Wilson AJ et al. From the archives of the AFIP: imaging of primary chondrosarcoma: radiologic-pathologic correlation. Radiographics 2003; 23 (5): 1245–1278. doi:10.1148/rg.235035134
[84] Murphey MD, Gibson MS, Jennings BT et al. From the archives of the AFIP: imaging of synovial sarcoma with radiologic-pathologic correlation. Radiographics 2006; 26 (5): 1543–1565. doi:10.1148/rg.265065084
[85] Nakanishi H, Araki N, Sawai Y et al. Cystic synovial sarcomas: imaging features with clinical and histopathologic correlation. Skeletal Radiol 2003; 32 (12): 701–707. doi:10.1007/s00256-003-0690-5
[86] Nam KW, Bae YC, Nam SB et al. Characteristics and treatment of cutaneous melanoma of the foot. Arch Plast Surg 2016; 43 (1): 59–65. doi:10.5999/aps.2016.43.1.59
[87] Nemec SF, Krestan CR, Hojreh A et al. Radiologische Diagnostik maligner Tumoren des Muskuloskelettalsystems im Kindes- und Adoleszentenalter. Radiologe 2008; 48 (10): 962–968. doi:10.1007/s00117-008-1651-8
[88] Neumann DR, Dorn U. The interesting case: Nora's lesion of the big toe. Z Orthop Unfall 2007; 145 (3): 327–330. doi:10.1055/s-2007-965345
[89] Oda YDCP, Laskin WB. Epithelioid sarcoma. In: Fletcher C, Mertens, F, ed. WHO classification of tumours of soft tissue and bone. Lyon: WHO Press; 2013: 216–218
[90] O'Mara RE. Bone scanning in osseous metastatic disease. JAMA 1974; 229 (14): 1915–1917
[91] Omlor G, Merle C, Lehner B et al. CT-guided percutaneous radiofrequency ablation in osteoid osteoma: re-assessments of results with optimized technique and possible pain patterns in mid-term follow-up. RöFo 2012; 184 (4): 333–339. doi:10.1055/s-0031-1299121
[92] Ozdemir HM, Yildiz Y, Yilmaz C et al. Tumors of the foot and ankle: analysis of 196 cases. J Foot Ankle Surg 1997; 36 (6): 403–408
[93] Pfannenberg C, Schwenzer N. Ganzkörperdiagnostik beim malignen Melanom. Vorteile, Grenzen und aktueller Stellenwert von PET-CT, GK-MRT und PET-MRT. Radiologe 2015; 55 (2): 120–126. doi:10.1007/s00117-014-2762-z
[94] Pogoda P, Priemel M, Linhart W et al. Clinical relevance of calcaneal bone cysts: a study of 50 cysts in 47 patients. Clin Orthop Rel Res 2004; 424: 202–210
[95] Pohlig F, Lenze U, Lenze FW et al. Biopsies from bone and soft tissue sarcoma: a nationwide survey in Germany. Orthopade 2013; 42 (11): 934–940. doi:10.1007/s00132-013-2175-0
[96] Pretell-Mazzini J, Barton MD Jr., Conway SA et al. Unplanned excision of soft-tissue sarcomas: current concepts for management and prognosis. J Bone Joint Surg Am 2015; 97 (7): 597–603. doi:10.2106/JBJS.N.00649
[97] Radev BR, Kase JA, Askew MJ et al. Potential for thermal damage to articular cartilage by PMMA reconstruction of a bone cavity following tumor excision: a finite element study. J Biomech 2009; 42 (8): 1120–1126. doi:10.1016/j.jbiomech.2009.02.005
[98] Rastogi S, Varshney MK, Trikha V et al. Treatment of aneurysmal bone cysts with percutaneous sclerotherapy using polidocanol. A review of 72 cases with long-term follow-up. J Bone Joint Surg Br 2006; 88 (9): 1212–1216. doi:10.1302/0301-620X.88B9.17829
[99] Rechl H, Kirchhoff C, Wortler K et al. Diagnosis of malignant bone and soft tissue tumors. Orthopade 2011; 40 (10): 931–941; quiz 942–933. doi:10.1007/s00132-011-1821-7
[100] Rhee JH, Lewis RB, Murphey MD. Primary osseous tumors of the foot and ankle. Magn Reson Imaging Clin N Am 2008; 16 (1): 71–91, vi. doi:10.1016/j.mric.2008.02.008
[101] Roper B, Heinrich C, Kehl V et al. Study of preoperative radiotherapy for sarcomas of the extremities with intensity-modulation, image-guidance and small safety-margins (PREMISS). BMC Cancer 2015; 15: 904. doi:10.1186/s12885-015-1633-y
[102] Ruggieri P, Angelini A, Jorge FD et al. Review of foot tumors seen in a university tumor institute. J Foot Ankle Surg 2014; 53 (3): 282–285. doi:10.1053/j.jfas.2014.01.015
[103] Sara AS, Evans HL, Benjamin RS. Malignant melanoma of soft parts (clear cell sarcoma). A study of 17 cases, with emphasis on prognostic factors. Cancer 1990; 65 (2): 367–374
[104] Schiller AL. Diagnosis of borderline cartilage lesions of bone. Semin Diagn Pathol 1985; 2 (1): 42–62
[105] Schiller M, Hassel JC. Das Melanom – Einführung und besondere Anforderungen für die Radiologie. Radiologe 2015; 55 (2): 93–98. doi:10.1007/s00117-014-2758-8
[106] Schwartz HS, Unni KK, Pritchard DJ. Pigmented villonodular synovitis. A retrospective review of affected large joints. Clin Orthop Rel Res 1989; 247: 243–255
[107] Schwindenhammer B, Podleska LE, Kutritz A et al. The pathologic response of resected synovial sarcomas to hyperthermic isolated limb perfusion with melphalan and TNF-alpha: a comparison with the whole group of resected soft tissue sarcomas. World J Surg Oncol 2013; 11 (1): 185. doi:10.1186/1477-7819-11-185
[108] Seidl G, Ullrich R, Trattnig S et al. MR-Bildgebung bei der Gicht. Radiologe 1996; 36 (8): 632–636
[109] Shuman WP, Patten RM, Baron RL et al. Comparison of STIR and spin-echo MR imaging at 1.5 T in 45 suspected extremity tumors: lesion conspicuity and extent. Radiology 1991; 179 (1): 247–252. doi:10.1148/radiology.179.1.2006285

[110] Sirry A. The pseudo-cystic triangle in the normal os calcis. Acta Radiol 1951; 36 (6): 516–520
[111] Takada J, Hoshi M, Oebisu N et al. A comparative study of clinicopathological features between simple bone cysts of the calcaneus and the long bone. Foot Ankle Int 2014; 35 (4): 374–382. doi:10.1177/1071100713519600
[112] Talley LI, Soong S, Harrison RA et al. Clinical outcomes of localized melanoma of the foot: a case-control study. J Clin Epidemiol 1998; 51 (10): 853–857
[113] Temple HT, Worman DS, Mnaymneh WA. Unplanned surgical excision of tumors of the foot and ankle. Cancer Control 2001; 8 (3): 262–268
[114] Toepfer A, Lenze U, Holzapfel BM et al. Fußtumoren: Diagnostik und Therapie. Orthopäde 2012; 41 (7): 563–580; quiz 581–562. doi:10.1007/s00132-011-1880-9
[115] Toepfer A, Lenze U, Gerdesmeyer L et al. Endoscopic resection and allografting for benign osteolytic lesions of the calcaneus. Springerplus 2016; 5: 427. doi:10.1186/s40064-016-2059-y
[116] Toepfer A, Lenze U, Harrasser N. Calcaneal ossoscopy. Arthrosc Tech 2016; 5 (3): e627–e631. doi:10.1016/j.eats.2016.02.017
[117] Toepfer A. Tumors of the foot and ankle – a review of the principles of diagnostics and treatment. Fuß Sprunggelenk 2017; 15 (2): 82–96
[118] Toepfer A, Harrasser N, Dreyer F et al. Epithelioid sarcoma of the plantar fascia mimicking Morbus Ledderhose – a severe pitfall for clinical and histopathological misinterpretation. Foot Ankle Surg 2017; 23 (4): e25–e30. doi:10.1016/j.fas.2017.03.013
[119] Toepfer A. Tumormanagement an Fuß und Sprunggelenk. In: Walther MT, M, eds. My Medibook. Vol. 1. Im Internet: https://www.my-medibook.de/ (Stand: 21.09.2018)
[120] Trybus M, Bednarek M, Budzynski P et al. Concomitance of Ledderhose's disease with Dupuytren's contracture. Own experience. Przegl Lek 2012; 69 (9): 663–666
[121] Van Hul E, Vanhoenacker F, Van Dyck P et al. Pseudotumoural soft tissue lesions of the foot and ankle: a pictorial review. Insights Imaging 2011; 2 (4): 439–452. doi:10.1007/s13244-011-0087-2
[122] Veith NT, Tschernig T, Histing T et al. Plantar fibromatosis – topical review. Foot Ankle Int 2013; 34 (12): 1742–1746. doi:10.1177/1071100713505535
[123] Volker T, Denecke T, Steffen I et al. Positron emission tomography for staging of pediatric sarcoma patients: results of a prospective multicenter trial. J Clin Oncol 2007; 25 (34): 5435–5441. doi:10.1200/JCO.2007.12.2473
[124] Wada R, Lambert RG. Deposition of intraosseous fat in a degenerating simple bone cyst. Skeletal Radiol 2005; 34 (7): 415–418. doi:10.1007/s00256-004-0856-9
[125] Waldt S, Woertler K, Rechl H. The „feeding vessel sign": another characteristic CT finding in osteoid osteoma. Paper presented at the RSNA 2006. Chicago; 2006
[126] Walsh SM, Fisher SG, Sage RA. Survival of patients with primary pedal melanoma. J Foot Ankle Surg 2003; 42 (4): 193–198. doi:10.1053/jfas.2003.50044
[127] Weger C, Frings A, Friesenbichler J et al. Osteolytic lesions of the calcaneus: results from a multicentre study. Int Orthop 2013; 37 (9): 1851–1856. doi:10.1007/s00264-013-2042-y
[128] Woertler K, Vestring T, Boettner F et al. Osteoid osteoma: CT-guided percutaneous radiofrequency ablation and follow-up in 47 patients. J Vasc Interv Radiol 2001; 12 (6): 717–722
[129] Woertler K, Brinkschmidt C. Imaging features of subperiosteal aneurysmal bone cyst. Acta Radiol 2002; 43 (3): 336–339
[130] Wu JS, Hochman MG. Soft-tissue tumors and tumorlike lesions: a systematic imaging approach. Radiology 2009; 253 (2): 297–316. doi:10.1148/radiol.2532081199
[131] Yaniv G, Shabshin N, Sharon M et al. Osteoid osteoma – the CT vessel sign. Skeletal Radiol 2011; 40 (10): 1311–1314. doi:10.1007/s00256-011-1150-2
[132] Yarmish G, Klein MJ, Landa J et al. Imaging characteristics of primary osteosarcoma: nonconventional subtypes. Radiographics 2010; 30 (6): 1653–1672. doi:10.1148/rg.306105524
[133] Yazgan P, Ozturk A, Orhan I et al. Third metatarsal brown tumor with secondary hyperparathyroidism: an atypical localization. J Am Podiatr Med Assoc 2008; 98 (4): 314–317
[134] Yildirim C, Akmaz I, Sahin O et al. Simple calcaneal bone cysts: a pilot study comparing open versus endoscopic curettage and grafting. J Bone Joint Surg Br 2011; 93 (12): 1626–1631. doi:10.1302/0301-620X.93B12.27315

10.8.1 Benigne Knochentumoren

Aneurysmatische Knochenzyste

[1] Bush CH, Adler Z, Drane WE et al. Percutaneous radionuclide ablation of axial aneurysmal bone cysts. AJR Am J Roentgenol 2010; 194: W84–W90
[2] Cebesoy O, Karakok M, Arpacioglu O et al. Brown tumor with atypical localization in a normocalcemic patient. Arch Orthop Trauma Surg 2007; 127: 577–580
[3] Chowdhry M, Chandrasekar CR, Mohammed R et al. Curettage of aneurysmal bone cysts of the feet Foot Ankle Int 2010; 31: 131–135
[4] Cottalorda J, Bourelle S. Modern concepts of primary aneurysmal bone cyst. Arch Orthop Trauma Surg 2007; 127: 105–114
[5] Dahlin DC, McLeod RA. Aneurysmal bone cyst and other non-neoplastic conditions. Skeletal Radiol 1982; 8: 243
[6] Davies AM, Evans N, Mangham DC et al. MR imaging of brown tumour with fluid-fluid levels: a report of three cases. Eur Radiol 2001; 11 (8): 1445–1449
[7] Doğan A, Algün E, Kisli E et al. Calcaneal brown tumor with primary hyperparathyroidism caused by parathyroid carcinoma: an atypical localization J Foot Ankle Surg 2004; 43: 248–251
[8] Freyschmidt J, Ostertag H, Jundt G. Knochentumoren. 3. Aufl. Berlin: Springer; 2010
[9] Ilaslan H, Sundaram M, Unni KK. Solid variant of aneurysmal bone cysts in long tubular bones: giant cell reparative granuloma. AJR Am J Roentgenol 2003; 180: 1681–1687
[10] Keenan S, Bui-Mansfield LT. Musculoskeletal lesions with fluid-fluid level: a pictorial essay. J Comput Assist Tomogr 2006; 30: 517–524
[11] Lingg G, Roessner A, Fiedler V et al. Das reparative Riesenzellgranulom der Extremitäten. Fortschr Röntgenstr 1985; 142: 185–188
[12] Mankin HJ, Hornicek FJ, Ortiz-Cruz E et al. Aneurysmal bone cyst: a review of 150 patients. J Clin Oncol 2005; 23: 6756–6762
[13] Park YK, Joo M. Multicentric telangiectatic osteosarcoma. Pathol Int 2001; 51: 200–203
[14] Schajowicz F. Tumors and tumorlike lesions of bone and joints. Berlin: Springer; 1994
[15] Sundaram M, Totty WG, Kyriakos M et al. Imaging findings in pseudocystic osteosarcoma. AJR Am J Roentgenol 2001; 176: 783–788
[16] Van Dyck P, Vanhoenacker FM, Vogel J et al. Prevalence, extension and characteristics of fluid-fluid levels in bone and soft tissue tumors. Eur Radiol 2006; 16: 2644–2651
[17] Varshney MK, Rastogi S, Khan SA et al. Is sclerotherapy better than intralesional excision for treating aneurysmal bone cysts? Clin Orthop Relat Res 2010; 468: 1649–1659
[18] Wörtler K, Blasius S, Hillmann A et al. MR-Morphologie der primären aneurysmatischen Knochenzyste: Retrospektive Analyse von 38 Fällen. Fortschr Röntgenstr 2000; 172: 591–596

Osteoidosteom

[1] Allen SD, Saifuddin A. Imaging of intra-articular osteoid osteoma. Clin Radiol 2003; 58: 845–852
[2] Dahin DC. Bone tumors. Springfield: Thomas; 1989
[3] Freyschmidt J, Ostertag H, Jundt G. Knochentumoren. 3. Aufl. Berlin: Springer; 2010: 113
[4] Rhee JH, Lewis RB, Murphey MD. Primary osseous tumors of the foot and ankle. Magn Reson Imaging Clin N Am 2008; 16: 71–91
[5] Schajowicz F. Tumors and tumorlike lesions of bone and joints. Berlin: Springer; 1994
[6] Van Dyck P, Vanhoenacker FM, Gielen JL et al. Imaging of tumours of the foot and ankle. JBR-BTR 2004; 87: 252–257
[7] Woertler K. Soft tissue masses in the foot and ankle: characteristics on MR imaging. Semin Musculoskelet Radiol 2005; 9: 227–242

Riesenzelltumor

[1] Agarwal MG, Gundavda MK, Gupta R et al. Does denosumab change the giant cell tumor treatment strategy? Lessons learned from early experience. Clin Orthop Relat Res 2018; 476 (9): 1773–1782. doi:10.1007/s11999.0000000000000243

10

[2] Aoki J, Tanikawa H, Ishii K et al. MR findings indicative of hemosiderin in giant-cell tumor of bone: frequency, cause, and diagnostic significance. AJR Am J Roentgenol 1996; 166 (1): 145–148. doi:10.2214/ajr.166.1.8571864

[3] Bathurst N, Sanerkin N, Watt I. Osteoclast-rich osteosarcoma. Br J Radiol 1986; 59 (703): 667–673. doi:10.1259/0007-1285-59-703-667

[4] Biscaglia R, Bacchini P, Bertoni F. Giant cell tumor of the bones of the hand and foot. Cancer 2000; 88 (9): 2022–2032. doi:10.1002/(sici)1097-0142(20000501)88:9 < 2022::aid-cncr6 > 3.0.co;2-y

[5] Boye K, Jebsen NL, Zaikova O et al. Denosumab in patients with giant-cell tumor of bone in Norway: results from a nationwide cohort. Acta Oncol 2017: 1–5. doi:10.1080/0284186X.2016.1278305

[6] Campanacci M, Baldini N, Boriani S et al. Giant-cell tumor of bone. J Bone Joint Surg Am 1987; 69 (1): 106–114

[7] Campanacci M. Bone and soft tissue tumors. Wien: Springer; 1999

[8] Collins MS, Koyama T, Swee RG et al. Clear cell chondrosarcoma: radiographic, computed tomographic, and magnetic resonance findings in 34 patients with pathologic correlation. Skeletal Radiol 2003; 32 (12): 687–694. doi:10.1007/s00256-003-0668-3

[9] Dogan A, Algun E, Kisli E et al. Calcaneal brown tumor with primary hyperparathyroidism caused by parathyroid carcinoma: an atypical localization. J Foot Ankle Surg 2004; 43 (4): 248–251. doi:10.1053/j.jfas.2004.05.001

[10] El Ghazaly SA, DeGroot H 3 rd. Metastases to bones of the foot: a case series, review of the literature, and a systematic approach to diagnosis. Foot Ankle Spec 2008; 1 (6): 338–343. doi:10.1177/1938640008326384

[11] Enneking WF. A system of staging musculoskeletal neoplasms. Clin Orthop Relat Res 1986; 204: 9–24

[12] Fletcher C, Unni K, Mertens F. World Health Organization classification of tumours: pathology and genetics of tumours of soft tissue and bone. malignant fibrous histiocytoma of bone. Lyon: IARC Press; 2013

[13] Gollwitzer HTA, Gerdesmeyer L, Gradinger R et al. Tumors and tumor-like lesions of the foot and ankle: diagnosis and treatment. In: Saxena A, ed. International advances in foot and ankle surgery. London: Springer; 2011: 489–508. doi:10.1007/978-0-85729-609-2_44

[14] Hong SJ, Kim KA, Yong HS et al. Giant cell-rich osteosarcoma of bone. Eur J Radiol 2005; Extra 53: 87–90. doi:10.1016/j.ejrex.2004.12.001

[15] Lang S. Differential diagnosis of giant cell-rich lesions of bone. Pathologe 2008; 29 (Suppl. 2): 245–249. doi:10.1007/s00292-008-1090-3

[16] Liska F, Toepfer A, Straub M et al. Delayed diagnosis of clear cell chondrosarcoma after total hip replacement. A case report of a rare entity encountered in common surgery. Hip Int 2015; 25 (1): 98–100. doi:10.5301/hipint.5000181

[17] Muller DA, Beltrami G, Scoccianti G et al. Risks and benefits of combining denosumab and surgery in giant cell tumor of bone – a case series. World J Surg Oncol 2016; 14 (1): 281. doi:10.1186/s12957-016-1034-y

[18] Nagmani S, Rakesh J, Aditya A et al. Clear cell chondrosarcoma calcaneum – a case report and review of literature. Foot (Edinb) 2015; 25 (1): 36–40. doi:10.1016/j.foot.2014.11.006

[19] O'Keefe RJ, O'Donnell RJ, Temple HAT et al. Giant cell tumor of bone in the foot and ankle. Foot Ankle Int 1995; 16 (10): 617–623. doi:10.1177/107110079501601007

[20] Purohit S, Pardiwala DN. Imaging of giant cell tumor of bone. Indian J Orthop 2007; 41 (2): 91–96. doi:10.4103/0019-5413.32037

[21] Roessner A, Smolle M, Hayback J. Riesenzelltumor des Knochens: Morphologie, molekulare Pathogenese und Differenzialdiagnose. Pathologe 2020; 41 (2): 134–142. doi:10.1007/s00292-020-00760-5

[22] Ruggieri P, Angelini A, Jorge FD et al. Review of foot tumors seen in a university tumor institute. J Foot Ankle Surg 2014; 53 (3): 282–285. doi:10.1053/j.jfas.2014.01.015

[23] Scoccianti G, Totti F, Scorianz M et al. Preoperative denosumab with curettage and cryotherapy in giant cell tumor of bone: Is there an increased risk of local recurrence? Clin Orthop Relat Res 2018; 476 (9): 1783–1790. doi:10.1007/s11999.0000000000000104

[24] Toepfer AK, Waldt S, von Eisenhart-Rothe R. Das metaphysäre Chondroblastom: typische Bildgebung – atypische Lokalisation. Rofo 2011; 183 (3): 284–286. doi:10.1055/s-0029-1245863

[25] Toepfer A, Lenze U, Holzapfel BM et al. Fußtumoren: Diagnostik und Therapie. Der Orthopäde 2012; 41 (7): 563–580; quiz 581–562. doi:10.1007/s00132-011-1880-9

[26] Toepfer A. Tumormanagement an Fuß und Sprunggelenk. My Medibook Vol. 1 2016. Im Internet: https://www.my-medibook.de/fuer-aerzte/konservative-und-operative-therapie/tumore/articles/tumormanagement-an-fuss-und-sprunggelenk-889.html (Stand: 01.04.2020)

[27] Toepfer A, Harrasser N, Recker M et al. Distribution patterns of foot and ankle tumors: a university tumor institute experience. BMC Cancer 2018; 18 (1): 735. doi:10.1186/s12885-018-4648-3

[28] Yazgan P, Ozturk A, Orhan I et al. Third metatarsal brown tumor with secondary hyperparathyroidism: an atypical localization. J Am Podiatr Med Assoc 2008; 98 (4): 314–317

10.8.2 Benigne Weichteiltumoren

Hämangiom

[1] Baek HJ, Lee SJ, Cho KH et al. Subungual tumors: clinicopathologic correlation with US and MR imaging findings. Radiographics 2010; 30: 1621–1636

[2] Bakotic BW, Robinson M, Williams M et al. Aggressive epithelioid hemangioendothelioma of the lower extremity: a case report and review of the literature. J Foot Ankle Surg 1999; 38: 352–358

[3] Bousson V, Hamzé B, Wybier M et al. Soft tissue tumors and pseudotumors of the foot and ankle. J Radiol 2008; 89: 21–34

[4] Chang JJ, Lui TH. Intramuscular haemangioma of flexor digitorum brevis. Foot Ankle Surg 2010; 16: e8–e11

[5] Kransdorf MJ. Benign soft-tissue tumors in a large referral population: distribution of specific diagnoses by age, sex, and location. AJR Am J Roentgenol 1995; 164: 395–402

[6] Llauger J, Palmer J, Monill JM et al. MR imaging of benign soft-tissue masses of the foot and ankle. Radiographics 1998; 18: 1481–1498

[7] Mitsionis GI, Pakos EE, Kosta P et al. Intramuscular hemangioma of the foot: a case report and review of the literature. Foot Ankle Surg 2010; 16: e27–e29

[8] Requena L, Luis Díaz J, Manzarbeitia F et al. Cutaneous composite hemangioendothelioma with satellitosis and lymph node metastases. J Cutan Pathol 2008; 35: 225–230

[9] Sartoris DJ, Resnick D. Magnetic resonance imaging of pediatric foot and ankle disorders. J Foot Surg 1990; 29: 489–494

[10] Van Dyck P, Vanhoenacker FM, Gielen JL et al. Imaging of tumours of the foot and ankle. JBR-BTR 2004; 87: 252–257

[11] Waldt S, Rechl H, Rummeny EJ et al. Imaging of benign and malignant soft tissue masses of the foot. Eur Radiol 2003; 13: 1125–1136

[12] Woertler K. Soft tissue masses in the foot and ankle: characteristics on MR imaging. Semin Musculoskelet Radiol 2005; 9: 227–242

[13] Yarmel D, Dormans JP, Pawel BR et al. Recurrent pedal hobnail (Dabska-retiform) hemangioendothelioma with forefoot reconstructive surgery using a digital fillet flap. J Foot Ankle Surg 2008; 47: 487–493

Pigmentierte villonoduläre Synovitis

[1] Hughes TH, Sartoris DJ, Schweitzer ME et al. Pigmented villonodular synovitis: MRI characteristics. Skeletal Radiol 1995; 24: 7–12

[2] Kottal RA, Vogler JB 3 rd, Matamoros A et al. Pigmented villonodular synovitis: a report of MR imaging in two cases. Radiology 1987; 163: 551–553

[3] Masih S, Antebi A. Imaging of pigmented villonodular synovitis. Semin Musculoskelet Radiol 2003; 7: 205–216

[4] Ottaviani S, Ayral X, Dougados M et al. Pigmented villonodular synovitis: a retrospective single-center study of 122 cases and review of the literature. Semin Arthritis Rheum 2011; 40: 539–546

[5] Saxena A, Perez H. Pigmented villonodular synovitis about the ankle: a review of the literature and presentation in 10 athletic patients. Foot Ankle Int 2004; 25: 819–826

[6] Schnirring-Judge M, Lin B. Pigmented villonodular synovitis of the ankle-radiation therapy as a primary treatment to reduce recurrence: a case report with 8-year follow-up. J Foot Ankle Surg 2011; 50: 108–116

[7] Sharma H, Jane MJ, Reid R. Pigmented villonodular synovitis of the foot and ankle: forty years of experience from the Scottish bone tumor registry. J Foot Ankle Surg 2006; 45: 329–336

[8] Sierens P, Shahabpour M, Gombault V et al. Pigmented villonodular synovitis of the midfoot. JBR-BTR 2010; 93: 207–209

Lipom

[1] Diard F, Hauger O, Moinard M et al. Pseudo-cysts, lipomas, infarcts and simple cysts of the calcaneus: Are there different or related lesions? JBR-BTR 2007; 90: 315–324

[2] Freyschmidt J, Ostertag H, Jundt G. Knochentumoren. 3. Aufl. Berlin: Springer; 2010: 555

[3] Greenspan A, Raiszadeh K, Riley GM et al. Intraosseous lipoma of the calcaneus. Foot Ankle Int 1997; 18: 53–56

[4] Huch K, Werner M, Puhl W et al. Die Kalkaneuszyste: eine klassische solitäre Knochenzyste? Z Orthop 2004; 142: 625–630

[5] Karthik K, Aarthi S. Intraosseous lipoma of the calcaneus mimicking plantar fascitis. Foot Ankle Surg 2011; 17: 25–27

10.8.3 Pseudotumoren

Ganglion

[1] Blitz NM, Amrami KK, Spinner RJ. Magnetic resonance imaging of a deep peroneal intraneural ganglion cyst originating from the second metatarsophalangeal joint: a pattern of propagation supporting the unified articular (synovial) theory for the formation of intraneural ganglia. J Foot Ankle Surg 2009; 48: 80–84

[2] Delfaut EM, Demondion X, Bieganski A et al. Imaging of foot and ankle nerve entrapment syndromes: from well-demonstrated to unfamiliar sites. Radiographics 2003; 23: 613–623

[3] Fujita I, Matsumoto K, Minami T et al. Tarsal tunnel syndrome caused by epineural ganglion of the posterior tibial nerve: report of 2 cases and review of the literature. J Foot Ankle Surg 2004; 43: 185–190

[4] Schrank C, Meirer R, Stäbler A et al. Morphology and topography of intraosseous ganglion cysts in the carpus: an anatomic, histopathologic, and magnetic resonance imaging correlation study. J Hand Surg Am 2003; 28: 52–61

[5] Woertler K. Soft tissue masses in the foot and ankle: characteristics on MR Imaging. Semin Musculoskelet Radiol 2005; 9: 227–242

Kapitel 11

Normvarianten am Fuß und Sprunggelenk

11

11 Normvarianten am Fuß und Sprunggelenk

Ulrike Szeimies

11.1 Akzessorische Muskeln und tiefe Muskel-Sehnen-Übergänge

▶ Abb. 11.1 gibt einen Überblick über verschiedene akzessorische Muskeln im Bereich des Sprunggelenks.

11.1.1 Musculus peroneus quartus

Die Prävalenz von Normvarianten am M. peroneus quartus wird mit 10–20 % angegeben. Klinisch zeigt sich eine Schwellung am Außenknöchel. Der Muskel und die Sehne verlaufen medial und dorsal der Peronealsehnen mit Ursprung vom posterioren intermuskulären Septum und vom M. peroneus brevis (▶ Abb. 11.2). Es kommen variable Insertionen vor, am häufigsten am fibulaseitigen Kalkaneus an einer Knochenprominenz (peronealer Tuberkel) an der langen oder kurzen Peronealsehne und am Kuboid. Diese Normvariante ist selten die Ursache für eine lateralseitige Beschwerdesymptomatik der Sprunggelenkregion. Die ursächliche Beteiligung an einer Tendinose und Partialruptur der Peroneus-brevis-Sehne wird diskutiert. Zwei Fallbeispiele zeigen ▶ Abb. 11.3 und ▶ Abb. 11.4.

11.1.2 Musculus flexor digitorum accessorius longus

Die Prävalenz wird mit bis zu 15 % der Bevölkerung angegeben. Es handelt sich um einen 2-bauchigen Muskel mit Ursprung am Flexorenretinakulum und Kalkaneus und Fusion zu einer Sehne mit Einstrahlen in die Flexor-digitorum-longus- und, seltener, die Flexor-hallucis-longus- oder M.-quadratus-plantae-Sehne. Diese Normvariante wird als Auslöser eines Nervenkompressionssyndroms (Tarsaltunnelsyndrom) diskutiert.

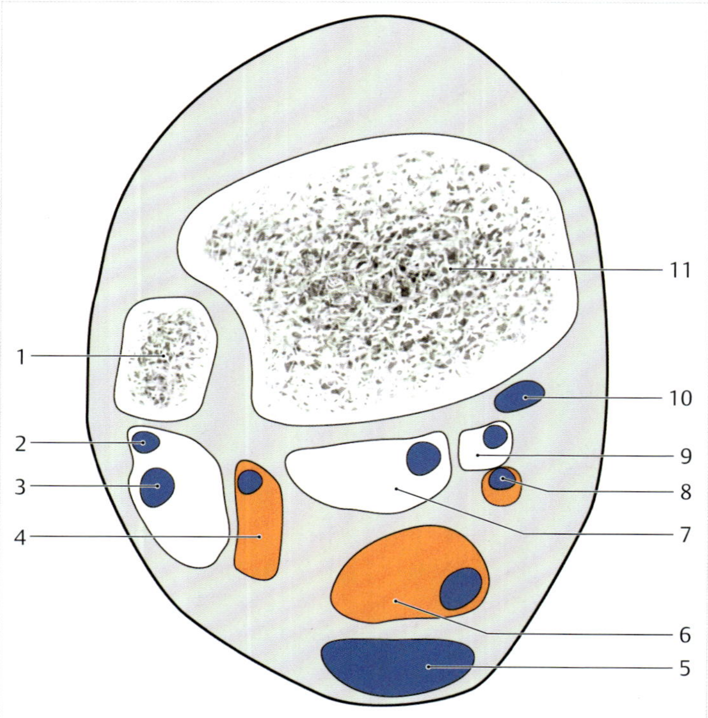

Abb. 11.1 Akzessorische Muskeln mit ihren Sehnen (farbig hervorgehoben). Querschnitt in Höhe des Sprunggelenks.
1 = Fibula
2 = M. peroneus brevis
3 = M. peroneus longus
4 = M. peroneus quartus
5 = Achillessehne
6 = M. soleus accessorius
7 = M. flexor hallucis longus
8 = M. flexor digitorum longus accessorius (akzessorischer Flexor digitorum longus)
9 = M. flexor digitorum longus
10 = M. tibialis posterior
11 = Tibia

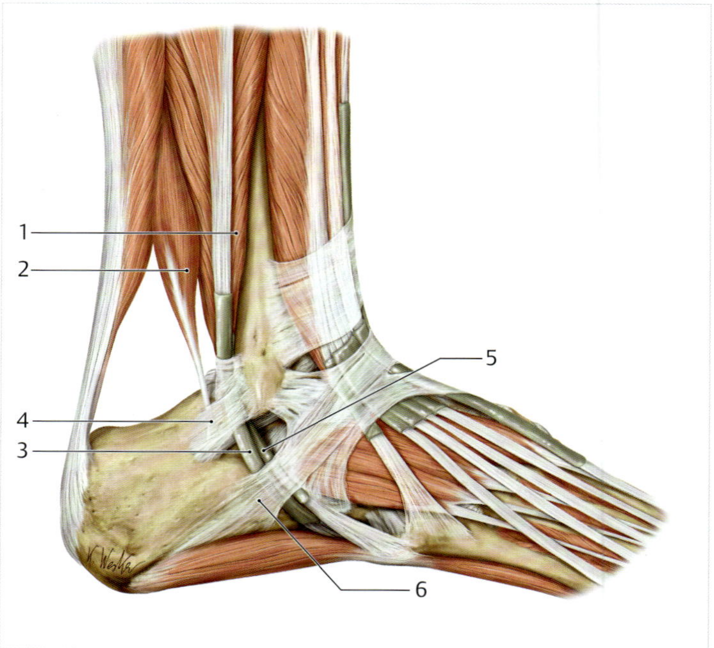

Abb. 11.2 Akzessorischer Muskel M. peroneus quartus. Lagebezug zur langen und kurzen Peronealsehne. Der häufigste akzessorische Muskel am Außenknöchel mit seinen variablen Ursprüngen und Ansätzen ist der M. peroneus quartus mit einer Inzidenz von bis zu 20 %. Nur selten ist er verantwortlich für eine laterale Sprunggelenkproblematik. Er sollte aber aufgrund der beengten Anatomie in der retromalleolaren Rinne als Ursache für eine Tendinose bzw. ein Splitting der Peronealsehne ausgeschlossen werden. (Schünke M, Schulte E, Schumacher U et al. Prometheus LernAtlas – Allgemeine Anatomie und Bewegungssystem. 4. Aufl. Stuttgart: Thieme; 2014)
1 = M. peroneus brevis
2 = M. peroneus quartus
3 = Sehne des M. peroneus longus
4 = Retinaculum peroneale superius
5 = Sehne des M. peroneus brevis
6 = Retinaculum peroneale inferius

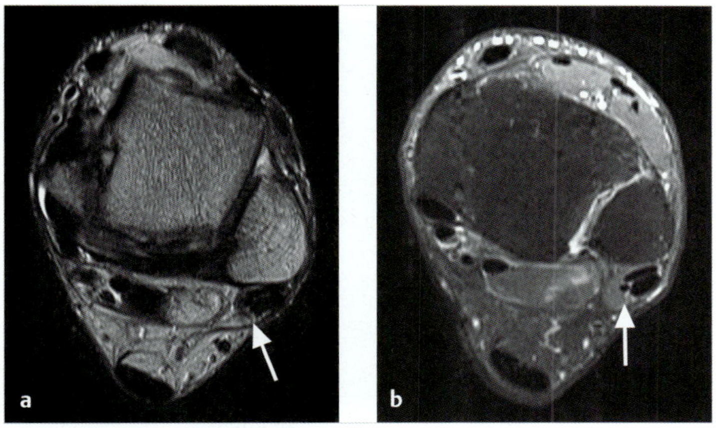

Abb. 11.3 Akzessorischer Muskel M. peroneus quartus.
Anmerkung: Bei einer peronealen Sehnenpathologie (Längsruptur der kurzen Peronealsehne) sollte als potenzieller Auslöser der M. peroneus quartus identifiziert werden.

a Axiale T 2w MRT-Sequenz. Schwierig zu differenzierende dünnlumige Sehne, medial angrenzend an die kurze und lange Peronealsehne (Pfeil).
b Schräg axiale T 1w fatsat MRT-Sequenz nach Kontrastmittelgabe (Sehnenkippung). Nach Kontrastmittelgabe deutlich bessere Darstellung des akzessorischen M. peroneus (M. peroneus quartus; Pfeil).

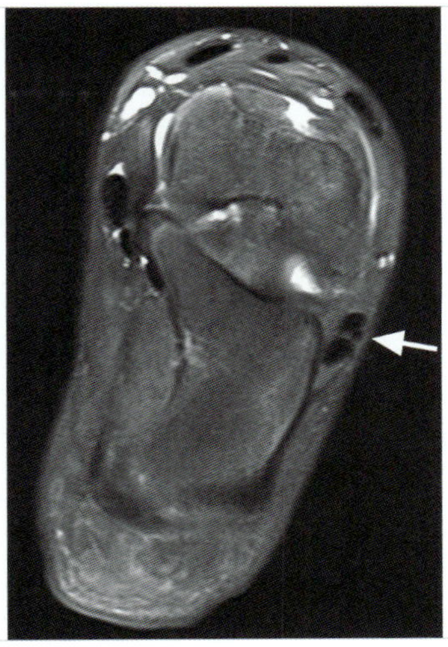

Abb. 11.4 Akzessorischer Muskel M. peroneus quartus. Schräg axiale T 1w fatsat MRT-Sequenz nach Kontrastmittelgabe (Sehnenkippung). Darstellung einer reizlosen akzessorischen Peronealsehne (Pfeil) am lateralen Kalkaneusrand.

Merke

Akzessorische Muskeln am medialen Sprunggelenk sind der M. flexor digitorum accessorius longus, der M. peroneocalcaneus internus, der M. soleus accessorius und der M. tibiocalcaneus internus. Der häufigste dieser Muskeln, der M. flexor digitorum accessorius longus, sollte aufgrund seiner möglichen raumfordernden Wirkung auf das neurovaskuläre Bündel bei Symptomen eines Tarsaltunnelsyndroms ausgeschlossen werden.

11.1.3 Musculus soleus accessorius

Dies ist die häufigste Variante. Der Muskel hat einen eigenen Muskelbauch und eine eigene Sehne am Rückfuß. Es handelt sich um eine kongenital bedingte Anlageanomalie mit frühem Aufspalten zu einer 2. eigenen Muskelanlage von der vorderen Fläche des M. soleus bis zum Kalkaneus anteromedial der Achillessehne im Embryonalstadium. Der M. soleus accessorius kann eine Klumpfußdeformität verstärken und eine Korrektur verhindern. Diese Normvariante ist asymptomatisch als Zufallsbefund, aber auch klinisch auffällig in der Adoleszenz bei zunehmender physischer Aktivität. Sie geht einher mit Hypertrophie der Muskulatur, unklarer Verdickung und Raumforderung am Rückfuß medial neben der Achillessehne, Druckschmerz und belastungsabhängigem Schmerz bei jugendlichen Laufsportlern. Die Kenntnis dieser Normvariante ist zur differenzialdiagnostischen Einordnung wichtig.

11.1.4 Musculus extensor hallucis capsularis

Diese Normvariante ist medial der Extensor-hallucis-longus-Sehne lokalisiert und hat ihren Ursprung an der Extensor-hallucis-longus-Sehne oder am entsprechenden Muskel. Sie inseriert an der Gelenkkapsel im Metatarsophalangealgelenk I. Sie kann als möglicher Sehnenersatz verwendet werden.

11.1.5 Musculus peroneocalcaneus internus

Der M. peroneocalcaneus internus wird auch als „falscher M. flexor hallucis longus“ bezeichnet und ist selten. Seine Kenntnis ist aber wichtig für die präoperative Planung. Der Flexor hallucis longus ist die Leitstruktur für eine Arthroskopie des Rückfußes als mediale Begrenzung für das Gefäß-Nerven-Bündel. Ein „falscher Flexor hallucis longus“ riskiert deshalb deren Verletzung (▸ Abb. 11.5).

Dieser akzessorische Muskel verursacht meist keine Beschwerden (▸ Abb. 11.6 und ▸ Abb. 11.7). Die Abgrenzung zum akzessorischen Flexor digitorum longus, der mit einer Tarsaltunnelkompression häufiger symptomatisch wird, sollte im MRT beschrieben werden. Der M. peroneocalcaneus internus entspringt im distalen Drittel der medialen Fibuladiaphyse, verläuft lateral des Flexor hallucis longus nach distal entlang des Sustentaculum tali und inseriert distal am kalkanearen Tuberkel. Ursprünge und Verläufe mit Doppellungen oder Fusionen mit der Flexor-hallucis-longus-Sehne sind beschrieben.

Merke

Im Gegensatz zum falschen M. flexor hallucis longus verläuft der M. flexor digitorum accessorius longus weiter medial und inseriert nicht am Kalkaneus, sondern strahlt weiter distal in die Flexor-digitorum-longus- oder die M.-quadratus-plantae-Sehne ein.

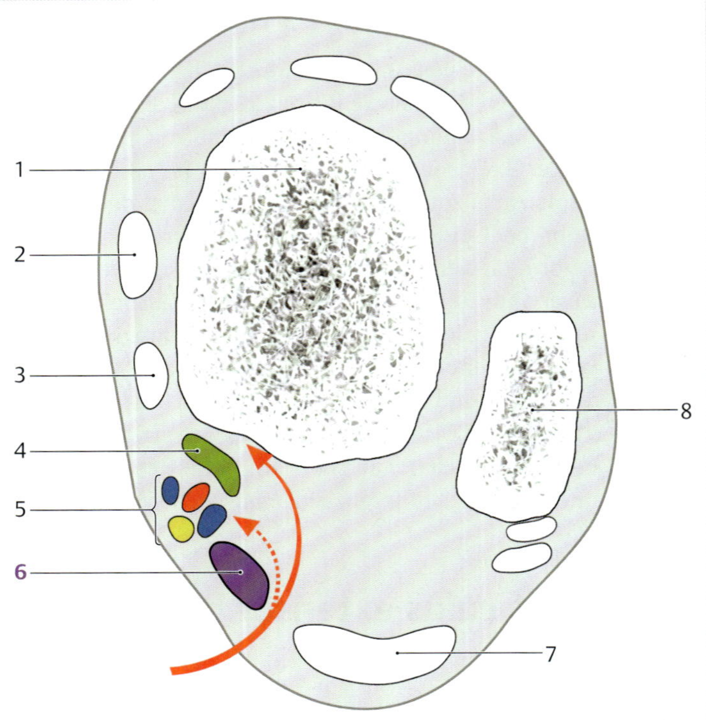

Abb. 11.5 Akzessorischer Muskel M. peroneocalcaneus internus. Gefahr der Verletzung des tibialen neurovaskulären Bündels beim Vorliegen eines falschen M. flexor hallucis longus. Die Flexor-hallucis-longus-Sehne ist die Leitstruktur für den medialen arthroskopischen Zugang (schwarzer Pfeil; z. B. für die Versorgung einer osteochondralen Läsion an der medialen Talusschulter). Die akzessorische Sehne eines M. peroneocalcaneus internus (falscher M. flexor hallucis longus) wird als echter Flexor hallucis longus fehlgedeutet und der Zugang wird dadurch zu weit posteromedial durchgeführt (roter Pfeil). Dadurch ist eine Verletzung der Gefäß-Nerven-Strukturen möglich. Diese anatomische Variante sollte stets beschrieben werden.
1 = Tibia
2 = Sehne des M. tibialis posterior
3 = Sehne des M. flexor digitorum longus
4 = Sehne des M. flexor hallucis longus
5 = neurovaskuläres Bündel (Gefahr der Verletzung)
6 = akzessorische Sehne des M. peroneocalcaneus internus (falscher M. flexor hallucis longus)
7 = Achillessehne
8 = Fibula

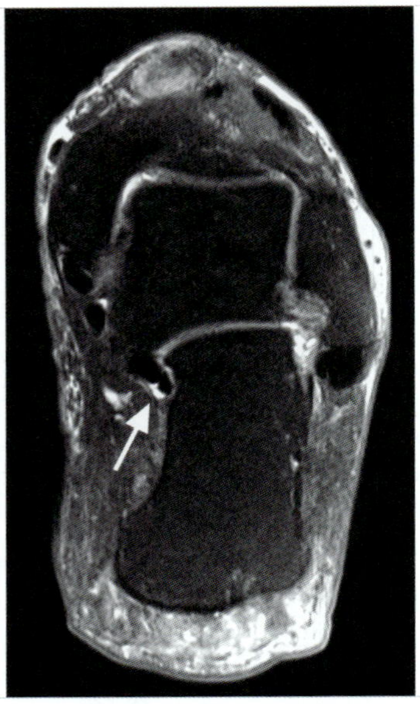

Abb. 11.6 Akzessorischer Muskel M. peroneocalcaneus internus (falscher Flexor hallucis longus). Schräg axiale PDw fatsat MRT-Sequenz (Sehnenkippung). Sehne eines M. peroneocalcaneus internus (falscher Flexor hallucis longus) als Zufallsbefund ohne Beschwerden.

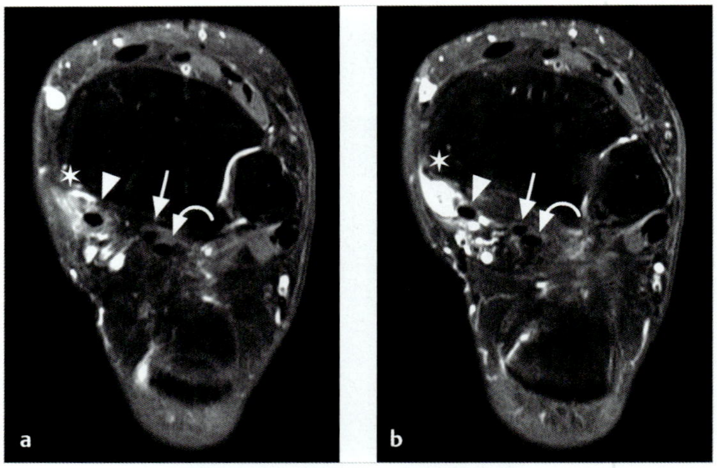

Abb. 11.7 Akzessorischer Muskel M. peroneocalcaneus internus (falscher Flexor hallucis longus).

a Schräg axiale T1w fatsat MRT-Sequenz nach Kontrastmittelgabe (Sehnenkippung). Von 3 vorhandenen tendinösen Strukturen am medialen Rückfuß sollte man sich nicht täuschen lassen; die Sehnendicke und die Lage sind pathologisch. Die am weitesten anterior gelegene Sehne (Pfeilspitze) ist zu kaliberschwach für die Tibialis-posterior-Sehne und entspricht der Flexor-digitorum-longus-Sehne. Weiter posterior demarkiert sich die Flexor-hallucis-longus-Sehne (Pfeil). Am weitesten posterior gelegen lässt sich die Sehne des M. peroneocalcaneus internus (falscher Flexor hallucis longus; gebogener Pfeil) nachweisen. Die Tibialis-posterior-Sehne ist rupturiert, die Höhe der Rupturposition ist mit einem Stern markiert.

b Schräg axiale T1w fatsat MRT-Sequenz nach Kontrastmittelgabe (Sehnenkippung), Schichtung weiter distal als **a**. Darstellung der leeren Sehnenscheide der rupturierten Tibialis-posterior-Sehne (Stern), der Flexor-digitorum-longus-Sehne (kurzer Pfeil), der Flexor-hallucis-longus-Sehne (langer Pfeil) und der Sehne des falschen Flexor hallucis longus (gebogener Pfeil). Das Vorliegen eines falschen Flexor hallucis longus sollte im MRT-Befund immer explizit erwähnt werden, da sie bei einer Arthroskopie mit medialem Zugang als falsche Leitstruktur verwendet werden kann. In der Folge kann es zu einer Gefäß-Nerven-Verletzung kommen (s. ► Abb. 11.5).

11.1.6 Abnormer muskulotendinöser Übergang

Es gibt eine breite Variation an muskulotendinösen Übergängen, deren klinische Bedeutung in der Literatur kontrovers diskutiert wird. Beispiele sind der tief sitzende Muskelbauch des M. peroneus brevis und das Auftreten der Ruptur. Tief sitzende Übergänge können seltene Nervenkompressionssyndrome oder Impingement-Symptome verursachen. Ihre Abbildung kann bei der operativen Planung von Bedeutung sein (z. B. Insertionspunkt des M. soleus in der Achillessehne bei der Achillessehnenrekonstruktion). Zwei Fallbeispiele werden in ► Abb. 11.8 und ► Abb. 11.9 gezeigt.

11.2 Akzessorische Knochen

Die häufigsten akzessorischen Ossikel sind unten aufgeführt (► Abb. 11.10) und werden in den einzelnen Kapiteln zugehörig zu ihrer anatomischen Region gesondert behandelt:

- akzessorisches Os naviculare (S. 308): Syn.: Os tibiale externum, Os naviculare externum, Os naviculare secundarium, Accessory tarsal Navicular
- *Os naviculare cornutum:* Verschmelzen des Ossifikationskerns der Tuberositas mit dem eigentlichen Os naviculare; dadurch hornartige Ausbuchtung, Druckbeschwerden, schmerzhafte Schwiele
- *Os trigonum* (S. 186)
- *Os peroneum*

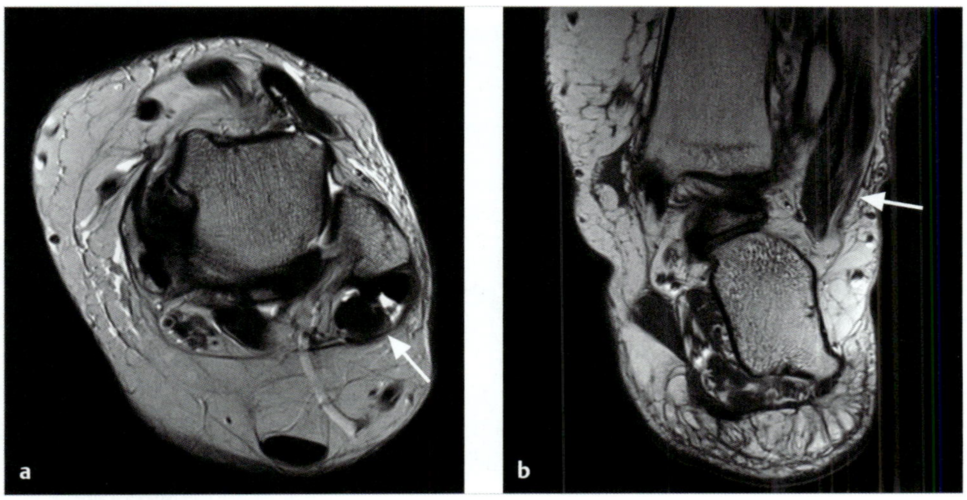

Abb. 11.8 Abnormer muskulotendinöser Übergang. Tiefer Muskelbauch des M. peroneus brevis.

Anmerkung: Bei tief liegenden Muskelbäuchen der kurzen Peronealsehne wird die Prädisposition zur Tendinose (peroneales Splitting) diskutiert.

a Axiale T 2w MRT-Sequenz. Tiefer myotendinöser Übergang der kurzen Peronealsehne (Pfeil) mit angrenzend geringe Flüssigkeitsmenge.

b Koronare T 1w MRT-Sequenz. Weit bis auf die Höhe des Subtalargelenks reichender Muskelbauch des M. peroneus brevis (Pfeil).

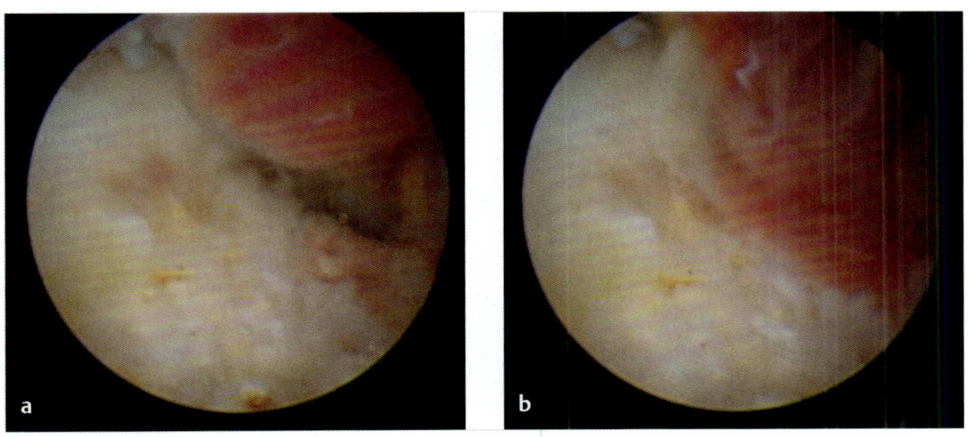

Abb. 11.9 Abnormer muskulotendinöser Übergang. Tief sitzender Muskelbauch des M. flexor hallucis longus. Bei Dorsalextension kommt es zum muskulären Impingement. Arthroskopische Aufnahmen bei dorsalem Zugang.

a Plantarflexion der Großzehe. Dargestellt ist am oberen Bildrand der tiefe Muskelbauch des M. flexor hallucis longus.

b Während der Dorsalextension der Großzehe kommt es zum Tiefertreten des Muskelbauchs und zum muskulären Impingement.

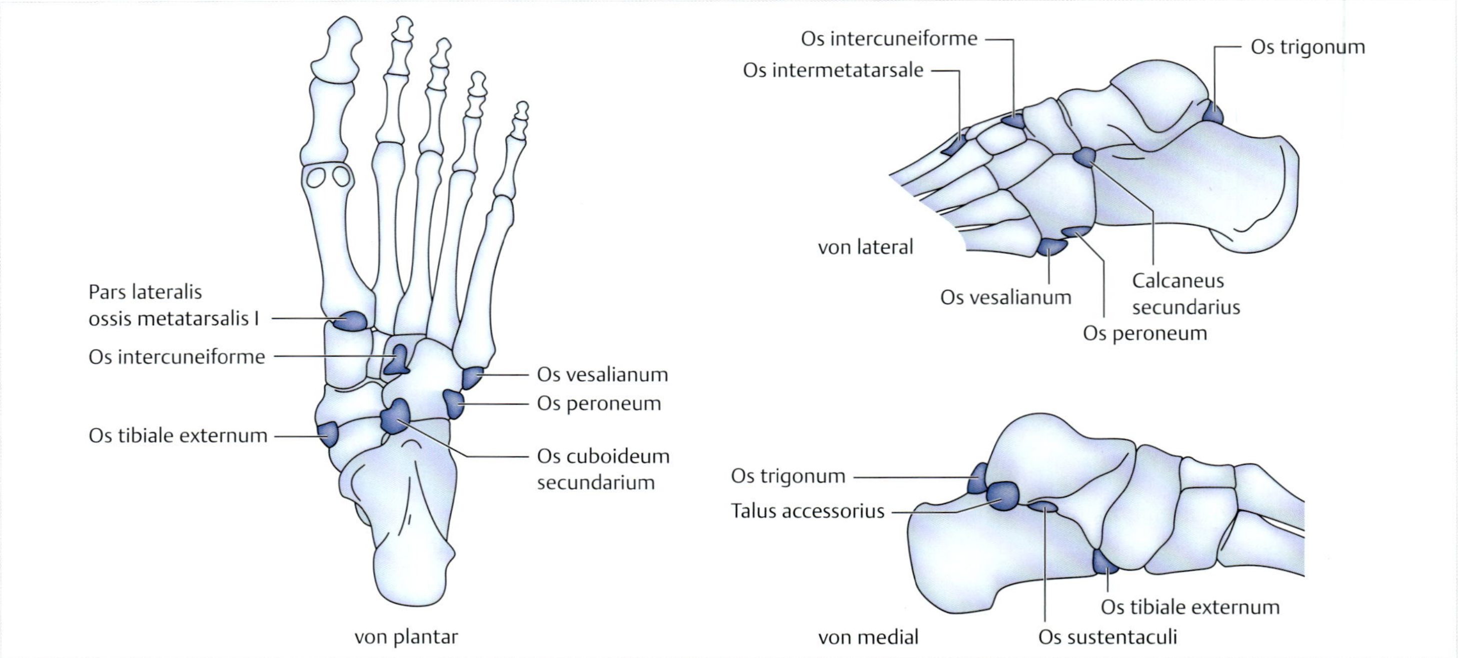

Abb. 11.10 Praktisch bedeutsame Ossa accessoria pedis. (Dihlmann W, Stäbler A. Gelenke – Wirbelverbindungen. 4. Aufl. Stuttgart: Thieme; 2010)

- *Os vesalianum:* sehr selten (Prävalenz 0,1–1,0 %), proximal der Basis des Metatarsale V innerhalb der Peroneus-brevis-Sehne, fehlende Verschmelzung der Metatarsaleapophyse D V, meist asymptomatisch; Kenntnis wichtig bei der Differenzierung einer Fraktur an der Metatarsale-V-Basis von einer ossifizierten Apophyse der Metatarsalebasis bzw. einem Morbus Iselin (Apophysitis der Metatarsale-V-Basis); kann selten schmerzhafte Schwiele verursachen

11.2.1 Symptome

- Lokale Schmerzen
- anhaltende posttraumatische Beschwerden
- Impingement-Symptomatik
- ausstrahlende Schmerzen entlang der Sehne

11.2.2 Prädisponierende Faktoren

Bei einer fibrösen Anbindung der Ossikel an den „Mutterknochen" können diese Verbindungen durch ein Trauma gelockert („aktiviert") werden.

11.2.3 Anatomie/Pathologie

Man unterscheidet Sesambeine und zusätzliche Ossifikationszentren, die sich zu Ossikeln ausbilden und synchondrotisch mit dem Mutterknochen verbunden sind. Bei 20 % der Patienten treten akzessorische Knochen auf, als häufigster in der Hälfte der Fälle ein akzessorisches Os naviculare.

11.2.4 Bildgebung

Ultraschall

Die akzessorischen Ossikel finden sich meist im Verlauf von Sehnen-, aber auch von Bandstrukturen. Im Längs- und Transversalschnitt zeigt sich eine kurzstreckige, oft konvex gebogene, echogene knöcherne Oberflächenkontur mit Schallschatten. Die komplette Durchmusterung der betroffenen bindegewebigen Struktur gibt Hinweise auf Mobilität, Impingement usw.

Röntgen

Akzessorische Knochen sind im Röntgenbild in der Regel gut erkennbar.

Computertomografie

Mitunter wird die CT zur exakten Darstellung (Schichtdicke 0,5 mm mit multiplanaren Reformationen) und zur Unterscheidung einer Zweiteilung von einer Fraktur (z. B. Sesambein) eingesetzt.

Magnetresonanztomografie

Antworten im Befund

- Form und Beschaffenheit des Knochens
- knöchern oder fibrös angebunden
- Aktivierung (Knochenmarködem des akzessorischen und angrenzenden Knochens, Weichteile, Sehnenscheide, Peritendinitis, Tendinose)

Untersuchungstechnik

- *Sehnenstandarduntersuchung:* Bauchlage, hochauflösende Mehrkanalspule
- *Sequenztechnik:*
  - PDw fatsat sagittal und koronar
  - T1w koronar
  - T2w axial (Gelenkkippung)
  - T1w fatsat nach Kontrastmittelgabe schräg axial (Sehnenkippung) und sagittal

Befunde

- Knochenmarködem und Kontrastmittelaufnahme im und um den akzessorischen Knochen
- lokale Weichteilreizung mit Synovialitis
- vermehrte Kontrastmittelaufnahme entlang der Sehnenscheide bis in den fibroossären Übergang
- in seltenen Fällen Fraktur, Nekrose

Empfehlung zur Bildgebung

Methoden der Wahl: Röntgen zur Primärdiagnostik, MRT zur Beurteilung einer Aktivierung.

Bildbeispiele

► Abb. 11.11, ► Abb. 11.12, ► Abb. 11.13, ► Abb. 11.14, ► Abb. 11.15 und ► Abb. 11.16 zeigen beispielhaft verschiedene akzessorische Knochen. Weitere Fallbeispiele zum akzessorischen Os naviculare s. bei den Pathologien der Tibialis-posterior-Sehne (S. 309).

11.2.5 Differenzialdiagnose

- Osteochondrale Ausrisse
- freie Gelenkkörper
- posttraumatische Verkalkungen

> **Merke**
>
> Bei akutem Trauma kann die Unterscheidung zwischen einer knöchernen Absprengung und einem akzessorischen Knochen schwierig sein; die Schnittbilddiagnostik (abgerundete Knochenkanten, Fraktur, Weichteilödem) erleichtert die Diagnose.

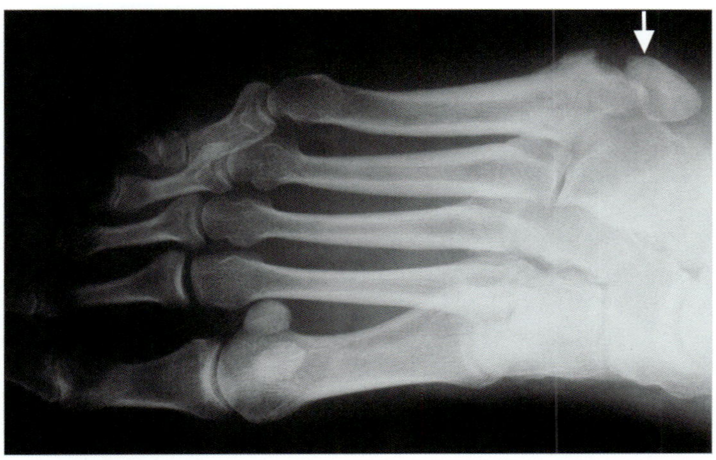

Abb. 11.11 Akzessorischer Knochen Os vesalianum pedis. Röntgenaufnahme des Mittelfußes a.-p. Das Os vesalianum pedis (Pfeil) entsteht durch eine fehlende Verschmelzung der Apophyse mit der Basis des Metatarsale V. Wichtig ist die Kenntnis dieser Variante bei der Differenzierung von einer Fraktur.

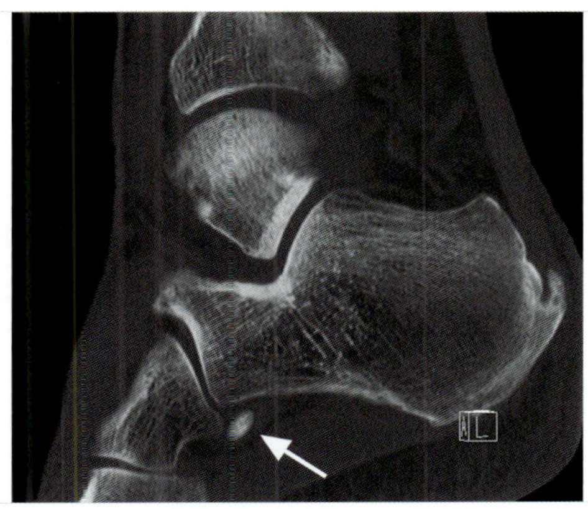

Abb. 11.12 Akzessorischer Knochen Os peroneum (Os sesamoideum peroneum). CT, schräg sagittale Rekonstruktion. Darstellung des Sesambeins der Peroneus-longus-Sehne (Os peroneale; Pfeil), lateral plantarseitig des Kalkaneokuboidalgelenks gelegen.

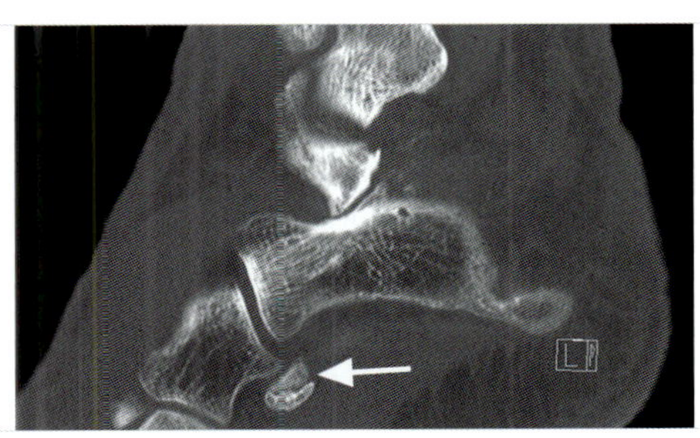

Abb. 11.13 Akzessorischer Knochen Os peroneum. CT sagittal, multiplanare Reformationen. 56-jähriger Patient mit partiell 2-geteiltem Os peroneum (Pfeil) innerhalb der langen Peronealsehne als Zufallsbefund.

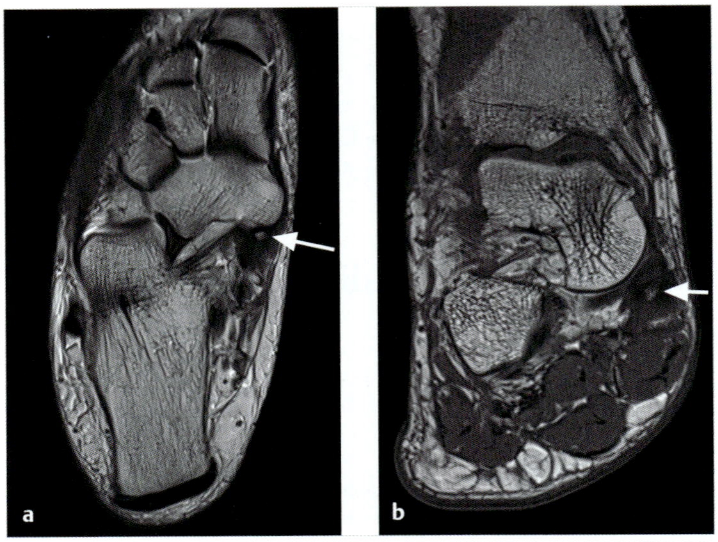

Abb. 11.14 Akzessorischer Knochen akzessorisches Os naviculare (Os tibiale externum).
Anmerkung: Die innerhalb der Tibialis-posterior-Sehne gelegenen Ossikel (akzessorisches Os naviculare Typ I) sind in aller Regel im Gegensatz zu Typ II und Typ III asymptomatische Zufallsbefunde.
a Axiale T2w MRT-Sequenz. Akzessorisches Os naviculare Typ I als Sesamoid in der Tibialis-posterior-Sehne (Pfeil).
b Koronare T1w MRT-Sequenz. Nachweisbares Fettmarksignal (Pfeil) als Abgrenzung zur Kalzifikation und zum Ausschluss einer knöchernen Aktivierung.

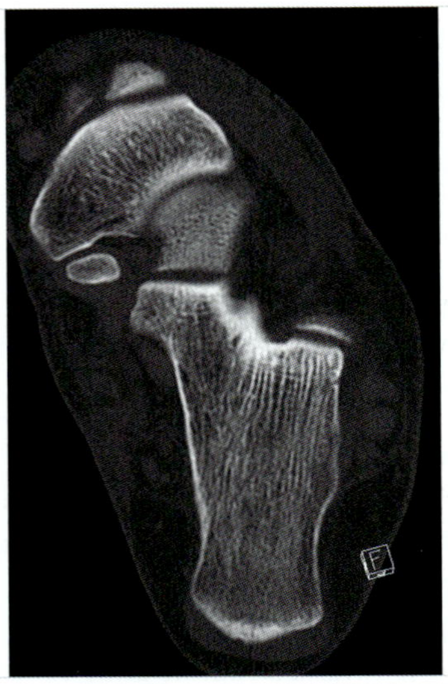

Abb. 11.15 Akzessorischer Knochen akzessorisches Os naviculare. 29-jähriger Patient mit akzessorischem Os naviculare Typ II.

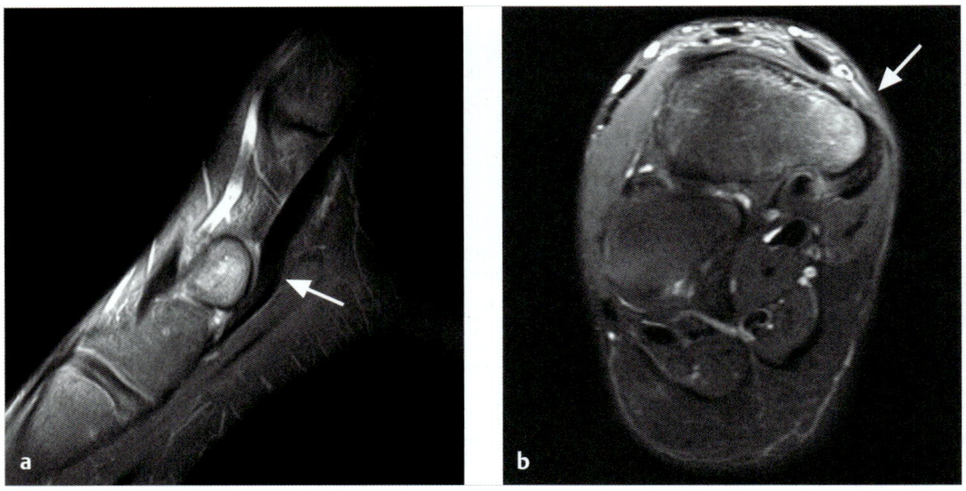

Abb. 11.16 Akzessorischer Knochen Os naviculare cornutum. Aufgrund des Überbeins und dessen knöcherner Aktivierung konnte der Patient nur spezielles Schuhwerk tragen.
Anmerkung: Das Os naviculare cornutum entsteht bei Verschmelzung des Ossifikationskerns des Os tibiale externum mit dem Os naviculare und bildet eine schmerzhafte Knochenvorwölbung aus (sog. gehörntes Kahnbein).
a Sagittale PDw fatsat MRT-Sequenz. Durch den Knochenvorsprung wird die Tibialis-posterior-Sehne pellotiert (Pfeil).
b Axiale PDw fatsat MRT-Sequenz. Der Pfeil kennzeichnet das Os naviculare cornutum.

Die Unterscheidung von einer alten Absprengung und einer Pseudarthrose erfolgt anhand der Kontrastmittelaufnahme in der MRT. Bei der Unterscheidung von einer neu aufgetretenen ossären Struktur ist differenzialdiagnostisch eine heterotope Ossifikation oder eine entzündlich bzw. posttraumatisch induzierte Verknöcherung einer knorpeligen Knochenanlage zu berücksichtigen.

11.2.6 Therapie

- Mechanische Entlastung der aktivierten Region durch Einlagen
- bei anhaltenden Beschwerden operative Entfernung
- selten Osteosynthese mit dem Mutterknochen

11.2.7 Prognose/Komplikationen

Beim Versagen der konservativen Therapie kann bei > 80 % der Patienten durch eine Fusion oder eine Entfernung des akzessorischen Knochens eine Beschwerdefreiheit erreicht werden.

Literatur

11.2.8 Akzessorische Muskeln und tiefe Muskel-Sehnen-Übergänge

[1] Abo El-Fadl SM. An unusual aberrant muscle in congenital clubfoot: an intraoperative finding. J Foot Ankle Surg 2013; 52 (3): 380–382

[2] Al-Himdani S, Talbot C, Kurdy N et al. Accessory muscles around the foot and ankle presenting as chronic undiagnosed pain. An illustrative case report and review of the literature. Foot (Edinb) 2013; 23 (4): 154–161

[3] Athavale SA, Geetha GN, Swathi. Morphology of flexor digitorum accessorius muscle. Surg Radiol Anat 2012; 34 (4): 367–372

[4] Athavale SA, Gupta V, Kotgirwar S et al. The peroneus quartus muscle: clinical correlation with evolutionary importance. Anat Sci Int 2012; 87 (2): 106–110

[5] Boyd N, Brock H, Meier A et al. Extensor hallucis capsularis: frequency and identification on MRI. Foot Ankle Int 2006; 27 (3): 181–184

[6] Burks JB, DeHeer PA. Tarsal tunnel syndrome secondary to an accessory muscle: a case report. J Foot Ankle Surg 2001; 40 (6): 401–403

[7] Buschmann WR, Cheung Y, Jahss MH. Magnetic resonance imaging of anomalous leg muscles: accessory soleus, peroneus quartus and the flexor digitorum longus accessorius. Foot Ankle 1991; 12 (2): 109–116

[8] Carrington SC, Stone P, Kruse D. Accessory soleus: a case report of exertional compartment and tarsal tunnel syndrome associated with an accessory soleus muscle. J Foot Ankle Surg 2016; 55 (5): 1076–1078

[9] Chepuri NB, Jacobson JA, Fessell DP et al. Sonographic appearance of the peroneus quartus muscle: correlation with MR imaging appearance in seven patients. Radiology 2001; 218 (2): 415–419

[10] Cheung Y. Normal variants: accessory muscles about the ankle. Magn Reson Imaging Clin N Am 2017; 25 (1): 11–26

[11] Cheung YY, Rosenberg ZS, Ramsinghani R et al. Peroneus quartus muscle: MR imaging features. Radiology 1997; 202 (3): 745–750

[12] Chinzei N, Kanzaki N, Takakura Y et al. Surgical management of the peroneus quartus muscle for bilateral ankle pain: a case report. J Am Podiatr Med Assoc 2015; 105 (1): 85–91

[13] Christodoulou A, Terzidis I, Natsis K et al. Soleus accessorius, an anomalous muscle in a young athlete: case report and analysis of the literature. Br J Sports Med 2004; 38 (6): e38

[14] Derrick E, Flores M, Scherer K et al. Peroneus tertius tendon tear: a rare cause of lateral ankle pain. Cureus 2016; 8 (4): e577. doi:10.7759/cureus.577

[15] Domagala Z, Gworys B, Kreczynska B et al. A contribution to the discussion concerning the variability of the third peroneal muscle: an anatomical analysis on the basis of foetal material. Folia Morphologica 2006; 65: 329–336

[16] Ercikti N, Apaydin N, Kocabiyik N et al. Insertional characteristics of the peroneus tertius tendon: revisiting the anatomy of an underestimated muscle. J Foot Ankle Surg 2016; 55 (4): 709–713

[17] Hill RV, Gerges L. Unusual accessory tendon connecting the hallucal extensors. Anat Sci Int 2008; 83 (4): 298–300

[18] Holzmann M, Almudallal N, Rohlck K et al. Identification of a flexor digitorum accessorius longus muscle with unique distal attachments. Foot (Edinb) 2009; 19 (4): 224–226

[19] Howe BM, Murthy NS. An accessory peroneocalcaneus internus muscle with MRI and US correlation. J Radiol Case Rep 2012; 6 (10): 20–25

[20] Hur MS, Won HS, Chung IH. A new morphological classification for the fibularis quartus muscle. Surg Radiol Anat 2015; 37 (1): 27–32

[21] Karapinar L, Kaya A, Altay T et al. Congenital clubfoot associated with an accessory soleus muscle. J Am Podiatr Med Assoc 2008; 98 (5): 408–413

[22] Kendi TK, Erakar A, Oktay O et al. Accessory soleus muscle. J Am Podiatr Med Assoc 2004; 94 (6): 587

[23] Lin D, Williams C, Zaw H. A rare case of an accessory flexor hallucis longus causing tarsal tunnel syndrome. Foot Ankle Surg 2014; 20 (3): e37–e39

[24] Phisitkul P, Amendola A. False FHL: a normal variant posing risks in posterior hindfoot endoscopy. Arthroscopy 2010; 26 (5): 714–718

[25] Pichler W, Tesch NP, Grechenig W et al. Anatomic variations of the musculotendinous junction of the soleus muscle and its clinical implications. Clin Anat 2007; 20 (4): 444–447

[26] Prakash, Narayanswamy C, Singh DK et al. Anatomical variations of peroneal muscles: a cadaver study in an Indian population and a review of the literature. J Am Podiatr Med Assoc 2011; 101 (6): 505–508

[27] Ramirez D, Gajardo C, Caballero P et al. Clinical evaluation of fibularis tertius muscle prevalence. Int J Morphol 2010; 28: 759–764

[28] Rourke K, Dafydd H, Parkin IG. Fibularis tertius: revisiting the anatomy. Clin Anat 2007; 20: 946–949

[29] Saar WE, Bell J. Accessory flexor digitorum longus presenting as tarsal tunnel syndrome: a case report. Foot Ankle Spec 2011; 4 (6): 379–382

[30] Saupe N, Mengiardi B, Pfirrmann CW et al. Anatomic variants associated with peroneal tendon disorders: MR imaging findings in volunteers with asymptomatic ankles. Radiology 2007; 242 (2): 509–517

[31] Trono M, Tueche S, Quintart C et al. Peroneus quartus muscle: a case report and review of the literature. Foot Ankle Int 1999; 20 (10): 659–662

[32] Unlu MC, Bilgili M, Akgun I et al. Abnormal proximal musculotendinous junction of the peroneus brevis muscle as a cause of peroneus brevis tendon tears: a cadaveric study. J Foot Ankle Surg 2010; 49 (6): 537–540

[33] Upadhyay B, Amiras D. MRI appearances of the anterior fibulocalcaneus muscle: a rare anterior compartment muscle. Skeletal Radiol 2015; 44 (5): 723–726

[34] Vega J, Redó D, Savín G et al. Anatomical variations of flexor hallucis longus tendon increase safety in hindfoot endoscopy. Knee Surg Sports Traumatol Arthrosc 2017; 25 (6): 1929–1935

[35] Wachter S, Beekman S. Peroneus quartus: a case report. J Am Podiatry Assoc 1983; 73: 523–524

[36] Wittmayer BC, Freed L. Diagnosis and surgical management of flexor digitorum accessorius longus-induced tarsal tunnel syndrome. J Foot Ankle Surg 2007; 46 (6): 484–487

[37] Xarchas KC, Oikonomou L. A missing flexor hallucis longus muscle and tendon in a young female patient: a case report of a rare anomaly. J Foot Ankle Surg 2016; 55 (1): 181–182

[38] Yammine K. The accessory peroneal (fibular) muscles: peroneus quartus and peroneus digiti quinti. A systematic review and meta-analysis. Surg Radiol Anat 2015; 37 (5): 617–627

[39] Yammine K, Erić M. The fibularis (peroneus) tertius muscle in humans: a meta-analysis of anatomical studies with clinical and evolutionary implications. Biomed Res Int 2017; 2017: 6021707. doi:10.1155/2017/6021707

[40] Yildiz S, Yalcin B. An unique variation of the peroneus tertius muscle. Surg Radiol Anat 2012; 34 (7): 661–663

[41] Zammit J, Singh D. The peroneus quartus muscle. Anatomy and clinical relevance. J Bone Joint Surg Br 2003; 85 (8): 1134–1137

11.2.9 Akzessorische Knochen

[1] Abourazzak FE, Shimi M, Azzouzi H et al. An unusual cause of medial foot pain: the cornuate navicular. Eur J Rheumatol 2015; 2 (1): 33–34

[2] Abramowitz Y, Wollstein R, Barzilay Y et al. Outcome of resection of a symptomatic os trigonum. J Bone Joint Surg Am 2003; 85-A (6): 1051–1057

[3] Bashir WA, Lewis S, Cullen N et al. Os peroneum friction syndrome complicated by sesamoid fatigue fracture: a new radiological diagnosis? Case report and literature review. Skeletal Radiol 2009; 38 (2): 181–186

[4] Boya H, Ozcan O, Tandoğan R et al. Os vesalianum pedis. J Am Podiatr Med Assoc 2005; 95 (6): 583–585

[5] Bulut MD, Yavuz A, Bora A et al. Three-dimensional CT findings of os calcaneus secundarius mimicking a fracture. Case Rep Radiol 2014; 2014: 537062. doi:10.1155/2014/537062

[6] Chong A, Ha JM, Lee JY. Clinical meaning of hot uptake on bone scan in symptomatic accessory navicular bones. Nucl Med Mol Imaging 2016; 50 (4): 322–328

[7] Dihlmann W, Stäbler A. Gelenke – Wirbelverbindungen. 4. Aufl. Stuttgart: Thieme; 2010

[8] Dorrestijn O, Brouwer RW. Bilateral symptomatic os vesalianum pedis: a case report. J Foot Ankle Surg 2011; 50 (4): 473–475

[9] Jegal H, Park YU, Kim JS et al. Accessory navicular syndrome in athlete vs general population. Foot Ankle Int 2016; 37 (8): 862–867

[10] Jeppesen JB, Jensen FK, Falborg B et al. Bone scintigraphy in painful os peroneum syndrome. Clin Nucl Med 2011; 36 (3): 209–211

[11] Krapf D, Krapf S, Wyss C. Calcaneus secundarius – a relevant differential diagnosis in ankle pain: a case report and review of the literature. J Med Case Rep 2015; 9: 127

[12] Leonard ZC, Fortin PT. Adolescent accessory navicular. Foot Ankle Clin 2010; 15 (2): 337–347

[13] Mendez-Castillo A, Burd TA, Kenter K et al. Radiologic case study. Os trigonum syndrome. Orthopedics 1999; 22 (12): 1208, 1201–1202

[14] Mouhsine E, Crevoisier X, Leyvraz PF et al. Post-traumatic overload or acute syndrome of the os trigonum: a possible cause of posterior ankle impingement. Knee Surg Sports Traumatol Arthrosc 2004; 12 (3): 250–253

[15] Nwawka OK, Hayashi D, Diaz LE et al. Sesamoids and accessory ossicles of the foot: anatomical variability and related pathology. Insights Imaging 2013; 4 (5): 581–593. doi:10.1007/s13244-013-0277-1

[16] Perdikakis E, Grigoraki E, Karantanas A. Os naviculare: the multi-ossicle configuration of a normal variant. Skeletal Radiol 2011; 40 (1): 85–88

[17] Rietveld AB, Diemer WM. Surgical treatment of the accessory navicular (os tibiale externum) in dancers: a retrospective case series. J Dance Med Sci 2016; 20 (3): 103–108

[18] Schratt E, Bosch U, Thermann H. Os trigonum-Syndrom Zeichen. J Unfallchirurg 1999; 102 (4): 320–323

[19] Scott AT, Sabesan VJ, Saluta JR et al. Fusion versus excision of the symptomatic type II accessory navicular: a prospective study. Foot Ankle Int 2009; 30 (1): 10–15

[20] Sobel M, Pavlov H, Geppert MJ et al. Painful os peroneum syndrome: a spectrum of conditions responsible for plantar lateral foot pain. Foot Ankle Int 1994; 15 (3): 112–124

[21] Summers A. Accessory ossicles and sesamoid bones: recognition and treatment. Emerg Nurse 2015; 22 (10): 27–32

[22] Sun T, Zhao H, Wang L et al. Distribution patterns and coincidence of sesamoid bones at metatarsophalangeal joints. Surg Radiol Anat 2017; 39 (4): 427–432

[23] Topal M, Köse A, Dinçer R et al. Os subtibiale: mimicking medial malleolar fracture. Am J Emerg Med 2017; 35 (6): 940.e1–940

Sachverzeichnis

A

D

E

L

M

N

O

P

Q

R

T

U

V

W

X

Z